ODONTOLOGIA HOSPITALAR

Bucomaxilofacial
Urgências Odontológicas
Primeiros Socorros

ODONTOLOGIA HOSPITALAR

Bucomaxilofacial
Urgências Odontológicas
Primeiros Socorros

Waldyr Antônio Jorge e Colaboradores

Graduado pela Faculdade de Odontologia da Universidade de São Paulo.

Especialista em Cirurgia & Traumatologia Bucomaxilofacial e em Estomatologia.

Pós-Graduado. Mestrado e Doutorado em Clínicas Odontológicas pela FOUSP.

Professor, Doutor e Mestre em Traumatologia Bucomaxilofacial pela FOUSP.

Professor Livre-Docente da Disciplina de Clínica Integrada (Terapêutica Clínica) do Departamento de Estomatologia da FOUSP.

Professor Associado do Departamento de Estomatologia da FOUSP.

Coordenador da Disciplina de Odontologia Hospitalar ODE-333 do Departamento de Estomatologia da FOUSP.

Coordenador Técnico do Centro de Especialidades Odontológicas – CEO/FOUSP.

Fellow – Hospital da Technischem Universität Muench (TUM) – Clínica de Otorrinolaringologia. Alemanha (1990).

Fellow – Disciplina Oral Maxillofacial Surgery – University of Alabama at Birminghan. USA (1995).

Fellow – Serviço de Cirurgia Bucomaxilofacial – Hospital Ermanos Armejeiras. Havana, Cuba (1996).

Implantou a Residência em Cirurgia & Traumatologia Bucomaxilofacial nos Hospitais Municipal do Campo Limpo e Hospital Universitário da USP. Participou da organização e implantação nos Hospitais do Estado de Vila Penteado e Municipal do Tatuapé.

Participou da Lista Tríplice para indicação do Diretor-Superintendente do Hospital Universitário da Universidade de São Paulo em 1993 e em 2000.

Coordenador do Serviço de Cirurgia & Traumatologia do Hospital Municipal Cármino Caricchio – Tatuapé (1996-2000). Hospital Municipal Fernando Mauro Pires de Camargo – Campo Limpo (2000/2004).

Coordenador do Curso de Especialização em Cirurgia & Traumatologia Bucomaxilofacial da FUNDECTO – FFO em convênio com a Faculdade de Odontologia da Universidade de São Paulo.

Coordenador do Curso de Especialização em Cirurgia & Traumatologia Bucomaxilofacial da Associação Brasileira de Cirurgiões Dentistas (ABCD) – SP.

Professor Responsável pelas Atividades Didáticas, Ambulatoriais e Hospitalares das Disciplinas de Cirurgia & Traumatologia Bucomaxilofacial da UNIP – Universidade Paulista (1993-1997).

Professor Titular das Disciplinas de Cirurgia & Traumatologia Bucomaxilofacial da UNIBAN (1999-2004) e Universidade Cruzeiro do Sul (UNICSUL), a partir de 1999.

Membro Titular do Colégio Brasileiro de Cirurgia & Traumatologia Bucomaxilofacial.

Membro da Comissão de Normatização da Cirurgia Bucomaxilofacial do CRO-SP.

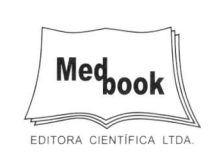

Med book

EDITORA CIENTÍFICA LTDA.

ODONTOLOGIA HOSPITALAR – Bucomaxilofacial – Urgências Odontológicas – Primeiros Socorros
Direitos exclusivos para a língua portuguesa
Copyright © 2009 by
MEDBOOK – Editora Científica Ltda.

Nota da Editora: Os autores desta obra verificaram cuidadosamente os nomes genéricos e comerciais dos medicamentos mencionados; também conferiram os dados referentes à posologia, objetivando informações acuradas e de acordo com os padrões atualmente aceitos. Entretanto, em função do dinamismo da área de saúde, os leitores devem prestar atenção às informações fornecidas pelos fabricantes, a fim de se certificarem de que as doses preconizadas ou as contraindicações não sofreram modificações, principalmente em relação a substâncias novas ou prescritas com pouca frequência. Os autores e a editora não podem ser responsabilizados pelo uso impróprio nem pela aplicação incorreta de produto apresentado nesta obra.

CIP-BRASIL. CATALOGAÇÃO-NA-FONTE
SINDICATO NACIONAL DOS EDITORES DE LIVROS, RJ

J71o

Jorge, Waldyr Antônio
   Odontologia hospitalar : bucomaxilofacial, urgências odontológicas e primeiros socorros /
Waldyr Antônio Jorge e colaboradores. - Rio de Janeiro : Medbook, 2009.
   1008p.

   Inclui bibliografia e índice
   ISBN 978-85-99977-37-8

   1. Serviço odontológico hospitalar. 2. Odontologia. I. Título.

| 09-2841. | | CDD: 617.6 |
| | | CDU: 616.314 |

| 15.06.09 | 18.06.09 | 013238 |

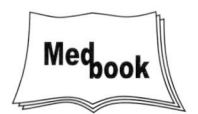

MEDBOOK – Editora Científica Ltda.
Rua Pereira de Almeida, 14
CEP 20260-100 – Praça da Bandeira
Rio de Janeiro – RJ
Tels.: (21) 2502-4438 e 2221-6089
medbook@superig.com.br
contato@medbookeditora.com.br
www.medbookeditora.com.br

Dedicatórias

À minha amada esposa Marcia, companheira de todos as horas com seu apoio constante, seu amor, sua capacidade ímpar de superar as armadilhas e o temor das vicissitudes da vida, sem os quais nada seria possível.

Aos meus filhos, tesouros que Deus me concedeu,
Eliza Sophia
Márcia Angéllica
Georgia Anthonieta
Anthônio Waldyr

Aos meus pais
Antônio e Eliza,
que prematuramente se afastaram do nosso convívio.
Onde estiverem recebam nosso amor e gratidão, e as lágrimas sempre presentes de minhas saudades.

Aos meus irmãos
Walter, Wilma Neide e Wilson

Colaboradores

Aida Sabbagh Haddad
Professora Doutora em Diagnóstico Bucal pela FOUSP
Coordenadora do Curso de Especialização em
    Odontologia para Pacientes Especiais da Abeno – SP

Airton Knoll Júnior
Cirurgião-Dentista Especialista em Anatomia pelo
    ICB-USP
Professor Assistente da Disciplina de Anatomia da Unisa

Alexandre Machado Torres
Cirurgião-Dentista Especialista em CTBMF
Membro do Corpo Clínico de Cirurgia
    Bucomaxilofacial do Hospital Geral José Pangella de
    Vila Penteado

Ana Lídia Ciamponi
Professora Doutora da Disciplina de Odontopediatria da
    FOUSP

Basilio de Almeida Milani
Cirurgião-Dentista Especialista em CTBMF pela
    FFO – FUNDECTO FOUSP
Chefe do Serviço de Cirurgia & Traumatologia
    Bucomaxilofacial do Hospital Municipal Fernando
    Mauro Pires da Rocha – Campo Limpo
Membro do Corpo Docente dos Cursos de Especialização
    em CTBMF da FFO-FUNDECTO FOUSP e ABCD-SP
Ex-Residente de Cirurgia & Traumatologia
    Bucomaxilofacial do HU-USP

Bruno König Júnior
Professor Titular da Disciplina de Anatomia do
    ICB-USP

Carlos A. C. Sannazzaro
Professor Doutor da Disciplina de Bioquímica
    Clínica da Faculdade de Ciências Farmacêuticas
    da USP
Ex-Diretor do Serviço de Laboratório do HU-USP
Ex-Diretor do Serviço de Laboratório do Instituto
    Adolfo Lutz e do Hospital do Câncer Antônio
    Prudente

Carlos Alberto Adde
Professor Doutor da Disciplina de Clínica
    Integrada do Departamento de Estomatologia
    da FOUSP

Carlos Stape
Médico Ortopedista da Divisão de Clínica Cirúrgica
    do HU-USP

Celso Luiz Ferraz
Mestre em Cirurgia & Traumatologia Bucomaxilofacial
    pela Unip.
Membro do Corpo Clínico da Divisão de Odontologia
    – Serviço de Urgências Bucomaxilofaciais do
    HU-USP (1991-2005)

Christiane Saques
Farmacêutica Bioquímica do Serviço de Laboratório
Clínico do HU-USP

Claudio Ferraz da Silva
Cirurgião-Dentista Especialista em CTBMF
Professor Assistente da Disciplina de Cirurgia &
Traumatologia Bucomaxilofacial da UNICSUL
(1998-2007)

Claudio Noba
Cirurgião-Dentista Especialista em CTBMF pela
FFO – FUNDECTO FOUSP
Professor Assistente da Disciplina de Cirurgia &
Traumatologia Bucomaxilofacial da UNICSUL

Dalton Luis de Paula Ramos
Professor Livre-Docente do Departamento de
Odontologia Social da FOUSP

Eduardo Augusto Aragão
Cirurgião-Dentista Especialista em CTBMF
Ex-Residente do Serviço de Odontologia e Cirurgia
Bucomaxilofacial do Hospital Municipal
Dr. Carmino Caricchio – Tatuapé

Eduardo Lerner
Mestre em Cirurgia & Traumatologia Bucomaxilofacial
pela UNIP
Professor Assistente da Disciplina de Cirurgia &
Traumatologia Bucomaxilofacial da Uniban
(1998-2004)

Elisabete Finzch Sportello
Mestre pela Escola de Enfermagem da USP
Coordenadora de Enfermagem do Programa de
Atendimento Domiciliário do HU-USP

Eliza Sophia Delbon Atiê Jorge
Advogada – Bacharel em Direito pela PUC-SP
Especialista em Direito Público

Erasmo Magalhães Castro de Tolosa
Professor Titular da Disciplina de Técnica Cirúrgica da
Faculdade de Medicina da USP
Diretor-Superintendente do Hospital Universitário
(1989-2001).

Faber Neves Santos
Médico. Cirurgião Plástico do Corpo Clínico do
Hospital Geral Dr. José Pangella de Vila Penteado

Fernanda Lodi Turella
Médica. Cirurgiã Plástica do Corpo Clínico do Hospital
Geral Dr. José Pangella de Vila Penteado

Fernando Interlandi Ferreira de Souza
Cirurgião-Dentista Especialista em CTBMF
Ex-Residente do Serviço de Odontologia e Cirurgia
Bucomaxilofacial do Hospital Municipal
Dr. Carmino Caricchio – Tatuapé

Fernando Melhem Elias
Mestre em Cirurgia & Traumatologia Bucomaxilofacial
pela Unip
Professor Doutor em Diagnóstico Bucal pela FOUSP
Professor Assistente da Disciplina de Cirurgia &
Traumatologia da Uniban (1998-2004)
Membro do Corpo Clínico da Divisão de Odontologia
do HU-USP

Fernando Simões Morando
Cirurgião-Dentista Especialista em CTBMF pela FFO
– FUNDECTO FOUSP
Professor Assistente Coordenador das Atividades
Clínico-Cirúrgicas dos Cursos de Especialização em
CTBMF da FFO – FUNDECTO FOUSP e ABCD-SP
Ex-Residente do Serviço de Odontologia e Cirurgia
Bucomaxilofacial do Hospital Municipal
Dr. Carmino Caricchio – Tatuapé

Flavio Eduardo G. Perez
Professor Doutor da Disciplina de Clínica Integrada do
Departamento de Estomatologia da FOUSP

Flávio Luengo Gimenez
Médico. Membro do Corpo Clínico da Divisão de
Clínica Médica do HU-USP

George Boraks
Cirurgião-Dentista Especialista em CTBMF
Ex-Residente do Serviço de Odontologia e Cirurgia
Bucomaxilofacial do Hospital Municipal
Dr. Carmino Caricchio – Tatuapé

Guilherme C. Sampaio Corrêa

Cirurgião-Dentista Especialista em CTBMF pela
 FFO – FUNDECTO FOUSP
Ex-Residente do Serviço de Odontologia e Cirurgia
 Bucomaxilofacial do Hospital Municipal
 Dr. Carmino Caricchio – Tatuapé

Henrique Camargo Bauer

Cirurgião-Dentista Especialista em CTBMF pela
 FFO – FUNDECTO FOUSP
Membro do Corpo Clínico da Divisão de Odontologia
 do HU-USP
Professor Assistente Coordenador das Atividades
 Didáticas e Hospitalares do Curso de Especialização
 em CTBMF da FFO – FUNDECTO FOUSP
Mestrando em Ciências Odontológicas Área de
 Concentração em Clínica Integrada do Departamento
 de Estomatologia da FOUSP

Ida T. P. Calvielli

Mestre em Direito Penal
Doutora em Radiologia
Professora Aposentada do Departamento de
 Odontologia Legal e Social da FOUSP

Ivan El Murr

Cirurgião-Dentista

João Paulo Esposito

Médico. Membro do Corpo Clínico da Divisão de
 Clínica Cirúrgica do HU-USP

Klaus Costa Utescher

Cirurgião-Dentista Especialista em CTBMF pela
 FFO – FUNDECTO FOUSP
Professor Assistente da Disciplina de Cirurgia &
 Traumatologia Bucomaxilofacial da UNICSUL

Laura Fernanda Alves Ferreira

Médica Ortopedista. Membro do Corpo Clínico da
 Divisão de Clínica Cirúrgica do HU-USP

Leandro dos Santos Calderon

Cirurgião-Dentista Especialista em CTBMF

Lilian Ferri Passadore

Farmacêutica Bioquímica do Serviço de Laboratório
 Clínico do HU-USP

Lúcia Caruso

Nutricionista. Membro do Corpo de Nutricionistas do
 HU-USP

Luciana Basso de Oliveira

Farmacêutica Bioquímica do Serviço de Laboratório
 Clínico do HU-USP

Luciane Hiramatsu Azevedo

Cirurgiã-Dentista. Mestre em *Laser* em Odontologia
 pelo IPEN
Professora Doutora em Diagnóstico Bucal pela FOUSP

Luciane Mazzullo Cicarelli

Farmacêutica Bioquímica do Serviço de Laboratório
 Clínico do HU-USP

Lucilene de Lima Rodrigues

Farmacêutica Bioquímica do Serviço de Laboratório
 Clínico do HU-USP

Luiz Altruda Filho

Cirurgião-Dentista. Professor Doutor em Anatomia
 pelo ICB-USP
Professor Titular Responsável pela Disciplina de
 Anatomia da UNICSUL e Unisa

Marcelo de Gusmão Paraiso Cavalcanti

Professor Livre-Docente. Associado da Disciplina de
 Radiologia do Departamento de Estomatologia da
 FOUSP

Marcelo Sperandio Ramos

Médico. Anestesista

Marcelo Trulha Valente Costa

Cirurgião-Dentista. Mestre em Neurociências pela USP
Professor Responsável pela Disciplina de Anatomia da
 FMU
Professor Assistente da Disciplina de Anatomia da Unisa

Márcia Angéllica Delbon Atiê Jorge

Médica. Residente do Serviço de Ortopedia e
 Traumatologia do Hospital do Servidor Público
 Municipal – Município de São Paulo

Márcia Delbon Jorge

Mestre em Ciências Odontológicas pela Faculdade de
 Odontologia da Universidade de São Paulo – FOUSP
Especialista em Saúde Pública
Participou da Implantação do Atendimento
 Odontológico no Programa de Atendimento
 Domiciliário do HU-USP

Márcia Maria de Gouveia
Cirurgiã-Dentista Especialista em CTBMF
Membro do Corpo Clínico da Divisão de Odontologia
    do HU-USP

Marco Antônio de Lima
Cirurgião-Dentista Especialista em Ortodontia

Margarete F. Pisciolaro
Cirurgiã-Dentista Especialista em Periodontia

Maria Elisa Zanoli Meira Lino
Farmacêutica Bioquímica do Serviço de Laboratório
    Clínico do HU-USP

Maria Lúcia Lebrão
Professora Titular da Faculdade de Saúde Pública da
    USP

Marisa Christovam
Cirurgiã-Dentista

Marta Rosângela Juncioni
Farmacêutica Bioquímica do Serviço de Laboratório
    Clínico do HU-USP

Moacyr da Silva
Professor Titular do Departamento de Odontologia
    Social da FOUSP

Nelson Massanobu Sakaguti
Cirurgião-Dentista
Mestre em Ciências Odontológicas pela FOUSP

Olga Maria Panhoca da Silva
Cirurgiã-Dentista
Professora Doutora pela Faculdade de Saúde Pública da
    USP

Paulo Basto de Albuquerque
Médico. Membro do Corpo Clínico da Divisão de
    Clínica Obstétrica do HU-USP

Paulo César Ribeiro
Médico. Professor Doutor pela Faculdade de Medicina
    da USP
Membro do Corpo Clínico da Divisão de Clínica
    Cirúrgica do HU-USP

Paulo Geraldo Dorsa Oliveira
Médico. Neurocirurgião. Membro do Grupo de Apoio
    de Neurocirurgia do Hospital da Real Benemérita
    Associação Portuguesa de Beneficência – São Paulo.

Paulo José Bordini
Cirurgião-Dentista. Professor Doutor em Diagnóstico
    Bucal da FOUSP
Professor Titular da Disciplina de Semiologia da
    UNICSUL e Unisa

Pedro Guedes Pinto
Cirurgião-Dentista Especialista em CTBMF
Ex-Residente de Cirurgia & Traumatologia
    Bucomaxilofacial do HU-USP

Renata de Oliveira Guaré
Professora Doutora em Odontopediatria pela FOUSP
Professora Assistente da Disciplina de Odontopediatria
    da UNICSUL

Renata Matalon Negreiros
Cirurgiã-Dentista
Membro do Corpo Docente dos Cursos de
    Especialização em CTBMF da FFO – FUNDECTO
    FOUSP e ABCD-SP

Renata Pinheiro Rezende
Médica. Cirurgiã Plástica do Corpo Clínico do Hospital
    Geral Dr. José Pangella de Vila Penteado

Renato Rossi Junior
Cirurgião-Dentista. Mestre e Doutor em Clínicas
    Odontológicas – Patologia pela FOUSP
Ex-Professor Titular de Cirurgia da Universidade
    Estadual do Paraná

Ricardo Luiz Pisciolaro
Cirurgião-Dentista Especialista em CTBMF
Mestre em Clínicas Odontológicas pela FOUSP
Doutorando da Disciplina de Cirurgia Plástica da EPM
    – UNIFESP

Roberto Battistella
Médico Oftalmologista. Membro do Corpo Clínico da
    Divisão de Clínica Cirúrgica do HU-USP

Rodrigo Foronda
Cirurgião-Dentista Especialista em CTBMF pela
    FFO – FUNDECTO FOUSP

Sandra de Lucas Aragão

Médica Otorrinolaringologista

Mestre em Otorrinolaringologia pela UNIFESP

Sérgio Gonçalves

Cirurgião-Dentista. Médico

Ex-Residente do Serviço de Odontologia e Cirurgia
 Bucomaxilofacial do Hospital Municipal
 Dr. Carmino Caricchio – Tatuapé

Membro do Corpo Clínico do Serviço de
 Odontologia do Hospital Geral Dr. José Pangella
 de Vila Penteado

Shajadi Carlos Pardo Kaba

Cirurgião-Dentista Especialista em CTBMF

Ex-Residente do Serviço de Odontologia e Cirurgia
 Bucomaxilofacial do Hospital Municipal
 Dr. Carmino Caricchio – Tatuapé

Membro do Corpo Clínico do Serviço de
 Odontologia do Hospital Geral Dr. José Pangella
 de Vila Penteado.

Silvia Cardoso

Farmacêutica Bioquímica do Serviço de Laboratório
 Clínico do HU-USP

Silvia Regina da Silva

Farmacêutica Bioquímica do Serviço de Laboratório
 Clínico do HU-USP

Sílvio Boraks

Professor Doutor em Radiologia pela FOUSP

Chefe do Serviço de Diagnóstico Bucal do Hospital
 Arnaldo Vieira de Carvalho

Thiago Barros de Siqueira

Advogado

Mestre em Direito pela Pontifícia Universidade
 Católica PUC-SP

Valdir Zamboni

Médico. Membro do Corpo Clínico da Divisão de
 Clínica Cirúrgica do HU-USP

Valéria Pereira Salgado

Farmacêutica Bioquímica do Serviço de Laboratório
 Clínico do HU-USP

Walter João Genovese

Professor Livre-Docente em Semiologia pela FOUSP

Professor Titular das Disciplinas de Implantodontia e
 Laser da UNICSUL

Prefácio

Agraciado que fui pelo convite do Professor, Dr. Waldyr Antônio Jorge, para apresentar sua obra, o livro *Odontologia Hospitalar*, de pronto acedi e me permiti uma volta no tempo e no tributo à história.

Nos anos de 1968 a 1973, aluno de graduação, lá estava o Waldyr a se preparar para a futura profissão e, em 1973, participei de sua formatura como Patrono da Turma. Como ele, outros colegas, com quem tive a oportunidade de dividir meus conhecimentos, tornaram-se docentes de nossa faculdade e me brindam até hoje com o convívio e a amizade.

Os anos passaram, e o Waldyr, aluno, galgou os degraus da docência e é hoje um professor de renome, respeitado na especialidade de cirurgia e traumatologia bucomaxilofacial.

Para aí chegar, muito estudo, muita prática, muitos plantões, estágios, viagens para se aperfeiçoar além-mar e, em suma, completa dedicação.

Começa então sua retribuição aos colegas dos dons recebidos, ministrando cursos em diversos níveis, divulgando a especialidade, no apostolado do ensino, disseminando a palavra e a técnica.

Mas a palavra se vai e, por bem, ele resolveu deixar um legado real.

A obra se fez. O livro tão aguardado é agora apresentado àqueles que se dedicam a tratar no campo cirúrgico e da traumatologia as doenças do complexo bucomaxilofacial. Nas oito seções pelas quais se distribuem dezenas de capítulos teve o autor a irmandade autoral de outros colegas. Missão cumprida, e bem cumprida. Tenho absoluta convicção de que o livro será bem-sucedido e referência para a graduação e para os mais experientes especialistas.

Reafirmando o agradecimento pela distinção a mim concedida, parabenizo o Professor Waldyr Antônio Jorge e me permito finalizar parafraseando Ramôn Y Cajal dizendo:

Toda grande obra, na Arte como na Ciência, é o resultado de uma grande paixão posta a serviço de uma grande ideia.

Deus lhe deu a graça de obter o resultado despertando a paixão pela cirurgia e iluminando suas ideias.

Dr. Ney Soares de Araújo
Professor Titular de Patologia
Diretor da Faculdade de Odontologia da USP

Apresentação

Na educação superior ou geral, nas ciências da saúde em especial e na área odontológica em particular, continua presente o debate sobre qual a melhor estratégia para um bom ensino resultar numa formação profissional qualificada.

Ainda hoje é usada a expressão *profissional liberal*, embora com conotação mais de liberdade, independência, autonomia, etc., no exercício de suas atividades do que no sentido de *educação liberal*, em que objetivos e aquisições "práticas" estejam subordinados à prioridade mandatória do ensino de valores éticos e morais e na compleição de uma cidadania.

Não se tratam princípios excludentes, ao contrário, ambos, humanísticos e profissionalizantes, são indispensáveis para conferir o arsenal necessário para a conduta exemplar e para o desempenho exitoso da sociedade.

O que continua merecendo melhor análise é o conceito sobre o que deve ser oferecido aos estudantes, se uma boa formação básica generalista ou se é mais promissor permitir uma especialização mais precoce. Nesse dilema também há os que consideram possível oferecer na graduação as duas opções sem desconsiderar focos mais específicos em etapas posteriores de contínuo aprendizado por toda a vida.

De qualquer forma, as metodologias usadas para qualquer dos citados objetivos são semelhantes e, dentre várias delas, o livro mantém o privilégio de ser um dos mais eficazes meios de informar, ensinar, recordar e garantir confiança quando consultas se fizerem necessárias. Porém, com maior frequência as publicações são cada vez mais destinadas a especialidades estanques ou até mesmo exclusivamente a seus subtemas sem que haja uma cognição mais abrangente, ou seja, é imperioso que a Odontologia não priorize seu conteúdo curricular para formar profissionais que só olhem para a boca do paciente quando deveria preocupar-se com o paciente como um todo!

Essa é a grata surpresa deste livro escrito por um especialista que além de meritória carreira docente acumula progressivo reconhecimento profissional na área da cirurgia.

O compêndio, com seus diferentes seções e respectivos capítulos, apresenta multifacetadas correlações entre o paciente e a especialidade da cirurgia tanto em tópicos odontológicos, muito específicos, como em questões sistêmicas, multidisciplinares e multiprofissionais.

Sua relação equilibrada e documentação em primorosa editoração, uma agradável leitura e um fácil aprendizado conferindo ao livro tudo o que de melhor se lhe deseja. Será, sem dúvida, indispensável para os alunos de graduação, pós-graduação, clínicos gerais, especialistas para bibliotecas de universidades, faculdades, hospitais e associações de classe.

O Professor, Dr. Waldyr Antônio Jorge, merece nossas congratulações e agradecimentos pela elogiosa contribuição que traz à Odontologia brasileira, valorizando a Universidade de São Paulo e outras instituições que ainda contam com a sua dedicada participação. Estou convicto de que essa sua conquista será ainda acrescida de outras ainda mais significativas.

Prof. Dr. Flávio Fava de Moraes
Professor Titular do Departamento de Histologia
e Embriologia do Instituto de Ciências Biomédicas
Reitor da USP (1993-1997)
Diretor Científico da FAPESP (1986-1993)
Secretário Estadual de Ciências e Tecnologia (1998)

Prólogo

Escrever um livro é como escalar uma montanha, é exigir do autor uma série de requisitos prévios, tais como preparo adequado, vivências, persistência e determinação. Associado a tudo isso, a pacienciosa atividade do dia-a-dia, o atendimento esmerado dos pacientes, quando o autor exerce profissão relacionada à área da saúde e após anos consolidando o serviço de sua instituição. Depois de tudo isso está capacitado a escrever um livro que será útil à coletividade. Em áreas ainda não consolidadas, como a Odontologia Hospitalar, repleta de conflitos pessoais e acadêmicos entre seus pares com os demais profissionais da saúde que atuam no complexo mundo hospitalar, a tarefa é ainda mais difícil.

Nos longos anos de minha atividade na Clínica Cirúrgica e na Superintendência do Hospital Universitário da USP e, anteriormente, no Hospital do Servidor Público Estadual, incentivei e contribuí para o entrosamento entre médicos e dentistas, tendo sempre no Professor Waldyr Jorge um entusiasta colaborador e concretizador dessa ideia. O resultado aparece nos resultados assistenciais e do ensino da Disciplina de Odontologia Bucomaxilofacial do Hospital Universitário. Não satisfeito, atinge o cume da montanha escrevendo, com clareza, obra complexa e completa que considero marco fundamental no campo da Odontologia Hospitalar cuja utilidade será demonstrada pela repercussão da obra que certamente terá e demonstrará as qualidades do autor.

Valeu escalar a montanha...

Erasmo Magalhães Castro de Tolosa
Professor Titular de Técnica Cirúrgica da Faculdade de
Medicina da Universidade de São Paulo
Diretor Superintendente do
Hospital Universitário da USP (1988-2001)

Sumário

Atuação Multidisciplinar e Multiprofissional e a Inserção da Odontologia na Área de Saúde

Palavras Iniciais

Waldyr Antônio Jorge

INTRODUÇÃO À ODONTOLOGIA HOSPITALAR

Quando imaginamos a realização deste livro, muitas dúvidas sobressaltaram a nossa mente. Dúvidas principalmente se teríamos a capacidade de empreender e consecutar tal propósito.

Pareceu-nos inicialmente muito ambicioso, porquanto teríamos de navegar por águas tormentosas tanto à margem da odontologia como da medicina na realização de nossos objetivos. Poderiam imaginar, os menos informados, estarmos pretensiosamente criando uma nova modalidade ou especialidade odontológica, idéia totalmente absurda, uma vez que a odontologia, cujos princípios básicos de procedimentos são imutáveis, fundamenta-se na tríade (Fig. 1.1) que define a responsabilidade profissional na procura da cura do paciente.

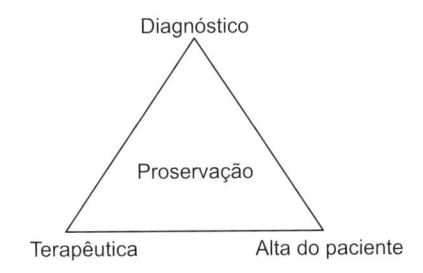

Fig. 1.1 Tríade que define a especialidade médica.

Essa tríade qualifica a odontologia para o exercício profissional da especialidade médica, sem contudo ser de formação médica. Segundo a OMS, "... a especialidade médica é aquela que é exercida por profissional da área de saúde que, em lançando mãos dos meios auxiliares de diagnóstico de qualquer natureza – exames laboratoriais, iconográficos etc. –, chega através de hipóteses diagnósticas a um diagnóstico final, propõe uma terapêutica, faz a proservação do paciente até sua alta".

Levando em consideração tal definição, chega-se à conclusão de que a odontologia exerce uma atividade de especialidade médica, em uma área do corpo humano muito importante, visto que "a saúde começa pela boca", embora não seja o profissional cirurgião-dentista, de formação, um profissional médico.

O conceito de profissões paramédicas, que tempos idos se ouvia em relação ao cirurgião-dentista, não se enquadra devidamente à odontologia, pois o termo paramédico define atividades complementares às atividades centrais do médico, no auxílio do diagnóstico e, mesmo, na complementação terapêutica, não atuando na tríade que define a responsabilidade na procura da cura do paciente: diagnóstico – terapêutica – alta do paciente.

Nota-se que, atuando integralmente nessa tríade, além do profissional médico, é o cirurgião-dentista o único profissional da saúde que se enquadra perfeitamente na busca da cura à instituição de terapêuticas invasivas (medicamentosa, clínica e cirúrgica), na procura e devolução do paciente à sociedade em sua bionormalidade.

Portanto, ao se optar pela sinonímia de odontologia hospitalar, não se pensou em criar uma nova especialidade, e sim delimitar que também a odontologia pode ser realizada em âmbito hospitalar, não só e exclusivamente por profissionais especialistas em cirurgia e traumatologia bucomaxilofacial, mas também e especialmente por clínicos gerais e outros especialistas da odontologia, guardando as peculiaridades pertinentes aos procedimentos odontológicos em relação ao ambiente de um hospital e de suas estruturas.

Negar a odontologia hospitalar, seria também, de modo transverso, negar a sinonímia da engenharia hospitalar, nutrição hospitalar, medicina forense, patologia bucal, fisioterapia hospitalar, formação hospitalar etc.

O *Jornal do Conselho Federal de Medicina* – CFM, órgão oficial do Conselho Federal de Medicina, ano XVI, nº 130, de setembro de 2001, trata nessa edição sobre o *Ato Médico* e, em sua página de capa, define-o: "Diagnóstico de doença e tratamento de doentes são atos exclusivos de médicos regularmente registrados e não podem ser delegados a outros profissionais, mesmo que da área de saúde, *com exceção para os de Odontologia*" *(grifo nosso)*.

Lamentavelmente muita confusão de ordem semântica é feita e, se não bastasse, ainda de ordem profissional, com envolvimentos emocionais entre alguns colegas cirurgiões-dentistas e médicos – às vezes não envolvidos no dia a dia das atividades hospitalares –, o que em nada contribui para a melhora do relacionamento entre as duas profissões autônomas e interdependentes, que devem ter como características primeira, última e única a cura e melhora do paciente em suas formas estética e funcional, física, psicológica e biofisiológica.

Assim, é importante, senão primordial, que alguns conceitos básicos fundamentados em anos de experiência e convívio comum sejam emitidos, mas não por profissionais inexperientes de ambas as profissões, de forma aleatória e inconsequente.

Questionar, por exemplo, sobre a prescrição médica é, no mínimo, desinformação, uma vez que este assunto é normatizado por Portaria, por intermédio da Anvisa, vinculada ao Ministério da Saúde, que legisla as várias formas de se prescrever (talonários, dosagem etc.) e determinando quais os profissionais médico, cirurgião-dentista e médico veterinário que podem fazê-lo, não se encontrando limitação ao cirurgião-dentista, a não ser aquelas também comuns aos outros profissionais médicos e veterinários desde que não seguidas suas normatizações estabelecidas por lei.

Se existe alguém em farmácia que não dispensa a medicação prescrita por cirurgião-dentista, há de se convir que ele está desinformado ou caracteriza dolo e, neste caso, o assunto deve ser tratado via órgãos representativos competentes, para apuração e, se necessário, a devida advertência.

Questionar se a receita é de prescrição médica e restrita ao médico é, no mínimo, ignorância semântica e lamentável e primário erro, pois prescrição médica não é algo restrito ao médico. A prescrição médica é a prescrição medicamentosa que atende aos profissionais da saúde com direito a fazê-lo de acordo com as normas e portarias do Ministério da Saúde e jamais deveria ser prescrição do médico, do odontólogo ou veterinário, como alguns apregoam absurdamente, uma vez que os medicamentos têm seus efeitos desejados, indicações, contraindicações e efeitos colaterais etc. em qualquer circunstâncias nos pacientes, independentemente de serem prescritos para a odontologia e/ou medicina.

Há de se procurar manter o respeito mútuo, sem cerceamentos entre as várias profissões da área de saúde e sem reservas de mercado que se têm mostrado indevidas e extemporâneas, pois a procura, a meta e o objetivo final comum devem continuar sendo a busca da saúde do paciente. Discussões estéreis em nada contribuem para a longa jornada comum que se deve empreender. É alegoricamente uma corrida de passagem de bastão, *overlap*, entre as várias áreas de atuação, que cada profissional especialista tem de realizar – com diagnóstico e terapêutica –, sabendo que quem o antecede e/ou sucede deve estar em perfeita sintonia e velocidade, com capacitação e competência de receber e/ou continuar a evolução do paciente até sua alta definitiva – vivo e saudável, com resultados biofísico-psíquico-emocionais, funcionais e estéticos atingidos em sua plenitude.

A odontologia como profissão ainda não tem dois séculos de vida, contudo, como especialidade médica, acompanha a medicina nos seus primórdios com seus relatos históricos de procedimentos de atos médicos de cura.

A odontologia é entendida e conceituada como uma profissão autônoma, interdependente na área da saúde – que atua como uma especialidade médica, sem ser de formação médica – com características e capacitação próprias de eliminar a dor, diagnosticar, propor terapêutica, preservar até a alta dos pacientes – é entre as atividades da área de saúde uma profissão que se distingue das demais pelas suas características próprias contribuindo em muito para o equilíbrio biopsicossocial do indivíduo quanto à sua biofisiologia, função e estética.

Com certeza a amplitude de conhecimentos que o cirurgião-dentista deve carrear em sua formação, o torna apto a ter uma visão mais ampla e completa de entender que "não tratamos de dente num indivíduo, mas sim de um indivíduo com dente". O que pareceria num primeiro momento a mesma coisa, em realidade muda conceitualmente todo o enfoque da odontologia.

É neste conceito de resgate da importância do cirurgião-dentista ser melhor preparado, não no diagnóstico de doenças sistêmicas, mas sim no conhecimento e obrigatoriedade da "suspeita" da doença e seu devido encaminhamento ao profissional médico que deixará o paciente em condições de bionormalidade para ser submetido a um tratamento odontológico, que o cirurgião-dentista deve estar voltado.

Na proposta de elaboração deste livro, enfatizou-se a complementação de informações que habilitariam o cirurgião-dentista clínico geral ou especialista a atuar no hospital, de uma forma multidisciplinar e multiprofissional, em conjunto com outras especialidades médicas e outros profissionais da área da saúde.

Esse propósito se fortaleceu com a publicação da Portaria CFM 1.493/98, de 15 de maio de 1998, em que a internação hospitalar de pacientes se restringiria exclusivamente ao profissional médico, deixando o cirurgião-dentista à margem das atividades hospitalares. Revertido o quadro pela Plenária do CFM em novembro de 1998, ocorrida em Brasília em que tivemos a oportunidade de participar e revogada pela Portaria CFM/CFO 1.536/98, resgatou-se a legalidade do exercício profissional odontológico em ambiente hospitalar. Assegurada por direito e por dever a internação de pacientes também pelo cirurgião-dentista, além do médico, o que nos animou a procurar contribuir de alguma forma para a dignidade e manutenção dos direitos de trabalho do cirurgião-dentista.

Embora de formação profissional e acadêmica (mestrado e doutorado) em cirurgia e traumatologia bucomaxilofacial, imaginar que a atuação do cirurgião-dentista em ambiente hospitalar se restringe somente à especialidade é uma ilusão e temerário, mesmo que se considere que a especialidade seja o cordão umbilical com a medicina, mesmo com sua plena participação compondo o corpo clínico atuante em pronto-socorro, enfermaria e centro cirúrgico.

A problemática odontologia *versus* medicina é mais ampla e profunda e deve em seu nascedouro não se restringir somente à especialidade de cirurgia e traumatologia bucomaxilofacial, mas também permitir e abrir campo de atuação para outros colegas cirurgiões-dentistas clínicos gerais ou de outras especialidades, cabendo aos mais preparados acadêmica e profissionalmente orientá-los e prepará-los a ocupar um espaço de suma importância para a dignificação da profissão odontológica.

Desta forma, a participação do cirurgião-dentista em hospitais tem várias facetas concêntricas, cabendo à odontologia identificá-las, preparar e adequar os profissionais para seu exercício em sua plenitude. Várias são as possibilidades de o cirurgião-dentista atuar no ambiente hospitalar, desde que habilitado legal, moral e profissionalmente preparado. Assim, ele poderá atuar conceitualmente nas situações citadas na Figura 1.2.

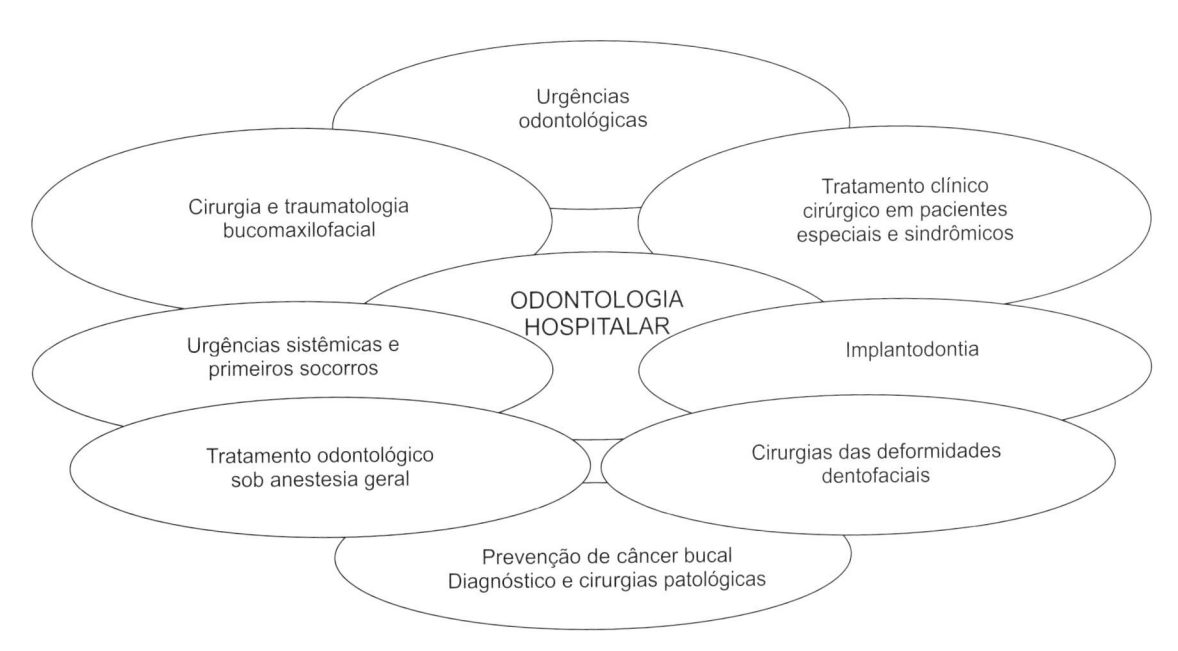

Fig. 1.2 Amplitude da atuação adontológica em ambiente hospitalar.

URGÊNCIAS ODONTOLÓGICAS

A maioria dos hospitais públicos possui um serviço odontológico de urgências que presta atendimentos desde os quadros álgicos odontológicos (quem já sofreu "dor de dente" sabe da importância deste atendimento), os sépticos-odontogênicos e até as urgências estético-dentais (cosméticas).

CIRURGIA TRAUMATOLÓGICA BUCOMAXILOFACIAL

Embora considerado o cordão umbilical que liga a medicina à odontologia no atendimento hospitalar, o grande caudal do atendimento odontológico em ambiente hospitalar está vinculado à especialidade nos quadros cirúrgicos e traumatológicos, principalmente dada a grande incidência de ferimentos que atingem a região bucomaxilofacial pelas mais variadas etiologias, tais como agressão física, acidente de trânsito e de trabalho, quedas acidentais e esportivas etc.

Lembrando que o profissional que atua nesta área deve ter no mínimo o título da especialidade (no nosso caso o curso é ministrado com carga horária de 4.600 horas/aula) ou por meio da residência, com mínimo de 6.000 horas/aula.

TRATAMENTO CLÍNICO-CIRÚRGICO EM PACIENTES ESPECIAIS E SINDRÔMICOS

Mesmo que todos os pacientes sejam especiais, a terminologia no meio odontológico está vinculada a pacientes portadores de patologias de base ou quadros clínicos impeditivos de intervenção clínica e/ou cirúrgico-odontológica e que requerem da parte do profissional uma perfeita sintonia com o médico do paciente, quanto ao quadro compensatório que permita a atuação do cirurgião-dentista com menor risco para o paciente.

Os pacientes sindrômicos enquadram-se nessa terminologia, visto que requerem do cirurgião-dentista, efetivamente, cuidados especiais em sintonia com toda a equipe de apoio e que as intervenções e procedimentos clínicos só possam ser realizados em hospitais, sob anestesia geral.

IMPLANTODONTIA

O advento dos implantes de titânio trouxe à odontologia um grande salto de qualidade e resolubilidade estético-

funcional aos pacientes. Não raro são os casos em que a intervenção cirúrgica não pode ser realizada sob anestesia local ou, mesmo se possível, sob cuidados especiais hospitalares.

São situações que requerem intervenções cirúrgicas extensas e cuidadosas, dadas a proximidade e a colaboração multidisciplinar e multiprofissional de um cirurgião bucomaxilo com ortopedistas, em que o paciente é submetido à cirurgia sob anestesia geral.

URGÊNCIAS SISTÊMICAS E PRIMEIROS SOCORROS

De vital importância para o profissional, acredita-se que este assunto deveria ser não só conteúdo programático no currículo odontológico, mas uma disciplina nos cursos de graduação de odontologia.

Ao menos preparado, o paciente pode se tornar uma bomba-relógio prestes a explodir, sem sabermos quando, dependendo da gravidade da patologia de que é portador.

Desconhecer o paciente e não saber como agir nos casos de urgências de origem sistêmica é uma temeridade, é contar com a sorte sabendo que em medicina e em odontologia há somente competência, a que o profissional deve perseguir.

Em qualquer situação, quer hospitalar, quer ambulatorial, o cirurgião-dentista deve saber se conduzir com procedimentos de primeiros socorros visando à manutenção da vida do paciente.

Particularmente não concordamos com o termo usado nos cursos de especialização do CFO que obriga a ministração das disciplinas de emergências médicas em odontologia, nós mesmos somos professor em vários cursos, uma vez que não sendo de formação médica, embora o cirurgião-dentista atue como uma especialidade médica, não tem formação para a capacitação de diagnosticar e estabelecer terapêutica nos diferentes quadros clínicos emergenciais de ordem sistêmica, pois não pode executar procedimentos emergenciais médicos, aos quais o currículo de odontologia não contempla.

O correto seria se ministrarem noções de primeiros socorros, procedimentos não-invasivos que visam a manter vivo o paciente, evitando o êxito letal até que o socorro médico venha a se concretizar; este, então, em âmbito hospitalar.

TRATAMENTOS ODONTOLÓGICOS SOB ANESTESIA GERAL

Embora tais procedimentos sejam passíveis de crítica, dado os riscos de complicações anestésicas, por alguns considerados desnecessários ao paciente, o usar anestesia geral é um procedimento alternativo e optativo, às vezes uma questão de comodidade para o próprio paciente; não se pode negar que exista e que clínicas há que desenvolvem há muito tempo esse tipo de tratamento, daí que não se pode desconhecer a realidade da sua existência e se deve procurar transmitir a esses colegas as informações para melhor qualificá-los.

CIRURGIA DAS DEFORMIDADES DENTOFACIAIS

As cirurgias chamadas ortognáticas são aquelas afeitas a paciente portador de deformidades de origem dentofacial (prognatismo, látero e micrognatismos, expansões maxilares etc.), em que o grau de resolutividade ortodôntica já não mais permite o êxito clínico da movimentação osseodental do esqueleto osseofacial até o final da adolescência, ocorrendo, por consequência, a alternativa mais radical, a cirurgia ortognática. É uma especialidade cirúrgica dentro da especialidade de CTBMF que requer do cirurgião uma sólida formação cirúrgica nos três estágios que a antecedem, quais sejam as cirurgias bucodentoalveolar e bucomaxilo, e a traumatologia maxilofacial, pois, além da função dental, o cirurgião tem como propósito e objetivo cirúrgico também a parte *estético-cosmética* estomatognática.

Prevenção do câncer bucal diagnóstico e cirurgias patológicas

Não raras vezes o cirurgião-dentista é confundido com profissionais médicos no tratamento e diagnóstico das lesões bucais.

Ambos os profissionais tratam das lesões bucais, com ênfase na prevenção do câncer bucal. Só quem viu um paciente sequelado por lesão cancerígena bucal sabe a dimensão exata de se realizar a prevenção de tão agressiva doença com suas consequências até psicossociais. Um indivíduo sobrevive relativamente bem com um câncer em outras regiões do corpo, mas sequelas na boca e na face muitas vezes são fatídicas, fazendo com que sobreviventes do câncer bucal tenham uma difícil readaptação à sociedade.

Cabe ao cirurgião-dentista tratar das lesões patológicas benignas da boca e dos anexos, devendo se associar ao cirurgião de cabeça e pescoço nos casos de patologias malignas antes que estas se implantem pela curiosidade da biópsia.

DISCIPLINA DE ODONTOLOGIA HOSPITALAR

O curso de odontologia hospitalar da Faculdade de Odontologia Hospitalar iniciou-se em 1993, sendo ministra-

do no Hospital Universitário da USP, em sua primeira edição, para dois alunos regularmente matriculados na graduação do curso noturno da Faculdade de Odontologia da USP.

Após várias tentativas e implementações no sistema de ensino, em 1998 foi aprovado o curso como atividade extracurricular a ser ministrada pela Faculdade de Odontologia da USP, no Hospital Universitário da USP.

Somente em 2002, após aprovação do Conselho do Departamento de Estomatologia da Faculdade de Odontologia da USP, sob a chefia da Prof.ª Vera Cavalcante de Araújo, foi levado à Congregação da Faculdade de Odontologia da USP que, sob a Presidência da Prof.ª Dr.ª Esther Goldemberg Birman, que aprovou a disciplina de Odontologia Hospitalar como disciplina optativa com seis créditos, 120 horas/aula, sob o código ODE 0333 da Pró-Reitoria de Graduação da USP.

Atualmente, seu programa curricular visa a contemplar e complementar a formação do aluno de graduação, possibilitando-o acompanhar as atividades hospitalares seguindo um programa que visa exclusivamente a subsidiá-lo de informações em propedêutica de clínica médica de interesse ao cirurgião-dentista.

A disciplina tem a finalidade de dar ao graduando a oportunidade orientada de resgatar na formação odontológica a importância de o cirurgião-dentista estar mais bem preparado não no diagnóstico de doenças sistêmicas, mas sim no conhecimento e na obrigatoriedade da "suspeita" da doença e seu devido encaminhamento ao profissional médico, que deixará o paciente em condições de bionormalidade, para ser submetido a um tratamento odontológico; passando o aluno de odontologia a ter uma visão mais ampla e completa de entender "que não tratamos de dente num indivíduo, mas sim de um indivíduo com dente", buscando uma visão integral da saúde bucal e geral do paciente.

TRIBUTO À HISTÓRIA

"O homem que não preserva e cultua o passado compromete o presente e não tem futuro".

De acordo com a história da odontologia paulista, no final da década de 1950/1960 estabelecem-se os primeiros postos avançados odontológicos dentro dos hospitais.

Alguns mestres já se foram, outros estão ainda vivos, embora sem atuação efetiva, mas todos contribuíram sobremaneira para o engrandecimento da odontologia.

Se estavam no hospital para executarem diagnóstico ou tratamento dentário, se estavam para tratar os traumas faciais ou corrigir as deformidades dentofaciais, pouca importância tem hoje. O que fica são os exemplos e atitudes com que conseguiram de alguma forma, mesmo que de forma incipiente, se tornar os precursores de nossa atuação hospitalar.

Assim deve-se, por questão de mérito e lembrança, nominar os próceres da cirurgia e traumatologia buco-maxilofacial. Como:

- *Mário Graziani* – Hospital Maternidade Santa Casa de Misericórdia.
- *João Jorge Barros* – Instituto Paulista de Pronto Socorro e Hospital Matarazzo, Serviço de Cirurgia e Traumatologia Bucomaxilofacial.
- *Igar Ribeiro Gandra* – Hospital das Clínicas, Instituto de Ortopedia e Traumatologia.

- *Fernando Souza Lapa* – Hospital das Clínicas, Clínica de Cirurgia Plástica.
- *Gino Emilio Lasco* – Hospital das Clínicas, Clínica de Otorrinolaringologia.
- *Francisco Eugênio Loduca* – Hospital do Servidor Público Municipal.
- *Carlos Gregori* – Hospital Matarazzo, Serviço Odontológico.
- *José Bonifácio da Fonseca* – Disciplina de Cirurgia da Faculdade de Odontologia da USP.

Nosso tributo a eles e a todos os outros colegas que, anonimamente contribuíram, aos que ainda hoje contribuem para o engrandecimento da Odontologia.

A Gestante na Odontologia Hospitalar

Paulo Basto de Albuquerque

INTRODUÇÃO

A gestação humana tem a duração de 280 dias, 10 meses lunares ou 40 semanas; é considerada gestação de termo aquela que varia entre 37 e 42 semanas. Em obstetrícia prefere-se comentar os fenômenos em semanas porque os relatos são mais precisos. Considera-se nascimento prematuro o que ocorre entre a 22ª e a 37ª semana e nascimento pós-termo, após a 42ª semana. Cumpre-se notar que a duração da gestação é fenômeno biológico e, portanto, não é regido pelo relógio; a datação visa à orientação do acompanhamento pré-natal. Abortamento é o processo de eliminação do produto conceptual abrangendo o período inicial da gestação até 22ª semana e aborto é o produto conceptual eliminado.

A análise das informações do Pregnancy Risk Assement Monitoring System – PRAMS (Sistema de Monitoramento da Avaliação de Risco da Gravidez) mostrou que 22,7% a 34,7% de mulheres procuraram tratamento odontológico na gravidez (Garfield 2001), entre 12,2% e 25,4% de gestantes relataram problemas odontológicos mas dessas apenas 44,7% a 54,9% buscaram tratamento. Na Clínica Obstétrica do Hospital Universitário da Universidade de São Paulo foi desenvolvida a integração com a Divisão de Odontologia e no período de 27 de setembro de 2002 a 30 de junho de 2003 foram atendidas 64 gestantes no sentido de se avaliar a saúde bucal e maxilofacial. Os resultados estão descritos no Quadro 2.1.

Quadro 2.1 Resultado da avaliação
(saúde bucal e maxilofacial) em gestantes

Diagnósticos	Nº de casos
Foco infeccioso	5
Cárie dentária	6
Necrose pulpar	1
Distúrbios de ATM	4
Alterações periodontais	9
Hiperplasia gengival	1
Briquismo	1
Sem afecções odontológicas	37

ALTERAÇÕES DA CAVIDADE ORAL NA GESTAÇÃO

1. A modificação gengival é caracterizada pela gengivite que se manifesta com hiperemia, edema e tendência acentuada a sangramento conhecida como "gengivite gestacional". A prevalência dessa alteração varia de

30% a 100% (Löe e Silness, 1963). A sua etiologia deve-se a diversos fatores: alterações fisiológicas nas concentrações séricas hormonais, na composição da placa bacteriana e na resposta imunológica da gestante (Raber-Durlacher et al., 1994). A gengivite pode-se exacerbar entre 13 e 28 semanas (Kornman e Loesche, 1980). Ocorrem maior edema, rubor e sangramento à sondagem periodontal, porém não ocorre o aumento dos índices de placas bacterianas durante e após este período. Essa gengivite se acentua nas regiões anteriores da cavidade oral, podendo ser generalizada e causar hiperplasia gengival com profundidade aumentada à sondagem, constituindo as pseudobolsas. Pode vir acompanhada de alterações mínimas nos níveis de aderência e evoluir até granulomas piogênicos que podem involuir pós-parto.

Kornman e Loesche (1980) demonstraram que a flora subgengival bacteriana na gravidez aumenta principalmente à custa de anaeróbios. No início do segundo trimestre da gestação (13 a 16 semanas), aumenta a proporção de anaeróbios/aeróbios, permanecendo até o terceiro trimestre a *Prevotella intermedia* (antiga *Bacteroides melaninogenicus* subespécie *intermedia*). Na fase de maior ocorrência de sangramento gengival, encontra-se esse microrganismo nas placas bacterianas em número cinco vezes maior que nos valores iniciais. Outros bastonetes Gram-negativos anaeróbios também aumentam; entre a 21ª e a 24ª semana de gestação chegam a 39% da flora. Nos episódios de maior sangramento gengival, essa flora de Gram-negativos chega a um número quatro vezes maior em relação aos valores iniciais. Demonstrou-se claramente que a maior presença da *Prevotella intermedia* se associa aos maiores níveis sistêmicos dos hormônios estradiol e progesterona, visto que estes influenciam a ecologia do sulco gengival substituindo a menadiona (naftoquinonas) como fator de crescimento da *Prevotella* (Sooriyamoorthy e Gower, 1989). Alterações da imunidade celular também ocorrem. Raber-Durlacher et al. (1993) observaram que a contagem de células CD 1 positivas no epitélio sacular estava reduzida e a contagem de células CD 4 positivas se encontrava reduzida tanto no epitélio oral como no saculár. Essa imunossupressão da gestante teria dois componentes básicos: extrínseco, mediado por fatores relacionados ao soro, que altera a resposta imune em relação a determinados estimulantes, e intrínseco, com base no mecanismo celular e com capacidade imune mais geral, que desaparece até seis semanas pós-parto.

2. Dentárias: descreve-se desde o século XX (Biro, 1899) que haveria maior vulnerabilidade dentária, mas que esta se deveria às idades das pacientes; a cárie dentária deve-se a fatores exógenos.

3. Glândulas salivares: ocorre frequentemente um grau moderado de sialorréia, possivelmente secundária a impulsos nervosos, associados com náuseas. O pitialismo é considerado condição patológica, uma vez que existe uma hipersalivação ligada principalmente ao psiquismo e, eventualmente, à hipertornia vagal e a estímulos do 2º e do 3º ramos do trigêmeo.

MEDICAMENTOS E GESTAÇÃO

A FDA (Food and Drug Administration dos Estados Unidos) listou cinco categorias para classificar o uso de drogas na gravidez:

a) Estudos controlados em mulheres não demonstraram risco ao feto no primeiro trimestre, e a possibilidade de dano fetal pode ser remota;

b) Estudos em animais não indicam risco ao feto e não há estudos controlados na espécie humana; ou estudos em animais mostraram efeitos adversos, mas que não foram confirmados em estudos controlados em gestantes no primeiro trimestre (e não há evidências de risco nos trimestres posteriores);

c) Os estudos em animais revelaram efeitos adversos no feto (teratogênico ou embriogênico, ou ambos) e não há pesquisas controladas em mulheres ou elas não estão disponíveis a mulheres e animais. As drogas devem ser administradas somente se o benefício esperado justificar o potencial para o feto.

d) Há evidências de risco para o feto humano, mas os benefícios do uso na gestante podem justificar o risco (exemplo: se a droga for necessária em situação de risco iminente de morte ou para tratar a doença grave quando não existem outros medicamentos mais seguros ou se eles forem ineficazes).

e) Estudos em animais e no homem demonstraram anormalidades fetais ou que há risco fetal baseado em experiência humana, ou ambos, e esse risco da utilização da droga na gestante claramente excede qualquer risco potencial. A droga está contraindicada em mulheres que estão ou irão ficar grávidas.

MEDICAMENTOS QUE PODEM SER USADOS NA GESTAÇÃO

1. Analgésicos: o mais utilizado é o paracetamol (Tylenol®), categoria A. Dipirona e ácido acetilsalicílico

(AAS) também podem ser utilizados sem danos, desde que eventualmente e em baixas dosagens. O AAS na dose de 2 g ao dia, além da ação antiagregante plaquetária que favoreceria a maiores sangramentos gengivais, tem repercussões cardíacas fetais graves; portanto, é classificado como C e D no último trimestre. Outros derivados opiáceos podem ser utilizados para alívio da dor, principalmente quando o nascimento não ocorrer nas próximas 4 horas. Utilizam-se meperidina (Dolantina®) 100 mg intramuscular e tramadol (Tramal®) até 100 mg. Nas formas orais (cápsulas de 50 mg ou comprimidos de 100 mg); injetáveis ou supositórios de 100 mg, principalmente na vigência de traumas bem localizados em que não existe comprometimento neurológico em virtude do mascaramento de sinais clínicos, que poderia dificultar condutas. Com o objetivo de promover alívio de cólicas, na gestante de maneira geral, oriundas do aparelho gastrointestinal, ou do aparelho urinário e/ou cólicas pelo aumento da irritabilidade uterina: a associação do brometo de N-butilescopolamina com dipirona (Buscopan composto®), por via endovenosa associada ou não à glicose a 5% ou 25%, na quase totalidade dos prontos-socorros do nosso país é prática altamente utilizada e inócua para o binômio feto-materno; a forma dessa associação por via oral também pode ser utilizada em qualquer fase da gestação. Os diclofenacos, quer potássico, quer sódico, devem ser evitados na gestação, principalmente de forma contínua, por promoverem diminuição do líquido âmnico e agirem na circulação fetal promovendo danos irreparáveis e até o óbito fetal. No pós-parto podem e são muito utilizados. No entanto, em urgências, uma dose pode ser utilizada sem danos.

2. Anestésicos locais: um produto muito utilizado para assistência ao parto, mediante o bloqueio do nervo pudendo para a prática da episiotomia (incisão ampliadora do canal de parto), é o cloridrato de lidocaína (Xylocaína sem vasoconstritor), na concentração que pode variar de 1% a 2%, sem vasoconstritor. A dose máxima segura varia de 4 a 7 mg/kg, com total nas 24 horas de 21.000 mg, e alcança a placenta em menos de 3 minutos. No tratamento odontológico, o cloridrato de lidocaína é associado à epinefrina (Xylocaína®) justamente para permitir que o tratamento dure o suficiente sem ocasionar desconforto à paciente, visto que a dor e a ansiedade são mais nocivas por promoverem aumento da noradrenalina endógena que favorece maior reatividade uterina. Essa associação com vasoconstritor foi claramente estudada por Oliveira (1986), que concluiu que esta é inócua ao desenvolvimento fetal. A bupivacaína (marcaína) é muito utilizada em bloqueios anestésicos para analge-

sia e anestesia na assistência ao parto, por vias naturais, mediante raquianestesia ou peridural, na concentração de 0,25% ou 0,5% com ou sem adrenalina. A dose máxima segura varia de 2 a 3 mg/kg com utilização total de 400 mg em 24 horas. Moderadamente, vem se empregando na assistência ao parto normal o duplo bloqueio anestésico: peridural e raquianestesia, sendo esta praticada com sufentamil, substância opióide 100 vezes mais potente que a morfina, utilizado na dose de 2 µg promovendo relaxamento muscular efetivo e de instalação rápida. A peridural é usual, porém com menor quantidade de anestésico.

3. Anestesia geral: existem diversos agentes seguros, na gestação, mas o ideal é o anestésico, quando utilizado por via sistêmica, que mantenha a pressão arterial com poucas variações, justamente para manter o fluxo uteroplacentário. Cada caso deve ser individualizado, avaliando-se custos e benefícios.

4. Antibióticos: o agente antibiótico de maior segurança em qualquer fase da gestação é a penicilina e seus derivados. A penicilina G cristalina é empregada por infusão endovenosa em doses que variam de 5 a 10.000 unidades em 24 horas, portanto de aplicação hospitalar. A penicilina benzatina (Benzectacil®) é aplicada apenas em ambiente hospitalar, em virtude de determinação da Vigilância Sanitária. Os derivados penicilínicos que podem ser de utilização ambulatorial são amoxacilina, ampicilina e cefalexina no primeiro trimestre. No segundo trimestre podem ser utilizados, além dos citados, nitrofurantoína, sulfonamídicos e ácido pipemídico. No terceiro trimestre pode-se utilizar a maioria dos antibióticos, com exceção aos sulfonamídicos duas semanas antes do parto, por favorecerem maior intensidade da icterícia neonatal. Em processos infecciosos periodontais graves pode ser necessária a cefalotina na dose de 4 g/dia ou cefoperazona na dose de 2 a 4 g/dia, associadas com aminoglicosídeos como gentamicina ou amicacina. Na presença de germes anaeróbios, pode haver a necessidade de utilizar o metronidazol (Flagyl®), droga que deve ser evitada no primeiro trimestre da gestação, mas que pode ser utilizada.

EXAMES RADIOLÓGICOS NA GESTAÇÃO

Os raios X, ao incidirem sobre o tecido ovular em primórdios da gestação, podem inviabilizar o seu desenvolvimento, por agirem em moléculas de água no DNA, nas células do recém-formado ovo, ou nada ocorrer com o desenvolvimento normal do ovo, por não ter atingido estes tecidos; é a chamada "lei do tudo ou nada". Até a 16ª semana, evita-se a exposição mesmo que indireta da gestante aos raios X. Mesmo com a utilização do avental de chumbo, sabe-se que entre as moléculas do referido metal existem pontes de ligações entre átomos por onde poderiam passar elétrons ionizados podendo agir no ovo. Desta maneira, caso possam ser evitados os raios X no tratamento odontológico no início da gestação é mais prudente, retardando a sua utilização na gestação. Nos casos de traumas em que haja a necessidade de investigação radiológica na região do crânio, pode ser realizada a exposição desde que se utilize proteção com o avental de chumbo.

COMPLICAÇÕES FREQUENTES NA GESTAÇÃO

Conforme exposto anteriormente, a gengivite gravídica é a ocorrência mais comum, mas a sua complicação origina as infecções periodontais. Estas, dependendo da sua gravidade, podem contribuir para o trabalho de parto prematuro com recém-nascidos de baixo peso (inferior a 2.500 gramas). Todavia, outras infecções gerais podem ter as mesmas complicações. Estes fatos se devem ao mecanismo de determinismo do parto. A literatura é vasta ao demonstrar a associação entre infecção e o trabalho de parto prematuro (Albuquerque, 1997). Há, na época do parto, maior síntese de prostaglandinas (substâncias de maior ação conhecidas por promoverem contrações uterinas mais que a ocitocina, porque a contração se dá no útero grávido e não-grávido), principalmente as do tipo F2-α (esta causa as cólicas menstruais) e E2 (favorece a dilatação do colo) (Rezende e Montenegro, 1999). Endotoxinas bacterianas e lipopolissacarídeos (LPS), associados com o fator de necrose tumoral (TNF), favorecem a síntese de prostaglandinas (Romero, 1989). Offenbacher et al. (1996) demonstraram que infecções periodontais podem servir de reservatórios para Gram-negativos e anaeróbios, LPS e mediadores inflamatórios, incluindo prostaglandinas E2 e TNF, em 124 pacientes em estudo caso-controle. Foram constatadas 18,2% de infecções periodontais nos casos de prematuridade como consequência direta ou indireta.

CONCLUSÕES

O atendimento de gestantes com problemas odontológicos é afeito, em determinadas situações, à atuação de equipe multiprofissional. Cada caso é singular e deve ser discutido entre o odontólogo e o obstetra visando ao bem-estar do binômio materno-fetal.

BIBLIOGRAFIA

Albuquerque PB. Estudo comparativo das placentas de partos prematuros com partos a termo. Tese de doutorado, FMUSP, 1997.

Bittar RE, Zugaib M. Protocolos assistenciais clínica obstétrica. FMUSP. São Paulo: Atheneu, 1996.

Garfield MI, Gilbert BJ, Malvitz DM, Romanguera R. Oral health during pregnancy. An analysis of information collected by the pregnancy risk assement monitoring system *JADA*, 2001; *132*(7):1009-16.

Kornman KS, Loesche WJ. The subgingival microbial flora during pregnancy. *J Period Res*, 1980; *15*:111-22.

Kornman KS, Loesche WJ. Effects of estradiol and progesterone on Bacteroides melaninogenicus and Bacteroides gingivalis. *Infect Immun*, 1982; *35*:256-63.

Löe H, Silness J. Periodontal disease in pregnancy. I Prevalence and severity. *Acta Odomtal Scand*, 1963; *21*:533-51.

Lopatin DE, Kornman KS, Loesche WJ. Modulation of immunoreactivity to periodontal disease associated microorganisms during pregnancy. *Infect Immun*, 1980; *28*:713-8.

Oliveira MAM *et al*. Estudo comparativo dos efeitos da lidocaína com noradrenalina e da prilocaína com felilpresina sobre o sistema cardiovascular, em cães, em decorrência da variação da dose, via e tempo de administração. *Rev Fac Odont S Paulo*, 1986; 24(2):75-92.

Raber-Durlacher JE *et al*. Experimental gingiviis during pregnancy and post-partum: Clinical, endocrinological, and microbiological aspects. *J Clin Periodontal*, 1994; 21:549-58.

Rezende J, Montenegro CAB. Obstetrícia fundamental. 8ª ed. Rio de Janeiro: Guanabara Koogan, 1999.

Sooriyamoorthy M, Gower DB. Hormonal influences on gingival tissue: Relationship to periodontal disease. *J Clin Periodontal*, 1989; 16:201-8.

Anestesia em Odontologia

Marcelo Sperandio Ramos

ANESTESIA PARA CIRURGIA BUCOMAXILOFACIAL

Este capítulo será dividido em duas partes: a primeira tratará da anestesia para cirurgias eletivas e a segunda para procedimentos de emergência. Em muitos aspectos uma parte será complementar a outra; portanto, recomendamos a leitura de ambas.

Este capítulo não se destina exclusivamente a anestesiologistas, mas a todos que compõem a equipe que vai prestar cuidados aos pacientes que serão submetidos à cirurgia bucomaxilofacial; logo, os aspectos estritamente ligados à prática anestésica e de interesse exclusivo do anestesiologista não serão abordados. Será abordado apenas o que deve ser de conhecimento comum a todos os membros da equipe (cirurgiões-dentistas e/ou médicos especializados em cirurgia bucomaxilofacial, enfermeiros, clínicos envolvidos com os cuidados desses pacientes, entre outros); aos anestesiologistas recomendamos leitura complementar em livros-texto de anestesiologia.

As cirurgias bucomaxilofacial e de cabeça e pescoço nos apresentam o desafio da via aérea difícil e de manuseios especiais desta via, seja nos procedimentos eletivos seja nos casos de emergência (nestes tudo é agravado pelo problema do estômago cheio e possível aspiração pulmonar de conteúdo gástrico).

RISCO DA ANESTESIA

Atualmente recebemos no centro cirúrgico pacientes mais velhos e mais doentes do que os cirurgiões de 20 ou 25 anos atrás jamais ousariam nos encaminhar. Tanto o envelhecimento da população quanto a atitude psicológica dos pacientes em não se conformar com estados patológicos que geram restrições levam os cirurgiões a operar, pacientes cada vez mais idosos e com complicações clínicas intercorrentes. Assim, internistas (clínicos) ou mesmo anestesiologistas são solicitados para avaliar e "liberar pacientes para cirurgia". Este conceito de "liberar para cirurgia" não pode ignorar o fato de que mesmo o mais saudável dos pacientes ainda corre um pequeno (porém existente) risco em uma anestesia. A avaliação desse risco é algo difícil de ser feito em virtude dos fatores ligados ao paciente (doenças), à cirurgia e à anestesia.

A anestesia envolve a perda da consciência, e isto é muito mais do que uma "soneca". A perda da capacidade de manter os mecanismos homeostáticos durante a anestesia é responsável pelo risco relacionado à anestesia. Então, o anestesiologista fica responsável pela hemodinâmica, pela respiração, pela reposição volêmica e por todos os demais mecanismos homeostáticos do paciente até que o efeito residual das drogas empregadas seja suficientemente pequeno para que o paciente seja considerado recuperado.

Seleção inadequada de drogas e/ou tática anestésica, erros de julgamento (evitáveis e inevitáveis) em relação a sangramento, reposição, adequação da respiração, gravidade do comprometimento funcional do paciente etc. são fatores que podem agravar o risco.

A comunicação deficiente entre membros da equipe anestésico-cirúrgica é frequentemente um fator decisivo de agravamento de risco.

Intuitivamente, é fácil imaginar que, quanto mais "doente" for o doente, isto é, quanto maior o desvio da fisiologia causado por doença, idade ou problemas intercorrentes, maior será o risco associado à anestesia e menor a margem para erros.

Algumas tabelas de avaliação de risco foram criadas com base em estudos populacionais. Elas podem valer para grupos de pacientes, mas não traduzem o risco de um paciente individualmente. Anestesiologista algum jamais poderá calcular (nem que ele tenha uma excelente bola de cristal) qual o risco relacionado à anestesia de paciente "X", no entanto poderá afirmar que em um grupo de muitos pacientes parecidos com o paciente "X" cada um deles corre um risco de morbimortalidade relacionado à anestesia de 1 para 10.000. Decepcionante? Evidentemente, mas a anestesia não protege o paciente de condições clínicas variadas, muitas vezes desconhecidas ou mesmo suspeitadas. Assim, vejamos qual a probabilidade de um paciente morrer na cadeira do dentista. E de morrer na sala de espera do consultório do dentista?

Para tentar estratificar o que se entende por "risco anestésico", foram criadas algumas escalas de graduação de risco (ASA, Goldman etc.) as quais nos reportaremos mais adiante.

O risco geral pode ser estimado pela classificação de estado físico da American Society of Anesthesiologists (ASA):

- Classe I – pacientes com saúde normal.
- Classe II – pacientes com leve doença sistêmica.
- Classe III – pacientes com doença sistêmica severa, mas não incapacitante.
- Classe IV – pacientes com doença sistêmica severa e incapacitante que constitua ameaça à vida ou com insuficiência de órgão ou aparelho.
- Classe V – pacientes moribundos que possivelmente não sobreviverão por mais 24 horas com ou sem cirurgia.
- Classe VI – pacientes em morte cerebral (doadores de órgão).

O estresse cirúrgico pode também desestabilizar um paciente previamente bem controlado nas suas complicações médicas.

O índice de Goldman envolve uma tabela complicada e se refere ao risco cardíaco para procedimentos não cardíacos. Foi publicado em 1977 (numa era anterior ao oxímetro, anterior ao capnógrafo e em vigência do uso de drogas que hoje em dia não se usam mais), e acredita-se que tenha pouca aplicabilidade prática. No entanto, apesar de ser clássico, não será reproduzido aqui. Este índice é muito utilizado por cardiologistas em consultas de pré-operatório.

A monitorização existe justamente para minimizar o risco. Para alertar o anestesiologista de que "algo" não vai bem, antes que este "algo" possa gerar um desarranjo intratável na fisiologia do paciente.

Para finalizar a discussão sobre o risco, é pertinente afirmar que, mesmo uma anestesia judiciosamente escolhida e conduzida, na ausência de erro médico por desatenção, negligência, falha de julgamento, análise inadequada ou outro fator de risco de morbimortalidade, algum risco existe e, embora pequeno, é diferente de zero.

ANESTESIA PARA PROCEDIMENTOS ELETIVOS

Qualquer paciente que vai ser operado deve estar na melhor condição clínica (possível). O "possível" se refere a melhor condição para aquele paciente em particular. O que vale dizer que: a condição clínica do paciente deve ser otimizada para que o intra e o pós-operatório transcorram com menor possibilidade de complicações. Naturalmente isto também vale para situações de emergência, mas a diferença é que na emergência não há tempo para realizar adequado preparo pré-operatório. Mesmo assim, dentro do pouco tempo de que se dispõe na emergência, deve-se fazer o possível para melhorar as condições do paciente antes da cirurgia (corrigir hipovolemia, solicitar exames e sangue ao banco de sangue etc.). Justamente em razão do inadequado preparo pré-operatório é que as cirurgias de emergência têm maior índice de complicações do que as eletivas similares. Da mesma forma, nos casos de emergência a avaliação laboratorial deve ser mais extensa que nos casos eletivos.

Alguns tópicos que serão abordados são de comum interesse aos pacientes cirúrgicos de maneira geral e não peculiares à cirurgia bucomaxilofacial; porém, como os pacientes desta especialidade não constituem exceção às "regras" que mencionaremos, julgamos oportuno incluir aqui estas recomendações para os pacientes eletivos. A especialidade desafia o anestesiologista com peculiaridades inerentes a ela, como a divisão da via aérea com o cirurgião, intubação e manuseio desta via potencialmente difícil, possibilidade de perda de via aérea durante e após a cirurgia, cirurgias prolongadas e cirurgias de emergência (nos traumas).

PREPARO PRÉ-OPERATÓRIO

Ansiedade pré-operatória

É impossível desejar que um paciente que vai ter sua integridade agredida por cirurgia não fique ansioso nos momentos que a antecedem. Cumpre à equipe realizar esforços para minorar essa ansiedade e tornar esse período angustiante mais confortável para o paciente. Há quem confie apenas na atuação do anestesiologista, que, mediante prescrição de sedativos na véspera e algumas horas antes da cirurgia, "tira o paciente do ar" e, assim, torna o período pré-operatório menos angustiante. No entanto, essa visão simplista traz consigo uma série de inconvenientes: é perigoso prescrever sedativos a pacientes que estão em enfermarias sem supervisão adequada; os pacientes não se dão conta de quão sedados estão quando deitados; e, ao se levantarem podem cair e se machucar. Em grandes hospitais – em que é usual sedar todos os pacientes antes da anestesia – já foram inclusive relatados vários casos de cirurgia no paciente errado (por impossível que possa parecer); um exame de última hora para definir a conduta que necessite a colaboração do paciente é dificultado etc.

No passado, quando os anestésicos eram menos potentes e promoviam aumento de secreções e náusea, a medicação pré-anestésica era preciosa; hoje, com as drogas usadas em anestesia, a medicação pré-anestésica pode constituir fator de complicação desnecessário na anestesia com poucas vantagens. O autor reserva a medicação pré-anestésica para os raros casos em que o paciente tem um problema fora do comum com a ansiedade, ou para casos psiquiátricos. Acreditamos que a ansiedade do paciente deve ser lidada pela equipe como exposto a seguir.

Uma conversa do cirurgião e do anestesiologista explicando o que vai acontecer, como o paciente vai acordar e quais são os riscos, de forma clara e sincera, é mais produtiva do que uma sedação farmacológica. Assim os pacientes devem ser avisados de maneira clara, por exemplo, que vão acordar com a mandíbula amarrada com fio de aço e que, portanto, não vão poder se alimentar normalmente, mas que uma dieta líquida estará pronta para ele, vão acordar com o nariz tamponado e que não deverão tentar respirar pelo nariz, mas respirar pela boca, o paciente deve ter assegurado de que a analgesia pós-operatória não será negligenciada; quanto tempo é estimado o período

de internação, quando poderá reassumir suas atividades normais, limitações decorrentes da cirurgia etc.

A ansiedade é resultado da falta de conhecimento a respeito do futuro próximo, períodos intra e pós-operatórios. Acredito que explicações tão detalhadas quanto o paciente puder entender são mais eficazes do que drogas. Além disso, outro determinante da ansiedade é a falta de confiança no profissional que vai prestar assistência. Para esse tipo de ansiedade só o bom relacionamento profissional-paciente poderá minimizar o problema.

Jejum pré-operatório

Tem como finalidade minimizar o risco de aspiração pulmonar durante alguma das fases da anestesia. Nas emergências, os pacientes devem ser considerados de "estômago cheio" até prova em contrário. Uma medida de bom senso é adiar as cirurgias de emergência (quando o adiamento da cirurgia não trouxer prejuízo para o paciente) até que se possa considerar o paciente em jejum. Neste aspecto, importa muito mais o intervalo ingestão-acidente que o intervalo ingestão-cirurgia. Um paciente que acaba de sair da refeição e sofre acidente deve ser considerado de "estômago cheio" ainda que a cirurgia vá ocorrer mais de 8 horas após o acidente. Um paciente que comeu e se acidentou, digamos 6 horas após a refeição, poderá ser considerado em jejum em poucas horas devido à dor e ao estresse, que lentificam o esvaziamento gástrico.

Consideram-se adequados os seguintes períodos de jejum pré-operatório:

Idade	Leite/alimentos sólidos	Líquidos claros
0 a 6 meses	3 horas	2 a 3 horas
6 a 36 meses	6 horas	3 horas
Mais de 36 meses	8 horas	3 horas

Líquidos claros deixam rapidamente o estômago, e a ingestão de pequenos (50 ml) volumes de água ou líquidos claros (sem resíduos e sem gordura) não aumenta, ao contrário até diminui, a ocorrência de aspiração pulmonar. De qualquer forma, o jejum não pode servir para que se omita a medicação de rotina utilizada pelo paciente, que, geralmente, deve ser mantida inclusive na manhã da cirurgia.

Nos pacientes nos quais haja dúvidas a respeito da rapidez do esvaziamento gástrico (grávidas, pacientes com refluxo gastroesofágico, obesidade, portadores de hérnia de hiato, úlceras gastroduodenais estenosantes etc.) recomendam-se, com o intuito de prevenir e minimizar a ocorrência de aspiração pulmonar de conteúdo gástrico: (1) adição de metoclopramida (para acelerar o esvaziamento gástrico e pela ação da droga no esfíncter esofágico inferior); (2) adição de bloqueadores de secreção ácida gástrica (bloqueadores H_2 como ranitidina, ou inibidores de bomba de prótons como omeprazol); (3) alcalinização do conteúdo gástrico (com antiácido não particulado).

Medicações de uso rotineiro

A maior parte das drogas de uso crônico (anti-hipertensivos, betabloqueadores, vasodilatadores, antiepilépticos, broncodilatadores, mucolíticos, hormônios tireoidianos de reposição, antiparkinsonianos, antibióticos, corticosteroides etc.) devem ser mantidas.

Corticosteróides: deve ser lembrada a supressão das adrenais nos pacientes que tomam corticóides para qualquer finalidade (e hoje em dia, estas são muitas). Se o paciente esteve sob ação de corticoide é possível que suas glândulas estejam inibidas e o paciente não consiga secretar a devida quantidade de glicocorticoides em face do estresse anestésico-cirúrgico (em que a necessidade deles é maior), doses de reposição devem ser dadas (100 a 300 mg de hidrocortisona).

Como vimos, o problema não é qual medicação que deve ser mantida (praticamente todas), mas qual suspender? Veremos agora as exceções (ou seja, as drogas que devem ter a sua administração suspensa no pré-operatório):

Inibidores da monoamina oxidase: drogas de uso psiquiátrico (antidepressivas) que têm interação adversa principalmente com os opiáceos (notadamente a meperidina, menor potencial de interação com os demais).

Recomenda-se interrupção por 1 a 2 semanas antes da anestesia (drogas de eliminação lenta). Modernamente, admite-se a realização de anestesia geral em pacientes na vigência de tratamento por inibidores da monoamina oxidase, se no entender do psiquiatra a suspensão do tratamento acarretar grave risco (suicídio) ao paciente.

Hipoglicemiantes orais: devem ser suspensos pelo risco de hipoglicemia em paciente sedado.

Cigarro: (de preferência semanas antes da anestesia) a interrupção no dia da cirurgia não traz benefício tão acentuado. O hábito de fumar gera um pequeno nível de carboxiemoglobina no sangue deixando menos hemoglobina (Hb) livre para o transporte de O_2, no entanto, a recuperação da atividade ciliar só acontece depois de algumas semanas sem cigarro. Há quem considere a ansiedade gerada pela privação do cigarro justamente em período de maior estresse (pré-operatório) mais deletéria do que os efeitos do próprio cigarro. A redução aguda do tabagismo, nas últimas 24 horas, reduz a quantidade de carboxiemoglobina e pode melhorar a oxigenação. Entre-

tanto, a interrupção do fumo entre 24 horas e seis semanas é associada com aumento de morbidade, possivelmente por redução da atividade mucociliar nesse período. Interrupção maior que seis semanas favorece a oxigenação e a atividade mucociliar.

Drogas de "rua": a cocaína age de forma similar a um antidepressivo tricíclico, aumentando o tônus simpático e inibindo a recaptação da noradrenalina. Evitar drogas arritmogênicas (halotano/pancurônio) e dar preferência por anestesia venosa, bem como diminuir o tônus simpático e evitar uso de simpatomiméticos, são medidas aconselháveis. A ação no uso crônico é menor que no paciente agudamente exposto a droga (geralmente na sala de emergência). Sempre lembrar da possibilidade do uso da droga, que infelizmente tem grande penetração no nosso meio. Cabe salientar que a cocaína acelera a aterosclerose.

Exames pré-operatórios

A finalidade dos exames pré-operatórios é avaliar a condição clínica do doente. Atualmente estamos atravessando uma fase na qual se valoriza menos rotina de solicitar exames laboratoriais pré-operatórios, independentemente do quadro do paciente. Deve-se avaliar a relação valor da informação prestada pelo exame *versus* o custo, bem como o custo *versus* benefício do exame. Não interessa pedir um exame se a possibilidade de vir alterado ou positivo é ínfima, assim como não interessa pedir outros exames que sabidamente virão alterados, mas cujo resultado em nada contribui para alteração nas medidas pré-operatórias.

Há serviços que, por motivos legais ou para estabelecimento de protocolos, estabelecem listas de exames pré-operatórios independentemente da relação custo-benefício dos exames pedidos. Nestes casos, freqüentemente os pacientes têm de se submeter a uma série de exames desnecessários e com custo apenas para satisfazer um critério de admissão na escala cirúrgica.

Existe muita divergência sobre a quantidade de exames laboratoriais que deve ser solicitada para cada paciente antes da cirurgia. Diversas tabelas têm sido preconizadas baseadas em idade, sexo e tipo de cirurgia, com eficácia duvidosa, e aumento de despesas hospitalares sem um comprovado benefício final na morbidade.

O Quadro 3.1 parece unir racionalidade e boa relação custo-benefício e relaciona exames subsidiários baseados em critérios clínicos. Os dados do Quadro devem servir apenas como auxiliar nos exames a pedir e não como "manual" de exames necessários.

A opinião do autor é que os exames devem ser pedidos de acordo com o quadro clínico de cada paciente, de modo a obter informações complementares que auxiliem

Quadro 3.1 Exames a serem solicitados no preparo do paciente para cirurgia

< 40 anos, sem doença prévia	Hb (só mulheres)
40-49 anos	ECG (só homens), Hb (só mulheres)
50-64 anos	Hb, ECG (ambos os sexos)
65 anos ou mais	Hb, RX tórax (talvez) e ECG
Doença cardiovascular	Creatinina, ureia, RX tórax e ECG
Doença pulmonar	RX rórax e ECG
Neoplasias	HB, RX tórax, AP e TTPa (só para leucemias)
Doença hepática	AP, TTPa, plaquetas
Doença renal	Hb, eletrólitos, ureia, creatinina
Distúrbio de sangramento	AP, TTPa, plaquetas
Diabetes	Eletrólitos, ureia, creatinina, glicemia, ECG
Tabagismo > 20 anos/maço	Hb, RX de tórax
Uso de diuréticos	Eletrólitos, ureia, creatinina
Uso de digoxina	Eletrólitos, ureia, creatinina, ECG
Uso de esteroides	Eletrólitos, glicemia
Uso de anticoagulantes	Hb, AP, TTPa
Doença do SNC	Leucograma, eletrólitos, ureia, creatinina, glicemia, ECG

no preparo pré-operatório, sem se guiar por nenhuma lista, levando em consideração apenas a idade e estado do paciente e o porte e tipo da cirurgia.

Para pacientes com suspeita clínica de anemia: HT/Hb; com suspeita clínica de infecção: leucograma; com suspeita clínica de diabetes: glicemia e, se necessário, curva glicêmica; com suspeita clínica de insuficiência renal: creatinina, eletrólitos, ureia; com suspeita clínica de cirrose hepática: enzimas, proteínas séricas, coagulograma etc.; pacientes sob tratamento com lítio: dosagem sérica de lítio; hipo ou hipertireoidianos: dosagem de T_3, T_4 e TSH.

Ou seja, racionalizar os gastos com os exames pré-operatórios, sem diminuir a qualidade da avaliação.

Preconiza-se como rotina ECG após os 40 anos; no entanto, como mencionado, esta medida tem pequeno valor preditivo no sentido de selecionar os coronariopatas dos não coronariopatas. Boa história e exame clínicos realizados por clínico experiente e colaborador é melhor do que uma lista padrão de exames. Deve-se ressaltar o nulo valor para o anestesiologista de cartas de clínicos do tipo: "*evitar hipóxia e hipotensão, recomendo monitoração*"; muito mais úteis são cartas do tipo: "avaliei este paciente que me parece suspeito de ser portador de anemia falciforme devido a raça e episódios relatados na história clínica, solicitei falcização, cujo resultado deverá estar no prontuário para o dia da cirurgia". O bom relacionamento com a equipe clínica resulta em troca de informações úteis e não

de cartas que dizem o óbvio ao anestesiologista. (*Evitar hipóxia e hipotensão arterial, manter monitoração cardiovascular...*).

Resumindo: pacientes hipertensos, diabéticos, cardiopatas ou que têm alguma patologia sistêmica devem ter avaliação laboratorial recente e completa; pacientes hígidos e jovens a serem submetidos a cirurgias de pequeno porte dispensam qualquer exame, além de uma boa história clínica.

Pacientes diabéticos

Não existe um consenso sobre a conduta ideal para os pacientes diabéticos, e vários protocolos são conhecidos. O que importa é que os diabéticos podem apresentar neuropatias autonômicas com implicações no manuseio anestésico. Podem apresentar um tempo de esvaziamento gástrico aumentado, controle precário da pressão arterial diante de variações de posição, maior propensão à hipotensão. As mulheres diabéticas são as mais propensas ao infarto do miocárdio assintomático, especialmente se forem também hipertensas.

Define-se diabetes como distúrbio metabólico de curso crônico que resulta em altos níveis de glicemia.

A classificação do diabetes inclui dois grupos: o dependente de insulina e o não-dependente de insulina (antigamente chamados, respectivamente, de diabetes juvenil e da maturidade). O segundo tipo geralmente ocorre após os 25 anos em indivíduos com algum excesso de peso. Esse tipo de diabetes pode ser controlado com sulfonilureias ou apenas dieta. Esses pacientes têm insensibilidade à insulina em vez de deficiência dela. O aspecto genético está sendo desvendado, com diferenças entre os tipos: gêmeos idênticos têm 100% de concordância no tipo não-insulino-dependente; no entanto, a concordância no tipo insulino-dependente é de apenas 50%. Portanto, além do fator genético, deve haver outros fatores envolvidos na patogenia da doença.

O diabetes representa pelo menos duas doenças e o manuseio perioperatório difere entre elas.

A maioria dos diabéticos é do tipo 2 não insulino-dependentes (antigamente chamada diabetes do adulto). Estes pacientes tendem a ser mais velhos (acima da 4ª década), ter excesso de peso e relativamente resistentes a cetoacidose, porém suscetíveis ao desenvolvimento de um estado hiperglicêmico e hiperosmolar não cetótico. O nível de insulina é normal ou até elevado, porém baixo em relação ao nível glicêmico.

Pacientes diabéticos têm maior incidência de aterosclerose e também são suscetíveis a isquemia miocárdica indolor e instabilidade cardiovascular.

Existe considerável debate em relação a quão rígido deve ser o controle do diabetes; o controle rígido de longo prazo parece ser benéfico nos casos de diabetes tipo 1, mas no período perioperatório não está definida a relação benefício-risco do controle rígido.

Quanto mais rígido for o controle, maior a necessidade de determinações do nível de glicose.

A doença diabetes, de *per se*, isolada das complicações vasculares acompanhantes, não agrava o risco do paciente quando comparado a pacientes de iguais idade e comprometimento circulatório.

Fisiopatologia

Se a falta de insulina é severa, como ocorre no tipo juvenil (atualmente insulino-dependente, ou tipo 1), os aminoácidos são liberados da musculatura e os ácidos graxos do tecido adiposo. O fígado capta os aminoácidos e os ácidos graxos livres e, através da gliconeogênese, produz glicose e corpos cetônicos. A elevação destes promove os clássicos sinais de poliúria, desidratação e cetoacidose. A causa da falência da célula beta da ilhota pancreática ainda é desconhecida.

No diabetes do adulto (atualmente não insulino-dependente ou tipo 2) a fisiopatologia é complexa. Além do fator genético, parece haver uma relativa deficiência e atraso de liberação de insulina pela célula beta pancreática, associada a uma relativa resistência a ação insulínica que resulta da obesidade.

Existe evidência que a microangiopatia é relacionada ao grau e duração de elevação de glicemia e a membrana basal dos vasos torna-se alargada.

A maior causa de cegueira nos EUA e na Europa é o diabetes. Após 20 anos de diabetes 75% dos pacientes terão algum grau de retinopatia. Aproximadamente metade dos diabéticos tipo 1 após 20 a 30 anos de doença desenvolve falência renal. A neuropatia diabética não está necessariamente relacionada à hiperglicemia. Acidentes vasculares cerebrais e infartos são 5 a 10 vezes mais comuns em diabéticos do que na população geral.

Diagnóstico

Não é necessário o uso de curvas de tolerância a glicose quando os níveis desta estão claramente elevados. Na presença de níveis normais de glicose, a curva glicêmica é o próximo passo. Indivíduos com curva normal de glicose com certeza não têm diabetes. No entanto, o efeito da idade sobre a curva glicêmica deve ser levado em consideração.

Na criança o diabetes, por si só, traz o doente ao médico (com o clássico quadro de cetoacidose). O adulto pode ter seu diabetes diagnosticado pelo oftalmologista que nota perda de acuidade visual, ou pelo dentista pela alta freqüência de problemas periodontais, ou ainda pelo ginecologista pela frequência de monilíase vaginal nas diabéticas. Um exame preventivo pode revelar uma diabética assintomática, ou uma condição estressante (como sepse abdominal ou outra patologia cirúrgica, como uma infecção periodontal grave), ou pode desmascarar uma produção marginal de insulina.

Avaliação pré-operatória do diabético

O sistema cardiovascular e o aparelho renal merecem especial atenção. O anestesiologista considera a idade do diabético como a idade cronológica adicionada do tempo de diabetes. É importante a avaliação pré-operatória da glicose e dos eletrólitos (potássio). Hipopotassemia relaciona-se freqüentemente a arritmias na indução da anestesia. A dosagem da creatinina é índice mais confiável que a uréia na avaliação da função renal. Um ECG pré-operatório é útil na avaliação do estado do aparelho cardiovascular.

Os hipoglicemiantes orais, diferentemente das demais drogas que o paciente porventura venha tomando (como anti-hipertensivos, betabloqueadores, vasodilatadores etc. que devem ser mantidos até o dia da cirurgia) devem ser suspensos, no caso da clorpropamida (Diabinese®), 36 horas antes da cirurgia. No caso da glibenclamida (Daonil®) um período de 12 a 24 horas sem ação da droga já é adequado. O perigo que existe é a hipoglicemia tardia.

Os hipoglicemiantes orais dividem-se em sulfonilureias e biguanidas. Os últimos têm sido menos usados em razão de possível acidose metabólica relacionada a seu uso. Atualmente o uso dessas drogas, tanto as sulfoniluréias quanto os biguanídicos, tem sido encarado com certa restrição e maior ênfase tem sido dada ao controle com dieta associada a perda de peso e aumento da atividade física. As sulfoniluréias estimulam a atividade liberadora de insulina das células beta, enquanto a ação das biguanidas é extrapancreática. Em anestesia, o maior problema é uma hipoglicemia não diagnosticada com consequente lesão cerebral hipoglicêmica. Por isso, é mais seguro manter o paciente discretamente hiperglicêmico enquanto a consciência estiver comprometida pela ação dos anestésicos.

Os defensores de controle rígido no perioperatório argumentam com a melhora da cicatrização, menor índice de infecção, demonstrada em animais pelo controle da hiperglicemia. Estas evidências existem para o tipo 1, mas não foram demonstradas para o tipo 2. Os diabéticos tipo 1 são dependentes de insulina e deveriam ser candidatos ao controle rígido, os do tipo 2 não se beneficiam definitivamente do controle rígido.

A seguir exemplificamos dois regimes de administração de hipogicemiantes e manejo pré-operatório:

A – Controle pouco rigoroso

Objetivo: prevenir hipoglicemia, evitar cetoacidose e coma hiperosmolar, bem como hiperglicemia grave.

Protocolo:

1. No dia anterior à cirurgia, dieta e medicação habitual, jejum a partir da meia-noite. Uma fonte de glicose, como um chocolate, deve ficar ao alcance do paciente para o caso de ocorrer uma hipoglicemia.
2. Na manhã do dia da cirurgia, instala-se soro glicosado a 5% num gotejamento de 125 ml/hora/70 kg de peso.
3. Após venóclise, administra-se metade da dose habitual de insulina pela via subcutânea (insulina cristalina de ação rápida, não a NPH de absorção lenta), se o paciente tomar normalmente insulina. Se o controle é com hipoglicemiante oral, este é omitido e são administradas apenas as outras medicações de uso habitual do paciente.
4. A infusão de soro glicosado a 5% (125 ml/hora/70 kg) continua até a total recuperação anestésica.
5. Os níveis de glicemia devem ser monitorizados pelo menos uma vez durante a anestesia.

Este regime vai prevenir a hipoglicemia e pode ser adotado nos casos tipo 2 sob tratamento com insulina ou sob hipoglicemiante oral (que foi suspenso no dia anterior). Admite-se uma alta incidência de hiperglicemia e usa-se insulina cristalina para tratar níveis acima do tolerado (200 mg/100 ml) quando necessário. Uma regra frequentemente utilizada é: glicosúria + (uma cruz na glicofita) – observar; – glicosúria ++ (duas cruzes na glicofita) – 5 unidades IM de insulina simples; – glicosúria +++ (três cruzes na glicofita) – 10 unidades IM de insulina simples.

B – Controle rígido

Objetivo: manter a glicemia entre 79 e 200 mg/dl. Este esquema melhora a cicatrização e previne infecções na ferida cirúrgica.

Protocolo:

1. Instalação de linha venosa na noite anterior à cirurgia com gotejamento de glicose a 5% num ritmo de 50 ml/hora/70 kg.
2. Infusão (conjunta a anterior) de 250 ml de soro fisiológico com 50 unidades de insulina diluídas.
3. A infusão de insulina controlada por bomba de infusão é programada segundo a seguinte equação: número de unidades de insulina por hora = glicemia/150 (este denominador pode ser corrigido para 100 se o paciente estiver sob corticoterapia pesada, por exemplo, prednisolona 100 mg/dia).
4. Repete-se a determinação da glicemia a cada 4 horas e ajusta-se a infusão de insulina para obter níveis entre 100 e 200 mg/dl.
5. Durante a anestesia, a glicemia é determinada de 2/2 horas.

Apesar de os diabéticos tipo 1 terem maior incidência de infecção e pior cicatrização, existe certa controvérsia se o controle rígido de curto período melhora efetivamente o prognóstico do pós-operatório; por outro lado, não existe dúvida de que descompensação grave do diabetes piora o prognóstico do pós-operatório e põe em risco a vida do paciente. Quanto mais grave for o caso (intensidade do diabetes e da doença que motivou a cirurgia), mais rigoroso deve ser o controle. De maneira geral, mas não como regra, os bloqueios têm excelente indicação nesses pacientes, mas a anestesia geral cuidadosa não está contraindicada.

Pacientes hipertensos

A hipertensão arterial atinge 20% da população adulta no Brasil. O prejuízo em órgãos-alvo é marcante; arteriopatia e cardiopatia podem estar presentes. A hipertrofia do ventrículo esquerdo, se presente, pode representar um importante fator de risco. Os hipertensos são os pacientes mais carentes de esclarecimento, atenção e sedação pré-operatória. Os benzodiazepínicos parecem reunir as melhores qualidades para esse tipo de paciente.

A medicação anti-hipertensiva deve ser dada no dia da cirurgia, com pouca água (até 50 ml). Especial atenção para não suspender o tratamento anti-hipertensivo, quando este for baseado em clonidina ou em betabloqueadores; nesses casos, a suspensão da medicação é relacionada a hipertensão de rebote (especialmente grave no caso da clonidina), que pode precipitar complicações do tipo insuficiência cardíaca ou coronariana.

De maneira geral, os medicamentos usados no controle da hipertensão devem ser mantidos até a manhã da cirurgia (inclusive), mas para a clonidina esta manutenção assume caráter mais importante.

Os níveis ideais de pressão arterial pré-operatório ainda provocam discussões, mas acreditamos que níveis de pressão diastólica maiores que 110 mmHg e sistólica maiores que 200 mmHg são associados a maior morbimortalidade. Esses níveis devem ser considerados nos pacientes que receberam a medicação anti-hipertensiva no dia da cirurgia (que já vinham sendo tratados há pelo menos uma semana) e que receberam sedativos em dose suficiente para sedação em sala cirúrgica. Se com esses cuidados, os níveis de pressão ainda se encontrarem elevados, é mais prudente suspender a cirurgia e encaminhar o paciente ao clínico, para rever o tratamento anti-hipertensivo.

Anti-hipertensivos: muitos anti-hipertensivos alteram a captação e metabolismo dos neurotransmissores simpáticos. Por exemplo, a reserpina depleta as catecolaminas cerebrais e por isso diminui a necessidade de anestésico inalatório (diminui a concentração alveolar mínima), já a guanetidina, que também depleta as catecolaminas da terminação simpática, mas não atravessa a barreira hematoencefálica, não diminui a necessidade de anestésico inalatório, além de causar perda da resposta dos vasopressores de ação direta por supersensibilidade relacionada ao desnervamento farmacológico. A reserpina, no entanto, é anti-hipertensivo praticamente "aposentado" devido à elevada incidência de efeitos colaterais. No entanto, essas considerações permanecem verdadeiras para os pacientes que tomam antidepressivos e outras drogas de ação no comportamento.

Outro grupo de drogas é o dos falsos neurotransmissores. O falso neurotransmissor substitui a noradrenalina na vesícula sináptica e, ao ser liberado, exerce ação menor do que o agonista fisiológico. É o caso da alfametildopa (Aldomet®): apesar de a ação da alfametildopa não se re-

sumir a falsa neurotransmissão (o estímulo de receptores alfa-2 inibitórios é responsável por parte da ação anti-hipertensiva), a droga promove redução das necessidades de anestésico geral.

Bloqueadores dos receptores simpáticos, tanto alfa como beta, são empregados para o controle da pressão arterial. Em relação aos últimos, existe tendência a escolher os mais seletivos, ou seja, mais bloqueadores beta-1 que beta-2 para evitar o inconveniente da broncoconstrição mediada pelos betabloqueadores.

Os betabloqueadores foram as drogas que no passado mais polêmica geraram quanto ao suspendê-las ou não antes da cirurgia. Hoje, apesar do potencial do betabloqueador para deprimir o cronotropismo e o inotropismo cardíaco, bem como o potencial para promover broncoconstrição, essas drogas *são mantidas* porque a sua manutenção não só ajuda a um curso mais estável da anestesia, como a sua suspensão (à semelhança da clonidina, que veremos adiante) pode gerar resposta hipertensiva de rebote que pode colocar o doente em risco maior que o da interação com os anestésicos. No doente coronariano, esta interação é frequentemente desejável para o anestesiologista, na medida em que evita taquicardia (lesiva no coronariano por diminuir o tempo de diástole). A seletividade do betabloqueador é um termo enganoso. Um betabloqueador dito seletivo sobre o coração (beta-1) como o metoprolol (Seloken®), não significa que não tem ação fora do coração, significa que é capaz de bloquear os receptores cardíacos numa dose inferior à que bloqueia nos brônquios, portanto mostrando "janela terapêutica" maior, quando comparado a um betabloqueador não-seletivo como o propranolol. Essas drogas são usadas em outras condições como priapismo, angina, infarto do miocárdio e até para atenuar a reação de medo diante de platéia. Os efeitos bradicardizante e hipotensor do betabloqueador parecem ser aditivos como os dos anestésicos, sem que haja redução de necessidade de anestésico para obtenção de determinado plano anestésico.

O betabloqueador abaixa a pressão arterial por diminuir a ação da noradrenalina e da adrenalina endógenas sobre a freqüência e a força de contração do coração e talvez também por inibir a secreção de renina. Portanto, para conseguir maior resposta no caso de uma eventual hipotensão, basta aumentar a dose dos vasopressores de uso habitual.

Bloqueadores alfa-adrenérgicos incluem o prazosim (Minipress®), fentolamina e fenotiazina (Amplictil®, Droperidol®), estas últimas de uso psiquiátrico como tranqüilizantes.

O prazosin é um bloqueador alfa-1 e dilata tanto artérias quanto veias, é usado para hipertensão arterial e cardiopatia isquêmica.

Não só bloqueadores do simpático são usados no tratamento da hipertensão, os estimulantes também o são; é o caso da clonidina (Catapresan®, Atensina®, Clonidin®), que é estimulante alfa-2 do simpático, também designado por alfa-2 agonista, que por exercer estímulo nos receptores alfa-2 do tronco cerebral diminui o tono simpático, reduz a pressão arterial, também é usada no tratamento de crise de abstinência por opioides e tabaco. É interessante ressaltar o sinergismo entre o estímulo dos receptores alfa-2 e dos receptores opiáceos, que medeiam a analgesia da morfina. A clonidina reduz a quantidade de opiáceo necessária para um determinado efeito analgésico e tem sido usada como adjuvante da anestesia, inclusive por via espinhal. A suspensão da clonidina é relacionada com grave hipertensão de rebote e deve ser evitada no perioperatório, sendo recomendado o seu uso por via muscular ou venosa, se o doente não puder ingerir comprimidos no pós-operatório.

Outras categorias de anti-hipertensivos incluem diuréticos, vasodilatadores e bloqueadores do canal lento de cálcio. Em relação aos diuréticos, além da hipovolemia, a hipopotassemia deve ser suspeitada, eles não devem ser suspensos, mas seus efeitos, avaliados.

Os vasodilatadores, como por exemplo a hidralazina, têm efeito aditivo com os anestésicos e não há necessidade de suspensão.

Os bloqueadores dos canais lentos de cálcio compreendem um grupo de drogas que inibe o fluxo do cálcio para dentro da célula quando da ativação por um potencial de ação. Assim o coração e o músculo liso vascular, "menos apto" a se contrair, resultando em diminuição da pressão arterial, compartilham em diferentes graus de inotropismo, cronotropismo e dromotropismo negativo, bem como de dilatação das artérias sistêmicas, cerebrais e coronárias.

O verapamil (Dilacoron®), diltiazem (Cardizen®) e nifedipina (Adalat®, Oxicord®) são as três drogas desse grupo comercializadas no Brasil e agem por mecanismo similar.

A nifedipina é a mais potente das três como dilatador de músculo liso, o verapamil é o que tem a maior propriedade dromotrópica negativa (inibe a condução nos tecidos de condução do coração) e o diltiazem tem pequeno potencial de vasodilatação e dromotropismo negativo menor que o verapamil. O efeito dessas drogas combinado com anestésicos pode ser aditivo, além de potencial interação com os relaxantes musculares. São relacionados a alguma redução na necessidade de anestésico. Além do que foi mencionado até aqui, essas drogas são fortemente ligadas a proteínas e podem ser deslocadas por outras drogas (como a lidocaína, diazepam, bupivacaína e outras) au-

mentando o efeito biológico. A monitorização dos efeitos hemodinâmicos dos anestésicos com estas drogas previne sobredose e hipotensão.

Pacientes cardiopatas

Insuficiência cardíaca, arritmias, coronariopatia devem ser avaliadas por cardiologista ou clínico e otimizado o estado do paciente antes da cirurgia.

Como regra geral, um infarto do miocárdio gera risco de reinfarto no perioperatório (e este reinfarto costuma ter alta mortalidade). O risco de reinfarto estabiliza-se após 6 meses do episódio isquêmico, devendo qualquer cirurgia eletiva aguardar este período (a literatura moderna vem reduzindo este período com o aumento da monitorização, mas ainda nos dias de hoje esta regra ainda não é válida).

Existem tabelas de análise de risco cardíaco (tabela de Goldman) que atribuem pontos a cada fator de risco. Estas análises de risco têm valor estatístico, mas não têm valor no paciente individual.

A consulta com o cardiologista deve elucidar o grau de insuficiência cardíaca e coronária e a necessidade de exames mais invasivos (cateterismo cardíaco e cinecoronariografia) em pacientes suspeitos. Levar em conta que estes exames também carregam o seu próprio risco, não sendo poucos os pacientes que morreram em conseqüência de cateterismo cardíaco, indicado como exame pré-operatório. Em algumas situações existe polêmica entre o cardiologista e a equipe cirúrgica sobre qual cirurgia deve ser realizada primeiro: revascularização do miocárdio ou a cirurgia proposta que levou o paciente ao anestesiologista e desta para o cardiologista?

Avaliação pré-anestésica – resultado

A avaliação pré-anestésica deve fornecer a resposta para as seguintes perguntas:

1. Encontra-se em condições clínicas para a cirurgia proposta?
2. Suas doenças (se existirem) estão otimamente controladas?
3. Seus medicamentos (se houver) devem ser mantidos até a cirurgia?
4. Necessita de avaliação de clínicos de outras especialidades (cardiologista, neurologista, infectologista etc.)?
5. Necessita de outros exames complementares?
6. Necessita de reserva de sangue para a cirurgia?
7. Onde deve ocorrer a fase pós-operatória? Domicílio do paciente? (Perto, longe, infra-estrutura adequada para pós-operatório?); Quarto? Semi-intensiva? UTI?

Anestesia para Tratamentos Odontológicos

São raras as eventualidades em que se faz necessária anestesia geral para tratamentos odontológicos em adultos. Isto se deve a anestesia regional ser muito efetiva e os odontólogos dominarem as técnicas de anestesia regional. O anestesiologista só intervém em casos pediátricos, pacientes com retardo mental, pacientes adultos com problemas especiais, grandes cirurgias odontológicas etc.

Vale ressaltar que só existe benefício para o paciente sob anestesia geral se o cirurgião bucomaxilo ou odontólogo realizar uma anestesia regional associada.

A anestesia regional deve ser realizada após a indução da anestesia geral (antes de iniciar a cirurgia) como se fosse isolada (sem anestesia geral). Opcionalmente, ela pode (deve, se for antecipada dor pós-operatória) ser repetida ao final da cirurgia, antes do despertar do paciente. Existem várias razões para esta prática: (1) a dor é bloqueada permitindo um plano mais superficial de anestesia; (2) o despertar será mais precoce; (3) o despertar será sem dor, com menor probabilidade de agitação; (4) maior estabilidade hemodinâmica durante a manutenção e recuperação da anestesia.

A omissão da anestesia regional pelo odontólogo, por estar o paciente sob anestesia geral (a menos que haja forte contra-indicação para anestesia regional), constitui erro injustificável. Argumentos para não associar a anestesia regional à anestesia geral: (1) medo da interação do anestésico local com os anestésicos gerais; (2) medo da interação do vasoconstritor (octapressin ou adrenalina) com os anestésicos gerais; (3) falta de necessidade de anestesia local, uma vez que o paciente está inconsciente. Esses argumentos para não se fazer os bloqueios anestésicos quando for realizada a anestesia geral não se justificam e revelam pouca experiência com anestesia e falta de competência do profissional. Só uma contraindicação formal e absoluta à anestesia regional (infecção ativa no local da punção) justificaria omiti-la em combinação com a anestesia geral, quer para tratamento odontológico, quer para cirurgia bucomaxilofacial.

O anestésico local a ser empregado deve ser de duração compatível com o procedimento a ser executado e, se a duração deste for maior que a esperada, não existe contraindicação (mas existe grande indicação) em repetir o bloqueio regional durante e/ou ao término da cirurgia, nem que seja apenas para garantir analgesia residual no pós-operatório.

A anestesia regional em odontologia usa altas concentrações de vasoconstritor, mas os volumes são pequenos, desde que seja injetado no tecido a ser infiltrado (isto é, fora da luz vascular), este vasoconstritor não apresentará interação substancial com os anestésicos.

Alergia real a anestésico local (se é que existe?!) é muito rara. A maior parte dos pacientes que se dizem alérgicos a anestésico local, na realidade experimentaram absorção e efeito sistêmico do vasoconstritor.

Manuseio da via aérea em procedimentos dentários

Qualquer cirurgia na cabeça é indicação de manuseio invasivo da via aérea (intubação traqueal), ainda mais quando existe compartilhamento da via aérea com o cirurgião. Um paciente inconsciente pode aspirar líquido de irrigação, fragmentos de dentes ou tecidos e pode necessitar assistência ventilatória durante a anestesia geral, e a melhor maneira de proteger a traqueia e ventilar os pulmões é por meio de tubo traqueal com balonete (*cuff*).

Os tubos traqueais, hoje em dia, são descartáveis, de plástico ou outro material que gera pouca reação tecidual. Podem ser providos de balonetes de baixa pressão (para minimizar o trauma na mucosa da traqueia), e são fabricados em diferentes versões. Para cirurgias em que se movimenta a cabeça e/ou há necessidade de mobilização do tubo durante a cirurgia, o mais adequado são os tubos aramados.

Os tubos aramados são flexíveis e não sofrem estreitamento da luz em acotovelamentos, sendo ideais para cirurgia bucomaxilo, bem como da cabeça e pescoço. No entanto, eles tornam a intubação um pouco mais difícil tecnicamente por exigirem um fio-guia (mandril) semirrígido para intubação, pois são moles e não é possível intubar sem auxílio desse mandril. Existe também uma versão semiaramada, em que a extremidade distal é parecida com um tubo comum, mas as partes proximais (que têm contato com o aparelho de anestesia) são aramadas. Há também uma versão mais moderna de tubo aramado semirrígido que dispensa o fio-guia.

Hoje em dia utiliza-se somente tubo estéril, mas até o momento da minha formação médica era comum o uso de tubos traqueais apenas lavados em água e sabão (não que eu defenda esta prática), mas na época (década de 1980) o argumento era que a boca, sendo contaminada, não se justificaria um tubo estéril. Hoje não se admite o uso de tubo traqueal não estéril.

Nas cirurgias em que é previsto o uso de *laser* (isto ocorre em otorrinolaringologia e pode estar associado com uma cirurgia oral), o tubo traqueal deve ser revestido de metal (existem tubos fabricados com revestimento) devido ao perigo de incêndio do material do tubo pelo feixe de *laser* (ainda mais com oxigênio em altas concentrações passando dentro do tubo).

O mais comum é intubar a traqueia pela boca, no entanto, a intubação via nasal costuma ser exigência da odontologia, apesar de nem sempre ser possível.

Intubação nasotraqueal versus intubação orotraqueal

São vantagens da intubação nasotraqueal (INT): (1) isolamento da via aérea sem disputa do mesmo campo entre cirurgião e anestesiologista; (2) maior fixação e menor mobilidade do tubo; (3) isolamento da via aérea prevenindo aspiração de líquido de irritação, sangue ou fragmentos de dente (ou material dentário) ainda que neste ponto a intubação orotraqueal (IOT) tenha a mesma função; (4) permitir amplo acesso cirúrgico na cavidade oral, palato e assoalho da boca.

São desvantagens da INT: (1) possibilidade de sangramento nasal, lesão de cornetos e/ou septo nasal; (2) possibilidade de lesão na asa do nariz e sinusite por obstrução de óstio na intubação prolongada (só se a intubação for prolongada); (3) diâmetro do tubo menor que na intubação oral; (4) maior dificuldade técnica; (5) possibilidade de veiculação de fragmento de corneto e/ou material da cavidade nasal para dentro da traqueia e brônquios no ato da intubação.

Mais do que discutir prós e contras da INT deve-se discutir a relação custo/benefício da INT *versus* IOT. Quando a INT é atraumática, ela se justifica plenamente, mas nem sempre é este o caso. Frequentemente temos dificuldade (por desvio de septo nasal e/ou hipertrofia de corneto e/ou coanas estreitas) em introduzir o tubo pela narina. A real necessidade da INT deve ser reavaliada e os benefícios, avaliados.

A tentativa de INT deve ser precedida de vasoconstrição nasal (gotas de descongestionantes nasais antes da indução da anestesia) e lubrificação adequada do tubo.

Quando a INT é desejável e existe dificuldade em progredir o tubo pela fossa nasal, o anestesiologista pode recorrer a uma manobra pouco elegante, mas eficaz. Esta manobra também é chamada de "alargar a passagem" e, apesar de nada acadêmica, pode ser a diferença entre conseguir e não conseguir intubar pelo nariz. O anestesiologista, depois de ter tentado introduzir o tubo pelo nariz, sem sucesso, com a mão enluvada (é claro!) enfia o dedo mínimo dentro da fossa nasal, procurando achatar o corneto e atingir a coana, até que a articulação metacarpofalangiana seja barrada pela narina. Esta manobra é dolorosa e não deve ser tentada com o paciente acordado, além de ter o potencial para lesar a asa do nariz. Em casos de hipertrofia do corneto a manobra costuma dar resultado, mas em casos de desvio severo de septo ela falha.

Em cirurgias de cabeça e pescoço, quando houver necessidade de mobilização da cabeça, ou de posições que propiciem torção ou acotovelamento, os tubos traqueais devem ser do tipo aramados. Se for prevista cirurgia prolongada e/ou intubação no pós-operatório, balonetes de baixa pressão estão indicados para diminuir a agressão à mucosa da traqueia.

Existem casos em que uma via alternativa deve ser estudada: quando a INT é ao mesmo tempo imprescindível e impossível (ou a presença do tubo na boca torna o procedimento impraticável e o tubo não passa mesmo com manobras de "alargar" a fossa nasal); e para cirurgias em que tanto a INT quanto a IOT são inadequadas (fratura nasal associada à fratura de mandíbula).

Uma alternativa é a intubação através do assoalho da boca. A IOT tradicional é realizada e o tubo é puxado com uma pinça por uma incisão no assoalho da boca. A outra alternativa é a via aérea cervical.

Muitas cirurgias orais com anestesia geral são possíveis com máscara laríngea (LMA – *laryngeal mask airway*), seja a LMA aramada, especialmente desenhada para cirurgia oral/nasal, ou a LMA comum. (Não se tem absoluta prevenção da aspiração pulmonar com LMA, mas é perfeitamente aceitável o uso da LMA como via aérea numa cirurgia odontológica desde que as contra-indicações a ela sejam respeitadas: obesidade extrema, refluxo gastroesofágico etc.).

Existe uma situação clínica caracterizada por espasmo da musculatura mastigatória com fechamento da boca (trismo). Situações em que a abertura da boca é comprometida podem ser devidas a dois fatores: dor e/ou impedimento de abertura não relacionada a dor, mas a impedimento ósseo. É importante diagnosticar o que impede a abertura da boca, uma vez que dor e espasmo muscular são reversíveis com anestesia e relaxamento muscular, mas impedimento de origem óssea não.

Em algumas situações nas quais a abertura da boca é comprometida por espasmo muscular, um bloqueio anestésico do músculo masseter pode resolver a situação, tornando possível uma laringoscopia previamente impossível. Este bloqueio é feito de modo bilateral, infiltrando anestésico local (3 ml de lidocaína a 2%) na massa muscular do masseter, entrando com a agulha ao nível do segundo molar superior e "direcionando" a agulha para ATM dentro do masseter, e numa segunda punção, em direção ao ângulo da mandíbula, partindo do nível do último molar inferior.

Em casos de reoperação e de pacientes com amarração cirúrgica da mandíbula, é bom lembrar que "bocas que permaneceram muito tempo fechadas" (com amarração cirúrgica) funcionam como bocas com hipoplasia de mandíbula, ou seja, possível dificuldade de abertura de boca e necessidade de métodos alternativos (broncofibroscopia) de intubação traqueal. Por isso, é bom não confiar que uma vez desfeita amarração cirúrgica pode-se contar com ampla abertura de boca. É preferível primeiro desfazer a amarração cirúrgica, preservando a capacidade do paciente de controlar a respiração e via aérea, e depois de verificado o grau de abertura da boca induzir a anestesia.

VIA AÉREA DIFÍCIL

A intubação traqueal (IT) é parte integrante da maioria das anestesias gerais e isto se deve a grande segurança que este procedimento dá ao paciente inconsciente, pela possibilidade de ventilação artificial e de prevenção de aspiração pulmonar.

É aconselhável que o paciente fique sabendo da dificuldade passada pela equipe médica na obtenção da via aérea, para que numa operação futura, uma situação difícil possa ser antecipada e melhor enfrentada.

A dificuldade de IT tem sido responsabilizada por um grande número de mortes em anestesia; por isso foi criado um algoritmo para nortear a conduta nesta situação difícil. Esse algoritmo foi criado para ser seguido como um "manual de como agir numa catástrofe", no sentido de que, tendo instruções escritas o anestesiologista pudesse tomar as atitudes mais rapidamente, de modo a privilegiar a segurança do paciente.

O algoritmo da ASA inclui conceitos já aceitos no manuseio da via aérea e reflete a experiência de milhares de anestesiologistas nos últimos anos. O algoritmo inicia-se com o reconhecimento prévio da dificuldade da via aérea. O reconhecimento de uma via aérea difícil (VAD) inclui a classificação da orofaringe (critérios descritos por Mallampati); espaço mandibular; amplitude de movimento da mandíbula e coluna cervical (capacidade de assumir a posição de cheirar ou *sniffing position*); forma e altura do pescoço; anatomia e posição dos dentes; grau de abertura da boca e amplitude de movimentação da articulação temporomandibular (ATM); presença dos fatores como barba, mamas volumosas, falta de alguns dentes, deformidades anatômicas, sangramento, infecção, tumores, rinorragia, e outras condições patológicas na boca e faringe.

É geralmente aconselhável optar por "intubação acordada" quando se reconhece uma VAD. A seguir, descrevemos o que se entende por "intubação acordada".

Em algumas ocasiões a "intubação acordada" falha devido à falta de colaboração do paciente, habilidade do anestesiologista ou material inapropriado. Em uma situação deste tipo, pode-se optar por adiar a cirurgia para, em uma outra ocasião com melhor preparo psicológico, ou sem ação de drogas de rua, ou ainda com melhor material e recurso humano renovado, conseguir-se uma IT acordada sem comprometer a segurança do paciente.

Nas situações em que a ventilação por máscara não é difícil ou problemática, pode-se optar por induzir a anestesia geral e assim prescindir da colaboração do paciente, que é essencial na "intubação acordada".

Alternativamente, a anestesia regional ou a via aérea cervical podem ser as opções mais apropriadas conforme o caso.

Em alguns casos (trauma direto da laringe ou faringe, grande abscesso da faringe, algumas fraturas da mandíbula) a via aérea cervical é a melhor opção antes de qualquer tentativa de IT. Como regra geral, a suspeita de IT difícil deve condicionar uma "IT acordada" (ver adiante o que se entende por "IT acordada"), no entanto, quando apesar da avaliação pré-anestésica uma VAD não foi reconhecida, ou quando há falta absoluta de cooperação do paciente, é apropriada IT depois da indução da anestesia geral. Quando se opta pela indução da anestesia geral (AG) antes da IT num caso reconhecido como VAD, devido à não cooperação do paciente para "intubação acordada", deve-se considerar a relação risco *versus* benefício de manter a capacidade do paciente respirar espontaneamente, ainda que inconsciente *versus* a ação de relaxante muscular para facilitar a IT. Quando do uso de relaxante, a escolha do tipo de relaxante envolve considerações.

Em relação à opção por não usar relaxantes, é apropriada quando se planeja uma IT com auxílio de broncofibroscópio, ou laringoscópio de Bullard. Aproveita-se a capacidade de o paciente manter a ventilação espontânea enquanto a IT se processa para tornar a hipóxia menos provável. Se for planejada laringoscopia convencional, parece-me mais apropriado relaxar o paciente, para evitar espasmo de glote e facilitar e diminuir o tempo do procedimento. No caso da IT com broncofibroscópio, o uso de relaxante pode ser omitido ou deixado para o último momento, ou seja, quando a glote já estiver (ou em vias de estar) no campo de visão do laringoscopista.

Em relação ao tipo de relaxante, a succinilcolina tem como vantagens importantes a curta latência e o efeito rápido (ver adiante considerações sobre o tipo de relaxante).

Num caso de rotina, a ventilação por máscara antecede a primeira tentativa de IT. Várias tentativas de IT podem ser feitas num caso de rotina, desde que a ventilação por máscara torne a hipóxia e a hipercarbia remotas. Numa primeira tentativa de IT, o anestesiologista adquire uma avaliação precisa do motivo e do grau real da dificuldade de IT, e pode preparar a "melhor tentativa de IT convencional possível".

Antes de partir para métodos não convencionais de IT, deve-se tentar a "melhor tentativa de IT convencional possível" uma vez. Repetidas tentativas, depois de obtida "a melhor tentativa de IT convencional possível" não serão de ajuda alguma, apenas acrescentarão edema, sangramento e mais dificuldade para a IT por outros métodos, devendo, portanto ser evitadas.

Neste ponto entra um fator iatrogênico de muito difícil controle: a vaidade de anestesiologistas que se sentem desafiados e querem demonstrar sua habilidade, ainda que às expensas de risco para o paciente. Se um (ou dois, no máximo!) anestesiologista(s) experiente(s) não conseguiu(ram) intubar o paciente na "melhor tentativa de IT convencional possível", não deve haver espaço para novas tentativas, baseados no princípio empírico que outro conseguirá.

Abaixo teceremos mais comentários sobre o que eu entendo por "a melhor tentativa de IT convencional possível", mas ela envolve, entre outros cuidados, o posicionamento adequado do paciente (*sniffing position* de verdade e não apenas extensão exagerada da articulação, atlanto-occipital); lâmina e pilha de laringoscópio adequadas; mandril com curvatura ditada pela dificuldade encontrada na primeira tentativa de IT; boca devidamente livre de sangue e/ou secreções; auxiliar manipulando externamente a glote; SpO_2 otimizada por ventilação com FiO_2 100% por máscara ou fluxo de O_2 antes da laringoscopia.

Reconhecimento da dificuldade de manuseio da via aérea

Situações médicas em que a via aérea freqüentemente apresenta problemas. Várias condições médicas apresentam desafios ao anestesiologista por apresentarem maior incidência de dificuldade na intubação e/ou manuseio da via aérea. É bom conhecê-las para que a atenção seja chamada quando nos depararmos com um paciente que se encontre em uma das condições a seguir.

Diabetes

Apenas recentemente notou-se a correlação entre diabetes e intubação difícil. Aproximadamente um terço dos casos de diabetes insulino-dependente (juvenil) de longa data apresenta dificuldades na laringoscopia. Esta característica faz parte do que se chamou *stiff joint syndrome* ou síndrome da articulação "dura". Caracterizam-se estes pacientes por baixa estatura, rigidez de articulações e pele esticada e cor de cera. Estes pacientes não conseguem justapor as faces palmares das mãos, em "posição de rezar" devido a rigidez das articulações interfalangianas. Quando as articulações da coluna cervical são atingidas, a IT se torna difícil. A glicosilação das proteínas tissulares devido a hiperglicemia crônica resultando em ligaduras cruzadas do colágeno é imputada como responsável pelo fenômeno. Existe estudo relacionado a incapacidade de diabéticos em justapor as mãos na posição de rezar com intubação difícil, o que dá caráter prático a este teste tão simples.

Apneia obstrutiva do sono

Consiste na obstrução da via aérea, apesar de esforços inspiratórios, geralmente devido a queda da língua sobre o palato. Diagnostica-se a apnéia obstrutiva do sono quando é documentada 30 episódios de apnéia (de pelo menos 10 segundos) em estudo de sete horas. A maior parte destes pacientes é obesa e corre risco de obstrução de via aérea na indução e/ou reversão da anestesia geral.

Obesidade

Considera-se obeso quem estiver acima de 20% do peso ideal, e morbidamente obeso quem estiver acima de 100% do peso ideal (outra classificação considera obesos pessoas com índice de massa corporal acima de 28 e morbidamente obeso acima de 35). A obesidade confronta o anestesiologista com uma variedade de desafios, entre eles o da manutenção da via aérea. O obeso tem redução da capacidade residual funcional com menores estoques pulmonares de O_2. Geralmente tem pescoço curto e grosso, língua grande, bochechas redundantes e "papada" que condiciona menor espaço submandibular efetivo, dificultando a laringoscopia. A respiração por pressão positiva nesses pacientes obesos é mais difícil devido a menor complacência da parede torácica. O aumento do trabalho respiratório associado a obesidade leva os obesos a respirarem em maior freqüência e com menor volume, propiciando áreas de atelectasia e distúrbios ventilação/perfusão. Quando se torna necessária uma via aérea cervical, esta é trabalhosa e demorada, porque a traqueia "se perde" em grande quantidade de tecido adiposo. Portanto, quando se antecipa a necessidade de via aérea cirúrgica, deve-se levar em consideração que o tempo para que se obtenha sucesso será necessariamente maior do que o normal. Não se pode esquecer que os obesos estão frequentemente entre os pacientes em risco de aspiração pulmonar, quer pelo aumento da pressão abdominal, quer pela grande freqüência que apresentam resíduo gástrico maior do que 25 ml com pH inferior (mais ácido do que) 2,5.

Artrite reumatoide

A artrite reumatoide (AR) é uma doença sistêmica e auto-imune que levanta uma série de considerações anestésicas.

Problemas de instabilidade ou rigidez da coluna cervical, anquilose da articulação temporomandibular ou mesmo das articulações intralaríngeas podem limitar o acesso à via aérea. Existe controvérsia em relação a necessidade de avaliação radiológica em extensão e flexão nestes casos, mas deve ser ressaltado que, mesmo em pacientes de AR assintomáticos, já foi descrito dano neurológico após laringoscopia direta devido a instabilidade cervical. Quando se documenta instabilidade da coluna cervical, a intubação acordada, para se ter certeza de que não ocorreu lesão neurológica, deve ser considerada. (O laringoscópio de Bullard – ver adiante – ou a intubação fibroscópica nestes casos tem indicação muito valorizada.)

Pacientes com AR que apresentem estridor laringe ou rouquidão devem ser intubados acordados (mais uma vez a fibroscopia mostra seu valor) devido a possível anquilose de articulação das cartilagens aritenóides.

Acromegalia

A acromegalia resulta do excesso de hormônio de crescimento (GH) após o fechamento das epífises ósseas, com crescimento exagerado de extremidades. Quando o excesso de hormônio de crescimento ocorre em idade anterior ao fechamento das placas epifisárias, ocorre o gigantismo. Nestas situações devem chamar a atenção os seguintes fatos: a língua costuma ser maior do que o normal; pregas de tecido redundantes podem estar presentes na orofaringe; pode estar presente estenose de laringe, que ocorre no acromegálico em freqüência maior do que na população geral.

Quando ocorre o gigantismo, outros fatores devem ser levados em consideração, como: mesa cirúrgica, laringoscópio, lâminas, máscaras faciais e cânulas orofaríngeas maiores do que o normal.

Gravidez

A gravidez enseja as seguintes considerações: falha na intubação ocorre 5 vezes mais que na população geral (1:300 a 1:500); grávidas devem ser consideradas de "estômago cheio" independente do tempo de jejum; edema de via aérea pode estar presente, em especial nas pacientes com pré-eclâmpsia.

Mais de um terço das grávidas desenvolvem obstrução de via aérea na posição supina, o que predispõe a hipoxemia. Levar em consideração que, além de menor capacidade residual funcional, pela elevação do diafragma, a grávida tem maior consumo de O_2 (20% acima) em relação a mulher não grávida. Mamas volumosas podem atrapalhar o posicionamento do laringoscópio ou mesmo a intubação.

A obesidade associada a gravidez gera problemas para mãe e para o feto. A gravidez associada a anatomia desfavorável para intubação coloca o anestesiologista em situação particularmente difícil, porque associa-se um quadro de consumo maior de O_2, com menor capacidade residual funcional (reserva de O_2), com maior pressão abdominal e resíduo gástrico, facilitando uma aspiração. Dificilmente pode ser encontrada na prática anestésica junção de desafios maior ao anestesiologista, que numa situação de parto cirúrgico de emergência numa gestante obesa, com via aérea difícil, que não possa ser manejada com anestesia regional.

O posicionamento da cabeça antes da IT é importante nestas mulheres porque o excesso do tecido mole pode limitar a mobilidade do pescoço, obstruir a via aérea no decúbito dorsal e impedir a capacidade de se usar o cabo do laringoscópio padrão. A obesidade mórbida aumenta o fechamento da via aérea no decúbito dorsal, determinando hipóxia. Pode parecer exagerado para quem nunca tenha visto uma gestante morbidamente obesa dizer que as mamas volumosas atrapalham o posicionamento do laringoscópio e que possam interferir na respiração; no entanto, é precisamente isto que acontece. Nestas gestantes obesas as mamas às vezes adquirem volume tão descomunalmente grande que realmente exercem peso sobre o tórax, "caem" sobre o rosto e pescoço e realmente atrapalham não só a colocação do laringoscópio, como a própria ventilação espontânea dessas pacientes. O posicionamento na *snif position* modificada para obesos nesses casos é fundamental, e isto deve ser feito antes da anestesia geral, porque, depois de inconsciente, é necessária a ajuda de pelo menos duas pessoas para se levantar estas pacientes para se colocar coxins debaixo das escápulas.

Neoplasias

Algumas condições neoplásicas relacionadas a problemas de via aérea: papilomantose da laringe, carcinoma da cavidade oral, massa mediastinal, cistos da epiglote, bócio tireoidiano.

Visão da laringe

Para intubar a traqueia é preciso, em geral, ver a abertura da glote. Apesar de existirem técnicas que prescindam da visão da glote (intubação cega), a maneira habitual de colocar um tubo na traqueia necessita da visão da abertura da glote.

Ver a abertura da glote através da boca é uma tarefa que envolve algumas etapas:

Com a cabeça na posição normal, olhando através da boca, vemos a orofaringe. Para ver a hipofaringe ou mesmo a laringe, é necessário que a cabeça "olhe para cima", ou seja, estender a articulação atlantocciptal. Assim é possível alinhar o eixo da boca com o eixo da faringe.

Não basta alinhar o eixo da boca com o eixo da faringe. É preciso alinhar também o eixo da faringe com o da laringe. Para isso deve-se elevar o eixo da faringe colocando o occipital ligeiramente acima do tórax. Frequentemente essa etapa do posicionamento é omitida. Em emergências, médicos inexperientes em intubação traqueal, frequentemente deixam a cabeça "pendurada" para fora da cama ou maca na tentativa de visualizar melhor a laringe. Este é um engano comum. Os livros de língua inglesa chamam a posição ótima para intubação de *sniffing*, ou seja, posição de cheirar (pescoço moderadamente fletido em relação ao tórax e articulação atlantoaxial estendida). Quando a articulação atlantocciptal não puder ser estendida, por artrose ou pela própria constituição do paciente, os esforços para fazer a cabeça "olhar para cima" farão com que a coluna cervical se torne convexa, empurrando ainda mais a laringe para cima (isto é, anteriormente), piorando as condições de visão.

Nos obesos, a colocação de travesseiro entre as escápulas, associada a dois travesseiros atrás do occipital, melhora o alinhamento dos eixos da laringe com o da faringe. A obtenção de uma ótima *sniff position* não é uma tarefa fácil, e particularmente difícil depois da anestesia geral. O ideal é obtê-la antes da sua indução, uma vez que envolve a colocação de travesseiros (ou campos) atrás das costas, da nuca e cabeça, e isto pode ser impraticável quando é necessário deslocar mais de 150 kg de massa anestesiada.

Nos casos de intubação traqueal fácil é desnecessário aprimorar esta etapa, mas nos casos mais difíceis o cuidado no posicionamento adequado da cabeça pode ser a diferença entre ver uma parte ou nada da glote (ver "melhor tentativa de IT convencional possível").

Entre a abertura da boca e a glote, obstruindo a linha de visão, está o conjunto de tecidos formado pela língua, tecido do assoalho da boca e epiglote. Para adequada visão da glote é preciso deslocar estas "coisas que ficam na frente" da glote. Acontece que estas "coisas que ficam na frente" da glote não podem ser arrancadas do caminho, mas apenas comprimidas no assoalho da boca. Quanto maior for este espaço (mandíbula grande e larga), pescoço magro sem "papada", mais fácil será deslocar estes tecidos (notadamente a língua) para desobstruir a visão da glote.

Pacientes de origem nordestina têm, com grande freqüência, um biótipo atarracado que condiciona dificuldade de exposição da glote. A extensão atlantocciptal é diminuída devido a conformação constitucional da cabeça e pescoço (platibasia – "cabeça-chata"). Basta lembrar fotografias do ex-presidente Castelo Branco para entender o que se quer dizer com dificuldade de extensão atlantocciptal no nordestino.

As dificuldades, no entanto, não se restringem ao deslocamento da língua. Começam na abertura da boca e colocação do laringoscópio. Boca pequena, abertura limitada, dentes protrusos (especialmente incisivos superiores) são fatores que atrapalham o correto posicionamento do laringoscópio. Basta lembrar do compositor Noel Rosa para imaginar como a retrognatia e a boca pequena podem dificultar a IT!

Classificação da visão da orofaringe

Existe uma classificação da provável dificuldade de intubação baseada na visão da úvula e pilares do palato, com o paciente de boca aberta (Mallampatti) (que chamaremos de classe de visão do palato), que pode ser feita à beira do leito sem custo, oferecendo uma informação importante, bastando pedir para o paciente sentado abrir maximamente a boca, sem fonação (falar: AR), o que melhora artificialmente a visão. Este exame classifica os pacientes em:

Classe I – veem-se os pilares palatinos e a toda a úvula com facilidade.
Classe II – os pilares não são totalmente vistos e a úvula é vista em quase toda sua totalidade.
Classe III – apenas a base da úvula é vista; os pilares estão escondidos pela língua, que domina a visão da boca.
Classe IV – apenas o palato duro é visto; todas as demais estruturas – palato mole, úvula, pilares, parede posterior da orofaringe – são escondidas pela língua.

A incidência de intubação difícil varia muito na população cirúrgica. O grau de visão da laringe na laringoscopia é classificado, de acordo com a dificuldade, em quatro graus. A incidência de Grau II na população cirúrgica geral é de 1% a 18%; de Grau III, de 1% a 4%; de Grau IV, 0,05% a 0,035%, e a situação dramática de não se conseguir nem intubar nem ventilar (CICV) é de 0,001% a 0,002%.

Graus de visão da laringe

Os quatro graus de visão da laringe descritos incluem:

Grau I – total visão da abertura laríngea, com visão das cordas vocais.
Grau II – visão da parte posterior da abertura laríngea.
Grau III – visão apenas da epiglote e talvez das aritenoides.
Grau IV – visão do palato, sem nenhuma estrutura da laringe visível.

Relação entre a classificação pela visão do palato e o grau de visão laringoscópica: apesar de muito útil a avaliação do "que" se pode ver com o paciente de boca aberta, a visão do palato falha, de maneira isolada, como instrumento de predição de intubação difícil. Isto se deve a vários fatores. A visão da úvula e dos pilares isoladamente pode nos induzir a pensar que o paciente tenha uma laringoscopia Grau I, e isto pode não ser verdade, porque a visão do palato nada nos diz a respeito da mobilidade atlantoccipal e do tamanho do espaço mandibular.

Um estudo interessante mostrou que: nos pacientes Classe I, a visão laringoscópica foi Grau I em 99% a 100% dos casos; nos pacientes Classes II e III, houve distribuição uniforme de visões laringoscópicas entre os Graus I e IV. Outro fator de dificuldade de exposição da laringe inclui um espaço mandibular pequeno. Este espaço mandibular é o local onde será comprimido tudo aquilo que obscurece a visão da laringe na laringoscopia. Quanto menor a mandíbula, mais difícil será a laringoscopia.

Relacionam-se como problemáticos os espaços mandibulares na situação em que a distância entre o mento e o osso hióide é menor que 6 cm e ramo horizontal da mandíbula menor do que 9 cm.

Sempre que possível os três testes (visão do palato + medida da distância entre o mento e osso hioide/medida do ramo horizontal da mandíbula + mobilidade do pescoço) devem ser feitos em conjunto para dar maior confiabilidade a nossa avaliação de dificuldade de intubação.

Tenha em mente que o ex-presidente Castelo Branco, o compositor Noel Rosa, a personagem de revista em quadrinhos Mônica são estereótipos do pesadelo dos anestesiologistas. Sempre que olhar um paciente, deve-se perguntar se a fácies dele não te lembra nenhuma dessas figuras conhecidas. Alguns pacientes mostram um grau de visão laringoscópica inesperadamente difícil, apesar de não preencherem nenhum requisito para tal. Prestando atenção aos sinais e "pistas" de IT difícil, será mais difícil ser surpreendido.

"Melhor tentativa de IT convencional possível"

Só é possível estabelecer as atitudes para a melhor tentativa de IT com base nos dados obtidos na primeira tentativa de IT. A falha na primeira tentativa de IT deve dar embasamento para as próximas condutas. De maneira geral, a "melhor tentativa de IT" envolve:

Posicionamento adequado do paciente (*sniffing position* de verdade e não apenas extensão exagerada da articulação atlantoccipal) – especial atenção nos obesos! (nestes, elevar 45 graus todo o dorso).

Lâmina e pilha de laringoscópio adequadas, bem como tubo de calibre adequado. A lâmina de Macintosh deve ter comprimento suficiente para chegar até a valécula e poder exercer tração no ligamento hioepiglótico; ou a lâmina de Miller deve ter comprimento suficiente para poder aprisionar a epiglote contra a língua. Geralmente a lâmina de Macintosh é tida como superior quando existe pequeno espaço para passagem do tubo traqueal: boca pequena; e a de Miller é tida como superior quando o problema é pequeno espaço mandibular, ou incisivos protrusos, ou epiglote grande e "flácida".

Mandril com curvatura ditada pela dificuldade encontrada na primeira tentativa de IT.

Boca devidamente livre de sangue e/ou secreções.

Anestesiologista auxiliar manipulando externamente a glote. (Geralmente o melhor resultado é a pressão para cima e para a direita.) Pode-se melhorar uma visão laringoscópica Grau IV para III com esta manobra e ela deve ser feita mesmo quando do uso do fibroscópio.

SpO_2 otimizada por ventilação com FiO_2 100% por máscara ou fluxo de O_2 antes da laringoscopia.

Falha da intubação traqueal

Uma vez que o paciente está inconsciente e não foi possível a intubação traqueal, a primeira atitude a se tomar é obter uma ventilação adequada por máscara (ou fluxo de O_2 na narina). Duas situações podem se apresentar nesta eventualidade ao anestesiologista: ventilação possível por máscara ou fluxo de oxigênio e ventilação impossível por máscara ou fluxo de oxigênio

Ventilação possível por máscara ou fluxo de oxigênio

Se a ventilação por máscara convencional for impossível, deve-se optar pela "ventilação por máscara otimizada" ou seja, a melhor tentativa de ventilação por máscara que inclui:

1. Máxima extensão da cabeça associada ao deslocamento anterior do ângulo da mandíbula e tração do mento para cima e para a frente.
2. Pressão com as duas mãos da máscara no rosto (eventualmente ajudada pelo queixo do anestesiologista sobre o "Y" das traqueias).
3. Auxiliar (de preferência outro anestesiologista) para manipular o balão e/ou ajudar na colocação da máscara e posicionamento da mandíbula.

4. Cânula de Guedel, ou nasofaríngea se ocorrer obstrução por língua, "papada" ou tecidos moles por perda de tônus dos músculos do assoalho da boca.

5. Rápida e efetiva aspiração de secreções da boca.

A habilidade (ou não) de ventilar o paciente inconsciente por máscara determinará o próximo passo e a emergência da situação.

No paciente sem dentes, a aplicação da máscara é geralmente problemática e é mais efetiva a ventilação através de fluxo de oxigênio numa narina, mantendo a boca e a narina contralateral fechadas.

Há quem prefira ventilar o paciente com a prótese dentária total ("dentadura") em posição e só retirá-la na ocasião da laringoscopia, o que também é conduta correta. Refiro-me a "dentadura" e não a prótese dentária genericamente, porque próteses parciais não apresentam este tipo de problema, no entanto, a presença de falhas dentárias dificultam o posicionamento do laringoscópio, razão pela qual alguns anestesiologistas preferem colocar o laringoscópio com a prótese em posição e retirá-la apenas depois da IT.

Uma vez que a ventilação por máscara se mostrou impossível, imediatamente deve ser tentada a "ventilação por máscara otimizada", descrita anteriormente. Esta pode se mostrar efetiva ou inefetiva. Se a "ventilação por máscara otimizada" se mostrar efetiva, segue-se o caminho mais tranquilo de tentativa de IT, sendo o próximo passo a "melhor tentativa convencional de IT possível".

Se a "melhor tentativa de IT convencional possível" se mostrou falha e a ventilação por máscara continua possível, é a ocasião de se tentar uma via alternativa (IT com broncofibroscopia, laringoscópio de Bullard, IT retrógrada, tentativa de IT às cegas, tentativa de IT com mandril iluminador às cegas ou através de máscara laríngea) ou optar-se por acordar o paciente e suspender a cirurgia, se esta for uma opção viável no momento. O importante é ressaltar que, enquanto a capacidade de ventilar o paciente por máscara não é perdida, existe ampla margem para que o anestesiologista exerça sua ampla imaginação, e use uma alternativa, guiada pelos dados obtidos nas tentativas anteriores de IT fracassadas.

Ventilação impossível por máscara ou fluxo de oxigênio

Se a capacidade de ventilar por máscara (ou fluxo de O_2) é perdida (situação CVCI – *can not ventilate can not intubate*), passamos a enfrentar emergência real, em que não há tempo para improvisações e deve ser tomada uma das atitudes que restaurem a capacidade de ventilar o pa-

ciente (LMA), Combitube, ventilação transtraqueal por jato (TTN – *trans tracheal jet ventilation*) ou via aérea cervical. (Veremos adiante com mais detalhe, cada um destes dispositivos.)

Escolha da técnica de intubação

Veremos agora algumas alternativas para intubar a traqueia, em ordem de preferência e facilidade dos anestesiologistas.

Laringoscopia convencional

A maneira mais estimulante (geradora de reflexos nociceptivos), dentre as alternativas de IT é a "intubação acordada"; só se justifica esta alternativa por não comprometer a capacidade de o paciente defender e manter a sua própria via aérea, até que seja intubado. Num paciente bem preparado (ver adiante "Intubação acordada") uma tentativa de laringoscopia, na suspeita de IT difícil, serve de teste e/ou via primária de IT, e pode ser bem tolerada.

Uma tentativa de IT por via nasotraqueal às cegas, com o paciente respirando espontaneamente, antes da laringoscopia, é válida, uma vez que tem grande chance de sucesso e requer estimulação simpática bem menor do que a laringoscopia, além de tomar muito pouco tempo. No entanto, o risco de causar sangramento nasal que prejudica uma fibroscopia posterior deve ser pesado.

Vários artifícios foram criados para facilitar a IT. A manipulação externa da laringe para facilitar a visão, empurrando-se a cartilagem tireoide para cima e para trás facilita a IT. O uso de um laringoscópio de Bullard pode ser uma alternativa válida e de sucesso.

Um estilete (mandril) pode ser passado (sob visão ou às cegas) dentro da traqueia e servir de "guia" para um tubo traqueal, esta é uma alternativa para quando se vê (ou palpa) uma pequena porção da glote, mas não se consegue direcionar o tubo na direção que se deseja.

"Intubação acordada"

Tem sua indicação em casos de intubação difícil reconhecida ou suspeita, ou quando o paciente apresenta possibilidade de aspiração do conteúdo gástrico ou material estranho na via aérea.

Em todas as aulas em que se fala sobre a intubação difícil, fala-se sobre a "intubação acordada" e sempre é citada a célebre piadinha: "A intubação acordada é aquela na qual o anestesiologista está acordado no momento da intubação..."

Referimo-nos a "intubação acordada" neste texto como a intubação com o paciente consciente e apto a proteger a via aérea e manter adequada respiração espontâ-nea. Apesar de haver situações especialíssimas em que o paciente não é sedado, na maioria das vezes em que nos referimos a "intubação acordada", na realidade praticamos uma "intubação acordada e sedada".

Intubação com o paciente acordado: o procedimento é explicado ao paciente. O anestesiologista seda o paciente preservando a consciência. Este é o ponto fundamental nesta técnica. O paciente deve permanecer consciente, capaz de defender a sua via aérea, responder a comandos e, no entanto aproveitar de grau profundo de sedação, para tornar o procedimento tolerável. Trata-se de procedimento extremamente desagradável para o paciente, desconforto que pode (e deve) ser minimizado pela anestesia tópica da orofaringe, com *spray* de anestésico local. A sedação usualmente é obtida com uma mistura de fentanil com droperidol (comercializada com o nome de Nilperidol®) (1 ml/l0 kg), mas pode também ser obtida pelo uso ex-clusivo de opiáceos (fentanil 5 µg/kg ou meperidina 2 mg/kg). Deve-se ressaltar que o paciente só estará segu-ro nesta técnica se a dose sedativa do narcótico não for suficiente para abolir a consciência, além disto é preciso que o paciente permaneça acordado para obedecer aos comandos verbais do anestesiologista, entre eles o de res-pirar profundamente.

A minha preferência pessoal é pelo uso de fentanil (3 a 5 µg/kg; que corresponde a aproximadamente 4 a 8 ml/70 kg da solução comercial); associado ou não ao droperidol (0,07 a 0,15 mg/kg; que corresponde a aproximadamen-te 4 a 8 ml/70 kg da solução comercial). Em pacientes hipovolêmicos o fentanil isolado (3 a 5 µg/kg – 4 a 8 ml sol. comercial/70 kg) me parece preferível a associação com o droperidol.

O comando de respirar profundamente deve ser dado repetidas vezes pelo anestesiologista. O paciente "es-quecerá" de respirar sob a ação do narcótico, mas estará consciente e apto a respirar sob comando do anestesio-logista.

O comando de respirar profundamente deve ser dado repetidas vezes pelo anestesiologista não só para manter a ventilação (o que é essencial), mas também para apro-veitar a abertura da glote que ocorre no início da inspira-ção, para neste momento atravessar a ponta do tubo entre as cordas vocais e parar de introduzir o tubo tão logo o balonete atravesse as cordas vocais. Assim que a intuba-ção é completada, isto é, o balonete (*cuff*) insuflado após a passagem pelas cordas vocais, uma dose hipnótica de anestésico venoso (indução venosa rápida, de preferência com droga de latência curta, como etomidato, propofol ou tiopental) deve ser imediatamente administrada, seguida por bloqueador neuromuscular despolarizante.

A preferência pelo agente hipnótico vai ser regida pela avaliação do grau de hipovolemia do paciente estimada pelo anestesiogista: se for grave, a cetamina assume a preferência, se moderada, o etomidato é boa escolha, se o paciente for julgado não hipovolêmico, e é preciso ter fortes evidências disto, e contar com função cardíaca ade-quada, pode-se usar o tiopental ou o propofol.

A anestesia tópica merece também considerações: a intubação com o paciente acordado bem-feita pressupõe tosse forte e esforço, se for bem-sucedida. A anestesia tó-pica pode e deve abranger os lábios, base da língua, pilares anteriores e posteriores, epiglote, valécula. No entanto não pode (e não deve) incluir a rima glótica, as cordas vocais e o interior da traqueia; uma vez que a razão de infligir todo o sofrimento de uma "intubação acordada" ao paciente se baseia na assertiva de que o sofrimento tem como benefí-cio poupá-lo do risco de uma aspiração. A anestesia tópi-ca dessas estruturas relacionadas, bem como a anestesia da luz da traqueia por injeção transtraqueal de anestésico local, propicia, no evento de vômito ou regurgitação, a entrada de material estranho na árvore respiratória.

Bloqueios nervosos

Dois bloqueios podem facilitar a aceitação da "intubação acordada":

1. Bloqueio (bilateral) do ramo lingual nervo IX (glosso-faríngeo). Este bloqueio melhora o reflexo de vômito e diminui a resposta hemodinâmica da laringoscopia.

   É realizado tracionando-se lateralmente a língua, expondo o arco palatoglosso. Na base pilar tonsilar anterior forma-se uma prega de tecido entre o palato e a língua. Esta prega é puncionada (a agulha entra cerca de 0,5 cm e aspira-se para verificar se aparece ar, que indica transfixação da prega, ou sangue) e infiltram-se 2 ml de lidocaína 2% em cada lado.

2. Bloqueio do ramo interno do nervo laríngeo superior: o bloqueio do ramo interno do nervo laríngeo superior confere sensibilidade às estruturas supraglóticas e a mucosa da laringe. Pode ser bloqueado seja externa-mente, onde o nervo atravessa a membrana tireoidea, seja internamente, onde ele passa pela fossa piriforme e fica abaixo da mucosa. Colocam-se bolas de algo-dão embebidas com solução de anestésico local na fossa com uma pinça curva, as quais permanecem no local por 3 a 5 minutos até uma anestesia eficaz. O bloqueio externo é feito da seguinte maneira: segura-se o osso hióide transversalmente com o polegar e o indicador; em seguida, palpa-se a depressão bilate-ral entre o corno superior da cartilagem tireoide e o

osso hioide. Depois de um teste de aspiração negativo, injetam-se 3 ml de lidocaína 2% em ambos os lados com uma agulha número 23. Infeções locais, os tumores e a presença de diátese hemorrágica são contraindicações.

Na prática clínica esses bloqueios são muito pouco utilizados.

Fibroscopia flexível

É a melhor alternativa para IT difícil com o paciente inconsciente ou acordado (a facilidade para o endoscopista e o índice de sucesso são maiores com o paciente acordado e com tônus nos músculos do assoalho da boca). Pode ser feita pelo nariz ou pela boca. O maior problema da fibroscopia é a presença de sangue e/ou secreções. Melhor do que aspirar o sangue e/ou secreções é expeli-los do campo visual usando a via de aspiração para insuflar O_2 a alta pressão pelo broncofibroscópio, o que além de facilitar a visão, previne embaçamento e aumenta a fração inspirada do oxigênio para o paciente. A fibroscopia é facilitada pela colocação do fibroscópio próximo a abertura da laringe através de um condutor (p. ex., LMA). O único problema da fibroscopia para intubação é que requer um aparelho muito caro (em torno dos US$8.000) e um endoscopista com treinamento para realizá-la, e o aprendizado do uso deste aparelho não é algo que se obtenha em pouco tempo. Poucos hospitais no Brasil dispõem de serviço de endoscopia com capacidade de atender o centro cirúrgico em tempo integral.

Intubação retrógrada

Manobra invasiva com alto grau de eficácia. (1) Agulha punciona a membrana cricotireóidea de forma que: (2) um fio-guia flexível ou cateter é passado através da agulha ao interior da faringe e retirado pela boca (ou nariz); (3) a agulha é removida; (4) se o tubo traqueal não passar guiado pelo fio, puxado nas duas pontas, o diâmetro do guia retrógrado é aumentado; (5) pela passagem de guias mais calibrosos pelo fio-guia; como, por exemplo, uma sonda nasogástrica ou, melhor ainda, a via de biópsia de um broncoscópio.

A literatura relata alto índice de sucesso onde outras técnicas falham. Sua indicação maior está nas lesões traumáticas complexas da face.

Uma anestesia local infiltrativa da pele e subcutâneo da superfície sobre a membrana cricotireóidea é feita, logo depois a membrana é puncionada por agulha de grosso calibre (p. ex., peridural 16G ou intracath), a 30° cefalicamente, através da qual se insere um fio-guia (p. ex., cateter de peridural) até que saia pela boca ou nariz. O tubo traqueal será colocado através deste fio-guia.

Existem três pontos problemáticos na intubação traqueal por via retrógrada: (1) a corda vocal direita. A rotação do tubo no sentido contrário ao dos ponteiros do relógio, em 90°, resolve essa situação; (2) as pontas do fio-guia sendo puxadas com força, fazem com que ele se posicione na parte mais anterior (mais estreita) da abertura da glote, o que pode impedir a entrada do tubo traqueal; (3) desde que o fio-guia entra na traqueia a uma fração de centímetro abaixo das cordas vocais, o tubo pode se desalojar no momento da retirada do fio-guia.

A associação de uma técnica retrógrada com um fibroscópio torna o sucesso mais provável. Se o fio-guia colocado retrogradamente for colocado através da via de biópsia de um fibroscópio, "vestido" com um tubo traqueal, o fibroscópio é guiado retrogradamente e serve de "guia a anterógrado" para o tubo traqueal.

É claro que a associação de técnicas anterógradas e de laringoscopia convencional com um fio-guia passado retrogradamente vai aumentar a chance de sucesso na intubação traqueal.

Novos laringoscópios e lâminas

Desde que o eixo da laringe, faringe e boca forma uma curva (em forma de "C"), e o propósito da laringoscopia é tomar esta curva o mais próximo possível de uma reta, vários tipos de lâmina têm sido inventados para facilitar a visão da laringe. Até mesmo o direcionamento de cateter com ponta metálica através de ímã colocado na laringe já foi tentado com êxito.

Laringoscópio de Bullard

O laringoscópio de Bullard: um instrumento rígido de visão indireta através de fibra ótica. Devido às suas dimensões e forma especialmente desenhadas (forma de "L", raio de curvatura – 3,4 cm; grossura da lâmina – 0,64 cm; profundidade da lâmina = 13,2 cm 2 largura 1,3 cm) e ao fato de ter o seu eixo rodado 90° da horizontal para a vertical na sua inserção, permite a IT com mínima abertura da boca.

Além da lâmina, o laringoscópio de Bullard tem um "estilete intubatório" que prende o tubo traqueal pelo "olho de Murphy". Como a fibra ótica termina a apenas 2 ml do fim da lâmina, o alinhamento dos eixos da boca, faringe e laringe torna-se desnecessário. Além disso, pode ser incorporado ao equipamento um canal bifurcado no final, por onde pode ser insuflado O_2 durante a tentativa de IT.

O "olho de Murphy" (Murphy's eye) é um orifício na extremidade do tubo traqueal que se destina a permitir a passagem de ar no caso de "biselamento", isto é, quando a luz do tubo se encontra alinhada e de encontro a parede da traqueia.

O laringoscópio de Bullard leva na lâmina uma fibra ótica, que coloca o "olho do laringoscopista" próximo a ponta da lâmina, tornando a visão da laringe muito mais fácil. Este laringoscópio tem a forma de um bastão de hóquei ("L"). Uma vez que a língua tenha sido ultrapassada pela ponta da lâmina, o cabo é tracionado para cima, de modo que a ponta da lâmina, que está próxima ou na base da língua, ajude ao corpo da lâmina a empurrar para cima (ou seja, dentro do espaço mandibular) os tecidos que se interpõem à linha de visão da abertura da glote. A maior vantagem desse tipo de laringoscópio é que se dispensa a colocação o paciente na "posição de cheirar" (*sniffing position*), o que pode ser interessante, principalmente se existe dúvida de lesão cervical. A intubação pode ser feita com um tubo com estilete (mandril), ou o estilete pode ser agregado ao laringoscópio, de modo que o tubo "vista" o mandril e seja colocado sob visão direta na traqueia. Este novo tipo de laringoscópio é o que permite a intubação com a menor amplitude de abertura de boca e a menor mobilização do pescoço.

Estiletes com iluminação

Estiletes maleáveis com fonte de luz na ponta podem ser colocados na traqueia e ter a posição checada pela visão da luz na porção anterior do pescoço. Servem de guia anterógrado para intubação traqueal.

Via aérea cervical

Traqueostomia cirúrgica ou percutânea, ou cricotireotomia: antes de abandonar as técnicas de intubação traqueal, depois de repetidos fracassos na intubação traqueal acordada, e se adiar ou cancelar a cirurgia, ou partir para uma traqueostomia semiemergencial, deve-se responder as seguintes perguntas:

1. O paciente precisaria de melhor preparo (sedação/analgesia) ou anestesia tópica ou local para as tentativas de "IT acordada"?
2. Seria prudente trocar a técnica de IT?
3. Valeria a pena combinar as técnicas alternativas discutidas anteriormente?

Algumas situações são indicações de traqueostomia como primeira opção de controle da via aérea:

1. Fratura da laringe (ou trauma direto).
2. Abscessos da via respiratória localizados no trajeto da IT ou distorcendo a via de IT.

3. Fraturas da base do crânio com perda de LCR.
4. Lesões que condicionam cirurgia a um só tempo na boca e no nariz, contra-indicando tanto IOT quanto INT.

CVCI (*cannot ventilate cannot intubate*)

Assim é referida no algoritmo da ASA, a situação: ventilação impossível e intubação traqueal (IT) impossível. Quando não se consegue ventilar nem intubar um paciente, estamos a poucos minutos de uma hipóxia fatal, portanto uma emergência que requer conduta imediata. Como comemorativo especial desta situação dramática, se a iminente parada cardíaca acontecer perde-se um meio de confirmação de IT, que é o aparecimento de CO_2 no gás expirado, dificultando a confirmação da intubação traqueal.

Existem quatro alternativas aceitáveis para a situação CVCI:

a) Inserção de máscara laríngea (LMA – *laringeal mask airway*)
b) Inserção de *combitube*
c) Início de ventilação transtraqueal por jato (TTN – *trans traqueal jet ventilation*)
d) Via aérea cervical imediata (cricotireo ou traqueotomia cirúrgica ou percutânea)

Máscara laríngea (Laringeal Mask Airway – LMA)

A máscara laríngea é uma espécie de tubo traqueal modificado, com um balonete (*cuff*) que foi idealizado para quando insuflado separar a via respiratória e o esôfago das cavidades oral e nasal (formando um "selo oval" na entrada da laringe). É como se na extremidade distal de um tubo traqueal fosse adaptada uma miniatura de máscara facial. A sua grande vantagem reside na facilidade de posicionamento, que requer pouco treinamento, e na sua efetividade. Existem múltiplos relatos de uso da máscara laríngea como condutor de fibroscópio, "estilete intubatório", ou mesmo de tubo traqueal de fino calibre na literatura, bem como de via aérea emergencial em casos de intubação difícil. Apesar de poder resolver problemas de ventilação devido a sua colocação fácil, a máscara laríngea não previne a aspiração e tem indicação questionável em pacientes em risco de vômito e/ou regurgitação.

A máscara laríngea é colocada pela boca, tentando-se alinhar o eixo da sua luz ao eixo da laringe. Quando corretamente posicionada, a linha escura da sua parte posterior deve apontar para o nariz do paciente. A colocação demanda muito pouco tempo e deve ser sempre tentada quando a intubação não é possível e a ventilação por máscara facial é de eficiência dúbia.

O seu uso é também válido quando se pensa em passar através da luz da máscara laríngea um estilete, ou guia, que uma vez dentro da traqueia, servirá de condutor para um tubo traqueal, vestido ou não num fibroscópio. Há variantes da LMA convencional, como a "LMA intubatória" especialmente desenhada para se intubar através dela.

Em algumas situações especiais, como queimaduras na face, ou anestesias diárias, pode ser alternativa válida para intubação de repetição, com muito menor dano traqueal.

A LMA é uma cânula relativamente não invasiva, quando comparada ao tubo traqueal. Determina distúrbios mínimos nos sistemas cardiovascular e respiratório. O sistema respiratório é menos alterado porque a cânula não atravessa as cordas vocais. A resistência que a LMA padrão oferece ao fluxo de ar é menor do que a de um tubo traqueal correspondente, embora o trabalho da respiração não diminua. A resposta de estresse hemodinâmica à inserção da LMA é menos acentuada do que durante a intubação da traqueia, sendo necessária uma quantidade menor de anestésico para tolerar a LMA em posição. A inserção da LMA não determina bacteremia significativa em comparação a intubação. De maneira geral, há menor incidência de laringoespasmo. O período de recuperação associa-se a menor incidência de queda na saturação de oxigênio, tosse e espasmo da laringe.

A LMA é útil porque geralmente pode ser introduzida com rapidez e precisão em uma única tentativa. Associa-se a uma baixa incidência de traumatismo do tecido e é aceita pelos pacientes que necessitam de intubação acordada. Portanto, tem uma relação risco-benefício positiva nos casos em que há incidência significativa de morbidez e mortalidade.

Em geral, a ventilação difícil com máscara facial pode ser controlada com a máscara laríngea. Dois estudos comparativos demonstraram que a máscara laríngea é melhor do que a máscara facial e a cânula orofaríngea em termos de saturação de oxigênio nos pacientes com anatomia normal das vias aéreas.

Em outros relatos de casos, a máscara laríngea provou sua utilidade quando a máscara facial não permitiu a ventilação após lesão de face.

A máscara laríngea é um dispositivo supraglótico e, em tese, sua introdução não e afeta a anatomia das vias aéreas superiores ou do rosto.

Demonstrou-se em estudos controlados que a facilidade da introdução da LMA independe da contagem de Mallampati e de Cormack e Lehane (índices de suspeita de dificuldade de intubação), também não sendo afetada pela tração axial na coluna cervical ou pela presença de um colar cervical rígido. Por outro lado, a compressão da cartilagem cricoide (manobra de Sellick) com as duas mãos pode impedir a introdução da máscara laríngea.

Combitube

Tubo de intubação combinada esofagotraqueal: consiste em tubo de duplo lúmen com dois balonetes (*cuffs*) infláveis por seringa. O proximal (faríngeo) tem o papel equivalente ao da máscara no antigo "obturador esofágico", ou seja, isola a boca e nariz do ar atmosférico. A função deste balonete de 100 ml é a de preencher o espaço entre a base da língua e o palato mole. Logo depois do balão faríngeo, porém superior a abertura da laringe, existem buracos para ventilação da traqueia pelo lúmen esofágico. O lúmen esofágico é em fundo cego e tem furos de ventilação ao nível da faringe, para que o ar penetre na traqueia. O segundo lúmen se parece com um tubo traqueal. O *cuff* distal menor 10 ml serve para selar o esôfago ou a traqueia (dependendo de onde o *combitube* for parar na inserção). O *combitube* é inserido às cegas pela boca e intubando indiferentemente o esôfago ou a traqueia, permite a ventilação pulmonar, desde que se use a luz apropriada.

Se o *combitube* for inserido no esôfago (o que na sua inserção às cegas, numa emergência, é muito mais provável) o médico ventila o paciente através do lúmen esofágico (fundo cego) via perfurações faríngeas do tubo; se o tubo "der a sorte" de ir parar na traqueia, usa-se a via traqueal do *combitube*.

Tem a vantagem de permitir a ventilação simultaneamente a prevenir a aspiração pulmonar e permite sucção (para fora, com aspirador) do conteúdo gástrico, ao mesmo tempo em que o paciente é ventilado.

Na maior parte dos relatos de seu uso a ventilação foi possível 30 segundos após a primeira tentativa de inserção do *combitube*, o que mostra seu potencial em emergências.

Ventilação transtraqueal por jato (Transtraqueal Jet Ventilation – *TTJV*)

Esta é uma alternativa para a situação na qual não se pode nem intubar nem ventilar o paciente. O jato tanto pode ser aplicado através de um cateter colocado por laringoscopia, ou às cegas na traqueia pela boca ou nariz, como pode ser aplicado por cateter por punção da membrana cricotireóidea.

Em alguns casos de intubação extremamente difícil há quem advogue a punção da membrana cricotireóidea com anestesia local, e inserção de cateter intravenoso (calibre 14G) na traqueia antes de qualquer tentativa de intubação, para que se tenha uma via de ventilação à mão, antes que se desenvolva uma situação em que não se pode nem ventilar nem intubar. Existe relato de ventilação por jato sem hipóxia e sem hipercarbia por 90 minutos, o que mostra a efetividade do método.

ANESTESIA PARA ARTROSCOPIA DA ARTICULAÇÃO TEMPOROMANDIBULAR

São indicações comuns para artroscopia da ATM: patologia interna da ATM com fixação da mandíbula na posição fechada; patologia da ATM com dor e dificuldade a movimentação; osteoartrite; hipermobilidade; anquilose fibrosa.

A disfunção de ATM pode ser causada por componente espástico dos músculos mastigatórios secundário a tensão crônica destes músculos como resultado de processo involuntário mental de tensionar e relaxar estes músculos. Essa população de pacientes com disfunção de ATM é peculiar pelo alto índice de psicopatologia (depressão), de modo que drogas comumente prescritas em psiquiatria e com potencial interação com os anestésicos freqüentemente estão envolvidas (benzodiazepínicos, antidepressivos, lítio etc.)

Na artroscopia da ATM a intubação via nasal é preferida. Complicações da artroscopia da ATM são raras, mas incluem perda total ou parcial da audição, infecção, hemorragia requerendo artrotomia (cirurgia a céu aberto). Disfunção temporária ou permanente dos nervos cranianos 5° (trigêmeo), 7° (facial) e 8° (auditivo). De particular importância para o anestesiologista é o vazamento extracapsular do líquido de irrigação da ATM, que pode gerar obstrução parcial ou completa da via aérea. Quantidades substanciais de líquido podem infiltrar tecidos moles e o paciente só deve ser extubado com a certeza de que a cavidade oral foi examinada e não existe grau significativo de edema no pescoço.

ANESTESIA PARA PROCEDIMENTOS DE URGÊNCIA

A maioria os pacientes que vão para cirurgia bucomaxilofacial de urgência é de pacientes com trauma (isolado ou combinado) da face, geralmente vítimas de acidentes ou violência. Qualquer paciente nessa condição deve ser considerado como "paciente com estômago cheio", até que se possa documentar evidência em contrário. Isto significa que pacientes que podem aspirar conteúdo gástrico para árvore respiratória!

Uma atenção extra, pertinente à especialidade, é relativa ao sangue deglutido. A tendência a vômitos vai variar conforme a natureza do conteúdo gástrico. Considero álcool e sangue os tipos de conteúdo gástrico mais freqüentemente associados a náuseas e vômitos (sangramentos oral e/ou nasal são comuns nos traumas que envolvem a especialidade; além disso, existe alta incidência de alcoolizados entre os acidentados), expondo o paciente ao risco de aspiração.

Como regra geral, pacientes com potencial para aspiração pulmonar devem ser intubados antes da anestesia geral. A "intubação acordada" deve ser sempre a primeira escolha em face de situações de emergência.

A mesma regra de segurança vale tanto para intubação difícil quanto para estômago cheio: "intubação acordada" como primeira opção. Uma exceção a esta regra é o paciente com estômago cheio e perfuração ocular com olho supostamente viável, já que os esforços da intubação acordada podem precipitar a perda do vítreo. (Lesão oftálmica associada a trauma de face, aliás nestes casos mesmo o uso da succinilcolina é questionável.)

O paciente com trauma facial, ou cuja via aérea é distorcida por tumor ou infecção, pode aparecer com uma patologia muito óbvia, que pode distrair a atenção do médico para avaliação global do paciente. No paciente com trauma facial, outras lesões menos aparentes podem ameaçar a segurança do paciente. Nos pacientes com traumas de baixo impacto (soco), poucos têm outras lesões; mas nos de alto impacto (acidentes automobilísticos) até um terço dos pacientes tem lesões associadas. Especial atenção para lesão de coluna cervical e trauma encefálico no trauma facial de alto impacto.

Pacientes com tumor de via aéreas podem aparecer na emergência por uma variedade de razões (sangramento, edema, reoperação etc.). Tumores podem crescer bastante dentro da via aérea sem sinais de obstrução; estes tumores são friáveis e sangram com facilidade. Tentativas de intubação podem ocasionar sangramento, edema e obstrução de via aérea. Pacientes submetidos à radioterapia para esses tumores desenvolvem fibrose de assoalho da boca e base da língua, maior tendência a sangramento, que podem tornar a laringoscopia e intubação impossíveis. Apenas lembrando que os tumores de cabeça e pescoço são freqüentes em alcoólatras e fumantes inveterados, com as conseqüentes repercussões nas funções hepática e respiratória.

Grande dificuldade na intubação traqueal pode ocorrer em pacientes com tumor, infecção ou trauma facial. Nos casos extremos a traqueostomia com anestesia local antes da anestesia geral se impõe. História, exame físico, raios X e a opinião do cirurgião vão definir a conduta a ser tomada para assegurar o manuseio da via aérea. Deve-se ressaltar que a técnica de "laringoscopia de teste" (*awake look*) para decidir se serão induzidas a anestesia e a paralisia muscular antes da intubação pode ser enganosa. O tônus muscular e o esforço respiratório do paciente acordado podem ajudar a identificar as estruturas da glote, mas, uma vez anestesiado e paralisado, a visão das estruturas familiares pode ser prejudicada.

Ferimentos por arma de fogo no pescoço e/ou na face podem se apresentar na entrada do paciente sem obstrução de via aérea, para progredir para obstrução de via aérea e morte em pouco tempo. Considera-se este tipo de ferimento indicação de intubação e/ou traqueostomia preventiva (enquanto o paciente ainda pode respirar), uma vez que a mortalidade da traqueostomia de urgência é muito maior do que a realizada eletivamente.

BIBLIOGRAFIA

Adriani J, Zepernick R, Arens J, Authement, E. The comparative potency and effectiveness of topical anesthesics in man. *Clin Pharmacol Ther*, 1964; *5*:49.

American Society of Anesthesiologists. Basic Standards for Preanesthesia Care. 1995 Directory of Members. *Am Soc Anesthesiol*, 1995.

Bannister FB, Macbeth RG. Direct laryngoscopy and intubation. *Lancet*, 1944; *2*:651.

Bellhouse CP, Dore C. Criteria for estimating likelihood of difficulty of endotracheal intubation with Macintosh laryngoscope. *Anaesth Intensive Care*, 1988; *16*:329.

Brechner VL. Unusual problems in the management of airways. I. Flexion-extension mobility of the cervical vertebrae. *Anesth Analg*, 1968; *47*:462.

Brodrick PM, Webster NR, Nunn JF. The laryngeal mask airway. A study of 100 patients during spontaneous breathing. *Anaesthesia*, 1989; *44*:238.

Caplan RA, Posner KL, Ward RJ *et al*. Adverse respiratory events in anesthesia: A closed claims analysis. *Anesthesiology*, 1990; *72*:828.

Cass NM, James NR, Lines V. Difficult direct laryngoscopy complicating intubation for anesthesia. *Br Med J*, 1956; *1*:488.

Cheney FW, Posner KL, Caplan RA. Adverse respiratory events infrequently leading to malpractice suits: A closed claims analysis. *Anesthesiology*, 1991; *75*:932.

Cormack RS, Lehane J. Difficult tracheal intubation in obstetrics. *Anaesthesia*, 1984; *39*:1105.

Crosby DT, Lui A. The adult cervical spine: Implications for airway management. *Can J Anaesth*, 1990; *37*:77.

Doas FG, Lopez L, Virtue RW. Local anesthetic toxicity modified by oxygen and by combination of agents. *Anesthesiology*, 1962; *23*:755.

Dyson A, Harris J, Bjatia K. Rapidity and accuracy of tracheal intubation in a mannequin: Comparison of the fiberoptic with the Bullard laryngoscope. *Br J Anaesth*, 1990; *65*: 268.

Eckenhoff JE. Some anatomic considerations of the infant larynx influencing endotracheal intubation. *Anesthesiology* 1951; *12*:401.

Egbert LD, Battit GE, Turndorf H, Beecher HK. The value of the preoperative visit by an anesthetist: A study of doctor-patient rapport. *JAMA*, 1963; *185*:553.

Fernback S, Brouillette RT, Riggs TW, Hunt CE. Radiologic evaluation of adenoids and tonsils in children with obstructive sleep apnea: Plain films and fluoroscopy. *Pediatr Radiol*, 1983; *13*:258.

Finucane BT, Santora AH. Evaluation of the airway prior to intubation: Principles of Airway Management, p. 69. Philadelphia: FA Morris, 1988.

Frerk CM. Predicting difficult intubation. *Anaesthesia*, 1991; *46*:1005.

Gillespie NA. Endotracheal Anesthesia, 2nd ed. Madison, Wisconsin, University of Wisconsin Press, 1950.

Goldberg MJ. The Dysmorphic Child. An Orthopedic Perspective. New York: Raven Press, 1987.

Goldman L, Caldera DL, Nussbaum SR *et al*. Multifactorial index of cardiac risk in noncardiac surgical procedures. *N Engl J Med*, 1977; *297*: 845.

Grebenik CR, Ferguson C, White A. The laryngeal mask airway in pediatric radiotherapy. *Anesthesiology*, 1990; *72*:474.

Holzman RS, Nargozian CD, Florence F. Lightwand intubation in children with abnormal upper airways. *Anesthesiology*, 1988; *69*:784.

Hotchkiss RS, Hall JR, Braun IF, Schisler JQ. An abnormal epiglottis as a cause of difficult intubation-airway assessment using magnetic resonance imaging. *Anesthesiology*, 1988; *68*:140.

Johnston DF, Wrigley SR, Robb PJ, Jones HE. The laryngeal mask airway in pediatric anesthesia. *Anaesthesia*, 1990; *45*:924.

Jones KL. Smith's Recognizable Patterns of Human Malformation, 4th ed. Philadelphia: WB Saunders, 1988.

Katz J, Steward DJ. Anaesthesia in Uncommon Prediatric Diseases. Philadelphia: W.B. Saunders, 1987.

Keats AS. The ASA Classification of physical status: A recapitulation. *Anesthesiology*, 1978; *49*: 233.

King TA, Adams AP. Failed tracheal intubation. *Br J Anaesth*, 1990; *65*:400.

Leenan RL, Boyan CP. Cardiac arrest due to anesthesia. *JAMA*, 1998; 252:2373-2985.

Lutner RE, Roizen MF, Stocking CB *et al*. The automated interview versus the personal interview. Do patient responses to preoperative health questions differ? *Anesthesiology*, 1991; *75*:394.

Mallampati SR, Gatt SP, Gugino LD *et al*. A clinical sign to predict difficult tracheal intubation: A prospective study. *Can Anaesth Soc J*, 1985; *32*:429.

Mallampati SR. Clinical sign to predict difficult tracheal intubation (hypothesis). *Can Anaesth Soc J*, 1983; *30*:316.

Maltby JR, Loken RG, Watson N. C. The laryngeal mask airway: Clinical appraisal in 250 patients. *Can J Anaesth*, 1990; *37*:509.

Mathew M, Hanna LS, Aldrete JA. Preoperative indices to anticipate a difficult tracheal intubation. *Anaesth Analg*, 1989; *68*:S187.

McClune S, Regan M, Moore J. Laryngeal mask airway for cesarean section. *Anaesthesia*, 1990; *45*:227.

Miller EN, Norman D. The role of computed tomography in the evaluation of neck masses. *Radiology*, 1979; *133*:144.

Negus VE. The Comparative Anatomy and Physiology of the Larynx. New York: Grune & Stratton, 1949.

Nichol HC, Zuck D. Difficult laryngoscopy. The "anterior" larynx the atlanto-occipital gap. *Br J Anaesth*, 1983; *55*:141.

Ovassapian A. Fiberoptic Airway Endoscopy in Anesthesia and Critical Care. New York: Raven Press, 1990.

Patil VU, Stehling L, Zauder HL. Fiberiptic Endoscopy in Anesthesiology. Chicago: Year Book Medical Publishers, 1983.

Patil VU, Stehling LC, Zaudner HL. Fiberoptic Endoscopy in Anaesthesia. Chicago: Year Book Medical Publishers, 1983.

Pellicci PM, Ranawat CS, Tsairis P *et al*. A prospective study of the progression of rheumatoid arthritis of the cervical spine. *J Bone Joint Surg*, 1981; *63A*:342.

Powell JF, Woodcock T, Luscombe FE. Atlanto-axial subluxation in Down's syndrome. *Anaesthesia,* 1990; *45*:1049.

Rao TLK, Jacobs KH, El-Etr AA. Reinfarction following anesthesia in patients with myocardial infarction. *Anesthesiology,* 1983; *59*:499.

Rogers SN, Benumof JL. New and easy techniques for fiberoptic endoscopy-aided tracheal intubation. *Anesthesiology,* 1983; *59*:569.

Roizen MF, Coalson D, Hayward RS *et al.* Can patients use an automated questionnaire to define their current health status? *Med Care,* 1992; *30*: MS74.

Roizen MF, Hunt TK, Beaupre PN *et al.* The effect of alpha-adrenergic blockade on cardiac performance and tissue oxygen delivery during excision of pheochromocytoma. *Surgery,* 1983; *94*:941.

Salathe M, Johr M. Unsuspected cervical fractures. A common problem in ankylosing spondylitis. *Anesthesiology,* 1989; *70*:869.

Salem MR, Mathrubhutham M, Bennett EJ. Difficult intubation. *N Engl J Med,* 1976; *295*:879.

Salem MR. Anesthetic management of patients with "a full stomach". A xritical review. *Anesth Analg,* 1970; *49*:47.

Samsoon GLT, Young JRB. Difficult tracheal intubation: A retrospective study. *Anaesthesia,* 1987; *42*:487.

Schneider J, Probst R, Wey W. Magnetic resonance imaging. A useful tool for airway assessment. *Acta Anaesthesiol Scand,* 1989; *33*:429.

Sellick BA. Cricoid pressure to control regurgation of stomach contents during induction of anesthesia. *Lancet,* 1961; *2*:404.

Shan KB, Kleinman BS, Sami H *et al.* Reevaluation of perioperative myocardial infarction in patients with prior myocardial infarction undergoing noncardiac operations. *Anesth Analg,* 1990; *71*:231.

Siegel MJ, Nadel SN, Glazer HS *et al.* Mediastinal lesions in childhood. Comparison of CT and MR. *Radiology,* 1986; *160*:241.

Sinclair JR, Mason RA. Ankylosing spondylitis. The case for awake intubation. *Anaesthesia,* 1984; *39*:3.

Smith RJ, Smith MC, Glossup P *et al.* Congenital vascular anomalies causing tracheoesophageal compression. *Arch Otolaryngol,* 1984; *110*:82.

Tarhan S, Moffitt EA, Taylor WF, Giuliani ER. Myocardial infarction after general anesthesia. *JAMA,* 1972; *220*:1451.

Tham EJ, Gillgersleve CD, Sanders LD *et al.* Effects of posture, phonation and observer on Mallampati classification. *Br J Anaesth,* 1992; *68*:32.

Westhorpe RM. The position of the larynx in children and its relation to the use of intubation. *Anaesth Intensive Care,* 1987; *15*:384.

White A, Kander PL. Anatomical factors in difficult direct laryngoscopy. *Br J Anaesth,* 1975; *47*:74.

Wilson ME, John R. Problems with the Mallampati sign. *Anaesthesia,* 1990; *45*:486.

Wilson ME, Spiegelhalter D, Robertson JA, Lesser P. Predicting difficult intubation. *Br J Anaesth,* 1988; *61*:211.

Patologias Associadas ao Paciente Bucomaxilofacial*

João Paulo Esposito

Independentemente da cirurgia proposta, todo especialista deve ter em mente a necessidade de excluir patologias simultâneas e, estando estas presentes, preparar o paciente da melhor forma possível, para o estresse da anestesia e do procedimento por ele indicado. Fundamental para isso é a realização de uma adequada anamnese e exame físico geral que permitam detectar a presença de estados patológicos muitas vezes inusitados.

Perante o diagnóstico de uma doença que possa aumentar a morbidade e letalidade do paciente cirúrgico eletivo, é essencial estabilizar o quadro no período pré-operatório e garantir recursos para enfrentar complicações no trans e no pós-operatório.

Muitas vezes, tal preparo em nada irá colaborar para a melhora clínica do paciente, todavia garantirá ao especialista a certeza de que não foi negligente na eventualidade de uma complicação. Portanto, o diálogo entre o cirurgião bucomaxilofacial, o médico que normalmente acompanha o paciente e o anestesista é algo de valor inestimável para uma evolução satisfatória.

O objetivo deste capítulo é apresentar algumas das patologias mais frequentes, sobre as quais o especialista em cirurgia bucomaxilofacial deve ter noções da morbidade e letalidade, evitando transtornos inesperados, que podem tomar proporções muito maiores que a própria cirurgia indicada.

DOENÇA ISQUÊMICA CARDÍACA

Todo paciente com fatores de risco para a aterosclerose merece atenção especial para uma possível patologia cardíaca isquêmica. Assim, antecedentes familiares, tabagismo, diabetes melito, hipertensão arterial, dislipidemias, obesidade e sedentarismo tornam prudente uma investigação pré-operatória direcionada.[13]

Embora pacientes desprovidos de qualquer sintomatologia e apresentando eletrocardiograma normal possam ser portadores de obstruções coronarianas importantes, em 80% a 90% dos casos há algum indício na história clínica, como precordialgias relacionadas ao estresse ou não (*angina pectoris*), dispneia aos esforços e fenômenos isquêmicos periféricos, como claudicação intermitente de membros inferiores e sopro cervical por obstrução parcial de carótidas.[3]

Submeter um paciente com história de infarto agudo do miocárdio (IAM), há menos de seis meses, a um pro-

---

*Nota do Coordenador: Este capítulo é complementar aos Capítulos 1 e 2 da Seção IV.

cedimento anestésico, implica risco aumentado de novo infarto, seguido ou não de óbito no período perioperatório, em porcentagens que variam de 5% a 80%. Por outro lado, após seis meses, a chance de um novo infarto estabiliza por volta de 2% a 6%.

Insuficiência cardíaca congestiva, doença nas valvas do coração, diabetes melito e angina severa são outros fatores que aumentam a morbidade e mortalidade cirúrgicas.[1-6] Mesmo em cirurgias ditas não cardíacas, a mortalidade dos infartos no período perioperatório pode atingir 17% dos casos, o que recomenda adequada investigação preliminar.[5]

Para otimizar os dados da história, obtendo indicadores de risco cardíaco perioperatório, podem ser realizados o teste de esforço (ergométrico), o Holter (eletrocardiograma – ECG de 24 horas), ecocardiografia de estresse com dobutamina, mapeamento com tálio e, havendo risco aumentado, procedimentos mais invasivos, como o cateterismo e a coronariografia digital.[31]

Pacientes com boa fração de ejeção do ventrículo esquerdo no ecocardiograma, cardiomegalia e sem sinais de isquemia no traçado do ECG, como alterações do segmento entre as ondas S e T aos esforços, proporcionam maior segurança para o anestesista e para o cirurgião.[29]

Por outro lado, pacientes com angina instável, de início recente e sem associação com o estresse, acompanhada ou não de fatores agravantes, como diabetes e insuficiência renal crônica, podem ser mais bem conduzidos com tratamento à base de bloqueadores de receptores beta-adrenérgicos e, até mesmo, realizando-se coronariografia seguida de revascularização miocárdica com pontes de safena ou mamária, além da angioplastia percutânea. Somente, então, tais pacientes podem ser anestesiados com tranquilidade para o procedimento bucomaxilofacial.[14-35]

HIPERTENSÃO ARTERIAL SISTÊMICA

O paciente hipertenso apresenta maiores complicações relacionadas à cirurgia, principalmente decorrentes das lesões crônicas nos órgãos-alvo, que, após anos de evolução, podem culminar com acidentes vasculares cerebrais (AVCs), insuficiência cardíaca congestiva, infartos do miocárdio e insuficiência renal crônica.[9]

Rotineiramente, classificamos de hipertenso o indivíduo com PA (pressão arterial) maior que 140 × 90 mmHg, efetuando-se várias medidas, de preferência em dias diferentes. Na maioria dos casos, não é encontrada nenhuma causa, sendo classificada como idiopática. Habitualmente, não existe qualquer manifestação clínica; por vezes, apenas cefaléias esporádicas.

Constatado tal diagnóstico, é recomendável estabilizar a pressão em níveis seguros, pois, na ausência de uma adequada compensação, com PA sistólica acima de 170 mmHg e PA diastólica acima de 110 mmHg, existe o risco de flutuações exacerbadas de pressão arterial no intraoperatório, que podem ocasionar AVCs e infartos agudos do miocárdio.[21]

O controle individual adequado da PA no pré-operatório facilita o trabalho do anestesista, diminuindo as chances de picos hipertensivos, de um lado, e de fenômenos isquêmicos relacionados à hipotensão, do outro. Pacientes que, além de hipertensos, sejam tabagistas, diabéticos, portadores de fibrilação atrial e de episódios isquêmicos cerebrais transitórios têm alto risco de AVC perioperatório. Todavia, mesmo em cirurgias pouco complexas, de pacientes sem fatores de risco importantes, são descritos AVCIs isquêmicos esporádicos.[37]

Vários grupos de medicamentos anti-hipertensivos, como os bloqueadores de enzima de conversão da angiotensina I, permitem controles satisfatórios em períodos relativamente breves, sem atrasar, sobremaneira, a cirurgia proposta. É relevante, todavia, o conceito de que cada paciente deve receber medicamentos de acordo com o seu estado clínico e sua resposta individual.

Pacientes idosos não devem ter suas pressões arteriais diminuídas de forma abrupta, evitando-se, dessa forma, fenômenos isquêmicos cerebrais e cardíacos. É importante lembrar que, nos pacientes com mais de 60 anos, os exames pré-operatórios têm demonstrado pouca eficiência na previsão de complicações pós-anestésicas.[11]

VALVOPATIAS

O risco operatório de pacientes portadores de doenças nas valvas cardíacas depende do estádio em que estas se encontrem.[15] Pacientes que adquiriram febre reumática na infância podem apresentar, na fase adulta, severos graus de degeneração, com estenoses e insuficiências valvares. Em estádios iniciais, o único sinal no exame físico são os sopros, cujas características auscultatórias permitem localizar a valva afetada e, geralmente, diferenciar uma estenose de uma insuficiência.

Independentemente de a etiologia ser auto-imune, congênita ou isquêmica, o tratamento inadequado evolui com arritmias severas e insuficiência cardíaca congestiva, reconhecida pela estase de veia jugular, dispneia de decúbito, dispneia paroxística noturna, edema de membros inferiores e, em casos avançados, por episódios de edema pulmonar.

O prolapso de valva mitral é uma patologia frequente e de causas variadas, que, apesar de ser na maioria dos casos assintomática, pode evoluir com arritmias. Seu risco operatório depende, na verdade, do grau de insuficiência cardíaca e da complexidade das arritmias associadas.[15]

Todo portador de patologia valvar deve receber antibioticoterapia profilática no transoperatório, com o intuito de se evitar uma endocardite bacteriana. Tal recomendação é especialmente válida nas cirurgias de cavidade oral, que, invariavelmente, são seguidas de bacteremia.

A antibioticoterapia profilática deve ser iniciada uma hora antes do início da cirurgia e mantida por no mínimo 6 horas no pós-operatório, podendo ser utilizados penicilinas, cefalosporinas ou antibióticos apropriados para casos mais específicos, como nas próteses valvares.

Pacientes com próteses valvares recebendo anticoagulante oral cronicamente devem, além da suspensão deste, receber vitamina K na véspera e, se necessário, plasma fresco no dia da cirurgia. A anticoagulação deve ser reiniciada 12 horas após o término do procedimento operatório, inicialmente com heparina.[7]

ARRITMIAS CARDÍACAS

Várias são as arritmias que podem provocar transtornos durante o ato cirúrgico, levando, até mesmo, o paciente a uma parada cardiorrespiratória. Entretanto, a maioria delas não tem qualquer significado clínico, não justificando o atraso na realização da cirurgia proposta.

O paciente pode referir síncopes e palpitações e apresentar frequência cardíaca de repouso alterada, além de extrassístoles facilmente detectáveis na tomada de pulso. Uma vez constatada a presença de arritmia cardíaca no exame físico, esta deve ser avaliada por meio de eletrocardiograma ou, se necessário, Holter. É importante ressaltar que o risco cardíaco depende não só da capacidade funcional do coração, mas também da magnitude do ato operatório a ser praticado.[2]

Extrassístoles ventriculares em frequência maior que cinco por minuto e bigeminismos representam risco operatório aumentado e merecem tratamento e compensação pré-operatória com antiarrítmicos específicos. Bradiarritmias, com frequências cardíacas abaixo de 40 por minuto, como no bloqueio atrioventricular total (BAVT), tão frequentes em pacientes portadores de doença de Chagas, muitas vezes necessitam do implante de marca-passo, assegurando uma anestesia sem intercorrências.[16]

PATOLOGIAS RESPIRATÓRIAS

Pacientes com doença pulmonar obstrutiva crônica (DPOC), como os portadores de enfisema e bronquite crônica, mais frequentemente induzida pelo tabagismo, apresentam distúrbios na relação perfusão/ventilação, com consequente diminuição na sua reserva respiratória.

O bronquítico crônico é caracterizado por apresentar processo inflamatório em sua árvore brônquica, que evolui com displasia do seu epitélio, perda da função ciliar, maior secreção de muco e obstrução bronquiolar. Por outro lado, o enfisematoso apresenta perda na elasticidade das paredes dos alvéolos, que vão sendo destruídas e formam verdadeiras bolhas, com consequente diminuição na superfície de trocas gasosas.

É prudente, portanto, a realização de provas de função pulmonar e gasometria arterial em pacientes com manifestações clínicas evidentes, como cianose de extremidades, tórax em barril, broncospasmos frequentes, dispneia, infecções pulmonares de repetição, tosse e expectoração crônicas.

A indicação de fisioterapia respiratória, antibióticos, corticoides, broncodilatadores inalatórios e, sobretudo, a suspensão do tabagismo refletem importante melhora clínica, diminuindo a incidência de complicações respiratórias que acompanham a intubação orotraqueal e a ventilação mecânica.[8]

Infecções de vias aéreas superiores de etiologia (IVAS) viral tendem a agravar o grau de obstrução nos pacientes com DPOC, nos asmáticos e até mesmo em pacientes sem qualquer história prévia de patologia respiratória, sobretudo crianças, fato que contraindica a cirurgia por até um mês após a resolução clínica do quadro. Especial atenção deve ser dada aos asmáticos, que mesmo sem sintomatologia evidente, como dispneia e sibilos (chiados) expiratórios, podem desenvolver severos broncospasmos no intraoperatório, com difícil reversão. Recomenda-se, para tanto, uma adequada avaliação pneumológica e a compensação com corticoides e broncodilatadores.

O tabagismo representa um fator de risco independente para complicações pulmonares pós-operatórias, sendo cinco vezes mais frequentes nos tabagistas que nos não tabagistas. No entanto, foi demonstrada que a interrupção deste vício, por seis meses antes da cirurgia, resgata as defesas imunológicas dos alvéolos pulmonares, como a capacidade de fagocitose e a ação microbicida dos macrófagos.[6-18]

DIABETES MELITO

As complicações crônicas do diabetes melito são as verdadeiras responsáveis pelo aumento na morbidade e mortalidade cirúrgicas, que chegam a ser cinco vezes maiores que na população-controle.[34]

O diabetes pode ser classificado em dois grupos: o insulino-dependente (tipo 2) e o não insulino-dependente (tipo 2).

O diabetes tipo 1, mais comum em crianças, é causado por uma inadequada resposta imunológica diante de uma infecção viral, que acaba por destruir as células β do pâncreas, culminando com a parada de produção de insulina. Seu tratamento exige, de início, a reposição com insulina exógena, que, se não for feita, pode culminar, agudamente, com a cetoacidose diabética, pelo intenso consumo de lípidios em vez da glicose e subsequente liberação de corpos cetônicos.

Já o diabetes tipo 2, de evidente caráter hereditário, representa a grande maioria dos pacientes, que apresentam produção de insulina pelas ilhotas de Langerhans, porém, de forma insuficiente, defeituosa e concomitante a uma resistência periférica de seus receptores. Usualmente, é tratado com dieta apropriada, hipoglicemiantes orais e, em estádios avançados, também com insulina exógena. Na ausência de medicação, pode evoluir agudamente para o coma hiperosmolar, em que ocorre desidratação grave pela diurese osmótica e por inadequada ingesta de líquidos.[29]

O rígido controle da glicemia no pré-operatório pouco colabora para a reversão das lesões crônicas adquiridas durante anos de estado hiperglicêmico, como aterosclerose avançada, miocardiopatia isquêmica ou dilatada, neuropatia periférica, insuficiência renal crônica, retinopatia e deficiências no processo de cicatrização e combate às infecções.[28]

Entretanto, um aspecto que deve ser ressaltado no paciente cirúrgico é que a hiperglicemia interfere na síntese de colágeno e na proliferação de fibroblastos, prejudicando as etapas iniciais da cicatrização. Ademais, altera a flora bacteriana e deprime a quimiotaxia, atividade fagocitária e citotóxica dos granulócitos polimorfonucleares, tornando o diabético seriamente vulnerável à infecção cirúrgica.[27]

O controle adequado da glicemia no pré-operatório melhora o processo de cicatrização e a resposta às infecções bacterianas, sendo recomendável manter os níveis glicêmicos entre 80 e 200 mg/dl. Também é importante lembrar que o paciente adequadamente compensado terá menores chances de desenvolver complicações graves, como hipoglicemia, lesões neurológicas e cardíacas.[38]

DOENÇAS DA TIREOIDE

A glândula tireoide sintetiza os hormônios tiroxina (T_4) e triiodotironina (T_3), sob o estímulo do TRH e TSH, produzidos no hipotálamo e na hipófise, respectivamente. O T_3 e o T_4, por sua vez, atuam aumentando o metabolismo, a produção de calor e a síntese de proteínas no organismo.

A maioria dos pacientes com patologia tireoidiana apresenta nódulos, sem concomitantes alterações nos níveis hormonais, o que não representa maiores riscos cirúrgicos, a não ser em casos de bócios compressivos de traqueia.

Todavia, no hipertireoidismo, o aumento excessivo no metabolismo traz consigo riscos anestésicos importantes, como arritmias e mesmo a falência cardíaca.[29]

A normalização dos níveis de T_3 e T_4 é recomendável, acarretando um atraso mínimo de quatro semanas nas cirurgias eletivas. Para tanto, são utilizados os bloqueadores de síntese de tiroxina, como o PTU ou o metimazol. Havendo necessidade de abreviar tal atraso, podem ser combinados os bloqueadores de receptores β-adrenérgicos, como o propranolol, possibilitando redução nas manifestações mediadas pela noradrenalina e adrenalina e diminuindo a incidência de complicações cardiovasculares.

Uma grave complicação que pode advir do hipertireoidismo, durante a cirurgia, é a tempestade tireotóxica, em que grandes quantidades de hormônios tireoidianos são lançadas na circulação sanguínea, acarretando transtornos cardíacos e mesmo o óbito. Para evitá-la, é essencial o controle pré-operatório.[29]

Por outro lado, os pacientes com hipotireoidismo de longa data podem apresentar insuficiência cardíaca, entre outras complicações. Com o intuito de melhorar o desempenho cardíaco e ventilatório, a reposição hormonal com T4 exógeno é feita de rotina nas semanas que antecedem a cirurgia proposta. Outrossim, nos pacientes idosos e portadores de cardiopatias, a reposição com hormônios tireoidianos deve ser paulatina, com o intuito de não agravar o dano ao coração.

NEFROPATIAS

As nefropatias crônicas apresentam riscos aumentados durante um procedimento cirúrgico, dependentes do grau de comprometimento do parênquima renal, que, em estádios avançados, manifesta-se por diminuição importante do volume urinário, edema, osteodistrofias, distúrbios hidroeletrolíticos e acúmulo de excretas, com acidose, hiperpotassemia, hipercalcemia e níveis elevados de ureia e creatinina no sangue.

A insuficiência renal evolui com retenção de água e sódio, hipertensão arterial e anemia (diminuição da produção de eritropoetina renal), que podem culminar no intra-operatório com grandes oscilações de volemia e falência cardíaca associada. Também existem maiores riscos de arritmias em virtude da acidose e hiperpotassemia.

Por conseguinte, é prudente a adequada avaliação da função renal pré-operatória por meio de índices de depurações, como o *clearance* de creatinina, além de dosagens séricas de uréia, fosfato, cálcio, potássio, sódio e hemoglobina. De acordo com estas informações, as doses de anestésicos e outras drogas com depuração renal devem ser recalculadas, evitando-se atingir níveis tóxicos. Ademais, a volemia, no período perioperatório, deve estar compensada, evitando-se danos adicionais ao coração e piora na função renal.[32]

HEPATOPATIAS

Pacientes com comprometimento hepático subclínico podem apresentar piora de função após anestesia, em decorrência da hepatotoxicidade de diversas drogas anestésicas e da hipóxia que pode decorrer do ato cirúrgico, evoluindo, em casos extremos, para falência hepática e óbito.[12-19] Independentemente da etiologia alcoólica ou viral, a hepatopatia evolui com hiponatremia, hiperbilirrubinemia, hipoalbuminemia, distúrbios de coagulação, além da retenção de sódio e água, com consequentes ascite e edema generalizado (anasarca). Também são frequentes os episódios de hipoglicemia, pela neoglicogênese deficiente, e de encefalopatia, decorrente da metabolização inadequada de toxinas e proteínas da dieta que passam a interferir no mecanismo de ação dos neurotransmissores centrais.

Existe alta mortalidade entre pacientes com albumina menor que 3 g/dl, bilirrubinas acima de 3 mg/dl, ascite refratária ao tratamento com diuréticos e episódios recorrentes de encefalopatia hepática. Todo paciente com sorologia positiva para hepatite B ou C ou história de etilismo importante pode ser portador de algum grau de cirrose, que deve ser avaliado, no mínimo, por meio de ultrassom abdominal, coagulograma e dosagens séricas de bilirrubina e albumina.[29]

DOENÇAS HEMATOLÓGICAS

Dentre as patologias hematológicas, destacam-se, pela maior frequência, a anemia e os distúrbios de coagulação, que podem ser facilmente detectados por meio de hemograma e coagulograma completo.

Na anemia crônica, o débito cardíaco se ajusta ao estado de menor oferta de oxigênio, causado pelo menor índice de hemoglobina disponível, ocorrendo consequente sobrecarga do miocárdio. Durante uma cirurgia, perdas adicionais no hematócrito podem precipitar isquemia cardíaca e até mesmo um infarto agudo em pacientes de risco.[4-23]

Várias são as causas de anemia e incluem carência de ferro, vitamina B_{12} e ácido fólico, ou, então, hemólises autoimunes e hereditárias, como na anemia falciforme, queda na produção de eritropoetina na insuficiência renal, além de perdas aumentadas no caso de neoplasias e doenças crônicas. A condição clínica, por outro lado, é semelhante e inclui palidez cutânea e de mucosas, fraqueza, taquicardia e dispneia aos esforços.

Diagnosticada a anemia, recomenda-se determinar sua causa, tratá-la, para, somente então, proceder à cirurgia. Se esta for inadiável, deve-se transfundir o paciente no pré-operatório, mantendo a hemoglobina em torno de 10 g/dl.

Níveis de hemoglobina abaixo de 7 g/dl representam fator de risco também para hipóxia cerebral durante a anestesia, com decorrentes deficiências de funções corticais. Acima disso, muitos questionam a relação custo/benefício de uma transfusão. Níveis mais baixos, em torno de 5 g/dl, podem até ser tolerados por indivíduos sem qualquer patologia cardíaca, mas representam sério risco de hipóxia e infarto agudo nos portadores de obstruções coronarianas, principalmente na vigência de sangramento intraoperatório aumentado.[36]

Já as plaquetopenias manifestam-se, principalmente, por sangramentos de mucosas e pele (petéquias, equimoses e hematomas) e podem ser decorrentes de doenças autoimunes, como a púrpura trombocitopênica, ou por doenças que comprometam a medula óssea e a própria função plaquetária, como a uremia dos nefropatas. Cerca de 30 mil a 50 mil plaquetas por ml são necessárias para garantir uma coagulação satisfatória.[10]

Além da deficiência quantitativa, que em graus severos exige transfusão de concentrado de plaquetas, deve-se estar atento à falta de agregação plaquetária adequada, que pode ser produto do uso prolongado de medicamentos como o ácido acetilsalicílico (AAS). Nesse caso, há necessidade de interromper o tratamento dias antes do ato cirúrgico.[26]

No que diz respeito aos fatores de coagulação, embora mais raras, as doenças hereditárias relacionadas ao cromossomo X, como a hemofilia A (defeito no fator VIII), a hemofilia B (defeito no fator IX) e a doença de von Willebrand (defeito no fator von Willebrand), necessitam da administração de fatores de coagulação na forma de crioprecipitados no período perioperatório.

Pacientes cirróticos apresentam deficiência na síntese de fatores de coagulação dependentes da vitamina K (fatores II, VII, IX, X) e necessitam da reposição dessa vitamina nos dias que antecedem a cirurgia. Se for necessário, pode-se transfundir plasma fresco congelado, a fim de melhorar a coagulação do paciente durante a anestesia.

ALERGIAS

Um dos maiores temores durante uma cirurgia é o choque anafilático, que nada mais é do que uma reação alérgica exacerbada. Tal hipersensibilidade pode ser desencadeada por uma droga anestésica, derivado de sangue ou alguma interação medicamentosa.

A substância alérgica combina-se com uma imuno-globulina IgE e desencadeia uma reação de hipersensibilidade imediata, acompanhada da liberação, pelos mastócitos e basófilos, de histaminas, leucotrienos e cininas, que produzem aumento de permeabilidade capilar e vasodilatação generalizadas, além de broncospasmos severos.[20] O paciente torna-se hemodinamicamente instável, com inadequada perfusão tecidual periférica, hipóxia e liberação de mais mediadores inflamatórios pelas células em sofrimento. Nesta fase, o choque pode tornar-se irreversível.

Diante de tal preocupação, todo paciente com história de alergia a drogas e atopias, como rinite, asma e urticárias, merece investigação pré-operatória, pois se enquadra no grupo de risco para complicações alérgicas durante a anestesia.[29]

REFERÊNCIAS

1. Abraham SA. *et al*. Coronary risk of noncardiac surgery. *Prog Cardiovasc Dis*, 1991; *34*:205-234.
2. American College of Cardiology/American Heart Association Task Force. A special report on guidelines for perioperative cardiovascular evaluation for noncardiac surgery. *Circulation*, 1996; 93:1278-317.
3. Apfelbaum J, Robinson D, Murray WJ. An automated method to validate preoperative test selection: First results of a multicenter study. *Anesthesiology*, 1989; *71*:A928.
4. Audet AM, Goodnough LT. Practice strategies for elective red blood cell transfusion. American College of Physicians. *Ann Intern Med*, 1992; *116*:403.
5. Badner NH *et al*. Myocardial infarction after noncardiac surgery. *Anesthesiology*, 1998; *88*:572-8.
6. Bluman LG. *et al*. Preope-rative smoking habits and postoperative pulmonary complications. *Chest*, 1998; *113*:883-9.
7. Cade JF, Hunt D, Stubbs KP. Guidelines for the management of oral anticoagulant therapy in patients undergoing surgery. *Med J Aust*, 1979; 2:292.
8. Celli BR, Rodriguez KS, Snider GL. A controlled trial of intermittent positive pressure breathing, incentive spirometry, and deep breathing exercises in preventing pulmonary complications after abdominal surgery. *Am Rev Respir Dis*, 1984; *130*:12.
9. Charlson ME, Mackenzie CR, Gold JP. Preoperative characteristics predicting intraoperative hypotension and hypertension among hypertensives and diabetics undergoing noncardiac surgery. *Ann Surg*, 1990; *212*:66.
10. Douzinas EE, Markakis K, Karabinis A. Early plasmapheresis in patients with thrombotic thrombocytopenic purpura. *Crit Care Med*, 1992; *20*:57.
11. Dzankic S. *et al*. The prevalence and predictive value of abnormal preoperative laboratory tests in elderly surgical patients. *Anesth Analg*, 2001; *93*:301-8.
12. Fisher DM. *et al*. Effect of renal failure and cirrhosis on the pharmacokinetics and neuromuscular effects of rapacuronium administered by bolus followed by infusion. *Anesthesiology*, 2000; *93*:1384-91.
13. Garber AM, Sox HC. Littenberg B. Screening asymptomatic adults for cardiac risk factors: The serum cholesterol level. *Ann Intern Med*, 1989; *110*:622.
14. Gottlieb A. *et al*. Perioperative cardiovascular morbidity in patients with coronary artery disease undergoing vascular surgery after percutaneous transluminal coronary angioplasty. *J Cardiothor Vasc Anesth*, 1998; *12*:501-6.
15. Hanson E, Rowan N, Lynch C. Mitral valve prolapse. *Anesthesiology*, 1996; *85*:178-95.
16. Kelly JS, Royster RL. Noninvasive transcutaneous cardiac pacing. *Anesth Analg*, 1989; *69*:229.
17. Kotani N. *et al*. Recovery of intraoperative microbicidal and inflammatory functions of alveolar immune cells after a tobacco smoke-free period. *Anesthesiology*, 2001; *94*:999-1006.
18. Kotani N. *et al*. Smoking decreases alveolar macrophage function during anesthesia and surgery. *Anesthesiology*, 2000; *92*:1268-77.
19. Levy JH, Roizen MF, Morris JM. Anaphylatic and anaphylactoid reactions: A review. *Spine*, 1986; *11*:282.
20. Lewis JH. *et al*. Enflurane hepatotoxicity: A clinicopathologic study of 24 cases. *Ann Intern Med*, 1983; *98*:984.
21. Mangano DT, Browner WS, Hollenberg M. Association of perioperative myocardial ischemia with cardiac morbidity and mortality in men undergoing noncardiac surgery. *N Engl J Med*, 1990; *323*:1781.
22. Mangano DT, Goldman L. Preoperative assessment of patients with known or suspected coronary disease. *N Engl J Med*, 1995; *333*: 1750-6.
23. Nelson AH, Fleisher LA, Rosenbaum SH. Relationship between postoperative anemia and cardiac morbidity in high-risk vascular patients in the intensive care unit. *Crit Care Med*, 1993; *21*:860.
24. O'Hara I, Markakis DA, Politis GD. Do children who experience laryngospasm have a increased risk of upper respiratory tract infection? *Anesthesiology*, 1996; *85*:475-80.
25. O'Keefe JH. Shub C, Rettke SR. Risk of noncardiac surgical procedures in patients with aortic stenosis. *Mayo Clin Proc*, 1989; *64*:400.
26. Petrovitch CT. The bleeding patient. P. 465. *In*: Roizen M.F. (ed): *Anesthesia for vascular surgery*. New York: Churchill Livingstone, 1990.
27. Pozzilli P, Leslie RDG. Infection and diabetes mechanisms and prospects for prevention. *Diabet Med*, 1994; *11*:935-41.
28. Reichard P, Nilsson BY, Rosenqvist U. The effect of long-term intensified insulin treatment on the development of microvascular complications of diabetes mellitus. *N Engl J Med*, 1993; 329:304.
29. Roizen MF. Anesthetic implications of concurrent diseases. p. 903-1014. *In*: Miller RD (ed.) *Anesthesia*. Churchill. New York: Livingstone, 1994.
30. Schoeppel SL, Wilkinson C, Waters J. Effects of myocardial infarction on perioperative cardiac complications. *Anesth Analg*, 1983; *62*:493.
31. Shaw LJ. *et al*. Meta-analysis of intravenous dipyridamole-thalyum-201 imaging and dobutamine echocardiography for risk

stratification before vascular surgery. *J Am Coll Cardiol,* 1996; *27*:787-98.

32. Shin B, Mackenzie CF, Helrich M. Creatinine clearance for early detection of posttraumatic renal dysfunction. *Anesthesiology,* 1986; *64*:605.

33. Tait AR. *et al.* Risk factors for perioperative adverse respiratory events in children with upper respiratory tract infection. *Anesthesiology,* 2001; *95*:299-306.

34. Walsh DB, Eckhauser FE, Ramsburgh SR. Risk associated with diabetes mellitus in patients undergoing gall-bladder surgery. *Surgery,* 1982; *91*:254.

35. Warltier D, Pagel PS, Kernsten J. Approaches to the prevention of perioperative myocardial ischemia. *Anesthesiology,* 2000; *92*:253-9.

36. Weiskopf R. *et al.* Human cardiovascular and metabolic response to acute severe isovolemic anemia. *JAMA,* 1998; *279*:217-21.

37. Wong G. *et al.* Risk of surgery and anesthesia for ischemic stroke. *Anesthesiology,* 2000; *92*:425-32.

38. Zasslow MA, Pearl RG, Shuer LM. Hyperglycemia decreases acute neuronal ischemic changes after middle cerebral artery occlusion in cats. *Stroke,* 1989; *20*:519.

Avaliação Clínica do Paciente Odontológico

Exame Clínico em Odontologia

Walter João Genovese • Paulo José Bordini

INTRODUÇÃO

A odontologia, por sua origem artesanal, esteve durante muito tempo subordinada, de forma quase exclusiva, às atividades mecânicas; a habilidade manual era o único atributo necessário e indispensável para aquele que quisesse exercê-la. Sua evolução, entretanto, trouxe, dentre outros benefícios, uma consolidação do conceito da profissão como arte e ciência, havendo, hoje, uma preocupação maior dos profissionais com a saúde do paciente como um todo e não apenas com o comprometimento dos dentes.

A arte de examinar é atributo necessário para o cirurgião-dentista que quer realizar o tratamento com conhecimento de causa e habilidade. Sua meta é diagnosticar e tratar o paciente, não apenas seus dentes ou sua doença bucal. Se os fundamentos da assistência ao paciente são sólidos, a terapêutica também será. Não é provável uma terapêutica eficaz se houver falha na coleta de informações a partir do exame clínico.

O objetivo fundamental do exame do paciente é a elaboração do diagnóstico, para a escolha e aplicação do melhor planejamento terapêutico. Subestimar o exame clínico a favor de procedimentos técnicos significa assumir riscos de, no mínimo, executá-los, embora com destreza e habilidade, numa situação inadequada, ou em um momento inoportuno. Tão importante quanto um trabalho bem-feito, sob o aspecto técnico e artístico, é a precisão da sua indicação a partir de um diagnóstico prévio e corretamente firmado.

Ao examinar o paciente de forma adequada, ou seja, considerando os relatos da anamnese e as evidências do exame físico, o profissional é capaz de montar o processo de diagnóstico, avaliar o seu estado de saúde geral e psicológico, além de criar oportunidades para detectar incipiências clínicas, viabilizando o diagnóstico precoce tanto de patologias bucais como de doenças gerais, até mesmo aquelas desconhecidas pelo paciente.

No entanto, em muitas ocasiões, na clínica odontológica existe a necessidade de solicitar ao paciente a realização de exames complementares com a finalidade de se obterem mais elementos que, associados àqueles gerados pelo exame clínico, permitam complementar a avaliação geral ou específica do caso, quer para elucidar um determinado diagnóstico, quer para pesquisar alterações subclínicas que revelem indícios de doenças assintomáticas, ou até mesmo para a constatação do estado de normalidade.

Apesar de toda a evolução da tecnologia moderna e da sofisticação dos exames complementares, a investigação clínica ainda é fundamental para o encaminhamento do diagnóstico e da terapêutica; é a *soberania clínica*.

ETAPAS DA METODOLOGIA CLÍNICA

COLETA DE DADOS

A coletânea de dados básicos é feita mediante três momentos clínicos distintos, porém sequenciais: (1) *exame subjetivo ou anamnese:* permite conhecer os sintomas da doença e obter informações importantes sobre a saúde geral e hábitos do paciente; (2) *exame objetivo ou físico:* consiste na coleta dos sinais clínicos da doença presente ou outras evidências que possam ser consideradas importantes; (3) *exames complementares:* revelam dados objetivos a partir de imagens, análises microscópicas, bioquímicas, dentre outras. O sucesso do diagnóstico dependerá da fidelidade e da disposição ordenada desses elementos.

De forma geral, a metodologia clínica deve ser linear e sequencial, entretanto, na execução prática, muitas vezes, há necessidade de se saltar transitoriamente etapas e/ou modificar sua ordem; eventualmente se impõe até mesmo a intervenção terapêutica antes da elucidação total do problema, como acontece, por exemplo, nas urgências odontológicas.

DIAGNÓSTICO

Após a análise dos sinais e sintomas obtidos no exame clínico e dos subsídios fornecidos pelos exames complementares quando solicitados, é permitido ao clínico chegar a uma definição: o diagnóstico – arte de reconhecer ou identificar as doenças por meio de seus sinais e sintomas.

O estabelecimento de um diagnóstico nem sempre é fácil. Entretanto, torna-se possível quando se apóia no critério tríplice: (1) *anatômico:* especifica o estado somático do órgão comprometido; (2) *funcional:* indica o estado de função do órgão acometido pela doença; e (3) *etiológico:* quando se determina a causa do processo mórbido, elemento de suma importância não só para presumir o diagnóstico, como também para orientar a terapêutica a ser empregada.

O diagnóstico é uma atividade unitemporal realizada em um determinado instante do processo clínico e representa o nome ou a identificação do processo mórbido presente. O diagnóstico correto é imprescindível para um tratamento eficiente, dado que a terapêutica, sem um diagnóstico definitivo, é empírica.

Torna-se oportuno lembrar ainda neste item que a meta prioritária da medicina e da odontologia é o diagnóstico precoce. A detecção da doença em suas fases prodrômicas, quando a percepção dos sinais e sintomas é dificultada por incipiências iniciais, pode possibilitar a cura mais eficiente, com ausência de sequelas e tratamento mais econômico.

Em alguns casos, como ante a neoplasias malignas, pode ser a diferença entre a vida e a morte do paciente.

Em muitas ocasiões, os sinais e sintomas obtidos no exame clínico formam um quadro nosológico comum a várias doenças: são as hipóteses de diagnóstico ou diagnóstico diferencial. Diante da dúvida há que testar as hipóteses; o profissional poderá contar com os recursos dos exames complementares, para obter novas informações que deverão ajudar a solucionar o diagnóstico final, princípio fundamental da metodologia clínica.

PROGNÓSTICO

O diagnóstico é um guia terapêutico, entretanto é o prognóstico que determina a oportunidade de empregar o tratamento. É a previsão da história natural de uma determinada doença uma vez instituída a terapêutica; também avalia as desordens ou sequelas que podem persistir ao término do processo mórbido.

O prognóstico é o estudo da marcha, duração e término de uma doença, é, portanto, a antecipação teórica do desenrolar e do finalizar de um estado mórbido, servindo também para avaliar o tratamento. O prognóstico de uma doença deve expressar-se em termos de tempo e resposta tecidual. Não é suficiente estabelecer que a doença poderá ser eliminada em um determinado espaço de tempo. É necessário levar em consideração o grau de destruição dos tecidos, a perda de função e a possibilidade de recidivas. Portanto, o prognóstico é prerrogativa daqueles que conhecem as doenças.

O prognóstico deve ser considerado em relação à vida e ao restabelecimento do doente. Quando tudo faz prever que, terminada a doença, a saúde se restabelecerá perfeitamente, diz-se que o prognóstico é bom. Nos casos em que as previsões são desfavoráveis para o doente ou para um determinado órgão, diz-se que o prognóstico é ruim. Nos casos em que há dúvida com relação ao desfecho, diz-se que é duvidoso.

TRATAMENTO

Segundo Gregori, o tratamento ou planejamento terapêutico obedece a critérios de necessidade e oportunidade. A necessidade caracteriza-se pela existência da doença; a oportunidade será estabelecida pelos principais fatores que influenciam o prognóstico, principalmente as condições físicas e psíquicas do paciente, assim como pela disponibilidade terapêutica. A remoção de um tumor por meio de um procedimento cirúrgico pode ser necessária, porém aquele momento pode não ser oportuno, se o paciente, por exemplo, for portador de hipertensão arterial sistêmica grave. Haverá, portanto, necessidade do encaminhamento desse paciente ao médico, para controle da doença sistêmica e, somente após estar compensado, é que a terapêutica poderá ser instituída.

Sempre que possível, a terapêutica deverá ser dirigida para atenuar ou eliminar o agente etiológico (tratamento específico), ao mesmo tempo em que visa a combater sinais e sintomas clínicos. Entretanto, nem sempre o agente etiológico é conhecido; nesses casos, procura-se minimizar a sintomatologia da doença (tratamento sintomático). Além disso, muitas vezes há necessidade de reforçar o estado geral do paciente (tratamento de suporte), para que ele possa suportar melhor a evolução da doença ou, mesmo, se for o caso, uma terapêutica mais agressiva.

PROSERVAÇÃO

Segundo Tommasi, a proservação é o acompanhamento clínico e, eventualmente, laboratorial, periódico, do paciente ao longo do tempo. Ela permite constatar o resultado obtido pela terapêutica, que pode ser a cura completa da doença, com ou sem sequelas. Poderá também determinar a necessidade do acompanhamento clínico do doente ou a sua permanência sob terapia de manutenção. Se durante a proservação advir o óbito, este fato indicará que o dano anatômico e o funcional foram muito extensos, o tratamento ineficaz ou as condições gerais do paciente não suportaram os efeitos da doença.

EXAME CLÍNICO

A agressão é sempre um complexo que atinge o homem, produzindo a doença. Em seu estágio clínico manifesta-se mediante sinais e sintomas que, bem ordenados e corretamente interpretados, proporcionam ao cirurgião-dentista a possibilidade de obter o diagnóstico, prognóstico e plano de tratamento.

Independentemente do método empregado, o exame clínico deve ser sistemático, ordenado e completo; ou seja, o profissional deve realizá-lo sempre da mesma forma, respeitando uma ordenação coerente, passando por todas as etapas da metodologia clínica.

O exame clínico está dividido em: (1) anamnese – interrogatório ou exame subjetivo; e (2) exame físico – exame objetivo.

ANAMNESE

Etimologicamente, anamnese vem do grego *anamneses;* significa reminiscência, recordação, e indica tudo o que se refere à memorização dos sintomas da doença, desde suas manifestações prodrômicas até o momento do exame. Representa o diálogo franco entre o examinador e o doente.

A anamnese completa combina o emprego hábil das perguntas e da escuta. Tempo e habilidade são dois elementos indispensáveis para a obtenção de uma história suficientemente esclarecedora e completa. Uma história clínica cuidadosa, pormenorizada, adequadamente analisada e interpretada conduz o examinador a uma conclusão correta, mais do que qualquer outro método semiológico.

Todos os dados obtidos na anamnese deverão ser registrados de forma legível e organizados em fichas clínicas apropriadas, as quais farão parte do prontuário do paciente. Tendo em vista ser o prontuário um dos principais instrumentos de ordem legal, todos esses elementos clínicos e outros que o cirurgião-dentista julgar importantes deverão ser devidamente registrados e sistematicamente atualizados. É oportuno destacar que os recursos de informática podem ser utilizados para a formatação do prontuário como registro dos dados clínicos, desde que, impresso, ele possa ser assinado pelo paciente para posterior arquivamento.

De forma geral, a anamnese obedece à seguinte ordem:

Identificação

A identificação pode ser realizada tanto pelo profissional como por pessoal auxiliar. Nessa fase, são registrados os dados pessoais do paciente:

Nome – O conhecimento do nome completo do paciente, além de permitir o arquivamento do prontuário, estabelece uma relação afetiva e de confiança entre paciente e examinador.

Endereço – O endereço, inclusive com telefone, é um cuidado importante para estabelecer uma comunicação imediata com o paciente, tais como mudança de horário da consulta, cancelamento ou qualquer outro tipo de contato urgente.

Idade – A importância de seu conhecimento está ligada ao fato de a idade ser uma das variáveis que compõem o perfil epidemiológico das doenças. Por exemplo, a prevalência da cárie dentária é maior na infância e puberdade, ao passo que a doença periodontal é mais frequente na idade adulta. As neoplasias malignas, principalmente os carcinomas, têm sua incidência aumentada nos indivíduos a partir dos 40 anos de idade, atingindo o seu pico por volta dos 60 anos. Conhecer a epidemiologia das doenças é fundamental para o confronto e valorização desse dado e das demais variáveis.

Gênero – Da mesma forma que a idade, o gênero do paciente também é uma variável importante no contexto epidemiológico, portanto, deve ser valorizado pelo profissional. É grande o número de doenças que apresentam uma incidência maior em determinado gênero, outras, entretanto, não evidenciam essa predominância. Assim, por exemplo, o gênero feminino é mais predisposto à ulceração aftosa recorrente e ao hiperparatireoidismo do que o masculino, já a paracoccidioidomicose, ao contrário, mostra uma nítida predileção pelo paciente do gênero masculino; o pênfigo vulgar acomete mais pacientes adultos de ambos os gêneros.

Raça – Com as variáveis idade e gênero, a raça deve ser valorizada e relacionada com as doenças mais prevalentes em determinados grupos étnicos, muito embora no Brasil seja difícil a caracterização desses grupos, por causa da miscigenação existente entre as diversas raças que constituem a população brasileira. Talvez seja mais realístico considerar a cor da pele. Carcinomas de pele e de boca, por exemplo, são muito mais frequentes em indivíduos brancos. As displasias fibrosas, assim como as osteomielites, são mais comuns em pardos e negros.

Estado civil – Segundo Vieira Romero, "indivíduos de ambos os sexos, conforme o estado civil, poderão apresentar conflitos emocionais decorrentes de vida instintiva sexual ou erótica e, também, os decorrentes da vida intelectual em seus múltiplos aspectos: de ideal, vocacional, econômico-financeiro, relação com o meio familiar social e profissional".

Profissão – É importante verificar não só a modalidade de trabalho (ocupação real), atual e anterior, como, também, as condições de salubridade e jornada diária. A queilite actínica, por exemplo, é frequente em indivíduos que trabalham durante longos períodos sob a exposição solar excessiva. Doenças decorrentes de postura incorreta e lesões por esforço repetitivo (LER) ou doença osteomuscular relacionada ao trabalho (DORT) podem ser mais prevalentes numa dada ocupação, como a do cirurgião-dentista, por exemplo.

Procedência – Deve ser referida em razão da existência de zonas endêmicas ou epidêmicas de determinadas moléstias, como o caso da paracoccidioidomicose, mais prevalentes em indivíduos procedentes de zonas rurais; da leishmaniose, que ocorre mais em pessoas que habitam próximo às matas; das doenças respiratórias e neoplasias malignas, mais frequentes em indivíduos que vivem nos grandes centros, nos parques industriais etc.

Motivo da consulta (queixa principal)

O motivo da consulta ou queixa principal representa a razão primordial da consulta, portanto, não deve ser menosprezado pelo profissional, independentemente da sua magnitude. A queixa deve ser registrada no prontuário com as próprias palavras do paciente, para não incorrer no erro de interpretá-la de forma equivocada. Por essa razão, essa fase é denominada anamnese espontânea. Convém ressaltar que as expressões importantes referidas pelo paciente deverão ser registradas entre aspas ou seguidas do termo latino *sic* entre parênteses.

História do motivo da consulta (história da doença atual)

É a parte mais importante da anamnese e a etapa mais difícil da propedêutica, considerando-se o processo de diagnóstico. Da história do motivo da consulta, ou da doença atual, resulta o resgate completo, detalhado e cronológico da sintomatologia, em toda a sua evolução. Abrange a doença desde o seu estado prodrômico até o momento do exame. As perguntas do examinador devem ser claras e simples, procurando orientar o paciente a rememorar e ordenar os fatos ocorridos, do início até o momento atual.

Os sintomas referidos pelo paciente devem ser convenientemente assinalados e valorizados por sua possível relação com o problema principal.

Devem ser considerados:

- *Início, duração, intensidade, localização, danos anatômicos e funcionais produzidos pela doença.*
- *Evolução rápida ou lenta, contínua ou intermitente, ocorrência de períodos de remissão ou exacerbação.*
- *Situações que melhoram ou pioram o sintoma principal ou o acompanham. A dor, de uma certa forma, é agravada pelo estresse emocional.*
- *Tratamentos realizados, medicamentos utilizados, resultados obtidos.*
- *Repercussão sobre fatores de nutrição e psicológicos. Segundo Vieira Romero, "toda doença aguda e crônica repercute em grau variável sobre a nutrição e nas reações psíquicas dos paciente".*
- *No caso de lesões assintomáticas, verificar como o paciente percebeu sua existência.*

O profissional deve avaliar cuidadosamente a informação prestada pelo paciente, visto que ela pode estar alterada pelo desconforto ou temor. A condição psicológica do doente também deve ser considerada; muitas vezes, o estado emocional ou até mesmo determinados perfis psicológicos podem ocasionar respostas errôneas.

História odontoestomatológica

Fornece informações valiosas sobre o passado odontológico do paciente, auxiliando o diagnóstico, o prognóstico e até mesmo a conduta terapêutica a ser seguida. Entretanto, os elementos obtidos nessa etapa devem ser analisados com muita atenção e cautela no sentido de preservar os princípios éticos que regem o exercício da odontologia. Os pacientes insatisfeitos com tratamentos anteriores geralmente distorcem a história, levando o examinador a concluir que foram vítimas de maus profissionais. Porém, na maior parte dos casos, o paciente mostra-se disposto a colaborar com a entrevista. Essa fase da anamnese é uma excelente oportunidade para o clínico presumir as reações particulares do paciente frente ao tratamento que será proposto.

Na história odontoestomatológica é importante determinar:

- *Frequência de visitas ao odontólogo.* Este dado fornece informações referentes ao interesse e preocupação do cliente em relação à sua saúde bucal.
- *Frequência de tratamentos dentais profiláticos.* Serve de guia para avaliar o estado periodontal.
- *Experiências passadas durante e depois da aplicação da anestesia local.* Este relato ajuda o odontólogo na escolha do anestésico a ser utilizado em caso de necessidade, assim como pode alertá-lo para investigar possíveis reações de hipersensibilidade vinculada à base anestésica.
- *Experiências passadas, durante e após cirurgias bucais.* Os pacientes devem ser interrogados em relação ao processo de reparação da ferida cirúrgica, sangramentos anormais trans e pós-operatórios. Respostas positivas em relação às infecções pós-operatórias ou hemorragias determinam a necessidade de informações adicionais sobre o estado de saúde geral do paciente.
- *Tratamento periodontal anterior.* Devem ser investigadas as causas determinantes, assim como a sua modalidade: tartarotomia, ajuste oclusal, curetagem subgengival, gengivectomia, e aplicação de drogas.
- *Tratamentos ortodônticos anteriores.* Uma história positiva incluirá a anomalia tratada, o tempo de tratamento, a aparatologia aplicada e a necessidade de mantenedores.
- *Tratamento protético.* Tipo de prótese, tempo de uso, cuidados e hábitos higiênicos em relação aos aparelhos.
- *Tratamentos endodônticos.* Número de elementos tratados, tempo decorrido do(s) tratamento(s), complicações.
- *Cirurgias bucais.* Natureza dos tecidos removidos, técnicas cirúrgicas empregadas e recidivas.
- *História odontoestomatológica familial.* Qualquer história fora do comum referente a alterações bucodentais em parentes próximos, tais como: displasias, dentes supranumerários, periodontite juvenil, amelogênese ou dentinogênese imperfeita etc.
- *Informações sobre a higiene bucal do paciente.* Método de escovação, frequência e tempo dispensado, além dos meios auxiliares, como: espelho, fio dental e palito.
- *Informações sobre hábitos destrutivos e dores na região da ATM.* Apertamento dos dentes; briquismo; mordedura de lábio, bochecha ou língua; projeção lingual; respiração bucal; dificuldade em abrir a boca extensamente.

História médica

A história médica contém informações sobre o estado de saúde geral do paciente, presente e passado. Visa, também, a um relato breve e sucinto das condições de todos os órgãos e sistemas, buscando alterações muitas vezes ignoradas pelo próprio paciente.

Considerando o homem como uma unidade biológica, as alterações e complicações dos diversos órgãos e sistemas podem estar direta ou indiretamente relacionadas com o processo patológico que o paciente apresenta, por ocasião da visita ou consulta ao cirurgião-dentista.

A importância dessa etapa da anamnese se resume nos seguintes tópicos:

- *Assegura que o tratamento dental não venha prejudicar o estado geral do paciente e nem seu bem-estar.*
- *Pesquisa a presença de alguma doença de ordem geral e/ou o uso de medicamentos que o paciente esteja ingerindo, e que eventualmente poderá trazer interações indesejáveis, prejudicando o correto atendimento odontológico.*
- *Auxilia na suspeita ou até mesmo no diagnóstico de uma doença geral ignorada pelo paciente e que exija um cuidado especial.*
- *Conserva um documento legal que pode ser útil em casos de reclamação judicial por incompetência profissional.*

Com finalidade de facilitar a coleta de dados durante a história médica, aplicar um questionário elaborado por Morris & Bohannan, modificado em algumas partes pelos autores; ele inclui perguntas que devem ser dirigidas ao paciente e dá as respectivas interpretações, em casos de respostas positivas:

- **Sofre alguma doença?**

  Em caso afirmativo, é necessário elucidar o problema. Uma vez esclarecida a natureza da doença, passar para outras partes do questionário, nas quais, provavelmente, encontrar-se-ão informações mais específicas.

- **Observou alguma alteração em sua saúde geral, anteriormente?**

  Nesta pergunta, pode-se avaliar o estado de saúde global do paciente, mesmo que a resposta anterior tenha sido negativa.

- **Padeceu de alguma doença grave? Foi hospitalizado? Foi operado?**

  Em caso afirmativo, qual a doença? De que foi operado? Se hospitalizado alguma vez nos últimos cinco anos, qual foi o problema? Estas perguntas, apesar de se referirem ao passado, possibilitam ao cirurgião-dentista uma visão geral dos antecedentes médicos do paciente, os quais poderão, ou não, ter influência nas etapas seguintes da metodologia clínica.

- **Sofre ou sofreu de alguma das seguintes doenças?**

  - *Febre reumática ou cardiopatia reumática?* Tal doença, com frequência, associa-se a lesões nas válvulas cardíacas. Em caso afirmativo, o paciente deverá receber medicação profilática antibiótica antes de se submeter à avulsão dental ou qualquer outra manobra cirúrgica na cavidade da boca.

  - *Lesões cardíacas congênitas?* Em caso afirmativo, o cirurgião-dentista deve proceder como no item anterior. Se, porventura, esse mal tenha modificado os hábitos de vida do paciente, deve-se consultar o médico que o assiste, antes de qualquer intervenção odontológica.

  - *Doenças cardiovasculares?* (arteriosclerose, angina do peito, infarto do miocárdio, insuficiência cardíaca, hipertensão arterial).

  - *Sente dor no peito depois de esforços?* Essa dor, frequentemente, indica uma angina no peito; surge quando a musculatura cardíaca (miocárdio) não recebe quantidade de oxigênio adequado, em virtude da diminuição do lume vascular decorrente de alterações arteroscleróticas que se processam nas artérias coronárias.

  - *Sente cansaço ou desânimo depois de um exercício moderado?* Estes sintomas podem significar baixa capacidade aeróbica do paciente e ser referidos em diversas situações, dentre elas, na insuficiência ventricular esquerda, na qual o coração não consegue ejetar a quantidade de sangue suficiente para atender às demandas metabólicas de todo o corpo. Essa sintomatologia também pode ser consequente a alguma

doença respiratória crônica, e a diversas formas de anemia.

- *Seus tornozelos incham em longas caminhadas ou ao subir escadas?* É um sintoma que alerta para possível insuficiência do lado direito do coração, dificultando o retorno passivo do sistema venoso, o que acarreta edema nos membros inferiores e aumento de volume do fígado.

- *Tem dificuldade de respirar quando está deitado? Necessita de vários travesseiros para dormir?* A ortopnéia (dificuldade de respirar quando se está deitado) é um sinal de insuficiência cardíaca do lado esquerdo do coração levando ao acúmulo de sangue nos pulmões, ou também pode ser consequência do problema descrito no item sobre cansaço e desânimo depois de um exercício moderado.

- *Pressão sanguínea.* A hipertensão arterial é uma doença com alta prevalência na população em geral, cerca de 10% a 20% dos pacientes adultos que procuram atendimento odontológico apresentam algum grau de hipertensão e, em muitos casos, de forma assintomática. Pacientes com uma longa história de hipertensão desenvolvem mudanças secundárias no sistema cardiovascular, que podem ser a causa de complicações ou morte. O cirurgião-dentista deve investigar de forma criteriosa toda história de hipertensão, incluindo o tratamento médico instituído para o seu controle. Posteriormente, por ocasião do exame físico, os níveis pressóricos do paciente devem ser mensurados e, nos casos em que se mantiverem alterados, o paciente deve ser orientado para a necessidade de uma avaliação médica, antes de qualquer tratamento odontológico.

- *Angina do peito, infarto do miocárdio, cirurgias de revascularização.* Quando o paciente tiver história compatível com qualquer um destes transtornos, o profissional deverá ficar alerta, principalmente para implicações que a medicação utilizada para controle de tais alterações patológicas possam gerar. Invariavelmente, esses pacientes fazem uso de anticoagulantes, vasodilatadores, betabloqueadores, diuréticos e outros. Avaliar a estabilidade da angina, como também, certificar-se da época do último infarto ou da cirurgia cardíaca são dados importantes para se planejar o melhor momento de realizar o tratamento odontológico, assim como sua amplitude. A avaliação médica nesses casos é imprescindível.

Os pacientes que responderam "sim" a qualquer uma das perguntas anteriores merecem um cuidado especial por parte do cirurgião-dentista. Nunca iniciar o tratamento odontológico sem antes contatar o médico do paciente para uma avaliação conjunta do caso em questão. Caso os problemas odontológicos requeiram um tratamento imediato, este poderá ser instituído com cautela, da maneira o menos invasiva possível, para minimizar os riscos para o paciente e para o profissional. Atenção especial deve ser dada nessas circunstâncias aos pacientes que fazem uso de anticoagulantes orais, devido ao risco de hemorragias.

- *Alergias? Asma ou febre do feno? Urticária ou erupção cutânea?* Estas três perguntas tentam esclarecer se o paciente apresenta uma diátese alérgica. Muitas vezes, o paciente pode identificar o alérgeno. Uma resposta negativa para a primeira pergunta, porém positiva para a segunda e a terceira pode levantar suspeitas por parte do clínico. Há interesse especial às possíveis respostas alérgicas aos medicamentos empregados pelo odontólogo, tais como anestésicos locais, anti-inflamatórios, antibióticos, aspirina, dipirona etc.

- *Epilepsia? Tem desmaios ou convulsões?* É importante saber se o paciente é epiléptico; o estresse gerado pelo tratamento odontológico pode desencadear uma crise, que pode ser prevenida com o emprego correto de técnicas que diminuam a ansiedade. Alguns medicamentos anticonvulsionantes utilizados por esses pacientes são derivados da difenil-hidantoína, os quais induzem, como efeito colateral, a formação de hiperplasias gengivais. Ocasionalmente, os anticonvulsionantes podem causar redução no número de leucócitos, o que predispõe a infecções. Se existir história de recentes e inexplicáveis lapsos de perda de consciência, o paciente deve ser encaminhado ao médico por suspeita de desordem ou lesão do sistema nervoso central.

- *Diabetes? Tem necessidade de urinar mais de seis vezes por dia? Tem a sensação de sede com muita frequência? Nota, repetidamente, sensação de boca seca? Come em demasia? Tem história de diabetes na família?* Respostas afirmativas levam a fortes suspeitas de diabetes melito. A glicemia em jejum deve ser solicitada e, dependendo do resultado, o paciente deverá ser encaminhado ao médico para efetuar o controle metabólico. O profissional precisa considerar, durante o tratamento odontológico de um paciente diabético, a possibilidade de hemorragia, infecções e retardo da cicatrização. Os níveis glicêmicos poderão se elevar em situação de estresse e também pelo uso de anestésicos com vasoconstritores à base de adrenalina e noradrenalina, e com a utilização de corticoesteroides; portanto, eles deverão

ser evitados. Atenção especial deverá ser dada àqueles pacientes que dependem de insulina para manter o controle metabólico – podem apresentar instabilidades nos níveis de glicemia durante o tratamento odontológico, requerendo do profissional cuidados imediatos, principalmente nos casos de hipoglicemia. O cirurgião-dentista tem uma excelente oportunidade para identificar e orientar os pacientes com diabetes melito ainda não diagnosticado.

- *Hepatite, icterícia ou doença hepática?* Os pacientes que apresentam história de doença hepática necessitam de cuidados especiais por parte do cirurgião-dentista. Informações adicionais, quanto à natureza da doença, grau de insuficiência e tratamento médico, devem ser buscadas junto ao paciente ou ao seu médico. Nos casos de hepatites virais, o maior risco de contaminação do equipamento e instrumentais tem de ser considerado, a fim de evitar casos de infecção cruzada. Outro aspecto importante é que, no decurso de qualquer doença hepática, o metabolismo e a função do fígado podem estar comprometidos, trazendo prejuízo, por exemplo, à síntese dos fatores de coagulação, sobretudo nos dependentes de vitamina K, ou seja: fatores II, VII, IX, X. Cautela na prescrição de fármacos: muitos medicamentos são metabolizados no fígado e podem exercer um efeito hepatotóxico num órgão que já se apresenta alterado.

- *Reumatismo inflamatório? – dor e tumefação nas articulações.* Resposta afirmativa a esta questão obriga o cirurgião-dentista a interrogar melhor o paciente ou a consultar seu médico, para determinar se as articulações dolorosas têm relação com a febre reumática. Pacientes com artrite reumatóide geralmente são medicados com ácido acetilsalicílico e/ou outros antiinflamatórios não-hormonais, e, por exercerem um efeito antiagregante plaquetário, aumentam o tempo de sangramento, podendo levar a quadros de hemorragia trans e pós-operatória.

- *Úlceras gástricas?* Pacientes com dietas restritas, em função de úlceras, podem apresentar sinais e sintomas bucais de deficiência nutritiva. A língua saburrosa pode ser o resultado de dieta não detergente. Certos medicamentos de uso corrente para tratamento das úlceras produzem, com muita frequência, xerostomia, e, dependendo do grupo farmacológico, podem diminuir a absorção das tetraciclinas (hidróxido de alumínio) ou induzir plaquetopenias (cimetidina). Em hipótese alguma, o cirurgião-dentista deverá ministrar medicamentos à base de esteroides a pacientes com úlceras gástricas; esses agentes podem interferir na reparação tecidual.

- *Transtornos renais?* Observações clínicas permitem afirmar que as infecções bucais ou faríngeas condicionam o aparecimento de glomerulonefrites agudas em portadores de doença renal. Este fato evidencia a necessidade do tratamento odontológico desses pacientes. As intervenções cirúrgicas orais naqueles com nefrite aguda ou ativa devem ser evitadas; em caso de emergência, ministrar antibióticos. Sinais e sintomas bucais da anemia (como atrofia das papilas linguais, glossodinia) ou deficiência nutricional podem ser observados em pacientes que experimentam proteinúria resultante de doença renal crônica. A estomatite associada à uremia é usualmente um sintoma tardio.
- *Tuberculose?* O cirurgião-dentista deve se proteger para evitar o contágio. As manifestações orais dessa doença são raras. Entretanto, algumas perguntas complementares podem evidenciar problemas pulmonares.
- *Você tem tosse persistente? Expectorou sangue alguma vez?* Respostas positivas podem indicar tuberculose, carcinoma pulmonar ou doenças pulmonares crônicas. Os pacientes deverão ser encaminhados ao médico, antes do tratamento odontológico.
- *Doenças venéreas?* A frequência de doenças venéreas permite avaliar o comportamento sexual, eventualmente promíscuo, do paciente e a sua inter-relação com outras doenças. Há que se ressaltar a importância da sífilis e da AIDS, em casos de resposta positiva ou de suspeita; o paciente deve ser submetido a provas sorológicas e também se ter o devido cuidado com possível contaminação.
- *Outras doenças?* Estimular o paciente a revelar outras particularidades que permitam avaliar melhor seu estado de saúde. Doenças infantis: sarampo, varicela (catapora), parotidite epidêmica (caxumba), poliomielite e problemas nervosos.

- **Teve hemorragias anormais por ocasião de intervenções cirúrgicas ou traumatismo?**
  É importante saber se o paciente tem tendência a hemorragias. Respostas positivas podem induzir erros; em geral, o paciente acredita que suas experiências são fatos raros ou anormais. As doenças hemorrágicas são consideradas raras na população e aquele que porventura apresente distúrbio da hemostasia invariavelmente apresentará evidências clínicas dessa alteração. As doenças hemorrágicas, de uma forma geral, podem ser decorrentes de alterações da parede dos vasos, da redução do número ou função deficiente das plaquetas e da diminuição da concentração plasmática dos fatores da

coagulação. Assim, em caso de dúvida, é de boa norma solicitar ao paciente a realização dos testes laboratoriais: tempo de sangramento (TS), protrombina (TP), tromboplastina parcial ativada (TTPA) e contagem de plaquetas, os quais triam mais de 90% dos distúrbios da coagulação.

- *Apresenta equimoses com frequência?* Pacientes que apresentam uma tendência anormal às equimoses (manchas roxas na pele e/ou mucosas) merecem investigação mais aprofundada, uma vez que, diante desse sinal, deve-se suspeitar de púrpura trombocitopênica, deficiência de vitamina C ou até mesmo de leucemia. O hemograma completo e as provas laboratoriais citadas anteriormente devem ser solicitados ao paciente, e, em caso de alterações, recomenda-se encaminhá-lo a um hematologista.
- *Já sofreu transfusão sanguínea?* Pacientes que receberam transfusão sanguínea no passado têm um risco maior para desenvolver algumas doenças importantes para a odontologia, dentre elas as hepatites B e C e até mesmo a AIDS. Nesse sentido, é medida de bom senso solicitar os exames complementares correspondentes para afastar alguma suspeita.

- **Fez alguma cirurgia ou radioterapia para tumor, crescimento ou qualquer outra condição em sua face, cabeça ou pescoço?**
  É importante saber se as estruturas craniofaciais foram expostas à radiação. Se foram, nenhuma cirurgia, a princípio, envolvendo os ossos do complexo maxilo-mandibular poderá ser realizada sem um preparo prévio, mesmo uma simples exodontia, pois pode resultar em osteorradionecrose. Exame cuidadoso, a fim de verificar alguma recidiva ou tumor, também deve ser realizado.

- **Toma algum medicamento?**
  Dentre os mais frequentes, devem ser pesquisados os seguintes:
  - *Antibiótico ou sulfa.* Diante de resposta positiva, pesquisar o motivo; em caso de dúvida, solicitar maiores informações ao médico.
  - *Anticoagulantes.* Uma resposta afirmativa indica que o paciente tem ou teve algum problema cardiovascular, vascular periférico ou vascular cerebral. O paciente submetido a tratamento anticoagulante requer um estudo especial em caso de cirurgia oral, tendo em vista o risco de hemorragias. Deve-se entrar em contato com o médico que o assiste, a fim de avaliar a necessidade e a possibilidade de suspensão temporária do medicamento para viabilizar o ato cirúrgico.

- *Anti-hipertensivos.* Os medicamentos usualmente utilizados para o controle da pressão arterial podem pertencer a diversos grupos farmacológicos (diuréticos, bloqueadores de canal de cálcio, alfabloqueadores, betabloqueadores, inibidores de enzima de conversão etc.) e apresentar diversos efeitos colaterais. É importante que o cirurgião-dentista crie o hábito de consultar dicionários de especialidade farmacêutica, quando o paciente referir o uso de qualquer droga, a fim de que consiga, progressivamente, conhecer e memorizar os principais grupos farmacológicos, nomes genéricos, e eventuais efeitos adversos dos medicamentos de importância para a odontologia.
- *Cortisona (esteróis).* O paciente em tratamento prolongado com corticoesteroides pode apresentar função deprimida do córtex da suprarrenal. É um paciente imunodeprimido farmacologicamente e, portanto, suscetível a outras doenças, principalmente as de origem microbiana, como por exemplo, a candidose bucal. O uso de antibiótico profilático, pré e pós-operatório, é comumente recomendado, uma vez que o paciente apresentará uma diminuição da resistência orgânica geral ante o estresse ocasionado pelas manobras cirúrgicas odontológicas.
- *Tranquilizantes.* O cirurgião-dentista deve estar preparado para as reações secundárias que os tranquilizantes produzem com relativa frequência. Os pacientes que tomam tranquilizantes mais potentes, como as fenotiazinas, desmaiam com facilidade e custam a recuperar a consciência. Os derivados fenotiazínicos potencializam a ação dos sedantes, como os barbitúricos. Os que tomam clorpromazina ou drogas afins são propensos à hipotensão ortostática, podem sofrer uma síncope ao se levantarem subitamente da cadeira. Aqueles que tomam tranquilizantes há muito tempo não raro apresentam congestão nasal, diminuição da secreção salivar, espasmo na musculatura facial e, ocasionalmente, a diminuição do número de leucócitos, predispondo a infecções.
- *Ácido acetilsalicílico.* Pacientes que sofrem de artrite e que tomam este medicamento em grande quantidade podem apresentar alterações hemorrágicas, ou gástricas. Nesse sentido, há que se destacar também aqueles que ingerem, por recomendação médica, 1 ou 2 comprimidos de AAS® infantil ao dia, para profilaxia de tromboembolismo.
- *Insulina ou produtos similares.* Os pacientes dependentes de insulina podem descompensar durante o atendimento odontológico prolongado e entrar num estado de hipoglicemia, requerendo do profissional habilidade para reverter esse quadro, em geral grave.

Recomenda-se nessa situação interromper a sessão e oferecer ao paciente qualquer líquido açucarado; por exemplo, suco de laranja. A ingestão de carboidratos de absorção mais lenta, como barra de cereais, ajuda a normalizar a glicemia. Aqueles pacientes diabéticos, que utilizam hipoglicemiantes orais do grupo das sulfonilureias para seu controle metabólico também podem sofrer o efeito aumentado desses fármacos, quando associados ao ácido acetilsalicílico e a outros AINEs, devido à competição com as proteínas plasmáticas. Portanto, deve-se evitar essa associação.

- **Tem alergia ou reagiu desfavoravelmente a:**
  - *Anestésicos locais.* As reações alérgicas verdadeiras aos agentes anestésicos usados na atualidade são bastante raras, apesar de ser frequente uma resposta positiva à pergunta. A maioria dos relatos refere-se a episódios de lipotímia, durante ou após a injeção anestésica, estando este fato mais relacionado ao estresse gerado pelo procedimento do que com a droga propriamente dita. Histórias de palpitações provavelmente estão ligadas às injeções intravasculares, por essa razão é prudente o uso de seringas com dispositivo para refluxo.
  - *Penicilina ou outros antibióticos.* Uma resposta positiva a essa pergunta deverá ser anotada de forma bem visível no prontuário. Para os indivíduos sensíveis à penicilina, o antibiótico de escolha, de uma forma geral, é a eritromicina, para o caso de infecções de natureza odontogênica de intensidade leve a moderada. Para os casos mais graves, a clindamicina é uma boa alternativa.
  - *Sulfamidas.* Apesar de pouco utilizadas em odontologia, o seu uso deverá ser evitado quando o paciente informar sensibilidade em relação a elas ou diante de histórias de transtornos renais.
  - *Barbitúricos e sedativos contra insônia.* Se o paciente responde afirmativamente, deve-se verificar o agente exato. A princípio, não se deve associar dois ou mais depressores do SNC. Se a sedação for necessária, utilizar outro medicamento, como o cloridrato de brometazina (Fenergan®) ou etinamato (Volmid®).
  - *Iodo.* História de hipersensibilidade ao iodo obviamente restringe o uso de soluções iodadas; utilizadas de forma rotineira para antissepsia pré-cirúrgica.
  - *Outros.*

- **Está grávida?**
Talvez a paciente suspeite, porém não tenha consultado, ainda, seu médico. Embora o tratamento odontológico de rotina não esteja contraindicado em uma gestação normal, com frequência é recomendável, ou mesmo

necessário, levar-se em conta certos detalhes. Em caso de tomadas de radiografias é imprescindível proteger a paciente com avental de chumbo. A gestação pode coincidir com algum problema médico, como uma cardiopatia ou uma doença renal. Para indicar qualquer medicamento, o clínico deve assegurar-se de sua não contraindicação. É conveniente entrar em contato com o médico que assiste a paciente, pois alguns obstetras impõem várias restrições ao tratamento odontológico nesse período.

- **Sofre transtornos relacionados com o período menstrual?**

Uma resposta afirmativa pode ser importante para a interpretação de achados bucais. Alterações gengivais de natureza inflamatória são condições frequentemente observadas na puberdade, na menstruação, na gravidez e naquelas pacientes que utilizam pílulas anticoncepcionais – as alterações hormonais que ocorrem nesses períodos predispõem a essa forma exagerada de resposta dos tecidos ante as agressões geradas pela formação do biofilme. No caso específico da menstruação, se a paciente estiver bem orgânica e emocionalmente não há restrição quanto ao tratamento odontológico, embora devam ser levados em conta os eventuais medicamentos que ela possa estar usando para o combate à dor e às cólicas.

Antecedentes familiares

A história *familial* visa a obter informações dos parentes próximos dos pacientes (pais, irmãos, avós, tios e filhos), investigando sobre a idade, estado de saúde e causa da morte, na busca de uma eventual doença herdada ou com tendência familiar. Doenças reumáticas, cardiovasculares, neoplásicas, tuberculose, hanseníase, distúrbios hemorrágicos, alérgicos, nervosos e diabetes precisam ser pesquisados pelo cirurgião-dentista.

A história *familiar* se refere às pessoas e a outros seres que convivem com o doente, podendo ser da mesma árvore genealógica ou não. Conhecer o estado de saúde do cônjuge e seu grau de convivência com outras pessoas (empregados, vizinhos etc.) é importante para estabelecer uma relação especialmente com as doenças contagiosas; o contato com animais (cães, gatos, pombos, papagaios etc.) também deve ser investigado.

Hábitos

O conhecimento dos hábitos adquiridos pelo paciente pode se constituir um elemento importante para elucidar o diagnóstico e fundamentar o prognóstico. Hábitos nocivos e higiênicos devem ser observados. Tipo de alimentação, jornada e condições de trabalho, esportes ou exercícios físicos praticados devem ser levados em consideração.

O uso de tabaco e/ou ingestão de bebidas alcoólicas ou drogas devem ser minuciosamente determinados quanto ao tipo, tempo de uso e quantidade, pois as suas implicações na saúde bucal e geral do paciente constituem-se motivo de muita preocupação nos dias atuais.

EXAME FÍSICO

O exame físico ou objetivo tem por finalidade a obtenção dos principais sinais clínicos da doença referida pelo paciente. Esse exame, em contraposição à anamnese, fornece evidências objetivas e passíveis de confirmação pelo mesmo ou por outros observadores. O pré-requisito básico e imprescindível para o exame físico com qualidade é o domínio e conhecimento amplo dos aspectos de normalidade, incluindo-se as variações que ocorrem segundo a idade, gênero e características raciais.

A técnica básica do exame físico se fundamenta no uso dos sentidos naturais do profissional, quais sejam: visão, tato, audição e olfato, através das manobras clássicas de inspeção, palpação, percussão, auscultação e olfação.

Segundo Tommasi, o exame físico pode ser dividido em *Geral* e *Locorregional* (extraoral e intraoral).

EXAME FÍSICO GERAL

O exame físico geral tem início no momento em que o paciente se apresenta para a consulta e é recebido pelo profissional. A partir desse primeiro contato o cirurgião-dentista deve voltar sua atenção para alguns aspectos importantes, os quais podem, ou não, ter relação com o motivo da consulta, porém, com certeza, deverão ser levados em consideração durante as outras etapas da metodologia clínica. Pela inspeção, observa-se de imediato a postura do paciente, seu trajar, fácies, biótipo, possíveis alterações na marcha, sistema tegumentar etc. O simples fato de cumprimentar o paciente com um aperto de mãos permite ao profissional avaliar, pelo grau de sudorese palmar, o nível de ansiedade do paciente. Esses elementos, além de orientar a escolha do tipo de relacionamento, também visam à pesquisa de sinais que possibilitam aquilatar previamente o seu estado de saúde geral. O exame mais detalhado dos itens citados anteriormente e eventuais questionamentos deverão ser feitos oportunamente.

O exame da pele assume grande importância nessa fase do exame, principalmente no que diz respeito à sua coloração, textura e lubrificação. A face hiperêmica do paciente hipertenso, a ruborizada e transparente do paciente febril, a palidez do anêmico ou do doente crônico, o tom amarelado da pele do paciente ictérico e o ressecamento da pele em pacientes desidratados são exemplos de sinais importantes que fornecem pistas valiosas para o clínico.

O registro da pulsação, incluindo-se frequência e ritmo cardíaco e a aferição da pressão arterial constituem-se, hoje, manobras importantes do exame físico incorporado à odontologia, que objetiva, além da avaliação global do paciente, criar a oportunidade do diagnóstico precoce de algumas doenças, principalmente da hipertensão, uma vez que esta acomete grande parte da população, na qual muitos casos são assintomáticos, aumentando os riscos de intercorrências graves durante o atendimento odontológico.

EXAME FÍSICO LOCORREGIONAL

O exame locorregional é iniciado pela inspeção e palpação dirigidas a regiões da cabeça e do pescoço. Tem o objetivo de constatar a sua normalidade clínica ou evidenciar desvios que possam se constituir em dados de interesse. Pode ser feito em dois momentos: extraoral e intraoral.

Exame físico extraoral

O exame físico extraoral começa pelo exame da face, obtendo-se uma visão conjunta, sob o ponto de vista de harmonia, das referências anatômicas que formam essa estrutura, desde o vértice (parte mais alta da calota craniana) até o gnátio (ponto mais inferior da sínfise mentual), incluindo as orelhas, o pescoço e os cabelos. Nesse exame, o profissional, além de fazer uma avaliação genérica do *facies* do paciente num primeiro momento, também deve investigar as particularidades constituintes dessa região.

A harmonia facial do paciente deve ser avaliada tanto em norma frontal como em norma lateral. Um perfil harmonioso seria aquele que, pelos padrões estéticos vigentes, idade, raça ou pelo maior ou menor grau de obesidade, não chama a atenção. É de particular importância, na verificação do perfil em norma frontal, o grau de simetria que a face do paciente apresenta. Em geral as hemifaces são simétricas (Figs. 1.1 a 1.3). A dissimetria ou assimetria facial pode ser imperceptível, acentuada ou até mesmo severa.

A camada gordurosa subcutânea na região facial tem de ser avaliada quanto à distribuição e locais onde o panículo adiposo está mais concentrado.

A presença e a localização dos sulcos ou pregas faciais devem ser observadas e relacionadas quanto a sua simetria e a idade do indivíduo. É oportuno lembrar que os sulcos

faciais obedecem as duas características principais: (1) são perpendiculares à ação dos músculos da expressão; e (2) são mais acentuados nas pessoas magras e idosas.

É importante realizar, no exame clínico da cabeça e do pescoço, a palpação e verificação da função correta dos vários grupos de músculos dessa região, incluindo-se os

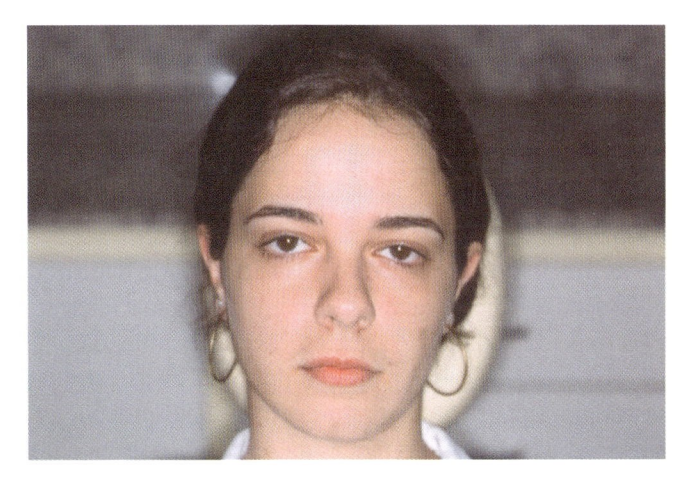

Fig. 1.1 Exame físico em norma frontal.

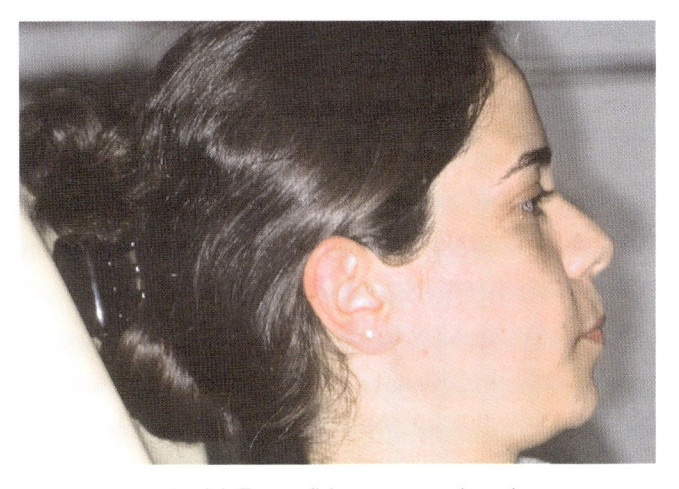

Fig. 1.2 Exame físico em norma lateral.

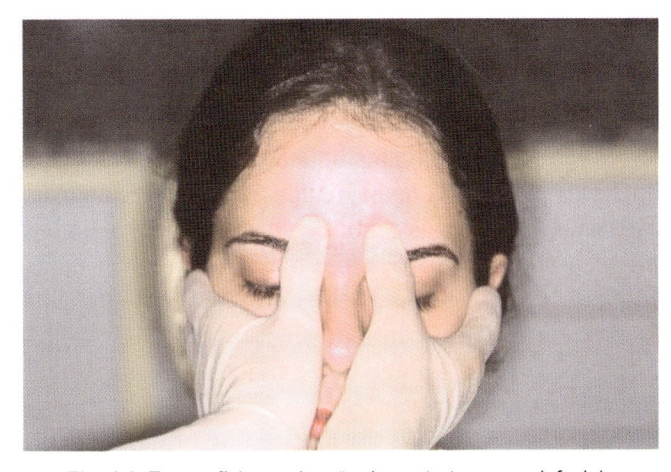

Fig. 1.3 Exame físico: palpação das estruturas craniofaciais.

responsáveis pelos movimentos mastigatórios e os da expressão facial; dessa forma, podem ser avaliadas possíveis paralisias, atonias, hipertrofias, rigidez ou flacidez etc.

Para completar a avaliação dos movimentos funcionais da mandíbula, é de boa norma, nessa fase do exame físico extraoral, fazer a palpação da região da articulação temporomandibular, verificando simetria de excursão condilar, ruídos, crepitações, estalos, limitação de abertura bucal, sensibilidade, tumefação e outros.

A coloração, textura e tipo de pele, se ressecada ou oleosa, a presença de manchas ou pigmentos, bem como cicatrizes e outras alterações, devem ser anotadas pelo examinador em um local apropriado, descrevendo-as de forma pormenorizada.

A distribuição dos cabelos e da barba é outro dado que pode ser avaliado, levando-se sempre em conta a idade, o gênero e a raça da pessoa que está sendo examinada.

Após a inspeção e palpação de todas essas estruturas craniofaciais, o cirurgião-dentista deve proceder à palpação das cadeias linfáticas da região da cabeça e do pescoço.

- **Palpação dos linfonodos**

A palpação dos linfonodos da região da cabeça e do pescoço tem um valor significativo, uma vez que o sistema linfático é comprometido no decurso de várias doenças, das mais diversas naturezas, tanto de origem local como sistêmica, podendo, principalmente nos casos de processos infecciosos e de neoplasias malignas, constituir-se um dos principais meios de disseminação dessas entidades. De uma maneira geral, dentre os principais tipos de patologias que podem acometer esse sistema de defesa destacam-se a invasão carcinomatosa, adenopatia infecciosa, infiltração por substâncias estranhas, perturbações do metabolismo, especialmente dos lipídios, e distúrbios hematopoéticos primários. Como consequência a essas agressões, invariavelmente ocorrem mudanças estruturais importantes, de forma particular nos linfonodos que estão amplamente distribuídos nessa região.

A linfa – constituída basicamente por ultrafiltrado plasmático, onde estão dispersos catabólitos, microrganismos e corpos estranhos – recolhida nos espaços intercelulares pelos capilares linfáticos, segue pelos vasos linfáticos até os linfonodos regionais antes de atingir as cadeias linfáticas mais centrais. Nos linfonodos, a linfa é filtrada (ou seja, as partículas estranhas são reconhecidas como tal, sendo 99% delas eliminadas pela ação dos linfócitos que habitam de forma abundante essa área), ganha os grandes ductos linfáticos e, finalmente, é lançada na circulação sanguínea venosa.

Segundo Tommasi, um linfonodo normal, quando palpado, se apresenta como uma estrutura arredondada de 3 a 5 mm de diâmetro, consistência macia, superfície lisa, móvel e indolor. Já num linfonodo tipicamente inflamatório ou infectado é comum constatar-se, pela palpação, seu aumento de volume, sua mobilidade e consistência elástica, além da dor, que pode ser intensa ou moderada, dependendo do estágio da inflamação. Nos processos agudos, o aumento da temperatura local também é perceptível e, eventualmente, necrose e supuração. O linfonodo metastático, apesar de indolor na maioria dos casos, apresenta-se aumentado de volume, com superfície irregular, duro à palpação e geralmente fixo; todavia, no início do seu desenvolvimento, ele pode ser confundido clinicamente com linfonodos de natureza inflamatória.

O importante é ter em mente que, diante de qualquer alteração nas características de normalidade de um linfonodo ou de uma cadeia linfática, deve-se investigar, junto às regiões de drenagem dessas estruturas, ou nos próprios linfonodos, algum fator que justifique ou que possa ser o responsável pela mudança dessas características.

Os principais linfonodos da cabeça e do pescoço mais facilmente palpáveis são:

Linfonodos occipitais

Revisão anatômica – Os linfonodos occipitais, em número de um a dois, localizam-se a meio caminho entre a protuberância occipital externa e o processo mastoide, em íntima relação com o nervo occipital maior, próximo à origem do músculo occipitofrontal. Esses linfonodos recebem aferentes da parte posterior do couro cabeludo e da parte superior da nuca e drenam para os linfonodos cervicais profundos inferiores.

Significação clínica – qualquer lesão infecciosa, localizada ou difusa, no couro cabeludo dessa área pode produzir linfadenopatia occipital e, na dependência da natureza e extensão da infecção primária, pode ser unilateral ou bilateral.

Técnica de palpação – O paciente deve estar sentado de forma correta, relaxado e, de preferência, sem apoiar a cabeça. Primeiro deve-se afastar o cabelo da região a ser palpada e, em seguida, procura-se, por meio de pequenos movimentos circulares, deslizar as pontas dos dedos, executando na região suave pressão contra o tecido ósseo do crânio. Repete-se a manobra do lado oposto (Fig. 1.4).

Linfonodos mastóideos

Revisão anatômica – Os linfonodos mastóideos, também conhecidos como retroauriculares ou auriculares posteriores, geralmente em número de dois, situam-se sobre o

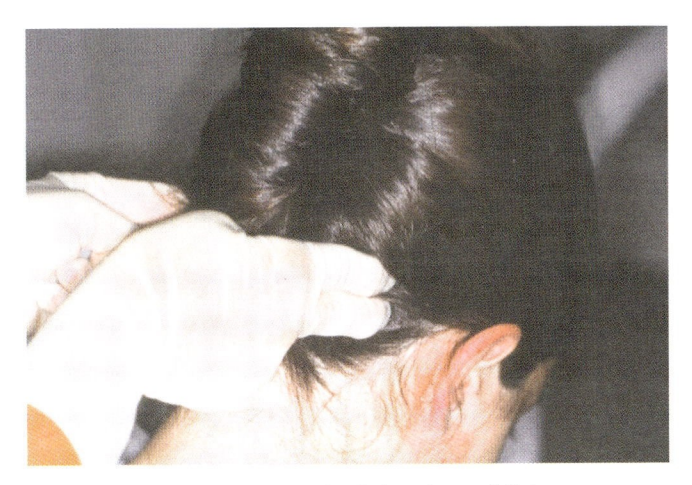

Fig. 1.4 Palpação dos linfonodos occipitais.

processo mastóideo, atrás do pavilhão da orelha, sobre a inserção do músculo esternocleidomastóideo. Eles recebem aferentes do meato acústico externo, da pele da parte posterior da orelha externa e do couro cabeludo da região temporal, e drenam para os linfonodos infra-auriculares, cervicais superficiais e profundos.

Significação clínica – Os comentários feitos sobre os linfonodos occipitais relativos às infecções do couro cabeludo aplicam-se também à linfadenopatia mastóidea. O aumento desses linfonodos tem sido, de modo geral, considerado um achado característico na rubéola, além de servir como auxiliar no diagnóstico diferencial entre esta doença e o sarampo, uma vez que nesta última raramente está presente.

Técnica de palpação – A palpação dessa cadeia é simples. O operador postado atrás do paciente poderá palpar, de forma simultânea, as cadeias do lado direito e do esquerdo, apenas fazendo uma pressão suave ao deslizar os dedos sobre a pele da região do processo mastoide (Fig. 1.5).

Linfonodos parotídeos superficiais

Revisão anatômica – Os linfonodos parotídeos superficiais, conhecidos como pré-auriculares, em número de um a quatro, localizam-se logo adiante do trago, superficiais à fáscia parotideomassetérica. Eles recebem aferentes da porção lateral das pálpebras e suas conjuntivas, da pele da região temporal, do meato acústico externo, da superfície do pavilhão da orelha, e os de localização mais profunda drenam a própria glândula parótida. A linfa originária dessas áreas drena para os linfonodos infra-auriculares, cervicais superficiais e profundos.

Significação clínica – Qualquer processo infeccioso ou neoplásico nas regiões de drenagem é facilmente detectado, tais como o carcinoma basocelular ulcerado, carcinoma epidermóide, o cancro sifilítico primário, assim como os demais distúrbios infecciosos cutâneo da face. O zoster oftálmico, em geral, acarreta aumento unilateral dos linfonodos parotídeos superficiais.

Técnica de palpação – A palpação da cadeia parotídea superficial pode ser feita de forma bilateral. O paciente posicionado com a cabeça ereta facilitará a realização do exame. O profissional fará a palpação bidigital de toda a área anatômica, explorando a região mediante movimentos circulares, com suave pressão, deslizando, na superfície da pele, a polpa dos dedos indicador e médio (Fig. 1.6).

Linfonodos submandibulares

Revisão anatômica – Os linfonodos submandibulares alojam-se no interior do espaço submandibular e são circundados pela lâmina superficial da fáscia cervical. Recebem aferentes da superfície da face; dos dentes superiores e inferiores, com exceção dos incisivos inferiores; das gengivas vestibular e palatina, exceto a da região vestibular dos

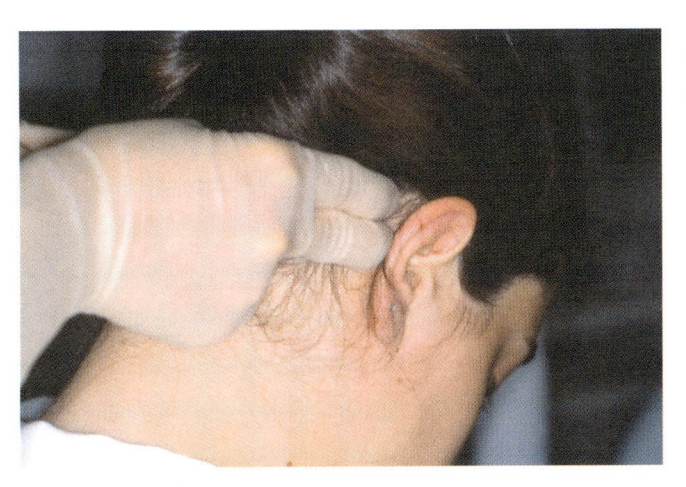

Fig. 1.5 Palpação dos linfonodos mastóideos.

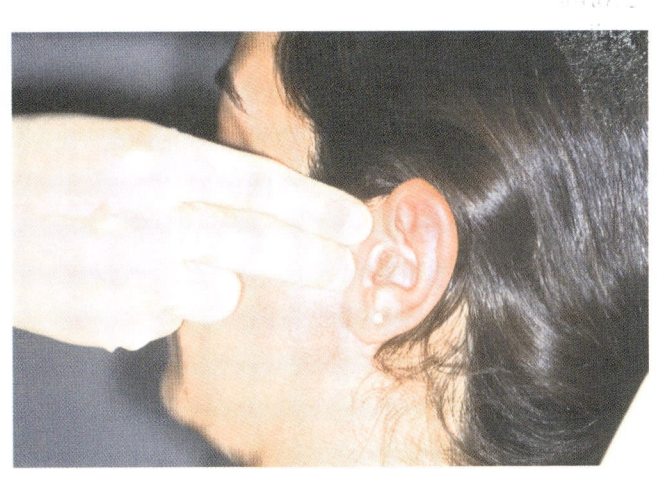

Fig. 1.6 Palpação dos linfonodos parotídeos superficiais.

dentes incisivos inferiores; de todo o lábio superior; das porções laterais do lábio inferior; da mucosa da bochecha; da parte lateral do mento; da parte anterior da cavidade nasal e do palato; do nariz; do corpo da língua; da glândula submandibular; de parte da glândula sublingual e do ápice da parótida; e da maior parte do soalho da boca. Os linfonodos submandibulares drenam diretamente para os cervicais profundos.

Significação clínica – O aumento do tamanho sucede à infecção ou neoplasma na área de drenagem. As infecções de origem dental, periapicais e/ou periodontais, são muito usuais como causa de linfadenopatia submandibular.

Técnica de palpação – As cadeias linfáticas dessa região devem ser investigadas de forma separada. Para palpar os linfonodos do lado esquerdo, o profissional deve estar postado ao lado e à frente do paciente. Com a mão esquerda apoiada sobre a cabeça do paciente, inclina a cabeça para a frente e para o lado a ser palpado, buscando um relaxamento da musculatura do pescoço. Apoiando o polegar direito na região zigomática penetra-se com os dedos indicador, médio e anular na região submandibular, fazendo um movimento para cima e depois para fora, tentando trazer o linfonodo ao encontro da base da mandíbula. Repete-se a manobra do lado oposto, observando a troca de posição das mãos, assim como da inclinação da cabeça (Figs. 1.7 e 1.8).

Linfonodos submentuais

Revisão anatômica – Próximos à linha mediana, os linfonodos submentuais localizam-se no trígono submentual, limitados pela base da mandíbula e os ventres anteriores dos dois músculos digástricos e o osso hióide. Drenam a pele do mento; a parte central do lábio inferior; dentes incisivos inferiores e as respectivas gengivas do lado

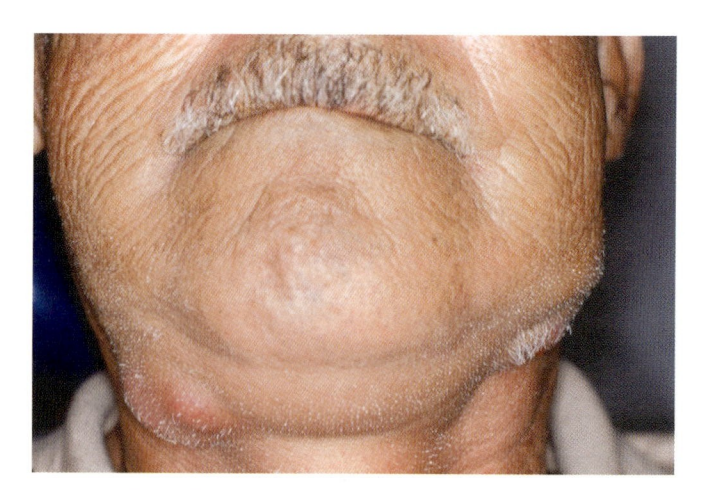

Fig. 1.8 Linfadenopatia metastática ulcerada em paciente com CEC no assoalho bucal.

vestibular; a porção anterior do soalho da boca, o ápice da língua e a região sublingual. Os seus eferentes conduzem aos linfonodos submandibulares ou aos cervicais profundos.

Significação clínica – O aumento de tamanho é consequente à infecção ou neoplasma primário na área de drenagem. A lesão inicial nessa região é facilmente observada, ou pelo menos detectável, pela palpação extra e intraoral. As infecções de origem dental com frequência causam a linfadenopatia submentual.

Técnica de palpação – A palpação destes linfonodos é semelhante à dos submandibulares, devendo o profissional atentar para a inclinação anterior da cabeça do paciente (Fig. 1.9).

Linfonodos cervicais laterais profundos

Os linfonodos que formam essa cadeia encontram-se distribuídos em vários grupos, descritas a seguir.

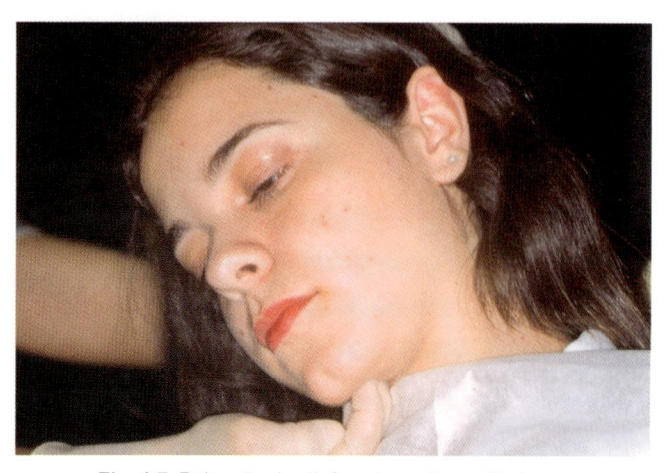

Fig. 1.7 Palpação dos linfonodos submandibulares.

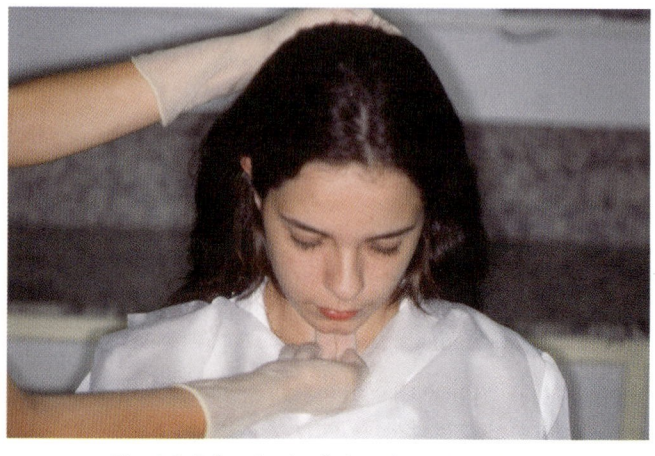

Fig. 1.9 Palpação dos linfonodos submentuais.

Linfonodos cervicais laterais profundos superiores

Revisão anatômica – O linfonodo jugulodigástrico, o principal linfonodo para a tonsila palatina, pertence à cadeia cervical lateral profunda superior. Esse linfonodo se situa abaixo do ângulo da mandíbula, entre as veias jugular interna e facial comum, na margem inferior do ventre posterior do digástrico.

Significação clínica – O linfonodo jugulodigástrico sofre aumento nas infecções das tonsilas palatinas e, até certo ponto, da faringe (Fig. 1.10).

Técnica de palpação – Os linfonodos cervicais laterais profundos superiores, assim como os demais da região cervical profunda que serão comentados a seguir, podem ser palpados da seguinte maneira: o examinador deve ocupar a posição por detrás do paciente e, com dois ou três dedos de uma das mãos, pressionar, fazendo movimentos circulares de pequena amplitude; inicialmente nos tecidos entre o ramo da mandíbula e a margem anterior do músculo esternocleidomastóideo. A cabeça do paciente deve ser movimentada para um lado e para o outro o suficiente para se ganhar acesso às estruturas profundas. Em seguida, a palpação deve se estender abaixo dos ângulos da mandíbula e continuar pelas faces laterais do pescoço ao longo das margens anteriores e posteriores do músculo esternocleidomastóideo (Figs. 1.11 e 1.12), terminando no trígono omoclavicular, que é, aliás, uma região comum de metástases cancerosas viscerais. Inclinando a cabeça do paciente para o lado e pedindo para que ele ponha o ombro para cima e para a frente, pode-se explorar essa zona com maior comodidade.

Linfonodos cervicais laterais profundos inferiores

Revisão anatômica – Esses gânglios localizam-se na parte inferior do pescoço, abaixo do nível do ventre inferior do músculo omo-hióideo. Alguns desses gânglios estão situados por trás do músculo esternocleidomastóideo, dentro da gordura que cobre o músculo escaleno anterior; eles são conhecidos como linfonodos laterais. Outros situam-se além da margem posterior do músculo esternocleidomastóideo, no trígono omoclavicular. Os linfonodos cervicais laterais profundos inferiores recebem aferentes da parte posterior do couro cabeludo e do pescoço e de muitos dos linfonodos cervicais laterais profundos superiores.

Significação clínica – Em virtude de suas amplas conexões, os linfonodos cervicais laterais profundos inferiores podem ser comprometidos pelo carcinoma com origem em

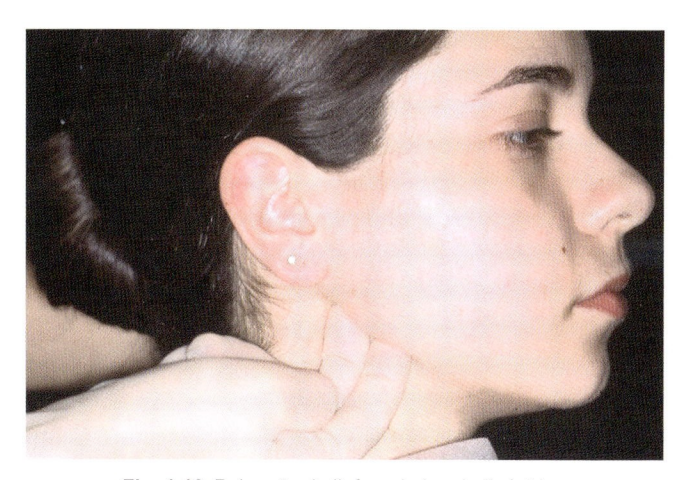

Fig. 1.10 Palpação do linfonodo jugulodigástrico.

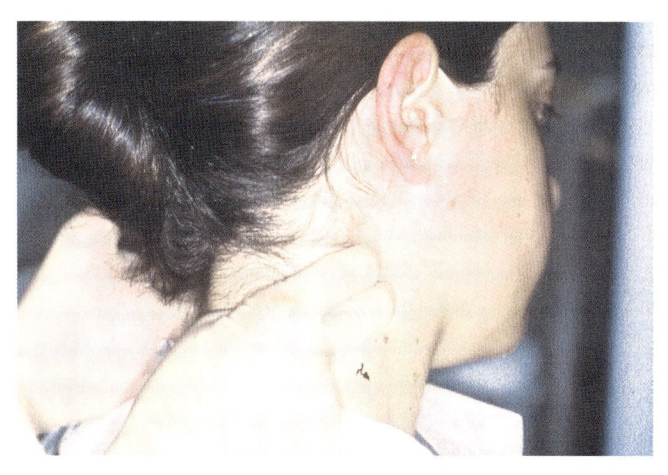

Fig. 1.11 Palpação dos linfonodos cervicais laterais profundos superiores.

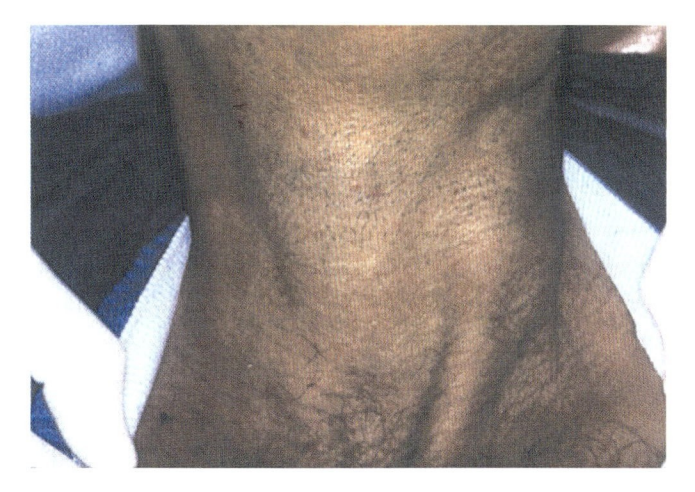

Fig. 1.12 Linfadenopatia metastática em paciente com CEC na borda lateral da língua.

qualquer lugar da cabeça ou do pescoço. O linfonodo júgulo-omo-hióideo, que faz parte dessa cadeia, é importante na drenagem linfática da língua, recebendo aferentes da maior parte desta, com exceção do ápice, por essa razão aumenta de tamanho devido à invasão neoplásica pelo

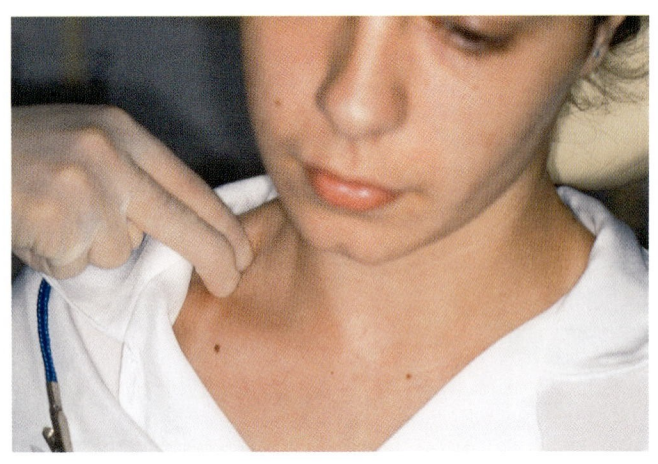

Fig. 1.13 Palpação do linfonodo júgulo-omo-hióideo.

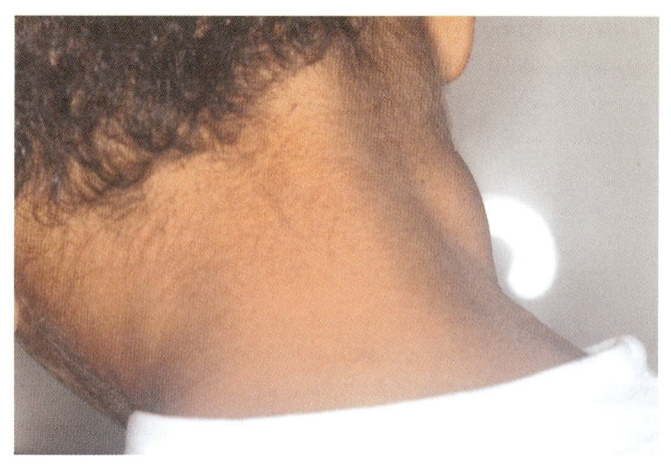

Fig. 1.14 Linfadenopatia infecciosa em paciente HIV+.

câncer, que compromete as margens, o corpo e a raiz da língua (Fig. 1.13).

Linfonodos acessórios

Revisão anatômica – Embora esses linfonodos pertençam aos cervicais profundos, muitas vezes são palpáveis como grupo separado. Eles estão localizados no trígono cervical lateral, acima do nível do ventre inferior do omo-hióideo, e intimamente relacionados ao nervo espinhal acessório que cruza essa região.

Significação clínica – Os linfonodos acessórios são comprometidos quase sempre nas infecções do couro cabeludo, na pediculose e na tuberculose. Outras infecções e neoplasmas são raros.

Linfonodos cervicais laterais superficiais

Revisão anatômica – Os linfonodos cervicais laterais superficiais situam-se sobre a face lateral do músculo esternocleidomastóideo, em íntima relação com a veia jugular externa quando ela emerge da glândula parótida. Recebem aferentes do pavilhão da orelha e da região parotídea e enviam eferentes em torno da margem anterior do músculo esternocleidomastóideo para os linfonodos cervicais laterais profundos superiores.

Significação clínica – Os linfonodos cervicais laterais superficiais têm a mesma significação clínica que os linfonodos parotídeos.

Técnica de palpação – Inclinando-se a cabeça do paciente para o lado oposto àquele a ser palpado, deve-se deslizar suavemente os dedos no sentido longitudinal por toda a extensão do músculo esternocleidomastóideo (Fig. 1.14).

Exame físico intraoral

O exame físico intraoral deve ser sistemático, ordenado e completo, ou seja, o profissional deve utilizar, de forma rotineira, uma metodologia própria de exame, não deixando, no entanto, estrutura alguma sem ser examinada. A inspeção e a palpação são as manobras mais utilizadas nesse exame

Antes que se dê início ao exame intraoral, o paciente deve estar confortável e adequadamente sentado em local apropriado. A boa iluminação é um pré-requisito para um exame detalhado. A mesa clínica deve estar arrumada de maneira tal que não falte: pinça, espelho bucal, explorador, sonda periodontal, espátula de madeira, gaze, algodão, fio dental, papel de articulação, evidenciador de placa bacteriana e material de profilaxia dental.

Uma vez tudo preparado, o exame físico da boca é iniciado com uma apreciação geral do estado da saúde oral do paciente. Essa apreciação incluirá uma breve investigação da higiene, estado dos elementos dentais, presença de lesões nos tecidos moles, aparelhos protéticos, existência de zonas edentadas, presença de tártaro, pigmentações dentárias e halitoses. Essa verificação geral do estado da boca do paciente permite ao examinador ter uma idéia sobre o grau de extensão e dificuldade do exame que será realizado, assim como servirá de orientação quanto ao instrumental necessário ou sugerirá a conveniência de empregar determinados exames especiais.

Em alguns casos é justificável que se faça exame físico intraoral genérico, logo após a queixa principal, com a finalidade de conduzir a anamnese de uma maneira mais prática e objetiva.

O importante, como lembra Tommasi, é tomar ciência de que tanto a anamnese quanto o exame físico não são constituídos de compartimentos estanques, interdependentes, podendo retornar a qualquer um deles a qualquer momento para completar uma informação.

O exame completo e detalhado da cavidade da boca deve abranger as seguintes estruturas: pele e vermelhão dos lábios, mucosas labial e jugal, fundo de saco vestibular, mucosa alveolar, gengiva inserida, gengiva marginal, dorso e ventre da língua, assoalho da boca, palatos duro e mole, orofaringe, dentes e oclusão dentária.

No exame intraoral, o cirurgião-dentista deve no início se preocupar em constatar se a situação está normal, verificando forma, contorno, coloração, integridade, textura e lubrificação de todas as estruturas que formam a cavidade da boca. Agindo desta forma, certamente estará criando oportunidade para detectar alterações, as quais deverão ser diagnosticadas e tratadas. Deve evitar, portanto, uma frase comum na prática médica e odontológica: "Isso não é nada." As evidências clínicas ou são indícios de normalidade ou representam variações que podem ou não ter significado patológico. Cabe ao cirurgião-dentista identificá-las, valorizá-las e esclarecer o seu paciente.

BIBLIOGRAFIA

Altruda Filho L, Candido PL, Larosa PRR, Cardoso EA. *Anatomia topográfica da cabeça e do pescoço*. São Paulo: Manole, 2005.

Bordini PJ. Interpretando exames relacionados à hemostasia. *Implant News,* 2005; 2(1):84-5.

Bordini PJ. Interpretando os exames bioquímicos do sangue de interesse para a Implantodontia. *Implant News,* 2005; 2(2):184-85.

Genovese WJ. *Metodologia do exame clínico em odontologia.* São Paulo: Pancast, 1992.

Kignel S. *Diagnóstico bucal*. São Paulo: Robe Editorial, 1997.

Marcucci G. *Estomatologia*. Rio de Janeiro: Guanabara Koogan, 2005.

Morris AL, Bohannan HM. *Las especialidades odontológicas en la pratica general.* Barcelona: Labor, 1978.

Porto CC. *Exame clínico.* 3. ed. Rio de Janeiro: Guanabara Koogan, 1996.

Ramos Jr. J. *Semiotécnica da observação clínica* 7 ed. São Paulo: Sarvier, 1986.

Singi G. *Fisiologia para Odontologia.* 2 ed. Rio de Janeiro: Guanabara Koogan, 2005.

Sociedade Brasileira de Anatomia. *Terminologia anatômica.* São Paulo: Manole, 2001.

Sonis ST, Fazio RC, Fang L. *Princípios e práticas de medicina oral.* 2 ed. Rio de Janeiro: Guanabara Koogan, 1996.

Tommasi AF. *Diagnóstico em patologia bucal.* 3 ed. São Paulo: Pancast, 2000.

Capítulo 2

Biópsia

Sílvio Boraks

A biópsia é um procedimento de elucidação diagnóstica executado mediante a remoção de tecido vivo para estudo macróspico e microscópico.

É um exame complementar, na maioria das vezes preciso e seguro para o diagnóstico final de uma doença.

É em geral conclusivo para o diagnóstico de câncer bucal e fornece igualmente o tipo histológico do tumor, revelando o grau de agressividade e invasibilidade, orientando assim o tratamento a ser realizado.

Os procedimentos de biópsia devem estar inseridos na rotina odontológica e principalmente na cirurgia bucomaxilofacial, determinando a logística da técnica de abordagem e de sua execução.

POSSIBILIDADES E LIMITAÇÕES DA BIÓPSIA

A biópsia é passível de ser realizada pela possibilidade de se remover tecido vivo e assim observá-lo histologicamente. Este exame pode ser feito com tecidos vivos ou fixado por meio de formol a 10%. Quando se trata de estudar reações como imunofluorescência ou outras que trazem um resultado dinâmico da fisiologia tecidual e ce-

lular, não é utilizado fixador. O material é enviado envolto em uma folha de alumínio e deve ser examinado rapidamente para não se deteriorar. Por outro lado, o exame com material fixado é limitado à observação de estruturas, com corantes da rotina histológica ou mesmo por meio de reações histoquímicas. É uma limitação deste exame o resultado, que muitas vezes é descritivo, não se obtendo, em alguns casos, o diagnóstico final.

INDICAÇÕES

- É indicada, em princípio, para lesões que não puderam ser diagnosticadas por outros métodos ou que de alguma forma fornecem diagnóstico parcial, falho ou impreciso, por meio desses métodos.
- Para auxiliar no controle da evolução de doenças infecciosas fúngicas e bacterianas, que não responderam aos exames laboratoriais realizadas para este fim.
- Para determinar o tipo de tumor maligno ou mesmo grau de malignidade na classe V de Papanicolaou.
- Para confirmar eventual tumor maligno nas classes III e IV de Papanicolaou.
- Em lesões suspeitas de câncer.
- Em úlceras que não cicatrizam.

CONTRAINDICAÇÕES

De maneira geral, não existe contraindicação para a realização de biópsia, principalmente por ser a lesão mais importante para a sobrevida do paciente do que o fator que eventualmente contraindicaria o exame para a elucidação diagnóstica.

Pode-se dizer que para lesões de pequenas dimensões, quando se realiza remoção total (biópsia excisional), intervindo em áreas circundantes de tecido normal, não existe contraindicação.

Mesmo que exista a possibilidade de disseminação da lesão durante a remoção parcial para exame, há que se considerar a necessidade de um diagnóstico precoce, assim como a segurança para o estabelecimento de terapia adequada. Em outras palavras, mesmo com risco de disseminar a lesão, não se pode deixar de realizar a biópsia. Hoje se sabe que a biópsia não "ativa" as células cancerosas, pois estas são mutantes e têm comportamento predeterminado quando da alteração nuclear e/ou citoplasmática ocorrida. Da mesma forma, as metástases são determinadas por mecanismo complexo e não pela simples presença de eventuais células destacadas durante o procedimento da biópsia. Todavia, existe uma situação em que se observa a exacerbação violentíssima e rápida da lesão quando submetida a danos, como será visto em seguida, no caso de melanoma. A seguir, destacar-se-ão algumas contraindicações:

Gerais (ou sistêmicas)

- Quando as condições sistêmicas do paciente são impeditivas totais ou parcialmente de realização de manobras cirúrgicas. Tal é o caso do paciente diabético, hipertenso, cardiopata, anêmico, hemofílico, entre outros, não compensado.

Locais

Dois casos podem ser citados como clássicos em lesões suspeitas de:

- *Hemangioma:* se for realizada remoção de parte da lesão (biópsia incisional), haverá sangramento, muitas vezes difícil de conter com manobras hemostáticas locais. Não existe, porém, contraindicação para remoção total de uma lesão suspeita de hemangioma, tomando-se os cuidados específicos anti-hemorrágicos, como cerclagem da área ao redor ou ligadura do vaso que alimenta esta lesão, identificado por meio de angiografia.
- *Melanoma:* se for realizada remoção de parte do tumor (biópsia incisional), pode ocorrer proliferação celular no interior dos vasos em 24 horas e haver metástases. Em lesões negras sugestivas de melanoma, deve-se, sempre que possível, realizar biópsia excisional com margem de segurança. No caso de lesões de grandes dimensões, faz-se biópsia incisional no centro cirúrgico e o material é examinado pelo método de congelação, tendo-se o resultado em alguns minutos para, no caso de confirmar melanoma, intervir cirurgicamente no mesmo ato, com grande margem de segurança.

Em resumo, a biópsia incisional em lesão suspeita de hemangioma ou melanoma é classicamente contraindicada, pois, naquele, pode haver sangramento intenso e, neste, há a possibilidade de metástase.

CLASSIFICAÇÃO

Quanto à quantidade de material retirado

- *Incisional:* remove-se um fragmento da lesão.
  Existe um tipo de biópsia incisional que consiste no tratamento. É o caso da marsupialização, em que se remove parte da cápsula de um cisto e deixa-se aberto. Este procedimento visa a aliviar a pressão intracística.
- *Excisional:* remove-se totalmente a lesão (Fig. 2.1A, B e C).

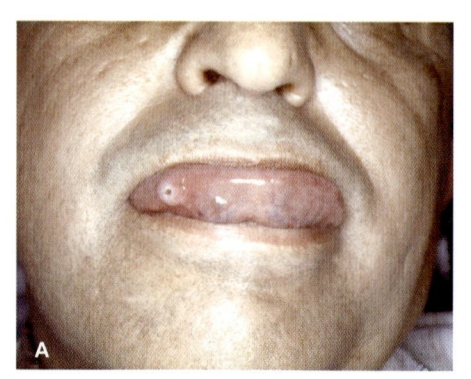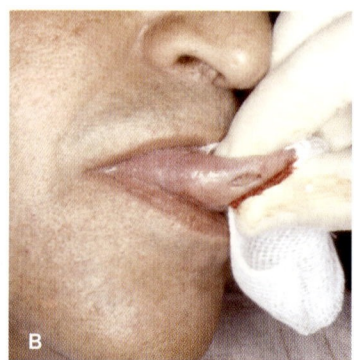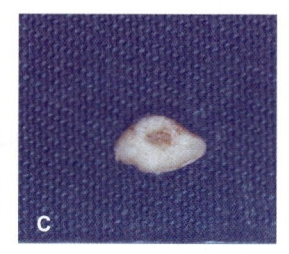

Fig. 2.1A, B e C Biópsia excisional.

Quanto ao possível conteúdo da lesão e material utilizado

- *Sólido:* bisturi
  - Instrumento cilíndrico cortante (*punch*)
  - Pinça saca-bocado (Fig. 2.2A e B).
  - Curetas
- *Líquido:* punção com seringa e agulha de grosso calibre (Figs. 2.3, 2.4 e 2.5).

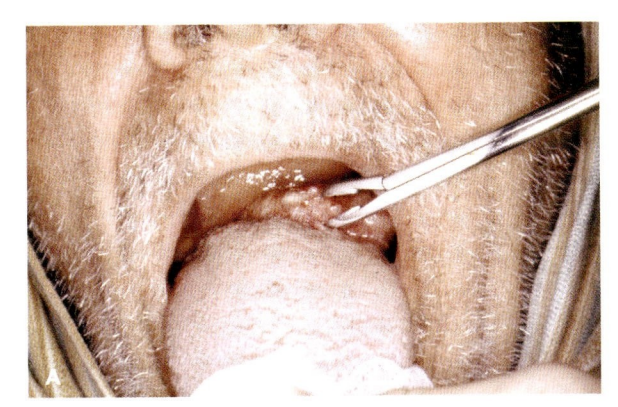

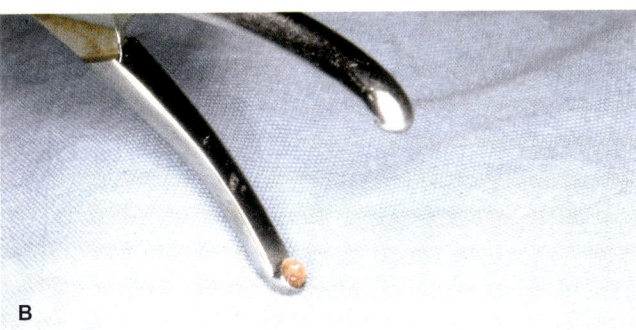

B

Fig. 2.2A e B Biópsia incisional com pinça saca-bocado, útil para regiões de difícil acesso. Observe na Fig. 2.2B o material retirado no interior da concha formada pela lâmina circular e cortante.

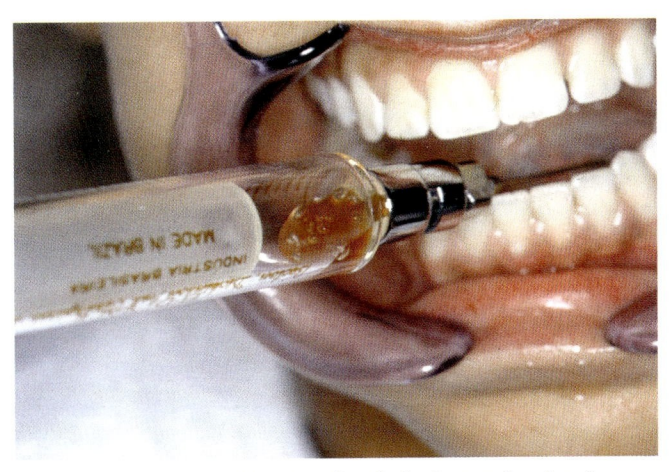

Fig. 2.3 Punção colhendo saliva de fenômeno de retenção de muco (rânula) no soalho bucal.

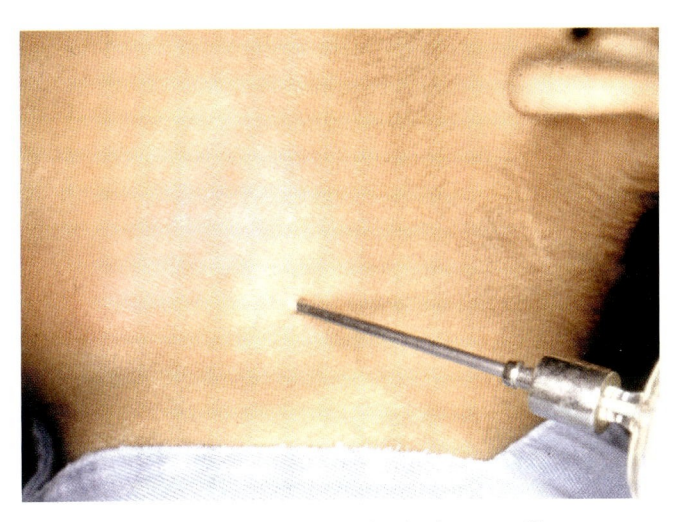

Fig. 2.4 Punção em lesão suspeita de abscesso. Observar o grosso calibre da agulha, o que facilita a passagem de líquido viscoso ou semissólido.

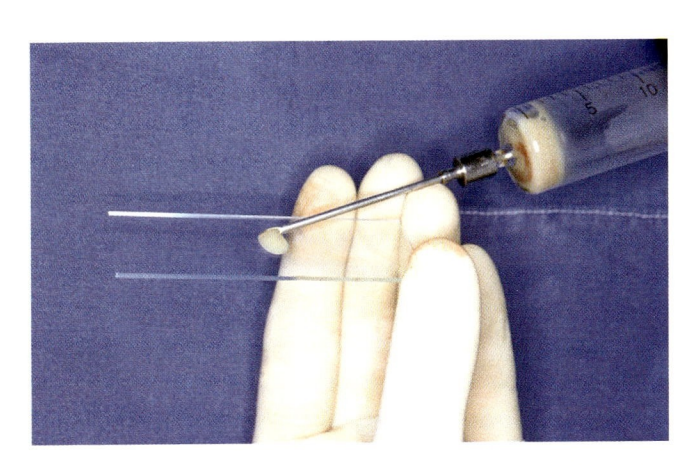

Fig. 2.5 Material colhido na punção da Fig 2.4, o qual está sendo distendido em lâmina de vidro para exame microscópico.

Tipo de líquido esperado

- Citrino, marrom ou cinza-escuro, transparente ou turvo com ou sem sangue.
- Sangue: hemangioma, lesões muito vascularizadas.
- Saliva: mucocele, rânula.
- Pus: abscesso.

BIÓPSIA POR CONGELAÇÃO

Entende-se biópsia por congelação como sendo a retirada do material e seu estudo imediato após submeter a peça operatória removida ao frio intenso e, assim enrijecida, cortá-la e examiná-la ainda durante a cirurgia. Para tanto, o patologista deve estar a postos, aguardando o material. Deve-se fazer exame macroscópico e escolher a área a ser seccionada, colocando o fragmento em um acetábulo, sobre o qual será lançado um jato de CO_2, congelando-o.

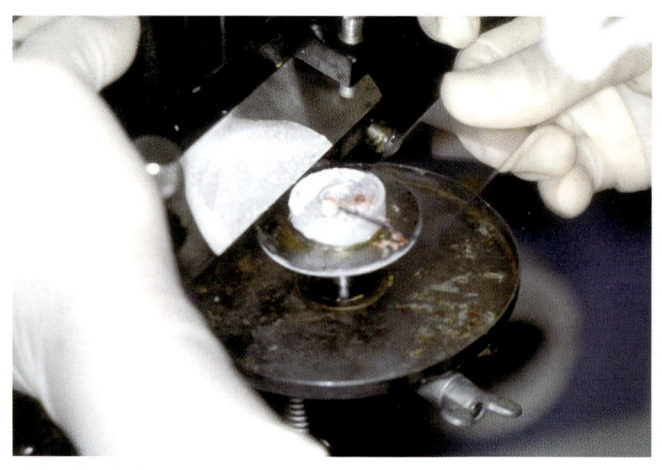

Fig. 2.6 Biópsia por congelação realizada durante o ato cirúrgico. Observe o material congelado sendo seccionado pelo micrótomo congelado para manter a baixa temperatura da peça ao ser cortada.

Com o micrótomo, fará cortes que serão corados, examinados e lidos imediatamente, obtendo assim o resultado em minutos, durante o ato operatório. Este procedimento é de grande valia durante a cirurgia para determinar, por exemplo, se a lesão é maligna e, nesse caso, se é necessário estender a margem de segurança; ainda no caso de lesão maligna, confirmada previamente a cirurgia, a biópsia por congelação é realizada para determinar se as margens da cirurgia foram suficientes e se no leito onde havia lesão ainda resta tumor (Fig. 2.6).

Técnica

A biópsia é um procedimento de elucidação diagnóstica que se utiliza de manobras cirúrgicas, devendo-se observar, sempre que possível, os princípios da cirurgia bucomaxilofacial.

- *Assepsia:* os cuidados são essencialmente para manter campos, instrumental etc. estéreis, bem como fazer uso de luvas esterilizadas, gorro e máscara.
- *Antissepsia:* deve ser realizada com cuidado, pois os líquidos normalmente usados para antissepsia (timerosal, álcool, iodo etc.) podem alterar a fisiologia celular, além de conter corantes que podem tingir as células, podendo alterar o material para leitura do patologista e dificultar sua interpretação, de forma que se deve evitar a utilização desses líquidos sobre a área a ser biopsiada. Como sugestão, pode-se utilizar soro fisiológico ou tergentol.
- *Anestesia:* deve ser realizada distante da lesão, pois caso seja injetado líquido anestésico nas proximidades, este pode atingir o local a ser examinado, introduzindo elementos químicos que podem alterar a morfofisiologia, ocorrendo algo semelhante com os vasoconstritores, que podem modificar a vascularização.

- *Exérese:* é o ato de remover. Pode-se realizá-lo por meio de pinça de biópsia que age como saca-bocado ou através de incisão. Se a lesão for submucosa ou óssea, há que se fazer uma incisão com bisturi, descolar estruturas até atingir a lesão e então, fazer a exérese.
- *Hemostasia:* os procedimentos são os convencionais para conter a hemorragia localmente, mediante compressão com gaze, sutura, ligadura de vasos. Eletrocoagulação somente após a retirada da peça.
- *Síntese:* são os procedimentos para reposicionar as áreas incisadas e fazer hemostasia. Uma das manobras é a sutura.

Técnica de abordagem ao local representativo da lesão

- Se o material a ser removido estiver localizado superficialmente, deve-se proceder à incisão elíptica, envolvendo a lesão, tendo-se o cuidado de manter uma certa margem de tecido normal tanto lateralmente quanto em profundidade, para garantir a remoção total da lesão além do limite visual e palpável, assim como para melhor identificação da área acometida pela lesão.
- Se o material a ser removido encontrar-se recoberto por tecido normal, é fundamental localizar a área acometida para que esta, uma vez exposta, sirva de local de eleição para a remoção da lesão, ou fragmento desta. É de crucial importância frisar que se deve tomar todo cuidado para que a amostra colhida seja francamente representativa da lesão. Se a área doente tiver localização intraóssea, deve-se realizar a incisão no tecido mole suprajacente, descolar o periósteo, abrir uma janela óssea e, então, localizar visualmente ou por palpação indireta, por meio de curetas, por exemplo, a área acometida pela patologia e deste local recolher a amostra, não desprezando, todavia, a porção óssea do córtex por onde foi realizado o acesso, colocando esta porção em frasco separado e identificando-o convenientemente, pois assim o patologista poderá estudar o osso supostamente sadio que estava em contiguidade com a lesão.
- Se a lesão tiver dimensões diminutas, deve ser removida totalmente. Se a lesão for extensa ou múltipla, deve-se remover um ou vários fragmentos de pontos diferentes da lesão, identificando-os topograficamente.
- Nas lesões ósseas, radiograficamente sugestivas de cistos, deve-se proceder à punção com agulhas de grosso calibre para romper a membrana óssea que as recobre e à consequente aspiração para exame macro e microscópico do conteúdo colhido, ou mesmo confirmar a ausência de líquidos ou substâncias semissólidas, orientando assim a biópsia que deverá ser subsequente, pois agora a suspeita é de conteúdo sólido no interior deste osso.

- Pode-se ainda, por meio da punção, observar e estudar eventual líquido contido em nódulos ou bolhas que se apresentam nos tecidos moles, como mucocele, rânulas ou mesmo hemangiomas, ou ainda lipomas e cistos.
- Um tipo especial de punção pode ser utilizado, a punção aspirativa por agulha fina (PAAF). Por este método, introduzem-se agulhas de fino calibre no interior de grandes nódulos e por meio de movimentos repetitivos de "vai-vém" e ainda pela pressão negativa, pode-se colher material de estruturas localizadas em locais de difícil acesso ou que contenham elementos anatômicos que poderiam ser lesados por biópsia incisional. Este procedimento pode ser "guiado" pelas imagens obtidas durante a PAAF, concomitantemente tomadas por aparelhos de ultrassonografia. Este método é de grande valia para o exame do conteúdo de linfonodos na pesquisa de metástases ou em nódulos desenvolvidos em glândulas salivares maiores.
- O procedimento mais rotineiro no exame de lesões, principalmente as suspeitas de tumores malignos, é a biópsia incisional, realizada com pinças saca-bocado, as quais "mordem" uma porção da lesão e, ao mesmo tempo, prendem o fragmento na porção central do bojo que trazem da área cortante. Em geral, não se necessita anestesiar o local, principalmente no caso de carcinoma espinocelular, pouco sensível a esse tipo de traumatismo. O golpe deve ser extremamente rápido, apondo-se uma compressa de gaze sobre o local biopsiado e comprimindo-a imediatamente após a retirada do material, sendo este procedimento suficiente para hemostasia.
- Pode-se ainda utilizar o *punch*, instrumento de corte cilíndrico, que é introduzido no local eleito, após infiltração de anestésicos em área próxima, por meio de giros penetrantes na mucosa ou pele, cujo sentido inverte-se a cada meia-volta. Uma vez atingida a profundidade desejada, secciona-se a base aderida com uma tesoura do tipo Íris e, com uma pinça anatômica, leva-se o fragmento ao frasco contendo o fixador.

Cuidados com o material retirado (peça para exame)

- Não comprimir.
- Não dilacerar.
- Usar soro fisiológico para remover sangue e outros indutos do material.
- Introduzi-lo imediatamente no frasco de vidro contendo solução fixadora em volume dez vezes maior que o volume da peça. O frasco de vidro deve ter ampla abertura, pois a peça após a fixação adquire rigidez tal que, se introduzida ainda elástica e pouco consistente, pode causar dificuldade ao ser removida.

- O líquido fixador é o formol a 10%, ou ainda Bouin. Em certos casos, como na imunofluorescência, não se usa fixador. A peça deve ser analisada antes de haver lise residual.
- *Cuidados pós-operatórios:* dependem do traumatismo causado pelos procedimentos de biópsia e seguem em geral a rotina da cirurgia bucomaxilar.
- *Relatório ao patologista:* devem-se fornecer dados que auxiliem o exame histopatológico, para que o patologista possa:
- Escolher a área mais representativa;
- Direcionar os cortes;
- Avaliar o tipo de corante ou reação que utilizará perante determinadas suspeitas clínicas.

Para tanto, é fundamental que conste do relatório:

- Identificação do paciente, contendo sexo, idade, etnia etc.;
- Breve relato clínico com descrição da lesão, a mais fiel possível, assim como localização etc.;
- Diagnóstico clínico (hipóteses de diagnóstico);
- Aspectos transoperatórios;
- Envio de outros exames.

É de fundamental importância enviar ao patologista a suspeita clínica, para que se realize uma determinada técnica, específica para exame da lesão suspeita, e que se relate clinicamente o caso, informando as hipóteses de diagnóstico. Exemplo:

- *Suspeita de sífilis:* impregnação pela prata.
- *Blastomicose:* PAS.
- *Pênfigo:* imunofluorescência etc.

Resultado do exame

- *Nosológico:* quando o patologista tem condições de identificar a doença.
- *Descritivo:* quando o patologista descreve as estruturas que observou ao microscópio, sem contudo ter condições de identificar ou classificar tal lesão.

Observações

- Cuidado com as estruturas próximas. Não lesar, não disseminar.
- Remover tecido representativo com tecido normal.
- Lembre-se de que a biópsia é um procedimento para elucidação diagnóstica que se utiliza de procedimentos cirúrgicos.
- A biópsia não é obrigatoriamente um tratamento, é sempre um procedimento para elucidação diagnóstica.

BIBLIOGRAFIA

Boraks S. *Diagnóstico bucal*. 3 ed. São Paulo: Artes Médicas, 2001, 444p.

Ang KK *et al*. Radiotherapy for head and neck cancer. Philadelphia. Lea & Febiger, 1998, p 160-75.

Brockman DG. Molecular biology of head and neck cancer. *Semi Oncol*, 1994; *21*:230-9.

Ogdeu GR. Fild cancerization in the head and neck. *Oral Diseases*, march 1998; *4*(1):1-3.

Pindborg JJ. Atlas 5 ed. Copenhagem Munksgaard, 1993, 339p.

Toniolo FC, Boraks S. Fatores relacionados ao desenvolvimento do câncer bucal. *Rev Fac Odontal* FZL 1989; *1*(2):105-3.

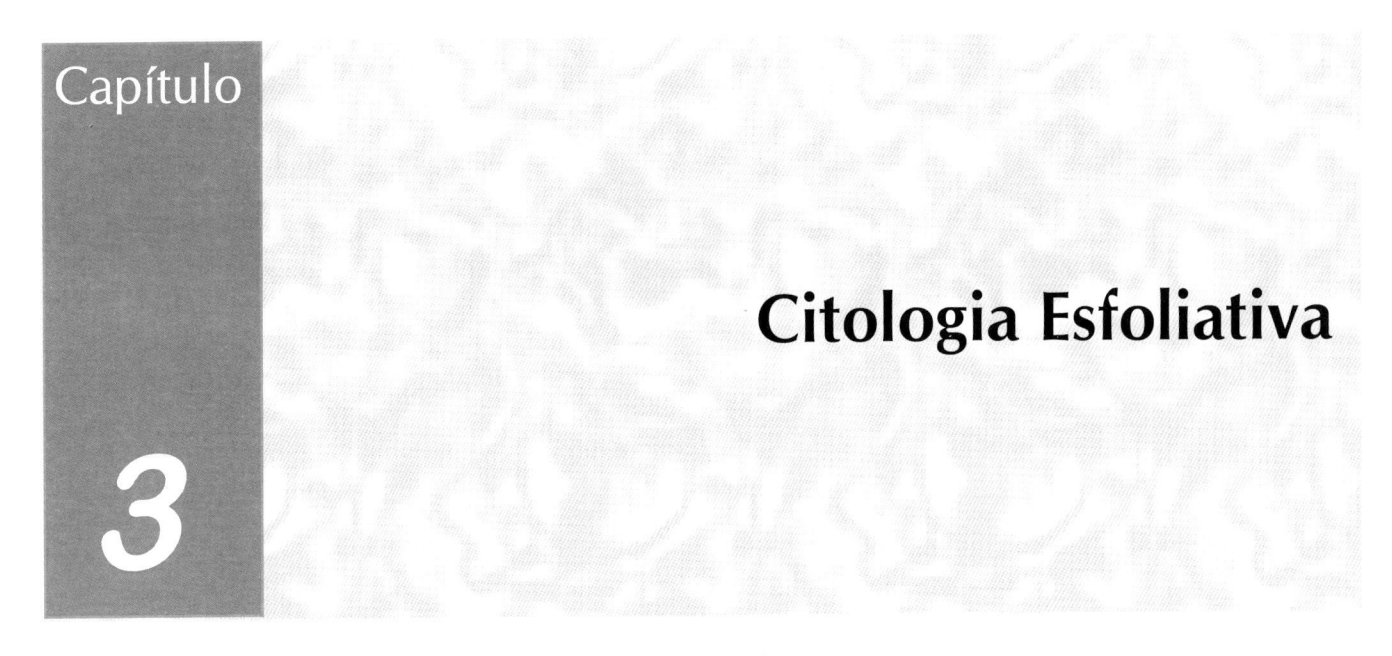

Capítulo

3

Citologia Esfoliativa

Sílvio Boraks

A citologia esfoliativa é um exame complementar de diagnóstico que estuda células superficiais do epitélio que se destacam naturalmente e são coletadas por meio de raspagem, sendo observadas ao microscópio.

É um método laboratorial simples de ser executado, econômico, rápido, confiável e que não causa desconforto ao paciente.

Podem-se avaliar por meio da citologia esfoliativa, como primeiro exame ou quando o diagnóstico não pode ser estabelecido por exames hematológicos, por exemplo (ou outros, ou ainda em lesões extensas e/ou múltiplas), lesões tumorais, doenças infecciosas, entre outras, que ocorrem na mucosa bucal.

Pelo exposto, pode-se inferir que este exame pode ser utilizado rotineiramente, sendo de grande valia e auxílio para o diagnóstico de lesões da mucosa bucal.

A finalidade principal da citologia esfoliativa é a detecção de tumores malignos. Pode também ser utilizada como auxiliar no diagnóstico de doenças viróticas, fúngicas e bacterianas.

FIDELIDADE DE DIAGNÓSTICO

A citologia esfoliativa é um exame cuja fidelidade, para estudo de tumores malignos, está em torno de 95%, o

que lhe confere credibilidade suficiente para ser utilizado. Desta forma, pode-se observar cerca de 5% de erro em dois grupos:

- *Falso-negativo*: pode ocorrer em cerca dos 5% dos casos de erro e significa que, apesar de a lesão ser maligna, o patologista nos informa que é benigna.
- *Falso-positivo*: é raro. Significa que o paciente não tem câncer, mas o patologista envia resultado erroneamente positivo.

Apesar desse elevado índice de confiabilidade, o exame citológico não substitui a biópsia, pois não define o tipo de lesão maligna, não sendo possível iniciar o tratamento só com os dados que a citologia esfoliativa oferece. Sua utilização, entretanto, é imprescindível em casos nos quais pode ser elucidativa, como, por exemplo, afastando a possibilidade de um câncer em uma lesão que clinicamente não tem características de malignidade.

INDICAÇÕES

- No diagnóstico de lesões ulceradas que persistam na mucosa bucal, inalteradas ou que não apresentem sinais de melhora espontânea ou com tratamento.

- No diagnóstico de lesões que, em princípio, não seriam biopsiadas por ser suficiente a citologia. Dependendo do resultado, pode-se proceder à biópsia.
- Em lesões extensas ou múltiplas, selecionando o local mais adequado para se realizar a biópsia.
- No controle de áreas submetidas à radioterapia, onde se observam alterações típicas de radiação.
- No controle da evolução de certas doenças.
- No controle de lesões cancerizáveis e de áreas onde houve remissão de tumor maligno em pacientes que de alguma forma estão impedidos de realizar intervenção cruenta.
- Em áreas onde o teste do azul de toluidina (teste de Shedd) foi positivo.
- Em lesões aparentemente inócuas e que não apresentem razão suficiente para a realização de biópsia.
- Quando a suspeita clínica ainda persiste sobre determinada lesão, mesmo após um resultado negativo para câncer na biópsia.

A indicação principal é para se diagnosticar câncer (citologia oncótica). A citologia esfoliativa é conhecida também como exame de Papanicolaou, muito utilizado em ginecologia.

CITOLOGIA ESFOLIATIVA EM PROCESSOS NÃO TUMORAIS

Apesar de a citologia esfoliativa constituir-se indicação principal para o diagnóstico de câncer, pode ser um instrumento de grande valor no diagnóstico de lesões não tumorais, sendo assim utilizada isoladamente ou associada a outros exames.

As mudanças morfoestruturais e tintoriais das células, assim como as alterações quantitativas e qualitativas dos microrganismos encontrados, podem ser indicativas para elucidação diagnóstica de várias lesões não tumorais, como veremos a seguir:

- *Leucoplasia:* sendo lesão cancerizável e muitas vezes extensa, é necessário realizar exame periódico por meio da citologia esfoliativa, que mostra eventuais alterações citológicas indicativas de transformação maligna, como, por exemplo, a presença de células nucleadas na camada de queratina mais superficial do tecido epitelial. Nesta camada, ora espessada, pode-se suspeitar de câncer e, dessa forma, realizar biópsia. Para tanto, divide-se a lesão em várias áreas, coletando material de cada uma delas. Em uma determinada área, onde houver alguma modificação, deve-se realizar biópsia.
- *Pênfigo vulgar:* esta doença propicia o aparecimento de células típicas que, quando detectadas, podem concluir

o diagnóstico. São chamadas células de Tzank. Quando prévia à citologia, a utilização de corticóides pode modificar o quadro e dificultar o diagnóstico.

- *Herpes:* no caso de doenças viróticas, é comum o aparecimento de células em degeneração balonizante que são maiores e apresentam citoplasma edematoso, o que simula um balão. O núcleo degenerado e fragmentado perde sua afinidade corante, e a célula passa a ter mais de vinte núcleos. A cromatina nuclear é substituída por massa amorfa. Essas células não são específicas para herpes simples, pois aparecem também no zóster e em outras doenças virais.
- *Blastomicose sul-americana (Paracoccidioidomicose):* pode-se, por meio de citologia a fresco, sem fixação, examinar de imediato células coletadas de área suspeita, ou seja: coleta-se o material, coloca-se ele em uma lâmina de vidro para microscopia e no ato pinga-se algumas gotas de hidróxido de potássio a 40% e observa-se ao microscópio a presença do *Paracoccidioides brasiliensis,* que se apresenta como uma estrutura circular com membrana que a envolve dupla e birrefringentemente, notada por meio da movimentação do micrométrico (meia-volta para cada lado).
- *Sífilis:* podem-se diagnosticar lesões sifilíticas por intermédio de exame citológico do material vivo coletado dessas lesões, que, examinado em laboratório ao microscópio de campo escuro, evidenciará o *Treponema pallidum,* por meio de sua movimentação típica.
- *Candidíase:* coleta-se, para exame citológico da mucosa bucal em lesões suspeitas de candidíase, material contendo fungos de *Candida* sp. e, assim, após identificado, obtêm-se dados como quantidade e forma. A forma filamentosa presente em grande quantidade pode sugerir que o paciente esteja com lesão compatível com candidíase. O diagnóstico definitivo só será fornecido pela biópsia.
- *Lesões císticas:* examinam-se ao microscópio líquidos e secreções puncionados de lesões císticas. Basta distender em uma lâmina de vidro para microscopia o líquido em questão e procurar elementos nele contidos que possam auxiliar o diagnóstico, como células esfoliadas.

CITOLOGIA ESFOLIATIVA EM TUMORES MALIGNOS (ONCÓTICA OU DE PAPANICOLAOU)

Esta é a grande utilidade da citologia esfoliativa, ou seja, na prevenção, no diagnóstico e no controle após a cura clínica do tumor.

CLASSIFICAÇÃO

- Classe I – normal.
- Classe II – normal com atipias para a região.
- Classe III – suspeita de malignidade.
- Classe IV – fortemente sugestiva de malignidade.
- Classe V – maligna.

Esta classificação é feita em função de pesquisa de malignidade, o que significa que, quando se refere a normal na classe I, ou normal com atipia na classe II, está se relatando que não há, por menor que seja, indício de malignidade, e, portanto, não há necessidade de biópsia. As classes III e IV são sugestivas de malignidade e a biópsia é obrigatória para confirmação. Na classe V, apesar de confirmar malignidade, é necessária e indispensável a biópsia para estabelecer o tipo do tumor e sua agressividade. Existe atualmente uma tendência de se abandonar a classificação de Papanicolaou e adotar simplesmente citologia normal, suspeita ou maligna. Propomos que a classificação seja modificada para: I – Normal; II – Suspeito; III – Maligno.

TÉCNICA

Instrumental e material necessários

- Espátula metálica
- Lâminas de vidro para microscopia
- Marcador (broca diamantada)
- Suporte de vidro para lâminas
- Clipes para papel
- Gaze
- Álcool absoluto
- Éter

Após se escolher a área, deve-se limpar e secar a lâmina de vidro com uma gaze. Em seguida, deve-se deslizar suave e firmemente a espátula sobre a área examinada.

O material coletado para microscopia deve ser depositado suavemente sobre uma lâmina de vidro previamente limpa e isenta de gordura. Lembre-se de que as impressões digitais contêm gordura, portanto, uma vez limpas, as lâminas não devem ser manipuladas, somente seguradas pelas bordas. Distende-se o material depositado sobre a lâmina de forma a distribuí-lo uniformemente para não formar grupos de células prejudiciais à leitura microscópica. Introduz-se imediatamente a lâmina em um frasco de vidro com canaletas para apoiar as lâminas ou frasco comum, utilizando-se um clipe para papel preso em uma das lâminas para não aderir às outras. Este frasco

deve conter o licor de Hoffman (álcool/éter a 50%). Na falta deste, pode-se utilizar o álcool absoluto. Eventualmente o álcool utilizado em clínica também poderá ser aproveitado. O frasco contendo as lâminas é encaminhado ao patologista com um relatório, fornecendo dados como: identificação, breve relato clínico e hipóteses de diagnóstico, o que é fundamental para o patologista poder escolher os reagentes e corantes para o tipo de lesão aventada. O resultado deverá ser divulgado segundo a solicitação do tipo de exame, ou seja, na citologia oncótica (Papanicolaou), o resultado será expresso em algarismos romanos e, na pesquisa de fungos, revelará o tipo de microrganismo encontrado (Figs. 3.1 a 3.6).

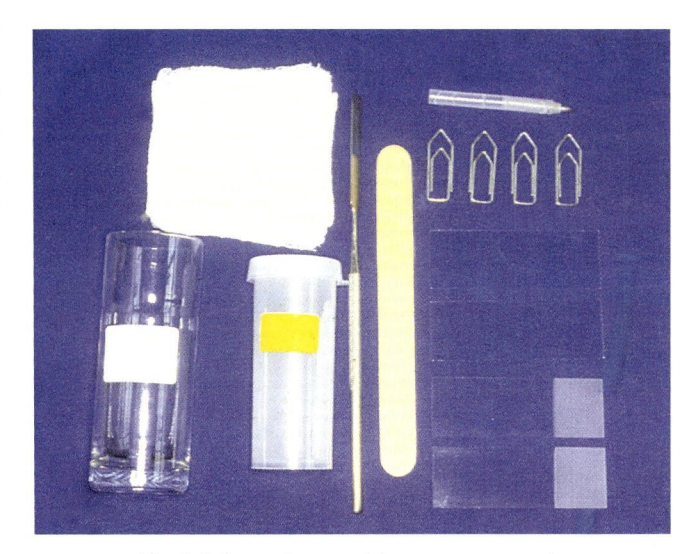

Fig. 3.1 Arsenal para coleta e armanezamento do material (células esfoliadas).

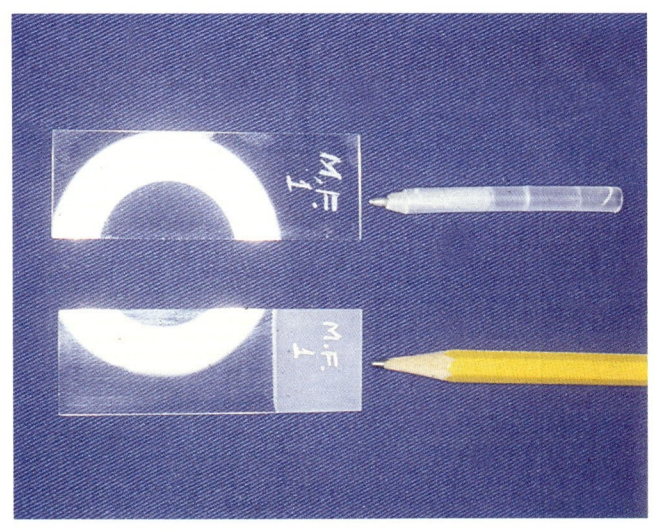

Fig. 3.2 Identificação das lâminas por grafite ou com ponta diamantada.

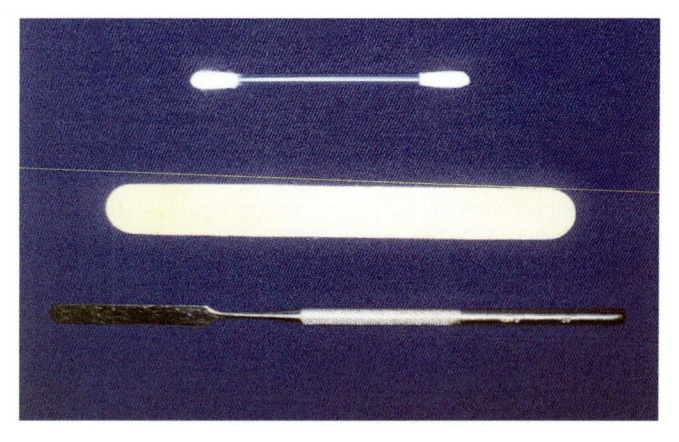

Fig. 3.3 A espátula metálica é a mais indicada para coleta de material.

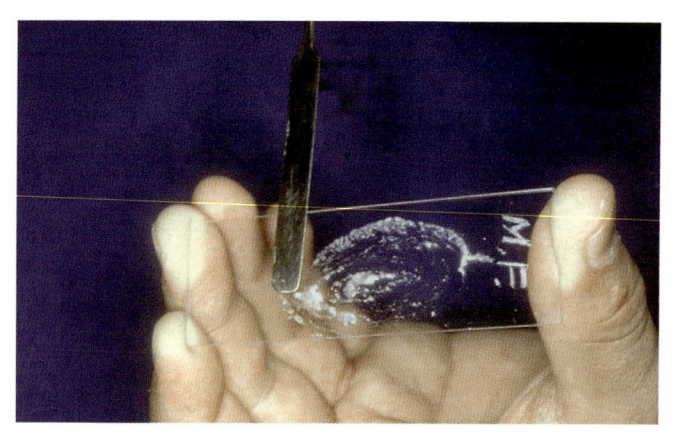

Fig. 3.4 Distribuindo o material uniformemente sobre a lâmina, evitando seu acúmulo.

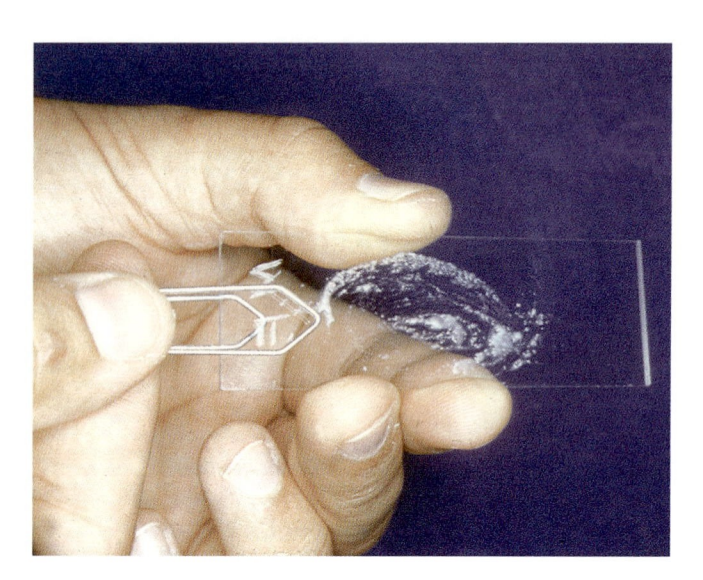

Fig. 3.5 Instalação de clipe para evitar a aderência entre duas lâminas.

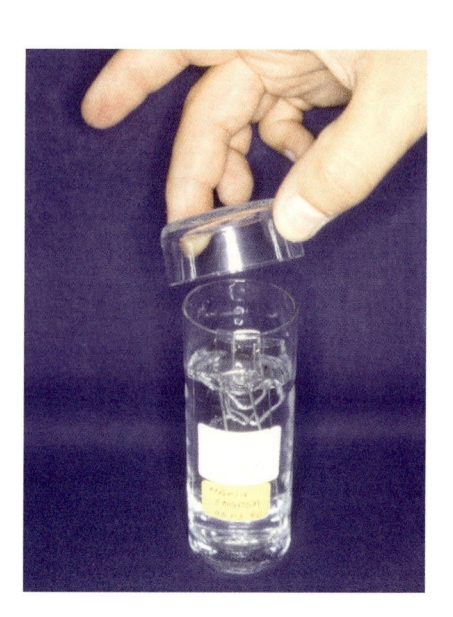

Fig. 3.6 Introduzindo em frascos apropriado a lâmina com o material coletado.

BIBLIOGRAFIA

Ang KK *et al*. Radiotherapy for head and neck cancer. Philadelphia. Lea & Febiger, 1998, p 30-3.

Boraks S. *Diagnóstico bucal*. 3 ed. São Paulo: Artes Médicas, 2001, 444p.

Brockman DG. Molecular biology of head and neck cancer. *Semi Oncol*, 1994; *21*:230-9.

Ogdeu GR. Fild cancerization in the head and neck. *Oral Diseases*, march 1998; *4*(1):1-3.

Pindborg JJ. Atlas 5 ed. Copenhagem Munksgaard, 1993, 339p.

Toniolo FC, Boraks S. Fatores relacionados ao desenvolvimento do câncer bucal. *Rev Fac Odontal* FZL 1989; *1*(2):103-5.

Prevenção do Câncer Bucal

Sílvio Boraks

Quando se aborda o tema profilaxia em oncologia, devem-se caracterizar dois aspectos: prevenção primária e prevenção secundária.

Por prevenção primária entende-se a identificação e a eliminação de fatores que conhecida ou supostamente agem como coadjuvantes na oncogênese. Como exemplo, podemos citar pesquisas sobre etiologia, epidemiologia, medidas administrativas para se manter boas condições ambientais, educação sanitária a todos os níveis de ensino e informação.

Quando se aborda o tema à prevenção do câncer bucal, é imprescindível que se tenha o conhecimento dos fatores que possam contribuir para o aparecimento e desenvolvimento deste mal. É intrigante pensar como uma célula normal passa a ter características tumorais. Tem de haver um estímulo para que isso ocorra. De fato, existe uma interação de estímulos como alterações imunológicas, metabólicas, no comportamento da reprodução celular diante de agentes traumáticos, presença de vírus, entre outros. Como consequência, a célula normal perde sua capacidade de diferenciação e adquire características principalmente proliferativas.

Não é difícil intuir como um vírus pode modificar o sistema de reprodução celular: o vírus é um microrganis-

mo desprovido de citoplasma. Necessita sempre de uma célula para se reproduzir. Uns se alojam no citoplasma e a maioria, no núcleo da célula infectada, mas de qualquer forma interferem no material nucléico da célula responsável pela reprodução celular, podendo assim desenvolver multiplicação neoplásica, pela alteração do código genético. Este conceito é relatado nos estudos que hoje se fazem para associar certos tipos de tumores malignos à origem virótica. É o caso do Epstein-Barr Vírus (EBV), que está associado ao tumor de Burkitt, por exemplo, pois até um vetor, supõe-se, alberga o EBV. O mosquito *Anopheles* seria um transmissor por meio de sua picada.

Existem certos dados que reforçam essa teoria, como, por exemplo a maior incidência de tumor de Burkitt em certas regiões da Terra com índices pluviométricos, umidade relativa e altitude semelhantes. Essas regiões são propícias ao desenvolvimento do mosquito.

É óbvio que um indivíduo com baixa resistência orgânica por alterações metabólicas, imunológicas ou nutricionais está mais sujeito ao desenvolvimento de doenças que possam de alguma forma estar associadas ao câncer. Tal é o caso da mononucleose infecciosa, que em princípio não causa sintomatologia exuberante, nem requer tratamento, pois sua patogenicidade é baixa e seu curso é em geral relativamente curto e benigno, mas está associada ao EBV. Pode-se até supor que a mononucleose seria uma fase prévia do tumor de Burkitt em crianças do sexo masculino que vivem em determinadas regiões climáticas e que tenham baixa resistência aos fatores citados anteriormente. Sabe-se também que o indivíduo que consome álcool etílico tem alterações metabólicas que comprometem a absorção de vitamina C, entre outros distúrbios. Logo seu mecanismo de defesa fica comprometido.

Em relação ao traumatismo mecânico é fácil perceber que a resposta constante, prolongada e repetitiva da mucosa bucal pode provocar alteração na reprodução celular, pois a célula está a cada momento tendo necessidade de ativar seu código genético reparador, que pode, pela constância, modificar-se e iniciar um processo autônomo de reprodução e multiplicação celular incontrolável. Isto explica o motivo pelo qual o traumatismo mecânico pode propiciar o surgimento de câncer.

Não se pode afastar o agente traumático da oncogênese da boca. A vida clínica demonstra isso. Todavia, temos de forçosamente observar um fato: nem todo traumatismo mecânico estimula o desenvolvimento de um tumor maligno bucal. Em certos casos, observamos o desenvolvimento de úlcera traumática, em outros, sob o mesmo traumatismo, ocorre hiperplasia inflamatória. Este fato leva-nos a crer que, sem dúvida alguma, deve existir outro fator que se associa aos relatados, que determina a evolução da resposta do organismo. Este é o fator intrínseco, predisposição, determinação genética, que guia a resposta do organismo a produzir um tumor, uma inflamação ou outra determinada patologia, concluindo-se, como se diz entre os oncologistas com grande pertinência: "Só tem câncer quem pode e não quem quer." Para se estabelecer um câncer em um determinado organismo é necessário um fator intrínseco e outro extrínseco.

FATORES PREDISPONENTES

Como fator intrínseco, poderíamos citar a predisposição que o indivíduo tenha, por meio de células herdadas, com potencial de malignização ou, ainda, células que a princípio eram normais, mas com o passar do tempo foram se modificando e adquirindo características de células com potencialidade maligna. Esta alteração celular que municia a célula com potencial oncogênico também é produzida por fatores extrínsecos provenientes dos mais variados agentes: com elementos radioativos, radiação actínica entre outros. A modificação celular que esses fatores extrínsecos podem acarretar é de natureza pre-

disponente, deixando a célula com possibilidade de vir a ser uma célula tumoral quando estiver diante de um fator desencadeante, podendo permanecer em fase latente durante anos.

Todavia, outro fato pode ocorrer em que a própria célula manifesta potencialidade maligna de forma autônoma ou associada a fatores extrínsecos. São células portadoras do oncogene, que teria uma função específica de predispor o indivíduo ao câncer, à medida que atua no DNA da célula. Dessa forma, podemos observar que existem fatores extrínsecos ao organismo e que podem agir com fatores desencadeantes de um tumor, os quais didaticamente são classificados como gerais e locais. Os fatores gerais são representados pela radiação solar, propiciando o aparecimento de queilite actínica, radiações ionizantes, agentes químicos e físicos presentes no ar atmosférico, como o monóxido de carbono. Os fatores locais seriam todos aqueles que atingem diretamente a mucosa bucal, como os traumatismos mecânicos ocasionados por dentes hígidos, por meio de diastemas, mau posicionamento, cúspides aguçadas, dentes fraturados ou desgastados com arestas cortantes. O uso de prótese também pode ser um fator lesivo. O fumo e o álcool, principalmente em sinergismo, determinam altíssima probabilidade de desenvolvimento de câncer na mucosa bucal.

LESÕES CANCERIZÁVEIS (PRÉ-CANCEROSAS)

Úlceras Traumáticas

As úlceras traumáticas, ou de outra origem, mas que venham a ser traumatizadas constantemente, têm possibilidade de evoluir para um tumor maligno, o carcinoma espinocelular. É importante observar alguns detalhes que possam diferenciar esta úlcera de outras conhecidas, as quais não têm maior grau de patogenicidade. Assim, por exemplo, o esperado é se verificar uma auréola avermelhada contornando-a. É incomum e preocupante o aparecimento de área esbranquiçada, o que significa que o grau de inflamação é mínimo e o traumatismo que se mostra crônico já provocou uma reação queratótica. A úlcera em meio a uma área branca se torna um sinal de alerta em relação à oncogênese, pois não se sabe naquele momento se o aparecimento foi posterior à área branca, o que pode sugerir uma transformação maligna desta placa.

De qualquer forma, úlcera que não cicatriza e que continua a ser traumatizada ou que tenha associação com placa branca é passível de controle regular e constante (Fig. 4.1A e B).

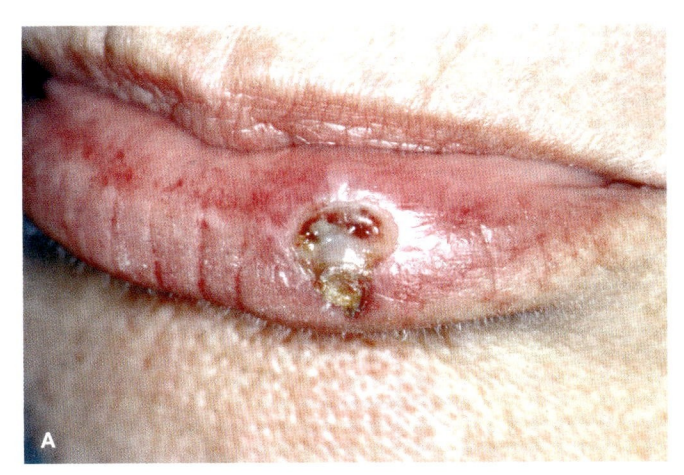

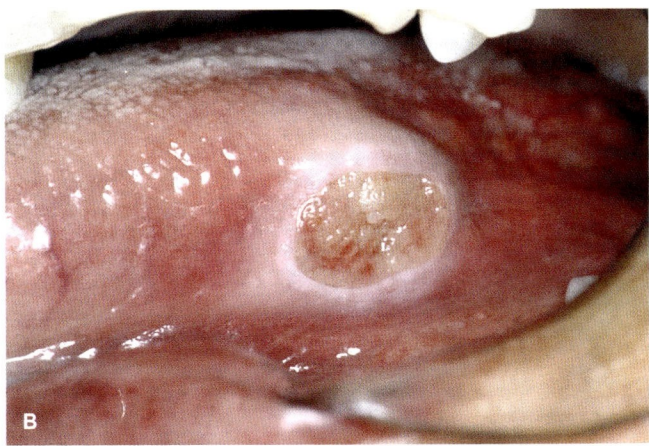

Fig. 4.1A e **B** Úlcera traumática.

LESÕES BRANCAS

Por não se destacarem quando raspadas, devem ser alvo de procedimento em função de seu tamanho. As placas brancas de pequenas dimensões devem ser removidas. As maiores devem ser controladas por meio de exame clínico, citologia esfoliativa ou com teste do azul de toluidina, que cora de azul as células em maior atividade, sendo estes locais escolhidos para biópsia (Fig. 4.2A e B).

Pode-se, após as biópsias realizadas nas áreas selecionadas, cujo resultado mostrou não ser câncer, optar por proservação, crioterapia ou outro método. A terapia pelo frio ou criocirurgia é propícia para estes casos, pois não age em profundidade e assim interfere pouco na integridade dos tecidos subjacentes, e pelo rápido retorno ao aspecto clínico normal da mucosa, pode-se detectar uma eventual lesão residual.

Perante um traumatismo crônico, a camada mais superficial da mucosa bucal aumenta em espessura para se defender do agente traumático, ou seja, afastando-o do tecido mais nobre que é o conjuntivo. A mucosa e a pele têm esta função, conhecida como hiperqueratose. Removido o agente causal, o epitélio retorna às suas condições

de normalidade, principalmente pela esfoliação de camadas mortas de queratina. Não requer outro tratamento (Figs. 4.3 e 4.4).

Em seguida, passa-se a avaliar a condição clínica da mucosa que continua exposta ao agente traumático e desenvolve camada de queratina, que perdura após a remoção do trauma constante. Nesta ocasião denomina-se a placa branca assim formada de leucoplasia, que em tudo é semelhante à hiperqueratose, todavia se deve intervir para a remoção da lesão, o que não ocorre espontaneamente.

A leucoplasia assim desenvolvida histologicamente apresenta paraqueratina, uma camada de células mortas que, pela necessidade de desenvolvimento rápido, para proteção, aprisiona núcleos no seu interior, podendo propiciar o aparecimento de carcinoma a partir dessas células nucleadas (Figs. 4.5 e 4.6A e B).

O tratamento depende das dimensões da lesão. Se possível, a escolha terapêutica recai sobre a cirurgia de remoção radical, com margem de segurança. Caso não seja possível, pela extensão, deve-se controlar com mais

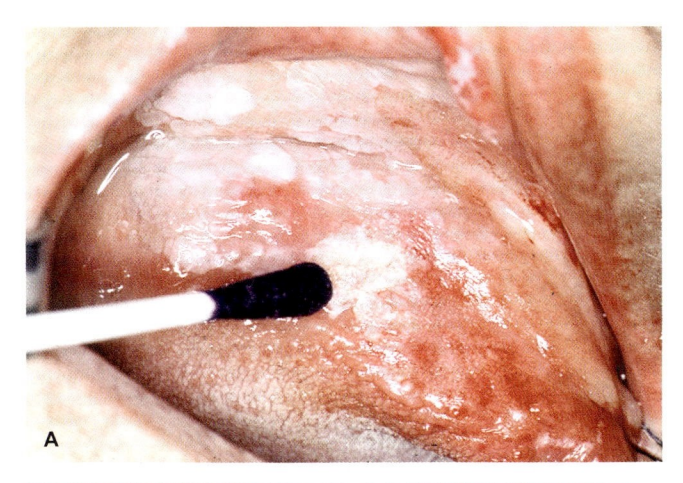

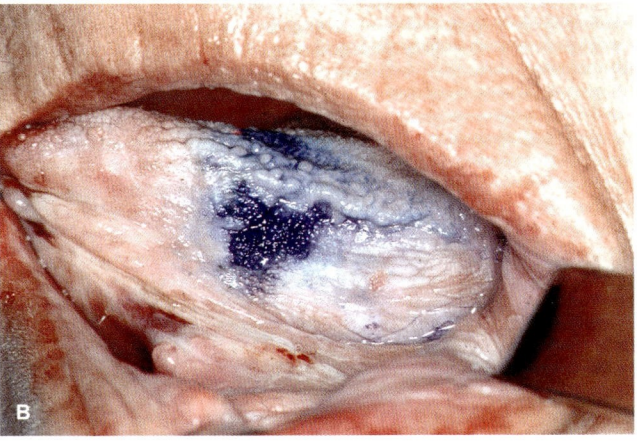

Fig. 4.2A e **B** Teste do azul de toluidina que é aplicado sobre a superfície suspeita de placas brancas; lava-se o azul de toluidina espalhado sobre a lesão com ácido acético a 2%. A afinidade de DNA pelo corante faz com que a área com possível evolução maligna mostre um azul mais intenso.

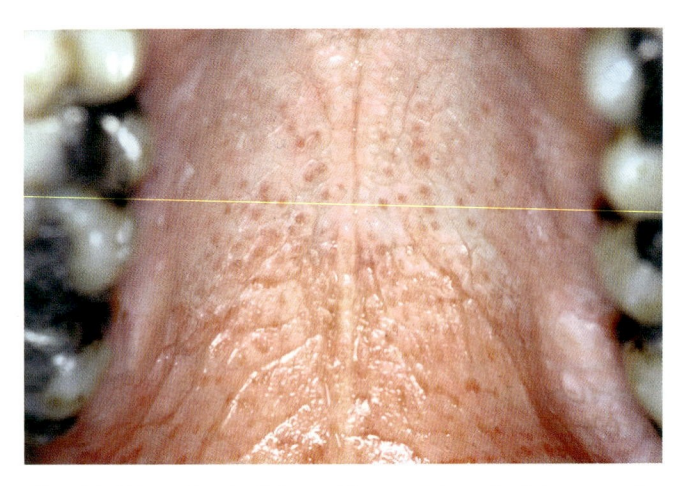

Fig. 4.3 Estomatite nicotínica ou hiperqueratose nicotínica causada pelos efeitos nocivos físicos e químicos do uso do fumo. É um aspecto típico do palato do fumante. Os pontos avermelhados correspondem à emergência das glândulas salivares.

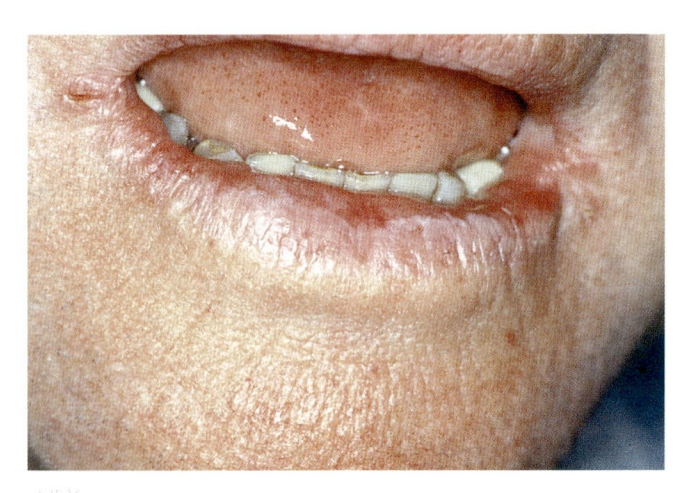

Fig. 4.4 Queilite actínica. Em pacientes predispostos geneticamente, apresenta alto grau de transformação maligna. Prevalência na semimucosa labial inferior, mais sujeita à incidência de radiação solar. Apresenta-se, em geral, sob a forma de hiperqueratose.

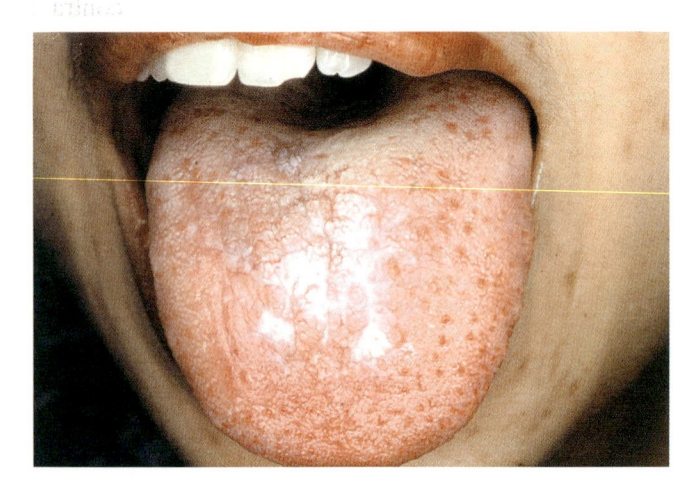

Fig. 4.5 Leucoplasia do dorso de língua provocada por traumatismo crônico consequente à fratura incisal no incisivo central superior esquerdo. A paciente relata o vício de friccionar o dorso da língua na região aludida.

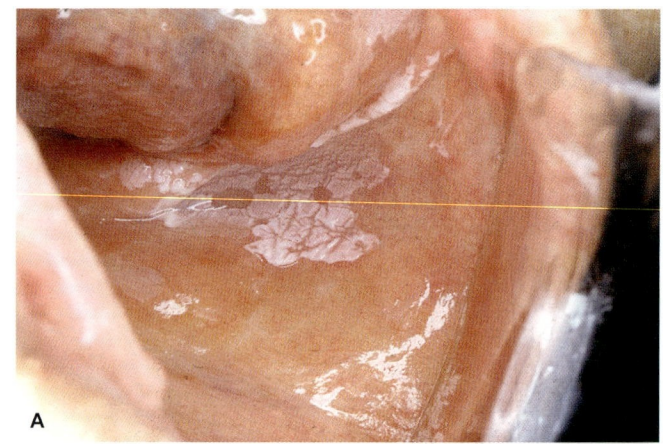
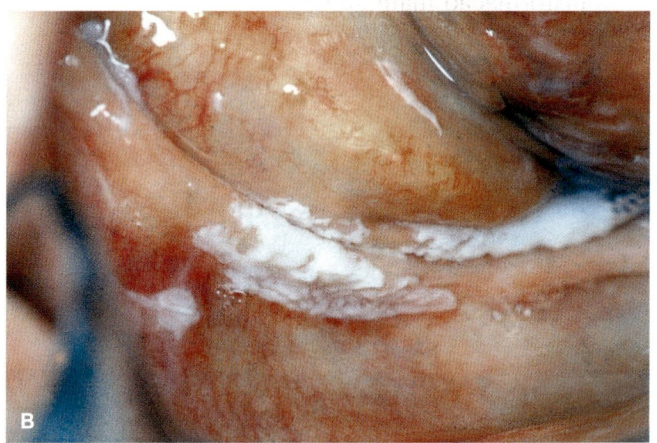

Fig. 4.6A e **B** – Leucoplasia na mucosa jugal e rebordo alveolar inferior em paciente sem referência a uso de fumo ou álcool e sem evidência de irritação crônica mecânica no local (leucoplasia idiopática).

cuidado, pois a lesão não desaparece espontaneamente e a tendência é cada vez mais aumentar a camada queratótica, podendo haver alteração no quadro histológico, aparecendo indícios de transformação maligna com queratinização intraepitelial sob a forma de pérolas córneas. Esta fase é denominada disqueratose, em que o risco de transformação maligna é iminente. Clinicamente, o aspecto é semelhante, ou seja, placa branca que não cede à raspagem e que não desaparece com a retirada do fator irritante.

Uma sequência indesejável, mas que ocorre com certa frequência, é a transformação em carcinoma *in situ* onde o tumor maligno formado se restringe ao epitélio. O aspecto clínico é semelhante, embora nesta fase possa ocorrer úlcera em meio à placa branca. Por fim, a transformação em carcinoma invasivo é quase obrigatória, uma vez que a placa persiste. O aspecto clínico muda onde se nota úlcera indolor em meio à placa branca. Histologicamente, o carcinoma invade o tecido conjuntivo tornando-se mais agressivo, podendo propiciar o aparecimento de metástases.

LESÕES NEGRAS

As lesões negras de maneira geral têm pequena possibilidade de propiciar o aparecimento de câncer bucal. Todavia, quando este surge, o melanoma (Figs. 4.7 e 4.8) é o mais agressivo de todos os tumores malignos. A boca tem situação tal que não estimula a proliferação de melanócitos, como ocorre na pele, nas áreas expostas aos raios solares. De qualquer forma, caso se observe uma lesão negra de pequenas dimensões, deve-se realizar tratamento cirúrgico radical com margem de segurança pequena, mas segura para o aspecto clínico de lesão.

O nevo juncional é a lesão de maior possibilidade de transformação maligna das lesões névicas. Quando se confirmarem na biópsia excisional nevos juncionais, é importante verificar se as margens foram suficientes e acompanhar o paciente realizando proservação rigorosa.

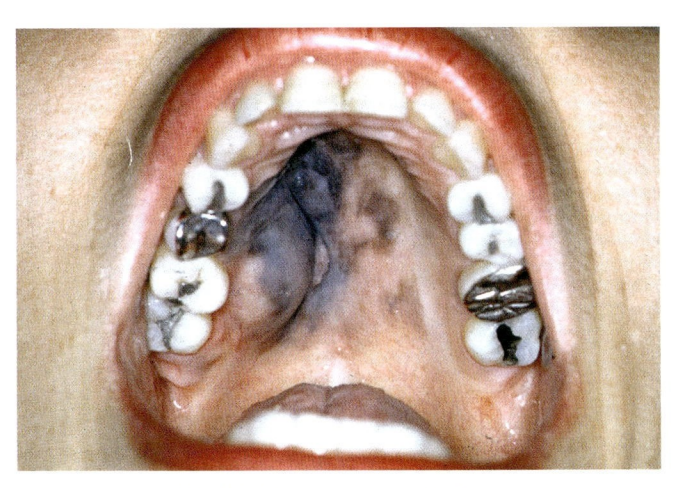

Fig. 4.7 Melanoma no palato duro.

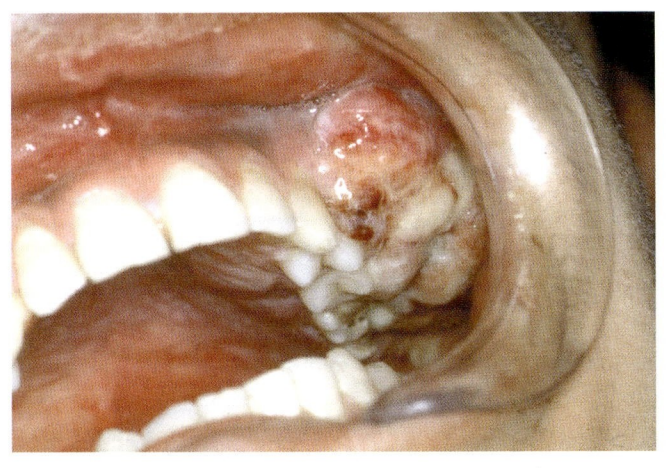

Fig. 4.8 Linfoma emergindo da gengiva superior por vestibular e palato.

LESÕES VERMELHAS

A eritroplasia de Queirat muitas vezes já é um carcinoma *in situ* e está sendo mencionada para lembrar que a eritroplasia que não se apresentar histologicamente como um carcinoma *in situ* é de transformação maligna quase obrigatória. A eritroplasia é representada clinicamente por mancha ou placa eritematosa escura, localizada no palato mole e no duro, preferencialmente, mas também ocorre com menor frequência em qualquer outra área da mucosa bucal. Um dado clínico interessante e não menos importante é que não desaparece à compressão.

METODOLOGIA PARA O EXAME DO CÂNCER BUCAL

No exame clínico que visa à detecção de câncer, deve-se explorar detalhadamente alguns pontos em especial.

Verificar, entre outros, eventuais fatores locais e ambientais que possam de alguma forma ter interferido no desenvolvimento de um tumor; ou ainda disfunções orgânicas, cuja fisiologia pode estar comprometida por metástases. Pesquisar aspectos de hereditariedade, para se conhecer a ocorrência familiar de um tumor ou tumores, vícios, uso de álcool e fumo, principalmente.

Observar o estado geral, ambulação, comprometimento de algum órgão, com a finalidade principal de pesquisa de metástases. Inspeção e palpação das estruturas da cabeça e do pescoço, principalmente quanto às cadeias ganglionares. Observar a mucosa bucal procurando úlceras que não cicatrizam, áreas brancas e negras, entre outras, como se poderá ver adiante.

O câncer de boca é um problema de saúde pública e sua incidência tem aumentado consideravelmente. O cirurgião-dentista deve-se responsabilizar na luta contra o câncer, eliminando fatores irritativos, muitas vezes carcinógenos, no reconhecimento de lesões cancerizáveis, no aconselhamento de afastamento de fatores carcinógenos ambientais e no diagnóstico precoce das neoplasias da boca.

No início da década de 1990, pesquisadores da América do Norte mostravam dados estarrecedores em que pacientes com câncer de boca, em uma porcentagem de 56%, só eram diagnosticados 7 meses após o provável início da doença, dificultando assim o tratamento e comprometendo o prognóstico em função dos danos anatômicos e funcionais estarem muito evoluídos. Segundo dados colhidos de nossos casos, constatamos que 50% a 60% dos pacientes com câncer de boca comparecem à primeira consulta sem possibilidade de tratamento. Em nossa experiência, no manuseio diário com o diagnóstico e tratamento do câncer de boca, observamos que não houve alteração desses dados nem tampouco rapidez de diagnóstico. Se o exame clínico completo fosse realizado como uma rotina clínica pelo cirurgião-dentista, teríamos modificadas essas estatísticas antigas e ainda hoje tão atuais. O exame clínico com metodologia simples, executado com critério, é relevante a qualquer especialidade da área da saúde.

Segundo nossa estatística, a grande maioria dos tumores malignos de boca é composta do tipo carcinoma espinocelular, o que é ratificado pela maioria dos autores. Sendo de origem epitelial, localizam-se na mucosa, facilitando a inspeção e palpação da lesão, podendo ser detectados em suas fases iniciais mais facilmente do que em outras regiões do organismo. Destarte, a cura clínica se torna possível em muitos casos ao se realizar diagnóstico precoce, quando o dano anatômico e funcional foi mínimo, assim como diminui a chance de estabelecer metástases. Por cura clínica entende-se a ausência de manifestação tumoral por 5 anos após o tratamento. A filosofia do exame clínico é única para qualquer especialidade da saúde, porém existem características que devem ser particularizadas para cada caso.

O câncer de boca possui em seu desenvolvimento fases que devem ser rigorosamente identificadas para o diagnóstico do tipo, do grau de evolução, entre outras, em que se encontra a neoplasia maligna.

Frisa-se mais uma vez que é importante conhecer os aspectos clínicos das lesões cancerizáveis, em que se identifiquem os fatores irritantes locais e ambientais, além de detectar a lesão cancerosa ainda no seu início.

DADOS DO EXAME CLÍNICO DE INTERESSE PARA O DIAGNÓSTICO DO CÂNCER BUCAL

Anamnese

A partir dos dados colhidos na identificação, verificam-se alguns elementos valiosos para a orientação diagnóstica. Quanto à faixa etária, sabe-se que não há faixa etária imune ao câncer. Porém, o sarcoma é mais comum em jovens, enquanto o carcinoma acomete adultos que ultrapassam a quarta década de vida.

Acompanhando estatisticamente a faixa etária dos pacientes portadores de câncer de boca que procuraram o Serviço de Estomatologia e Cirurgia Bucomaxilofacial do Instituto do Câncer Arnaldo Vieira de Carvalho, nos últimos 30 anos houve um índice de 57,37% entre 45 e 65 anos de idade.

Com relação ao sexo, nota-se que a proporção de 13 homens para cada mulher declinou para 6:1. Acredita-se que esta modificação seja devida aos vícios adquiridos

com o tempo pela mulher, como, por exemplo, o etilismo e o tabagismo. Nota-se também que pacientes da etnia negra raramente apresentam carcinoma de lábio. Dos pacientes examinados nesse período, 84,84% deles eram de etnia branca.

Certas profissões expõem o paciente a fatores carcinogênicos constantemente, aumentando a possibilidade de surgimento da doença, como lavradores e pescadores expostos diariamente e por longos períodos aos raios solares.

Diversos são os aspectos clínicos do câncer bucal em função da localidade referida de cada caso. Assim, por exemplo, foi observado que na Ásia, principalmente nas tribos ao norte da Tailândia, com o uso por longos períodos, o betel (uma mistura de condimentos envolta por uma folha de fumo) acumulava-se no sulco gengivolabial, promovendo o desenvolvimento de carcinoma espinocelular nessas mucosas.

Em alguns países da América Central, o vício de utilizar o cigarro com a brasa voltada para o interior da boca é um costume local que influencia o desenvolvimento do câncer bucal.

No Brasil, na região Nordeste do país, a grande incidência de carcinoma no lábio inferior de pacientes com sensibilidade ao sol herdada de seus antepassados invasores europeus é evidente. No Sul do país, o uso do chimarrão, principalmente pelo calor desenvolvido pelo líquido que é ingerido, é fator de risco para o aparecimento de carcinoma no trato digestivo superior.

Em relação à queixa do paciente, observa-se que a maioria refere-se a termos como: "fisgada", "ferroada", "dor", "dentes moles", o que mostra que o paciente procura tratamento impelido pelo fenômeno doloroso, que infelizmente ocorre somente em fases avançadas da doença. Ou ainda relata ter "sangue na boca", "caroço na boca", "língua travada", dificuldade de deglutição. Poucos procuram auxílio médico com queixas como "afta", "ferida", "caroços" indolores, o que representa o câncer ainda no seu início.

Quanto à história da moléstia atual, é comum a referência de traumatismo local quando o paciente relata, por exemplo: "Estava comendo peixe e senti uma ferroada da espinha. Quando fui ao espelho, vi que apareceu esta ferida na mesma hora", afirmando com certeza que antes não tinha nada ou ainda: "Mordi a língua, fui ver no espelho e apareceu este caroço." Em virtude de os tumores malignos serem indolores no seu início, é muito comum a referência a dores instantâneas, momentâneas, agudas e de alta intensidade, pois neste momento está se iniciando o acometimento neurológico periférico, ou seja, o tumor em sua evolução começa a deslocar ou comprimir estruturas nervosas.

A referência a sangramento é precoce, pois a inflamação peritumoral que se forma logo no início ocasiona um aumento de vascularização da área e como a úlcera, que é característica deste tipo de tumor, cada vez mais se infiltra nos tecidos circunjacentes, o sangramento é facilitado. A presença de sangue na boca muitas vezes não preocupa o paciente, pois é comum o sangramento principalmente em gengivites.

Há que ser citado ainda o fato de que a úlcera do câncer no seu estágio inicial e a afta têm para o paciente a mesma conotação.

Comumente as úlceras que surgem na mucosa bucal são consideradas "aftas" e assim são tratadas por meio de medicação caseira principalmente, mascarando o desenvolvimento da lesão.

Quanto aos antecedentes pessoais, em relação à história mórbida do paciente: doenças que o acometeram, suas eventuais sequelas e cirurgias realizadas têm um valor menor que o uso de determinados medicamentos, como a vitamina A, que é queratolítica, usada topicamente ou outros que possam estar relacionados com o desenvolvimento de um tumor. As radiações ionizantes podem eventualmente determinar alterações na divisão celular, provocando certos tipos de leucemia.

O uso constante, abusivo, da antibioticoterapia pode provocar comprometimento imunológico do paciente, assim como os quimioterápicos podem provocar leucopenia, alterando muitas vezes as defesas imunológicas do organismo humano.

Na situação familiar é importante notar o tipo de vida do paciente, no sentido de se pesquisar distúrbios no relacionamento sexual, estresse, distúrbios da dieta, distúrbios do sono ou da sua fisiologia de modo geral, em função do lugar onde vive ou lugares que frequenta.

Em relação aos antecedentes genético-hereditários (familiais), é importante pesquisar a ocorrência de tumores em parentes próximos, tentando estabelecer uma eventual relação. Observando outras áreas do organismo, é comum a referência de casos de câncer de mama, por exemplo, em vários membros de uma mesma família, modificando muitas vezes a abordagem de prevenção e tratamento.

É costume se referir aos hábitos e vícios no item antecedentes pessoais, todavia, dado o grau de relacionamento direto dos vícios com determinadas doenças, como, por exemplo, fumo-câncer, destacar-se-á este assunto mais adiante.

Não se abordarão os efeitos nocivos dos produtos do fumo inalados no organismo humano, provocando vários tipos de doença, até mesmo o câncer, mas sim os dos fatores locais associados. Assim, por exemplo, o "cigarro de palha" traumatiza o lábio pelo uso diário e contínuo. A maioria dos indivíduos que possuem este vício permanece durante muitas horas com o cigarro na mesma posição, sem removê-lo, acendendo-o várias vezes, provocando calor excessivo. Nota-se neste caso o trauma térmico, o traumatismo mecânico pelo contato e eventual atrito, e ainda o traumatismo químico pela ação local dos produtos da combustão do fumo. Os cigarros de papel com filtro aquecem menos os lábios, todavia seu uso frequente provoca esfoliação tecidual por aderência, em um traumatismo constante, intermitente e prolongado sempre no mesmo local. O cachimbo potencializa o aquecimento, quer na peça que toca o lábio, quer na fumaça que é dirigida, incidindo diretamente em um determinado ponto da mucosa, concentrando o efeito que no cigarro é distribuído por toda a mucosa.

Hoje, a importância do uso do fumo como fator etiológico do câncer bucal é patente e alicerçada em inúmeros trabalhos de pesquisa correlacionando o vício de fumar com o desenvolvimento de tumores malignos na boca, bem como os tipos e modos especiais como se viu anteriormente. Em estudos muito recentes, pôde-se comprovar que não-fumantes que vivem em ambientes fechados com indivíduos que fumam tendem a desenvolver patologia típica do fumante. Contudo, desconhecem-se referências a distúrbios bucais nesses casos.

Para evidenciar a relação vício de fumar/câncer de boca, pode-se observar que 95,8% dos pacientes com câncer bucal tinham o vício de fumar, sendo evidentes também clínica e histologicamente as alterações que ocorrem na mucosa bucal em contato com o álcool.

O embranquecimento principalmente da mucosa jugal é observado ao microscópio como uma hiperqueratose.

O contato constante do álcool com a mucosa bucal é fator condicionante, entre outros, para o desenvolvimento de tumores malignos. Toniollo e Boraks, revendo a literatura, notaram que a associação uso de álcool e uso do fumo tem efeito sinérgico para o início do desenvolvimento do câncer bucal.

Pôde-se observar também que a exposição combinada entre produtos do fumo e álcool pode levar ao desenvolvimento do câncer bucal cerca de 15 anos antes do que se espera para indivíduos que não possuem esses vícios.

Estatísticas norte-americanas mostram de maneira interessante que impurezas em bebidas destiladas também contribuem para o desenvolvimento do câncer bucal. Assim, por exemplo, o conhaque e o uísque do tipo Bourbon são as bebidas que contêm maior porcentagem de impurezas e, por isso, têm maior poder cancerígeno. Parece que as bebidas fermentadas como vinho e cerveja são menos prejudiciais em relação ao desenvolvimento do câncer bucal.

Ao fim de anamnese, juntam-se dados que auxiliarão a detalhar mais as emoções do paciente, tanto para valorizar os dados obtidos como para indicar como se deve conduzir o relato do diagnóstico ao paciente e sua família, e ainda auxiliar na escolha da terapia indicada, sendo observado ainda que os pacientes deprimidos emocionalmente e que pouco colaboram têm diminuídas suas chances de cura.

EXAME FÍSICO

Aumentos sem sinais flogísticos podem denunciar que um tumor instalou-se de maneira progressiva e indolor, como tez clara e lesões ulcerocrostosas distribuídas pelas regiões da face mais expostas ao sol. Manchas enegrecidas e lesões ulcerovegetantes ainda são objetos de observação quando se examina a pele.

A palpação das estruturas da cabeça e do pescoço com objetivo de constatar a simetria é fundamental. As estruturas ósseas e musculares devem ser palpadas minuciosamente, detectando-se quaisquer alterações de forma ou função.

Destaque todo especial é dado ao exame das cadeias linfáticas ganglionares com o fim de identificar se há linfonodos palpáveis e, se encontrados, observar por meio da palpação se possuem características inflamatórias ou tumorais.

Classicamente se identifica um linfonodo tumoral pelas seguintes características: fixo a estruturas adjacentes; indolor; consistente à palpação; de superfície irregular à palpação. Todavia, os linfonodos inflamatórios crônicos podem apresentar essas características em certas situações, o que deve ser considerado durante o exame clínico.

Quando se observa uma lesão intrabucal, que foi identificada como carcinoma, em um paciente portador de linfonodos palpáveis, recai sobre estes a suspeita de serem metastáticos, tanto que Fairbanks Barbosa cita que ao ser removida uma lesão bucal maligna, deve-se também remover as cadeias ganglionares (esvaziamento cervical) se houver linfonodos tributários palpáveis na região de drenagem da área do tumor, quando estatisticamente 60% ou mais dos tumores desta linhagem, em uma determinada localização, acometem as cadeias ganglionares satélites ou ainda quando não há condições de preservação. Um linfonodo sadio raramente é perceptível à palpação. Quando eventualmente é captado pela sensibilidade tátil em indivíduos magros, é pouco consistente e de contorno pouco nítido.

Os gânglios linfáticos raramente experimentam patologia primária, mas quando esta ocorre é tumoral. São linfomas.

A patologia secundária pode ser inflamatória ou mestastática. Este fato condiciona exame minucioso da área de drenagem do referido linfonodo para se localizar a eventual lesão que provocou o acometimento ganglionar e estudar as características dessa lesão para identificar principalmente malignidade, o que condiciona o prognóstico, o tratamento e a proservação.

O exame físico intrabucal deve sempre conter em sua execução a lembrança do diagnóstico precoce. As lesões iniciais são mais difíceis de serem diagnosticadas, pois os danos anatômicos e funcionais são mínimos. Todavia, por esse mesmo motivo, as chances de cura clínica são maiores.

O reconhecimento das lesões cancerizáveis e o diagnóstico precoce do câncer bucal são procedimentos fundamentais que o cirurgião-dentista deve realizar, e este deve ainda procurar os sinais e sintomas mencionados a seguir.

Úlcera que não cicatriza

Sabe-se que a grande maioria dos tumores malignos na boca surge sob a forma de úlceras, as quais devem ser observadas durante aproximadamente 5 dias. Caso não haja tendência, neste tempo, à cicatrização espontânea ou dependente da medicação ministrada, deve-se realizar citologia esfoliativa. Se ao final de 15 dias da primeira observação esta permanecer, a biópsia deve ser realizada.

Nódulo de crescimento rápido, consistente e indolor

Certos tumores malignos que ocorrem na boca têm origem no tecido conjuntivo e, quando se desenvolvem, o fazem de maneira indolor, abaulando a mucosa sob forma globosa, submucosa, fixos a planos profundos e consistentes à palpação. Neste caso, a remoção do nódulo para estudo microscópico deve ser imediata ou deve-se realizar biópsia incisional, dependendo do tamanho.

Áreas brancas que não cedem à raspagem

Lesões brancas, associadas de alguma forma a traumatismos, como, por exemplo, hábito de fumar, pelo calor e lesão química que ocasiona, ou mesmo por traumatismo mecânico de baixa intensidade e constante, ou ainda pelo contato com álcool em etilistas crônicos, estão sujeitas a desenvolver lesões malignas. Em função da extensão, deve-se realizar a remoção total da área branca, ou, se atingir grandes dimensões, controlar clinicamente mediante a detecção de qualquer alteração, como o surgimento de uma úlcera.

Dificuldade de movimentar a língua

A invasão tumoral quando atinge os músculos pode fazer com que eles percam sua capacidade contrátil. Tal é o caso da língua que, quando acometida por câncer, pode perder total ou parcialmente sua mobilidade. Muitas vezes o tumor é de difícil visualização em função de sua localização, de forma que o primeiro sinal da presença dele é a dificuldade de movimentação da língua com consequente disartria.

Presença de sangue na saliva

À medida que o tumor progride, vai lesando as estruturas orgânicas que encontra pelo caminho. Quando isto ocorre com vasos sanguíneos, pode haver hemorragia com graus variados de intensidade. Desta forma, o primeiro sinal é o sangramento, detectável pela saliva com laivos de sangue. O exame clínico minucioso pode indicar o local do tumor, o qual deverá ser passível de biópsia. Deve-se, entretanto, precaver-se de eventuais erros com distúrbios periodontais inflamatórios que provocam sangramento bem como outros problemas.

Áreas escurecidas na mucosa bucal

Embora rara, uma das lesões mais agressivas é representante do grupo de lesões enegrecidas. Sempre que se detectarem manchas enegrecidas, o procedimento de escolha é a remoção total com margem de segurança. Quando não for possível pelo tamanho da lesão, há que se tomar outras medidas mencionadas anteriormente no item Lesões negras.

Áreas avermelhadas na mucosa

Existe uma única lesão eritematosa que, apesar de raríssima, é de transformação maligna quase que obrigatória. É a eritroplasia (eritroplasia de Queirat). Há que se diferenciar de outras lesões que aparecem sob o aspecto eritematoso, como o hemangioma, cujo diagnóstico clínico é estabelecido de modo preciso por meio da compressão digital.

Dentes com mobilidade

Caso não haja justificativa sob o ponto de vista periodontal para que um ou mais dentes se tornem móveis sem sinais flogísticos, pode-se suspeitar de um tumor provocando reabsorção óssea.

Apinhamento dental

Alterações no posicionamento dos dentes, sem causa aparente, podem também ter sido provocadas pela evolução de um tumor que aumenta sua massa, provocando deslocamento e ectopia dental.

ASPECTOS CLÍNICOS DO CÂNCER BUCAL

Relembrando mais uma vez a importância do diagnóstico precoce, ressalta-se a responsabilidade do cirurgião-dentista no reconhecimento dos aspectos clínicos dentro dos padrões de normalidade e de qualquer suspeita ou indício de câncer.

A lesão mais comum de um câncer na boca é o carcinoma espinocelular, que se apresenta sob a forma ulcerovegetante infiltrativa de bordas roliças e elevadas, contorno nítido e irregular, superfície rugosa, base firme à palpação, fixa a estruturas adjacentes, movendo-se com estas como um todo, de aspecto geral de "couve-flor", com fissura crateriforme em meio à massa, ou mesmo de aspecto moriforme. Em seu estágio inicial observa-se simplesmente uma pequena úlcera, acompanhada às vezes de áreas brancas.

O carcinoma verrucoso de Ackerman é um tumor maligno de origem epitelial que apresenta características menos agressivas e, apesar de não propiciar o aparecimento de metástase, é localmente invasivo, mais lentamente que o carcinoma espinocelular. Seu aspecto clínico é mais semelhante a um papiloma que a um carcinoma. É branco, verrucoso, poucas vezes ulcerado e ao exame histopatológico pode ser confundido com papiloma, se não for enviado material representativo da lesão. Por isso, deve-se sempre repetir a biópsia caso a suspeita clínica de carcinoma verrucoso de Ackerman não tenha sido confirmada. O tratamento não precisa ser radical com grande margem de segurança, mas deve-se sempre lembrar da possibilidade de essa lesão evoluir para um carcinoma espinocelular invasivo.

Os tumores malignos do tecido conjuntivo, os sarcomas, têm ocorrência menor em relação ao carcinoma e iniciam-se por meio de um nódulo de crescimento rápido e indolor. O tecido ósseo é a sede principal desta patologia na boca, que é representada pelos osteossarcomas, condrossarcomas e fibrossarcomas.

Em uma incidência mais baixa encontram-se os rabdomiossarcomas e lipossarcomas, sempre representados por nódulos submucosos indolores. Assim também se comportam os linfomas e os linfossarcomas.

A semiologia dos tumores das glândulas salivares foi descrita em capítulos anteriores, representada por tumores malignos, em geral de crescimento lento com baixa malignidade, como o carcinoma adenoide cístico (cilindroma), o carcinoma mucoepidermoide e o adenocarcinoma, ou ainda tumores mais agressivos, como o carcinoma espinocelular, que emerge a partir das glândulas salivares maiores.

Existe um tumor, todavia, altamente maligno por seu poder de metastatização, com características clínicas díspares do que foi abordado até o momento. É o melanoma, que se apresenta sob a forma de mancha, placa ou nódulo escurecido isoladamente, em uma área da mucosa bucal que toma forma de lesão ulcerovegetante com pigmentação melânica somente na base, não acompanhando a massa quando injuriado, ou mesmo espontaneamente.

CARCINOMA ESPINOCELULAR (CARCINOMA EPIDERMOIDE)

Representa 95% dos tumores malignos bucais (Figs. 4.9 a 4.11).

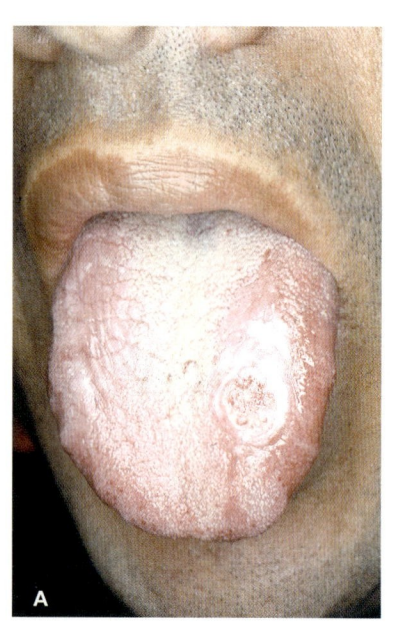
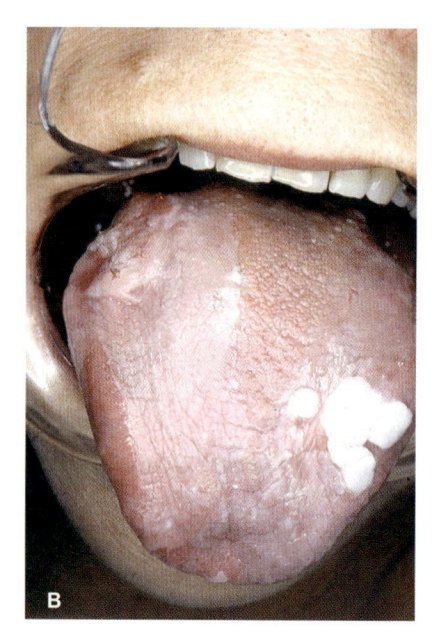
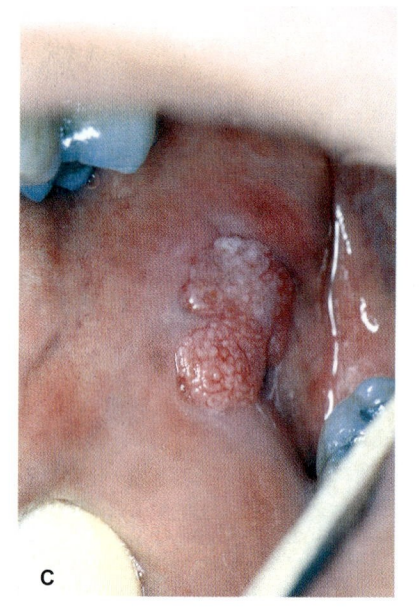

Fig. 4.9A, B e **C** Mostram placas leucoplásicas, em pacientes fumantes, associadas a desenvolvimento de carcinoma espinocelular. Observar na Fig. 4.12 carcinoma espinocelular no local onde a piteira do cachimbo dirigia o fluxo do produto da combustão do fumo utilizado.

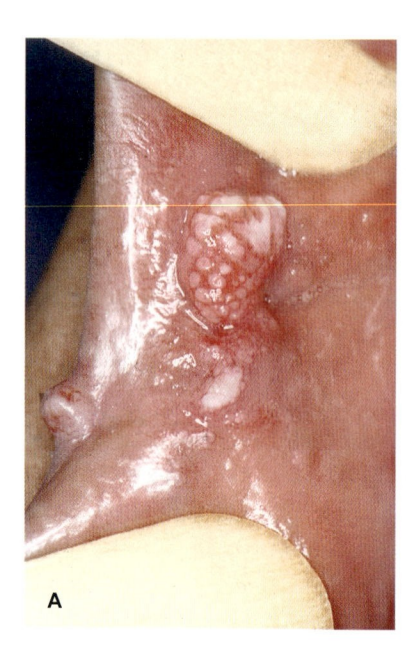
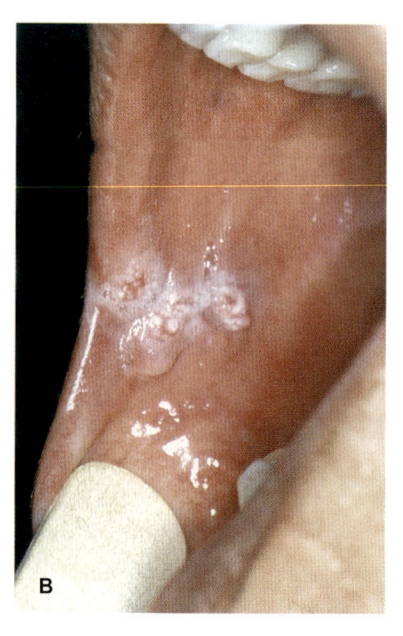

Fig. 4.10A e **B** Mostram casos de áreas leucoplásicas na mucosa retrocomissural associados à carcinoma espinocelular. Ambos os pacientes referiam que "mordiscavam" o local.

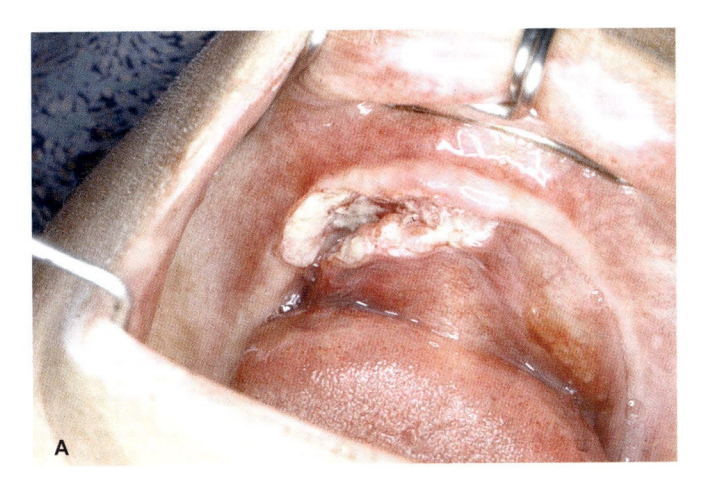

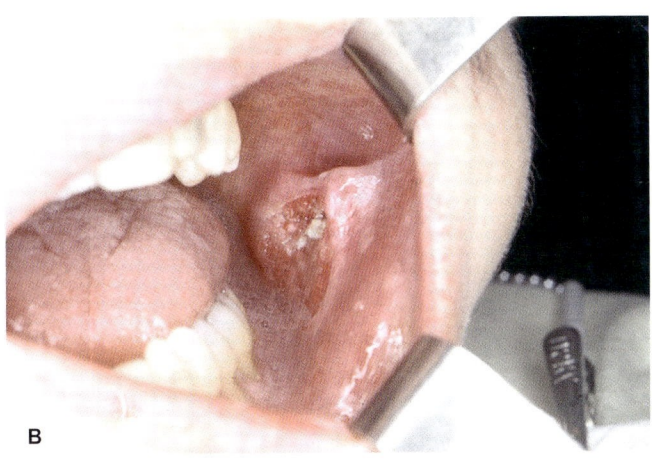

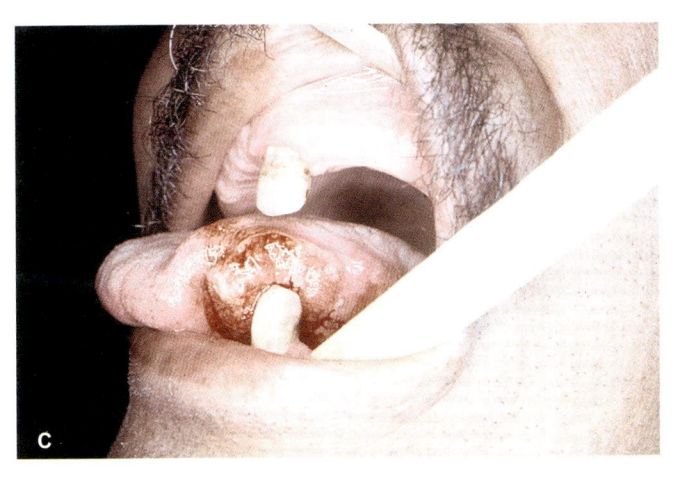

Fig. 4.11A, B e **C** Carcinoma espinocelular. No caso da Fig. 4.10A, a lesão surgiu sob prótese total que traumatizava o local. Observe na Fig. 4.10B que o carcinoma desenvolveu-se na mucosa jugal em área em que a paciente referia "mordiscar" o local. Em **A**, note os caninos ocluindo a lesão. Somente o paciente de **A** era tabagista e etilista.

Lábio

Pela própria localização anatômica, o câncer de lábio é o mais fácil de ser diagnosticado ainda nos seus estágios mais iniciais, sendo até mesmo alertado pelo próprio paciente.

A úlcera que se forma ou a área branca que se intensifica, ou ainda as tênues crostas que se destacam, são um alerta. A crosta que se sobrepõe à úlcera no caso do carcinoma basocelular é encontrada tanto no lábio superior como no inferior. O lábio inferior, por estar mais sujeito à radiação actínica, apresenta uma incidência maior de carcinoma e estatisticamente a prevalência neste caso é de carcinoma espinocelular. Assim como a visualização é facilitada no lábio, também o é a palpação, a qual pode muitas vezes delimitar perfeitamente a lesão e sua infiltração, orientando melhor a cirurgia.

Assim como o diagnóstico pode ser realizado precocemente, também o tratamento apresenta os melhores resultados comparativamente a outras regiões.

Gengiva/Rebordo

Não é esta a área preferencial do carcinoma espinocelular, principalmente quando houver dentes presentes. No rebordo alveolar desdentado nota-se maior incidência. Dada sua localização, os tumores malignos de gengiva costumam, a princípio, mascarar distúrbios periodontais, e não muito incomumente, atingindo o osso suporte, deixam dentes com mobilidade variável. Muitas vezes esses dentes são removidos deixando uma porta de entrada para metastatização por meio do alvéolo: uma vez atingido o osso, o tratamento torna-se mais complexo e menos satisfatório. Às vezes a invasão óssea é difícil de ser detectada mesmo por radiografia. Por vezes o único dado que se apresenta é a destruição óssea detectável por exame radiográfico, cuja imagem pode sugerir outro tipo de patologia como uma osteomielite, por exemplo. O carcinoma na gengiva acomete principalmente a área de molares por lingual.

Palato

É comum serem notados na porção posterior do palato duro e no palato mole tumores malignos de glândulas salivares, que se apresentam sob a forma de nódulo submucoso séssil consistente à palpação, de crescimento lento e indolor. Poucas vezes se instala uma úlcera neste tipo de neoplasia. O carcinoma espinocelular se inicia sob a forma de úlcera rasa com bordas ligeiramente elevadas e halo esbranquiçado ao redor. À medida que o tumor evolui, vai se espraiando pelo palato duro, principalmente pelo fato de a mucosa nesta área ser pouco espessa e encontrar logo abaixo o osso palatino que, com a evolução da lesão, é também invadido. É discutível a malignização de hiperplasias fibrosas inflamatórias provocadas por prótese, que teriam o aspecto clássico do carcinoma espinocelular emergindo do tecido hiperplásico.

Mucosa jugal

Para o estudo dos tumores malignos que acometem esta região, há que se considerar que na área retrocomissural, o carcinoma espinocelular apresenta comportamento menos agressivo e de evolução mais lenta tanto quanto se aproxima dos lábios; à medida que atinge regiões mais próximas, como a retromolar, torna-se mais invasivo, mais agressivo e rápido, provocando em maior número de casos o comprometimento tumoral ganglionar submandibular. Se não detectado e tratado no início, pode facilmente exteriorizar para a pele da região bucinatória, zigomática ou masseterina. Um tumor nesta região é de fácil visualização e oferece condições ótimas de palpação para orientar a cirurgia quanto à infiltração, principalmente.

Língua

Cada porção da língua possui características particulares. Deve-se considerar as seguintes regiões:

- *Ventre:* área de grande incidência e também uma das mais ingratas em relação à infiltração local e à metástase. Com o assoalho bucal, é a região mais grave de acometimento tumoral, tendo prognóstico ruim, principalmente quanto mais próximo à base (região posterior).
- *Dorso:* de visualização e palpação mais facilitadas, principalmente na porção anterior, é de prognóstico mais favorável. À medida que se considera a região posterior, o prognóstico se torna mais sombrio.

É fundamental a delimitação da lesão por meio da palpação para saber se foi ultrapassada a linha mediana longitudinal que contraindica o tratamento cirúrgico. Para o exame correto e completo é necessário se prender a língua com gaze e tracioná-la, movimentando-a para ambos os lados.

É importante verificar a mobilidade da língua, sangramento e dificuldade de fala, mastigação ou deglutição, no sentido de se detectar infiltração de eventuais lesões malignas.

Assoalho bucal

O câncer que se instala nesta região é o de prognóstico mais desfavorável em relação aos outros tumores bucais, pois invade rapidamente o ventre da língua e o rebordo alveolar com comprometimento ósseo, deixando muitas vezes dentes com mobilidade. Sua delimitação é feita por meio de palpação bidigital ou digitopalmar, percorrendo todo o assoalho bucal. Pela rica vascularização linfática e sanguínea que a região apresenta (certos medicamentos são aí colocados pela rápida absorção), propicia o aparecimento de metástases ainda em fases de evolução recente.

Os aspectos clínicos abordados se referem ao carcinoma espinocelular, que se inicia com úlcera superficial e se caracteriza por lesão ulcerovegetante infiltrativa de bordos elevados, infundibuliforme de base endurecida aderida a tecidos circunvizinhos.

No caso de sarcomas dos tecidos moles ou mesmo ósseos, notam-se nas regiões citadas nódulos de tamanho variável submucoso, consistentes à palpação, indolores, de crescimento rápido, conservando a mucosa que os recobre com características de normalidade, em que pese o aumento que contém. Ademais, a semiotécnica para esse tipo de tumor é em tudo semelhante aos anteriormente descritos.

SARCOMA

O sarcoma mais raro na boca é um tumor maligno de crescimento rápido que atinge grandes dimensões, provocando danos anatômicos e funcionais de grande monta. É extremamente invasivo e algumas vezes multicêntrico. Em geral, é nodular não ulcerado. A mucosa que o recobre quase sempre permanece íntegra nas fases iniciais (Fig. 4.12A e B).

LINFOMA

Entende-se por linfomas as neoplasias que acometem os gânglios e/ou tecidos linfáticos. Os gânglios linfáticos raras vezes experimentam enfermidades primárias e, quando isso ocorre, trata-se de neoplasia denominada linfoma, que surge no interior do tecido linfoide.

Por sua função de elementos de defesa, os gânglios linfáticos participam de maneira secundária nas doenças infecciosas e tumorais. Os distúrbios ganglionares e linfáticos de modo geral têm muitas vezes limites lábeis entre processos inflamatórios e tumorais. É citado na literatura que certos distúrbios linfáticos/ganglionares, inflamatórios, hiperplásicos ou de outra origem, mas também benignos, seriam um início ou campo propício à malignização, como a mononucleose infecciosa, uma doença causada pelo EB vírus, que seria precursora do linfoma de Burkitt, em que se encontra o mesmo vírus, ou ainda o linfoma de Hodgkin, em que se reconhecem fases benignas precedentes.

Quando se refere a gânglios inflamatórios é importante que se observem os seguintes aspectos.

Clinicamente é de fundamental importância se o linfoma está restrito aos gânglios e ao sistema linfático isoladamente, ou se já rompeu a cápsula ganglionar.

Os linfossarcomas, com frequência, invadem áreas circunvizinhas e aí se proliferam, comprometendo também tecidos distantes por meio de metástases. A nomenclatura e a divisão das doenças e tumores dos tecidos linfoides é complexa e é muito interessante sob o ponto de vista do tratamento, que em geral é medicamentoso, complementado por radioterapia e eventualmente por cirurgia, de forma que serão abordados aspectos de interesse ao cirurgião-dentista em geral e ao cirurgião bucomaxilofacial em particular.

Um aspecto primordial é o acometimento das cadeias ganglionares que drenam o complexo maxilomandibular e seus anexos, pois pode haver acometimento tumoral simulando doenças infecciosas da rotina odontológica.

Outro aspecto a ser observado são as características clínicas dos linfonodos, como também são conhecidos os gânglios linfáticos.

Sabe-se que os distúrbios inflamatórios decorrentes ou não de origem odontogênica provocam o desenvolvimento de linfonodos doloridos em princípio, pouco consistentes à palpação, de superfície lisa e fugazes ao toque. Todavia, quando este linfonodo passa a apresentar caráter crônico, deixa de ser dolorido e adquire consistência mais firme, podendo muitas vezes estar fixo a estruturas adjacentes. Isso se explica, pois a dor, a princípio provocada pela pressão líquida ou semissólida nas paredes dos linfonodos, agora está atenuada, pois o líquido deu lugar a um componente fibrótico ao qual a parede já se adaptou. Essa massa fibrótica confere ao linfonodo consistência elástica, fibrótica. Com o rompimento da parede do linfonodo pela pressão exercida pelo líquido ou semissólido do início da inflamação, o processo reparativo provoca irregularidade na superfície, assim como aderência aos tecidos circunvizinhos.

Desta forma, o linfonodo que de início tinha aspecto clínico inflamatório, passa a ter sintomatologia típica de um linfonodo tumoral, ou seja, indolor, fixo, consistente à palpação e de superfície irregular.

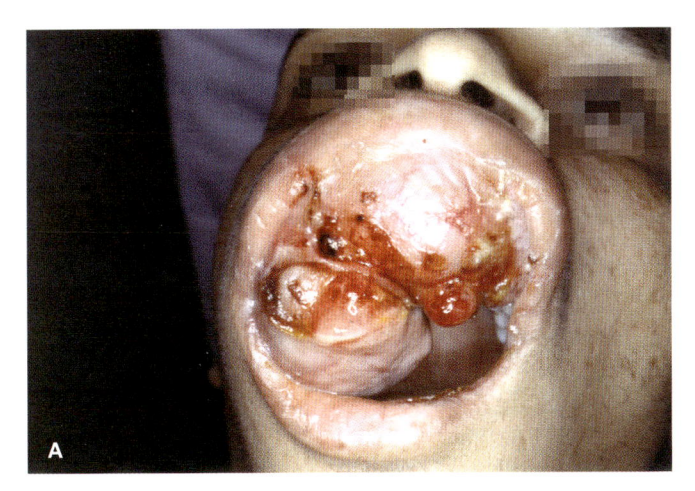

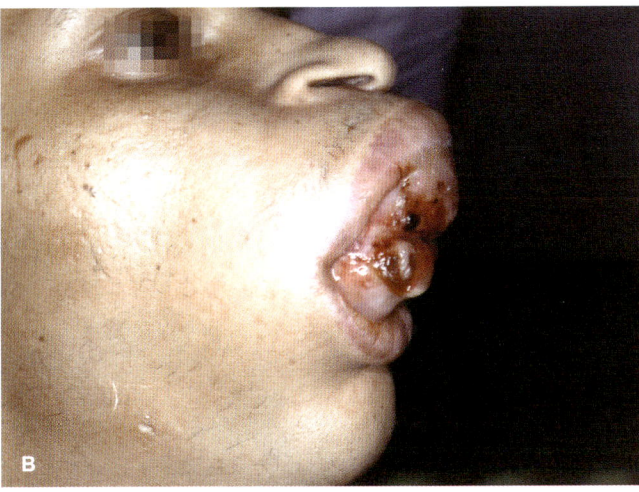

Figs. 4.12A e **B** Sarcoma desenvolvendo-se rapidamente a partir do rebordo alveolar superior anterior.

Localização do processo

Dessa forma, pode-se saber quais gânglios de drenagem da área estarão comprometidos.

Caráter do microrganismo agressor

Regional ou disseminado. Gânglios linfáticos inflamados de forma crônica ou aguda.

Gravidade do processo – local ou generalizada

Em relação a gânglios tumorais, o acometimento em geral é secundário, ou seja, metastático.

O acometimento primário ganglionar tumoral pode ser localizado ou distribuído pelos órgãos linfóides do organismo concomitantemente, assim os linfomas se desenvolvem a partir de um gânglio, de um grupo de gânglios ou de forma disseminada (multicêntrico).

LINFOMA DE BURKITT

É um tumor maligno que ocorre na boca, conhecido também como linfossarcoma africano. Esta doença apresenta certas características peculiares, como a localização geográfica em um paralelo que passa pela África central e pelo Nordeste do Brasil, cujas condições climáticas são semelhantes, propiciando o desenvolvimento de um mosquito, o *Anopheles*, que seria o vetor do EB vírus encontrado nesse tipo de tumor. Parece haver relação direta do desenvolvimento do linfoma de Burkitt com o EB vírus.

Outro fato que caracteriza este tumor é o acometimento dos quatro quadrantes da boca por meio de lesões nodulares, irregulares, infiltrativas nas regiões ósseas, que muitas vezes vezes provocam mobilidade dental localizada. O sexo masculino, é mais acometido, por volta dos 10 anos de idade.

O tratamento é medicamentoso e na maioria das vezes, sem sucesso. Evolui em geral para a morte em poucos meses.

Quando a lesão é localizada, pode-se tentar o tratamento cirúrgico.

MIELOMA MÚLTIPLO

Pode ser conceituado como uma proliferação neoplásica maligna de células plasmáticas, a qual ocorre das mais variadas formas clínicas. Em mais de 50% dos casos se desenvolve como uma doença multifocal associada à dor e à anemia.

É uma doença caracterizada por distúrbios ósseos e alterações das imunoglobulinas resultantes de uma proliferação tumoral medular, especialmente na medula óssea vermelha, que afeta linfócitos B imaturos.

Em aproximadamente metade dos casos, as proteínas de cadeias leves são especialmente envolvidas. Em virtude de seu baixo peso molecular, as cadeias leves são facilmente excretadas na urina, onde recebem o nome de proteína de Bence-Jones, que identifica o mieloma múltiplo.

Ocorre em geral de forma difusa no organismo e por vezes é confundido com osteoporose.

Pode-se apresentar de forma única, monostótica. Nesses casos é denominado plasmocitoma, apresentando lesão osteolítica regular. A biópsia ou punção medular em outros ossos do organismo mostra ser o plasmocitoma de lesão solitária, não ocorrendo a princípio em outros ossos do organismo humano.

A etiologia do mieloma múltiplo é desconhecida, porém a predisposição genética a viroses oncogênicas, os estímulos inflamatórios e a estimulação antigência crônica parecem estar implicados. Antígenos bacterianos aumen-

tam a proliferação de imunoglobulinas produzidas por linfócitos B, elevando assim a suscetibilidade de indução ao mieloma múltiplo. A maior incidência é no sexo masculino, com cerca de 70% de casos, tendo 90% dos pacientes com mais de 40 anos de idade, e o pico de acometimento médio é em torno dos 50 anos de idade. A forma solitária (plasmocitoma) ocorre em média aos 50 anos de idade. Casos de mieloma múltiplo em crianças são raros.

Apesar de não ter preferência por algum grupo étnico em especial, alguns autores se reportam a uma maior prevalência em melanodermas.

Exames complementares:

- Pesquisa de proteínas de Bence-Jones na urina.
- Exame histopatológico por meio de biópsia da lesão bucal.
- Punção de medula.

ASPECTOS CLÍNICOS

As características clínicas do mieloma múltiplo se desenvolvem por uma combinação de danos teciduais até tumores múltiplos em ossos, complicações de imunoglobulina monocloal e um aumento de suscetibilidade a infecções pela depressão das imunoglobulinas.

Além dessas características, podem-se observar anemia, insuficiência renal, doenças hemorrágicas, fraturas ósseas patológicas, infecções recorrentes, hipercalcemia associada à confusão mental, poliúria, podendo ocorrer paralisia secundária por compressão da medula vertebral.

BIBLIOGRAFIA

Boraks S. *Diagnóstico bucal.* 3ed. São Paulo: Artes Médicas, 2001. 444 p.

Brackman DG. Molecular biology of head and neck cancer. *Semi Oncol,* 1994; *21*:320-9.

Ogden GR. Fild cancerization in the head and neck. *Oral Diseases,* 1998; *4*(1):1-3 .

Pindborg JJ. Atlas 5 ed. Copenhagem, Munksgaart, 1993, 339 p.

Toniolo FC, Boraks S. Fatores relacionados ao desenvolvimento do câncer bucal. *Rev Fac Odontal* FZL 1989; *1*(2):105-3.

Glândulas Salivares

Sílvio Boraks • George Boraks

INTRODUÇÃO

As glândulas salivares enquadram-se no grupo dos órgãos anexos ao tubo digestório e exercem papel fundamental no mecanismo da digestão humana, produzindo enzimas fundamentais que atuam diretamente sobre o bolo alimentar.

Em relação à saúde bucal como um todo, as glândulas salivares também desempenham função significativa.

A síntese de saliva humana promove proteção aos tecidos bucais por meio de enzimas e imunoglobulinas (IgA), e mantém o pH, tornando o meio bucal adequado para troca de íons e moléculas, além de permitir lubrificação ideal dos tecidos orais.

Ainda se deve lembrar que as glândulas salivares, principalmente as maiores, apresentam igualmente aspecto imunológico importante; pode-se dizer que funcionam também como um "grande linfonodo", uma vez que quantidade significativa de tecido linfoide é encontrado no parênquima glandular.

Em número de três pares, as glândulas salivares maiores estão assim divididas: parótidas, submandibulares e sublinguais. As glândulas salivares menores encontram-se dispersas às centenas pela mucosa da cavidade oral, principalmente no lábio inferior e no palato mole, sendo responsáveis pela produção de aproximadamente 70% da saliva presente.

ASPECTOS ANATÔMICOS

As glândulas salivares podem ainda ser divididas em glândulas salivares menores e maiores.

GLÂNDULAS SALIVARES MENORES

Dispersas às centenas pela mucosa da cavidade oral, concentram-se principalmente no lábio inferior e no palato mole. Embora a porção mais anterior do palato duro não se constitua em zona rica em glândulas salivares, existem ilhas de tecido glandular nessa região. Na língua ocorre uma particularidade com as glândulas salivares menores em termos funcionais; glândulas mucosas são encontradas nas proximidades das papilas caliciformes e na região anterior da língua (glândulas linguais anteriores de Blandin-Nuhn), sendo a base da língua povoada por glândulas salivares menores de natureza eminentemente serosa.

Não apresentam ducto excretor visível macroscopicamente. Apresentam cápsula de tecido conjuntivo, conferindo-lhes morfologia ovalar.

Topograficamente, localizam-se imediatamente abaixo da superfície da mucosa oral e imediatamente acima do plano da camada muscular.

GLÂNDULAS SALIVARES MAIORES

Parótidas

Em número par, constituem-se como as maiores glândulas salivares, e seu peso varia entre 14 a 28 g. Localizadas na face lateral da cabeça, na região pré-auricular, imediatamente à frente do conduto auditivo, que responde com o bordo anterior do músculo esternocleidomastóideo e processo mastóide do osso temporal pelo seu limite posterior, anteriormente finaliza-se através de seu ducto parotídeo (Stenon) e polo acessório glandular, momento em que as fibras do nervo facial deixam o lobo parotídeo. A glândula ainda se deita sobre um leito ósseo e vascular da maior importância para irrigação da face, limitada medialmente pelo ramo ascendente da mandíbula, processo estiloide, artéria carótida externa e seus dois ramos terminais, artéria maxilar e artéria temporal superficial superiormente. Ainda em seu limite superior, encontramos a raiz das fáscias temporais que envolvem o arco zigomático e o destaque especial para o nervo auriculotemporal.

Quanto ao nervo facial, este apresenta localização peculiar intraglandular. Vale lembrar que a glândula apresenta-se sob a forma de dois lobos (superficial e profundo) unidos por um istmo, conferindo à glândula a conformação da letra H, se observada pelo plano coronal. Embora o nervo facial passe por entre os dois lobos glandulares, não corresponde com a maior parte da inervação da glândula, etando esta principalmente a cargo do nervo glossofaríngeo, levando fibras parassimpáticas secretomotoras para o parênquima glandular, através do nervo auriculotemporal que também participa desta função. Embora existam conexões nervosas intraglandulares entre o 7º e o 9º par craniano, suas funções não estão bem definidas.

A artéria carótida externa, que está localizada na face póstero-medial da glândula parótida, emite ramos como artéria auricular posterior, que emite, por sua vez, ramos parotídeos, a artéria maxilar, ramo terminal da artéria carótida externa, também propicia parte da nutrição glandular, principalmente para o pólo profundo, através de seus ramos temporais, masseterinos e timpânicos. A drenagem venosa fica sob responsabilidade da veia jugular externa, com a veia retromandibular e veia temporal superficial.

O plexo venoso pterigoide também está relacionado com a drenagem venosa da parótida.

O ducto parotídeo constitui estrutura de vital importância para o órgão glandular, uma vez que permite a secreção da saliva produzida. Origina-se da porção mais anterior da glândula e caminha anteriormente em direção à cavidade oral, percorrendo sobre o músculo masseter e finalmente perfurando o músculo bucinador, terminando seu trajeto na cavidade oral, através da papila parotídea, na região do segundo molar superior bilateralmente. Sobre a raiz do ducto ainda encontramos massa de tecido glandular que corresponde ao pólo acessório da glândula parótida. Em termos de importância clínica, o ducto tem função vital no que diz respeito à contaminação glandular por microrganismos, principalmente bactérias, fungos e vírus, uma vez que estabelece conexão com o meio externo.

Submandibulares

Em número par, formato discoidal pesando em torno de 7 a 20 g, as glândulas submandibulares encontram-se divididas em duas porções, a globosa e a profunda, as quais se deitam sobre o músculo milo-hióideo. Estão localizadas imediatamente abaixo do bordo inferior da mandíbula, mais especificamente em um triângulo imaginário denominado trígono digástrico, triângulo formado pelo bordo inferior da mandíbula e os dois ventres do músculo digástrico. O tendão intermediário corresponderia ao vértice do triângulo. Outras estruturas anatômicas, como o ramo marginal mandibular do n. facial, a artéria e a veia facial, o linfonodo submandibular, também se encontram presentes neste espaço virtual. Limitado superficialmente pela fáscia cervical superficial e medialmente pela fáscia cervical média, a qual também guarda relações de proximidade com o nervo hipoglosso, o nervo lingual, o músculo milo-hióideo e o músculo hioglosso.

Apesar de o trígono digástrico apresentar-se limitado superficial e medialmente pelas fáscias cervicais como um envoltório, há um ponto em que isso não ocorre, que corresponde ao hiato que existe entre o músculo milo-hióideo e o músculo hioglosso, permitindo o posicionamento ideal da porção anterior ou profunda da glândula, além da passagem do nervo hipoglosso, do nervo e da veia linguais. Este detalhe anatômico também explica como uma coleção infecciosa pode passar da região sublingual para a região submandibular, situação muitas vezes encontrada nos casos de anginas de Ludwig, que são complicações frequentes dos abscessos dentários.

O ducto da glândula submandibular (Wharton) surge da porção profunda da glândula e caminha em direção à cavidade oral sobre o músculo milo-hióideo, por cerca de

4 a 6 cm até que se exteriorize, em um detalhe anatômico denominado carúncula sublingual, imediatamente ao lado do freio lingual, bilateralmente.

A vascularização da glândula submandibular é de responsabilidade da artéria lingual, por meio de pequenos ramos, principalmente do ramo submandibular da artéria facial. A drenagem venosa fica sob responsabilidade da veia facial comum.

Quanto à inervação, fibras parassimpáticas secretomotoras, provenientes do nervo corda do tímpano, passam através do nervo facial e posteriormente através do nervo lingual, em direção à glândula submandibular.

Glândulas sublinguais

Em número par, as glândulas sublinguais de formato alongado pesam em torno de 2 a 3 g. Localizadas imediatamente abaixo da mucosa do assoalho da cavidade oral, ocupam a maior parte do volume do espaço sublingual, limitadas medialmente pelo músculo genioglosso, além do nervo lingual e do ducto da glândula submandibular, lateralmente estão justapostas à fossa sublingual da face medial do corpo da mandíbula.

Quanto à vascularização, recebem aporte sanguíneo proveniente do ramo sublingual da artéria lingual e do ramo submental da artéria facial. A drenagem venosa fica sob responsabilidade da veia facial comum. A inervação desta glândula em termos anatomofuncionais não difere da inervação da glândula submandibular, composta de fibras parassimpáticas secretomotoras que caminham para esta glândula, promovendo sua secreção, tal qual a glândula submandibular.

As glândulas sublinguais não apresentam ducto secretor evidente. Acredita-se que sua secreção seja através de 8 a 30 canalículos dispersos aleatoriamente pelo parênquima glandular (rivinus).

ASPECTOS HISTOLÓGICOS

As glândulas salivares maiores são órgãos anexos ao tubo digestório, exercendo assim sua função de produzir saliva, fundamental no processamento do bolo alimentar. Para tanto, essas glândulas são compostas de unidades morfofuncionais denominadas adenômeros. A unidade glandular é constituída de uma porção excretora formada por células epiteliais serosas ou mucosas, além de ductos intercalares, estriados e excretores. As células do ducto estriado apresentam o controle iônico da saliva, por meio do controle do metabolismo do sódio iônico. Consequentemente participam do controle hídrico glandular. Também há células mioepiteliais, que participam do mecanismo

de contração ductal durante a eliminação de saliva pelos ductos salivares.

A glândula parótida, classificada estruturalmente como glândula acinosa composta, apresenta células exclusivamente serosas que produzem amilase salivar. As células serosas contêm polissacarídeos neutros em sua composição, que se associam às imunoglobulinas A, produzidas pelos plasmócitos do tecido conjuntivo glandular. As células serosas ainda desempenham papel fundamental no combate a microrganismos, produzindo lisozima e lactoferrina presentes na saliva, as quais têm potente ação bactericida. Como curiosidade, pode-se ressaltar a extrema sensibilidade dos ácinos serosos que, pela ação da radiação ionizante, se tornam rapidamente estruturas fibrosas não funcionais diante de doses de radioterapia em pacientes portadores de câncer de cabeça e pescoço, provocando a xerostomia no indivíduo.

A glândula submandibular, classificada estruturalmente como glândula tubuloacinosa composta, é constituída principalmente de células serosas, apresentando ainda células mucosas em menor quantidade. A glândula sublingual que possui o mesmo tipo de estrutura, portanto tubuloacinosa composta, apresenta nestes termos celulares predomínio de células mucosas, que sintetizam glicoproteínas denominadas genericamente de mucinas.

Ainda se deve ressaltar que as glândulas salivares menores apresentam-se individualizadas em relação ao tipo de secreção produzida. As glândulas salivares menores das regiões jugal, labial, glossopalatina e parte do palato duro são eminentemente mucosas, assim como as glândulas salivares menores do ápice lingual (Blandin-Nuhn) e das porções lateral e posterior às papilas valadas, porém as glândulas salivares menores do terço posterior da língua, próximo à base, são de natureza serosa (Von Ebner).

ASPECTOS FISIOLÓGICOS

O termo fisiológico deriva do grego, do qual se pode compreender como o estudo dos movimentos, em outras palavras, interpreta as alterações dinâmicas que ocorrem no organismo, mediadas por enzimas, hormônios ou outros mediadores químicos.

No que diz respeito à fisiologia das glândulas salivares, estas são basicamente de secreção exógena, uma vez que têm o produto de sua secreção eliminado para a luz do tubo digestório. A secreção salivar permite a preparação do bolo alimentar, a umidificação da cavidade oral, a proteção das estruturas, auxilia a higienização dos dentes e do periodonto, além de iniciar o processo químico da digestão, por meio da ação da amilase salivar, no bolo alimentar.

Em geral, aceita-se que a secreção salivar seja um mecanismo ativo, portanto com gasto de energia, uma vez que ocorre contra o gradiente de pressão osmótica.

O volume de saliva secretado diariamente varia em torno de 1 ml/min, o que totaliza diariamente um volume de 1.200 ml/dia em média. As variações deste volume estão relacionadas também ao teor de hidratação do indivíduo.

Quanto ao controle da função salivar, sabe-se que é de total responsabilidade do sistema nervoso autônomo, sendo principalmente representado, nestas circunstâncias, pelo sistema nervoso autônomo parassimpático, embora também haja efetiva participação de seu antagonista simpático.

Em termos de sistema nervoso autônomo, há basicamente o controle secretomotor das glândulas salivares. Por meio de fibras nervosas autônomas que acompanham ramos do n. lingual (ramo do n. trigêmeo), do n. corda do tímpano (ramo do n. facial) e do n. glossofaríngeo, ocorre o estímulo parassimpatomimético para secreção salivar.

O sistema nervoso autônomo simpático, por sua vez, controla a contratibilidade das células mioepiteliais, promovendo a eliminação de saliva elaborada no interior das células acinares.

Destaca-se, ainda, como função simpática importante, o controle do fluxo sanguíneo da glândula salivar, por meio de vasoconstrição simpática adrenérgica, que permite a diminuição do fluxo sanguíneo, o que resulta em hipossalivação.

RECURSOS EXPLORATÓRIOS

Muitos são os recursos exploratórios que permitem a obtenção de dados suficientes para elaborar hipóteses de diagnóstico plausíveis para as possíveis doenças associadas às glândulas salivares. Veja-os a seguir.

Manobras de Semiotécnica

Inspeção

A inspeção das glândulas salivares inicia-se por meio de exame ectoscópico, ou seja, da face do paciente, mediante a comparação entre o lado direito e o esquerdo. Sempre realizado de forma direta, permite identificar somente alterações morfológicas da estrutura glandular, principalmente para glândulas salivares maiores, o que pode estar representado por aumento de volume das glândulas (sialoadenomegalia), que associado com o tempo de evolução e outros dados relevantes da anamnese, sugere hipóteses de

diagnóstico entre alterações inflamatórias decorrentes de obstrução ductal ou neoplasias glandulares. A inspeção também permite discernir quando se está diante de uma patologia e/ou alteração fisiológica decorrente da idade, como, por exemplo, o afloramento da glândula sublingual em pacientes que perderam altura de rebordo alveolar inferior por reabsorção fisiológica, muitas vezes confundido com distúrbio patológico (Fig. 5.1).

Destaque especial se dá à inspeção da glândula parótida, que particularmente apresenta detalhes na inspeção fundamentais no diagnóstico parcial de determinadas lesões. Assim por exemplo, um nódulo firme de glândula parótida, que diante do exame revela estar acompanhado de paralisia facial periférica, pode suscitar hipóteses de diagnóstico relacionado com doença maligna, pela invasão da bainha nervosa pelo tumor. É claro que outros dados de anamnese devem ser levados em consideração para tal hipótese. O levantamento do lobo da orelha também é uma particularidade observada, não sempre, mas tão-somente para os aumentos parotídeos, os quais comprometem geralmente as regiões pré e pós-auricular. Este detalhe da inspeção permite a distinção das alterações presentes, por exemplo, na articulação temporomandibular, que normalmente não apresentam este sinal clínico.

A inspeção da glândula submandibular está relacionada com sua região anatômica, o trígono digástrico, onde podemos observar por meio de inspeção direta, aumento localizado, ou edema difuso. A presença do bacilo da tuberculose nos linfonodos submandibulares (escrofulose) também corresponde a diagnóstico diferencial para inspeção submandibular. Certas vezes, a inspeção das glândulas submandibulares encontra-se limitada em função do tipo físico do paciente. Pacientes que possuem tipo físico brevilíneo, apresentam geralmente um maior acúmulo de gordura submandibular, dificultando a inspeção.

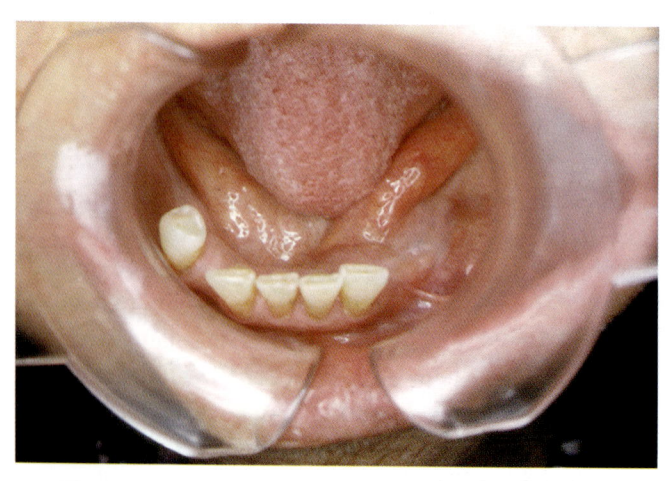

Fig. 5.1 Reabsorção fisiológica do rebordo alveolar inferior promovendo o afloramento das glândulas sublinguais.

Ao contrário das outras glândulas salivares maiores, a glândula sublingual permite somente inspeção intra-oral.

Palpação

A palpação das glândulas salivares maiores permite a obtenção de uma série de informações imprescindíveis no diagnóstico diferencial da doença glândular. A dor ocasionada pela palpação, associada à presença de calor, edema e rubor, pode corresponder a sinais clínicos de processo inflamatório, que acompanha quadro infeccioso. Outro fator que se salienta para pesquisa de doença infecciosa bacteriana glandular é a manobra de ordenha das glândulas salivares maiores, realizada sempre por meio de palpação digitopalmar. Pode-se observar o conteúdo da secreção pela papila do ducto excretor, lembrando que a ordenha da glândula sublingual fica comprometida, uma vez que nesta glândula não há um ducto calibroso, visível clinicamente, conforme visto anteriormente. De outra forma, a palpação positiva para inflamação glandular, associada à palpação de estruturas pétreas nas imediações dos ductos das glândulas salivares maiores, pode sugerir a presença de sialólitos intraductais ou corpos estranhos, como vidro, dentes, asfalto etc., que obliteram os ductos, promovendo a estase salivar, o que incorre em processo inflamatório localizado. A secção total, ou parcial, do ducto decorrente de trauma local, como, por exemplo, exodontia traumática ou agressão física, também pode incorrer na ausência de fluxo salivar. Alterações metabólicas, como a desidratação, que promove o aumento da viscosidade salivar, dificulta sua secreção, fazem com que a ordenha seja negativa. Alterações locais do parênquima glandular, como uma infecção viral ou ainda um efeito decorrente

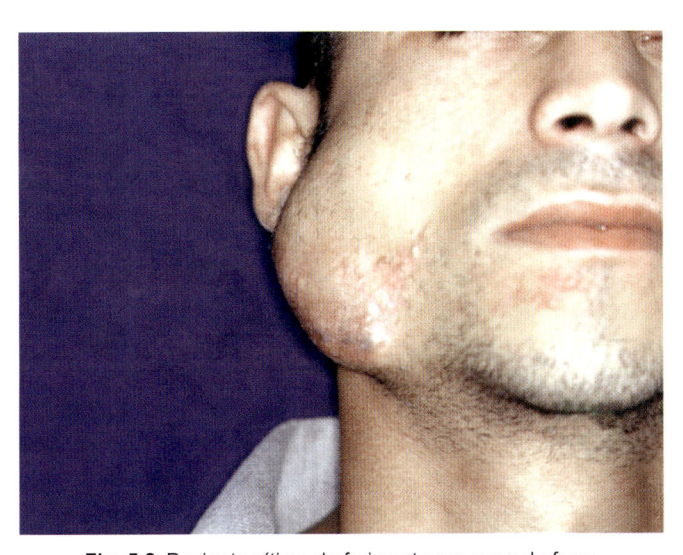

Fig. 5.2 Paciente vítima de ferimento por arma de fogo, apresentando sialocele (acúmulo de saliva extraglandular) como sequela de trauma por lesão do ducto parotídeo.

de tratamento como a radioterapia, que afeta a glândula salivar, também apresentam ordenha prejudicada, por desorganização do parênquima glandular (Fig. 5.2).

Geralmente à palpação, nos distúrbios tumorais malignos os nódulos estão aderidos a planos profundos e são firmes; os nódulos benignos, por sua vez, são geralmente fugazes e de consistência fibroelástica. Ao se referir à parótida, usa-se o termo sinal de Nelaton +, para os nódulos que deslizam sobre o ramo da mandíbula, ou seja, isso corresponde a um indício de benignidade. Os nódulos Nelaton – apresentam maior indício de malignidade ao contrário, uma vez que não é possível identificar seu movimento sobre o ramo ascendente da mandíbula.

EXAMES COMPLEMENTARES

Diversos são os exames complementares que permitem estabelecer o diagnóstico definitivo nas alterações de glândulas salivares, na maioria das vezes diagnóstico imageológico e planejamento cirúrgico adequado. Ainda, os exames complementares têm a função de demonstrar condições clínicas do estado geral do paciente, portador de determinada alteração de glândulas salivares, como, por exemplo, em caso de infecção de glândula salivar maior, em que o paciente apresentará invariavelmente alterações do hemograma (leucocitose) etc.

Exames imagenológicos

a) *Radiografia simples:* tomadas radiográficas extrabucais permitem observar algumas alterações do parênquima glandular, principalmente glândulas salivares maiores, como a parótida, e a glândula submandibular. Na tomada radiográfica póstero-anterior de mandíbula, assim como a tomada radiográfica lateral oblíqua de mandíbula em certas situações, como alterações inflamatórias das parótidas, sejam elas agudas ou crônicas, pode-se observar "sombra" de tecido parotídeo na região que corresponde imediatamente à face lateral do ramo ascendente da mandíbula.

A tomada radiográfica panorâmica permite uma visão planificada, ou seja, bidimensional da glândula submandibular, principalmente nos casos em que se observa calcificação da glândula ou presença de sialólitos intraparenquimatosos. Essa imagem apresenta-se como uma área ligeiramente radiopaca, em torno de 3 a 4 cm abaixo do ângulo da mandíbula.

Outro exame radiográfico que pode ser utilizado, nos casos de patologias do ducto da glândula salivar, é a tomada radiográfica oclusal, de uso intraoral, que permite visualizar o ducto da glândula submandibular, desde que o filme esteja posicionado para tomadas radiográficas de corpo de mandíbula, o que implica penetração do feixe pelo assoalho bucal, devendo demonstrar eventualmente qualquer radiopacidade existente, o que pode corresponder a um sialólito (cálculo salivar). O filme oclusal posicionado contra a mucosa jugal também pode elucidar a presença de sialólitos no ducto parotídeo.

b) *Radiografia com contraste (sialografia):* a sialografia é o exame radiográfico que utiliza contraste capaz de marcar estruturas que normalmente são radiolúcidas. Assim, o que de fato observamos corresponde a imagem negativa da estrutura anatômica agora preenchida pelo contraste.

Geralmente é usada para avaliar a estrutura ductal da glândula estudada, uma vez que a substância injetada caminha de forma retrógrada por dentro dos ductos. A glândula normal é preenchida uniformemente e as terminações são quase imperceptíveis, cada vez mais finas. Assemelham-se a uma árvore com galhos secos, finos, compridos e múltiplos (Fig. 5.3). A sialografia é geralmente realizada nas glândulas parótida e submandibular, por meio de injeção de contraste pelo orifício de emergência salivar.

O líquido utilizado como contraste contém iodo em solução, em um volume de 1,5 a 2,5 cm³. Após injeção do contraste, são realizadas tomadas radiográficas referidas no item anterior para observar a perfusão do contraste nos ductos.

Outra forma utilizada de sialografia é a sialografia excretora, que consiste em administrar contraste e observar o comportamento secretor da glândula, mediante técnica dinâmica de tomadas radiográficas extrabucais sequenciadas.

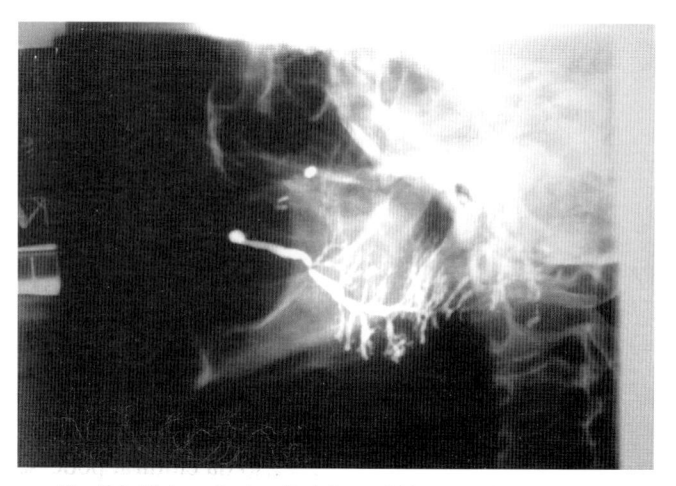

Fig. 5.3 Sialografia de glândula parótida normal mostrando a uniformidade de distribuição e preenchimento total do contraste radiográfico apropiado.

São indicações de sialografia as suspeitas de patologias obstrutivas. Nesta circunstância, diante da obstrução ductal, observa-se o caminho realizado pelo contraste interrompido. Nos casos de doenças autoimunes, como a síndrome de Sjögren, o aspecto sialográfico sugere "árvore em primavera com frutos", ou seja, na extremidade de cada ramificação do ducto nota-se concentração de contraste extravasado por necrose ou destruição dos ácinos.

Indicações secundárias da sialografia correspondem à associação com outros exames imageológicos, assim se avalia a estenose ductal nos casos de tumores, de uma maneira geral, e mais especificamente a integridade ductal, ou possível invasão tumoral nos casos de tumores malignos.

Nos casos de processos infecciosos das glândulas salivares maiores, é contraindicada a sialografia, uma vez que a injeção do contraste por via retrógrada pode consistir em meio de disseminação de microrganismos patogênicos para o interior do parênquima glandular.

c) *Ultra-sonografia:* constitui-se de exame dinâmico baseado na leitura da capacidade que os tecidos apresentam de refletir, atenuar ou transmitir o feixe acústico, provocando ou não eco; há imagens anecóicas, hipoecóicas e hiperecóicas. Entre as indicações mais precisas para utilização de ultrassonografia em glândulas salivares, está a pesquisa de líquido intraparenquimatoso nos casos de infecção, na busca de espaços coletores de secreções purulentas obscuras, ou ainda a localização ou o auxílio no diagnóstico de cistos intraglandulares ou tumores císticos, principalmente nos casos em que a punção aspirativa por agulha fina foi positiva para líquido cístico. O exame também é válido para pesquisa de sialólitos radiolúcidos.

d) *Tomografia computadorizada:* excelente método auxiliar de diagnóstico e planejamento cirúrgico, uma vez que este exame estuda estruturas de tecido mole e tecido ósseo conjuntamente, além de eliminar a sobreposição de imagens. Consiste basicamente em um tubo de raios X, que emite raios em intervalos de graus enquanto roda 180° em torno da cabeça do paciente, sob a determinação de um *software*. A imagem é reconstruída novamente e cortada, sendo este procedimento realizado com doses muito baixas de irradiação.

Para as glândulas salivares, a tomografia computadorizada tem papel fundamental na avaliação de uma série de alterações patológicas, como calcificações glandulares, cálculos salivares intraparenquimatosos, estadiamento de tumores benignos e malignos de glândulas salivares maiores e menores, avaliando a invasão do polo profundo de glândulas parótidas e submandibulares, além de comprometimento de estruturas adjacentes. Fenômenos de retenção de muco e saliva também podem ser evidenciados pela tomografia computadorizada.

e) *Cintilografia:* realizada para avaliar o metabolismo glandular mediante injeção endovenosa de um radiofármaco. Para este caso é utilizado o Tecnécio 99, um isótopo radioativo com afinidade pelo tecido glandular. A hipercaptação do radiotraçador denota um aumento do metabolismo local.

Apresenta poucas indicações práticas em diagnóstico de patologia de glândula salivar, mas pode ser utilizada na pesquisa de metástases, desde que o tumor primário seja passível de impregnação pelo radiofármaco.

f) *Ressonância nuclear magnética:* baseia-se na captação de imagem mediante análise da movimentação dos átomos de hidrogênio presentes no tecido a ser estudado. Apresenta duas formas distintas de análise denominadas T1 e T2, que são duas constantes de tempo que diferem quanto ao tipo de magnetização.

Em relação às indicações de ressonância nuclear magnética para as glândulas salivares, são bem indicadas secundariamente para observar as alterações obstrutivas, na procura de possível cálculo salivar, nos cistos e tumores císticos e nos tumores benignos e malignos das glândulas salivares maiores e menores. Fenômenos de retenção de muco e saliva também podem ser evidenciados por meio de ressonância nuclear magnética.

Como inconvenientes deste exame, pode-se citar o alto custo, bem como equipe suficientemente treinada para operar o aparelho, o que limita seu uso em larga escala.

g) *Endoscopia de glândulas salivares:* a endoscopia de glândulas salivares, também chamada de sialoendoscopia, constitui-se de método moderno no diagnóstico e tratamento das patologias obstrutivas de glândulas parótida e submandibular. A técnica foi descrita inicialmente por Katz (1991) e é indicada para a visualização direta e remoção de sialólitos em áreas de difícil acesso cirúrgico e inspeção da superfície intraductal após remoção de sialólitos. Embora este método inovador seja eficaz no diagnóstico e tratamento de certas patologias de glândulas salivares, ainda é pouco utilizado em virtude da escassez de material específico para tal técnica e equipe suficientemente treinada para realização do exame.

Exames laboratoriais

a) *Hemograma completo:* dentre os diversos exames laboratoriais que podem ser utilizados na prática diária, o hemograma completo é bastante simples, de baixo custo, podendo ser realizado na maioria das unidades de saúde. Fundamentalmente, o hemograma completo é um método auxiliar de diagnóstico parcial. Pode-se observar de maneira não específica, por exemplo, se o paciente apresenta valores e hematócrito e de hemoglobina baixos, obviamente que associados a outros sinais clínicos e sintomas, e elaborar hipóteses de diagnóstico de anemia. Quadros de leucocitose relacionados com suspeita de infecção, como parotidite bacteriana aguda, porém sem manifestar qualquer indício clínico em relação à etiologia infecciosa, exigem dados clínicos e outros exames para diagnóstico final, dada a inespecificidade do hemograma. Certas situações, como a eosinofilia, nos quadros de leucocitose, podem corresponder a processos alérgicos ou parasitários, assim como as neutrofilias podem demonstrar reação normal, como primeira linhagem de células de defesa, portanto alguma alteração que mereceu resposta aguda do organismo. Ainda linfocitoses podem manifestar-se nos quadros de parotidites virais.

b) *Dosagem de amilase sérica:* outro exame laboratorial realizado, mais específico para o estado de alterações nas glândulas salivares, é a dosagem de amilase, que pode se apresentar alterada principalmente nas parotidites virais ou epidêmicas, como a caxumba, que será abordada mais adiante neste capítulo.

c) *Pesquisa de fatores reumáticos:* a pesquisa de fatores reumáticos pode ser importante, se dosada nos casos de parotidites associadas à xerostomia e a doenças autoimunes, como a artrite reumatóide ou, ainda, o lúpus eritematoso sistêmico. Dessa forma, associada à biópsia de glândulas salivares menores, pode-se estabelecer o diagnóstico de síndrome de Sjögren, que será discutido adiante.

d) *Cultura e antibiograma:* a cultura de secreções consiste em colher material do foco infeccioso e depositá-lo em recipiente com substrato específico, que favoreça o desenvolvimento de determinado microrganismo, o que permite isolá-lo e, portanto, reconhecê-lo. Deve sempre ser indicada para os casos de infecção bacteriana refratária ao tratamento de rotina com antibioticoterapia, ou ainda para infecções secundárias de glândulas salivares, infecções pós-operatórias ou mesmo infecções em pacientes comprometidos sistemicamente. Uma vez que o germe foi isolado por meio da cultura, pode-se agora estabelecer a qual droga este microrganismo é suscetível, isto é, o antibiograma.

Exames citopatológicos e anatomopatológicos

a) *Citologia esfoliativa:* o exame citológico baseia-se no estudo das células que se esfoliam dos tecidos após realizar seu ciclo. Tem como objetivo estudar as células individualmente, mediante a análise qualitativa de suas características morfológicas, ou seja, por meio da citopatologia, podem-se observar alterações do citoplasma e/ou do núcleo, que podem corresponder a alterações teciduais, como, por exemplo, atipias celulares sugestivas de neoplasias malignas. Nas glândulas salivares, este recurso de diagnóstico é pouco explorado, sendo indicado principalmente para tumores de glândulas salivares menores que manifestam úlceras orais, mas que não descartam o posterior exame anatomopatológico. Pode também ser utilizado para o exame de células esfoliadas nos ductos mediante exame citológico da saliva.

b) *Punção aspirativa por agulha fina:* o estudo do esfregaço das células, para observação citopatológica, não necessariamente precisa ser de células que se descamam dos tecidos após cumprir o ciclo celular. Pode-se também, por meio de equipamento apropriado, promover a citoaspiração ou aspiração celular, conhecida como punção aspirativa por agulha fina (PAAF).

Descrito em 1930 por Martin e Ellis, desempenha papel fundamental no diagnóstico e na natureza ou etiologia das lesões de glândulas salivares, com fidelidade diagnóstica estimada em torno de 95%. Baseia-se no princípio da citoaspiração intraglandular, realizada com o mínimo de invasibilidade, o que garante melhores condições pós-operatórias, evitando fístulas salivares e prevenindo outras complicações inerentes à biópsia incisional, como a lesão de estruturas nobres das glândulas salivares maiores, como nervos, vasos etc.

Deve-se também destacar a importância da punção aspirativa por agulha fina nas lesões suspeitas de malignidade, em que se evita a contaminação da pele adjacente e outras estruturas superficiais com células provavelmente tumorais.

Apresenta indicação precisa nos processos patológicos glandulares sob a a forma de nódulos firmes e aderidos, com diagnóstico diferencial de processo infeccioso/inflamatório crônico, neoplásico benigno ou maligno (Fig. 5.4).

c) *Biópsia:* procedimento de elucidação diagnóstica, que consiste em remoção de fragmento de tecido vivo para análise. Não se deve descartar o exame histopatológico como método fundamental no diagnóstico final

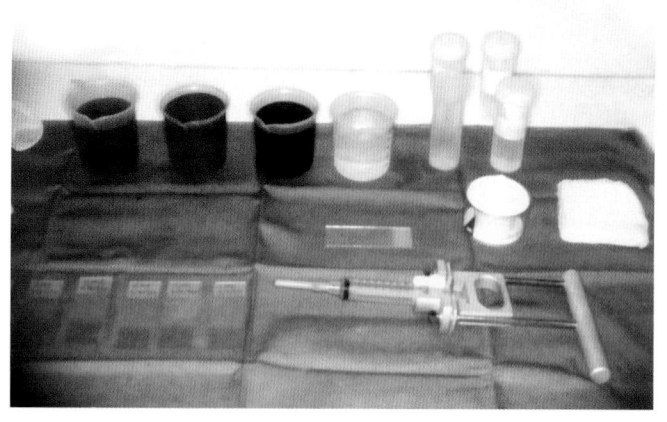

Fig. 5.4 Arsenal necessário para a realização de punção aspirativa por agulha fina (PAAF).

dos tumores de glândulas salivares, principalmente no que diz respeito ao tipo histológico do tumor, dados os problemas comentados anteriormente. Em relação aos aspectos clínicos dos tumores das glândulas salivares, principalmente os malignos, mostrando aspectos multiformes e pouco característicos no que diz respeito à identificação e à classificação de cada um deles, a biópsia deverá sempre ser realizada mediante congelação no ato operatório, reformulando imediatamente a conduta cirúrgica, caso confirme diagnóstico de malignidade, ou seja, durante ato operatório, com a glândula exposta, remove-se um fragmento e se encaminha para análise imediata. Caso confirme tumor benigno, procede-se somente à remoção do tumor, ou órgão glandular; caso o diagnóstico seja de tumor maligno, deve-se promover o tratamento cirúrgico, com margens de segurança proporcionais ao tipo histológico do tumor.

Neste caso, é evidente que a biópsia incisional em glândulas salivares maiores deve ser contraindicada, salvo os casos de congelação no ato operatório, conforme dito anteriormente. Para os tumores de glândulas salivares menores, aceita-se biópsia incisional, desde que a área biopsiada seja removida na sua totalidade como margem, em função das altas taxas de recidivas dos tumores de glândulas salivares menores. Portanto, para os casos de lesões de pequenas dimensões, recomenda-se sempre a remoção cirúrgica da lesão com margem de segurança.

As Figs. 5.5 a 5.8 mostram um caso de adenoma canalicular removido cirurgicamente. Notar o cuidado estético mediante sutura intradérmica (Fig. 5.7), notar também o aspecto do resultado pós-operatório de 30 dias (Fig. 5.8).

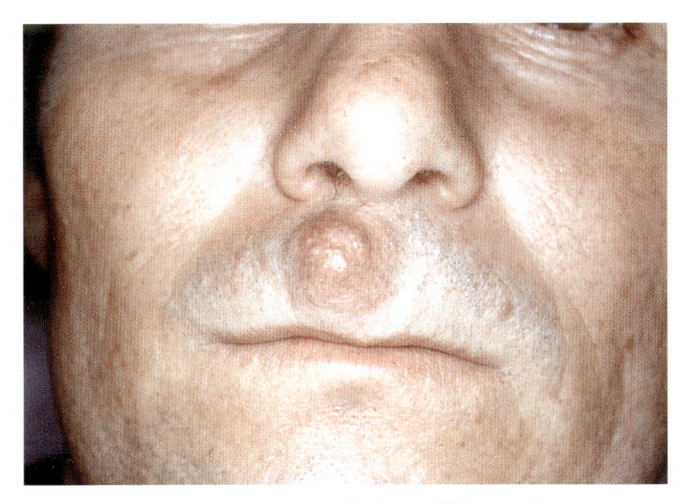

Fig. 5.5 Adenoma canalicular no lábio superior.

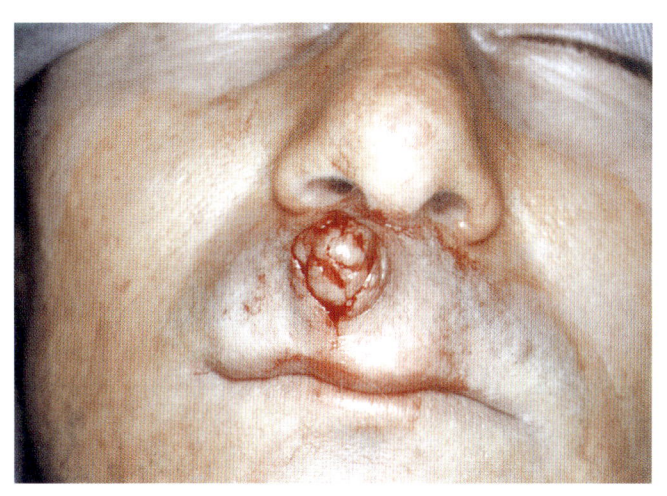

Fig. 5.6 Aspecto transoperatório.

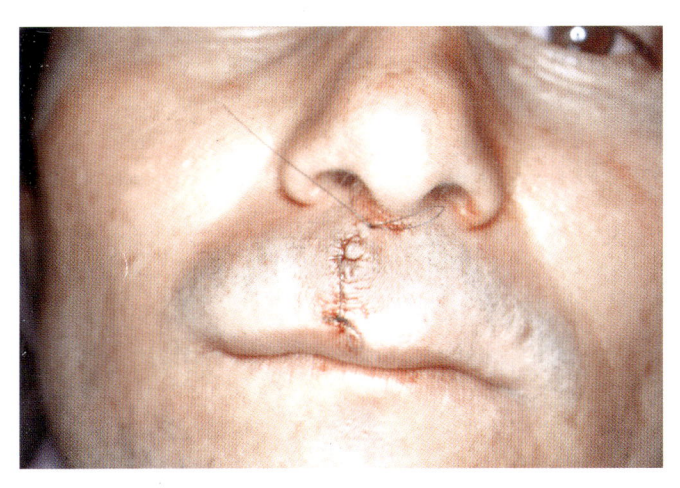

Fig. 5.7 Pós-operatório imediato.

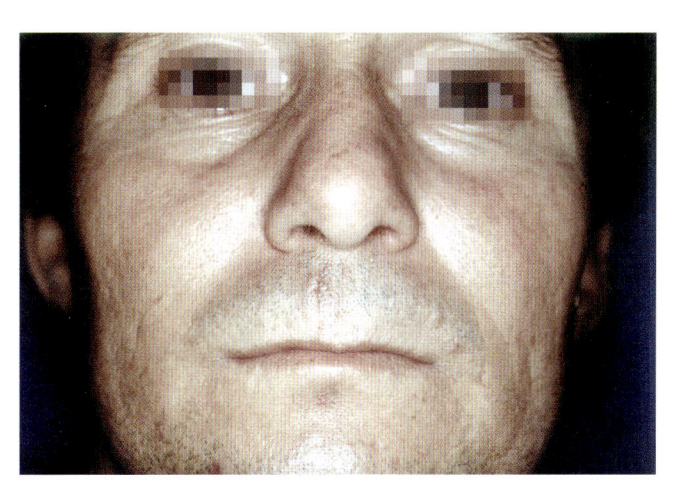

Fig. 5.8 Pós-operatório 30 dias após.

PATOLOGIA DAS GLÂNDULAS SALIVARES

ALTERAÇÕES INFLAMATÓRIAS E INFECCIOSAS

Parotidite epidêmica

Doença de etiologia viral, conhecida popularmente como caxumba. Geralmente o agente etiológico, o paramixovírus, se aloja nos ductos intercalares ambas às parótidas. Apresenta-se altamente contagiosa, porém de baixa patogenicidade. O contágio ocorre por meio de gotículas de saliva expelidas durante a fala, tosse ou pelo contato direto boca a boca.

O termo epidêmica se refere ao fato de que antes do advento da vacina MMR, podia-se observar que os surtos epidêmicos da doença eram cíclicos. Assim como a rubéola, também causada por um mixovírus, com o surgimento da vacina a parotidite epidêmica foi quase que totalmente eliminada. Anteriormente ao uso da vacina, a imunidade ocorria após a exposição natural ao vírus. Isto quer dizer que pela presença maciça do vírus, as crianças em idade escolar adquiriam o vírus, conferindo-lhes imunidade, pelo contato diário entre portadores em potencial independentemente de terem estes adoecido. A vacina é bem-sucedida em mais de 80% dos casos.

O período de incubação é de cerca de 18 dias e o primeiro contato com o vírus já confere imunidade. O portador da doença é contagioso a partir de um dia antes da eclosão da sintomatologia e até 14 dias após o desaparecimento total dos sinais e sintomas. Pode ocorrer apenas sintomatologia prodrômica. O indivíduo infectado apresenta apenas sintomatologia inespecífica, como febrícula, cefaleia, inapetência etc.

Apesar de a parótida ser a glândula com prevalência de localização do vírus, a caxumba pode acometer as glândulas submandibular e sublingual, e sendo qualquer uma delas afetada, o indivíduo tende a ficar imunizado. Não tem respaldo científico o fato de ser comum a referência de que "se ocorreu na glândula submandibular, pode acometer agora a parótida", e assim por diante.

A primeira manifestação clínica detectável é o aumento de volume das parótidas, acompanhado de desconforto e edema, preenchendo o espaço fascial cervical lateral, o que promove sinal típico, que é o levantamento do lóbulo do pavilhão auditivo. O pico do edema da parótida ocorre em 2 ou 3 dias, quando a dor é mais intensa. A mastigação ou qualquer outro procedimento que estimula a salivação, como alimentos cítricos, tendem a aumentar a dor. A glândula parótida aumentada propicia, à palpação, aspecto firme e, apesar de apresentar calor local, não se observa em geral eritema.

Como aspectos intrabucais, pode-se observar edema da região adjacente à emergência do ducto parotídeo e, à ordenha, nota-se diminuição do fluxo salivar e a saliva torna-se mais viscosa. Pode atingir outros órgãos, sendo os mais comuns os testículos, provocando orquite temporária, que não provoca necessariamente a esterilidade.

O quadro clínico em geral é de fundamental auxílio para se estabelecer o diagnóstico. Entretanto, podem-se confirmar as suspeitas clínicas mediante pesquisa de anticorpos específicos para a parotidite epidêmica na saliva e urina, entre outros fluidos orgânicos, assim como a pesquisa de amilase salivar que se encontra elevada nesta doença.

O tratamento é de suporte, não existindo uma terapia específica e eficiente. A fisioterapia por meio de calor é indicada. Repouso, alimentação adequada, antiinflamatórios, analgésicos e antipiréticos são úteis, bem como antibioticoterapia para prevenir infecções secundárias, principalmente pela diminuição do fluxo salivar e consequente penetração retrógrada de microrganismos no ducto parotídeo. O prognóstico em geral é bom, sem deixar sequelas (Fig. 5.9).

Parotidite aguda

Ocorre na maioria dos casos em pacientes idosos, debilitados, após cirurgias prolongadas com anestesia geral em pacientes diabéticos, anêmicos ou que de maneira geral encontram-se imunodeprimidos. Estes fatores ainda podem estar associados à má-higiene bucal e à redução do fluxo salivar por qualquer motivo. Ocorre ainda em pacientes debilitados por tumores malignos, antibioticoterapia prolongada, uso constante de diuréticos, uso de antidepressi-

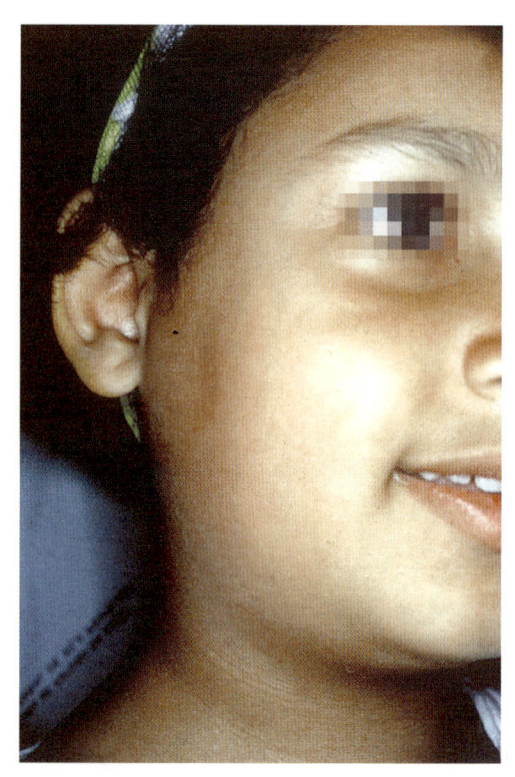

Fig. 5.9 Parotidite epidêmica. Observar o aspecto inflamatório difuso.

vos ou outras drogas que provocam xerostomia, estresse, desidratação, na convalescença de certas doenças etc. É uma doença infecciosa provocada por bactérias, sendo a mais frequente o *Staphylococcus aureus*, que penetra no ducto secretor de maneira retrógrada pela diminuição do fluxo salivar, provocado pelas alterações anteriormente citadas.

Como características clínicas, geralmente se observa evolução rápida, com aumento em geral unilateral da parótida, trismo, dor intensa, principalmente ao toque e apresentando outros sinais flogísticos, como a elevação local da temperatura, eritema na pele suprajacente com aumento do brilho, precedidos de sintomas gerais como mal-estar, inapetência, febre, miastenia, entre outros. À ordenha, nota-se secreção purulenta emergindo do ducto parotídeo com flocos esbranquiçados correspondentes a material necrótico proveniente de células e bactérias lisadas (mortas). Muitas vezes essa secreção é espontânea, quando o paciente refere mau gosto e ao mesmo tempo certo alívio da dor.

O diagnóstico é clínico. Deve-se, no entanto, realizar-se cultura e antibiograma, principalmente para orientar o tratamento. É importante destacar que não se deve realizar sialografia nesta fase, pois o risco de contaminação retrógrada, em áreas que eventualmente ainda não estejam comprometidas, é grande.

O tratamento instituído deve cuidar de dois aspectos, um de natureza geral, em que se deve restabelecer o bom estado geral do paciente, e outro visando a debelar o processo infeccioso mediante o uso de antibióticos específicos pesquisados no antibiograma. O *Staphylococcus aureus* é o microrganismo de maior incidência nestes casos. Associam-se outros medicamentos, como analgésicos, antitérmicos e anti-inflamatórios.

O prognóstico é bom, desaparecendo a sintomatologia em pouco tempo. Há que se considerar o fato de que pode ressurgir ou se tornar crônica, dependendo de uma série de fatores, como, por exemplo, alterações imunológicas que variam de um indivíduo para outro.

Parotidite crônica

É uma infecção bacteriana das parótidas, podendo acometer uma das glândulas, raramente o par, causada principalmente pelo *Streptococcus viridans*, que encontra pacientes com relativa resistência e com melhor estado de saúde geral do que os pacientes acometidos de parotidite aguda. Nota-se clinicamente uma evolução de curso lento com aumento progressivo de uma das glândulas parótidas, sem outra sintomatologia, com eventual obstrução do ducto parotídeo por acúmulo de coleção purulenta, com restos celulares e bacterianos.

O diagnóstico é clínico. Todavia, pode-se solicitar tomografia computadorizada ou ressonância magnética para se descartar a hipótese de patologia tumoral benigna ou maligna associada.

Como tratamento, a fisioterapia pelo calor é relativamente bem-sucedida, associada a antibioticoterapia específica por meio de cultura e antibiograma.

O prognóstico é reservado sob o ponto de vista de eventuais retomadas ou agudizações do processo.

Parotidite recorrente

É uma inflamação da glândula parótida de etiologia desconhecida, com períodos de remissão e exacerbação cíclicos, com duração mensal ou anual. Quanto maior o intervalo entre os surtos, menor a possibilidade de se desenvolver a partir desta inflamação uma doença autoimune, que pode ocorrer em função dessa patologia. Podem estar dentre os fatores de alguma forma associados à etiologia deste processo, que parece ter origem em uma xerostomia prolongada, infecções retrógradas do ducto parotídeo, hipersensibilidade a determinados compostos, distúrbios hormonais, malformações etc. Existem certos medicamentos que podem provocar xerostomia, como anti-histamínicos, descongestionantes nasais, antidepressivos, antipsicóticos, anti-hipertensivos e anticolinérgicos.

Clinicamente se observa aumento lento e progressivo de uma das glândulas parótidas ou do par, que ciclicamente se tornam dolorosas e inflamadas, como na parotidite aguda, com duração de uma semana ou menos, regredindo total ou parcialmente. Não existe exame complementar específico, sendo o exame clínico a base de orientação para o diagnóstico.

O tratamento depende da fase evolutiva em que se encontra o processo, e os procedimentos são os mesmos da fase que mais se compatibilizar com a alteração aguda ou crônica.

O prognóstico é bom com a regressão da lesão após alguns ciclos de reincidência.

Como comentário final a respeito do comprometimento infeccioso/inflamatório das glândulas salivares maiores é importante salientar que episódios repetitivos de inflamações e infecções podem fazer com que a glândula perca sua capacidade funcional, tornando-se pouco produtiva e alvo de novas infecções ou mesmo tumores. Nestes casos, o tratamento deve ser cirúrgico, com remoção da glândula em questão.

DOENÇAS AUTOIMUNOLÓGICAS

Como distúrbios autoagressivos ou autoimunológicos, existe uma série de lesões descritas por vários autores que se pode sintetizar na síndrome de Sjögren, que é uma alteração crônica, sistêmica autoimunológica, envolvendo principalmente as glândulas salivares maiores e menores, assim como as glândulas lacrimais associadamente com alterações do tecido conjuntivo, colagenoses. A doença do colágeno mais comumente envolvida é a artrite reumatóide ou lúpus eritematoso sistêmico, entre outras. Não é bem conhecida a causa desta doença autoimunológica. Apesar de não ser uma doença hereditária, parece ter alguma relação com origem familial, em virtude de os parentes de pacientes afetados com a síndrome de Sjögren apresentarem aumento na frequência de ocorrência de outras doenças autoimunológicas, com destaque especial para os casos de bloqueio cardíaco congênito, em que se tem transmissão de anticorpos para o feto, os quais se instalam no feixe de Ris, promovendo alteração da condução elétrica cardíaca. Muitas vezes os recém-nascidos também podem apresentar dermatites fotossensíveis, tais quais os quadros de lúpus eritematoso sistêmico.

Esta síndrome ocorre secundariamente a alguma doença autoimune. Aproximadamente 90% dos pacientes portadores de artrite reumatoide apresentam síndrome de Sjögren. Acomete mais indivíduos do sexo feminino, cerca de 9:1, em geral a partir da quarta até a sexta década de vida. As glândulas parótidas sofrem um aumento gradativo da sintomatologia dolorosa, edema e remissão ciclicamente, acompanhado de xeroftalmia. O paciente pode ainda apresentar púrpura de membro inferior. Apresenta xerostomia que, por ser intermitente ou mesmo contínua, pode, ao longo do tempo, provocar ardência além de distúrbios na alimentação, fala e provocar alterações na mucosa bucal, a qual perde desta forma sua umidade, ficando sujeita a traumatismos químicos, mecânicos e bacterianos, aumentando assim a possibilidade de desenvolver-se cárie, distúrbios periodontais e candidíase. Acompanha o quadro clínico em pelo menos 50% dos casos a artrite reumatoide, provocando artralgia e, como sintomas secundários, que nem sempre estão presentes, miastenia e mialgia, queixando-se o paciente então de dores generalizadas e fadiga. Dessa forma, pode-se definir uma tríade clássica para a síndrome de Sjögren, que consiste em xerostomia, queratoconjuntivite seca a artrite reumatoide.

Trata-se de uma síndrome facilmente identificável clinicamente, associada aos exames complementares que também são bastante elucidativos. Como exemplo, o aspecto histológico das glândulas salivares maiores afetadas é descrito como lesão linfoepitelial benigna, em que os patologistas referem que o parênquima da glândula é substituído por infiltrado linfocítico benigno. Todavia, como se usam as glândulas salivares menores da mucosa do lábio inferior para biópsia incisional da síndrome de Sjögren, é importante que se conheçam seus aspectos histopatológicos, que diferem dos das glândulas salivares maiores e que não são elucidativos da mesma forma que nestas, mas em composição com outros dados disponíveis são altamente eficazes no auxílio do diagnóstico dessa síndrome.

Os patologistas descrevem que, dependendo da fase em que se encontram as manifestações da síndrome, também variam o grau de infiltração de células inflamatórias e a substituição linfocítica nos ácinos, degenerando-os. Nas glândulas salivares maiores, na parótida principalmente, essa degeneração é que propicia as ectasias de saliva nas extremidades dos ramos, compostos pelos ductos, mostrando por meio de radiografia áreas circulares radiopacas, quando da injeção do contraste que preenche esses espaços.

Além da biópsia, a radiografia com contraste à base de iodo, em solução oleosa, em geral o lipiodol, a sialografia é bastante elucidativa, na qual se observa a "árvore" ductal com áreas circulares nas extremidades como se fosse uma árvore com frutos ou de primavera, enquanto a glândula normal preenchida pelo contraste mostra uma imagem semelhante a uma árvore de inverno, sem folhas e sem frutos, com os galhos secos. O esvaziamento da glândula, entretanto, torna-se demorado.

Outros exames como a cintilografia, a ressonância magnética e a tomografia computadorizada têm menor valor para o diagnóstico dessa síndrome. No entanto, alguns exames laboratoriais podem contribuir para o diagnóstico, como provas dos fatores reumatoides, pesquisa de fator antinúcleo (FAN), que deverão estar presentes de forma significativa, VHS aumentado e hiperglobulinemia, são também encontrados nos exames hematológicos.

O tratamento é realizado à base de corticoides e é sintomático, mediante a estimulação salivar com fisioterapia, massagens nas glândulas com movimentos no sentido do caminho secretório. A antibioticoterapia pode ser utilizada em caso de infecção secundária.

Quanto ao prognóstico, é importante alertar o paciente que esta síndrome não tem cura e que ele deverá aprender a conviver com os surtos cíclicos. Deve-se intervir sempre quando houver manifestações clínicas.

Outro fator importante a destacar-se é o diagnóstico diferencial entre a síndrome de Sjögren primária e a secundária. Na síndrome primária, o paciente somente apresenta o quadro clínico de xerostomia e ceratoconjuntivite seca, além de apresentar 47% a mais de chance de desenvolver linfomas e outras doenças linfoproliferativas, ao contrário da síndrome secundária, bem mais frequente, que acompanha também artrite reumatóide e outras doenças do colágeno e que não está normalmente associada a doenças linfoproliferativas (Figs. 5.10 e 5.11).

ALTERAÇÕES OBSTRUTIVAS DAS GLÂNDULAS SALIVARES

Mucocele

É um fenômeno de retenção de muco representado clinicamente por uma bolha contendo saliva, que se forma na vigência de traumatismo mecânico e que torna o ducto excretor colabado, impedindo assim a saída de saliva, que se acumula, pois a glândula continua em atividade. Pode romper-se e não haver novos episódios, embora as recidivas sejam muito frequentes, principalmente se o fator etiológico permanecer, promovendo a substituição do tecido que envolve a mucocele por fibrose. Observa-se na prática diária que diastemas, elementos dentais girovertidos e aparelhos ortodônticos, assim como "mordidas" na mucosa labial inferior, constituem situações que propiciam o surgimento da mucocele.

Ao exame anatomopatológico, observam-se macrófagos especializados, em fagocitose de mucina, substância encontrada na saliva, sendo assim denominados macrófagos mucífagos, que constituem substrato anatomopatológico no diagnóstico de mucoceles.

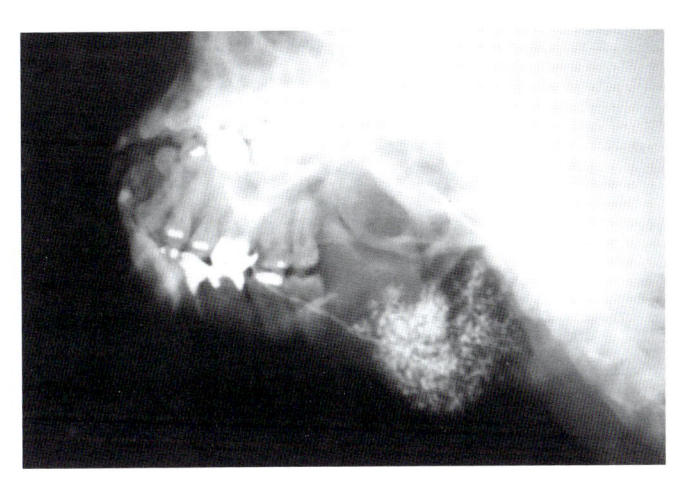

Fig. 5.10 A figura mostra sialografia com aspecto de árvore de primavera com acúmulo de contraste radiológico nas extremidades dos ductos.

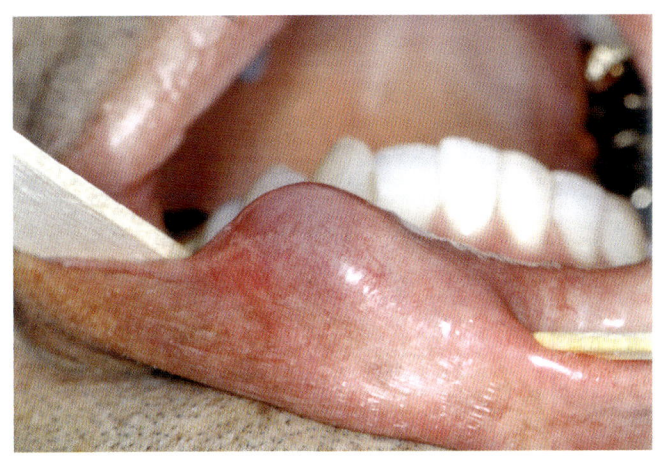

Fig. 5.12 Aspecto clínico de mucocele de lábio inferior de grandes dimensões.

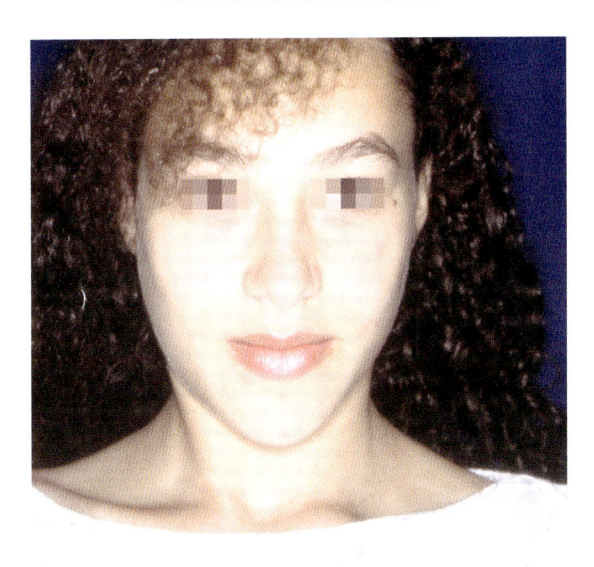

Fig. 5.11 Presença de xerostomia e xeroftalmia, em paciente portadora de síndrome de Sjögren.

Frequentemente surgem na mucosa labial inferior, podendo ainda manifestar-se em mucosa jugal retrocomissural e ventre lingual, frequentemente encontrada em crianças.

O tratamento é cirúrgico por meio da excisão total da lesão. O prognóstico é bom, lembrando sempre que pode recidivar, principalmente se não for afastado o agente traumático (Fig. 5.12).

Rânula

Trata-se de um fenômeno de retenção de muco representado clinicamente por uma bolha no assoalho da boca, de coloração violácea, preenchida de saliva. O termo rânula advém da semelhança da lesão ao ventre de um anfíbio, a rã. Quanto à etiologia desse fenômeno de retenção de muco, a maior parte dos autores concorda em afirmar que a rânula se origina da dilatação do ducto da glândula submandibular, porém a sua origem pode estar relacionada com o fenômeno obstrutivo das glândulas salivares menores, uma vez que o ducto da glândula submandibular é muito espesso para sofrer tal dilatação, a ponto de formar uma bolha de saliva como a rânula. O estímulo de trauma mecânico agudo, ou seja, de alta intensidade e curta duração, parece ser o principal fator etiológico associado.

Quanto ao diagnóstico diferencial com as rânulas, pode-se citar o hemangioma, que também produz aspecto clínico de coloração violácea, podendo ser plano ou bolhoso. Tal diagnóstico final é efetivado pela punção-biópsia, que na presença do hemangioma aspira-se tecido sanguíneo, enquanto na rânula o conteúdo é saliva.

Ao exame histopatológico, observa-se cavidade preenchida por material salivar mucinoso, circundada por cápsula rica em células epiteliais circundadas por tecido conjuntivo, como infiltrado linfocitário, além de neutrófilos e macrófagos.

Quanto ao tratamento, diversas são as técnicas propostas para a terapêutica da rânula; o tamanho da lesão, a idade, o estado geral do paciente e outros fatores locais associados também podem influir na indicação da melhor técnica a ser adotada. Sob a óptica da nossa experiência clínica, indica-se na maior parte dos casos a marsupialização, técnica que será descrita adiante.

O prognóstico é bom, embora exista uma pequena taxa de recidivas, relacionadas principalmente aos casos que não receberam terapêuticas cirúrgicas adequadas (Fig. 5.13).

SIALOLITÍASE

Sialólitos são estruturas calcificadas que se desenvolvem no sistema de ductos das glândulas salivares maiores ou

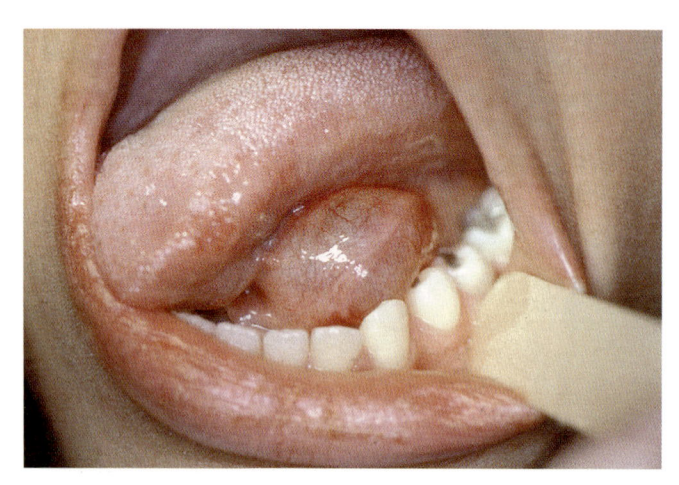

Fig. 5.13 Aspecto clínico de rânula localizada no assoalho bucal.

mesmo no parênquima glandular. Embora raros, na literatura são descritos sialólitos originados de glândulas salivares menores.

A formação dos sialólitos ocorre em função da deposição de sais de cálcio no parênquima ou geralmente na luz do ducto das glândulas salivares maiores, o que acaba por promover obstrução parcial ou total do fluxo salivar, promovendo uma resposta inflamatória da glândula, muitas vezes com quadro infeccioso associado.

Considerando o caminho tortuoso do ducto da glândula submandibular, principalmente nas imediações do músculo milo-hióideo, pode-se compreender que essa glândula apresenta em torno de 80% a 90% dos casos de sialolitíase, ao contrário da glândula parótida, que conta com uma estatística em torno de 15% a 20% e apenas 1% dos casos ocorre na glândula sublingual e nas glândulas salivares menores.

Provoca geralmente sialoadenite da glândula salivar em questão, ou seja, apresenta sialoadenomegalia e dor associada. Invariavelmente haverá ordenha negativa nesta glândula, apresentando em algumas situações saída de secreção purulenta, via ducto excretor. Na medida em que o sialólito se encontra nas porções mais distais, portanto mais próximo da cavidade oral, o diagnóstico torna-se mais evidente, uma vez que não raramente pode-se observar um sialólito nas proximidades das papilas dos ductos excretores, ou ainda por meio de palpação sentir a consistência pétrea de um nódulo solto, sem aderência, o que não permite outra hipótese de diagnóstico. Nos casos mais exacerbados de infecção por presença de sialólitos, o paciente pode apresentar sinais como edema em região periauricular, ou região submandibular importante, trismo, inapetência, e febre.

Diversos são os exames imageológicos que podem ser utilizados como método auxiliar no diagnóstico dos sialólitos.

O RX simples, realizado mediante técnica oclusal para mandíbula, do lado suspeito da presença do sialólito, permite a identificação de nódulo calcificado na região submandibular. Também se pode utilizar o filme oclusal, no intuito de observar cálculos no trajeto do ducto parotídeo. Neste caso, deve-se interpor a mucosa jugal entre a película oclusal e a fonte de radiação, o que fornecerá imagem de sialólito intraductal parotídeo.

Ainda a ultrassonografia, a tomografia computadorizada e a ressonância nuclear magnética também podem constituir excelentes exames complementares para diagnóstico de sialólitos intraparenquimatosos, principalmente nos casos em que há infecção glandular aguda associada. A ultrassonografia é útil também no diagnóstico dos sialólitos que não são radiopacos.

Outro método fundamental de pesquisa do sialólito é a sialografia. Este exame apresenta indicação precisa, pois demonstra por meio de injeção de contraste radiopaco no ducto glandular a obstrução mecânica do ducto. A sialografia não deve ser realizada sob hipótese alguma durante a fase aguda de infecção glandular, ou mesmo na presença de secreção purulenta, devendo nestas condições ser substituída por exame imageológico não invasivo.

Quanto ao tratamento, parece bem claro que se baseia na remoção cirúrgica do sialólito. Conforme outros fatores limitantes, como idade, tamanho e posição do sialólito, e condições clínicas do paciente, deve-se promover, para os sialólitos de pequenas proporções, localizados nas papilas dos ductos excretores, a simples remoção cirúrgica do sialólito, tomando o cuidado com o momento da sutura para evitar o colabamento ductal (Fig. 5.14A e B).

Já os sialólitos que se apresentam nas porções mais profundas do ducto, próximo à sua emergência na glândula, assim como os sialólitos intraparenquimatosos, exigem em ambos os casos a excisão cirúrgica da glândula, conforme a técnica abordada a seguir.

O prognóstico é bom, embora algumas vezes o paciente possa apresentar alguma sequela pós-operatória, em função da técnica cirúrgica adotada para cada caso.

CISTOS DAS GLÂNDULAS SALIVARES

Embora pouco frequentes, os cistos de glândulas salivares maiores podem manifestar-se principalmente nas glândulas parótidas e submandibulares. Geralmente são de origem desconhecida. Podem surgir diante de estímulo inflamatório, desde a presença de vírus ou infecções recorrentes que promovem a organização de células do

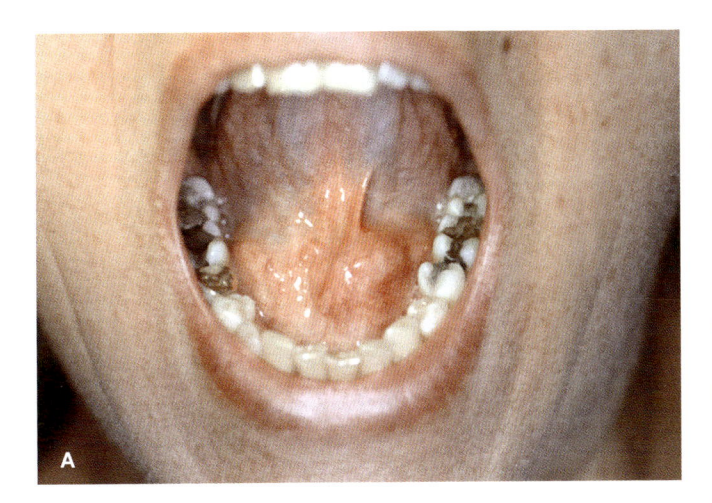

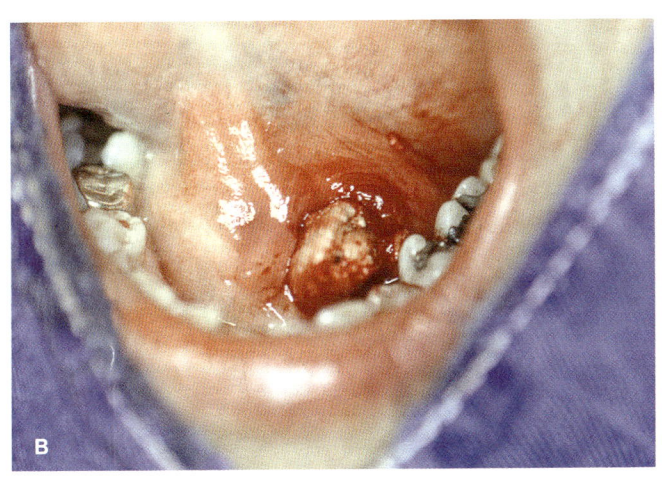

Fig. 5.14A e **B** As figuras mostram sialólito localizado no ducto da glândula submandibular, próximo ao orifício de emergência, provocando sialoadenite da referida glândula. Observar em **B** aspecto transoperatório de remoção do sialólito.

epitélio ductal em epitélio císticos, ou até mesmo células embriogênicas que se proliferam formando uma cápsula organizada. Nestas circunstâncias produzem imagem característica que pode ser muito bem definida mediante exame ultrassonográfico da glândula acometida, quando se pode observar imagem hipoecóica bem delimitada. A tomografia computadorizada, assim como a ressonância nuclear magnética, também pode permitir diagnóstico final dessas doenças.

Defeitos congênitos de glândulas salivares maiores são ocasionados por transtornos embrionários a partir do segundo mês de vida intrauterina. Cistos salivares congênitos podem se manifestar na região cervical alta e assim constituírem diagnóstico diferencial de cistos branquiais.

O tratamento dos cistos de glândulas salivares consiste na remoção cirúrgica do órgão glandular, e tratamentos conservadores como marsupializações e enucleações císticas implicam recidivas na maior parte das vezes.

TUMORES DAS GLÂNDULAS SALIVARES

Assim como os outros tecidos presentes no complexo estomatogmático, o tecido glandular também é suscetível ao desenvolvimento de tumores que, de maneira geral, podem ser divididos em benignos e malignos.

Os tumores benignos de glândulas salivares, frequentes em glândulas menores e maiores, são representados principalmente pelo grupo dos adenomas.

Os adenomas de glândula salivar menor são tumores benignos que, ao contrário dos fenômenos de retenção, são comuns no terço médio da face, lábio superior, palatos duro e mole, e eventualmente na mucosa jugal, porém raramente se manifestam em língua, lábio inferior e assoalho bucal.

Clinicamente, manifestam-se por meio de nódulo submucoso de consistência fibroelástica, de coloração amarelada, geralmente aderidos a planos profundos, sendo sua localização preferencial a região de transição entre o palato duro e o palato mole, de localização paramediana. Apresentam comportamento clínico pouco agressivo, de crescimento lento e geralmente autolimitado (Fig. 5.15 A e B).

Como fator decisivo no diagnóstico final deste tipo de lesão, é indicada sempre biópsia incisional, para não só definir o tipo histológico do tumor, mas também para orientar o procedimento terapêutico, que neste caso é cirúrgico.

Outros exames como a tomografia computadorizada, especialmente realizada para perfusão de tecidos moles, e a ressonância nuclear magnética permitem um planejamento cirúrgico satisfatório.

Quanto ao aspecto histopatológico dos adenomas, há muitos subtipos possíveis de células do estroma tumoral. Sabe-se que alguns tipos de adenomas, como o pleomorfo, apresentam certas particularidades, uma vez que se observam células epiteliais, ductais e mioepiteliais, dispostas em formas diversas, envolvidas por estroma hialino, mucoide, fibroso, mixomatoso, apresentando ainda áreas de calcificação ou ossificação, ao contrário dos outros adenomas monomórficos, que apresentam padrão histológico bem definido.

Se o exame anatomopatológico confirmar o diagnóstico clínico de adenoma, procede-se ao tratamento, mediante a excisão cirúrgica, com margem de segurança. Não é incomum a microimplantes de células tumorais nos tecidos adjacentes, embora clinicamente se possa observar no ato operatório uma cápsula tênue da lesão que pode conferir a falsa impressão de um "bom plano de clivagem". Assim sendo, deve-se sempre remover o adenoma com margem de segurança (Fig. 5.15C).

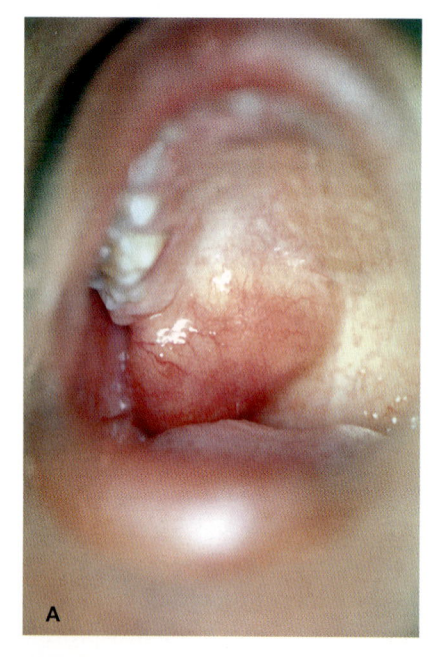

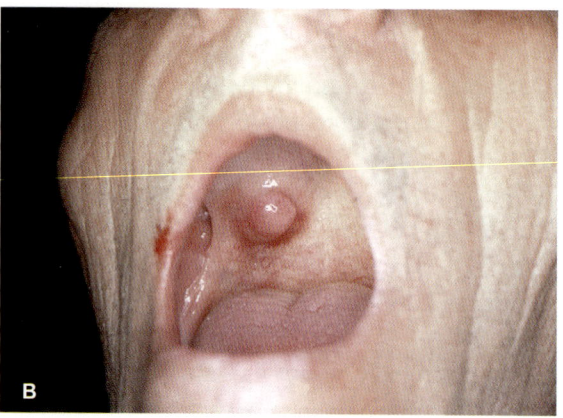

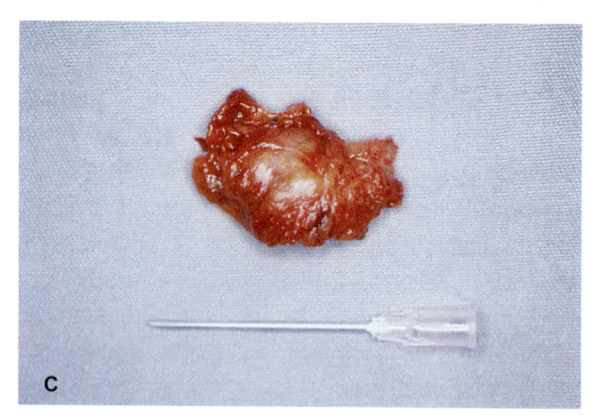

Fig. 5.15 A, B e C Adenoma pleomorfo em sua localização clássica no palato. Em **C**, peça removida. Observar glândulas salivares menores incluídas como margem de segurança.

Isso explica, por exemplo, os elevados índices de recidivas que os adenomas apresentam, se tratados por remoção cirúrgica simples do tumor.

Quanto aos tumores benignos das glândulas salivares maiores, novamente os adenomas, sem dúvida, são o prin-

cipal representante, e o pleomorfo é a forma histológica mais comum. O tumor de Warthin também deve ser lembrado como um tumor da linhagem dos adenomas, que pela riqueza de tecido linfoide em seu estroma recebe essa denominação especial.

Clinicamente, os adenomas de glândulas salivares maiores acometem na maioria das vezes a glândula parótida, sendo pouco comuns na glândula sublingual ou na submandibular.

Invariavelmente provocam abaulamento do lobo da orelha, e quando ocorre paralisia facial associada, deve-se considerar a hipótese de neoplasia maligna.

Apresentam-se como nódulo elástico, por vezes aderido a planos profundos, na região parotídea, geralmente com extensão posterior ao lobo da orelha, ainda que discreta. Apresentam sinal clínico denominado de sinal de Nelaton, em que por meio da palpação do nódulo, sente-se crepitação quando este escorrega sobre o ângulo da mandíbula.

Como comportamento clínico, apresenta crescimento lento e autolimitado, geralmente não passando de 3 a 5 cm, embora incidioso e recidivante (Figs. 5.16 e 5.17).

O provável diagnóstico pode ser estabelecido mediante punção aspirativa por agulha fina (PAAF), que conforme explicado anteriormente, permite remoção de células tumorais, que ao serem examinadas ao microscópio, podem fornecer laudo de benignidade ou malignidade do tumor. Os citopatologistas têm muitas vezes condições de observar características que permitem o diagnóstico definitivo por meio do PAAF. A vantagem deste exame é que se evita biópsia incisional em glândula salivar maior, mais especificamente para glândula parótida, em que além do risco de formação de fístula salivar comum em todos esses procedimentos de glândula salivar maior, há ainda o risco de lesão do n. facial. Vale ressaltar que o diagnóstico

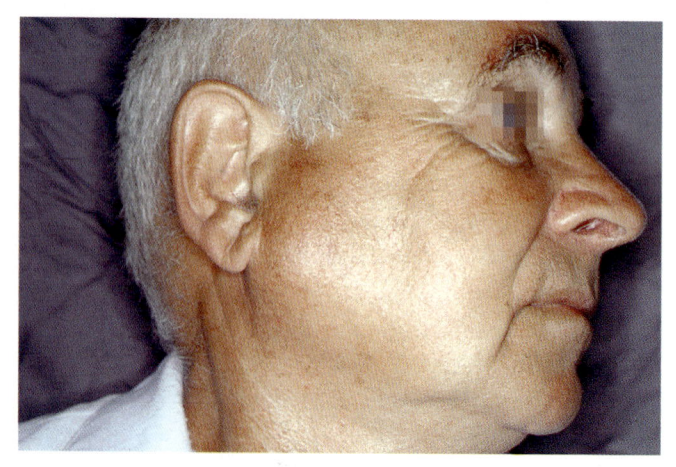

Fig. 5.16 Adenoma pleomorfo de glândula parótida E. Observar o afastamento do lóbulo do pavilhão auditivo comum neste tipo de lesão.

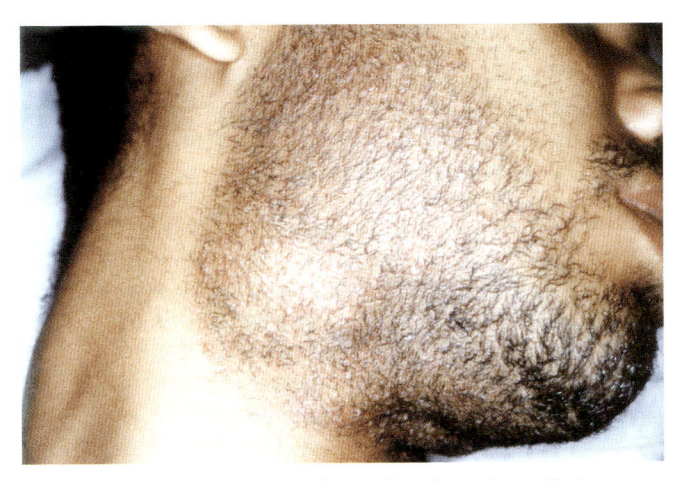

Fig. 5.17 Adenoma pleomorfo de glândulas submandibulares.

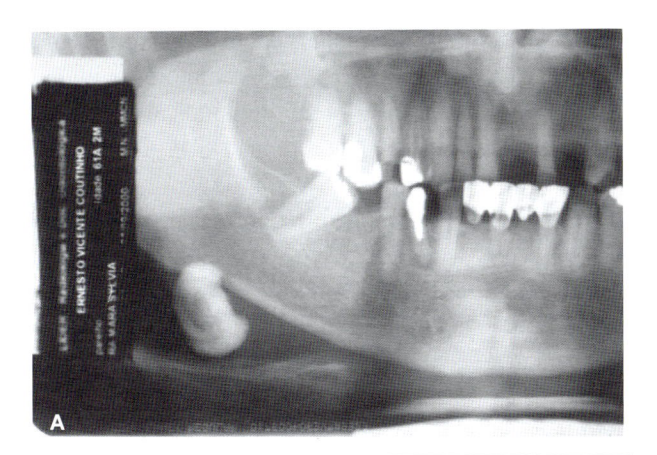

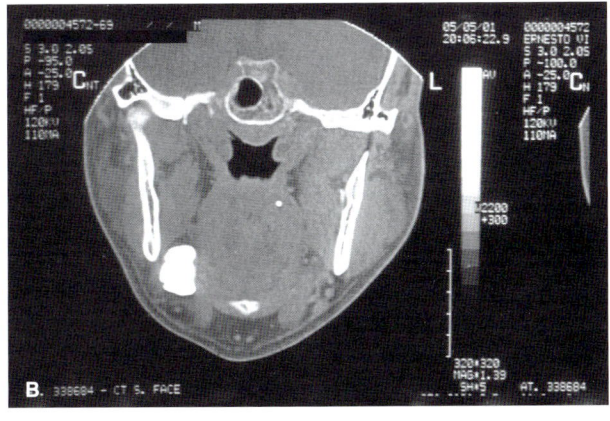

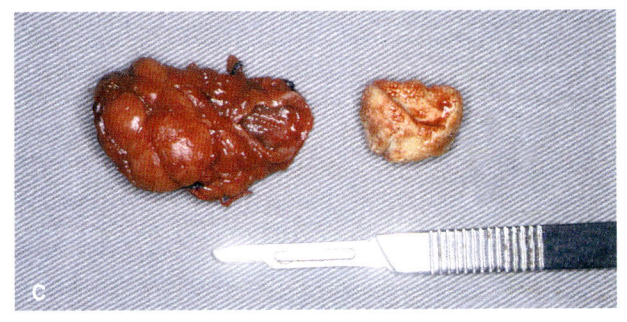

Figs. 5.18A, B e C Sialólito intraparenquimatoso em glândula submandibular que foi removida. Observar o aspecto tomográfico em corte coronal. **C** mostra a glândula submandibular.

final, somente poderá ser estabelecido através de biópsia por congelação transoperatória.

A tomografia computadorizada, principalmente em cortes coronais, além da ressonância nuclear magnética e da sialografia, desempenham papel fundamental no planejamento cirúrgico, apesar de não serem os exames fundamentais no diagnóstico.

O tratamento do adenoma pleomorfo é cirúrgico: parotidectomia superficial, com preservação do nervo facial; caso ocorra em glândula submandibular, uma situação rara, é indicada a excisão total da glândula envolvida (Fig. 5.18A, B e C).

TÉCNICAS CIRÚRGICAS

TÉCNICA CIRÚRGICA PARA TRATAMENTO DE MUCOCELE

Inicialmente, deve-se observar o grau de profundidade da lesão.

Para as mucoceles submucosas, deve-se a princípio realizar incisão semilunar na face mais vestibular do lábio. Após divulsão romba com tesoura delicada, obtém-se retalho mucoso que deverá ser rebatido, expondo a mucocele. Por meio de dissecção romba, liberam-se traves de tecido conjuntivo de preenchimento, além de outras glândulas salivares menores presentes, conseguindo assim remover a mucocele. O plano do músculo orbicular dos lábios deve ser preservado. A cirurgia é terminada mediante sutura da mucosa incisada por meio de pontos simples com fio reabsorvível fino. Caso a mucocele seja rica em fibras de colágeno apresentando-se clinicamente como nódulo exuberante e firme à palpação e aderido em mucosa labial, então, deve-se realizar duas incisões, no sentido de se formar uma elipse com os vértices maiores aguçados. Após dissecção delicada do plano musculomucoso com preservação do músculo orbicular dos lábios, institui-se sutura a ser iniciada por dois pontos de reparo nas extremidades do tecido incisado, em seguida terminada a sutura por meio de pontos simples.

TÉCNICA CIRÚRGICA PARA TRATAMENTO DE RÂNULAS

De maneira geral, as rânulas merecem tratamento cirúrgico em função de seu tamanho. Pequenas rânulas devem ser excisadas assim como as mucoceles, seguindo os mesmos passos da técnica cirúrgica descrita anteriormente.

Já as rânulas de grande porte, que "mergulham" no assoalho bucal dissecando entre os músculos supra-hióideos, devem ser tratadas por meio de marsupialização.

Realizam-se anestesia infiltrativa em fundo de sulco vestibular, complementada pela anestesia da mucosa do assoalho oral que recobre a rânula, além do bloqueio regional pterigomandibular para bloqueio do nervo lingual e do ramo milo-hióideo do n. alveolar inferior.

Por meio da incisão sobre a mucosa do assoalho bucal, paralela ao rebordo alveolar evitando o ducto de glândula submandibular, expõe-se a cápsula da rânula. Realizam-se assim o reparo da mucosa e o fechamento da incisão da cápsula da rânula, a qual deverá ser suturada junto a mucosa do assoalho oral.

Após esvaziamento do conteúdo líquido, deve-se conferir se existe coaptação ao longo de toda a borda da rânula, junto à mucosa normal do assoalho bucal.

A cavidade remanescente deve ser preenchida com gaze furacinada.

Outras técnicas cirúrgicas, como o preenchimento da rânula com materiais sintéticos e posterior remoção ou ainda a técnica da micromarsupialização, têm sido realizadas por outros autores com êxito.

TÉCNICA CIRÚRGICA PARA TRATAMENTO DE SIALOLITÍASE INTRADUCTAL NAS PROXIMIDADES DA EMERGÊNCIA DO DUCTO SALIVAR

Normalmente, os sialólitos intraductais permitem tratamento cirúrgico que consiste em técnica simples, desde que estejam nas proximidades da emergência do ducto salivar. A seguir, verificar-se-á que sialólitos intraglandulares e nas porções próximas do ducto exigem remoção completa do órgão glandular. Mais frequentemente encontrados no ducto da glândula submandibular, em decorrência de seu trajeto sinuoso, podem manifestar-se no ducto parotídeo, porém não se observam sialólitos em ductos de glândulas sublinguais, os quais são muitas vezes individualizados e apresentam tamanho mesoscópico.

A técnica cirúrgica para remover sialólitos consiste em anestesia infiltrativa nas proximidades do ducto, na região em que se palpa o sialólito. Além disso, o anestésico utilizado deve ser potente, para que se possa utilizar pequena dose de anestésico, caso contrário pode-se dificultar a localização do sialólito.

Após anestesia, com fio de algodão de preferência calibroso, repara-se o ducto salivar, posteriormente ao sialólito, evitando assim que o cálculo mova-se no interior do ducto.

Introduz-se cateter através da carúncula sublingual até as proximidades do sialólito. Com bisturi, promove-se incisão diretamente sobre a mucosa do assoalho bucal e do ducto salivar. Após remoção do sialólito, este deverá ser observado durante o ato cirúrgico através de visão direta, sutura por planos do ducto e, consequentemente, da mucosa, deixando o ducto reparado em torno de 15 a 21 dias, para assegurar drenagem salivar normal, sem formação de fibrose que possa obstruir o ducto posteriormente.

TÉCNICA CIRÚRGICA PARA EXCISÃO DE GLÂNDULA SUBLINGUAL (SUBLINGUALECTOMIA)

Embora raras, algumas doenças podem acometer a glândula sublingual, como sialólitos, cistos e tumores benignos e malignos. Portanto, a cirurgia mínima indicada para glândula sublingual é sempre sua remoção cirúrgica.

A técnica cirúrgica empregada deverá ser realizada por meio de abordagem cirúrgica intraoral.

Após o início do ato anestésico com intubação nasotraqueal, promove-se a cateterização do ducto da glândula submandibular, seguida de incisão no assoalho bucal que deve permanecer entre a face medial do rebordo alveolar e o ducto salivar submandibular anteriormente cateterizado. Obviamente que a incisão deve ter orientação paralela a estes detalhes anatômicos.

Por meio de divulsão romba, promove-se o afastamento medial do ducto e observa-se a glândula mediante visão direta, profundamente o n. lingual, que também deve ser dissecado e afastado. Assim terminado o procedimento cirúrgico sob sutura simples e por planos da incisão cirúrgica estabelecida, o cateter do ducto submandibular deve permanecer durante 15 a 21 dias.

TÉCNICA CIRÚRGICA PARA EXCISÃO DA GLÂNDULA SUBMANDIBULAR (SUBMANDIBULECTOMIA)

As indicações clássicas para remoção da glândula submandibular estão relacionadas principalmente com a presença de sialólitos intraglandulares e intraductais desde que estejam em locais de difícil acesso cirúrgico. As sialoadenites crônicas, portanto, recorrentes de uma determinada glândula submandibular, também consistem em indicação adequada de emprego da técnica cirúrgica.

Inicialmente, deve-se promover a incisão cutânea, que deve estar situada no terço inferior da glândula submandibular com extensão de 5 a 6 cm; por meio de dissecção incisiva promove-se o afastamento do tecido celular subcutâneo e atinge-se o plano do m. platisma, onde se observa orientação vertical das fibras musculares. Após divulsão romba completa do músculo platisma, identifica-se a fáscia cervical superficial com o ramo marginal mandibular do n. facial. Após afastamento do n. facial, promovem-se a identificação e a ligadura da veia e da artéria faciais.

Afastando delicadamente o corpo da glândula submandibular anteriormente, promove-se na face posterior a segunda ligadura da artéria. Após divulsão romba e afastamento adequado obtém-se visão direta da fossa digástrica limitada inferiormente pelos dois ventres do músculo digástrico.

Por meio de identificação do nervo hipoglosso, do nervo e da veia linguais promove-se a ligadura do ducto salivar correspondente e termina-se o último tempo cirúrgico crítico.

A cirurgia é completada por sutura por planos, sendo mantido dreno de Penrose na cavidade durante 48 horas.

TÉCNICA CIRÚRGICA PARA REMOVER A GLÂNDULA PARÓTIDA (PAROTIDECTOMIA)

Como visto anteriormente, a glândula parótida apresenta dois pólos denominados superficial e profundo. A técnica cirúrgica planejada visa geralmente à remoção do pólo superficial da glândula (parotidectomia superficial), o qual comporta a maior parte dos tumores benignos da parótida. A remoção total do corpo da glândula (parotidectomia total) é indicada para tratamento dos tumores malignos da glândula, bem como remoção dos linfonodos periparotídeos envolvidos na fáscia temporoparoti-deomasseterina, que envolve superficialmente a glândula. Tumores isolados exclusivamente de pólo profundo de parótida são raros e geralmente relacionados com tumores malignos.

Inicialmente, promove-se a incisão da pele e tecido celular subcutâneo que deve iniciar-se 1 cm acima do trago, contornando o lobo da orelha e tomando trajeto descendente com distância aproximada de 3 cm do ângulo da mandíbula, repousando imediatamente sobre o m. esternocleidomastóideo. Essa incisão é conhecida como "S itálico". Antigamente se realizava acesso de "Y de Blair", atualmente encontra-se em desuso.

O próximo passo consiste na incisão da fáscia temporoparotideomassetérica e na identificação do m. masseter e do m. esternocleidomastóideo. Ainda sobre este mesmo músculo, identifica-se o n. auricular magno, que deve ser afastado, e a veia jugular externa algumas vezes exposta, que nesta altura deve ser ligada e/ou afastada.

Promove-se a desinserção do parênquima glandular do tecido celular subcutâneo superficial e afastam-se as fáscias que recobrem o limite entre a glândula parótida e o m. esternocleidomastóideo.

Por meio de palpação posterior, identificam-se o processo mastoide, o processo estilóide e a saída do tronco do nervo facial pelo forame estilomastóideo, com a inserção do ventre posterior do músculo digástrico.

Inicia-se assim divulsão romba afastando os ramos extrapetrosos do nervo facial.

Cada ramo, por sua vez, deve ser reparado isoladamente, até a remoção completa do pólo superficial do corpo de glândula parótida.

Para realizar parotidectomia total, deve-se incluir também remoção cirúrgica do pólo profundo da glândula parótida, o qual deve ser removido por entre as fibras do nervo facial, tomando-se o devido cuidado para não lesá-las. É oportuno lembrar que medialmente à parótida encontra-se a artéria carótida externa acompanhada da veia retromandibular, que exigem cuidado extremo do cirurgião neste período cirúrgico.

Após remoção total da glândula, utiliza-se retalho do músculo esternocleidomastóideo para preencher a cavidade residual, recobrindo o nervo facial, bem como para prevenir sudorese gustativa (síndrome de Frey).

A cirurgia é completada por sutura em planos e curativo compressivo com manutenção de dreno por sucção a vácuo (Figs. 5.19 a 5.22).

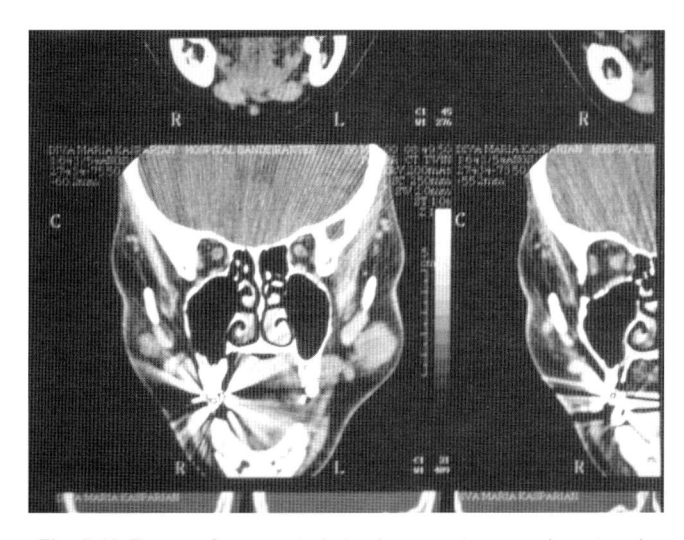

Fig. 5.19 Tomografia computadorizada em corte coronal mostrando a presença de adenoma pleomorfo de pólo acessório de glândula parótida.

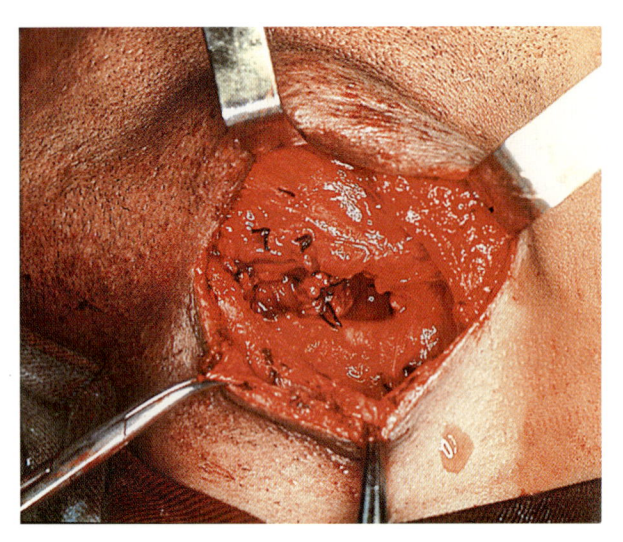

Fig. 5.20 Observar remoção cirúrgica da glândula submandibular, pela presença de adenoma pleomorfo.

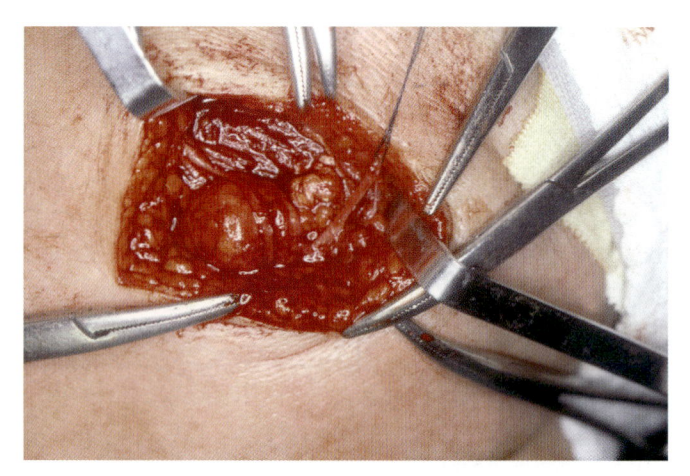

Fig. 5.22 Aspecto transoperatório de remoção cirúrgica da lesão da Fig. 5.25. Observar o isolamento do ducto parotídeo e o feixe profundo do m. masseter.

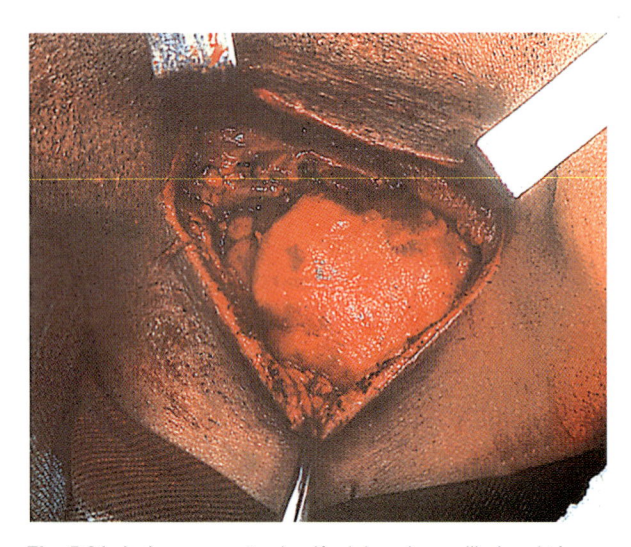

Fig. 5.21 Após a remoção da glândula submandibular obtém-se visão direta da fossa digástrica.

BIBLOGRAFIA

Abaza N, Torreti M, Miloro M, Balsara G. The role of Labial Salivary gland Biopsy in the diagnosis of Sjögren's Syndrome: Report of Three Cases. *J Oral Maxillo Fac Surg,* 1993; *51:*574-80.

Boraks S. *Diagnóstico bucal.* 3 ed. São Paulo: Artes Médicas, 2001. 444 p.

Chergeshtov IL, Guba EIA, Tsegelnik LN. Epithelial tumors of the minor salivary glands in the lips and cheeks. *Stomatologia,* 1995; *74*(2):48-9.

Chikaanil L. Une mucocele de taille et localisation inhabituelle rev. *Stomatol. Chir Maxillofac,* 1998; *99*(1):25-9.

Cohen MB *et al*. Fine needle aspiration (FNA) biospy diagnosis for mucoepidermoid carcinoma. Statistical analysis. *Acta cytol,* 1990; *34*(1):43-9 .

Daniel TE, Fox PC. Salivary and oral components Sjögren's syndrome. *Rheum. Dis Clin North,* 1992; *18*:571-89.

Davidson MJ *et al*. Plunging ranula: Clinical observations. *Head neck,* 1998; *20*:1,63-8.

Gudziol H. Salivary gland diseases. *Ther Unsh,* 1995; *52*(11): 774-9.

Hasson O, Nahlielli O. Endoscopia de glândulas salivares. Nova técnica por remoção da gialolitíase. *Rev APCD,* 1998; *52*(4).

Lima E, Costa J, Giro E. Cálculo salivar. *RGO,* 1995; *43*(2):87-8.

Lopes MA, Kowalski LP, Santos GC, Almeida OP. A clinic pathologic study of 196 intraoral minor salivary gland tumors. *J Oral Pathol Med,* 1999; *28*:264-7.

Pogrel MA. The management of salivary gland tumors of the palate. *J Oral Maxillo Fac Surg,* 1994; *52*:5, 454-9.

Seifert G *et al*. WHO international histological classification of salivary gland tumors. *Pathol Res Pract,* 1990; *186*:555-81.

Capítulo 6

Propedêutica Radiográfica da Face

Marcelo de Gusmão Paraiso Cavalcanti

A imagenologia vem se destacando no estudo do complexo maxilofacial. Tanto os exames radiográficos convencionais como os de tomografia computadorizada e ressonância magnética estão progressivamente sendo requisitados na odontologia.

As técnicas intrabucais, extrabucais e panorâmicas, no entanto, não perderam sua importância, sendo ainda as mais comumente solicitadas pelos cirurgiões-dentistas, uma vez que são de fácil execução e apresentam um menor custo para o paciente.

São inúmeras as técnicas convencionais que podem ser realizadas a fim de auxiliar o diagnóstico. Desta forma, é imprescindível que o profissional esteja ciente das vantagens e desvantagens, indicações e contraindicações dos exames radiográficos para que usufrua os benefícios destes da melhor maneira possível, não solicitando tomadas desnecessárias ou equivocadas diante do caso clínico do paciente.

A tomografia computadorizada vem sendo cada vez mais solicitada no campo da odontologia. É claro que existem contraindicações, como nas áreas de endodontia, dentística, prótese e periodontia, em que por meio de técnicas radiográficas convencionais (intrabucais e panorâmica) é possível se obter um satisfatório auxílio no diagnóstico e executar adequado plano de tratamento.

Já a ressonância magnética na área bucomaxilofacial está limitada ao estudo do disco articular da ATM e em casos de tumores malignos de grandes proporções que invadem estruturas vitais, como a base do crânio, abrangendo a artéria carótida e a veia jugular.

Neste capítulo, abordar-se-á a indicação de cada modalidade de imagem e a sua aplicabilidade clínica nas especialidades odontológicas.

RADIOGRAFIA PANORÂMICA

As radiografias panorâmicas ou pantomografias são as radiografias mais requisitadas para a análise inicial do complexo bucomaxilofacial. Além de ser um método prático, que permite em uma única tomada radiográfica a observação de todos os elementos dentais, ossos e estruturas adjacentes, é econômico e oferece baixa carga de exposição radiológica ao paciente.

Sua imagem radiográfica é caracterizada por ser uma projeção que mostra uma visão de conjunto dos elementos dentários implantados nos respectivos maxilares e das estruturas vizinhas, tais como: seio maxilar, fossa nasal, canal da mandíbula, forame mental e articulação temporomandibular. Sendo assim, pode-se indicar a radiografia panorâmica nos seguintes casos:

- Para o exame inicial de pacientes novos, de todas as faixas etárias.
- Para o diagnóstico precoce do desenvolvimento defeituoso das arcadas dentárias (recomendado, especialmente, nas idades de 10, 15 e 20 anos).
- Para o controle da dentição e para o reconhecimento precoce de lesões patológicas (Fig. 6.1).
- Para o esclarecimento da causa de ausência de dentes (Fig. 6.2).
- Para o esclarecimento da localização de elementos dentários impactados (Fig. 6.3).

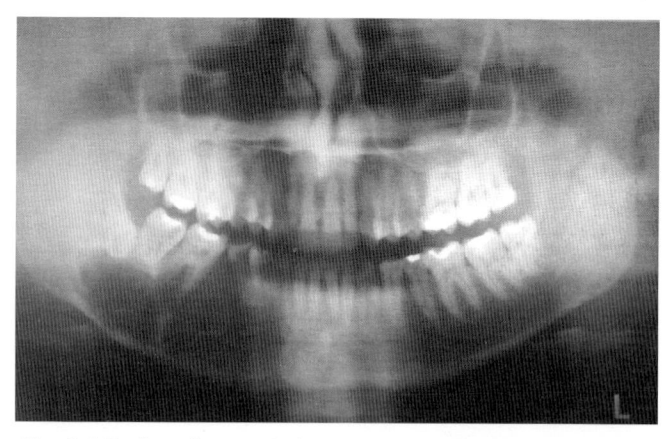

Fig. 6.4 Radiografia panorâmica mostrando a presença de um cisto dentígero envolvendo a mandíbula do lado esquerdo.

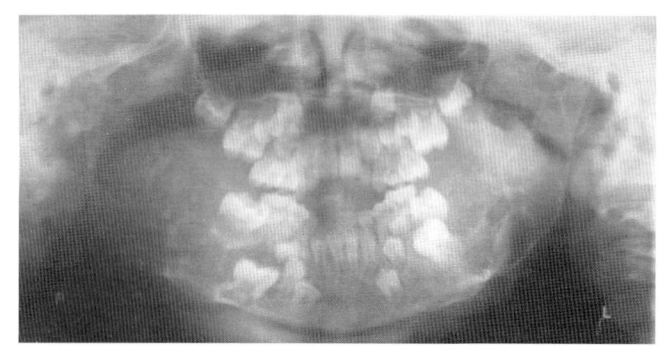

Fig. 6.1 Radiografia panorâmica de um caso de querubismo na mandíbula, bilateralmente.

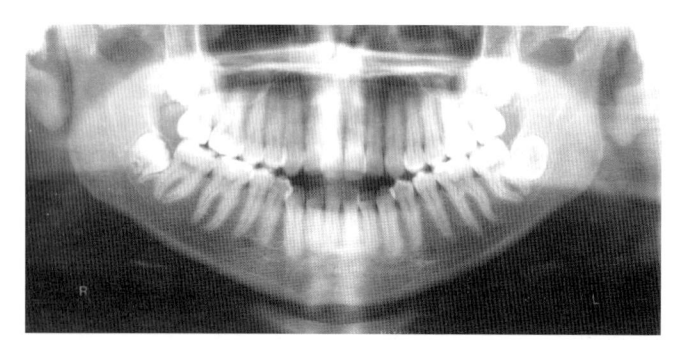

Fig. 6.2 Radiografia panorâmica mostrando o terceiro molar inferior esquerdo. A radiografia mostra a giroversão desse elemento dentário no sentido vestibulolingual.

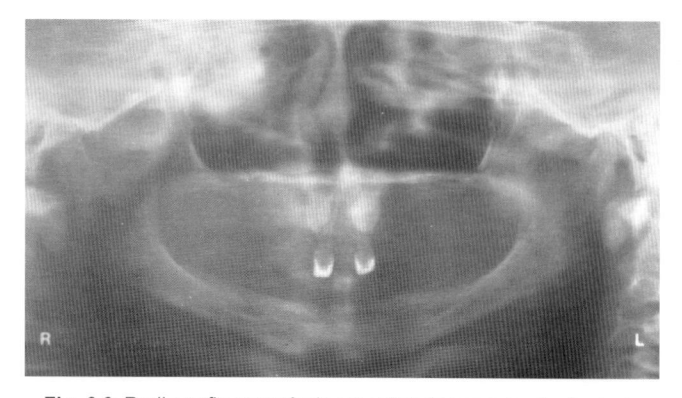

Fig. 6.3 Radiografia panorâmica mostrando um caso de displasia ectodérmica hereditária, em que existe a ausência de dentes, com exceção dos incisivos. Nota-se a anomalia de forma desses elementos dentários.

- Na suspeita de doenças odontogênicas nos seios maxilares.
- Em casos de articulações temporomandibulares doloridas, por má oclusão.
- Em feridas pós-extração com má cicatrização e suspeita de osteomielite.
- Em suspeita de cistos, tumores e outras lesões patológicas (Fig. 6.4).
- Em exame de doenças sistêmicas e síndromes.
- Em fraturas dos maxilares e faciais e na suspeita de fratura pós-trauma.
- Antes e depois de intervenções cirúrgicas.

Apesar de todas as suas indicações, assim como de todos os exames radiográficos convencionais, as radiografias panorâmicas possuem a desvantagem de exibir, em um único plano, estruturas anatômicas tridimensionais, apresentando excessiva sobreposição de imagens. Também apresentam distorções em sua imagem, que, para serem minimizadas, deve-se priorizar o correto posicionamento do paciente durante a tomada radiográfica. Em alguns casos, faz-se necessária a associação de outras técnicas radiográficas para complementar as informações obtidas por meio do exame panorâmico.

RADIOGRAFIAS EXTRABUCAIS

NORMA LATERAL

Lateral de mandíbula para ângulo e ramo

É uma das técnicas mais empregadas e conhecidas para exame de ângulo e ramo ascendente da mandíbula. É indicada para a pesquisa de dentes inclusos e impactados,

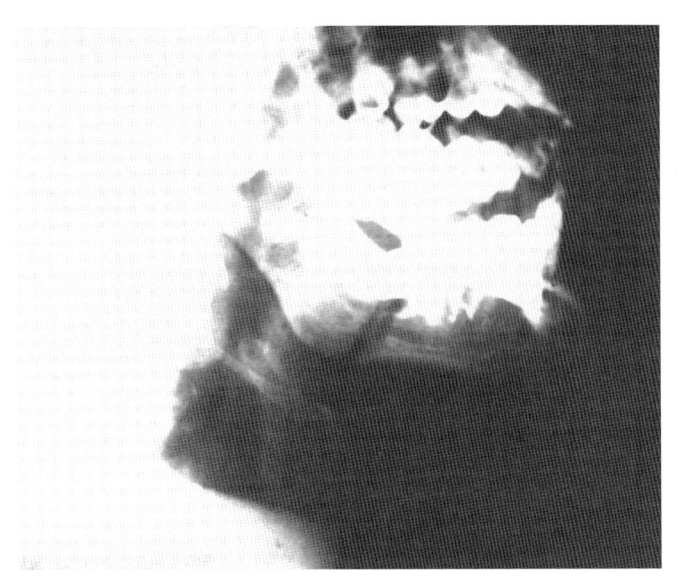

Fig. 6.5 Lateral de mandíbula para ângulo e ramo da mandíbula demonstrando uma fratura no ângulo do lado direito da mandíbula, em virtude de uma tentativa de remoção do elemento dentário incluso.

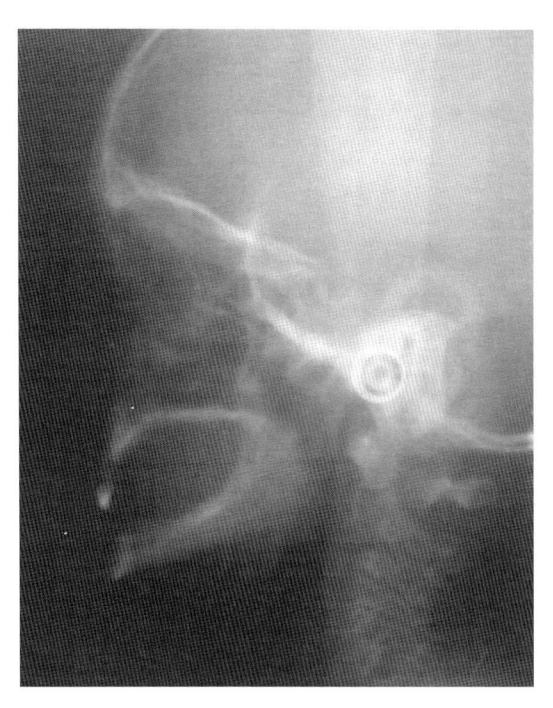

Fig. 6.6 Telerradiografia em norma lateral do mesmo caso apresentado na Fig. 6.1, exibindo a dimensão lateral da maxila e mandíbula do paciente com displasia ectodérmica hereditária.

área patológica, corpos estranhos e fratura. Uma das limitações desse exame é que não permite definir claramente a natureza dos segmentos ósseos deslocados. Essa técnica é indicada para fraturas dos ângulos e ramo mandibular, na suspeita de fratura pós-trauma e antes e depois de intervenções cirúrgicas (Fig. 6.5).

Lateral da mandíbula para corpo

É a técnica radiográfica extrabucal indicada para observar a região do corpo da mandíbula. Essa técnica é mais utilizada para fraturas do corpo, assim como na localização de lesões patológicas. É indicada nas fraturas do corpo mandibular, para diagnóstico, localização e pós-operatório.

Lateral da cabeça e telerradiografias

As radiografias laterais de crânio são indicadas para localização de patologias que envolvem a grande parte da calota craniana, como na doença de Paget e no mieloma múltiplo.

As telerradiografias laterais são frequentemente utilizadas para avaliação ortodôntica, ortopédica e cirurgia ortognática, tendo o propósito de revelar detalhes do esqueleto e relações dentárias, auxiliando no plano de tratamento e proservação dos casos. São indicadas, ainda, para o esclarecimento e controle posterior de problemas protético-cosméticos, assim como desempenham uma incidência complementar para um melhor esclarecimento de outras patologias (Fig. 6.6).

Norma Frontal

Póstero-anterior da mandíbula

É indicada para o estudo da mandíbula, ramos ascendentes e côndilos, para a observação de fraturas, cistos e processos formadores de espaço nessas regiões (Figs. 6.7 a 6.9).

Póstero-anterior do seio maxilar

A radiografia póstero-anterior do seio maxilar é também conhecida como incidência de Waters-Waldron. Essa projeção é considerada a radiografia padrão para uma representação convencional de alterações patológicas nos seios maxilares, embora a concavidade posterior destes não seja reproduzida com clareza quando estiverem todos os dentes presentes na maxila. É também uma das mais importantes radiografias para a visualização de todas as fraturas, cistos e tumores na parte central da face. Além da análise das cavidades nasais, podem-se verificar ainda anomalias da apófise coronoide (Fig. 6.10).

Póstero-anterior do seio frontal

A radiografia póstero-anterior para seios frontais segue a mesma indicação da radiografia para seios maxilares,

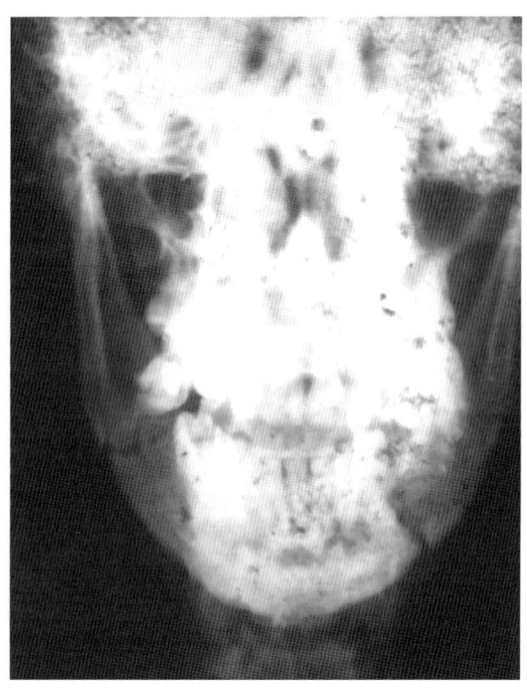

Fig. 6.7 Póstero-anterior da mandíbula evidenciando fraturas de corpo da mandíbula, em uma visão frontal.

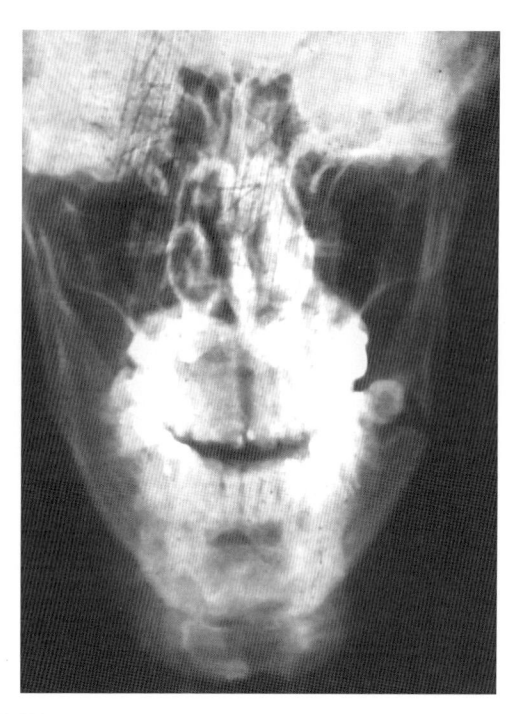

Fig. 6.8 Póstero-anterior da mandíbula evidenciando fraturas de ramo ascendente, localizando o deslocamento lateralmente à linha mediana.

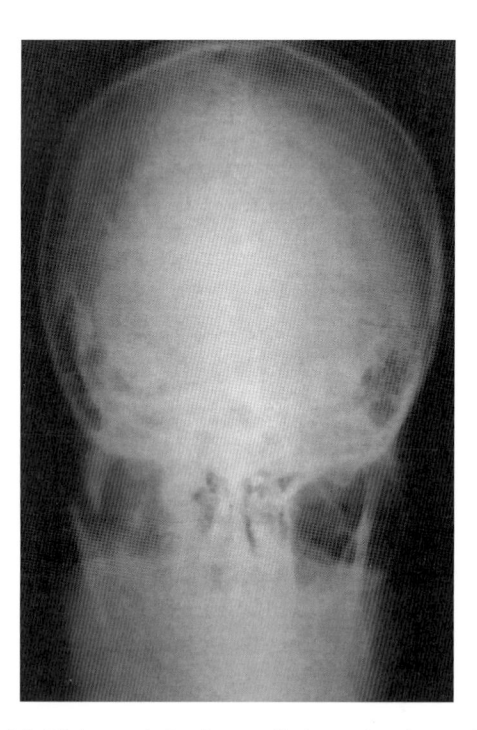

Fig. 6.9 Póstero-anterior da mandíbula mostrando uma lesão patológica que foi diagnosticada, por meio de exame histopatológico, como cisto dentígero associado a elemento dentário, envolvendo o corpo e ângulo da mandíbula.

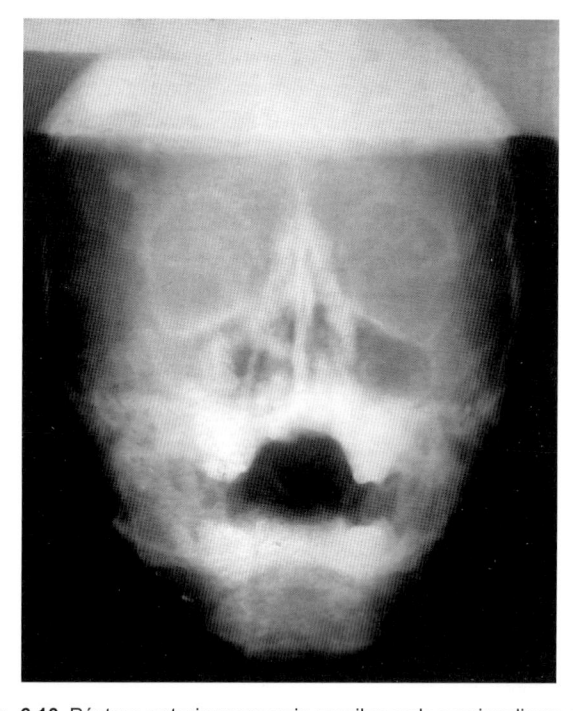

Fig. 6.10 Póstero-anterior para seio maxilar onde se visualizam os seios maxilares de ambos os lados. Nota-se um velamento do seio maxilar do lado direito.

porém com o objetivo de uma visualização completa dos seios frontais. As indicações são as mesmas: observação da integridade desses seios, anatomia e possível patologia envolvida (Fig. 6.11).

NORMA AXIAL

É também conhecida como incidência submento-vértice ou vértice-submento, incidência de Hirtz ou técnica de

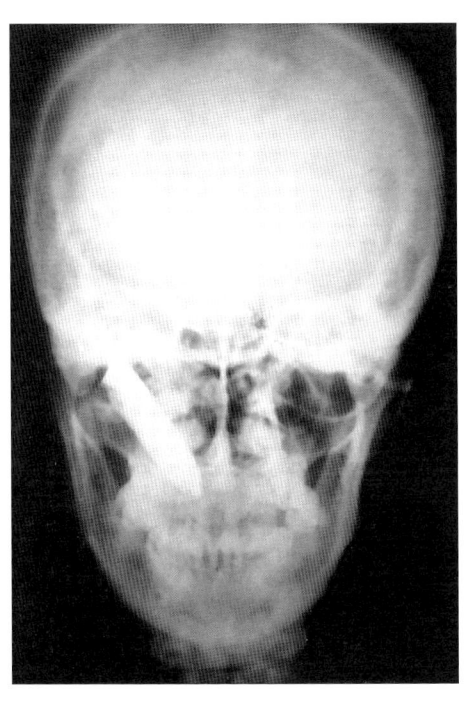

Fig. 6.11 Póstero-anterior para seios frontais localizando um corpo estranho (instrumento de corte) e delimitando as estruturas anatômicas envolvidas.

incidência basal. Por meio dessa técnica, pode-se observar toda a base do crânio, mandíbula, maxila, contorno de todo o crânio, côndilos e arcos zigomáticos. Essa técnica é indicada para a observação dos côndilos, com o objetivo de avaliar sua inclinação, bem como para a localização de fraturas do arco zigomático, uma vez que por essa incidência não há sobreposição de imagens nesta região.

TÉCNICAS EXTRABUCAIS PARA ARTICULAÇÃO TEMPOROMANDIBULAR

Existem técnicas radiográficas para o estudo exclusivo da articulação temporomandibular, pois as técnicas radiográficas extrabucais e radiografias panorâmicas possuem certas limitações em relação ao estudo da ATM, em virtude da sobreposição de imagens. Com esse propósito, descrever-se-ão duas técnicas mais comuns para o estudo da ATM, nas quais se utilizam aparelhos radiográficos convencionais. Essas técnicas são obtidas a partir de três posições:

a) Oclusão.
b) Topo a topo.
c) Abertura máxima.

TÉCNICA LATERAL TRANSFACIAL

Esta técnica permite uma melhor avaliação do côndilo da mandíbula referente às estruturas ósseas e à eminência articular. Nessa técnica, os feixes centrais de raios X incidem a aproximadamente 1,90 cm à frente do meato acústico externo e localizado para a ATM do lado oposto. Esse ponto corresponde ao centro da chanfradura sigmóide (Fig. 6.12A).

TÉCNICA LATERAL TRANSCRANIANA

Em relação a esta técnica radiográfica para ATM, pode-se dizer que existem algumas modificações essencialmente no que se refere à posição da cabeça do paciente, assim como diferentes angulações verticais e horizontais. Os feixes de raios X localizam-se na direção do meato acústico externo. É uma técnica indicada para visualizar a eminência articular e a relação com a parte mais superior do côndilo (Fig. 6.12B).

TOMOGRAFIA COMPUTADORIZADA

A tomografia computadorizada (TC) é o método de diagnóstico por imagem que mais se desenvolveu nos últimos anos. Sua aplicabilidade na odontologia vem se ampliando com fins de diagnóstico, planejamento de tratamento e evolução deste. A procura de um exame de tomografia computadorizada e o desenvolvimento de trabalhos na área bucomaxilofacial têm-se tornado uma realidade entre os cirurgiões-dentistas. Dentre as especialidades odontológicas em que a TC é mais indicada podem ser citadas a cirurgia, implantologia, patologia e semiologia.

A atuação da TC vem crescendo bastante no campo da odontologia legal e para diagnóstico e tratamento das anormalidades da região de articulação temporomandibular (ATM). A TC é uma técnica volumétrica, ou seja, permite criar em volume uma estrutura tridimensional. São imagens geradas por raios X, onde existem receptores que captam as informações recebidas pelo tomógrafo e enviam-nas para um computador interligado ao tomógrafo, o qual codificará essas informações em imagens.

A TC pode fornecer cortes axiais, em sua grande maioria, ou coronais, de uma determinada região de interesse, que, por exemplo, pode ser a região da mandíbula, terço médio da face ou até toda a cabeça. A partir desses cortes axiais iniciais, podem-se obter reconstruções em segunda dimensão (2D-TC) denominadas também de reconstruções multiplanares (RMP). Essas reconstruções são imagens coronais e sagitais provenientes dos cortes

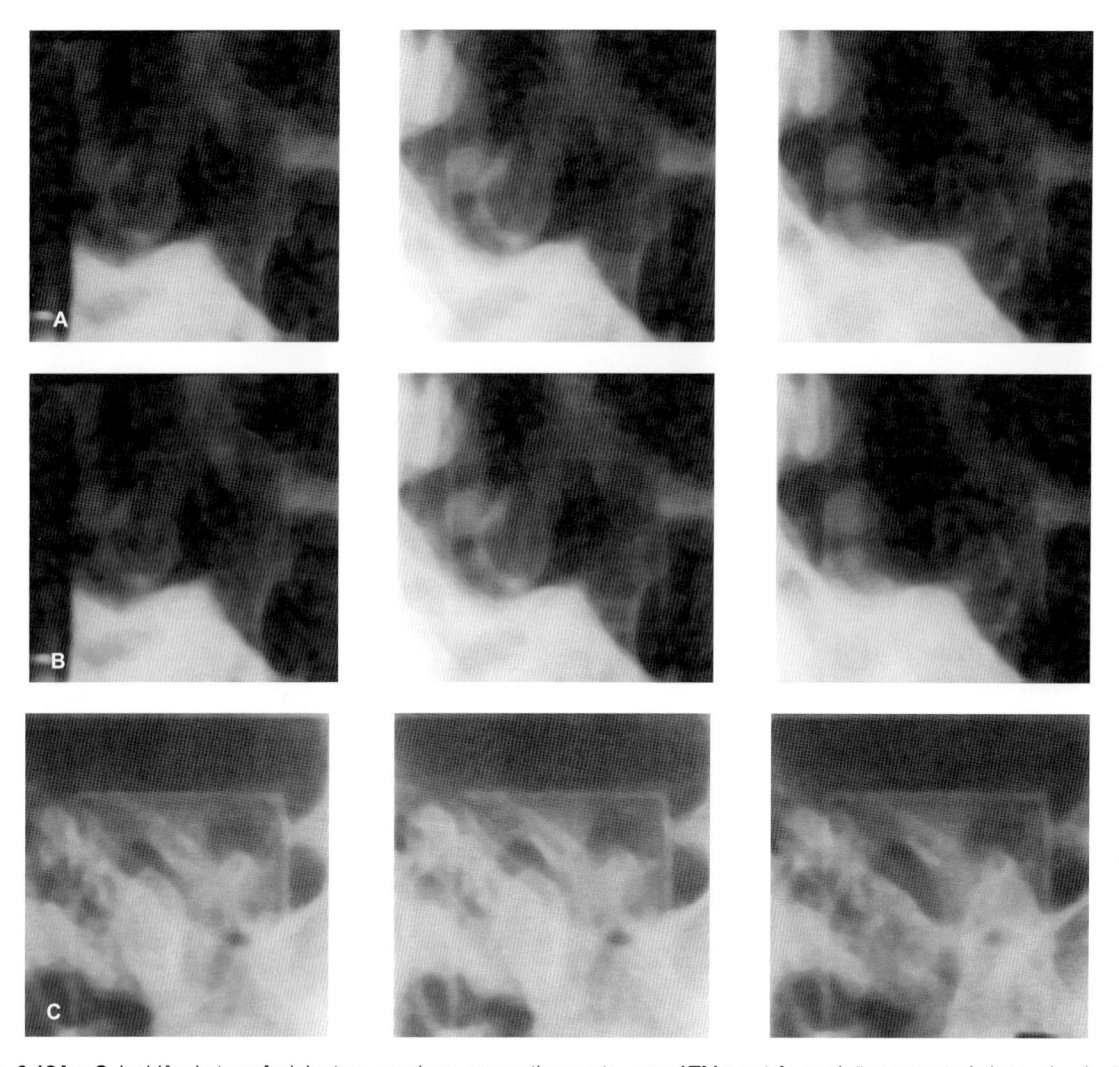

Fig. 6.12A a C Incidência transfacial e transcraniana, respectivamente, para ATM nas três posições características: a) oclusão, b) topo a topo e c) abertura máxima. Em **A** observa-se melhor o côndilo e em **B**, a relação côndilo-fossa mandibular. (Imagens cedidas pelo Prof. Dr. Evangelo Tadeu T. Ferreira, Prof. Dr. da Disciplina de Radiologia da FO–USP.)

axiais originais e são utilizadas quando se precisa obter uma visualização de uma fratura ou lesão nesses planos. Outra grande vantagem consiste na obtenção de imagens de reconstruções em terceira dimensão (3D) por meio da TC, em que se permite a visualização de estruturas anatômicas tridimensionais em uma única imagem.

Pode-se classificar os tomógrafos computadorizados por meio de suas diretrizes técnicas: técnica convencional e técnica espiral (helicoidal).

A tomografia computadorizada espiral foi inicialmente introduzida em 1990, com o objetivo de evitar diversas limitações da tomografia computadorizada convencional, diminuindo o grande tempo em que esta processava as imagens e, com isto, a exposição do paciente à radiação e os possíveis artefatos provenientes de restaurações metálicas dentárias, facilitando a interpretação radiográfica. Além disso, quando existem movimentos respiratórios e/ou voluntários do paciente, não haverá interferência na qualidade da imagem final obtida, evitando-se distorções nas imagens de reconstruções em segunda e terceira dimensões.

Com isto é possível obter uma drástica melhoria na qualidade da imagem nas reconstruções multiplanares (reconstruções em planos axial, coronal e sagital), assim como a reconstrução em terceira dimensão (3D), em que quanto menor for o corte de espessura, melhor será a qualidade da imagem e o produto final, reduzindo sensivelmente o tempo de trabalho, em comparação ao realizado pela tomografia computadorizada convencional.

Nos dias atuais, a tomografia computadorizada denominada Multislice TC (Fig. 6.13) é o que há de mais moderno em se tratando de tomografia computadorizada espiral. Ela foi introduzida no ano de 2000 e permite cortes de até 0,1 mm, com incremento da mesa e intervalo de reconstrução de 0,1 mm em apenas 0,5 segundo. Isto em tempo real, ou seja, as reconstruções são obtidas ao mesmo tempo em que o paciente é escaneado.

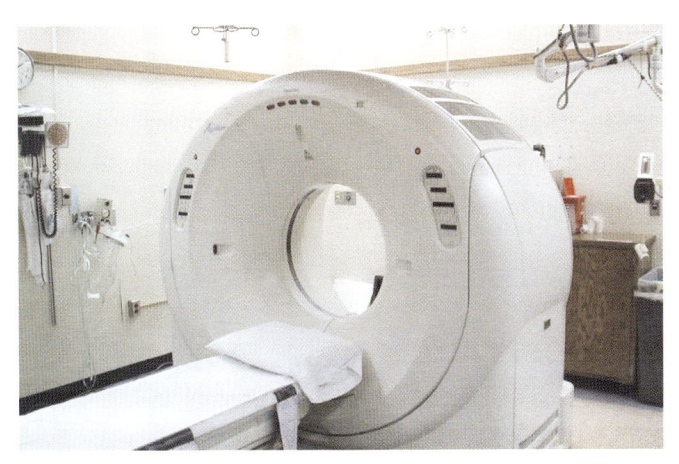

Fig. 6.13 Multislice TC AquilionTM da Toshiba Medical System. Este tomógrafo computadorizado representa o que há de mais moderno e versátil em TC, possibilitando obter-se cortes axiais de até 0,1 mm por 0,1 mm de intervalo de reconstrução em 0,5 segundo.

RECONSTRUÇÃO DA IMAGEM EM TERCEIRA DIMENSÃO (3D)

Existem duas formas de se obter a reconstrução em terceira dimensão (3D): uma diretamente de um console do próprio tomógrafo computadorizado e a outra enviando os dados originais (imagens axiais, por exemplo), para uma estação de trabalho conhecida como *workstation* independente. Existem dois métodos de visualização, análise e compreensão da reconstrução em terceira dimensão: *surface rendering e volume rendering.*

- *Surface rendering:* este tipo constitui a maioria das reconstruções em 3D no Brasil, não apenas diretamente proveniente do console, mas também encontrada na maioria das *workstations* independentes (Fig. 6.14).
- *Volume rendering:* este tipo de processo em 3D permite uma visualização da anatomia com uma transparência de imagem nas quais diferentes estruturas (tecidos ósseos e moles) podem ser dispostas com variação de cores e transparências. Possui a habilidade de preservar todos os valores de informações de intensidade da escala cinza e a obtenção de todos os dados originais provenientes dos cortes axiais da tomografia computadorizada, gerando uma grande fidelidade da imagem final em 3D, bem superior à da *surface rendering* (Fig. 6.15A e B).

Os recentes avanços em imagenologia, como a tomografia computadorizada, com detalhamento em diversos cortes das imagens do crânio e a reconstrução em 3D, têm sido importantes para se conseguir diversas medidas lineares e angulares do complexo maxilofacial. Por meio de medidas lineares de inúmeros pontos anatômicos é possí-

vel definir um critério e um protocolo para planejamento cirúrgico e traçar a evolução do tratamento em pacientes com traumas maxilofaciais.

A técnica *3D volume rendering* representa o "estado da arte" em imagenologia e em computação gráfica por meio da TC. Essa tecnologia permite reconstruir tecido mole (tecido muscular e tecido ósseo) em um mesmo volume em terceira dimensão e, com isto, analisar a anatomia muscular em 3D com outras estruturas adjacentes (Fig. 6.16).

Para isto é importante o conhecimento de alguns fatores fundamentais que envolvem essa nova metodologia de imagem:

- Compreensão da computação gráfica por meio da tomografia computadorizada.
- *Workstations* e aplicação de *softwares* (características e propriedades).
- Aplicabilidade de uma metodologia científica para a melhoria da qualidade da imagem e da obtenção de dados quantitativos. Método de validação por medidas lineares, volumétricas e angulares em 3D.

WORKSTATIONS, SOFTWARES E COMPUTAÇÃO GRÁFICA

O emprego de *softwares* em associação com *workstations* com o emprego da computação gráfica tem sido um grande avanço na área da radiologia. A utilização de uma *workstation* independente com uma conexão via *network* com o

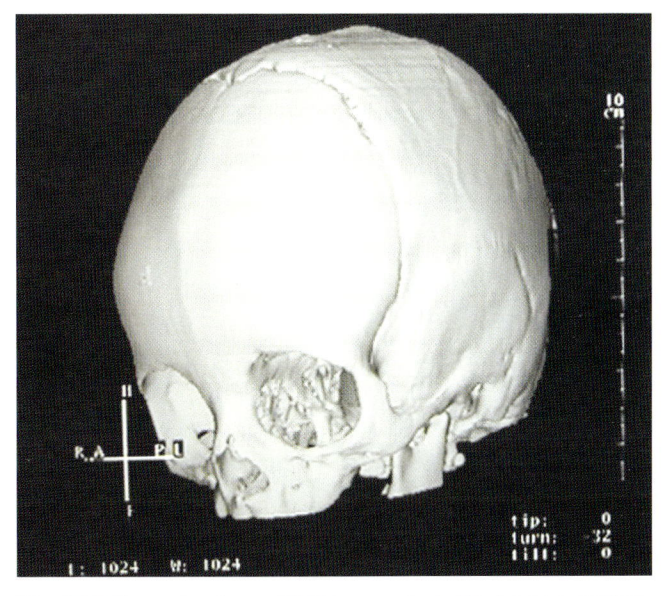

Fig. 6.14 Reconstrução em 3D-TC por meio da técnica de superfície, bem utilizada atualmente no Brasil. Esta imagem mostra um paciente apresentando anomalia craniofacial com sutura metópica prematuramente fechada.

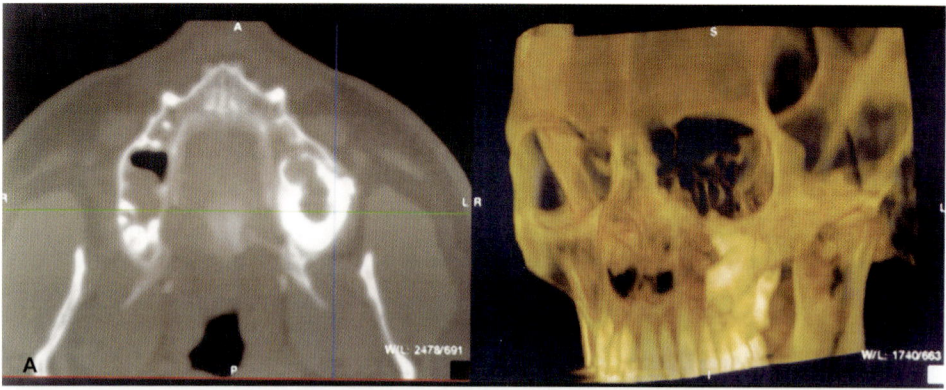

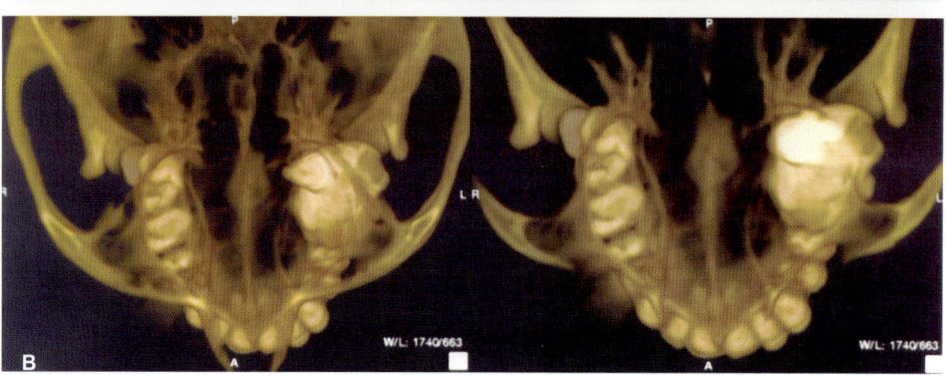

Fig. 6.15A e **B** – Reconstrução em 3D-TC por meio da técnica de volume. Em **A** observa-se o corte axial (2D-TC) e em 3D-TC de um odontoma (tumor odontogênico) na região da maxila do lado esquerdo. Em **B** pode-se observar essa lesão patológica de uma vista súpero-inferior. Com isto é possível localizar a lesão, que se encontra no interior do seio maxilar do lado esquerdo, por meio de intensidade de cores e transparência somente possíveis na técnica de 3D por volume.

tomógrafo computadorizado tem possibilitado rapidez e versatilidade na obtenção de imagens de melhor qualidade, permitindo um reprocessamento dessas imagens para um mais claro diagnóstico e planejamento de tratamento com simultânea visualização de reconstruções em 2D e em 3D (Fig. 6.17).

A utilização de *softwares* específicos permite que com a tomografia computadorizada se obtenha a reconstrução

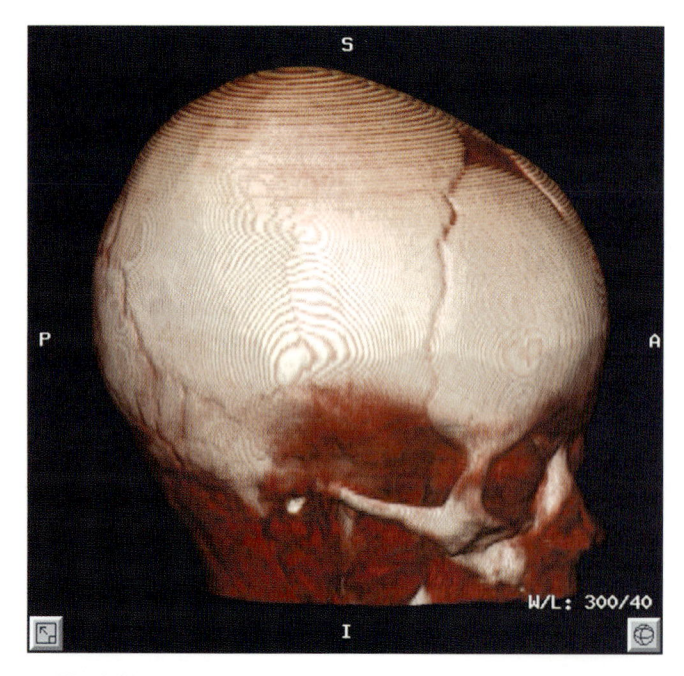

Fig. 6.16 Imagem em 3D-TC utilizando a computação gráfica e permitindo reconstruir em 3D as estruturas musculares como aqui são mostradas (músculos masseter e temporal). Isto representa o "estado da arte em imagenologia".

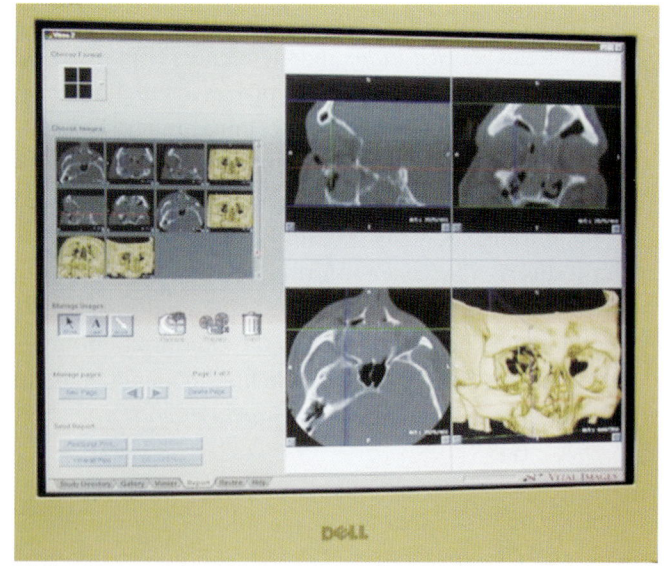

Fig. 6.17 *Workstation* (DELLTM) independente com uma conexão via *network* com o tomógrafo computadorizado. Aqui está representado o programa Vítrea®, dispondo de corte axial (lado inferior esquerdo do monitor) e reconstrução em multiplanos (coronal: lado superior direito, e sagital: lado superior esquerdo) e em 3D (lado inferior direito).

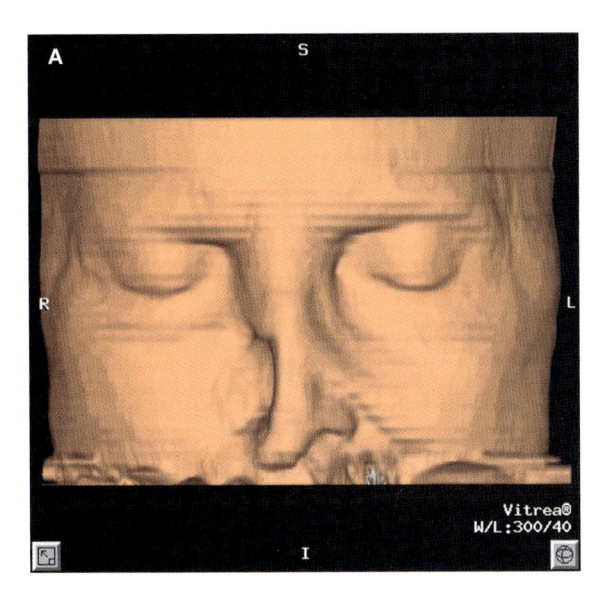

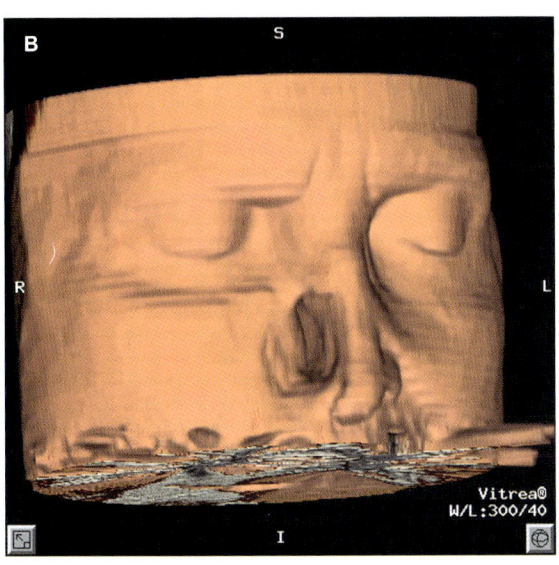

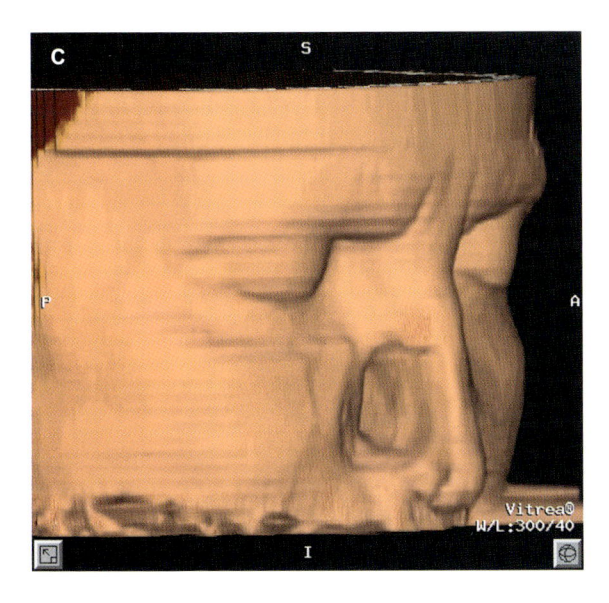

Fig. 6.18A a **C** Reconstrução, em 3D-TC, da face de um indivíduo, após a remoção de um tumor na região nasal e anterior da maxila. Visualização frontal e lateral.

em 3D das estruturas craniofaciais. Nessas imagens, podem-se observar também os tecidos moles e suas relações com tecidos ósseos adjacentes. A reconstrução em 3D via computação gráfica tem sido estudada com o aperfeiçoamento da qualidade da imagem, eficiência, versatilidade em diferentes aplicações envolvendo o complexo maxilomandibular. Por meio da 3D-TC é possível reconstruir a face do indivíduo (Fig. 6.18A, B e C). Isto permite ao cirurgião uma planejamento mais dinâmico em relação à intervenção cirúrgica. Com a aplicação da computação gráfica, a reconstrução em 3D torna-se a principal modalidade de imagem com o objetivo de avaliar quantitativa e qualitativamente diversas anormalidades craniofaciais. A imagem em 3D por meio da computação gráfica permite que se obtenham medidas que poderão ser aplicadas com finalidades pré e pós-operatórias.

A tomografia computadorizada (TC) tem sido bastante utilizada para diagnóstico e planejamento de tratamento de implantes dentários, anomalias, trauma e lesões patológicas craniofaciais, especialmente quando associada à reconstrução em 3D. Isto permite uma melhor visualização da região craniana, tornando-se essencial para intervenções cirúrgicas e evolução do tratamento dessas anormalidades. A utilização da reconstrução em 3D para diagnóstico, planejamento cirúrgico e avaliação de anormalidades na região craniofacial é o resultado do rápido desenvolvimento e dos recentes avanços em planejamentos cirúrgicos. A tomografia computadorizada com reconstruções em 2D e em 3D possui grande aplicabilidade na prática odontológica.

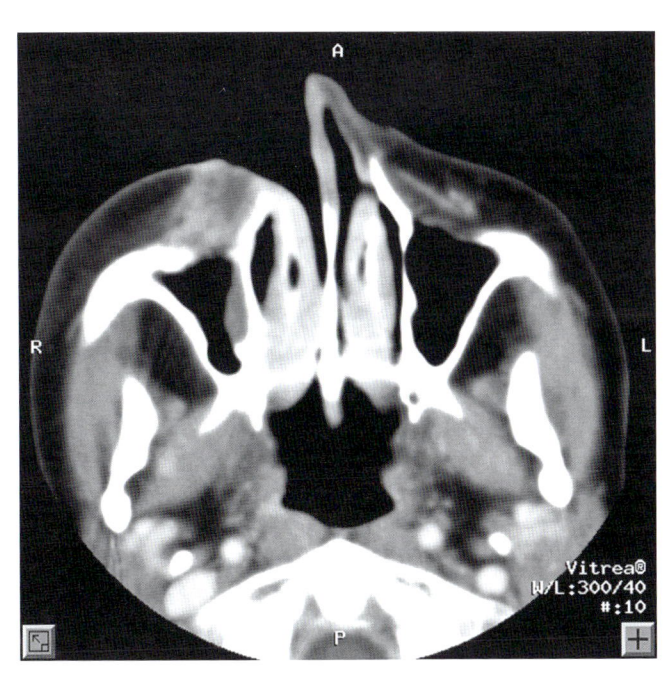

Fig. 6.19 Corte axial da TC na região superior mostrando a presença de um carcinoma epidermóide recorrente na parte mais anterior da maxila direita.

Para a implantodontia, a tomografia computadorizada tem ocupado um lugar de grande destaque no planejamento de implantes dentários. Diversos trabalhos vêm demonstrando a grande vantagem da TC em relação a tomografias lineares, no que se refere à qualidade da imagem e à avaliação quantitativa, medindo a acurácia e precisão de medidas lineares tanto na mandíbula quanto na maxila.

O protocolo geralmente utilizado para implantes consiste em cortes axiais (Fig. 6.20). Esse protocolo preconiza

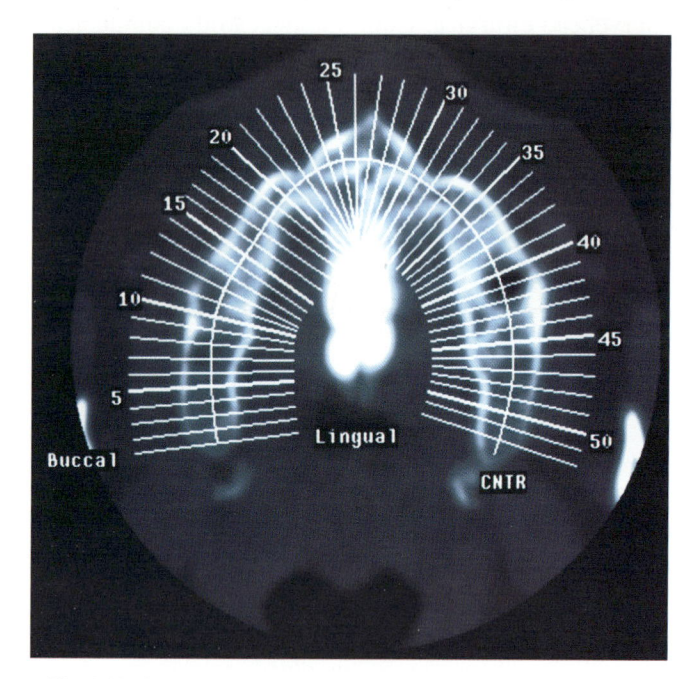

Fig. 6.20 Corte axial da região da maxila. Protocolo para implante dentário. Notam-se os guias de cortes ortorradiais do número zero até o 52.

a obtenção de imagens ortorradiais a partir das imagens axiais, e assim consegue-se visualizar a distância vestibulolingual e ínfero-superior ao mesmo tempo, conferindo uma visualização importante de profundidade e altura para o planejamento do implante dentário em relação a estruturas vitais, como canal mandibular, forame mentoniano da mandíbula, seios maxilares e fossas nasais. Esse protocolo também é denominado reconstruções ortorradiais (2D) (Fig. 6.21). Isto facilita a visualização e localização da região de interesse em todas as dimensões (largura, altura e profundidade).

Trabalhos foram publicados por Cavalcanti et al. (1998) e este método de reconstrução em 2D-TC e em 3D-TC por superfície foi validado (7% de erro aproximadamente) para canal mandibular, assim como para forame mentoniano e região anterior da maxila (Figs. 6.22 e 6.23). Com isto concluiu-se que as reconstruções ortorradiais (2D-TC) ainda são consideradas a primeira escolha para um exame mais acurado e preciso relativo ao planejamento cirúrgico de implantes. Entretanto, seria interessante obter essas imagens em 3D para se colher maiores informações adicionais referentes à anatomia da região, principalmente quando a técnica *3D volume rendering* for aplicada utilizando sistema de computação gráfica.

Em relação à traumatologia bucomaxilofacial, a tomografia computadorizada utilizando reconstruções multiplanares e em 3D torna-se imprescindível, principalmente na interpretação de fraturas complexas como as de Le Fort I, II e III. A reconstrução em 3D destaca-se no estudo de fraturas da face, eliminando o problema de sobreposição

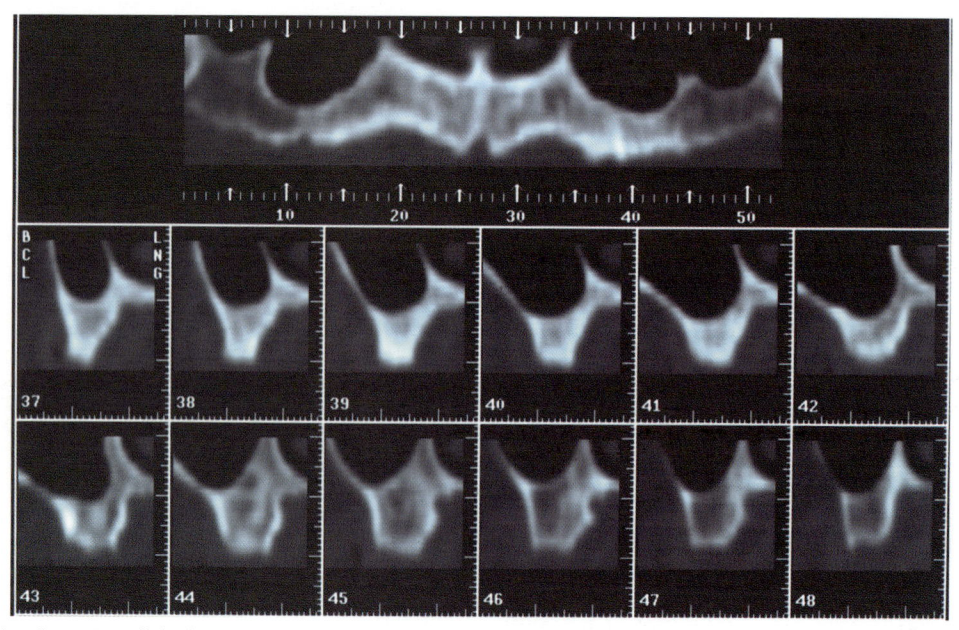

Fig. 6.21 Reconstruções ortorradiais de cada região escaneada (aqui demonstradas do número 37 ao 48, observando-se a altura da fossa nasal (*seta*) e do seio maxilar (*seta* pontilhada) em relação à crista alveolar correspondente [referentes à Fig. 6.20]).

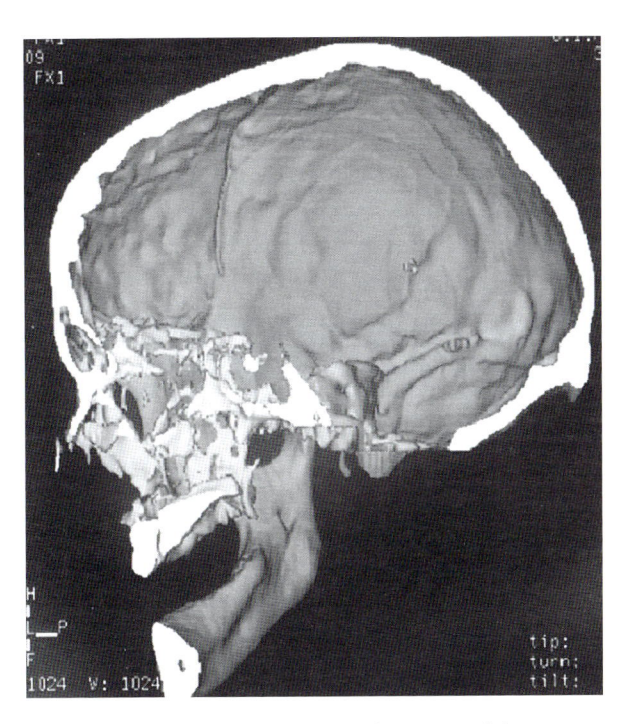

Fig. 6.22 Reconstrução em 3D-TC por superfície, com segmentação lateral permitindo visualizar o canal incisivo e a dimensão vestibulolingual.

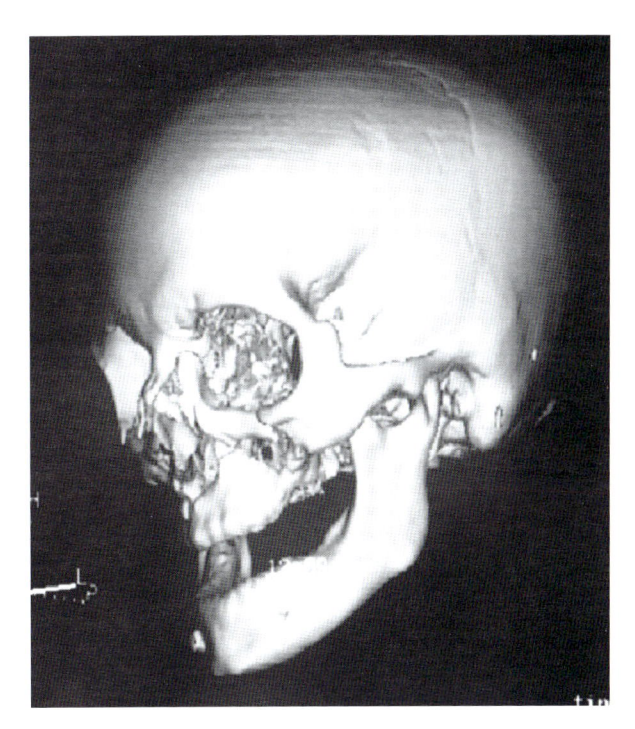

Fig. 6.23 Reconstrução em 3D-TC por superfície demonstrando a medida da parte mais superior do forame mentoniano e do canal mandibular até a crista alveolar correspondente.

de imagens, pois esclarece por completo a localização da fratura e, com isto, obtém um diagnóstico mais específico (Figs. 6.24 a 6.31). Inúmeros trabalhos vêm demonstrando a real viabilidade de se obter a reconstrução em 3D-TC, aprimorando a qualidade da imagem e sua aplicabilidade na área da traumatologia. Trabalhos relativos à avaliação quantitativa, desenvolvidos por Cavalcanti et al. (1998 e 1999), têm demonstrado a validade desse método para planejamento cirúrgico e evolução de tratamento, utilizando independentes *workstations* em que a imagem em 3D é processada e manipulada para uma melhor visualização e interpretação da fratura.

Atualmente, com o próprio avanço tecnológico da tomografia computadorizada é possível obter parâmetros mais eficientes quando se trata de protocolo para pacientes com trauma de face. Utilizando o Multislice TC, pode-se obter 1 mm de espessura dos cortes axiais para 1 mm de incremento de mesa e com 0,5 mm, intervalo de reconstrução em um tempo de apenas 0,5 segundo, e incluindo toda a região de interesse. Isto tudo ainda somado à utilização de *workstations* modernos e versáteis, onde se aplicam programas de computação gráfica com a técnica de 3D *volume rendering*. Com isto, processos de segmentação da imagem de região de fratura, transparência associada com coloração específica em 3D para melhor visualização de regiões complexas e simulações cirúrgicas podem ser hoje em dia acessados com muito mais praticidade e eficiência, sobretudo associando o tempo em que o paciente fica exposto ao exame da TC,

pois dependendo do trauma, outras partes vitais do corpo podem estar bastante comprometidas. Por exemplo, um exame que envolve o terço médio da face pode ser obtido num tempo total de, no máximo, 40 segundos, incluindo o intervalo de reconstrução de 0,5 mm.

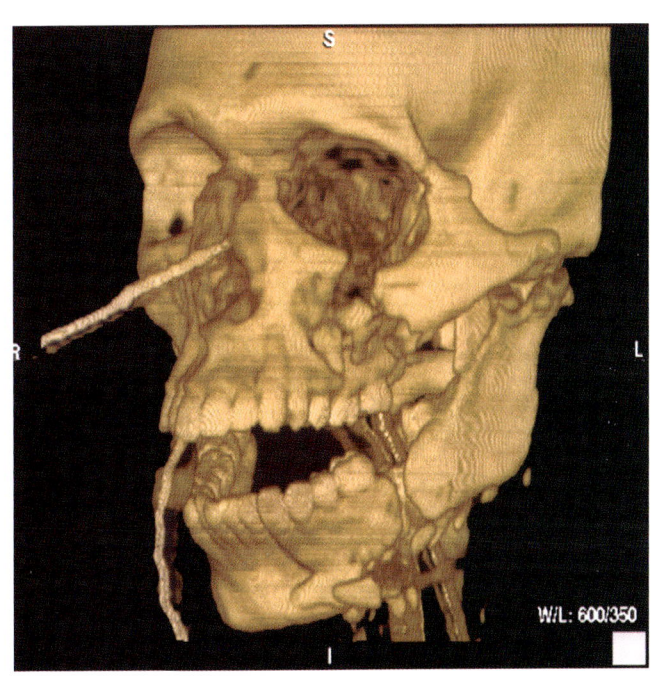

Fig. 6.24 Reconstrução em 3D-TC por volume permitindo visualizar fratura da maxila estendendo-se para a parte inferior da órbita em seu assoalho. Também existe fratura na parte anterior do osso zigomático, no corpo da mandíbula, assim como na região de côndilo do lado esquerdo.

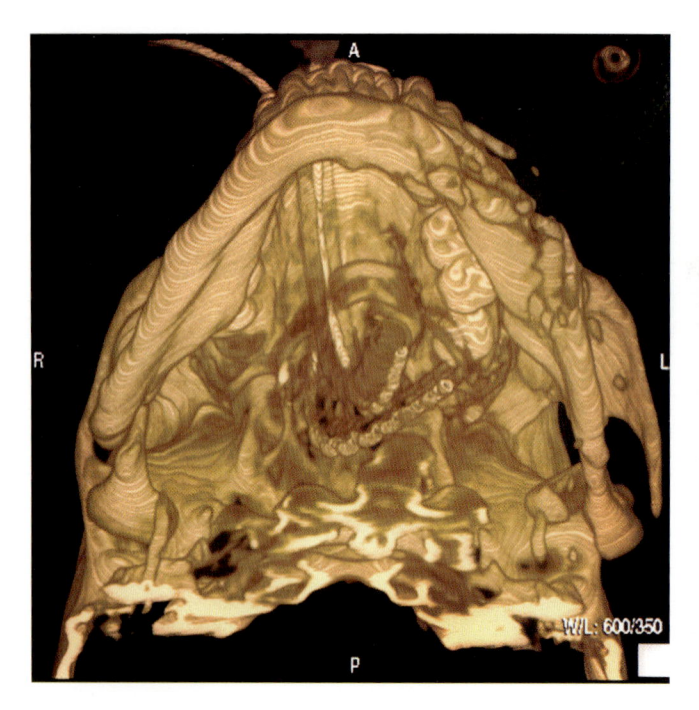

Fig. 6.25 Reconstrução em 3D-TC por volume, por uma vista ínfero-superior. Podem-se visualizar a fratura de corpo da mandíbula, assim como a fratura do côndilo do lado esquerdo com deslocamento para anterior e lateral, e uma fratura no côndilo do lado direito.

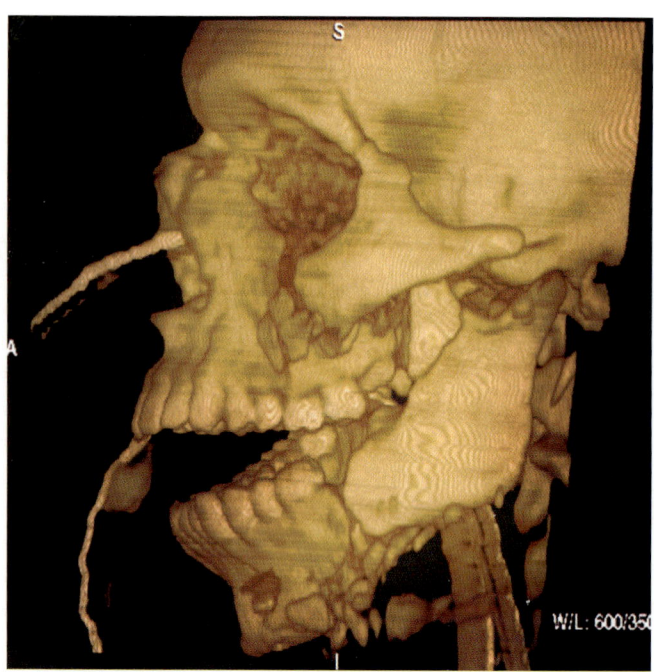

Fig. 6.26 Reconstrução em 3D-TC por volume, por uma vista lateral. Pode-se visualizar a fratura de corpo da mandíbula assim como a fratura do zigomático do lado esquerdo. Nota-se a fratura tripoide relativa aos processos zigomático frontal, zigomático maxilar e zigomático temporal, além de observar fratura no processo coronoide da mandíbula do lado esquerdo, deslocado para medial.

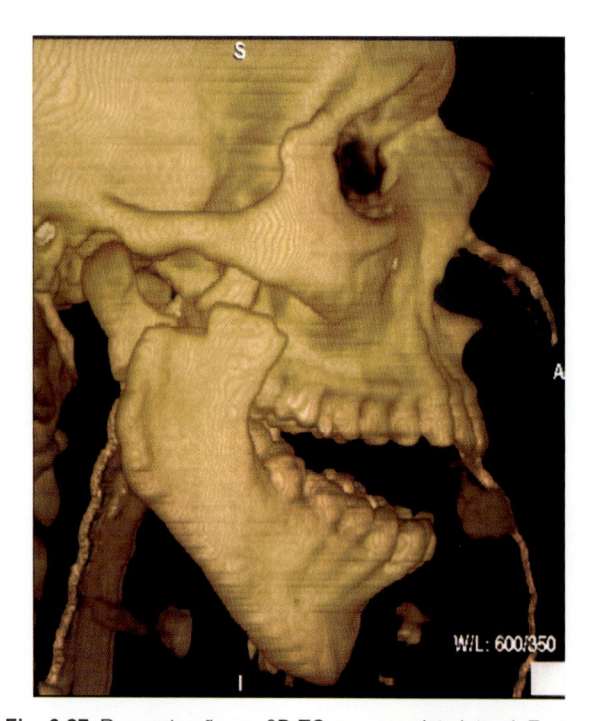

Fig. 6.27 Reconstrução em 3D-TC por uma vista lateral. Fratura no processo coronoide da mandíbula do lado direito assim como o deslocamento da região de côndilo, ambos deslocados para medial.

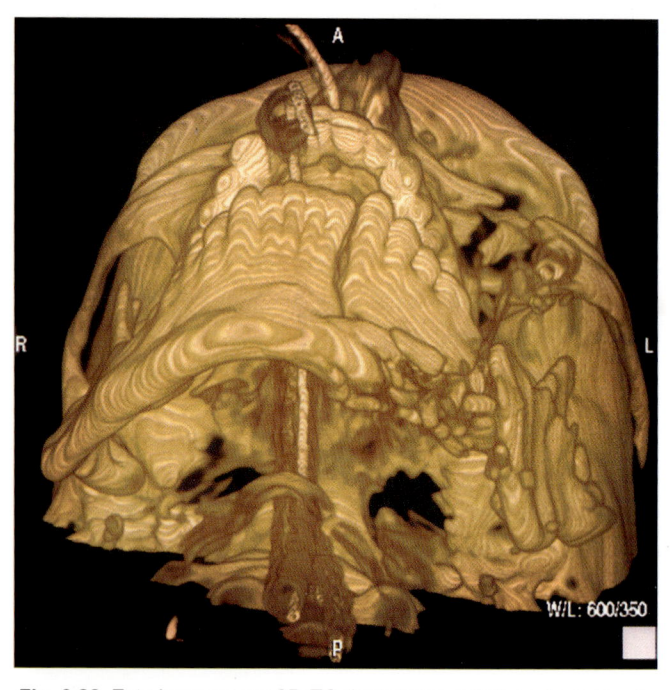

Fig. 6.28 Esta imagem em 3D-TC demonstra a fratura de corpo da mandíbula estendendo-se até a região de sua base. Nota-se também a fratura de assoalho da órbita, do lado esquerdo.

O mais importante e vantajoso é que enquanto o paciente está sendo enviado para o tratamento, essas imagens em poucos segundos serão enviadas para *works-tations* e simultaneamente reconstruções multiplanares e em 3D serão obtidas com alta resolução de imagem final.

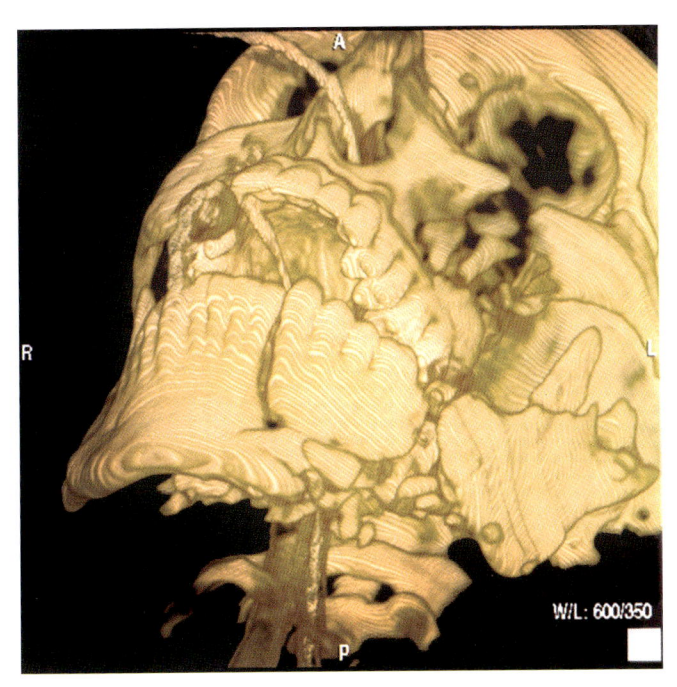

Fig. 6.29 Visualização da fratura na maxila na órbita do lado esquerdo, assim como na extensão do corpo, ângulo e ramo ascendente da mandíbula deste mesmo lado.

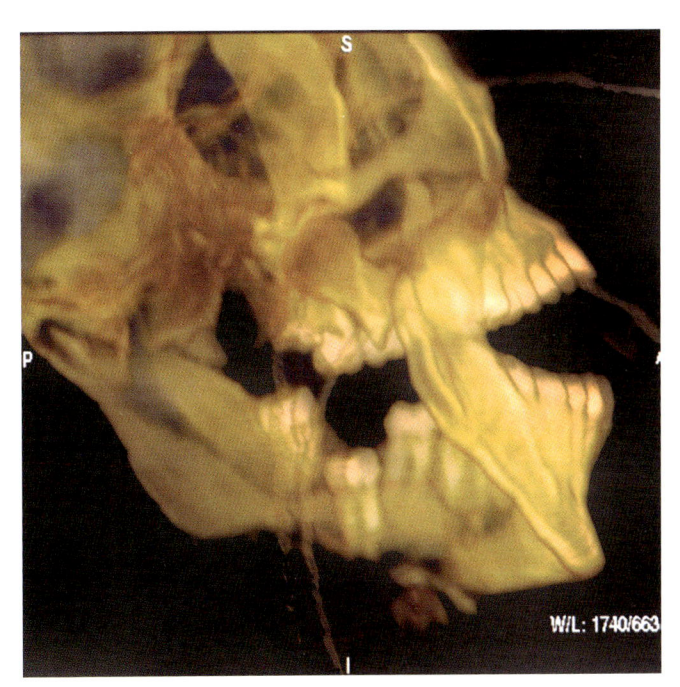

Fig. 6.31 Imagem por transparência com o intuito de visualizar a parte interna da mandíbula fraturada em relação aos elementos dentários.

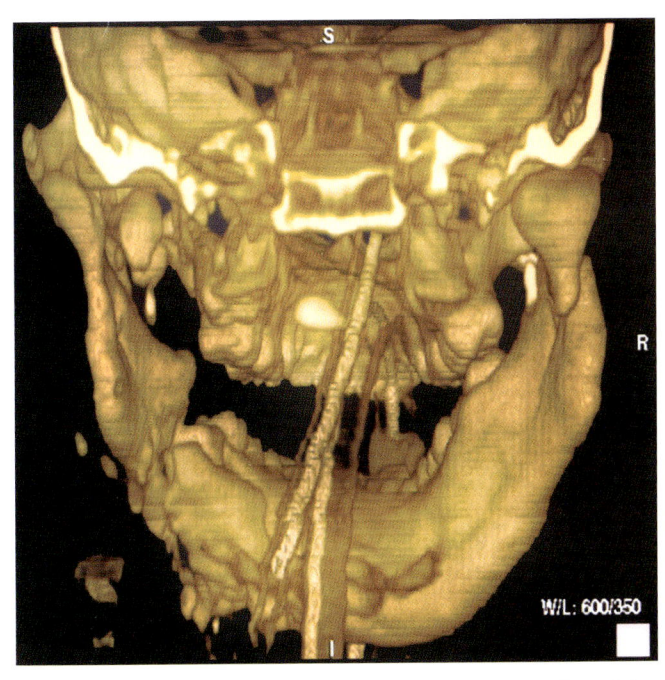

Fig. 6.30 Vista póstero-anterior demonstrando a fratura bilateral do côndilo e do corpo e ângulo da mandíbula do lado esquerdo.

Quando se trata de anomalias craniofacias de desenvolvimento, a reconstrução em 3D-TC tem sido fundamental no diagnóstico e, por conseguinte, para um tratamento mais correto. A aplicabilidade da 3D-TC tem auxiliado no planejamento cirúrgico e na evolução do tratamento dos pacientes submetidos a neurocirurgia e cirurgia plástica, a diversas anomalias, como craniossinostoses (que significa fechadura prematura de suturas cranianas) e relacionadas com diversas síndromes craniofaciais (Figs. 6.32 e 6.33). Análises qualitativas e quantitativas têm sido feitas com o intuito de coletar informações necessárias para a localização da lesão e, posteriormente, reconstrução da simetria facial. Por meio da reconstrução em 3D é possível caracterizar os tipos de craniossinostoses, auxiliando no diagnóstico da anomalia. Com isto, pode-se caracterizar um paciente com anomalia facial, porém sem o fechamento de sutura, em que a intervenção cirúrgica não é indicada, pois a medida do crescimento ósseo do indivíduo dessa deformidade vai se tornando branda até chegar aos padrões de normalidade. No entanto, indivíduos com anomalias (com fechamento das suturas, como coronal, lambdoide, metópica e sagital), assim como com síndromes craniofacias, necessitam de tratamento cirúrgico. Por isto, a visualização pela 3D por meio da tomografia computadorizada torna-se indispensável para o diagnóstico e planejamento cirúrgico dessas anomalias. É muito importante a TC-3D em diagnóstico de diversas síndromes craniofacias, visto que é possível conseguir dimensões reais de estruturas ósseas e musculares, avaliando atrofias das estruturas anatômicas de partes ósseas e de tecidos moles.

Para lesões patológicas, o emprego da tomografia computadorizada tem sido fundamental na interpretação, no auxílio ao diagnóstico, no planejamento de tratamento

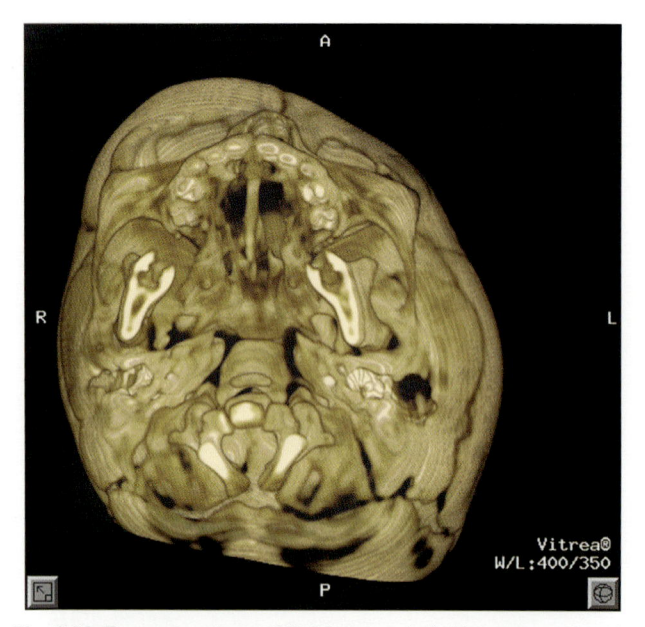

Fig. 6.32 Reconstrução em 3D-TC de um indivíduo com assimetria craniofacial do lado esquerdo. Vista ínfero-superior.

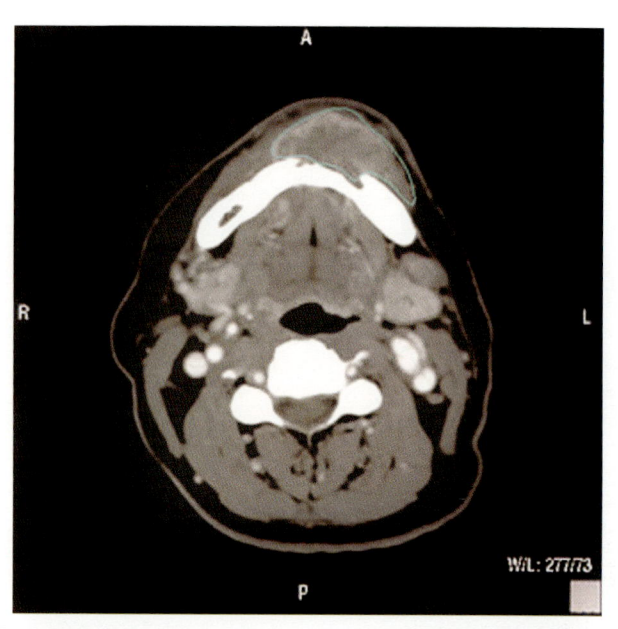

Fig. 6.34 Corte axial com janela para tecidos moles mostrando uma lesão patológica com destruição da parte anterior da mandíbula (carcinoma epidermoide de assoalho bucal).

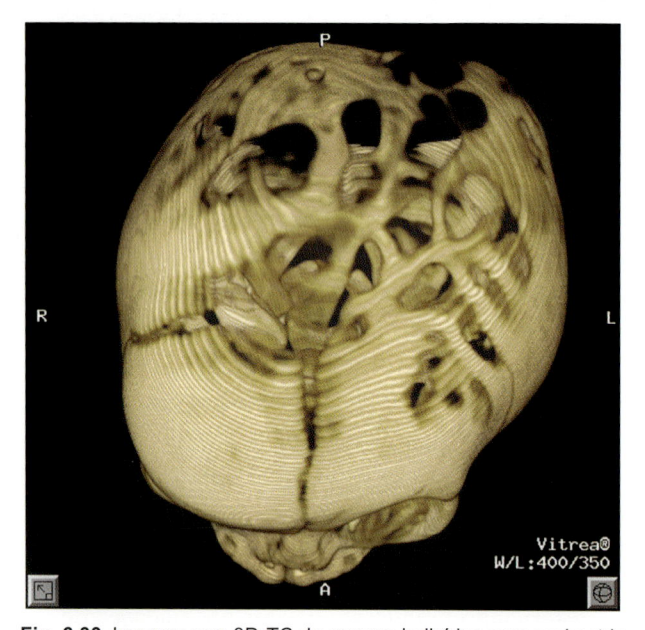

Fig. 6.33 Imagem por 3D-TC do mesmo indivíduo com assimetria craniofacial do lado esquerdo. Vista súpero-inferior demonstrando a sutura coronal do lado esquerdo fechada, o que caracteriza um indivíduo plagiocéfalo, razão esta da severa assimetria facial.

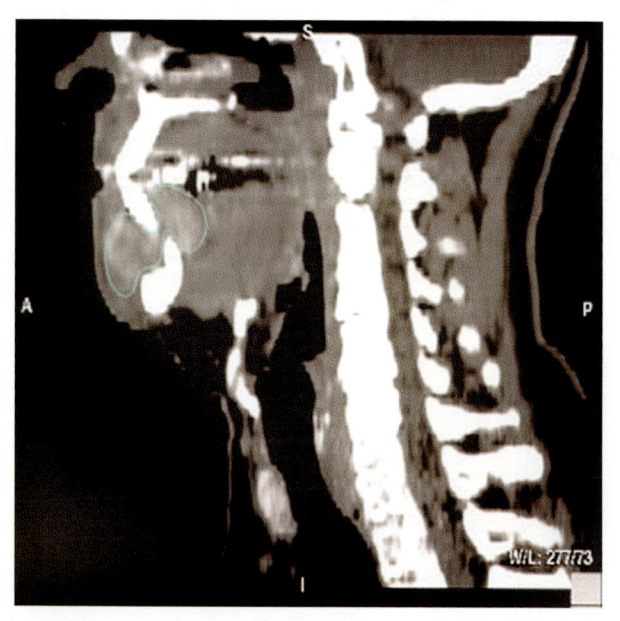

Fig. 6.35 Reconstrução sagital com janela para tecidos moles mostrando o carcinoma epidermoide de assoalho bucal, com extensão póstero-anterior.

e na evolução deste de diversas lesões patológicas maxilofaciais (Figs. 6.34 a 6.36). A reconstrução em 3D surgiu bem recentemente, ocupando um lugar importante, principalmente na interação da computação gráfica em 3D *volume*, com a qual permite que se consigam medidas lineares e volumétricas, implementando a análise quantitativa mediante um refinamento do processamento de imagens por meio da computação gráfica, além de poder processar a imagem em 3D da lesão de tecido mole e associá-la com região óssea adjacente (Figs. 6.37 a 6.40). Essa nova

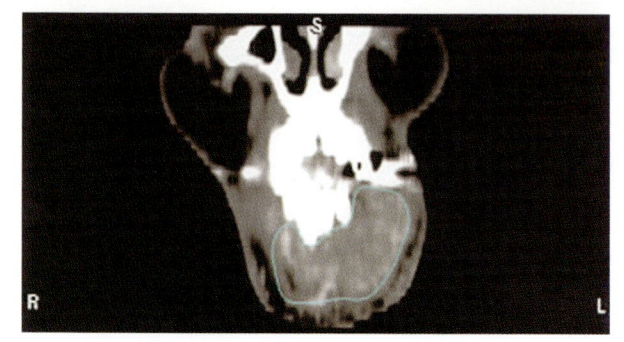

Fig. 6.36 Reconstrução coronal com janela para tecidos moles mostrando o carcinoma epidermoide de assoalho bucal, com extensão látero-medial.

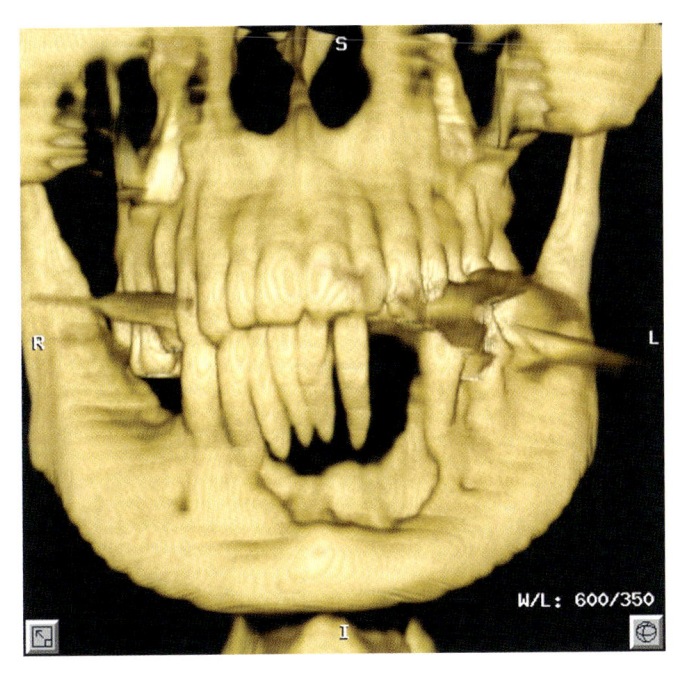

Fig. 6.37 Reconstrução em 3D-TC pela vista frontal mostrando a destruição óssea causada pelo carcinoma epidermoide, com os elementos dentários em suspensão, visualizados nas Figs. 8A, B e C.

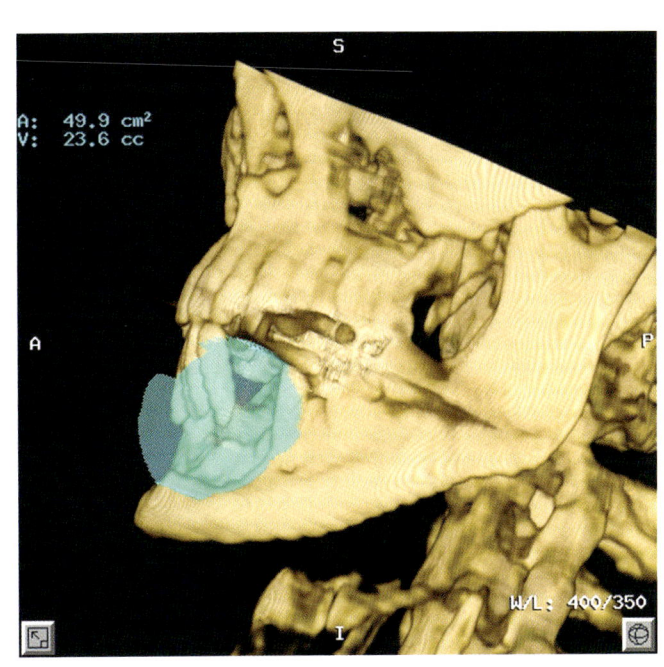

Fig. 6.39 Reconstrução em 3D-TC pela técnica de volume reconstruindo a massa tumoral em 3D por cores e transparência, utilizando o sistema de computação gráfica. Obtenção da área (49,9 cm²) envolvida pelo tumor mostrando o seu volume (23,6 cc) e a relação com as estruturas ósseas adjacentes em vista lateral do lado esquerdo.

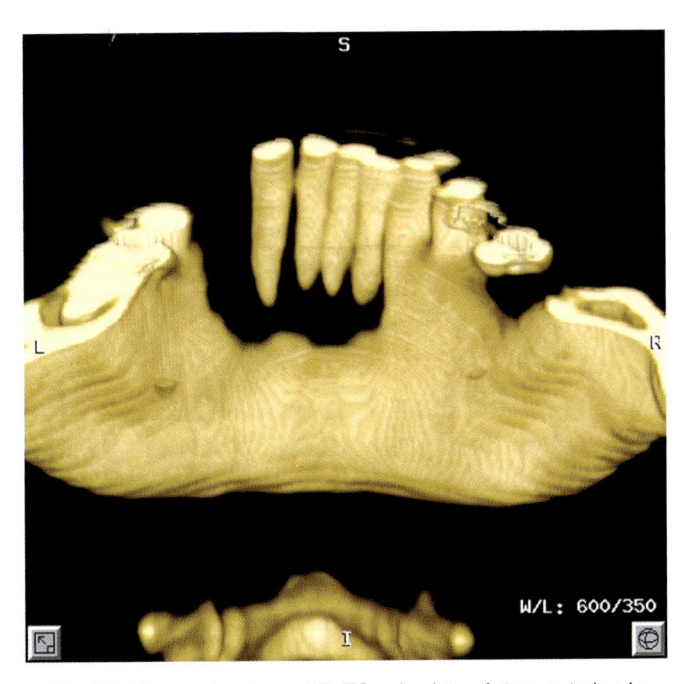

Fig. 6.38 Reconstrução em 3D-TC pela vista póstero-anterior da destruição óssea.

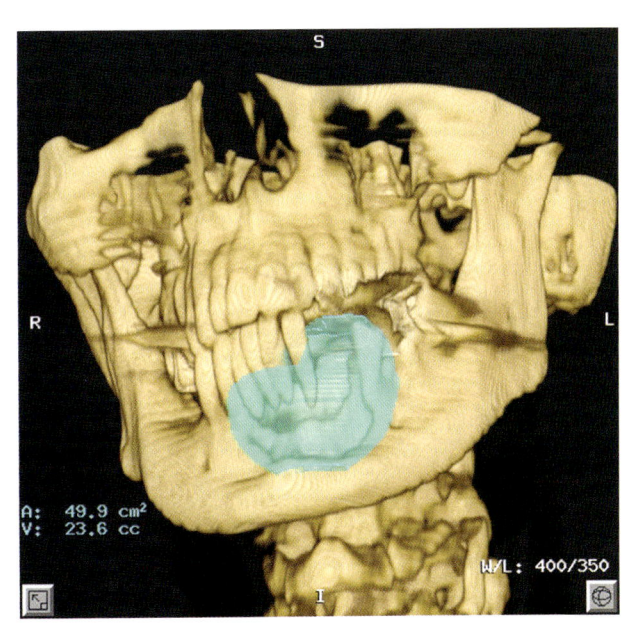

Fig. 6.40 Reconstrução em 3D-TC com obtenção da área (49,9 cm²) envolvida pelo tumor mostrando o seu volume (23,6 cc) e a relação com as estruturas ósseas adjacentes em vista frontal.

metodologia também permite a visualização das estruturas envolvidas e da própria lesão em 3D, assim como a segmentação da imagem da neoplasia, a relação com as destruições ósseas e a reconstrução da face do indivíduo em 3D, a obtenção de medidas de volume da lesão e a correspondente à área que está envolvendo (Figs. 6.41 e 6.42). Recentes trabalhos publicados por Cavalcanti *et al.*

(2000) demonstraram a utilização da reconstrução em 3D-TC como auxílio ao diagnóstico e ao plano de tratamento, localizando a lesão e fornecendo medidas como o volume da lesão e a área em que está envolvida. Em outras aplicações, a reconstrução em 2D e em 3D, via computação gráfica, vem facilitando a visualização e o detalhamento da relação dos tumores com estruturas adjacentes, por meio de protocolos específicos que vieram ao planejamento do tratamento e sua evolução (Figs. 6.43 a 6.50).

A tomografia computadorizada tem sido muito utilizada no estudo da anatomia e no auxílio ao diagnóstico e tratamento de diversas anormalidades ósseas da articulação temporomandibular (ATM) em 2D (Figs. 6.51 e 6.52) e em 3D (Fig. 6.53). Sendo assim, podem-se visualizar os diferentes cortes da região da ATM e diferentes planos se complementando com a imagem em 3D, possibilitando uma visualização da anatomia da região e das áreas anatômicas adjacentes.

RESSONÂNCIA MAGNÉTICA (RM)

A formação de imagem constitui-se em sinais de ressonância do campo magnético e não da geração de raios X. A ação de um campo magnético, por meio de um impulso, formará a imagem em RM. No complexo maxilofacial, a ressonância magnética está restrita ao estudo do disco articular da ATM e sua relação com áreas adjacentes, como, por exemplo, deslocamentos anterior, posterior, medial e lateral do disco articular (Figs. 6.54 e 6.55). Além disso, essa modalidade de imagem é indicada em casos de tumores malignos maxilofaciais e de base de crânio de grandes proporções que invadem as estruturas vitais, como a base do crânio, abrangendo a artéria carótida e a veia jugular. No exame de ressonância magnética, a utilização de agentes de contraste, como o gadolínio (Gd), permite uma excelente delimitação do tumor e das suas extensões para estruturas vizinhas, sejam elas com envolvimento de tecido mole ou apresentando destruição óssea (Figs. 6.56 a 6.59). A

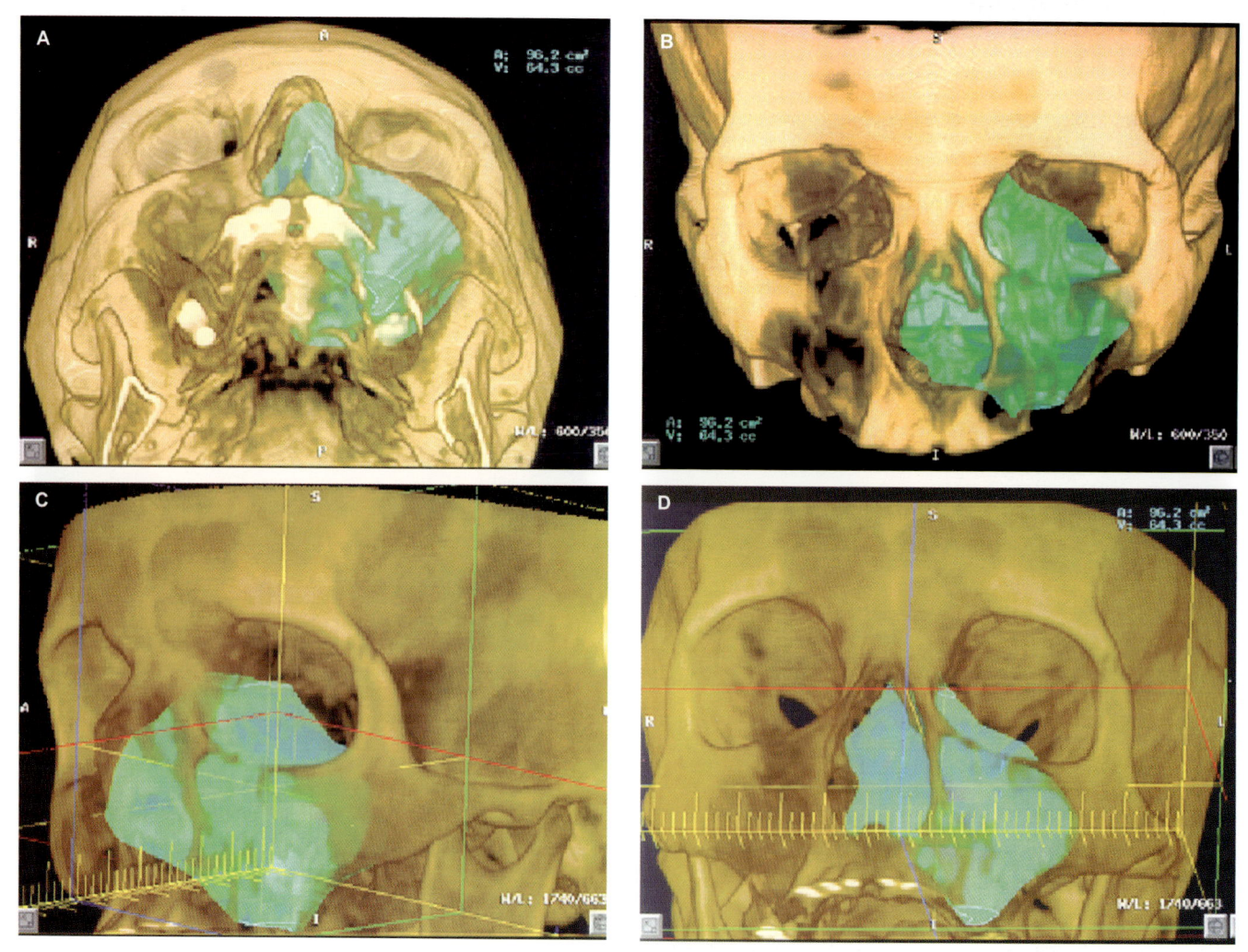

Fig. 6.41A a **D** Linfoma. Imagem 3D-TC mostrando o protocolo ósseo associado com o registro do tumor em 3D envolvendo a maxila, a cavidade nasal, a órbita e o esfenoide do lado esquerdo. Mecanismo de associação da computação gráfica com a técnica em 3D por volume, obtendo-se a área (96,2 cm²) e o volume dessa lesão (64,3 cc).

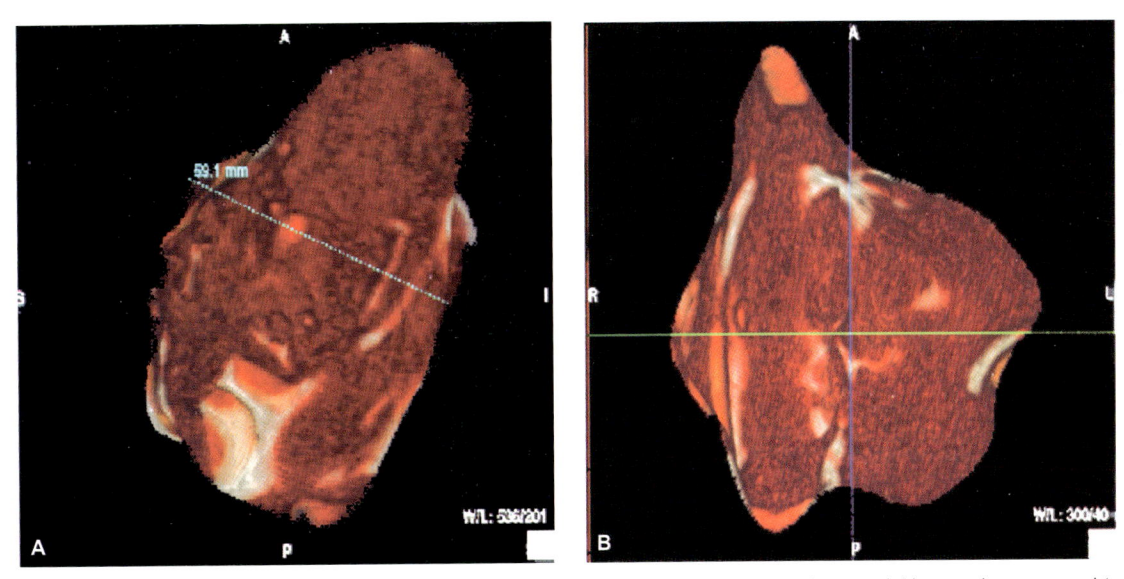

Fig. 6.42A e **B** Imagem com a segmentação deste linfoma em 3D mostrando seus componentes envolvidos, assim como a obtenção de medidas lineares látero-mediais (59,1 mm).

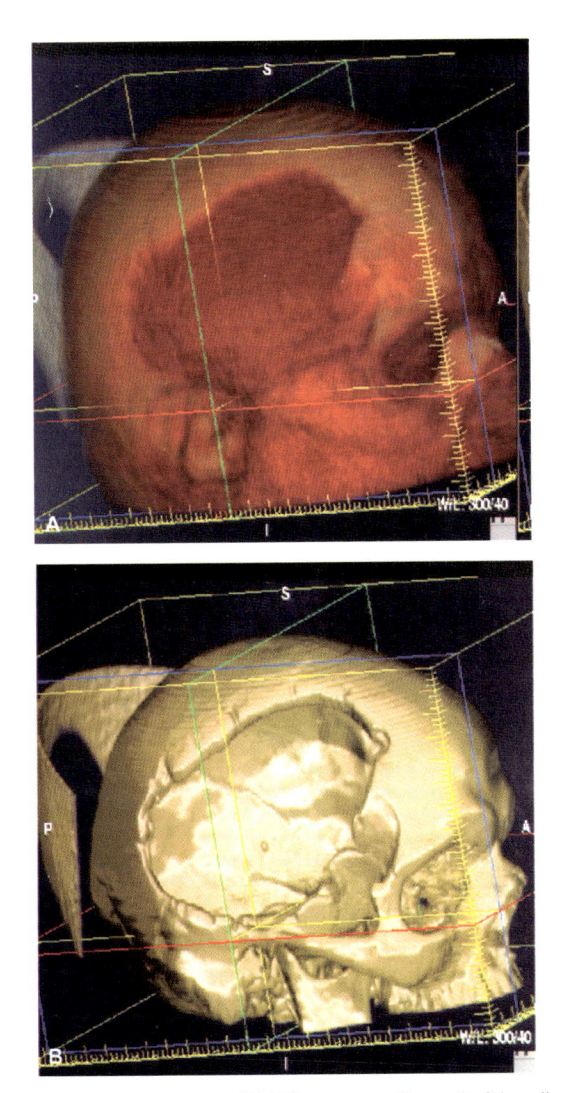

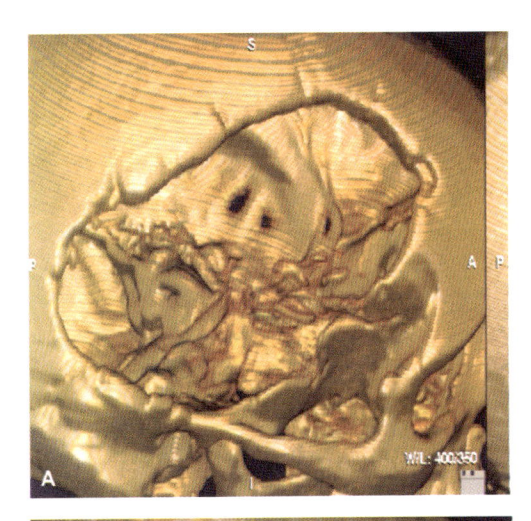

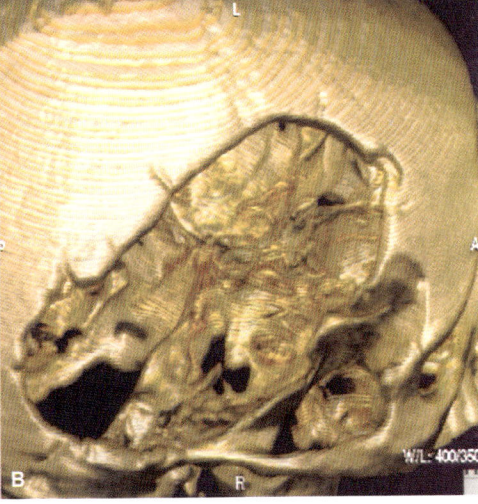

Fig. 6.43A e **B** Imagem em 3D-TC com a região onde foi realizada a craniotomia (lado direito) e que se utiliza das propriedades da computação gráfica por transparência para mostrar as estruturas ósseas adjacentes e o tecido mole.

Fig. 6.44A e **B** As mesmas imagens, porém visualizando a parte anterior do crânio, com localizações das estruturas ósseas anatômicas internas.

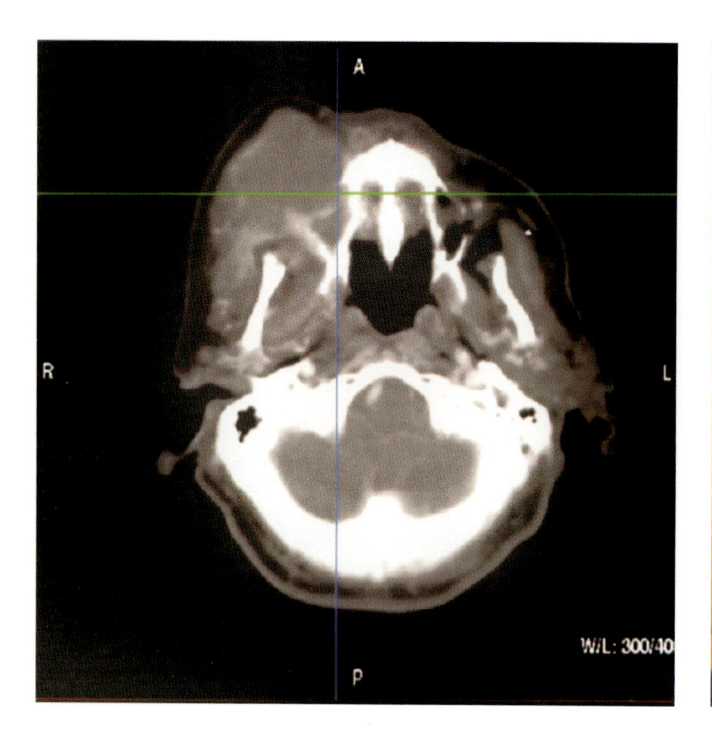

Fig. 6.45 Imagem em 2D de corte axial de um carcinoma muco-epidermoide inicialmente da glândula parótida direita, com recorrência envolvendo o seio maxilar do lado direito, causando destruição da parede ântero-lateral deste.

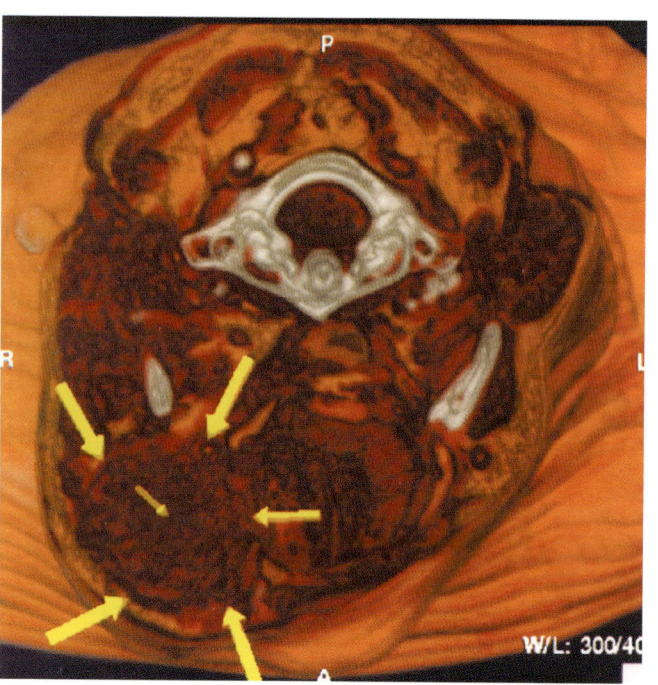

Fig. 6.47 Reconstrução facial em 3D-TC súpero-inferior com segmentação da imagem na região onde toda a extensão da lesão é visualizada (*setas*). A seta central representa o centro do tumor (correspondente àquela na Fig. 6.46).

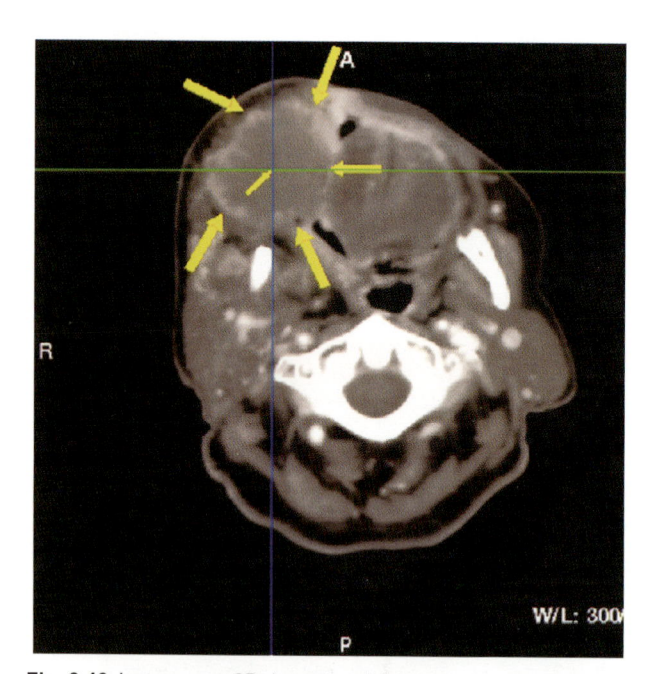

Fig. 6.46 Imagem em 2D de corte axial mostrando a expansão do tumor para a parte inferior, envolvendo a língua (*setas*). Nota-se a presença de linfonodos.

ressonância magnética (RM), assim como a tomografia computadorizada, constitui-se de imagens volumétricas e, por isso, permite a reconstrução da imagem em 3D, como também reconstruções multiplanares. Pode-se também enviar os dados originais da RM para uma *workstation* independente e aplicar o sistema de computação gráfica. No entanto, a RM abrange com mais nitidez tecidos moles do que as estruturas ósseas, sendo estas mais bem observadas na TC.

- *Local:* túnel estreito semiaberto, com corrente de ar e luz.
- *Comunicação:* circuito interno de TV, microfone, fones de ouvido.
- *Contraindicações:*
  - Implantes otológicos (cocleares). Deslocados e podem ser desativados eletronicamente.
  - Cateter.
  - Marca-passo cardíaco.
  - Claustrofobia e reações psicológicas.
- *Vantagens:*
  - Sem radiação.
  - Estruturas musculares adiposas e ósseas possuem mesma imagem.
  - Artérias, nervos, veias.
- *Desvantagens:*
  - Desconforto.
  - Custo.
  - Tempo.

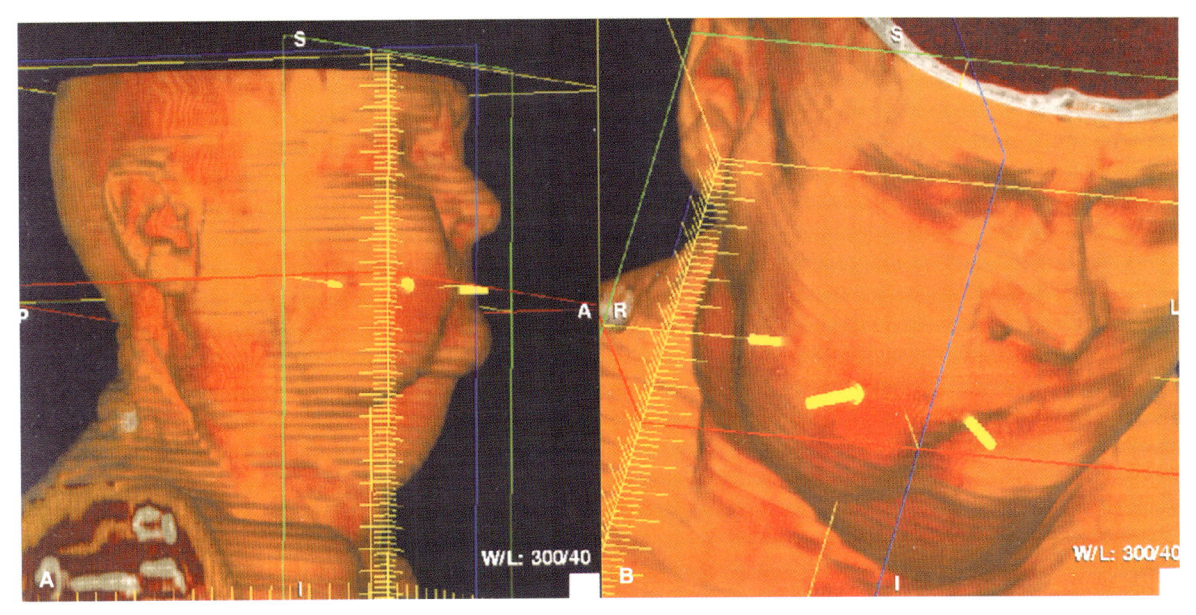

Fig. 6.48A e **B** Reconstrução facial lateral em 3D-TC. Este protocolo tem por objetivo servir como um referencial para o planejamento do tratamento radioterápico ou cirúrgico.Utilizando a técnica em 3D por volume, poder-se-á reconstruir, com determinada acurácia, a face do paciente. As setas correspondem às utilizadas nas Figs. 6.46 e 6.47.

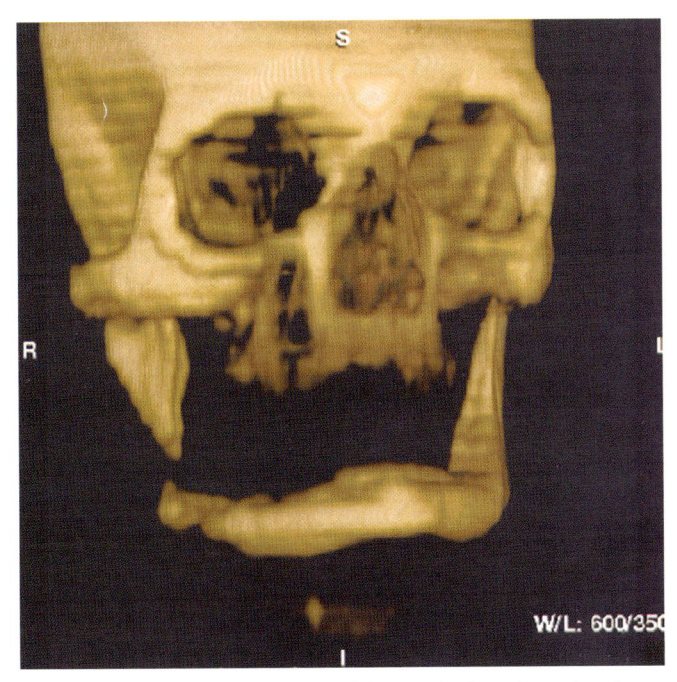

Fig. 6.49 Reconstrução em 3D-TC (protocolo ósseo) mostrando a destruição da mandíbula e da maxila do lado direito.

PLANEJAMENTO, SEQUÊNCIA E PRINCÍPIOS BÁSICOS DA RM – CABEÇA E PESCOÇO

Face e pescoço

* Seios da face: patologias inflamatórias e neoplasias. Visualização axial e coronal – 4 mm de espessura de corte (Figs. 6.56 e 6.57).

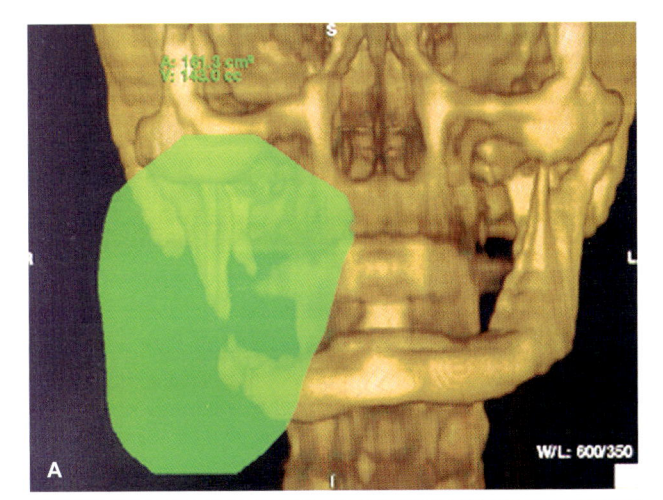

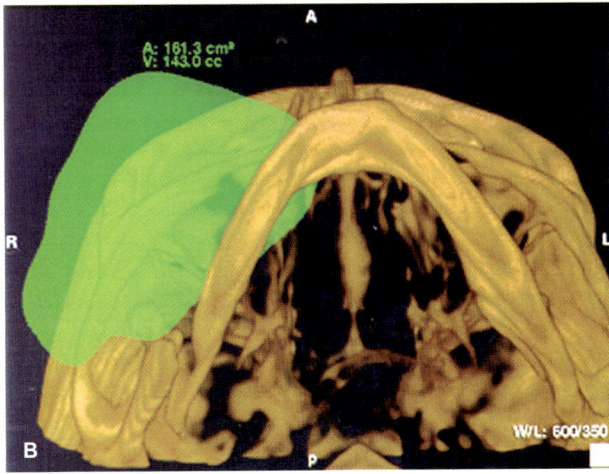

Fig. 6.50A e **B** Reconstrução em 3D da neoplasia (vistas axial e frontal, respectivamente), obtendo-se o volume (143 cc) e sua área (161,3 cm²) correspondente às estruturas adjacentes e em relação às áreas ósseas envolvidas.

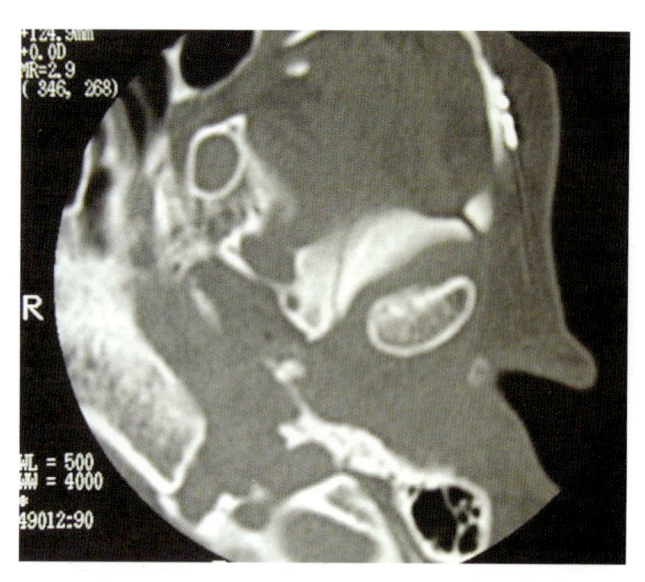

Fig. 6.51 Corte axial (janela para estruturas ósseas) com um *zoom* na região da ATM do lado esquerdo demonstrando aumento de volume bem delimitado na parte mais anterior do côndilo.

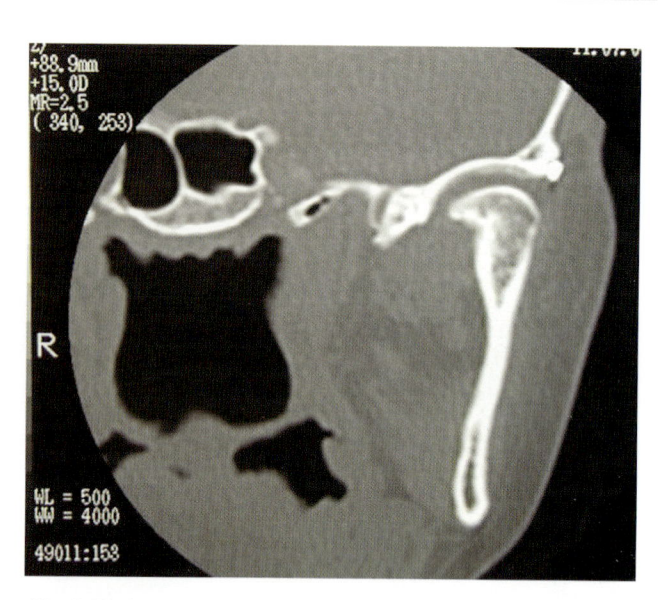

Fig. 6.52 Corte coronal (janela para estruturas ósseas) da região da ATM do lado esquerdo demonstrando a relação do côndilo com a fossa articular.

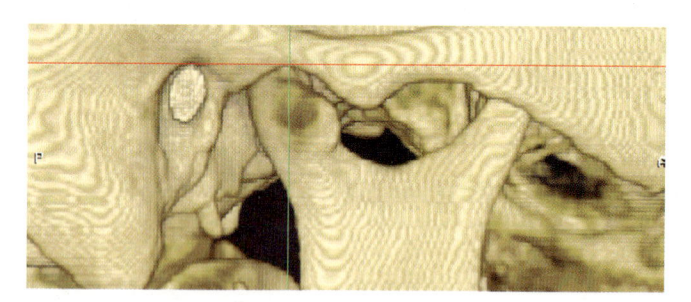

Fig. 6.53 Reconstrução em 3D-TC (protocolo ósseo) da ATM de um outro caso permitindo a visualização de um osteófito na medial do côndilo direito. É possível localizar esse osteófito por meio da nuança de cores, onde a parte que a forma e o contorno saem dos padrões da normalidade e diferem da tonalidade em relação à parte normal do osso.

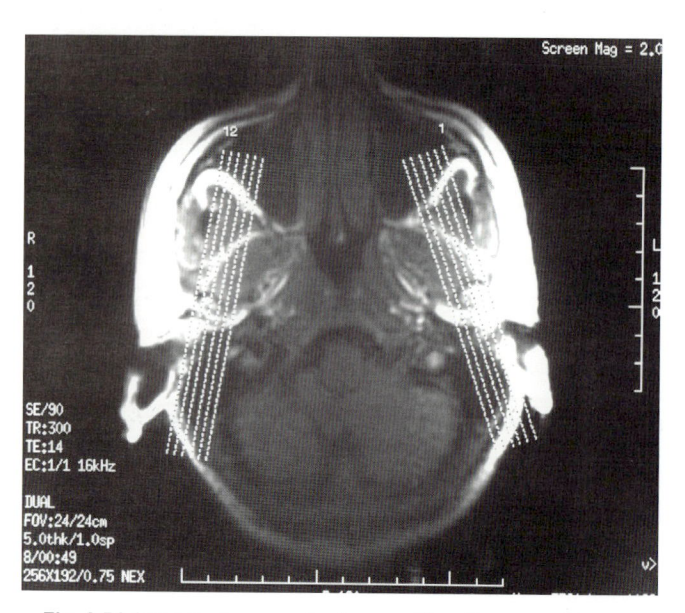

Fig. 6.54 Imagem de ressonância magnética. Com essa imagem axial é possível localizar a ATM e obter cortes coronais e sagitais.

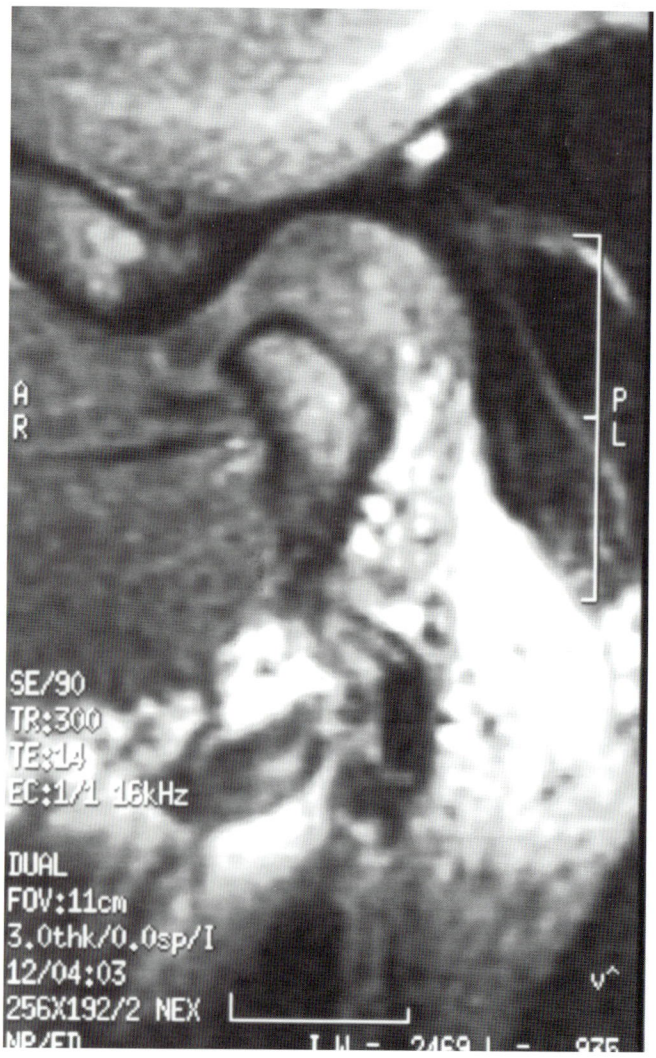

Fig. 6.55 Imagem de ressonância magnética, corte sagital, demonstrando o deslocamento anterior do disco articular do lado esquerdo.

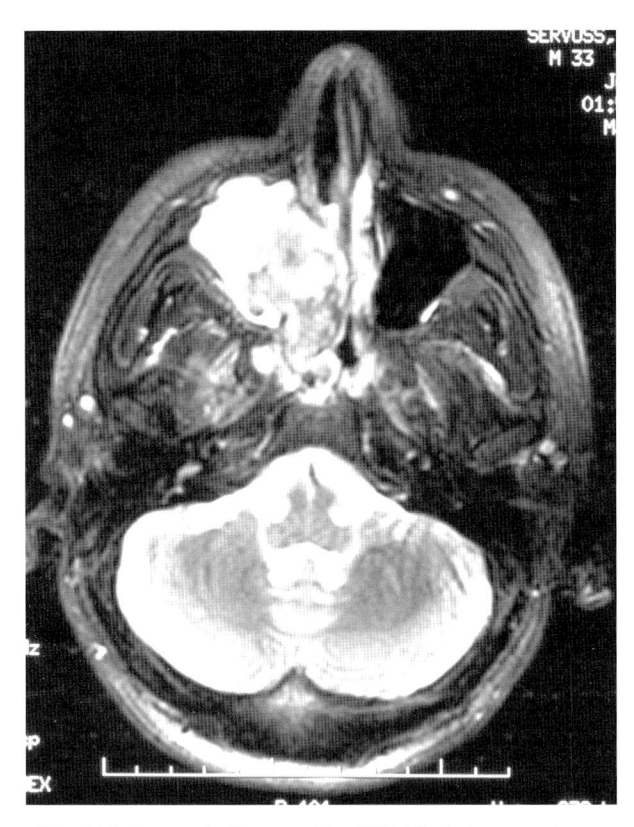

Fig. 6.56 Ressonância magnética (T1). Nesta imagem de um corte axial é possível localizar uma neoplasia, fibrossarcoma (diagnosticado pelo exame histopatológico). Nota-se que se definem bem os limites de invasão do tumor por meio da solução de contraste com gadolínio (Gd). A neoplasia envolve o seio axial, a fossa nasal do lado direito e estende-se para a região posterior em direção à base do crânio.

- Nasofaringe, orofaringe, cavidade oral e laringe: processos infecciosos/inflamatórios graves e neoplasias (invasão dos tecidos adjacentes).
  Visualização axial e coronal – 4 mm de espessura de corte.

Base de crânio

- Tumores de base do crânio, como cordoma, condroma, rabdomiossarcoma.
  Visualização axial, coronal e reconstrução sagital com 5 mm de espessura de corte (Figs. 6.58 e 6.59).

Ouvido

- Tumores acústicos (schwanoma – neurinoma acústico, meningioma).
  Demonstra a estrutura do nervo.
  Visualização axial e coronal, 3 mm e 2 mm de espessura de corte.

Órbita

- Neoplasias e doenças inflamatórias.

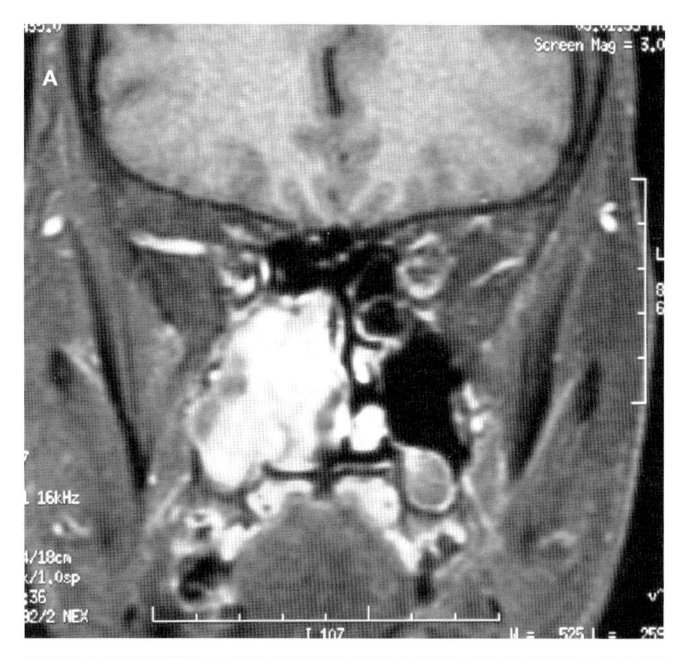

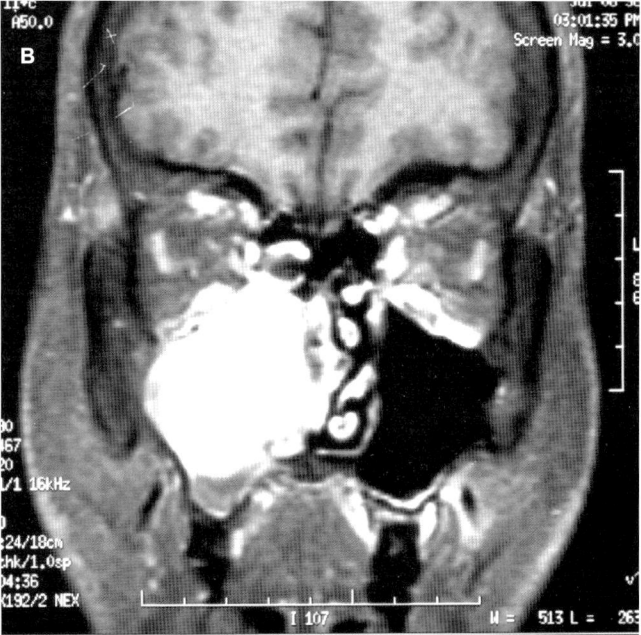

Fig. 6.57A e **B** Ressonância magnética (T1), imagem coronal, mais para posterior e para anterior, respectivamente, mostrando a relação do fibrossarcoma envolvendo o seio maxilar, e a cavidade nasal expandindo a parede ínfero-anterior da órbita do lado direito.

Visualização axial, coronal, 3 mm e 2 mm de espessura de corte sagital.

Articulação temporomandibular (ATM)

- Disco articular/côndilo – deslocamento (Figs. 6.54 e 6.55).
  T1 – coronal e sagital – 1 mm, 2 mm de espessura de corte.
  Boca fechada, aberta e abertura máxima.
  Estudo dinâmico em VHS.

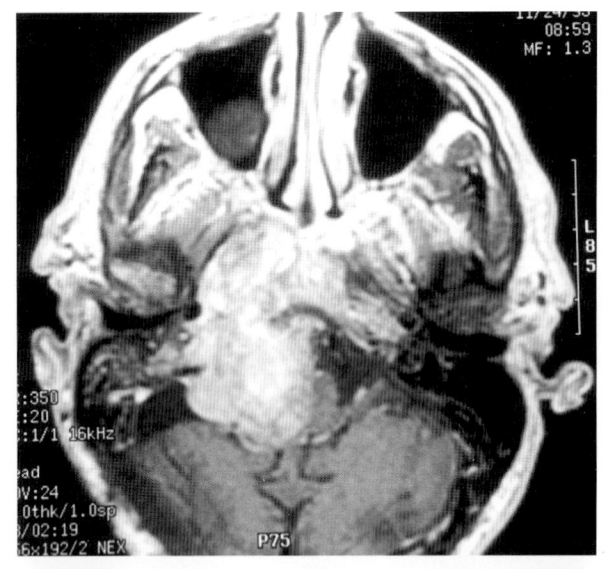

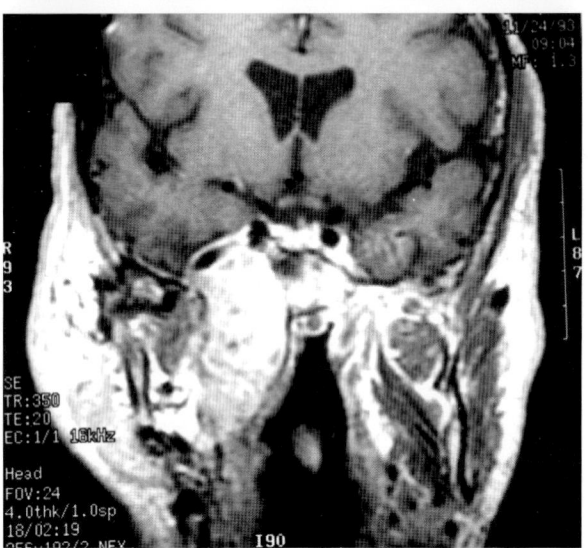

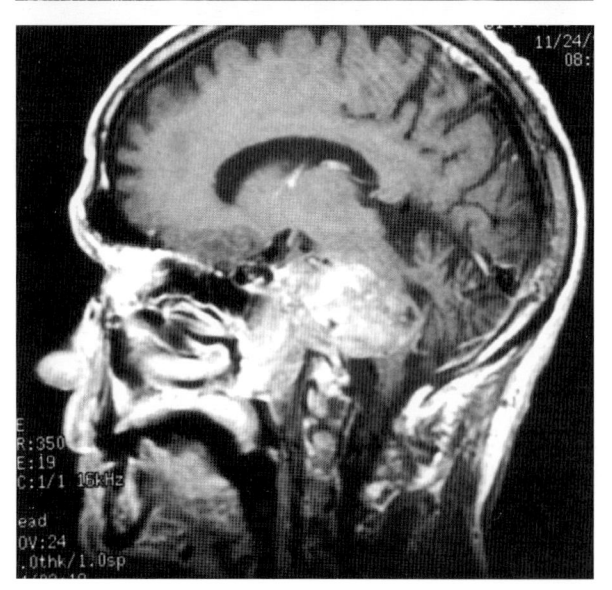

Figs. 6.58 Ressonância magnética em imagens axial, coronal e sagital (T1), respectivamente, de um cordoma (tumor de base de crânio) expandindo-se para o cérebro, envolvendo a região da carótida e da jugular, o seio cavernoso e a cervical 1.

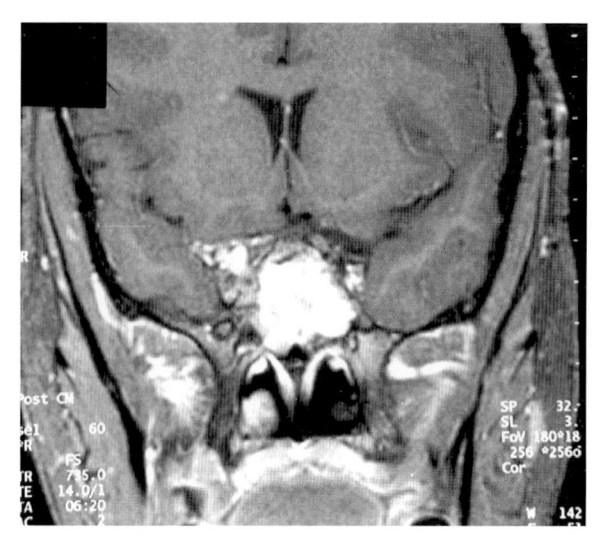

Fig. 6.59 Imagem de ressonância magnética em vista coronal (T1) bem posterior, onde se nota a presença de uma neoplasia de base de crânio (condroma) na região do seio cavernoso (componente de tecido mole do seio esfenoidal).

BIBLIOGRAFIA

Alder ME, Deahl T, Matteson SR. Clinical usefulness of two-dimensional reformatted and three-dimensional rendered computerized tomographic images: literature review and a survey of surgeon's opinions. *J Oral Maxillofac Surg*, 1995; *53*:375-86.

Altobelli DE *et al*. Computer-assisted three-dimensional planning in craniofacial surgery. *Plast Reconstr Surg*, 1993; *92*:576-85.

Ariji E *et al*. Computed tomography of maxillofacial infection. *Dentomaxillofac Radiol*, 1991; *20*:147-51.

Belkin BA *et al*. A comparative study of MRI vs CT for evaluation of maxillary and mandibular tumors. *J Oral Maxillofac Surg*, 1988; *46*:1039-47.

Benson ML *et al*. Primary craniosynostosis: imaging features. *Am J Neroradiol*, 1996; *166*:697-703.

Bessimo C, Lambrecht JT, Nidecker A. Dental implant planning with reformatted computed tomography. *Dentomaxillofac Radiol*, 1995; *24*:264-7.

Bodner L, Bar-Ziv J, Kaffe I. CT of cystic jaw lesions. *J Comput Assist Tomogr*, 1994; *18*:22-6.

Brant-Zawadzki MN *et al*. High resolution CT with image reformation in maxillofacial pathology. *Am J Roentgenol*, 1982; *138*:477-83.

Brodsky L, Holt L, Ritter-Schmidt DH. *Craniofacial anomalies: an interdisciplinary approach*. Mosby Year Book: St. Louis, 1992.

Carls FR, Schuknecht B, Sailer H.F. Value of three-dimensional computed tomography in craniofacial surgery. *J Craniofac Surg*, 1994; *5*:281-5.

Cavalcanti MGP *et al*. 3D-CT reconstructed images for treatment planning of mandibular neoplasms. An experimental analysis for clinical application. *Comput Aided Surg*, 2000; *5*:77.

Cavalcanti MGP *et al*. Accuracy and precision of spiral CT in the assessment of neoplastic lesions associated with the mandible. *Acad Radiol*, 2000; *7*:94-9.

Cavalcanti MGP *et al*. Accurate linear measurements in the anterior of maxilla using orthoradially reformatted spiral computed tomography. *Dentomaxillofac Radiol*, 1999; *28*:137-40.

Cavalcanti MGP *et al*. MRI in the evaluation of the temporomandibular joint. An experimental validation in vitro. *Acad Radiol*, 1999; *6*:675-9.

Cavalcanti MGP *et al*. Quantitative Assessment of 2D and 3D Spiral CT reconstructions for dental implants. *Radiology*, 1998; *209*:395.

Cavalcanti MGP *et al*. Validation of spiral computed tomography for dental implants. *Dentomaxillofac Radiol*, 1998; *27*(6):329-33.

Cavalcanti MGP, Haller JW, Vannier MW. Assessment of landmark measurements of craniofacial images from 2D and 3D reconstruction of spiral CT. *Medical Imaging*, 1998; *3249*:470-8.

Cavalcanti MGP, Ruprecht A, Quets J. Evaluation of maxillofacial fibrosarcoma using computer graphics and spiral computed tomography. *Dentomaxillofac Radiol*, 1999; *28*:145-51.

Cavalcanti MGP, Ruprecht A, Quets J. Progression of squamous cell carcinoma evaluated using computer graphics of spiral computed tomography. *Dentomaxillofac Radiol*, 1999; *28*:238-44.

Cavalcanti MGP, Ruprecht A, Yang J. Radiological findings of osteosarcoma in an unusual case in the maxilla. *Dentomaxillofac Radiol*, 2000; *29*(3):180-4.

Cavalcanti MGP, Vannier MW. Diagnostic imaging from three-dimensional spiral CT for craniofacial fractures. *Radiology*, 1997; *205*:605-6.

Cavalcanti MGP, Vannier MW. Evaluation of maxillofacial neoplastic lesions using computer graphics from 3D-CT. *In*: *Virtual Hospital*[R] *The University of Iowa*. July, 1999. http://www.vh.org/Providers/ Textbooks3DNeoplastic Lesions/Home.html

Cavalcanti MGP, Vannier MW. Measurement of the volume of oral tumors by three-dimensional spiral computed tomography. *Dentomaxillofac Radiol*, 2000; *29*:35-40.

Cavalcanti MGP, Vannier MW. The role of three-dimensional spiral computed tomography in oral metastases. *Dentomaxillofac Radiol*, 1998; *27*:203-9.

Cavalcanti MGP, Vannier MW. Three-dimensional spiral computed tomography for maxillofacial tumors. Quantitative assessment by computer graphics-aided system. *Rev Pós-Grad. FOU, SP*. 2000; *27*:194-7.

Cavalcanti MGP, Vannier MW. Three-dimensional spiral CT for craniofacial surgical planning and evaluation. *In*: *Proc in Biomedical Optics, Surgical-Assist Systems, of SPIE*, vol. 3262, 1998. 26-34.

Cavalcanti MGP, Vannier MW. Three-dimensional spiral CT for maxillofacial neoplasms. *Comput Assist Radiol and Surg*, 1999; 1084.

Cavalcanti MGP. Tomografia computadorizada. Reconstruções em 2D e em 3D. *In*: Freitas A, Rosa J E, Faria e Souza I. *Radiologia odontológica*. 5 ed. São Paulo: Artes Médicas, 2000: 681-726.

Cholitgul W *et al*. Clinical and magnetic resonance imaging findings in temporomandibular joint disk displacement. *Dentomaxillofac Radiol*, 1997; *26*:183-8.

Curtin HD *et al*. Comparison of CT and MR imaging in stating of neck metastases. *Radiology*, 1999; 207:124-30.

DelBalso A, Hall RE. Advances in maxillofacial imaging. *In*: *Current problems in diagnostic. Radiology*, 1993; *22*:92-142.

Eisele DW *et al*. Three-dimensional models for head and neck tumor treatment planning. *Laryngoscope*, 1994; *104*:433-9.

Fagelman D, Huang AB. Prospective of lesions of the mandible and maxilla: findings on multiplanar and three-dimensional CT. *Am J Neuroradiol*, 1994; *163*:693-8.

Fox L *et al*. Diagnostic performance of CT, MPR, 3DCT imaging in maxillofacial trauma. *Comput Med Imaging Graph*, 1995; *19*:385.

Haller JW, Vannier MW. Three-dimensional computed tomography landmark measurements in craniofacial surgical planning: Experimental validation in vitro. *J Oral Maxillofac Surg*, 1999; *57*:690-4.

Hayt MW, Becker L, Katz DS. Chondrosarcoma of the maxilla: panoramic radiographic and computed tomographic with mul-tiplanar reconstruction findings. *Dentomaxillofac Radiol*, 1998; *27*:113-6.

Helms CA, Kaplan P. Diagnostic imaging of the temporomandibular joint: recommendations for use of the various techniques. *Am J Neuroradiol*, 1990; *154*:319-22.

Kalavrezos ND *et al*. Correlation of imaging and clinical features in the assessment of mandibular invasion of oral carcinomas. *Int J Oral Maxillofac Surg*, 1996; *25*:439-45.

Kalavrezos ND *et al*. Correlation of imaging and clinical features in the assessment of mandibular invasion of oral carcinomas. *Int J Oral Maxillofac Surg*, 1996; *25*:439-45.

Kalender WA *et al*. Spiral volumteric CT with a single breath hold techinique. Continuous transport, and continuous scanner rotation. *Radiology*, 1990; *176*:181-3.

Kalender WA, Polacin A, Suss C. A comparison of conventional and spiral CT: an experimental study on the detection of spherical lesions. *J Comput Assist Tomogr*, 1994; *18*:167-76.

Kurabayashi T, Ida M, Sasaki T. Differential diagnosis of submandibular cystic lesions by computed tomography. *Dentomaxillofac Radiol*, 1991; *20*:30-4.

Laine JL, Conway D, Laskin DM. Radiology of maxillofacial trauma. In: *Current problems in Diagnostic Radiology*, 1993; *22*:145.

Levy RA *et al*. Facial trauma and 3D reconstructive imaging: insufficiencies and correctives. *Am J Neuroradiol*, 1992; 13:885.

Lew D *et al*. Osteoma of the condyle associated with Gardner's syndrome causing limited mandibular movement. *J Oral Maxillofac Surg*, 1999; *57*:1004-9.

Lo LJ *et al*. Craniofacial computer-assisted surgical planning and simulation. *Clin Plast Surg*, 1994; *21*:501-16.

Luka B *et al*. 2DCT and 3DCT reconstructions of the facial skeleton: an unnecessary potion or a diagnostic pearls? *Int J Oral Maxillofac Surg*, 1995; *24*:76-83.

Madison MT *et al*. Radiologic diagnosis and stating of head and neck squamous cell carcinoma. *Radiol Clin North Am*, 1994; *32*:163-81.

Millesi W *et al*. Diagnostic imaging of tumor invasion of the mandible. *Int J Oral Maxillofac Surg*, 1990; *19*:294-8.

Moharir VM *et al*. Computer-assisted three-dimensional reconstruction of head and neck tumors. *Laryngoscope*, 1998; *108*:1592-8.

Myazaki O *et al*. Imaging spectrum of oculo-auriculo-vertebral spectrum (Goldenhar syndrome). *Proceedings of Annual Meeting of American Society of Neuroradiology*. May, 1998, p. 62.

Myazaki O *et al*. Imaging spectrum of oculo-auriculo-vertebral spectrum (Goldenhar syndrome). *Proceedings of Annual Meeting of American Society of Neuroradiology*. May, 1998. 62.

Ney DR *et al*. Comparison of helical and serial CT with regard to three-dimensional imaging of musculoskeletal anatomy. *Radiology*, 1992; *185*:865-9.

Preda L *et al*. Use of spiral computed tomography for multiplanar dental reconstruction. *Dentomaxillofac Radiol*, 1997; *26*:327.

Rao VM. Imaging of the temporomandibular joint. *Seminars in Ultrasound, CT, and MRI* 1995; *16*:513-26.

Ray CE *et al*. Applications of three-dimensional CT imaging in head and neck pathology. *Radiol Clin North Am*, 1993; *31*:181-94.

Schubert O *et al*. Three-dimensional computed display of otosurgical operation sites by spiral CT. *Neuroradiology*, 1996; *38*:663.

Shimura M *et al*. Presurgical evaluation for dental implants using a reformatting program of computed tomography: maxilla/mandible shape pattern analysis (MSPA). *Int J Oral Maxillofac Implants*, 1990; *5*:175-81.

Sigal R *et al*. CT and MR imaging of squamous cell carcinoma of the tongue and floor of the mouth. *Radiographics*, 1996; *16*:787-810.

Som PM. *Head and neck imaging*. Vols. 1 e 2. 3 ed. 1996.

Spreer J *et al.* Spiral *versus* conventional CT in routine examinations of the neck. *J Comput Assist Tomogr,* 1995; *19*:905-10.

Stoler A. Helical CT scaning for CAD/CAM subperiosteal implant construction. *J Oral Implantol,* 1996; *22*:247-57.

Takano H *et al.* Cloverleaf skull: evaluation of the skull base sutures using 3DCT. *Proccedings of Annual Meeting of American Society of Neuroradiology.* 1998. 36.

Vannier MW *et al.* Craniosynostosis: diagnostic value in three-dimensional CT reconstruction. *Radiology,* 1989; *173*:669-73.

Vannier MW, Marsh JL, Warren JO. Three-dimensional CT reconstruction images for craniofacial surgical planning and evaluation. *Radiology,* 1983; *150*:179.

Vannier MW, Marsh JL. Three-dimensional imaging, surgical planning, and image-guided therapy. *Radiol Clin North Am,* 1996; *34*:545-63.

Wang G *et al.* Spiral CT image debluring for cochlear implantation. *IEEE Trans on Medical Imaging,* 1998; *17*(2):251-62.

Weinberg LA. CT scan as a radiologic data base for optimum implant orientation. *J Prosthet Dent,* 1993; *69*:381-5.

Westesson PL *et al.* CT and MR of the temporomandibular joint: comparison with autopsy specimens. *Am J Roentgenol,* 1987; *148*:1165-71.

Wiegand DA, Page RB, Channin DS. The surgical workstation: surgical planning using generic software. *Otolaryngol Head and Neck Surg,* 1993; *109*:434-40.

Yanagisawa K *et al.* Denta Scan imaging of the mandible and maxilla. *Head and Neck,* 1993; *15*:1-7.

Yang J *et al.* 2D and 3D reconstructions of spiral CT in localization of the inferior alveolar canal for dental implants. *Oral Surg Oral Med Oral Pathol Oral Radiol and Endodont,* 1999; *87*:367-74.

Ziereich SJ, Mattox DE, Johns ME. 3D-CT for craniofacial and laryngeal surgery. *Laryngoscope,* 1998; *98*:1212-9.

Zimmer WD *et al.* Bone tumors: magnetic resonance versus computed tomography. *Radiology,* 1985; *155*:709-18.

Exames Laboratoriais

Preâmbulo

Waldyr Antônio Jorge

Este capítulo visa a dar ao cirurgião-dentista uma ampla visão da utilização dos exames complementares laboratoriais, sua solicitação, interpretação e correlação com o estado clínico do paciente, que deverá subsidiar o profissional no diagnóstico final.

É comum o profissional especialista médico e/ou cirurgião-dentista utilizar-se deste importante meio auxiliar de diagnósticos, e não é pouco comum, dados os avanços mais recentes na área laboratorial clínica, este mesmo profissional solicitar exames que, algumas vezes, podem não ter, na realidade, a sua indicação precisa, onerando completamente o custo total do tratamento.

Também é importante ressaltar que o cirurgião-dentista pode utilizar todos os meios disponíveis para a consecução de seu diagnóstico. Contudo, é importante lem-brar que todos os exames complementares, laboratoriais ou não, subsidiários do diagnóstico deve o médico e/ou cirurgião-dentista ter pleno conhecimento de sua importância no auxílio de suas atitudes, capacitando-se a ler os resultados adequadamente.

É primordial não só ter a capacidade de interpretar o diagnóstico adequadamente, mas também delimitar claramente sua limitação técnica essencial e profissionalmente de não extravasar sua competência para não se antepor e se antagonizar não só com o paciente, mas com outros profissionais médicos. Por exemplo, em odontologia não é rotina e não se deve pedir ECG, pois mesmo que o paciente for um cardiopata, não está o cirurgião-dentista habilitado a interpretar adequadamente o eletrocardiograma. Contudo, como exemplo pode-se e deve-se pedir uma glicemia, pois mesmo não estando no âmbito profissional odontológico tratar ou compensar o endocrinopata diabético, é mandatário ao cirurgião-dentista saber se o paciente é portador deste quadro clínico, pois se ele o submeter a um ato operatório cirúrgico, tornar-se a um paciente de risco.

Bioquímica

Marta Rosângela Juncioni
Maria Eliza Zanoli Meira Lino
Carlos A. C. Sannazzaro

CÁLCIO TOTAL

Uso do teste

O teste é utilizado no diagnóstico e monitoramento de transtornos do metabolismo do cálcio (Ca) e fósforo, especialmente em doenças ósseas e neoplásicas.

Ca é essencial na formação óssea, na transmissão do impulso nervoso, na contração do miocárdio e dos músculos esqueléticos e na coagulação do sangue (conversão da protrombina em trombina).

Os depósitos de cálcio no organismo são os dentes e os ossos (99%), e o restante (1%) é encontrado nos líquidos orgânicos. A excreção de cálcio é feita pela urina e pelas fezes. Existe um fluxo constante de cálcio entre intestino, líquido extracelular, ossos e rins.

O cálcio é predominantemente um cátion extracelular. Apresenta-se sob três frações: cerca de 46% ionizado ou livre (Ca i), cerca de 40% ligado a proteínas e cerca de 14% na forma complexada; apenas a fração ionizada é biologicamente ativa.

Na determinação laboratorial do Ca total todas as frações são medidas em conjunto.

Os níveis séricos de Ca total são afetados pela concentração sérica de proteína (albumina) – cada 1 grama de proteína fixa 0,8 mg de Ca em pH fisiológico, posição do corpo quando se extrai a amostra e garroteamento prolongado.

A determinação do Ca i tem a vantagem de não sofrer as influências desses fatores, sendo melhor indicador dos estados hiper e hipocalcêmicos. O Ca i sofre variação com o pH do sangue; a fração do Ca ligada às proteínas depende do pH: a acidose diminui a ligação, aumentando a fração livre e a alcalose provoca o efeito inverso.

A concentração de cálcio sérico varia com a idade e é especialmente alta no período neonatal. Há diminuição gradual dessa concentração em mulheres com idade superior a 50 anos.

Uma causa importante de hipercalcemia são as neoplasias; observa-se aumento nas enfermidades ósseas primárias como o mieloma múltiplo e as metástases ósseas. Apenas 10% a 15% dos cânceres metastáticos produzem hipercalcemia.

Protocolo de obtenção de amostras e interferentes

Soro, plasma heparinizado

- Evitar lipemia visível (jejum de no mínimo 4 h).
- Dieta normal (800 mg de cálcio/dia) 3 dias antes da coleta.
- Evitar a hemólise da amostra (causa resultados falsamente elevados).
- Separar o soro imediatamente do coágulo.
- O material utilizado na coleta deve estar isento de contaminação ambiental por metais, pois interferem no resultado das análises.
- Não usar anticoagulantes tais como oxalato e EDTA, pois são quelantes do íon Mg.
- Evitar garroteamento prolongado (superior a 1 minuto).
- A postura ereta por mais de 15 minutos eleva o Ca de 4% a 7%.
- A concentração sérica de Ca livre varia sob a influência do pH.

Urina de 24 h

- Dieta normal (600–800 mg de cálcio/dia) 3 dias antes da coleta (a excreção urinária é dependente da dieta).
- Hiperfosfatúria pode causar diminuição nos resultados.

Informações diagnósticas

Causas da hipocalcemia

Alcalose, bacteremia, transfusão sanguínea sem reposição de cálcio, queimaduras, doença celíaca, síndrome de Fanconi, hipomagnesemia, hipoparatireoidismo primário (deficiência de PTH), pseudo-hipoparatireoidismo (resistência tissular ao PTH), deficiência de vitamina D, falência renal, deficiência de Mg, pancreatite aguda, hiperfosfatemia, osteomalácia, distúrbios renais, alcoolismo, hepatite cirrótica, hipoalbuminemia, prematuridade neonatal, nutrição inadequada e drogas, incluindo aminoglicosídeos, antiácidos, anticonvulsivantes, aspirina, barbitúricos, calcitonina, carbamazepina, fenitoína, diuréticos.

Causas da hipercalcemia

Acidose (respiratória), acromegalia, doença de Addison, bacteremia, processos malignos com envolvimento ósseo (especialmente tumores de mama, pulmões, rins, mieloma múltiplo, linfomas e leucemia), processos malignos sem envolvimento ósseo (especialmente carcinoma de células escamosas de pulmão, carcinoma de rins), neoplasias malignas de esôfago, pâncreas, bexiga, fígado, policitemia vera, feocromocitoma (associado à hiperplasia de paratireóide), transtornos endócrinos (hiperparatireoidismo hipertireoidismo, insuficiência adrenal, acromegalia), síndrome de Paget, enfermidades granulomatosas (sarcoidose, tuberculose, micoses sistêmicas), hipercalcemia familiar benigna e transtornos induzidos por drogas (vitamina D, vitamina A, lítio, esteroides anabolizantes, progesterona, diuréticos tiazídicos, hormônios tireoidianos).

Causas da hipercalciúria

Acromegalia, metástases ósseas, câncer primário de mamas e pulmão, síndrome de Fanconi, diabetes melito, hipercalcemia, hiperparatireoidismo, hipertireoidismo, terapia com vitamina D, leucemia, linfoma, mieloma múltipla osteoporose, síndrome de Paget e drogas, incluindo corticosteroides, diuréticos (efeitos na fase inicial), PTH (mobilização óssea), antiácidos.

Causas da hipocalciúria

Falência renal crônica, hipoparatiroidismo, malabsorção, osteomalácia, pré-eclâmpsia, pseudo-hipoparatireoidismo, insuficiência renal, deficiência de vitamina D e drogas, incluindo estrogênios, lítio, contraceptivos orais, diuréticos tiazídicos.

Observações
Sintomas de hipocalcemia

Convulsão, disritmias, alterações no ECG, espasmo facial, tremores musculares, tetania.

A tetania ocorre com o nível de Ca total entre 6 a 7 mg/dl (1,5 a 1,75 mmol/l); na alcalose metabólica e respiratória a tetania ocorre com o Ca total normal e Ca i diminuído.

A queda de 1,5 mg/dl no plasma (0,38 mmol/l) pode aumentar o PTH em até 400 vezes.

Sintomas de hipercalcemia

Constipação, alterações no ECG, letargia, debilidade muscular, náusea, depressão neurológica (dor de cabeça, apatia, redução do nível de consciência), progredindo para o coma, vômitos (Quadros 7.1 e 7.2).

Métodos analíticos para detecção do cálcio mais usuais
- Espectrofotométricos automatizados (cresolftaleína).

Quadro 7.1 Valores de referência para cálcio no soro ou plasma

Faixa etária	Resultados	
	mg/dl	mmol/l
Recém-nascidos: ≤ 10 dias	7,6 a 10,4	1,9 a 2,6
Crianças: 10 dias–2 anos	9,0 a 11,0	2,25 a 2,75
2 anos–12 anos	8,8 a 10,8	2,20 a 2,70
12 anos–18 anos	8,4 a 10,2	2,10 a 2,25
Adultos	8,6 a 10,0	2,15 a 2,50
Nível de pânico: Tetania	< 07,0	< 1,75
Coma	> 12,0	> 12,99
Possível morte	≤ 06,0	≤ 1,50
	≥ 14,0	≥ 3,49

Quadro 7.2 Valores de referência para cálcio na urina de 24 horas, segundo tipo de dieta utilizada

Tipo de dieta	mg/dia	mmol/dia
Dieta Ca baixa	< 150	< 3,7
Dieta Ca normal	100 a 250	2,5 a 6,2
Dieta Ca alta	250 a 300	6,2 a 7,5

- Absorção atômica (método de referência); pouco utilizado na rotina laboratorial por ser muito oneroso.
- Potenciometria, com eletrodo íon-seletivo (ISE).

CÁLCIO IONIZADO

Uso do teste

O teste é utilizado na determinação da fração livre ou fisiologicamente ativa do cálcio (Ca i) em pacientes com alterações protéicas (falência renal crônica, síndrome nefrótica, malabsorção, mieloma múltiplo, hiperparatireoidismo primário) e distúrbios do equilíbrio ácido-básico.

O nível de Ca i reflete melhor o metabolismo do Ca do que os de Ca total.

A diminuição significativa do nível de Ca i pode levar a um aumento da irritabilidade neuromuscular e tetania.

O Ca i representa cerca de 46%–50% do Ca total. As outras frações são formadas pelo Ca ligado a proteínas, principalmente albumina (40% do Ca total), e ligado a complexos, ânions de baixo peso molecular como citrato, bicarbonato e fosfato (10% a 15% do Ca total). Estas frações são biologicamente inativas; o equilibrio entre a mesmas é afetado pelo pH, temperatura, força iônica, concentração de Mg e de Ca no sangue.

Para a diminuição de 0,1 unidade de pH no sangue, o Ca i aumenta 1,5%-2,5%

Protocolo de obtenção de amostras/ interferentes

Sangue total, soro

- Evitar lipemia visível (jejum de no mínimo 4 h).
- Dieta normal (800 mg de cálcio/dia) 3 dias antes da coleta.
- A coleta e a manipulação das amostras devem seguir condições anaeróbicas, com o uso de tubos fechados. A perda de CO_2 eleva o pH e altera o nível de Ca i.
- Evitar a hemólise da amostra (causa resultados falsamente elevados).
- Separar o soro imediatamente do coágulo.

- A análise deve ser feita no máximo 1 hora após a coleta.
- Evitar contaminação ambiental por metais, pois interferem no resultado das análises.
- Não usar anticoagulantes tais com oxalato e EDTA, pois são quelantes do íon Mg. A heparina com concentração de 30 U/ml reduz o Ca i de 3% a 5%.
- O paciente deverá estar sentado recostado e relaxado durante a coleta.
- Garroteamento o mais breve possível.
- Poucos minutos de exercício do antebraço eleva o nível de Ca i em até 8%.
- Pacientes acamados durante 3 a 12 dias têm elevação do nível de Ca i para valores anormais.
- A posição ereta afeta mais os níveis de Ca total que os de Ca i.
- Há variação de níveis séricos durante o dia, com valores mais baixos nas primeiras horas da manhã e níveis mais altos no final da tarde.

Informações diagnósticas

Causas de diminuição do Ca i

Alcalemia, queimaduras, hipoparatireoidismo primário (ambas frações de Ca), pseudo-hipoparatireoidismo, deficiência de vitamina D, deficiência de Mg, após transfusão com sangue contendo anticoagulante que complexa o Ca i, como o citrato; grandes cirurgias (operações com coração aberto, transplante de fígado etc.), trauma, sepse, queimaduras, pancreatite, falência múltipla de órgãos, após hemodiálise, alcalose, uso de anticonvulsivantes, furosemida (uso inicial), aumento da força iônica e aumento do pH do plasma (p. ex., aumento de Na).

Causas de aumento do Ca i

Acidemia, hiperparatireoidismo primário, tumores produtores de PTH, excesso de vitamina D, processos malignos (o aumento é detectado com o Ca total normal), diminuição do pH do plasma, uso de hidroclorotiazida (uso crônico), lítio (Quadro 7.3).

Quadro 7.3 Valores de referência do cálcio segundo o tipo de material

Valores de referência		
	mg/dl	mmol/l
Sangue total	4,60–5,08	1,15–1,27
Soro	4,60–5,28	1,16–1,32
Crianças	4,80–5,52	1,20–1,38
Obs.: o valor normal do cálcio no soro total é de 46%-50%.		

Métodos de detecção usuais

Potenciometria com eletrodo íon-seletivo (ISE).

O uso de fórmulas para cálculo de Ca i não são recomendadas (são imprecisas). Atualmente existem vários analisadores de eletrólitos que possibilitam a análise do Ca i de forma rápida e confiável.

CREATININA

A creatinina é um anidrido da creatina e é formada por uma reação espontânea e irreversível. A creatinina livre não é reutilizada no metabolismo e desse modo funciona apenas como um produto de refugo da creatina. A formação de creatinina é bastante constante e cerca de 2% da creatina é transformada desta maneira em cada 24 horas.

Por consequência, a formação de creatinina guarda também uma relação direta com a massa muscular.

A creatinina é livremente filtrada pelos glomérulos mas não é reabsorvida em quantidade apreciável, quando o é, em circunstâncias normais. Uma quantidade pequena, mas significativa, é também eliminada por excreção tubular ativa, que aumenta quando se eleva a concentração da creatinina plasmática.

Apesar de a excreção de creatinina ser geralmente considerada como bastante constante para cada indivíduo, um estudo mostrou que existe um coeficiente de variação intraindividual de 10%.

A creatinina plasmática tende a aumentar um pouco mais lentamente que o nitrogênio ureico do sangue nas doenças renais, mas também diminui mais lentamente com a hemodiálise.

Comentários e interpretação

A creatinina é um indicador muito específico na função renal, revelando um balanceamento entre a creatinina formada e a creatina excretada. Aumenta à medida em que diminui o ritmo de filtração glomerular. Diminui com aumento da filtração. De forma grosseira, porém clinicamente útil, pode-se imaginar que reduções de 50% na filtração glomerular correspondem a uma duplicação do nível sérico de creatinina. Como o aumento demanda um certo tempo, este raciocínio não pode ser aplicado a reduções agudas da filtração glomerular. Sofre menos influência da dieta (ingestão de proteína, grau de hidratação e metabolismo protéico) do que a ureia e, neste aspecto, é melhor índice de função renal do que esta última.

O método enzimático, por química seca, pode eventualmente sofrer interferência *in vitro* de algumas drogas, entre elas se destacam a dipirona, que pode reduzir, e a lidocaína, que pode elevar falsamente a concentração de creatinina.

Amostras

Soro ou plasma (fluoreto ou heparina)

- Jejum de 4 horas.
- Evitar hemólises (resultados falsamente elevados).
- Material de coleta deve estar isento de contaminação ambiental por metais.
- Evitar a coleta durante a hemodiálise.
- Evitar o exercício por 8 horas.
- Evitar a ingestão excessiva de carne vermelha 24 horas antes do teste.
- Evitar soros lipêmicos (resultados falsamente elevados).

Interferentes

Drogas podem causar nefrotoxicidade.

Podem causar o aumento de creatinina no soro: acetoacetato, acetona, andrógenos, ácido ascórbico, bromossulfaleína, cefalosporina, corticosteroides, cefaclor, cefamandole, cefazolin, ceforanide, cefoxitina, cefalotina, diuréticos, lidocaína, frutose, glicose, metildopa, nitrofurantoína, piperacilina, propranolol, prolina, piruvato, sulfonamida e ácido úrico.

Podem causar a diminuição de creatinina no soro: N-acetilcisteína, cefalotina, dipirona, cimetidina, bilirrubina, cloropromazina, diuréticos tiazídicos e vancomicina.

Aumento da creatinina no soro

Diminuição da função renal, tanto aguda como crônica, de qualquer causa (déficit de perfusão, doença renal intrínseca e obstrução pós-renal do fluxo de urina), acromegalia ativa e gigantismo, hipertireoidismo e alimentação à base de carne.

Diminuição da creatinina no soro

Debilitação (devido ao aumento ou diminuição da massa muscular), grávidas (especialmente no primeiro e segundo trimestres) (Quadro 7.4).

CREATININA NA URINA

Comentários e interpretação

A creatinina urinária é útil na avaliação de adequação da coleta de urina de 24 horas e no uso de índices de várias

Quadro 7.4 Valores de referência por idade e sexo

Valores de referência (método de Jaffe cinético ou enzimático)			
Tipo de indivíduo		mg/dl	mmol/l
Crianças	até 6 anos	0,3–0,7	≤ 71
	de 7 a 12 anos	0,4–0,8	≤ 80
Adulto	Masculino	0,6–1,2	53–106
	Feminino	0,5–1,1	44–97

Obs.: método de Jaffé manual = 0,85–1,5 mg/dl.

substâncias em relação à excreção de creatinina, tida como relativamente constante. Em pacientes renais agudos, a relação creatinina urinária/sérica pode ser usada como índice diagnóstico (em geral, é inferior a 10 na necrose tubular aguda). A creatinina urinária aumenta com dietas hiperproteicas. Cefalosporinas, ácido ascórbico e levodopa aumentam os níveis. Urinas muito acidificadas podem apresentar forte interferência negativa. Amostras coletadas na parte da tarde são de 20% a 40% mais elevadas do que as da manhã.

Material

Urina de 24 horas ou amostra isolada.

Preparo do paciente

Para urina de 24 horas, retirar frascos e instruções no laboratório.

Interferentes que podem causar

Aumento de creatinina

Ácido ascórbico, cefamandole, cefazolina, cefoxitina, cefalotina, frutose, levodopa, metildopa, nitrofuranos.

Diminuição da creatinina

Andrógenos e esteroides anabólicos, tiazidas.

Causas do aumento da creatinina na urina

Exercícios prolongados, acromegalia, gigantismo, diabetes melito, infecção, hipotireoidismo, dieta à base de carnes.

Causas da diminuição da creatinina na urina

Hipertireoidismo, anemia, paralisia, distrofia muscular, doenças com diminuição da massa muscular, doenças inflamatórias afetando os músculos, doenças metabólicas afetando os músculos, doença renal avançada, leucemia, dietas vegetarianas (Quadro 7.5).

DEPURAÇÃO DA CREATININA

Comentários e interpretação

O teste é útil na avaliação funcional renal. A depuração está diminuída em nefropatias agudas e crônicas e sua determinação pode ser útil no acompanhamento desses pacientes. Na insuficiência renal terminal serve para indicar estados em que processos dialíticos se tornam imperiosos. Pode estar aumentada em diabetes (fase inicial), hipertireoidismo, acromegalia.

Material/amostra

Soro e urina de 24 horas, colhida em 2 períodos de 12 horas, sem conservante.

Quadro 7.5 Valores de referência na urina

Valores de referência			
Tipo de indivíduo		**mg/24h**	**µmol/dia**
Adultos	mulheres	600–1.800	5,3–16
	homens	800–2.000	7–18
Crianças		8–22	71–195
Obs.: Valores por quilograma de peso.		14–26 mg/kg/24 h	124–230 µmol/kg/24 h

Preparo do paciente

- Jejum de 4 horas para coleta de sangue.
- Prazo máximo entre as coletas de sangue e a entrega das amostras de urina (ou vice-versa) é de 72 horas.
- Não tomar laxante na véspera da coleta da urina.
- Não fazer uso de creme/óvulo vaginal nas 24 horas que antecedem o exame.

Cálculo da depuração da creatinina pela fórmula clássica

$$\text{Fator de correção (F)} = \frac{1,73}{A}$$

- A = superfície corporal (tabela)
- Volume corrigido (VC) = V (ml/min) · F

$$\text{Depuração} = \frac{U}{P} \times VC$$

onde:

- U = concentração urinária
- P = concentração plasmática
- VC = volume corrigido (Quadros 7.6 e 7.7)

FÓSFORO

Uso do teste

O teste é utilizado no diagnóstico e monitoramento de transtor nos do metabolismo do Ca e do P, especialmente no diagnóstico de hipoparatireoidismo, na diferenciação de distúrbios hipercalcêmicos e metástases ósseas.

Quadro 7.6 Valores de referência de *clearance* de creatinina no soro e urina para adultos

Idade (anos)	Valores de referência			
	Mulheres		Homens	
	ml/min	ml/s	ml/min	ml/s
≤ 20	84	1,4	90	1,5
21/30	90	1,5	96	1,6
31/40	96	1,6	102	1,7
41/50	102	1,7	108	1,8
51/60	108	1,8	114	1,9
61/70	114	1,9	120	2,0
71/80	120	2,0	126	2,1
81/90	126	2,1	132	2,2
91/100	132	2,1	138	2,3

Obs.: normal: corrigido para 1,75 m de superfície corporal.

Quadro 7.7 Valores de referência do *clearance* de creatinina no soro e urina para crianças

Idade (anos)	Valores de referência	
	Crianças	
	ml/min	ml/s
< 1	72	1,2
1	45	0,8
2	55	0,9
3	60	1,0
4–5	71–73	1,2
6–7	64–67	1,1
8	72	1,2
9	83	1,4
10–11	86–92	1,5
12	109	1,8
13–14	86	1,4

O fósforo é um elemento inorgânico essencial na formação óssea, no armazenamento e na conversão de energia (molécula de ATP), no equilíbrio ácido-básico e no metabolismo de carboidratos.

O fosfato é o principal ânion intracelular. Uma parte significativa do fósforo intracelular e plasmático se encontra sob a forma de compostos orgânicos como a glicose-6-fosfato desidrogenase (G6PD) e 2,3-difosfoglicerato.

A dieta normal humana contém cerca de 1.400 mg de fósforo por dia, sendo excretados aproximadamente 500 mg nas fezes e 900 mg na urina. A absorção do fósforo é acentuada pela presença de vitamina D.

Os níveis de fósforo no sangue seguem o ritmo circadiano, aumentam pela manhã e diminuem à tarde, diminuem rapidamente após a ingestão de carboidratos (devido a incorporação celular e formação de ésteres de fosfatos), variações no nível de HGH, insulina e função renal.

Há variação sazonal no inverno, quando os níveis são mais baixos. Há aumento na primeira década da menopausa. Durante o período menstrual, os níveis diminuem.

O metabolismo do Ca e do P estão inter-relacionados. Em indivíduos saudáveis, quando o nivel sérico de Ca aumenta, o nível de fósforo diminui. A homeostase do P é feita pela excreção renal.

Protocolo de obtenção de amostras/ interferentes

Soro, plasma heparinizado

- O jejum é obrigatório, pois os valores séricos diminuem após a alimentação.
- Amostras colhidas pela manhã podem apresentar valores mais altos em relação às amostras colhidas à tarde (variações devido ao ritmo circadiano).

- Evitar a hemólise da amostra (causa resultados falsamente elevados).
- Separar o soro imediatamente do coágulo.
- O material utilizado na coleta deve estar isento de contaminação ambiental por metais, pois interferem no resultado das análises.

Urina de 24 h

- Há variação diurna na excreção de fosfato urinário, aumentando no período da tarde.
- A excreção de fosfato urinário é dependente da dieta.

Informações diagnósticas

Causas da hipofosfatemia

Alcoolismo, osteomalácia, esteatorreia, acidose tubular renal, diminuição nos níveis de HGH, septicemia por bactérias Gram-negativas, hipocalemia, deficiência de vitamina D, deficiência de vitamina B_{12}, má nutrição severa, malabsorção, diarreia severa, vômitos, hiperparatireoidismo primário e secundário, tumores produtores de PTH, hipocalcemia, hipercalcemia familiar, hipomagnesemia, gota aguda, intoxicação por salicilatos, infecção respiratória, tratamento de diabetes melito (hiperinsulinemia), alcalose respiratória, metástase osteoblástica de câncer, defeitos tubulares renais (síndrome de Fanconi) e drogas incluindo carbamazepina, calcitonina, diuréticos, estrógenos, contraceptivos orais, fenitoína.

Causas da hiperfosfatemia

Acromegalia, sarcoidose, intoxicação por vitamina D, falência renal, hipoparatireoidismo, pseudo-hipoparatireoidismo, diabetes melito com cetose, embolismo pulmonar, acidose lática, acidose respiratória, metástases ósseas, diarréia, vômitos e drogas incluindo quimioterápicos, betabloqueadores, etanol, esteroides, HGH, fenitoína.

Causas da hiperfosfatúria

Fraturas ósseas (transitória), hiperparatireoidismo, intoxicação por vitamina D, síndrome de Fanconi, hipofosfatemia familiar, acidose não-renal e drogas incluindo bicarbonato, calcitonina, corticosteroides, diuréticos, PTH.

Causas da hipofosfatúria

Hipoparatireoidismo, pseudo-hipoparatireoidismo, paratireoidectomizados e drogas incluindo antiácidos com alumínio (Quadro 7.8).

Métodos de detecção usuais

Espectrofotométricos automatizados (fosfomolibdato).

FOSFATASE ALCALINA TOTAL

Uso do teste

A determinação da fosfatase alcalina (ALP) avalia um grupo de enzimas (denominadas de isoenzimas) que catalizam a hidrólise dos ésteres de fosfato em um meio alcalino.

A fosfatase alcalina requer os íons Mg e Zn para sua estabilidade e atividade máxima; é inibida pelo íon Ca e fosfato.

A fosfatase alcalina é produzida por muitos tecidos – fígado, ossos, intestino, placenta, pulmão, leucócitos, células dos túbulos renais proximais e glândula mamária ativa –, porém somente as frações óssea e hepática são detectadas no soro de pessoas sadias.

As isoenzimas conhecidas são: osso, fígado, fígado rápida (H), intestino, placenta, rim, Regan (fetal) e Na-

gao; podem ser separadas entre si pela técnica da eletroforese.

O crescimento é um fator fisiológico que causa a elevação dos níveis séricos da ALP na infância, bem como mulheres no último trimestre de gravidez (normaliza entre 3-6 semanas pós-parto) e menopausa.

A fosfatase alcalina é considerada um marcador muito sensível de enfermidade obstrutiva hepática; também é utilizada na avaliação e no seguimento de outras hepatopatias e enfermidades ósseas, que implicam o aumento da sua atividade sérica. No seguimento de pacientes com câncer, a ALP têm três empregos principais: a ALP derivada de metástases osteoblásticas, a ALP elevada como consequência de metástases hepáticas e a ALP derivada do tumor propriamente dito (isoenzima de Regan).

A determinação sérica da fosfatase alcalina total não é um marcador específico de formação óssea, para tanto, há necessidade da determinação sérica da fração óssea.

Protocolo de obtenção de amostras/ interferentes

Soro – evitar hemólise

- Drogas hepatotóxicas até 12 horas antes da coleta interferem nos testes.
- Anticoagulantes tais como EDTA, oxalato e citrato causam inibição da atividade enzimática (por complexar com o íon Mg).
- Jejum – 8 h.
- Evitar hemólise.

Informações diagnósticas

Causas da hipofosfatasemia

Hipotireoidismo, cretinismo, carência de vitamina D, deficiência de vitamina B_{12}, deficiência nutricional de zinco e magnésio, alta ingestão de cálcio, doença celíaca,

Quadro 7.8 Valores de referência para o fósforo de acordo com a idade

	Valores de referência	
Tipo de indivíduo	mg/dl	mmol/l
Crianças		
Recém-nascidos	4,5–9,0	1,5–2,91
10 dias–2 anos	4,5–6,7	1,45–2,16
2–12 anos	4,5–5,5	1,45–1,78
Adultos (até 60 anos)	2,7–4,5	0,87–1,45

Obs.: urina de 24h = 0,4–1,3 g/24 h ou 13–42 mmol/dia.

hipofosfatasemia, nefrite crônica, sarcoma osteolítico, intoxicação por vitamina D e drogas incluindo: EDTA, fluoretos, oxalatos, fosfatos, propranolol, estrógenos, contraceptivos orais.

Causas da hiperfosfatasemia

1. *Aumento do metabolismo ósseo:* durante a recuperação de fraturas, hiperparatireoidismo, osteomalácia, deficiência de vitamina D.
2. *Distúrbios ósseos:* metástases ósseas, sarcoma osteoblástico, mieloma, distúrbio de Paget, síndrome de Cushing, distúrbios tubulares renais associados com perda de Ca e P, resultando em raquitismo com ou hiperparatireoidismo secundário.
3. *Distúrbios renais:* raquitismo resistente associado com hiperparatireoidismo secundário.
4. *Distúrbios hepáticos:* mononucleose infecciosa, citomegalovírus em crianças, obstrução biliar (incluindo colestase), carcinoma hepatocelular primário, hepatite infecciosa, uso crônico de anticonvulsivantes, drogas hepatotóxicas.
5. *Diversos:* alcoolismo, sepse extra-hepática, colite ulcerativa, infecção bacteriana intra-abdominal, hiperfostasemia benigna transitória em crianças, infecção renal e pulmonar, pancreatite, indivíduos com sangue tipos B e O após 2 horas da refeição.
6. *Drogas:* albumina, alopurinol, esteroides anabolizantes, aspirina, barbituratos, carbamazepina, tetraciclina, tetraciclina, cefalosporinas, aminoglicosídeos, penicilina, fenitoína.

Observações

As isoenzimas da fosfatase alcalina diferem-se em sua termoestabilidade. A persistência da atividade logo após a incubação a 56°C, sugere a presença das formas óssea e hepática; portanto, este método pode ser utilizado como estimativa qualitativa e semiquantitativa da atividade da ALP óssea e hepática, quando estas isoenzimas predominam no soro. A inativação química utilizando L-fenilalanina e ureia permite calcular a atividade da fração óssea e hepática na presença de outras isoformas.

A eletroforese em gel de poliacrilamida é a técnica mais utilizada na detecção de metástases ósseas e hepáticas.

Recentemente, devido ao desenvolvimento dos anticorpos mononucleares, a fração óssea pode ser quantificada mediante ensaio imunoenzimático de captura.

Causas de aumento da isoenzima biliar

Cirrose biliar, obstrução do duto biliar, colestase.

Causas de aumento das isoenzimas hepáticas I e II

Congestão hepática e diminuição do *clearence* da enzima, vasculite, gravidez (tipo I).

Danos células parenquimatosas (tipo II).

Causas de aumento da isoenzima óssea

Câncer ósseo, doença de Paget, crescimento ósseo fisiológico em crianças, recuperação fraturas ósseas, osteomalácia e osteoporose, osteoporose pós-menstrual, osteomalácia causada por hiperparatireoidismo primário, secundário e terceário, raquitismo, raquitismo por deficiência de vitamina D, raquitismo induzido por anticonvulsivantes, síndrome de malabsorção, linfoma.

Causas de aumento da isoenzima intestinal

Alguns pacientes com distúrbios intestinais, indivíduos tipo O ou B (especialmente após a refeição), variantes intestinais de ALP.

Causas de aumento da isoenzima placentária

Aparece no soro materno no terceiro trimestre da gravidez.

Isoenzimas não identificadas

De origem neoplásica (p. ex., Regan e Nagao) (Quadro 7.9).

Métodos de análise atuais

Espectrofotométricos (paranitrofenilfosfato).

FOSFATASE ÁCIDA

Uso do teste

O termo fosfatase ácida (FAT) designa um grupo de enzimas lisossomais (fosfatases) que exibem atividade máxima em pH 5,0 e catalizam a hidrólise de um monoéster ortofosfórico, produzindo álcool e um grupo fosfato. São vinte as isoenzimas conhecidas; são encontradas em maior quantidade na glândula prostática e na secreção prostática (fosfatase prostática) e uma pequena quantidade (fosfatase não prostática) na medula óssea, no baço, no fígado, nos rins, eritrócitos, plaquetas, osteoclastos e em células leucêmicas.

Apenas a isoenzima prostática (PAP, isoenzima 2 na separação eletroforética) e as isoenzimas 1 e 5 do baço

Quadro 7.9 Valores de referência da fosfatase alcalina de acordo com o método e a idade

Valores de referência			
Método	idade	U/dl	U/l
Bodansky	20–60 anos idosos crianças	2-4 ligeiramente aumentado 5-14	10,7–21,5 – 27–75
Bessey-Lowrey-Brok	20–60 anos idosos	08-2,3 ligeiramente aumentado	13,3–38,3 –
Crianças	1 mês 3 anos 10 anos	10–30 10–20 15–30	71–213 71–142 107–213

Obs.: nas crianças os valores permanecem altos até o fechamento da epífise.

têm demonstrado utilidade clínica. A isoenzima óssea tem sido utilizada como auxiliar no monitoramento de pacientes com prováveis metástases osteolíticas.

A fosfatase ácida total em homens consiste em aproximadamente 50% da fração prostática; o restante é proveniente do fígado e dos eritrócitos. Nas mulheres, a fosfatase ácida é presumivelmente do fígado, eritrócitos e plaquetas.

A fosfatase ácida prostática é usada no diagnóstico e monitoramento do tratamento de câncer de próstata, porém é um marcador menos sensível e específico que o antígeno prostático específico (PSA).

Protocolo de obtenção de amostras/interferentes

Soro, plasma heparinizado

- Anticoagulantes tais como oxalato, fluoreto e citrato causam inibição da atividade enzimática, não poderão ser utilizados; exceto heparina.
- Jejum – 8 h.
- Evitar hemólise (provoca resultados artificialmente aumentados).
- O soro deverá ser separado imediatamente após a coleta e tamponado a pH 5,4-6,2 com citrato ou ácido acético.

Causas de aumento

Fraturas ósseas, câncer com metástase óssea, leucemia de células cabeludas, hepatite viral, hiperparatireoidismo, mieloma múltiplo, síndrome de Paget, câncer de próstata, infarto de próstata, trauma ou cirurgia de próstata, púrpura trombocitopênica idiopática e drogas, incluindo esteroides anabolizantes.

Causas de diminuição

Não tem significância clínica (Quadro 7.10).

Métodos de análise atuais

Espectrofotométricos – naftilfosfato (fosfatase ácida).
Eletroforese (isoenzimas).

GLICEMIA

O teste é útil no diagnóstico das hiper e hipoglicemias. Para o diagnóstico de diabetes melito é necessário valor igual ou superior a 125 mg/dl na amostra de jejum, em pelo menos 2 ocasiões. Em gestantes, valores superiores a 105 mg/dl já são suspeitos, merecendo maior investigação.

O diagnóstico de hipoglicemia se estabelece com valores abaixo de 50 mg/dl no adulto e 40 mg/dl no recém-nascido.

Quadro 7.10 Valores de referência para fosfatase ácida total e ácida prostática no soro

Analito	U/l
Fosfatase ácida total	< 10
Fostase ácida prostática	< 3,5

A glicose é um monossacarídeo encontrado naturalmente nas frutas. É também formada a partir da ingestão de carboidratos e da conversão de glicogênio pelo fígado e a principal fonte de energia celular do organismo.

A glicose é essencial para o cérebro e para a função eritrocitária. Excesso de glicose é armazenado como glicogênio no fígado e em células musculares.

Entre os hormônios que influenciam o metabolismo da glicose incluem-se insulina, glucagon, tiroxina, somatostatina, cortisol e epinefrina.

Níveis de glicose em jejum são utilizados para ajudar no diagnóstico rápido de diabetes melito e hipoglicemia. Testes com tempos marcados (curva de tolerância à glicose) são normalmente realizados em *screening* de rotina e avaliação não específica do metabolismo de carboidratos. Serve também para monitorar hipoglicemia em recém-nascidos.

O doseamento da glicose é feito estando o paciente em jejum de 10-12 horas. Os valores da glicose plasmática podem ser classificados como hiperglicêmicos ou hipoglicêmicos. Um nível normal após 10-12 horas em jejum situa-se entre 70 e 110 mg/dl.

Geralmente um valor de glicose plasmática de 140 mg/dl é considerado anormal; se os valores encontrados são anormais em 2 ou mais ocasiões, o diagnóstico de diabetes melito pode ser feito (Quadro 7.11).

Sintomas do nível do pânico

Aumento da glicemia.

Dor abdominal, fadiga, cãibra, náuseas, poliúria, sede e vômitos.

Tratamento

Injeção subcutânea de insulina em diferentes dosagens para acompanhamento do nível de consciência. De hora em hora, o nível de glicemia será avaliado em amostras de sangue.

Sintomas do nível do pânico

Diminuição da glicemia.

Confusão, dor de cabeça, fome, irritabilidade, nervosismo, agitação, suor e fraqueza.

Tratamento

Administração oral de glicose acompanhada da ingestão de carboidratos. Para recém-nascidos ou pacientes inconscientes, administrar glicose intravenosa ou glucagon intravenoso ou intramuscular.

Interferentes ou drogas que podem causar

Aumento da glicose

ACTH, cafeína, calcitonina, corticosteróides, diuréticos, dopamina, epinefrina, estrógenos, frutose, glucagon, carbonato de lítio, morfina, ácido nicotínico (largas doses), somastotatina, contraceptivos orais, fenotiazinas, fenitoína, teofilina, agentes anestésicos, maltose, éter metílico e xilose.

Diminuição da glicose

Acetaminofeno (grandes doses), álcool etílico, aspirina (doses tóxicas), oxitetraciclina (em pacientes diabéticos), anti-histamínicos, ácido ascórbico, barbitúricos, cloranfenicol, levodopa, tetraciclina etc.

Valores alterados

Aumentados

Após alimentação, diabetes melito (adultos e jovens), exercícios intensos, grandes emoções, choque, queimaduras, agromegalia, gigantismo, síndrome de Cushing, asfixia, hipertireoidismo, traumatismo craniano, pancreatite aguda, uremia, câncer, septicemia, meningite, hiperadrenalismo, fibrose cística, eclâmpsia, hemorragia, infecção, obesidade, gravidez, estresse, traumas, doença renal crônica etc.

Diminuídos

Esforço muscular exagerado, hipotireoidismo, distúrbio de absorção intestinal, tratamento desordenado com insu-

Quadro 7.11 Níveis de pânico e interpretação para adultos e recém-nascidos

Valores	Adultos (mg/dl)	Recém-nascidos (mg/dl)
abaixo de	40	30
acima de	700	300

lina ou hipoglicemiantes orais, anorexia nervosa, doença de Addison, alcoolismo, carcinoma, cirrose, cretinismo, intolerância à frutose, galactosemia, deficiência de glucagon, hepatite, hipotermia, recém-nascidos de mãe diabética, desnutrição, pancreatite, intoxicações por arsênio, clorofórmio, álcool, salicilatos, anti-histamínicos, hipopituitarismo.

Amostras

- Jejum de: 8 a 12 horas para adultos,
  6 horas para crianças de 1 a 5 anos ou
  3 horas para crianças abaixo de 1 ano
- Soro ou plasma (com fluoreto sódico).
- Evitar hemólise.
- Separar o soro ou plasma imediatamente do coágulo.

Valores normais

70–110 mg/dl.

GLICOSÚRIA (GLICOSE NA URINA)

Glicemias superiores a 180 mg/dl, geralmente já provocam glicosúria, porém em pacientes diabéticos o limiar renal pode variar de 50 a 400 mg/dl. Crianças com menos de 1 ano e gestantes podem apresentar glicosúria por diminuição do limiar renal, chamada de glicosúria de causa renal e não relacionada ao diabetes. A coleta fracionada de glicosúria é útil no acompanhamento de pacientes diabéticos tratados com hipoglicemiantes. Eventualmente, pode-se ter uma amostra única por um tempo definido (6, 12, 24 h) ou amostra isolada.

Amostras

Urina de 24 ou 12 horas, ou urina de 24 horas fracionada em 4 períodos de 6 horas, sem conservante. A pedido médico também pode ser feita em amostra de urina isolada.

Aumento da glicosúria

Desordens endócrinas (diabetes melito, gigantismo, acromegalia, síndrome de Cushing, hiperplasia adrenocortical, grandes traumas, colapso circulatório, esteroides orais, queimaduras, infecção).

Diminuição da glicosúria

Doenças intersticiais do túbulo renal.

CURVA GLICÊMICA

O grupo de intolerantes à glicose inclui os indivíduos que se afastam da normalidade mas não apresentam alterações suficientes para serem considerados diabéticos. Além dos intolerantes diagnosticados pela glicemia de jejum há os intolerantes revelados pelo teste de sobrecarga oral à glicose. Esse grupo é composto pelos pacientes que apresentam glicemia entre 140 e 200 mg/dl aos 120 minutos.

O teste de sobrecarga oral à glicose, também conhecido como curva glicêmica e pela sigla GTT, consiste na administração de 75 g de glicose, em solução aquosa a 25%, por via oral e nas coletas seriadas de sangue nos tempos 0, 30, 60, 90 e 120 minutos, para a dosagem de glicose.

Segundo os novos critérios, são considerados diabéticos os pacientes que tiverem glicemia igual ou superior a 200 mg/dl aos 120 minutos após a sobrecarga.

A dose de 75 g de glicose é recomendada para indivíduos adultos, excluindo-se as grávidas. Crianças devem receber 1,75 g/kg de peso corporal, até a dose máxima de 75 g. Para gestantes, a dose de glicose, os tempos de coleta e os critérios diagnósticos são discretamente diferentes. A dose é de 100 g de glicose, as amostras de sangue são colhidas nos tempos 0, 60, 120 e 180 minutos e os valores máximos normais estão listados no Quadro 7.12.

Quadro 7.12 Valores de referência para a curva glicêmica oral no soro

Tempo (min)	Valores (mg/dl)	Unidades SI (mmol/l)
Jejum	70–105	3,9–5,8
30	150–160	8,3–8,8
60	160–170	8,8–9,4
90	145–155	8,0–8,5
120	≤ 120	≤ 6,6
> 180	70–105	3,9–5,8

Recomendações importantes

Para a realização do teste de sobrecarga oral de glicose, os seguintes cuidados devem ser tomados:

a) O paciente deve ingerir pelo menos 150 g de carboidratos por dia, durante os três dias que antecedem a prova.
b) O paciente deve estar exercendo suas atividades físicas habituais e se mantendo em regime alimentar usual, exceto pela adição de carboidratos indicada em a).
c) O paciente não deve estar fazendo uso de medicação que, sabidamente, interfira no metabolismo de carboidratos.
d) Durante o teste o paciente deve se manter em repouso e, se possível, sem fumar.
e) A prova deve ser realizada pela manhã, com o paciente em jejum de 8 a 10 horas.

Deve ser lembrado que, mesmo com todos esses cuidados, a prova é pouco reprodutível, podendo fornecer resultados conflitantes se realizada em dias diferentes. Por essa razão, sua interpretação deve ser feita sempre com cuidado e por médico que conheça a história clínica do paciente (Quadro 7.13).

HEMOGLIBINA GLICADA OU HbA₁C

A medida das proteínas glicadas é muito útil no monitoramento e controle da glicose em um determinado período de tempo, em pessoas com diabetes melito (DM).

A concentração de proteínas glicadas é de grande valor e muito utilizada juntamente com a glicemia para o controle glicêmico, porém, este analito não é indicado para o diagnóstico do DM.

A hemoglobina sofre *glicação*, isto é uma adição não enzimática de resíduo de açúcar para minogrupos de proteínas. A hemoglobina humana do adulto usualmente consiste em HbA (97% do total), HbA_2 (2,5%) e HbF-fetal (0,25%).

A HbA é formada por quatro cadeias de polipeptídeos, duas alfa e duas beta. Uma análise cromatrográfica da HbA mostrou existirem outras hemoglobinas menores, denominadas HbA_1 e HbA_2 e HbA_3 que coletivamente são denominadas HbA_1, hemoglobina rápida (porque migram mais rapidamente do que a HbA num campo elétrico), glicoemoglobinas ou hemoglobinas glicadas.

A HbA_1 quando cromatografada fornece as subfrações HbA_{1a}, HbA_{1b}, HbA_{1c}. A HbA_{1c} é a maior das frações, com cerca de 80% da HbA_1. O eritrócito, onde se encontra a hemoglobina, tem uma vida média de 120 dias. Neste período ocorre glicação ou glicosilação. Se determinarmos a HbA_1c a cada 60 dias, teremos um controle desta glicação na metade da vida média. Como a glicação é espontânea e não enzimática, ela reproduz exatamente o que ocorre com a glicose no organismo.

A HbA_1c é a memória molecular escrita, e sua determinação mostra o comportamento da glicose no período de 2 meses, diferente da glicemia, cujo resultado reflete o conteúdo de glicose no exato momento da coleta. A coleta da HbA_1c não exige jejum, pois o resultado esperado é de 2 meses e não o de momento (Quadro 7.14).

SÓDIO

Uso do teste

O sódio (Na) está associado à manutenção do equilíbrio ácido-básico, à manutenção da pressão osmótica dos líquidos corporais, protegendo o organismo contra a perda excessiva de líquidos e na preservação da irritabilidade normal dos músculos e da permeabilidade das células.

A quantidade de sódio corporal é um reflexo do equilíbrio entre a sua ingestão e a sua excreção. A excreção urinária é dependente da dieta, cuja ingestão normal é de

Quadro 7.13 Critérios diagnósticos de diabetes melito

Tipo de diabetes	Glicemia de jejum	Glicemia aleatória	Teste de tolerância à glicose (120 minutos)
Normal	até 110 mg/dl	–	até 140 mg/dl
Intolerante	intolerante em jejum entre 110 e 125 mg/dl	–	intolerante à sobrecarga entre 140 e 200 m/dl
Diabetes melito	acima de 125 mg/dl	acima de 200 mg/dl	acima de 200 mg/dl

Quadro 7.14 Valores de referência para hemoglobina glicada

Tipo de patologia e de Hb	% do total de Hb
Total de HbA$_{1a}$, HbA$_{1b}$, HbA$_{1c}$	5,5–8,8
Diabetes controlado	7,5–11,4
Diabetes mal controlado	11,5–15
Diabetes fora de controle	> 15
Cetoacidose	14,3–20
Cromatografia líquida: HbA$_{1a}$ HbA$_{1b}$ HbA$_{1c}$	 1,8 0,8 3,5–6,0

50-200 mEq por dia em adultos. A excreção do sódio é feita através de três vias principais: trato gastrointestinal, pele e urina. A principal via de excreção é renal.

A determinação da concentração sérica de sódio é de grande importância no monitoramento das enfermidades renais.

O sódio é o principal cátion encontrado no líquido extracelular (97%-98%), enquanto apenas 2%-3% encontram-se no líquido intracelular.

Protocolo de obtenção de amostras/ interferentes

Soro, plasma (com heparina de lítio) – Evitar hemólise

Urina de 24 h

- A excreção urinária é dependente da dieta, estado de hidratação e função renal.

Informações diagnósticas

Causas da hiponatremia

Doença de Addison, insuficiência adrenal, obstrução intestinal, queimaduras, falência renal crônica, cirrose, diabetes melito, glomerulonefrite, hiperglicemia, hipofosfatemia, hipotensão, hipotireoidismo, malabsorção, má nutrição, acidose metabólica, pielonefrite, síndrome de secreção inadequada de hormônio antidiurético (SIADHS), perdas gastrointestinais (vômitos, diarreia, fístulas, sondas de drenagem), sudorese excessiva (exercício intenso, febre, calor), hiperglicemia e drogas, incluindo anfotericina B, aminoglicosídeos, glicose (solução hipertônica), carbamazepina, diuréticos, heparina, anti-inflamatórios não esteroides, antidepressivos tricíclicos.

A hiponatremia é extremamente marcada por hipertrigliceridemia e hiperproteinemia.

Causas da hipernatremia

Insuficiência cardíaca congestiva, doença de Cushing, desidratação, diabetes insípido, diarréia, hiperaldosteronismo, hipertensão, hipovolemia, síndrome nefrótica, enfermidades hepáticas, gravidez, toxicidade a salicilatos e drogas, incluindo ACTH, carbenicilina, corticosteroides, estrogênios, contraceptivos orais, bicarbonato de sódio, esteróides anabolizantes.

A concentração de Na urinário é diminuída na hipernatremia e causada por depleção de volume. A concentração do Na urinário aumenta se a hipernatremia é causada por perdas renais devido a diurese osmótica.

Causas do aumento da concentração do Na urinário

Hiponatremia por perdas renais ou por falência renal com retenção de água, diurese pós-menstrual (estado fisiológico), desidratação, febre, traumatismo craniano, hipernatremia, hiponatremia, cálculo renal, síndrome nefrótica, SIADHS, alcalose e drogas incluindo cafeína, calcitonina, diuréticos, dopamina, heparina, lítio, tetraciclina.

Causas da diminuição da concentração do Na urinário

Se a hiponatremia é associada a edema ou à diminuição de volume por causas extrarrenais, a concentração de Na urinário diminui; falência renal aguda, diarréia, enfisema, retenção de fluidos, malabsorção, retenção de água e sódio no período pré-menstrual (fisiológico), sudorese excessiva e drogas, incluindo corticosteroides e propranolol, epinefrina.

Observações

Os sintomas de hiponatremia incluem cólicas abdominais, apreensão, oligúria, pulso fraco (menor que 120 mEq/l).

Na diminuiçao grave (menor ou igual a 110 mEq/l) há desorientação, queda do nível de consciência, convulsão.

Os sintomas da hipernatremia (maior que 155 mEq/l) incluem: mucosas secas, febre, sede e turgor rubefasciente. Concentrações maiores que 155 mEq/l podem produzir sintomas cardíacos e renais, especialmente se acompanhados por depleção do volume plasmático. Valores maiores que 160 mEq/l são potencialmente perigosos (Quadro 7.15).

Métodos de detecção atuais

Os métodos de análise atuais para as determinações de Na e K quantificam a concentração destes íons nos materiais biológicos de forma simultânea.

Fotometria de chama.

Potenciometria com eletrodos íon-seletivo (ISE).

POTÁSSIO

Uso do teste

O potássio (K) é responsável pela regulação do balanço hídrico das células, balanço hidroeletrolítico e condução elétrica nas células musculares.

O K é o principal cátion intracelular (98%). O potássio orgânico total em um homem adulto é de aproximadamente 50 mEq/kg de peso corporal e depende da idade, sexo e particularmente da massa muscular, pois o maior depósito orgânico são os músculos.

A quantidade de K no organismo é um reflexo do equilíbrio entre a sua ingestão e a sua excreção. A ingestão diária em indivíduos adultos, em condições normais, é de aproximadamente 50-100 mEq de potássio por dia. A excreção de K é feita através de três vias principais: trato gastrointestinal, pele e urina. A principal via de excreção é a renal. A determinação sérica do K é utilizada principalmente nas disritmias cardíacas e na disfunção renal.

Os valores de K urinário < 20 mEq/l são associados com causas não-renais e valores > 20 mEq/l, com causas renais.

Protocolo de obtenção de amostras/interferentes

Soro, plasma (com heparina de lítio)

- Evitar hemólise.
- Amostras colhidas à tarde podem apresentar valores mais altos em relação às da manhã (0,2-0,4 mEq/l).

Urina de 24 h

- A excreção urinária é dependente da dieta, estado de hidratação e função renal.

Informações diagnósticas

Causas da hipocalemia

Necrose tubular aguda (fase diurética), alcoolismo, aldosteronismo primário, alcalose, anorexia, aumento das perdas gastrointestinais (diarreia, vômitos, fístulas, sondas de drenagem gastrointestinais), bradicardia, câncer de cólon,

Quadro 7.15 Valores de referência para o sódio no soro ou plasma e na urina de 24 horas

Tipo de paciente	Soro ou plasma	
	mEq/l	mmol
Adulto	136–145	136–145
Criança	138–145	138–145
Nível de pânico	≤ 110	≤ 110
Tipo de paciente	**Urina de 24 h**	
	mEq/24H	mmol
Adulto	75–200	75–200
criança: recém-nascido	14–40	14–40
6–10 anos: sexo fem. sexo masc.	20–69 41–115	20–69 41–115
10–14 anos: sexo fem. sexo masc.	48–168 63–177	48–168 63–177

cirrose crônica, insuficiência cardíaca congestiva, doença de Cushing, diabetes insípido, diabetes melito, diarreia, síndrome de Fanconi, febre, deficiência de ácido fólico, hipomagnesemia, hipotensão, hipovolemia, enfermidades renis e drogas incluindo aspirina, anfotericina, corticosteroides, penicilina G, tiazidas.

Causas da hipercalemia

Acidose, doença de Addison, anemia hemolítica, leucemia, asma, queimadura, disritmias, hemólise, hipoventilação, aumento da osmolalidade, infecções (agudas), dieta (ingestão aumentada), cetoacidose, leucocitose, necrose muscular, transfusão maciça de glóbulos vermelhos, pneumonia, pseudo-hialdosteronismo, falência renal, hipertensão renal, sepse, choque, SIADHS, trombocitose e drogas incluindo antagonistas da aldosterona, digoxina, efedrina, epinefrina, estrógenos, heparina de cálcio, heparina de sódio, meticilina, anti-inflamatórios não esteroides.

Causas do aumento da concentração do K urinário

Alcalose, síndrome de Cushing, desidratação, cetoacidose diabética, febre, trauma muscular, hiperaldosteronismo, hipocalemia, falência renal crônica, intoxicação por salicilatos e drogas, incluindo anfotericina, glicocorticoides, penicilina, tiazidas, potássio.

Causas da diminuição da concentração do K urinário

Doença de Addison, diarréia, hipercalemia, hipomagnesemia, malabsorção, síndrome nefrótica, deficiência de K, falência renal aguda, SIADHS e drogas, incluindo laxantes, epinefrina, agentes anestésicos gerais.

Observações

Os sintomas da hipercalemia são: irritabilidade muscular (miocárdica e esquelética), diarreia, cólicas, oligúria, dificuldade na fala, disritmias cardíacas. As concentrações superiores a 7,0 mEq/l podem ser perigosas.

Os sintomas da hipocalemia são: anorexia, poliúria, pulso fraco, pressão alterial baixa, fibrilação ventricular, vômitos, reflexos diminuídos.

Há variação diurna nos níveis do potássio (mínima às 22 h e máxima às 8 h) (Quadro 7.16).

Métodos de detecção atuais

Os métodos de análise atuais para as determinações de Na e K quantificam a concentração destes íons nos materiais biológicos de forma simultânea.

Fotometria de chama.

Potenciometria com eletrodos íon-seletivo (ISE).

MAGNÉSIO TOTAL

Uso do teste

A determinação do nível sérico de magnésio (Mg) é utilizada como um índice para determinar a atividade metabólica do corpo e avaliação do balanço hidroeletrolítico. A determinação urinária é utilizada na avaliação de distúrbios renais e na deficiência de Mg.

Quadro 7.16 Valores de referência para potássio no soro ou plasma e na urina de 24 horas

Tipo de paciente	Soro ou plasma	
	mEq/l	mmol
Adulto	3,5–5,3	3,5–5,3
Recém-nascidos	3,5–5,0	3,5–5,0
Criança	3,4–4,7	3,4–4,7
Nível de pânico: Adulto	< 2,5 ou > 6,6	
Recém-nascido	< 2,5 ou > 8,1	

Tipo de paciente	Urina de 24 h	
	mEq/24 h	mmol
Adulto	25–123	25–123
Criança	17–57	17–57

O Mg é essencial para o mecanismo de coagulação do sangue, regulação da irritabilidade neuromuscular e tem um efeito significativo no metabolismo do Ca.

O Mg é essencial para a ativação da molécula de ATP e está relacionado com a síntese de DNA e RNA; é cofator de várias enzimas intracelulares.

O Mg exerce um efeito sobre o PTH similar ao do Ca.

O Mg está distribuído nos ossos (60%), combinado com o cálcio e o fósforo, nos músculos e em outros tecidos moles. Apenas 1% encontra-se no sangue.

O Mg é um cátion predominantemente intracelular, sendo que cerca de 70% encontram-se no soro na forma livre (Mg^{+2}) e cerca de 30% fixados a proteínas. Os eritrócitos contêm aproximadamente três vezes mais Mg que o plasma. O soro hemolisado apresenta níveis elevados artificialmente.

Aproximadamente um terço do Mg absorvido da dieta é excretado pelo rim.

Protocolo de obtenção de amostras/ interferentes

Soro, plasma heparinizado, LCR

- Evitar lipemia visível (jejum mínimo de 4 h).
- Evitar hemólise (causa resultados falsamente elevados).
- Separar o soro imediatamene do coágulo.
- Material de coleta deve estar isento de contaminação ambiental por metais.
- Não usar anticoagulantes tais como oxalato e EDTA (são quelantes do íon Mg).
- O Mg aumenta em até 4% em indivíduos na posição ereta.
- Os níveis de Mg não variam ao longo do dia se se evitam os exercícios físicos e durante o jejum.

Urina de 24 h

- A excreção urinária é dependente da dieta.
- Evitar a ingestão de álcool durante a coleta (a excreção urinária de Mg aumenta).

Informações diagnósticas

Causas da hipomagnesemia

Síndromes de malabsorção, diminuição da ingestão de magnésio, desnutrição caloricoproteica, malabsorção intestinal específica para o Mg, hipoparatireoidismo, hipertireoidismo, hipercalcemia causada por hiperparatireoidismo, hipofosfatemia, alcoolismo crônico, pancreatite, cetoacidose diabética, perdas tubulares renais, *delirium tremens*, glomerulonefrite crônica, hiperaldosteronismo, convulsão, diarreia (crônica), disritmias, excesso de lactação, sudorese excessiva, hepatite, cirrose, insuficiência hepática, estresse, tetania, toxemia da gravidez, drogas, incluindo álcool, anfotericina B, aminoglicosídeos, corticosteroides, diuréticos, glicose, insulina, manitol, ureia.

Causas da hipermagnesemia

Doença de Addison, desidratação grave, insuficiência renal, cálculo renal, hipotireoidismo, lúpus eritematoso, mieloma múltiplo, leucemia (linfocítica e mielocítica), hipercalcemia, hipofosfatemia, trauma tissular, diabetes não controlado, drogas, incluindo antiácidos e laxantes que contêm Mg, terapêutica com sulfato de Mg (pré-eclâmpsia).

Causas da hipermagnesiúria

Alcoolismo, síndrome de Bartter, hipermagnesemia, nefrolitíase e drogas, incluindo diuréticos, corticosteroides, tiazidas, aldosterona.

Causas da hipomagnesiúria

Distúrbios renais, cálculo renal, deficiência de Mg, osteoporose, SIADHS.

Observações

Sinais de hipomagnesemia

Os níveis séricos de Mg podem permanecer normais com a depleção de até 20 % do Mg corpóreo. A hipomagnesemia é causada pela diminuição da ingestão e pela perda de Mg. A hipomagnesemia está associada com a hipocalcemia.

Os sinais de deficiência incluem aumento da excitabilidade neuromuscular e cardíaca. Os sintomas de diminuição severa são: irritabilidade muscular, tetania, reflexo de tendão hiperativo, alterações do ECG, taquicardia, anorexia, náusea, vômitos, letargia, insônia, delírios e convulsão.

A tetania pode ocorrer com concentração de Mg de 0,3–1,0 mEq/l (0,15–0,50 mmol/l), pH normal e concentração de Ca normal.

Sinais de hipermagnesemia

A hipermagnesemia pode ser causada com a dosagem inapropriada de agentes terapêuticos (sulfato de Mg). A hipermagnesemia potencializa os efeitos cardíacos da hiperpotassemia.

Quadro 7.17 Valores de referência para magnésio total no soro ou plasma e na urina de 24 horas

Tipo de paciente	Soro ou plasma	
	mEq/l	mmol
Adulto	1,2–2,5 ou 1,8 a 3,0	0,65 – 1,25
Recém-nascido	1,2–2,9	0,6 – 1,45
Criança	1,6–2,6	0,8 – 1,3
Nível de pânico:	> 3,0 mg/dl ou 0,5 mg/dl	
Nível tóxico	> 12,0	
	Urina de 24 h	
	mEq/24 h	mmol
	5–16	2,5–8

A hipermagnesemia – > 5,0 mEq/l (2,5 mmol/l) – causa efeitos cardíacos severos. Os sinais do excesso de Mg são letargia, náusea, vômitos, hipotensão, sonolência, fala enrolada, reflexo de tendão fraco ou ausente, alterações no ECG, bradicardia, depressão respiratória (Quadro 7.17).

Métodos de detecção usuais

- Espectrofotométricos automatizados (azul de metil timol ou azul de xilidil).
- Absorção atômica (método de referência).
- Potenciometria, com eletrodo íon-seletivo (ISE) – (para Mg^{+2}).

UREIA

Ureia no soro

Uso do teste

A ureia é sintetizada no fígado como produto final do catabolismo dos aminoácidos. É filtrada livremente pelos glomérulos renais, embora 40% a 50% sejam reabsorvidos pelos túbulos proximais. Devido a seu metabolismo, é um indicador inespecífico de uma função renal.

Seu uso clássico como parâmetro de avaliação da função renal vem aos poucos sendo substituído pela dosagem de creatinina. A ureia sofre, mais que a creatinina, influência do catabolismo protéico, estado de hidratação, aumento com as dietas hiperprotéicas, uso de esteróides, infecções, traumas, hemorragias digestivas. Sua depuração renal também sofre, mais que a creatinina, variações com o fluxo urinário, diminuindo nos estados de oligúria. No entanto, níveis séricos elevados de ureia ainda levantam em primeiro lugar a hipótese de insuficiência renal, devendo o paciente ser investigado nesse sentido. A relação ureia/creatinina no soro pode ser bom indicador de ritmo de catabolismo proteico.

Os níveis sanguíneos de ureia se elevam antes que se produza qualquer alteração nos níveis de creatinina. A determinação sequencial dos níveis de ureia no sangue é muito útil para o segmento de um processo renal.

Azotemia é uma designação bioquímica para todo e qualquer aumento significativo da concentração plasmática de compostos nitrogenados não protéicos, principalmente ureia e creatinina. A azotemia pré-renal resulta da insuficiente perfusão dos rins e, portanto, da diminuição da filtração glomerular em presença de uma função normal nos restantes aspectos. A azotemia renal é essencialmente a diminuição da filtração glomerular e, por conseguinte, a retenção de ureia, com consequência de doença renal, aguda ou crônica. A azotemia pós-renal é geralmente resultante de uma obstrução do trato urinário, de forma que a ureia é reabsorvida e passa para a circulação. Uma causa pouco frequente é a perfuração do trato urinário inferior com extravasamento da urina para os tecidos moles.

A diminuição significativa do nitrogênio uréico do sangue ou da ureia sérica ocorre apenas numas poucas situações. Além dos casos de nutrição deficiente, uma elevada ingestão de líquidos ou a administração de um excesso de líquidos intravenosos, em presença de função renal normal, provocam uma diminuição dos valores do nitrogênio uréico do sangue, porque uma quantidade relativamente pequena de ureia é reabsorvida nos túbulos renais. A tendência para baixos valores do nitrogênio uréico do sangue na gravidez é provavelmente o resultado de a taxa de filtração glomerular estar aumentado. Doenças hepáticas graves podem causar diminuição da síntese da ureia devido a diminuição das atividades envolvidas no ciclo da ureia.

Em termos de interpretação clínica, há uma certa vantagem em determinar as concentrações séricas de ureia e de creatinina e calcular a sua relação. Os valores da creatinina são muito pouco afetados pela dieta e minimamente, quando isso ocorre, pelo estado de hidratação.

Protocolo de obtenção de amostras/interferentes

Soro ou plasma

• Jejum de 4 horas.
• Evitar hemólise (resultados falsamente elevados).
• Material de coleta deve estar isento de contaminação ambiental por metais.
• Evitar a coleta durante a diálise.

Aumento

Corticóides, drogas com substâncias que apresentam nefrotoxicidade como metais, drogas analgésicas, agentes antimicrobiológicos, drogas antineoplásicas, solventes orgânicos, e outras drogas, tetraciclina e excesso de tiroxina.

Diminuição

Hormônio de crescimento.

Informações diagnósticas

Causas do aumento na concentração de ureia no soro

Doença de Addison, púrpura alérgica, abuso de analgésicos, transfusão de sangue, caquexia, vômitos, diarreia, diurese, suor, choque, hemorragia no trato gastrointestinal, estresse, queimaduras, hemoglobinúria, infecção, obstrução intestinal, mieloma múltiplo, nefropatia, nefroesclero-se, pancreatite, peritonite, pneumonia, doença policística, lúpus eritematoso sistêmico, turberculose renal.

Causas da diminuição da ureia no soro

Dietas baixas em proteínas e altas em carboidratos, aumento da utilização de proteínas sintéticas, gravidez tardia, infância, acromegalia, danos severos no fígado, abuso de álcool, doença celíaca, cirrose, hemodiálise, hepatites, destruição do fígado.

Observações

1. *Sintomas:* acidemia, agitação, coma, confusão, fadiga, náusea e vômitos.
2. *Tratamento:* corrigir a causa; podendo administrar bicarbonato sódico IV para acidemia severa, prescrever uma dieta com baixa proteína, hemodiálises e diálises peritoneais removendo nitrogênio ureico, evitando ou reduzindo o uso de drogas de longa duração como barbitúricos, narcóticos, sulfonamidas, anticoagulantes e alguns antibióticos como vancomicina, canamicina e polimicina (Quadro 7.18).

Ureia na urina e depuração

Uso do testes

A ureia é sintetizada no fígado a partir da amônia, como produto final do catabolismo das proteínas. É livremente filtrada pelos glomérulos renais e cerca de 40% a 50% são reabsorvidos a nível de túbulo contornado proximal. A ureia é um indicador inespecífico da função renal, uma vez que sua excreção renal depende, entre outros fatores, da dieta.

O teste é útil na avaliação da função renal. Atualmente sua utilidade maior reside no fato de que em pacientes renais crônicos, com ritmo de filtração glomerular abaixo de 20 ml/min, a média aritmética das depurações de

Quadro 7.18 Valores de referência para ureia no soro ou plasma

Tipo de paciente	Soro ou plasma	
	mg/dl	mmol
Adulto	10–45	2,5–16,1
Azotemia moderada	20–50	7,1–17,7
Criança	5–18	1,8–6,4
Cordão	21–40	7,5–14,3
Prematuro (antes de 7 dias)	3–25	1,1–7,9
Nível de pânico	Valores superiores a 100 mg/dl	

creatinina e ureia corresponde, com boa aproximação, à depuração de vinulina, medindo mais adequadamente o ritmo de filtração glomerular.

Variações no nível de proteína diária e massa muscular podem causar significativas flutuações nos resultados.

Protocolo de obtenção das amostras/interferentes

Urina de 24 horas sem conservantes

- Jejum de 4 horas para coleta de sangue (no caso de depuração).
- Prazo máximo entre as coletas de sangue e a entrega das amostras de urina (ou vice-versa) é de 72 horas.
- Não tomar laxante na véspera da coleta da urina.
- Não fazer uso de creme/óvulo vaginal nas 24 horas que antecedem o exame.

Interferentes que provocam o aumento ou diminuição da ureia na urina

Aumento

Corticoides, drogas com substâncias que apresentam nefrotoxicidade como metais, drogas analgésicas, agentes antimicrobiológicos, drogas antineoplásicas, solventes orgânicos e outras drogas, tetraciclina e excesso de tiroxina.

Diminuição

Hormônios de crescimento.

Aumento da ureia na urina

Redução da perfusão renal (desidratação, hipovolemia, choque, insuficiência congestiva do coração), também pode ser visto em obstrução de uropatia, implantação de ureter no cólon ou no íleo, dietas com altas dosagens de proteínas, trauma do lóbulo frontal, ocasionalmente com doenças glomerulares ou terapia com corticoides.

Diminuição de ureia na urina

Necrose aguda do túbulo renal.

Cálculo da depuração da ureia pela fórmula clássica

$$\text{Fator de correção (F)} = \frac{1,73}{A}$$

- A = superfície corporal (tabela);
- Volume corrigido (VC) = V (ml/min). F

$$\text{Depuração} = \frac{U}{P} \times VC$$

onde:

- U = concentração urinária;
- P = concentração plasmática;
- VC = volume corrigido.

Valor de referência para ureia na urina

Dependendo da dieta, este valor pode variar de 12 a 34 g em 24 horas.

Valor de referência para depuração na urina

- Para volume urinário inferior a 2,0 ml/min: 41–68 ml/min.
- Para volume urinário superior a 2,0 ml/min: 64–99 ml/min.

BIBLIOGRAFIA

Abbot LB, Wenger WC, Lott JA. Fosfatasa ácida. *In*: Kaplan LA, Pesce AJ, (ed.). *Química clínica: técnicas de laboratorio, fisiopatología, métodos de análisis, teoría, análisis y correlación.* Bogotá: Médica Panamericana, 1992: 1273-8.

Chapman JF, Woodard LL, Silverman LM. Isoenzimas de fosfatasa ácida. *In*: Kaplan LA, Pesce AJ, (ed.). *Química clínica: técnicas de laboratório, fisiopatología, métodos de análisis, teoría, análisis y correlación.* Bogotá: Médica Panamericana, 1992: 1278-81.

Chernecky CC, Berger BJ, (ed.). *Laboratory tests and diagnostic procedures.* 2.ed. Philadelphia: W. B. Saunders, 1997: 1082.

Farrell EC. Calcio. *In*: Kaplan LA, Pesce AJ, (ed.). *Química clínica: técnicas de laboratorio, fisiopatología, métodos de análisis, teoría, análisis y correlación.* Bogotá: Médica Panamericana, 1992: 1239-45.

Farrell EC. Calcio. *In*: Pesce AJ, Kaplan LA, (ed.). *Química clínica: métodos.* Bogotá: Médica Panamericana, 1990: 1014-20.

Farrell EC. Fósforo. *In*: Pesce AJ, Kaplan LA, (ed.). *Química clínica: métodos.* Bogotá: Médica Panamericana, 1990: 1047-52.

Farrell EC. Fósforo. *In*: Kaplan LA, Pesce AJ, (ed.). *Química clínica: técnicas de laboratorio, fisiopatología, métodos de análisis, teoría, análisis y correlación.* Bogotá: Médica Panamericana, 1992: 1264-8.

Farrell EC. Magnesio. *In*: Kaplan LA, Pesce AJ, (ed.). *Química clínica: técnicas de laboratorio, fisiopatología, métodos de análisis, teoría, análisis y correlación.* Bogotá: Médica Panamericana, 1992: 1257-62.

First MR. Función renal. *In*: Kaplan LA, Pesce AJ, (ed.). *Química clínica: técnicas de laboratorio, fisiopatología, métodos de análisis, teoría, análisis y correlación.* Bogotá: Médica Panamericana, 1992: 468-88.

Garver DL. Trastornos psiquiátricos. *In*: Kaplan LA, Pesce AJ, (ed.). *Química clínica: técnicas de laboratorio, fisiopatología, métodos de análisis, teoría, análisis y correlación*. Bogotá: Médica Panamericana, 1992: 1025-46.

Kaplan LA, Pesce AJ. *Methods in clinical chemistry*. Bogotá: Médica Panamericana, 1987: 1031, 1034, 1036.

Kazmierczak SC, Lott JA. Fosfatasa alcalina. *In*: Pesce AJ, Kaplan LA, (ed.). *Química clínica: métodos*. Bogotá: Médica Panamericana, 1990: 1083-89.

Kleinman LI, Lorenz JM. Fisiología y fisiopatología del agua y los eletróclitos orgánicos. *In*: Kaplan LA, Pesce AJ, (ed.). *Química clínica: técnicas de laboratorio, fisiopatología, métodos de análisis, teoría, análisis y correlación*. Bogotá: Médica Panamericana, 1992: 421-47.

Kozera RJ. Enfermedades óseas y metabolismo de calcio y magnesio. *In*: Pesce AJ, Kaplan LA, (ed.). *Química clínica: métodos*. Bogotá: Médica Panamericana, 1990: 1011-3.

Kozera RJ. Glándulas paratiroides. *In*: Kaplan LA, Pesce AJ, (ed.). *Química clínica: técnicas de laboratorio, fisiopatología, métodos de análisis, teoría, análisis y correlación*. Bogotá: Médica Panamericana, 1992: 955-65.

Mendenhall CL, Weesaner RE. Alcoholismo. *In*: Kaplan LA, Pesce AJ, (ed.). *Química clínica: técnicas de laboratorio, fisiopatología, métodos de análisis, teoría, análisis y correlación*. Bogotá: Médica Panamericana, 1992: 701-20.

Miller WG. Sodio y potassio. *In*: Kaplan LA, Pesce AJ, (ed.). *Química clínica: técnicas de laboratorio, fisiopatología, métodos de análisis, teoría, análisis y correlación*. Bogotá: Médica Panamericana, 1992: 1268-72.

Statland BE, Winkel P. Neoplasias. *In*: Kaplan LA, Pesce AJ, (ed.). *Química clínica: técnicas de laboratorio, fisiopatología, métodos de análisis, teoría, análisis y correlación*. Bogotá: Médica Panamericana, 1992: 1047-64.

Tabor MW. Ácido delta-aminolevulínico. *In*: Pesce AJ, Kaplan LA, (ed.). *Química clínica: métodos*. Bogotá: Médica Panamericana, 1990: 1239-46.

Tietz NW, (ed.). *Clinical guide to laboratory tests*. 3.ed. Philadelphia, W. B. Saunders, 1995:418-9.

Toffaletti JG. Calcio iónico. *In*: Pesce AJ, Kaplan LA, (ed.). *Química clínica: métodos*. Bogotá: Médica Panamericana, 1990: 1021-31.

Tsang R, Marder H. Enfermedad ósea. *In*: Kaplan LA, Pesce AJ, (ed.). *Química clínica: técnicas de laboratorio, fisiopatología, métodos de análisis, teoría, análisis y correlación*. Bogotá: Médica Panamericana, 1992: 511-34.

Webb LE. Catecolaminas en orina. *In*: Pesce AJ, Kaplan LA, (ed.). *Química clínica: métodos*. Bogotá: Médica Panamericana, 1990: 960-75.

Wenger WC, Lott JA. Fosfata alcalina. *In*: Kaplan LA, Pesce AJ, (ed.). *Química clínica: técnicas de laboratorio, fisiopatología, métodos de análisis, teoría, análisis y correlación*. Bogotá: Médica Panamericana, 1992: 1289-98.

Hematologia

Valéria Pereira Salgado
Christiane Saques

No laboratório clínico, a hematologia ocupa-se principalmente com os elementos celulares do sangue e com a coagulação do sangue.

Inicialmente vamos tratar do sangue, ou seja, sobre o exame hematológico, mais solicitado para avaliação quantitativa e morfológica dos elementos figurados do sangue – o hemograma.

FINALIDADE CLÍNICA DO HEMOGRAMA

Diagnóstico de doenças hematológicas.

Auxiliar diagnóstico e avaliação de processos patológicos iniciados em outros sistemas do organismo.

Screening pré-operatório.

AMOSTRA

Não é obrigatório jejum para realização do hemograma, mas como geralmente o paciente tem pedido de outros exames, como, por exemplo, glicemia, coagulograma, dosagem de colesterol etc., para os quais são exigidos o jejum, o hemograma é colhido também nessas condições.

O sangue colhido da veia é colocado em tubos de coleta contendo o anticoagulante recomendado – EDTA (ácido etileno-diaminotetra-acético). A amostra é estável até 6 horas após a coleta.

No hemograma verificamos alterações nas séries vermelha, branca e plaquetária.

ERITROGRAMA

Avalia os valores hematimétricos, índices hematimétricos e as alterações eritrocitárias. O eritrograma é importante no estudo das anemias.

Contagem de eritrócitos ou hematimetria

É o número de eritrócito por milímetro cúbico de sangue, obtido com sangue diluído aproximadamente. Atualmente se usa para este fim contadores totalmente automatizados que contam pulsos elétricos gerados pela passagem dos eritrócitos por um sensor ou também podem ser contados por dispersão da luz.

Valores de referência
- Homens: 4.500.000 a 5.500.000/mm^3.
- Mulheres: 4.000.000 a 5.000.000/mm^3.

Na maioria das anemias ocorre diminuição do número dos eritrócitos. Nas anemias microcíticas hipocrônicas

(p. ex., anemia ferropriva) o número dos eritrócitos pode ser normal ou até elevado.

Dosagem de hemoglobina

A concentração da hemoglobina é avaliada rotineiramente pela *reação colorimétrica*, fundamentada na formação de crianometaemoglobina. A densidade ótica é determinada em espectrofotômetros com filtros de 540 mm e será proporcional à concentração de hemoglobina. Este mesmo princípio é seguido nos equipamentos de automação.

Os resultados são expressos em gramas por decilitro ou g/dl.

A hemoglobina é o valor que define se há ou não anemia (OMS) (Quadro 7.19).

Determinação do hematócrito

Usualmente este exame é feito por um micrométodo, que consiste em encher um tubo capilar com sangue total, selar uma das extremidades e centrifugar a 12.000 rpm por 5 minutos.

O resultado é lido em escalas apropriadas e expresso em porcentagem. Por exemplo: Ht = 45%, significa que em 100 ml de sangue, 45 ml correspondem à massa eritrocitária.

Nos aparelhos de automação, o hematócrito é calculado a partir do números de eritrócitos e do volume corpuscular médio.

Valores de referência
- Homens: 36% a 52%.
- Mulheres: 35% a 47%.
- Ver tabela de valores para crianças de 0 a 14 anos.

Índices hematológicos

São cálculos introduzidos por Wintrobe para determinar o tamanho, o conteúdo e a concentração de hemoglobina nos eritrócitos. Baseiam-se na hematimetria, no valor do hematócrito e na concentração de hemoglobina. Servem de base para a classificação morfológica das anemias, contribuindo para o seu diagnóstico e tratamento.

Volume corpuscular médio

O volume corpuscular médio (VCM) é o volume médio dos eritrócitos expresso em micra cúbica (μ^3) ou fecitolitros (Fl). Pode ser calculado pela seguinte fórmula:

$$VCM = \frac{valor\ do\ hematócrito\ em\ \%\times 10}{hematimetria\ em\ milhões}$$

Os contadores automáticos produzem uma curva de distribuição de tamanho de eritrócito que é usada para calcular o VCM.

Valor de referência
- 90 ± 9fl: é um bom índice para detectar macrocitose e microcitose.

Hemoglobina corpuscular média

Este índice avalia o conteúdo hemoglobínico de um eritrócito, e seu cálculo pode ser feito pela seguinte fórmula:

$$HCM = \frac{hemoglobina\ em\ g/dl\times 10}{eritrócitos\ em\ milhões}$$

O valor é expresso em picogramas.

Valor de referência
- 32 ± 2 pg.

Apresenta-se diminuído em pacientes com deficiência de ferro ou talassemias que produzem quantidades anormais de hemoglobina.

Concentração de hemoglobina corpuscular média

É a concentração de hemoglobina dos eritrócitos expressa em porcentagem, por unidade de volume:

Quadro 7.19 Valores de referência para hemoglobina segundo o sexo e a faixa etária

Sexo e faixa etária	Anemia
Homens (> 14 anos)	Hb < 13,0g/dl
Mulheres não-grávidas e crianças de 6 a 14 anos	Hb < 12,0g/dl
Mulheres grávidas e criança de 6 meses a 5 anos	Hb < 11,0g/dl

$$CHCM = \frac{\text{hemoglobina em g/dl} \times 100}{\text{hematócrito em \%}}$$

Valor de referência
*   33 ± 3%.

Importante em pacientes com esferocitose hereditária em que o CHCM poderá ser maior que 36%.

RDW (Red Blood Cell Disribuition Widta)

Este índice é fornecido por contadores automáticos. É uma representação matemática da **amisocitose**, ou seja, mede o grau de variação no tamanho do eritrócito.

Valor de referência
*   11,5–14,5%.

*   *RDW elevado: anemias*: ferroprivas, falciforme, hemolítica autoimune, por deficiência de folato B_{12}, anemia sideroblástica, esferocitose e eliptocitose hereditária, mielofibrose, leucemia mielóide. O RDW elevado em não-anêmicos é um sinal precoce da deficiência de ferro.

HEMATOSCOPIA

As amostras que não apresentam alterações nos valores de série branca, série vermelha e plaquetas são liberadas diretamente sem análise microscópica (em aparelhos totalmente automatizados).

Amostras com alarmes para valores alterados são realizadas no microscópio em distensão sanguínea, o que permite um estudo morfológico dos elementos.

ALTERAÇÕES ERITROCITÁRIAS

*   Anormalidade morfológica
*   Condições clínicas associadas.

1. *Anisocitose:* diferença de tamanho entre as hemácias.
    *   *Micrócitos:* deficiência de ferro, talassemias, anemia, sideroblástica.
    *   *Macrócitos:* anemia megaloblástica, doença hepática, reticulocitose.

2. *Poiquilocitose:* formas diferentes entre as hemácias.
    *   *Hemácias cremadas:* desidratação, queimaduras extensas.
    *   *Esferócitos:* esferocitose hereditária, esplenectomia. anemia hemolítica autoimune, hemoglobinopatia C, queimaduras.
    *   *Ovalócitos:* eliptocitose hereditária, talassemias, anemia perniciosa (deficiência de vitamina B_{12}), anemia ferropriva, mielofibrose com metaplasia mieloide.
    *   *Hemácias falcizadas:* (drepanócitos) hemoglobinopatia S. HbI. HbC-Harlem.
    *   *Hemácia em alvo:* hemoglobinopatias S, C e E, talassemias, doença hepática, anemia ferropriva, esplenectomia.
    *   *Esquizócitos* (hemácias fragmentadas): anemia hemolítica microangiopática, por drogas, mecânica, talassemias.
    *   *Células de Blister:* anemia hemolítica microangiopática, por drogas, mecânica, talassemias.
    *   *Hemácias em Elmo* (queratócitos) (hemácias fragmentadas): anemias hemolíticas por defeito enzimático, uso prolongado de acetaminofeno, sulfonas, sulfasalazina.
    *   *Hemácias em lágrima* (hemácias em gota): anemia megaloblástica, uso de heparina mielofibrose com metaplasia mielóide.
    *   *Hemácias espiculadas* (equinócitos) (10 a 30 espículas): anemia hemolítica microangiopática, por drogas, mecânica, uremia, doença hepática, talassemias, hipotireoidismo.
    *   *Estomatócitos* (hemácias em boca): tratamento com asparginase, sangue de RN estomatocitose hereditária, esplenectomia.
    *   *Acantócitos* (5 a 10 espículas): doenças hepáticas graves, deficiência de tocoferol dos primeiros meses de vida, acantocitose hereditária.

3. *Alterações de Cor*
    *   *Hipocromia:* anemia ferropriva, talassemias, anemia de doença crônica, anemia refratária – SMD.
    *   *Policromasia* (reticulócitos): anemia hemolítica, anemia megaloblástica, perda aguda de sangue, hipóxia.

4. *Outras alterações eritrocitárias*
    *   *Pontilhado basófilo* (RNA anormal precipitado): intoxicação por chumbo, talassemias, leucemias.
    *   *Corpúsculo de Howell-Jolly* (resto de DNA): anemia hemolítica, anemia megaloblástica, esplenectomia.
    *   *Anel de Cabot* (resto de fuso mitótico): talassemias, intoxicação por chumbo, anemia megaloblástica.

- *Corpos de Heinz* (Hb desnaturada): deficiência de G6PD, hemoglobina instável, Hb H, esplenectomia, drogas ou toxinas.
- *Corpúsculos de Pappenheimer* (siderócitos): talassemias, esplenectomia, anemia sideroblástica, anemia referatária – SMD.
- *Cristais de hemoglobina C* (romboides, tetragonais ou em forma de bastão): após esplenectomia, em pacientes com HbCC ou HbSC.

LEUCOGRAMA

Avalia as alterações quantitativas e morfológicas dos leucócitos.

- *Leucócitos:* valores de referência: 4.000 a 10.000/mm^3 (adultos). Contados em câmara de Neubauer ou Analisador hematológico (impedância).
- *Leucocitose:* contagem de leucócitos acima dos valores de referência. Ocorre principalmente por neutrofilia, linfocitose e eosinofilia. Basofilia e monocitose (raramente).
- *Leucopenia:* contagem de leucócitos abaixo dos valores de referência. Ocorre por neutropenia e linfopenia (Quadro 7.20).

Alterações Leucocitárias Quantitativas

a) **Neutrofilia ou Neutrocitose (> 7.000/mm^3)**
- Processos inflamatórios.
- Processos infecciosos bacterianos, principalmente por Gram (+).
- Intoxicações exógenas.
- Descargas adrenérgicas.
- Dose farmacológica de corticóide.
- Choro, pânico da criança na hora da coleta.
- Picadas de artrópodos e ofídios.
- Cólica renal.
- Acidose diabética.

- Choque.
- Infarto do miocárdio.
- Abdome agudo cirúrgico.
- Exercício físico.

b) **Neutropenia ou Neutrocitopenia (< 1.600/mm^3 em brancos; < 1.200/mm^3 em negros)**
- Processos infecciosos por cocos Gram (-).
- Artrite reumatoide e lúpus eritematoso sistêmico (LES).
- Doenças hematológicas: aplasias, leucemias, linfomas etc.
- Hiperesplenismo: doença de Gaucher, linfomas, esquistossomose etc.
- Neutropenia crônica benigna.
- Neutropenia cíclica (3 a 4 semanas): rara.

c) **Linfocitose (> 4.000/mm^3)**
- Negros (quando possuem neutropenia).
- Coqueluche (reação leucemoide linfocítica).
- Linfocitoses infantis (viral).
- Tuberculose (fase inicial).
- Fase secundária da sífilis (lues).
- Síndrome da mononucleose: mononucleose infecciosa, rubéola, hepatites virais, toxoplasmose, citomegalovírus (CMV), pós-contágio por HUV.

d) **Linfopenia ou Linfocitopenia (> 1.000/mm^3)**
- Lúpus eritematoso sistêmico (fase tardia).
- Radioterapia intensa.
- Estresse.
- Doença da Hodgkin (crônica).
- AIDS (complicações infecciosas e tumorais).

f) **Eosinofilia (> 400/mm^3)**
- Parasitoses: ancilostomose, estrongiloidíase, ascaridíase, esquistossomose, toxocaríase e filariose.
- Doenças alérgicas: asma, rinite, eczema, urticária etc.
- Secundária à radioterapia.

Quadro 7.20 Fórmula leucocitária relativa para adultos causoides

Célula	Relativa (%)	Absoluta (mm^3)
Bastonetes	1 a 4	40 a 400
Segmentados	40 a 70	1.600 a 7.000
Eosinófilos	1 a 4	40 a 400
Basófilos	0 a 1	0 a 100
Linfócitos típicos	20 a 40	800 a 4.000
Linfócitos atípicos	0 a 4	0 a 400
Monócitos	2 a 8	80 a 800

*Na **infância** há predomínio de **linfócitos** até 6 a 8 anos.*

- Doenças do colágeno: dermatomiosite, periaterite nodosa.
- Leucemia mieloide crônica (LMC)
- Síndrome de Loffler.
- Leucemia mieloide aguda, com eosinofilia (LMA).
- Leucemia linfoide aguda, com eosinofilia (rara).
- Linfoma de Hodgkin.

g) **Eosinopenia**
- Infecções bacterianas graves (sepse).
- Apendicite.
- Uso de corticoide, ACTH (doses farmacológicas).

h) **Basofilia**
- Idosos normais (até 4%).
- Doenças mieloprofilerativas: leucemia mieloide crônica, policitemia vera, metaplasia mieloide e trombocitose essencial.

i) **Monocitose (> 800/mm³)**
- Processos inflamatórios.
- Tuberculose cavitária.
- Endocardite bacteriana subaguda.
- Brucelose.
- Malária e leishmaniose.
- Queimaduras extensas.
- Politraumatizados.
- Leucemia mieloide aguda (M4 e M5).
- Leucemia mielomonocítica crônica (LMMC).

j) **Monocitopenia**
- *Hairy cell leukemia* (leucemia de células cabeludas).
- Aplasia medular.
- Granulocitopenia benigna.
- Granulocitopenia cíclica.

Principais achados hematoscópicos do leucograma

1. *Grânulos tóxicos:* aparecem nos neutrófilos e representam lesão citoplasmática da reação dos grânulos primários (ricos em mieloperoxidase) com bactérias, fungos ou medicamentos.
   Causas: infecções bacterianas, fúngicas, medicamentos, alguns fumantes.
2. *Vacúolos tóxicos:* aparecem nos neutrófilos, junto com os grânulos tóxicos e representam grave lesão citoplasmática decorrente de processo infeccioso bacteriano intenso (sepse), ou quando há formação de pus (abscessos).
3. *Corpúsculos de Döhle:* aparecem na periferia dos neutrófilos. São áreas ricas em RNA e representam liquefação do retículo endoplasmático decorrentes de lesão citoplasmática. São um sinal fidedigno de infecções bacterianas graves ou sistêmicas, como, por exemplo, escarlatina, erisipela, pneumonia.
4. *Desvio à esquerda:* aumento do número de bastonetes com presença ou não de neutrófilos imaturos (promielócitos, mielócitos metamielócitos). A principal causa do desvio à esquerda é o processo infeccioso bacteriano. Pode também haver desvio à esquerda no período de cura da agranulocitose. Na maioria das vezes, no desvio à esquerda observamos grânulos tóxicos. Mais raramente encontramos vacúolos tóxicos e corpúsculos de Döhle.
5. *Desvio à direita:* ocorre quando há 5% ou mais neutrófilos com 5 ou mais segmentos (**neutrófilos hipersegmentados**). Predominam no sangue periférico normal os neutrófilos com 2 a 4 segmentos, havendo apenas um ou outro com 5 segmentos. A principal causa do aumento do número de neutrófilos hipersegmentados no sangue é a carência de folato ou vitamina B_{12}. Outras causas são: defeito genético raro, sem significado patológico; insuficiência renal crônica (comum, sem consequências clínicas), doses elevadas de corticoide, neutrofilias duradouras e síndromes mielodisplásicas e mieloproliferativas (Quadro 7.21).
6. *Linfócitos atípicos (ou reativos):* são linfócitos que fogem às características morfológicas habituais destas células. Podem apresentar alteração de tamanho e

Quadro 7.21 Quadro explicativo dos desvios à direita e à esquerda

```
       MB  PMC   MC  MM  BAST   SEGM   HIPERSEGM
    ESQ. < ----/--------/------/------/-------/--------:-/--------------/----------> DIR.
                                  1 segmento   2 a 4 segmentos   > 5 segmentos
```

Patologias indicadas	
Infecções bacterianas Recuperação da agranulocitose	Deficiência de folato/vitamina B_{12} Uso dos corticoides Síndrome mielodisplásica Insuficiência renal crônica

*Na **infância** há predomínio de **linfócitos** até 6 a 8 anos.*

forma, citoplasma amplo e basófilo, citoplasma com pseudópodos, descondensação nuclear, nucléolos evidentes e núcleo em trevo.

São encontrados em viroses: mononucleose infecciosa, rubéola, hepatites virais, infecção por citomegalovírus, AIDS (pós-contágio) e outras viroses eruptivas (virócitos). São também observados na toxoplasmose.

Os **linfócitos atípicos** devem ser **diferenciados** dos **blastos**.

7. *Blastos:* células imaturas, anômalas e sem poder de direnciação (células indiferenciadas). Estas células neoplásicas caracterizam as leucemias agudas. No sangue periférico, no momento do diagnóstico podem constituir de 1% a 100% dos leucócitos. As síndromes mielodisplásicas também apresentam estas células na periferia porém, na maioria dos casos, não ultrapassando de 5% do total de leucócitos. Dependendo do tipo de leucemia, os blastos apresentam diferentes características morfológicas. Nas **leucemias**, os blastos podem estar **ausentes** (remissão da doença) ou **presentes** com leucocitose, número normal de leucócitos ou leucopenia.

8. *Hiato leucêmico:* ocorre nas leucemias agudas, onde observam-se em geral leucocitose, com presença de **blastos** e células maduras, sem a presença de **células intermediárias jovens**.

Blastos	Células maduras
Hiato leucêmico	Neutrófilo, eosinófilo, monócito, basófilo, linfócito

PLAQUETAS

As plaquetas têm uma participação bem ativa no processo de **coagulação**.

São contadas em analisadores automáticos por impedância elétrica

Valores de referência
- **Adultos**: 150.000 a 400.000/mm³.
- **Crianças**: 150.000 a 450.000/mm³.

Número de plaquetas × clínica

a) *Plaquetopenia (trombocitopenia)* (< 150.000/mm³)
- *Falta de produção:* aplasia, leucemias, SMD, anemia megloblástica etc.

- *Sequestro esplênico (hiperesplenismo):* esquistossomose, linfomas, doença de Gaucher etc.
- *Destruição aumentada:* púrpura, lúpus, leucemias, linfoma, AIDS, CIVD etc.

b) *Plaquetose (trombocitose)* (< 400.000/mm³)
- *Reacional:* anemia ferropriva do primeiro ano de vida, no pós-operatório até o 14 dia, após esplenectomia.
- *Estado inflamatório:* artrite reumatoide.
- *Doenças mieloproliferativas:* LMC, policitemia vera, metaplasia mieloide com mielofibrose, trombocitose essencial agnogênica.

HEMOSTASIA

É o conjunto de mecanismos utilizados organismo para manter o sangue fluido no interior dos vasos, ou seja, um estado de equilíbrio do organismo em que não há hemorragia ou trombose.

A avaliação da hemostasia *in vitro* é realizada através de testes que exploram seletivamente as diferentes vias de coagulação com:

1. Tempo de protrombina ou TP.
2. Tempo de tromboplastina parcial ativada ou TTPA.
3. Tempo de trombina.
4. Dosagem de fatores como por exemplo o fibrinogênio.

AMOSTRA

Paciente deve estar em jejum.

A coleta deve ser o menos traumática possível com o mínimo de estase venosa.

O anticoagulante a ser usado é o citrato de sódio, que é ideal para conservação dos fatores.

O sangue total é centrifugado a 3.000 rpm por 15 minutos para obtenção de um plasma em plaquetas. Este plasma é transferido para um tubo de plástico para a realização dos testes.

1. *Tempo de protrombina (TP):* Adiciona-se um excesso de tromboplastina cálcica ao plasma a ser testado, a qual promove ativação de todo fator VII contido na amostra de plasma. O fator VII ativado vai ativar o fator X, iniciando a via comum da coagulação. Desta forma, o TP mede os fatores envolvidos

na via extrínseca e na via comum. É o teste usado no controle de pacientes em uso de anticoagulantes orais.

Valores de referências
• Os resultados são expressos em **tempo** em segundos para pacientes pré-operatórios.

Valores normais
• 11 a 14 segundos.

Para pacientes que fazem uso de anticoagulantes via oral, além do tempo em segundos, usa-se o INR (Relação Normatizada Internacional).

2. *Tempo de tromboplastina parcial ativada (TTPA):* é a determinação do tempo de coagulação do plasma a ser testado após a adição de um ativador da fase de contato da coagulação e de um reagente que substitui o fosfolipídio da membrana plaquetária e por último o cálcio. O fator inicial ativado é o XII que, por sua vez, ativa os outros fatores da via intrínseca até o fator X e em seguida a via comum.

Este teste é bastante sensível à presença de heparina, sendo o teste de escolha para sua monitorização.

Valores de referência
• Tempo em segundos: 28 a 33 segundos.

$$\text{Usa-se a relação: } R = \frac{\text{tempo do paciente}}{\text{tempo do plasma}}$$

Relação normal – até 1,25 –, o que significa dizer que o TTPA do paciente não deve estar além de 25% mais longo que o plasma normal. Os valores em segundos variam com o ativador, de modo que a expressão dos resultados em segundos não é recomendada.

3. *Tempo de trombina (TT):* é o tempo de coagulação do plasma teste após a adição de trombina bovina a baixa concentração que vai transformar diretamente o fibrinogênio em fibrina. Este tempo depende da concentração de fibrinogênio e da presença de inibidores da fibrina formal.

Valores de referência
• São expressos como a relação entre o TT do doente e o TT do normal do dia. O valor normal não deve ultrapassar **1,20.**

4. *Dosagem de fibrinogênio:* baseia-se na coagulação do plasma diluído por uma trombina bovina de alta concentração. Nestas condições, o tempo de coagulação é proporcional à concentração de fibrinogênio.

A concentração de fibrinogênio está aumentada nos casos de infecção, de afecções inflamatórias, neoplasias, síndrome nefrótica, gravidez e pós-operatório.

A hipofibrinogenemia é encontrada frequentemente nos transtornos complexos da hemostasia, por exemplo, na coagulação intravascular.

Quando estas provas mencionadas estão alteradas, mas mesmo assim não esclarecem distúrbios na hemostasia, solicitam-se outras provas como dosagens específicas de fatores e provas de avaliação da fibrinólise.

BIBLIOGRAFIA

Besa EC *et al. Hematology.* Harwal Publishing, 1992; 335.
Centers for Disease Control (CDC). Criteria for anemia. *M.M.W.R* 1989; *38*(23):400-404, .
Chernecky CC, Berger BJ. *Laboratory test and diagnostic procedures,* 2 ed. W.B. Saunders Company, 1997, 1082p.
Evatt BL *et al.* Anemia. *Fundamental diagnostic hematology.* CDC, Atlanta and World Health Organization, Geneva, 1983; 121.
Failace R. *Hemograma. Manual de interpretação.* 3 ed., Artes Médicas, 1995; 198.
Hoffbrand AF, Pettit JE. *Essential haematology.* Thrid edition Balckwell Sacientific Publications. London, 1993; 437.
Lotspeich-Steininger CA *et al. Clinical hematology.* J. B. Lippincott Company. 1992; 757.
Mazza JJ. *Manual of clinical hematology.* Second edition. Little, Brown and Company, 1992; 477.
Rapaport SI. *Hematologia.* 2 ed. São Paulo: Livraria Roca Ltda. 1990; 450.
Simmons A. *Hematology.* WB Saunders Company, 1989; 423.
Tietz NW (ed.). *Clinical guide to laboratory tests.* 3 ed. Philadelphia: W. B. Saunders, 1995.

Imunologia

Lucilene de Lima Rodrigues
Luciane Mazzullo Cicarelli
Luciana Basso de Oliveira
Silvia Cardoso

INTRODUÇÃO

Os microrganismos que causam doença no homem penetram nos tecidos em diferentes locais e produzem a patologia segundo uma variedade de mecanismos. Os meios mais eficazes de conter tais invasões são os mecanismos de defesa inatos; somente quando as defesas inatas forem ultrapassadas, o hospedeiro passa a necessitar de uma resposta imune induzida ou adaptativa.

Os agentes que causam doença são classificados em cinco grupos: vírus, bactérias, fungos, protozoários e helmintos. Reconhecem-se como elementos característicos de cada patógeno o seu modo de transmissão, seu mecanismo de multiplicação e sua patogênese, os meios pelos quais ele determina a doença e a reposta.

MECANISMO DE DEFESA

Imunidade inata ou defesa inata

São os mecanismos de defesa que estão prontos a atacar o invasor.

a) *Epitélios de superfície:* barreira física entre o meio interno e externo, se houver uma "porta de entrada", seja por ferimento, ou propriedades adesivas do patógeno ao epitélio, ele consegue ultrapassá-lo.

b) *Sistema complemento:* pode ser ativado quando o patógeno ultrapassa o epitélio pela via alternativa tentando destruí-lo.

c) *Macrófagos:* são os monócitos da corrente sanguínea que migram ao local da infecção. Sua principal função é a fagocitose, na tentativa de destruir o patógeno e liberar citocinas e mediadores inflamatórios como as interleucinas.

Os efeitos combinados desses mediadores contribuem para reações locais contra a infecção na forma de uma resposta inflamatória, que são caracterizadas por dor, rubor, calor e pelo tumor no sítio de uma infecção.

Imunidade adaptativa contra a infecção

A resposta adaptativa é iniciada quando uma infecção supera os mecanismos de defesa inato e gera um nível de antígeno. Este antígeno dá início, então, a uma resposta imune que se torna efetiva após vários dias, tempo exigido para que células T e B se diferenciem em células efetoras. Neste período o patógeno é apenas controlado pelos mecanismos de defesa inatos.

a) *Resposta primária:* Os antígenos são transportados para os linfonodos e apresentados às células T, e sua diferenciação em células efetoras se realiza nos órgãos linfóides e pode ser de dois tipos:
  - *Resposta mediada por células:* reconhecimento do complexo MHCII por linfócito TCD4. Essa resposta é para patógenos intracelulares com características de "sobreviverem" dentro dos macrófagos, por exemplo, *Mycobacterium tuberculosis*, gênero *Leishmania*, nestes casos, a resposta humoral é ineficaz quanto a eliminação do agente, enquanto a resposta inflamatória mediada por células é protetora.
  - *Resposta humoral:* ativa as células B ligadoras de antígeno, produzindo anticorpos que são secretados para o sangue ou transportados através do epitélio. Os primeiros anticorpos a serem produzidos são da classe IgM (anticorpo de fase aguda), de baixa afinidade com o antígeno e posteriormente os anticorpos da casse IgG, com alta afinidade.

A sensibilização primária dos linfócitos B e T tem lugar em órgãos linfóides, suas funções efetoras são distribuídas por todo organismo pela corrente circulatória, proporcionando ao hospedeiro um estado de imunidade protetora contra a reinfecção pelo mesmo agente.

b) *Resposta secundária – memória imune:* o sistema imune tem a propriedade de responder rápida e efetivamente aos agentes patógenos reconhecido pela memória imune, pois estes já foram previamente encontrados; onde existe uma população de linfócitos antígenos-específicos.

Nas respostas de memórias os anticorpos produzidos são da classe IgG e IgA cuja afinidade ao antígeno é alta neutralizando rapidamente o patógeno.

Vacinação ou Imunização

É uma forma preventiva de estimular o sistema imune na presença de um antígeno atenuado a produzir linfócitos antígeno-específicos contra determinadas patologias.

A vacinação é realizada pela inoculação de um antígeno, atenuado ou o subproduzido dele, capaz de estimular uma resposta imune primária sem o desenvolvimento da doença produzindo células de memória que darão capacidade ao indivíduo de responder rapidamente na presença do patógeno.

As vacinações são de dois tipos:

a) *Proteção total:* ou seja, previne contra a doença, por exemplo, tétano, sarampo, difteria;
b) *Proteção parcial:* ameniza sua sintomatologia quando o indivíduo é infectado, por exemplo, BCG, caxumba.

• **Nota:** Com o avanço da biologia molecular, novos tipos de vacina estão sendo desenvolvidos no tratamento de algumas doenças e prevenção de outras.

Diagnóstico laboratorial de imunologia de importância para odontologia

Doenças infecciosas
• Hepatite A
• Hepatite B
• Hepatite Delta
• Hepatite C
• HIV
• CD4/CD8
• CMV
• EBV
• HTLV
• Rubéola
• Coxsákie
• Sífilis
• Tuberculose
• Legionela

Hepatite A
• *Agente etiológico:* vírus RNA pequeno, é inativado pela luz UV, pelo aquecimento a 100°C por 5 minutos e pela exposição a desinfetantes como hipoclorito a 1% e glutaraldeído a 2%.
• *Transmissão:* orofecal, ou por alimentos contaminados e locais onde a água não é tratada.
• *Tempo de incubação:* 2 a 4 semanas.
• *Principais sintomas:* mal-estar, vômito, diarréia, fezes claras, urina escura, icterícia.
• *Imunização:* imunoglobulina para indivíduos que irão se pré-expor em localidades sem saneamento básico. A profilaxia é de curto prazo, ou seja, não induz a uma memória imune.
• *Diagnóstico:* sorologia para hepatite A.
• *Material:* sangue – jejum.

Há dois testes disponíveis para hepatite A:
• anti-HAV-IgG.
• anti-HAV-IgM.

Interpretação dos resultados:
Hipótese 1:
• anti-HAV-IgG – negativo.
• anti-HAV-IgM – negativo.
• **Conclusão:** paciente nunca teve contato com o vírus da hepatite.

Hipótese 2:
• anti-HAV-IgG – positivo.
• anti-HAV-IgM – negativo.
• **Conclusão:** paciente teve contato com o vírus da hepatite A, possuindo imunidade a doença.
Este resultado não significa que o paciente teve a doença, pois, muitas vezes, pode ter ocorrido um caso subclínico, ou seja, sem sintomatologia.

Hipótese 3:
• anti-HAV-IgG – positivo.
• anti-HAV-IgM – positivo.
• **Conclusão:** infecção aguda – mesmo que o paciente não tenha sintomas da doença ele está com hepatite A e deve ser orientado a procurar um clínico.

Hipótese 4:
• anti HAV-IgG – negativo.
• anti-HAV-IgM – positivo.
• **Conclusão:** idem à hipótese 3, em fase inicial de infecção aguda (resposta primária e com concentrações maiores de anticorpos da classe IgM).

Valores de referências
• anti-HAV-IgG – negativo.
• anti-HAV-IgM – negativo.

Hepatite B
a) *Agente etiológico:* hepadnavírus estrutural e imunologicamente complexo, possuindo vários componentes antigênicos analisados sorologicamente:
   • *HbsAg:* antígeno de superfície ou envelope.
   • *HbeAg:* antígeno de replicação viral.
   • *anti-HBc total:* anticorpo contra o *core* (centro) viral.
   • *anti-HBc IgM:* anticorpo contra o *core* (centro) da classe IgM.

- *anti-Hbe:* anticorpo contra a replicação viral.
- *anti-HBs:* anticorpo contra o antígeno de superfície.

b) *Transmissão:* sangue e seus derivados, via sexual, material como agulha e instrumentação contaminados e vertical (mãe para o filho).

c) *Tempo de incubação:* 4 – 24 semanas (?)

d) *Imunização:* vacina contra hepatite B (Engerix B), inoculação do antígeno de superfície do vírus da hepatite B (HbsAg) atenuado – estimula a produção de anticorpos anti-HBs, conferindo proteção contra à infecção.

e) *Principais sintomas:* mal-estar, náuseas, dor generalizada, icterícia.

f) *Diagnóstico:* sorologia para hepatite B:
- Material: sangue.
- Necessidade de jejum de no mínimo 4 horas.
- Testes disponíveis: HBs Ag
  anti-HBc
  anti-HbcIgM
  Hbe Ag
  anti-HBe
  anti-HBs.
- *Interpretação dos resultados* (Quadro 7.22 e Fig. 7.1).
- Valor normal: HBsAg – negativo.
  anti-HBc – negativo.
  anti HBs – negativo.

Hepatite C

a) *Agente etiológico:* RNA viral da família Flaviviridae.

b) *Transmissão:* via parenteral, transfusão de sangue e hemocomponentes, contato sexual, transplante de órgãos e tecidos.

c) *Tempo de incubação:* 6 a 9 semanas.

d) *Imunização:* não existe.

e) *Sintomas:* assintomático.

Diagnósticos laboratoriais

Testes sorológicos

Os métodos para detecção de anticorpos contra o HCV foram inicialmente os ELISA de 1ª, 2ª e 3ª gerações.

Na fase inicial de soroconversão aparecem maior frequência Acs entre 6 a 9 semanas quando utilizados métodos ELISA de 2ª e 3ª gerações. Todavia, em mais de 50% de casos de infecção pelo HCV, a evolução se dá para as formas crônicas (Fig. 7.2).

Como teste complementar e confirmatório utiliza-se o *Imunoblot* (IB) de 3ª geração.

O teste ELISA de 3ª geração é utilizado principalmente na triagem sorológica em banco de sangue, por ser técnica que apresenta melhor sensibilidade e pode prevenir o aparecimento de falsos resultados negativos.

Os métodos de IB têm o inconveniente de apresentarem cerca de 10% a 20% resultados inconclusivos. Para confirmar estes casos (ELISA: positivo, IB: indeterminado), recomenda-se a reação do teste de PCR (Fig. 7.3).

Método de biologia molecular

A PCR é o padrão ouro no diagnóstico da hepatite C. Recentemente, foram desenvolvidos métodos quantitativos tanto por PCR quanto por *branched DNA*, que terão importância principalmente no seguimento de pacientes em tratamento com drogas antivirais.

Interpretação dos resultados

a) Um resultado anti-HCV, ELISA de 3ª geração positivo, quando confirmado por IB de 3ª geração significa que

Quadro 7.22 Interpretação dos resultados de sorologia para hepatite B

Fase	HBsAg	HBEAg	anti-HBc (IgM)	anti-HBc (IgG)	anti-HBe	anti-HBs	DNA-HBV
Aguda inicial	(+)	(+)	(+)	(+) / (–)	(–)	(–)	(+)
Aguda tardia	(+) / (–)	(–)	(+)	(+)	(+) / (–)	(–)	(+)
Janela	(–)	(–)	(–)	(+)	(–) / (+)	(–)	(–)
Cura recente	(–)	(–)	(–)	(+)	(+)	(+)	(–)
Pregressa	(–)	(–)	(–)	(+)	(–)	(–) / (+)	(–)
Vacina	(–)	(–)	(–)	(–)	(–)	(+)	(–)
Crônica	(+)	(+) / (–)	(–)	(+)	(+) / (–)	(–)	(+)

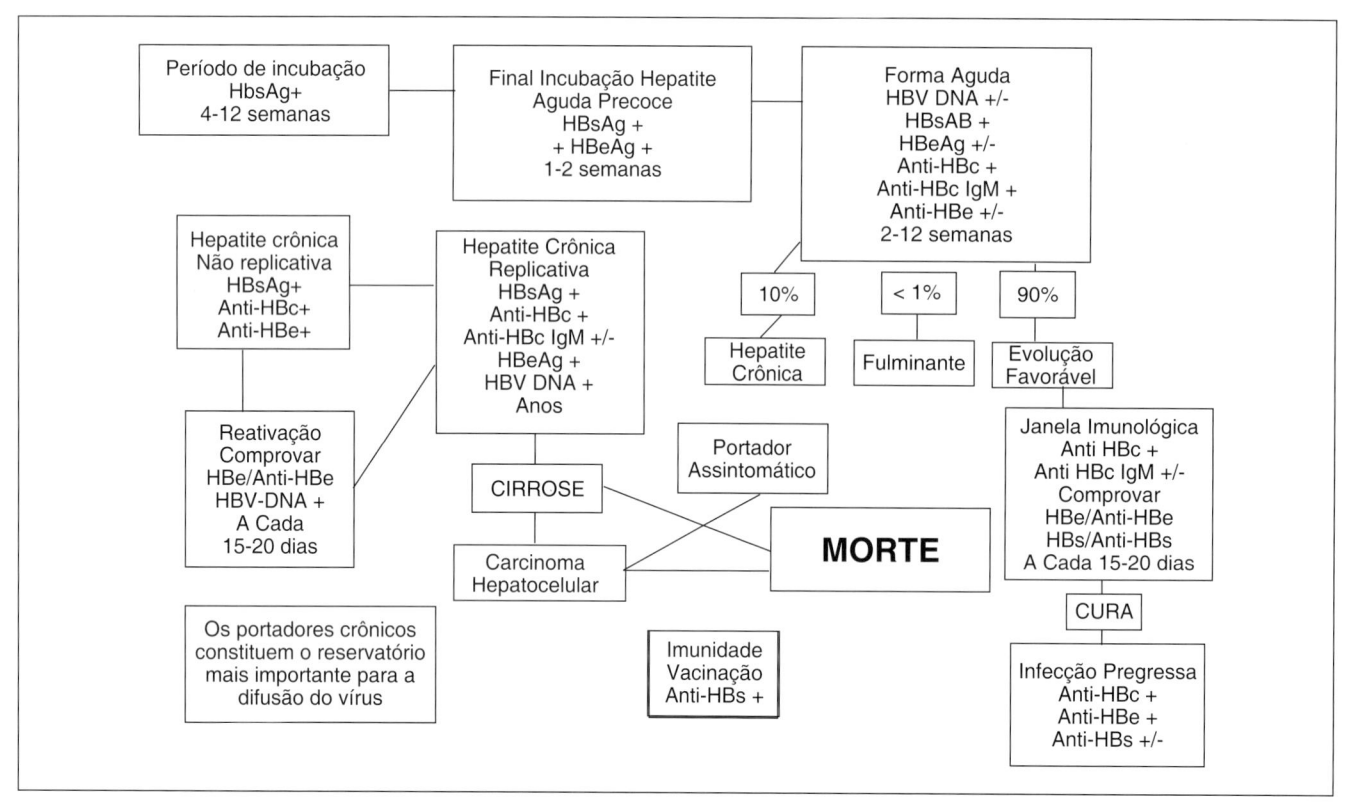

Fig. 7.1 Inter-relação da hepatite e patologias e suas consequências.

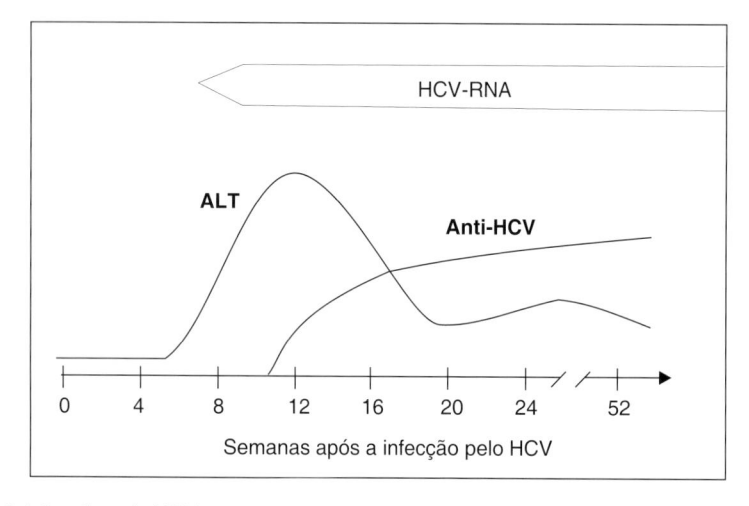

Fig. 7.2 Infecção pelo HCV e sua evolução de forma crônica. Relação soroconversão × tempo.

o indivíduo está infectado pelo HCV. O resultado da PCR detectando o HCV-RNA será positivo na maioria dos casos, mas poderá ser negativo se estiver em fase de baixa viremia.

b) Resultados anti-HCV, ELISA de 3ª geração positivos e IB 3ª geração negativos são menos frequentes e geralmente correspondem a falso-positivos, por ELISA, mas recomenda-se a repetição dos exames com ELI-SA e IB de outra procedência; se necessário, realizar o teste de PCR.

c) Resultado anti-HCV, ELISA de 3ª geração positivo e o IB de 3ª geração indeterminado, não se pode excluir a possibilidade de infecção pelo HCV. Em cerca de um terço desses casos consegue-se detectar a presença do HCV-RNA por técnica de PCR.

d) Valor de referência: HCV = não reagente

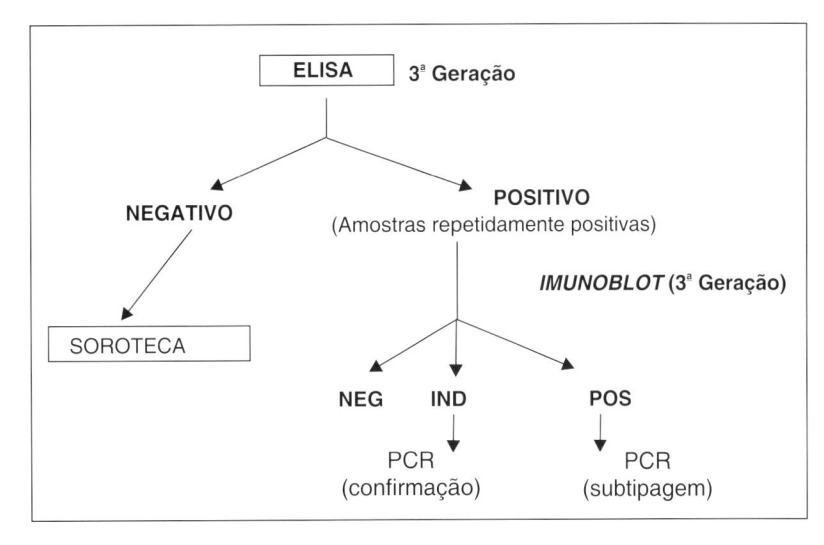

Fig. 7.3 Reação teste PCR. Teste Elisa positivo IB-inconclusivo.

Hepatite delta

a) *Agente etiológico:* vírus de RNA "defeituoso", pois ele não consegue codificar a produção de um revestimento protéico externo. Assim, ele só consegue infectar na preexistência da infecção do vírus da hepatite B. Os componentes antigênicos pesquisado são:
  - *HDAg:* antígeno da hepatite delta
  - *anti-HDV:* anticorpo anti-hepatite delta (IgG)?

b) *Transmissão:* uma vez que a infecção por HDV está ligada à infecção por HBV, sua transmissão é pela mesma via que a hepatite B.

HDAg – positivo   **+ HbsAg – positivo**
anti-HDV – negativo   **anti-HBC – positivo**
ou ("positivo")   **anti-HBc-IgM – positivo**

c) *Tempo de incubação?*

d) *Imunização:* vacina contra hepatite B, pois com a produção de anti-HBs o vírus não consegue se instalar, pois ele necessita do envelope do HBV para poder se replicar.

e) *Principais sintomas:* náuseas, vômitos e forte icterícia, a taxa de mortalidade varia de 2% a 20%, alta, se comparada a 1% da taxa de mortalidade da hepatite B aguda.

f) *Diagnóstico:* a hepatite delta aguda ocorre de duas formas: coinfecção e superinfecção.
  - *Coinfecção:* quando ocorre infecção aguda por HBV e HDV.
  - *Superinfecção:* quando ocorre infecção aguda de HDV em um portador crônico de HBV.

- *Material:* sangue.
- *Necessidade de jejum:* mínimo de 4 horas.
- *Testes disponíveis:* HDAg
  anti-HDV.
- *Interpretação dos resultados*
  coinfecção:

HDAg – (+) +   **HbsAg (+)**
anti-HDV -/+   **anti-HBc – (+)**
       anti-HBc – IgM – (+)
       HbeAg – +/-
       anti-Hbe +/-

superinfecção:

HDAg – positivo   **+ HbsAg – positivo**
anti-HDV – negativo   **anti-HBc – positivo**
ou positivo   **anti-HbcIgM –**
       negativo
       HbeAg – positivo ou
       negativo
       anti-Hbe – positivo
       ou negativo

(Ver Figuras 7.4 e 7.5)

- *Valores de referência:* HDVAg – negativo
  anti-HDV – negativo.

Herpes simples

a) *Agente etiológico:* herpes simples (tipos 1 e 2) vírus DNA, desenvolvendo uma infecção latente.

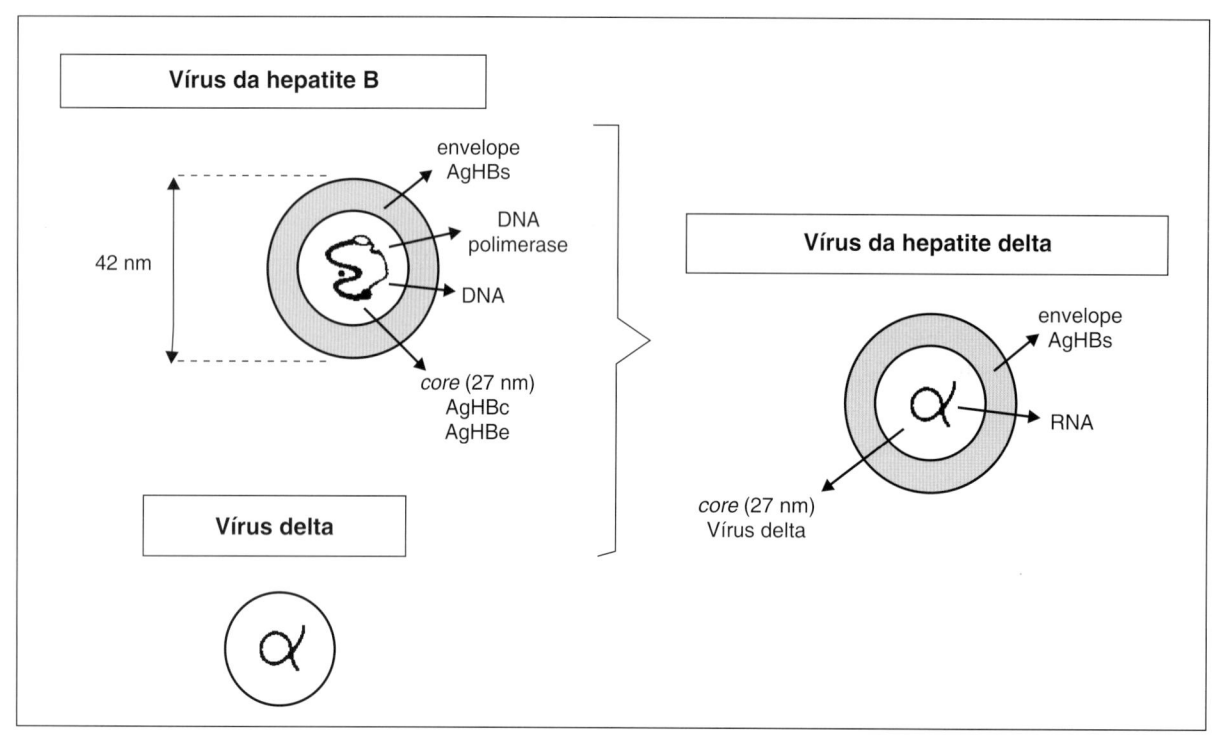

Fig. 7.4 Esquema vírus hepatite delta.

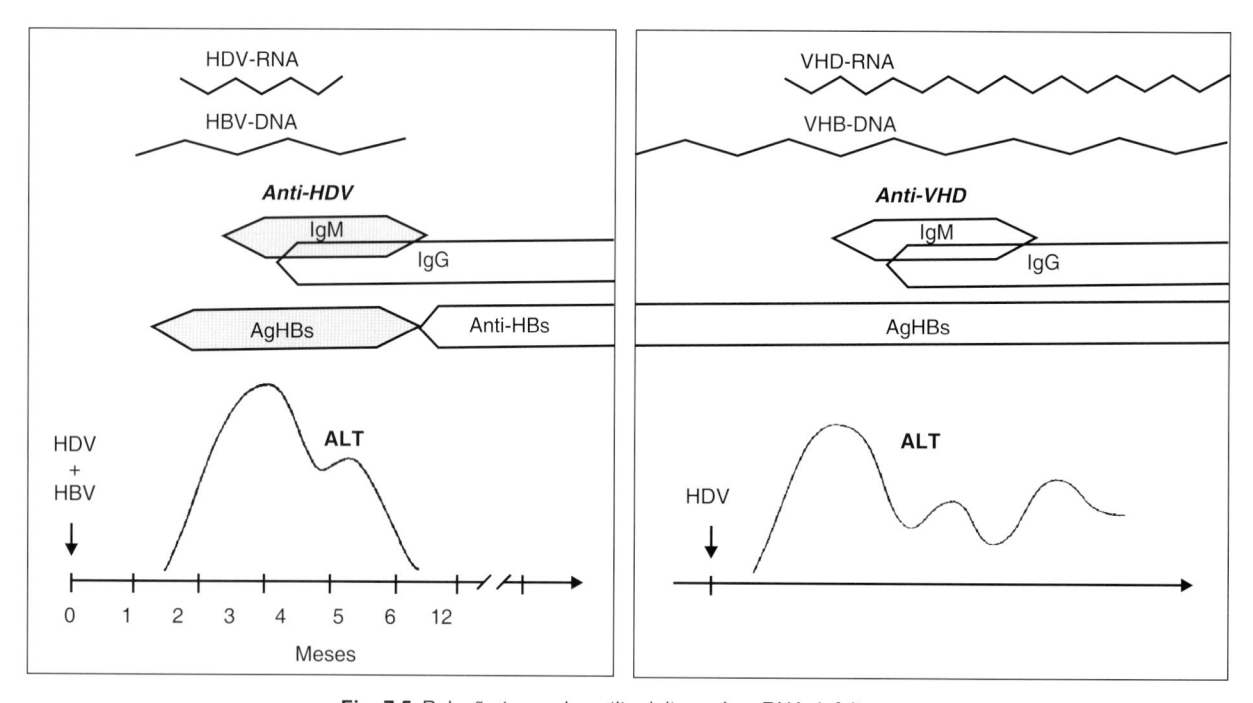

Fig. 7.5 Relação tempo hepatite delta × vírus RNA defeituoso.

b) *Transmissão:* contato direto da pele com lesões infectadas.

c) *Tempo de incubação:*

d) *Imunização:* não existe.

e) *Principais sintomas:* febre, mal-estar, linfadenopatia cervical. Inicia com desconforto no local da infecção e o aparecimento de grupos de pequenas vesículas que logo se rompem, seguido de coalescência em uma úlcera grande.

• *herpes simples tipo 2:* lesa a mucosa genital em sua grande maioria.

Obs.: este dado apresentado não significa que não haja casos de infecções pelo vírus tipo 2 na mucosa orolabial ou do tipo 1 na mucosa genital.

f) *Diagnóstico:* sorologia para herpes
- *Material:* sangue.
- *Necessidade de jejum:* mínimo de 4 horas
- *Testes disponíveis:* anti-HSV IgG
anti HSV IgM.
- *Interpretação dos resultados*
Infecção pregressa: anti HSV IgG – positivo
anti-HSV IgM – negativo.
Infecção aguda: anti-HSV IgG (+)
anti-HSV IgM (+).

Obs.: Os testes disponíveis não são específicos para qual vírus o paciente foi infectado, se o herpes tipo 1 ou 2, tanto que muitos laboratórios colocam em seus laudos anti HSV 1 + 2.

- **Valores de referência:** anti-HSV IgG - negativo
anti-HSV IgM - negativo

Notas:
1. Como no caso da hepatite A, grande parte da população já entrou em contato com o herpesvírus, apresentando sorologia de infecção pregressa.
2. Nos casos de baixa de imunidade, o indivíduo pode ter uma reativação da doença com a mesma sintomatologia da infecção aguda.
3. Infecções por vírus herpes simples dos dedos – Paronarício [unheiro] podem ser causadas pelo contato direto com uma lesão herpética ou saliva infectada. Para os profissionais da área odontológica o uso de luvas é adequado para se proteger contra o vírus.

Varicela zoster:
a) *Agente etiológico:* herpes zoster
b) *Transmissão:* inalação de aerossóis
c) *Tempo de incubação:* 7 a 14 dias
d) *Imunização:* vacina existente
e) *Diagnóstico:* sorologia para varicela

Pesquisa de anticorpos da classe IgG e IgM:
f) *Interpretação de resultados:*
- infecção pregressa ou imunização
varicela IgG – positivo
varicela IgM – negativo

- infecção aguda
varicela IgG – positivo
varicela IgM – positivo

g) *Valores de referência:* varicela IgG – negativa
varicela IgM – negativa

A importância da infecção pelo vírus herpes zoster na área odontológica é a reativação do vírus latente que se aloca nos gânglios sensoriais, resultando em um processo doloroso e debilitante quando o gânglio trigêmeo é afetado.

Coxsáckie B

a) *Agente etiológico:* vírus coxsáckie B (B_1 e B_6).
b) *Transmissão:* saliva e aerossóis.
c) *Transmissão:* 7 a 14 dias.
d) *Imunização:* ?
e) *Diagnóstico:* sorologia para coxsáckie.
f) *Interpretação dos resultados:*
- *Infecção pregressa:* títulos até 1/64.
- *Infecção aguda:* aumento de quatro vezes entre os títulos de duas amostras colhidas com intervalo de 14 dias.

A importância diagnóstica na área odontológica é devido a úlceras orais que a infecção por este vírus ocasiona e a possibilidade de disseminação na clínica dental.
Essas infecções podem ser subclínicas e eventualmente podem ocorrer miocardite ou encefalite.

Sífilis

a) *Agente etiológico: Treponema pallidum.*
b) *Transmissão:* sexual ou congênita (mãe infectada transmite ao filho).
c) *Tempo de incubação:* 7 dias
d) *Imunização:* não existe
e) *Diagnóstico:* sífilis primária – pesquisa direta de *Treponema pallidum* por escarificação da lesão (cancro duro). Sorologia para sífilis secundária e terciária (neurosífilis).
- *Amostra:* sangue ou liquor.
Obs.: liquor (ou líquido cefalorraquidiano [LCR]) quando há suspeita de neurossífilis.
- *Jejum:* mínimo de 6 horas para a coleta de sangue.
- *Testes disponíveis:* VDRL, TTPA, FTA-Abs, Wasserman, testes imunoenzimáticos.
- *VDRL (Veneral Disease Research Laboratory):* é um teste não treponêmico, ou seja, ele baseia-se na propriedade de floculação de éster de colesterol da cardiolipina de coelho com anticorpos antitreponema. É um teste bastante sensível, mas inespecífico, pois alguns treponemas saprófitas, fator reumatóide e outras doenças colagenosas podem reagir com a cardiolipina.

Se o teste for positivo, outros testes específicos confirmarão a hipótese diagnóstica de sífilis. Este teste é bastante utilizado no acompanhamento da terapêutica através da queda dos títulos de reatividade com a cardiolipina.

- *TTPA*: aglutinação passiva de partículas sensibilizadas com antígenos treponêmicos, teste específico que confirmará a infecção pelo treponema.
- *FTA-Abs*: teste específico que pesquisa se anticorpos tanto da classe IgG como da classe IgM – teste de escolha para pesquisa de sífilis congênita, pois anticorpos da classe IgM não atravessam a barreira transplacentária, sua positividade na amostra do recém-nascido indica sífilis congênita.
- *Wasserman*: teste de fixação do complemento, sensível mas pouco específico, sua positividade deverá ser confirmada com testes específicos.
- *Testes imunoenzimáticos*: testes treponêmicos sensíveis e específicos que pesquisam tanto anticorpos da classe IgG como da classe IgM.

Interpretação dos resultados

- *Sífilis primária:* pesquisa positiva para *Treponema pallidum.*

  Obs.: se a coleta do material não foi adequada, ou a região com lesão estiver muito entumecida e dolorida, há a possibilidade de não ser encontrado o agente na pesquisa, mas isto não descarta a infecção.

- *Sífilis secundária ou congênita:*
VRDL	– > 1/8
TPPA	– reagente **Material**
FTA-ABs IgG	– reagente **Sangue**
FTA-ABS IgM	– reagente

- *Sífilis secundária ou sífilis terciária:*
VDRL	– reagente	
TPPA	– reagente	**LCR**
FTA-ABs IgG	– reagente	
FTA-ABs IgM	– reagentes	

Os títulos de VDRL no LCR, quando comparados com os títulos de VDRL no soro, do mesmo paciente, são menores devido a barreira hematoencefálica.

Reações cruzadas:
VDRL	– reagente (qualquer título)
TTPA	– não reagente
FTA-ABs IgG	– não reagente
FTA-ABs IgM	– não reagente

Valores de referência:
VDRL	– não reagente
TTPA	– não reagente
FTA-Abs IgG	– não reagente
FTA-Abs IgM	– não reagente

Tuberculose

a) *Agente etiológico: Mycobacterium tuberculosis*
b) *Transmissão:* aerossóis
c) *Tempo de incubação:* indefinido, depende do estado nutricional e imunológico do indivíduo.
d) *Imunização:* BCG – intradérmico
e) *Diagnóstico:*
   - amostra: escarro
   - exames: bacilocospia – pesquisa do *M. tuberculosis* no escarro.

Cultura:
PCR para *M. tuberculosis* – pesquisa pela técnica da reação de *polmenae in colera* do DNA da micobactéria.

f) *Interpretação de resultados:* em qualquer teste a positividade indica a infecção com *Mycobacterium tuberculosis.*

Quando o paciente torna-se **bacilofero**, ou seja, a sua expectoração carrega a micobactéria, a baciloscopia é o exame de escolha por ser rápido, específico e de pequeno custo. Nesta fase da doença, o paciente já apresenta alguns sintomas característicos da doença, como emagrecimento, sudorese noturna, febre não muito elevada no final do dia e tosse.

A cultura é indicada quando a baciloscopia for negativa e o paciente apresenta alguns sintomas característicos da doença. A desvantagem é que o resultado pode levar até 90 dias para ser emitido, em razão de esta micobactéria ter crescimento lento.

O PCR é um método que elucida o diagnóstico rapidamente, mas ainda hoje é um exame diagnóstico de custo elevado. É altamente possível e sua especificidade é grande.

g) *Valor de referência:* negativo em todos os testes.

Legionella

a) *Agente etiológico: Legionella pneumophila* – bactéria Gram-negativa.
b) *Transmissão:* água estagnada, aerossóis.
c) *Tempo de incubação:* ?
d) *Imunização:* não há.
e) *Principais sintomas:* febre, mialgia, dispneia, tosse seca.

f) *Diagnóstico:* sorologia para *Legionella.*
- *Amostra:* sangue.
- *Necessidade de jejum:* não é necessário.
- *Testes disponíveis:* pesquisa pela técnica de imunofluorescência em duas amostras distintas com intervalo de tempo entre coleta da 1ª para a coleta da 2ª amostra.

g) *Interpretação dos resultados:*

Obs.: A soroconversão a um título maior ou igual a 1:128. A elevação em 2 diluições no título positivo entre a 1ª e a 2ª amostra evidencia a infecção aguda.

h) *Valor referência:* título inferior a 1:128.

Nota: esta infecção tem importância na área odontológica devido a característica da bactéria e sua transmissão através de aerossóis, levantando a possibilidade de que a *Legionella* venha a infectar os sistemas de água da unidade dental, principalmente se não forem utilizados diariamente. Outro forma de prevenir é lavar e desinfetar a unidade todos os dias antes do atendimento do 1º paciente.

HIV

a) *Agente etiológico:* retrovírus RNA pertencente à família Retroviridae.

b) *Transmissão:* sangue, contato sexual, aleitamento materno, saliva.

c) *Tempo de incubação:* 1 a 12 semanas após a exposição.

d) *Imunização:* não existe.

e) *Principais sintomas:* em razão da complexa biologia de HIV, as manifestações clínicas da infecção são bastantes variáveis. A infecção inicial pode ser assintomática ou se faz acompanhar por uma enfermidade similar ao resfriado, como febre, dores musculares, dor de garganta e exantema.

O vírus está replicando abundantemente neste período, presente no sangue e liquor. O aparecimento de anticorpos anti-HIV ocorre usualmente entre 3 a 20 semanas após a exposição. A duração da fase latente pode se prolongar por qualquer tempo entre 2 e 10 anos, talvez por mais tempo.

Na fase latente, uma linfadenopatia generalizada se desenvolve em muitos pacientes. Em alguns pacientes ocorre a síndrome denominada complexo relacionado à AIDS (ARC), caracterizada por febre, perda de peso e diarréia.

Muitos pacientes com ARC avançaram até a AIDS, mas não está esclarecido se todos os pacientes de ARC terão está evolução nem se a ARC é um precursor necessário para a AIDS.

A AIDS está caracterizada pela profunda imunossupressão global. Os pacientes com AIDS continuam apresentando linfadenopatia e perda de peso característica do ARC. Eles também adquirem numerosas infecções que podem trazer risco de vida, frequentemente com organismos que normalmente não são patogênicos para indivíduos imunocompetentes (estas infecções são resultado da falta de resposta imune tanto humoral quanto mediadas por células do organismo).

f) *Diagnóstico laboratorial:* as técnicas empregadas para detecção de anticorpos anti-HIV-1 e/ou 2 são agrupadas em 3 etapas.
- *Etapa I:* triagem sorológica (Elisa, aglutinação de partículas de gelatina, teste rápido).
- *Etapa II:* confirmação sorológica pelo teste de imunofluorescência indireta para HIV-1 (IFI/HIV-1).
- *Etapa III:* confirmação sorológica pelo teste de *westen blot* para HIV-1 (WB/HIV-1).

ETAPA I
Triagem sorológica

É obrigatória a realização combinada de 2 testes distintos, nesta 1ª etapa da testagem de qualquer amostra de soro ou plasma. Estes 2 testes devem ter princípios metodológicos e/ou antígenos distintos (lisado viral, antígeno recombinante ou peptídeos sintéticos). Pelo menos um dos testes deve ser capaz de detectar Ac anti-HIV-1 e anti-HIV-2.

a) Os 2 testes são realizados simultaneamente (teste 1 e teste 2)

b) As amostras reagentes aos testes 1 e 2 devem ser submetidas, em seguida, a teste confirmatório (IFI ou WB), de acordo com as etapas II e III.

c) As amostras com resultados discordantes ou indeterminados nos testes 1 e 2 devem ser retestadas em duplicata, com o mesmo conjunto diagnóstico.

d) Após a retestagem em duplicata:
- As amostras reagentes e as amostras com resultados discordantes ou indeterminados devem ser submetidas a teste confirmatório (IFI ou WB), de acordo com as etapas II e III.
- As amostras não reagentes, quando não reagentes nos 2 testes após a repetição, terão seu resultado definido como "Amostra Negativa para HIV".
- As amostras com resultados não-reagentes aos testes 1 e 2 terão seu resultado definido como "Amostra Negativa para HIV".

As etapas subsequentes II e III destinam-se à confirmação do diagnóstico sorológico.

ETAPA II
Confirmação sorológica por teste de IFI para HIV-1

a) As amostras reagentes ao teste de IFI terão seu resultado definido como "Amostra Positiva para HIV-1". São obrigatórias a coleta de uma nova amostra e a repetição da etapa I para confirmação da positividade da 1ª etapa.

b) As amostras com resultados indeterminados ou negativos ao teste de IFI deverão ser submetidas ao teste de WB (etapa III).

ETAPA III
Confirmação sorológica pelo teste *western blot* (WB)

Para interpretação do teste do WB, deverão ser observados os seguintes critérios:

* *Amostras não-reagentes* = ausência de bandas
* *Amostas reagentes* = presença de no mínimo 2 (duas) bandas dentre gp160/120; gp41; p24.
* *Amostras indeterminadas* = qualquer outro padrão de bandas diferente dos descritos anteriormente.

a) As amostras reagentes no teste de WB terão seu resultado definido como "Amostra Positiva para HIV- 1". É obrigatória a coleta de uma nova amostra e a repetição da etapa I acima para confirmação da positividade da primeira amostra.

b) As amostras indeterminadas terão seu resultado definido como "Amostra Indeterminada para HIV-1" e devem ser submetidas à investigação de anticorpos anti-HIV2. Recomenda-se ainda a coleta de nova amostra, após 30 dias e a repetição dos Procedimentos Sequenciados. Essa repetição tem o propósito de verificar a possível ocorrência de soroconversão recente.

c) As amostras negativas ao teste de WB terão seu resultado definido como "Amostra Negativa para HIV-1"e deverão ser submetidas a investigação de anticorpos anti-HIV2. Recomendam-se, ainda, a coleta de nova amostra, após 30 dias, e a repetição dos Procedimentos Sequenciados. Essa repetição tem o propósito de verificar a possível ocorrência de soroconversão recente.

Obs.: São obrigatórias a coleta de uma segunda amostra e a repetição da etapa I, para confirmação da positividade da 1ª amostra. Caso os resultados da testagem dessa 2ª amostra sejam não reagentes ou indeterminados, deverão ser cumpridas todas as etapas dos procedimentos sequenciados.

Sempre que a 1ª amostra for positiva ao teste de IFI ou ao teste de WB e a 2ª amostra for negativa aos testes de triagem é preciso considerar a possibilidade de ter havido troca ou contaminação de amostras.

Em virtude da transferência passiva dos anticorpos anti-HIV através da placenta, a detecção de anticorpos em crianças menores de 2 anos não caracteriza infecção pelo HIV, sendo necessária a realização de outros testes complementares para a confirmação do diagnóstico.

Testes complementares para confirmação do diagnóstico

* *Pesquisa de Ag HIV ou P24:* há situações em que a detecção do Ag viral se torna necessária, como em casos desconhecidos ou em que a determinação do Ag é o único marcador de infecção pelo HIV, seja procedida a confirmação da positividade, uma vez que há possibilidade de resultados falsamente positivos, especialmente em crianças.

* *Teste de detecção de RNA viral:* a detecção do material genético dos HIV torna-se necessária em certas situações não apenas de caráter diagnóstico, mas também para seguimento e avaliação terapêutica.

  Considerando-se que a concentração do material genético dos HIV é habitualmente muito baixa, há necessidade de se recorrer a técnica de elevada sensibilidade. A mais frequentemente utilizada dentre elas é a reação em cadeia de polimerase ou PCR.

* *Cinética do aparecimento dos marcadores sorológicos do HIV:* o primeiro marcador passível de identificação no soro não apenas como consequência da sensibilidade da técnica empregada para a detecção, como também pelo fato de essa presença independe de qualquer reação orgânica, é o RNA viral demonstrado pela amplificação (PCR). Há relatos na literatura de detecção após 4 dias do contato até 30 dias após a infecção.

  Naturalmente, deve-se levar em conta a carga infectante, bem como a sensibilidade da PCR.

  Cerca de 2 a 4 semanas após a primeira detecção do RNA, pode-se demonstrar a presença de anticorpos. Isto equivale a que cerca de 2 a 8 semanas após a infecção, grande parte dos indivíduos que vão soroconverter já o terão feito após 2 meses. Certamente, a negatividade da sorologia, e mesmo da viremia neste período, não exclui a infecção; por isso, deve-se fazer um seguimento sorológico periódico (mensal) até se completarem 6 meses para se assegurar do resultado negativo. Em casos de acidente profissional, há recomendações de que este seguimento se prolongue por 1 ano, embora os casos de soroconversão tardia (após 6 meses) sejam raros.

g) *Valor de referência:* anti-HIV = não reagente.

CITOMETRIA × CD4/CD8

A citometria de fluxo constitui um método para a contagem dos leucócitos. Vários tipos e subtipos de leucócitos contêm um ou mais antígenos que são exclusivos ou compartilhados por um número limitado de outras células. Estes antígenos podem ser detectados por anticorpos monoclonais específicos passíveis de serem marcados com uma molécula fluorescente.

O citômetro de fluxo é capaz de ativar a molécula fluoresecente e detectar, diferenciar e identificar comprimentos de onda de luz produzidos. Isto permite a detecção, identificação e quantificação das células que possuem os antígenos investigados.

A cada antígeno leucocitário foi atribuído um número CD (*cluster designation*), enquanto os vários anticorpos que reagem com o mesmo antígeno receberam o número correspondente.

Os linfócitos, junto com outras células e moléculas, são essenciais na resposta imune do organismo humano. Em condições fisiológicas, circulam no sangue periférico três populações distintas de linfócitos: os linfócitos T, os linfócitos B e as células NK (*natural killer*).

Os linfócitos T são responsáveis pela regulação da resposta imunológica e pela destruição de células infectadas pelos vírus. Os linfócitos B produzem os anticorpos e os linfócitos NK atuam na destruição de células infectadas por vírus e de alguma células tumorais.

É possível classificar e quantificar os linfócitos identificando seus marcadores celulares de superfície, ou seja, moléculas específicas presentes na superfície dessas células (Quadro 7.23).

O marcador CD3 é exclusivo da linhagem T. O CD4 está presente também nos monócitos e nos macrófagos e o CD8, nas células NK. Isto significa que a utilização isolada desses marcadores não permite a identificação dos linfócitos T. Por isso, para identificar o auxiliar (*helper*), é preciso combinar a identificação do CD3 com o CD4, e para identificar o T citotóxico é preciso combinar a identificação do CD3 com o CD8 (Quadro 7.24).

As investigações realizadas até o momento demonstraram que os linfócitos T CD4 + são as principais células-alvo do vírus HIV.

O fenômeno mais característico da infecção pelo HIV é a redução da quantidade dos linfócitos T CD4+. A intensa replicação do HIV nos linfócitos T CD4+ destrói progressivamente essas células, aumentando a carga viral, ou seja, o número de partículas virais circulantes no sangue periférico. A diminuição da população de linfócitos é o que leva à imunodeficiência e ao consequente aparecimento das infecções oportunistas.

Por isso, a quantificação exata dos linfócitos T CD4+ é fundamental na avaliação do sistema imune e no acompanhamento clínico do indivíduo infectado, alertando inclusive para a possibilidade de surgimento de doenças oportunistas.

Quadro 7.23 Classificação e quantificação dos linfócitos segundo o tipo de célula e os marcadores (CD)

Células	Marcadores (CD)
Linfócitos T	CD3
Linfócitos T auxiliares	CD3+ CD4+
Linfócitos T citotóxicos	CD3+ CD8+
Linfócitos B	CD19+ e/ou CD20+
NK	CD16+ e/ou CD56+

Quadro 7.24 Quantidade média de cé por células milímetro cúbico de sangue segundo o marcador, o sexo e a idade

Parâmetro	Sexo	Idades	Média (cel./mm^3)
CD4	Feminino	18 a 65	798
CD4	Masculino	18 a 65	702
CD8	Masc./Fem.	18 a 40	433
CD8	Masc./Fem.	41 a 65	346
CD3	Masc./Fem.	18 a 65	1206
Relação CD4/CD8	Masc./Fem.	18 a 40	1,87
Relação CD4/CD8	Masc./Fem.	41 a 65	2,49

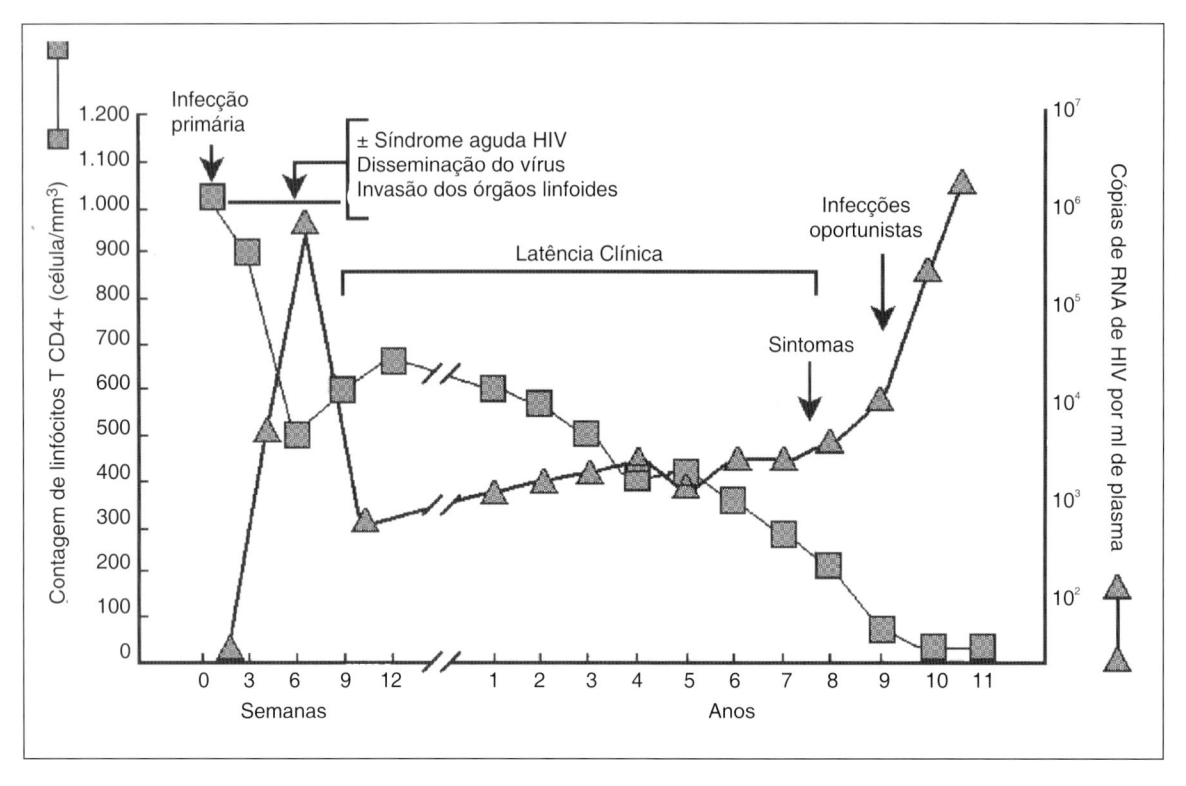

Fig. 7.6 Curso típico de infecção por HIV.

Porém, a contagem de células T CD4+, mesmo considerada um clássico marcador de progressão, apresenta uma grande variabilidade intra e interindividual, principalmente quando os valores estão acima de 200 células/mm³, dificultando a sua valorização em fases mais precoces da infecção. Assim, recomenda-se que esse exame seja realizado, preferencialmente, pelo mesmo laboratório e no mesmo período do dia para minimizar essa variabilidade. O exame deverá ser refeito quando ocorrerem contagens discrepantes e, principalmente, quando as decisões terapêuticas forem baseadas apenas nesses resultados. Os valores são considerados alterados quando as contagens seriadas estão abaixo de 500 células/mm³ (ou < 24%-28%). Pacientes com contagens abaixo de 200 células/mm³ (ou < 14%-16%) apresentam um risco bastante aumentado para processos oportunistas como a pneumocistose e a toxoplasmose. Já pacientes com contagens abaixo de 50-100 células/mm³ (ou < 5%-10%) apresentam um quadro de imunodeficiência mais grave e um risco bastante elevado para infecções disseminadas, como as doenças por citomegalovírus e micobactérias atípicas.

HTLV I E II

a) *Agente etiológico:* é um retrovírus pertencente à família Oncovirinae.

b) *Transmissão:* vertical, aleitamento materno, sangue, contato sexual.

c) *Tempo de incubação:* indeterminado.

d) *Imunização:* não existe.

e) *Patogenia e manifestações clínicas:* embora a maioria dos indivíduos infectados por HTLV I ou HTLV II se apresente como portadores assintomáticos desses vírus, reconhece-se hoje o papel etiológico do HTLV-1 em duas doenças: a leucemia/linfoma de células T do adulto (ATL/L) e a paraparesia espática tropical ou mielopatia associada ao HTLV-1 (HAM / TSP).

ATL/L – incide preferencialmente em adultos e apresenta-se como adenomegalia generalizada, hepatoesplenomegalia, lesões osteolíticas, hipercalcemia, frequentes manifestações cutâneas.

HAM/TSP – caracteriza-se por uma mielopatia crônica, lentamente progressiva, que provoca paresia espástica, preferencialmente nos membros inferiores. O quadro paraparético é comumente acompanhado de distúrbios esfincterianos (retenção urinária e/ou fecal) e distúrbios sensoriais discretos.

f) *Diagnóstico laboratorial:* o diagnóstico de infecção por HTLV-I/II baseia-se na detecção sorológica de anticorpos circulantes específicos voltados a constituintes antigênicos das diferentes porções do vírus (*core* e envelope). Como os métodos de triagem sorológica para

HTLV, tais como reações de aglutinação de partículas de látex sensibilizada ou ensaios imunoenzimáticos, apresentam frequentes resultados falso-positivos, o diagnóstico sorológico dessa retrovirose depende da confirmação de sororeatividade através das técnicas de *western blot* ou radioimunoprecipitação (RIPA).

A investigação sorológica é realizada inicialmente em testes imunoenzimáticos com amostras de soro em duplicata. Amostras com resultados repetidamente reagentes são, então, submetidas aos testes confirmatórios. Preferem-se as reações imunoenzimáticas que utilizam como substrato antigênico lisados virais de HTLV-I acrescidos de anticorpos de HTLV- II, dado que os lisados virais de HTLVI isoladamente apresentam menor sensibilidade para identificação de portadores de HTLV-II.

As reações de *western blot* empregam como antígenos os lisados virais totais, embora bastante úteis na detecção de anticorpos contra antígenos virais do *core* (codificado pelo gene *gag*), têm mostrado baixa sensibilidade na identificação de anticorpos voltados a glicoproteínas nativas do envelope viral. Então as amostras com WB-positivo apenas para anticorpos gag devem ser submetidas à radioimunoprecipitação como método complementar de investigação sorológica. Sabe-se que a reação de RIPA é bastante sensível na detecção de Ac antiglicoproteínas do envelope viral, ao contrário do observado com *western blot*.

A partir da investigação sorológica descrita, o grupo dos Serviços de Saúde Pública dos EUA propôs critérios de soropositividade para infecção por HTLV.

Assim, são considerados:

- *Soropositivos:* indivíduos em que se detectam anticorpos contra antígenos do *core* (anti-p24), juntamente a anticorpos antiglicoproteínas do envelope (r21e, gp46 ou gp61/68) aos testes confirmatórios.
- *Indeterminados:* pacientes que apresentam anticorpos séricos que reagem com antígenos de HTLV-I/II, porém com padrão de reatividade diferente do descrito para soropositivos.
- *Negativos:* pacientes cujos soros não reagem com antígenos de HTLV.

g) *Diagnóstico molecular:* o diagnóstico molecular de infecção por HTLV-I ou II baseia-se na pesquisa de sequências genômicas provirais em células mononucleares periféricas, lisadas enzimaticamente. Para tal empregam-se as técnicas de amplificação de segmentos genômicos, por meio da reação em cadeia da polimerase (PCR).

Para estudos de epidemiologia molecular, as sequências genômicas amplificadas podem ainda ser objeto de classificação em subtipos (variantes genômicas virais), segundo seu padrão de digestão por enzimas de restrição.

h) *Valor de referência:* anti-HTLVI/II = não reagente.

Citomegalovírus

a) *Agente etiológico:* DNA vírus da família Herpesviridae.
b) *Trasmissão:* líquidos corporais, saliva, sangue, contato sexual.
c) *Tempo de incubação:* 4 a 12 semanas.
d) *Imunização:* não existe.
e) *Principais sintomas:* icterícia, quadro febril prolongado, fraqueza, sudorese, hepatoesplenomegalia, petéquias (pode ser assintomático).
f) *Diagnóstico laboratorial:* sorologia
   - Aglutinação passiva de partículas de látex (APPL).
   - Reação de imunofluorescência indireta (IFI).
   - ELISA (enzimaimunoensasio) ou EIA.
   - PCR (reação em cadeia da polimerase).
g) *Interpretação dos resultados:* nas reações de IFI e ELISA são pesquisados separadamente anticorpos da classe IgG e da classe IgM.

A pesquisa de anticorpos IgM aponta o diagnóstico de quadros de infecção primária pelo CMV, enquanto a pesquisa de anticorpos IgG diagnostica uma infecção passada.

No caso de se utilizar técnica que permita a detecção de IgM, geralmente uma única amostra colhida na fase aguda da doença é suficiente para fazer o diagnóstico, desde que afastada a possibilidade de reação falso-positiva pela presença de fator reumátoide. Entretanto, algumas vezes, a IgM pode demorar 2 ou até 3 semanas para se positivar, sendo por isso recomendável a repetição do exame negativo se ele foi colhido mais precocemente. Uma vez presentes, estes anticorpos permanecem na circulação por algumas semanas, geralmente desaparecendo após 3 meses.

h) *Valor de referência:* CMV-IgG = Não reagente
   CMV-IgM = Não-reagente.

Rubéola

a) *Agente etiológico:* RNA vírus pertencente à família Togaviridae.
b) *Trasmissão:* secreções nasofaríngeas, saliva.
c) *Tempo de incubação:* 14 a 21 dias.
d) *Imunização:* vacina RA27/3 ou vacina MMR, ambas combinadas com caxumba, sarampo e rubéola.

e) *Principais sintomas:* febre baixa, exantema maculo-papular, cefaleia, mal-estar, anorexia, coriza, dor de garganta. Subclínica em um terço a dois terços dos casos.

f) *Diagnóstico laboratorial:* testes sorológicos
   - Inibição de hemagluinação (IHA).
   - Aglutinação de partículas de látex (HAP).
   - Imunoenzimático (ELISA).
   - Imunofluorescência (IF).
   - Avidez dos anticorpos IgG.

O teste de IHA é considerado teste de referência, pois foi o primeiro ensaio para detecção de anticorpos antirrubéola.

O teste de aglutinação passiva (HAP) é um teste simples, rápido, útil no diagnóstico de rubéola primária, detectando a soroconversão quando os Ac por IHA já estão em níveis máximos. Pode ainda detectar infecção recente pela positividade da IHA e resultado negativo ao HPA.

O teste de IF permite definir as classes de imunoglobulinas anti-rubéola e apresenta concordância com a IHA de 98%. Na IF-IgM, a remoção do fator reumatoide e de IgG em excesso deve ser feita para prevenir falsos resultados positivos ou negativos.

Os testes imunoenzimáticos (ELISA), o método indireto e o de captura de IgM podem ser quantitativos ou qualitativos. No teste qualitativo, um limiar de reatividade (*cut-off*) estabelecido pelo fabricante define os resultados como sendo positivos ou negativos.

Resultados positivos no ELISA e negativos em IHA, observados em algumas amostras, podem ser decorrentes da diferença de sensibilidade destes métodos ou devido à presença de anticorpos que não têm a capacidade de neutralizar a função biológica do vírus da rubéola.

O teste para detecção de IgM antirrubéola é o mais utilizado no diagnóstico da infecção primária.

Anticorpos da classe IgG e fator reumatoide deverão ser removidos do soro com reagentes específicos (RF) para evitar um resultado falso-positivo para Acs da classe IgM.

Anticorpos IgM positivos significa um quadro agudo assintomático, uma reinfecção, um falso-positivo, dependendo da metodologia empregada na preparação do soro a nas dosagens de imunoglobulinas.

Avidez de anticorpos IgG ocorre a distinção entre infecção primária, subclínica e reinfecção no caso de gestantes.

No início da infecção primária, os anticorpos IgG têm baixa avidez, que vai aumentando lentamente no decorrer de semanas a meses, de modo que os anticorpos IgG de infecções antigas e de reinfecções apresentavam baixa avidez.

Os principais dados laboratoriais no diagnóstico da rubéola primária e da rubéola congênita podem ser resumidos a seguir:

Infecção primária:
- IgM positivo a partir de 1 a 3 dias após o início da doença até 1 a 2 meses por IHA ou 2 a 6 meses por ELISA.
- IHA a partir de 1 a 3 dias da doença e presente indefinidamente.
- IgG positivo a partir de 3 a 4 dias da doença e presente indefinidamente.
- IgG de baixa avidez até 3 a 5 meses.
- Resposta linfoproliferativa (RLP) presente a partir da primeira semana.

Reinfecção:
- Sorologia positiva anterior à reinfecção.
- IgG positivo com elevação de 4 vezes ou mais no título da 2ª amostra.
- IgM às vezes presente.
- IgG de alta avidez presente.
- RLP presente.

Rúbéola congênita:
- IgM positivo.
- IgG materno presente até cerca de 6 meses.
- IgG de baixa avidez detectável entre 2 meses a 1 ano.
- IgG positivo por mais de 6 meses.
- RLP reduzida.

Imunes e vacinados:
- IgG positivo.
- IgM negativo.
- IgG de alta avidez presente.
- RLP presente.

g) *Valor de referência:* Rb-IgG = Não reagente
   Rb-IgM = Não reagente

Mononucleose Infecciosa

a) *Agente etiológico:* Vírus Epstein-Barr (EBV) pertencente à família Herpesviridae.

b) *Transmissão:* transfusão sanguínea, contato sexual, secreções orais.

c) *Tempo de incubação:* 30 a 45 dias.

d) *Imunização:* não exite.

e) *Principais sintomas:* febre, dor de garganta, linfadenopatia, dor de cabeça, anorexia, mialgia, calafrios, enjoo.

f) *Diagnóstico laboratorial:* (1) Sorologia.
(2) DNA viral.

1. **Sorologia:**
   - *Anticorpos heterófilos*:
     Teste de Paul-Bunnell-Davidsohn.
     Teste de aglutinação.
   - *Anticorpos Específicos (pesquisa de anticorpos IgG e IgM):*
     Teste de ELISA.
     Teste de IFI Indireta.

2. **DNA viral:**
   - *PCR (reação em cadeia da polimerase):* este teste diagnóstico se limita a área de pesquisa, pois a concentração do DNA do EBV no plasma parece aumentar em pacientes com formas mais severas da infecção.

g) *Interpretação dos resultados:* quando testes positivos para anticorpos heterófilos não são necessários, pesquisar anticorpos específicos. Quando testes negativos, então os casos suspeitos devem ser avaliados através da determinação de Ac específicos para o EBV.

A análise das respostas desses Acs específicos pode, então, ser utilizada na diferenciação de infecção recente ou remota. Acs específicos não devem ser valorizados no diagnóstico de mononucleose infecciosa (MI) crônica se tiverem títulos baixos ou moderados, pois esses títulos podem ser encontrados após vários anos em pessoas que tiveram infecção sem complicações.

h) **Valor de referência:**
   EBV-IgG = Não reagente.
   EBV-IgM = Não reagente.

BIBLIOGRAFIA

Chernecky CC, Berger BJ. *Laboratory test and diagnostic procedures*, 2 ed. Philadelphia, W.B. Saunders Company, 1997, 1082p.

Ferreira WA, Avila SL. *Diagnóstico laboratorial das principais doenças infecciosas e auto-imunes.* Guanabara Koogan, 1996, 302p.

Janeway JR CA, Travers P. *O sistema imunológico na saúde e na doença.* 2 ed., Porto Alegre: Artes Médicas, 1997 (tradução: Manuel May Pereira e Waltúria de Hineri).

Tietz NW (ed.). *Clinical guide to laboratory tests.* 3 ed. Philadelphia: W.B. Saunders, 1995.

Samararanayake LP, Scheeutz F, Cohone JA. *Controle da infecção para a equipe odontológica.* Editora Munksgaard, Copenhagem: Livraria e Editora Com. Imp. Ltda, 2 ed. 1994; 29 e 51.

Microbiologia

Lilian Ferri Passadore
Silvia Regina da Silva
Waldyr Antônio Jorge

INFECÇÕES DA CAVIDADE ORAL

As infecções da cavidade oral mais comuns são de origem odontogênica e incluem cárie dentária, pulpites, abscesso, periapical, gengivites periodontais e infecções do espaço fascial profundo. Embora raras, algumas complicações letais, como complicações intracranianas, retrofaríngea, ou extensão pleuropulmonar e disseminação hematogênica para válvulas do coração, próteses e outros focos metastáticos, claramente indicam potencial natural dessas infecções.

Infecções não odontogênicas da cavidade oral incluem estomatite gangrenosa e ulcerativas e infecções das glândulas salivares. Infecções supurativas orofaciais podem também originar do ouvido médio, oronasofaringe e sinos mastoides e paranasais.

INFECÇÃO OROFACIAL ODONTOGÊNICA

Flora normal oral

A cavidade oral não deve ser considerada única, uniforme. Embora espécies representativas de microrganismos possam ser isoladas da maioria das áreas da boca, alguns locais como língua, superfície do dente, fenda gengival e saliva tendem a favorecer a colonização por organismos específicos.

Estudos quantitativos indicam que anaeróbios obrigatórios constituem uma grande e importante parte da flora oral. Na fenda gengival do adulto saudável, por exemplo, o total de contagem foi superior a $2,7 \times 10^{11}$ por grama. O total de bactéria anaeróbia cultivável encontrado foi acima de $1,8 \times 10^{11}$, enquanto bactéria facultativa foi acima de $2,2 \times 10^{10}$ por grama, ou seja, a diferença de oito vezes. Especialmente *Streptococcus, Peptostreptococcus, Veillonella, Lactobacillus, Corynebacterium e Actinomyces* constituem mais de 80% do total da flora oral cultivável. Bacilos Gram-negativos facultativos não são comuns em adultos saudáveis, mas podem ser proeminentes em doenças graves e pacientes hospitalizados e idosos. Nichos ecológicos únicos são observados, por exemplo, *Streptococcus sanguis, Streptococcus mutans e Streptococcus mitis,* assim como *Actinomyces viscosus* preferencialmente colonizam a superfície dos dentes. Em contraste, *Streptococcus salivarius* e *Veillonella* sp. têm predileção pela língua e mucosa bucal. *Fusobacterium*, *Bacteroides* pigmentados e espiroquetas aparecem concentrados na fenda gengival. Os fatores que parecem governar essa localização incluem características de aderência seletiva de certas bactérias por vários tipos de células, condições locais, assim como tensão de oxigênio, potencial de óxido-redução e pH, coagregação interbacteriana e inibição microbiana. Além das considerações anatômicas, inúmeros fatores como idade, dieta e nutrição, erupção dentária, doenças periodontais, higiene oral, hábito de fumar, presença de cárie dental, antibioticoterapia, hospitalização, gravidez, assim como os fatores genéticos e raciais podem influenciar na composição da flora bacteriana oral.

INFECÇÕES MICROBIANAS ESPECÍFICAS ODONTOLÓGICAS

Embora tenha sido reconhecido por algum tempo que infecções odontológicas são iniciadas por microrganismos através da placa dentária, a especificidade microbiana dessas infecções não foi totalmente reconhecida até recentemente. Esta ruptura foi trazida pelos avanços tecnológicos na coleta e culturas anaeróbicas dos espécimes, assim como melhores métodos para identificação de espécimes e taxonomia. Diferenças importantes na composição bacteriana têm sido notadas para cáries dentárias, gengivites e diferentes formas de periodontites, quando comparadas com a cultura do tecido saudável. Uma associação etiológica de *Streptococcus mutans* em cárie dentária foi firmemente estabelecida. *Streptococcus mutans* é consequentemente o único organismo isolado de toda fissura dental deteriorada e consequentemente o único organismo encontrado em grande número de dentes com cáries, quando comparados com dentes sem cáries.

A infecciosidade e transmissão desses organismos em cáries dentárias têm sido estudadas em experiências em animais e humanos. De modo semelhante, em gengivites e periodontites, uma única e específica composição bacteriana da placa subgengival foi identificada. Em um periodonto saudável, a microflora é constituída principalmente de organismos Gram-positivos como *Streptococcus sanguis* e *Actinomyces* spp. Na presença de gengivites, a flora subgengival predominante muda para uma grande proporção de bacilos Gram-negativos anaeróbios, e *Provetella intermedias* é a mais comumente isolada. Com o estabelecimento da periodontite aumenta a complexidade da flora com a predominância de bacilos Gram-negativos anaeróbios e organismos móveis. *Porphyromonas gingi-*

valis (anteriormente chamada de *Bacteroides gingivalis*) é a mais comumente isolada. Em periodontites juvenis a placa subgengival é constituída principalmente por organismos sacarolíticos, *Actinobacillus actinomycetemcomitans* e *Capnocytophaga* spp. como as espécies mais comuns identificadas. *P. gingivalis* é raramente encontrada nessa condição.

Em infecções odontogênicas supurativas, assim como abscesso periapical ou infecção do espaço fascial profundo, normalmente está presente uma flora polimicrobiana com *Fusubacterium nucleatum*, *Bacteroides* pigmentado, *Peptostreptococcus*, *Actinomyces* e *Streptococcus* spp. como o mais isolado. Exceto em pacientes com grave doença de base, bacilos Gram-negativos facultativos e *Staphylococcus aureus* são raramente isolados.

A especificidade microbiana demonstrada por diferentes infecções odontogênicas provavelmente reflete a aquisição de uma única microflora durante o desenvolvimento da placa dental supragengival que progride para uma placa dental subgengival. As placas que se acumulam acima da margem gengival são compostas principalmente de bacilos e cocos Gram-positivos facultativos e microaerófilos; placas que se acumulam abaixo da margem gengival são compostas de bacilos Gram-negativos anaeróbios e formas móveis, incluindo espiroquetas. Microrganismos que habitam a placa supragengival são caracterizados por sua habilidade de aderir a superfície do dente e por sua atividade sacarolítica. Microrganismos que habitam a placa subgengival são assacarolíticos e não necessitam ser aderentes.

Mecanismo patogenético

Infecções orofaciais supurativas são usualmente precedidas por cárie dental ou doença periodontal. O mecanismo patogenético da cariogênese permanece pobremente definido. A teoria mais aceita universalmente foi proposta por W. D. Miller em 1882, a qual propunha que a ação bacteriana sobre os carboidratos produzia substâncias ácidas as quais causam a desmineralização e dissolução do tecido do dente. Em ordem para uma cárie dental se desenvolver precisam estar presentes três fatores: (1) superfície do dente suscetível, (2) placa dental com bactérias acidogênicas (produtoras de ácidos) e acidúricas (capacidade de crescer em pH baixo), (3) carboidrato e açúcar. Em um hospedeiro saudável pelo menos três mecanismos de ação servem para proteger o dente da destruição pela cárie: (1) a ação de limpeza da língua e das membranas bucais, as quais agem retirando qualquer partícula de comida da proximidade do dente, (2) o efeito tampão da saliva, o qual neutraliza o pH e fornece o substrato necessário para a remineralização da superfície do dente atingido, (3) o efeito protetor de uma camada acelular livre de bactéria de origem salivar sobre a superfície do dente, conhecida como película adquirida, a qual age como uma barreira de superfície contra os ácidos produzidos pelas bactérias e outras substâncias proteolíticas. Na ausência da escovação do dente, a película adquirida torna-se rapidamente colonizada, transformando-se na placa bacteriana. Isso explica por que a maioria das cáries dentária ocorre nas áreas de difícil escovação.

Diferentemente da cárie dental, a dieta alimentar parece não ser significante na patogênese da doença periodontal. A microflora periodontal associada com a placa subgengival tem a habilidade de penetrar no epitélio e iniciar uma resposta inflamatória que resulta na destruição do periodonto. Os dois maiores fatores de predisposição são uma higiene bucal precária e o avanço da idade. Outros fatores incluem efeito hormonal, o qual exacerba durante a puberdade, gravidez e menstruação. O diabetes causa aumento na incidência, particularmente no diabetes juvenil. Finalmente, várias doenças genéticas estão associadas com o aumento da incidência da doença periodontal. Em particular aquelas doenças com efeitos neutrofílicos (síndrome de Chédiak-Higashi, neutropenia cíclica e síndrome de Down) têm alta incidência de doenças periodontais.

Isso é um tributo na defesa local de um indivíduo saudável, no qual infecções da cavidade oral não são muito comuns. O estabelecimento de uma flora normal residente parece ser importante para fornecer uma forte defesa da mucosa contra a colonização e invasão de patógenos em potencial. A constante circulação da saliva contendo lisozima, lactoferrina, betalisina, lactoperoxidase e outros sistemas antimicrobianos constitui uma defesa não específica. Várias glicoproteínas salivares e polipeptídeos ricos em histidinas têm sido relatados por inibir fungos e bactérias e podem prevenir infecções pela inibição da fixação microbiana nos epitélios orais pela competição do sítio do receptor celular. A barreira epitelial pode ser afetada pela radioterapia, quimioterapia ou trauma. A redução no volume da saliva pode produzir efeitos significantes, como a predisposição à invasão microbiana. Além disso, os mecanismos de defesas humoral e celular também são importantes. Anticorpos específicos estão presentes na saliva com a IgA secretora como imunoglobulina predominante. Anticorpos salivares podem afetar a flora oral por agregação dos organismos e prevenção de sua fixação à mucosa do epitélio. Imunidade mediada por células é importante na defesa oral de patógenos intracelulares, incluindo vírus, fungos e bactérias. Em adição às imunidades celular e humoral, várias células fagocitárias da mucosa oral também são importantes. Defeitos na defesa do hospedeiro têm sido identificados na infecção periodontal. Por exemplo, diminuição da qui-

miotaxia do neutrófilo tem sido demonstrada em pacientes com periodontite juvenil. O número de anaeróbios orais e estreptococos implicados em periodontites inclui *P. gingivalis*, *P. intermedius*, *P. melaninogenica*, *Capnocitophaga* spp., *S. sanguis* e *S. mitis* são encontrados produzindo IgA proteases. O significado patogênico do achado não está claro até o presente; tem sido sugerido que a quebra da IgA pela protease microbiana pode enfraquecer a imunidade da mucosa local do hospedeiro.

Apresentações clínicas

Infecções odontgênicas originam-se tanto na polpa dentária como no periodonto. O local mais comum é a polpa dentária e resulta na infecção dentoalveolar.

Infecções dentoalveolares

Infecção polpal mais frequente resulta da exposição à cárie, raramente da agressão física ou química. O processo de cárie mais frequente começa nas fossas e fissuras na superfície oclusal dos dentes molares e pré-molares onde ocorre retenção de comida. Sítios interproximais e a margem da gengiva são os próximos mais comuns.

A desmineralização do esmalte do dente resulta na descoloração e é a primeira evidência visível da cárie. Destruição do esmalte do dente, dentina e invasão da polpa produzem tanto uma pulpite localizada como generalizada. Se a drenagem da polpa está obstruída há um rápido progresso, com necrose polpar e proliferação de microrganismos endodônticos que evoluem para infecções de áreas periapicais (abscesso periapical) e osso alveolar (abscesso alveolar agudo).

Clinicamente, no início da pulpite reversível o dente fica sensível ao calor e ao frio e apresenta dor que para abruptamente quando o estímulo é retirado. Mais tarde, durante a pulpite irreversível a dor ao estímulo do calor é muito intensa com alívio rápido com aplicação do frio.

O princípio do tratamento na infecção dentoalveolar é a rápida eliminação da polpa infectada, podendo chegar até a extração do dente afetado. Abscesso dentoalveolar pode ser drenado cirurgicamente. Outras medidas podem ser dieta macia, analgesia e higiene oral. Antibioticoterapia é recomendada quando a drenagem não pode ser realizada adequadamente.

GENGIVITES E INFECÇÕES PERIODONTAIS

A doença periodontal é um termo generalizado que se refere a todas doenças envolvendo as estruturas de suporte dos dentes (periodonto), as quais incluem a gengiva, os ligamentos periodontais e o cemento. Na fase inicial da doença periodontal, a infecção é confinada à gengiva. Após isso, o periodonto é afetado e o dente é perdido com a completa destruição do periodonto.

Gengivite

A inflamação aguda e crônica da gengiva é iniciada por uma irritação local e invasão microbiana. A placa subgengival está sempre presente.

Periodontite

É uma inflamação crônica do periodonto, é a maior causa de perda de dente em adulto. Placa subgengival está sempre presente. Diferente da infecção pulpal, na qual a drenagem esta frequentemente obstruída, infecções periodontais fluem livremente.

Abscessos periodontais

O abscesso periodontal pode ser difuso ou focal e a gengiva se apresenta vermelha e flácida. O tratamento é cirúrgico com drenagem do pus.

Infecção do espaço fascial profundo.

Tanto infecções odontogênicas ou faríngeas podem se estender para o espaço fascial da parte de baixo da cabeça ou da parte de cima do pescoço. Essas infecções espaciais podem ser divididas em:

Espaço mastigador

Consiste em espaços massetérico pterigoide temporal, os quais são bem diferenciados, mas intercomunicados uns com os outros assim como com o espaço bucal, submandibular e faringeal lateral. Infecções do espaço mastigador ocorrem mais frequentemente no dente molar, particularmente no terceiro molar (dente do siso); clinicamente, o sinal da infecção do espaço mastigador é o trismo e dor na mandíbula. O inchaço pode não ser evidente, sobretudo no compartimento massetérico.

Espaços bucais, caninos e parotídeos

Como visto previamente, infecções originadas da mandíbula ou maxilar e dente molar têm tendência a estender-se em direção lateral ou bucal. A relação do ápice da raiz para a origem do músculo bucinador determina quando a infecção irá existir intraoralmente dentro do vestíbulo bucal ou extraoralmente dentro do espaço bucal. Infecção do espaço bucal é prontamente diagnosticada, pois apresenta inchaço com trismo mínimo e sintomas sistêmicos. Em geral é facilmente tratado com antibioticoterapia somente.

Envolvimento do incisor maxilar e canino pode resultar em uma infecção do espaço canino, a qual se apresenta com um grande inchaço do lábio superior, fossa canina e frequentemente do tecido periorbital. A dor é normalmente moderada e os sinais sistêmicos, mínimos. O tratamento consiste em antibioticoterapia e drenagem.

Infecção de espaço parotídeo de causa odontogênica geralmente representa expansão secundária da infecção do espaço massetérico na área do ramo da mandíbula. É marcada por inchaço sem trismo. A dor pode ser intensa e acompanhada de febre alta e calafrios.

Espaços submandibular e sublingual

Esses dois espaços são separados por um músculo milohióide e o espaço submandibular é dividido em submaxilar e submentual. Infecções nesses espaços normalmente surgem do segundo e terceiro dente molar mandibular desde o ápice da raiz em direção ao músculo milo-hioide. Há um inchaço típico, embora menos trismo em contradição para infecção do espaço mesentérico, desde que o maior músculo da mastigação não esteja envolvido. Infecção subandibular odontogênica pode ser distinguida de sialadenites e linfoadenites submandibulares e é devida a outras causas. Terapia inclui antibióticos, extração dental e drenagem cirúrgica extra-oral. Infecção do espaço sublingual geralmente surge de incisões mandibulares desde seus ápices de raízes em direção acima de músculo milo-hioide. Clinicamente, a infecção desse espaço está presente e tende a inchar o assoalho da boca e começa a fechar a mandíbula. É notada uma elevação da língua. A drenagem cirúrgica do espaço sublingual pode ser realizada por uma incisão através da mucosa. Se o espaço submandibular também necessitar ser drenado, ambos os espaços poderão ser atingidos através da aproximação submandibular.

O termo angina de Ludwig tem sido erroneamente aplicado para classificar infecções heterogêneas envolvendo os espaços sublinguais, submaxilares e submandibulares. Entretanto, para finalidade de terapêutica e prognóstico, é desejável restringir o diagnóstico para os casos que correspondam a seguinte descrição clássica:

- A infecção é sempre bilateral.
- Ambos, espaços submandibular e sublingual, estão envolvidos.
- A infecção é expandida rapidamente formando uma celulite sem a formação de abscesso ou envolvimento linfático.
- A infecção começa no assoalho da boca.

A origem dental dessa infecção pode ser encontrada entre 50%-90% dos casos reportados. O segundo e terceiro molares inferiores são os mais comumente envolvidos. Clinicamente, os pacientes apresentam um grande inchaço no espaço submandibular que não forma cavidade quando pressionado. A boca é mantida aberta e o assoalho eleva a língua para o céu da boca. Comer e engolir se torna difícil. A respiração pode ser prejudicada por obstrução da língua. O progresso rápido da infecção resultará em edema do pescoço e glote e pode ocorrer asfixia. Febre e toxicidade sistêmica estão usualmente presentes e podem ser severas. O tratamento requer altas doses de antibióticos parenterais, monitoramento da ventilação, intubação ou traqueostomia quando necessário.

Espaço faríngeo lateral

Também conhecido como espaço faringomaxilar. Infecção no espaço faríngeo lateral pode resultar de faringite, amigdalite, parotidite, otite, mastoidite, bem como infecções odontogênicas, especialmente se o espaço mastigador estiver primariamente envolvido. Se o compartimento anterior é infectado, o paciente apresentará febre, arrepio, dor marcante, trismo, inchaço abaixo do ângulo da mandíbula, deslocamento medial da parede faringeal lateral. Embora não saliente, pode ocorrer dispnéia. Infecção no compartimento posterior é caracterizada por septicemia com pouca dor e trismo. Inchaço é usualmente interno e profundo e pode ser frequentemente sentido, porque está atrás do palatofaringeal.

Complicações, particularmente se o compartimento inferior é envolvido, incluindo obstrução respiratória por edema de laringe, trombose de veia jugular interna e erosão de artéria carótida interna. Obstruções respiratórias em decorrência de edema laríngeo podem ocorrer repentinamente. O paciente deve ser internado, e a traqueostomia deve ser feita como medida profilática.

O tratamento inclui altas doses de antibióticos e drenagem cirúrgica.

COMPLICAÇÕES DAS INFECÇÕES ODONTOGÊNICAS

Complicações das infecções odontogênicas podem ocorrer também pela via hematológica ou extensão direta. Bacteremia transitória é comum durante ou depois de vários procedimentos dentais, especialmente extração de dente infectado. A relação entre esses procedimentos e endocardite bacteriana subsequente e infecção de prótese cardiovascular está bem documentada. Antibiótico profilático durante o tratamento dental, embora frequentemente usado, é controverso, especialmente na ausência de doença cardíaca valvular preexistente. Complicações odontogênicas secundárias por extensão direta incluem difusão mediastinal, supuração intracraniana (especialmente trombose dos *sinus* cavernosos), tromboflebite sugular supurativa, erosão da artéria carótida, sinusite maxilar e osteomielite. Mediastinite aguda e supuração intracraniana secundária a infecções são relativamente raras com antibioticoterapia.

LABORATÓRIO DE MICROBIOLOGIA

Conceitos básicos para a correta coleta de amostras

Todo resultado liberado pelo laboratório de microbiologia é consequência da qualidade da amostra recebida.

A coleta ou transporte inadequados pode ocasionar falhas no isolamento do agente etiológico e favorecer o desenvolvimento da flora contaminante, induzindo a um tratamento inadequado.

Portanto, procedimentos adequados de coleta devem ser adotados para evitar o isolamento de um "falso" agente etiológico, resultando numa orientação terapêutica inadequada.

1. O material colhido deve ser do verdadeiro local de infecção, evitando contaminação com áreas adjacentes.
2. Estabelecer períodos ótimos para a coleta do mateial a fim de ter maior probabilidade de isolar o microrganismo suspeito.
3. Quantidade suficiente de material deve ser coletada para permitir uma completa análise microbiológica.
4. Utilizar dispositivos de coleta, reagentes e meios de culturas adequados para assegurar um ótimo isolamento de microrganismos.
5. Sempre que possível, colher o material antes do início da antibioticoterapia.
6. Identificar claramente a amostra colhida com os dados necessários.

Transporte

Assim como que uma coleta é importante para a qualidade do resultado, o transporte também o é, pois o microrganismo deverá ser mantido viável até a chegada ao laboratório onde será processado.

Para o transporte de bactérias aeróbias, o meio de transporte é o Stuart; este meio proporciona a viabilidade da bactéria durante o transporte sem a sua multiplicação. É produzido comercialmente e é acompanhado de um *swab* estéril.

Para a coleta de bactérias anaeróbias existem meios de transporte comerciais que produzem uma atmosfera apropriada de anaerobiose; caso não haja esses meios, o transporte poderá ser realizado na própria seringa com a qual o material foi aspirado, com o cuidado de retirar as bolhas de ar e vedar a ponta da agulha com uma rolha para impedir a entrada de ar, uma vez que as bactérias anaeróbias morrem na presença de oxigênio. O envio rápido para o laboratório é muito importante.

Exames realizados no laboratório de microbiologia de interesse em odontologia

Bacterioscopia

- *Coloração de Gram:* a coloração de Gram é a mais importante e foi descoberta por Hans Christian Gram há mais de 100 anos. Esta coloração baseia-se na fixação por determinadas bactérias do composto iodopararrosanilina formado pelo cristal violeta e o lugol, que não é removível pelo tratamento subsequente de álcool – acetona. Estas bactérias que fixam esse composto são denominadas **Gram-positivas**.

  Em contrapartida, determinadas bactérias não fixam o composto e deixam-se descorar facilmente pelo álcool – acetona, sendo denominadas de **Gram-negativas**. Para visualizá-las, tratamos o esfregaço no final com safranina ou fucsina. As bactérias Gram-positivas apresentam-se roxas e as Gram-negativas, vermelhas.

- *Coloração de Ziehl-Neelsen:* a coloração de Ziehl-Neelsen é utilizada para a pesquisa de bacilos álcool-ácido-resistentes. Esses bacilos possuem uma parede celular espessa, assim, para que a fucsina de Ziehl penetre, é necessário aquecê-la, sendo resistente ao tratamento posterior com uma solução de álcool-ácido, mantendo-se a coloração inicial vermelha, por isso são denominada **B**acilos **Á**lcool **Á**cido **R**esistentes, ou BAAR, enquanto as outras bactérias descoram-se e irão apresentar coloração de fundo, normalmente feita com azul de metileno.

  Dentre as bactérias álcool ácido-resistente, a mais frequente é a *Mycobacterium tuberculosis*.

Classificação das bactérias

Bactérias aeróbias:

1. *Cocos:*
   - *Cocos Gram-positivos: Staphylococcus, Streptococcus.*
   - *Cocos Gram-negativos: Neisseria.*
2. **Bacilos:**
   - *Bacilos Gram-positivos, formadores de esporo: Bacillus.*

- *Bacilos Gram-positivos não formadores de esporos: Corynebacterium, Listeria, Erysipelothrix. Lactobacillus, Actinomyces, Aerobicus, Khurtia. Rothia.*
- *Bacilos Gram-negativos, fermentadores de glicose: Citrobacter, Edwarsiella, Escherichia, Enterobacter, Hafnia, Klebsiella, Pantoea, Proteus, Providencia, Salmonella, Serratia, Shigella, Yersinia.*
- *Bacilos Gram-negativos não fermentadores: Acinetobacter, Alcaligenes, Eikenella, Flavobacterium, Kingella, Oligella, Pseudomonas.*
- *Bacilos Gram-negativos "miscelânea": Aeromonas, Bordetella, Brucella, Campylobacter, Cardiobacterium, Chromobacterium, Francisella, Haemophilus, Helicobacter, Legionella, Pasteurella, Plesiomonas, Streptobacillus, Vibrio.*
- *Bacilos Gram varáveis: Gardnerella.*
- *Bacilos Álcool-ácido-resistentes: Mycobacterium.*
- *Bacilos parcialmente álcool ácido-resistentes: Nocardia.*

3. **Espiroquetas:** *Borrelia, Treponema, Leptospira.*

Bactérias anaeróbias:

1. *Cocos:*
   - *Cocos Gram-positivos: Streptococcus anaerobicos, Coprococcus, Peptococcus, Peptostreptococcus, Ruminococcus,*
   - *Cocos Gram-negativos: Acidoaminococcus, Megasphaera, Veillonella.*

2. *Bacilos:*
   - *Bacilos Gram-positivos, formadores de esporos: Clostridium*
   - *Bacilos Gram-positivos não formadores de esporos: Actinomyces anaerobicus, Bifidobacterium, Eubacterium, Lactobacillus anaerobicus, Propionibacterium.*
   - *Bacilos Gram-negativos: Bacteroides, Fusobacterium, Porphyromonas, Prevotella.*

3. *Outros: Chlamydia, Ricketsia, Mycoplasma.*

Cultura

Muitas vezes, a causa de uma infecção é confirmada pelo isolamento e cultivo do microrganismo em meios de culturas artificiais (*in vitro*). As bactérias podem ser cultivadas em meios líquidos (caldos) ou sólidos (ágares).

Para cada tipo de cultura existem meios e condições apropriados. De acordo com o tipo de bactéria que pesquisamos, utilizamos diferentes meios de cultura, sendo os mais comuns:

- *Ágar-chocolate:* meio rico produzido com sangue de carneiro hemolisado a 5% que proporciona o crescimento da maioria das bactérias.
- *Ágar-sangue:* meio rico produzido com sangue de carneiro a 5% em que se observa a hemólise das bactérias.
- *Ágar MacConkey:* meio diferencial e seletivo para bacilos Gram-negativos.
- *Tioglicolato:* meio líquido de enriquecimento com potencial de óxido-redução favorável ao crescimento de bactérias anaeróbias.
- *Meio de Lowenstein-Jensen:* meio rico a base de ovo de galinha que permite crescimento da microbactéria.
- *Ágar Sabouraud:* é utilizado para a cultura de fungos.

As condições apropriadas variam de acordo com a cultura requisitada. As culturas aeróbias são incubadas na presença de oxigênio, enquanto as anaeróbias são incubadas sem oxigênio para proporcionar uma atmosfera de anaerobiose existem geradores de anaerobiose comerciais e jarras apropriadas.

Uma das culturas mais importantes realizadas no laboratório de microbiologia é a hemocultura. Esse exame é realizado com o sangue e pesquisa bactérias e é utilizado para detecção de bacteremias (passagem bacteriana na corrente sanguínea) e septicemia (multiplicação de bactérias na corrente sanguínea).

Identificação bacteriana

A identificação bacteriana é fundamentada em características de crescimento (bem como o tempo requerido para haver crescimento ou atmosfera na qual o crescimento ocorre), morfologias e testes bioquímicos e fisiológicos. A seleção do número de testes para identificação bacteriana depende do tipo de microrganismo que esteja presente na amostra. Os cocos Gram-positivos que crescem aerobicamente podem ser identificados por um número relativamente pequeno de testes. A identificação da maioria dos bacilos Gram-negativos é mais complexa e frequentemente requer cerca de 15 a 20 testes para determinar suas características bioquímicas.

A série bioquímica pode ser realizada tanto manualmente, mediante conjunto de tubos contendo as diferentes provas bioquímicas, quando por equipamentos de automação.

Interpretação dos resultados de cultura

Alguns microrganismos, como *Shigella* spp. *Mycobacterium tuberculosis* e *Neisseria meningitidis* são sempre considerados clinicamente significantes. Outros que são primariamente componentes da flora normal da pele, membranas, mucosas ou aqueles que são comuns no meio ambiente podem ou não ser clinicamente significantes, dependendo da fonte e da amostra do qual foi isolado.

Antibiograma

A responsabilidade do laboratório de microbiologia inclui não só a identificação microbiana, mas também a determinação de sua suscetibilidade a agentes antimicrobianos. Muitas bactérias possuem suscetibilidades imprevisíveis a essas drogas, podendo ser testadas *in vitro*, auxiliando a seleção do agente mais apropriado ao tratamento.

O termo "sensível" indica que o microrganismo é inibido pela concentração de um agente antimicrobiano que pode ser atingida no sangue com as dosagens normalmente recomendadas dessas drogas e implica que a infecção causada por esse microrganismo pode ser apropriadamente tratada com esse agente. O termo "resistente" indica que o microrganismo é resistente às concentrações do agente antimicrobiano que podem ser atingidas com as dosagens recomendadas. Portando, a infecção causada pelo microrganismo não pode ser tratada com sucesso usando-se esse agente. Já o termo "intermediário" significa que poderá haver sucesso terapêutico somente se a droga em questão for administrada em concentrações superiores às recomendadas.

CONCLUSÃO

O laboratório de microbiologia tem como função principal oferecer informações que possibilitem o diagnóstico de doenças infecciosas. As principais informações são:

- Qual é o agente.
- Qual é o seu perfil de sensibilidade.

Para oferecer essas informações existem modernos equipamentos.

Hoje, as hemoculturas podem ser realizadas em equipamentos que monitoram o crescimento bacteriano com leituras a cada dez minutos e os frascos que possuem inibidores de antibióticos que possibilitam a recuperação de bactérias mesmo na vigência do antibiótico.

A identificação dos agentes infecciosos e o perfil de sensibilidade são automatizados, o que permite oferecer resultados melhores e mais rápidos.

É importante ressaltar que, para que esses equipamentos forneçam resultados confiáveis, é imprescindível a presença de profissionais avaliando o laudo e de um rigoroso controle de qualidade.

Todos os procedimentos seguem as normas da NCCLS (National Committe for Clinical Laboratory Standars), que nos indicam quais os antibióticos devemos utilizar para qual bactéria e quais controles de qualidade devem ser realizados para garantir a qualidade.

A busca da qualidade deve ser prioridade para quem trabalha no laboratório de microbiologia, pois as bactérias estão ficando cada vez mais resistentes e passando essa resistência não só para seus descendentes, como para outras espécies diferentes. Cada vez mais diminui o número de antibióticos disponíveis para o tratamento das infecções, por isso a importância de um resultado rápido e confiável do laboratório de microbiologia, permitindo, assim, o tratamento eficaz do paciente e evitando que o patógeno dissemine para outros pacientes.

As provas de sensibilidade são testes realizados *in vitro* e que, apesar de serem realizadas com qualidade, podem diferir do resultado *in vivo*. Portanto, o resultado dessa prova sinaliza muito mais qual o antibiótico não devemos utilizar do que qual devemos utilizar.

A diferença entre a sensibilidade obtida *in vitro* com a obtida *in vivo* não implica falhas técnicas, pois sabe-se que a diferença de pH, a concentração de certos íons como Ca++ e Mg++ interferem na sensibilidade de um antibiótico e é impossível para o laboratório reproduzir *in vitro* as mesmas condições de pH, de concentração de íons que é encontrada *in vivo,* pois varia de pessoa para pessoa e de local para local da infecção no mesmo indivíduo, e o antibiograma é uma prova padronizada para todas as bactérias isoladas independentemente do local da infecção. Além disso, dependendo do local da infecção, a concentração que o antibiótico atinge é diferente do soro, portanto, diferente das condições ideais.

Existe variação entre um antibiograma e outro, variam os antibióticos testados, o meio utilizado, o tipo de incubação. Todas essas variações estão relacionadas muito mais ao tipo de bactéria isolada do que ao sítio da qual a mesma foi isolada. Em alguns casos, como meningite, o antibiótico de escolha tem de ser um que atravesse a barreira cefalorraquidiana, nos casos de infecções urinárias é conhecido que alguns antibióticos atingem uma concentração mais alta na urina do que no sangue, o que os torna uma boa escolha no tratamento de infecções urinárias.

Todas essas informações devem ser lembradas na escolha de um antibiótico e há ainda um outro fator que é a resistência heterogênea, ou seja, a bactéria só produz alguma enzima que inativa o antibiótico após ser exposta a ele. Isso significa que uma determinada bactéria pode ser sensível a um antibiótico quando a isolamos antes do início da antibioticoterapia e, após o início do tratamento, ela começa a produzir uma enzima que inativa o antibiótico utilizado, levando a uma falência do tratamento.

Estamos diante de um quadro delicado em que os microorganismos mostram que possuem um arsenal respeitável para driblar a ação dos antibióticos. Por isso, a escolha e a administração correta de um antibiótico são muito importantes para evitar a seleção de bactérias multirresistentes.

BIBLIOGRAFIA

Chow AW. Infections of the oral cavity, neck and head. *In*: Mandell GL, Bennett JE, Dolin R (ed.). *Mandell, Douglas and Bennett's principles and practice of infections diseases.* 4. ed. New York: Churchill Livingstone, 1995.

Koneman EW *et al. Color atlas and textbook of diagnostic microbiology.* Philadelphia: Lippincott, 1997; 76-80.

Murray PR (ed.). *Manual of clinical microbiology.* 7 ed. Washington: ASM Press, 1999.

Silva CHPM. *Bacteriologia*: um texto ilustrado. Rio de Janeiro: Eventos, 1999; 51-8.

Tietz NW (ed.). *Clinical guide to laboratory tests.* 3.ed. Philadelphia: W. B. Saunders, 1995.

Exame de Urina

Carlos A. C. Sannazzaro

Uso do Teste

A realização do exame da urina fornece indicações gerais sobre o estado do paciente, assim como do trato urinário. Por fornecer indicações gerais sobre o paciente, é interessante que os profissionais de odontologia tenham conhecimento deste exame. É um precioso meio de avaliação renal. O exame da urina está dividido em três partes: aspectos gerais, exame físico-químico e análise do sedimento.

Dentre os aspectos gerais, temos: volume urinário, aspecto da urina, odor e cor urinária. O exame físico-químico compreende pH urinário, densidade, pigmentos biliares, urubilinogênio, corpos cetônicos, nitritos, hemoglobina e determinação das proteínas e da glicose.

Os exames químicos são realizados através de tiras reagentes. O sedimento urinário, obtido após centrifugação da urina, pode ser depositado em lâmina ou câmara de contagem do tipo Neubauer. Se em câmara, o resultado é expresso em mililitro, e é quantitativo. Se em lâmina, o resultado é expresso em "por campo" – microscópico, evidentemente, e é qualitativo. Tanto um como outro são muito usados. Não há uma padronização. O sedimento, quando observado ao microscópio, fornece a presença ou não de células epiteriais, cristais, cilindros, cálculos urinários, leucócitos, hemácias e organismos como bactérias, fungos etc.

Indicações e correlações

O exame da urina permite uma série de correlações e indicações, como, por exemplo, a cor da urina pode estar correlacionada com a densidade urinária. Se temos uma urina diluída, a sua densidade é baixa e seu aspecto necessariamente será de uma urina quase sem cor. Se a urina estiver concentrada, sua densidade é alta e pode apresentar cor amarelo-escura.

O conteúdo de glicose pode estar correlacionado positivamente com a gravidade. O pH pode estar correlacionado inversamente com os corpos cetônicos. Odor fétido indica infecção no trato urinário. Se houver aumento de células epiteliais, isto pode ser sinal de processo inflamatório nos rins.

Eritrócitros presentes na urina indicam problemas no glomérulo renal e/ou infecção no trato urinário e sugerem a necessidade de cultura de urina. Ambos, eritrócitos e leucócitos, se presentes, podem indicar presença de cálculos urinários que devem ser observados microscopicamente. Cristais de várias formas, quando presentes na urina, podem ter como causa o uso de uma grande variedade de drogas.

O Quadro 7.25 apresenta uma descrição mais detalhadas das possíveis causas que podem alterar as cores da urina.

Os valores de referência estão listados no Quadro 7.26.

Quadro 7.25 Quantidade média de cé por células milímetro cúbico de sangue segundo o marcador, o sexo e a idade

Cor	Possíveis causas
Preto	Cáscara-sagrada, sulfato de ferro, ácido homogentísico, *indicans*, levodopa, melanina, metemoglobina, fenóis, urobilina e corante de azul carmina usado em teste de função renal
Azul	Anitriptelina, alguns diuréticos, azul de metileno, *nitrofurans* e pseudomonas
Marrom	Hematina ácida, doença de Addison, pigmentos biliares, furazolidona, levodopa, nitronidazole, mioglobina, nitrofurantoína, porferinúria, doença renal, algumas sulfonamidas.
Amarelo-escuro para âmbar	Bilirrubina, cascára-sagrada, clorpromazina, alimentação (cenoura), nitrofurantoína, fenacetim, quinacrina, riboflavina, urobilinogênio
Verde	Infecção bacteriana, biliverdina, alguns diuréticos e vitaminas
Clara (límpida)	Diurese ingestão de álcool ou diuréticos, diabetes insípido, glicosúria
Laranja	Pigmentos biliares, clorzoxazona, desidratação, febre, fluoresceína sódica, alguns anticoagulantes orais, fenazopirodina, fenotiazida, pirídio, rifampina, sulfassalazina
Vermelho	Deferoximanina, mestilate, comidas (beterraba, ruibarbo), mioglobina, porfobilinogênio, fenolftaleína, fenolsulfonaftaleína, porferinas, doenças renais, rifampina, sulfobromoftaleína

Quadro 7.26 Valores de referência para o exame de urina

Item	Valor de referência
Aspectos gerais	
volume	800–1.800 ml
aspecto	límpido
cor	amarelo ou amarelo citrino
odor	"suigeneris"
Exame físico-químico	
pH	4,5–8,0
densidade	1,003–1,030
proteína	negativo
albumina	negativo
glicose (substâncias redutoras)	negativo
bilirrubina	negativo
urobilinogênio	negativo ou 0,1–1,0 Erlich – U/l
corpos cetônicos	negativo
nitritos	negativo
sangue oculto	negativo
Sedimentoscopia	
Células:	
eritrócitos	≤ 3 células/campo ou até 5.000/ml
leucócitos	≤ 4 células/campo ou até 10.000/ml
Trato urinário:	
células epiteliais	≤ 10 células/campo
cilindros	ausentes
cristais	pequena quantidade
bactérias ou fungos	ausentes ou < 1.000/ml
parasitas	ausentes

Quadro 7.27 Alterações nos aspectos físicos-químicos e seus indicativos quando aumentados ou diminuídos

Item	Indicativo	
	Quando aumentado	Quando diminuído
Densidade	doença hepática	glomerulonefrite pielonefrite diabetes insípido
pH	acidose tubular renal infecção bacteriana insuficiência renal crônica dieta pobre em carboidratos	cetoacidose diabética infecção bacteriana
Proteína	síndrome nefrótica pielonefrite glomerulonefrite hipertensão maligna gota deplessão do potássio síndrome de Cushing	
Glicose	baixo limiar renal doença tubular renal pancreatite diabetes melito hipertireoidismo glicosúria alimentar	

(continua)

Quadro 7.27 Alterações nos aspectos físicos-químicos e seus indicativos quando aumentados ou diminuídos (*Continuação*)

Item	Indicativo	
	Quando aumentado	**Quando diminuído**
Cetona	dieta pobre em carboidratos fome anestesia trauma febre cetoacidose diabética	
Nitrito	infecção do trato urinário	
Urobilinogênio	dano celular hepático cirrose hepática hepatite infecciosa fumo em excesso talassemia hepatite associada à mononucleose infecciosa	obstrução do canal biliar carcinoma de cabeça de pâncreas supressão da flora intestinal por antibioticoterapia
Leucócitos	pielonefrite cistite infecções do trato urinário uretrite	
Sangue	**Hematúria em:**	**Hemoglobinúria em:**
	câncer de bexiga câncer de rim câncer de próstata cálculo renal nefrite aguda síndorme nefrótica cirrose infecção crônica	queimaduras graves anemias graves anemias hemolíticas reações transfusionais mieloma múltiplo envenenamento por fungos

Fonte: Dra. Helena Sumie Otomo – Lab. Pat. Clínica – FAP.

BIBLIOGRAFIA

Bailey BL. Urinalysis predictive of urine clulture results. *J Fam Pract* v. 1995; *40*(1):45-50.

Bergus GR. Urinalysis to diagnose UTI. *J Fam Pract,* 1995; *40*(6):601-6.

Bridgen ML, Leadheater A. Stick'em up: optimizing results with urinalysis dipsticks. MLO, p.32-36, jun. 1994 *apud* Chernecky, CC, Berger BJ (ed.). *Laboratory tests and diagnostic procedures.* 2 ed. Philadelphia: W. B. Saunders, 1997; 1008-10.

Cooper C. What color is that urine specimen? *Am J Nurs* 1993; *93*(8):37.

Hofmann W, Regenbogen C, Edel H. Diagnostic strategies in urinalysis. *Kidney Int,* 1994; *47*:111-4. Supplement.

Tietz NW (ed.). *Clinical guide to laboratory tests.* 3 ed. Philadelphia: W. B. Saunders, 1995.

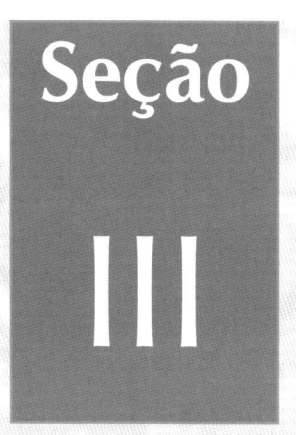

Seção III

Urgências Odontológicas

Conceito de Urgências e Emergências (Noções de Primeiros Socorros)

Waldyr Antônio Jorge

Segundo a OMS, "... a atuação da especialidade médica é aquela afeita ao profissional da área de saúde que em lançando mãos dos meios auxiliares de diagnóstico de qualquer natureza – exames laboratoriais, icnográficos etc. – chega através de hipóteses diagnósticas a um diagnóstico final, propõe uma terapêutica, faz a proservação, *follow-up* do paciente, até sua alta".

Levando em consideração tal definição, chegamos à conclusão de que sem nenhum favor, pelo contrário, aumentando em muito a responsabilidade, a odontologia exerce uma atividade de especialidade médica, em uma área do corpo humano muito importante, embora não seja o profissional cirurgião-dentista de formação um profissional médico.

O conceito de profissão paramédico não se enquadra devidamente à odontologia, pois conceitualmente o termo *paramédico* define atividades complementares às atividades centrais do médico, no auxílio do diagnóstico e mesmo complementação terapêutica e não atuando na tríade que define a responsabilidade na procura da cura do paciente (Fig. 1.1).

Nota-se que atuando integralmente na tríade descrita na Fig. 1.1, além do profissional médico, é o cirurgião-dentista o único profissional da saúde que se enquadra perfeitamente na busca da cura até na instituição de terapêuticas invasivas (medicamentosa, clínica e cirúrgica)

na procura e devolução do paciente à sociedade em sua bionormalidade.

A odontologia entendida como uma profissão autônoma, interdependente – que atua como uma especialidade médica, sem ser de formação médica – com características e capacitação próprias de eliminar a dor, diagnosticar, propor terapêutica, proservar até a alta dos pacientes – é entre as atividades da área de saúde uma profissão que se distingue das demais pelas suas características próprias, contribuindo em muito para o equilíbrio biopsicossocial do indivíduo quanto à sua biofisiologia, função e estética.

Lamentavelmente muita confusão é feita de ordem semântica e, se não bastasse ainda, de ordem profissional, com envolvimentos emocionais entre alguns colegas cirurgiões-dentistas e médicos – às vezes não envolvidos no dia-a-dia das atividades hospitalares – que em nada

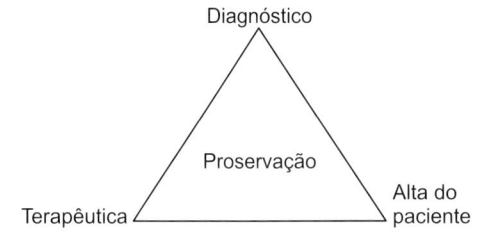

Fig. 1.1 Tríade que caracteriza a especialidade médica.

contribuem para a melhora do relacionamento entre as duas profissões autônomas e interdependentes que devem ter como características primeiro, última e única a cura e melhora do paciente em suas formas biológica, psico, física, funcional e estética.

Assim, é importante, senão primordial, que alguns conceitos básicos fundamentados em anos de experiência e convívio comum sejam emitidos não por profissionais bissextos de ambas as profissões, de forma aleatória e inconsequente.

Questionar, por exemplo, sobre a prescrição médica é no mínimo desinformação em nosso ponto de vista, uma vez que esse assunto é normatizado por portaria da ANVISA, vinculada ao Ministério da Saúde, que legisla as várias formas de se prescrever (talonários, dosagem etc.) e determinando quais os profissionais (médico, cirurgião-dentista e médico veterinário) que podem fazê-lo, não se encontrando nenhuma limitação ao cirurgião-dentista a não ser aquelas também comuns aos outros profissionais médicos e veterinários desde que não seguidas suas normatizações estabelecidas em lei.

Se existe alguém que em farmácia não dispensa a medicação prescrita por cirurgião-dentista, há de se convir que ele está desinformado ou caracteriza dolo e nesse caso o assunto deve ser tratado via órgãos representativos competentes para apuração e, se necessário, punição.

Questionar se a receita é de prescrição médica e restrita ao médico é no mínimo ignorância semântica e um lamentável e grosseiro erro, pois quando se escreve prescrição médica não se está dizendo ser ela restrita ao médico. A prescrição médica é a prescrição medicamentosa que atende aos profissionais da saúde com direito a fazê-lo de acordo com as normas e portarias do Ministério da Saúde, e jamais deveria ser prescrição do médico, do odontólogo ou do veterinário, como alguns apregoam absurdamente, uma vez que o mesmo medicamento tem seus efeitos desejados, indicações, contraindicações e efeitos colaterais etc. em qualquer circunstância relativa ao paciente independentemente de ser prescrito para a odontologia e/ou a medicina.

Há de se procurar manter o respeito mútuo, sem cerceamento entre as várias profissões da área de saúde e sem reservas de mercado que se têm mostrado indevidas e extemporâneas, pois a procura, a meta e o objetivo final comum devem continuar sendo a busca da saúde do paciente. Discussões estéreis em nada contribuem para a longa jornada comum que devemos empreender. É alegoricamente uma corrida de passagem de bastão que em cada profissional especialista em sua área tem de se manifestar – com diagnóstico e terapêutica – sabendo que o que o antecede e/ou sucede deve estar em perfeita sintonia e velocidade com capacitação e competência de receber e/ou continuar a evolução do paciente até sua alta definitiva – vivo e saudável, com resultados biofisiopsicoemocionais, funcionais e estéticos atingidos em sua plenitude.

NOÇÕES DE PRIMEIROS SOCORROS NAS URGÊNCIAS ODONTOLÓGICAS E SISTÊMICAS

Conceito de primeiros socorros: socorro imediato e/ou provisório que se presta à vítima com o objetivo de impedir que ela morra ou que suas lesões se agravem. Todo profissional da saúde deve saber prestar socorro até que o atendimento médico especializado seja instituído.

Tanto do ponto de vista unitário quanto global o cirurgião-dentista não deve deixar fragmentar sua atuação na atenção e na competência limitada à sua especialidade. A unidade "doente" deve sempre ser respeitada e integrada à especialidade odontológica, de forma a não desfazer os elos biofisiopatológicos, evitando-se a grave desobediência às hierarquias terapêuticas.

O cirurgião-dentista não trata do dente em um paciente, mas sim de um paciente portador de dentes. É uma forma semântica que, ao menos avisado, pode à primeira vista parecer o mesmo significado; no entanto, há uma distância enorme entre uma assertiva e outra.

Daí nosso conceito primordial de que deve o cirurgião-dentista conhecer o mínimo de propedêutica de clínica médica não visando ao diagnóstico e à terapêutica sistêmica, mas essencialmente à suspeita de uma patologia de ordem sistêmica que possa interferir na sua atuação localizada e ter iniciativa do encaminhamento a um médico para avaliação e conduta, tornando o paciente bionormorreativo em condições de se submeter a um tratamento odontológico.

A anamnese é um procedimento de pesquisa clínica insubstituível. É na anamnese que muitas respostas nos induzem a ter procedimentos mais prudentes, evitando-se que uma "bomba de efeito retardado" – presença de uma doença – possa vir explodir em nosso "colo" – no consultório odontológico.

Muitas perguntas são feitas e cabe ao profissional solucioná-las, bem como na solicitação de exames complementares, interpretá-los adequadamente, estabelecendo o binômio indicação × oportunidade e adequação do paciente ao tratamento, fazendo com que seja respeitado, visando a um resultado satisfatório e ideal.

A história clínica sob vários aspectos deve ser orientada buscando na história pregressa das moléstias estabelecer os parâmetros de normalidade, dando segurança ao profissional no estabelecimento da terapêutica ideal a ser instituída.

A terapêutica ao paciente com afecção está diretamente relacionada ao grau de gravidade da lesão.

Assim, deve o cirurgião-dentista realizar completa avaliação do paciente quanto à sua área de atuação, traçando plano ordenado e sequencial nas prioridades de tratamento. O profissional não pode hesitar, se necessário for, em alterar ou retardar o tratamento em vista de situações clínicas concernentes impeditivas ao seu tratamento especializado.

Assim, a terapêutica diante de um paciente bionormorreativo é diferente de um outro portador – por exemplo, de cardiopatia, pneumopatia, hepatopatia, nefropatia etc. –, bem como é essencialmente diferente nos casos de parada cardiorrespiratória ou choque anafilático, que fundamentalmente difere de uma patologia crônica e controlável de um caso de emergência.

De acordo com essa premissa pode-se dividir o atendimento aos pacientes em três níveis descritos na Fig. 1.2.

Entende-se por atendimento *ambulatorial* todo atendimento que é realizado em ambulatório hospitalar e/ou consultório, onde se realizam tratamentos agendados, eletivos e programados, ao lado do controle clínico de pacientes portadores de patologia anteriormente estabelecidas e diagnosticadas.

O atendimento de *urgência* é aquele que se destina a quadros clínicos de maior ou menor gravidade, cujo tratamento não pode esperar ou mesmo ser adiado.

No campo da odontologia, podem ser exemplificadas as urgências relativas (p. ex., pulpites) e as urgências absolutas (p. ex., hemorragias de origem bucodento-alveolar e quadros de processos sépticos odontogênicos), essas últimas evolutivas para quadros mais graves.

As *emergências* ocorrem quando a atuação do profissional médico e/ou cirurgião-dentista precisa ser limitada a pequenas frações de tempo – 3 a 5 minutos – para a manutenção da vida do paciente. São os casos que caracterizam o risco de morte, tais como: parada cardiorrespiratória, hemorragias de grandes vasos, choque, obstrução das vias aéreas, que podem causar a morte.

Quando o cirurgião-dentista se deparar com algum desses quadros, deve ter um princípio ternário a ser seguido:

1. Tomar conta do caso.
2. Chamar por socorro.
3. Realizar o exame clínico sucinto visando ao diagnóstico e à instituição terapêutica urgencial.

São princípios básicos e simples, e quando afirmamos primeiro tomar conta do caso é com o intuito de não deixar que pessoas inaptas ou desinformadas intervenham ou dêem palpites sobre a conduta a ser seguida.

Chamar por socorro, pode-se afirmar, poderia ser a sua primeira atitude, pois, a não ser que o profissional médico/cirurgião-dentista tenha todos os medicamentos e equipamentos à disposição, ele deve socorrer e chamar por serviço médico especializado para a instituição do tratamento ideal.

Segundo, é necessário realizar o exame clínico sucinto visando ao diagnóstico e à terapêutica urgencial, devendo o profissional ter o mínimo de conhecimento e vivência para diferenciar, por exemplo, uma lipotimia de uma síncope ou de uma parada cardiorrespiratória, que são quadros que podem levar ao desfalecimento com perda de consciência, porém tratados diferentemente.

O exame clínico do paciente também deve ser seguido de uma forma ternária, ou seja, verificar:

1. Consciência.
2. Respiração.
3. Pulsação.

Para mais informações complementares, ver capítulos da Seção IV.

BIBLIOGRAFIA

Cawson RA, Spector RG. *Clinical pharmacology in dentistry.* 5 ed. Edinburg, Churchill Livingstone, 1989.

Fallace DA. *Emergence dental. Diagnosis and management of urgent dental problems.* Baltimore, Willians & Werkins, 1995. 301p.

Guyton AC. *Tratado de Fisiologia Médica.* 7 ed. Guanabara, 1986. 476 p.

Hupp JR. Health status evaluation. *In*: Peterson LJ, Ellis III E, Trucker MR. *Contemporany oral maxillofacial surgery.* St. Louis. Mosby Co, 1988; 27-46.

Hupp JR. Prevention and management of medical emergencies. *In*: Peterson LJ, Ellis III E, Trucker MR. *Contemporany oral maxillofacial surgery.* St. Louis. Mosby Co, 1988: 47-70.

Jennet B. *Medical aspects of head injury.* Medicine. Uk. 1980; (24): 1641-8.

Kraytman M. *O diagnóstico através da história clínica.* 2 ed. Americana de Publicações, 1991. 353 p.

Kwon PH, Laskin DM. *Clinican's Manual of Oral and Maxillofacial Surgery.* 2 ed. Quintessence Publishing Co, Inc, 1997. 586 p.

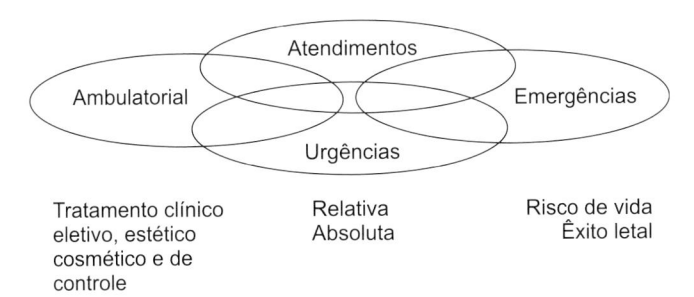

Fig. 1.2 Níveis de atendimento ao paciente.

Little JW, Fallace DA. *Dental management of the medically compromised patient.* 2 ed. Mosby Co., 1984.

Lopez M, Medeiros JL. *Semiologia Médica: as bases do diagnóstico clínico.* 3 ed. Atheneu, 1990. 651 p.

Mallamed SF. *Handbook of medical emergencies in the dental office.* 3 ed. St. Louis. Mosby Co, 1987.

Mc Cartly FM. *Emergencies in dental practice.* Philadelphia. W. B. Sauder Company, 1981.

Peterson LJ, Ellis III E, Hupp JR, Tucker MR. *Contemporany oral and maxillofacial surgery.* St. Louis. Mosby Co, 1988. 826 p.

Scully C, Cawson R. *Medical problems in dentistry.* 3 ed. Oxford. Butterworth-Heinemam. Ltd., 1993. 603 p.

Sonis ST, Fazio RC, Fang L. *Medicina Oral.* 2 ed. Guanabara Koogan, 1998. 226 p.

Zegarelli EV, Kutscher AH, Hyman GA. *Diagnóstico das doenças da boca e dos maxilares.* 2 ed. Guanabara Koogan, 1982. 598 p.

Importância e Interpretação da Ficha Clínica

Waldyr Antônio Jorge

A consecução da cirurgia e de procedimentos clínicos e seus resultados deve ser entendida de uma forma ampla e abrangente, uma vez que não se concebe que um cirurgião-dentista possua unicamente as habilidades técnico-cognitivas para a realização do ato clínico e/ou cirúrgico sem os conhecimentos necessários e essenciais da fisiopatologia da doença e da própria agressão cirúrgica e suas consequências e que não esteja preparado para identificar, prevenir ou mesmo diagnosticar correta e precocemente as patologias com indicação terapêutica cirúrgica.

A princípio, o cirurgião, dentre todos os profissionais da saúde que atuam na busca da cura do paciente, deve ser teoricamente o profissional mais completo no manuseio da propedêutica clínico-cirúrgica e do arsenal terapêutico, pois a cirurgia é a última opção terapêutica na busca da cura, requerendo, portanto, do cirurgião conhecimento amplo e profundo de todos os meios auxiliares disponíveis na busca do diagnóstico e a utilização das opções terapêuticas alternativas que precedem ou complementam o ato cirúrgico.

Do somatório de todas as especialidades médico-odontológicas que atuam na busca do diagnóstico e na terapêutica a ser instituída, cabe ao cirurgião a responsabilidade de saber solicitar, interpretar os exames subsidiá-

rios ao diagnóstico e optar pelos meios alternativos na busca da cura, sendo a cirurgia entendida como a opção mais radical, por sinal, a última a ser instituída, pois, quando indicada, não deve ser colocada em dúvida ou em questionamento, visto que sua indicação deve ser segura e precisa por parte do profissional.

Portanto, cabe ao cirurgião estar preparado para identificar, prevenir ou tratar precocemente alterações no pré e no pós-operatório e, se necessário, solicitar a avaliação e a participação de outros profissionais especialistas visando à cura do paciente.

PRÉ-OPERATÓRIO

Segundo Horita e Okagawa, todo paciente portador de patologia com indicação terapêutica cirúrgica pode ser inserido nas seguintes categorias:

a) Portador de afecção cirúrgica local sem repercussão geral.
b) Portador de afecção cirúrgica local com repercussão geral.
c) Portador de afecção cirúrgica local com doenças associadas.

Dessa forma, torna-se imperativo no diagnóstico das lesões estomatológicas que o cirurgião esquadrinhe na anamnese do paciente o envolvimento e a presença dessas lesões, e se elas têm ou não comprometimento de ordem local ou sistêmica no paciente.

Devem sempre ser ressaltados o aspecto legal e o moral do exercício profissional citados em outros capítulos que limitam a atuação do cirurgião-dentista quanto à consecução de diagnóstico de ordem sistêmica, em que se enfatiza que todo cirurgião-dentista não pode se atrever a propor terapêutica a um paciente portador de patologias sistêmicas – cardiopatias, pneumopatias, nefropatias, hepatopatias etc. –, mas tem o direito senão a *obrigação*, de suspeitar dessas alterações sistêmicas que tornam impeditiva a terapêutica odontológica.

O cirurgião-dentista não trata do dente em um indivíduo, mas sim de um indivíduo com dente. A frase pode parecer, ao menos avisado, parecida ou semelhante; no entanto, há um verdadeiro universo separando um conceito do outro.

Tratar de um indivíduo com dente equivale a afirmar que, para se instituir uma terapêutica odontológica, deve o cirurgião-dentista se fundamentar em todos os aspectos mínimos da propedêutica de clínica médica e conhecer aqueles que seriam impeditivos à sua atuação. Portanto, não é favor, mas obrigação do profissional suspeitar de alterações sistêmicas e indicar um outro especialista para se instituir uma terapêutica a duas, quatro ou mais mãos, procurando dar ao paciente condições seguras de se submeter ao tratamento cirúrgico ou clínico específico de nossa especialidade, promovendo segurança não só ao paciente, como ao próprio profissional, na busca da razão primeira, última e única de nossa profissão, que é a cura e a devolução do paciente à sua bionormalidade estética, funcional e biológica à sociedade.

Por esses motivos, além dos procedimentos indicados em busca do diagnóstico da patologia cirúrgica, do conhecimento de sua evolução natural e dos benefícios resultantes do prognóstico, torna-se imperativa e mandatória a investigação da existência de doenças associadas de repercussões gerais ou de repercussões locais estomatológicas antes de se decidir pela realização do ato cirúrgico.

Dessa forma, todo paciente deve ser submetido a uma avaliação geral. No caso odontológico, ele, o paciente, deve preencher uma ficha de anamnese, na qual sem ser tocado fisicamente pelo cirurgião-dentista responde a perguntas que visam a esclarecer os possíveis envolvimentos de ordem sistêmica, além de ter encaminhado os exames complementares laboratoriais pertinentes à suspeita diagnóstica levantada.

Com esses elementos, procura-se estabelecer o risco cirúrgico, seguindo os critérios da American Society of Anesthesiology (ASA 1 – Paciente com saúde normal, saudável; ASA 2 – Paciente com doença sistêmica branda, controlada; ASA 3 – Paciente com doença sistêmica grave, limitando suas atividades; ASA 4 – Paciente com doença sistêmica severa e incapacitante, que constitui constante ameaça à vida; ASA 5 – Paciente moribundo, não se espera que sobreviva 24 horas com ou sem cirurgia; ASA 6 – Paciente doador de órgãos), e de uma forma até que subjetiva, fundamentada na experiência pessoal e no conhecimento da propedêutica clínica, avaliam-se as vantagens e os riscos do ato cirúrgico proposto

ATO CIRÚRGICO

**Cirurgião – Cabo – Lâmina – Paciente
BISTURI**

Houve quem dissesse que o bisturi se divide em três partes: cabo, lâmina e a mão do cirurgião. Pode-se afirmar que o bisturi se divide na realidade em quatro partes: cabo, lâmina, mão do cirurgião e a quarta parte, a mais importante, o paciente.

**Riscos × Benefícios
Indicação × Oportunidade**

Nesse binômio indicação × oportunidade procuramos estabelecer as vantagens e desvantagens da cirurgia, se as condições clínicas gerais e/ou locais permitem realizar a cirurgia com o menor risco possível. Durante a avaliação pré-operatória, é imprescindível observar a história pregressa e o exame clínico do paciente, e solicitar os exames complementares laboratoriais e iconográficos adequadamente.

Por isso é comum a indagação de pacientes e de seus familiares: "Há risco nesta cirurgia?" Impossível é assegurar que não haja riscos por mais que se queira tranquilizá-los. Cabe ao profissional selecionar a tática anestésica, avaliar os riscos ou chances de ocorrerem acidentes e complicações no trans e pós-operatório, instituindo ou maximizando estratégias profiláticas, na tentativa de minimizar tais eventualidades.

Se o risco cirúrgico for grande e a patologia cirúrgica permitir, a cirurgia deverá ser postergada até a cura ou compensação das doenças associadas.

Nas avaliações do risco cirúrgico devem ser investigadas as doenças mais frequentes, como as cardiopatias, hepatopatias, nefropatias, pneumopatias, hipertensão arterial, diabetes (ver Capítulo 2, Seção IV), não deixando de considerar outros fatores, tais como:

- *Idade:* fator importante que pode ser limitante, uma vez que pacientes idosos têm propensão a problemas cardiovasculares e neurológicos, além de complicações pulmonares em virtude da menor elasticidade da caixa torácica, entre outros fatores.
- *Nutrição:* obviamente pacientes subnutridos têm sua capacidade de defesa debilitada, o que facilita os quadros de infecções, dificuldade no processo reparacional e, pela fraqueza muscular, têm propensão a complicações respiratórias.

Enquanto isso, nos pacientes obesos as complicações estão vinculadas às complicações vasculares trombóticas – as metabólicas (diabetes) com compromentimento da ferida operatória – além de problemas respiratórios. Obesidade não é sinal de saúde.

- *Gravidez:* embora a gravidez não possa ser considerada doença, mas sim estado de saúde, é sempre preferível protelar o ato cirúrgico para depois do nascimento, em virtude de riscos de aborto ou parto prematuro. Se, contudo, a indicação for pontual, deve sempre o cirurgião-dentista trocar informações e solicitar a participação de um gineco-obstetra para orientar e acompanhar o caso cirúrgico, desde que não prejudique a mãe nem comprometa o feto.

Cuidados com anestesias locais já foram elucidados no Capítulo 3, Seção I.

- *Distúrbios de coagulação:* é importante que o cirurgião-dentista tenha segurança durante o ato cirúrgico e no pós-operatório quanto a eventuais intercorrências hemorrágicas. O prévio diagnóstico por meio de exames laboratoriais e a terapêutica a ser instituída nas discrasias sanguíneas devem ser de conhecimento do cirurgião, e, nessas circunstâncias, se associam a um clínico hematologista.
- *Uso de drogas:* o desconhecimento do uso de fármacos por parte do paciente pode ocasionar sérias consequências. É mandatória a pesquisa em relação ao paciente se ele estiver se submetendo, por exemplo, a uso de antiagregantes plaquetários (AAS), antitrombóticos (dicumarínicos), pelo risco de hemorragias.
- *Uso de corticóides por mais de 7 dias:* risco de insuficiências supra-renal aguda + hipotensão, risco de óbito;
- *Uso de álcool:* alucinações, insuficiência hepática, imunodepressão;
- *Uso de antibióticos:* anafilaxia, resistência bacteriana, potencialização do bloqueio neuromuscular;
- *Uso de digitálicos:* acentuação de tonicidade digitálica pelo aumento da sensibilidade do miocárdio às arritmias.

O protocolo de atendimento seguido é o estabelecido pelo Corpo Clínico da Divisão de Odontologia do Hospital Universitário da USP (quando o autor foi diretor no período de 1983 a 2005), reproduzido adiante, que serve como roteiro, sendo facultadas ao cirurgião algumas alternâncias, dadas as especificidades de cada caso.

A seguir será apresentada por tópicos e itens uma avaliação sucinta da ficha de anamnese clínica, também utilizada no curso de especialização em Cirurgia e Traumatologia Bucomaxilofacial da FFO Fundecto da FOUSP).

Como este capítulo visa a analisar e interpretar a ficha clínica, é recomendada a leitura do Capítulo 1, Seção II e dos Capítulos 2 e 4, Seção I, que complementam as informações contidas nele.

FICHA TÉCNICA

Curso de Especialização em Cirurgia e Traumatologia Bucomaxilofacial

Prof. Dr. Waldyr Antônio Jorge

Aluno: _____ Nº _____ Turma: _____

Aluno: _____ Nº _____ Turma: _____

Paciente: _____ RG: _____

Idade: _____ Sexo: _____ Cor: _____ Estado civil: _____

Naturalidade: _____ Procedência: _____

Endereço: _____ Telefone: _____

Data de entrada: _____ Data de alta: _____

Encaminhamento: _____

ANAMNESE

Queixa principal: _____

_____

História da moléstia atual: _____

_____

_____

Antecedentes pessoais: _____

_____

Hábitos: tabagismo ( ) etilismo ( ) drogas ( ) outros ( ) _____

HISTÓRIA MÉDICA

1 – Auto-hemostasia:

     Teve hemorragia em cirurgia anterior?   S   N   Não sabe

     Ao cortar-se, perdura por muito tempo o sangramento?   S   N   Não sabe

     Em contusões tem hematomas facilmente?   S   N   Não sabe

2 – Distúrbios cardiovasculares:

     Sofre de cardiopatia?   S   N   Não sabe

     É portador de prótese cardíaca?   S   N   Não sabe

     Cansa-se muito ao subir escadas?   S   N   Não sabe

     Tem edema maleolar?   S   N   Não sabe

     Tem dores precordiais?   S   N   Não sabe

     Tem cefaleias frequentes?   S   N   Não sabe

     Em que região se manifesta a cefaleia? _____

     Qual é sua pressão arterial normalmente? _____ PA no momento _____

     Conclusões sobre o item: _____

3 – Distúrbios do metabolismo glicídico:

     É portador de diabetes?   S   N   Não sabe

     Tem controles periódicos? _____

Já fez exames de glicemia?	S	N	Não sabe
Sua micção é acentuada?	S	N	Não sabe
Toma muito líquido?	S	N	Não sabe
Sente muita fome?	S	N	Não sabe

Conclusões sobre o item: _____

4 – Processos alérgicos:

É alérgico a alguma substância?	S	N	Não sabe

Qual? _____

Já tomou penicilina?	S	N	Não sabe
Já foi anestesiado?	S	N	Não sabe

Conclusões sobre o item: _____

5 – Distúrbios neurológicos:

Já teve alguma convulsão?	S	N	Não sabe
Tem algum parente epiléptico?	S	N	Não sabe

Conclusões sobre o item: _____

6 – Quando foi ao médico pela última vez? _____
Por quê?_____

7 – Quais as doenças que teve na infância?
Caxumba ( )   Catapora ( )   Sarampo ( )   Rubéola ( )   Outras ( )
_____

8 – Tem ou teve alguma doença?

Úlcera ( )	Hepatite ( )
Anemia ( )	Asma brônquica ( )
Doenças venéreas ( )	HIV+ ( )

Outras ( ) _____
Há quanto tempo?_____
Com quem faz tratamento?_____

9 – Está tomando algum medicamento?   S   N
Qual? _____

10 – Já foi hospitalizado?   S   N   Não sabe
Por quê? _____

Já foi submetido a alguma cirurgia?   S   N   Não sabe
Qual? _____

Já recebeu transfusão sanguínea?   S   N   Não sabe
Por quê? _____

11 – Está grávida?   S   N   Não sabe
Quantos meses? _____

_____
Assinatura do paciente/responsável

EXAME FÍSICO

Extrabucal: inspeção/palpação: _____

_____

Intrabucal: inspeção/palpação: _____

_____

Hipótese diagnóstica provável: _____

Exames complementares: _____

_____

Diagnóstico definitivo: _____

Conduta proposta: _____

_____

Prescrição pré-operatória: _____

_____

PROPEDÊUTICA CIRÚRGICA

Cirurgia/proposta principal: _____

_____

Cirurgia subsidiária:_____

Técnica cirúrgica selecionada (planejamento) e descrição do ato cirúrgico:

_____

_____

_____

_____

Tipo de fio usado: _____
Anestésico usado:
     Nome: _____
     Quantidade: _____
     Manifestação idiossincrásica: _____

     Data: _____/_____/_____

_____
Assinatura do cirurgião

_____
Assinatura do auxiliar

_____
Assinatura do docente

CONTROLE PÓS-OPERATÓRIO

Data   Evolução   Assinatura do docente

IDENTIFICAÇÃO DO PACIENTE

Identifica o paciente e pode estar auxiliando o diagnóstico.

Aluno, turma

Para identificação da dupla que está acompanhando o paciente e facilitar a triagem.

Paciente

O nome deve ser completo e sem abreviações.

Profissão

Poderá nos fornecer dados importantes para o diagnóstico final.

RG

É útil para fins legais.

Idade

Em virtude de certas doenças prevalentes em determinadas épocas da vida.

(Ex.: os carcinomas, mais comuns a partir da quinta década de vida, e os sarcomas, mais comuns em crianças e jovens).

Outro fator relacionado à idade é a senilidade, pois em tal paciente é comum constatar deficiência vitamínica e proteínica, menor resistência orgânica, além de maior incidência de enfermidades como HAS e diabetes, entre outras.

Sexo

Certas doenças acometem mais indivíduos de um determinado sexo.

(Ex.: neuralgia do trigêmeo, predominante no sexo feminino).

Cor

Assim como a idade e o sexo, determinadas doenças têm prevalência em certa etnia, como a lesão fibro-óssea benigna, que se desenvolve em negros.

Estado civil

Proporciona uma noção da atividade sexual do paciente, podendo ele ser mais ou menos suscetível a doenças sexualmente transmissíveis.

Naturalidade e procedência

Naturalidade, local de nascimento e procedência, local onde o paciente passou a maior parte de sua vida. Importante para a avaliação eventual de doenças que ocorrem com maior prevalência em determinadas regiões, como a doença de Chagas e a paracoccidioidomicose.

Endereço e telefone

Para possível localização do paciente.

Data de entrada e data de alta

Para fins legais, pois neste período o paciente estava sob cuidados médicos, e a duração exata do tratamento.

Encaminhamento

Para outra disciplina ou outro serviço, para registrar a finalização do caso.

ANAMNESE

Representa um importante meio que possibilita, de forma simples e subjetiva – mediante uma sequência inter-relacionada de perguntas, que devem ser formuladas de forma bem clara e em um linguajar acessível ao paciente –, colher as informações que possam esclarecer as condições atuais e pregressas de sua saúde.

Avaliando essas respostas com ótica da propedêutica clínica, podem ser necessários solicitação de exames laboratoriais ou encaminhamento médico, pois se comprovada a alteração de saúde comporta tomar as medidas corretivas compatíveis.

Queixa Principal

Correspondente à queixa atual, transcrita com as palavras do paciente e de forma sucinta. Serão descritos os sintomas (o que sente?) e a duração (há quanto tempo?). Ex.: "dor no dente há três dias" ou "bolinha na boca há um mês". Observar que as frases estão entre aspas, visto que estão transcritas com as palavras exatas do paciente, devendo estar dessa forma sinalizadas ou colocar SIC (segundo informação colhida) reproduzido exatamente conforme o original.

História da Moléstia Atual

Relatar sua evolução até a presente data. Portanto, quando começou, os medicamentos utilizados e seus resultados, cirurgias realizadas, exames ou qualquer outro procedimento que enriqueça a queixa-duração e auxilie o diagnóstico.

Antecedentes Pessoais

Aqui se subdividem em gerais e locais. No geral, pesquisam-se as doenças que acometeram o paciente, cirurgias realizadas, distúrbios nos órgãos, sistemas e aparelhos, alergias etc. No local, cirurgias bucais, tratamentos odontológicos, doenças bucais etc.

Hábitos

Hábitos são manifestações repetitivas e, às vezes, compulsivas de forma consciente ou inconsciente, sem necessariamente causar danos. O vício, ao contrário, causa danos.
- *Tabagismo:* tipo e quantidade diária de fumo utilizado, assim como o tempo de uso.
- *Etilismo:* dose diária e tipo de bebida alcoólica, assim como o tempo de uso.

- *Drogas:* Qual droga, como utiliza, frequência e tempo de uso.
- *Outros:* morde canetas, roe unhas, bruxismo etc.

HISTÓRIA MÉDICA

Consiste em uma série de perguntas (ainda dentro da anamnese), de forma resumida, com a finalidade de avaliar o estado geral de saúde do paciente. Essas perguntas são formuladas para uma interpretação de alterações da normalidade que, às vezes, são desconhecidas pelo próprio paciente. Devem ser feitas de forma ordenada, com linguajar acessível, e, de preferência, de maneira sigilosa.

Auto-hemostasia

Mecanismo de natureza bioquímica por meio do qual o organismo procura manter o sangue circulante no leito vascular.

- *Teve hemorragia em cirurgia anterior?*
  Se isso já tiver ocorrido mais de uma vez, sugerirá alteração na coagulação sanguínea.
- *Ao se cortar, perdura por muito tempo o sangramento?*
  Devem ser consideradas a extensão e a profundidade da ferida. Trauma de pequena intensidade deve sangrar no máximo cinco minutos; se o paciente relatar sangramento em tempo maior (10, 15 minutos), deve-se suspeitar de anormalidade na auto-hemostasia.
- *Em contusões, apresenta hematomas facilmente?*
  Quando ocorrer com frequência, poder-se-á suspeitar de fragilidade capilar ou mesmo hemofilia.
  Se forem necessários, testes laboratoriais deverão ser solicitados, e para a auto-hemostasia serão elencados os seguintes:

Tempo de sangramento – TS

É o tempo que leva para cessar a hemorragia desencadeada pela punção de lanceta descartável no lóbulo da orelha. A prova mede a reação dos capilares à lesão, reação esta que depende de plaquetas, de fatores plasmáticos, do endotélio e da contratilidade capilar. Segundo Duke, o valor normal dessa prova é de 1 a 3 minutos. Nos dias atuais, é um método desprezado, dadas sua baixa sensibilidade e má correlação clínica. Vem sendo substituído pelo tempo de sangramento de IVY (TS IVY).

Tempo de coagulação – TC

É o tempo decorrido para que o sangue coagule *in vitro*. Avalia os fatores intrínsecos da coagulação. Com o método de Lee e White, os valores normais situam-se entre 5 e 10 minutos. De relativa utilidade, substituído pelo TP.TTPA.

Tempo de protrombina – TP

É a única prova, de uso rotineiro, que permite avaliar o mecanismo extrínseco de ativação da protrombina. O sistema extrínseco, que contém os fatores VII, X, V, fosfolipídio e cálcio, tem o fator VII ativado pelo fator tecidual, dando início a uma série de reações bioquímicas que promovem a formação do ativador extrínseco da protrombina.

Nesse exame *in vitro* acrescentam-se ao plasma do paciente o fator tecidual III e o cálcio (fator IV), medindo-se o tempo que o plasma leva para coagular. Esse tempo é comparado com o tempo que demora para haver a coagulação do plasma normal, obtendo-se, assim, índices percentuais de atividade protrombínica. Normal: 10 a 12,5 segundos = a 100% a 85% de atividade.

Contagem de plaquetas – CP

São considerados valores normais de 150 mil a 450 mil plaquetas por mm^3 de sangue.

Prova do laço

Atualmente, a exemplo do TC, é um exame complementar relegado a segundo plano, não sendo recomendada sua feitura dadas a baixa sensibilidade e a má correlação clínica apresentada. Contudo, pode ser executado na clínica e permite aferir a participação do fator vascular, da quantidade e qualidade das plaquetas no mecanismo da hemostasia. Consiste nos seguintes passos:

1. Delimitar uma área com 5 cm de diâmetro na região ventral do antebraço do paciente que não tenha nenhuma petéquia.
2. Posicionar o manguito de um aparelho para a tomada de pressão arterial, de forma que exerça, durante 5 minutos, uma pressão regional correspondente à média dos valores das pressões arterial máxima e mínima do paciente.
3. Ler, na área delimitada, o número de petéquias que se formaram.

É considerado normal se, passados 5 minutos, dentro da área delimitada, tiver surgido até um máximo de cinco petéquias.

Prova de retração do coágulo – RC

É a medida da intensidade de retração do coágulo feita 2 horas após ter havido a coagulação do sangue. Afere a qualidade da plaqueta em liberar a retractoenzima que atua retraindo e dando maior estabilidade ao coágulo. Os valores normais situam-se entre 41% e 58% de retração.

Prova do tempo de tromboplastina parcial ativada – TTPA

Mede o mecanismo intrínseco de ativação da protrombina com sensibilidade maior da que é feita pelo tempo de coagulação (TC). Nessa prova, deficiência em um ou mais dos fatores I, II, V, VIII, IX, X, XI e XII, bem como na terapêutica com heparina e na presença de anticoagulantes espontâneos circulantes, altera o resultado. O tempo considerado normal é de 30 a 45 segundos.

Distúrbios cardiovasculares

O objetivo principal deste grupo de perguntas a seguir é aferir se o paciente pode ser portador de patologia cardíaca que possa impedir a terapêutica odontológica a ser instituída.

- *Sofre de cardiopatia?*
  Essa é uma pergunta direta. Se o paciente for portador de alguma doença cardíaca diagnosticada, dará uma resposta certeira; porém, se a resposta for negativa, dever-se-á ficar atento para as próximas perguntas.
- *É portador de prótese cardíaca?*
  Se a resposta for positiva, esse paciente deve-se submeter à profilaxia antibiótica, pois a prótese cardíaca se apresenta como um ótimo local para os microrganismos se desenvolverem e produzirem uma infecção com a qual o paciente correrá grande risco de morte, como endocardite bacteriana.
- *Cansa-se muito ao subir escadas?*
- *Tem edema maleolar?*
  Se a resposta for positiva, indicará possível insuficiência cardíaca congestiva, uma doença que se caracteriza pela perda da capacidade funcional cardíaca em preencher integralmente as necessidades do paciente, acarretando acentuado cansaço pela exercitação física, assim como a dificuldade de manter a normalidade no retorno venoso do sangue localizado na periferia; observar se isso ocorre bilateralmente.
- *Tem dores precordiais?*
  Esse sintoma pode significar insuficiente circulação sanguínea no miocárdio causada por bloqueio da microcirculação própria, como ocorre na *angina pectoris*. Essa condição demanda que sejam tomadas medidas de caráter preventivo que impeçam maior redução no calibre dos vasos, como os vasoconstritores encontrados nos anestésicos ou mesmo pela ação da adrenalina

autogênica que possa vir a ser intensamente liberada por estímulo psicossomático ocasionado pelo medo.

Obs.: Pacientes diabéticos raramente têm dores precordiais, mesmo em infarto agudo do miocárdio (IAM).

- *Tem cefaleias frequentes?*
- *Em que região se manifesta a cefaleia?*

Essas perguntas relacionam-se entre si, perquirindo sobre a pressão arterial. A cefaleia com localização occipital tem, com frequência, a hipertensão arterial como agente causal.

- *Sua pressão arterial normalmente qual é?*

PA no momento.

Facilmente aferível por esfignomanômetro, tem valores anamnéticos muito amplos, impondo que seja sustado qualquer atendimento estressante ou que possa ser desencadeante de dor, postergando-o para uma época que deve ser definida com o cardiologista. Considerar que os níveis pressoriais devem ser aferidos antecedendo qualquer procedimento invasivo odontológico.

DISTÚRBIOS DO METABOLISMO GLICÍDICO

Essa parte se relaciona ao diabetes, pois o paciente com tal distúrbio se encontra com pouca resistência à infecção e péssimas condições de uma boa e rápida cicatrização. Cuidados para não elevar a glicemia, como o uso de vasoconstritores adrenérgicos, devem ser tomados, assim como precauções contra infecção e uma adequada técnica cirúrgica que favoreça a cicatrização.

- *É portador de diabetes?*

A resposta positiva a essa pergunta pode representar uma condição definitiva. Quando o paciente apresentar insegurança ao responder, dever-se-á ficar atento para as outras perguntas, pois a maioria não sabe o que é ser diabético.

- *Tem controles periódicos?*

Demonstra se o paciente faz um acompanhamento da doença.

- *Já fez exame de glicemia?*

Muitas vezes o paciente pode responder negativamente à primeira pergunta e dizer que nunca fez exame de glicemia. Por isso é necessária tal pergunta.

- *Sua micção é muito acentuada?*
- *Toma muito líquido?*

O diabetes melito é caracterizado pela tríade polidipsia, poliúria e polifagia.

O exame laboratorial solicitado em caso de suspeita é a glicemia em jejum, em que o paciente irá ao laboratório em jejum de 8 horas para a mensuração do açúcar no plasma. Para o diagnóstico de diabetes melito é necessário valor igual ou maior que 140 mg/dl, sendo considerados valores normais entre 70 e 110 mg/dl; se o valor for entre 110 e 140 mg/dl, estará indicado o teste de tolerância oral à glicose. Esse exame consiste na administração de glicose via oral ao paciente em jejum e a glicemia é aferida 30, 60, 90 e 120 minutos depois. Quando o valor aos 120 minutos for superior a 200 mg/dl e ocorrer pelo menos um valor igual ou superior a 200 mg/dl entre 0 e 90 minutos, assim se estabelecerá o diagnóstico de diabetes melito. Um outro exame é a hemoglobina A1 glicosada, que afere a glicemia durante os últimos 2 meses. Os valores normais estáveis vão de 3,6% a 5,3%. (Ver Capítulo 2, Seção IV.)

PROCESSOS ALÉRGICOS

- *É alérgico a alguma substância? Qual?*

Essa pergunta deve ser explorada no sentido de deixar o paciente falar de todas as alergias. Muitas vezes ele não relata, pois acredita não ter conotação alguma com o procedimento a que se visa. Por exemplo, o paciente alérgico a frutos do mar ou peixe deve substituir o polvidine em virtude da presença de iodo.

- *Já tomou penicilina?*

As pesquisas estatísticas demonstram que um grande número de pessoas possui sensibilidade à penicilina e como, muitas vezes, esse tipo de droga é administrado via intramuscular, o tempo torna grande o risco de morte do paciente, podendo entrar em um quadro de choque anafilático e evoluir para o óbito, caso não sejam rapidamente tomadas as medidas necessárias para a regressão do quadro.

- *Já foi anestesiado?*

Irá mostrar se o paciente já teve uma reação de sensibilidade por causa do anestésico, e, assim, testes de sensibilidade serão necessários.

DISTÚRBIOS NEUROLÓGICOS

- *Já teve alguma convulsão?*
- *Tem algum parente epiléptico?*

Essas duas perguntas visam a evidenciar a existência de epilepsia. As crises convulsivas acarretadas pela epilepsia podem ocorrer a qualquer momento, desencadeadas por fatores não bem definidos. O neurologista pode dar a melhor orientação de conduta, pois conhece como a doença se manifesta em seu paciente. Por ação de uma crise de epilepsia que venha a se desencadear durante o ato operatório, além de interromper a sua continuidade, em virtude da dificuldade de desdobrar manobras de hemostasia, o paciente pode aspirar sangue, num episódio clínico muito grave que o coloca em risco de morte.

Pacientes com episódio vivido de acidente vascular cerebral também devem ser atendidos com anuência médica. (Ver Capítulo 1, Seção IV.)

Quando foi ao médico pela última vez? Por quê?

Visa a identificar a última patologia sofrida pelo paciente e há quanto tempo. Saber qual o tratamento e se ficou curado será muito útil.

Quais doenças teve na infância?

Caxumba, catapora, sarampo e rubéola

Essas doenças, normalmente adquiridas na infância, também podem acometer adultos de uma forma mais agressiva. Existem sinais dessas doenças que se manifestam na cavidade oral e cada uma delas tem um sinal específico, devendo o cirurgião-dentista ficar atento para identificá-las.

Tem ou teve alguma doença?

Deve-se saber as características de certas doenças, pois elas necessitam de cuidados especiais em relação aos adequados procedimentos, assim como a terapêutica medicamentosa.

Úlcera

Ocorre quando os mecanismos protetores da mucosa gástrica são ineficientes, persistindo a ação do ácido gástrico, o que possibilita tal lesão. Essa lesão pode ser intensamente agravada pela inadequada administração de drogas de uso bastante comum em odontologia, como os analgésicos à base de salicilatos e os antiinflamatórios.

Hepatite

Pode ser aguda ou crônica e possui inúmeras causas, como infecções virais, doenças autoimunes, reações a drogas e álcool, porém todas são semelhantes. Deve-se saber o grau de comprometimento do fígado, pois vários fatores de coagulação deixam de ser sintetizados, em especial a protrombina e os fatores VII, IX e X, além de vários medicamentos serem sintetizados nesse órgão, podendo agravar o quadro.

Anemia

Apesar de serem descritas diversas formas de anemia na literatura, pode-se defini-la como uma redução na massa de eritrócitos circulantes. É frequentemente um sinal de uma doença subjacente, como insuficiência renal, doenças do fígado, malignidades, deficiências de vitaminas ou minerais, desnutrição, entre outras.

Asma brônquica

Ocorre um espasmo nos bronquíolos, o que dificulta a passagem de ar, tanto para dentro como para fora dos pulmões. É raro ocorrer hipóxia intensa, mas pode ocorrer dispnéia muito acentuada, que pode ser aliviada com uma droga que relaxe a musculatura pulmonar. O uso de vaso-constritor adrenérgico pode desencadear uma crise.

Doenças venéreas

Algumas doenças desse grupo, como a blenorragia e a sífilis, têm sua primeira manifestação por meio de úlceras na cavidade bucal, que na fase primária se manifestam e desaparecem espontaneamente. Deve-se pesquisar a presença dessas úlceras na cavidade oral no momento, ou que já desapareceram, na tentativa de diagnosticar esse tipo de lesão, por meio da anamnese, e a suscetibilidade desse paciente ao contágio de doenças sexualmente transmissíveis (DST).

HIV+

HIV é a sigla do vírus da imunodeficiência humana que penetra na corrente circulatória (infectando o linfócito T4), e nos espermatozoides. Sua ocorrência em outros fluidos é rara. A Aids (Síndrome da Imunodeficiência Adquirida) não é uma doença e sim uma deficiência imunológica que leva o indivíduo a desenvolver tumores e infecções que o conduzem fatalmente à morte. Conhecer bem os detalhes dessa infecção deve ser fundamental, pois o cirurgião-dentista é um profissional que, por seu tipo de atividade, está constantemente exposto não só ao vírus da Aids, mas também a vários outros com graus diferentes de patogenicidade, para proteger a si, seus pacientes e sua família. Fica claro também que o indivíduo portador da Aids merece cuidados especiais, para prevenir infecções, entre outras patologias, que possam ser desencadeadas pelo próprio cirurgião-dentista.

Há quanto tempo? Com quem faz tratamento?

É importante ter essas informações, pois poderão ser úteis em determinadas doenças em que existam dúvidas, e o contato com o profissional que tratou ou trata a doença poderá esclarecer.

Está tomando algum medicamento? Qual?

Alguns medicamentos podem interferir de forma negativa no tratamento proposto, como é o caso do paciente que faz uso diário de AAS (ácido acetilsalicílico) para tratamento de trombose, visto que tal medicamento interfere na coagulação.

Já foi hospitalizado? Por quê? Já foi submetido a alguma cirurgia? Qual? Já recebeu transfusão sanguínea? Por quê?

Qualquer resposta afirmativa a uma dessas perguntas evidencia a necessidade de completar-se o interrogatório, e novos esclarecimentos poderão levar a uma conclusão valiosa.

Está grávida? Quantos meses?

Embora não haja contraindicação para a prática cirúrgica necessária durante a gravidez, a época não é das mais favoráveis para operações muito extensas e prolongadas, porém, se for possível adiar a cirurgia, assim deverá ser feito.

Alguns cuidados devem ser tomados, como o uso de raios X, que deve ser reduzido a um mínimo possível, sempre com avental ou anteparo de chumbo sobre o abdome. Deve-se também considerar o problema do uso de antibióticos, quase sempre necessários, pois a maioria deles atravessa a barreira transplacentária e é tóxica ao feto; assim também ocorre com os tranquilizantes e medicamentos à base de anfetamina, que são contraindicados. Está contraindicado o uso de Citanest® em qualquer época da gestação, pois a prilocaína provoca a metaemoglubinemia, e a felipressina aumenta a contração uterina e reduz a oxigenação fetal. Deve-se usar lidocaína com vasoconstritor adrenérgico, pois a quantidade injetada não causará dano, e a quantidade de adrenalina endógena liberada, se a paciente sentir dor, será bem maior.

Assinatura

A assinatura do paciente ou responsável (se o paciente for menor) serve para comprovar que ele é responsável pela veracidade das respostas, pois pode ocorrer de o paciente ser diabético, por exemplo, e esconder tal informação, pois sabe, por experiência ou por relato de outra pessoa, que não será operado nesse primeiro tempo.

EXAME FÍSICO

Tem como finalidade a coleta de sinais e se inicia no primeiro contato com o paciente. São condições básicas para um bom exame os sentidos aguçados, segurança, conhecimento anatômico, iluminação adequada, afastar e secar estruturas e contar com a cooperação do paciente.

Extrabucal

Devem ser observadas as estruturas sem levar em conta, a princípio, o motivo da consulta, como relação peso *versus* altura, ambulação, distribuição dos vários elementos e postura, examinar todas as estruturas da cabeça em face da procura de alterações, como aumento de volume, depressões, pesquisa de linfonodos (pescoço), simetria facial, ATM, musculatura, ossos e inervação.

Intrabucal

Faz-se de maneira ordenada e completa, examinando-se pausadamente cada estrutura com a certeza de não omitir nenhum detalhe. Deve ser iniciado de fora para dentro na seguinte ordem: lábios, fundo de sulco, mucosa alveolar, gengiva inserida, gengiva livre, papila, rebordo alveolar, mucosa jugal, língua, soalho bucal, palato duro, palato mole e porção visível da orofaringe.

Hipótese diagnóstica

Algumas vezes só com a anamnese e o exame clínico o diagnóstico pode ser fechado, porém, em outras pode ser necessária a solicitação de exames complementares para se fechar o diagnóstico.

Exames complementares

Como o próprio nome diz, são exames subsidiários que complementam os achados clínicos. Podem ser realizados para avaliar alguma condição sistêmica do paciente, como hemogramas, por exemplo, ou para completar os achados clínicos e fechar o diagnóstico, como radiografias, citologia esfoliativa, biópsias, entre outros.

Diagnóstico definitivo

Determinação de uma patologia que foi conduzida por meio de anamnese, exame clínico e, se necessário, exames complementares.

Conduta proposta

Plano de tratamento que pode ser clínico, cirúrgico, medicamentoso, entre outros.

Prescrição pré-operatória

Medicação que pode ser necessária antes do ato cirúrgico, como, por exemplo, profilaxia antibiótica.

PROPEDÊUTICA CIRÚRGICA

Cirurgia proposta principal

É a cirurgia proposta para a eliminação da patologia.

Cirurgia subsidiária

Após a cirurgia proposta principal, pode ser necessário um segundo ato cirúrgico, como, por exemplo, nos casos de alveolite.

Técnica cirúrgica selecionada (planejamento) e descrição do ato cirúrgico

Deve ser descrito o planejamento cirúrgico com todos os seus passos, assim como o ato cirúrgico.

Tipo de fio usado

Material e espessura; por exemplo, seda 3-0.

Anestésico usado, nome e quantidade

Nomes das drogas (sal anestésico e vasoconstritor, se houver) e a quantidade de tubetes utilizados.

Manifestação idiossincrásica

São respostas inesperadas, anômalas, "anormais" em relação aos fármacos administrados – nesse caso, os anestésicos, quando sua origem é devida à alteração genética. A causa pode ser ausência ou alteração de enzima e deficiência de um mecanismo bioquímico, determinadas pela supressão ou imperfeição dos genes correspondentes. Essas manifestações podem se apresentar como síncope, sudorese fria, náuseas, apneia, convulsões, entre outras.

Data e assinaturas

Devem estar preenchidas corretamente, pois servem para meios legais.

CONTROLE PÓS-OPERATÓRIO

Data, evolução e assinatura do docente

Devem ser descritos o estado geral e o da área operada do paciente, assim como a sintomatologia referida por ele sobre o pós-operatório. A data e a assinatura do docente também são necessárias.

BIBLIOGRAFIA

American Society of Anesthesiologists. Classification of physical states. *Anesthesiology,* 1963; *24*:111.

Berkow R, Fletcher AJ. *The Merck manual of diagnosis and therapy.* 15 ed. Rohwai Merck Sharps Dowe Research, 1987.

Boraks S. *Diagnóstico bucal.* São Paulo: Artes Médicas, 1996.

Braunwald. *Tratado de medicina cardiovascular.* São Paulo: Roca, 1996.

Costa AA, Almeida Neto JS. *Manual de diabetes.* 2 ed. São Paulo: Sarvier, 1998.

Faresin SM, Filardo FA. *Avaliação do risco pré-operatório.* Diagnóstico e tratamento, 2002.

Fergal DW, Blaisdell FW. *The estimation of surgical risk. Med Clin North Am,* 1979; *63*:1131-41.

Genovese WJ. *Metodologia do exame clínico em odontologia.* 2 ed. São Paulo: Pancast, 1992.

Graziani M. *Cirurgia bucomaxilofacial.* Rio de Janeiro: Guanabara Koogan, 1995.

Gregori C. *Cirurgia bucodentoalveolar.* São Paulo: Sarvier, 1996.

Gregori C *et al. O paciente com* diabetes melitus. RPG *Ver. Pós Grad.* 1999; *6*(2):166-74.

Guyton. *Fisiologia humana.* Rio de Janeiro: Guanabara Koogan, 1988.

Horita LT, Okagawa T. *Normas gerais de pré é pós-operatório. In*: Manual de residentes de cirurgia. Speranzin. 4. 2001.

Isselbacher KJ *et al. Harrison's principles of internal medicine.* 13 ed. N. York: McGraw Hill, 1994.

Jorge WA. *"Urgências sistêmicas em consultórios odontológicos". In*: 20º Congresso Internacional Odontológico de São Paulo. São Paulo: Artes Médicas, 2002; 361-89.

Kignel S. *Diagnóstico bucal.* São Paulo: Robe, 1997.

Kraytman M. *O diagnóstico através da história clínica.* 2 ed. Americana de Publicações, 1991. 353p.

Lopez M, Medeiros JL. *Semiologia médica: as bases do diagnóstico clínico.* 3 ed. São Paulo: Atheneu, 1990. 651p.

Mac Pherson DS. *Pre operative laboratory testing should any tests be routine before surgery? Med Clin North Am,* 1993; 77:289-308.

Maringoni RL. *Principais emergências médicas no consultório odontológico. Revista APCD,* 1998; *52*(5):388-96.

Neville *et al. Patologia oral & maxilofacial.* Rio de Janeiro: Guanabara Koogan, 1998.

Porto CC. *Exame clínico.* 3 ed. Rio de Janeiro: Guanabara Koogan, 1996.

Sonis ST, Fazio RC, Fang L. *Medicina oral.* 2 ed. Rio de Janeiro: Guanabara Koogan, 1998. 226p.

Stevens L. *Patologia.* São Paulo: Manole, 1996.

Wyngaarden JB *et al. Ceul textbook of medicine.* 19 ed. Philadelphia: W. B. Saunders, 1992.

Zanine O. *Farmacologia aplicada.* São Paulo: Atheneu, 1994.

Acidentes e Complicações em Odontologia

Henrique Camargo Bauer • Waldyr Antônio Jorge

Dentre os inúmeros quadros clínicos com sintomas dolorosos, indubitavelmente as urgências odontológicas ocupam um lugar de destaque e de substancial importância, uma vez que causam ao paciente um grau de sofrimento indescritível. Como se não bastasse a intensidade da dor, muitas vezes se apresentam como quadros refratários à ação de medicação analgésica, necessitando da intervenção profissional do cirurgião-dentista, que, só por meio de procedimentos como a pulpectomia e drenagens, entre outros, pode aliviar os sintomas do paciente.

Segundo essa premissa, divide-se conceitualmente o atendimento odontológico aos pacientes em três níveis:

A terapêutica ambulatorial consiste no atendimento clínico estético, cosmético-funcional, que visa a dar ao

Terapêutica odontológica
ambulatorial

Urgências
relativas e absolutas

Emergências

paciente as condições mínimas de uso do aparelho estomatognático, adequando a saúde bucal à função e à beleza que os dentes representam no indivíduo. Entende-se por atendimento ambulatorial todo atendimento que é realizado em consultório e/ou ambulatório hospitalar, onde se realizam tratamentos agendados, eletivos e programados com vistas à reabilitação dental e à manutenção da saúde bucal, ou mesmo controle clínico de pacientes portadores de patologias já estabelecidas e diagnosticadas.

Trata-se, na realidade, do grande caudal da atividade profissional odontológica, perfazendo possivelmente mais de 80% do total do tempo clínico exercido pelo cirurgião-dentista.

Muitos quadros clínicos dolorosos de origem localizada e/ou sistêmica podem eventualmente ser postergados sem tratamento, até que se defina com exatidão seu diagnóstico. Isso, no campo odontológico, se torna impossível em algumas situações, uma vez que raros são os casos em que o paciente portador de pulpite, alveolite etc. suporta a intensidade da dor sem que haja a intervenção profissional do cirurgião-dentista, caracterizando os quadros urgenciais.

O atendimento de urgência é aquele que se destina a quadros clínicos de maior ou menor gravidade, cujo tratamento não pode esperar ou mesmo ser adiado. Tem como característica principal a presença da dor/sensação de desconforto e sofrimento, além de outros sinais e sintomas pertinentes a cada patologia. Alguns quadros clínicos, mesmo desprovidos da presença de dor, são caracterizados como urgenciais dada a necessidade de atuação imediata; é o caso das alveolorragias, fraturas dentais, comunicações bucosinusais etc. que, quando não tratadas de imediato, podem evoluir com sérias complicações.

No campo da odontologia, podem ser exemplificadas como *urgências relativas* as pulpites, hemorragias de origem bucodentoalveolar e abscessos; quadros clínicos que se não forem bem tratados e resolvidos podem se transformar em *urgências absolutas*, levando o paciente a quadros graves, como choque hemorrágico, choque séptico, mediastinite ou trombose séptica de seio cavernoso, colocando em risco a vida do paciente.

As *emergências* ocorrem quando a atuação do profissional deve se fazer presente no momento do diagnóstico, pois há um limitado tempo para que identifique quadros clínicos graves em que há risco de morte, e o objetivo do profissional deve estar voltado a socorrer e preservar a vida do paciente. Em ambiente ambulatorial, percentualmente é mínima a possibilidade de ocorrerem casos de choque anafilático, parada cardiorrespiratória, infarto agudo do miocárdio, crise hipertensiva, AVC, obstrução das vias aéreas superiores, manifestações convulsivas etc., embora esses possam se desenvolver durante procedimentos clínicos pouco invasivos em consultório, devendo o profissional cirurgião-dentista saber atuar na eventualidade desses casos, uma vez que a manutenção de uma vida humana dependerá única e exclusivamente da sua conduta.

Em medicina, obviamente incluindo a odontologia como parte atuante de uma especialidade médica, "diagnóstico de doença e tratamento de doentes são atos exclusivos de médicos regularmente registrados e não podem ser delegados a outros profissionais, mesmo que da área da saúde, com exceção para os de odontologia" (Conselho Federal de Medicina. *Jornal do CFM*, ano XVI, nº 130, setembro de 2001). A relatividade estatística deve ser considerada, pois, se houver um único caso em 1 milhão, este deverá ser considerado, pois nunca se poderá determinar quando ocorrerá e com quem.

Segundo a OMS, "... profissional médico é aquele profissional da área de saúde que, em lançando mãos dos meios auxiliares de diagnóstico de qualquer natureza – exames laboratoriais, icnográficos etc. –, chega por meio de hipóteses diagnósticas a um diagnóstico final, propõe uma terapêutica, faz a proservação do paciente até sua alta".

Levando em consideração tal definição, conclui-se que a odontologia exerce uma atividade de especialidade médica em uma área muito importante do corpo humano,

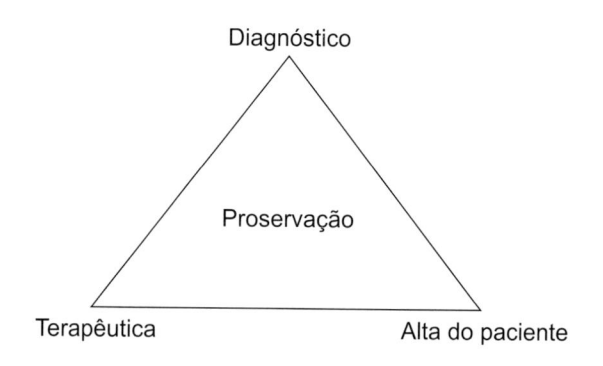

embora não seja o profissional cirurgião-dentista de formação um profissional médico.

Nota-se que atuando integralmente nesta tríade, diagnóstico-terapêutica-alta, além do profissional médico é o cirurgião-dentista o único profissional da saúde que se enquadra perfeitamente na busca da cura, inclusive com instituição de terapêuticas invasivas (medicamentosa, clínica e cirúrgica), devolvendo o paciente à sociedade em sua bionormalidade.

A odontologia entendida como uma profissão autônoma, interdependente, que atua como uma especialidade médica sem ser de formação médica, com características e capacitação próprias de eliminar a dor, diagnosticar, propor terapêutica, proservar até a alta dos pacientes, é entre as atividades da área de saúde a do exercício de uma profissão que se distingue das demais por suas características próprias, contribuindo muito para o equilíbrio biopsicossocial do indivíduo quanto à sua biofisiologia, função e estética.

Neste capítulo, abordar-se-ão exclusivamente as urgências de origem odontológica, quer relativas, quer absolutas, com o intuito de orientar o profissional na busca da cura do paciente.

PULPITE

O tratamento clínico das dores bucomaxilofaciais é uma preocupação dos profissionais da área de saúde em todo o mundo. O caráter urgencial da dor relaciona-se diretamente à importância que o paciente lhe dá, pois o sintoma clínico da dor é uma experiência que não pode ser compartilhada e é altamente pessoal, pertencendo única e exclusivamente a quem dela sofre.

A pulpite é o quadro clínico que propicia o tipo mais prevalente de dor na região bucal e o cirurgião-dentista tem grande responsabilidade na condução desse quadro de urgência. Pacientes que manifestam odontalgia de origem pulpar nem sempre apresentam uma relação de causa e efeito simples. Nos casos de dor primária, onde o local da dor coincide com o da sua origem, não representa um desafio para o seu diagnóstico e para o seu tratamento, no entanto em casos de dor heterotópica, quando o local da dor é diferente do da sua origem, o seu diagnóstico exige anamnese detalhada e recursos adicionais de semiotécnica.

A etiologia da odontalgia de origem pulpar relaciona-se com a resposta inicial da polpa dentária à agressão e essa resposta não difere significativamente das observadas nos outros tecidos, mas a sua manifestação clínica pode ser bastante diferente, pois a polpa está contida nas rígidas paredes dentárias. O estímulo nocivo provoca a degranulação dos mastócitos, e vários mediadores inflamatórios, como a histamina, a bradicinina, a prostaglandina e os neuropeptídeos, são liberados, promovendo a vasodilatação, o aumento do fluxo sanguíneo e, consequentemente, edema do tecido pulpar. A dilatação ativa das arteríolas proporciona um aumento adicional da pressão no tecido pulpar, e o somatório desses eventos compromete o retorno venoso. A elevação da pressão no tecido pulpar, associada ao acúmulo de mediadores químicos da inflamação, estabelece um comprometimento extenso da polpa, podendo ocasionar a sua necrose.

Os estímulos agressores que podem desencadear o episódio de dor podem ser de natureza térmica, mecânica ou química que, associadas às condições únicas em que se encontra a polpa dental e somadas à alta incidência de nociceptores polimodais A e C localizados na polpa e os nociceptores ao redor dos odontoblastos, proporcionam características próprias na neurofisiologia da dor odontogênica pulpar. Os estímulos de dor são enviados ao tálamo e ao córtex, sendo ela assim caracterizada como uma dor somática visceral profunda, com sintomatologia monótona, deprimente, mal localizada, cuja resposta ao estímulo local não é exata e exibe manifestação secundária, tais como hiperalgesia secundária, dor referida e espasmos musculares, sendo debelada por bloqueio anestésico do nervo que conduz o impulso doloroso primário.

A presença de dor heterotópica ou mal localizada na região mandibular esquerda pode estar relacionada a causas cardíacas, e na literatura encontra-se essa queixa presente em até 10% dos casos, o que ressalta a importância de se registrar a história médica do paciente. A dor pode se estender para a região de axila, ombros, costas, pescoço, regiões zigomática e temporal.

Uma classificação clínica das doenças pulpares não pode listar todas as possíveis variações da inflamação e degeneração da polpa. Uma classificação simples e de aplicação clínica, sem que seja feita uma associação com os achados histopatológicos, pode ser feita em pulpites reversível e irreversível.

Na pulpite reversível, a polpa está inflamada e os estímulos térmicos causam uma resposta rápida, aguda e hipersensível, que cessa quando o estímulo é removido. O seu tratamento é a remoção atraumática do tecido cariado e a colocação de capeamento pulpar indireto com hidróxido de cálcio, onde for necessário, associado ao preenchimento da cavidade com o cimento de óxido de zinco e eugenol ou ionômero de vidro.

A pulpite irreversível pode ser aguda, crônica ou subaguda e assintomática, e nessa última situação pode levar a um crescimento do tecido pulpar de natureza proliferativa chamado de pólipo pulpar.

A pulpite irreversível aguda apresenta um quadro de dor monótona, deprimente, mal localizada, a resposta ao estímulo local não é exata, exibe manifestações secundárias, tais como hiperalgesia secundária e espasmos musculares. Nesses casos, o profissional deve realizar uma anamnese cuidadosa investigando a queixa principal, a história médica e a história da doença atual, procurando informações, como: tipo de dor, cronologia, intensidade, duração e a localização das áreas envolvidas no quadro doloroso. No exame clínico, além da inspeção e palpação, o emprego de recursos de estimulação mecânica, térmica e elétrica locais pode fornecer indícios importantes na identificação do dente comprometido. Um exame radiográfico periapical pode adicionar informações úteis ao diagnóstico. O teste de cavidade, associado ao bloqueio anestésico, pode confirmar a suspeita de modo inequívoco.

O tratamento da pulpite aguda irreversível consiste na remoção da polpa dental, o que elimina o quadro doloroso, mas cuja terapêutica só será concluída quando o dente tiver o seu tratamento endodôntico finalizado. Nos casos em que há necrose pulpar presente, impõe-se o uso de uma substância de irrigação com ação antimicrobiana, como o hipoclorito de sódio e/ou o peróxido de hidrogênio, com associação de antibioticoterapia. O uso de analgésicos e antiinflamatórios pode propiciar maior conforto ao paciente após o procedimento.

PERICEMENTITE

A pericementite é uma entidade específica que designa uma inflamação do periápice dental, do ligamento periodontal apical e, por extensão, do osso de suporte adjacente. Está ligada à histofisiologia da região, que apresenta delgada faixa de tecido conjuntivo envolvendo a raiz do dente, ligando-a ao osso alveolar. Nessa região, encontra-se uma grande quantidade de fibras colágenas – dispostas em feixes orientados, vasos, nervos e células conjuntivas – que apresenta uma particularidade anatômica, pois está restrita às estruturas rígidas do tecido ósseo e do cemento radicular. Essa particularidade impede que a reação de defesa se desenvolva normalmente, mesmo quando a intensidade do agente agressor seja pouco superior ao limiar de tolerância fisiológica da região.

A quantidade e a qualidade dos agentes agressores físicos, químicos, biológicos, isolados ou conjugados e as das defesas apresentadas pelos tecidos locais irão condicionar a evolução do quadro inflamatório. A pericementite ocorre de uma forma fugaz e precede outras alterações, como a pericementite crônica, o abscesso apical, o granuloma e o cisto apicais.

Nas situações em que os agentes agressores e os mecanismos de defesa estão em equilíbrio, a pericementite pode evoluir para um granuloma ou cisto, o processo inflamatório é crônico, a evolução é lenta, assintomática, e não se verificam os sintomas de um processo supurativo.

Na pericementite aguda, verificam-se sintomatologia dolorosa contínua e espontânea, exacerbada à palpação e às percussões vertical e horizontal, extrusão dental, ausência de mobilidade e tumefação na fase inicial. A inflamação, caracterizada inicialmente por hiperemia seguida de exsudação plasmática e acúmulo de células inflamatórias, como polimorfonucleares, neutrófilos e macrófagos, provoca um edema que, associado ao trauma oclusal, propicia condições para o aparecimento de focos hemorrágicos. A região da mucosa no terço apical do dente comprometido pode, em algumas ocasiões, apresentar-se levemente hiperemiada e sensível à palpação. Os processos agudos de pericementite raramente apresentam imagem radiográfica elucidativa nas fases iniciais. Com a progressão da inflamação, há o espessamento do espaço pericementário e, em casos mais avançados, áreas de rarefação óssea apical.

As terminações nervosas existentes em grande número na região periodontal são do tipo mecanorreceptores proprioceptivos e, em menor número, nociceptores polimodais A e C. Os efeitos do edema e da congestão comprimem essas fibras nervosas, o que ocasiona um fenômeno doloroso classificado como dor somática musculoesquelética profunda e, então, estabelece-se um quadro clínico que representa uma urgência odontológica e que impõe o pronto atendimento do paciente.

A inflamação periapical pode ter origem traumática e ocorrer após a realização de uma restauração em que há contato prematuro, após a instrumentação e obturação endodôntica, ou em virtude das substâncias químicas utilizadas na terapia endodôntica. No exame clínico, durante a inspeção da mucosa, não existem evidências clínicas e o exame radiográfico não elucida o quadro.

O tratamento consiste em diagnosticar a etiologia envolvida e eliminar as causas. Alívio oclusal e repouso articular associados à medicação analgésica e anti-inflamatória são efetivos para o tratamento nos casos de restaurações com contato prematuro. Nas situações em que medicamentos irritantes foram os responsáveis, a remoção da medicação curativa intracanal, lavagem abundante e cuidadosa com soro fisiológico, secagem do canal com pontas absorventes, selamento hermético provisório e alívio oclusal apresentam bons resultados. Nos casos de obturação endodôntica, a desobturação é o procedimento de eleição.

A inflamação periapical de origem microbiana ou pericementite secundária é uma extensão da inflamação pulpar e pode iniciar-se antes da necrose pulpar. Na cavidade pulpar, os microrganismos proliferam protegidos dos elementos de defesa, associados ao comprometimento circulatório, e, pelo acúmulo de toxinas, desencadeiam a pericementite secundária. As características clínicas e o exame radiográfico são semelhantes aos da pericementite primária.

Na pericementite secundária, em virtude da presença de microrganismos patogênicos, o tratamento deve promover a desinfecção do canal com substâncias bactericidas, alívio oclusal e selamento hermético com cimento provisório. Na presença de exsudato seropurulento abundante, não se deve realizar o selamento provisório para proporcionar uma via de drenagem e o paciente deve ser orientado a manter essa via desimpedida. A prescrição de antibióticos e antiinflamatórios acelera a reparação e melhora o prognóstico.

Na situação de infecção e colonização de bactérias patogênicas de alta virulência, o resultado final pode ser a formação da celulite odontogênica. O diagnóstico diferencial deve ser feito entre a pericementite aguda e o abscesso apical agudo, que representa um grau mais avançado de comprometimento dos tecidos ósseos periapicais.

A pericementite pode ser reversível, caso se elimine a causa, e o seu prognóstico é quase sempre favorável, dependendo do grau de desenvolvimento da inflamação presente.

EXODONTIAS
ACIDENTES E COMPLICAÇÕES

Embora subestimada por alguns profissionais, a exodontia pode ser considerada procedimento invasivo, de relativa simplicidade, frequente nas atividades clínicas odontológicas, podendo muitas vezes surpreender cirurgiões experientes, exigindo deles toda a sua concentração no sentido de extrair da cirurgia em andamento dados consistentes que, processados de forma dinâmica no desenrolar do procedimento, conduzam a um planejamento correto e eficaz na remoção do elemento dental.

Algumas peculiaridades podem explicar como um procedimento de relativa simplicidade pode resultar em tantos acidentes e complicações,* e com que tamanha frequência: a dificuldade do acesso intraoral, principalmente para dentes posteriores; a farta vascularização da região, que proporciona um campo sangrante; língua, lábios e bochecha, que competem com o reduzido campo cirúrgico; salivação, impacções complexas de estruturas rígidas e anelásticas, como a cortical mandibular e a própria estrutura dental, difíceis de serem visualizadas tridimensionalmente por meio das radiografias, levando, muitas vezes, a planejamentos cirúrgicos simplistas e falhos; anatomia radicular complexa e heterogênea, com grande número de dilacerações e intimamente relacionada a estruturas anatômicas, como seio maxilar, canal mandibular ou outros elementos dentais.

Abordar-se-ão as principais intercorrências relacionadas ao ato cirúrgico bucodentoalveolar enfocando sempre os aspectos preventivos e as principais condutas diante delas. Embora haja uma relação clínica indiscutível entre vários tópicos, didaticamente se conceituam em acidentes* as intercorrências ocorridas durante todos os eventos intra-operatórios, ou seja, aqueles que não são planejados ou não desejados, complicações como toda evolução insatisfatória que ocorre no pós-cirúrgico do paciente.

FRATURA DENTAL/RADICULAR

Este é, sem dúvida, o acidente mais comum na prática das exodontias. Não constitui em si um acidente grave, porém a remoção de fragmentos apicais fraturados pode, muitas vezes, dependendo da sua localização, tornar-se um desafio que exige do cirurgião habilidade, experiência, paciência e determinação, expondo-o até mesmo a outros acidentes mais sérios, como lesão de feixes vasculonervosos, introdução da raiz para o seio maxilar e outros espaços anatômicos, fraturas de túber etc.

O profissional experiente sabe, portanto, que a prevenção desse acidente é a conduta mais inteligente, uma vez que a maioria dos casos de fratura pode ser evitada

mediante planejamento cirúrgico adequado. Esse planejamento, por sua vez, depende de uma boa radiografia periapical, bem revelada, bem fixada, com contraste e nitidez adequados e que englobe todo o elemento dental a ser removido (Fig. 3.1A e B). Dessa forma, é possível avaliar o número e a forma das raízes, a presença de dilacerações radiculares, impacções e estruturas anatômicas vizinhas, de modo que se possam planejar procedimentos de osteotomia e/ou odontossecção que possam liberar a via de saída do elemento dental, sem necessidade de aplicação de força excessiva que possa levar à fratura radicular.

O diagnóstico da fratura radicular é muito simples, mas é preciso que o cirurgião realize inspeção minuciosa dos ápices radiculares de todos os dentes removidos, pois muitas fraturas apicais ocorrem sem chamar a atenção do profissional (Fig. 3.2A e B). Essa simples inspeção é capaz, na maioria das vezes, de confirmar a fratura, em-

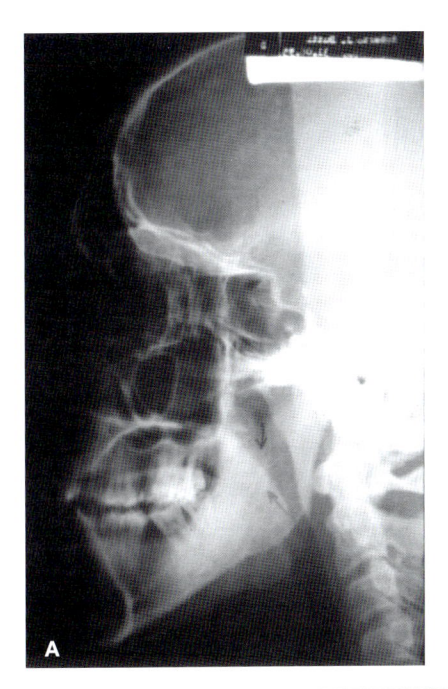

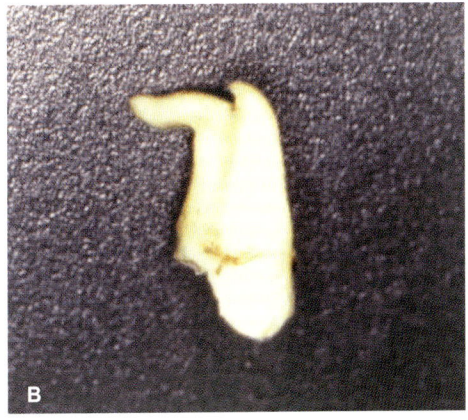

Fig. 3.1A Radiografia lateral da face de pouca valia para as exodontias. **B.** Dilaceração apical.

Acidentes: quebra do planejamento odonto cirúrgico; *complicações:* advindos de procedimento cirúrgico.

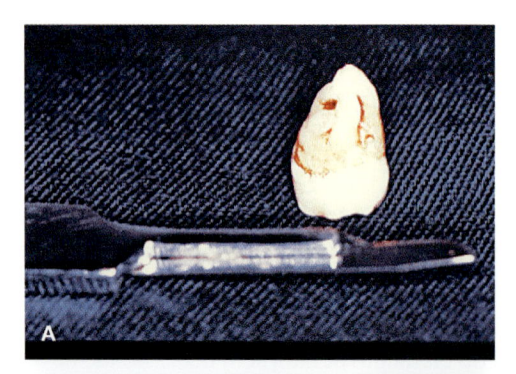

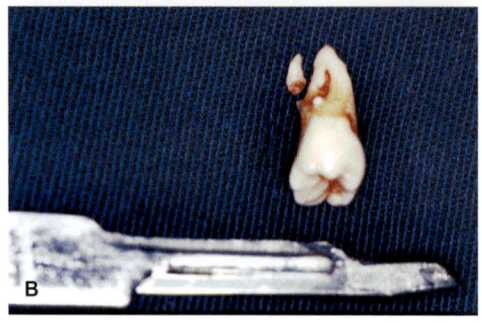

Fig. 3.2A Inspeção cuidadosa da região apical sugestiva de fratura. **B.** Fragmento apical fraturado.

bora, nos casos de dúvida, radiografia periapical possa evidenciar a presença de fragmento radicular no alvéolo dental.

Por princípio, todo fragmento radicular deve ser removido do alvéolo, uma vez que poderá comportar-se como corpo estranho, impedindo a evolução normal da reparação tecidual, além de conter material orgânico pulpar em uma área de difícil ação de "limpeza macrofágica", que, entrando em decomposição, ocasionará uma complicação adicional à possível reação de corpo estranho no processo de reparação do alvéolo.

Nos casos de fraturas apicais de dentes com necrose pulpar, especialmente quando foram focos de processos infecciosos agudos, deve-se lembrar que além das indicações já descritas para sua remoção há um fator adicional que é a contaminação bacteriana, que ocorre na intimidade da dentina, ou seja, nos túbulos dentinários, região inacessível aos mecanismos de defesa do hospedeiro e aos antibióticos administrados, perpetuando, dessa forma, o processo infeccioso que, diante da ferida cirúrgica criada pela exodontia, pode reagudizar o quadro, assumindo proporções preocupantes e de difícil controle pelo cirurgião.

Apesar do princípio básico de indicação de remoção dos fragmentos fraturados, o cirurgião deve sempre avaliar a relação risco/benefício desse procedimento. Sempre que houver grandes chances de lesão de troncos vasculonervosos, introdução para o seio maxilar ou outros espaços anatômicos, seja pela localização do fragmento, seja pela

falta de habilidade do cirurgião, ou a associação de ambas, pode-se considerar a opção de preservação, que poderá apresentar boa evolução, principalmente nos casos de fragmentos pequenos, não luxados – ou seja, que fraturaram nas primeiras tentativas de luxação do elemento dental –, e de dentes que apresentavam vitalidade pulpar.

Quando se optar pela remoção desses fragmentos, é fundamental que o cirurgião tenha disponível todo o arsenal de equipamentos e instrumental necessários. Além do instrumental cirúrgico básico completo para exodontias, a disponibilidade para realização de radiografias periapicais transoperatórias, aspirador eficiente, brocas cirúrgicas longas para alta rotação (28 mm) e baixa rotação, com peça de mão reta, são fundamentais.

O princípio básico é a identificação do fragmento fraturado, muito difícil em virtude da sua localização apical e sangramento alveolar, o que obriga os profissionais, na maioria das vezes, a executar amplas osteotomias de tábuas ósseas e septos não só para liberar o fragmento, mas para poder visualizá-lo e acessá-lo com os elevadores.

Uma vez identificado o fragmento, o uso de micromotor e peça reta é bastante útil para a criação de ponto de apoio eficiente aos elevadores e desimpacção do fragmento, uma vez que existe certa seletividade no desgaste em baixa rotação, que é muito mais intenso no tecido ósseo medular que circunda a raiz do que na própria raiz, em virtude de a sua dureza ser maior que a do tecido ósseo. Dessa forma, cria-se uma "canaleta" que circunda e isola a raiz, facilitando a ação de elevadores e a remoção do fragmento.

ALVEOLITE

A alveolite é uma das complicações pós-exodônticas mais frequentes, ocorrendo em aproximadamente 3% a 4% de todas as exodontias realizadas, embora possa atingir índices superiores a 20% nas exodontias de terceiros molares, segundo alguns autores.

Por se tratar de quadro clínico sintomático, com dor e desconforto intensos e remissão lenta, a instalação de alveolite pós-operatória coloca em xeque a credibilidade do cirurgião perante o paciente, por mais hábil e criterioso que tenha sido. Valem, portanto, todos os esforços no sentido de se evitar a instalação dessa complicação.

O diagnóstico da alveolite é eminentemente clínico (Fig. 3.3A), não sendo necessário nenhum tipo de exame complementar, embora a radiografia periapical seja de grande utilidade, quase que obrigatória, para se detectar e localizar a presença de eventuais corpos estranhos, muito comuns nesses casos. Aliás, torna-se oportuno neste momento salientar que embora sejam essencialmente a

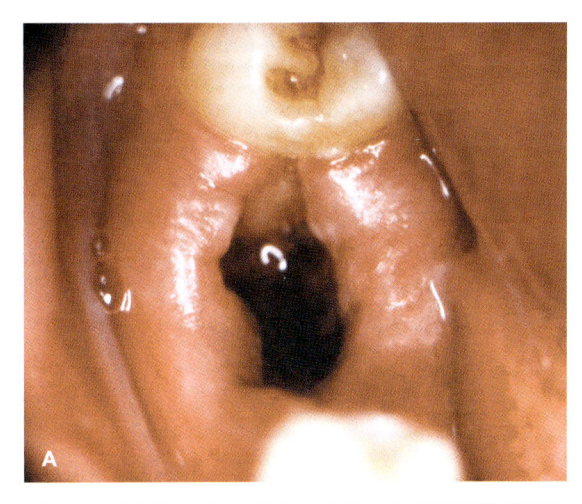

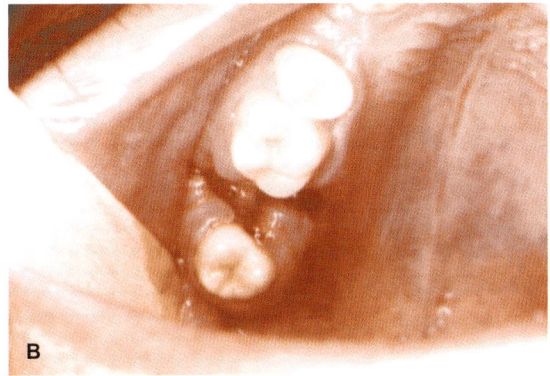

Fig. 3.3A e **B** Alveolite – aspecto clínico.

mesma complicação, pode-se classificar as alveolites em dois subtipos. A alveolite seca, de manifestação clínica mais intensa, não apresenta corpos estranhos no interior do alvéolo, enquanto a alveolite úmida apresenta, como etiologia primária, a presença de corpos estranhos (Fig. 3.3B).

A manifestação da alveolite inicia-se entre 24 e 72 horas após a exodontia. A principal queixa do paciente é a dor, não havendo aumento de volume ou trismo. Refere gosto ruim na boca, sendo possível ao profissional detectar odor fétido.

Nos casos mais graves, pode haver infartamento ganglionar e até febre, embora não seja usual. Ao exame intra-oral, poder-se-á observar o alvéolo vazio, sem a presença de coágulo ou tecido de granulação. As paredes ósseas estarão expostas, com aparência necrótica, exibindo coloração cinza-acastanhada. A sutura normalmente se apresenta deiscente e as bordas gengivais, hiperemiadas. Não há secreção ativa ou aumento de volume. A sintomatologia dolorosa é aliviada pelo uso de analgésicos, porém durante curto período de tempo e sem remissão total. Já a alveolite úmida apresenta sintomatologia mais suave, podendo até ser controlada com o uso de analgésicos. Não há manifestações sistêmicas como febre, mal-estar

e infartamento ganglionar, e o exame intraoral evidencia um alvéolo com restos de coágulo desorganizados, sem o aspecto de alvéolo completamente vazio, com paredes ósseas expostas. Como na alveolite seca, não há odor fétido intenso e, invariavelmente, encontrar-se-á algum tipo de corpo estranho no alvéolo, sendo os mais comuns os fragmentos dentais e septos ósseos fraturados (Fig. 3.4).

O tratamento da alveolite está diretamente relacionado à sua etiopatogenia e, portanto, difere entre alveolites seca e úmida. Para entender a etiopatogenia dessa complicação, deve-se considerar a importância conceitual do coágulo sanguíneo no processo de reparação alveolar. De forma bastante simplista, deve-se entender o coágulo como um substrato orgânico que permite o povoamento celular do alvéolo, anteriormente ocupado pela raiz dental avulsionada. Em outras palavras, é na periferia do coágulo, que mantém contato com o tecido ósseo e o ligamento periodontal remanescentes do alvéolo dental, que se iniciam o processo de migração celular, principalmente de fibroblastos e leucócitos, e o crescimento de brotos capilares que irão invadir, permear centripetamente o coágulo sanguíneo que se estabelece após a avulsão dental.

A esse processo dá-se o nome de organização do coágulo. O coágulo totalmente organizado passa, então, a ser denominado de tecido de granulação, que, por sua vez, irá transformar-se, na dependência de indicadores teciduais, em tecido fibroso e/ou ósseo. Torna-se evidente, portanto, a importância do coágulo sanguíneo na reparação alveolar. Sempre que se perder o coágulo, haverá a instalação de um quadro de alveolite. Os fatores que levam à perda do coágulo são, em última análise, a etiologia da alveolite. Três teorias tentam explicar a etiopatogenia da alveolite: teorias fibrinolítica e infecciosa, que desencadeariam as alveolites secas, e a teoria da presença de corpos estranhos, desencadeando a alveolite úmida.

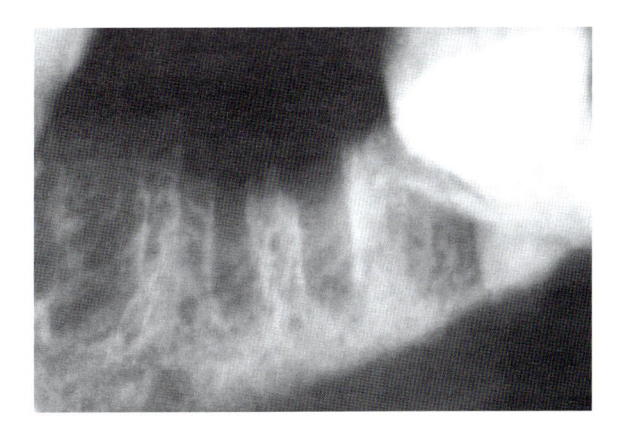

Fig. 3.4 Radiografia periapical evidenciando corpo estranho no interior do alvéolo.

A teoria fibrinolítica vem, na verdade, explicar o mecanismo de ação de uma série de fatores já classicamente associados à elevada incidência de alveolite. Todos esses fatores acabariam incrementando a produção de plasmina por meio da transformação do plasminogênio, aumentando, dessa forma, a atividade fibrinolítica do paciente, sendo responsável por dissolver o próprio coágulo mediante a ação proteolítica da plasmina que solubiliza a rede de fibrina do coágulo (Fig. 3.5).

Na verdade, não é a fibrinólise em si, mas o aumento exagerado da sua atividade que leva ao quadro de alveolite, dissolvendo o coágulo em uma velocidade superior à capacidade de o organismo organizá-lo.

Os fatores que levam a um aumento da atividade fibrinolítica são basicamente três. Em primeiro lugar, os mediadores inflamatórios, associados a cirurgias complicadas, com tempo cirúrgico alongado, principalmente quando executadas por cirurgião inexperiente, resultando em excessivo trauma cirúrgico com elevado índice de morte celular. Em segundo lugar, toxinas bacterianas, presentes nas exodontias de focos residuais, dentes com história de infecções endodôntica/periodontal prévias ou realizadas em condições de assepsia precárias. E, por último, algumas drogas (principalmente os estrogênios, encontrados, por exemplo, nos contraceptivos hormonais), podem incrementar a atividade fibrinolítica do paciente.

A teoria infecciosa, por sua vez, acredita na existência de um agente etiológico específico para a alveolite e incrimina o treponema dentícola, uma espiroqueta anaeróbica, como causador da alveolite. Os indícios para essa conclusão são vários.

O microrganismo em questão só aparece na cavidade oral após a puberdade, fato que coincide com a inexistência de alveolite em crianças. O microrganismo está presente em grandes quantidades nos locais de pericoronarite, que, comprovadamente, aumenta a incidência de alveolite, segundo alguns autores em até dez vezes. Há grande eficácia das drogas que atuam exclusivamente sobre anaeróbios no tratamento da alveolite. A infecção causada pelo microrganismo, em animais de laboratório, é clinicamente compatível com o quadro não piogênico da alveolite e, por fim, é sempre possível isolar o microrganismo nos locais de pericoronarite.

A presença de corpos estranhos no interior do alvéolo não promove dissolução ou perda do coágulo sanguíneo, mas impede a sua organização, estacionando o processo de reparação do alvéolo. Esses corpos desencadeiam, portanto, um quadro de alveolite com manifestações clínicas um pouco diferentes, como descrito.

Existem ainda outras especulações sobre possíveis etiologias da alveolite. Causas mecânicas, como, por exemplo, bochechos e sucção no pós-operatório imediato, poderiam deslocar o coágulo.

Vascularização escassa do sítio cirúrgico, atribuída principalmente à região posterior da mandíbula, é descartada entretanto por estudos microangiográficos.

Sabe-se, por constatação clínica, que os fumantes têm incidência três a quatro vezes maior de alveolite, não se conhecendo qual é o mecanismo de ação. Poderia ser

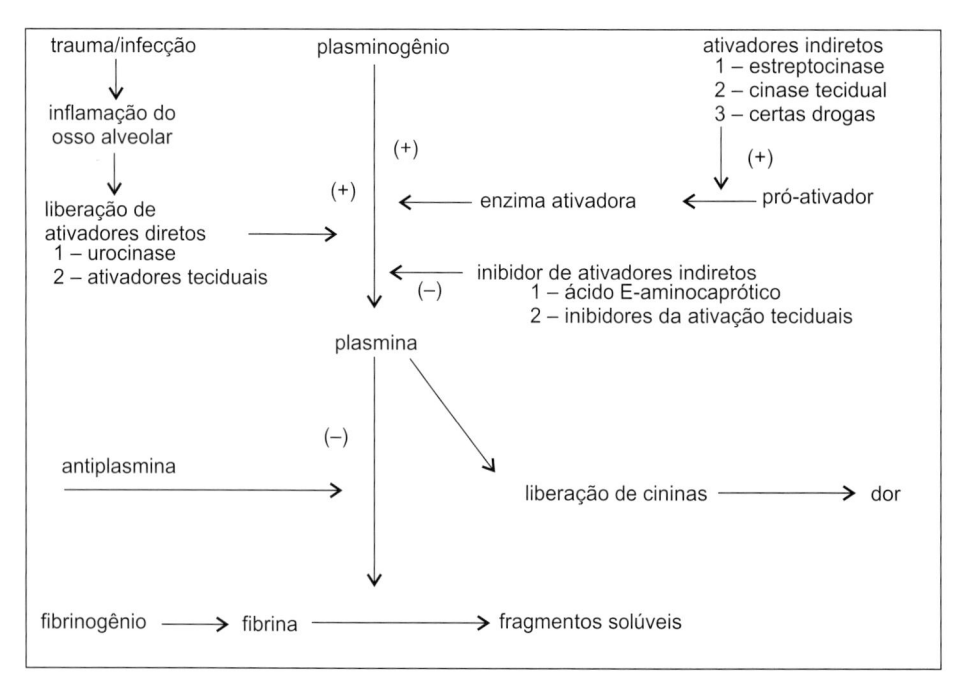

Fig. 3.5 Moduladores da atividade fibrinolítica relacionados à alveolite.

apenas uma causa mecânica, uma vez que o ato de fumar pressupõe não só a sucção ou a ação local, mas também a ação sistêmica das drogas contidas no cigarro.

Não há na literatura nenhuma forte evidência que eleja uma das teorias como a verdadeira e única etiologia da alveolite. Ao contrário, existem fortes evidências clínicas de que todas elas, ao menos em parte, são procedentes. Cabe, portanto, ao cirurgião, na sua anamnese pré-operatória, identificar os pacientes de risco, para que possa adequar sua técnica cirúrgica, medicação pré e pós-operatória, bem como controle pós-operatório, no sentido de se conseguir a profilaxia dessa complicação.

O tratamento da alveolite, como dito, está diretamente relacionado à sua etiologia. Dessa forma, a alveolite úmida deverá ser tratada de forma distinta da alveolite seca.

Como na alveolite úmida o agente causal é a presença de corpo estranho no interior do alvéolo, o tratamento consiste na curetagem alveolar visando a remover todo o seu conteúdo, como restos de coágulo e, principalmente, corpos estranhos. Além dessa limpeza, a curetagem deverá ser vigorosa o bastante para promover sangramento alveolar, para que se estabeleça novo coágulo e inicie-se novo processo de reparação alveolar.

Já os casos de alveolite seca, quando tratados por curetagem, embora possam resolver-se apresentam grande chance de recidiva ou perpetuação do quadro de alveolite, uma vez que os agentes etiológicos são de difícil identificação e controle. Na verdade, quando se promove a curetagem desse alvéolo, não se exerce nenhum tipo de controle sobre a atividade fibrinolítica do paciente, sobre os microrganismos aí presentes ou outros eventuais agentes etiológicos. Está-se tão-somente promovendo sangramento para o estabelecimento de novo coágulo, ou seja, dando-se uma segunda chance de reparação alveolar sem, entretanto, identificar e muito menos controlar os fatores causais. Por essa razão, preconiza-se o tratamento da alveolite seca por meio de irrigação e tamponamento com pastas obtundentes mais medicação de suporte. A irrigação pode ser feita com soro fisiológico, água fenolada, Polvidine® diluído em soro fisiológico, não havendo grandes diferenças na escolha da solução. O importante é que seja vigorosa e abundante, para que, mecanicamente, por meio de turbilhonamento, se consigam remover as substâncias algógenas presentes sobre a superfície óssea exposta, além de eventuais restos alimentares, exsudato inflamatório, bactérias etc.

Após a irrigação, preenche-se o alvéolo com pastas obtundentes à base de óxido de zinco, disponíveis no mercado, as quais têm as funções de selar o alvéolo, impedindo a penetração de alimentos e corpos estranhos; de controlar

a proliferação bacteriana; absorver mediadores inflamatórios e substâncias algógenas liberadas no alvéolo, além de possuírem substâncias anódinas que mantêm o alívio sintomático produzido pela irrigação prévia.

Como medicação de suporte, afora o alívio sintomático que pode se obtido com analgésicos e antiinflamatórios, a utilização do metronidazol como agente antimicrobiano tem-se mostrado mais eficiente que os antibióticos rotineiramente utilizados nas infecções odontogênicas, como as penicilinas e as cefalosporinas. Além de maior eficiência terapêutica, apresenta especificidade contra microrganismos anaeróbios. O espectro reduzido leva a uma menor interferência sobre a composição da flora comensal do paciente, o que constitui vantagem indiscutível.

A utilização do metronidazol, assim como qualquer medicamento, deve ser bem ponderada pelo profissional, devendo estar clara a supremacia de benefícios sobre as desvantagens dos efeitos colaterais. Assim sendo, casos de manifestação mais branda podem ser tratados apenas com as medidas locais e medicação sintomática.

COMUNICAÇÃO BUCOSSINUSAL

Acidente relativamente comum nas exodontias de dentes posteriores da maxila, em especial os molares, em virtude de sua relação anatômica íntima com o seio maxilar, é de difícil profilaxia, uma vez que muitos pacientes apresentam o assoalho do seio maxilar constituído por uma lâmina papirácea de tecido ósseo separando o seio maxilar das raízes dentais, facilmente rompida durante a luxação e avulsão dentais (Fig. 3.6).

Para se tentar evitar a comunicação bucossinusal, deve-se inicialmente conhecer a relação anatômica entre o dente a ser extraído e o seio maxilar, por meio de uma radiografia que apresente distorção mínima. Nos casos mais críticos, podem-se utilizar manobras como osteotomia de alívio e odontossecção, que diminuem a resistência do elemento dental a ser removido e, consequentemente, implicam manobras de luxação mais suaves e menos intempestivas. Essas considerações são especialmente válidas para os casos de extração de raízes residuais, em que o uso de elevadores com ação de cunha, como os apicais, acaba exercendo o papel de um componente intrusivo que favorece não só o rompimento do assoalho sinusal, mas também a intrusão da raiz para dentro do seio.

O diagnóstico da comunicação bucossinusal talvez seja a etapa mais importante no manejo desse acidente, uma vez que possibilita ao cirurgião a realização de um conjunto de manobras em fase bastante oportuna e favorável para a solução do problema. Por outro lado, a falta de diagnóstico imediato da comunicação poderá, na

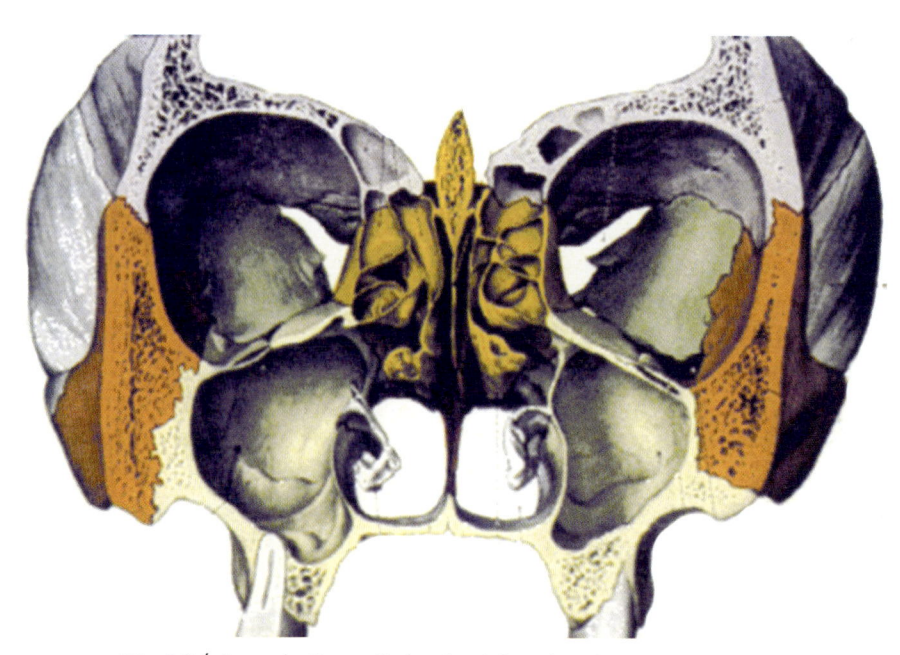

Fig. 3.6 Íntima relação anatômica dos ápices dentais e o seio maxilar.

maioria dos casos, levar à evolução da comunicação para uma fístula bucossinusal, com alterações importantes da fisiologia do seio maxilar e de tratamento mais complexo e prognóstico mais limitado.

Por isso, recomenda-se sempre após a exodontia de dentes superiores posteriores que se realize a manobra de Valsalva, visto que se trata de um método simples, rápido, seguro e não invasivo de se diagnosticar uma comunicação bucossinusal (Fig. 3.7).

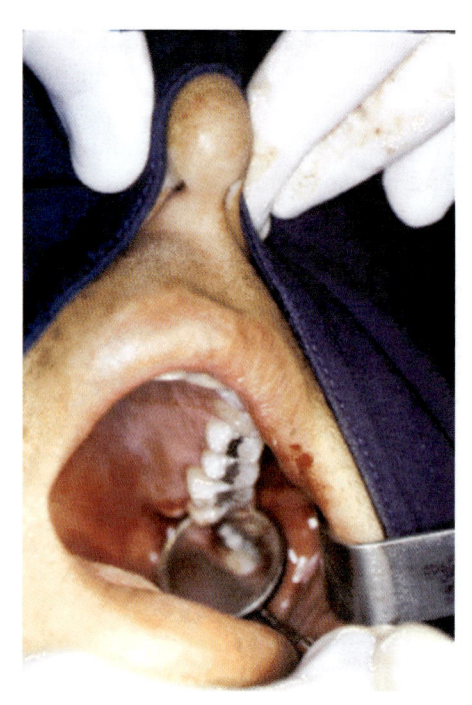

Fig. 3.7 Manobra de Valsalva.

A manobra de Valsalva pode ser realizada pressionando-se com o dedão e o indicador as narinas do paciente, impedindo, dessa forma, a passagem de ar. Em seguida solicita-se ao paciente que expire tentando fazer o ar passar pelo nariz. Como existe uma obstrução mecânica à passagem do ar, ocorrerá um aumento de pressão em toda a via aérea superior do paciente, inclusive no seio maxilar. No caso de existir comunicação bucossinusal, ocorrerá passagem de ar do seio maxilar para a cavidade bucal, produzindo um borbulhamento no sangue que começa a ser coletado no alvéolo após a exodontia, além de emitir ruído característico de passagem de ar semelhante ao do esvaziamento de um pneu.

Uma vez confirmada a presença de comunicação bucossinusal, deve-se sempre pensar em três medidas básicas para obter-se êxito de fechamento. A primeira, conseguir um selamento alveolar por primeira intenção, o que, em geral, é obtido por meio de diferentes tipos de retalho, discutidos a seguir. A segunda é medicar adequadamente o paciente, e a terceira, orientar o paciente com algumas recomendações importantes para que o tratamento seja bem-sucedido.

O fechamento do alvéolo por primeira intenção constitui, na realidade, um artifício cirúrgico que cria uma barreira mecânica capaz de estabilizar um coágulo que preencha todo o trajeto da comunicação bucossinusal ou, em última análise, o alvéolo dental. A estabilidade desse coágulo é fundamental para que se consiga o fechamento definitivo da comunicação. É o coágulo estável que será lento e centripetamente invadido por fibroblastos capilares neoformados, organizando-se e transformando-se ao final desse processo em tecido de granulação que, por sua vez, na dependência de estímulos biomoleculares locais, se transforma em tecido ósseo e/ou fibroso, selando definitivamente o pertuito da comunicação (Fig. 3.8).

O selamento alveolar por primeira intenção é, na maioria das vezes, à custa de um retalho tecidual. O retalho mais comumente utilizado é o vestibular, obtido por meio de duas incisões relaxantes que se iniciam uma na borda mesial do alvéolo e outra na borda distal, caminhando ambas para a região de fundo de sulco vestibular, divergentes entre si, de modo que se obtenha um retalho com formato trapezoidal com a base maior localizada na região de fundo de sulco (Fig. 3.9). O retalho deve ser descolado com espessura total até a região de fundo de sulco para que possa deslizar e a extremidade do retalho (base menor do trapézio) alcance a margem palatina do alvéolo e nela possa ser suturada sem tensão (Fig. 3.10A e B). É importante frisar que o excesso de tensão na sutura promoverá nas fases iniciais do pós-operatório o esgarçamento das margens do retalho, levando à deiscência de sutura e à perda do selamento mecânico do alvéolo, podendo comprometer a estabilidade do coágulo, ou seja, condenar o procedimento.

Sempre que se observar dificuldade no deslizamento do retalho por falta de elasticidade, deve-se utilizar divisão do retalho, feita por meio da incisão do periósteo (face interna do retalho) na região de fundo de sulco, eliminando dessa forma a tensão no tracionamento dada pelo periósteo, por sua composição fibrosa e anelástica.

Outro tipo de retalho que pode ser utilizado é o palatino, também conhecido como raquete de tênis, por ter seu desenho semelhante a esse instrumento. A raquete é desenhada no palato vizinho ao alvéolo que apresenta a comunicação, tendo o seu maior eixo coincidente com a artéria palatina. Após o descolamento do retalho, este é rodado em 90°, na direção vestibular, de modo que a

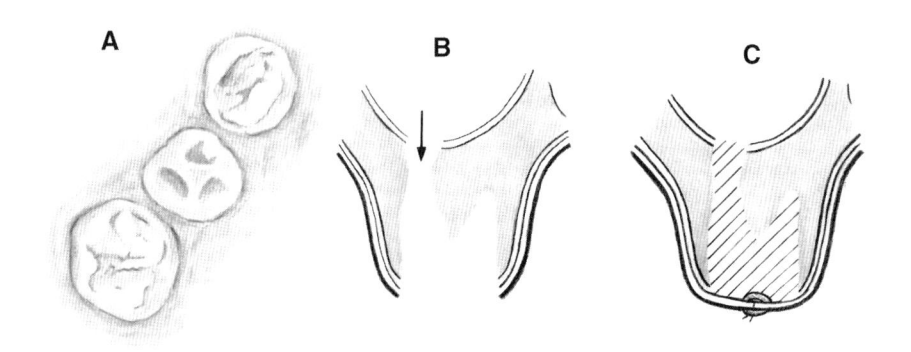

Fig. 3.8 Selamento do alvéolo, garantindo estabilidade mecânica ao coágulo.

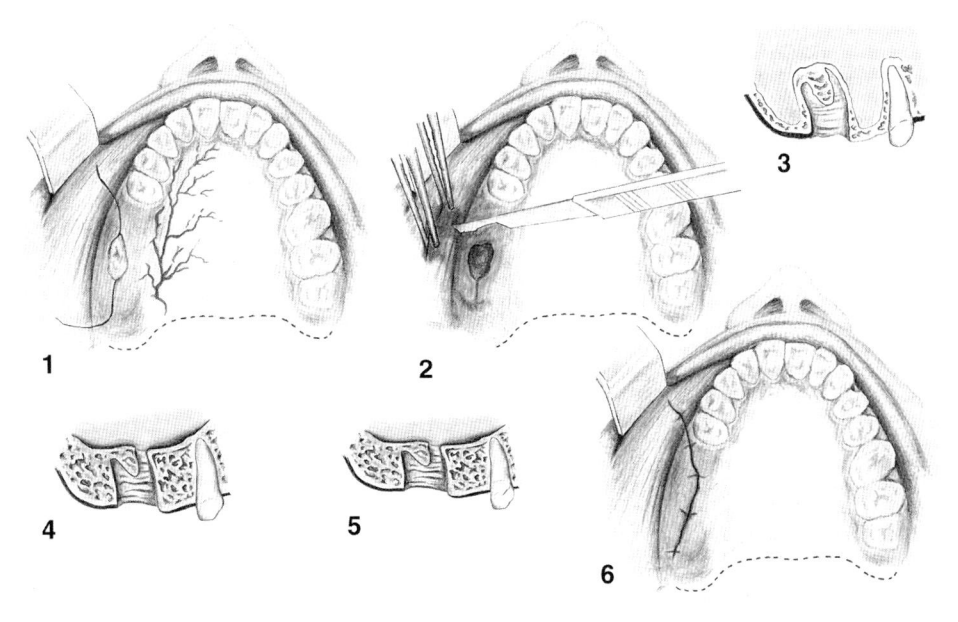

Fig. 3.9 Retalho vestibular para fechamento de comunicação bucossinusal.

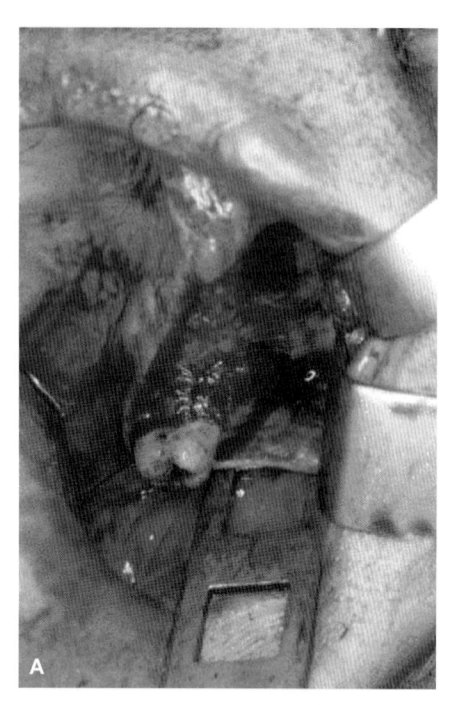

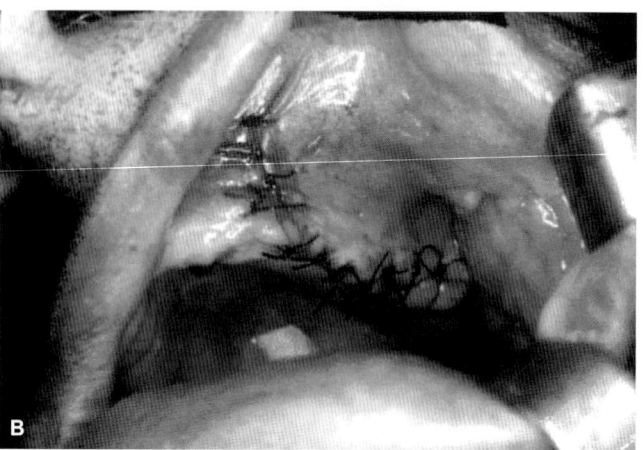

Fig. 3.10A Paciente desdentado parcial com pneumatização do seio maxilar favorecendo o estabelecimento de comunicação bucossinusal durante exodontia. **B.** Retalho vestibular suturado sem tensão selando o alvéolo com comunicação.

margem de retalho alcance a margem vestibular do alvéolo e nela possa ser suturada (Fig. 3.11). As principais desvantagens desse tipo de retalho são: impossibilidade de correção após a incisão, ou seja, no caso de um desenho mal dimensionado, que, por exemplo, não alcance a margem vestibular, não há como se corrigir; manutenção de área cruenta no palato, o que implica desconforto pósoperatório adicional ao paciente; risco de lesão da artéria palatina; estrangulamento do suprimento sanguíneo do retalho no movimento de rotação.

Um artifício que pode ser usado para compensar a falta de elasticidade do retalho ou o seu incorreto dimensionamento, para que se consiga uma sutura sem tensão, é o desgaste ósseo do rebordo alveolar, diminuindo, assim, o arcabouço ósseo a ser recoberto pelo retalho (Fig. 3.12).

É importante lembrar, entretanto, que essa manobra criará uma deformidade no rebordo alveolar, que certamente prejudicará a reabilitação protética posterior, principalmente quando se planeja a utilização de implantes osteointegrados.

A utilização da bola adiposa da bochecha pode ser uma alternativa para o fechamento de comunicações bucossinusais, quando, por alguma razão, não for possível a utilização dos retalhos de mucosa (Fig. 3.13). Sua utilização, portanto, está mais indicada para os casos de insucesso do fechamento primário, ou seja, de fístulas bucossinusais ou comunicações extensas causadas, por exemplo, por ressecções tumorais e ferimentos por arma de fogo. Sua técnica será discutida no tratamento de fístulas bucossinusais.

Por fim, é necessário lembrar que, em alguns casos, por exemplo, de terceiros molares inclusos, ou nas cirurgias de periápice, não há necessidade de nenhum recurso cirúrgico adicional para o fechamento de comunicações que possam ocorrer, uma vez que o simples reposiciona-

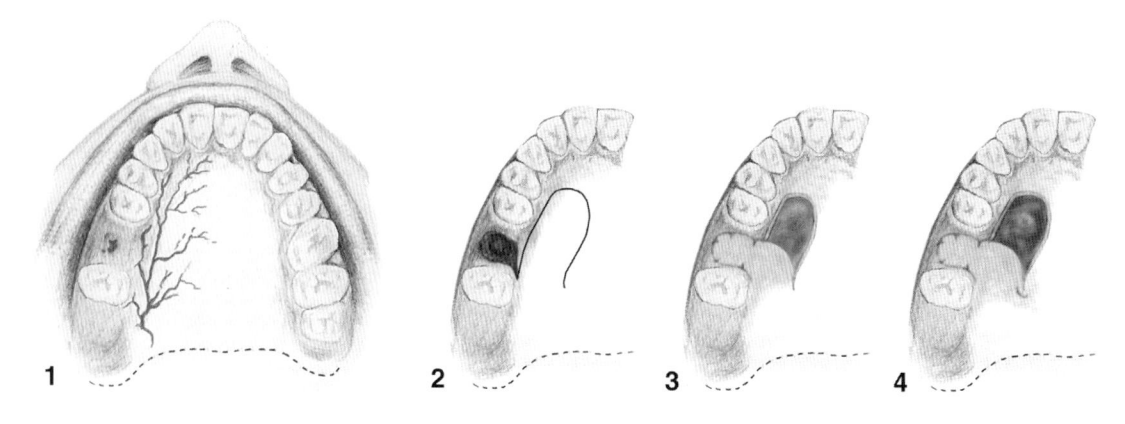

Fig. 3.11 Retalho palatino para fechamento de comunicação bucossinusal.

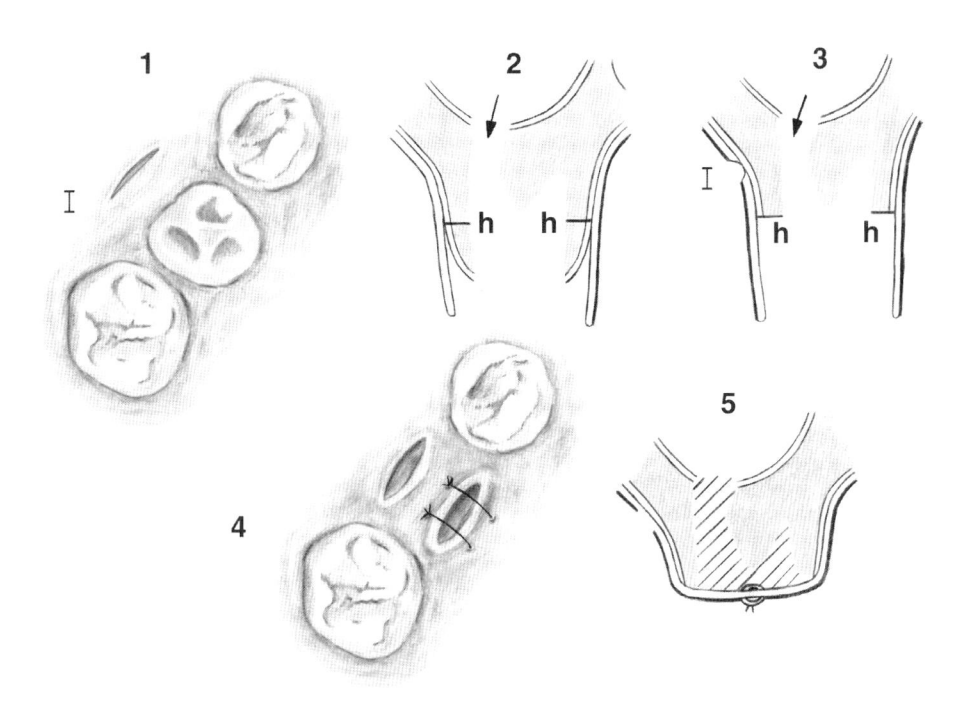

Fig. 3.12 Osteotomia do rebordo favorecendo o selamento alveolar.

mento dos retalhos feitos para tais abordagens já garante um selamento mecânico satisfatório da comunicação, não estando, entretanto, dispensadas as recomendações pós-operatórias e medicação adequada (Figs. 3.14A e B).

Uma vez concluído o procedimento cirúrgico, deve-se prescrever a medicação pós-operatória ao paciente. Os analgésicos e antiinflamatórios não deverão sofrer alteração em virtude da comunicação, ou seja, devem permanecer os mesmos indicados para o procedimento inicial.

Por outro lado, a antibioticoterapia torna-se imperativa, uma vez que a comunicação das cavidades bucal e

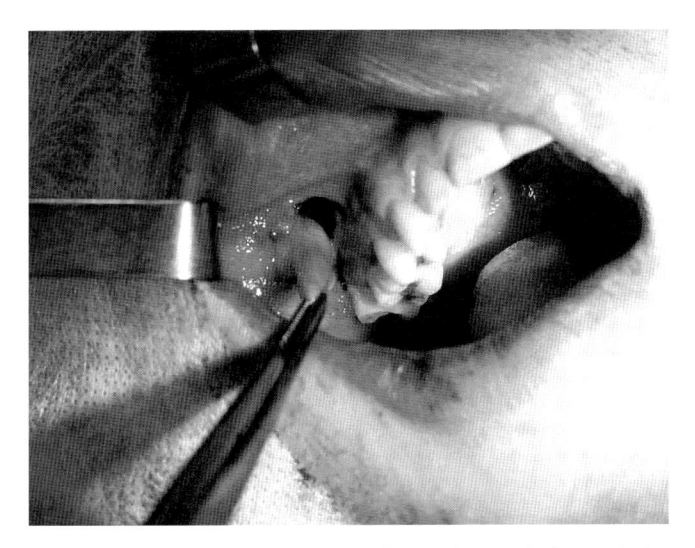

Fig. 3.13 Bola adiposa da bochecha dissecada para fechamento de comunicação bucossinusal.

sinusal, com floras bacterianas distintas, pode favorecer a infecção que, uma vez instalada, fatalmente acarretará uma tentativa de fechamento da comunicação bucossinusal malsucedida. Deve-se lembrar também que a maioria absoluta das indicações de exodontias nessa região, com exceção dos terceiros molares, ocorre por problemas endodônticos e/ou periodontais, constituindo focos infecciosos que reforçam a indicação de antibioticoterapia. As penicilinas são as drogas de eleição para esses casos, seguidas pelas cefalosporinas e pelos macrolídeos. Por fim, podem-se utilizar descongestionantes nasais, que apresentarão duas ações importantes. A primeira, diminuir a secreção das glândulas mucosas do epitélio sinusal, e, a segunda, diminuir o edema da mucosa respiratória, o que favorece a drenagem do seio maxilar para a cavidade nasal, uma vez que mantém a abertura do óstio sinusal.

A associação dessas ações acaba por eliminar ou diminuir a coleção de secreções no seio maxilar, fator indispensável à boa reparação tecidual do trajeto da comunicação. Há uma preferência particular pelos descongestionantes nasais tópicos, muito eficientes na manutenção de uma drenagem efetiva do seio através do óstio, interferindo muito pouco no controle da secreção do epitélio respiratório.

Além da medicação, é fundamental que o paciente receba as orientações pós-operatórias. Essas orientações passam por uma explicação sucinta do acidente ocorrido e devem concentrar-se em recomendações que evitem o aumento de pressão nas vias aéreas superiores. Ao paciente,

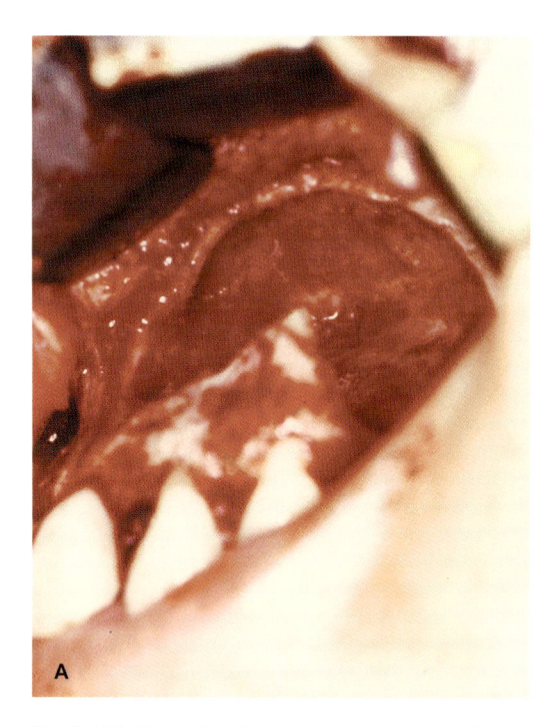
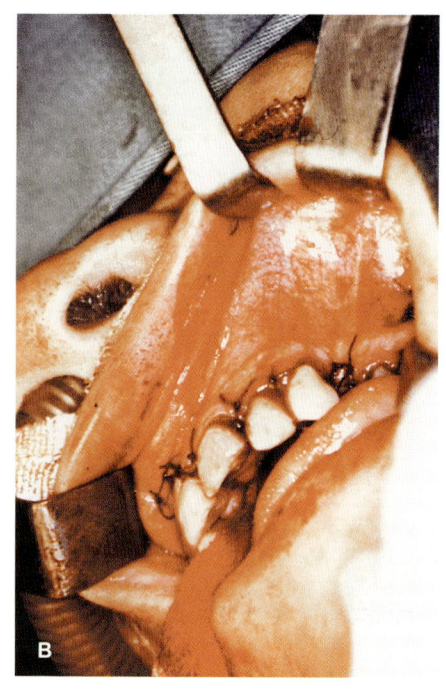

Fig. 3.14A Comunicação bucossinusal provocada por enucleação de cisto maxilar. **B.** Reposicionamento simples do retalho garantindo fechamento da comunicação.

portanto, fica proibido assoar o nariz, espirrar com a boca fechada e realizar movimentos de sucção. Todas essas recomendações têm por objetivo evitar o deslocamento mecânico do coágulo que preenche o trajeto da comunicação bucossinusal.

FÍSTULA BUCOSSINUSAL

O diagnóstico da fístula bucossinusal é eminentemente clínico. O exame físico associado à anamnese dirigida poderá confirmar o diagnóstico, embora alguns exames complementares possam esclarecer melhor o caso. Clinicamente, pode-se observar um pequeno orifício, normalmente na crista do rebordo, com diâmetro geralmente em torno de 1 ou 2 mm, na região onde foi feita a exodontia (Fig. 3.15). A mucosa apresenta-se com aspecto normal ou ligeiramente hiperemiada. A manobra de Valsalva é positiva, muitas vezes com saída de secreção. O paciente deverá referir a sensação de passagem de líquido para a cavidade nasal quando da ingestão dele, gosto ruim na boca com eventual saída de secreção pela fístula. Ocorrem sintomas de sinusite, como cefaleia, fotofobia, dor postural, quando da movimentação da cabeça; dor à percussão da parede anterior do seio maxilar; sensação de congestão nasal do lado afetado; mal-estar e até febre. É importante salientar que a presença e intensidade desses sintomas são extremamente variáveis de um caso para outro, podendo até mesmo variar na evolução de um mesmo caso. Ra-

diograficamente, as incidências mais utilizadas são a de Waters, também conhecida como mento-naso-placa, para seios da face (Fig. 3.16A), e a radiografia panorâmica (Fig. 3.16B). Ambas evidenciarão a presença de coleção sinusal, representada por um velamento radiográfico do seio, além de espessamentos da mucosa. Dificilmente se consegue observar o trajeto da fístula nessas radiografias, o que pode ser conseguido introduzindo-se um cone de guta-percha na fístula e realizando-se uma tomada periapical ou oclusal, mapeando desta forma o trajeto fistuloso (Fig. 3.17). As tomografias computadorizadas, embora dispensáveis, são de grande utilidade, pois dimensionam com precisão o trajeto ósseo da fístula, estabelecendo suas proporções

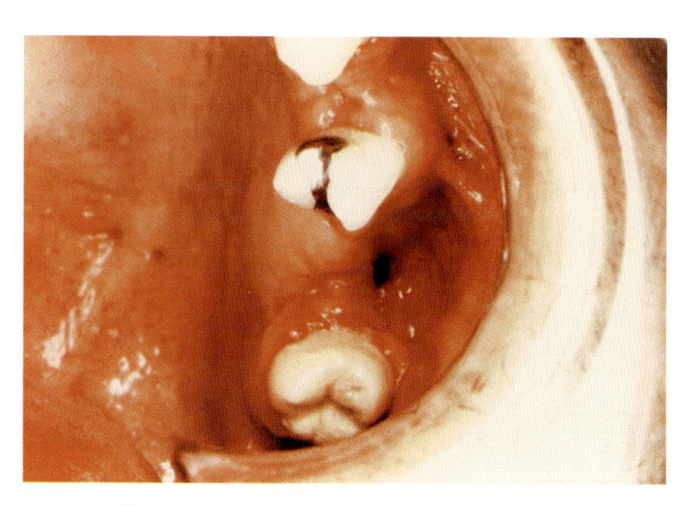

Fig. 3.15 Fístula bucossinusal – aspecto clínico.

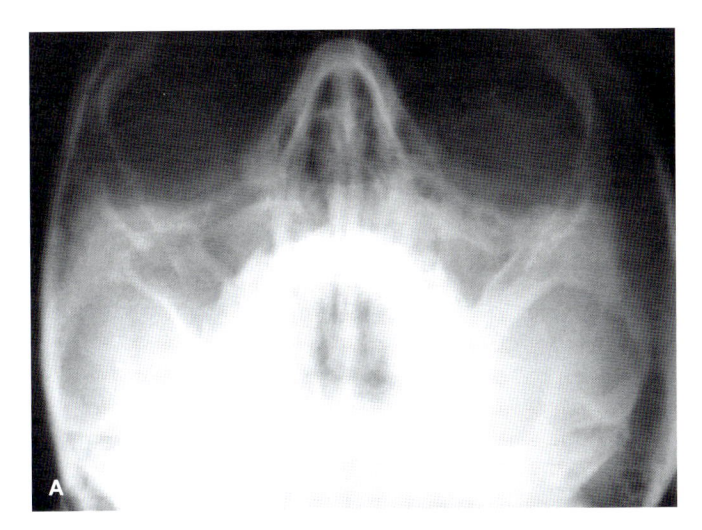

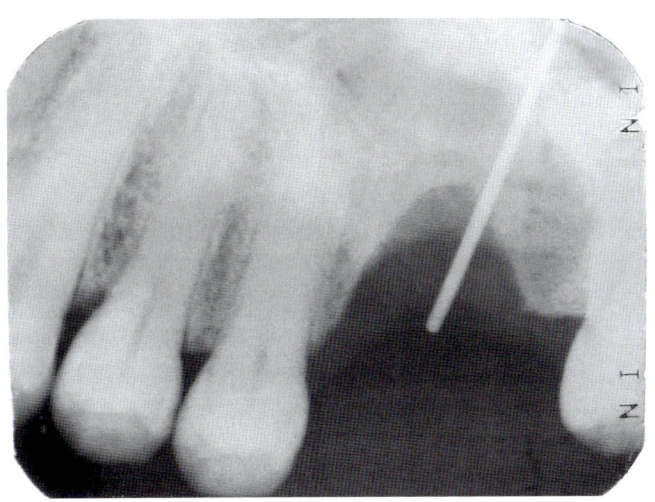

Fig. 3.17 Radiografia periapical mapeando trajeto fistuloso com cone de guta-percha.

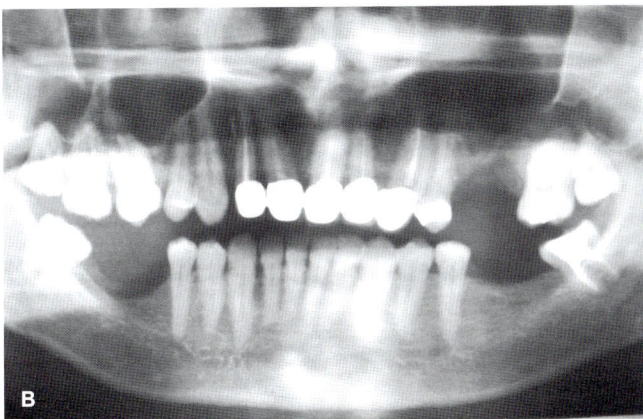

Fig. 3.16A Incidência de Waters para seios da face. **B.** Radiografia panorâmica mostrando região da comunicação bucossinusal.

de altura e diâmetro, extremamente significativas para o prognóstico, além de mostrarem as condições da mucosa sinusal em todas as paredes do seio (Fig. 3.18A e B).

Torna-se oportuna, nesse momento, a diferenciação conceitual entre comunicação e fístula bucossinusal. Na verdade, ambas representam um pertuito que comunica as cavidades bucal e sinusal. Na comunicação, entretanto, esse pertuito é cruento, ou seja, acaba de ser estabelecido, enquanto na fístula já existe um recobrimento epitelial desse trajeto, caracterizando, portanto, uma comunicação tardia e não tratada ou tratada com insucesso.

Embora sejam anatomicamente muito semelhantes, a comunicação e a fístula bucossinusal podem representar quadros clínicos bastante distintos, com terapêutica e prognóstico bastante diferenciados.

O grande diferencial clínico se concentra nas alterações da fisiologia do seio maxilar sempre presentes nos casos de fístula, que por serem comunicações tardias, perpetuadas pelo recobrimento epitelial, levam ao desenvolvimento de sinusites, com diferentes graus de manifestação clínica, que, por sua vez, induzem a alterações

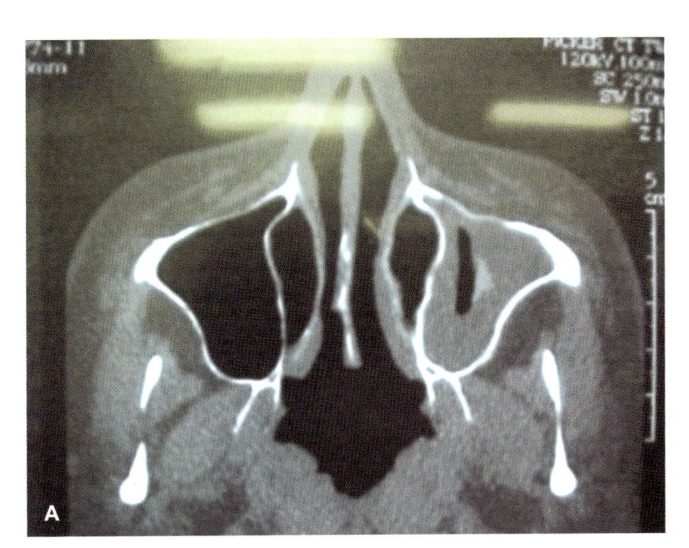

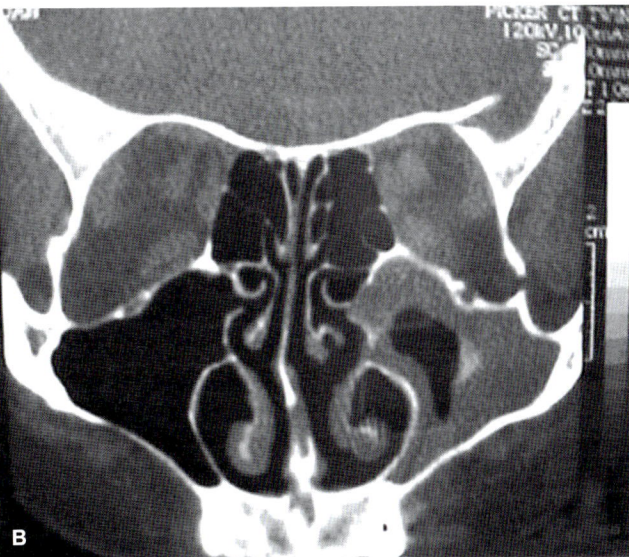

Fig. 3.18A Tomografia computadorizada evidenciando espessamento da mucosa sinusal. **B.** Tomografia computadorizada evidenciando espessamento da mucosa sinusal.

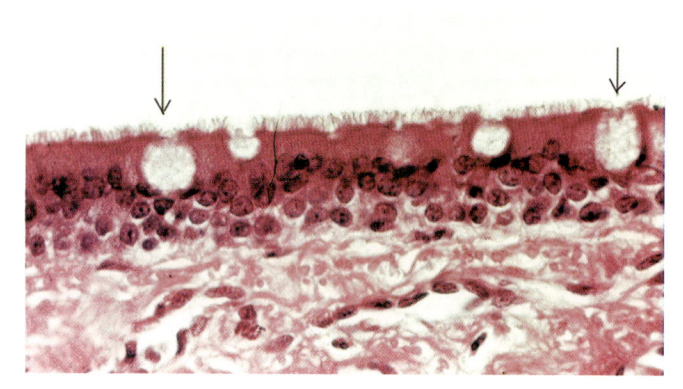

Fig. 3.19 Glândulas mucosas do epitélio respiratório que reveste o seio maxilar.

histológicas na mucosa sinusal que se metaplasia com muita facilidade.

A sinusite odontogênica que se desenvolve nos casos de fístula bucossinusal acaba induzindo um aumento da secreção das glândulas mucosas do epitélio respiratório (Fig. 3.19), bem como obstruindo, em virtude do edema, a via fisiológica de drenagem do seio maxilar localizado entre os cornetos nasais médio e inferior. Essa associação leva ao acúmulo de secreções no interior do seio, que, pela ação da gravidade, coletam no assoalho sinusal e drenam para a cavidade oral pelo trajeto fistuloso. Enquanto não se eliminar a presença de secreção coletada no soalho sinusal, não haverá manobra cirúrgica que consiga selar o trajeto fistuloso.

A sinusite associada à metaplasia da mucosa sinusal cria condições muito desfavoráveis à reparação tecidual de uma intervenção cirúrgica para fechamento da fístula e constitui, sem dúvida, a causa da elevada incidência de insucessos deste procedimento.

Torna-se imperativo, portanto, antes da intervenção cirúrgica para fechamento das fístulas bucossinusais, o restabelecimento das condições fisiológicas do seio maxilar, eliminando ou pelo menos controlando o quadro de infecção sinusal. Para tanto, deve-se instituir antibioticoterapia específica, podendo ser indicada também a utilização de descongestionantes nasais que melhorem a drenagem do seio via óstio. Outro recurso bastante eficiente, embora desconfortável ao paciente, é a irrigação do seio maxilar com soro fisiológico aquecido, o que pode ser feito utilizando-se um gelco para acesso venoso de calibre compatível com o da fístula acoplado a uma seringa contendo o soro preaquecido. Introduz-se o gelco, sem a agulha, pelo orifício da fístula, e lentamente se irriga o interior do seio para, mecanicamente, se eliminar a secreção acumulada.

Assim que se consiga remissão clínica da sinusite, que deve ser acompanhada de regressão do velamento sinusal

radiográfico, indicando ausência de secreção, poder-se-á instituir o tratamento cirúrgico.

A primeira etapa da cirurgia consiste na fistulectomia, ou seja, remoção do trajeto fistuloso que, grosseiramente pode-se dizer, transformará a fístula em uma comunicação bucossinusal, ou seja, em um trajeto ósseo cruento que comunica a boca à cavidade sinusal (Fig. 3.20).

Para a realização da fistulectomia é fundamental que se conheçam as dimensões ósseas da comunicação, que são sempre maiores do que o evidenciado pelo orifício no tecido mole. Para delimitar o diâmetro ósseo da comunicação, pode-se utilizar a própria carpule, fazendo punções centrifugamente ao redor do orifício da fístula até que se consiga tocar o tecido ósseo com a agulha. Ao final desse procedimento haverá vários pontos sangrantes ao redor do orifício da fístula (Fig. 3.21).

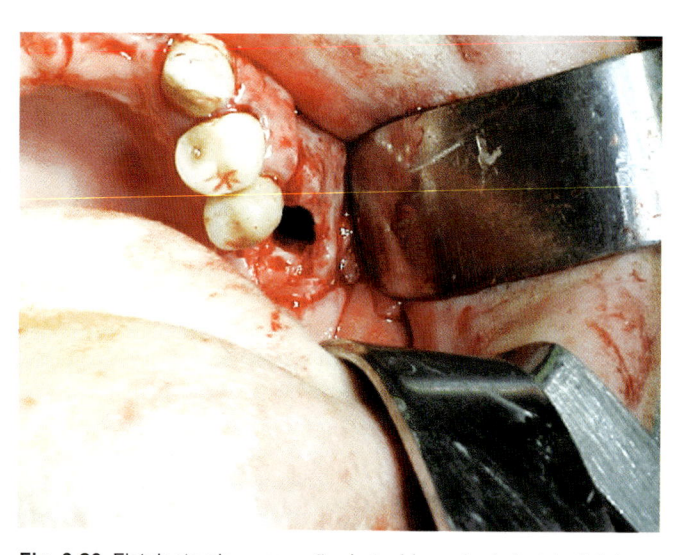

Fig. 3.20 Fistulectomia – remoção de tecido mole do trajeto fistuloso.

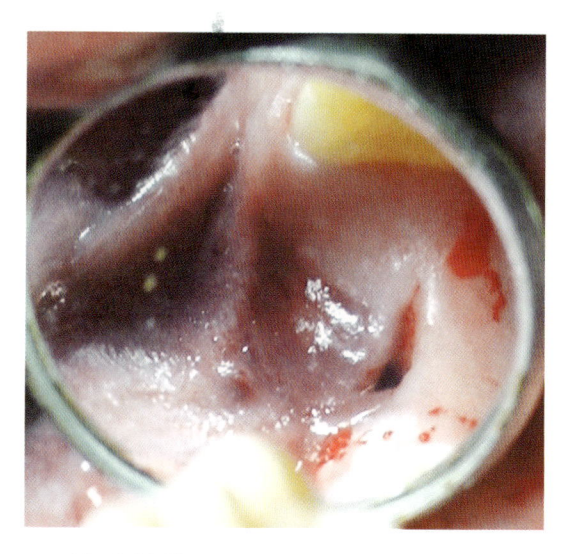

Fig. 3.21 Marcação do limite ósseo da fístula.

Caso se unam com uma lâmina de bisturi os pontos sangrantes mais excêntricos, delimitar-se-á o trajeto fistuloso de tecido mole, garantindo uma margem óssea para o repouso do retalho que irá futuramente selar a comunicação.

Após a incisão, promove-se o descolamento delicado de todo o trajeto fistuloso, garantindo a exérese total, com mínimo esgarçamento possível desse tecido, para que todo o trajeto ósseo que comunica a boca e seio maxilar fique cruento.

A partir desse momento, excluindo-se as alterações sinusais características dos quadros de fístulas, pode-se dizer que cirurgicamente se está diante de uma comunicação bucossinusal, valendo, portanto, exatamente as mesmas considerações feitas no item anterior.

Uma técnica alternativa que tem trazido resultados animadores, especialmente em casos de difícil solução, é a utilização da bola adiposa da bochecha como retalho para selamento das fístulas bucossinusais. Essa técnica apresenta como vantagens à simplicidade e à facilidade de execução baixa invasividade, podendo ser realizada sob anestesia local, grande elasticidade tecidual da bola adiposa que, associada à proximidade da área operada, garante perfeita acomodação e sutura sem tensão, que aumenta as chances de êxito, além de não produzir perda da profundidade de sulco observada quando se utiliza o retalho vestibular para selamento. Por todas essas vantagens, pode ser utilizada em casos de difícil solução, como, por exemplo, comunicações extensas decorrentes de fratura de túber, ressecções tumorais e ferimentos por arma de fogo, região de terceiros molares onde a anatomia da região muitas vezes dificulta o desenho de um bom retalho vestibular ou palatino, casos de múltiplos insucessos anteriores, em que a manipulação cirúrgica excessiva dos retalhos cria uma fibrose tecidual com perda de elasticidade e consequente piora do prognóstico (Fig. 3.22).

O uso da bola adiposa pode até mesmo ser associado às técnicas convencionais, promovendo-se um selamento em dois planos teciduais, sendo um com o tecido adiposo da bola recoberto, por exemplo, por um retalho vestibular.

Tecnicamente, após o descolamento do retalho vestibular total, na região de fundo de sulco vizinho ao segundo ou terceiro molares, incisa-se o periósteo em uma extensão de aproximadamente 1 cm. Com um instrumento de dissecção, promove-se divulsão romba até que o tecido adiposo apareça. Com uma pinça, traciona-se delicadamente o tecido adiposo para fora da incisão no periósteo, associando-se movimentos de divulsão para liberar a bola adiposa o suficiente para que se consiga selar o defeito sem tensão. Após a acomodação do tecido adiposo sobre o defeito, sutura-se-o em toda a margem palatina da fís-

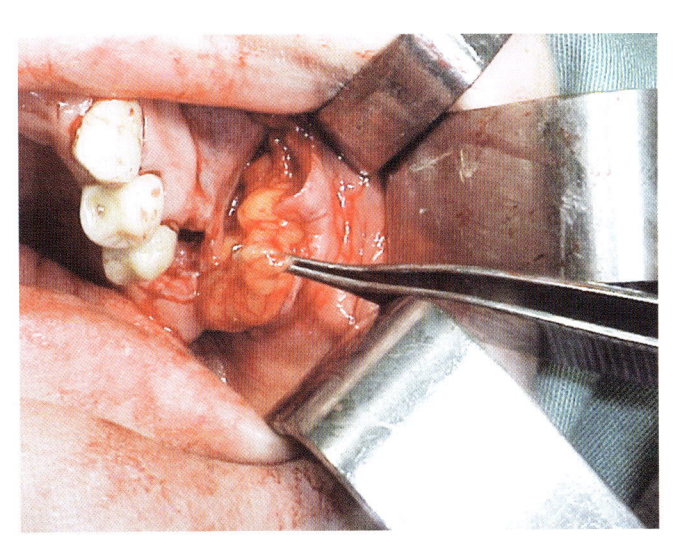

Fig. 3.22 Bola adiposa da bochecha dissecada.

tula, sempre com delicadeza, para evitar o rompimento da cápsula que confere resistência e nutrição ao tecido adiposo (Fig. 3.23).

Valem as mesmas recomendações e medicação pós-operatória da técnica convencional.

Aproximadamente dez dias após a cirurgia, observar-se-á o recobrimento epitelial completo do tecido adiposo, desaparecendo a coloração amarelada característica, que dá lugar à coloração rósea normal da mucosa oral.

Como já dito, a cirurgia bem-sucedida para fechamento das fístulas bucossinusais depende de um preparo pré-operatório do paciente para remissão das alterações sinusais. Em muitos casos, no entanto, esse preparo não surtirá bons resultados, especialmente em fístulas de longa duração ou em pacientes que já apresentaram problemas sinusais prévios. Nesses casos, para que se consiga êxito

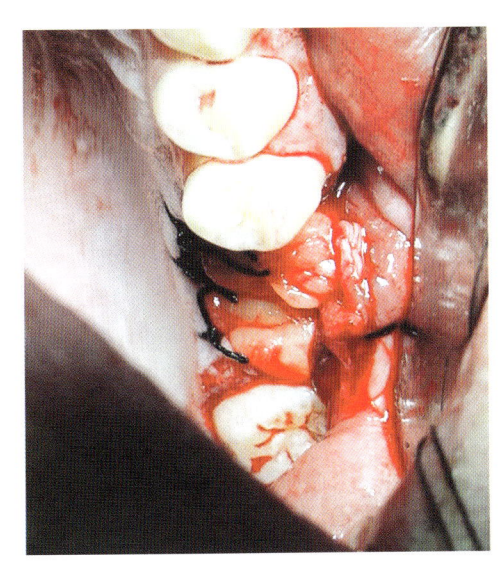

Fig. 3.23 Bola adiposa suturada promovendo o selamento do alvéolo.

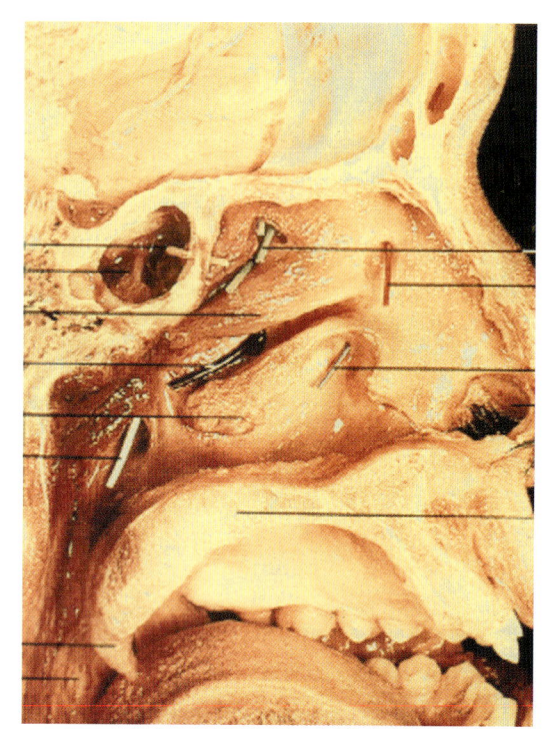

Fig. 3.24 Corte axial, peça anatômica mostrando seios maxilares e entidades anatômicas nobres.

no fechamento da fístula, torna-se necessária a intervenção cirúrgica simultânea no seio maxilar, promovendo a curetagem dessa cavidade para remoção da mucosa sinusal alterada.

Essa intervenção é denominada sinusectomia, que é realizada mediante uma trepanação feita na parede ântero-lateral da cavidade sinusal, por meio da qual se deve identificar e remover a mucosa sinusal que se apresente clinicamente alterada (Fig. 3.25). As principais alterações perceptíveis são o espessamento e a opacidade da mucosa. Após a curetagem seletiva, preconiza-se a execução da contra-abertura nasal, ou seja, de um óstio artificial criado na parede medial do seio maxilar na sua porção mais anterior e inferior, promovendo uma ampla comunicação com a cavidade nasal, garantindo uma drenagem efetiva e impedindo a coleção de secreções no interior do seio (Fig. 3.26).

Pela contra-abertura nasal, passar-se-á uma faixa de raiom única, sem emendas, que deverá tamponar o seio maxilar, devendo ser acomodada como uma sanfona, da região posterior para a anterior, de modo que a sua remoção através da contrabertura via nasal seja facilitada.

O objetivo do tamponamento é evitar a coleção de secreções e a formação de hematoma no pós-operatório imediato, devendo ser removido entre 24 e 48 horas após a cirurgia.

Pode-se utilizar, em substituição ao raiom, uma sonda de Foley, que, embora tenha menor condição de se aco-

modar à anatomia sinusal – mantendo, dessa forma, espaços mortos que irão coletar sangue – apresenta grande facilidade de remoção pela contra-abertura nasal quando comparada ao raiom, tornando o procedimento mais confortável ao paciente (Fig. 3.27).

Sempre que estiver indicada a realização de sinusectomia, preconiza-se a intervenção sob anestesia geral, com intubação nasotraqueal, contralateral ao seio afetado.

Apesar dos benefícios inquestionáveis da sinusectomia no sentido de melhorar a condição sinusal, tornando viável a reparação no trajeto fistuloso, e consequentemente, aumentando os índices de êxito terapêutico no tratamento das fístulas bucossinusais, tem-se evitado cada vez mais esse tipo de intervenção. Isso porque a reparação do seio maxilar após sinusectomia radical jamais trará de volta as condições de histofisiologia do seio. O epitélio que irá recobrir a cavidade sinusal não terá mais as caracte-

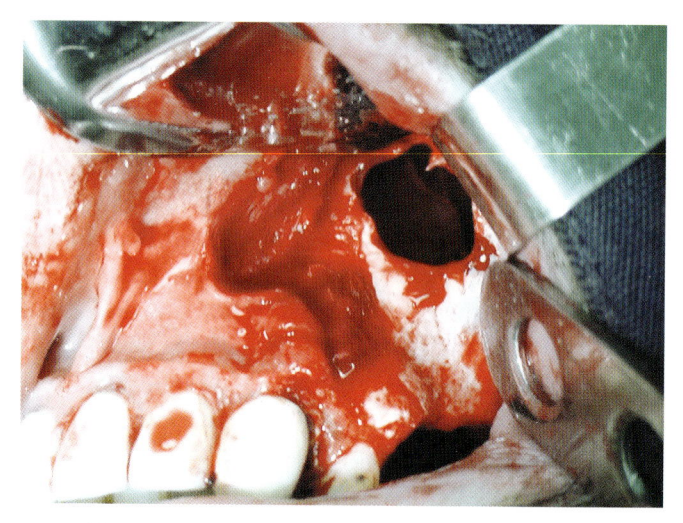

Fig. 3.25 Acesso de Caldwel-Luck para o seio maxilar.

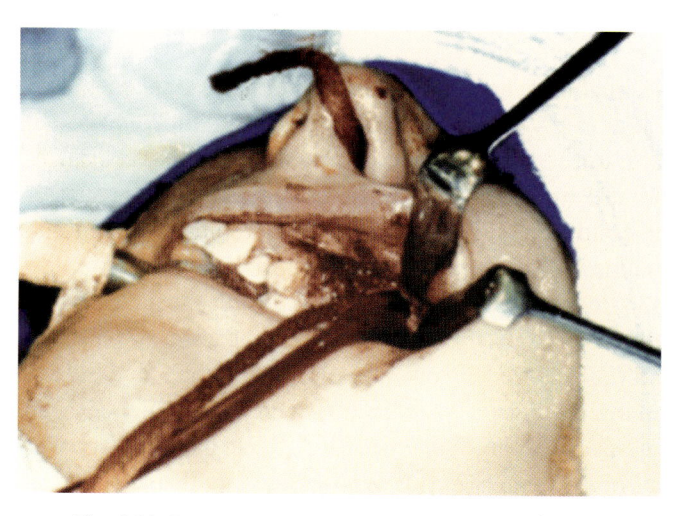

Fig. 3.26 Passagem de gaze pela contra-abertura nasal, evidenciando a comunicação entre as cavidades nasal e sinusal.

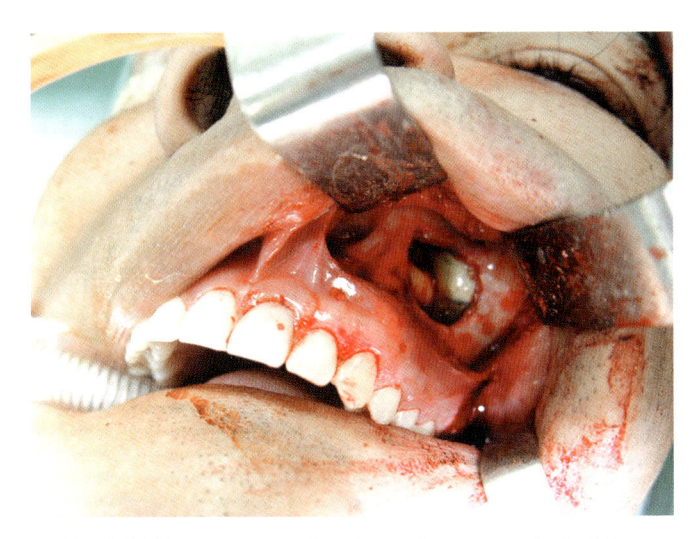

Fig. 3.27 Tamponamento do seio maxilar com sonda de Foley.

rísticas histológicas de epitélio respiratório, predispondo o paciente a infecções sinusais de repetição.

Com o desenvolvimento das técnicas cirúrgicas por fibroscopia, observa-se uma tendência crescente de intervenções sinusais mais conservadoras, acessando-se o seio maxilar através do óstio na parede medial, por via nasal, buscando-se preservar a maior superfície possível de mucosa sinusal.

FRATURA REBORDO/TÚBER/ MANDÍBULA

As fraturas de tábuas ósseas durante as exodontias são acidentes relativamente frequentes e, quando tratadas de forma inadequada, podem mutilar o paciente, resultando em deformidades no rebordo alveolar que prejudicarão a reabilitação protética futura, principalmente se houver intenção de utilização de implantes osteointegrados.

O diagnóstico desse acidente durante a exodontia é relativamente simples, embora haja muitas vezes dificuldade em dimensionar a fratura. Clinicamente, observar-se-á um aumento súbito da mobilidade dental, imediatamente após um estalido característico de fratura de tecidos duros, durante os movimentos de luxação dental. Podem ocorrer discreto aumento do sangramento e crepitação característica de margens ósseas fraturadas.

A conduta diante de uma fratura alveolar deve sempre visar à reintegração do fragmento fraturado. Para que isso seja possível, duas características são importantes: nutrição e estabilidade do fragmento fraturado. Sempre que se estiver realizando exodontia fechada, via alveolar, sem descolamentos de retalhos, pode-se inferir que há boa nutrição do fragmento fraturado, já que este se encontra aderido ao periósteo. É importante se preocupar apenas

com a imobilização do fragmento, o que normalmente se consegue com uma boa sutura dos tecidos moles, após a avulsão dental, além de recomendações pós-operatórias no sentido de evitar manipulação local. Mesmo que não se consiga uma estabilidade absoluta, a boa nutrição deverá garantir a reintegração do fragmento.

Caso, entretanto, se esteja realizando uma cirurgia aberta, com descolamento de retalho total, a falta de nutrição de uma tábua óssea fraturada durante o procedimento implica a necessidade de fixação criteriosa do fragmento, como se o cirurgião estivesse lidando com um enxerto livre.

Para a fixação, podem-se utilizar microplacas e parafusos, fios de aço e até fios de sutura, compatíveis com a fragilidade do fragmento, característica das tábuas ósseas. É importante que o cirurgião tenha a sensibilidade de diagnosticar os casos em que o fragmento fraturado permanece aderido à raiz dental, fato corriqueiro na exodontia de dentes multirradiculares, principalmente dos molares superiores. A não observância desse detalhe leva, muitas vezes, à mutilação severa do paciente, com avulsão do dente associado a todo o rebordo alveolar e, muitas vezes, com boa parte da gengiva inserida aderida ao rebordo, criando uma situação de difícil reabilitação. Na região dos molares superiores, pode haver até mesmo envolvimento de todo o túber, com o assoalho do seio maxilar, lesão da artéria palatina e envolvimento de dentes vizinhos no bloco fraturado (Figs. 3.28 e 3.29).

Sempre que se detectar uma fratura alveolar desse tipo, com estalido característico e aumento súbito de mobilidade dental, mas o dente apresentar resistência à avulsão, e mobilidade do rebordo e tecidos moles adjacentes quando da movimentação dental (Fig. 3.30), a melhor conduta é abortar a exodontia, reposicionando o dente e imobilizando-o com uma amarria ou barra de Erich para reintegração do rebordo fraturado, o replanejamento da exodontia em novo tempo cirúrgico e técnica mais apropriada ao caso (Fig. 3.31).

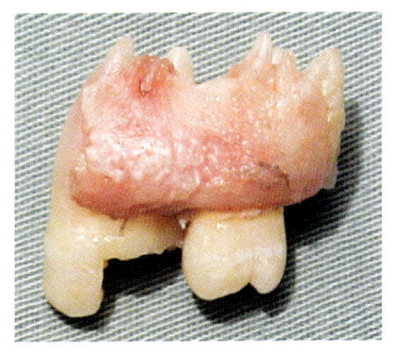

Fig. 3.28 Túber incluindo segundo e terceiro molares que sofreram avulsão na tentativa de exodontia do terceiro molar.

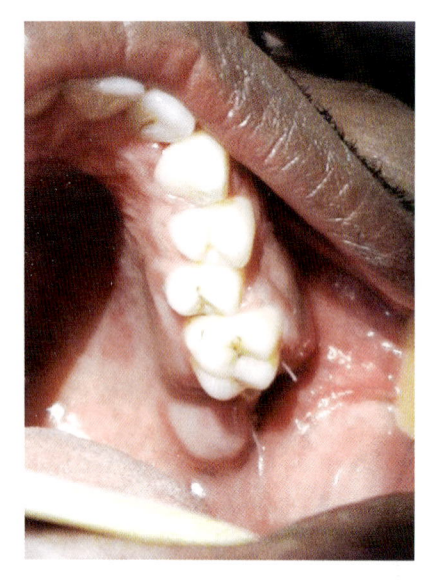

Fig. 3.29 Mutilação decorrente da avulsão do túber.

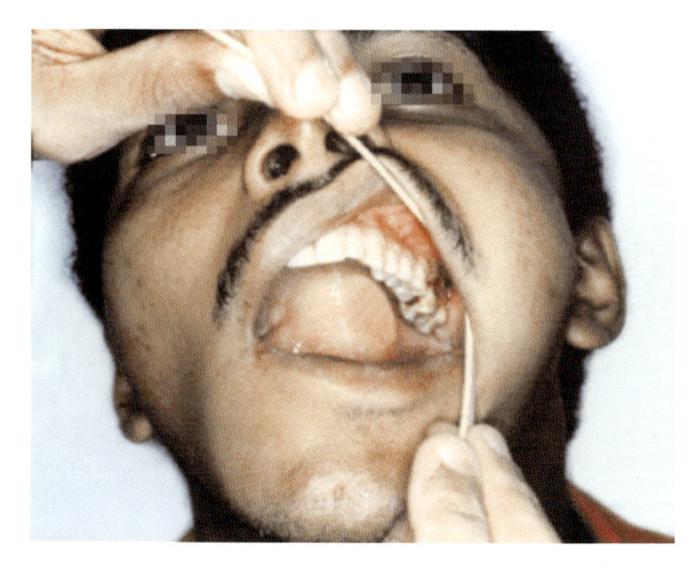

Fig. 3.30 Fratura extensa do túber na tentativa de exodontia de terceiro molar superior.

Nos casos de envolvimento do túber, é fundamental certificar-se de que não há comunicação bucossinusal, que, quando estiver presente, merece todos os cuidados descritos anteriormente.

Nos casos de fragmentos fraturados em que seja tecnicamente inviável a fixação ou que não sejam importantes para o paciente, como, por exemplo, um septo inter-radicular ou parte do túber sem comprometimento do seio maxilar, deve-se removê-los com os dentes a serem avulsionados, para que não se comportem como corpo estranho, favorecendo os quadros de infecção e retardando a reparação tecidual pós-exodôntica.

Nas fraturas mandibulares, é fundamental que o cirurgião tenha condições de diferenciar uma fratura de rebordo alveolar envolvendo apenas tábuas ósseas de uma fratura completa, com envolvimento da basal e que, portanto, comprometa a integridade do arco mandibular.

As fraturas de tábuas ósseas mandibulares são muito mais raras que as da maxila, uma vez que se apresentam muito mais resistentes, com maior espessura e densidade ósseas. Quando ocorrem, entretanto, merecem exatamente o mesmo tratamento das fraturas maxilares, com o único diferencial de que na mandíbula podem-se utilizar cerclagens com fios de aço como recurso adicional de estabilização da fratura.

Nas fraturas totais de mandíbula, com envolvimento da basal, é fundamental que se consiga prontamente diagnosticar a fratura. Nos casos de fraturas desfavoráveis, ou seja, cujos traços permitem movimentação dos cotos, o diagnóstico é clínico e relativamente fácil de se observar. Após o estalido da fratura, poder-se-á observar alteração do plano oclusal com a presença de degraus, dor e crepitação à movimentação mandibular, má oclusão e

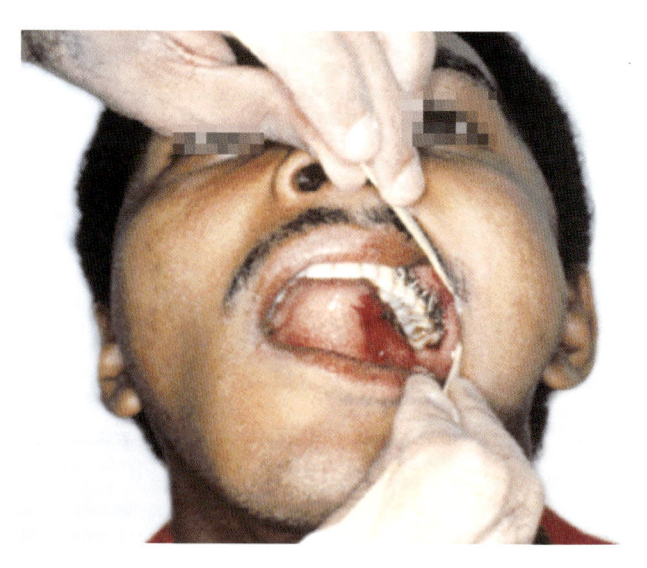

Fig. 3.31 Redução e estabilização do túber fraturado com barra de Erich.

movimentação dos cotos da fratura quando manipulados bidigitalmente. Nas fraturas favoráveis, o diagnóstico já se torna mais difícil, havendo necessidade de confirmação radiográfica. Em ambiente ambulatorial, não sendo possível a realização de radiografias extrabucais, uma radiografia periapical é suficiente para confirmação do diagnóstico (Fig. 3.32). Clinicamente, os indícios são dor na abertura bucal e na mastigação de algum objeto interposto; por exemplo, uma espátula de madeira, mesmo sob bloqueio anestésico efetivo.

Uma vez diagnosticada a fratura total de mandíbula, deve-se efetuar o bloqueio intermaxilar em oclusão do paciente. Esse procedimento, apesar de desconfortável, eliminará a dor provocada pela movimentação mandibular, prevenirá a infecção e o sangramento, podendo,

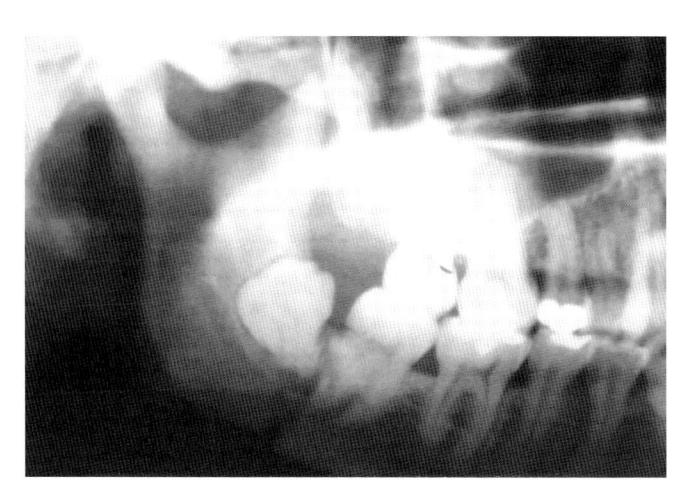

Fig. 3.32 Radiografia panorâmica confirmando fratura de mandíbula, provocada durante tentativa de exodontia de terceiro molar inferior.

eventualmente, constituir-se um tratamento para a fratura mandibular. As modalidades terapêuticas para as fraturas mandibulares serão abordadas em capítulo específico.

Para o bloqueio intermaxilar, podem-se utilizar as barras de Erich ou apenas fios de aço, com os quais, por meio das amarrias de Ivy ou Gilmer, se poderá temporariamente bloquear o paciente. A profilaxia das fraturas ósseas durante exodontias concentra-se fundamentalmente em uma criteriosa técnica cirúrgica exodôntica. Assim sendo, a avaliação radiográfica da resistência dental à exodontia, dada pelo número e forma das raízes, densidade óssea, impacções, dilacerações e hipercementoses radiculares, bem como da fragilidade óssea local, deverá nortear o planejamento cirúrgico de modo que se possa quebrar a resistência à avulsão dental por meio de odontossecção e osteotomias, diminuindo, dessa forma, a aplicação de força sobre o dente. Muitas vezes, entretanto, mesmo com técnica cirúrgica adequada, é difícil evitar alguns tipos de fratura, como, por exemplo, a tábua óssea vestibular que recobre os caninos superiores. Por outro lado, as fraturas mais preocupantes, de manipulação mais complexa como as de mandíbula e túber, podem, na maioria absoluta das vezes, ser evitadas mediante uma criteriosa técnica cirúrgica exodôntica.

PENETRAÇÃO DE DENTES E RAÍZES EM ESPAÇOS ANATÔMICOS

Os principais espaços envolvidos nesse tipo de acidente são o seio maxilar, a fossa pterigomaxilar, o fundo de sulco vestibular, o assoalho da boca e as cavidades ósseas patológicas.

A penetração de dentes para o interior do seio maxilar pode ser prevista por meio de avaliação radiográfica pré-

operatória. As condições que favorecem esse acidente são a proximidade do dente com o seio maxilar e o formato radicular que favoreça a intrusão. É muito comum que pré-molares e molares apresentem íntima relação com o seio, estando muitas vezes separados por uma lâmina delgada de tecido ósseo, não sendo rara até a projeção de raízes para o interior do seio maxilar (Fig. 3.33).

A intrusão de dentes inteiros é menos comum, estando mais relacionada a terceiros molares pelas condições anatômicas peculiares: apresentam alta incidência de raízes fusionadas, grande proximidade com o seio nos casos de inclusão alta, resistência óssea local baixa, grande incidência de exodontias realizadas ainda na fase de germe dental com rizogênese incompleta, sendo extraídos, na maioria das vezes, com o uso de elevadores pelas dificuldades de preensão com fórceps.

Nos outros molares e pré-molares, é quase impossível a intrusão de um dente inteiro, até porque raramente se indica a exodontia de um dente desses em estado hígido. Mesmo que haja a indicação, por exemplo, ortodôntica de exodontia de pré-molares, o procedimento é feito com a utilização de fórceps, não sendo possível a intrusão para o seio maxilar.

É comum nesses dentes a intrusão de fragmentos radiculares fraturados, que na tentativa de serem removidos com a utilização de elevadores recebem força intrusiva e acabam adentrando o seio maxilar.

Uma vez observada a intrusão, o primeiro passo é confirmar a localização da raiz. Para isso, pode-se realizar a manobra de Valsalva descrita anteriormente. No caso de manobra positiva, confirmando a comunicação bucossinusal, pode-se deduzir que a raiz está no seio maxilar. No caso de manobra negativa, deve-se pensar em duas hipóteses. Ou a raiz está no seio maxilar, porém abaixo da mucosa sinusal sem o seu rompimento, ou não está no seio

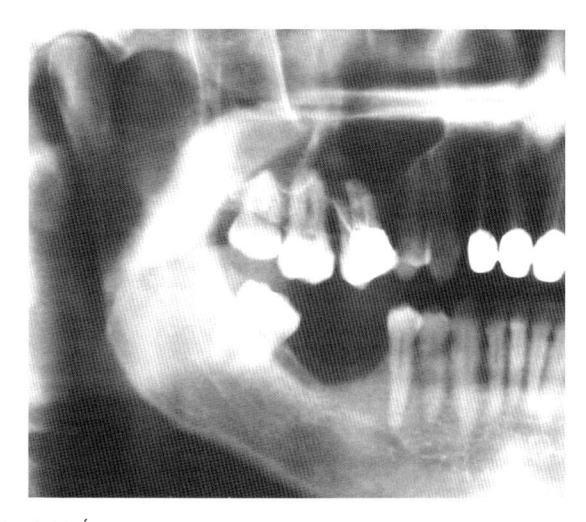

Fig. 3.33 Íntima relação dos dentes posteriores com o seio maxilar.

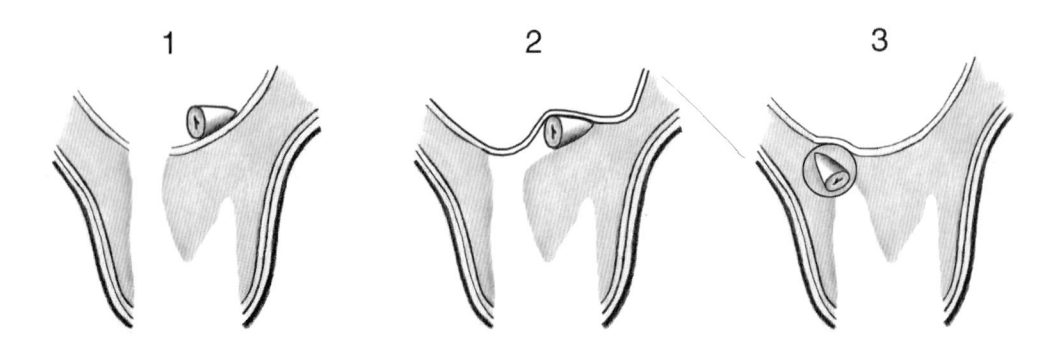

Fig. 3.34 Possíveis localizações de fragmento apical intruído.

maxilar, podendo estar, por exemplo, em cavidade patológica periapical ou em fundo de sulco vestibular (Fig. 3.34). Uma radiografia periapical transoperatória também é útil para a localização do elemento dental (Fig. 3.35A).

Confirmada a localização no seio maxilar, há dois problemas a resolver. Um corpo estranho a ser removido do interior do seio e uma comunicação bucossinusal a ser tratada. Essa condição torna imperativa a remoção imediata do corpo estranho do interior do seio maxilar, uma vez que a sua persistência torna mínimas as chances de selamento da comunicação bucossinusal. Em outras palavras, postergar a remoção de um dente do seio maxilar deverá induzir a um quadro de sinusite aguda, com alteração da fisiologia do seio maxilar, que inviabilizará o selamento da comunicação bucossinusal, levando à formação de fístula bucossinusal, cujo tratamento pode tornar-se muito mais invasivo, até mesmo com indicação de sinusectomia realizada sob anestesia geral.

A remoção imediata do dente do interior do seio maxilar pode ser feita sob anestesia local, por meio da cirurgia de Caldwel-Luc, onde se acessa o seio através da parede ântero lateral (Fig. 3.35B). A utilização de fotóforo e, principalmente, de fonte de luz com fibra óptica que possa iluminar o interior do seio é muito útil para a localização do dente. Após a remoção, trata-se a comunicação bucossinusal (Fig. 3.35C) por meio de técnica convencional como descrito anteriormente (Figs. 3.35D e 3.35E).

A penetração para os outros espaços anatômicos descritos constitui acidente menos comum e, ao contrário do seio maxilar, não apresenta necessidade de remoção imediata, embora na maioria das vezes constitua procedimento simples, não havendo nenhuma razão específica para postergá-la.

O espaço mais crítico de se manipular é a fossa pterigomaxilar (Fig. 3.36), que apresenta acesso cirúrgico limitado, com difícil visualização, intenso sangramento

local, com a existência até mesmo de um plexo venoso que ocupa a fossa. Vale, portanto, um estudo radiográfico prévio, para melhor planejamento, com tomadas extrabucais como PA e lateral de crânio (Fig. 3.37A e B), panorâmica, e, eventualmente, até tomografia computadorizada. Para o ato cirúrgico são de grande utilidade o termocautério, para hemostasia, e afastadores acoplados com fibra óptica, para iluminação do campo. Por sorte, as dimensões da fossa pterigomaxilar, em geral, não permitem a penetração de um elemento dental para o seu interior, de modo que o termo penetração se refere, na verdade, a uma acomodação do dente na entrada da fossa.

Para a região de fundo de sulco, normalmente não há necessidade de exames radiográficos, uma vez que se consegue a localização clínica mediante palpação em virtude da espessura fina dos tecidos moles dessa região que, até mesmo, facilitam a remoção. Basta incisar sobre a raiz que, normalmente, já foi localizada, removendo-a com facilidade.

O assoalho da boca também permite localização clínica mediante palpação, que deve ser feita simultaneamente intra e extrabucal, embora também uma radiografia oclusal do local seja importante. Nessa região, deve-se ter cuidado para não lesar o ducto da glândula submandibular, assim como evitar o deslocamento do fragmento radicular através do tecido frouxo da região, durante a tentativa de localizá-lo (Fig. 3.38).

Para a remoção de dentes em cavidade patológica, deve-se proceder semelhantemente à realização de uma curetagem com finalidade terapêutica. Deve-se, inicialmente, acessar a cavidade, após minucioso estudo radiográfico, o que indicará um melhor acesso vestibular ou lingual. Procede-se ao deslocamento de retalho total e, caso não haja fenestração da tábua óssea pela lesão, promove-se a trepanação com brocas para acessar a cavidade, sempre buscando parâmetros anatômicos, principalmente

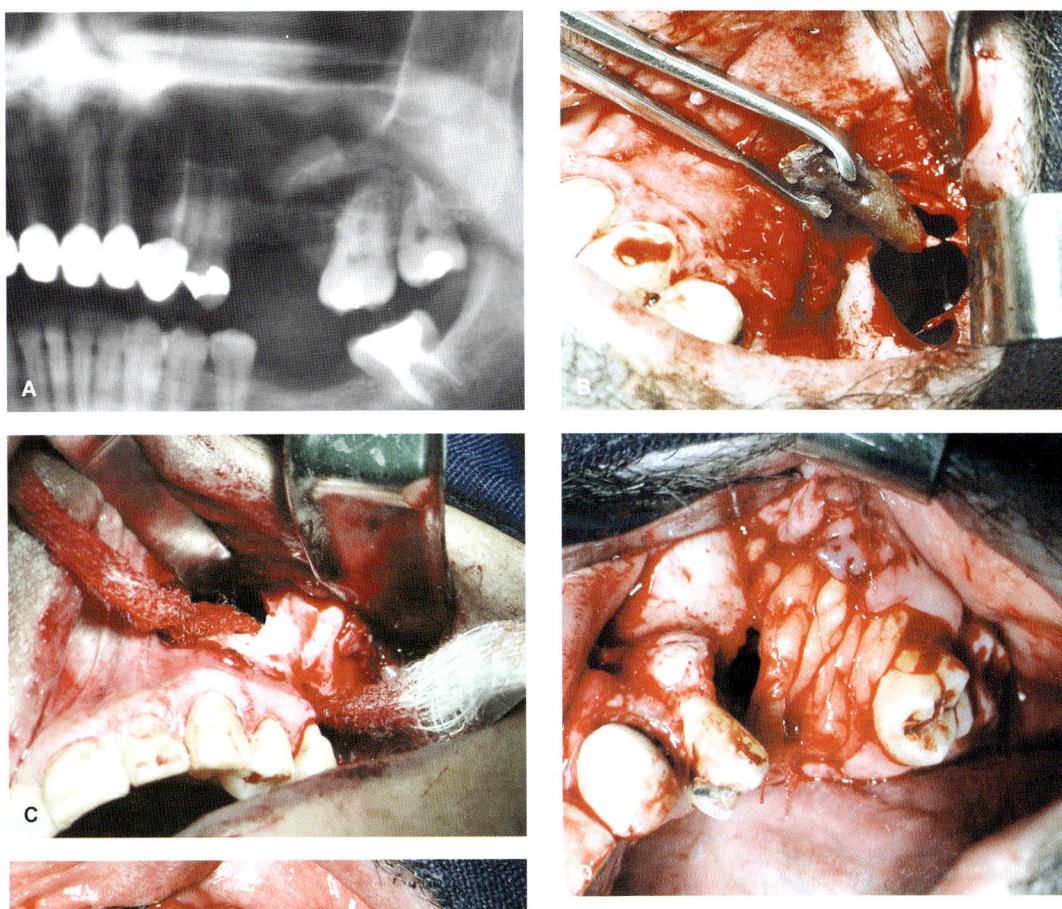

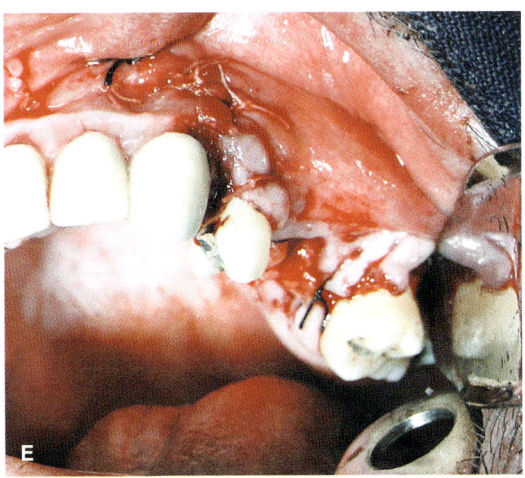

Fig. 3.35A Radiografia panorâmica localizando fragmento apical intruído para o seio maxilar. **B.** Remoção do fragmento radicular do interior do seio pelo acesso de Caldwel-Luc. **C.** Gaze evidenciando a comunicação bucossinusal. **D.** Sutura da bola adiposa da bochecha garantindo o selamento da comunicação. **E.** Reposicionamento do retalho mucoperiostal.

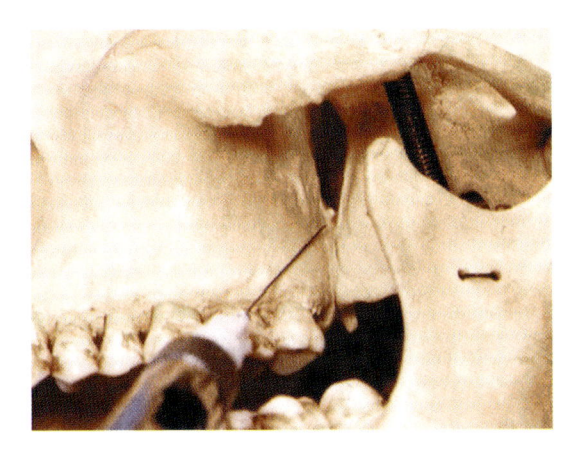

Fig. 3.36 Fossa pterigomaxilar.

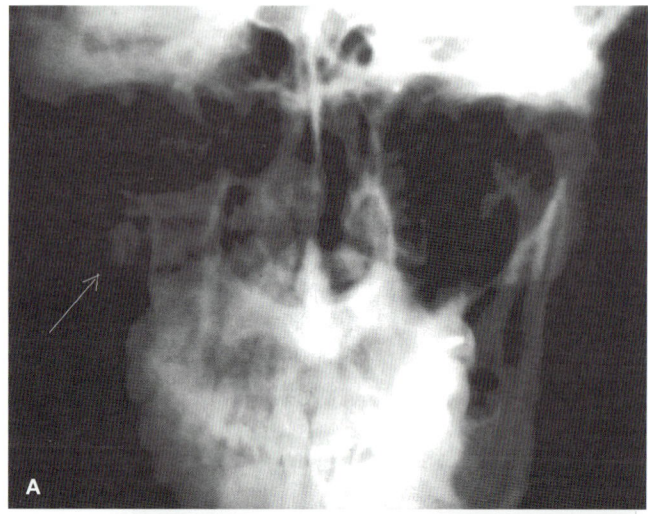

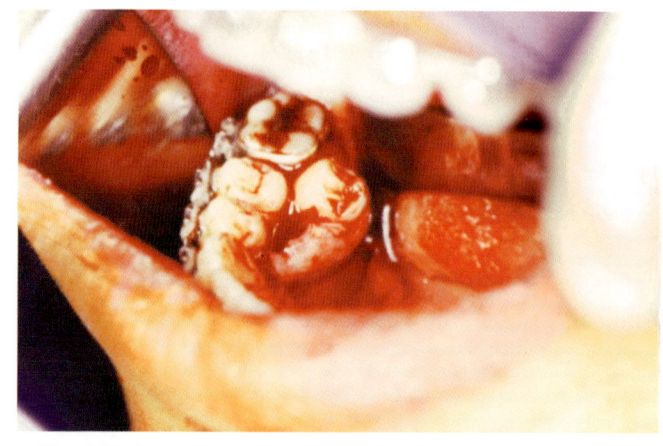

Fig. 3.38 Dente sendo removido da região do assoalho da boca.

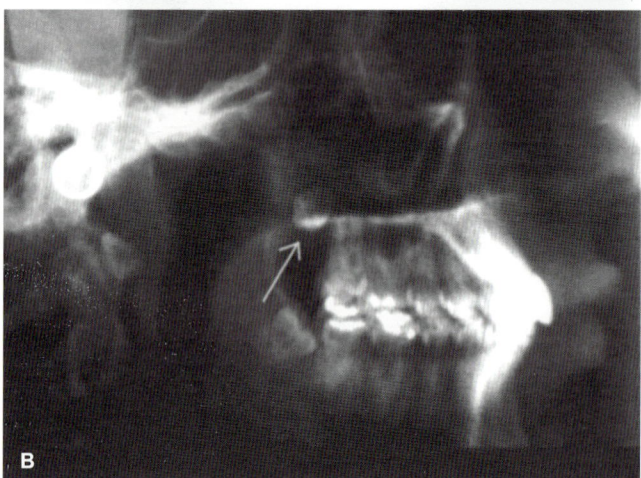

Fig. 3.37A Radiografia PA de crânio evidenciando terceiro molar na região da fossa pterigomaxilar. **B.** Radiografia lateral de crânio evidenciando terceiro molar na região da fossa pterigomaxilar.

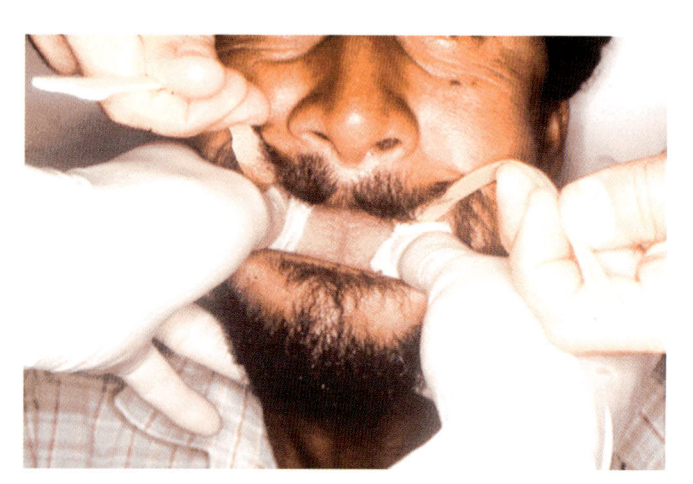

Fig. 3.39 Preensão da mandíbula para manobra de redução de luxação da ATM.

dos dentes, para não danificar estruturas vizinhas, como o seio maxilar, nervo alveolar inferior e os próprios dentes vizinhos à lesão. Normalmente, a identificação e a remoção da raiz não apresentam dificuldade.

LUXAÇÃO DA ARTICULAÇÃO TEMPOROMANDIBULAR (ATM)

A luxação da ATM ocorre principalmente na exodontia de dentes posteriores, quando se exige do paciente abertura bucal forçada, para que se tenha um melhor campo operatório. Além disso, a luxação de dentes inferiores posteriores, principalmente com a utilização de fórceps, pode transmitir carga para a ATM, favorecendo a luxação.

É importante que se identifiquem na anamnese préoperatória aqueles pacientes que apresentam luxação re-

cidivante, que são obviamente os mais suscetíveis a esse acidente transoperatório, para que se possam redobrar os cuidados preventivos.

A profilaxia desse acidente pode ser feita mediante a utilização de mordedores de borracha, que promovem boa abertura bucal, mantendo a musculatura elevatória da mandíbula contraída, diminuindo a possibilidade de luxação.

A redução imediata das luxações torna o procedimento muito mais fácil do que nas luxações tardias, sendo imperativo, portanto, que o cirurgião domine a técnica, bastante simples, de redução: deve-se posicionar o paciente sentado, com o tronco em posição vertical e apoio total da cabeça. Faz-se a preensão da mandíbula de forma digitopalmar, o polegar apóia-se na superfície oclusal dos dentes e, a palma da mão, na basal da mandíbula, bilateralmente, usando-se as duas mãos. Deve-se tomar o cuidado de proteger o dorso do polegar para evitar mordeduras no momento da redução (Fig. 3.39).

Após a correta preensão, realiza-se um movimento de rotação anti-horária da mandíbula que desloque o côndilo para baixo, para que ele possa vencer a eminência articular e retornar à cavidade glenoide. Na verdade, o movimento é ativo até que se vença a eminência, sendo até mesmo necessário o emprego de força considerável para tal. Uma vez vencida a eminência, o retorno à cavidade glenóide é realizado pela própria musculatura do paciente, e é quando pode ocorrer a mordedura no polegar do profissional (Fig. 3.40).

Após a redução, e principalmente nos pacientes que apresentam luxação recidivante, deve-se procurar de alguma forma restringir a abertura bucal, uma vez que é bastante comum a recidiva da luxação nos primeiros momentos após a redução. Para a restrição, pode-se utilizar a bandagem de Warton ou a confecção de mentoneira também com bandagens, além de orientar o paciente quanto à alimentação, que deve ser pastosa nos primeiros 3 a 5 dias, bem como o cuidado nos movimentos de abertura forçada, principalmente quando bocejar. Pode-se prescrever medicação antiinflamatória e analgésica caso haja desconforto após a redução (Fig. 3.41A e B).

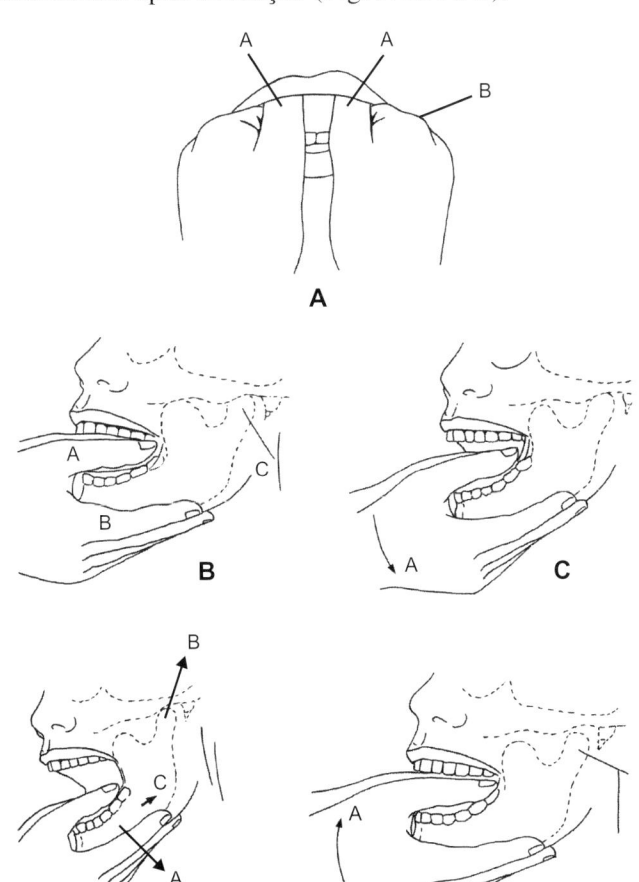

Fig. 3.40 Movimento de redução.

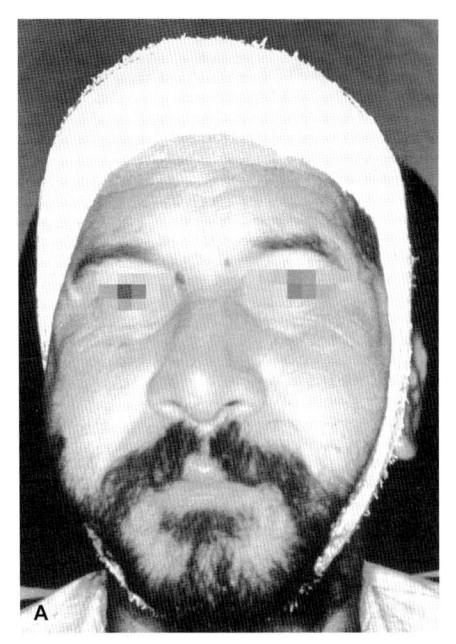

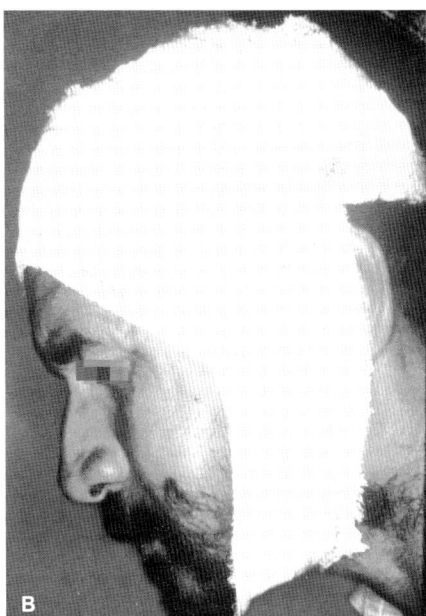

Fig. 3.41A Bandagem de Warton – vista frontal. **B.** Bandagem de Warton – vista lateral.

HEMORRAGIAS APÓS EXODONTIAS

Atualmente, o progresso científico da medicina e da odontologia tem proporcionado condições de uma maior sobrevida aos pacientes portadores de doenças crônicas, estando tal situação associada ao aumento do número de pacientes geriátricos, o que contribuiu para elevar a população de pacientes que se utilizam de drogas de uso contínuo, as quais podem interferir na hemostasia.

Na realidade, existem poucas situações na odontologia que realmente podem proporcionar situações que constituem uma emergência. Contudo, o paciente que apresenta um quadro de sangramento excessivo e/ou incontrolável, após um procedimento odontológico, deve receber pronto atendimento do profissional.

Uma discussão dos problemas que podem promover um sangramento excessivo ou uma hemorragia deve ser precedida por uma breve revisão dos mecanismos envolvidos na hemostasia. A hemostasia é complexa e envolve muitos fatores, e uma descrição detalhada pode ser encontrada na literatura específica. Assim, descrever-se-ão resumidamente alguns fatores associados para uma compreensão das principais etapas envolvidas no processo de hemostasia.

A contração vascular é o primeiro mecanismo envolvido na hemostasia. Trata-se de uma resposta fisiológica à agressão, reduzindo a perda de volume pelo vaso lesado. As plaquetas, estimuladas pela exposição às proteínas subendoteliais no local da lesão, iniciam a adesão plaquetária na parede vascular e a formação de um tampão. As plaquetas aderidas secretam adenosina difosfato (ADP), que ativa outras plaquetas, e a adesão delas faz com que o tampão aumente.

O tampão plaquetário inicialmente formado é relativamente frouxo e o terceiro mecanismo de hemostasia, a formação do coágulo, se inicia, e há a ativação da cascata de coagulação que atua na formação do ativador da protrombina pela via extrínseca e intrínseca. Há ativação da trombina que atua nas plaquetas e no fibrinogênio para a formação do coágulo estável. Por fim, o quarto mecanismo de hemostasia, a fibrinólise, tem seu lugar para limitar a formação do coágulo e removê-lo quando a reparação tecidual estiver completa.

O mecanismo de hemostasia envolve mais de trinta substâncias diferentes que podem ser classificadas de acordo com a sua ação, promovendo ou inibindo a coagulação sanguínea, e são denominadas de pró-coagulantes e anticoagulantes. O sangue irá coagular ou não na dependência do equilíbrio das substâncias constituintes desses dois grupos.

Os pacientes que manifestam distúrbios na hemostasia podem ser classificados de acordo com os fatores que desencadearam a desordem em condições genéticas ou adquiridas e podem atingir qualquer um dos quatro mecanismos. Apenas com finalidade didática serão agrupados de acordo com mecanismos que foram comprometidos.

As desordens vasculares podem aumentar o sangramento ou prolongá-lo pela falha no primeiro mecanismo de hemostasia e entre as principais condições encontram-se a corticoterapia prolongada, a deficiência de vitamina C, a síndrome de Ehlers-Danlos, a doença de Osler-Weber-Rendu e a síndrome de Marfan.

As desordens plaquetárias podem ser quantitativas em virtude de uma diminuição da produção de plaquetas em situações de supressão da medula óssea causada por drogas, radiação, destruição tumoral da medula em leucemias, linfomas e mielomas múltiplos, em pacientes etilistas crônicos ou que fazem uso de diuréticos contendo tiazida. A sequestração de plaquetas pode ocorrer em pacientes com hiperesplenismo. O aumento da destruição das plaquetas está frequentemente associado a uma reação do sistema imunológico, visto que os pacientes portadores do HIV normalmente apresentam trombocitopenia.

As desordens plaquetárias qualitativas são causadas pela redução na sua agregação e a condição mais prevalente na população são os pacientes que fazem uso contínuo do ácido acetilsalicílico e de anti-inflamatórios não esteroidais. Essas duas medicações inibem a síntese de tromboxana A_2, reduzindo a liberação de ADP e comprometendo a agregação plaquetária. Outras condições relacionadas são a cirrose hepática e a síndrome Bernard-Soulier.

Nas desordens da coagulação, pode-se citar a hemofilia A, que afeta o fator VIII, e a hemofilia B ou doença de Christmas, que apresenta deficiência do fator IX, ambas doenças recessivas ligadas ao sexo. A doença de von Willebrand, transmitida por um gene autossômico dominante, afeta tanto a adesão plaquetária como apresenta uma redução na quantidade do fator VIII.

A fibrinólise controla o mecanismo de formação do coágulo, limitando a sua formação. As desordens da fibrinólise estão relacionadas à dissolução e à reabsorção prematura do coágulo, que clinicamente pode manifestar-se por meio de sangramentos recorrentes.

Outra condição que pode causar alterações na hemostasia é o uso prolongado de antibióticos que causam deficiência na absorção de vitamina K.

As exodontias que envolvem dentes erupcionados, mais que qualquer outro procedimento cirúrgico, podem ser consideradas um desafio para os mecanismos de hemostasia, principalmente porque não há como fechar as margens das feridas e os vasos sanguíneos alveolares podem não se contrair, minimizando a contribuição desses mecanismos na obtenção de um coágulo e, consequentemente, aumentando a probabilidade de ocorrer uma hemorragia no pós-operatório.

O paciente que será submetido a um procedimento cirúrgico eletivo deverá ser investigado detalhadamente na anamnese e as histórias pessoal e familiar podem fornecer informações importantes com vistas à prevenção de quadros hemorrágicos.

No exame clínico, uma inspeção cuidadosa da pele e mucosa pode fornecer indícios de equimoses, petéquias ou hematomas, sangramentos gengivais espontâneos, que, na ausência de gengivite, podem ser sinais de alterações na hemostasia.

Assim, diante de suspeita clínica de distúrbio da hemostasia, uma investigação mínima, que envolva exames laboratoriais como contagem de plaquetas, tempo de protrombina, tempo de protrombina parcial ativada e tempo de coagulação, deve ser solicitada.

O pronto atendimento dos pacientes que apresentam quadros clínicos de sangramentos excessivos e prolongados após exodontias segue os princípios de controle do sangramento e a ativação dos mecanismos de hemostasia. A medida inicial de controle do sangramento é a aplicação de pressão firme e contínua por, no mínimo, três minutos. No alvéolo dental, a aplicação de pressão digital nem sempre é factível e pode ser realizada por meio de uma compressa de gaze. O sangramento pode ser controlado aplicando-se uma pressão sobre a artéria que foi rompida nos casos que envolvam o tecido mole, mas essa manobra não pode ser utilizada no alvéolo dental.

O tratamento por meio de substâncias químicas nem sempre é efetivo, pois aplicações de epinefrina promovem vasoconstrição e propiciam um controle fugaz do sangramento, enquanto a aplicação de sulfato férrico na compressa de gaze pode acelerar a hemostasia na superfície do alvéolo.

A cera para osso apresenta a ação mecânica de ocluir os canalículos ósseos, mas não possui propriedades de ativação da hemostasia e pode causar reação de corpo estranho durante o processo de reparação do alvéolo.

A esponja de gelatina (Gelfoam®) e a tela de celulose oxidada e regenerada (Surgicel®) auxiliam na estabilização do coágulo, mas não estimulam a sua formação e devem ser colocadas no alvéolo sem compressão e mantidas por uma sutura. Uma esponja de gelatina saturada de trombina pode ser utilizada com resultados positivos nos casos mais indolentes.

O sangramento pode estar associado a uma deficiência dos fatores de coagulação e, para a sua correção, eles podem exigir a administração de vitamina K, concentrado de plaquetas, crioprecipitado ou plasma fresco congelado e, em alguns casos, a hospitalização do paciente.

Uma emergência médica verdadeira pode surgir nos casos de extrações de dentes associadas a hemangiomas intra-ósseos que produzem um sangramento abundante e podem levar à hipovolemia se não houver um imediato reimplante do dente no alvéolo, seguida de hospitalização do paciente.

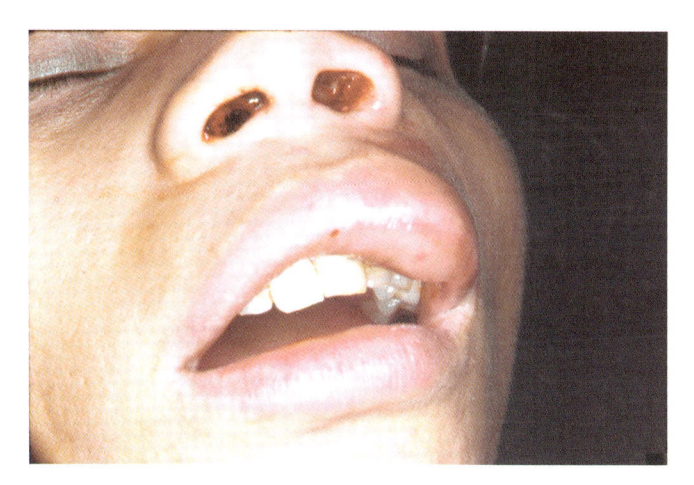

Fig. 3.42 Edema pós-traumático.

tismo, sendo considerado uma reação orgânica biofisiológica normal e necessária à reparação dos tecidos.

A origem do trauma pode ser provocada por:

- processos alérgicos bioquímicos;
- infecções odontogênicas – abscessos, celulites, osteomielites etc.;
- trauma cirúrgico promovendo desidratação tecidual ou traumatismos maxilofaciais severos;
- hemorragias profusas.

O edema deve ser controlado para que não atinja extensões anormais em localizações de áreas de risco, como região tireóidea, palato mole, os espaços retrofaringiano e intratemporal, e a pálpebra.

Com a presença de edema sem controle, extraoralmente a pele torna-se lisa e brilhante, a presença de dor se faz presente e pode provocar danos funcionais, dificultando a mastigação, a deglutição e a fonação, além de apresentar manifestações sistêmicas de quadro febril (Fig. 3.42).

Profilaticamente indicam-se os anti-inflamatórios e, nas primeiras 48 horas após a cirurgia, a utilização de fisioterapia a frio, promovendo vasoconstrição, o que diminuirá o aporte sanguíneo (uso de gelo protegendo a pele para se evitar queimadura), está indicada, sendo posteriormente substituída por fisioterapia por calor, que favorecerá a reabsorção do edema pelo aumento da revascularização da área afetada.

Em casos de edema de origem infecciosa é mandatória a antibioticoterapia profilática associada a anti-inflamatórios.

EDEMA

É o extravasamento do líquido intracelular para o meio extracelular. A etiologia está diretamente vinculada ao trauma e sua gravidade é proporcional ao grau do trauma-

ENFISEMA

É a presença de ar em regiões orgânicas não pneumáticas. A utilização de anestésico local com bolhas de ar no interior do tubete e o uso de canetas de alta rotação nas intervenções cirúrgicas podem ser o agente causador do enfisema. O diagnóstico é determinado pela presença e sensação de crepitação à compreensão digital e ao acentuado aumento de volume, promovendo uma deformidade orofacial rapidamente.

O seu tratamento é expectante, acompanhado de orientações terapêuticas para que sejam evitados a utilização de massagem no local e o uso de fisioterapia a quente que pode provocar o aumento ou a difusão do enfisema. Deve-se prescrever a antibioticoterapia profilática.

ANGIOEDEMA

O angioedema é uma tumefação difusa que ocorre nos tecidos conjuntivos submucoso e subcutâneo e ocasionalmente pode ter consequências fatais. A entidade tem sido denominada como doença de Quincke, após sua descrição por este clínico, que a explicou como sendo uma alteração da permeabilidade vascular. A expressão *edema angioneurótico* foi utilizada para descrevê-la, pois se acreditava que havia um estímulo nervoso.

A etiologia mais prevalente é a degranulação de mastócitos, que leva a uma liberação de histamina e proporciona o quadro clínico do aumento de volume. Reações de hipersensibilidade mediadas por IgE causadas por estímulos físicos, como calor, frio, exposição solar, ou estímulos químicos, como drogas, poeira, alimentos, cosméticos e plantas, podem desencadear o quadro. As drogas anti-hipertensivas que inibem a ação da enzima conversora da angiotensina (ECA) podem levar a um quadro de angioedema grave que não responde aos tratamentos com o uso de anti-histamínicos. O angioedema pode ser desencadeado por ativação de uma via do sistema complemento causada por uma deficiência na C1 inibidora em condições hereditárias ou adquiridas. Nas situações hereditárias existe um gene autossômico dominante, responsável pela ocorrência, que pode ser classificado como do tipo I, onde há redução quantitativa do inibidor que previne a transformação de C1 para C1 esterase. Sem níveis adequados do C1-INH, o C1 esterase liga-se ao C2 e ao C4, iniciando o angioedema. No tipo II, o C1-INH apresenta-se em níveis adequados, mas não atua. Nas situações adquiridas, pode-se constatar deficiência do C1-INH associada a doenças linfoproliferativas, ou pacientes que desenvolveram anticorpos específicos.

O angioedema caracteriza-se clinicamente pelo edema súbito, indolor, único ou múltiplo, que pode estar associado ao prurido e ao eritema, e sua regressão é observada entre 24 e 72 horas. Nas formas hereditárias, podem envolver os sistemas respiratório e digestivo, com consequên-

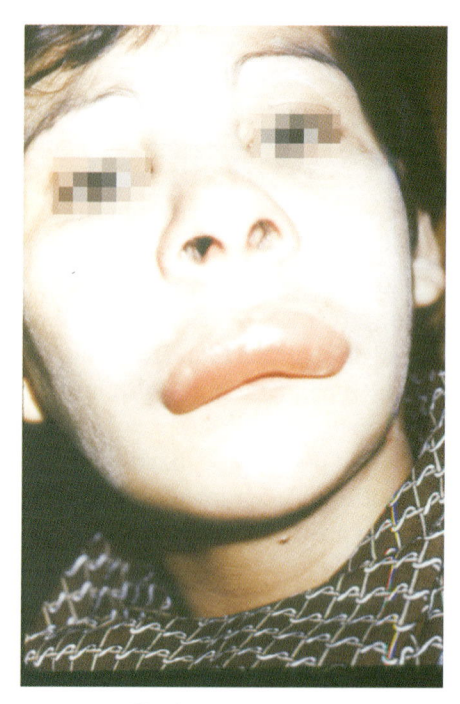

Fig. 3.43 Angiodema.

cias fatais. O envolvimento perioral está frequentemente associado ao tipo alérgico e ao uso de anti-hipertensivos, que inibe a ECA, sendo o seu diagnóstico eminentemente clínico (Fig. 3.43).

O tratamento envolve o uso de anti-histamínicos via oral nas situações sem gravidade. No entanto, se houver um comprometimento da região laríngea e consequente risco de obstrução das vias aéreas superiores, há a necessidade de socorro imediato, e a intubação e a traqueostomia não podem ser descartadas, bem como o uso de epinefrina intramuscular associada à administração endovenosa de corticoides e anti-histamínicos. Os casos relacionados aos inibidores da ECA não são mediados pelas IgEs e a administração de corticóides e anti-histamínicos não traz benefícios. Nas deficiências de C1-INH, a administração de aprotinina ou de ácido tranexânico é o tratamento de eleição. A profilaxia do angioedema prévia ao tratamento odontológico para as deficiências de C1-INH é recomendada nos casos em que o paciente apresenta mais de três por ano.

HEMATOMA

O hematoma é o extravasamento e a retenção de sangue nos tecidos, com a formação de uma cavidade neoformada. De etiologia diversa, o trauma físico-químico, o trauma cirúrgico, a trombocitopenia e as doenças virais, como a mononucleose e o sarampo, podem proporcionar quadros clínicos de hematomas.

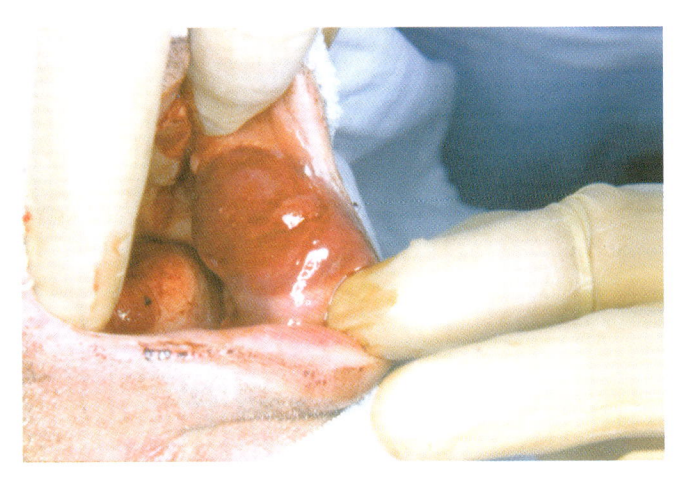

Fig. 3.44 Hematoma intraoral.

A região pode apresentar-se clinicamente elevada ou plana, com uma coloração vermelha, azul, púrpura ou negro-azulada, de consistência flácida ou macia à palpação, que pode estar associada a um sintoma doloroso leve (Fig. 3.44).

Os hematomas de pequeno volume, em pacientes hígidos, não envolvem cuidados especiais, mas a observação de sua evolução até a estabilização do quadro deve ser realizada. Nos casos de hematomas de grandes dimensões ou que apresentem contiguidade a áreas onde há o risco de produção de sequelas ou o comprometimento de função, a administração de antibiótico associada a uma drenagem deve ser sempre considerada. Nos hematomas secundários, associados a quadros sistêmicos, o tratamento deve ser dirigido ao controle da doença primária.

XEROSTOMIA

A xerostomia se refere a uma condição clínica subjetiva descrita pelo paciente como uma diminuição da quantidade de saliva presente na boca. A análise criteriosa da queixa, associada a exames objetivos do paciente, deve ser realizada. Sialometrias com valores inferiores a 0,1 ml/min para salivação em repouso e 0,5 ml/min para a salivação estimulada são consideradas quadros de xerostomia.

A etiologia da xerostomia está relacionada à desidratação, ao uso de medicamentos, à artrite reumatoide, à síndrome de Sjorgen, ao diabetes melito, à idade, à radioterapia, à quimioterapia, à AIDS e aos distúrbios neurológicos.

Além do desconforto causado pela ausência da lubrificação apropriada, o paciente pode apresentar uma mucosa fina e de coloração pálida, fissuras e lobulações no dorso lingual, quelite angular, e deficiência da ação bactericida da saliva, ocasionando cáries cervicais na região radicular dos dentes.

O tratamento envolve o uso de substitutos sintéticos para a saliva ou sialagogos, além de controle dietético e aplicações tópicas de flúor. A pilocarpina tem apresentado eficiência na estimulação salivar e seu uso deve ser criterioso por causa das reações adversas que apresenta.

FRATURAS DE INSTRUMENTOS

Houve época em que a alta incidência de fratura de agulhas anestésicas dentais ocorria pelo costume de seu reaproveitamento.

A partir da década de 1970, com a adoção obrigatória do uso de agulhas descartáveis, a possibilidade de fratura diminuiu acentuadamente; contudo, em nossos dias, as fraturas ainda podem ocorrer. Agora não mais pelo uso contínuo das mesmas, mas pela má técnica anestésica empregada (Fig. 3.45A e B)

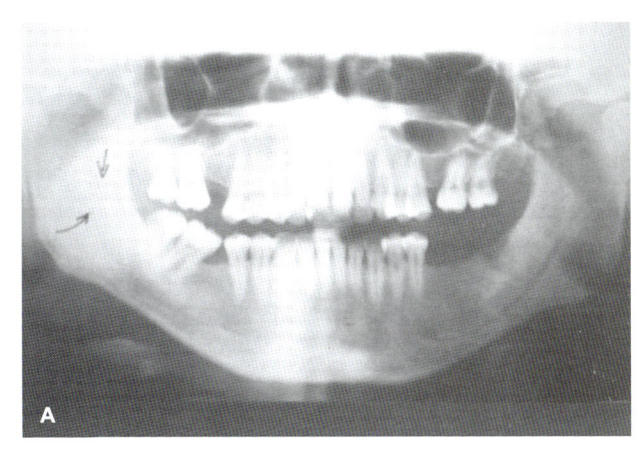

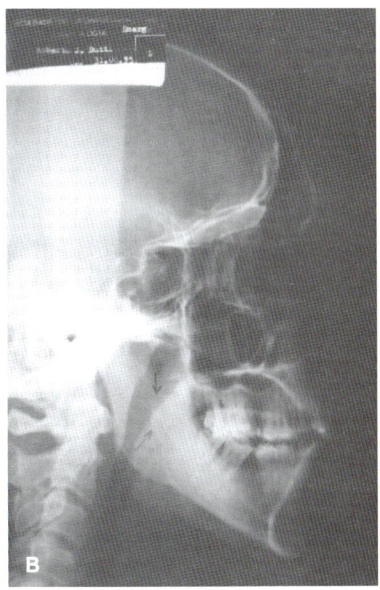

Fig. 3.45A RX panorâmico evidenciando agulha fraturada.
B. Telerradiografia lateral evidenciando agulha fraturada.

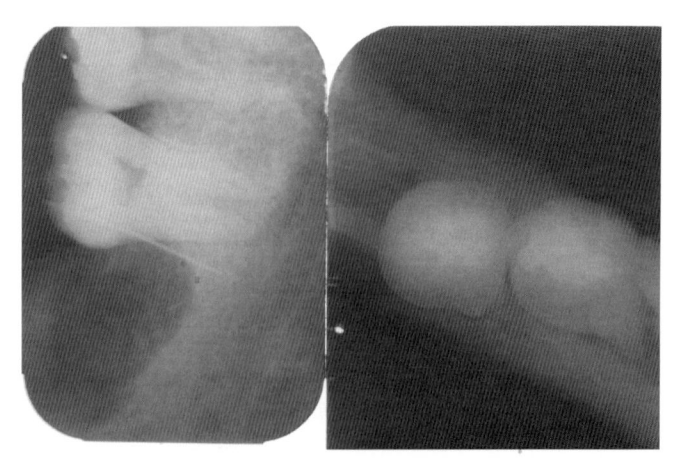

Fig. 3.46 Localização de agulha fraturada com duas tomadas radiográficas periapical e oclusal.

Na eventualidade de isso ocorrer, a conduta do profissional deve ser no sentido de procurar manter a calma e a tranquilidade e, ao informar o paciente do ocorrido, procurar transmitir segurança e que a conduta expectante a ser adotada seja a recomendável, com cobertura analgésica e antibioticoterapia profilática, a não ser que, na avaliação, o momento for compatível de intervenção cirúrgica.

A tendência a incistar o corpo estranho é fator a considerar como opção terapêutica, da qual deve o paciente ser informado pelo profissional, sendo mandatório o acompanhamento radiográfico periódico de 6 em 6 meses, por 2 anos e, após, a cada ano, deve ser realizado o controle radiográfico (Fig. 3.46)

TRISMO

É um quadro clínico odontológico cuja origem está vinculada a um trauma, o qual pode variar desde um longo período de consultas no tratamento odontológico a procedimentos cirúrgicos mais agressivos.

Os sintomas álgicos na região da ATM limitam a abertura funcional da boca, promovendo quadro doloroso e limitante, caracterizando o trismo mandibular exacerbado, quando originário de procedimentos cirúrgicos, principalmente na região dos terceiros molares inferiores.

Descartada a hipótese da presença de alveolite ou de processos infecciosos, o profissional deve conduzir o processo álgico e limitante de abertura de boca por meio de terapêuticas associadas de fisioterapia, laserterapia e terapia medicamentosa com analgésicos anti-inflamatórios e miorrelaxantes, acompanhadas de nutrição hipercalórica, hipervitamínica, hiperproteica pastosa, por um período que varia de 5 a 10 dias.

ASPIRAÇÃO E DEGLUTIÇÃO DE CORPO ESTRANHO

A possibilidade de deglutição e/ou aspiração de corpos estranhos (CE) nas atividades do consultório adontológico está presente e pode se tornar assustadora, podendo levar o paciente à morte (Fig. 3.47).

Nos tratamentos endodônticos, é mandatório o uso de isolamento absoluto, devendo ser observados com atenção durante a intervenção operatória odontológica os cuidados de se evitar a deglutição e/ou aspiração de corpos estranhos.

Se ocorrer *deglutição*, relativamente menos grave que a aspiração, dependendo do tamanho do corpo estranho (coroa, núcleo, dente extraído ou mesmo próteses), pode ser o mesmo eliminado pelo bolo fecal, recomendando-se o acompanhamento radiológico e clínico por um médico gastroenterologista. Ocorrem casos em que a indicação cirúrgica se faz presente quando o corpo estranho não é eliminado no bolo fecal ou situações que o mesmo fica preso no seu percurso gastrointestinal. (Fig. 3.48A e B)

Na *aspiração* o quadro torna-se mais grave e necessita de uma intervenção imediata por parte do profissional, pois a obstrução das vias aéreas pode acarretar parada respiratória, com consequentes parada cardíaca e morte (Fig. 3.49), ou o alojamento do corpo estranho na árvore brônquica pulmonar, devendo o paciente ser imediatamente encaminhado a um centro hospitalar para avaliações clínica, cirúrgica, radiológica, e intervenção cirúrgica endoscópica

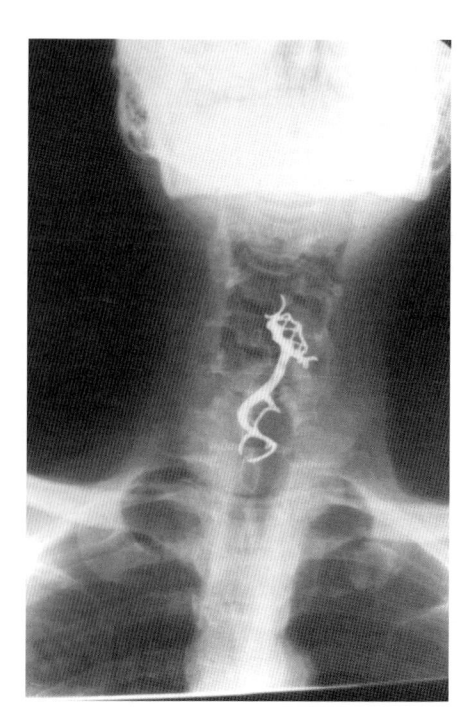

Fig. 3.47 Deglutição de PPR.

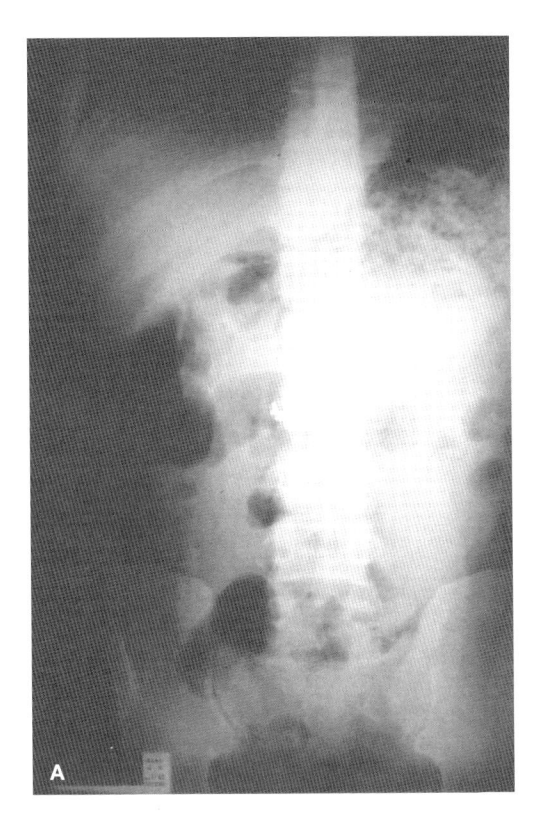 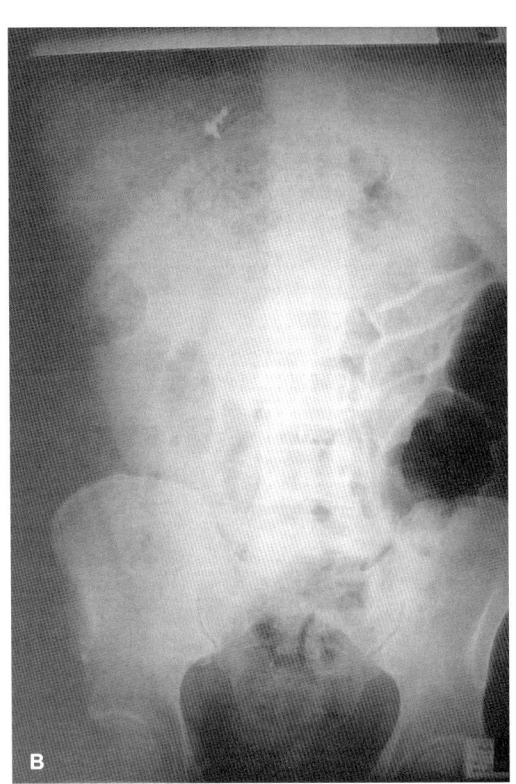

Fig. 3.48A Controle radiográfico de CE deglutido em consulta odontológica.
B. Movimentação de CE com bolo fecal acompanhada pelo controle radiográfico.

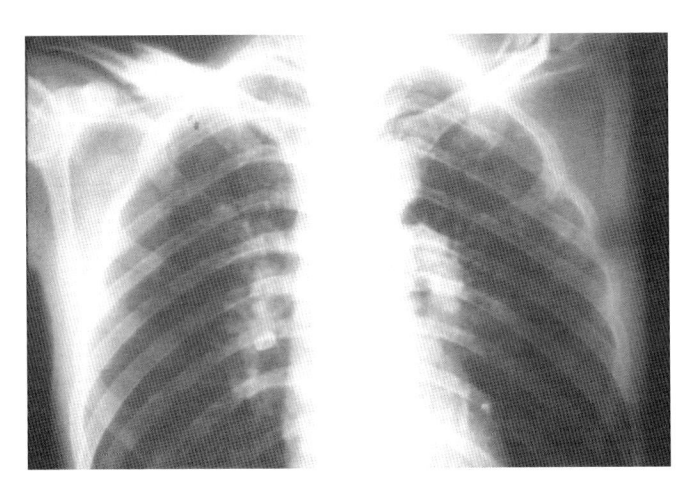

Fig. 3.49 CE aspirado.

ou aberta está indicada como procedimento emergencial. Nos quadros clínicos emergenciais de obstrução das vias aéreas superiores pela presença de corpo estranho, a intervenção do cirurgião-dentista se faz necessária para a manutenção da vida do paciente. É recomendada a manobra de Heimlich, que consta da pressão na região infratorácica na altura do diafragma, sendo repetida até 15 vezes na tentativa de expelir o ar presente no diafragma, promovendo assim a expulsão do corpo estranho pela expulsão do ar lá presente (Fig. 3.50).

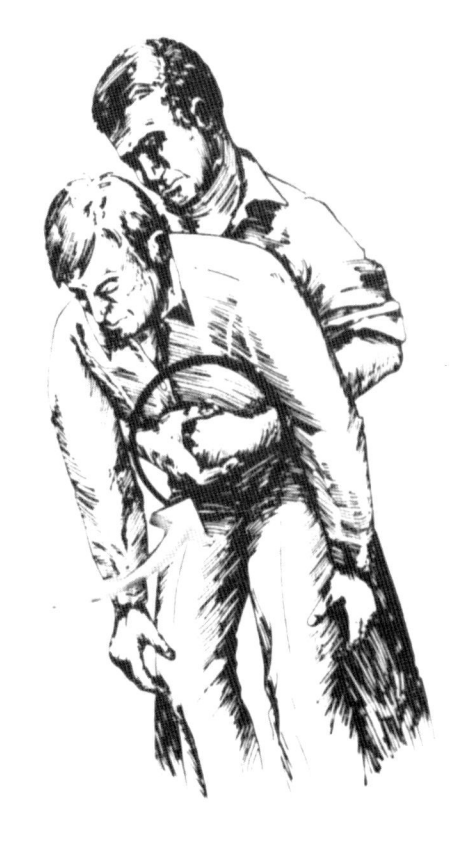

Fig. 3.50 Manobra de Heimlich preconizada para desalojar CE aspirado.

BIBLIOGRAFIA

Awang MN. The aetilogy of dry socket: a rewiew. *Int Dent J*, 1989; *39*:236-40.

Awang MN. Closure of oroantral fistula. *Int J Oral Maxillofac Surg*, 1988; *17*(2):110-5.

Birn H. Etiology and pathogenesis of fibrinolytic alveolites (dry socket). *Int J Oral Surg*, 1973; 2:211-67.

Catellani JE. Review of factors contribuiting dry socket trough enhanced fibrinolysis. *J Oral Surg*, 1979; *37*:42-6.

Chapnick P, Diamond LH. A review of dry socket: A double-blind study on the effectiveness of clindamicyn in reducing the incidence of dry socket. *J Can Dent Assoc*, 1992; *58*(1):43-52.

Del Junco R, Rappapot I, Allison GR. Persistent oral antral fistulas. *Arch Otolaryngol Head Neck Surg*, 1988; *114*(11):1315-6.

Egyedi P. Utilization of the buccal fat pad for closure of oro-antral and/or oro-nasal communications. *J Maxillofac Surg*, 1977; *4*:241-4.

El-Hakin IE. & El-Fakharany AM. The use of the pedicled buccal fat pad (BFP) and palatal rotating flaps in closure of oroantral comunication and palatal defects. *J Laryngol Otol*, 1999; *113*:834-8.

Fujimura N, Nagura H, Enomoto S. Grafting of buccal fat pad into palatal defects. *J Craniomaxillofac Surg*, 1990; *18*:211-2.

Guven O. A clinical study on oroantral fistulae. *J Cranio Maxillofac Surg*, 1998; *26*:267-271.

Hai HK. Repair of palatal defects with unlined buccal fat pad grafts. *Oral Surg Oral Med Oral Pathol*, 1988; *65*(5):523-5.

HanazawaY, Itoh K, Mabashi T, Sato K. Closure of oroantral comunications using a pedicled buccal fat pad graft. *J Oral Maxillofac Surg*, 1995; *53*(7):771-6.

Larsen PE. Alveolar osteitis after surgical removal of impacted mandibular third molars. *Oral Surg Oral Med Oral Pathol*, 1992; *73*:393-7.

Lilly GE, Osbon DB, Rael EM *et al*. Alveolar osteitis associated with mandibular third molar extractions. *JADA*, 1974; *88*:802-6.

Loh FC, Loh HS. Use of buccal fat pad for correction of intraoral defects: report of cases. *J Oral Maxillofac Surg*, 1991; *49*(4):413-6.

Mitchell L. Topical Metronidazole in the treatment of "dry socket". *Br Dent J*, 1984; *156*(4):132-4.

Moake JL. Common bleeding problems. *Ciba Found Symp*, 1983; *35*(3):1.

Nagahisa F, Hideaki N, Shoji E. Grafting of the buccal fat pad into palatal defects. *J. Craniomaxillofac Surg*, 1990; *18*(4):219-22.

Neder A. Use of buccal fat pad for grafts. *Oral Surg Oral Med Oral Pathol*, 1983; *55*(4):349-50.

Nitzan DW. On the genesis of dry socket. *J Oral Maxillofac Surg*, 1983; *41*:706.

Nitzan DW, Sperry JF, Wilkins TD. Fibrinolytic activity of oral anaerobic bacteria. *Arch Oral Biol*, 1978; *23*:465.

Osbon DB. Postoperative complications following dentoalveolar surgery. *Dent North Am*, 1973; *17*:483.

Peterson LJ, Ellis III E, Hupp JR, Tucker MR. Contemporary Oral and Maxillofacial Surgery, St Louis, 3rd edition, 2002, Mosby Co.

Ritzau M, Hillerup S, Branebjerg PE *et al*. Does metronidazole prevent alveolitis sicca dolorosa? A double-blind, placebo-controlled clinical study. *Int J Oral Maxillofac Surg*, 1992; *21*:299-302.

Rood JP, Murgatroyd J. Metronidazole in the prevention of dry socket. *Br J Oral Surg*, 1979; *17*:62-70.

Shibahara T, Watanabe Y, Yamaguchi S *et al*. Use of buccal fat pad as a pedicle graft. *Bull. Tokyo Dent Coll*, 1996; *37*(4):161-5.

Stajcic Z. The buccal fat pad in the closure of oro-antral communications: a study of 56 cases. *J Cranio Maxillofac Surg*, 1992; *20*(5):193-7.

Tideman H, Bosanquet A, Scott J. Use of buccal fat pad as a pedicled graft. *J Oral Maxillofac Surg*, 1986; *44*(6):435-40.

Wowern NV. Closure of oroantral fistula with buccal flap: Rehrmann versus Môczár. *Int J Oral Surg*, 1982; *11*(3):156-65.

Yih WY, Merril RG, Howerton DW. Secondary closure of oroantral and oronasal fistula: A modification of existing techniques. *J Oral Maxillofac Surg*, 1988; *46*:357-64.

Infecções Odontogênicas

Fernando Melhem Elias • Waldyr Antônio Jorge

INTRODUÇÃO

Infecção pode ser entendida como a implantação, o crescimento e a multiplicação de microrganismos em um hospedeiro mais especializado, causando manifestação clínica. A presença de microrganismos habitando os tecidos do hospedeiro, sem causar doença, é considerada somente colonização. Das várias infecções que podem acometer a região cervicofacial, as odontogênicas destacam-se por sua elevada incidência e evolução característica. Essas infecções resultam da disseminação de doenças endodônticas e periodontais pela estrutura óssea e tecidos moles do complexo bucomaxilofacial e, em sua fase aguda, constituem verdadeira urgência médico-odontológica, pois se não tratadas precoce e adequadamente podem causar complicações sistêmicas graves e até fatais. Portanto, é importante que o cirurgião-dentista conheça o potencial evolutivo dessas infecções, pois só assim poderá contribuir para a redução da morbidade e mortalidade a elas associadas.

ETIOPATOGENIA

ETIOLOGIA E EVOLUÇÃO

A evolução das infecções odontogênicas varia segundo sua origem, se periapical ou periodontal. No primeiro caso, com a progressão da cárie e subsequente necrose pulpar, há formação de pequena quantidade de secreção purulenta e gases, que se difunde através do canal ou canais radiculares para a região do periodonto, localizando-se entre dente e alvéolo. Nessa fase dentoalveolar, há dor, mobilidade e extrusão dentária, podendo ocorrer contato prematuro e sensação de "dente crescido". Com a destruição da lâmina dura do alvéolo dentário, a infecção torna-se intra-óssea, disseminando-se através do osso medular em todas as direções, seguindo as áreas de menor resistência, até encontrar a tábua óssea cortical. Se não tratada, a infecção perfura a cortical e assume posição subperiosteal, causando distensão do periósteo e aumento da dor. Com a perfuração do periósteo a dor diminui, porém a infecção

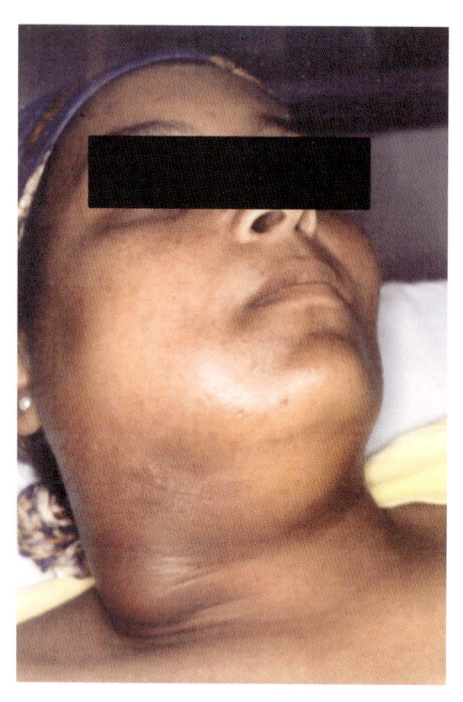

Fig. 4.1 Infecção dos tecidos moles resultantes da agudização de uma lesão periapical.

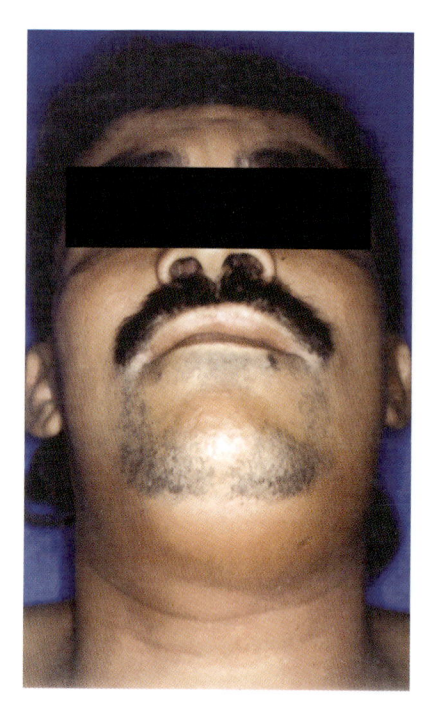

Fig. 4.2 Aspecto difuso de celulite odontogênica.

passa a se disseminar pelos tecidos moles, originando os quadros de celulite e abscesso (Fig. 4.1).

A celulite caracteriza-se pela inflamação difusa do tecido conjuntivo frouxo e representa a primeira manifestação do acometimento infeccioso dos tecidos moles. Nessa fase, ocorrem dor, edema, hiperemia e aumento da temperatura local, porém sem a formação de uma loja bem definida contendo secreção purulenta. Há predominância das bactérias aeróbias, principalmente estreptococos (Fig. 4.2). Com a progressão da infecção, à medida que o estabelecimento de um ambiente hipóxico-acidótico dificulta a sobrevivência dos aeróbios, cresce o número de anaeróbios. A produção de enzimas proteolíticas, endotoxinas e exotoxinas por esses microrganismos resulta em uma quantidade significativa de destruição tecidual, originando uma cavidade neoformada com secreção purulenta no interior: o abscesso (Fig. 4.3). Se ele não for tratado, difundir-se-á pelos tecidos frouxos da boca e da face, acompanhando as áreas de menor resistência resultantes da relação existente entre as fáscias, os espaços fasciais e as estruturas anatômicas da cabeça e do pescoço. Seguindo sua evolução natural, a infecção poderá invadir regiões anatômicas nobres, como o tórax e o mediastino, ou afortunadamente drenar espontaneamente através da mucosa oral ou pele (Fig. 4.4). Após alguns dias, ocorrem regressão do edema dos tecidos moles, diminuição da drenagem de secreção purulenta e, eventualmente, fechamento cicatricial do orifício mucoso ou cutâneo. Se a fonte da infecção não for removida, ocorrerá cronificação

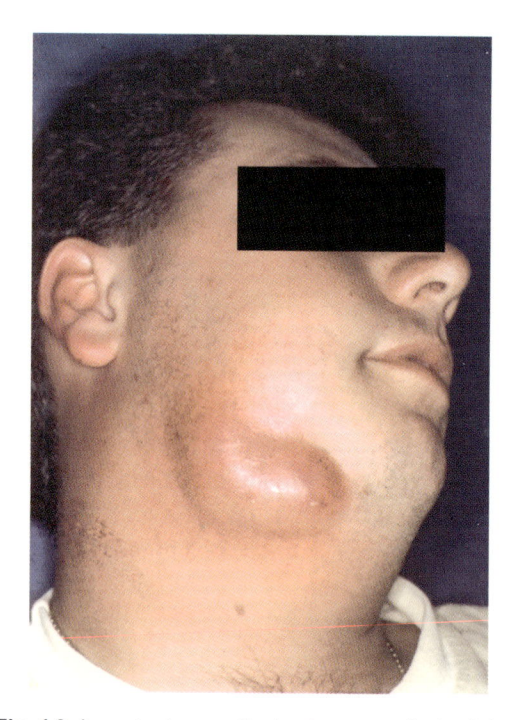

Fig. 4.3 Aspecto circunscrito de abscesso odontogênico.

do processo. Após quadros repetidos de agudização ou mesmo nos casos em que a secreção purulenta permanece drenando continuamente, forma-se um trajeto fistuloso ligando a origem da infecção à mucosa oral ou pele. Nos casos de drenagem espontânea pela pele e/ou formação de fístula alveolocutânea, mesmo com a remoção do foco de infecção e subsequente cura, forma-se uma cicatriz antiestética que necessitará de correção cirúrgica. Por esse mo-

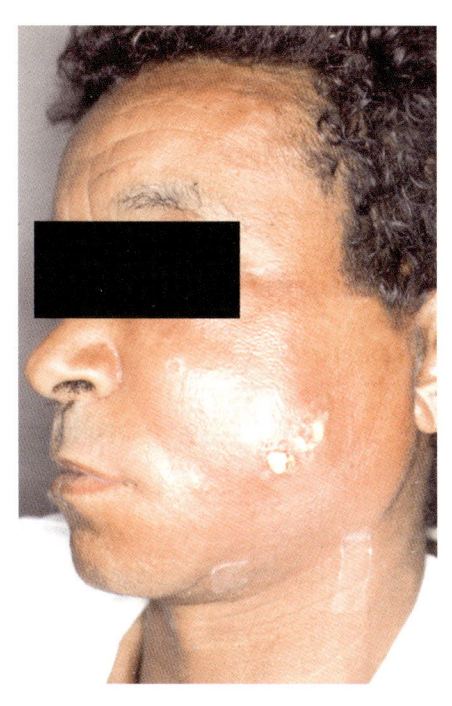

Fig. 4.4 Drenagem espontânea de abscesso odontogênico através da pele.

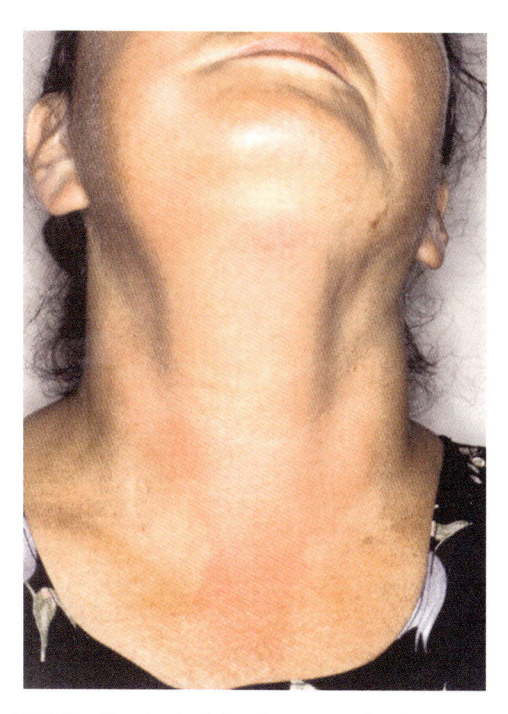

Fig. 4.6 Infecção odontogênica decorrente da disseminação de um abscesso periodontal. Nota-se hiperemia envolvendo a região anterior do pescoço.

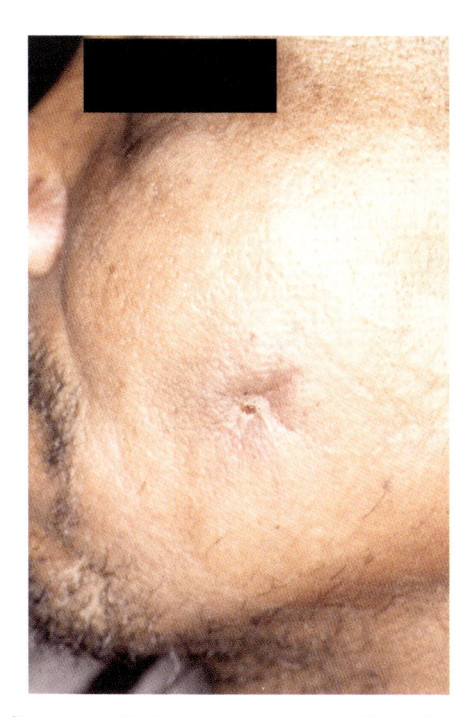

Fig. 4.5 Cicatriz resultante da drenagem espontânea de abscesso odontogênico.

tivo, objetivando a prevenção de tal sequela, não se deve protelar a drenagem cirúrgica do abscesso (Fig. 4.5).

As infecções originadas de doenças periodontais logicamente não passam pelas fases intraósseas descritas anteriormente, evoluindo diretamente para celulites e abscessos dos tecidos moles. No entanto, também se disseminam pelos tecidos frouxos da região bucomaxilo-

facial, podendo causar complicações a distância do foco infeccioso (Fig. 4.6).

MICROBIOLOGIA

A boca é normalmente habitada por uma grande variedade de microrganismos potencialmente patogênicos. Tais microrganismos vivem em equilíbrio e sem causar doença, até que ocorram alterações que favoreçam o seu crescimento e multiplicação. A maioria das infecções odontogênicas é causada por bactérias dessa microbiota normal da boca, também conhecida como microbiota indígena ou residente. Em certas infecções, no entanto, mesmo microrganismos que normalmente não são encontrados na cavidade bucal podem ser cultivados. Esses microrganismos são provenientes de uma microbiota transitória, habitante da região por um certo período, ou ainda de uma microbiota suplementar, presente somente em determinados segmentos da população. Nos últimos anos, o frequente aumento de casos nos quais foram cultivados microrganismos normalmente não encontrados na boca pode ser consequência da mudança da microbiota residente com o uso de antibióticos ou simplesmente refletir a utilização de técnicas mais sofisticadas de cultura e identificação de microrganismos.

Considerando a variedade de microrganismos presentes na cavidade bucal, não é de admirar que, na maioria das infecções odontogênicas agudas, diversos gêneros e espécies microbianas possam ser cultivados. Por esse motivo, tais infecções são consideradas mistas, com a presença de Gram-positivos e Gram-negativos, aeróbios e anaeróbios. Logicamente, essa diversidade de microrganismos não pode ser notada em todas as culturas de secreções provenientes de infecções odontogênicas. Normalmente, as bactérias que apresentam maior resistência quando removidas do organismo são cultivadas mais facilmente, enquanto as menos resistentes à ação do meio ambiente dificilmente o são. Isso é particularmente válido para as bactérias anaeróbias, que só podem ser cultivadas se forem tomados todos os cuidados específicos de coleta, transporte e processamento do material infectado. Em casos de infecções odontogênicas nos quais tanto culturas para aeróbios como para anaeróbios puderam ser adequadamente realizadas, a presença de microrganismos anaeróbios ou anaeróbios facultativos é marcante.

A relação entre aeróbios e anaeróbios nas infecções odontogênicas é exemplificada pela própria evolução natural do processo. Após a inoculação dos tecidos mais profundos por bactérias de alta virulência, como os estreptococos aeróbios, os tecidos do hospedeiro geralmente respondem com o quadro de celulite. Com o crescimento dessas bactérias e o uso progressivo do oxigênio do meio, são dadas condições para o crescimento das bactérias anaeróbias, que começam a aumentar de número. Quando a infecção atinge um estágio mais avançado, ocorrendo a formação de abscesso, os anaeróbios tornam-se muito mais numerosos, sendo eventualmente os únicos a estarem presentes.

Dos cocos Gram-positivos aeróbios e anaeróbios facultativos cultivados nas infecções odontogênicas, os estreptococos e suas formas alfa-hemolíticas destacam-se pela elevada frequência. Essas formas são frequentemente chamadas de *Streptococcus viridans*. Porém, a denominação de estreptococos do grupo *viridans* é mais adequada, uma vez que deixa claro que várias espécies podem ser agrupadas, de acordo com características próprias e semelhantes. As espécies mais importantes desse grupo são o *Streptococcus sanguis*, o *Streptococcus salivarius*, o *Streptococcus mitis*, o *Streptococcus mutans* e o *Streptococcus milleri*. Este último, geralmente considerado anaeróbio facultativo, tem motivado vários estudos, principalmente por aparecer com certa frequência nas infecções odontogênicas de maior gravidade, assumindo características beta-hemolíticas, até mesmo com a produção de enzimas proteolíticas e outros produtos tóxicos. Atualmente, os "estreptococos do grupo *milleri*" são divididos em três espécies distintas, independentemente se alfa, beta ou não-hemolíticas. São o *Streptococcus anginosus,* o *Streptococcus intermedius* e o *Streptococcus constellatus*. Eventualmente, estreptococos de outros grupos que geralmente não fazem parte da microbiota residente podem ser cultivados nas infecções odontogênicas mais graves. Eles incluem o *Streptococcus pyogenes* (beta-hemolítico) e o *Streptococcus faecalis* (grupo D). Em casos mais raros de maior gravidade, como a angina de Ludwig, espécies de estafilococos também podem ser encontradas com frequência relativamente alta.

Microrganismos anaeróbios representantes da família Peptococcaceae também ocorrem nas infecções odontogênicas. São eles os peptococos e os peptoestreptococos. Embora o isolamento desses microrganismos tenha sido pouco frequente, é muito provavelmente que sua ocorrência seja elevada. Em estudos com técnicas específicas para cultivo de anaeróbios, em 50 pacientes com infecções odontogênicas, os peptoestreptococos estiveram presentes em 17 (34%) dos casos e os peptococos em 4 (8%) dos casos (Schuman e Turner, 1999).

Além dos cocos Gram-positivos, bactérias anaeróbias Gram-negativas também são importantes patógenos nas infecções odontogênicas, principalmente quando a origem é periodontal. Técnicas de cultura mais atuais têm possibilitado isolamento mais frequente desses microrganismos, representados principalmente pelos bacteroides. Nos últimos anos, em virtude da presença de componentes atípicos do gênero bacteroides, propôs-se uma nova classificação para esse grupo de microrganismos, com base na capacidade de fermentação de carboidratos. Assim, muitos deles foram inseridos nos gêneros Porfiromonas (*Porphyromonas gingivalis, Porphyromonas endodontalis* e *Porphyromonas asacchrolyticus*) e Prevotela (*Prevotella melaninogenicus, Prevotella intermedius, Prevotella oralis, Prevotella ruminicola*, entre outros). O *Bacteroides fragilis* permaneceu com a mesma denominação. Na literatura ainda é frequente a utilização da nominata antiga, já consagrada.

Outros microrganismos cultivados menos comumente nas infecções odontogênicas são as fusobactérias e as espiroquetas. As fusobactérias são bacilos ou fusiformes Gram-negativos, anaeróbios, cujo potencial patogênico, a exemplo dos bacteroides, está relacionado com a capacidade de produção de enzimas proteolíticas e endotoxinas. O representante do grupo mais frequente é o *Fusobacterium nucleatum*. Em alguns casos, as fusobactérias encontram-se associadas às espiroquetas e, em outros, com o *Streptococcus milleri,* aparentemente em sinergismo, principalmente em infecções severas dos espaços laterofaríngeo, retrofaríngeo e do mediastino.

Por fim, podem-se citar os actinomicetos como bactérias microaerófilas Gram-positivas eventualmente relacionadas às infecções odontogênicas. Embora não participem diretamente nos processos de cárie e doença periodontal, essas bactérias, em especial o *Actinomyces israelli,* são habitantes normais da cavidade bucal e podem ganhar o osso e tecidos moles através dos canais radiculares, bolsas periodontais, fraturas, ferimentos ou área de exodontia recente, causando a doença conhecida como actinomicose cervicofacial.

DISSEMINAÇÃO

As infecções odontogênicas agudas podem se disseminar através do tecido ósseo dos maxilares, da rede de drenagem linfática, dos vasos sanguíneos, seguindo o trajeto das bainhas de nervos e, mais frequentemente, na dependência das relações anatômicas estabelecidas entre dentes, processos alveolares, músculos, fáscias e tecido conjuntivo de preenchimento. Após perfuração da cortical óssea dos maxilares, essas relações anatômicas permitem que a infecção ganhe os tecidos moles da região e, eventualmente, os espaços conjuntivos frouxos delimitados por músculos e fáscias, espaços conhecidos como espaços fasciais da cabeça e do pescoço. Tais espaços fasciais comunicam-se de maneira que, a partir do envolvimento primário de um deles, os outros podem ser envolvidos secundariamente. Assim, infecções originadas nos dentes e tecidos perirradiculares podem ficar restritas ao aparelho mastigatório ou, muitas vezes, disseminar-se para outras regiões localizadas na cabeça, no pescoço ou até mesmo no tórax e mediastino.

Relações anatômicas dos dentes com os maxilares

A disseminação das infecções odontogênicas depende das relações anatômicas entre os dentes, os processos alveolares e as inserções musculares na maxila e na mandíbula. Assim, há possibilidades distintas para cada grupo de dentes.

Incisivo central superior

As infecções originadas no incisivo central superior tendem a drenar para o vestíbulo bucal devido à posição de seu ápice radicular, muito mais próximo da cortical vestibular do que da palatina, da qual é separado por uma quantidade maior de osso medular (Fig. 4.7). Embora seja raro, as infecções do incisivo central superior também podem drenar para o assoalho nasal, principalmente nos indivíduos de face larga ou euriprósopos, quando o ápice desse dente estiver localizado mais próximo dessa estrutura anatômica.

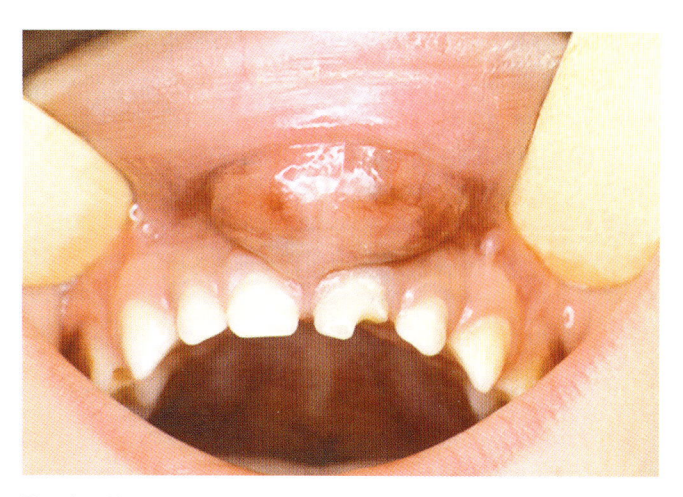

Fig. 4.7 Abscesso vestibular originado de um incisivo central superior decíduo. Na dentição decídua, devido ao menor tamanho das raízes dentárias, as infecções geralmente se disseminam para o interior da cavidade bucal.

Incisivo lateral superior

As infecções do incisivo lateral superior, dependendo da inclinação da raiz deste dente, podem drenar tanto para o vestíbulo como para o palato. Neste último caso, após perfuração da tábua óssea palatina, ocorre abaulamento da abóbada palatina, que pode atingir grandes proporções antes que ocorra perfuração do mucoperiósteo, bastante espesso e resistente (Fig. 4.8).

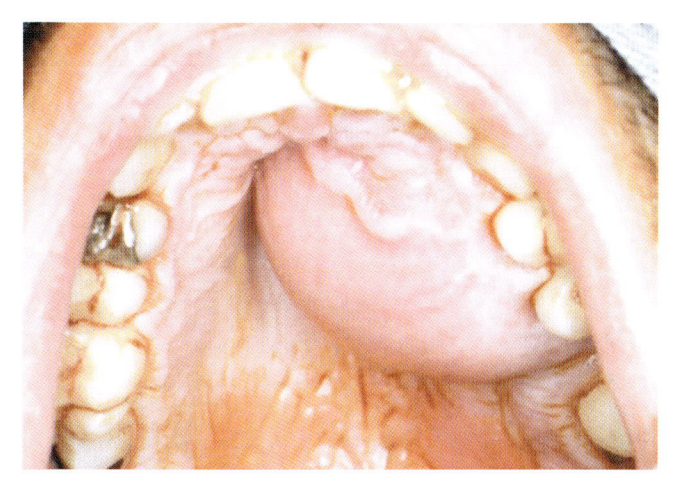

Fig. 4.8 Abscesso palatino originado de um incisivo lateral superiores.

Canino superior

Dependendo da localização da raiz do canino superior em relação com a inserção do músculo elevador do ângulo da boca, as infecções que se originam nesse dente podem drenar para o vestíbulo bucal ou para uma região denominada espaço canino, localizada entre os músculos elevador do lábio superior e elevador do ângulo da boca. Geralmente, tais infecções perfuram a cortical vestibular abaixo da inserção do músculo elevador do ângulo de boca e drenam para o vestíbulo bucal. Algumas vezes, no entanto, quando a perfuração ocorre acima da inserção desse músculo, o chamado espaço canino é envolvido e o paciente apresenta-se com aumento de volume lateralmente à asa do nariz, podendo ocorrer edema e oclusão palpebral (Fig. 4.9). Se a infecção não for adequadamente tratada, ocorrerá drenagem espontânea através da pele da face ou mucosa oral, ou ainda a órbita será acometida. Nesse caso, complicações mais graves podem ocorrer, entre as quais a trombose do seio cavernoso, que será abordada mais adiante neste capítulo.

Pré-molares superiores

No caso dos pré-molares superiores, geralmente a perfuração da tábua cortical ocorre do lado vestibular, mais frequentemente abaixo da inserção do músculo bucinador, causando abaulamento do fundo de sulco vestibular. Embora incomum, a perfuração poderá ocorrer acima da inserção do bucinador e a infecção ser coletada no chamado espaço bucal ou geniano, compreendido entre o músculo bucinador e a pele da região geniana. O seio maxilar também pode ser infectado a partir dos pré-molares, principalmente em casos de extrema pneumatização sinusal. Em raras situações, a infecção também pode drenar para o palato, principalmente se envolver a raiz palatina do primeiro pré-molar (Figs. 4.10, 4.11 e 4.12).

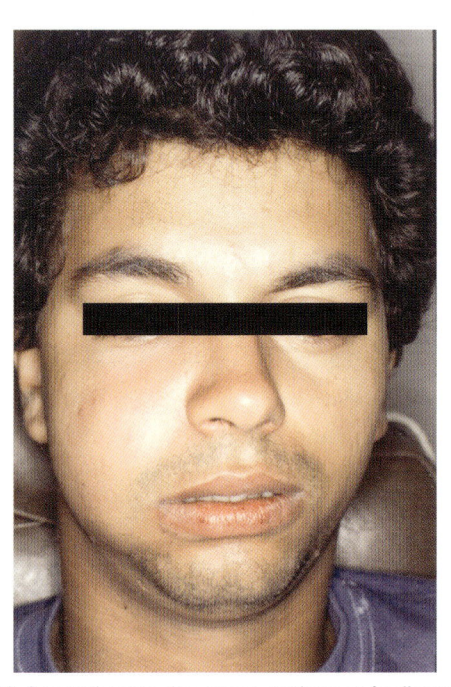

Fig. 4.10 Acometimento do espaço geniano após disseminação de infecção periapical de um pré-molar superior acima da inserção do bucinador.

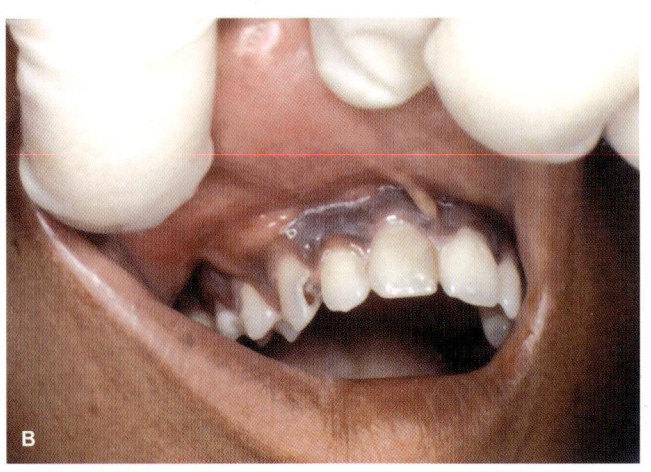

Fig. 4.9 Infecção odontogênica acometendo o espaço canino. **A.** Edema facial envolvendo a pálpebra inferior; **B.** Elevação do fundo de sulco vestibular.

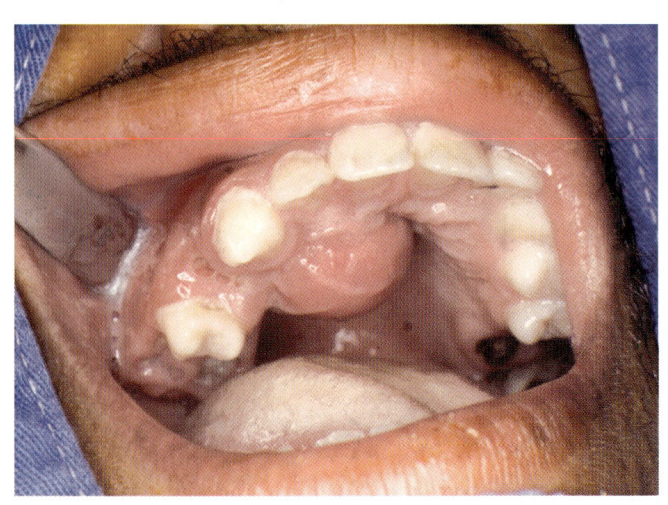

Fig. 4.11 Abscesso palatino originado de um pré-molar superior.

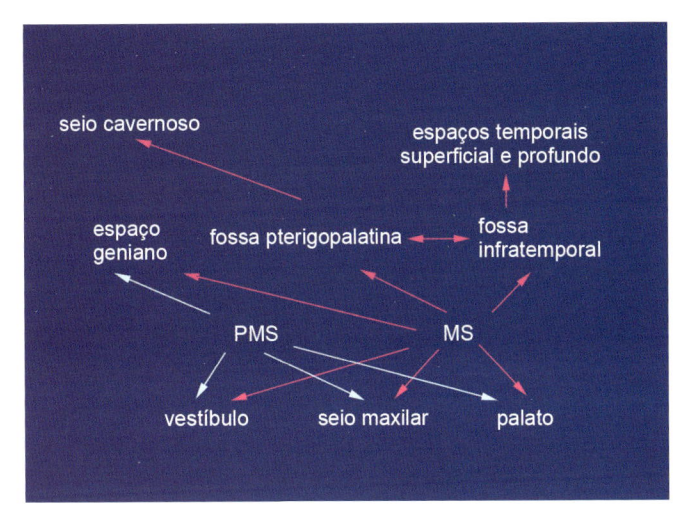

Fig. 4.12 Possibilidades de disseminação de infecções dos pré-molares (PMS) e molares superiores (MS).

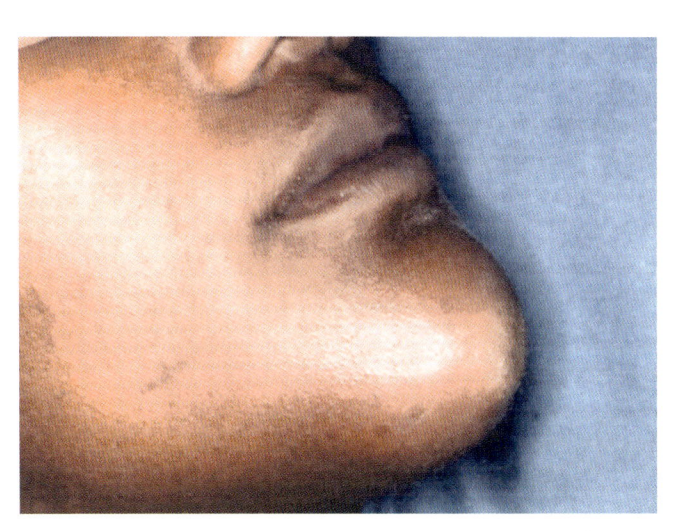

Fig. 4.13 Abscesso mentoniano originado de um incisivo inferior.

Molares superiores

Os trajetos que as infecções podem seguir a partir dos pré-molares superiores também são válidos para os molares superiores, porém estes frequentemente causam infecção do espaço bucal. Os seios maxilares também podem ser envolvidos, e isso pode também acontecer com o palato, principalmente quando o processo infeccioso envolver a raiz palatina do primeiro molar superior. As infecções do terceiro molar superior podem ainda, em raras situações, drenar em direção à fossa infratemporal e à fossa pterigopalatina. Se a fossa infratemporal for envolvida, a infecção poderá dirigir-se aos espaços temporais superficial ou profundo, respectivamente entre a fáscia e o músculo temporal, e entre o músculo e o osso temporal. Se a infecção drenar para a fossa pterigopalatina e o plexo venoso pterigóideo, o seio cavernoso pode ser acometido, ocorrendo trombose séptica dessa região (Fig. 4.12).

Incisivos inferiores

Infecções originadas nos incisivos inferiores geralmente drenam para o vestíbulo bucal, após perfuração da cortical vestibular acima da inserção do músculo mentoniano. Em algumas ocasiões, a perfuração pode ocorrer abaixo da inserção desses músculos e o paciente desenvolver aumento de volume anteriormente ao mento. Se esse abscesso mentoniano não for tratado, a infecção irá disseminar-se através dos tecidos conjuntivos frouxos da região, podendo envolver o espaço submentoniano, localizado entre os ventres anteriores dos músculos digástricos (Fig. 4.13).

Canino inferior

As infecções originadas no canino inferior, em geral, drenam para o vestíbulo bucal, uma vez que a perfuração da cortical óssea mandibular ocorre do lado vestibular e acima da inserção do músculo depressor do ângulo da boca. A forma e estrutura calcificada do canino inferior fazem com que esse dente raramente seja acometido por cárie extensa e consequente formação de abscessos.

Pré-molares inferiores

As regras para as infecções do canino inferior, na maioria das vezes, são aplicadas para as dos pré-molares inferiores, ou seja, geralmente a perfuração da cortical ocorre do lado vestibular da mandíbula e acima das inserções musculares, dando origem a um abscesso no fundo do sulco vestibular. Em certas ocasiões, no entanto, a perfuração pode ocorrer na cortical lingual da mandíbula e acima da inserção do músculo miloióide, originando um abscesso do espaço sublingual. Se a perfuração ocorrer abaixo da inserção do músculo miloióideo, o espaço submandibular será acometido. Embora infrequente, essa via de disseminação está mais relacionada com o segundo pré-molar inferior.

Molares inferiores

Sem dúvida alguma, as infecções que têm origem nos molares inferiores são as que mais frequentemente causam complicações graves. Esse fato ocorre, principalmente, em virtude do relacionamento anatômico existente entre os espaços fasciais primária e secundariamente envolvidos nessas infecções e áreas nobres, como o tórax e o mediastino.

Os processos infecciosos que têm origem nas raízes do primeiro molar inferior podem drenar tanto para vestibular como para lingual. Quando a perfuração ocorrer na cortical vestibular e acima da inserção do bucinador, um abscesso vestibular será formado, logo abaixo da mucosa (Fig. 4.14). Quando a perfuração ocorrer abaixo da inserção do músculo bucinador, o espaço bucal ou geniano poderá ser envolvido e a secreção formada alojar-se entre o bucinador e a pele (Fig. 4.15). Outra possibilidade é a disseminação da infecção superficialmente na face, no espaço conhecido como espaço coletor ou de Chompret-L'Hirondel, localizado anteriormente ao músculo masseter, posteriormente ao abaixador do ângulo da boca e

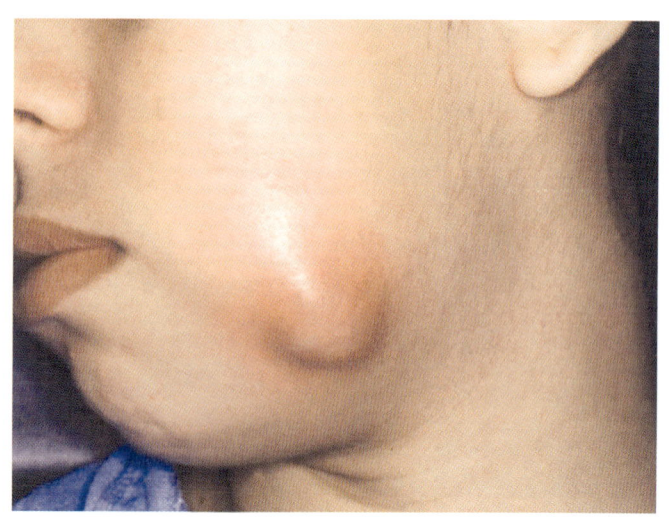

Fig. 4.16 Abscesso do espaço coletor originado em um primeiro molar inferior.

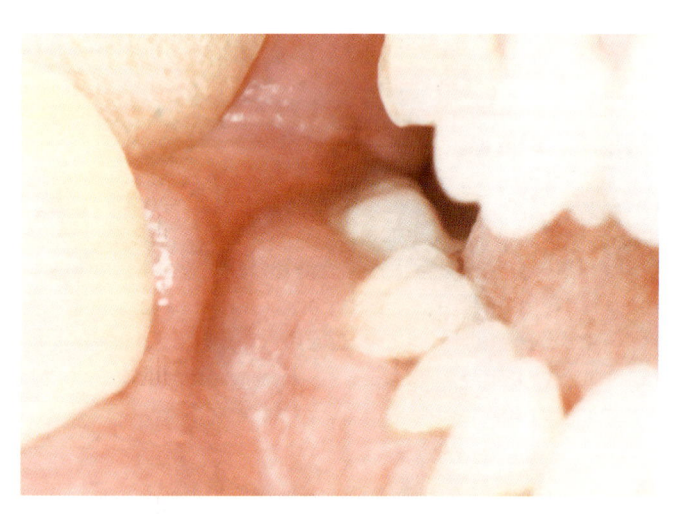

Fig. 4.14 Abscesso vestibular originado em um molar inferior.

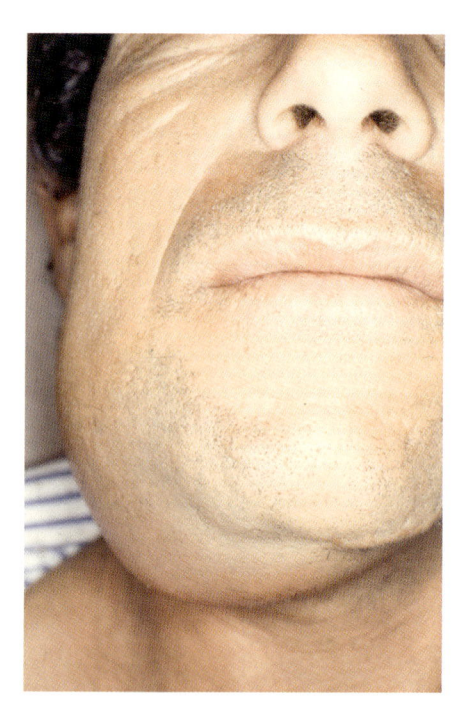

Fig. 4.17 Abscesso do espaço submandibular originado em um primeiro molar inferior.

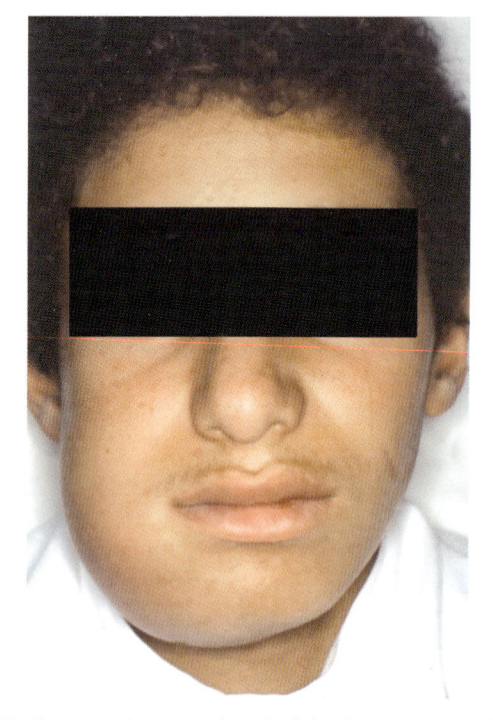

Fig. 4.15 Abscesso do espaço bucal originado em um molar inferior.

lateralmente à face externa do corpo da mandíbula (Fig. 4.16). Quando a perfuração da cortical mandibular ocorrer do lado lingual e acima da linha miloióidea, local de inserção do músculo miloioide, a infecção ganhará o espaço sublingual, localizado entre esse músculo e a mucosa do assoalho da boca. Clinicamente, a infecção direta do espaço sublingual raramente é observada. Quando a perfuração ocorrer abaixo do miloioide, o espaço submandibular será envolvido, ocorrendo aumento de volume visível externamente na região submandibular (Fig. 4.17).

As vias de disseminação das infecções originadas no segundo molar inferior são semelhantes às do primeiro molar. Porém, a localização mais posterior desse dente permite que o espaço massetérico, localizado entre o masseter e a mandíbula, seja acometido com maior frequência. A infecção desse espaço, cuja característica principal é a ocorrência de trismo, resulta da disseminação posterior de uma infecção que perfurou a cortical vestibular abaixo da inserção do bucinador (Fig. 4.18). Outra particularidade relacionada ao segundo molar inferior é a localização usual de seus ápices radiculares abaixo da linha miloióidea e próxima à cortical lingual. Isso faz com que o espaço submandibular seja mais frequentemente acometido por infecções provenientes desse dente do que pelas originadas no primeiro molar inferior.

De todas as infecções odontogênicas, as que acometem o terceiro molar inferior são as que mais apresentam complicações. Isso ocorre principalmente em virtude da localização anatômica desse dente, que favorece a disseminação de processos infecciosos para regiões anatômicas nobres. Quando as infecções do terceiro molar inferior se originam de lesões periapicais, a perfuração da cortical mandibular ocorre quase que invariavelmente do lado lingual, menos espesso do que o vestibular, e abaixo do músculo miloióide, frequentemente inserido acima dos ápices radiculares. O espaço submandibular torna-se então envolvido e a partir dele a infecção pode se disseminar para outros espaços, como o pterigomandibular, localizado entre o músculo pterigóideo medial e a face medial do ramo mandibular e/ou o espaço laterofaríngeo, localizado entre o músculo constritor superior da faringe e o músculo pterigóideo medial. Quando a infecção dissemina-se para a face vestibular da mandíbula, a perfuração geralmente ocorre abaixo da inserção do músculo bucinador

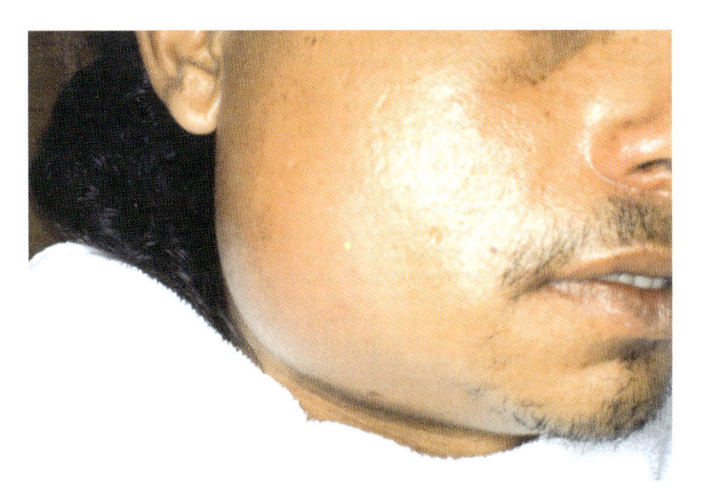

Fig. 4.18 Abscesso do espaço massetérico originado em segundo molar inferior. O paciente apresenta trismo, causado pela dor e contratura do músculo masseter.

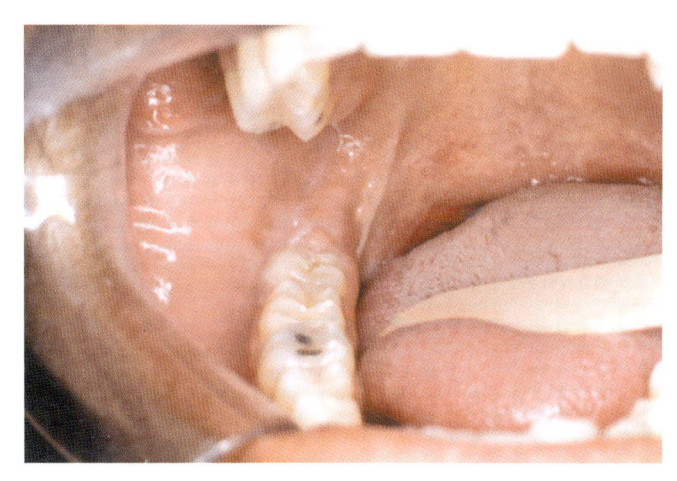

Fig. 4.19 Pós-operatório de drenagem de abscesso laterofaríngeo decorrente de pericoronarite do terceiro molar inferior. Nota-se cicatriz da incisão na porção lateral do palato mole.

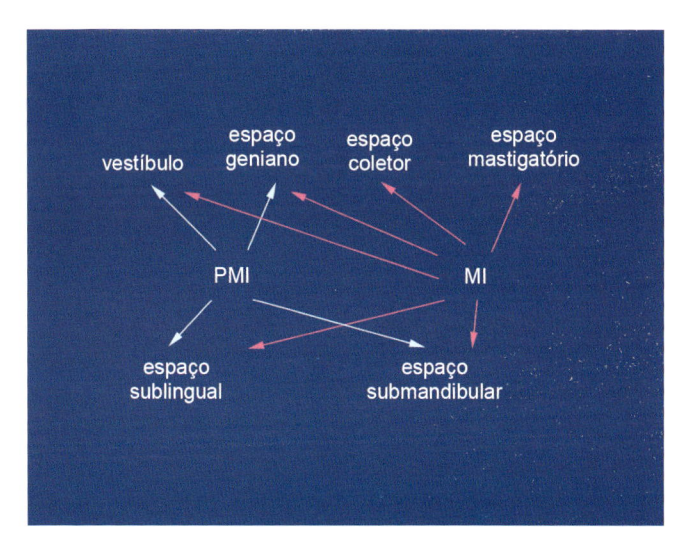

Fig. 4.20 Possibilidades de disseminação de infecções dos pré-molares e molares superiores.

e o espaço massetérico torna-se envolvido. As infecções originadas no periodonto do terceiro molar inferior também podem invadir os espaços fasciais descritos anteriormente e, a partir desse momento, seguir as mesmas vias de disseminação. Isso é particularmente válido nos casos das pericoronarites que ocorrem em dentes parcialmente irrompidos e que frequentemente estão implicadas nos casos de infecções mais graves (Figs. 4.19 e 4.20).

Fáscias e espaços fasciais da cabeça e do pescoço

As infecções originadas nos dentes e tecidos perirradiculares podem ficar restritas à região bucomaxilofacial ou muitas vezes se disseminar para outras áreas localizadas na cabeça, no pescoço ou até mesmo no tórax. Para o entendimento de como ocorre essa disseminação, deve-se estar familiarizado com a anatomia da cabeça e do pescoço, onde espaços preenchidos com tecido conjuntivo frouxo são delimitados por lâminas de tecido conjuntivo fibroso, conhecidas como fáscias cervicais ou cervicofaciais. Essas fáscias envolvem estruturas anatômicas, como músculos, glândulas, vasos e nervos, possibilitando que elas deslizem umas sobre as outras durante a movimentação da cabeça e do pescoço, até mesmo durante a mastigação e a deglutição. Em virtude dos desdobramentos e divisões dessas fáscias, vários espaços virtuais preenchidos por tecido conjuntivo frouxo são formados, os quais recebem a denominação de espaços fasciais ou interfasciais. É principalmente seguindo o trajeto dessas fáscias e através dos espaços fasciais que ocorre a disseminação da maioria dos processos sépticos originados na face.

Uma vez acometido um dos espaços fasciais adjacentes aos maxilares, a infecção pode atingir regiões distantes, seguindo áreas de menor resistência tecidual, delimitadas pelas fáscias cervicais. Em virtude da disposição complexa e variável dessas fáscias, muitas denominações são utilizadas por diferentes autores para se referirem a essas estruturas. Com o objetivo de simplificar a descrição dessas estruturas, dividiremos as fáscias da cabeça e do pescoço em fáscia superficial e fáscia cervical, subdividindo esta nas camadas superficial, média e profunda. Acredita-se que essa nomenclatura seja a mais simplista e a que gera menos dúvidas, constituindo-se em uma adequação das de diversos autores (Grodinsky, 1939; Picosse, 1981; Lindner, 1986; Esgaib et al., 1992).

Fáscia superficial

A fáscia superficial é formada pela confluência de tabiques fibrosos que se dispõem paralelamente à superfície cutânea. Ela divide a tela subcutânea em camada areolar, mais superficial, e camada lamelar, mais profunda. Seu desenvolvimento é variável nas diferentes regiões do corpo, podendo ser espessa ou delgada, contínua ou descontínua, e até mesmo ausente. No pescoço, recobre o músculo platisma e na face envolve os músculos da mímica. Delimita em parte os espaços bucal ou geniano, canino e coletor, ou de Chompret L'Hirondel.

Fáscia cervical

A fáscia cervical localiza-se logo abaixo do músculo platisma e é de coloração branco-acinzentada, tornando-se mais espessa à medida que se distancia da face em direção ao pescoço. Os desdobramentos de sua camada superficial são em parte responsáveis pelo revestimento e delimitação dos espaços sublingual, submentoniano, submandibular,

laterofaríngeo, parotídeo e mastigatório. Este último é subdividido em espaços massetérico, pterigóideo e temporais superficial e profundo.

Espaço submandibular

O espaço submandibular é limitado superiormente pela borda inferior da mandíbula e pelo músculo miloioide, ântero-inferiormente pelo ventre anterior do músculo digástrico, póstero-inferiormente pelo músculo estiloióideo e pelo ventre posterior do músculo digástrico, medialmente pelos músculos hioglosso e miloioide, e lateralmente pela fáscia superficial. Este geralmente é o primeiro espaço acometido na angina de Ludwig, mais frequentemente por infecções periapicais dos molares inferiores e menos por infecções periodontais desses dentes (Fig. 4.21).

Espaço submentoniano

O espaço submentoniano é limitado superiormente pelo músculo miloioide, inferiormente pela camada superficial da fáscia cervical, anteriormente pela face interna da sínfise mandibular, posteriormente pelo corpo do osso hioide e lateralmente pelos ventres anteriores de ambos os músculos digástricos (Fig. 4.22).

Espaço sublingual

O espaço sublingual é limitado superiormente pela mucosa do assoalho bucal, inferiormente pelo músculo miloioide, medialmente pelos músculos genioioídeo, genioglosso e hioglosso, ântero-lateralmente pela face interna do corpo da mandíbula e posteriormente pelo osso hioide e base da língua (Fig. 4.23).

Todos esses espaços fasciais são intercomunicantes, de maneira que a infecção originada em um deles pode envolver os demais (Fig. 4.24). Os espaços submandibular e sublingual comunicam-se através da borda posterior do músculo miloioide, pela abertura existente entre esse músculo e o músculo hioglosso. Outra maneira pela qual pode haver comunicação entre esses espaços é através do próprio músculo miloioide que, segundo alguns autores, representa uma barreira deficiente diante de infecções severas. Os espaços submandibulares comunicam-se com o espaço submentoniano logo abaixo do músculo platisma, através dos prolongamentos da camada superficial da fáscia cervical superficial. Após acometimento do espaço submandibular, a infecção pode disseminar-se por contiguidade para os espaços mastigatório e parotídeo, eventualmente chegando ao mediastino. Por esse motivo, cabe aqui uma descrição anatômica mais detalhada dessas regiões.

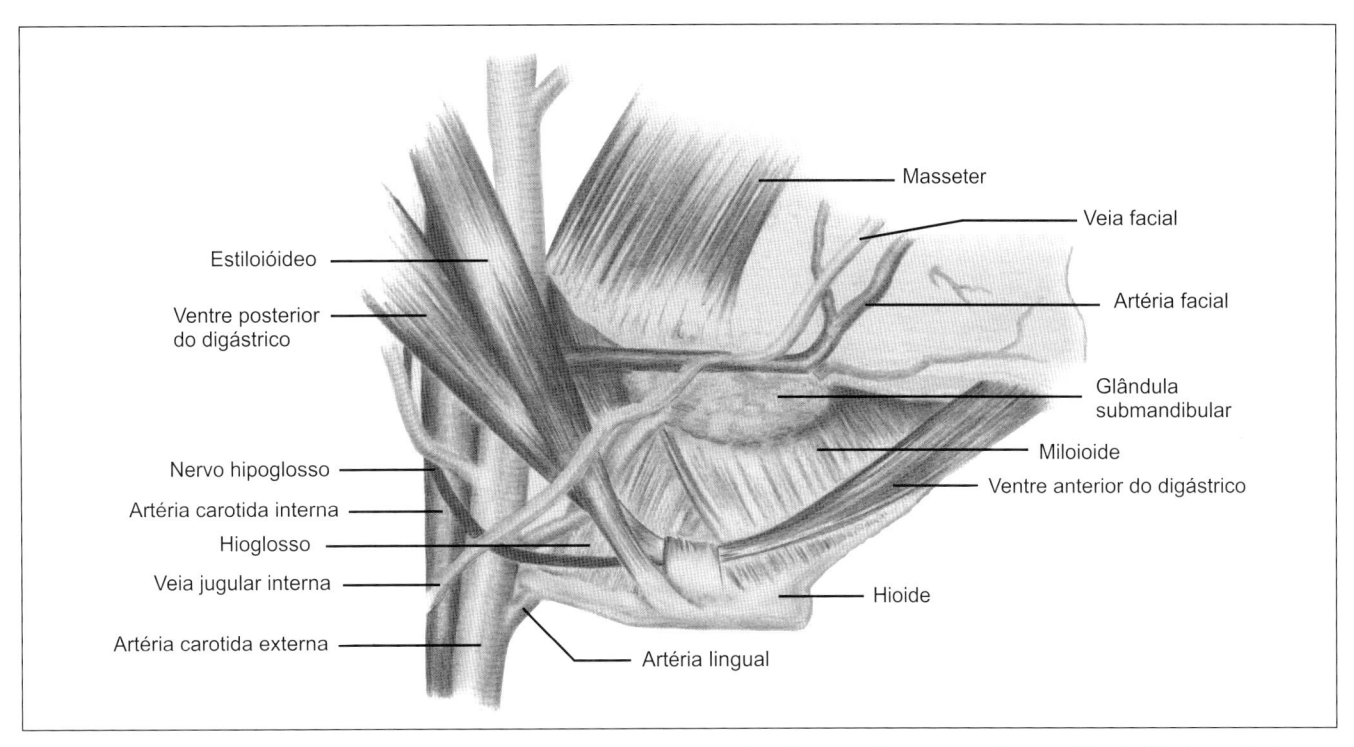

Fig. 4.21 Esquema do espaço submandibular após remoção da pele, subcutâneo, platisma e camada superficial da fáscia cervical. (Adaptado de Picosse, 1981.)

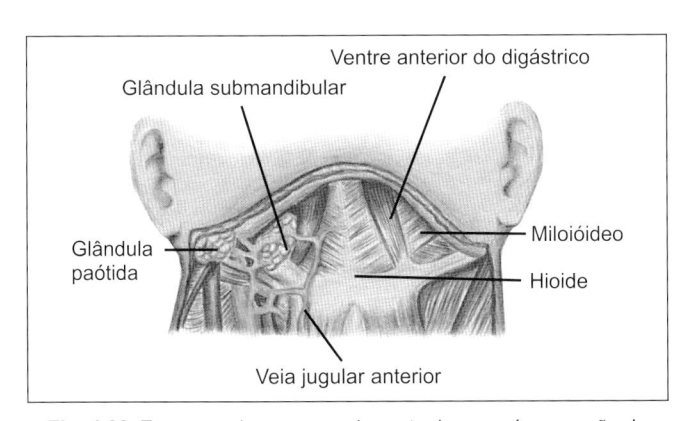

Fig. 4.22 Esquema do espaço submentoniano, após remoção da pele, subcutâneo, platisma e camada superficial da fáscia cervical. (Adaptado de Picosse, 1981.)

Espaço mastigatório

A expressão *espaço mastigatório* é usada para denominar um conjunto de espaços formados pelos músculos da mastigação e suas fáscias. Compreende os espaços massetérico, pterigomandibular, temporal superficial e temporal profundo (Fig. 4.25). É delimitado pela camada superficial da fáscia cervical que, dividindo-se em duas lâminas, envolve o ramo da mandíbula e os músculos masseter e pterigóideo medial. Em seu trajeto superior, essa fáscia insere-se no arco zigomático, onde encontra a fáscia do temporal. Os vários compartimentos do espaço mastigatório comunicam-se livremente, de maneira que a infecção de um pode disseminar-se para os demais. A característica mais marcante do envolvimento de qualquer um desses espaços é a ocorrência de trismo. O espaço massetérico fica localizado entre o músculo masseter e a face lateral do ramo ascendente da mandíbula; o pterigomandibular é delimitado pelo músculo pterigóideo medial e a face medial do ramo ascendente da mandíbula; o temporal superficial pela fáscia temporal e o músculo temporal; e o espaço temporal profundo pelo músculo temporal e o crânio. As infecções do espaço pterigomandibular são as mais sujeitas a se difundir para o espaço laterofaríngeo e, eventualmente, alcançarem o mediastino.

Espaço parotídeo

O espaço parotídeo é delimitado pela camada superficial da fáscia cervical, que envolve a glândula parótida e funde-se à altura do ligamento estilomandibular (Fig. 4.26). Superficialmente, essa fáscia estende-se por sobre o masseter, recebendo o nome de fáscia parotídeo-massetérica.

Espaço laterofaríngeo

O espaço laterofaríngeo, também conhecido como espaço parafaríngeo ou faringomaxilar, tem a forma de cone ou pirâmide invertida, com base superior, junto ao esfenoide, e o ápice inferior, ao nível do hioide. Anteriormente, é limitado pela rafe pterigomandibular, correspondente à junção dos músculos bucinador e constritor superior da

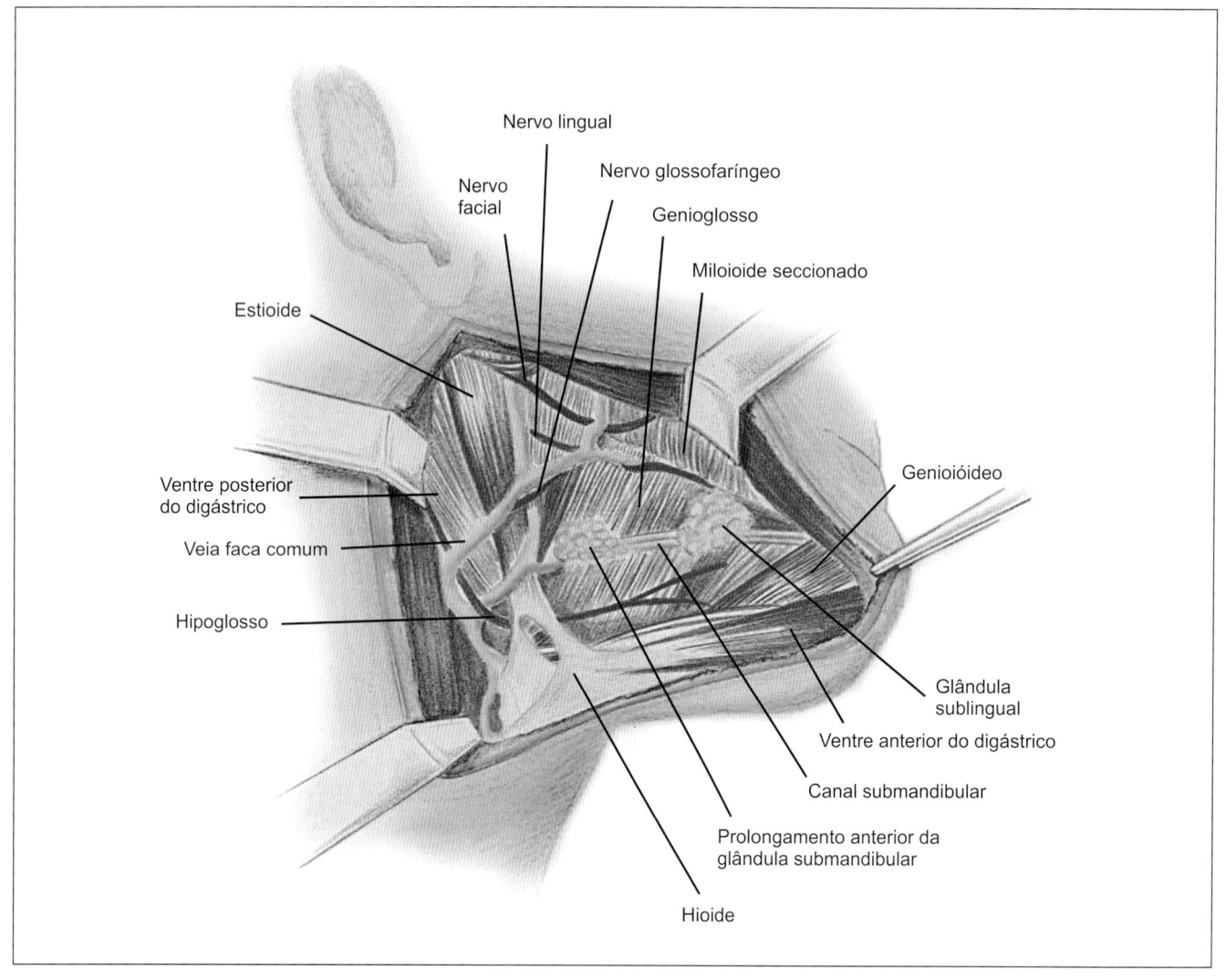

Nervo lingual

Nervo glossofaríngeo

Nervo facial

Genioglosso

Miloioide seccionado

Estioide

Genioióideo

Ventre posterior do digástrico

Veia faca comum

Hipoglosso

Glândula sublingual

Ventre anterior do digástrico

Canal submandibular

Prolongamento anterior da glândula submandibular

Hioide

Fig. 4.23 Esquema do espaço sublingual após remoção do músculo miloioide.

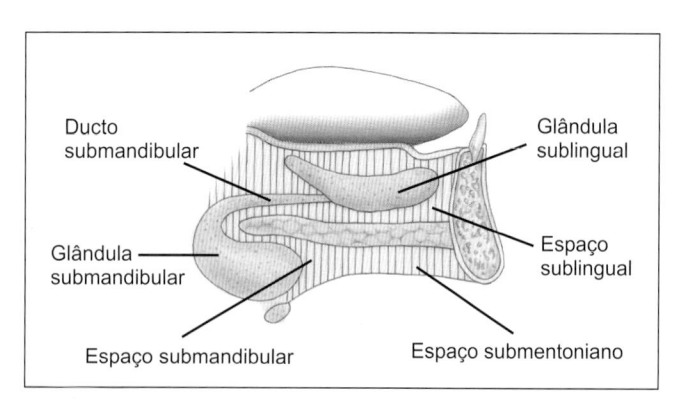

Ducto submandibular

Glândula sublingual

Glândula submandibular

Espaço sublingual

Espaço submandibular

Espaço submentoniano

Fig. 4.24 Esquema de corte sagital passando pelas glândulas submandibular e sublingual, mostrando as relações anatômicas dos espaços submandibular, sublingual e submentoniano.

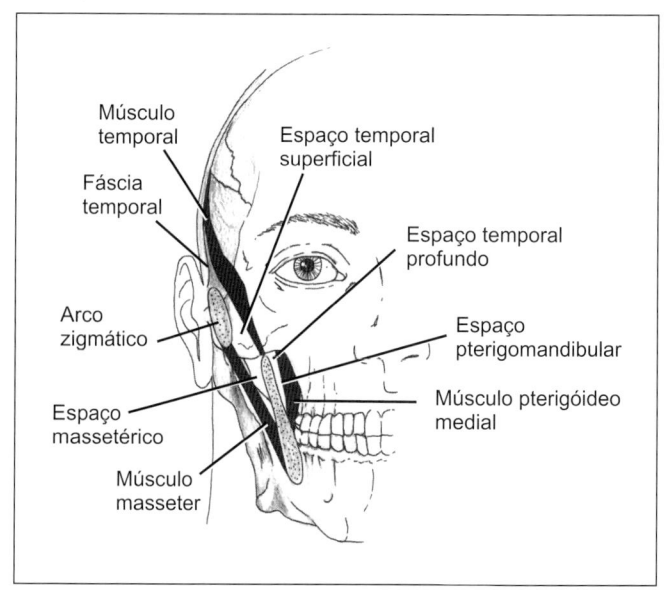

Músculo temporal

Espaço temporal superficial

Fáscia temporal

Espaço temporal profundo

Arco zigmático

Espaço pterigomandibular

Espaço massetérico

Músculo pterigóideo medial

Músculo masseter

Fig. 4.25 Corte esquemático coronal passando pelo ramo ascendente da mandíbula, mostrando os compartimentos do espaço mastigatório. (Adaptado de Goldberg e Topazian, 1997.)

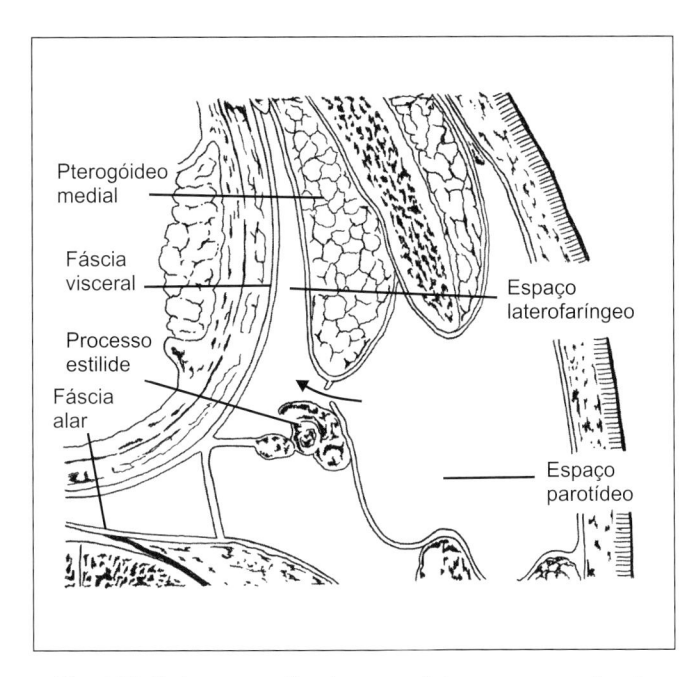

Fig. 4.26 Corte esquemático transversal do pescoço, mostrando os espaços parotídeo e laterofaríngeo. A *seta* aponta a relação anatômica existente entre ambos.

compartimentos, a chamada aponeurose estilofaríngea de Zuckerkandel e Testut, formada pela confluência das fáscias alar, bucofaríngea e estilomuscular, funciona como uma barreira contra a disseminação direta de infecções do compartimento anterior para o posterior (Fig. 4.26). O espaço laterofaríngeo pode ser acometido diretamente por infecções provenientes da amígdala, da parótida, dos linfonodos e principalmente dos molares inferiores, até mesmo pericoronarites do terceiro molar. Também pode ser acometido secundariamente por infecções dos espaços submandibular e pterigomandibular. As infecções do compartimento posterior podem causar complicações neurológicas e vasculares, até mesmo ruptura da artéria carótida ou de um dos seus ramos.

Espaço retrofaríngeo

O espaço retrofaríngeo, também conhecido como retrovisceral ou visceral posterior, fica situado entre as camadas média e profunda da fáscia cervical, mais precisamente entre a fáscia visceral e a fáscia alar. Ele se estende da base do crânio ao mediastino superior, ao nível da segunda vértebra torácica, onde as fáscias alar e visceral se encontram. As infecções do espaço retrofaríngeo, geralmente provenientes do espaço laterofaríngeo, podem disseminar-se inferiormente e acometerem tanto os compartimentos anterior como posterior do mediastino superior (Figs. 4.27 e 4.28).

Espaço pré-vertebral

O espaço pré-vertebral, ou espaço de risco, estende-se desde a base do crânio até o mediastino posterior, na altura do diafragma. Ele é limitado anteriormente pela fáscia alar e posteriormente pela fáscia pré-vertebral. Seus

faringe. Posteriormente, ele continua com a fáscia pré-vertebral e comunica-se com o espaço retrofaríngeo. Seu limite medial é formado pela fáscia visceral, na porção que recobre a face lateral do músculo constritor superior da faringe (fáscia bucofaríngea). Seu limite lateral inclui a camada superficial da fáscia cervical, onde recobre o músculo pterigóideo medial, o lobo profundo da parótida e a mandíbula. O processo estilóide do temporal divide o espaço laterofaríngeo em dois compartimentos, um anterior, intimamente relacionado com a loja amidaliana e preenchido por gordura, tecido conjuntivo e linfonodos, e outro posterior, que abriga a bainha carotídea e os nervos hipoglosso e glossofaríngeo. Entre os dois

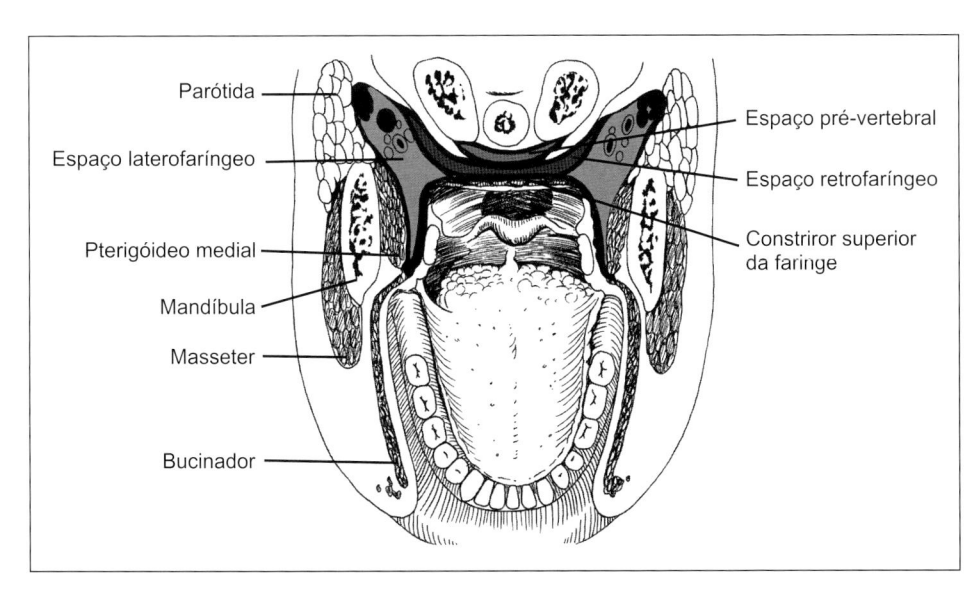

Fig. 4.27 Corte esquemático transversal da cabeça, mostrando as relações anatômicas dos espaços laterofaríngeo, retrofaríngeo e pré-vertebral. (Adaptado de Peterson, 1988.)

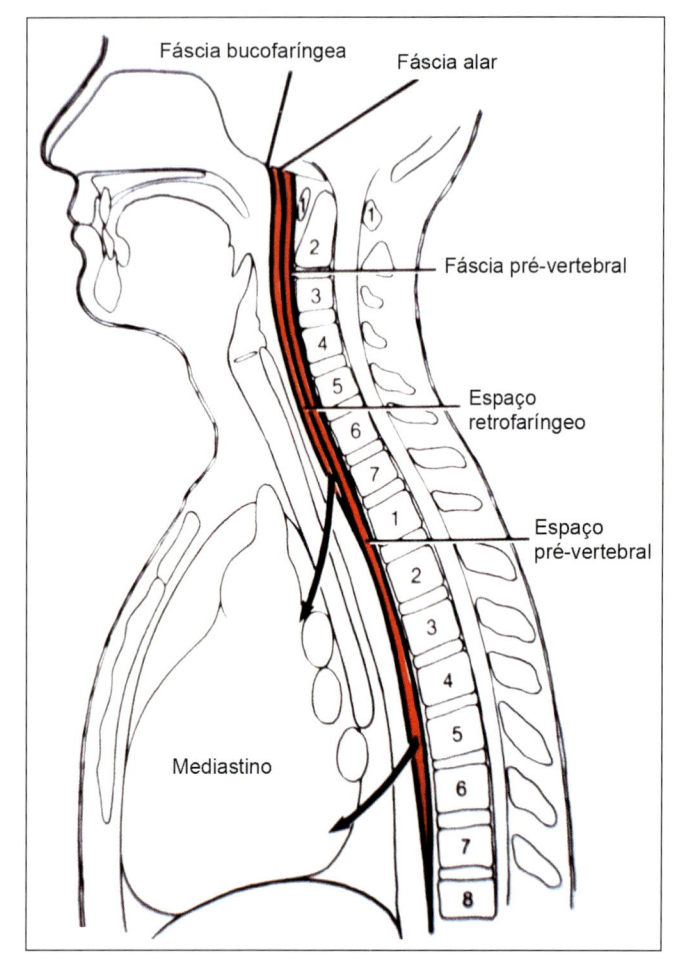

Fig. 4.28 Corte esquemático sagital da cabeça, pescoço e tórax. As *setas* indicam as vias de disseminação de infecções dos espaços retrofaríngeo e pré-vertebral para o mediastino superior e posterior, respectivamente. (Adaptado de Peterson, 1988.)

limites laterais são formados pela fusão dessas duas lâminas da camada profunda da fáscia cervical. O *danger space* (espaço de risco) é assim conhecido devido ao seu estreito relacionamento anatômico com o mediastino. Suas infecções, geralmente resultantes da perfuração da fáscia alar por abscessos retrofaríngeos, podem disseminar-se rapidamente para o mediastino posterior (Figs. 4.27 e 4.28).

O maior risco de acometimento do mediastino ocorre quando a infecção dos espaços submandibular, mastigatório e, eventualmente, parotídeo drena para o espaço laterofaríngeo e deste para o retrofaríngeo ou pré-vertebral. Embora a drenagem de infecções cervicais infra-hioideas e muito menos torácicas ou mediastínicas não seja da área de atuação do cirurgião-dentista bucomaxilofacial, ele deve conhecer as vias pelas quais essas regiões nobres podem ser acometidas. Assim, poderá contribuir para o diagnóstico precoce e tratamento adequado, suspeitando da presença de infecção torácica em uma fase ainda ini-

cial e colaborando com o cirurgião geral ou torácico na indicação de drenagem cirúrgica.

DIAGNÓSTICO

MANIFESTAÇÕES CLÍNICAS DA INFECÇÃO

A alteração dos padrões clínicos de normalidade depende principalmente da patogenicidade ou capacidade de a infecção causar dano ao hospedeiro. A patogenicidade relaciona-se diretamente com a quantidade e virulência dos microrganismos invasores e, indiretamente, com a resistência dos mecanismos de defesa do hospedeiro. Enquanto a virulência de um microrganismo é representada pelo seu poder invasor e toxigênico, que inclui a produção de enzimas histolíticas e liberação de toxinas, a resistência do hospedeiro compreende fatores locais, humorais e celulares, representados pelas barreiras da pele e das mucosas, pelas relações ecológicas dos patógenos com a microbiota residente e pela ação específica de imunoglobulinas, sistema complemento, fagócitos e linfócitos.

Diante de um processo infeccioso, os mecanismos de defesa do hospedeiro atuam objetivando remover o agente agressor e reparar o dano tecidual causado. No entanto, em certas ocasiões, a resposta inflamatória que normalmente ocorre perante uma agressão pode ser demasiadamente intensa, causando estase vascular, edema exacerbado e diminuição da nutrição dos tecidos, ocasionando piora do quadro infeccioso. Por esse motivo, pode ser benéfica a utilização de drogas que modulem a reação inflamatória perante um processo infeccioso de maior gravidade.

Além da inflamação, outro tipo de reação induzida pela infecção e que pode ser prejudicial ao hospedeiro é a ocorrência de febre elevada. O controle da temperatura corpórea está ligado a um sistema termorregulador localizado no hipotálamo e que depende de informações provenientes de sensores localizados principalmente na pele. Quando essas informações são diferentes da faixa de normalidade, situada entre 36°C e 37°C, o organismo reage tentando concentrar ou dissipar calor, respectivamente, com vasoconstrição e tremores ou vasodilatação e sudorese. Em certas infecções, toxinas microbianas e substâncias produzidas pelos fagócitos mononucleares podem confundir o centro termorregulador do hipotálamo, desencadeando reações que elevam a temperatura. Considera-se febre um aumento superior à faixa de 37,5°C a 37,8°C. Embora seja um sinal de infecção, nem sempre a febre indica sua gravidade, uma vez que quadros sépticos graves podem ocorrer sem elevação significativa da temperatura, principalmente nos adultos e idosos. Na presença de febre elevada, podem ocorrer cefaleia, mialgia, taquicardia, taquipneia, sudorese, oligúria, desidratação, delírios e convulsões.

Considerando ainda as reações do organismo perante o processo infeccioso, destacam-se o choque séptico e a coagulação intravascular disseminada. A chamada síndrome do choque séptico é caracterizada por insuficiência circulatória e perfusão tissular inadequada, em virtude principalmente da ação de endotoxinas de Gram-negativos e substâncias vasoativas da inflamação sobre o sistema vascular periférico. As endotoxinas também podem desencadear um processo de coagulação intravascular disseminada com a formação de microtrombos capilares e agravamento da anoxia dos pulmões, rins, fígado e pele. Com a falta de oxigênio, aumenta a produção de ácido lático, ocorrendo acidose metabólica. Enquanto na fase inicial do choque as extremidades do indivíduo estão quentes, com débito cardíaco e pressão arterial pouco alterados, em uma fase mais avançada ocorrem diminuição da temperatura das extremidades, hipotensão, diminuição do débito cardíaco e oligúria. Como evento final, o estímulo do sistema complemento pelas endotoxinas leva à autólise celular e à liberação de lisozimas, que aumentam a destruição tecidual.

DIAGNÓSTICO DIFERENCIAL

Para que as infecções odontogênicas sejam corretamente tratadas, certos princípios de diagnóstico devem sempre ser seguidos, evitando-se assim condutas ineficientes ou mesmo iatrogênicas, tão frequentemente observadas.

Quando um paciente é acometido por uma infecção na região bucomaxilofacial manifestada sob a forma de celulite ou abscesso, geralmente a hipótese diagnóstica de infecção odontogênica é levantada. Frequentemente, o diagnóstico de infecção odontogênica pode ser estabelecido durante a história relatada pelo paciente. O relato de odontalgia é quase que conclusivo da presença de um processo odontogênico, seja ele inflamatório ou infeccioso. Às vezes, no entanto, o paciente não irá relatar a ocorrência de odontalgia no momento do atendimento ou nos dias anteriores ao aparecimento do edema facial. Esse fato é explicável, uma vez que o processo de necrose pulpar pode ser assintomático, e isso também pode ocorrer em certas fases da doença periodontal. Nesses casos, cabe ao clínico o exame detalhado da cavidade bucal em busca de dentes com cáries extensas, restaurações ou mobilidade, as quais podem ser sinais de comprometimento endodôntico ou periodontal.

AVALIAÇÃO DA GRAVIDADE DA INFECÇÃO E DO ESTADO GERAL DO HOSPEDEIRO

A gravidade da infecção e o estado geral do hospedeiro podem ser avaliados por anamnese, exame físico e exames complementares. É importante obter informações do paciente sobre a duração e velocidade de evolução da infecção, presença de dor contínua ou intermitente, ocorrência de febre, presença de disfagia e/ou dispneia, tratamentos anteriores e uso de medicamentos. Finalmente, deve-se obter a história médica do paciente, já que doenças sistêmicas podem influenciar a evolução da infecção ou serem influenciadas por ela.

No exame físico geral devem ser observados o estado geral do paciente, seu grau de hidratação e sinais vitais. A elevação da temperatura pode significar maior comprometimento sistêmico pela infecção. A febre é mais comum nas crianças, estando presente muitas vezes em infecções pouco severas. Já nos adultos, febre elevada é uma ocorrência menos frequente, podendo estar ausente mesmo em infecções graves. Por esses motivos, a temperatura não deve ser usada isoladamente para avaliação da gravidade da infecção, embora possa ser um bom parâmetro. Com a elevação da temperatura, o paciente com infecção pode apresentar aumento das frequências cardíaca e respiratória. Quando alterada, a pressão arterial pode estar levemente elevada em virtude da ansiedade e dor ou drasticamente baixa no choque séptico.

Após o exame físico geral, procede-se ao exame locorregional. O aumento da sensibilidade à palpação e percussão de um dente ou mesmo sua mobilidade sugerem que ele seja a fonte da infecção. A presença de edema indica que a infecção não está mais restrita aos dentes e maxilares, mas que se está disseminando pelos espaços fasciais, necessitando de abordagem terapêutica mais agressiva. Outra característica importante do aumento de volume é a flutuação decorrente da superficialização da secreção purulenta. Geralmente, a região eleita para incisão e drenagem é o ponto de flutuação. No entanto, se a coleção purulenta estiver localizada profundamente nos tecidos, não ocorrerá um ponto de flutuação, dificultando a indicação de drenagem cirúrgica imediata.

O passo seguinte para avaliação da gravidade da infecção e do estado geral do hospedeiro é a solicitação de exames complementares. O hemograma é particularmente útil nos casos mais graves para que se avalie a resposta leucocitária do processo infeccioso. A presença aumentada de leucócitos ainda imaturos na circulação, conhecida com desvio à esquerda, é proporcionalmente maior quanto mais grave for a infecção. A leucocitose, ou aumento absoluto do número de leucócitos, também denota quadro infeccioso com comprometimento sistêmico, embora na sepse por Gram-negativos possa ocorrer desvio à esquerda até com leucopenia. Essa diminuição no número de leucócitos é explicada por sua destruição maciça pela infecção.

DETERMINAÇÃO DA FASE EVOLUTIVA DA INFECÇÃO

De grande importância para o tratamento da infecção é a determinação de sua fase evolutiva, uma vez que as condutas terapêuticas podem variar conforme essa fase. Por exemplo, nas fases de abscesso dentoalveolar e intra-ósseo, as manobras clássicas de acesso à câmara pulpar e a instrumentação do canal ou canais radiculares estão indicadas para a drenagem da secreção formada. Na fase de infecção subperiostal, tais manobras também devem ser realizadas, uma vez que são eficazes na maioria das vezes. No entanto, deve-se sempre prever a necessidade de incisão dos tecidos moles e drenagem cirúrgica. Quando a infecção perfura o periósteo e atinge os tecidos moles da face, a drenagem endodôntica geralmente não é mais eficaz, embora a remoção do conteúdo dos canais radiculares deva ser efetuada assim que clinicamente possível. Nessa fase de celulite ou abscesso dos tecidos moles, frequentemente é necessária intervenção cirúrgica para descompressão ou drenagem de secreção.

Quando ocorre aumento de volume dos tecidos moles, deve-se levantar a hipótese diagnóstica de celulite ou abscesso. Como é gradual a transição de celulite para abscesso, esses dois quadros podem estar superpostos, causando dificuldade diagnóstica. Nessas situações, a realização de punção aspirativa com agulha de grosso calibre pode, de alguma forma, demonstrar a presença de pus (Fig. 4.29). No entanto, embora de grande utilidade, esse é um procedimento invasivo, sendo por vezes de difícil realização em casos mais extensos, como nos com envolvimento de vários espaços fasciais ou em crianças e pacientes ansiosos, quando então o diagnóstico por imagem passa a ser fundamental.

DIAGNÓSTICO POR IMAGEM

Embora a expressão *diagnóstico por imagem* seja frequentemente usada quando exames com esse recurso são realizados, em muitas ocasiões se obtêm informações que sugerem, mas não fecham diagnóstico definitivo. Por esse motivo, as observações clínicas nunca devem ser relegadas a um segundo plano, sendo de extrema importância para a definição da terapêutica a ser adotada.

Radiografias intra ou extrabucais podem ser úteis na observação de lise óssea perirradicular nos dentes com infecção. Cabe ressaltar que nos casos de abscesso dentoalveolar agudo não ocorre reabsorção óssea visível nas primeiras horas, o que pode dificultar o diagnóstico quando a dor for difusa. Nesses casos pouco frequentes, a infecção ainda está localizada, não merecendo atenção cirúrgica imediata, mas abertura e drenagem pela via endodôntica. Na maioria dos casos de infecções odontogênicas agudas, o que ocorre é a agudização de um processo perirradicular crônico, facilmente observado nos exames radiográficos periapicais ou panorâmicos.

Nos casos com aumento de volume dos tecidos moles, quando houver dúvida quanto à presença de coleção purulenta, pode-se indicar exame ultrassonográfico, de grande utilidade na diferenciação entre os quadros de celulite e abscesso. Na ultrassonografia, a presença de imagens hipo-ecogênicas sugere coleções purulentas (Fig. 4.30). Embora esse exame possa colaborar para a indicação de drenagem cirúrgica nos casos de infecções odontogênicas, não deve ser analisado isoladamente para este fim, mas em conjunto com a evolução do processo infeccioso e quadro clínico do paciente, já que algumas vezes coleção purulenta pode ocorrer e não ser detectada pela ultrassonografia.

Além da ultrassonografia, outro exame particularmente útil no diagnóstico e na delimitação da extensão das infecções odontogênicas é a tomografia computadorizada, que por meio de imagens seriadas pode revelar com bastante precisão o envolvimento de espaços fasciais profundos e regiões anatômicas nobres. Embora não seja

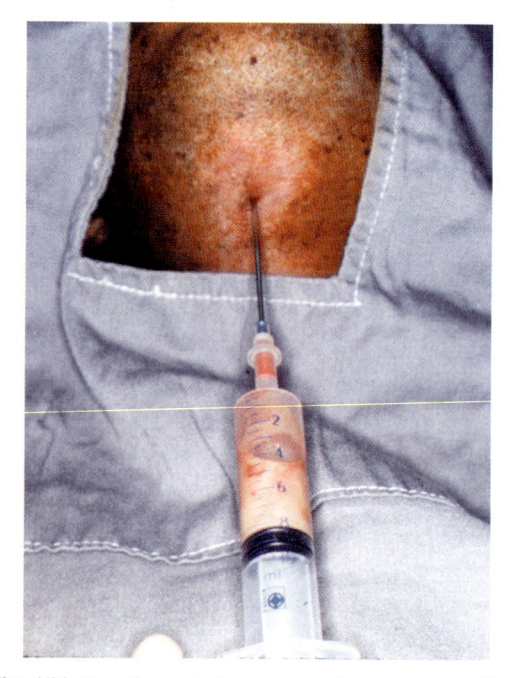

Fig. 4.29 Punção aspirativa com agulha de grosso calibre demonstrando a presença de secreção purulenta.

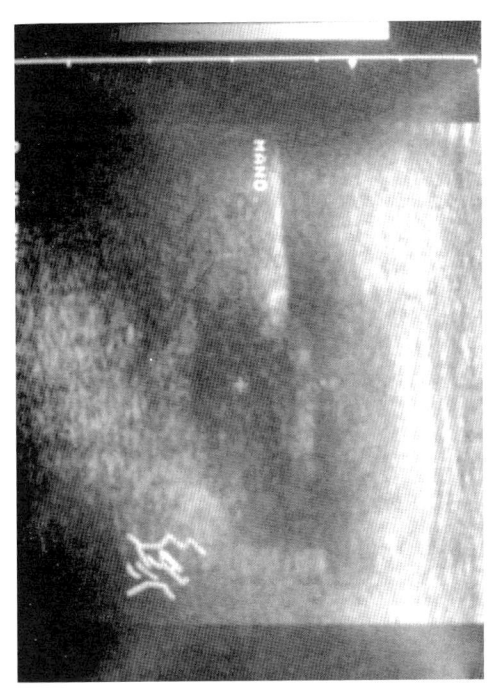

Fig. 4.30 Ultra-sonografia da região parotídeo-masseterina, demonstrando coleção líquida localizada no espaço massetérico, entre o masseter e a mandíbula, e inferiormente a esta.

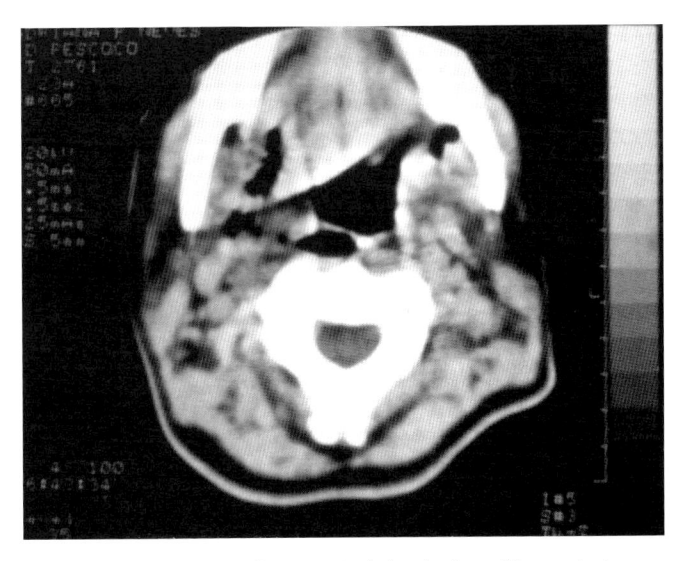

Fig. 4.31 Tomografia computadorizada da região cervical demonstrando coleção localizada no espaço laterofaríngeo e retrofaríngeo.

usado rotineiramente, esse exame é muito útil em casos de infecções odontogênicas complicadas por envolvimento dos espaços látero e retrofaríngeos, pescoço, tórax, mediastino e cavidade craniana (Fig. 4.31).

DIAGNÓSTICO LABORATORIAL

A conhecida suscetibilidade às penicilinas dos microrganismos normalmente presentes nas infecções odonto-

gênicas permite que a utilização desses antimicrobianos seja rotineiramente bem-sucedida. No entanto, dependendo do tipo, da localização e da patogenicidade da infecção, torna-se importante a identificação precisa dos microrganismos envolvidos e de sua suscetibilidade às drogas antimicrobianas disponíveis, com o auxílio de certos exames laboratoriais, dos quais se destacam a microscopia direta, a cultura de secreções e o antibiograma. Para a adequada execução desses exames, a colheita de espécimes, seu transporte e processamento pelo laboratório devem ser executados corretamente, possibilitando assim a obtenção de resultados fiéis e representativos do quadro infeccioso.

Coleta de espécimes

Durante a coleta de espécimes, certos cuidados devem ser tomados para que não haja contaminação da secreção ou tecidos por microrganismos residentes do local e que não participam diretamente do quadro infeccioso. Assim, quando se pretende puncionar coleções purulentas através da pele ou mucosa, deve-se realizar anti-sepsia prévia da superfície e, em se tratando da mucosa bucal, evitar que a saliva entre em contato com a região. Mesmo que posterior drenagem da coleção esteja planejada, a coleta por meio de punção aspirativa antes da incisão dos tecidos é muito mais segura para prevenir a contaminação do material. Porém, se a drenagem for realizada em primeiro lugar, o material pode ainda ser aspirado com uma seringa ou colhido com o auxílio de um *swab*, um cotonete especial com mecha de algodão, raiom ou dácron. Os *swabs* são a maneira menos desejada de coleta e transporte de material, pois os microrganismos podem ficar presos às suas fibras, o que dificulta a sua recuperação para exame. Além disso, os *swabs* de algodão contêm ácidos que são tóxicos a muitas bactérias. Por isso, estão reservados para os casos em que pouca secreção venha a ser encontrada nos tecidos.

Transporte ao laboratório

Uma vez coletado, deve-se acondicionar o material de maneira que possa ser transportado ao laboratório o mais rápido possível, sem dano aos microrganismos. Não se deve esperar muito entre a coleta e o exame microbiológico, em virtude do crescimento desproporcional de algumas cepas e da progressiva perda de viabilidade e alteração morfológica dos microrganismos. O tipo de acondicionamento do material influencia diretamente os exames laboratoriais que poderão ser realizados. Por exemplo, se a secreção for enviada em caldo para cultura, não será possível o exame direto com microscópio. Assim, quando o material for coletado, ele deve ser acondicionado de diversas maneiras, para permitir diferentes exames laboratoriais.

O material colhido por aspiração deve preferencialmente ser enviado na própria seringa, após remoção do excesso de ar e recolocação do protetor da agulha para garantir a esterilidade. Um pequeno fragmento de borracha estéril pode ser útil para obliterar a ponta da agulha, principalmente para manter a viabilidade de microrganismos anaeróbios. A secreção também pode ser despejada em um tubo estéril seco e assim transportada, principalmente quando se objetiva exame bacterioscópico. Tubos de ensaio com caldos para cultura são uma boa opção para o acondicionamento e transporte quando se objetiva cultura de microrganismos, porém não são próprios para o exame bacterioscópico. Na suspeita de infecção por anaeróbios, o material deve ser colocado em um frasco com caldo de cultura específico para esses microrganismos.

Os *swabs* não devem ser colocados em tubos de ensaio vazios devido à secagem rápida de suas fibras, tornando o material coletado inviável. Eles devem ser mergulhados em um meio de transporte semissólido.

Os fragmentos de tecido devem ser enviados ao laboratório em tubos de ensaio estéreis ou em placas de Petri, de maneira a diminuir a desidratação e a contaminação. Substâncias fixadoras só devem ser usadas quando se deseja estudo histológico, impedindo os exames microbiológicos de cultura e antibiograma.

Processamento pelo laboratório

Microscopia direta

Esse método é de grande valor para a identificação de certos gêneros e espécies microbianas. Nas infecções por *Candida albicans,* por exemplo, a microscopia direta pode ser conclusiva quanto à presença patogênica desse fungo muito antes dos resultados das culturas. Já no caso de microscopia direta de bactérias (exame bacterioscópico), não é possível a identificação precisa da espécie bacteriana. Mesmo assim, as informações desse exame podem ser úteis ao tratamento precoce do quadro infeccioso, já que orientam o clínico no direcionamento da antibioticoterapia.

Para a execução do exame bacterioscópico, costuma-se utilizar a coloração de Gram, após fixação do material em uma lâmina de vidro. As bactérias que retêm o corante de Gram, resultante da reação de violeta de genciana com lugol, mesmo após lavagem com álcool, adquirem a cor roxa e são denominadas Gram-positivas. As que não retêm esse corante após a lavagem tornam-se incolores e não são visíveis ao microscópio. São então coradas por fucsina básica e adquirem a cor vermelha, sendo denominadas Gram-negativas. A retenção do corante de Gram pelas Gram-positivas e liberação pelas Gram-negativas está relacionada com a maior riqueza de lipídios nas Gram-negativas. Essa característica não leva apenas a uma diferença de coloração, mas aos vários fenômenos biológicos presentes nas infecções por Gram-negativos, uma vez que as chamadas endotoxinas dessas bactérias são oriundas dos lipopolissacarídeos de sua parede celular.

Cultura

Nesse método, a secreção é semeada em meios específicos para o crescimento de determinados microrganismos, possibilitando a sua identificação à medida que seu crescimento e multiplicação ocorrem e que provas bioquímicas, entre outras, são realizadas. É importante salientar que a cultura de bactérias em meios artificiais específicos nem sempre se mostra um exame definitivo, ou seja, em alguns casos os principais agentes etiológicos podem não ser identificados *in vitro.* É o que acontece, por exemplo, quando bactérias anaeróbias extremamente patogênicas, mas também muito sensíveis ao meio externo e ao oxigênio, não chegam ao laboratório em condições de se multiplicarem e serem reconhecidas, mesmo em culturas específicas para esses microrganismos. Em outros casos, as bactérias cultivadas podem não ter participação direta no processo infeccioso, sendo somente representantes da microbiota residente que contaminou o espécime durante a sua colheita. São nessas ocasiões que a propedêutica clínico-cirúrgica mostra-se de extrema importância para que a infecção seja adequadamente tratada, mesmo sem resultados laboratoriais conclusivos.

Antibiograma

Uma vez que os microrganismos infectantes puderam ser identificados pela cultura, outro exame laboratorial será de grande auxílio no tratamento da infecção. É o chamado antibiograma, em que a sensibilidade e a resistência bacteriana a diversos antimicrobianos são testadas *in vitro*, por meio de diferentes métodos, incluindo o da difusão em disco e o da diluição seriada. De importância nesse exame é a determinação da mínima concentração inibitória (MIC) do antimicrobiano, capaz de impedir o crescimento bacteriano *in vitro*. Quanto menor essa concentração, mais eficaz é o antibiótico testado. Porém, na prática clínica, a MIC deverá ser analisada em conjunto com a toxicidade e indicação precisa do antimicrobiano.

O antibiograma não deve ser solicitado indiscriminadamente em todas as infecções odontogênicas, pois nelas já se conhecem os agentes etiológicos mais comuns, bem como os antibióticos mais eficazes. No entanto, existem certas situações em que é indicado, como nos casos resistentes ao tratamento habitual, em processos supurativos crônicos, em que são frequentes as mudanças de microbiota, em pacientes que apresentam piora em alguma fase do tratamento antimicrobiano, nas infecções hospitalares quando os fenômenos de resistência bacteriana são comuns e finalmente no caso de infecções odontogênicas graves ou potencialmente graves, incluindo as relacionadas a regiões ou estruturas nobres.

A exemplo do exame de cultura, o antibiograma também pode dar informações que não correspondem ao comportamento *in vivo* dos microrganismos. Isso pode ocorrer devido a algumas variáveis, como erros técnicos no processamento do material, erros de interpretação dos resultados, presença no meio de cultura de substâncias inibitórias do antibiótico testado e exame de microrganismos resistentes ou contaminantes não relacionados com a infecção.

TRATAMENTO

Os princípios fundamentais do tratamento das infecções odontogênicas agudas são a drenagem da secreção purulenta ou a descompressão dos tecidos edemaciados, a remoção do foco de infecção, a prescrição de antimicrobianos e a instituição de terapia de suporte, adequada às condições locais e sistêmicas do paciente.

DRENAGEM

Basicamente, a drenagem de um abscesso odontogênico pode ser efetuada através das vias endodôntica, periodontal, alveolar, transóssea ou ainda após incisão dos tecidos moles. A indicação da via mais adequada deve ser baseada principalmente na origem e na fase evolutiva do processo infeccioso.

Vias de drenagem
Endodôntica

As infecções que se originaram de doenças endodônticas devem ser drenadas nos seus estágios iniciais através de acesso à câmara pulpar e instrumentação do canal ou canais radiculares. Tais manobras são eficientes na maioria dos casos nos quais ainda não ocorreram perfuração do periósteo e disseminação para os tecidos moles. Em alguns casos de celulite, o esvaziamento do conteúdo necrótico dos canais radiculares e a medicação adequada do paciente

também podem surtir efeito. No entanto, celulites extensas frequentemente evoluirão para abscessos, em virtude da presença nos tecidos de grande quantidade de microrganismos que causam supuração. Nesses casos, mais uma vez a evolução correta do paciente dará subsídios para a conduta a ser tomada.

Periodontal

Nas infecções agudas originadas de doença periodontal crônica, a via periodontal pode ser efetiva para a drenagem de pequenas coleções localizadas entre o dente e o periodonto. Nesses casos, após bloqueio anestésico e/ou infiltração local, um instrumento periodontal deve ser introduzido no sulco gengival e dirigido para a loja do abscesso até criar uma via para a saída da secreção purulenta. Fragmentos maiores de tártaro devem ser removidos, embora a raspagem minuciosa das superfícies radiculares não esteja indicada, já que pode levar à remoção desnecessária de cemento ainda viável, amolecido nessa fase aguda da infecção. Em abscessos periodontais mais extensos ou após a perfuração do periósteo pode ser necessária a drenagem com incisão dos tecidos moles. Já no caso de abscessos gengivais, causados pela presença de corpo estranho no sulco gengival, o tratamento deve ser direcionado para a drenagem da secreção e remoção do corpo estranho através do sulco gengival.

Alveolar

A drenagem de coleções após exodontia do dente envolvido com o processo infeccioso pode ser útil principalmente em abscessos intraósseos ou subperiostais, embora sua indicação ainda seja discutível e contraindicada por muitos. A cirurgia em áreas infectadas só deve ser indicada quando contribuir efetivamente para o tratamento da infecção, na impossibilidade do estabelecimento da via endodôntica. Nesses casos, deve-se sempre realizar cobertura antibiótica, uma vez que a disseminação da infecção através do alvéolo para o osso medular e os espaços conjuntivos frouxos é facilitada pela manipulação cirúrgica. Na presença de abscessos menores que não foram efetivamente drenados pelo alvéolo após a exodontia, a incisão dos tecidos moles deve ser indicada. Em abscessos maiores, pode-se realizar a exodontia simultaneamente à drenagem cirúrgica. Porém, nessas situações, a dificuldade de anestesia e de manipulação em virtude de dor e trismo pode dificultar ou mesmo inviabilizar o procedimento. Por esse motivo, costuma-se optar pela exodontia em um segundo tempo, passada a fase aguda do processo.

Transóssea

Raramente se indica a drenagem por trepanação do osso alveolar até a cavidade de um abscesso intraósseo, o que só se justifica na ocorrência de duas situações concomitantes: presença de dor intensa, em virtude de processo infeccioso agudo, e obstrução mecânica do canal ou canais radiculares, impossibilitando a via endodôntica de drenagem. Essa situação ocorre quando da presença de pinos ou núcleos que usam os canais radiculares para sua ancoragem. A tentativa de remoção de alguns desses artifícios pode induzir fraturas radiculares que condenam dentes ou trabalhos protéticos extensos. Para a realização desse tipo de drenagem, após anestesia por bloqueio e/ou infiltração, uma pequena incisão é realizada na mucosa oral, na altura da reabsorção óssea visível na radiografia. A seguir, perfura-se a cortical óssea até a lesão com o auxílio de um instrumento cortante rotatório, buscando drenagem de pequena quantidade de secreção purulenta. Antibióticos são prescritos e, após a regressão da fase aguda, realiza-se a cirurgia apical mais indicada.

Cirúrgica

Nos casos de infecções mais avançadas que apresentam aumento de volume dos tecidos moles, a drenagem cirúrgica mediante incisão dos tecidos moles deve ser indicada. O posicionamento das incisões varia conforme a região anatômica na qual a infecção estiver localizada. Cada caso particular será discutido mais à frente. De maneira geral, para realização de drenagem cirúrgica indica-se anestesia local por meio de bloqueio a distância e/ou infiltração superficial na região a ser incisada. No caso de abscessos situados mais profundamente, pode-se realizar anestesia por planos à medida que eles vão sendo individualizados pela dissecção. Embora a anestesia local seja de certa forma desconfortável para o paciente, uma vez que nem sempre é totalmente eficiente nos tecidos infectados, sem dúvida é a que induz menores riscos. Geralmente, o procedimento cirúrgico é de rápida execução e o paciente sentir-se-á aliviado após sua realização. Em crianças, pacientes não colaborativos ou em casos mais graves, podem ser indicadas internação e drenagem sob anestesia geral ou sedação. Nesses casos, sendo a via de drenagem a intra-oral, o anestesista deve ser alertado quanto ao risco de aspiração de material infectado. Por esse motivo, a intubação oro ou nasotraqueal geralmente é realizada, permitindo maior controle e segurança da anestesia e cirurgia. Nos abscessos drenados através da pele, sedação associada ou não à anestesia local pode ser suficiente para o procedimento, não sendo a princípio necessário intubação. No entanto, nos casos nos quais as vias aéreas já

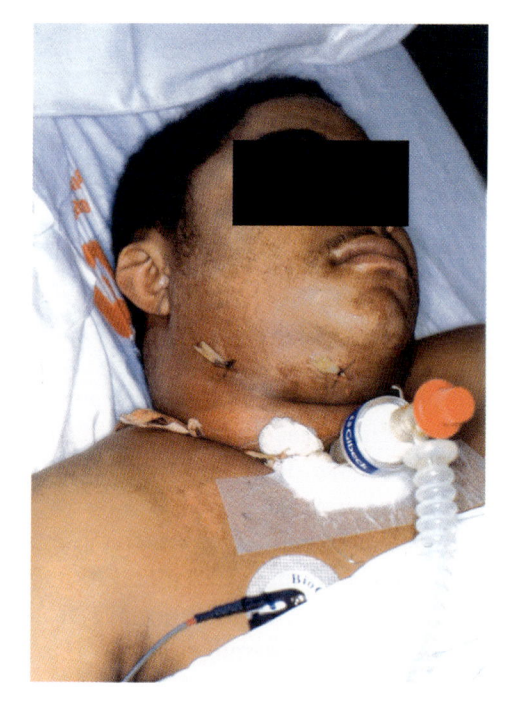

Fig. 4.32 Caso de angina de Ludwig com necessidade de traqueostomia de emergência para manutenção das vias aéreas, obstruídas após indução anestésica.

estiverem comprometidas em virtude do aumento de volume dos tecidos moles, a sedação isolada é uma manobra muito arriscada, pois obstrução completa das vias aéreas pode rapidamente ocorrer, em decorrência da eliminação dos reflexos protetores e do próprio edema induzido pela manipulação cirúrgica. Exemplos típicos dessa problemática são os casos de abscessos látero e retrofaríngeo e de angina de Ludwig, quando a indicação de traqueostomia prévia à indução anestésica pode ser necessária para a manutenção segura das vias aéreas (Fig. 4.32).

Técnica de drenagem

Em abscessos com indicação de drenagem intra-oral, a incisão deve ser realizada na mucosa, sobre o ponto de maior flutuação. Caso a coleção purulenta já esteja drenada, após esse procedimento um instrumento de ponta romba, como uma pinça hemostática ou uma tesoura de dissecção, deve ser introduzido fechado através da incisão e, então, sucessivamente aberto e fechado em todas as direções, permitindo a comunicação de várias lojas do abscesso, formadas por remanescentes de tecidos mais resistentes. Caso após a incisão da mucosa ainda não ocorra drenagem de secreção, deve-se da mesma forma fazer-se uso de dissecção romba, criando uma via de drenagem através das fibras musculares da região. Se o abscesso for de localização subperióstea, pode ser necessária incisão do periósteo para acesso à coleção purulenta (Fig. 4.33).

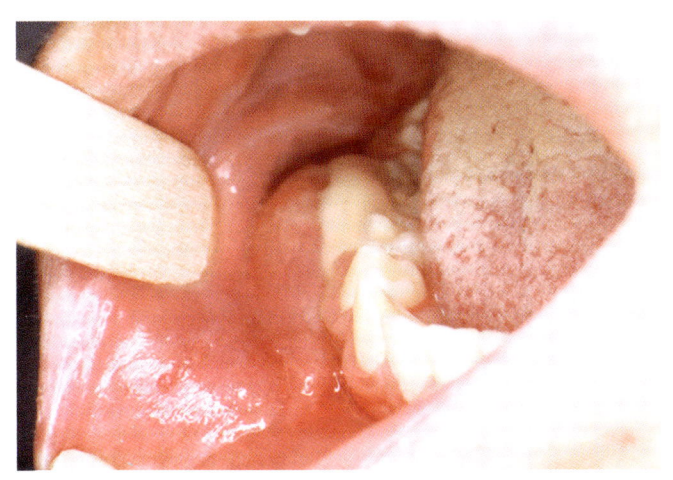

Fig. 4.33 Drenagem abundante de secreção purulenta após incisão intraoral sobre o ponto de flutuação.

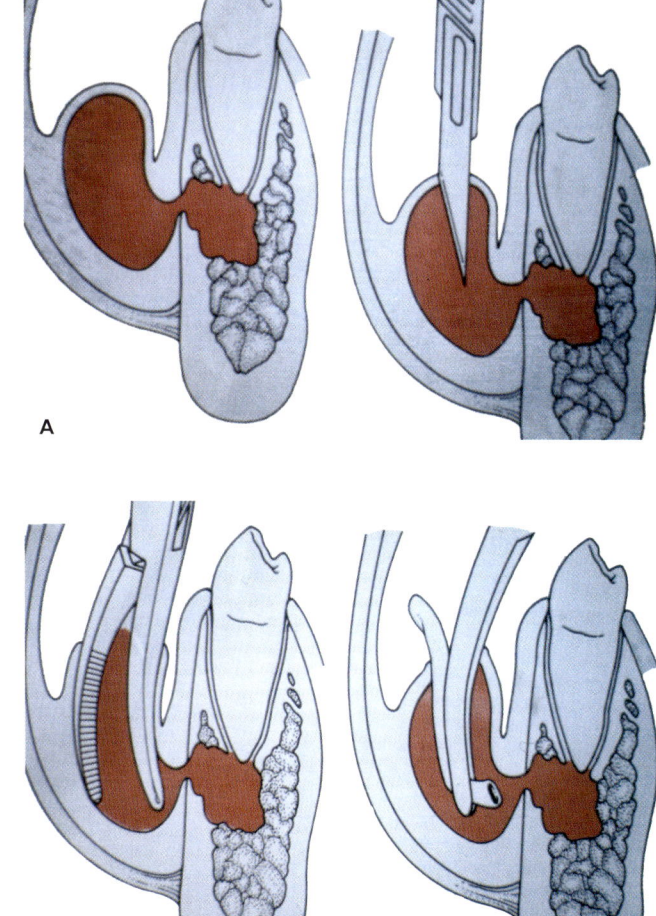

Fig. 4.34 Sequência de procedimentos para a drenagem intraoral de um abscesso odontogênico. (Extraído de Peterson, 1988.) **A.** Incisão; **B.** Divulsão, colocação e sutura do dreno.

Após tais manobras, um dreno de borracha tubular não rígido de Penrose deve ser introduzido através da incisão até a cavidade drenada, de maneira a permitir saída contínua de secreção e impedir que haja fechamento dos tecidos, o que levaria à recidiva do abscesso. Na ausência desse tipo de dreno, um dreno improvisado pode ser obtido cortando-se uma luva de borracha. É importante ressaltar que a função do dreno é manter efetiva a via de drenagem criada pela cirurgia. Para tanto, seu comprimento deve ser suficiente para comunicar a cavidade drenada com o meio externo, sendo um erro sua introdução excessiva. Para evitar a saída acidental do dreno de sua posição, induzida pelos movimentos da língua e bochechas, ele deve ser suturado à mucosa (Fig. 4.34). Nos retornos do paciente, o dreno deve ser manipulado e removido assim que não houver mais secreção purulenta. Em abscessos maiores, é prudente que o tamanho do dreno seja diminuído paulatinamente até sua remoção, permitindo que haja diminuição gradual do tamanho da cavidade.

Os mesmos passos usados para drenagem através da mucosa são válidos para a drenagem através da pele. No entanto, certos cuidados particulares devem ser tomados. O primeiro deles é a própria indicação da drenagem intra ou extraoral. O que permite a indicação de uma drenagem intra ou extraoral são a região anatômica e o espaço fascial envolvidos e o estágio evolutivo da infecção. Por exemplo, as infecções do espaço submandibular são drenadas pela pele, enquanto as do espaço bucal ou geniano, pela mucosa (Fig. 4.35). Outro cuidado na realização das incisões extraorais é sua correta localização. De maneira geral, com objetivos estéticos, essas incisões devem ser realizadas paralelamente às rugas cervicais, possibilitando assim uma reparação com cicatriz estética e às vezes imperceptível. No entanto,

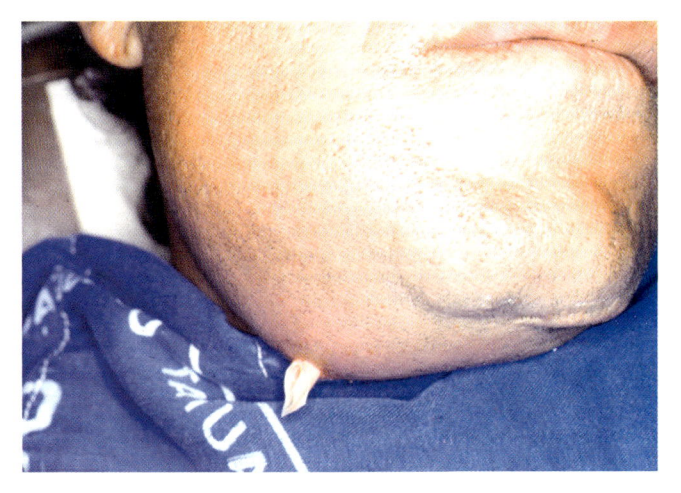

Fig. 4.35 Passos da drenagem de abscesso submandibular. O conhecimento da evolução das infecções localizadas nesse espaço permite que a via extraoral seja eleita mesmo sem presença de flutuação.

o fator estético não deve comprometer a eficiência do ato cirúrgico, principalmente nos casos graves. Ainda nas incisões extraorais, deve-se avaliar se a incisão será realizada no ponto de flutuação ou logo abaixo dele, o que induz menos necrose tecidual e uma cicatriz mais estética. Essa conduta é válida somente para os casos nos quais a flutuação não for extremamente evidente, com drenagem espontânea iminente (Fig. 4.36). Nesses casos, se a incisão for realizada fora do ponto de flutuação, corre-se o risco de ter duas saídas de secreção, uma criada pelo ato cirúrgico e outra espontaneamente pelo ponto de flutuação. Após a inserção do dreno, devem ser realizados curativos com gaze, trocados periodicamente.

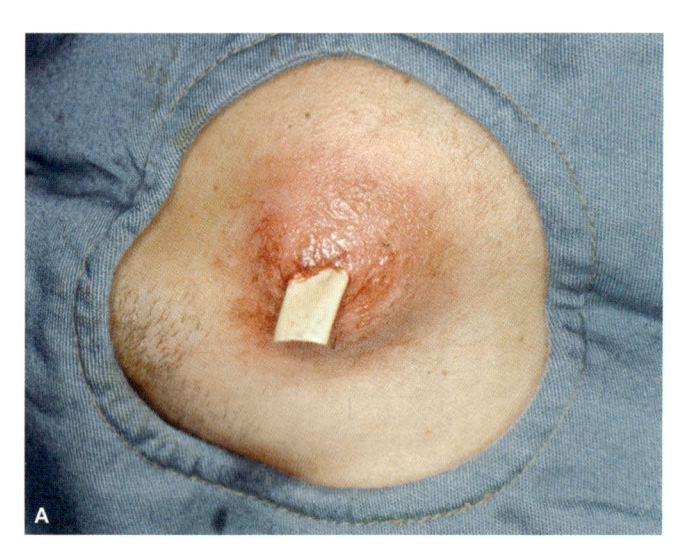

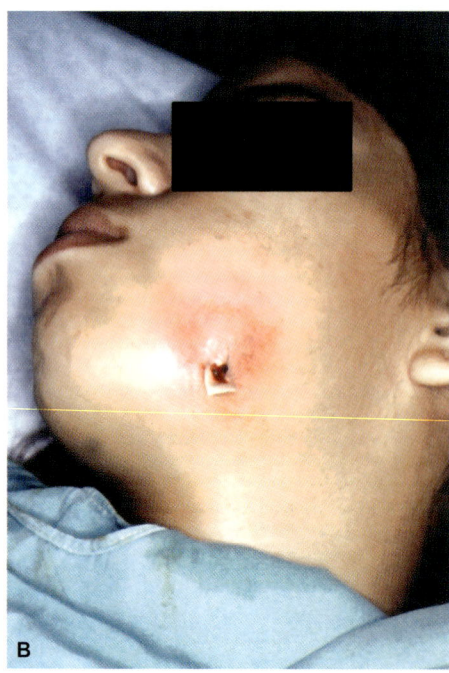

Fig. 4.36 Possibilidades de localização da incisão extraoral para drenagem de um abscesso odontogênico. **A.** Sobre o ponto de flutuação; **B.** Abaixo do ponto de flutuação.

DESCOMPRESSÃO

Como já abordado, na presença de celulite, a remoção do foco de infecção e a medicação antibiótica podem ser suficientes para a regressão do processo. No entanto, em alguns casos, principalmente nas celulites mais extensas, essas medidas podem não surtir efeito. Portanto, pode não ser prudente esperar a próxima fase evolutiva da infecção, o abscesso, para se instituir drenagem. Tal espera permite a progressão do processo infeccioso, com todas as suas consequências, incluindo propagação para regiões anatômicas nobres, bacteremia e septicemia. Por isso, reavaliando o paciente após algumas horas da remoção do foco infeccioso e da medicação adequada, se não houver melhora do quadro e piora do estado geral, indica-se intervenção cirúrgica. Nas celulites extensas, a abordagem cirúrgica do espaço acometido permite a saída de gases e da secreção serossanguinolenta, o que contribui para descompressão dos tecidos, aumento do suprimento sanguíneo e chegada dos antibióticos e dos elementos de defesa do hospedeiro. Um dreno de borracha deve então ser inserido através do acesso cirúrgico para manter a via de descompressão. Se posteriormente ocorrer supuração, a via de drenagem já estará estabelecida. Deve-se ressaltar que a descompressão não está indicada em todos os casos de celulite, mas somente nos que não responderem às medidas de remoção do foco e à medicação antimicrobiana (Fig. 4.37).

REMOÇÃO DO FOCO DE INFECÇÃO

As condutas a serem tomadas para eliminação do foco infeccioso dependem da origem da infecção e da condição dos dentes envolvidos. Se a origem da infecção for endodôntica, a remoção do foco incluirá a instrumentação do canal ou canais radiculares com o intuito de remover de seu interior microrganismos e produtos da necrose pulpar. Se a origem for periodontal, a eliminação do foco infeccioso poderá em parte ser realizada pela raspagem das superfícies radiculares com a remoção grosseira de microrganismos e tártaro. Tais procedimentos podem ser realizados em qualquer fase evolutiva da infecção odontogênica, embora nos casos de abscessos dos tecidos moles sejam geralmente instituídos após remissão dos sinais e sintomas agudos. Já quando as condições dos dentes infectados não permitirem que sejam conservados, a exodontia estará indicada. Como discutido anteriormente, a exodontia durante a fase aguda da infecção é assunto de controvérsia, preferindo a maioria dos profissionais realizá-la após cronificação do processo, quando as condições locais e gerais do paciente assim permitirem. No entanto,

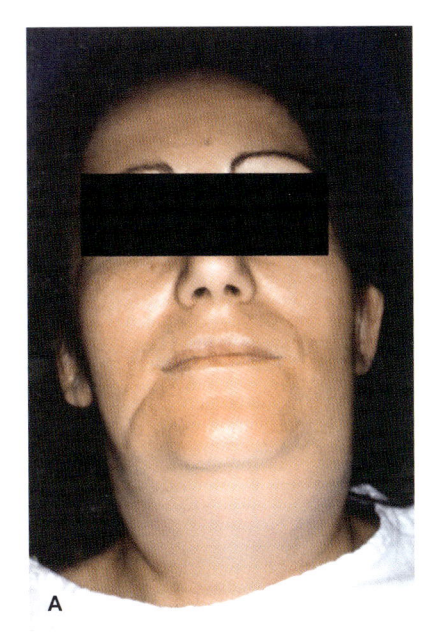

A

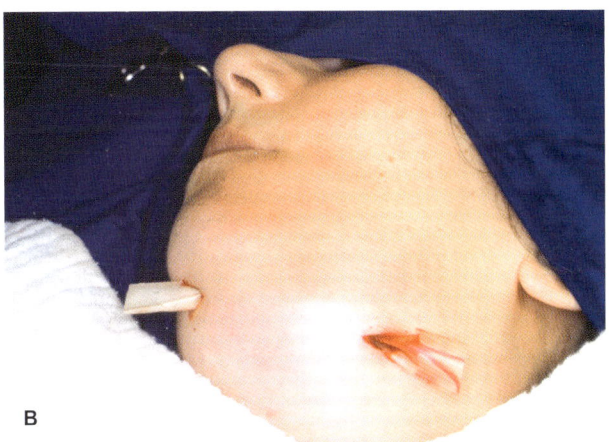

B

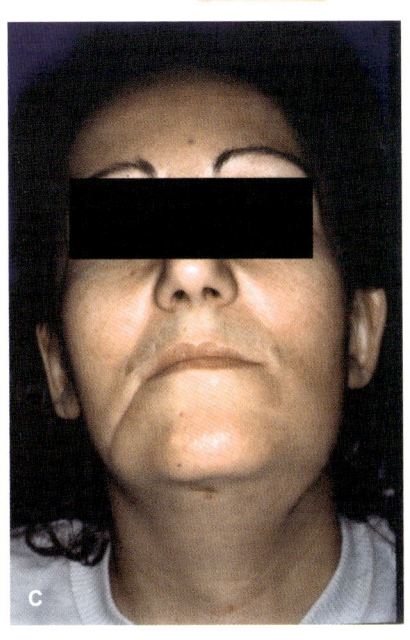

C

Fig. 4.37 Extensa celulite submandibular compatível com o quadro de angina de Ludwig, que não regrediu com medicação antimicrobiana. **A.** Aspecto pré-operatório; **B.** Descompressão submandibular e colocação de drenos comunicando as incisões; **C.** Aspecto pós-operatório.

se a exodontia for realizada durante a fase aguda da infecção, sempre devem ser administrados antimicrobianos, já que a disseminação de uma possível coleção intraóssea para os espaços fasciais pode ocorrer. A angina de Ludwig é um exemplo típico de disseminação de infecções perirradiculares para os espaços submandibular, sublingual e submentoniano, o que geralmente ocorre após exodontia de um molar inferior infectado. Por esse motivo, o cirurgião-dentista deve sempre estar alerta quando realizar exodontias na presença de infecção, principalmente dos dentes póstero-inferiores. Mesmo quando a infecção estiver em uma fase crônica e durante a curetagem do alvéolo for notada perfuração da cortical óssea, facilitando a disseminação de secreção para os tecidos moles, deve-se instituir terapia antimicrobiana.

PRESCRIÇÃO DE ANTIMICROBIANOS

Para se determinar a real necessidade da prescrição de antimicrobianos, devem ser realizadas as variáveis de cada caso, incluindo a gravidade da infecção, sua fase evolutiva, sua localização anatômica, a necessidade de manipulação cirúrgica, a efetividade dos procedimentos para drenagem de secreção e as condições sistêmicas do paciente. Dessa maneira, não haverá necessidade de prescrição de antimicrobianos em um grande número de infecções dentoalveolares pouco severas que são efetivamente drenadas pela via endodôntica; em abscessos restritos ao sulco gengival, na curetagem pós-exodôntica de granulomas periapicais restritos ao periápice radicular que não causaram perfuração das corticais ósseas; e em pericoronarites leves que podem ser tratadas em um primeiro momento com higienização e bochechos com soluções antissépticas e oxidantes.

Por outro lado, os antimicrobianos devem ser prescritos em casos de pericoronarites mais severas, quando não houver efetividade de drenagem pela via endodôntica ou ainda quando da manipulação cirúrgica de áreas infectadas. Havendo lesões periapicais nos molares e pré-molares inferiores a serem extraídos, o cirurgião deve estar sempre atento à necessidade de prescrição de antimicrobianos. Se houver infecção na fase aguda, com supuração, ou quando for notada a perfuração pelo processo infeccioso de alguma das corticais da mandíbula ou maxila, antimicrobianos devem ser prescritos. Finalmente, deve-se administrar antimicrobianos quando as defesas do organismo estiverem comprometidas em virtude de condições sistêmicas, uso de medicamentos imunossupressores ou ainda quando houver risco de infecção a distância do foco infeccioso, como em válvulas cardíacas protéticas ou previamente lesadas por doenças reumáticas.

Dos antimicrobianos, os antibióticos são os mais usados nas infecções odontogênicas, ficando os quimioterápicos indicados para casos especiais. Desde que se tem conhecimento dos principais microrganismos causadores dessas infecções, a antibioticoterapia empírica deve ser instituída até os resultados das culturas e antibiogramas, caso sejam necessários. As penicilinas e derivados são os antibióticos mais utilizados e se mostram eficazes na maioria dos casos. Porém, o aumento na resistência bacteriana e as possíveis reações de hipersensibilidade dos pacientes às vezes induzem o clínico a utilizar outras opções. A mudança dos antibióticos prescritos inicialmente só deve ser feita quando não houver melhora do quadro, a despeito das manobras clínicas e cirúrgicas instituídas. Nesses casos, a cultura e o antibiograma podem em muito auxiliar na escolha dos antibióticos mais indicados.

Considerando que os estreptococos são os principais causadores das infecções odontogênicas, sobretudo se a origem for periapical, indica-se para os casos de menor gravidade, cujo tratamento possa ser realizado sem internação, amoxicilina ou cefalexina. Nos casos de maior severidade, porém ainda tratados em ambulatório, pode-se indicar pela via oral amoxicilina associada ao metronidazol, amoxicilina/clavulanato, clindamicina ou azitromicina. Dessa maneira, será aumentada a cobertura para anaeróbios e Gram-negativos, cuja presença é mais marcante nas infecções de origem periodontal. A amoxicilina/clavulanato, clindamicina e azitromicina também são eficazes contra cepas de estafilococos cuja frequência de cultivo nas infecções odontogênicas vem aumentando. Como opções aos alérgicos às penicilinas, até mesmo amoxicilina, indica-se clindamicina ou azitromicina. Embora as cefalosporinas também possam ser úteis nesses casos de alergia, cerca de 10% dos alérgicos às penicilinas também o são às cefalosporinas, devendo o seu uso ser cauteloso.

Nos casos de infecções odontogênicas de maior gravidade, com necessidade de internação e antibioticoterapia endovenosa, o antibiótico de primeira escolha é a penicilina G cristalina, por sua ação contra estreptococos e anaeróbios. Quando a origem da infecção for periodontal ou quando a presença de anaeróbios for marcante, a associação penicilina G cristalina e metronidazol será sinérgica contra os anaeróbios e aumentará a cobertura contra *Bacteroides fragilis*.

Outro antibiótico útil para os casos tratados sob regime de internação é a clindamicina. Sua ação contra Gram-positivos e anaeróbios faz com que seja indicada por alguns como primeira escolha, até mesmo para as infecções mais graves, sobretudo por ser eficaz contra cepas de estafilococos não meticilinorresistentes. Ainda nos

casos de maior gravidade, incluindo a angina de Ludwig e as infecções dos espaços parafaríngeo e retrofaríngeo, outros antimicrobianos podem ser importantes, incluindo as cefalosporinas de terceira geração, como substitutas dos aminoglicosídeos, e a vancomicina, na presença de estafilococos meticilinorresistentes. A associação de clindamicina e penicilinas de terceira geração parece ser uma boa opção para esses casos.

TERAPIA DE SUPORTE

Os pacientes com infecções odontogênicas têm dificuldade de alimentação e ingestão de líquidos, uma vez que a deglutição pode ser muito difícil em virtude de dor e edema. Por isso, nos casos mais graves, pode ocorrer desidratação leve e/ou até severa, principalmente nas crianças e nos idosos. Nesses casos, o aumento da temperatura corpórea, da frequência respiratória e da sudorese contribui para aumentar as perdas hídricas de maneira significativa. Clinicamente, o paciente desidratado apresenta-se oligúrico, com mucosas secas, olhos "encovados" e relevo ósseo facial mais evidente. Em uma fase mais tardia, há diminuição do turgor e da elasticidade da pele (examinada preferencialmente na região infraescapular), hipotensão arterial (principalmente ortostática), fraqueza muscular, apatia e alteração do estado de consciência. A sudorese contínua também leva à perda de sódio, cloreto e potássio. Assim sendo, pode ocorrer alteração do equilíbrio hidroeletrolítico, que deve ser corrigida de maneira planejada, com infusão endovenosa de líquidos e eletrólitos, evitando-se iatrogenias como a hiper-hidratação, de consequências graves para idosos, cardiopatas e nefropatas (Fig. 4.38).

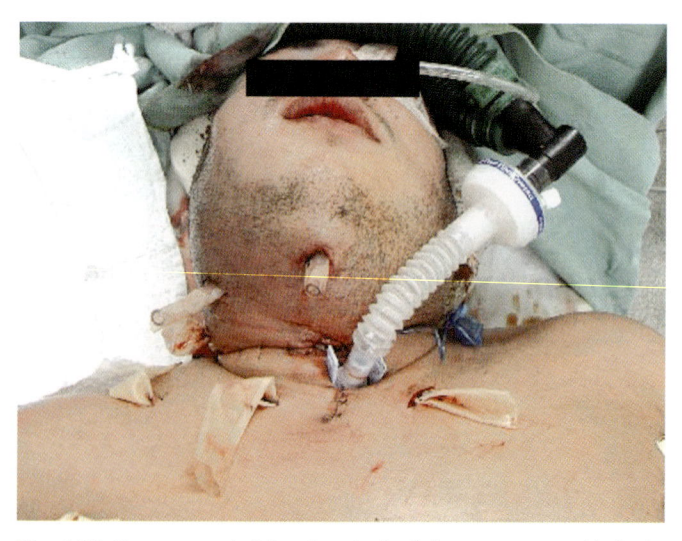

Fig. 4.38 Caso grave de infecção odontogênica, com necessidade de internação em Unidade de Terapia Intensiva para adequado suporte clínico-medicamentoso.

Uma vez restaurada a homeostasia, ela deve ser mantida por meio de um balanço nutricional adequado durante todas as fases do tratamento. Quando ocorrer dificuldade de deglutir, a dieta deve preferencialmente ser administrada por meio de uma sonda nasogástrica de calibre fino ou nasoenteral em posição gástrica. Para controle da reação inflamatória e dor devem ser prescritas drogas anti-inflamatórias e analgésicas, sendo preferível a via parenteral nos pacientes internados.

A fisioterapia por calor nas infecções odontogênicas pode ser bastante útil como medida complementar de tratamento. O calor causa vasodilatação, o que aumenta o suprimento sanguíneo da região e a chegada de elementos de defesa do organismo, exacerbando a inflamação e acelerando a supuração. Sua aplicação, mediante bochechos quando se prevê drenagem intraoral ou por meio de compressas quando a drenagem for extraoral, contribui para a resolução mais rápida da infecção. Porém, deve-se ter em mente que a formação de pus não é sinal de cura da infecção, mas sim uma das suas consequências. Portanto, é errôneo afirmar que, na presença de celulite, somente fisioterapia com calor é a melhor conduta terapêutica, com o objetivo único de induzir supuração. Tal conduta menospreza o potencial evolutivo da infecção, cujo curso poderia ser abreviado em uma fase ainda inicial, com remoção do foco infeccioso e terapêutica antimicrobiana adequada.

ABORDAGEM CIRÚRGICA ESPECÍFICA

A drenagem cirúrgica constitui a principal manobra terapêutica diante de uma infecção odontogênica aguda que resultou em abscessos nos tecidos moles da boca, face e pescoço. Dependendo da região acometida, abordagem cirúrgica específica deve ser instituída para um tratamento bem-sucedido. Portanto, cada região deve ser considerada isoladamente, com finalidade didática.

ABSCESSO VESTIBULAR

As infecções localizadas no vestíbulo bucal, logo abaixo da mucosa, são drenadas por meio de incisões paralelas à mandíbula ou maxila. Cuidado especial deve ser tomado na região de molares inferiores, quando lesão da artéria facial pode ocorrer se o bisturi for excessivamente aprofundado (Fig. 4.39).

ABSCESSO PALATINO

As incisões realizadas no palato devem ser paralelas ao trajeto dos vasos palatinos, diminuindo assim os riscos de

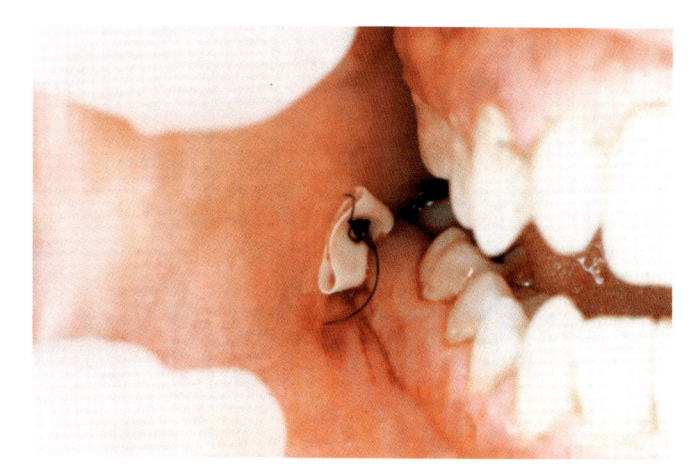

Fig. 4.39 Drenagem de abscesso vestibular através de incisão paralela ao peocesso alveolar da mandíbula.

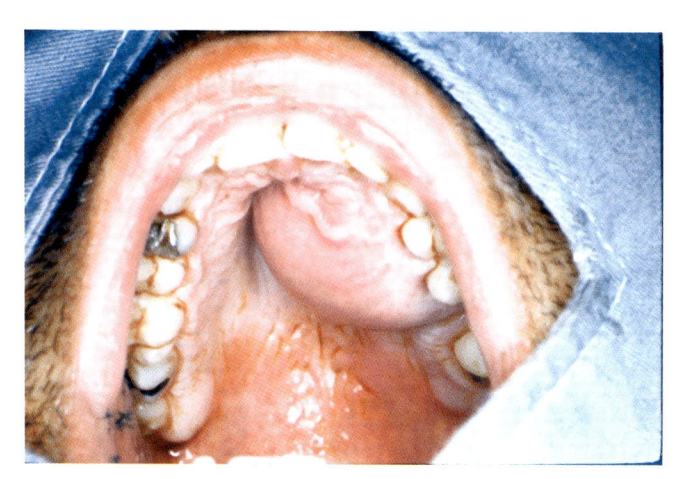

Fig. 4.40 Abscesso palatino após drenagem e colocação de dreno de Penrose.

lesão dessas estruturas. Outra medida que deve ser tomada para que esse acidente seja evitado é a colocação da incisão o mais próximo possível do dente que originou o processo ou próximo à rafe mediana, se a extensão do abscesso assim permitir. A incisão deve abranger a mucosa e o periósteo, estruturas essas que na região do palato estão intimamente aderidas (Fig. 4.40).

ESPAÇO CANINO

O acesso cirúrgico a esse espaço é realizado sempre por via intraoral, embora suas infecções possam causar grande aumento dos tecidos periorbitários e ser bem evidentes ao exame extraoral. Incisão na mucosa do fundo de sulco vestibular superior deve ser realizada na altura do canino, seguindo-se dissecção romba das fibras do músculo elevador do ângulo da boca até a loja do abscesso, situada entre esse músculo e o músculo elevador do lábio superior (Fig. 4.41).

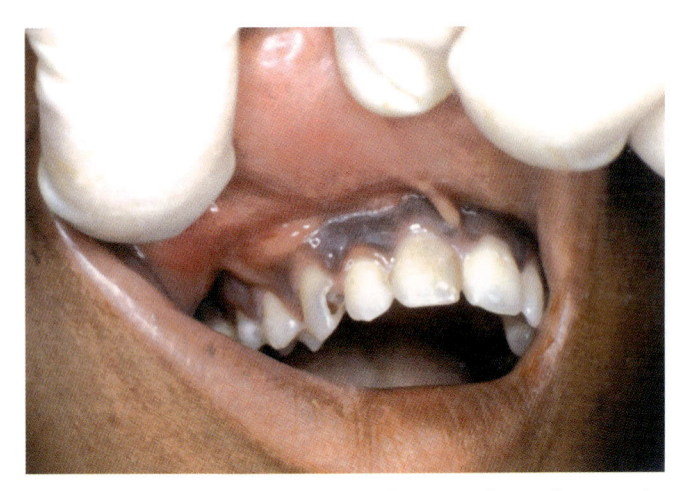

Fig. 4.41 Localização da incisão para drenagem de um abscesso do espaço canino.

Espaço Bucal ou Geniano

Para acesso à coleção purulenta localizada nesse espaço, entre o músculo bucinador e a fáscia superficial, deve-se realizar incisão intraoral em fundo de sulco superior ou inferior, na altura do dente causador da infecção. Por meio de dissecção romba, as fibras do músculo bucinador são rompidas e a coleção, drenada (Fig. 4.42).

Espaço Mentoniano

As infecções localizadas abaixo dos músculos mentonianos devem preferencialmente ser drenadas pela via intraoral, através do fundo de sulco vestibular, na altura de incisivos inferiores. Para tal, os músculos mentonianos

são perfurados por divulsão romba até a loja do abscesso. No entanto, algumas vezes, principalmente nos casos mais avançados, a drenagem é feita pela via extraoral, devendo a incisão ser localizada o mais baixo possível em relação ao mento, para que não ocorra cicatriz antiestética (Fig. 4.43).

Espaço Submentoniano

Esse espaço deve ser abordado com uma incisão paralela ou eventualmente perpendicular à sínfise mandibular, localizada abaixo do mento. Após a incisão na pele, o tecido subcutâneo e resquícios do músculo platisma devem ser divulsionados para poder se abordar a coleção purulenta (Fig. 4.44).

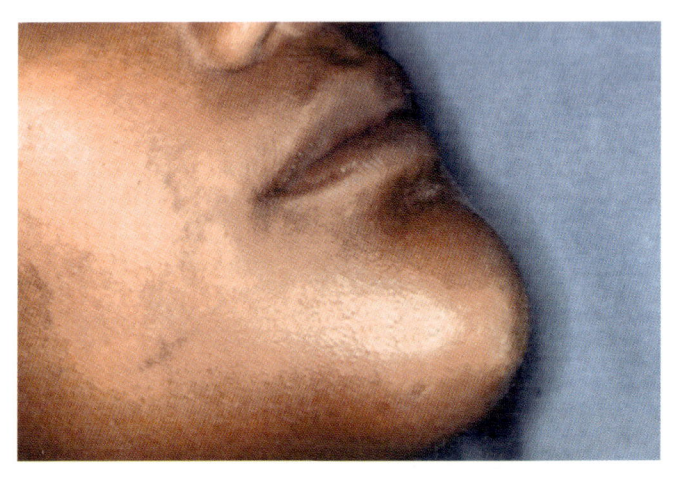

Fig. 4.43 Localização da incisão extraoral para drenagem de um abscesso mentoniano.

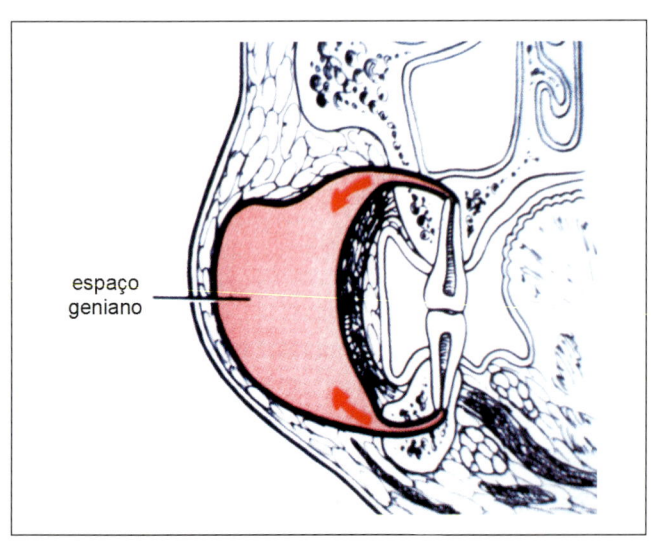

Fig. 4.42 Esquema de abscesso do espaço geniano. Notar a necessidade de divulsão das fibras do músculo bucinador para a drenagem da coleção purulenta através de acesso intraoral. (Adaptado de Peterson, 1988.)

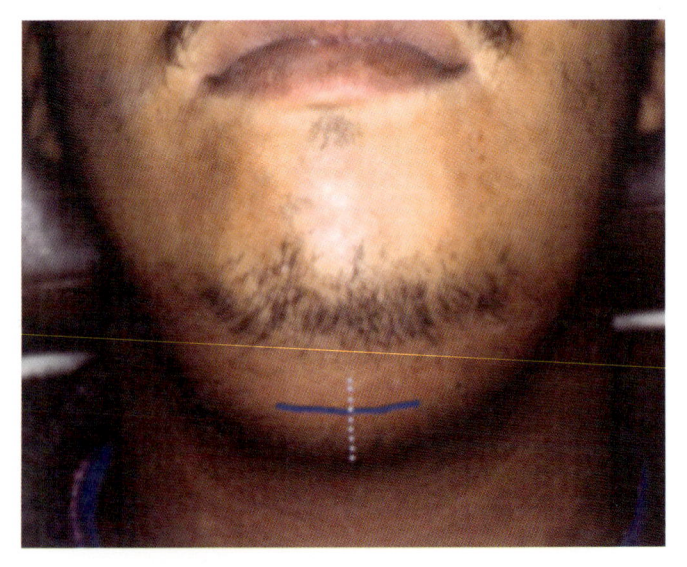

Fig. 4.44 Traçados incisionais utilizados para drenagem de um abscesso submentoniano. A incisão paralela à mandíbula é mais estética e a perpendicular permite ampliação da drenagem inferiormente.

ESPAÇO SUBMANDIBULAR

Deve ser abordado com incisão extraoral na região submandibular, paralela ao corpo mandibular, seguida de dissecção romba do tecido subcutâneo e músculo platisma até o espaço envolvido. No trajeto, cuidado especial deve ser tomado para que não haja lesão do nervo e dos vasos faciais (Fig. 4.45).

ESPAÇO SUBLINGUAL

Esse espaço deve ser abordado com incisão intraoral paralela ao corpo mandibular, realizada sobre a mucosa do assoalho bucal. Deve-se ter cuidado com as estruturas anatômicas da região, como o ducto submandibular, a glândula sublingual e os vasos sublinguais, posicionando a incisão o mais próximo possível da mandíbula (Fig. 4.46).

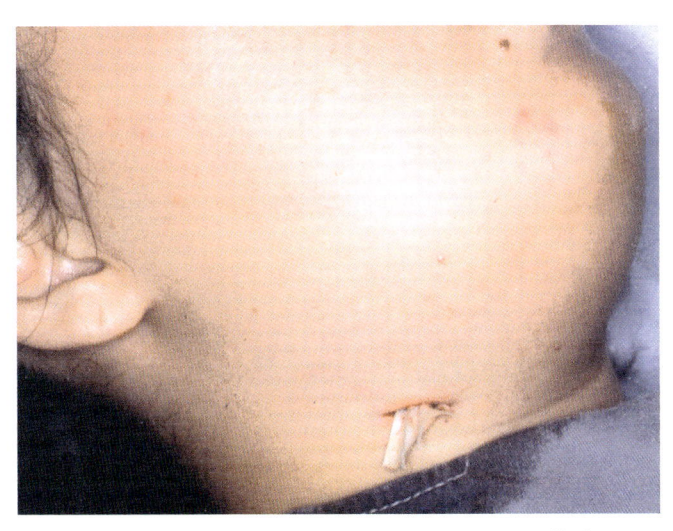

Fig. 4.45 Incisão e drenagem de abscesso submandibular.

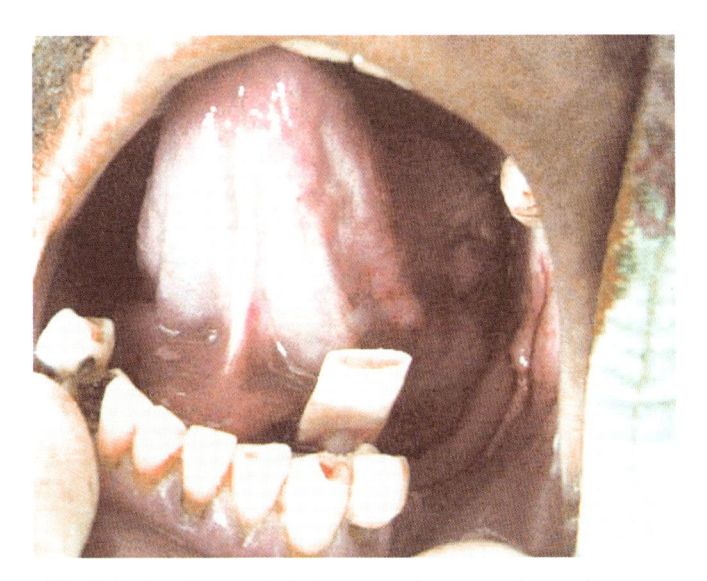

Fig. 4.46 Localização da incisão para drenagem de um abscesso sublingual.

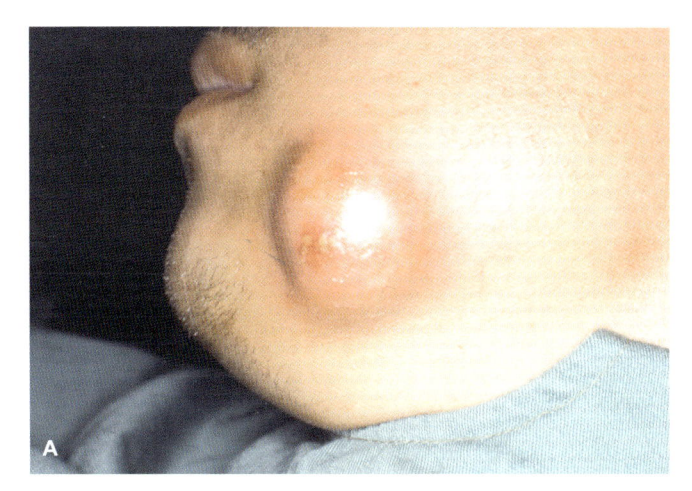

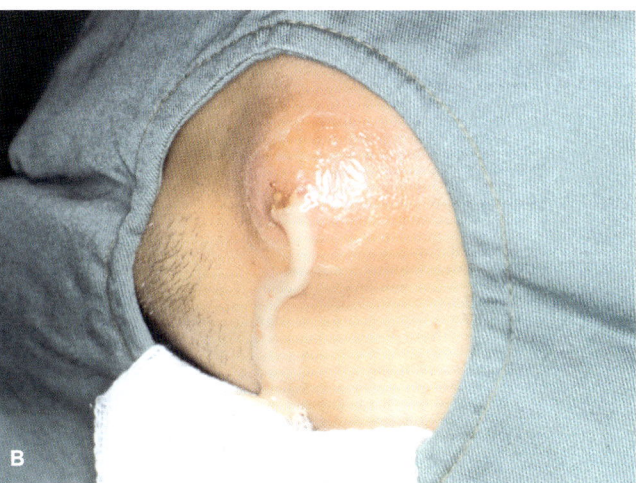

Fig. 4.47 Abscesso do espaço coletor originado do primeiro molar inferior. **A.** Aspecto clínico; **B.** Incisão sobre o ponto de flutuação.

ESPAÇO COLETOR OU DE CHOMPRET-L'HIRONDEL

O acesso cirúrgico a esse espaço, localizado superficialmente na face entre a borda anterior do músculo masseter e a borda posterior do abaixador do ângulo da boca, deve ser realizado mediante incisão na pele, paralela às linhas de força da região, sobre o corpo mandibular (Fig. 4.47).

ESPAÇO MASSETÉRICO

Localizado entre o músculo masseter e a face lateral do ramo ascendente da mandíbula, é abordado mediante incisão paralela à base da mandíbula, abaixo do ângulo mandibular. Dissecção das fibras do masseter é necessária para que a coleção seja drenada. Em casos muito selecionados, quando há evidente abaulamento posterior e superiormente ao último molar inferior, pode-se tentar drenagem intraoral, porém nem sempre é efetiva, não sen-

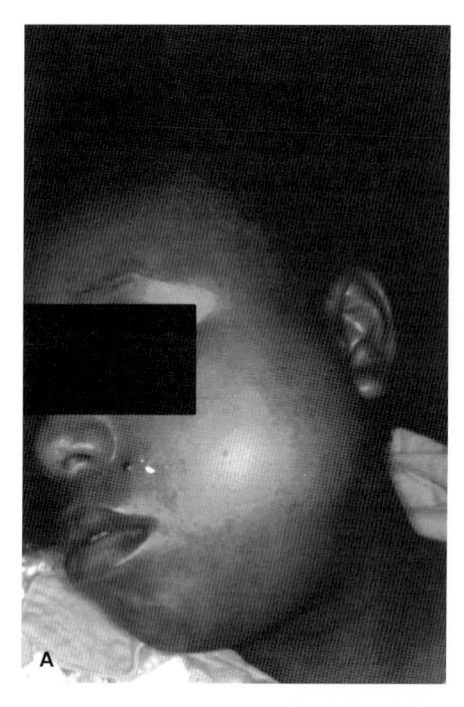

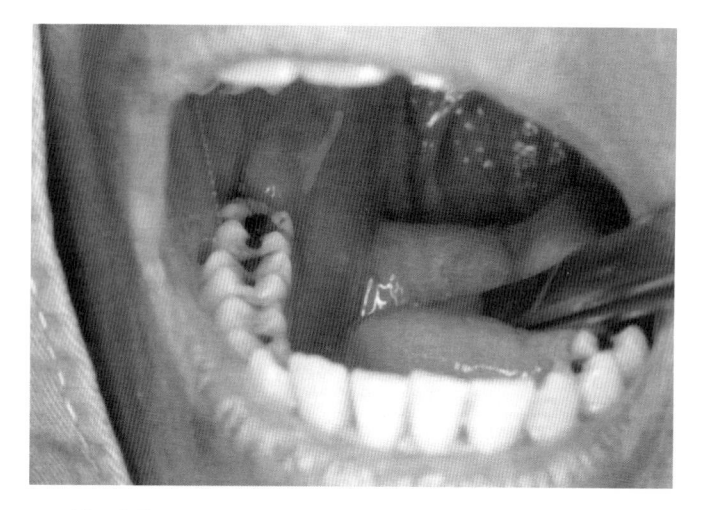

Fig. 4.49 Localização de incisão intraoral para drenagem de abscesso pterigomandibular.

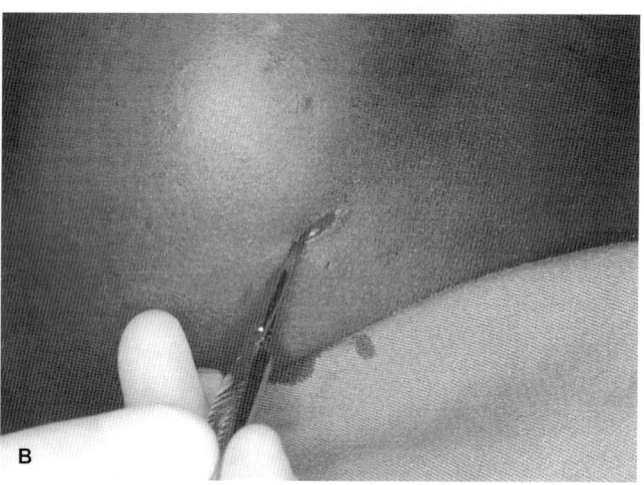

Fig. 4.48 Abscesso massetérico originado de um segundo molar inferior. A. Aspecto clínico extraoral. B. Drenagem cirúrgica.

Espaço Temporal Superficial

Situado entre a fáscia temporal e o músculo temporal, é abordado mediante incisão colocada acima do arco zigomático. As fáscias superficial e temporal são ultrapassadas até a loja do abscesso. Deve-se realizar dissecção cuidadosa para evitar lesão do nervo facial ou dos vasos temporais superficiais (Fig. 4.50).

Espaço Temporal Profundo

Situado entre o músculo temporal e o crânio, deve ser abordado da mesma forma que o superficial, porém com divulsão da musculatura para que se atinja o abscesso (Fig. 4.50).

do incomum a necessidade de revisão cirúrgica e acesso extraoral (Fig. 4.48).

Espaço Pterigomandibular

Localizado entre o músculo pterigoídeo medial e a face medial do ramo ascendente da mandíbula, deve ser abordado mediante incisão no sulco entre a prega pterigomandibular e a mandíbula, procedimento difícil devido à presença de trismo. Em casos mais avançados, pode-se realizar incisão extraoral abaixo do ângulo da mandíbula e dissecção através do pterigóideo medial até a loja do abscesso (Fig. 4.49).

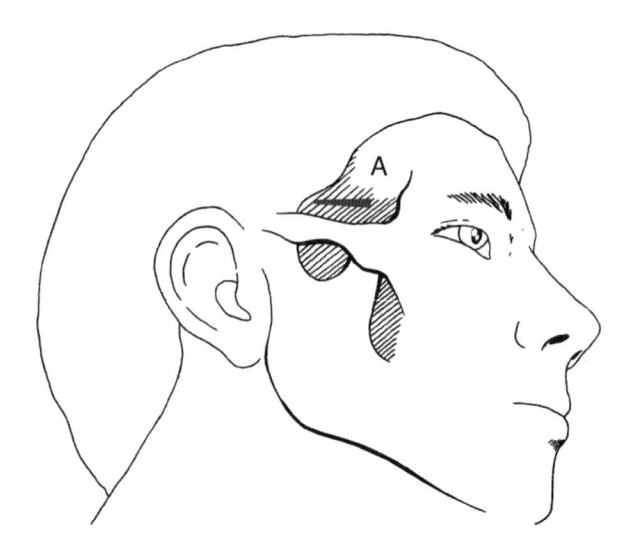

Fig. 4.50 A incisão destacada com a letra A corresponde à utilizada para drenagem de abscessos temporais superficial e profundo. (Adaptado de Peterson, 1988.)

Espaço Parotídeo

Região anatômica que contém a glândula parótida, esse espaço raramente é envolvido pelas infecções odontogênicas, porém sua infecção pode ser consequência de abscessos do espaço mastigatório não tratados adequadamente. A abordagem cirúrgica desse espaço é realizada mediante incisão posterior ao ramo mandibular seguida de divulsão romba (Fig. 4.51).

Fossa Infratemporal e Fossa Pterigopalatina

A fossa infratemporal, situada entre o arco zigomático, a apófise pterigóide e a mandíbula, comunica-se com a fossa pterigopalatina, entre a tuberosidade da maxila e a apófise pterigoide, através da fenda pterigopalatina. Embora rara, a infecção dessas regiões pode se originar do terceiro molar superior. O acesso cirúrgico a elas pode ser intra ou extraoral. O acesso intraoral é realizado mediante incisão lateralmente ao terceiro molar superior e paralela ao processo coronoide. Uma pinça hemostática é introduzida nos tecidos e direcionada à fossa infratemporal. O acesso extraoral é realizado mediante incisão acima do arco zigomático, semelhante ao acesso para os espaços temporais. Tal abordagem tem a desvantagem de não facilitar a ação da gravidade para a drenagem de secreção.

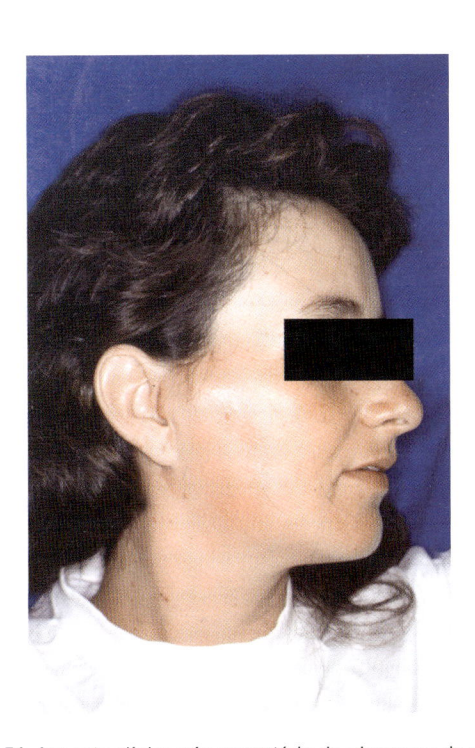

Fig. 4.51 Aspecto clínico pós-operatório de abscesso do espaço parotídeo.

COMPLICAÇÕES

As celulites e os abscessos que acometem os espaços fasciais adjacentes ao complexo maxilomandibular são complicações das infecções odontogênicas que podem colocar em risco a vida do paciente. Somente o conhecimento detalhado dessas entidades permite ao cirurgião-dentista colaborar para que tratamento precoce e adequado seja instituído, diminuindo as possibilidades de sequelas ou óbito.

Angina de Ludwig

Descrita detalhadamente por Wilhelm Friedrich von Ludwig em 1836, esta infecção é caracterizada por manifestar-se inicialmente sob a forma de celulite e acometer simultaneamente os espaços fasciais submandibular, sublingual e submentoniano, causando elevação do assoalho da boca e deslocamento da língua. Nos estágios avançados, o edema provoca nos doentes a sensação intensa de sufocamento, motivo pelo qual recebeu a denominação de angina, palavra derivada do latim *angere,* que significa sufocar ou estrangular. Antes da era dos antimicrobianos, o índice de mortalidade em pacientes com a doença girava em torno de 50%. Atualmente, com o advento dos antimicrobianos, melhor conhecimento da entidade e desenvolvimento médico-científico de um modo geral, esse índice é inferior a 10%.

Etiopatogenia

Originada de infecções odontogênicas em 70% a 90% dos casos, a angina de Ludwig tem características clínicas marcantes e formas de tratamento particulares. Na maioria das vezes, seu aparecimento decorre da disseminação de infecções dos molares inferiores abaixo da linha miloióidea para o espaço submandibular. Após envolvimento inicial da região submandibular de um dos lados, a infecção não fica a ela restrita, mas dissemina-se rapidamente através do tecido conjuntivo frouxo para os espaços sublinguais, espaço submentoniano e espaço submandibular do outro lado. O aumento de volume decorrente é lenhoso, geralmente sem pontos de flutuação, o que pode confundir o cirurgião na indicação de drenagem ou descompressão. Essas características clínicas peculiares da angina de Ludwig parecem estar relacionadas muito mais com a patogenicidade dos microrganismos envolvidos e a ocorrência de sinergismo entre eles do que com o estado prévio de saúde do paciente.

A angina de Ludwig é considerada uma infecção mista na qual predominam estreptococos, estafilococos e bacteroides (atualmente denominados prevotelas ou porfiromonas). Outros microrganismos patogênicos também podem ser eventualmente isolados, e, nos casos de natureza não odontogênica, deve-se suspeitar de *Haemophilus influenzae*.

Em tese sobre o assunto, o autor deste capítulo comenta que infecções com características semelhantes às da angina de Ludwig – porém em virtude de sua fase evolutiva ainda não envolver todos os espaços fasciais submandibulares, sublinguais e submentoniano – deveriam ser denominadas pré-anginas de Ludwig, ficando o termo pseudoangina de Ludwig reservado a fenômenos alérgicos ou hemorrágicos difusos que, acometendo os mesmos espaços fasciais da angina de Ludwig, também causam elevação do assoalho da boca, deslocamento da língua e, eventualmente, obstrução respiratória.

As complicações da angina de Ludwig incluem obstrução das vias aéreas, pneumonia, mediastinite e septicemia. O acometimento pulmonar pode ser resultante da aspiração de secreção purulenta para a árvore brônquica ou propagação de um êmbolo séptico. O mediastino geralmente é infectado após disseminação descendente de coleções dos espaços laterofaríngeo, retrofaríngeo e pré-vertebral.

Prevenção

Considerando que a grande parte dos casos de angina de Ludwig origina-se após exodontia de molares inferiores, para sua prevenção, após exodontia desses dentes, é prudente a administração de antimicrobianos sempre que houver infecção periapical ou periodontal aguda e em alguns casos de infecção crônica, quando durante a cirurgia for verificada perfuração ou destruição da parede lingual do alvéolo dentário. Da mesma forma, antimicrobianos devem ser administrados na pericoronarite aguda relacionada ao terceiro molar inferior, quando ela for acompanhada de sintomatologia intensa, febre, trismo ou supuração, até a cronificação do processo, quando então, se indicado, se deve proceder à exodontia, sempre sob cobertura de antimicrobianos.

Diagnóstico

Nos pacientes com angina de Ludwig que clinicamente não apresentam sinais ou sintomas de dificuldade respiratória, a presença de obstrução parcial das vias aéreas pode ser sugerida pela radiografia lateral do pescoço, tomografia computadorizada, ressonância nuclear magnética e, principalmente, pela laringoscopia com auxílio de um fibroscópio. Alteração dos valores normais da gasometria arterial e da oximetria de pulso pode ocorrer somente na iminência de obstrução respiratória. A ultra-sonografia e a tomografia computadorizada são exames de grande valor para o diagnóstico de coleções líquidas nos espaços fasciais, auxiliando na indicação precoce de drenagem cirúrgica. Porém, a ausência de imagens sugestivas de secreção purulenta nesses exames não descarta a necessidade de cirurgia, que deve ser indicada principalmente na dependência da evolução do paciente. Particularmente, a tomografia computadorizada é um exame de grande utilidade para o diagnóstico precoce de invasão do tórax e mediastino por infecções provenientes do pescoço. Por isso, deve ser realizada nos casos mais graves de angina de Ludwig, mesmo que os exames radiográficos convencionais não mostrem alterações.

Tratamento

As principais condutas terapêuticas na angina de Ludwig são a manutenção das vias aéreas, a administração de antimicrobianos, a drenagem ou descompressão cirúrgica e a terapia de suporte. A manutenção da permeabilidade das vias aéreas, seja no tratamento da obstrução respiratória ou como rotina para a realização de anestesia geral, pode ser feita por meio de intubação oro ou nasotraqueal sob laringoscopia direta somente nas fases iniciais da infecção, quando ainda não houver trismo ou obstrução respiratória parcial. Nas fases mais avançadas, a intubação nasal com o paciente acordado e com auxílio de um fibroscópio é uma boa alternativa. Porém, deve-se sempre estar preparado para traqueostomia de emergência, já que obstrução total pode ocorrer a qualquer momento. Quando houver um risco elevado de ruptura de abscessos faríngeos com consequente aspiração de material infectado ou, ainda, quando a obstrução respiratória total for iminente ou já tiver ocorrido, deve-se realizar cricotireoidotomia ou traqueostomia.

A terapêutica antimicrobiana deve ser introduzida precocemente no curso da doença até que as informações das culturas e antibiogramas estejam disponíveis. O antibiótico de primeira escolha é a penicilina G cristalina, que deve ser administrada em altas doses na maioria dos casos, exceto nos pacientes alérgicos, quando então pode ser substituída pela clindamicina. Nos casos mais rotineiros, a associação de penicilina G cristalina e metronidazol parece ser suficiente para uma boa cobertura. Nos casos mais graves, um aminoglicosídeo, geralmente a amicacina, deve ser adicionado a esse esquema. Dessa maneira, a cobertura para Gram-negativos e estafilococos será ampliada. Ainda nos casos graves, a cultura e o antibiograma são de grande utilidade na antibioticoterapia específica, não devendo ser negligenciados.

Como regra geral, a indicação de antimicrobianos diferentes dos citados anteriormente deve ser baseada nas informações das culturas e antibiogramas, na evolução insatisfatória do paciente ou na ocorrência de reações adversas. A clindamicina parece ser uma boa alternativa à penicilina G cristalina na angina de Ludwig, sobretudo em virtude de sua ação contra estreptococos, estafilococos e bacteroides. Da mesma forma, as cefalosporinas de terceira geração, principalmente a ceftriaxona, parecem substituir com vantagens os aminoglicosídeos, até mesmo por serem menos tóxicas. Ultimamente, emprega-se a associação clindamicina e ceftriaxona para os casos de extrema gravidade, com acometimento dos espaços para e/ou retrofaríngeo. Outros antimicrobianos de última geração, como o imipenem e a vancomicina, também podem ser indicados como opção extrema, nos casos refratários. Nessas situações, a colaboração do infectologista é de grande importância para a escolha da melhor alternativa.

A intervenção cirúrgica na angina de Ludwig deve ser realizada sempre que não houver uma resposta precoce e definitiva à terapia antimicrobiana, mesmo na ausência de secreção purulenta. Quando coleções forem detectadas por meio dos exames complementares, a cirurgia de drenagem é obrigatória.

A anestesia utilizada para a abordagem cirúrgica da angina de Ludwig pode ser a local, desde que o paciente seja colaborativo e o caso de menor gravidade. A sedação profunda sempre é um risco. Embora possa ser utilizada em casos de total permeabilidade respiratória, nessa situação seria mais prudente a anestesia geral com intubação oro ou nasotraqueal. Nos casos mais graves, a anestesia geral deve ser utilizada, uma vez que permite explorar os espaços fasciais primária e secundariamente acometidos, além de propiciar melhor controle de possíveis acidentes transcirúrgicos. No entanto, sempre que possível, as vias aéreas devem ser adequadamente preservadas antes da indução anestésica, preferencialmente com o paciente acordado, quer por meio de intubação traqueal, cricotireoidotomia ou traqueostomia.

A abordagem cirúrgica que é mais utilizada na angina de Ludwig e que se tem mostrado eficiente na maioria dos casos é a que consiste na realização de três incisões de 2 cm ou pouco maiores, colocadas sobre os espaços submandibular e submentoniano, sempre que possível associadas a incisões intrabucais, sobre os espaços sublinguais. Por meio dessas incisões, todos os espaços fasciais primariamente acometidos devem ser explorados e intercomunicados. Se a infecção acometer secundariamente outros espaços fasciais, eles devem ser abordados de acordo com técnica específica. Drenos tubulares, resistentes ou não, devem ser introduzidos por meio das incisões extra e intraorais, comunicando-as.

A exemplo de qualquer infecção grave, na angina de Ludwig a terapia de suporte deve constar de hidratação e nutrição adequadas, uso de antiinflamatórios e analgésicos e, eventualmente, sedação. Embora seu emprego seja controverso, os corticóides podem ser úteis na angina de Ludwig para reduzir o edema das vias aéreas e evitar intubação ou traqueostomia. Porém, devem ser utilizados por curtos períodos, em torno de 48 horas, reduzindo-se assim a ocorrência de efeitos colaterais.

Quando a angina de Ludwig tiver se originado de uma infecção odontogênica, deve-se proceder ao tratamento endodôntico ou periodontal do dente ou dentes envolvidos, o mais brevemente possível, assim que o paciente tiver condições clínicas para tratamento ambulatorial. Se a opção for pela exodontia, deve-se aguardar a melhor oportunidade, quando as condições locais e gerais do paciente permitirem boa anestesia e acesso cirúrgico. A exodontia de dentes inclusos ou impactados deve ser realizada após a passagem da fase aguda da infecção (Figs. 4.52 e 4.53).

INFECÇÃO DO ESPAÇO LATEROFARÍNGEO

Situado entre os músculos constritor superior da faringe e pterigomandibular, é formado por dois compartimentos, um anterior e outro posterior. Em virtude das relações anatômicas com os espaços mastigatório e submandibu-

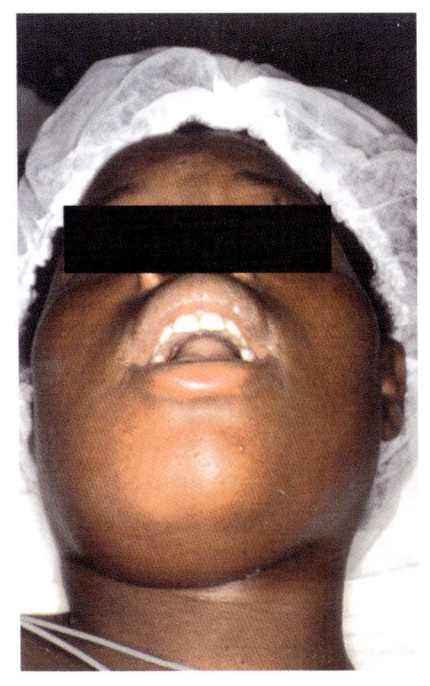

Fig. 4.52 Aspecto clínico de angina de Ludwig, com predominância do edema do lado em que a infecção teve origem. A dificuldade de fechar a boca é decorrente do edema sublingual.

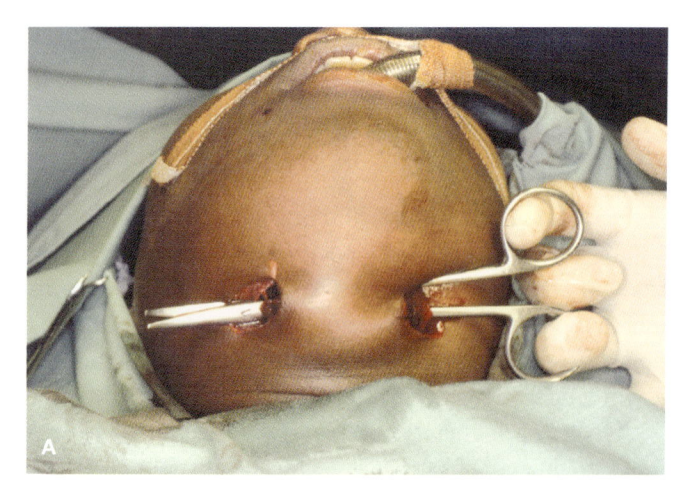

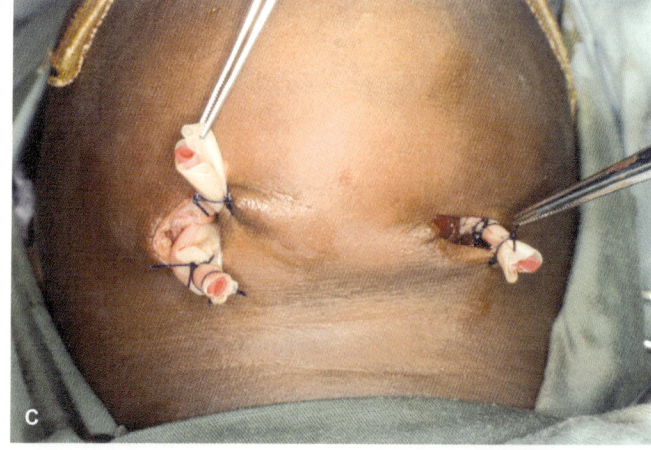

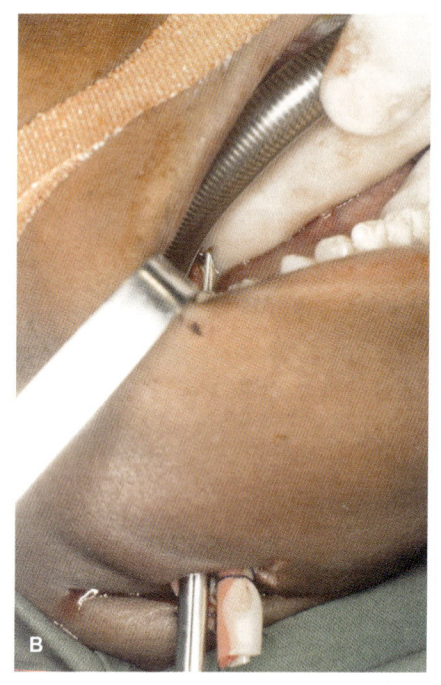

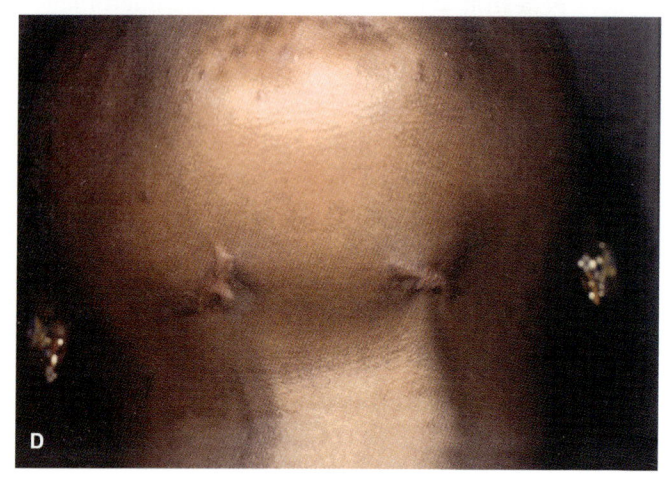

Fig. 4.53 Etapas no tratamento ciurúrgico da angina de Ludwig. **A.** Incisões submandibulares intercomunicantes; **B.** Abordagem do espaço sublingual pela via submandibular; **C.** Colocação de drenos tubulares; **D.** Aspecto pós-operatório.

lar, o compartimento anterior é o primeiro a ser acometido pelas infecções odontogênicas, principalmente as provenientes do terceiro molar inferior. Sua drenagem é realizada mediante incisão paralela à rafe pterigomandibular, medialmente ao músculo pterigomandibular, sobre área de tumefação na faringe. Quando ocorre envolvimento do compartimento posterior, a tumefação anterior ao músculo esternocleidomastóideo é mais evidente. Nesse caso, a abordagem deve ser extraoral, mediante incisão abaixo do ângulo da mandíbula ou, nos casos mais avançados, anterior e paralela ao esternocleidomastóideo (Fig. 4.54).

INFECÇÃO DO ESPAÇO RETROFARÍNGEO

Localizado na região posterior da faringe entre as fáscias visceral e alar, comunica-se diretamente com o medias-

tino superior. Sua abordagem cirúrgica deve ser agressiva, preferencialmente pela via cervical, mediante incisão anterior e paralela ao músculo esternocleidomastóideo, a mesma utilizada para abordagem do espaço laterofaríngeo. Após ser ultrapassado o platisma, segue-se com dissecção romba até a região retroesofágica, na busca de coleções purulentas (Fig. 4.55).

ESPAÇO PRÉ-VERTEBRAL

Localizado posteriormente ao espaço retrofaríngeo, entre as fáscias alar e pré-vertebral, comunica-se diretamente com o mediastino posterior, devendo ser abordado por meio do mesmo acesso para o espaço retrofaríngeo.

As complicações das infecções dos espaços laterofaríngeo, retrofaríngeo e pré-vertebral incluem obstrução das

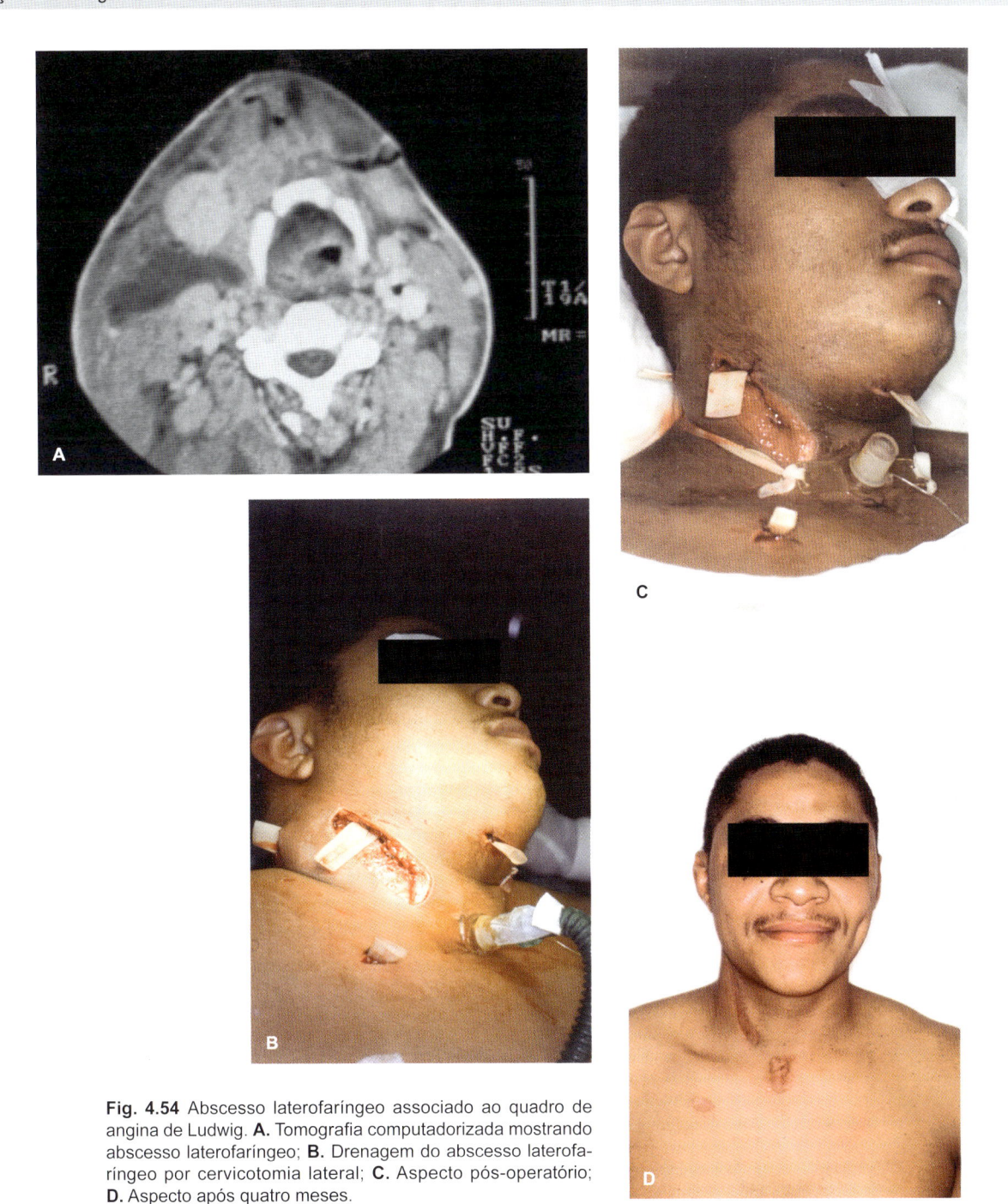

Fig. 4.54 Abscesso laterofaríngeo associado ao quadro de angina de Ludwig. **A.** Tomografia computadorizada mostrando abscesso laterofaríngeo; **B.** Drenagem do abscesso laterofaríngeo por cervicotomia lateral; **C.** Aspecto pós-operatório; **D.** Aspecto após quatro meses.

vias aéreas, trombose da veia jugular interna, ruptura dos grande vasos cervicais e mediastinite. Portanto, a abordagem cirúrgica desses espaços deve ser realizada por cirurgião afeito à anatomia do pescoço e mediastino, e preparado para o controle de possíveis intercorrências cirúrgicas.

MEDIASTINITE

A infecção do mediastino é gravíssima e está associada a elevados índices de mortalidade. Seu tratamento requer abordagem cirúrgica agressiva e medidas de suporte avançado, em Unidade de Terapia Intensiva. A antibioticoterapia é direcionada a uma infecção polimicrobiana, com associações de drogas, até mesmo as de última geração. A cirurgia pode incluir desde acesso transcervical para drenagem do mediastino superior até toracotomia lateral, para abordagem de infecções mais baixas. Uma vez diagnosticada, somente o tratamento precoce e agressivo poderá contribuir para a cura do paciente (Fig. 4.56).

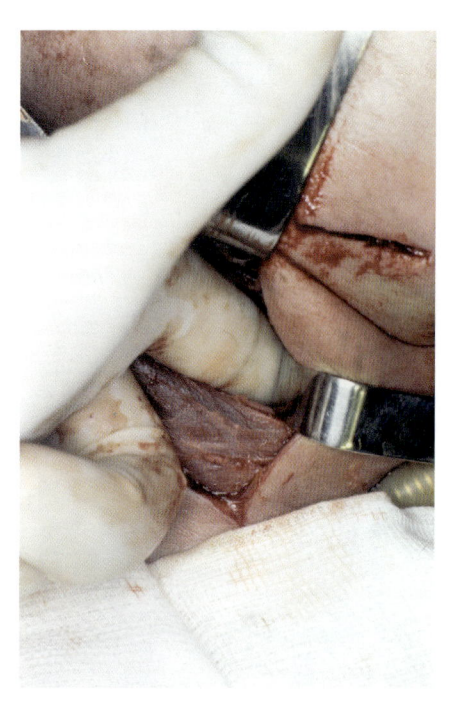

Fig. 4.55 Abordagem cervical de abscesso retrofaríngeo. O cirurgião deve direcionar o indicador posteriormente no intuito de encontrar a loja do abscesso.

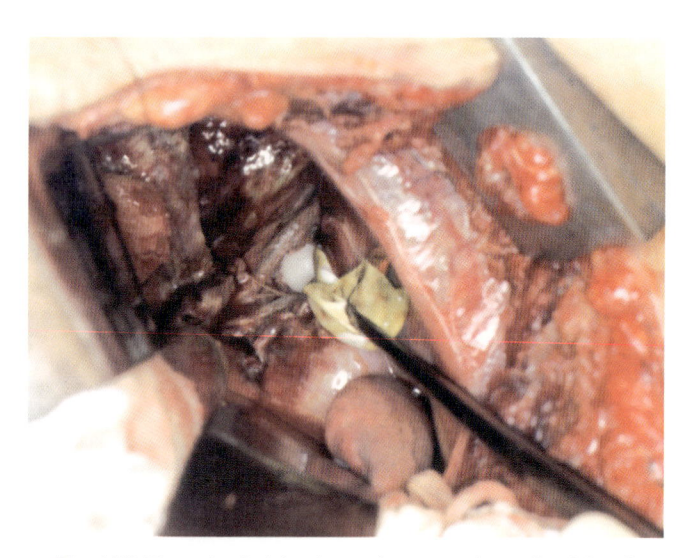

Fig. 4.56 Toracotomia lateral para drenagem de mediastinite. O dreno de borracha foi inserido através do pescoço até a cavidade torácica.

Infecção do Sistema Nervoso Central

O sistema nervoso central pode ser envolvido por infecções odontogênicas após propagação de êmbolos sépticos pelas veias da face, que por meio de anastomoses se comunicam com o sistema vascular intracraniano. As complicações incluem abscessos cerebrais, meningite e a entidade conhecida como trombose do seio cavernoso. Felizmente essas ocorrências são raras.

Trombose do seio cavernoso

Esse quadro é desencadeado pelo envolvimento infeccioso de um dos seios venosos da dura-máter, o seio cavernoso. Como causas, pode-se destacar a infecção de folículos pilosos do nariz, celulites periorbitárias de diversas origens e infecções odontogênicas, principalmente as dos molares superiores. A infecção do seio cavernoso a partir de focos extracranianos é possível em virtude da anastomose do sistema venoso intracraniano com certas veias da face que, por serem desprovidas de válvulas, permitem a propagação ascendente de trombos sépticos. Assim sendo, trombos sépticos da veia angular e do plexo venoso pterigóideo podem, respectivamente, disseminar-se para as veias oftálmica e emissárias, alcançando o seio cavernoso. Os sinais clínicos da trombose do seio cavernoso incluem edema palpebral, proptose e oftalmoplegia. Seu tratamento consiste principalmente em antibioticoterapia maciça, porém a mortalidade é extremamente elevada (Fig 4.57).

Osteomielite Aguda

A infecção aguda da medula óssea, quando de natureza odontogênica, geralmente resulta da disseminação pelos espaços medulares de infecções periapicais, periodontais ou do alvéolo dentário, conhecida como alveolite. A osteomielite aguda é mais comum na mandíbula, por ser esse osso menos vascularizado e consequentemente mais suscetível a infecções do que a maxila. Muitas vezes, o diagnóstico de osteomielite aguda pode ser difícil pela ausência de alterações radiográficas nos primeiros dias da

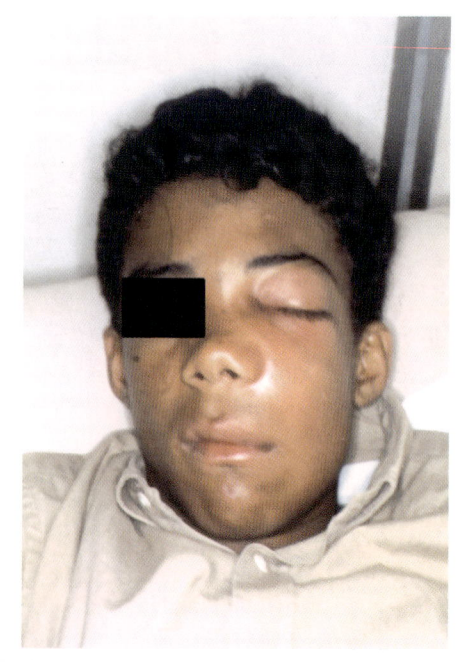

Fig. 4.57 Abscesso odontogênico com acometimento palpebral e risco de evoluir para trombose do seio cavernoso.

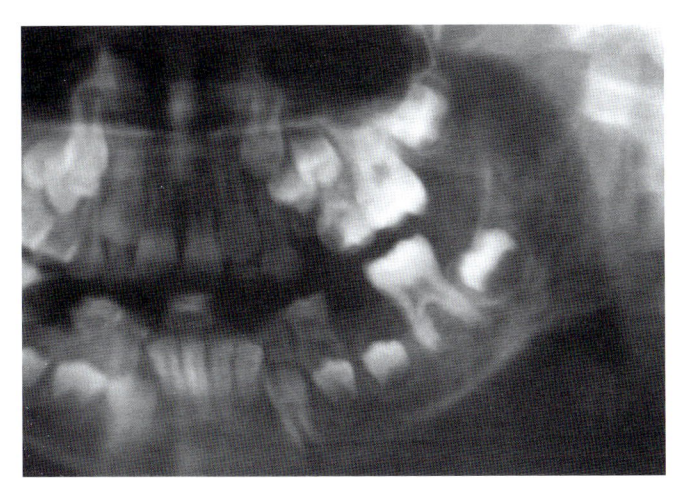

Fig. 4.58 Osteomielite aguda originada de um segundo molar inferior decíduo (já extraído).

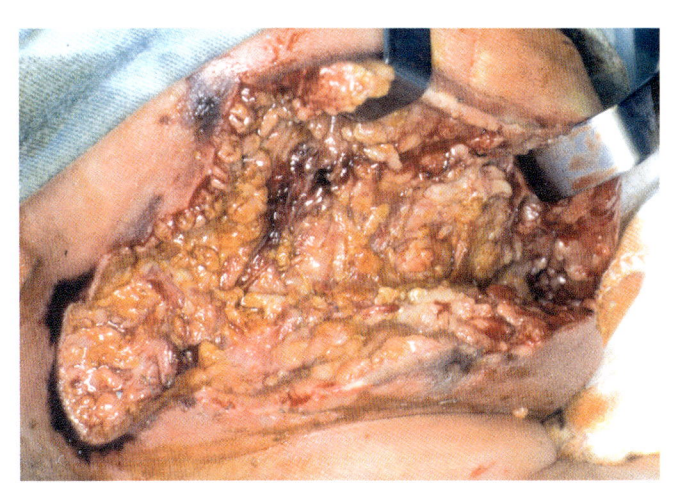

Fig. 4.59 Fasciite necrosante cervical. Aspecto transoperatório evidenciando perda de substância resultante da necrose tecidual e debridamento cirúrgico.

infecção. Seu tratamento deve consistir de antibioticoterapia, preferencialmente parenteral, e drenagem de possíveis abscessos, no intuito de evitar a cronificação do processo e formação de sequestros ósseos. Se estes ocorrerem, devem ser removidos cirurgicamente (Fig. 4.58).

FASCIITE NECROSANTE

A fasciite necrosante é uma infecção bacteriana aguda que causa necrose progressiva da fáscia superficial, tecido celular subcutâneo e pele, podendo disseminar-se rapidamente e envolver a fáscia profunda, músculos e estruturas vasculares, resultando em septicemia, falência de múltiplos órgãos e morte. O envolvimento da cabeça e pescoço é raro, sendo os casos relatados causados principalmente por infecções odontogênicas, lesões traumáticas e abscessos periamidaglianos. O principal agente etiológico da doença parece ser o estreptococo beta-hemolítico do grupo A, embora em alguns casos outros microrganismos tenham sido cultivados, entre os quais *Staphylococcus aureus* e anaeróbios. O sinal característico da doença é a necrose da pele, que exibe manchas arroxeadas escuras, de contornos irregulares e bordas pouco definidas, eventualmente com presença de vesículas ou bolhas. Em alguns casos pode ser observada crepitação dos tecidos em virtude da presença de gases produzidos por anaeróbios. O tratamento da fasciite necrosante da região da face e pescoço compreende manutenção das vias aéreas, suporte ventilatório, correção do desequilíbrio hidroeletrolítico e ácido-básico, reposição sanguínea, suporte nutricional, oxigenoterapia hiperbárica e antibioticoterapia de amplo espectro. De extrema importância para o prognóstico é a cirurgia precoce de fasciotomia e debridamento, seguida de curativos com substâncias antimicrobianas. Novos debridamentos devem ser realizados

quantas vezes forem necessários, até que haja formação de tecido de granulação livre de infecção. Uma vez controlada a infecção, pode haver necessidade de cirurgias reconstrutoras, até mesmo com enxertos teciduais (Fig. 4.59).

BIBLIOGRAFIA

Allen D, Loughnan TE, Ord R. A re-evaluation of the role of tracheotomy in Ludwig's angina. *J Oral Maxillofac Surg,* 1985; *43*(6):436-9.

Barsamian JG, Scheffer RB. Spontaneous pneumotorax: unusual occurrence in a patient with Ludwig's angina. *J Oral Maxillofac Surg,* 1987; *45*(2):161-8.

Bartlett RC. Técnicas de diagnóstico laboratorial. *In*: Topazian RG, Goldberg MH. *Infecções bucomaxilofaciais.* 3 ed. Trad. por Ana Julia Perrotti Garcia e Sergio Jesus Garcia. São Paulo: Santos, 1997: 79-111.

Bartlett JG, Gorbach SL. Anaerobic infections of the head and neck. *Otolaryngol Clin N Amer,* 1976; *9*(3):655-78.

Bounds GA. Subphrenic and mediastinal abscess formation: A complication of Ludwig's angina. *Brit J Maxillofac Surg,* 1985; *23*(5):313-21.

Brantigan CO, Grow JB. Cricothyroidotomy: Elective use in respiratory problems requiring tracheotomy. *J Thorac Cardiovasc Surg,* 1976; *71*(1):72-81.

Brondbo K *et al.* Ludwig's angina following dental extraction as a cause of necrotizing mediastinitis. *J Otolaryngol,* 1983; *12*(1):50-2.

Bross soriano D *et al.* Angina de Ludwig: Experiência de 12 años en su diagnóstico y tratamiento. *An Otorrinolaringol Mex,* 1995; *40*(2):93-6.

Burke J. A translation together with a biography of Wilhelm Frederick von Ludwig. *Bull Hist Med,* 1939; *7*(9):1115-26.

Bussoloti Filho I, Coutinho EDS. Angina de Ludwig: Revisão da literatura e levantamento de casos. *F Med,* 1988; *96*(3):115-8.

Cirino LMI *et al.* Mediastinitis de origen cervical y odontogénica [Apresentado na IV Reunión Internacional de Cirugía Torácica. Barcelona, 1999a].

Clark JE. Arterial blood gas estimatons in the management of Ludwig's angina. *Brit Dent J,* 1981; *150*(8):225-6.

Colmenero Ruiz C *et al.* Thoracic complications of deeply situated serous neck infections. *J Craniomaxillofac Surg,* 1993; *21*(2):76-81.

Cordeiro AMG *et al.* Cervical necrotizing fasciitis in an infant caused by *Haemophilus non influenzae. Infection,* 1997; *25*(6):383-4.

Durazzo MD *et al*. Os espaços cervicais profundos e seu interesse nas infecções da região. *Rev Assoc Med Bras*, 1997; *43*(2):119-26.

Dzyak WR, Zide MF. Diagnosis and treatment of lateral pharyngeal space infections. *J Oral Maxillofac Surg*, 1984; *42*(4):243-9.

Elias FM *et al*. Uso da ultra-sonografia na detecção precoce de abscessos decorrentes de infecções odontogênicas. *Rev Med HU-USP*, 1997; *7*(2):19-23.

Elias FM, Jorge WA. Mediastinite descendente. *In*: Congresso Brasileiro de Cirurgia, XXIII. Rio de Janeiro, 4-8 jul. 1999b. *Anais*. p. 46.

Elias FM, Jorge WA. Negative ultrasonic findings in patients with odontogenic infections [Letter]. *J Oral Maxillofac Surg*. 1999; *57*(6):754.

El-Sayed Y, Al Dousary S. Deep-neck space abscesses. *J Otolaryng*, 1996; *25*(4):227-33.

Esgaib AS *et al*. Mediastinitis after cervical suppuration. *Rev Paul Med*, 1992; *110*(5):227-36.

Esquivel Bonilla D, Huerta Ayala S, Molina Moguel JL. Informe de 16 casos de angina de Ludwig: Revisión de cinco años. *Pract Odontol*, 1991; *12*(4):23-4.

Flynn TR. Considerações sobre anestésicos e vias aéreas em infecções bucomaxilofaciais. *In*: Topazian RG, Goldberg MH. *Infecções bucomaxilofaciais*. 3 ed. Trad. por Ana Julia Perrotti Garcia e Sergio Jesus Garcia. São Paulo: Santos, 1997: 496-517.

Freund B, Timon C. Ludwig's angina: A place for steroid therapy in its management? *Oral Health*, 1992; *82*(5):23-5.

Geiseler PJ *et al*. Isolation of anaerobs in Ludwig's angina. *J Oral Surg*, 1979; *37*(1):60-3.

Goldberg MH, Topazian RG. Infecções odontogênicas e dos espaços fasciais profundos de origem dentária. *Infecções bucomaxilofaciais*. 3 ed. Trad. por Ana Julia Perrotti Garcia e Sergio Jesus Garcia. São Paulo: Santos, 1997: 198-250.

Grodinsky M. Ludwig's angina. An anatomical and clinical study with review of the literature. *Surgery*, 1939; *5*(5):678-96.

Gross BD *et al*. Ludwig's angina due to bacteroides. *J Oral Surg*, 1976; *34*(5):456-60.

Har-El G *et al*. Changing trends in deep neck abscess. A retrospective study of 110 patients. *Oral Surg Oral Med Oral Pathol*, 1994; *77*(5):446-50.

Horn J, Bender BSE, Bartlett JG. Role of anaerobic bacteria in perimandibular space infections. *Ann Otol Rhinol Laryngol*, 1991; *154*:34-9. Suplemento.

Hought RT *et al*. Ludwig's angina: Report of two cases and review of the literature from 1945 to January 1979. *J Oral Surg*, 1980; *38*(11):849-55.

Iwu CO. Ludwig's angina: Report of seven cases and review of current concepts in management. *Br J Oral Maxillofac Surg*, 1990; *28*(3):189-93.

Krishnan V *et al*. Management of maxillofacial infections: A review of 50 cases. *J Oral Maxillofac Surg*, 1993; *51*:868-73.

Landa Aranzábal M *et al*. Mediastinitis secundaria a angina de Ludwig. *An Otorrinolaringol Ibero Am*, 1995; *22*(6):565-72.

Laskin DM, Laskin JL. Infecciones odontogénicas de la cabeza y cuello. *Cirurgia bucal y maxilofacial*. Buenos Aires: Panamericana, 1987: 225-57.

Lindner HH. The anatomy of the fasciae of the face and neck with particular reference to the spread and treatment of intraoral infections (Ludwig's) that have progressed into adjacent fascial spaces. *Ann Surg*. 1986; *204*(6):705-14.

Loughnan TE, Allen DE. Ludwig's angina. The anaesthetic management of nine cases. *Anaesthesia*, 1985; *40*(3):295-7.

Martyty-Ane CH *et al*. Descending necrotizing mediastinitis. Advantage of mediastinal drainage with thoracotomy. *J Thorac Cardiovasc Surg*, 1994; *107*(1):55-62.

McMinn RMH, Hutchings RT, Logan BM. *Atlas colorido de anatomia da cabeça e do pescoço*. São Paulo: Artes Médicas, 1983; 96, 97, 140-1.

Miller O. *Laboratório para o clínico*. 7 ed. Rio de Janeiro/São Paulo: Atheneu, 1991: 39-62.

Moose SM, Marshall KJ. Infecções agudas da cavidade bucal. *In*: Kruger, G.O. *Cirurgia bucal e maxilofacial*. 5 ed. Trad. por José Basile Netto, Esther Goldenberg Birman e Guilherme Saraceni Jr. Rio de Janeiro: Guanabara Koogan, 1984: 132-48.

Moreland LW, Corey J, Mckenzie R. Ludwig's angina. Report of a case and review of the literature. *Arch Intern Med*, 1988; *148*(2):461-6.

Park GR, McLennan WD. Arterial blood gas estimations in the management of Ludwig's angina [Letter]. *Brit Dent J*, 1981; *150*(11):303.

Peterson LJ. Contemporary management of deep infections of the neck. *J Oral Maxillofac Surg*, 1993; *51*:226-31.

_____. Princípios de antibioticoterapia. *In*: Topazian RG, Goldberg MH. *Infecções bucomaxilofaciais*. 3 ed. Trad. por Ana Julia Perrotti Garcia e Sergio Jesus Garcia. São Paulo: Santos, 1997: 160-97.

_____. Complex odontogenic infections. *In*: Peterson LJ. *Contemporary oral and maxillofacial surgery*. St. Louis: C.V. Mosby, 1988: 436-51.

Picosse M. Anatomia aplicada da região cervical. Fáscias e espaços conjuntivos frouxos do pescoço e da face. *In*: Sicher H, Tandler J. *Anatomia para dentistas*. Trad. por Mílton Picosse. São Paulo: Atheneu, 1981: 377-406.

Pogrel MA. Antibiotics in general practice. *Dent Update*, 1994; *21*(7):274-80.

Quinn P, Guernsey LH. The presentation and complications of odontogenic septic shock. *Oral Surg*, 1985; *59*(4):336-9.

Sanders CV, Aldridge KE. Antimicrobial therapy of anaerobic infections. *Pharmacotherapy*. 1991; *11*(2):72. Suplemento apud Krishnan V, Johnson JV, Helfrick JF. Management of maxillofacial infections: a review of 50 cases. *J Oral Maxillofac Surg*, 1993; *51*:868-73.

Schuman NJ, Turner JE. The clinical significance of beta hemolytic Streptococci of the milleri group in oral abscesses. *J Clin Pediatr Dent*, 1999; *23*(2):137-42.

Schuster GS. Microbiologia das infecções bucomaxilofaciais. *In*: Topazian RG, Goldberg MH. *Infecções bucomaxilofaciais*. 3 ed. Trad. por Ana Julia Perrotti Garcia e Sergio Jesus Garcia. São Paulo: Santos, 1997; 650:39-78.

Schwartz HC *et al*. Ludwig's angina: Use of fiberoptic laryngoscopy to avoid tracheostomy. *J Oral Surg*, 1974; *32*(8):608-11.

Shaw KN *et al*. Ludwig's angina caused by *Haemophilus influenzae* tipo b. *Pediatr Infect Dis J*, 1988; *7*(3):203-5.

Sicher H, Tandler J. *Anatomia para dentistas*. Trad. por Mílton Picosse. São Paulo: Atheneu, 1981: 362-76.

Sobotta J. *Atlas de anatomia humana*. 20 ed. Rio de Janeiro: Guanabara Koogan, 1995; *2*:141-2.

Trummel CL. Infecções periodontais. *In*: Topazian RG, Goldberg MH. *Infecções bucomaxilofaciais*. 3 ed. Trad. por Ana Julia Perrotti Garcia e Sergio Jesus Garcia. São Paulo: Santos, 1997: 289-319.

Tschiassny K. Ludwig's angina, an anatomic study of the role of the lower molar teeth in its pathogenesis. *Arch Otolaryng*, 1943; *38*(5):485-96.

Van Der Brempt X *et al*. Ludwig's angina and mediastinitis due to *Streptococcus milleri*: usefulness of computed tomography. *Europ Respir J*, 1990; *3*(6):728-31.

Von Ludwig WF. *Medicinische Correspondez. Blatt de Wurttembergischen Ärztlichen Vereins* 6:21, 1836 apud Burke J. Angina Ludovici. A translation together with a biography of Wilhelm Fredrick von Ludwig. *Bull Hist Med*, 1939; *7*(9):1115-26.

Young P, Smith SP, Caesar H. Airway mangement in Ludwig's angina. *Br J Hosp Med*, 1995; *54*(5):239.

Zeitoun IM, Dhanarajani PJ. Cervical celluilitis and mediastinitis caused by odontogenic infections: report of two cases and review of literature. *J Oral Maxillofac Surg*, 1995; *53*(2):203-8.

A Arte de Receitar

Waldyr Antônio Jorge

Receitar é fácil, o difícil é saber o porquê, como e o que receitar.

A receita médica, subentende-se receita de medicamentos, não é ato exclusivo do médico, mas sim ato privativo dos profissionais da saúde (médico, cirurgião-dentista e médico veterinário) regulamentada pelos órgãos competentes da Agência Nacional de Vigilância Sanitária (Anvisa) e pelos respectivos Conselhos Federais de Medicina, Odontologia e Medicina Veterinária.

A prescrição terapêutica medicamentosa ou receita médica nada mais é do que uma "ordem dada" por escrito pelo médico ou cirurgião-dentista, dirigida ao farmacêutico, para que este forneça (avie) ao paciente determinados medicamentos, drogas necessárias ao tratamento, e que o paciente, por sua vez, tome os medicamentos segundo a orientação do profissional.

O cirurgião-dentista, assim como o médico, necessita prescrever, receitar, pois é uma das formas mais simples pela qual o profissional da saúde demonstra conhecimentos e segurança ao seu paciente, além do aspecto psicológico e do comportamento no relacionamento paciente *versus* profissional de garantir os benefícios da terapêutica medicamentosa, resguardando-se de eventuais acidentes que podem advir do não cumprimento da prescrição pelo paciente.

"A mão que trata... deve saber receitar."

É essencial que, ao prescrever, o profissional tenha conhecimento do mecanismo de ação da droga, seus possíveis efeitos colaterais e contraindicações, e, fundamentando-se na fisiopatologia da doença, tentar adequar sua prescrição com os objetivos a serem alcançados, com a melhor via de administração, as formas farmacêuticas habituais (cápsula, comprimido, ampola etc.) e a adequação à dose-dosagem e à posologia a serem seguidas.

É muito comum pacientes se queixarem de ter sido consultados e o profissional nem sequer ter receitado medicamento algum, embora se saiba que é muito melhor não receitar do que receitar sem saber o quê e o porquê ou mesmo prescrever indiscriminadamente.

A receita médica visa, além de garantir ao paciente os benefícios de uma posologia exata do medicamento, a fiscalizar também de uma forma legal os medicamentos que são usados fora do consultório. O cirurgião-dentista pode prescrever qualquer droga desde que devidamente habilitado e seguindo as normas ditadas por lei.

A seguir, regras ou normas a serem observadas para a receita médica (medicamentosa):

1. Deve ser simples e precisa.
2. Deve ser redigida à mão, sem rasuras (atualmente aceitam-se receita e recomendações pós-cirúrgicas feitas por meio de digitação impressa).
3. Ser atestada do próprio punho com carimbo de identificação, constando o registro do conselho profissional respectivo (médico, cirurgião-dentista, médico veterinário).
4. Deve mencionar o nome completo do paciente, contendo a condição civil do paciente (senhor, senhora, menor), bem como o endereço nos casos de drogas controladas.
5. Indicar a via de administração (uso interno ou uso externo).
6. Indicar claramente o nome do remédio (nome fantasia ou, em caso de remédio genérico, o sal deste), característica (drágea, comprimido, cápsula etc.) e sua dosagem (dose unitária e dose total).
7. Indicar a posologia, esclarecendo o início, intervalo e o período global da administração.
8. Dar instruções cuidadosas quanto à maneira de usar, de forma clara e exata.
9. Datar e assinar.

A prescrição medicamentosa deve estar de acordo com as normas estabelecidas pela Agência Nacional de Vigilância Sanitária (Anvisa), cujas atribuições, entre outras, estão em controlar, regulamentar e fiscalizar produtos que envolvam risco à saúde pública, tais como medicamentos de uso humano, suas substâncias ativas e demais insumos, processos e tecnologias, e todos os medicamentos fantasias comercializados. Estes são portadores em suas embalagens de uma tarja colorida que determina o grau de fiscalização de sua venda ao público portador de receita médica, que deve ser aviada na farmácia.

- *Faixa amarela:* todos os produtos fantasias, medicamentos que são vendidos sem necessidade de o paciente ser portador de receita médica.
- *Faixa vermelha:* todos os produtos fantasias, medicamentos que para serem vendidos ao paciente, este deve ser portador da prescrição medicamentosa, uma vez que essas drogas possuem efeitos colaterais indesejáveis e que somente o profissional tem condições de limitá-las ou contraindicá-las.
- *Faixa preta:* todos os produtos fantasias, medicamentos que podem levar o paciente a uma dependência física e/ou psíquica. Esses medicamentos, para serem vendidos ao paciente, obrigam que ele deve ser portador de uma receita especial, azul numerada, destacável, devendo ficar retida na farmácia e a cópia com o paciente,

para controle e orientação da terapêutica, sendo o profissional portador do canhoto do receituário numerado e que deverá servir para seu controle.

VIAS DE ADMINISTRAÇÃO

É a forma pela qual os medicamentos, drogas, podem ser introduzidos no metabolismo orgânico do paciente na busca de seus efeitos benéficos.

A administração pode ser via enteral e/ou parenteral:

1. *Enteral ou uso interno*: é a forma de administrar o medicamento que passa pelo trato gastrointestinal, atingindo a corrente circulatória; as vias mais utilizadas são a via oral (nas apresentações em suspensões, drágeas, comprimidos, cápsulas, pílulas etc.) e sublingual. A via anal, ou retal (supositórios), e a via vaginal também são consideradas via enteral.
2. *Parenteral ou uso externo*: é a forma pela qual os medicamentos são administrados sem passar pelas vias gástricas. São as formulações injetáveis que podem ser aplicadas por vias:
   - *Intramuscular*: até o limite de 10 ml – cuidados na aplicação para não atingir um vaso sanguíneo; regiões de eleição para aplicação são deltoide, dorsoglútea, ventrolateral glúteo e lateral de coxa.
   - *Endovenosa ou intravascular*: indicada para administração de grandes quantidades de volumes e apresenta a vantagem e a obtenção de efeitos rápidos e intensos. Cabe lembrar que as manifestações de hipersensibilidade nessas situações são graves.
   - *Subcutânea ou hipodérmica*: até o limite de 5 ml, sendo a absorção por esta via lenta. Indicada em pacientes diabéticos que necessitam ser diariamente medicados.
   - *Intradérmica*: até o limite de 0,5 ml, é indicada em testes alérgicos e vacinas.
   - *Intrarraquídea*: indicada para as anestesias locorregionais.

Os medicamentos podem também, fugindo da via parenteral, ser aplicados de forma distinta, como:

- *Via de untura*: aplicações tópicas através da pele pela utilização de pomadas ou mediante incisões.
- *Via de inalação*: inspiração, indicada para pacientes com distúrbios broncopulmonares.

Os bochechos e gargarejos são considerados de uso externo, pois atuam topicamente sobre as estruturas bucais. É uma atuação interna em relação à cavidade bucal, porém externa ao organismo em virtude da existência, em princípio, de efeitos sistêmicos.

• *Absorção:* o modo de administrar a droga pode determinar a velocidade de absorção e, em consequência, a rapidez da duração de seu efeito, pois está provado que diversas partes do organismo têm propriedades de absorção diferentes. O medicamento entra em ação quando atinge a corrente sanguínea.

Existem várias maneiras de se administrar um medicamento. Da mesma maneira, o medicamento pode ter seu efeito variado segundo a via de administração, sendo a endovenosa a que atinge níveis séricos mais rápidos. Portanto, deve o profissional, quando de sua indicação, ter segurança em relação à sua prescrição.

A associação das drogas deve ser de pleno domínio do profissional, uma vez que visa a garantir seus efeitos e eficácia sem comprometer seus resultados e sem promover efeitos colaterais que a contraindiquem. Destaca-se que a maioria das apresentações já se encontra associada pelos próprios laboratórios. Devem sempre ser considerados os efeitos colaterais que as drogas podem provocar. Diante de idiossincrasias (hipersensibilidade) a drogas, imediatamente se deve suspender a administração; por essa razão, a via de administração de eleição é a oral, que permite a suspensão do medicamento, sua eventual substituição e a aplicação de antagonista em tempo útil, que combaterá os efeitos indesejáveis. A associação medicamentosa pode acarretar farmacodinamicamente situações que Jawets já conceituava como ações sinérgica, aditiva e reação antagonista.

Quando da administração dos medicamentos, deve-se sempre ter em mente os possíveis efeitos colaterais não só de antagonismo, como também do efeito aditivo, somatório e potencializador de outros medicamentos, sendo os efeitos sinérgicos o objetivo central da antibiocoterapia, que deve ser realizada com muita propriedade e conhecimento pelo cirurgião-dentista. Os efeitos adversos estão não só na dependência da dose e posologia (dosagem e tempo) de administração, como podem ocorrer também na administração de uma dose única, e a *intolerância* à hipersuscetibilidade do indivíduo perante a dose normal tanto pode ter um efeito benéfico como indesejável. A idiossincrasia é a resposta inesperada diante de doses normais administradas.

Bezerra da Cunha, em 1985, desenvolveu no Instituto do Coração do HCFMUSP um trabalho em que se relacionaram as interações de diversas drogas e seus efeitos. Foram correlacionados 20 efeitos/interações entre 27 drogas administráveis, que são as mais comumente utilizadaos

na terapêutica medicamentosa nos quadros patológicos: os medicamentos descritos apresentaram efeitos e interações extremamente interessantes, que fazem o médico cirurgião-dentista ter muita cautela na prescrição medicamentosa, levando em consideração a particularidade e individualidade de cada paciente e os efeitos dos medicamentos diferentes e suas correlações.

Interações de drogas:
• aumento/efeito/droga
• diminui/efeito/droga
• bradicardia
• tremores e/ou confusão mental
• discrasias sanguíneas
• superinfecção
• efeito anticolinérgico
• perigo de glaucoma
• efeito hipotensivo
• depleção de potássio
• depressão do SNC
• efeito vasodilatador
• antagonizando secreções: diminui efeito anticolinérgico
• relaxamento brônquico reverso
• efeito sedativo
• hemorragia gastrointestinal
• reação análoga ao dissulfiram
• efeito ulcerogênico
• hipotensão ortostática
• inibe atividade analgésica

Drogas administráveis:

Princípio ativo (solução básica)	Nome genérico
álcool etílico	álcool
espironolactona	aldactone
metildopa	aldomet
ac. acetilsalicílico	aspirina
ampicilina	binotal
fenilbutazona	butazona
dexametasona	decadron
meperidina	demerol
metilprednisolona	depo-medrol
diazepam	diempax
propoxifeno aspirina	dolonexe A
orfenadrina	dorflex
fenobarbital	gardenal
difenil hidantoína	hidantal
clortalidona	higroton
eritromicina	ilosone

Princípio ativo *(solução básica)*	*Nome* *genérico*
indometacina	indocid
isossorbida	isordil
furosemida	lasix
prednisona	meticorten
fenil propanolamina	naldecon
pentobarbital	nembutal
penicilina G. potássica	penicilina G. potássica
penicilina V. potássica	penicilina V. oral
clordiazepóxido	propranolol
oxifenilbutazona	tanderil
tetraciclina	tetrex

- *O bom índice terapêutico (BIT):* objetivo a que o médico e/ou cirurgião-dentista visa na utilização do arsenal farmacológico, o qual está diretamente relacionado com a dose mínima curativa e a dose máxima permitida.

Quanto maior for a dose máxima permitida e menor a dose mínima curativa, melhor será o índice terapêutico, ressaltando-se que a posologia e sua concentração devem-se fundamentar na dose unitária característica específica da droga (mg, ml etc.) e sua capacidade de absorção com a dose total, para se atingir o quadro final de efeito desejado.

$$BIT \geq = DMP \uparrow \qquad DMP \uparrow = BIT >$$
$$DMC \downarrow \qquad\qquad DMC \downarrow$$

Na prescrição medicamentosa, o cirurgião-dentista e/ou médico deve estar sempre atento à possível tolerância (aumento da dose para se atingir o efeito desejado) que a droga pode promover no paciente.

Considerações sobre peso, etnia, sexo, idade, quadros clínicos de menstruação, desidratação, hipoproteinemia, lactação devem ser observadas, uma vez que cada uma dessas características individuais pode influir de maneira diversa da desejável.

As formas farmacêuticas como as vias de administração também podem determinar a rapidez de absorção das drogas. As formas farmacêuticas para a administração via enteral (uso interno), via oral, são as mais comuns e seguras de administrar um medicamento que se apresenta em forma de suspensão, drágeas, pílulas, cápsulas e comprimidos. As vias parenterais (uso externo) IM e EV são utilizadas para aplicação de medicamentos em suspensão indicados nas administrações de grandes volumes, sendo a via endovenosa a que comporta maiores volumes e indicada nas situações de internações hospitalares.

CÁLCULO DE DOSE PARA POSOLOGIA INFANTIL

Existem várias fórmulas que procuram adaptar as crianças de várias idades às doses dos medicamentos, partindo das usualmente utilizadas por adultos.

Entre essas se destacam as apresentadas a seguir.

Fórmula de Clark

$$Dose\ infantil = \frac{peso}{70} \times dose\ de\ adulto$$

Regra simples para cálculo de peso aproximado em criança normal quando não dispuser de balança.

Exemplo:
O peso de uma criança normal de 3 anos é:
$3 \times 2 + 9 = 15$ quilos.
Peso = (Idade $\times$ 2) + 9

Fórmula de Dilling

$$Dose\ infantil = \frac{Idade\ em\ anos \times dose\ de\ adulto}{20}$$

Fórmula de Augsberger

Dose infantil: 4 × idade em anos + 20% da dose para adultos. Calculando de acordo com essa última fórmula as frações de doses para adultos para várias idades, temos:

- 3 meses – 1/5 da dose para adulto
- 1 ano   – 1/4 da dose para adulto
- 3 anos   – 1/3 da dose para adulto
- 5 anos   – 2/5 da dose para adulto
- 7 anos   – 1/2 da dose para adulto
- 10 anos – 3/5 da dose para adulto
- 12 anos – 2/3 da dose para adulto
- 15 anos – 4/5 da dose para adulto

Convém, entretanto, assinalar que essas regras, como outras, são simplesmente aproximadas. É necessário lembrar que a idade não pode ser tomada como critério exclusivo para o cálculo da dose. Nas drogas muito potentes, para cada criança situada fora do padrão normal de desenvolvimento, o cálculo deve ser feito exclusivamente com base no peso. Por outro lado, é necessário recordar que as crianças não se comportam do mesmo modo que os adultos diante de todas as drogas. Algumas são muito sensíveis a essas substâncias, como no caso de opiáceos.

CONCLUSÕES
COMENTÁRIOS FINAIS

O cirurgião-dentista precisa compreender que a orientação terapêutica e a receita médica devem ter por base o diagnóstico. Miguel Couto dizia: "Cuidado! Pela simples leitura de uma receita se julga a cultura de seu autor."

Dignas de reflexão são as regras formuladas por Löeb:

1. Não faça ao paciente aquilo que não gostaria que fizessem a você.
2. Se o que está fazendo é útil e eficaz, continue a fazê-lo. Não seja um terapeuta nervoso.
3. Se o que está fazendo não surtiu efeito, saiba interromper esse procedimento no momento oportuno.
4. Se não souber o que deve ser feito, não faça nada. Muitas iatrogenias são provocadas pelo médico e/ou cirurgião-dentista que usa drogas poderosas, apenas com o propósito de fazer algo.

Ainda, segundo Jairo Ramos, deve-se acrescentar:

1. Se estiver medicando corretamente e se o medicamento estiver sendo útil e proveitoso, não se submeta a pacientes que se rebelam pelas críticas quanto ao uso de tais medicamentos.
2. Não seja o primeiro nem o último a usar um medicamento. O exemplo da Talidomida® ainda está bem vivo em nossa memória.
3. Acima da vaidade pessoal, o profissional de saúde deve ter o senso crítico de reconhecer suas limitações.

BIBLIOGRAFIA

Armonia PL, Tortamano N. *Como prescrever em odontologia*. São Paulo: Ed. Santos, 5 ed., 1998.

Bazerque P. *Farmacologia odontológica*. Buenos Aires: A. Atheneu, 1 ed., 1976.

Bezerra da Cunha GW. *Interações de drogas*. Instituto do Coração da FMUSP. São Paulo. 1988.

Malamed SF. *Local Anesthesia in Dentistry*. St. Louis: Mosby, 4 ed., 1997.

Mancini RJ. *Drug interaction facts*. St. Louis: Mediplor. 1985.

Neidle EA, Yagiela J. A. *Farmacologia terapêutica para dentistas*. Rio de Janeiro: Guanabara Koogan, 3 ed., 1991.

Rubin S, Chawla S. *Chronic pain in the dental patient. Dent Clin North America*, 1999; *43*(3):421-3.

Shnn AF, Shrewsbury RP. *Evolution of drog interactions*. 3 ed. St. Louis: Professional Drugs Systems, 1985.

Silvia P. *Farmacologia*. 2 ed. Rio de Janeiro: Guanabara Koogan, 1985.

Yagiela JA, Neidle EA, Dowd FJ. *Farmacologia e Terapêutica para Dentista*. Rio de Janeiro: Guanabara Koogan, 4 ed., 2000.

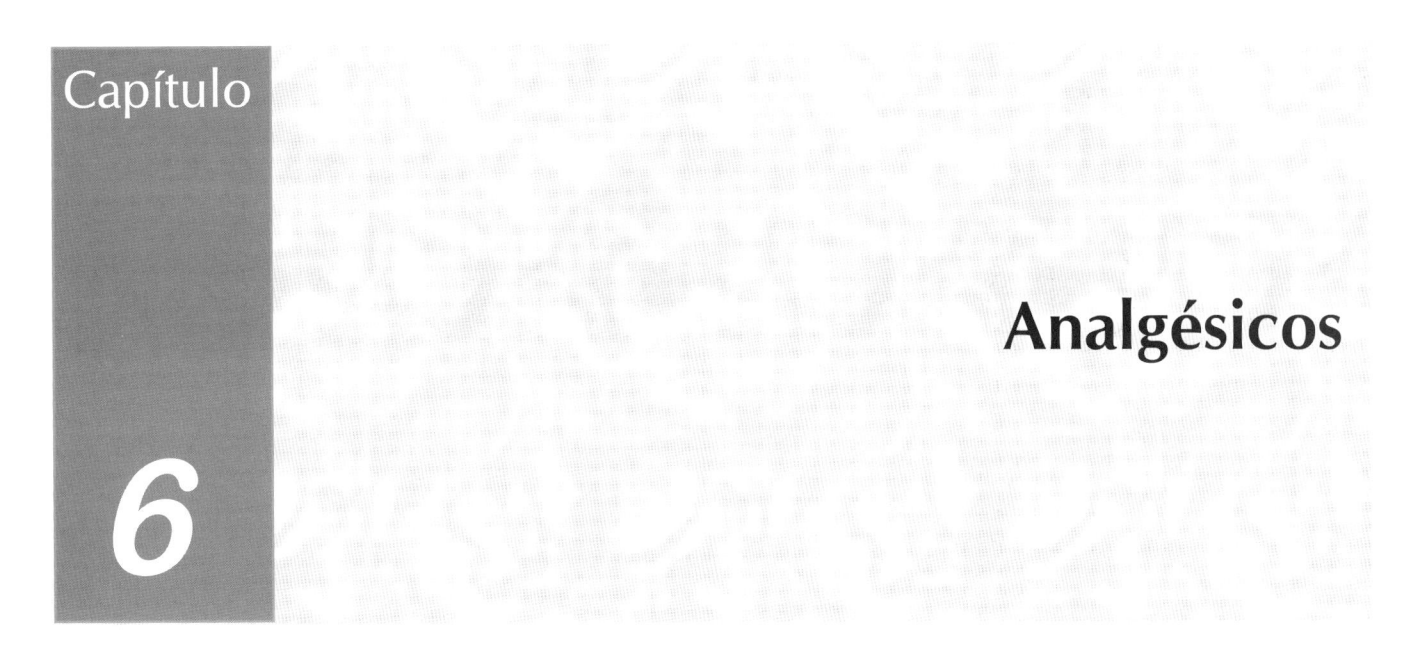

Ricardo Luiz Pisciolaro • Carlos Alberto Adde • Flávio Eduardo G. Perez
Waldyr Antônio Jorge

INTRODUÇÃO

O controle da dor na clínica odontológica certamente não está relacionado unicamente a procedimentos clínicos. De fato, na maioria das vezes tais procedimentos são suficientes para aliviar ou abolir uma sintomatologia dolorosa, porém em uma gama considerável de situações o emprego de medicamentos de suporte é necessário.

Nessa busca pelo controle algésico, vários grupos de drogas têm sido empregados. Níveis distintos de satisfação têm sido descritos em relação a drogas que variam desde anestésicos locais com diferentes potências anestésicas e tempo de duração, passando por drogas antiinflamatórias, analgésicos opioides e não opioides, drogas antidepressivas, até anestésicos gerais. Nesse universo, um fato tornou-se muito claro: para uma terapêutica analgésica medicamentosa eficaz, é de importância fundamental o conhecimento da fisiopatologia da dor. Dessa forma é possível selecionar com objetividade o grupo de drogas (ou subgrupo quando for o caso) que se traduza no conforto do paciente.

Desde os primórdios da humanidade tem sido intensa a luta do homem contra a dor e a febre, associada ou não a processos inflamatórios e/ou infecciosos. Registros antigos (ainda que pouco claros) descrevem situações em que preparações com ervas, infusões, unguentos ou até mesmos excrementos de animais foram utilizados e, por mais curioso que possa parecer, às vezes até com êxito. Logicamente, esse resultado bem-sucedido talvez não se devesse à substância utilizada ou a uma divindade que fosse evocada, e sim à "própria sorte". Anos se passaram e o homem conseguiu compreender certos princípios ativos contidos nas substâncias utilizadas em alguns desses casos terapêuticos bem-sucedidos, como, por exemplo, drogas digitálicas, alguns analgésicos e fungos.

DOR

A dor tem uma importante função nos organismos vivos. É a responsável pelo aviso que alerta o indivíduo de que algo no seu organismo não está consoante com o estado fisiológico normal. O término de uma sintomatologia dolorosa é mais eficaz quando é possível a remoção da causa subjacente a tal sensação, fato que é de grande significância nas atividades clínicas odontológicas. Porém, dor não se refere tão-somente a uma sensação, mas também a um componente emocional afetivo. Dessa forma, torna-se muito importante que não só os médicos, mas também os dentistas, conscientizem-se de que, para haver conforto do paciente, é necessário classificar e compreender a percepção de dor referida pelo paciente. A definição de dor é, segundo a Associação Internacional para o Estudo da Dor, "uma experiência sensorial e emocional desagradável relacionada a uma lesão tecidual ou em potencial".

A dor nociceptiva refere-se à atividade dolorosa propriamente dita, induzida por estímulos nocivos, e a uma atividade do sistema nervoso aferente.

Nas terminações nervosas livres, estruturas específicas (nociceptores) são responsáveis pela recepção do estímulo (mecânico, térmico, físico, químico, biológico) desencadeante da sensação em área periférica. O mecanismo pelo qual uma ampla variedade de estímulos diferentes consegue promover a atividade nas terminações nervosas nociceptivas não está totalmente elucidado. A lesão tecidual representa a causa imediata da dor, resultando na liberação local de uma variedade de agentes químicos, os quais atuarão sobre essas terminações nervosas, ativando-as ou tornando-as mais sensíveis. Tais perturbações são conduzidas na forma de impulsos nervosos até o sistema nervoso central (SNC) por dois tipos de fibras que são classificadas de acordo com o calibre e a velocidade com que conduzem o impulso nervoso (Quadro 6.1).

As fibras A-delta (δ), que são fibras mielínicas relativamente calibrosas, conduzem a dor rápida ou primária (aguda, localizada, intensa, "dor fásica"). As fibras C, bem menos calibrosas, amielínicas, conduzem a dor lenta ou secundária (de início mais gradual, surda pulsátil e de pequena intensidade, "dor tônica"). Uma fibra nervosa que forma um nervo aferente é uma via distinta, através da qual os impulsos são transmitidos ao SNC. Todavia, trata-se de uma unidade isolada, e uma aglomeração de milhares de unidades forma um tronco nervoso aferente.

Os corpos celulares de fibras aferentes nociceptivas estão localizados nos gânglios das raízes dorsais, na coluna vertebral. As fibras penetram na medula espinhal através das raízes dorsais (fibras aferentes) terminando na substância cinzenta do corno dorsal. A maioria das fibras aferentes nociceptivas termina na região superficial do corno dorsal, com as fibras C e A-delta (δ) inervando os corpos celulares nas lâminas I e II (o corno dorsal está dividido em seis lâminas que representam locais das conexões sinápticas), ao passo que outras fibras A penetram mais profundamente no corno dorsal (lâmina V). As células nas lâminas I e V dão origem às principais vias de projeções do corno dorsal para o tálamo.

Os neurônios aferentes não mielinizados apresentam vários mediadores químicos, entre eles a substância P e o peptídeo relacionado com o gene calcitonina (CGRP), os quais desempenham papel importante na patologia da dor.

MODULAÇÃO DA DOR

A dor aguda caracteriza-se por um estímulo nocivo excessivo que origina uma sensação intensa e desagradável (nocicepção), que contrasta com a maioria dos estados de dor crônica, definida como dor que dura por mais tempo que a lesão tecidual desencadeante. Nos tecidos sadios, os nociceptores não respondem a estímulos leves, porém, na presença de lesão tecidual (inflamação), podem ser sensibilizados (hiperalgesia) por prostaglandinas e dopamina por meio da mediação pelo AMP-cíclico e cálcio, os quais se apresentam em concentrações aumentadas nas terminações nervosas. Dessa maneira, os nociceptores apresentam-se agora ainda mais receptivos à ativação por bradicininas e histaminas, que são substâncias (endógenas) indutoras de dor. A partir daí, o processo de condução da dor se processa por fibras aferentes até o SNC, nas regiões talâmica e cortical, onde se decodifica a sensação do-

Quadro 6.1 Características e classificação das fibras nervosas periféricas

Características	Classificação					
	A				B	C
Mielinizadas	A-Alfa (α)	A-Beta (β)	A-Gama (γ)	A-Delta (δ)		
	+++	++	++	++	+	−
Diâmetro (μm)	12 a 20	5 a 12	5 a 12	1 a 4	1 a 3	0,5 a 1
Velocidade de condução (m/s)	70 a 120	30 a 70	30 a 70	12 a 30	14,8	1,2
Função	Motora, Propriocepção muscular	Tato, Propriocepção de pressão	Tato, Propriocepção motora	Dor, Temperatura, Propriocepção de pressão	Atividade autônoma (pré-ganglionar) simpática	Dor, Pressão, Temperatura, Prurido, Atividade (pós-ganglionar) simpática

lorosa. O cérebro modula a dor por meio de um processo antagônico, mediante vias eferentes inibitórias e determinados mediadores químicos (endógenos) agora liberados nas proximidades de receptores (opioides), cuja função, entre outras, é opor-se à sensação dolorosa.

Qualquer atividade nervosa está condicionada à presença de neurotransmissores (mediadores químicos) e neuromoduladores em vias aferentes (substância P, GABA, colecistocinina, somatostatina, encefalinas) e vias eferentes (acetilcolina, dopamina, noradrenalina, serotonina, encefalinas).

De maneira geral, a percepção de dor aguda pode ser traduzida simultaneamente de duas maneiras subjetivas: a primeira com um componente sensorial/discriminativo e a segunda como um componente afetivo/motivacional. A primeira reflete a informação sensorial nociva e a segunda reflete os aspectos do conhecimento (cognitivo e emocional).

O aspecto afetivo/motivacional envolve um constituinte psíquico do indivíduo que sofre a dor. Varia muito de indivíduo para indivíduo e é dependente de fatores como experiências anteriores à dor, suscetibilidade emocional, idiossincrasias e conhecimento do significado da dor.

As drogas alteram a percepção à dor de várias maneiras. Visto que a dor é uma composição emoção/sensação, as drogas com atividade analgésica podem promover suas ações por meio de interferências nesses dois componentes.

Portanto, de maneira despretensiosa, podemos utilizar drogas com atividade analgésica de pelo menos três formas distintas:

1. Para inibir ou interromper a recepção da dor nas terminações nervosas livres (dor periférica). Desta maneira atuam alguns analgésicos periféricos, até mesmo com atividade anti-inflamatória, como, por exemplo, os salicilatos.
2. Para impedir a transmissão do estímulo nociceptivo por meio de administração de anestésicos locais e/ou drogas analgésicas opioides pela via intramedular.
3. Para modular a intensidade na recepção da dor no SNC. Desta forma atuam analgésicos opióides e não opioides, interferindo no SNC, com a integração de outros componentes (emocional/sensorial).

A familiarização com várias vias de administrações de drogas pode fazer com que se consiga um bloqueio de forma seletiva dos componentes da dor, como exemplo, por meio de administrações medulares, prevenindo o aparecimento da dor intensa e impedindo a expressão do componente emocional. O componente emocional mostra-se, na maioria das vezes, mais suscetível às administrações sistêmicas (uso parenteral) de derivados opioides que os componentes sensoriais. Porém, administrações de opióides ou anestésicos locais através da via epidural ou medular, respectivamente, mostram-se eficientes no controle de dor sensorial, prevenindo o aparecimento e a intensidade da dor emocional.

As dores crônicas apresentam-se, quanto à terapêutica, de forma diferente. Podem manifestar-se de forma refratária à terapêutica analgésica convencional e geralmente podem não estar relacionadas a uma lesão específica, persistindo além do tempo de cura. Indivíduos que manifestam dores crônicas podem apresentar-se deprimidos e com alterações no seu estado psicológico e mental. Fatores ambientais, psicológicos e emocionais contribuem sobremaneira para o estado doloroso. Por vezes, tais pacientes já fazem uso de multifarmacoterapia, incluindo drogas antidepressivas.

Além da classificação em agudas ou crônicas, as dores podem ser denominadas "reflexas ou referidas". Referem-se à percepção das dores a distância e não representam o efetivo local da dor. Sua interpretação pode ser equivocada e induzir a erros no diagnóstico. Esse fenômeno talvez se deva às proximidades anatômicas dos locais de projeção da dor no córtex cerebral e por isso são também chamadas "dores convergentes". As "dores orgânicas" referem-se a uma percepção dolorosa de causa conhecida, bem definida, com localização precisa e que responde satisfatoriamente à terapêutica analgésica convencional. Dores sem causa aparente, pouco definidas, mal localizadas e sem resposta favorável à terapêutica analgésica convencional são chamadas "dores psicogênicas". Dores "viscerais" (profundas) são de maior intensidade, intermitentes, podendo desencadear "cólicas". Para esses casos, a terapêutica medicamentosa analgésica mais eficiente é a opioide. Dores "tegumentares" (superficiais) são as de intensidade leve a moderada, incluindo-se a maioria das dores dentais, muito embora às vezes elas possam assumir características de dores profundas, exigindo para tanto terapêutica analgésica opioide.

No que se refere à intensidade da dor, ela se classifica em leve, moderada e intensa. Nas dores leves, utilizam-se preferencialmente analgésicos não opioides; para as de intensidades leve a moderada e que não respondem satisfatoriamente à terapêutica anterior, devem ser utilizados preferencialmente analgésicos não opioides e associações com opióides; nas dores moderadas a intensas, indicam-se preferencialmente analgésicos opioides.

Por meio de estudos em animais e voluntários humanos, autores classificaram as dores em leves, moderadas e intensas, atribuindo-se uma pontuação numérica em analogia à intensidade dolorosa. As dores do infarto, em comparação com dores de cólicas renais, ambas dores intensas, obtiveram pontuação muito próxima. Porém, de indivíduo para indivíduo, embora sejam classificadas como intensas, podem ser considerados organismos mais resistentes à dor. Pensando-se assim, pode-se adotar uma técnica para classificar as dores de um paciente, baseando-se em um histórico médico-odontológico pregresso. Por meio de um questionário de anamnese, o paciente relata experiências dolorosas às quais já esteve exposto e atribui a elas uma pontuação em uma escala de zero a dez (que vai da ausência de dor, passando pela leve, moderada chegando à intensa) e qual a necessidade de terapêutica analgésica adotada na época e o resultado, se satisfatório ou não. Comparativamente nessa escala, analisa-se o quadro atual, em que o paciente tenta, com a ajuda do clínico, atribuir uma pontuação e consequentemente uma classificação da intensidade dolorosa que o aflige no momento, a qual certamente orientará o clínico na seleção da droga analgésica apropriada (Fig. 6.1).

TERAPÊUTICA ANALGÉSICA

A terapêutica analgésica inicialmente se subdivide em específica (remoção ou eliminação do agente causal) e sintomática. Por sua vez, a terapêutica sintomática divide-se em medicamentosa e não medicamentosa (fisioterapia, hipnoterapia, acupuntura).

Na aplicação da terapêutica medicamentosa analgésica, primariamente, os analgésicos foram classificados em opioides e não opioides, e, mais recentemente, em analgésicos que atuam ou não no sistema nervoso central.

O ópio é extraído da papoula *Papaver somniferum*, da qual, por meio de uma incisão na sua semente, extrai-se um líquido leitoso que, depois de seco, se transforma em pó. Nesse pó, aproximadamente 10% a 12% são morfina (alcalóide natural extraído do ópio) e aproximadamente 1% é codeína (um congênere da morfina, também alcalóide natural). A papaverina (um relaxante de musculatura lisa) também é extraída do ópio, assim como a tebaína, um alcaloide desprovido de ações analgésicas, que é utilizada

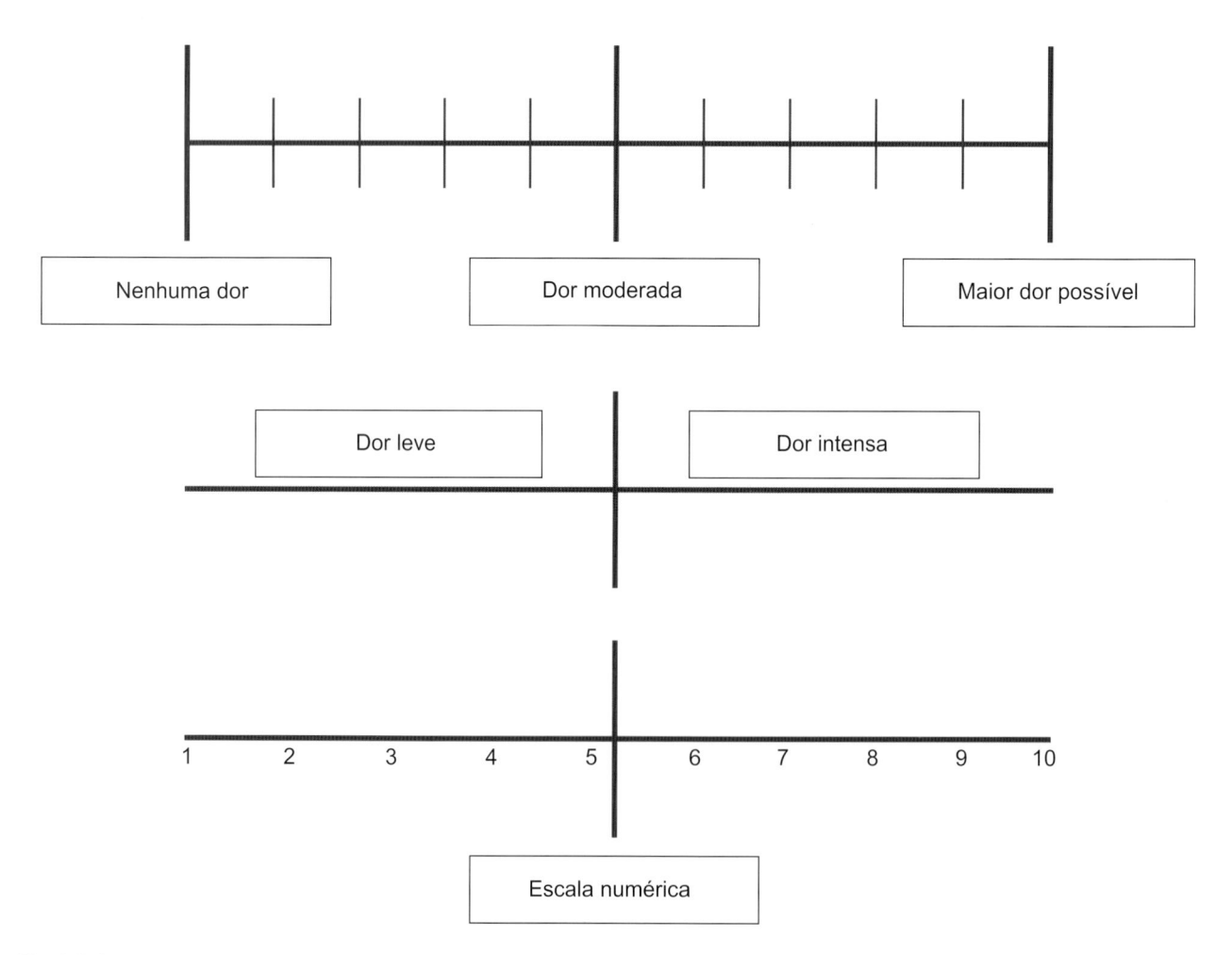

Fig. 6.1 Sugestões para avaliar a intensidade dolorosa. Escalas de intensidade dolorosa, modificadas de Farmacologia e terapêutica para cirurgiões-dentistas. Rio de Janeiro, Guanabara Koogan, 2000.

para sintetizar drogas com menor atividade analgésica e que conservam uma semelhança estrutural. Ao ópio atribuiu-se uso medicinal e social há milhares de anos. Foi introduzido na Grã-Bretanha, no final do século XVII, sob a forma de "tintura de láudano", e sua ingestão habitualmente pela via oral induziu muitos indivíduos ao vício nos dois séculos seguintes. Somente com o advento das administrações parenterais injetáveis, a partir do século XIX, a questão tornou-se crucial, evidenciando ainda mais o vício e a sua consequente dependência.

Com a determinação da fórmula estrutural em 1902, a morfina tornou-se o protótipo da droga opióide (narcótico). Resultou daí então que, em muitos estudos de compostos semissintéticos e vários sintéticos e, até nos dias atuais, as drogas modernas têm sua eficácia comparada à da morfina.

Os principais grupos de medicamentos aparentados da morfina com ação terapêutica na atualidade estão indicados no Quadro 6.2.

Por se tratar de droga protótipo dos opioides, a morfina é o mais bem conhecido analgésico opioide, podendo ser administrada por praticamente qualquer via de administração para controle da dor.

O principal temor (principalmente dos profissionais da odontologia) quanto à terapêutica analgésica com drogas opiáceas é a indução ao vício, à dependência e à tolerância medicamentosa. Isso talvez porque as dores na odontologia geralmente estejam associadas a processos inflamatórios e, como tal, o uso de analgésico não opioide seja suficiente na grande maioria das vezes. Esse fato faz com que o dentista dimensione em demasia as reações adversas dos opioides, colocando tais substâncias como de uso quase que proibitivo na odontologia. Na realidade, o vício, a dependência e a tolerância induzidos pelas drogas analgésicas opioides (na terapêutica odontológica) são secundários e seriam facilmente tratados, uma vez que a manutenção da medicação seria por um curto período. Portanto, na vigência de tal possibilidade, a supressão da droga ou indicações de drogas opiódes com menor tendência a induzir tais fenômenos seriam suficientes. O verdadeiro temor em relação à medicação opiácea deveria residir sobre uma possível depressão respiratória, reação adversa que nem sempre é conhecida pelos profissionais de odontologia.

Todas as drogas opioides baseiam-se na morfina e, comparativamente, suas ações depressoras, a farmacocinética e a farmacodinâmica, são muito semelhantes. Na busca por substâncias com menores atividades tóxicas, descobriram-se drogas naturais, semissintéticas ou sintéticas com potenciais analgésicos diversos em relação à morfina. Muitas dessas drogas estão classificadas no Quadro 6.2, porém somente algumas são indicadas à terapêutica odontológica.

Comparativamente, algumas atividades entre as drogas que possivelmente tenham indicação na terapêutica analgésica são analisadas a seguir.

AÇÕES COMUNS DOS ANALGÉSICOS DE AÇÃO CENTRAL (OPIOIDES)

Ação analgésica

* *Morfina:* promove alívio da dor sem a perda de consciência, exerce a atividade tanto aumentando o limiar de sensibilidade dolorosa na medula espinhal, como alterando a percepção da dor no cérebro. Há uma conscientização da dor por parte do paciente, porém de um modo não desagradável.
* *Meperidina (petidina):* produz alívio de qualquer tipo de dor severa.
* *Metadona:* ação analgésica semelhante à da morfina. Sua maior potência analgésica se dá por via oral (ao contrário da morfina), sendo rapidamente absorvida pelo trato gastrointestinal e tem efeito mais duradouro que a morfina.

Quadro 6.2 Principais grupos de analgésicos opioides

Análogos à morfina, estruturalmente semelhantes à morfina, ou sintetizados a partir da morfina	
Drogas agonistas (derivados fenantrênicos)	Morfina, codeína, heroína
Drogas agonistas parciais	Nalorfina, levalorfan
Drogas antagonistas	Naloxona, naltrexona

Derivados sintéticos cuja estrutura química não está relacionada à estrutura química da morfina	
Grupo da fenilpiperidina	(petidina ou meperidina, fentanil)
Grupo da metadona (difenilpropalamina)	(metadona, dextropropoxifeno)
Grupo do benzomorfan	(pentazocina, ciclazocina)
Grupo dos derivados sintéticos da tebaína	(etorfina, buprenorfina)

- *Fentanil:* induz analgesia cerca de 80 vezes superior à morfina, utilizado como coadjuvante à anestesia geral, quimicamente relacionado à meperidina. Início de efeito rápido e de curta duração (sulfentanil, outro fármaco correlato ao fentanil, é ainda mais potente).
- *Propoxifeno (dextropropoxifeno):* agonista moderado, derivado da metadona, o isômero dextrógiro promove alívio nas dores fracas a moderadas, mais fraco que a codeína, frequentemente utilizado em associação a analgésicos não opiáceos (aspirina, acetaminofeno). O isômero levógiro só é provido de ação antitussígena.
- *Codeína:* analgésico de ação bem menos potente que a morfina, porém muito eficiente por via oral e com menor tendência ao vício que a morfina. Assim como o propoxifeno, é largamente empregado nas associações com analgésicos não opioides, como a aspirina e o acetominofeno.
- *Pentazocina:* promove analgesia por ativação de receptores na medula espinhal. É utilizada nas dores de intensidade moderada nas vias enteral e parenteral.

Euforia

- *Morfina:* intensa ação de bem-estar e contentamento.
- *Metadona:* induz menos euforia que a morfina.
- *Codeína:* induz menor euforia que a morfina.
- *Pentazocina:* comparativamente, induz menor euforia que a morfina.

Respiração

- *Morfina:* ocasiona depressão respiratória, consequente à redução da sensibilidade do CO_2 pelos neurônios do centro respiratório, sendo essa reação adversa dose-dependente e de ocorrência até mesmo nas doses usuais. Nos casos de superdosagens, pode levar ao óbito por parada respiratória.
- *Meperidina (petidina):* leva à depressão respiratória do mesmo modo que a morfina.
- *Propoxifeno (dextropropoxifeno):* nas doses tóxicas pode causar depressão respiratória, convulsões, alucinações e confusão mental. Possível depressão respiratória que venha a se instalar nas doses tóxicas pode ser antagonizada pela naloxona (exceto a cardiotoxicidade).
- *Pentazocina:* em doses elevadas pode promover depressão respiratória.

Êmese

- *Morfina:* estimula a êmese, porém não chega a ser uma sensação desagradável.

Trato gastrointestinal

- *Morfina:* alivia diarreia e disenterias, por diminuição da motilidade da musculatura lisa e aumento do seu tônus. Promove constipação intestinal.
- *Meperidina (petidina):* não é clinicamente útil no tratamento da diarreia, visto que também impede a motilidade intestinal, e o uso crônico também leva a uma constipação.
- *Metadona:* assim como a morfina, aumenta a pressão intrabiliar e leva à constipação intestinal.
- *Propoxifeno (dextropropoxifeno):* pode causar náuseas, anorexia e constipação intestinal.
- *Pentazocina:* em doses elevadas diminui a atividade gastrointestinal.

Aparelho cardiovascular

- *Morfina:* nas doses elevadas podem ocorrer bradicardia e hipotensão. Na maioria das vezes e em doses terapêuticas, não representa maiores problemas à pressão arterial ou à frequência cardíaca. Em virtude da depressão respiratória e retenção de CO_2, os vasos cerebrais se dilatam aumentando a pressão no líquido cerebroespinhal, sendo contraindicada a indivíduos portadores de lesões cerebrais.
- *Meperidina (petidina):* na administração por via oral, não há efeitos significativos sobre o aparelho cardiovascular, porém nas administrações EV promove diminuição da resistência periférica, aumento do fluxo sanguíneo periférico e elevação da frequência cardíaca. Como a morfina, promove dilatação dos vasos cerebrais e pode acarretar os mesmos efeitos.
- *Propoxifeno (dextropropoxifeno):* nas doses tóxicas pode acarretar problemas cardiotóxicos e edema pulmonar; se associado à ingestão de álcool, pode ocasionar severa depressão do SNC e morte por depressão respiratória e cardiotoxicidade.
- *Pentazocina:* nas doses elevadas diminui a pressão arterial, podendo induzir a alucinações, pesadelos, vertigens, taquicardia. Nos pacientes anginosos, aumenta o trabalho cardíaco por aumento das pressões aórtica e arterial médias. A pentazocina diminui o fluxo plasmático renal.

Liberação de histamina

- *Morfina:* promove liberação de histamina dos mastócitos, levando a quadros de urticária, vasodilatação e sudorese. Contraindicada aos asmáticos por serem mais sensíveis à broncoconstrição.

Hormonais

- *Morfina:* aumenta a liberação de hormônio antidiuréti-co (ADH), induzindo a uma retenção urinária leve e à liberação de prolactina e do hormônio do crescimento, diminui os níveis de testosterona e cortisol, inibe a liberação de hormônio liberador de gonadotrofina e diminui a concentração dos hormônios luteinizante, folículo-estimulante, adrenocorticotrófico e betaendorfina.
- *Meperidina (petidina):* promove menor retenção urinária em comparação à morfina.

Miose

- *Morfina*: a pupila puntiforme (constrição da pupila) é uma das características dos viciados em morfina, efeito sempre presente mesmo nos casos de tolerância. Esse é um sinal importante, uma vez que outras drogas que induzem coma e depressão respiratória promovem a dilatação pupilar (midríase).
- *Meperidina (petidina):* não induz pupila puntiforme, mas sim dilatação pupilar.

Depressão do reflexo da tosse

- *Morfina*: em geral, a supressão do reflexo da tosse nas drogas opiáceas não se relaciona aos efeitos e às propriedades analgésicas e depressoras do centro respiratório, pois os receptores aparentam ser diferentes uns dos outros. A morfina e a codeína são drogas opiáceas que mostram boas propriedades antitussígenas.
- *Meperidina (petidina):* clinicamente, não é útil no tratamento da supressão do reflexo da tosse.
- *Propoxifeno (dextropropoxifeno):* o isômero levógiro só promove ação antitussígena e é desprovido da ação analgésica.
- *Codeína:* mostra boa propriedade antitussígena em doses que não promovam atividade analgésica.

Usos Terapêuticos

- *Morfina:* utilizada para analgesia, indução ao sono e associada a benzodiazepínicos nas propriedades indutoras do sono (flurazepan). Também usada no tratamento da diarréia e da tosse (porém a codeína e o dextropropoxifeno mostram-se mais efetivos na supressão da tosse).

Comparativamente, alguns aspectos referentes à atividade das drogas que possivelmente tenham indicação na terapêutica analgésica são analisados a seguir. Embora a morfina sofra rápida inativação por VO por causa do metabolismo de primeira passagem, tem sido amplamente indicada por essa via (na forma líquida) em doses que variam de menos de 10 mg a 2.500 mg (casos terminais) a cada 4 horas. Porém, dificilmente temos pacientes que necessitem de mais de 200 mg como dose diária. Na forma de comprimidos de liberação lenta (30 mg de sulfato), os quais proporcionam maior duração do efeito analgésico, a morfina pode ser administrada a cada 8 ou 12 horas nos processos de dores crônicas e de forte intensidade, dores de infarto do miocárdio, parto prematuro e edema pulmonar.

Especialidades farmacêuticas

Cloridrato de Morfina® (Granado)
Solução injetável 0,01 g, 0,02 g, por ampola
        Notificação de receita A

Dimorf LC® (Cristália)
Comprimidos: 10 mg, 20 mg, 30 mg, 100 mg
        Notificação de receita A

Dimorf SP® (Cristália)
Solução injetável 10 mg/ml
        Notificação de receita A

MS-LONG® (Janssen)
Comprimidos: 10 mg, 20 mg, 30 mg
        Notificação de receita A

- *Meperidina (petidina):* no tratamento das dores moderadas a severas. A posologia da meperidina por VO na forma de comprimidos é de 50 a 100 mg; na forma de xaropes, cada 10 ml contém 50 mg de meperidina; através da via intramuscular recomendam-se doses entre 20 e 60 mg. A dose inicial para adultos é 100 mg repetida, caso haja necessidade, em intervalos de 3 a 4 horas.

Especialidades farmacêuticas

Demerol® (Sanofi Winthrop)
Solução injetável em ampolas com 2 ml
        Notificação de receita A

Dolosal® (Cristália)
Solução injetável em ampolas com 2 ml de 50 mg
        Notificação de receita A

- *Metadona:* utilizada no tratamento da síndrome de abstinência à morfina e à heroína por produzir abstinência mais discreta e de aparecimento mais lento. Indica-se nas dores crônicas. Posologia de 5 a 15 mg, VO, ou 10 mg. IM, nos casos de dores de intensidade moderada. Nos casos de intensa sensação dolorosa, as doses podem ser repetidas a cada 3 ou 4 horas.

Especialidades farmacêuticas (no exterior)

Dolophine®, Methadose®, Methadone®

- *Fentanil:* utilizado como coadjuvante na anestesia geral. Associado ao droperidol, promove anestesia dissociativa.

Especialidades farmacêuticas

Fentanil® (genérico: Cristália, Janssen)

Inoval® (Janssen associação)

- *Propoxifeno (dextropropoxifeno):* de menor ação analgésica, a forma dextrógera é indicada como analgésico nas dores fracas e moderadas, utilizado em associação aos analgésicos não opiáceos, como a aspirina e o acetaminofeno. A posologia do propoxifeno se faz em doses de 65 mg para o cloridrato de propoxifeno e 100 mg para o napsilato de propoxifeno a cada 4 horas.

Especialidades farmacêuticas

Algafan® (Darrow), associação e injetável
Drágeas (25 mg cloridrato + 300 mg paracetamol)
   Receituário de controle especial (carbonado)

Solução injetável de 75 mg/ampolas de 2 ml
   Notificação de receita A

Doloxene A® (Eli Lilly), associação
Cápsulas (77 mg napsilato + 325 mg de ácido acetilsalicílico)
   Receituário de controle especial (carbonado)

- *Codeína:* utilizada no alívio das dores fracas a moderadas e como antitussígeno. Nas formulações modernas,

a codeína vem sendo substituída nas preparações antitussígenas por drogas que induzam menos vício, tolerância e euforia, como o dextrometorfano, um depressor sintético da tosse. A dose recomendada da codeína VO é de 30 a 60 mg; para se obter um efeito antitussígeno, doses entre 15 e 20 mg VO, repetidas a intervalos que variam de 3 a 6 horas. Comparativamente à morfina, quando administrada por via parenteral intramuscular, é cerca de 12 vezes menos potente.

Especialidades farmacêuticas

Tylex® (Janssen-Cilag), associação
Comprimidos (7,5 mg de codeína + 500 mg de paracetamol)
Comprimidos (30 mg de codeína + 500 mg de paracetamol)
   Receituário de controle especial (carbonado)

Belacodid® (Clímax), gotas, injetável e xarope
Gotas (0,02 g +...)/ml, frascos com 10 ml, antitussígeno
Injetável (0,06 g +...)/ampolas de 2 ml, antiespasmódico
Xarope (4 mg +...)/ml frascos com 120 ml, antitussígeno
   Receituário de controle especial (carbonado)

Setux® (Hoechst MR)
Cápsula (30 mg de codeína + 10 mg de feniltoloxamina)
Suspensão (2 mg + 0,66 mg/ml/frascos com 100 ml)
   Receituário de controle especial (carbonado)

- *Pentazocina:* indicada como analgésico nas dores moderadas, porém, com o uso repetido, induz tolerância e dependência. Administrada IM, possui praticamente 1/3 da potência analgésica da morfina. Administrada VO, 50 mg de pentazocina comparam-se a 60 mg de codeína quanto à analgesia.

Especialidades farmacêuticas (no exterior)

Talwin® (EUA, Canadá), Talwin-NX (EUA)

- *Naloxona:* utilizada para reverter estados de coma e depressão respiratória nas intoxicações por fármacos opióides (heroína), em virtude da maior afinidade por receptores responsáveis pela depressão respiratória, com meia-vida relativamente curta, por vezes necessitando de repetições nesta terapêutica.

- *Naltrexona:* apresenta ações semelhantes à naloxona, porém a meia-vida do fármaco é maior, não necessitando de repetições terapêuticas como a naloxona.

USO DE FÁRMACOS ANALGÉSICOS

Tanto a escolha do analgésico quanto a via de administração dependem da natureza, duração e intensidade da dor. A melhor maneira de se intervir terapeuticamente é mantendo uma abordagem progressiva, iniciando-se com medicamentos analgésicos e anti-inflamatórios não ester, suportados por analgésicos opioides fracos e, em seguida, caso haja necessidade, a indicação de opioides mais ativos.

Geralmente, dores agudas e intensas (traumatismos, queimaduras, dores pós-operatórias) são tratadas com analgésicos opioides potentes, como morfina e fentanil, por via parenteral. Dores leves de origem inflamatória (artrite) são mais bem tratadas com medicamentos do grupo dos anti-inflamatórios não esteroidais, como salicilatos, suplementados por agentes opioides fracos, como codeína, dextropropoxifeno ou pentazocina por via enteral. Dores intensas, como dores oncológicas, artrite grave ou lombalgias, são mais bem tratadas com administrações enterais ou parenterais (subcutâneas, intratecal e epidural) de analgésicos opioides potentes. Dores neuropáticas crônicas não costumam responder à terapêutica analgésica opiácea, sendo aconselhável uma terapêutica com antidepressivos tricíclicos (amitriptilina). As interações medicamentosas com analgésicos opioides administrados por VO são incomuns e de pequena importância clínica quando ocorrem. Porém, são relatadas na literatura interações medicamentosas entre fármacos opiáceos e drogas neurolépticas, antidepressivos tricíclicos, depressores do SNC, anestésicos locais, anticoagulantes orais e inibidores da monoamina oxidase (IMAO), que podem ser clinicamente preocupantes, sobretudo quando os opioides são administrados por via parenteral.

COMPOSTOS NÃO RELACIONADOS À ESTRUTURA QUÍMICA DOS ANALGÉSICOS DE AÇÃO CENTRAL (OPIOIDES)

TRAMADOL

O tramadol é um analgésico de ação central cujo mecanismo de ação não está ainda bem elucidado, mas que pode interagir com receptores opioides do tipo μ (mi). Embora não esteja relacionado estruturalmente às estruturas químicas dos opioides, pode inibir a recaptura neuronal de serotonina e norepinefrina. Em virtude de sua pequena capacidade de ligar-se a receptores opioides, exerce atividade analgésica opioide fraca e tem alta afinidade em ligar-se aos receptores μ. Tem boa absorção gastrointestinal, biodisponibilidade de 75% e pequeno grau de ligação protéica (20%). A metabolização é no fígado, originando um metabólito ativo, o mono-O-desmetiltramadol (M1). A excreção renal é 30% na forma inalterada e 60% como metabólitos. O início do efeito do tramadol ocorre em 1 hora e a meia-vida terminal gira em torno de 6 a 7 horas. A concentração sanguínea máxima é atingida em duas horas. Quando administrada dose única de 100 mg, o efeito máximo alcançado ocorre em 2 horas.

O uso concomitante de derivados fenotiazínicos, hipnóticos, sedativos, outras drogas opioides, anestésicos e álcool aumenta a depressão respiratória. A carbamazepina aumenta a biotransformação do tramadol.

O tramadol está indicado nas dores leves a moderadas pós-traumáticas na odontologia, nas exodontias de inclusos e nas dores pós-cirúrgicas ortopédicas, ginecológicas e cesarianas.

A dose máxima diária de tramadol, que deve ser administrada a adultos, é de 400 mg; nos casos de pacientes idosos, 300 mg por dia, os quais devem ser fracionados e administrados nas doses de 50 mg a 100 mg a cada 6 horas, enquanto houver necessidade

Especialidades farmacêuticas

Tramal® (Carlo Erba)
Cápsulas de 50 mg
Solução em gotas 100 mg/ml em frascos com 10 ml
Supositórios de 100 mg
Solução injetável 50 mg/ml, ampolas com 2 ml
    Receituário de controle especial (carbonado)

Sylador® (Sanofi Winthrop)
Comprimidos com 50 mg
Supositórios com 100 mg
Solução injetável com 50 mg/1 ml
Solução injetável com 100 mg/2 ml
Solução oral com 50 mg/ml em frascos com 10 ml
    Receituário de controle especial (carbonado)

FEBRE

Segundo Guyton, em *Tratado de fisiologia médica*, a temperatura interna do organismo permanece quase que inalterada, somente com pequenas oscilações na ordem de

0,6°C, desde que tal organismo não esteja acometido de doença febril. No corpo humano, essa temperatura interna mantém-se quase que inalterada mesmo após exposição a temperaturas que variem de 13°C a 66°C. Estabeleceu-se que a temperatura normal do ser humano seja algo que varia entre 36°C e pouco mais de 37°C, dependendo do local no qual seja medida a temperatura (oral, anal, nas axilas) ou ainda se tal indivíduo está sob ação de fortes emoções, exercícios físicos ou exposto a temperaturas baixas (água gelada, vento frio). Portanto, a manutenção desse equilíbrio térmico deve-se a um perfeito balanço entre os mecanismos que produzem o aumento da temperatura corporal e os mecanismos que diminuem a temperatura corporal.

Deste modo, a seguir, abordar-se-ão os principais mecanismos que contribuem para o aumento de temperatura corporal:

- *Metabolismo basal:* calor continuamente produzido como subproduto dos processos metabólicos de todas as células.
- *Atividade muscular:* aumenta a taxa de metabolismo, incluindo o tiritar (tremor muscular).
- *Aumento do metabolismo basal:* tem por causa o efeito da tiroxina nas células.
- *Aumento do metabolismo:* causado pela estimulação do sistema nervoso simpático e o consequente ao próprio aumento de temperatura nas células do corpo (catálise).

A seguir, os principais mecanismos que contribuem para uma diminuição da temperatura corporal.

- *Irradiação:* perda de calor, por transmissão de raios de calor infravermelho (todos os corpos têm essa capacidade, em diferentes níveis); a irradiação sofre a influência, entre outros fatores, do ambiente, tanto para a emissão quanto para a absorção de raios infravermelhos.
- *Condução:* por contato direto com outros objetos (corpos) ou ar (convecção).
- *Evaporação:* quando a água se evapora do corpo, há uma perda de 0,58 cal para cada um grama de água. Diariamente, através da pele e dos pulmões, chega-se a perder aproximadamente 600 ml de água, perfazendo uma perda calórica na ordem de 12 a 18 cal/h, o que é resultado da difusão contínua de moléculas hídricas através da pele e dos alvéolos, seja qual for a temperatura do corpo, não podendo ser controlada para a regulação térmica. A evaporação como mecanismo de refrigeração e perda de calor ocorre por meio do suor e de mecanismos que regulam a taxa de sudação, bem como a respiração e a micção.

O hipotálamo é o centro termorregulador do corpo humano, funcionando como um reostato. A temperatura do corpo é regulada por mecanismos neurais de retroalimentação que operam em um centro regulador da temperatura. Para tanto, na região pré-óptica (hipotálamo anterior) há receptores específicos e, provavelmente, sensíveis ao calor. À medida que a temperatura sobe, essas células aumentam a frequência e o impulso nervoso, e à medida que a temperatura cai diminuem sua excitabilidade. Da mesma maneira, há regiões no hipotálamo responsáveis por estímulos específicos e provavelmente sensíveis ao frio, os quais aumentam a frequência dos impulsos quando expostos ao frio. Também há receptores cutâneos (calor e frio) e receptores em órgãos que transmitem ao hipotálamo registros de temperatura interna. Desta forma, conclui-se que há regiões específicas que procuram manter e/ou equilibrar a temperatura corpórea, verdadeiros centros de operações (centros de luta contra o frio e contra o calor). Em geral, quando a temperatura corporal está acima de 37°C e subindo, inicia-se o processo de transpiração, que aumenta rapidamente acima dessa temperatura, e a mesma transpiração cessa à medida que se atingem temperaturas inferiores a 37,1°C. Da mesma maneira, o termostato regula a taxa de produção calórica, fazendo com que ela se mantenha quase sempre constante à medida que a temperatura esteja acima de 37,1°C. Assim que a temperatura esteja abaixo desse patamar, marcadamente os processos de produção de calor tornam-se mais ativos, principalmente a atividade muscular, culminando com o tiritar.

O superaquecimento da área do termostato (hipotálamo anterior) aumenta a taxa de perda de calor do corpo pelo menos de duas maneiras. Uma delas consiste na estimulação das glândulas sudoríparas, favorecendo a perda calórica evaporativa, e a outra consiste na inibição dos centros simpáticos no hipotálamo posterior, que a partir daí favorecerão o aparecimento de uma vasodilatação periférica. Quando há um resfriamento do hipotálamo anterior (termostato) abaixo de 37°C, de imediato dispositivos que conservam a temperatura existente no corpo são ativados, assim como medidas para aumentar a taxa de produção de calor também são ativadas. Há conservação do calor mediante a vasoconstrição na pele pelo mecanismo de liberação da inibição dos centros simpáticos e piloereção (fato não muito significativo no ser humano por ele possuir relativamente poucos pêlos, mas importante para animais inferiores). Também ocorre abolição da transpiração resultando na cessação da perda calórica por evaporação. Na intenção do aumento de produção calórica, ocorre a estimulação hipotalâmica do tremor muscular (centro motor primário do tremor muscular, tiritação) localizado no hipotálamo posterior. Ocorre excitação química simpática da produção de calor, uma vez que tanto a noradrenalina quanto a adrenalina liberadas nas terminações nervosas simpáticas podem aumentar de imediato o metabolismo celular, fenômeno chamado de "termogênese química". Também como fator de produção de calor há o resfriamento do centro hipotalâmico anterior, que faz aumentar o fator liberador de tireotrofina pelo hipotálamo, o qual é levado até a adenoipófise através da veia porta hipotalâmica e estimulará a produção de tireotrofina, o que, por sua vez, aumenta a produção de tiroxina na glândula tireóide, e isso eleva a taxa do metabolismo celular em todo o corpo. Este fenômeno por meio da glândula tireoide não ocorre rapidamente e há necessidade de algumas semanas para notar seus efeitos. Porém, em indivíduos submetidos a temperaturas baixas por semanas ou meses, pode-se observar tal influência até mesmo no tamanho aumentado da glândula tireoide.

O termo *febre* significa temperatura corporal anormalmente aumentada, podendo ser causada por anormalidades no próprio encéfalo, bem como por substâncias tóxicas (pirogênicas) que atinjam os centros hipotalâmicos. Algumas dessas causas podem ser toxinas bacterianas, reações do tipo tissulares e necrose, substâncias pirogênicas, tumores encefálicos, lesões nervosas, origem emocional, desidratação, inflamação, reações de antígeno-anticorpo, rejeição de enxertos, drogas que descontrolam o hipotálamo. Os pirogênios exógenos produzidos pelos microrganismos determinam a liberação de pirogênios endógenos (uma família de proteínas de peso molecular entre 10.000 e 20.000, as quais têm várias características químicas em comum) mediante ações sobre células do sistema mononuclear fagocitário (neutrófilos, monócitos etc.). No organismo, os pirogênios endógenos na circulação sanguínea atingem o sistema nervoso central, estimulando a liberação de mediadores químicos nas áreas termossensíveis hipotalâmicas. Sugere-se que esse centro hipotalâmico seja mediado por prostaglandinas, cininas, catecolaminas e acetilcolina.

Deste modo, o reequilíbrio hipotalâmico entre a produção e a eliminação de calor se dá após a eliminação das causas que originaram a febre e/ou quando da utilização de drogas antipiréticas (antitérmicos). Essas são drogas que atuam inibindo a formação de prostaglandinas, no entanto há evidências de que não são somente as prostaglandinas, como foi dito, as únicas envolvidas no mecanismo termorregulador, uma vez que potentes inibidores da formação das prostaglandinas não são drogas efetivas no combate à febre. Portanto, está claro que medicamentos com alta potência analgésica e antiinflamatória não possuem obrigatoriamente elevada atividade antipirética.

Quando se deseja um efeito analgésico e/ou antipirético, estão indicados medicamentos analgésicos classificados como de ação periférica, por atuarem impedindo a atividade dos mediadores químicos perifericamente, isto é, nas terminações nervosas livres, o que não exclui a possibilidade de ações centrais. Fazem parte desse grupo o ácido acetilsalicílico, a dipirona e o paraminofenol, princípios ativos frequentemente com excelentes potenciais analgésico e antipirético; a atividade analgésica e antipirética do paraminofenol (acetaminofeno) e da dipirona é maior que a atividade anti-inflamatória, quase que inexistente nesses. Além desses analgésicos e antipiréticos de ação periférica, outros sabidamente com potencial antiinflamatório aumentado também podem ser utilizados no combate à dor e à febre. Neste momento, por se tratar de assunto pertinente a analgésicos, eles também serão apresentados, porém maior ênfase a eles será dada em anti-inflamatórios não esteroidais.

SALICILATOS

Os salicilatos representam um grande grupo de drogas do qual resultam vários derivados com ações analgésicas, antipiréticas e anti-inflamatórias. Porém, a grande maioria é de substâncias altamente irritantes para a mucosa gástrica e, ainda assim, a via de administração mais importante para eles é a oral. São rapidamente absorvidos pelo estômago e, em sua maior parte, pelo intestino delgado. O pico de concentração máxima plasmática se dá por volta de 2 horas. Variações referentes à forma farmacêutica da droga (composição, velocidade de dissolução, desintegração, pH, tempo de esvaziamento gástrico, presença de alimentos etc.) podem influenciar na absorção dos salicilatos. O ácido salicílico, um derivado salicilato muito simples, é altamente irritante para uso sistêmico, sendo mais indicado para o uso externo. Por meio de alterações em sua molécula, foram sintetizados derivados com menor poder irritante, seja por derivados ésteres e/ou amidas (alteração no grupamento carboxila), seja por substituição do grupo hidroxila ou por modificações tanto no grupamento carboxila como no hidroxila, ou também por introdução de grupos químicos no anel fenílico.

Pertencentes ao grupo de derivados do ácido salicílico, cuja modificação estrutural se deve a alterações no grupo carboxila e com atividades analgésicas, há a salicilamida, o salicilato de colina, o salicilato de fenazona, o salicilato de sódio e o salicilato de etanolamina.

O ácido acetilsalicílico pertence ao grupo em que as modificações foram feitas no grupo da hidroxila, e essas drogas são muito utilizadas no mundo todo, com atividades analgésicas antipiréticas e anti-inflamatórias. Os representantes do grupo em que se modificaram estruturalmente ambos os grupos funcionais (carboxila e hidroxila) são substâncias que sofrem hidrólise *in vivo* e liberam ácido acetilsalicílico, tais como acetilsalicilato de alumínio, salicilato de fenila, salicilato de magnésio, talosalato, benorilato (híbrido entre ácido acetilsalicílico e paracetamol).

O diflunisal, fendosal, gentisato de sódio, meseclazona são representantes nos quais a alteração química estrutural no ácido salicílico se deve à introdução de grupos químicos no anel fenílico. Formulações tamponadas combinadas com antiácidos têm sido indicadas para diminuir a irritação gástrica, bem como também favorecer a absorção em termos de efetividade e rapidez do ácido acetilsalicílico. Todavia, os resultados obtidos em pesquisas às vezes se mostram contraditórios, pois, se de um lado as soluções efervescentes tamponadas facilitam a absorção, por outro interferem na eliminação (mais rápida) do produto por promover alcalinização da urina. Dispõe-se também de preparações com revestimento entérico, as quais se mostrem úteis quando se necessita evitar reações gástricas, porém prolongam o tempo de absorção.

As indicações mais importantes dos salicilatos são principalmente como analgésicos, antipiréticos e anti-inflamatórios. São indicados nas dores de pequena intensidade a moderada, mas as dores agudas de origem visceral e de grave intensidade não costumam ceder. Os salicilatos, principalmente a aspirina (ácido acetilsalicílico), são mais úteis nas dores de origem tegumentar e inflamatória, nas cefaléias, artralgias, neuralgias, mialgias, dismenorréia. Porém, podem aliviar dores de intensidade moderada de origem pós-operatória, secundárias ao trauma (viscerais). Geralmente, quando se pretende ação anti-inflamatória, as doses são ligeiramente superiores às doses analgésicas ou antipiréticas. Cedem a febre sem baixar a temperatura corpórea em indivíduos normais.

Notadamente, em virtude da ação antiagregante plaquetária dos salicilatos, tem-se utilizado a aspirina no tratamento ou profilaxia do infarto do miocárdio, doença coronariana e doenças tromboembólicas.

Em relação ao diflunisal, são necessárias doses menores que as de aspirina para se obterem efeitos analgésicos, antitérmicos e anti-inflamatórios semelhantes. O diflunisal dispõe de atividade analgésica cerca de 13 vezes mais potente que a aspirina em ensaios *in vivo* (ratos), mas somente ligeiramente superior à aspirina nos quadros inflamatórios no homem. Como antipirético, tem pequena atividade, mostrando-se mais eficiente como analgésico nos processos de osteoartrites, entorses, lesões musculoesqueléticas etc. O diflunisal, segundo estudos, é capaz de promover analgesia por períodos entre 8 e 12 horas significativamente superiores à aspirina.

Segundo Desjardins e Cooper (2000), uma dose de 650 mg de aspirina no controle da dor no pós-operatório das exodontias de terceiros molares é mais eficaz que uma dose de 60 mg de codeína. Esse fato os levou a afirmar que nas dores agudas a aspirina é significativamente eficaz, e que se o aumento de dose de 650 mg para 1.000 mg (com o objetivo de prolongar o efeito e aumentar a eficácia analgésica) não se traduzir em conforto para o paciente aumentar mais a dose será ineficaz. Deve-se ressaltar que, nessa dose e em intervalos de 4 horas, a aspirina geralmente se mostra muito eficaz nos casos dolorosos para a odontologia.

A posologia para analgesia e antipirese é, para pacientes adultos ou crianças acima de 12 anos, 650 mg a cada 4 horas ou, nos casos necessários, de 500 mg a 1 g inicialmente e continuar com 650 mg a cada 3 horas, ou ainda 1 g a cada 6 horas, e a dose máxima diária são 4 g. Nas administrações infantis, a crianças menores de 12 anos, deve-se utilizar o seguinte critério: crianças entre 2 e 3 anos, 160 mg; entre 4 e 5 anos, 240 mg; entre 6 e 8 anos, 320 mg; entre 9 e 10 anos, 400 mg, e crianças entre 11 e 12 anos administrar 480 mg, repetindo-as em intervalos de 4 horas enquanto for necessário.

DERIVADOS PIRAZOLÔNICOS

Dentre os derivados pirazolônicos encontram-se fenilbutazona, oxifenilbutazona, sulfinpirizona, dipirona (metilmelubrina), azapropazona (apazona), feprazona (prenazona), fenazona (antipirina) e aminopirina (aminofenazona). Todas essas drogas são consideradas altamente tóxicas pela literatura mundial, recomendando-se uso restrito e por curto espaço de tempo. A dipirona é o representante analgésico antipirético desse grupo. A fenilbutazona e a oxifenilbutazona possuem atividade antiinflamatória (veja anti-inflamatórios). Como reações adversas, a dipirona pode provocar púrpuras, anemia aplásica, trombocitopenia, edema, anemia hemolítica, coagulopatias, agranulocitose fatal e reações de hipersensibilidade (asma e angioedema), tremores, náuseas, vômito, hemorragias gastrointestinais e anúria. Seu uso foi abandonado em muitos países do mundo, e até mesmo nos Estados Unidos, porém é muito utilizada no Brasil. Por se apresentar com maior solubilidade que a aminopirina, a dipirona encontra-se também disponível sob a forma de solução injetável. Quando administrada endovenosamente, pode levar a uma queda da pressão arterial.

Embora de alta toxicidade, a dipirona, por apresentar excelentes ações antipirética e analgésica, é indicada para administração parenteral somente nos casos em que outras drogas menos tóxicas não obtiveram efeito satisfatório, nos casos de convulsões febris em crianças, bem como em casos de doença oncológica.

Em virtude de interações medicamentosas deste grupo de drogas, deve-se ressaltar que, por possuírem uma grande afinidade com as proteínas plasmáticas, com frequência podem deslocar (das proteínas plasmáticas) outras drogas de uso concomitante, tais como anticoagulantes orais, hipoglicemiantes orais e outras drogas anti-inflamatórias.

Quanto à posologia da dipirona, recomendam-se, nas apresentações em comprimidos de 500 mg, nas soluções injetáveis de 1 a 2,5 g e em forma de gotas, administrações a intervalos de 6 a 8 horas.

Novalgina® (Hoechst) = Dipirona. Comprimidos, 500 mg; comprimidos, 100 mg; soluções (oral e gotas).

Gotas – 500 mg a cada 1 ml,
1 gota equivale a 25 mg;
Xarope – 250 mg a cada 5 ml;
Ampolas injetáveis – cada 2ml = 1 g; e cada 5 ml = 2,5 g;
Supositórios – de 0,3 e 1 g.

DERIVADOS DO PARAMINOFENOL

No final do século XIX, ficou patente a atividade antipirética dos derivados da anilina (acetanilida, fenacetina, acetaminofeno), e a atividade do acetaminofeno ficou mais popular a partir do início e meados do século XX. O acetaminofeno (paracetamol ou N-acetil-p-aminofenol) é reconhecidamente o único derivado da anilina atualmente com atividade analgésica antipirética, e o primeiro a ser cogitado quando da impossibilidade da indicação da aspirina. Possui efeitos anti-inflamatórios muito fracos e praticamente inexistentes quando comparados à aspirina (devido supostamente a uma atividade maior sobre as prostaglandinas neuronais que as periféricas). Em doses terapêuticas, o acetaminofeno tem efeito insignificante sobre os sistemas cardiovascular e respiratório, não levando às crases sanguíneas nem diminuindo a agregação plaquetária, bem como não provocando sangramento oculto ou irritação gástrica. Embora raramente, pode induzir a uma metaemoglobinemia. Nas doses terapêuticas e após administração oral, a absorção pelo trato gastrointestinal, tanto da fenacetina como do acetaminofeno, é bastante rápida, proporcionando uma biodisponibilidade para o acetaminofeno de aproximadamente 88%. É possível observar-se pico de concentração máxima entre 5 e 20 microgramas por mililitro, entre 30 e 60 minutos.

O paracetamol (acetaminofeno) sofre metabolização hepática, podendo produzir metabólitos altamente reativos às células hepáticas. É uma droga bastante segura nas doses terapêuticas, porém em determinadas condições pode resultar em hepatotoxicidade.

A fenacetina é metabolizada na sua grande maioria (cerca de 80%) em acetaminofeno e o restante em outros derivados. Um metabólito ainda desconhecido é o responsável pela formação de metaemoglobina e pela destruição eritrocitária (hemólise). Nas doses tóxicas ou superdosagens e ainda nas deficiências hepáticas, o órgão mais afetado é o fígado, podendo também desenvolver uma toxicidade renal. Portanto, com o uso crônico pode-se induzir uma nefropatia, assim como anemia hemolítica.

A fraca atividade anti-inflamatória do acetaminofeno tem sido atribuída à sua pequena capacidade de inibir prostaglandinas, porém a enzima existente no cérebro responsável pela síntese de prostaglandina é bastante sensível ao acetaminofeno. Desta maneira, evidencia-se significativamente a atividade antipirética e analgésica do acetaminofeno. O acetaminofeno é uma alternativa à aspirina nos casos de paciente com úlceras pépticas, intolerância à aspirina, coagulopatias e ainda no que se refere às indicações pediátricas, sendo uma droga mais segura quanto aos possíveis efeitos tóxicos ou às superdosagens.

Quanto à posologia, a dose oral recomendada a adultos e a crianças acima de 12 anos é de 325 a 650 mg a cada 4 horas, ou 500 mg a 1 g inicialmente, seguida de 500 mg a cada 3 horas, ou ainda 1 g a cada 6 horas. A dose máxima diária são 4 g. A dose oral recomendada para crianças menores de 12 anos é de 40 mg a 480 mg, conforme idade e peso corporal, nas proporções entre 10 e 15 mg/kg de peso.

Alguns produtos são comercializados no Brasil sob diversas apresentações, como comprimidos (500 mg), cápsulas (500 mg), supositórios e soluções.

Entre os representantes comerciais no Brasil encontram-se Tylenol®, Parador®, Termofen®, Parcel® e Dôrico®.

OUTROS ANALGÉSICOS ANTIPIRÉTICOS

O ácido acetilsalicílico (aspirina), uma das substâncias mais utilizadas como analgésico antipirético e anti-inflamatório de ação periférica nos últimos 100 anos, foi durante muito tempo reconhecido como uma das drogas mais seguras (e ainda o é). Em virtude de sua ampla utilização nesses anos todos, dificilmente outra substância tenha demonstrado os mesmos resultados ou indícios que as mostrem mais seguras em razão da longevidade experimental do ácido acetilsalicílico. A partir da década de

1980, outras substâncias com notável ação anti-inflamatória mostraram-se também muito eficientes na terapêutica medicamentosa da dor e da febre. Por se tratar de substâncias que atuam sobre as prostaglandinas, algumas delas seletivamente são preferentemente empregadas nas dores de origem inflamatória. Os mecanismos de ação desses grupos mais recentes, assim como suas reações adversas, são semelhantes aos da aspirina. Assemelham-se muito também quanto aos usos, indicações e contra-indicações, e pequenas modificações (dependendo do grupo em questão), quanto à posologia, são necessárias, a fim de quantificar as doses equivalentes.

FENAMATOS
(DERIVADOS DO ÁCIDO ANTRANÍLICO)

São representantes deste grupo o ácido mefenâmico, o ácido meclofenâmico, o ácido tolfenâmico, o ácido flufenâmico e o ácido etofenâmico. Os mais utilizados são os ácidos mefenâmico, meclofenâmico e flufenâmico.

A atividade do ácido mefenâmico como analgésico é semelhante à da aspirina. Está indicado nas dores leves e moderadas e, preferivelmente, a terapêutica não deve exceder a uma semana. Possui também ação antipirética e anti-inflamatória, apresentando eficácia nas dismenorreias. Quanto à toxicidade, assim como a aspirina, produz sintomas gastrointestinais: dispepsias, dor abdominal, náuseas, vômitos, cefaleias, vertigens e diarreias. É contraindicado para portadores de distúrbios digestivos, úlceras pépticas e disfunção renal. Não há estudos suficientes que indiquem sua utilização para gestantes e crianças menores de 14 anos.

O ácido mefenâmico inibe tanto a síntese quanto a ação das prostaglandinas. A posologia para analgesia é de 500 mg como dose inicial (ataque) e 250 mg como manutenção durante as refeições, em intervalos de 6 horas.

O ácido meclofenâmico (meclofenamato de sódio) é mais rapidamente absorvido, e cerca de 30 minutos a 2 horas após administração oral atinge pico máximo plasmático. Nas doses de 100 mg, mostrou-se mais eficaz nos casos agudos (dores dentárias) que as associações de 650 mg de aspirina e codeína (60 mg) ou 600 mg de acetaminofeno e 60 mg de codeína (Desjardins & Cooper, 2000).

INDOL E INDENO
(DERIVADOS DO ÁCIDO INDOLACÉTICO)

Indometacina e sulindaco

A indometacina (indol) mostrou-se potencialmente tóxica e de uso limitado como analgésico e antipirético, sendo introduzida como anti-inflamatório nos últimos 20 anos. O sulindaco (indeno) é um agente anti-inflamatório indeno-isóstero derivado do ácido indolacético. Surgiu a partir das pesquisas com a indometacina, na tentativa de se conseguir uma substância que atuasse sobre prostaglandinas, porém com menos inconvenientes que a própria indometacina, aspirina e outros (ação ulcerogênica, gastrointestinal e perda da agregação plaquetária).

Ambos não devem ser prescritos a gestantes, lactantes, pacientes com disfunção renal, transtornos hemorrágicos e portadores de úlceras duodenais ou estomacais. Embora sejam constituídos de ação analgésica, não estão indicados na terapêutica analgésica e na febre, em virtude de seu potencial de toxicidade quando comparados a outros analgésicos antipiréticos.

DERIVADOS DO ÁCIDO PIRROLACÉTICO

Destacam-se neste grupo o tolmetino, o zomepiraco, o etodolaco e o cetorolaco.

O etodolaco é um derivado indol, mas alguns autores o classificam como pertencente ao mesmo grupo que o da lindometacina. É um derivado do ácido aril e heteroarilacanóico que inibe a ciclo-oxigenase e possui atividade analgésica, antipirética e anti-inflamatória. Dose única de etodolaco (Lodine® EUA) nos pós-operatórios cirúrgicos oferece uma analgesia de 6 a 8 horas (Carvalho, 1998). Sua absorção é rápida, ligando-se em aproximadamente 99% às proteínas plasmáticas. Sofre metabolização hepática e pode sofrer circulação êntero-hepática. É excretado na urina e nas fezes. Possui meia-vida plasmática de aproximadamente 7 horas. Quanto à posologia para analgesia, esta é de 200 a 400 mg, com início de ação aproximadamente 30 minutos após administração oral. Nas doses de 200 mg, produz ação analgésica semelhante à produzida pela aspirina na posologia de 650 mg, diferindo somente por ser de duração mais prolongada. Segundo Desjardins e Cooper, alguns pacientes tiveram alívio analgésico em até 12 horas na posologia de 400 mg. Assim como o naproxeno e o diflunisal, indicados como analgésicos periféricos de longa duração, recomenda-se dose inicial maior (dose de ataque, para obtenção de níveis plasmáticos elevados mais rapidamente) de cerca de 400 mg, seguida de dose de manutenção de 200 mg a cada 6 ou 8 horas, tomando-se o cuidado de não ultrapassar a dose máxima diária (1.200 mg).

O cetorolaco, disponível para ser administrado sob a forma injetável, é considerado o primeiro analgésico de ação periférica sob forma farmacêutica injetável administrado tanto IV como IM, uma vez que os derivados pirazolônicos (dipirona), por sua toxicidade, estão contraindicados. Estão disponíveis também sob a forma de comprimidos, indicados nas doses de manutenção após a administração parenteral (IV ou IM). Nos casos de analgesia pós-operatória para exodontias, nas dores de moderadas a intensas, 30 mg de cetorolaco através da via IM são comparáveis a 12 mg de morfina ou 100 mg de meperidina, e com ação mais prolongada. Recomendam-se doses iniciais entre 30 e 60 mg IM, seguidas de 15 a 30 mg IM para manutenção a cada 6 horas. Através da VO, doses de 10 mg de cetorolaco, repetidas a cada 4 ou 6 horas, mostraram-se comparáveis à analgesia para controle do pós-operatório odontológico nas exodontias, produzida por 650 mg de aspirina ou 600 mg de acetaminofeno ou a associação de acetaminofeno e codeína. O início de ação analgésica do cetorolaco (Acular®; Toradol®, EUA-Canadá) compara-se às ações dos analgésicos opioides, sem os inconvenientes e as reações adversas desse grupo. Estudos mostraram que 10 mg de cetorolaco IV mostraram-se superiores a 4 mg de morfina IV na analgesia pós-operatória (Schulman, 1992). É indicado nas analgesias decorrentes de traumatismo, câncer e cólica renal.

Como efeitos colaterais, destacam-se sonolência, náusea, vômito, boca seca, sudorese, palpitação e aumento do tempo de sangramento (TS). Porém, não afeta contagem de plaquetas, tempo de tromboplastina parcial (TTP) e tempo de protrombina (TP) (Schulman, 1992). Nas doses elevadas, mesmo através da via IM e por longos períodos, ocasiona erosões na mucosa gástrica e duodenal.

Derivados do Ácido Propiônico

Fazem parte desse grupo de analgésicos antipiréticos de ação periférica: naproxeno, ibuprofeno, cetoprofeno, indoprofeno, fembuprofeno, suprofeno, fenoprofeno e flurbiprofeno.

O ibuprofeno foi um dos primeiros representantes desse grupo a ser utilizado, e seguidamente originaram-se diversos derivados.

A presença de alimentos no trato digestivo retarda a absorção oral do ibuprofeno, do naproxeno e do fenoprofeno e reduz o pico de concentração plasmática destes. São rapidamente absorvidos quando administrados via oral e as drogas desse grupo ligam-se facilmente às proteínas plasmáticas em proporções superiores a 90%. São metabolizados pelo fígado e excretados pela urina.

As propriedades farmacológicas dos representantes desse grupo são semelhantes entre si, diferindo em relação à potência individual de cada um. Todos são inibidores eficazes de ciclo-oxigenase. Como analgésicos, têm indicações nas dores pós-operatórias, nas de origem traumática, musculoesqueléticas e lombalgias.

O ibuprofeno e o naproxeno são melhores que a aspirina no alívio da dor da dismenorréia e aliviam dores moderadas pós-operatórias na odontologia e até mesmo na ortopedia.

Quanto à posologia:

- *Cetoprofeno*: nas apresentações de cápsulas (50 mg) e comprimidos de ação prolongada (200 mg), supositórios de 100 mg e soluções injetáveis de 100 mg. Nas indicações para adultos, doses de 100 a 200 mg diários divididas em 3 administrações. O comprimido *retard* deve ser administrado pela manhã e à noite, de preferência durante ou após as refeições. Nas indicações para dores de intensidade leve a moderada, em posologia de 25 a 50 mg, mostrou-se igualmente eficaz à dose de 400 mg de ibuprofeno. Não se recomendam doses superiores a 300 mg.
- *Ibuprofeno*: nas apresentações de drágeas de 400 mg, devendo ser administrado 3 vezes ao dia, de preferência durante as refeições. Nas indicações pré-operatórias, ou imediatamente após a cirurgia, pode retardar o aparecimento e diminuir a intensidade da dor.
- *Fenoprofeno*: apresentações de cápsulas de 300 mg; como analgésicos, indicam-se doses de 200 mg a cada 4 ou 6 horas, também administradas durante a alimentação.
- *Naproxeno*: apresenta-se na forma de comprimidos de 250 ou 500 mg e, para analgesia, recomenda-se dose inicial de ataque de 500 mg com doses de manutenção de 250 mg em intervalos de 6 ou 8 horas.

Derivados do Ácido Fenilacético

O diclofenaco é o representante do grupo. Sofre metabolização hepática e, quando administrado via oral, sofre metabolismo de primeira passagem, fato que justifica uma concentração plasmática mais baixa quando comparado à via parenteral. Como analgésico, tem sido indicado nas dores pós-traumáticas agudas, nas dores pós-operatórias e dismenorréias. As contraindicações são para pacientes com histórico de gastrite, úlceras e que apresentem reações de hipersensibilidade ao diclofenaco ou a outros inibidores da ciclo-oxigenase. Em doses elevadas, promovem inibição da agregação plaquetária. Dois representantes são bastante conhecidos: diclofenaco de potássio e diclofenaco de sódio. O diclofenaco de sódio está disponível no Brasil nas formas farmacêuticas de comprimidos de 50 mg, comprimidos de liberação lenta de 100 mg, supositórios de 50 mg e injetáveis para administração IM com 75 mg. O diclofenaco de potássio está disponível sob a forma farmacêutica de drágeas, solução oral em gotas, solução injetável e supositórios. A dose habitual recomendada do diclofenaco para adultos está em torno de 100 a 200 mg diários, divididos a cada 8 ou 12 horas.

DERIVADOS OXICANOS

Constituem um grupo de drogas com atividades antiálgicas, antipiréticas e anti-inflamatórias, relativamente recém-utilizadas. Representam esse grupo de oxicanos: piroxicam, tenoxicam, isoxicam, sudoxicam e meloxicam.

O piroxicam é rapidamente absorvido após administração oral ou retal, assim como o tenoxicam, que apresenta boa absorção também via parenteral. O piroxicam (Feldene®), com referência às ações analgésica e antipirética, tem-se mostrado superior quanto às ações analgésicas em relação ao fenoprofeno, ao ibuprofeno, à fenilbutazona e ao naproxeno. Apresenta-se comercialmente no Brasil sob a forma de comprimidos de 10 e 20 mg, cápsulas de 10 e 20 mg e supositórios de 20 mg, recomendando-se dose única diária de 20 mg nos casos de dores de origem inflamatória. O tenoxicam (Tilatil®, Tenoxen®) destaca-se mais por sua atividade antiinflamatória e como analgésico nas dores de origem inflamatória. No Brasil, apresenta-se comercialmente na forma de comprimidos de 20 mg, cápsulas de 20 mg, supositórios com 20 mg e injetáveis (IM e IV) com 20 mg, também indicados como dose única diária. Quanto às contra-indicações do grupo em geral, não são diferentes das da maioria dos analgésicos de ação periférica, contraindicando-se para pessoas com históricos de hipersensibilidade ao piroxicam, ao tenoxicam ou a outros AINES, distúrbios de coagulação (o tenoxicam inibe agregação plaquetária), bem como não está indicado o uso de supositórios em paciente com inflamações no reto e histórico de sangramento anal.

O meloxicam (Movatec®), um congênere do piroxicam, disponível comercialmente sob a forma de comprimidos de 7,5 mg e 15 mg (dose única diária), também com indicações analgésicas e anti-inflamatórias, destaca-se por sua atividade anti-inflamatória, como potente inibidor de COX-2 (ação seletiva).

DERIVADOS DA FENOXIMETANOSSULFANILIDA

O representante deste grupo é o nimesulida. Sofre metabolização hepática e influência do ciclo êntero-hepático. A maior parte sofre excreção pelas fezes (73%) e o restante via renal (27%). É um potente inibidor de prostaglandinas e da agregação plaquetária, sendo indicado como analgésico nas situações de cefaleias, no alívio de dores pós-operatórias, mialgias e notadamente nos processos inflamatórios. As reações adversas incluem úlceras, dispepsia, sangramento gastrointestinal, sonolência, vertigens e desenvolvimento de reações alérgicas, com erupções cutâneas. Também está contraindicado durante a gestação ou amamentação. Apresenta-se comercialmente (Scaflam®) sob a forma de comprimidos de 100 mg, grânulos em envelopes de 100 mg e suspensão de uso pediátrico com 50 mg/5 ml. Quanto à posologia, recomendam-se doses de 50 ou 100 mg duas vezes ao dia; e pediátrico, 5 mg/kg de peso, também duas vezes ao dia.

DERIVADOS DA BUTANONA

Os representantes dos derivados da butanona são a nabumetona (Relafen® EUA) e a proquazona. Além de atividade analgésica antipirética, possuem atividade anti-inflamatória, com maiores indicações nos processos inflamatórios.

DERIVADOS DO ÁCIDO CARBÂMICO

A flupirtina (Katalodon®), um representante dos derivados do ácido carbâmico, possui baixa atividade sobre as prostaglandinas, mas tem menor atividade anti-inflamatória e antipirética, porém sua atividade analgésica situa-se entre a morfina e o paracetamol. Seu mecanismo de ação não foi bem esclarecido. Sabe-se que atinge o SNC tanto no trato espinhal quanto supraespinhal. Acredita-se que seu mecanismo de ação central envolva o sistema noradrenérgico. Suas indicações analgésicas envolvem dores por doença musculoesquelética e reumáticas, dores por síndromes de irritação radicular cervical ou lombar, dismenorreias, cefaleias, dores de origem odontológicas e pós-operatórias. Quanto às suas contraindicações, não deve ser administrado concomitantemente ao paracetamol (acetaminofeno), nem para gestantes ou lactantes, e aos portadores de doenças neurológicas ou hepáticas. Os principais efeitos colaterais são sonolência, náuseas, vertigens, distúrbios gastrointestinais, tonturas, distúrbios circulatórios e constipação intestinal. Dentre os efeitos adversos menos frequentes estão boca seca, sudorese, distúrbios visuais e erupções cutâneas. No que se refere à posologia, devem ser administradas doses de 100 mg a cada 6 ou 8 horas, reajustadas para pacientes com insuficiência renal.

BIBLIOGRAFIA

Anthony A. Review article: b-3 adrenoceptor agonists – future anti-inflammatory drugs for the gastrointestinal tract? *Aliment Pharmacol Ther*, 1996; *10*:859-63.

Armonia PC, Tortamano N. *Como prescrever em odontologia.* 5 ed. São Paulo: Santos, 1998.

Becker DE. *Drug interactions in dental practice*: A summary of facts and controversies compendium, 1994; *15*(10):1228-44.

Berne RM, Levy MM. *Fisiologia.* 4 ed., Rio de Janeiro: Guanabara Koogan, 2000.

Blower AL. Considerations for nonsteroidal anti-inflammatory drug therapy: Safety. *Scand J Rheumatol,* 1996 (suppl 105); *25*:13-26.

Brenner BE, Simon RR. Management of salicylate intoxication. *Drugs,* 1982; *24*:335-40.

Brooks PM, Day RO. Nonsteroidal antiinflammatory drugs differences and similarities. *N Engl M Med,* 1991; *324*:(24):1716-25.

Carvalho WA. *Analgésicos antipiréticos e antiinflamatórios. In*: Penildon S. *Farmacologia.* 5 ed. Rio de Janeiro: Guanabara Koogan, 1998; *42*:386-410.

Carvalho WA, Vianna V. Analgésicos opióides *In*: Farmacologia. Penildon, S. 5 ed. Rio de Janeiro: Guanabara Koogan, 1998; 411-28.

Desjandins PJ. Analgesic efficacy of piroxicam in postoperative dental pain. *Am Jour Med,* 1988 (suppl. 5A); *84*:35-41.

Desjardins PJ, Cooper SA. Analgésicos e antipiréticos de ação periférica. *In*: *Farmacologia e Terapêutica para Dentistas.* Yagiella JA, Neidle EA, Douwd FJ. 4 ed. Rio de Janeiro: Guanabara Koogan, 2000: 266-80.

Douglas CRR. *Patofisiologia geral – Mecanismo da doença.* 1 ed. São Paulo: Robe, 2000.

Douglas CRR. *Tratado de fisiologia aplicada à ciência da saúde.* 4 ed. São Paulo: Robe, 1999.

Duthie JR, Nimmo WS. Adverse effects of opioid analgesic drugs. *Br J Anaesth,* 1987; *5*:61-77.

Ferreira HS, Nakamura M, Castro MSA. The hyperalgic effects of prostacyclin and prostaglandin E 2. *Prostaglandins,* 1978; *16*:31-7.

Ferreira HS, Lorenzetti BB, Correa FMA. Central and peripheral antialgesic action of aspirin-like drugs. *Eur J Pharmacol.* 1978; 53:39-48.

Ferreira HS. A classification of peripheral analgesics based upon their mode of action *In*: *Migraine*: Spectrum of ideas – Sandler, M.; Collins, G. M. Oxford University Press, 1990: 59-72.

Ferreira MBC. Manejo da dor crônica facial. *In*: *Farmacologia clínica para dentistas.* 2 ed. Rio de Janeiro: Guanabara Koogan, 1999: 147-53.

Ferreira MBC, Wannmacher L. Analgésicos opióides *In*: *Farmacologia clínica para dentistas.* 2 ed. Rio de Janeiro: Guanabara Koogan, 1999: 141-46.

Gebhart GF. Analgésicos e antagonistas opióides. *In*: *Farmacologia e terapêutica para dentistas.* Yagiella JA, Neidle EA, Douwd FJ, 4 ed. Rio de Janeiro: Guanabara Koogan, 2000: 252-65.

Guyton AC. *Tratado de fisiologia médica.* 4 ed. Rio de Janeiro: Guanabara Koogan, 1973.

Haas DA. Adverse drug interactions in dental practice: Interactions associated with analgesics. *J Am Dent Assoc,* 1999; *130*:397-407.

Hargreaves KM, Troullos ES, Dionne RA. Pharmacologic rationale for the treatment of acute pain. *Dental Clin N Amer,* 1987; *31*:675-95.

Insel PA. Analgesic antipyretic and antiinflammatory agents and drugs employed in the treatment of gout. *In*: Goodman & Gilman's. *The pharmacological basis of therapeutics.* 9 ed. New York: McGraw-Hill, 1996: 617-57.

Lewis Jr. HD *et al.* Protective effects of aspirin against acute myocardial infarction and death in men with instable angina. *N Engl J Med,* 1983; *309*:396-403.

Martin B. Analgésicos opióides e não opióides. *In*: *Farmacologia moderna.* 4 ed. Rio de Janeiro: Guanabara Koogan, 1996.

Moore PA, Deuben RR. Oral analgesic drug combinaions. *Dental Clin N Amer,* 1984; *28*:413-22.

Ossipov MO, Kovelowski CJ, Porreca F. The increase in morphine antinociceptive potency produced by carrageenan-induced hindpaw inflammation is bloked by naltrindole, a selective d-opioid antagonist. *Neurosc Letters,* 1995; *184*:173-6.

Rang HP, Dale MM, Ritter JM. Fármacos analgésicos. *In*: *Farmacologia.* 3 ed. Rio de Janeiro: Guanabara Koogan, 1997: 485-504.

Shulman MS. Novos medicamentos para a analgesia sistêmica. *In*: *Clínicas de anestesiologia da América do Norte.* Conceitos atuais no controle da dor aguda. Rio de Janeiro: Interlivros, 1992: 295-316.

Sonis ST, Fazio RC, Fang L. *Princípios e prática de medicina oral.* 2 ed. Rio de Janeiro: Guanabara Koogan, 1996.

Stein C, Hassan AHS, Przewlocki R *et al.* Opioids from immunocytes interact with receptors on sensory nerves to inhibit nociception in inflammation. *Proc Natl Acad Sci USA,* 1990; *87*:5935-9 Physiology/Pharmacology.

Stein C, Millan MJ, Shippenberg TS *et al.* Peripheral opioid receptors mediating antinociception in inflammation. Evidence for involvement of mu, delta and kappa receptors. *Journal Pharm Expr Therap,* 1989; *248*(3):1269-75.

Szelenyi J, Nickel B. Pharmacological profile of flupirtine, a novel centrally acting non-opioid analgesic drug. *Agents Action,* 1991 (suppl.); *32*:119-23.

Tortamano N. Analgésicos e antiinflamatórios. *In*: *Guia terapêutico odontológico.* 13 ed. São Paulo: Santos, 1999: 57-74.

Vallerand WP, Desjardins PJ. Uso de analgésicos para o controle eficaz da dor. *In*: Yagiella JA, Neidle EA, Douwd FJ. *Farmacologia e terapêutica para dentistas.* 4 ed. Rio de Janeiro: Guanabara Koogan, 2000; *45*:581-6.

Walker AM. Quantitative studies of risk of serious Hepatic injury in persons using nonsteroidal antiinflammatory drugs. *Arthritis & Rheumatism,* 1997; *40*(2):201-8.

Wannmacher L, Ferreira MBC. Analgésicos não opióides. *In*: *Farmacologia clínica para dentistas.* 2 ed. Rio de Janeiro, Guanabara Koogan, 1999; *18*:136-140.

Anti-inflamatórios

Ricardo Luiz Pisciolaro • Margarete F. Pisciolaro • Carlos Alberto Adde
Flavio Eduardo G. Perez • Waldyr Antônio Jorge

Todos os tecidos animais têm alguma capacidade de resposta a estímulos lesivos ou que levem a algum desequilíbrio celular. Essa capacidade relaciona-se ao princípio de preservação e sobrevivência, inerente a toda espécie. Nos seres superiores, essa resposta envolve processos mais complexos e uma série de eventos estereotipados conhecidos em seu conjunto como *inflamação*.

É importante lembrar que a inflamação é conhecida desde a Antiguidade, porém de forma empírica. Seus sinais clássicos (tumor, calor, rubor, dor) por muito tempo foram considerados como sintomas de uma alteração patológica que deveria ser combatida a todo custo.

Atualmente, é um consenso entre os pesquisadores que o processo inflamatório não é um evento patológico ou simplesmente uma resposta a um agente agressor. A inflamação, antes de tudo, é evento benigno, desejável e necessário. É um processo que não visa apenas a uma reação contra o agressor, mas, acima de tudo, à regeneração tecidual. O processo inflamatório é um recurso biológico necessário à vida, é um fenômeno organizado e não eventual. Assim sendo, a inflamação apresenta sempre os mesmos eventos, desde a identificação da lesão celular que a deflagrou até a regeneração tecidual. Sem dúvida o que varia é o grau de intensidade desses eventos. No Quadro 7.1 está exposta uma sequência de eventos a partir da liberação de substâncias vasoativas, após uma lesão tecidual.

Quadro 7.1 Eventos após uma lesão tecidual e liberação de substâncias vasoativas

1. Aumento do fluxo sanguíneo local
2. Aumento da permeabilidade dos capilares circunvizinhos
3. Extravasamento de líquidos e proteínas (fibrinogênio)
4. Coagulação do líquido extracelular e linfático
5. Edema (circundando as células lesadas)
6. Marginação leucocitária
7. Diapedese (migração quimiotática) de neutrófilos à área lesada
8. Degeneração dos leucócitos, com formação de pus
9. Cicatrização do tecido (proliferação de fibroblastos)

Posto que a inflamação é um processo benigno, o que justificaria o uso de drogas anti-inflamatórias? Qual deve ser o objetivo do profissional ao prescrever tais fármacos? Sem dúvida, o uso de anti-inflamatórios visa a modular o processo inflamatório, mantendo o edema e a dor sob controle, mas preservando a regeneração.

É preciso salientar que, além da presença de edema, aumento da temperatura local, dor, pode haver interferência na função do órgão afetado. A inflamação excessiva, que pode tornar-se crônica, leva a uma destruição tecidual progressiva, com alterações funcionais dos tecidos afetados.

As alterações que ocorrem nos tecidos durante o processo inflamatório podem ser divididas em eventos vasculares e eventos celulares. O processo todo é regulado pela liberação de mediadores intracelulares e extracelulares.

Os eventos vasculares referem-se a uma dilatação arteriolar inicial, seguida de aumento de fluxo sanguíneo, aumento de permeabilidade capilar e exsudação. O exsudato contém componentes de cascatas enzimáticas, como o sistema das cininas e o sistema complemento.

O sistema das cininas é uma cascata enzimática que produz vários mediadores da inflamação, como a bradicinina (importante agente álgico da inflamação). O sistema complemento envolve nove componentes, responsáveis pela liberação de mediadores importantes, principalmente por parte dos mastócitos.

Os eventos celulares são responsáveis pela liberação de mediadores que promovem o acúmulo e a ativação dos leucócitos.

É possível definir três estágios no processo inflamatório: agudo (no qual predominam a vasodilatação e o aumento de permeabilidade capilar promovidos pela histamina); subagudo (migração de células, presença de mediadores como prostaglandinas, leucotrienos); crônico (processo de limpeza e reparação tecidual com envolvimento dos linfócitos).

PRINCIPAIS MEDIADORES ENVOLVIDOS NO PROCESSO INFLAMATÓRIO

HISTAMINA

A histamina é um mediador importantíssimo como agente vasodilatador, produzida a partir da descarboxilação da histidina, presente nos tecidos. Encontra-se distribuída por todo o organismo, armazenada em grânulos no interior dos mastócitos. Porém, nem toda histamina encontra-se nos mastócitos e, apesar de não possuírem essas células em grande número, tanto a mucosa gastrointestinal quanto a epiderme são ricas em histamina, havendo nesses locais altas taxas de síntese e liberação. Ainda no interior de basófilos (formações granulares) circulantes também se encontra histamina. Sua liberação é promovida por estímulos diversos e seu processo secretor é desencadeado por uma elevação do cálcio intracelular. A dilatação provocada nos vasos ocorre por ação sobre receptores H_1. Embora importante, a vasodilatação inicial produzida pela histamina no processo inflamatório é um efeito transitório, cuja inibição não impede os eventos seguintes do processo. É importante salientar que os anti-histamínicos não têm muita utilidade nos processos inflamatórios, a não ser em casos de reações alérgicas como rinite e urticária.

EICOSANOIDES

São substâncias integralmente produzidas a partir dos fosfolipídios das membranas celulares (presentes em todos os tecidos) e não pré-formadas, como a histamina. São importantes em diversos processos fisiológicos do organismo e têm papel relevante como mediadores e moduladores do processo inflamatório. Os eicosanóides incluem as prostaglandinas, os tromboxanos e os leucotrienos.

Os eicosanóides são produzidos sempre que um estímulo apropriado atinge a célula, ou seja, a cada perturbação celular eles são novamente produzidos. A principal origem dos eicosanóides é o ácido araquidônico, formado a partir da ação da enzima fosfolipase A_2 sobre os fosfolipídios de membrana. Da ação dessa enzima surge também outro importante mediador inflamatório conhecido como FAP (fator de agregação plaquetária).

O ácido araquidônico é metabolizado por duas vias, sendo uma delas mediada pelas ciclo-oxigenases e a outra pelas lipooxigenases. O resultado dessas vias é a síntese de diversas substâncias, principalmente as prostaglandinas, os tromboxanos (por ação da ciclo-oxigenase) e os leucotrienos (por ação da lipooxigenase). O metabolismo do ácido araquidônico sob ação da enzima ciclo-oxigenase é diferente, conforme a célula onde ocorre: nas plaquetas, há síntese de tromboxanos; nas células endoteliais, formam-se as prostaciclinas, e nos macrófagos sintetiza-se prostaglandina E_2. A sequência de eventos que culmina com a formação dos eicosanoides é conhecida como cascata inflamatória (Fig. 7.1).

PRINCIPAIS EICOSANOIDES

Prostaglandinas

As prostaglandinas são lipídios ácidos encontrados em todos os tecidos. São derivadas do ácido araquidônico, que, sob a ação da ciclooxigenase, forma endoperóxidos cíclicos (PGG_2 e PGH_2). Conforme o tecido, outras enzimas transformam o PGH_2 em diferentes compostos. Nas plaquetas, a via leva à síntese de tromboxanos no endotélio, formam-se prostaciclinas (PGI_2), e nos macrófagos ocorre a síntese de prostaglandina E_2 (PGE_2).

As ações das prostaglandinas são muito variadas, visto que estão presentes em diferentes tecidos. As prostaglandinas E e A são potentes vasodilatadoras, podendo levar até mesmo a estados de hipotensão arterial. As PGE_2 são inibidoras de agregação plaquetária, enquanto PGG_2 e

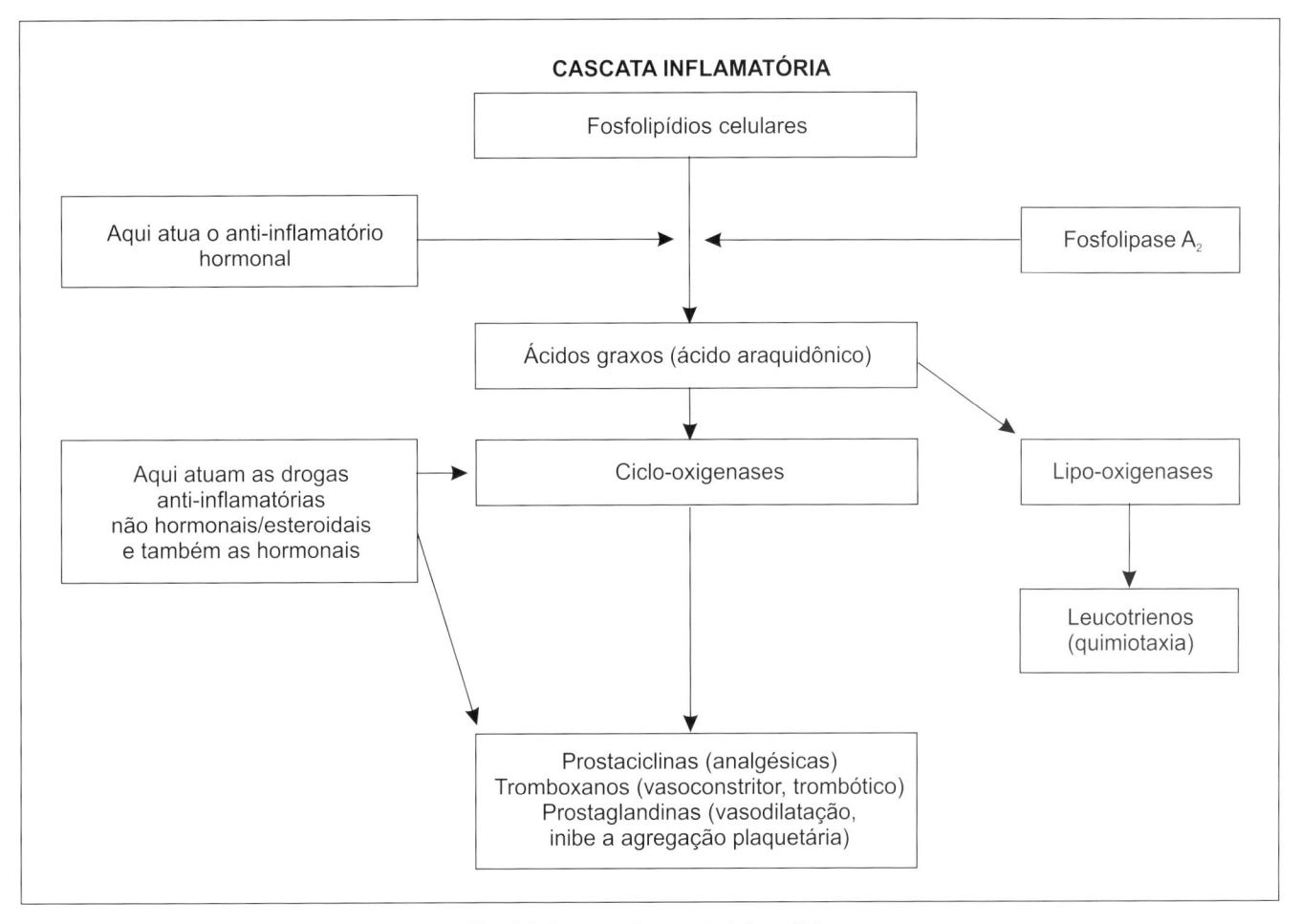

Fig. 7.1 Resumo da cascata inflamatória.

PGH facilitam tal fenômeno. No trato digestivo, a PGE_2 diminui o volume de secreção gástrica e aumenta a secreção de muco pelo estômago.

No sistema renal, as prostaglandinas E_1, E_2, H_2, G_2, I_2, A_1, A_2 são vasodilatadoras, aumentando o fluxo renal e a diurese.

As $PGF_2\alpha$ promovem contração do miométrio em seres humanos, além de promover também broncoconstrição.

Existem muitas evidências da participação das prostaglandinas nos processos inflamatórios. Estão presentes nos exsudatos inflamatórios, nos neutrófilos e macrófagos no fenômeno da fagocitose e são potentes vasodilatadoras. Experimentos têm constatado que as prostaglandinas tornam os tecidos mais sensíveis à ação da bradicinina e da histamina, o que faz com que sejam consideradas agentes hiperálgicos.

Tromboxanos (TXA_2)

Seus principais efeitos são a agregação plaquetária e a vasoconstrição potente, sendo considerados por alguns como fatores importantes na origem do infarto do miocárdio, formando com as prostaciclinas balanço importante para a manutenção da integridade dos vasos. Sua ação se dá sobre receptores TP. (Receptor prostanóico específico para TXA_2, Coleman *et al.*, 1993).

Leucotrienos

São produtos da via mediada pela enzima lipo-oxigenase. Forma-se leucotrieno A_4 (LTA_4) que se converte em LTB_4, originando LTC_4, LTD_4, LTE_4, LTF_4. O leucotrieno B_4 (LTB_4) é importante fator quimiotático para macrófagos e neutrófilos. LTC_4, LTD_4 e LTE_4 aumentam a permeabilidade vascular e são broncoconstritores.

CLASSIFICAÇÃO DOS FÁRMACOS ANTI-INFLAMATÓRIOS

Os fármacos anti-inflamatórios podem ser classificados em dois grandes grupos: não esteroides ou não hormonais e ester ou hormonais.

FÁRMACOS ANTI-INFLAMATÓRIOS NÃO ESTEROIDES (FAINES)

Também conhecidos pelas siglas AINES (anti-inflamatórios não esteroides), DAINES (drogas anti-inflamatórias não esteroides), MAINES (medicamentos anti-inflamatórios não esteroides) ou FAINES (fármacos anti-inflamatórios não esteroides), esses fármacos têm sido muito utilizados e, cada vez mais, as pesquisas nos revelam substâncias de alto poder terapêutico e com efeitos adversos bem mais toleráveis para os pacientes.

Embora as diferenças existentes entre os diversos AINES, todos atuam segundo o mesmo mecanismo: inibição da enzima ciclooxigenase, com consequente inibição da produção de importantes mediadores do processo inflamatório, principalmente as prostaglandinas. É importante lembrar que os AINES incluem uma grande variedade de substâncias, que têm em comum três efeitos terapêuticos principais: diminuição do edema no processo inflamatório, redução da dor (analgesia) e redução da temperatura corpórea (efeito antipirético), variando a intensidade desses efeitos de um grupo para o outro.

São conhecidas duas isoenzimas ciclo-oxigenase (COX), denominadas COX_1 e COX_2. A primeira (COX_1) é uma enzima constitucional, fisiológica, responsável, com sua atividade, pela homeostasia de muitos tecidos. A segunda (COX_2) é induzida em células inflamatórias, sendo responsável pela produção dos mediadores da inflamação conhecidos como prostanóides (produtos da via ciclo-

oxigenase – prostaglandinas e tromboxanos). Os AINES inibem ambas as ciclo-oxigenases, variando a intensidade dessa inibição sobre uma ou outra isoforma da enzima. Assim, explicam-se os efeitos terapêuticos dos anti-inflamatórios pela inibição da COX_2 e os efeitos adversos pela inibição da COX_1 (Fig. 7.2).

PRINCIPAIS REAÇÕES ADVERSAS DOS AINES

Os efeitos adversos mais comuns e conhecidos em relação a esse grupo de fármacos são os referentes ao trato gastrointestinal. Em diferentes graus (de acordo com o grupo a que a droga pertence e a dose utilizada) podem ser notadas manifestações como dispepsia, náusea, vômito, diarreia, efeito irritante direto sobre a mucosa estomacal, hemorragia ou sangramento gástricos e úlcera péptica, em virtude da inibição de prostaglandinas. Outro efeito adverso comum é o antiplaquetário, em razão da inibição de tromboxano.

São importantes também os efeitos sobre os rins, principalmente isquemia aguda sobre as arteríolas renais. Sem dúvida, são reações adversas mais evidentes em pacientes com insuficiência renal e/ou cardíaca, nos quais a prostaglandina se mostra particularmente importante por seu efeito vasodilatador, porém o uso prolongado de AINES, principalmente salicilatos, pode levar qualquer paciente a uma insuficiência renal, que pode ser revertida com a suspensão do uso do fármaco.

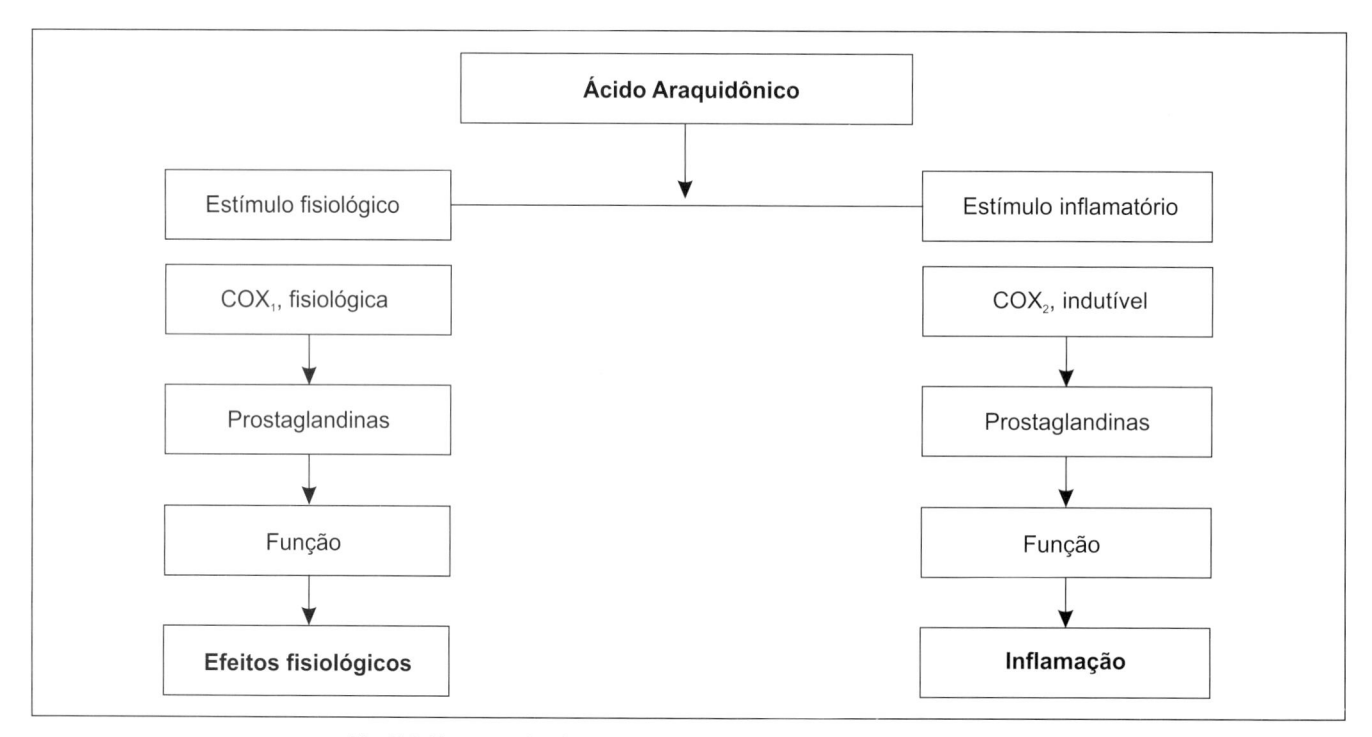

Fig. 7.2 Esquema das funções das ciclo-oxigenase 1 e ciclo-oxigenase 2.

Podem ser relacionados também efeitos como distúrbios da medula óssea, distúrbios hepáticos e reações cutâneas (erupções cutâneas, urticárias).

PRINCIPAIS AGENTES ANTI-INFLAMATÓRIOS NÃO ESTEROIDES

Salicilatos

(ácido salicílico, ácido acetilsalicílico, salicilato de sódio, diflunisal)

Aspirina

(ácido acetilsalicílico)

É o protótipo desse grupo (e de todos os AINES). A aspirina é um fármaco de rápida absorção pelo estômago e intestino delgado (ácido fraco), com meia-vida de aproximadamente 16 minutos. É metabolizada por esterases gástricas e plasmáticas a íon salicilato, que se liga à albumina. Sofre também biotransformação hepática pelo processo de conjugação. A excreção da aspirina se dá por via renal.

Os principais usos da aspirina relacionam-se a alívio da dor, redução da inflamação, diminuição da febre, prevenção do infarto do miocárdio e do acidente vascular cerebral (por sua ação antitrombótica).

Como comentado anteriormente, os AINES inibem a ciclooxigenase, derivando daí os efeitos terapêuticos e adversos desses medicamentos. No caso da aspirina, essa inibição é irreversível, o que explica seus efeitos indesejáveis mais evidentes e duradouros. A aspirina inibe consideravelmente COX_1 (fisiológica), além da COX_2 (induzida). A inibição das prostaglandinas que agem na mucosa gástrica e nos rins (mediada pela COX_1) produz efeitos como náusea, vômito, irritação gástrica direta, sangramento gástrico oculto e distúrbios renais. Acredita-se que, qualquer que seja a dose administrada, a aspirina sempre causa um pequeno sangramento gástrico, embora imperceptível e sem consequências para o indivíduo. Hemorragias já foram relatadas, porém são raras. A aspirina leva a uma diminuição do tempo de protrombina plasmática (em altas doses), com aumento do tempo de sangramento e diminuição da atividade plaquetária. As doses tóxicas de aspirina levam a um quadro denominado de salicismo, representado por tinido, zumbido, cefaleia, hiperventilação e confusão mental.

A aspirina é contraindicada para pacientes portadores de úlcera gástrica (sangramentos, possível hemorragia), asma (possibilidade de desencadear reação alérgica), diabetes (possibilidade de causar hipoglicemia ou hiperglicemia por interferir na gliconeogênese). Pacientes com deficiência renal também devem evitar o uso de salicilatos, assim como aqueles que, por qualquer razão, se encontram em estado de hipocoagulação.

A administração de aspirina a pacientes que fazem uso de outras drogas pode levar a interações medicamentosas importantes. A interação com anticoagulantes (varfarina) pode levar a hemorragias; com insulina e hipoglicemiantes orais pode ocasionar um desequilíbrio da glicemia; com etanol aumenta a possibilidade de sangramento interno e hemorragias; com fenitoína e ácido valpróico eleva a porção livre dessas drogas.

O uso da aspirina como anti-inflamatório relaciona-se mais ao tratamento das doenças inflamatórias crônicas, tais como febre reumática, artrite reumatoide, artrite psoriática, inflamações articulares e na profilaxia contra agregação plaquetária. Nessas situações, as doses são muito superiores àquelas usadas para analgesia, podendo chegar a 6 g diários dependendo da patologia. Dessa forma, não se justifica utilizá-la como anti-inflamatório na odontologia, visto que se dispõe hoje de outros fármacos com ótima atividade anti-inflamatória e com muito menos efeitos adversos que a aspirina. Assim, as doses de aspirina na odontologia devem se restringir àquelas recomendadas para analgesia.

Diflunisal

(derivado difluorofenil do ácido salicílico)

É mais potente que a aspirina na inibição das prostaglandinas, com efeitos adversos semelhantes. O diflunisal tem demonstrado bons resultados na osteoartrite e na artrite reumatoide.

Tal como a aspirina, esse fármaco é pouco utilizado na odontologia como anti-inflamatório, sendo, sim, mais utilizado como analgésico, pois demonstra ótimos resultados no pós-operatório de exodontias ou outras cirurgias orais.

Derivados pirazolônicos

Fenilbutazona e oxifenilbutazona

Anti-inflamatório potente, porém mais tóxico que a aspirina, devendo ser evitado nos tratamentos muito prolongados. É rapidamente absorvido, porém tem excreção renal lenta, fato que aumenta sua toxicidade. Uma droga desse grupo só deve ser prescrita se o benefício terapêutico suplantar, em muito, os riscos de toxicidade. Usada no combate à gota, as doses são 600 mg/dia nos primeiros dias, com doses de manutenção de 400 mg/dia.

Fenamatos

(derivados do ácido antranílico)

São representantes desse grupo os ácidos mefenâmico, flufenâmico, tolfenâmico, etofenâmico.

Os fenamatos são considerados potentes anti-inflamatórios, porém devem ser prescritos por um período restrito, em vistude de intensos efeitos adversos, não só aqueles típicos dos AINES, como também algum comprometimento renal e hepático, além da possibilidade de anemia hemolítica. São fármacos mais usados na dismenorreia, sendo desaconselháveis para crianças, visto que as reações adversas nessa faixa etária não estão bem descritas e documentadas na literatura pertinente.

A posologia, em geral, segue os mesmos parâmetros de vários anti-inflamatórios não ester, ou seja, um comprimido de 500 mg a cada 6 horas; no caso de especialidades farmacêuticas desse grupo que se apresentam em comprimidos de 50 mg, os intervalos podem ser de 4 horas, com dose máxima diária de 400 mg.

Indol e indeno

(derivados do ácido indolacético)

Indometacina

É um fármaco com potente ação anti-inflamatória, superior quando comparado à aspirina. Apresenta alta toxicidade, com efeitos adversos importantes, como redução de agregação e adesividade plaquetárias, além de cefaleias, confusão mental, vertigem, distúrbios visuais e auditivos e leucopenia. Seu uso como analgésico não se justifica por causa de sua toxicidade, sendo indicada a indometacina nos casos de artrite reumatoide, osteoartrite, bursite e tendinite. Liga-se fortemente às proteínas plasmáticas, possuindo meia-vida plasmática de cerca de duas horas e meia. Seu uso na odontologia não está indicado entre as primeiras opções, pois há outras drogas com ótima ação anti-inflamatória e efeitos adversos bem mais reduzidos que a indometacina.

Sulindaco

É considerado uma pró-droga e seu metabólito é um potente inibidor de ciclo-oxigenase. Possui ação de longa duração, sendo menos tóxico que a indometacina. Seus principais efeitos adversos são distúrbios brandos do trato gastrointestinal, dor abdominal e náuseas. As doses recomendadas variam de 160 a 200 mg, duas vezes ao dia. O sulindaco constitui-se em uma boa opção para a odontologia.

Derivados do ácido pirrolacético

(tolmetino, zomepiraco, etodolaco, cetorolaco)

Os fármacos mais conhecidos desse grupo são o etodolaco e o cetorolaco.

O etodolaco possui boa aplicação como analgésico, com atividade superior à aspirina. Como anti-inflamatório é considerado como fármaco de fraca a média potência. Recomendam-se 400 mg como dose de ataque e 200 mg a cada 6 ou 8 horas, não se devendo ultrapassar 1.200 mg por dia.

O tolmetino é utilizado no tratamento de várias doenças inflamatórias. É semelhante aos outros AINES quanto às reações adversas, à absorção e à metabolização. Sua principal diferença consiste na meia-vida relativamente longa, de aproximadamente 5 horas.

O cetorolaco só tem seu uso justificado como potente analgésico, dado que sua ação anti-inflamatória é menos eficaz e, ainda assim, a principal via deve ser a intramuscular, visto que outros AINES por via oral seriam menos onerosos. No capítulo anterior, *Analgésicos*, encontram-se informações mais detalhadas acerca desse fármaco.

Derivados do ácido propiônico

(ibuprofeno, fenoprofeno, cetoprofeno, flurbiprofeno, naproxeno, oxaprozina)

Esse grupo de fármacos apresenta menos efeitos adversos quando comparado à aspirina, no que diz respeito principalmente ao trato gastrointestinal e à possibilidade de sangramentos. Inibem ciclo-oxigenases de forma pouco seletiva. São fármacos úteis no tratamento de doenças inflamatórias e da dismenorreia. O ibuprofeno, principalmente, vem sendo usado como alternativa à aspirina, por seus efeitos adversos brandos.

Os derivados do ácido propiônico são rapidamente absorvidos por via oral. O ibuprofeno, o fenoprofeno e o cetoprofeno possuem meia-vida plasmática menor quando comparados ao naproxeno. Dentre os efeitos adversos, além de desconforto gástrico, podem surgir sonolência, vertigem, distúrbios visuais e auditivos (nas terapêuticas mais prolongadas). É importante lembrar que pode haver retenção de sódio, fato que deve ser notado quando da prescrição para pacientes hipertensos.

A posologia do ibuprofeno é de 600 mg a cada 6 horas; para o fenoprofeno, 30 a 60 mg 3 a 4 vezes ao dia; para o cetoprofeno recomenda-se um comprimido de 100 mg a cada 6 horas. Para o flurbiprofeno, a posologia recomendada é de 100 mg em dose única, chegando-se ao máximo de 300 mg por dia; para o naproxeno, indica-se uma dose de 250 ou 500 mg a cada 12 horas.

Derivado do ácido fenilacético

O diclofenaco é o principal representante desse grupo, apresentando potência anti-inflamatória superior à aspirina. Tem mecanismo de ação, biotransformação e excreção semelhantes aos outros AINES, porém sofre grande influência do metabolismo de primeira passagem quando administrado por via oral. Sua meia-vida é de aproximadamente 2 horas, sendo empregado nas doenças inflamatórias, nas dismenorréias e nos pós-operatórios. É um dos grupos mais utilizados nas últimas décadas, talvez até mesmo por ter grande divulgação comercial. Apresenta-se sob várias formas farmacêuticas, facilitando a administração para os diversos casos. É ainda uma opção importante na odontologia. A posologia é, em geral, um comprimido de 50 mg a cada 6 ou 8 horas.

Oxicanos

(piroxicam, tenoxicam, meloxicam)

Como todos os AINES, os oxicanos inibem agregação plaquetária e promovem sangramento gástrico. São potentes anti-inflamatórios inibidores de COX, muito utilizados em artrite reumatóide e osteoartrites, além de, também, em dismenorréias. A principal vantagem do piroxicam sobre a aspirina é sua meia-vida longa, de aproximadamente 50 horas, conseguida à custa de grande ligação às proteínas plasmática e excreção lenta. Isso permite administrações a cada 24 horas. O piroxicam tem utilização restrita na odontologia.

O meloxicam tem sido divulgado como um anti-inflamatório seletivo para COX_2. Os dados atuais mostram esse fármaco como potente anti-inflamatório com efeitos adversos brandos, bem tolerados pelos pacientes. Apresenta-se na forma de comprimidos de 7,5 ou 15 mg, recomendando-se um a cada 24 horas.

Nimesulida

A principal característica desse fármaco é sua capacidade de inibir a liberação de substâncias oxidantes produzidas por neutrófilos, exercendo efeito de "varredura" sobre o ácido hipoclórico, sem afetar a função dos neutrófilos. É uma boa opção como anti-inflamatório, sendo bem tolerado pelos pacientes, principalmente crianças e aqueles que têm tendência à asma e a alergias. Atua mais seletivamente sobre COX_2. Sua posologia é 50 a 100 mg a cada 12 horas.

ANTI-INFLAMATÓRIOS ESTEROIDAIS OU HORMONAIS

No século XVI, houve as primeiras descrições acerca da existência anatômica da glândula suprarrenal. Até meados do século XIX, não se sabia ao certo qual ou quais as funções fisiológicas dessa glândula. Thomas Addison descreveu, ainda no século XIX, uma síndrome degenerativa dessa glândula (doença de Addison) com o óbito do paciente em poucos dias. Experimentos sucessivos mostraram a importância da glândula suprarrenal para a homeostase nos mamíferos. Somente no século XX, a glândula suprarrenal (adrenal) foi mais bem compreendida. A glândula adrenal, embriologicamente, segmenta-se em duas partes: uma de origem endodérmica (anatomicamente denominada parte medular) e outra de origem mesodérmica (denominada de parte cortical ou córtex). A adrenal é responsável por diversas funções fisiológicas, sendo a sua parte medular incubida da produção de adrenalina e noradrenalina, e a parte cortical, da produção hormonal (hormônios: glicocorticoides, mineralocorticoides e sexuais). Os mineralocorticoides e os glicocorticoides formam um grupo de hormônios denominados corticosteroides. Os mineralocorticoides interferem no equilíbrio hidroeletrolítico, e o principal hormônio endógeno desse grupo é a aldosterona. Já os glicocorticoides interferem no metabolismo de carboidratos e proteínas, e o principal representante endógeno é a hidrocortisona (cortisol). Além dos efeitos metobólicos, os glicocorticoides também apresentam potente ação anti-inflamatória e imunossupressora, e, a partir do momento em que essas funções foram notadas, os glicocorticóides passaram a ser utilizados na terapêutica medicamentosa e deles surgiram os corticosteroides de origem sintética.

A glândula adrenal recebe estímulos de hormônios hipofisarianos, e os produtos da adrenal são secretados de acordo com um ciclo circadiano, ou seja, são secretados em maiores volumes no início do dia, atingem um nível elevado no meio da tarde e vão diminuindo gradativamente até chegar a taxas baixíssimas ao final do dia. Até há alguns anos, acreditava-se que a adrenal secretasse em torno de 20 mg diários de cortisol, mas atualmente sabe-se que ela secreta em média 10 mg diários, porém, em determinadas situações de exigências orgânicas, é possível secretar diariamente dez vezes mais. Os níveis plasmáticos baixos de cortisol fazem com que a região do hipotálamo seja estimulada e, por conseguinte, secrete fator regulador de corticotrofina; quando esses níveis de cortisol encontram-se altos ou dentro de taxas normais, não há estimulação do hipotálamo e não haverá estímulo da adeno-hipófise por meio da corticotrofina. No organismo dos mamíferos, a produção dos glicocorticoides obedece a um mecanismo de retroalimentação, a diminuição do nível plasmático de cortisol estimula o hipotálamo a produzir o fator regulador (liberador) de corticotrofina (CRF). Este estimula a hipófise a produzir o hormônio corticotrófico (ACTH), o qual age sobre o córtex da glândula suprarrenal estimulando a produção de diversas substâncias, entre elas os corticosteroides (Fig. 7.3).

O mecanismo de ação dos anti-inflamatórios esteroidais (AIES) consiste no bloqueio da liberação de eicosanóides mediante a inibição da enzima fosfolipase A_2. Os glicocorticóides estimulam a produção da proteína lipocortina, a qual faz a mediação que promove a inibição da enzima produtora de ácido araquidônico (fosfolipase A_2).

Os anti-inflamatórios esteroidais (AIES) são bem absorvidos quando administrados pelas vias enterais ou parenterais. São metabolizados pelo fígado e excretados pelos rins e pela bile.

Os AIES agem não só na fase vascular do processo inflamatório (reduzindo a vasodilatação pela inibição das prostaglandinas e inibindo a liberação de histamina) como também na fase celular. Assim, é importante ressaltar que os anti-inflamatórios hormonais impedem a ativação de macrófagos, estabilizam a membrana dos lisossomos e diminuem a atividade dos fibroblastos e a migração celular.

As ações que os glicocorticoides exercem sobre o metabolismo protéico e de carboidratos traduzem-se, nas terapias com AIES, nas principais reações adversas desses fármacos. Os AIES promovem hiperglicemia, diminuem a formação de proteínas, inibem a captação de cálcio no intestino, aumentam a reabsorção de sódio e a excreção de potássio. Além disso, promovem o surgimento de reações adversas típicas da inibição de prostaglandinas, como irritação gástrica. Diminuem também o número de linfócitos circulantes e, nos tratamentos mais longos, levam a distúrbios mentais, instabilidade emocional e supressão das funções tireoidianas. O uso prolongado de glicocorticoides leva a um conjunto de efeitos que se denomina síndrome

de Cushing iatrogênica. Nessa situação, os pacientes apresentam-se com bochechas vermelhas e edemaciadas (face de lua cheia), acúmulo de gordura em algumas partes do corpo (abdome, região cervical), hipertensão, desgaste muscular (braços e pernas finos), equimoses, cicatrização deficiente dos ferimentos, osteoporose, obesidade e aumento de apetite. Também podem ocorrer glaucoma, cataratas, febre e distúrbios menstruais.

A principal diferença entre os anti-inflamatórios esteroidais e os não esteroidais é que os AIES inibem não somente a ação da ciclo-oxigenase na cascata inflamatória, mas também a via da lipo-oxigenase. Disso decorre que substâncias quimiotáticas para células de defesa são inibidas, levando o paciente a uma maior tendência a infecções. Assim, pacientes sob corticoterapia (por mais de 15 dias e doses elevadas) são considerados imunodeprimidos e a administração de antibacterianos bactericidas deve ser seriamente considerada, inclusive na odontologia.

A suspensão do tratamento com anti-inflamatórios esteroidais não deve ser abrupta, pois pode resultar em insuficiência adrenal aguda. Durante a corticoterapia, ocorre inibição da resposta hipotalâmico-hipofisária-adrenal e, consequentemente, diminuição da produção de glicocorticoides endógenos em níveis mínimos. A retirada do medicamento deve, então, ser progressiva, até que haja recuperação da função da suprarrenal. Dependendo do tempo de terapia com AIES, a retomada da função adrenal pode levar de dois meses até dois anos.

Quanto aos usos terapêuticos dos glicocorticoides, constituem-se de indicação absoluta e permanente para pacientes com insuficiência das adrenais, bem como nos portadores de hiperplasia adrenal congênita, necessitando-se de reposição hormonal, no sentido de repor a homeostase do organismo. Nos casos utilizados como anti-inflama-

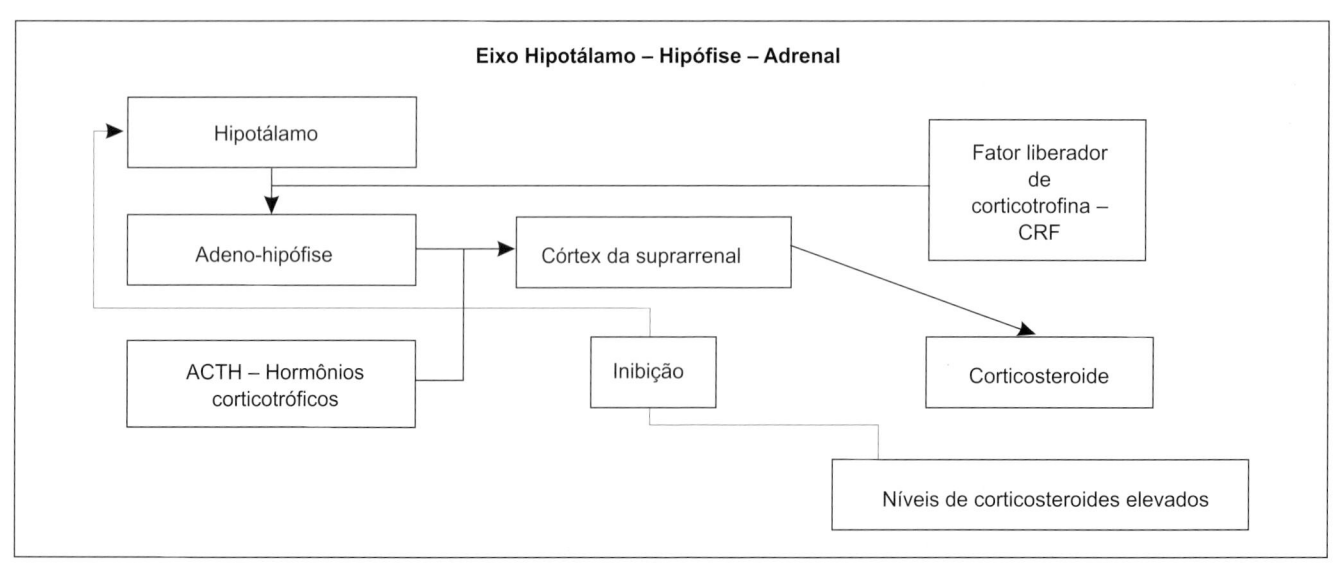

Fig. 7.3 Esquema do eixo de regulação *feedback* dos hormônios adrenais.

tórios, são necessárias doses maiores que as sintetizadas pelo organismo (suprafisiológicas), com a probabilidade do aparecimento das reações adversas.

Na intenção de melhor indicar anti-inflamatórios hormonais, de estabelecer doses eficazes e seguras, Heynes estabeleceu alguns princípios básicos que orientam o uso de corticóides. Esses mesmos princípios estão mencionados por Goodman & Gilman's (1996) em *Bases farmacológicas da terapêutica*.

- A dose indicada para se alcançar um determinado efeito terapêutico, para qualquer paciente e para qualquer doença, é estabelecida por empirismo (tentativa e erro) e, à medida que o estádio e a atividade da doença se alterem, deve ser reavaliada, na tentativa de se empregar a menor dose eficaz.
- É pouco provável que alguns dias de corticoterapia, nos casos sem contraindicações, possam ocasionar efeitos prejudiciais (exceto nas doses muito elevadas).
- Ainda que alta, uma dose única de corticosteroide é, provavelmente, isenta de efeitos prejudiciais.
- O uso de corticoterapia não reflete uma terapêutica curativa, mas sim paliativa, exceto nos casos de reposição hormonal.
- À medida que a terapêutica com corticoides avança, atingindo meses e com doses altas que excedam a tática de substituição, aumenta-se a incidência dos efeitos incapacitantes e com probabilidade letal.
- A supressão da corticoterapia prolongada, com altas doses, subitamente eleva o risco de insuficiência adrenal, com risco letal.

Quanto às indicações terapêuticas odontológicas, os corticóides são utilizados nos pós-operatórios cirúrgicos, no controle da resposta inflamatória, e para evitar que essa resposta seja excessiva, sendo necessária a complementação simultaneamente com antibioticoterapia. Ainda na odontologia, e não exclusivamente na clínica cirúrgica, são usados nos distúrbios da articulação temporomandibular (ATM), inflamações da mucosa oral, bem como na endodontia como medicação intracanal, em dentística (nos preparos cavitários), exposições pulpares, sensibilidades do colo dentário etc.

O protótipo dos glicocorticoides (AIES) naturais é a hidrocortisona (cortisol), cuja estrutura química mostra uma hidroxila no carbono 11, que é essencial para a atividade esteroidal. Quando essa hidroxila no carbono 11 é alterada por oxigênio, dá origem à cortisona, um agente corticosteróide que deve sofrer redução por enzimas hepáticas para lhe conferir atividade biológica esteroidal. Substituições nas cadeias químicas da cortisona, bem como da hidrocortisona, dão origem a diversos anti-inflamatórios esteroidais sintéticos (prednisona, prednisolona, metilprednisolona, fluorprednisolona, dexametasona, betametasona, triancinolona etc.), com diferentes potenciais de ação.

No Quadro 7.2 há uma classificação quanto ao tipo de ação (longa, intermediária e curta), à potência de ação anti-inflamatória (tomado como referência o protótipo hidrocortisona [cortisol] potência 1) e à indicação de uso intermitente.

ABORDAGEM TERAPÊUTICA COM CORTICOSTEROIDES

Os corticosteroides estão disponíveis sob várias formas farmacêuticas: comprimidos, soluções injetáveis, suspensões, soluções orais, xaropes, elixires, aerossóis e cremes. A corticoterapia pode ser instituída por várias vias, reservando-se a via endovenosa para situações emergenciais. A via oral, em virtude de sua comodidade e facilidade de administração, é a eleita na maioria dos casos odontológicos quando se necessita do uso sistêmico. Observa-se ainda a aplicação tópica nos casos de aftas recorrentes, com a utilização da triancinolona em orabase (uma base protetora que mantém o corticosteroide em contato com a mucosa), com bom resultado, ou nas lesões erosivas, liquens, eritemas multiformes e estomatite angular. Nesses casos, ainda que sejam bons os efeitos, os resultados não são tão rápidos. A administração intramuscular é pouco utilizada na odontologia e, atualmente, em algumas circunstâncias cirúrgicas, na implantodontia, na manipulação de tecidos orais moles pós-trauma, há indicações em virtude de dor, febre, trismo e um relativo edema. Seu uso na odontologia é controvertido, pois muito embora os efeitos adversos decorrentes da utilização por um curto período possam ser insignificantes não se sabe ao certo se os benefícios conseguidos compensam o risco do uso profilático. No que tange à tática e à técnica cirúrgicas, cuidados devem ser tomados com a intenção de se minimizar o trauma e, consequentemente, as sequelas cirúrgicas.

As doses de corticosteroides geralmente equivalem àquelas concentrações diárias secretadas fisiologicamente de cortisol (doses fisiológicas ou substitutivas), e as doses de prednisona superiores a 5 mg referem-se a uma atividade anti-inflamatória, sendo denominadas doses farmacológicas. Altas doses referem-se a concentrações equivalentes entre 1 e 2 miligramas por quilograma ao dia e têm atividade imunossupressora. Nos tratamentos de curta duração, entre 7 e 8 dias, admite-se um fracio-

Quadro 7.2 Diferentes períodos de ações entre diversos corticosteroides, sua potência antiinflamatória, equivalente em miligramas e indicação de uso intermitente

Corticosteroides	Potência antiinflamatória relativa	Dose equipolente em mg	Indicação para terapêutica intermitente (+/-)
Ação curta			
(atividade corticoide menor que 12 horas, entre 8 e 12 h)			
Cortisona	0,8	25	-
Hidrocortisona	1,0	20	-
Ação intermediária			
(atividade entre 12h e 36 horas)			
Prednisona	4,0	5,0	+
Prednisolona	4,0	5,0	+
Metilprednisolona	5,0	4,0	+
Triancinolona	5,0	4,0	-
Ação longa (prolongada)			
(atividade entre 36h e 72 horas)			
Parametasona	10,0	2,0	-
Dexametasona	25,0	0,75	-
Betametasona	25,0	0,75	-
Cortivazol*	50,0	0,435	-

O cortivazol refere-se a um potente anti-inflamatório derivado da hidrocortisona, com modificações químicas na sua estrutura molecular: metilação dos carbonos 6 e 16, introdução de um anel pirazol nos carbonos 2 e 3 e dupla ligação entre os carbonos 6 e 7.

namento da posologia em 3 ou 4 vezes ao dia, o qual é vinculado à meia-vida biológica do corticosteroide em questão.

Devem ser observadas pelo menos duas táticas medicamentosas no que tange aos corticosteroides. Uma delas, um esquema em que se administra o corticosteroide de forma contínua, diariamente, e em administrações sucessivas (como anteriormente), ao longo do dia, e outra com administração em dias alternados. Naqueles casos em que se pretende manter corticoterapia por longo período (superior a 14 dias), a tática em dias alternados é preferível, pois se pretende com essa tática, além de minimizar os efeitos adversos, diminuir a supressão sobre o eixo hipotálamo-hipófise-adrenal. Consiste na administração alternada de corticosteroide de ação intermediária, em doses equivalentes ao dobro da dose diária e pela manhã (p. ex., prednisolona entre 7 e 8 horas), permitindo o funcionamento do córtex das adrenais. Essa administração simula o ciclo circadiano (síntese fisiológica do cortisol, em torno de 16 µg pela manhã e 4 µg por volta das 16 horas, para 100 ml de plasma), ou seja, altas concentrações matinais diminuindo ao longo do dia.

Ainda uma terceira tática, de uso contínuo (diário) e que visa também a minimizar a supressão sobre o eixo hipotálamo-hipófise-adrenal, é aquela em que se administra dose única ao deitar-se ou matinais, que se mostram menos problemáticas do que as fracionadas. Na odontologia, a duração da corticoterapia não costuma exceder a 7 dias, uma vez que os processos inflamatórios nessa especialidade médica geralmente se mostram remissivos em prazos menores.

A suspensão da medicação está associada à tática empregada e à duração do tratamento. Nos casos de curta duração da corticoterapia, a suspensão da medicação pode ser repentina, pois não há registros significativos (raros) na literatura que mostrem supressão do eixo hipotálamo-hipófise-adrenal, em doses equivalentes a 3 ou 4 vezes a secreção endógena, por períodos próximos a até 3 semanas. Nos casos de corticoterapia prolongada, a suspensão medicamentosa pode ser feita em torno de 25% por semana, até se atingirem doses de substituição e, a partir daí, estabelece-se por algum tempo a tática alternada, para que ocorram o restabelecimento das funções adrenais e, finalmente, a suspensão total.

O Quadro 7.3 indica alguns anti-inflamatórios esteroidais, suas posologias médias quando administrados por via oral, uma via parenteral ou de aplicação tópica dos corticosteroides mais conhecidos na odontologia, algumas aplicações na clínica odontológica, os nomes comerciais mais conhecidos e alguns produtos comerciais que até o momento só estão disponíveis no exterior.

Quadro 7.3 Apresentações comerciais, dose média por meio da via oral, usos e vias de aplicações mais comuns na odontologia. Os símbolos * , ** , ***, # estão indicando os usos nas respectivas vias de administração

Agente corticosteroide	Dose diária via oral média (variação)	Outras vias	Esquema de administração	Condição (no tratamento de)
Hidrocortisona Hidrocortisona® Hidrocortisona® Flebocortid®, Terra-cortril®	20,0 a 240 mg	*IV	*100 mg, EV, de 8x8h, por 24 horas	*Na alergia aguda grave
Betametasona Celestone® Diprospan® Celestamine®	0,6 a 7,2 mg	**Intracanal	**1 a 3 gotas de solução intracanal, no curativo de demora	**Nas biopulpectomias
Dexametasona Decadron® Dexacort® Dexametasona®	0,75 a 9,0 mg	***IM	***4 mg, IM, de 8x8h, por 24 horas	***Dor endodôntica de origem inflamatória
Parametasona Haldrone® (EUA)				
Triamcinolona Omcilon A® Omcilon-A® orabase® Omcilon AM®	8,0 a 16,0 mg	# Tópico	# Orabase 2 a 3 aplicações por dia, até regredir a lesão (média de 3 dias)	# No pênfigo oral, nas aftas e ulcerações, no líquen plano
Metilprednisolona Depo-medrol® Solu-medrol®	8,0 a 16,0 mg			
Prednisolona Prednisolona® Rifocort®, Fonergin®	5,0 a 60,0 mg			
Prednisona Meticorten® Prednisona® Predicorten®	5,0 a 60,0 mg		5 mg, VO, de 6x6h, por 72 horas	Edema pós-trauma e artrite de ATM, no pênfigo oral, no líquen plano
Cortisona Cartone® (EUA-Canadá)	25,0 a 200 mg			

BIBLIOGRAFIA

Anthony A. Review article: β-3 adrenoceptor agonists – Future antiinflammatory drugs for the gastrointestinal tract? *Aliment Pharmacol Ther*, 1996; *10*:859-863.

Armonia PC, Tortamano N. *Como prescrever em odontologia*. 5 ed. São Paulo: Santos, 1998.

Becker DE. *Drug interactions in dental practice*: A summary of facts and controversies compendium, 1994; *15*:(10) 1228-44.

Berne RM, Levy MM. *Fisiologia*. 4 ed. Rio de Janeiro: Guanabara Koogan, 2000.

Blower AL. Considerations for nonsteroidal Anti-inflammatory drug therapy: Safety. *Scand J Rheumatol*, 1996 (suppl 105); *25*:13-26.

Brenner BE, Simon RR. Management of salicylate intoxication. *Drugs*, 1982; *24*:335-40.

Brooks PM, Day RO. Nonsteroidal antiinflammatory drugs differences and similarities. *N Engl M Med*, 1991, 324:(24) 1716-25.

Carvalho WA. Analgésicos antipiréticos e anti-inflamatórios. *In*: Penildon S. *Farmacologia*. 5 ed. Rio de Janeiro: Guanabara Koogan, 1998; 42:386-410.

Coleman RA, Huphrey PA *et al*. 1993 Prostanoice receptors: Their function and classifications, *In*: Vane J.O'Gradyj (eds). Therapeutic Applications of prostaglandins. Edward Arnold, London, 1998, 15-36.

Desjandins PJ. Analgesic efficacy of piroxicam in postoperative dental pain. *Am Jour Med*, 1988 (suppl. 5A); *84*:35-41.

Douglas CRR. *Patofisiologia geral – Mecanismo da doença*. 1 ed. São Paulo: Robe, 2000.

Ferreira HS, Nakamura M, Castro MSA. The hyperalgic effects of prostacyclin and prostaglandin E 2. *Prostaglandins*, 1978; *16*:31-7.

Ferreira HS, Lorenzetti BB, Correa FMA. Central and peripheral antialgesic action of aspirin-like drugs. *Eur J Pharmacol*, 1978; *53*:39-48.

Fox SI. *Adrenal glands in human physiology*. 6 ed. WCB New York: McGraw-Hill, 1999; 304-7.

Guyton AC. *Tratado de fisiologia médica*. 4 ed. Rio de Janeiro: Guanabara Koogan, 1973.

Haas DA. Adverse drug interactions in dental practice: Interactions associated with analgesic. *J Am Dent Assoc*, 1999; *130*:397-407.

Hargreaves KM, Troullos ES, Dionne RA. Pharmacologic rationale for the treatment of acute pain. *Dental Clin N Amer*, 1987; *31*:675-95.

Insel PA. Analgesic antipyretic and antiinflammatory agents and drugs employed in the treatment of gout. *In*: Goodman & Gilman's. *The pharmacological basis of therapeutics*. 9 ed. New York: McGraw-Hill, 1996; 617-57.

Koerner KR, Taylor SE. Pharmacologic considerations in the management of oral surgery patients in general dental practice. *Dent Clin N Amer*, 1994; 38:237-54.

Lewis Jr. HD *et al*. Protective effects of aspirin against acute myocardial infarction and death in men with instable angina. *N Engl J Med*, 1983; *309*:396-403.

Moore PA, Deuben RR. Oral analgesic drug combinations. *Dental Clin N Amer*, 1984; *28*:413-22.

Palmer BF, Henrich WL. Systemic complications nonsteroidal anti-inflammatory. *Drug Use Adv Intern Med* Mosby-Year Book Inc., 1996; *41*:605-39.

Patoia L. A 4 week, double-blind, parallel-group study to compare the gastrointestinal effects of meloxicam 7,5 mg, meloxicam 15 mg, piroxicam 20 mg and placebo by means of faecal bloods loss, endoscopy evaluation in healthy volunteers. *Brit Jour Reumathol*, 1996; *35*(suppl.):61-7.

Sheiman JM. NSAIDS, Gastrointestinal injury, and cytoprotection. *Gastroenterology Clin North Am*, 1996; *25*(2):279-97.

Singh G. Gastrointestinal tract complications of nonsteroidal anti-inflammatory drug treatment in Rheumatoid Arthritis. *Arch Intern Med*, 1996; *156*:1530-36.

Sonis ST, Fazio RC, Fang L. *Princípios e prática de medicina oral*. 2 ed. Rio de Janeiro: Guanabara Koogan, 1996.

Stein C *et al*. Opioids from immunocytes interact with receptors on sensory nerves to inhibit nociception in inflammation. *Proc Natl Acad Sci USA* Physiology/Pharmacology, 1990; *87*:5935-39.

Stein C *et al*. Peripheral opioid receptors mediating antinociception in inflammation. Evidence for involvement of mu, delta and kappa receptors. *Journal Pharm Expr Therap*, 1989; *248*(3):1269-75.

The medical letter on drugs and therapeutics. Toxicity of nonsteroidal anti-inflammatory drugs. *Med Lett*, 1983; *25*:15-6.

Tortamano N. Analgésicos e anti-inflamatórios *In*: *Guia terapêutico odontológico*. 13 ed. São Paulo: Santos, 1999; 57-74.

Turner GA, Anson N, Williamson R. A comparison of intramuscular ketorolac with indomethacin suppositories in the treatment of pain after oral surgery. *Anaesth Intens Care*, 1996; *24*:665-8.

Walker AM. Quantitative studies of risk of serious hepatic injury in persons using nonsteroidal antiinflammatory drugs. *Arthritis & Rheumatism*, 1997; *40*(2):201-8.

Agentes Antimicrobianos Utilizados na Odontologia

8

Ricardo Luiz Pisciolaro • Flavio Eduardo G. Perez • Carlos Alberto Adde

Waldyr Antônio Jorge

Indiscutivelmente, o século XX foi muito profícuo no que tange aos avanços tecnológicos conquistados pela humanidade. Na batalha entre doenças infecciosas e agentes anti-infecciosos, houve significativa melhora na qualidade de vida do homem.

Desde os primórdios da humanidade, o homem tem sido agredido por infinitas formas microscópicas de vida que colocam em risco sua sobrevivência. Porém, há formas microscópicas de vida necessárias à manutenção da vida humana.

Não é possível haver seres humanos isentos de microrganismos.

Em decorrência do uso indiscriminado dos antimicrobianos e do descaso em relação à prevenção de contágios infectantes, ao mesmo tempo em que há casos bem-sucedidos, também se colhem frustrações e insucessos significativos. São consideráveis os avanços do homem, no controle das doenças infecciosas, alterando o curso de patologias antes rapidamente fatais com o emprego de medidas terapêuticas mais eficientes.

Na China, há mais de 2.500 anos, já se conheciam as propriedades curativas de certas substâncias naturais, como a terra e a lama de determinados rios, alguns vegetais ou brotos fermentados de vegetais. Não se conheciam a natureza do princípio ativo de tais substâncias nem o termo antibiótico, mas já se dispunha de um conhecimento empírico, adquirido por meio de tentativas e erros e, em alguns casos, utilizado com sucesso nos processos infecciosos. Curiosamente, vários fungos produtores de antibióticos foram descobertos em amostras e porções de solo, lodo ou esgoto. A eritromicina foi descoberta em 1952, isolada de uma amostra de solo das ilhas Filipinas e produzida por uma cepa do *Streptomyces erythreus*, de cor avermelhada. A tetraciclina (clortetraciclina) foi descoberta em 1948, também em amostras de solo, onde se procuravam microrganismos produtores de antibióticos, biossintetizada pelo *Streptomyces aureofaciens*. A lincomicina, que tem seu nome relacionado à cidade de Lincoln (em Nebraska, nos Estados Unidos), foi isolada em amostras de solo com *Streptomyces lincolnensis,* bem como a vancomicina, originalmente obtida por meio de amostras de solo da Ásia, Índia e Indonésia, biossintetizada pelo *Streptomyces orientalis* e isolada em 1956 por McCormick et al., entre muitos outros antibióticos. Portanto, é lícito supor que aquelas substâncias utilizadas na Antiguidade, no tratamento dos processos infecciosos, certamente continham alguns microrganismos produtores de antibióticos.

CONCEITOS GERAIS

Os antimicrobianos inicialmente podem ser classificados em dois grandes grupos: antimicrobianos específicos e inespecíficos. São inespecíficos aqueles capazes de impedir a proliferação ou destruir formas de vidas microrgânicas patogênicas ou não (incluem-se os antissépticos, desinfetantes, germicidas). Antimicrobianos específicos são aqueles capazes de impedir a proliferação, destroem ou facilitam a destruição de formas microrgânicas patogênicas e são representados por subgrupos tais como antibióticos, antivirais, antifúngicos, antiprotozoários, anti-helmínticos etc.

Seguramente, a partir da descoberta da penicilina em 1929, por Alexander Fleming, oriunda de um fungo ascomiceto, o *Penicillium notatum*, o ser humano começou a vislumbrar uma expectativa de vida aumentada diante de doenças por infecções bacterianas. Sabidamente útil, porém rudimentarmente obtida, foi somente a partir de 1941, com os processos de obtenção aprimorados e o início da industrialização nos laboratórios farmacêuticos, que a penicilina iniciou uma verdadeira revolução na terapêutica antimicrobiana.

Wakesmann introduziu o conceito de antibiótico, definindo-o como substâncias produzidas por microrganismos (fungos, cogumelos, bactérias) capazes de inibir a reprodução ou destruir outros microrganismos (geralmente bactérias). Benedict e Langlyke, ampliando o conceito original, conceituaram antibióticos como substâncias biossintetizadas por um ser vivo, que podem ser cogumelos (fungos), bactérias, plantas e organismos superiores, com capacidade de inibir microrganismos e/ou bloquear crescimento e replicação celulares em pequenas concentrações. Até o advento da penicilina, doenças infecciosas eram tratadas com agentes quimioterápicos. O termo quimioterápico, introduzido por Paul Ehrlich, atribuía-lhe o conceito de substâncias de natureza química, sem correspondente biológico. A quimioterapia é caracterizada como o tratamento de doenças por meio de substâncias químicas obtidas sinteticamente, conhecidas como quimioterápicos. Até há pouco tempo, quimioterapia referia-se tão-somente a agentes químicos que inativavam os microrganismos patogênicos, sem causar dano ao hospedeiro, sendo seletivamente tóxicos ao microrganismo invasor. Hoje, o termo *quimioterapia* se ampliou e é utilizado até mesmo para referir-se ao tratamento de doenças não infecciosas, como na oncologia. De qualquer maneira, fica bastante claro que tanto quimioterápicos como agentes antibióticos atuam em estruturas moleculares e como moléculas químicas, interferindo em algum estágio importante do processo metabólico do microrganismo-alvo.

Como dito anteriormente, antibióticos foram conceituados como substâncias originalmente obtidas na natureza (origem natural) e os quimioterápicos como substâncias originalmente obtidas por meio de processos artificiais ou químicos (sem correspondentes na natureza). Por outro lado, com os avanços tecnológicos, tornou-se possível desvendar a estrutura química de muitos antibióticos e até mesmo, em alguns casos, copiar e sintetizar tais antibióticos, dada a sua simplicidade estrutural. Nestes casos, são obtidos antibióticos por processos artificiais (químicos) totalmente iguais aos naturais. Logicamente, deveriam agora fazer parte dos agentes quimioterápicos, porém alguns autores preferem tratá-los por "sintobióticos". Nas pesquisas, objetivando-se melhorias nas ações, indicações, efeitos adversos dos antibióticos (naturais), surgiram as expressões *antibióticos semissintéticos* e *antibióticos biossintéticos*. Semissintéticos são aqueles sintetizados a partir da utilização de um precursor no processo de fermentação, adicionando-se radicais químicos ao núcleo ativo isolado do antibiótico no meio de cultura. Antibiótico biossintético é aquele obtido por fermentação e síntese, também com a utilização de um precursor, acrescentando-se substâncias químicas ao meio de cultura original.

Na prática, o termo *antibiótico* tornou-se sinônimo de agente antibacteriano, bem como os termos *antimicrobianos* e *anti-infecciosos* também são utilizados para denotar todas as substâncias que atuam contra agentes infecciosos. Com frequência, os termos *quimioterápicos* e *antibióticos* são utilizados como sinônimos.

É importante lembrar que o sucesso da antibioticoterapia depende do conhecimento da tríade composta de paciente (hospedeiro), agente infectante (microrganismo) e antibiótico (farmacologia do agente anti-infeccioso).

PRINCÍPIOS QUE ORIENTAM A SELEÇÃO DE ANTIBIÓTICOS PARA O USO CLÍNICO

QUANTO AO HOSPEDEIRO (PACIENTE)

Fatores constitucionais do indivíduo (idade, peso, etnia, sexo) ou condicionais (gestação, lactação, menstruação, estados patológicos) certamente interferem na seleção da via de administração de medicamentos, assim como alteram, dificultando ou facilitando, níveis de absorção do medicamento, biotransformação e excreção das drogas. Isto também se aplica à antibioticoterapia.

Sem dúvida, a idade é um fator importante na discussão da toxicidade dos antibacterianos. Sabidamente, tanto nos pacientes idosos como nos bebês, a biotransformação e a excreção dos medicamentos encontram-se menos eficientes. Ocorrem deficiências enzimáticas, por imaturidade (no recém-nascido algumas enzimas estão ausentes) ou por queda dos níveis enzimáticos em virtude da senilidade, ou ainda pela presença de doenças hepáticas, renais cardiocirculatórias. Tais condições interferem na meia-vida do medicamento, promovendo efeitos potencialmente tóxicos ou mais prolongados. Os pacientes idosos estão também frequentemente submetidos a uma "polifarmacologia", um achado frequente durante a anamnese. Dessa forma, a ocorrência de interações medicamentosas é preocupante. Na terapêutica medicamentosa pediátrica, além da imaturidade fisiológica nas primeiras semanas de vida, podem ocorrer alterações enzimáticas específicas para determinadas idades, o que se traduz em processos de biotransformação lentos. A superfície corpórea, sendo menor, compromete taxas de absorção e distribuição dos medicamentos. Na adolescência (hebiatria), a terapêutica medicamentosa pode sofrer interferências não exclusivamente fisiológicas, mas também comportamentais. As atitudes do paciente dessa faixa etária podem levar a uma falta de adesão à terapêutica medicamentosa, bem como possibilitar, em muitos casos, interações com drogas lícitas ou ilícitas. Deve-se lembrar que as doses do medicamento foram estabelecidas para um modelo-padrão; homem, 35 anos de idade, em torno de 70 kg. Assim, quando necessário, ajustes na posologia referentes a cada idade deverão ser adotados. Nos casos pediátricos, melhor será preferir medicamentos que possuem formas de apresentação adequadas para crianças, evitando-se, sempre que possível, os ajustes.

Um histórico médico deve atentar para as situações que possam, de alguma forma, modificar a via de administração do antibacteriano ou levar a uma contraindicação por desenvolvimento de fenômenos de hipersensibilidade ou alergia. Variações de sensibilidade às ações do medicamento, interações medicamentosas em virtude de tratamentos concomitantes, a presença de processos patológicos, disfunções orgânicas, imunossupressão, cirurgias, transplantes, enxertos e internações hospitalares recentes também são dados importantes da anamnese que auxiliam na prescrição de um antibacteriano.

QUANTO AO AGENTE INFECTANTE (MICRORGANISMO)

Para a escolha do antibacteriano, é imprescindível a identificação do microrganismo envolvido no processo infeccioso e de suas características estruturais, evitando-se atingi-lo aleatoriamente. Em odontologia, na maioria das vezes, torna-se possível presumir com relativa margem de segurança qual o agente infectante, em virtude das características, do local e da origem da infecção. O meio ecológico da cavidade oral tem características próprias no que se refere à temperatura, à umidade, ao pH, além de um fornecimento variado e constante de nutrientes, o que permite, dessa forma, a colonização por um grande número de microrganismos. Uma microbiota residente é compatível com um grande número de espécies de microrganismos, quase sempre presentes em grande quantidade, vivendo em uma espécie de simbiose com o hospedeiro, não comprometendo a sobrevivência deste. Em virtude da capacidade variada de aderência a diferentes locais anatômicos, muitas espécies diferentes colonizam locais específicos, sobretudo pela necessidade de um desenvolvimento complexo. À medida que surjam novas necessidades, o microrganismo deve adaptar-se ou dar lugar a outra espécie mais bem adaptada às novas condições locais. Essa seleção natural é conhecida como sucessão bacteriana, sendo de grande importância na patogênese das infecções bucais. As principais forças de seleção ambiental que atuam nessa microbiota bucal normal são a natureza anaeróbia das mucosas, os nutrientes disponíveis e a capacidade de adesão e sobrevivência em nichos específicos. Um crescimento anormal de uma determinada população de microrganismos ou uma queda nas defesas do hospedeiro podem romper um equilíbrio entre o hospedeiro e a microbiota bucal residente, levando a instalações de fenômenos infecciosos. Frequentemente, as infecções bucais manifestam-se dessa maneira, isto é, uma microbiota residente em seu local (hábitat) anatômico usual pode aumentar em número e severidade quando ocorrem outros fatores predisponentes. Tais fatores podem ser condições nutricionais, estresse imunológico e debilitação do hospedeiro.

A organização da estrutura celular (morfológica) de um microrganismo é de fundamental importância para sua sobrevivência, sendo responsável pela troca de íons, seletividade de nutrientes e estabilização da pressão osmótica do microrganismo. Diferente das células de mamíferos, não só nos componentes da membrana citoplasmática, a célula bacteriana é composta por parede celular, que, por sua vez, se mostra diferente entre os microrganismos Gram-positivos e Gram-negativos. Algumas cepas bacterianas classificadas como anaeróbias obtêm recursos energéticos para manutenção de suas funções vitais na ausência de oxigênio e, uma vez na presença de oxigênio, são destruídas (anaeróbias estritas). Todas as estruturas celulares da bactéria, tais como seus processos bioquímicos para obtenção de energia e síntese protéica, além da replicação de seu DNA, podem ser alvos dos antibacterianos. A ação do antibacteriano pode resultar então na morte do microrganismo (bactericida, fungicida, virucida) ou na diminuição da população dele (bacteriostático, fungistático). Ambas as formas de combate ao microrganismo têm sua aplicabilidade e necessidade. Porém, quanto mais semelhante for a estrutura-alvo ou o processo bioquímico-alvo do antibacteriano em relação ao ser humano, menos seletivo será o antimicrobiano e maiores as possibilidades de reações adversas (RADs). A capacidade que algumas cepas de microrganismo têm de produzir determina enzimas, como as betalactamases (penicilinases ou cefalosporinases), acetiltransferases, amidases etc., também pode tornar-se um fator preocupante, podendo favorecer o surgimento de cepas resistentes.

As infecções dos tecidos bucofaciais geralmente se iniciam quando bactérias oriundas da placa dental invadem tecidos adjacentes. Essa invasão pode ocorrer após um traumatismo clínico ou acidental, ou simplesmente pela migração dos microrganismos presentes no órgão dental afetado para os tecidos de sustentação. Os tecidos periapicais podem ser afetados por microrganismos responsáveis pela cárie dental, que atingiram a câmara pulpar e instalaram-se no periápice. Infecções como pericoronites, gengivites ulcerativas e periodontites são povoadas por microrganismos anaeróbios e facultativos da placa dental, os quais proliferam nos tecidos gengivais e periodontais. Por meio de anacorese (disseminação sanguínea), esses microrganismos podem afetar dentes hígidos, sadios, infectando tanto dentes vitalizados como os desvitalizados.

Frequentemente, uma resposta do organismo perante uma inflamação aguda ocasionada por bactérias causará um acúmulo de leucócitos polimorfonucleares na região infectada, formando um exsudato purulento. Não raro, esta área infectada é circundada por fibrina, desenvolvendo-se um abscesso. Nos casos em que essa inflamação é mais difusa, denomina-se celulite.

Independentemente da conduta clínica, do progresso terapêutico e da identificação do microrganismo infectante, algumas infecções bucofaciais exigem mais cautela. As infecções sublinguais, que envolvem espaços submentonianos, podem ocasionar edema na faringe e levar a uma asfixia (angina de Ludwig), e a partir desses espaços, entre as fáscias musculares, pode haver disseminação para o espaço mediastino, com a possibilidade de ocasionar uma infecção maciça nos pulmões ou pericardite. Infecções maxilares podem ocasionar celulites ou abscessos nas órbitas, nos seios maxilares (empiemas) ou ainda no seio cavernoso cerebral. Alguns microrganismos do gênero *Porphyromonas*, por produzirem heparinase, têm a possibilidade de favorecer a formação de trombos, os quais podem vir a ocluir veias faciais, produzindo retorno sanguíneo e, através de veias emissárias, atingir o encéfalo. O trombo infectado, desprendendo-se do local, pode atingir o encéfalo, originando abscessos cerebrais e, caso venha a alojar-se no seio cavernoso, poderá levar o paciente ao óbito.

Portanto, a maioria das bactérias encontradas nas infecções odontogênicas ou bucofaciais piogênicas pertence a espécies anaeróbicas, tais como as encontradas na placa dental. O Quadro 8.1 relaciona os principais microrganismos envolvidos nas infecções odontogênicas.

Quadro 8.1 Microrganismos mais costumeiramente encontrados em infecções bucodentais, uma ocorrência rotineira na odontologia

Natureza da infecção	Microrganismos supostamente envolvidos	
	AERÓBIOS	ANAERÓBIOS (facultativos)
Abscessos Periapical Periodontal Celulites Pericoronites Pulpite supurativa aguda Osteomielites Infecções pós-traumáticas Infecções relacionadas a cistos Infecções das mucosas Infecções das glândulas salivares	*Actinomyces; Porphyromonas (Bacteroides gengivalis, oralis e melaninogenicus); Bifidobacterium; Eubacterium; Fusobacterium; Peptococcus; Peptostreptococcus; Propionibacterium; Veillonella*	*Eikenella corrodens* *Staphylococcus* *Streptococcus*
Periodontite juvenil localizada Gengivite úlcero-necrosante	Microrganismos Gram-negativos Espiroquetas e fusobactérias	
Candidose Lesões superficiais	*Candida albicans*	

Quanto ao Agente Antibacteriano (Antibiótico)

O conhecimento específico dos vários grupos de anti-bacterianos (utilizados principalmente no âmbito odon-tológico) quanto à sua farmacologia é muito importante. Em muitas ocasiões, diante de um processo infeccioso, o profissional hesita e acaba elegendo um agente anti-infeccioso com toxicidade alta ou oneroso para o hospedeiro. Pode ainda eleger um agente inespecífico para determinado microrganismo, determinar terapia medicamentosa com tempo inferior ao mínimo necessário ou prescrever uma dose imprópria. Outras vezes, o profissional elege um agente exclusivamente motivado pela publicidade e, até mesmo, por influências de profissionais de outras áreas da saúde.

Prescrever um agente anti-infeccioso significa conhecer as formas de classificação dos antibacterianos, seu espectro de atividade, origem (se natural ou sintética), sua ação biológica perante determinados microrganismos (bactericida ou bacteriostático), vias de administração, locais de absorção, meia-vida, doses, concentração inibitória mínima (CIM), concentração bactericida mínima (CBM), dose tóxica, toxicidade específica de cada grupo (nefrotoxicidade, hepatotoxicidade, ototoxicidade, neurotoxicidade etc.), usos e indicações terapêuticos.

CLASSIFICAÇÃO DOS ANTIBACTERIANOS

Podem ser classificados antibacterianos sob diversos aspectos. Há de ser lembrado que um mesmo antibacteriano pode ser classificado de várias maneiras, dependendo de sua complexidade estrutural, podendo apresentar-se em mais de um tipo ou subtipo de classificação.

A seguir, algumas das possíveis classificações:

De Acordo com a Ação Predominante

a) Ação contra microrganismos Gram-negativos
b) Ação contra microrganismos Gram-positivos

De Acordo com o Espectro de Atividade

a) Curto
b) Ampliado
c) Amplo

De Acordo com a Estrutura Química (Não Estão Apresentadas Todas as Estruturas)

a) Derivados betalactâmicos
b) Derivados de macrolídeos
c) Derivados do aminoácido relacionado a aminoaçúcar
d) Derivados polipeptídicos
e) Derivados poliênicos
f) Derivados aminoglicosídicos
g) Derivados quinolônicos (afetam a topoisomerase II – Fluoroquinolonas)
h) Agentes bacterianos diversos (metronidazol – glicopeptídicos)

De Acordo com a Origem

a) Natural
   i. *Bactérias*
   ii. *Actinomicetos*
   iii. *Eumicetos*
   iv. *Algas*
   v. *Vegetais superiores*
b) Biossintético
c) Semissintético
d) Sintético

De Acordo com o Mecanismo de Ação

a) Antibacterianos que atuam sobre a parede celular
b) Antibacterianos que atuam sobre a membrana citoplasmática
c) Antibacterianos que atuam sobre a síntese proteica
d) Antibacterianos que atuam sobre a replicação cromossômica

De Acordo com a Atividade

a) Bactericida
b) Bacteriostático
c) Antifúngicos
   i. *Fungicidas*
   ii. *Fungistáticos*
d) Antiprotozoários
e) Antivirais

QUANTO AO MECANISMO DE AÇÃO DOS ANTIBIÓTICOS

Ação sobre a Síntese da Parede Celular

Os antibióticos podem atuar sobre a parede celular bacteriana, conforme citado. A parede celular bacteriana, ou

Quadro 8.2 Resumo dos fatores relacionados ao hospedeiro, ao microrganismo e à droga a serem considerados na seleção de um antimicrobiano

Fatores relacionados ao hospedeiro	Fatores relacionados ao microrganismo	Fatores relacionados ao fármaco
Local da infecção	Identificação do(s) agente(s) patógeno(s)	Capacidade de atingir o local da infecção
Capacidade de desenvolver alergias	Sensibilidade do(s) patógeno(s) perante o fármaco	Atividade contra o(s) agente(s) patógeno(s)
Medicação concomitante	Produtores de enzimas específicas	Potencial para interações medicamentosas
Via de administração desejada	Resistência bacteriana	Formas de apresentação disponíveis
Idade		Efeitos adversos
Função renal		Frequência da dose
Função hepática		Estabilidade da forma farmacêutica
Função gastrointestinal		
Doenças de base		
Gravidez		
Imunossupressão		Custo

cápsula, representa um reforço na estrutura bacteriana, com a função de manter a integridade do microrganismo em virtude de diferenças de pressão. A pressão osmótica interna bacteriana é elevada. A parede celular bacteriana é composta de camadas sucessivas de peptidoglicano, tanto nas bactérias Gram-positivas como nas Gram-negativas. Diferem entre si por haver um entrelaçamento de camadas nas bactérias Gram-negativas, conferindo a essas uma estrutura mais resistente à pressão osmótica. O peptidoglicano é efetivamente uma macromolécula. Antibióticos que atuam sobre a parede celular são incapazes de atuar sobre parede celular íntegra ou já formada. Há necessidade de a bactéria estar se replicando para que haja interferência do agente antibacteriano em um ou mais estágios de produção da parede bacteriana. Esses antibióticos são bactericidas.

Ação sobre a Membrana Citoplasmática

Os antibióticos que atuam sobre a membrana citoplasmática, uma estrutura semelhante à membrana citoplasmática de mamíferos, são bacteriostáticos. A membrana citoplasmática bacteriana é responsável pela integridade estrutural da bactéria e também pela permissividade da passagem de substâncias interessantes à bactéria, controlando a troca de substâncias entre o meio interno e o externo bacteriano. Portanto, uma alteração na estrutura da membrana celular compromete a permeabilidade celular

bacteriana às substâncias diversas, acarretando prejuízo para o metabolismo bacteriano. Antibacterianos com atividade bacteriostática podem atuar como bactericidas, na dependência da concentração do agente antibacteriano e da cepa bacteriana infectante.

Ação sobre a Síntese Protéica

Os ribossomos são estruturas nucleoproteicas citoplasmáticas, responsáveis pela síntese de proteínas por meio de RNAm (mensageiro). Em síntese, um RNAm, que é transcrito a partir do DNA, liga-se ao ribossomo, mais precisamente à fração 30S. A sequência de três nucleotídeos (códons) ligados ao RNAt (transportador), que caracterizam um determinado aminoácido, liga-se ao RNAm dentro do ribossomo e, sequencialmente, passa da direita para a esquerda, trocando um filamento de aminoácidos, que formarão o polipeptídeo.

Essa síntese protéica pode ser danificada em vários estágios. Alguns antibióticos atuam competindo pelo local de assentamento do RNAt ou acarretando uma leitura incorreta da mensagem transcrita no RNAm. Podem atuar impedindo a translocação de um RNAt que contém uma sequência de aminoácidos, para o RNAt que chegou com um único aminoácido ou ainda impedir a ação da enzima transpeptidase. Ao fim desse processo vão impedir a formação da proteína necessária, o que representa um prejuízo para a bactéria, atuando como bacteriostático (tetraciclinas, eritromicinas, cloranfenicol etc.). Alguns antibióticos promoverão uma síntese proteica defeituosa, também representando um prejuízo para a bactéria. Essas proteínas são mortais ou levam a um bloqueio metabólico bacteriano. Esses antibióticos são bactericidas (gentamicina, estreptomicina etc.).

AÇÃO IMPEDINDO A REPLICAÇÃO CROMOSSÔMICA

O DNA e o RNA (RNA-mensageiro, RNA-transportador e o RNA-ribossômico) são os ácidos nucléicos das células. O DNA representa um molde para a síntese tanto do próprio DNA como do RNA. O DNA é uma sequência de nucleotídeos que está sintetizada de forma dupla helicoidal, de bases (ATCG) pareadas, e tendo a desoxirribose com o carboidrato. Algumas enzimas estão envolvidas nesses processos, como a DNA-girase, ou topoisomerase, responsável pela helicoidização do DNA, assim como a DNA-polimerase, responsável pela condensação do DNA. O RNA é um filamento único de nucleotídeos, onde o carboidrato participante ligado é a ribose e, no lugar da base timina (T), há a uracila (U).

Há cinco maneiras pelas quais um antibiótico pode interferir na replicação cromossômica:

a) Impedindo a síntese de nucleotídeos
b) Alterando as propriedades de pareamento de bases do molde
c) Inibindo a DNA ou RNA-polimerase
d) Inibindo a DNA-girase
e) Por efeitos sobre o próprio DNA já formado (agentes quelantes impedindo a replicação)

Estes processos estão sendo muito estudados atualmente, pois representam um procedimento interessante na luta contra o câncer. Porém, deve-se lembrar que os antibióticos, que se utilizam desses processos, são altamente tóxicos para as células dos mamíferos.

AÇÃO IMPEDINDO A SÍNTESE DO ÁCIDO FÓLICO (FOLATO)

O ácido fólico é necessário para a síntese do DNA, tanto em mamíferos como nas bactérias. Porém, as bactérias diferem dos mamíferos quanto à obtenção do ácido fólico. Os mamíferos obtêm ácido fólico proveniente da dieta e desenvolveram um mecanismo de transporte específico. Os humanos não precisam e nem dispõem de mecanismos para sintetizar ácido fólico. Já as bactérias e alguns proto-

zoários, por serem desprovidos dos mecanismos de transporte, necessitam sintetizá-lo. A partir do ácido paraminobenzóico (PABA) e de uma enzima específica para síntese do ácido fólico, transforma-o em folato, importante para a síntese de DNA e o metabolismo de aminoácidos.

Alguns agentes antibacterianos podem interferir no processo de síntese do folato (sulfonamidas), competindo com o PABA pela enzima principal. Outros antibióticos, que podem atuar em outros estágios, após a obtenção do ácido fólico agem sobre as bactérias e também sobre células de hospedeiros (humanos), salvo quando os processos bioquímicos são ligeiramente diferentes entre ambos.

GENERALIDADES

Todo medicamento segue algumas normas para aplicabilidade clínica, e os medicamentos anti-infecciosos não são diferentes. Um dos maiores temores na clínica odontológica é um possível insucesso da antibioticoterapia. O mais sensato a fazer é familiarizar-se ao máximo com os grupos de antibióticos. Contudo, quais são as propriedades ideais de um antibiótico?

Logicamente, o antibiótico ideal não existe. Porém, o melhor antibiótico é aquele capaz de reunir o maior número possível de quesitos. O Quadro 8.3 apresenta algumas propriedades de um antibiótico ideal.

POSOLOGIA, DURAÇÃO DO TRATAMENTO E VIAS DE ADMINISTRAÇÃO

Entre os inúmeros agentes anti-infecciosos existentes, apenas um número restrito deles possui aplicabilidade na odontologia.

A dose é estabelecida segundo o peso corporal do hospedeiro, podendo ser modificada conforme a condição clínica e a severidade da infecção. Nos casos em que é necessário modificar a dosagem, é prudente alterar a prescrição aumentando-se a dose, o que não acarretaria maiores problemas do que a possibilidade ligeiramente maior de toxicidade ou fenômenos alérgicos, contornáveis. Alterações na prescrição de modo a diminuir a dose podem causar falhas na terapêutica, como nos casos de suspensão precoce do antibiótico, nas infecções por *Staphylococcus* ou germes Gram-negativos. Nesses casos, a infecção pode recidivar e geralmente torna-se muito mais agressiva que a infecção original.

No Quadro 8.4, expõem-se alguns motivos pelos quais a antibioticoterapia pode não ser eficiente.

Com relação à duração do tempo de tratamento, o mais sensato seria manter-se a medicação por pelo menos

Quadro 8.3 Alguns dentre muitos atributos ideais de um antibiótico

1. Que o antimicrobiano seja bactericida.
2. Que o antimicrobiano seja capaz de atuar seletivamente contra microrganismos.
3. Que o antimicrobiano não desestabilize as defesas orgânicas do hospedeiro.
4. Que o antimicrobiano não seja desnaturado por enzimas tissulares, nem em líquidos orgânicos e/ou exsudatos.
5. Que seja desprovido de reações adversas (RADs).
6. Que seja produzido sob várias formas farmacêuticas e possa ser administrado por meio de várias vias.
7. Que não sofra ações de enzimas produzidas por bactérias que o destruam.
8. Que não desenvolva fenômenos de hipersensibilidade ou alergias.
9. Que não desenvolva o fenômeno da resistência bacteriana.
10. Que por meio dos fenômenos farmacocinéticos seja capaz de obter níveis terapêuticos ideais rapidamente, um bom índice terapêutico e que este seja mantido por um bom período.
11. Que possa ser produzido em grandes quantidades e a preços acessíveis.
12. Que seja ativo contra um grande número de cepas microbianas (largo espectro).

Quadro 8.4 Alguns fatores que podem ser ineficazes na antibioticoterapia

A antibioticoterapia pode falhar porque:

1. O agente infectante não foi precisamente determinado.
2. A terapêutica medicamentosa foi instituída por curto período.
3. A posologia estabelecida não é compatível com a ação medicamentosa esperada (subdose).
4. O medicamento eleito é ineficaz, inapropriado à infecção estabelecida.
5. O paciente não está aderindo ao tratamento.
6. Outros medicamentos estão sendo utilizados simultaneamente (interações).
7. Mais de um antibiótico foi prescrito e eles estão atuando antagonicamente.
8. Não foi feita uma drenagem, uma debridação dos tecidos eficiente, a remoção dos tecidos necróticos não foi bem-sucedida.
9. O antibiótico não consegue atingir o local infectado.
10. Há presença de cepas bacterianas resistentes.
11. Há presença de cepas bacterianas produtoras de enzimas que desnaturam o antibiótico.
12. O índice terapêutico do antibiótico é muito próximo ao da dose tóxica (reações adversas).
13. O paciente reage a corpo estranho (reações de antígeno-anticorpo).
14. A dieta do paciente interagiu com o antibiótico (presença de alimentos no tubo digestivo).
15. As defesas orgânicas do paciente estão debilitadas (respostas baixas do hospedeiro em virtude de doenças sistêmicas).
16. Houve falta de acompanhamento na evolução do paciente (monitoramento do paciente).
17. Foram prescritos medicamentos onerosos, quando outros menos onerosos poderiam ser indicados.
18. Há necessidade de exames complementares (cultura e antibiograma).

3 dias, além da remissão total da sintomatologia inicial, prevenindo-se uma recaída. A melhora torna-se aparente em média durante o segundo ou terceiro dia de terapêutica medicamentosa, sendo inadmissível interromper a terapêutica medicamentosa antes do quinto dia de tratamento com antibióticos, salvo indicações específicas do medicamento. Atualmente, para assegurar a eficiência medicamentosa e a prevenção do surgimento do fenômeno de resistência bacteriana, costuma-se prescrever antibioticoterapia por um período que varia entre 7 e 10 dias. Uma conduta frequente na antibioticoterapia é instituir-se uma dose de ataque. A dose de ataque é uma dose maior que a dose de manutenção, podendo ser aproximadamente o dobro desta. Geralmente a dose de ataque é restrita à primeira administração. Dessa forma, objetiva-se estabelecer o mais cedo possível um nível plasmático efetivo da droga, e a partir desta prossegue-se com a dose de manutenção pelo período necessário.

Na odontologia, a via de administração preferida é a oral (VO) pela facilidade de administração, comodidade, fácil controle das reações adversas (desde que não haja contra-indicações, tais como distúrbios gastrointestinais, inativação do medicamento por secreções digestivas e até mesmo o sabor). A via intramuscular (VIM) é uma segunda opção restrita aos medicamentos que dela necessitem por motivos de ordem farmacêutica (formas farmacêuticas), ou quando se pretende obter níveis terapêuticos mais precisos e menos sujeitos a modificações pela passagem através das sucessivas membranas biológicas de uma via enteral. A via parenteral endovenosa (EV) é utilizada em odontologia apenas nos casos graves ou para pacientes internados. Geralmente, é empregada em ambiente hospitalar, necessitando de equipe treinada e familiarizada com diluições farmacêuticas. Outros usos também podem ser citados, tais como os tópicos, colutórios etc.

ANTIBACTERIANOS DE EMPREGO ATUAL NA ODONTOLOGIA

Não é intenção deste capítulo explorar todo o universo dos antimicrobianos, mas sim discutir aspectos terapêuticos relacionados à antibioticoterapia na odontologia, pelo menos daqueles agentes mais utilizados na atualidade, ou ainda daqueles que tiveram utilização em um passado remoto e tenham indicação terapêutica atualmente, ainda que discutível.

AGENTES DERIVADOS BETALACTÂMICOS (β-TALACTÂMICOS)

Os antibacterianos derivados deste grupo são assim denominados por possuir na sua estrutura química um anel, denominado betalactâmico, composto de nitrogênio contendo β-lactam, o qual, além de ser o responsável pela atividade antibacteriana, também é o responsável pela atividade alergênica que estes são capazes de desenvolver no hospedeiro. Esses agentes são denominados bactericidas, pois levam à morte da bactéria por interferir de forma significativa na produção de uma parede celular que seja compatível com o metabolismo bacteriano. Deste modo, são considerados de toxicidade altamente seletiva, podendo ser indicados até mesmo durante a gravidez (seguros), e considerados de ação tempo-dependente, ou seja, necessitam de tempo (contato com o alvo) para que produzam ação.

Entre os representantes deste grupo estão as penicilinas, as cefalosporinas e cefamicinas, os monobactâmicos e os carbapenens. Diferenças sutis quanto às ligações de

radicais químicos (R) específicos no carbono 6 do anel betalactâmico (ácido penicilinâmico) das penicilinas ressaltam diferenças significativas entre os vários representantes, conferindo-lhes características como suscetibilidade perante as enzimas bacterianas e resistência aos ácidos gástricos.

Penicilinas

As penicilinas representam antibióticos de natureza peptídica, os betalactâmicos. São a primeira escolha ante muitas infecções odontológicas. Estruturalmente, apresentam-se com núcleo básico ácido 6-aminopenicilânico, o qual se encontra ligado a uma cadeia lateral (R) no carbono 6, no qual substituições são responsáveis pelas diferenças farmacodinâmicas e farmacocinéticas de cada tipo de penicilina. O núcleo básico é representado pela união de um anel betalactâmico de quatro lados (1) e um anel sulfúrico de cinco membros (2), chamado tiazolidínico (Fig. 8.1).

Penicilinas obtidas por meio de processos naturais são identificadas pelas letras G, X, F, K e O, e, destas, as penicilinas G são as únicas com aplicabilidade terapêutica. Por meio de processos de substituições no (R) do ácido 6-aminopenicilânico, obtêm-se as penicilinas semi-sintéticas e biossintéticas. O mecanismo de ação das penicilinas consiste em interferir na síntese de peptideoglicano (camada basal) da parede celular das bactérias, ligando-se pelo menos de seis maneiras diferentes às proteínas de ligação durante o processo de síntese, impedindo a enzima responsável pela transpeptidação, pelo entrelaçamento das camadas e pelo reforço da estrutura da parede celular. Ao final, interfere também como um agente inibidor das enzimas autolíticas na parede celular, ou seja, favorece a autólise. As bactérias Gram-positivas são mais suscetíveis a estes mecanismos. As bactérias Gram-negativas, por possuírem diferenças estruturais, dificultam a penetração das penicilinas naturais. Diante dessas dificuldades, as pesquisas possibilitaram o surgimento de penicilinas semissintéticas e biossintéticas com melhores resultados terapêuticos nas infecções por bactérias Gram-negativas.

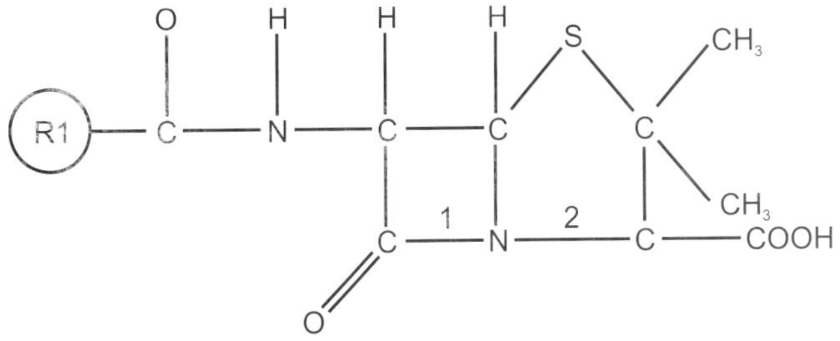

Fig. 8.1 Representação estrutural básica da penicilina.

Penicilina natural (G) ou benzilpenicilina

A benzilpenicilina ou penicilina G é uma penicilina natural obtida industrialmente a partir de microrganismos do gênero *Penicillium* (*Penicillium notatum*). É ativa contra germes Gram-positivos, exceto *Staphylococcus aureus* produtores de penicilinases, amidases (que hidrolisa a cadeia lateral amídica entre a cadeia lateral acil e o anel betalactâmico) e betalactamases, que são enzimas que desnaturam o anel betalactâmico, bem como microrganismos do gênero *Proteus, Pseudomonas, Mycobacterium, Porphyromonas* (bacteróides). A penicilina G pode ser administrada pelas vias oral, intramuscular e intravenosa, embora sua absorção seja imprevisível pela via oral, pois estas preparações são inativadas pelo suco gástrico. A absorção na região do duodeno é cerca de 20% a 30%. Nas preparações por via oral, em adultos em jejum, observam-se níveis plasmáticos máximos entre 1,5 µg/ml e 2,5 µg/ml, após 30 a 60 minutos de administração VO de 500 mg (800.000 UI). As penicilinas naturais sofrem influência da dieta e, por este motivo, quando utilizadas pela VO, devem ser administradas 2 a 3 horas antes ou após as refeições. Nos recém-nascidos e idosos, a absorção por VO é ligeiramente melhor, porque ambos têm pH gástrico aumentado.

Pela via intramuscular, são atingidos níveis sanguíneos adequados entre 15 e 30 minutos, com a utilização de penicilina G cristalina em solução aquosa. Esta mesma forma, administrada pela via endovenosa, promove níveis séricos imediatos e cerca de quatro a cinco vezes maiores que aqueles obtidos por VO. No que se refere à ligação protéica plasmática, atinge cerca de 60%. Quando a via de administração for parenteral, a droga é eliminada de 60% a 90% na urina. A penicilina G procaína, administrada por via intramuscular, é liberada lentamente no local da injeção. Após 1 a 3 horas da administração, atinge-se um platô de concentração em torno de 3 mg/ml de sangue, em uma dose de 750 mg (1.200.000 UI). Embora este nível decaia em um período inicial entre 15 e 20 horas após administração IM de forma significativa, e cerca de 60% a 90% sejam excretados via renal, é possível detectar-se a droga no sangue por aproximadamente 7 dias. Isso, de certa forma, embora não apresente níveis altos imediatos tanto quanto a forma aquosa EV, é terapeuticamente importante por proporcionar níveis mais prolongados, vantagens no combate de bactérias penicilinossensíveis e maiores intervalos entre as doses.

A benzilpenicilina benzatina (penicilina G benzatina), quando administrada pela via intramuscular, é liberada no local da administração bem mais lentamente do que a penicilina G procaína, obtendo-se concentrações séricas em torno de 0,1 µg/ml, após 24 horas da administração IM, de uma dose de 750 mg (1.200.000 UI). Isto representa um baixo nível plasmático, sendo possível que se mantenha ao longo de até 30 dias e útil no combate a microrganismos como o *Treponema pallidum* (sífilis), *Streptococcus pyogenes* e evitando-se administrações repetidas.

A penicilina G continua sendo o antibiótico de primeira escolha perante muitas infecções (em pacientes não alérgicos à penicilina), tais como as causadas por cocos Gram-positivos que sejam sensíveis à penicilina, como os estreptococcos dos grupos A, B e D não enterococos, bem como *S. viridans, S. pneumoniae* (algumas cepas são resistentes). A penicilina G é também ativa contra algumas espécies de microrganismos anaeróbios, como *Actinomyces israelli, Fusobacterium, Peptostreptococcus*, a maioria dos bacteróides (exceto o *B. fragilis*) e clostrídios.

Apesar de grandes indicações clínicas, as penicilinas G apresentam algumas desvantagens, como: instabilidade em meio ácido (pH gastrointestinal), eliminação renal rápida, destruição por enzimas penicilinases, possibilidade de não atingir muitas bactérias Gram-negativas e indução a fenômenos alergênicos.

A benzilpenicilina é encontrada sob três formas farmacêuticas: benzilpenicilina cristalina sódica ou potássica, benzilpenicilina procaína e benzilpenicilina benzatina.

Considerações terapêuticas

Em geral, as penicilinas G têm a sua medição de atividade calculada em Unidades Internacionais (UI). Cada UI equivale a 0,6 µg. No Quadro 8.5 são apresentadas as posologias das penicilinas naturais e suas respectivas vias de administração.

Toxicidade

Em virtude do elevado índice terapêutico das penicilinas e da relativa atoxicidade, as penicilinas são antibióticos de primeira escolha na odontologia. Porém, alguns pacientes podem apresentar fenômenos alergênicos ou hipersensibilidade à droga. Tais fenômenos podem ocorrer tanto por reações provocadas pelos efeitos irritantes da excessiva concentração do antibiótico, como também por reações adversas causadas por moléculas relacionadas à droga (procaína). As principais reações adversas relacionadas às penicilinas são as de hipersensibilidade, que variam de 1% a 10% dos casos tratados com penicilinas, com registros de óbitos em 0,02% dos pacientes hipersensíveis. As reações de hipersensibilidade variam desde quadros clínicos com reações cutâneas até anafilaxia imediata. As formas farmacêuticas que mais causam, na atualidade, reações

Quadro 8.5 Penicilinas naturais (G) – Unidades posológicas e vias de administração

Benzilpenicilina	Via adm.	Dose adulto	Dose criança	Comentários
Penicilina G	Oral	1.600.000 UI a 3.200.000 UI/dia	40.000 UI a 80.000 UI/kg/dia crianças menores 12a	1 a 2h antes da refeição, divididas 3 ou 4 vezes/dia
Penicilina G cristalina, potássica ou sódica	IM/EV	1.200.000 UI a 3.400.000 UI/dia	100.000 UI a 250.000 UI/kg/dia	Doses que variam de 2×2, 4×4 ou 6×6h, dependendo da gravidade e da via
Penicilina G Procaína	IM	600.000 UI a 1.200.000 UI/dia	600.000 UI a 1.200.000 UI/dia	Em 1 ou 2 doses, dependendo do quadro clínico e por 10 a 14 dias
Penicilina G Benzatina	IM	1.200.000 UI	600.000 UI maiores que 27 kg	Dose única Crianças com peso inferior a 27 kg, dose 20.000 UI/kg. 3 em 3 ou 30 em 30 dias (terapêutica específica)

de hipersensibilidade são as formas injetáveis, seguidas pelas formas orais. Aproximadamente 5% a 10% dos pacientes que se mostram alérgicos à penicilina são também alérgicos a cefalosporinas.

As reações adversas de hipersensibilidade à penicilina podem ser classificadas como:

a) *Imediatas*, as mais perigosas, desencadeiam-se em torno de 30 minutos após administração. A sintomatologia se apresenta como urticária, angioedema, rinite e asma. O edema de laringe e a anafilaxia seguida de morte são mais raros.

b) *Aceleradas*, apresentam-se em torno de 1 a 72 horas após a administração da penicilina. Em geral, não ocasionam risco de vida para o paciente, observando-se como sintomas prurido, urticária, eritema, angioedema, rinite e edema de laringe (neste caso, o quadro pode chegar à asfixia, com ameaça à vida do paciente).

c) *Tardias*, as mais frequentes, surgindo dias ou semanas após a administração da penicilina e se desenvolvem sob a forma de erupções morbiliformes, urticária associada a artralgias e a angioedema.

d) *Menos comuns*, ocorrem muito raramente e são caracterizadas por respostas como febre à droga, infiltrado pulmonar, nefrite intersticial, trombocitopenia, vasculite, anemia hemolítica, eosinofilia e eritema multiforme. São reações que levam a um quadro cujo diagnóstico tem fundamento imunológico.

Na busca por penicilinas acidorresistentes, que não fossem desnaturadas por enzimas bacterianas e oferecessem um espectro de ação melhorado diante de microrganismos Gram-negativos, surgiram as penicilinas biossintéticas e, sequencialmente, as semissintéticas.

Penicilinas Biossintéticas

A fenoximetilpenicilina, ou penicilina V, surge como uma penicilina biossintética, obviamente para melhorar a absorção por via oral, em que a penicilina natural não era tão efetiva. Foi introduzida em 1953, com a adição do ácido fenilacético ao meio de cultura da penicilina natural. Como todas penicilinas, possui o mesmo mecanismo de ação, os mesmos índices de excreção renal (rápida), mostrando uma taxa de absorção na região duodenal na ordem de 60%. É comumente apresentada sob a forma de Unidades Internacionais e na concentração de 500 mg (800.000 UI) VO. Entre 10 e 60 minutos alcança níveis séricos em torno de 3 μg/ml a 5 μg/ml. Diferentemente do que ocorre com as penicilinas naturais por via oral, a dieta ou a presença de alimentos no aparelho digestório não interfere na absorção da fenoximetilpenicilina, porém, na eventual necessidade de doses elevadas em infecções mais severas, recomendam-se penicilinas naturais por via parenteral. Estão indicadas nas infecções leves a moderadas. Atualmente, ainda é um antibiótico de significativa indicação quando se trata de penicilinas por via oral nas infecções odontológicas, sendo o mais importante representante das penicilinas no tratamento das infecções dentárias. O espectro de atividade é o mesmo da penicilina G, sendo em ambas considerado como espectro estreito (germes Gram-positivos, aeróbios e facultativos, alguns anaeróbios e espiroquetas) e com potência um pouco reduzida em relação à penicilina natural.

A posologia da penicilina V, nos casos de infecções na odontologia, é de 500.000 UI por VO, a cada 6 horas (dose de manutenção para o adulto) por um período de 7 a 10 dias. Para crianças recomenda-se posologia de 15.000 a 25.000 UI/kg por VO, a cada 6 horas. Tratando-se de medicamento por VO, admite-se a posologia de ataque. Nos pacientes que relatem insuficiência renal grave, a dose não deve exceder a 250 mg (400.000 UI) a cada 6 horas.

No que se refere à toxicidade, a penicilina V é semelhante à penicilina G, principalmente na possibilidade de induzir fenômenos de hipersensibilidade. O espectro de ação, a biotransformação, a eliminação e possíveis interações medicamentosas são muito semelhantes aos da penicilina G. As penicilinas V também são desnaturadas pelas enzimas bacterianas.

Penicilinas semissintéticas ou penicilinases resistentes

As penicilinas deste grupo caracterizam-se por resistirem à ação das enzimas bacterianas produzidas principalmente por *Staphylococcus aureus*, conhecidas também como antiestafilocócicas. Trata-se de um grande avanço na penicilinoterapia. São representadas pelos subgrupos meticilina, nafcilina, isoxazolílicas ou isoxazolil-penicilinas (oxacilinas, cloxacilinas, dicloxacilinas e flucloxacilinas).

Estas penicilinas podem ainda ser classificadas como penicilinas semissintéticas de espectro estreito, (1) que atuam sobre microrganismos Gram-positivos e são resistentes às penicilinases, às penicilinas semissintéticas de amplo espectro, (2) ativas contra germes Gram-positivos, negativos e bacilos Gram-negativos. Nem todas são penicilinorresistentes.

1. *Penicilinas semissintéticas de espectro estreito:* compreendem o grupo das oxacilinas, cloxacilinas, dicloxacilinas e flucloxacilinas (isoxazolil-penicilinas).

   Todas as isoxazolil-penicilinas são da mesma família da oxacilina. Variam quanto à substituição do(s) átomo(s) de hidrogênio(s) por um átomo de cloro, dois átomos de cloro e um átomo de cloro mais um átomo de flúor. Originam, respectivamente, a cloxacilina, a dicloxacilina e a flucloxacilina. Possuem atividade semelhante, apresentando diferenças quanto à absorção oral, pois a oxacilina é relativamente menos absorvida que as outras isoxazolil-penicilinas.

   A oxacilina pode ser administrada pelas vias oral, intramuscular e endovenosa. Pela via oral, a oxacilina sofre interferência do alimento, devendo ser administrada 1 hora antes ou 2 horas após as refeições, ou com estômago vazio. Em paciente sob jejum, 500 mg de oxacilina VO atingem concentrações séricas em torno de 4 µg/ml a 6 µg/ml, após 1 hora. Administrados por via intramuscular, 500 mg após 30 a 60 minutos apresentam concentrações séricas em torno de 14 µg/ml a 16 µg/ml. Após administração EV de 1 g de oxacilina, obtêm-se 40 µg/ml.

A dicloxacilina, da mesma maneira que a oxacilina, sofre interferência dos alimentos, devendo portanto seguir a mesma regra de administração oral. Em paciente sob jejum, 500 mg atingem níveis séricos em torno de 15 µg/ml após 1 hora da administração VO. A dicloxacilina representa no grupo a penicilina de maior atividade. As principais indicações (isoxazolil-penicilinas) são para as infecções por microrganismos penicilinorresistentes, sendo bem toleradas, pois suas reações adversas consistem, na maioria das vezes, em perturbações gastrointestinais ou reações alérgicas brandas.

A posologia média das isoxazolil-penicilinas está em torno de 1 a 2 g diários/adultos VO, divididos em quatro administrações. A dose máxima diária limita-se a 4 g. Crianças com menos de 40 kg devem receber doses VO de 12,5 mg a 25 µg/kg por dia, divididas em quatro administrações diárias para a dicloxacilina. No caso de oxacilinas para crianças, a posologia é de 50 a 100 µg/kg/dia, em quatro administrações VO.

A meticilina, a primeira penicilina antiestafilocócica, tem sido pouco utilizada atualmente, principalmente por ser, dentre estas, a que mais ocasiona nefrite intersticial alérgica, dando-se preferência à nafcilina ou a uma das isoxazolil-penicilinas.

A nafcilina, diferentemente das outras penicilinas, é preferencialmente excretada pela bile e menos pela urina. Efeitos adversos são brandos e, como toda penicilina, a principal reação adversa se deve ao desenvolvimento de hipersensibilidade. Dos pacientes tratados com nafcilina, 10% a 20% registraram ocorrência de neutropenia nas doses de 150 mg a 200 mg/dia, durante 10 dias ou pouco mais. A absorção por VO é baixa e imprevisível, preferindo-se desta forma as vias parenterais (IM).

2. *Penicilinas semissintéticas de amplo espectro ou ampliado:* Praticamente existem dois grupos derivados das penicilinas aos quais se pode aplicar a expressão *espectro ampliado*. Um deles inclui o grupo da ampicilina (a primeira penicilina de espectro ampliado conhecida), seus congêneres menos mencionados na atualidade (hetacilina, pivampicilina, epicilina) e os mais mencionados: a bacampicilina – hetacilina e metampicilina –, a amoxicilina e a ciclacilina. O segundo grupo compreende penicilinas ativas contra pseudomonas, como a carbenicilina, ativa contra *Pseudomonas* e *Proteus* indol-positivas, e ticarcilina, mezlocilina e piperacilina, que mostram atividade contra *Pseudomonas aeruginosa*.

   A ampicilina e os representantes do primeiro grupo, como a amoxicilina, são mais comumente indicados nas infecções dentárias, sendo bactericidas e menos ativos que a penicilina G contra cocos Gram-positivos. Porém, são duas vezes mais potentes contra os enterococos. Possuem boa atividade contra microrganismos Gram-negativos por talvez possuírem mais facilidade de penetração nas barreiras lipídicas e na parede celular, mais complexa, alcançando com facilidade as enzimas, logo abaixo destas e próximas à membrana celular (face externa), sobre as quais atuam.

A ampicilina pode ser administrada pelas vias oral, intramuscular e endovenosa. A forma oral, em odontologia, é a mais aceita. Porém, mesmo resistindo à ação do suco gástrico quando da administração por VO, é absorvida em torno de 30% a 50% da dose ingerida. O alimento no trato gastrointestinal reduz a absorção do antibiótico. Em 1 ou 2 horas após a administração VO, observam-se níveis séricos máximos de 2,5 $\mu g/ml$ a 5 $\mu g/ml$ nas concentrações de 500 mg.

A bacampicilina, esta aminopenicilina, na realidade é uma pró-droga (assim como a hetacilina e a metampicilina) que necessita ser biotransformada *in vivo* em ampicilina, o que ocorre pela clivagem hidrolítica do éster da base penicilínica. É rapidamente absorvida no trato gastrointestinal (95%), não sofre ação do suco gástrico e, durante o processo de absorção, é biotransformada em ampicilina. Aproximadamente 1,4 mg de bacampicilina resulta em 1 mg de ampicilina.

A amoxicilina, na atualidade muito utilizada na odontologia, é uma penicilina de espectro ampliado, bactericida, destruída por penicilinases (assim como as anteriores). Resiste à ação do suco gástrico, sendo mais bem absorvida por VO que a ampicilina. Entre 75% e 90% de uma dose por VO é absorvida. Entre 1 e 2 horas após administração de uma dose de 500 mg atingem-se concentrações séricas de 6 $\mu g/ml$ a 8 $\mu g/ml$. O alimento no tubo gastrointestinal não interfere na absorção do antibiótico.

A ciclacilina, uma aminopenicilina, é resistente à ação do suco gástrico e bem absorvida pela via oral (em torno de 95%). Após 40 a 60 minutos da administração de uma dose de 500 mg VO, atinge níveis séricos máximos em torno de 11 $\mu g/ml$ a 12 $\mu g/ml$. Não é resistente à ação das penicilinases e, embora seja semelhante quanto ao espectro de atividade à ampicilina e à amoxicilina *in vitro*, é menos ativa que estas *in vivo*. As indicações, a toxicidade e as reações adversas assemelham-se às da ampicilina e às da amoxicilina.

Quanto às penicilinas representantes do segundo grupo, ativas contra pseudomonas, a carbenicilina (penicilina semissintética) é sensível à ação do suco gástrico e às enzimas betalactamases. O mecanismo de ação da carbenicilina e da ticarcilina assemelha-se ao da ampicilina, exceto pela atividade contra *Pseudomonas* e *Proteus*. A mezlocilina e a piperacilina possuem uma faixa maior de atividade que a carbenicilina e a ticarcilina, atuando até mesmo contra microrganismos aeróbios e anaeróbios Gram-negativos.

Nas pesquisas pela busca de novas penicilinas que não fossem inativadas em pH ácido e favorecessem a administração por VO, descobriu-se também pequeno número de penicilinas que não sofriam as ações de enzimas bacterianas, tanto das amidases quanto das betalactamases. Neste sentido, as pesquisas continuaram evoluindo e descobriu-se o ácido clavulânico. Esse ácido é um betalactâmico produzido por *Streptomyces clavuligerus* que, embora possua fraca atividade antibacteriana, é um ótimo inibidor de enzimas betalactamase bacterianas. Assim como o ácido clavulânico (clavulato), outros agentes inibidores da enzima betalactamase também estão disponíveis para uso associado à penicilina, como o sulbactam e o tazobactam. O ácido clavulânico, sob a forma de sal de potássio, está sendo utilizado em associação às penicilinas amoxicilina e ticarcilina; o sulbactam é associado à ampicilina; e o tazobactam, à piperacilina.

Cefalosporinas – Cefamicinas

Uma vez que as penicilinas são os antibióticos de primeira escolha em muitos casos de infecções odontológicas, as cefalosporinas então se tornam a segunda escolha entre os betalactâmicos. São usadas nos casos em que, pela natureza da infecção, não há indicação das penicilinas e o paciente não relate experiência com fenômenos alérgicos, tanto com a penicilina como com a cefalosporina.

Sem dúvida, as cefalosporinas representam importante, rápido e crescente grupo de eleição na medicina atual. Em 1945, foi descoberta a primeira cefalosporina por Giuseppe Brotzu, no fungo *Cephalosporium acremonium*. Semelhantes às penicilinas, possuem um anel betalactâmico ligado a um anel de diidrotiazina de seis membros contendo enxofre. Da mesma forma que as penicilinas (só que no carbono 7), diferentes cefalosporinas são produzidas mediante alterações nas cadeias laterais na posição sete do carbono do anel betalactâmico (anel 7-aminocefalosporânico) e na posição três do anel diidrotiazina. Com o isolamento do anel 7-aminocefalosporânico, foi possível a produção de muitas cefalosporinas semissintéticas, o que vem ocorrendo nestes últimos anos, dificultando a seleção e o uso racional deste grupo de antibióticos nas especialidades médicas. Em virtude da semelhança de propriedades, serão comentadas também as cefamicinas, um grupo de antibióticos derivados da fermentação de *Streptomyces*.

Assim como as penicilinas, as cefalosporinas são antibióticos naturais ou semissintéticos, bactericidas, cujo mecanismo de ação, por ser betalactâmico, é idêntico ao da penicilina. Ou seja, atua de forma a impedir a formação da parede celular bacteriana e, para tanto, há necessidade de que esta estrutura esteja na fase de crescimento ou replicação bacteriana. São pouco tóxicas aos hospedeiros e seu principal efeito adverso é a possibilidade de nefrotoxicidade (lesão renal).

São antibióticos de largo espectro, ativos contra cocos Gram-positivos e bacilos Gram-negativos, até mesmo ativos contra estafilococos penicilinorresistentes. Portanto, não sofrem ação das enzimas betalactamases da maioria dos microrganismos produtores desta. Há cefalosporinas para administração tanto por via oral como parenteral, são acidorresistentes e não sofrem interferência na presença de alimento.

As cefalosporinas são uma opção em substituição às penicilinas de espectro ampliado, nos casos em que os pacientes são alérgicos ou o microrganismo seja produtor de betalactamase. Porém, deve-se ressaltar que aproximadamente 10% a 20% dos pacientes alérgicos à penicilina também demonstram alergenicidade às cefalosporinas.

As cefalosporinas classificam-se conforme as gerações de produção e descoberta, agrupando semelhanças quanto à atividade e à estrutura química na mesma geração. De acordo com as características, as cefalosporinas são classificadas em primeira, segunda e terceira gerações. Já existem cefalosporinas que são classificadas como de quarta geração (cefpiroma).

Na primeira geração, encontram-se antibióticos (os que iniciaram o grupo das cefalosporinas) ativos contra cocos Gram-positivos e Gram-negativos. Porém, são espectros de atividade mais estreitos que os antibióticos classificados como de segunda e terceira gerações. Constituem o grupo de primeira geração das cefalosporinas: cefazolina, cefalotina, cefradina, cefapirina, cefalexina e cefadroxil. Constituem o grupo da segunda geração de cefalosporinas: cefamandol, a cefoxitina (que é uma cefamicina), o cefaclor e a cefuroxima. Essas cefalosporinas, comparativamente às de primeira geração, possuem maior atividade diante de microrganismos entéricos Gram-negativos. A cefoxitina possui melhor atividade contra certos microrganismos produtores de betalactamase que as outras cefalosporinas citadas. Nota-se que, à medida que se progride nas gerações, adquire-se mais atividade contra microrganismos Gram-negativos; isso também ocorrendo com as cefalosporinas de terceira geração, ainda mais ativas contra Gram-negativos que

as de segunda geração, com relativa resistência perante as betalactamases. No entanto, são menos ativas contra microrganismos Gram-positivos. Representam as cefalosporinas de terceira geração: maxolactama, cefoperazona, cefotaxima, ceftizoxima, ceftazidima, ceftriazona e a cefsulodina (maior atividade contra *Pseudomonas aeruginosa*). A terceira geração apresenta também maior atividade perante microrganismos anaeróbios, daí a crescente indicação nas infecções odontológicas.

A cefalexina e a cefradina são bem absorvidas quando administradas pela via oral, não sofrendo interferência da presença do alimento no trato digestivo, ao passo que as outras cefalosporinas são mal absorvidas no tubo digestivo, exigindo administração parenteral.

Agentes monobactâmicos

O nome monobactâmico é uma forma abreviada de betalactâmico monocíclico. Quanto à sua estrutura química, os monobactâmicos consistem em único anel betalactâmico unido a um grupo ácido sulfônico. Os primeiros monobactâmicos eram naturalmente produzidos por microrganismos dos gêneros *Acetobacter, Gluconobacter, Chromabacterium* e possuíam atividade antibacteriana muito fraca. Um representante semissintético dos atuais monobactâmicos é o aztreonam, com potente atividade antibacteriana, até mesmo contra *Pseudomonas aeruginosa*, e grande estabilidade diante das betalactamases. Não podem ser absorvidos no tubo gastrointestinal, portanto não existe a forma oral, sendo administrados pelas vias IM e EV. O seu mecanismo de ação é idêntico ao dos outros representantes do grupo betalactâmico, de espectro de atividade estreito, atingindo preferencialmente microrganismos Gram-negativos.

Carbapenens

Os carbapenens consistem em uma estrutura semelhante ao ácido 6-aminopenicilâmico (penicilina), na realidade um anel betalactâmico ligado a um anel pentagonal destituído do átomo de enxofre com um carbono no lugar desse enxofre e apresentando uma dupla ligação. São antibióticos utilizados, e particularmente úteis, nas infecções por microrganismos em que outros antibióticos falharam. Possui grande espectro de atividade (o maior dentre os betalactâmicos) e, deste modo, geralmente é empregado nas infecções polimicrobianas, dispensando o uso de dois ou mais antibióticos. Atualmente, dispõe-se de Imipenem® e Meropenem® como especialidades farmacêuticas do grupo dos carbapenens.

O Imipenem® tem como metabólito um subproduto nefrotóxico, sendo portanto administrado com cilastina, um agente inibidor específico de betalactamase renal (deidropeptidase renal), que impede a ação desta enzima sobre o Imipenem®, diminuindo a toxicidade renal.

O Meropenem® não é degradado pela deidropeptidase renal, não requerendo o uso concomitante de cilastina.

MACROLÍDEOS

Os representantes macrolídeos caracterizam-se por ter diversos anéis lactônicos ligados a desoxi-açúcares. Grupos representados por eritromicina, espiramicina, troleandomicina e azitromicina. Caracterizam-se por serem antibióticos bacteriostáticos que atuam inibindo a síntese protéica bacteriana. Apresentam baixa toxicidade, boa tolerância e estreito espectro de ação (idêntico ao da penicilina G). Exibem atividade sobre uma grande variedade de microrganismos, até mesmo sobre alguns que a pencilina G não afeta (*Mycoplasma, Rickettsia* e *Chlamydia*), assim como outros agentes macrolídeos. A azitromicina, a claritromicina, a diritromicina e a roxitromicina representam os mais novos derivados sintéticos dos macrolídeos, sintetizados a partir da eritromicina.

A eritromicina, originalmente obtida em 1952, a partir de culturas de *Streptomyces erythreus*, apresenta-se como um pó branco ou amarelado, de gosto amargo e pouco solúvel em água. É o antibiótico mais frequentemente utilizado nas infecções orodentais depois da penicilina. É empregada na forma de base livre ou, mais comumente, nas formas de sal (gluceptato, lactobionato) ou ésteres (estearato, estolato, etilcarbonato, etilsuccinato e laurilsulfato). O gluceptato e o lactobionato são hidrossolúveis e indicados para preparações parenterais, enquanto o estearato é insolúvel, mais indicado para preparações enterais (comprimidos e suspensões).

A eritromicina base é bem absorvida pelo trato gastrointestinal, porém é inativada pelo suco gástrico. Para driblar esta situação, geralmente são empregados comprimidos com revestimento entérico ou cápsulas com grânulos revestidos para dissolução no duodeno. A presença de alimento retarda a absorção e interfere no pH local. Com a finalidade de aumentar a estabilidade em meio ácido e facilitar a absorção, geralmente se utilizam ésteres da base de eritromicina (estearato, estolato e etilsuccinato).

O estolato é mais bem absorvido que as outras formas e menos suscetível à ação rápida do ácido gástrico, e sua absorção não é muito alterada na presença de alimentos. O estearato se dissocia no duodeno, liberando a eritromicina na forma de base. O estearato é acidorresistente, porém a presença de alimento interfere em sua absorção. Quanto ao mecanismo de ação, a eritromicina inibe a síntese protéica, ligando-se à subunidade 50S ribossômica, impedindo o crescimento da cadeia peptídica.

A eritromicina é ativa contra cocos Gram-positivos e negativos e bacilos Gram-positivos e negativos. Possui um espectro de ação parecido com o das penicilinas, embora menos eficaz. É o antibiótico eleito nos casos de pacientes alérgicos à penicilina e que não tenham restrições gastrointestinais à eritromicina. É empregada nas infecções leves a moderadas e pode ser excretada pela bile, urina, fezes e leite materno. Embora reconhecida como um antibiótico bacteriostático, dependendo da sensibilidade do microrganismo à droga, da taxa de crescimento do microrganismo e da concentração do antibiótico, a eritromicina pode ser bactericida. A eritromicina produz desconforto gastrointestinal e, entre todos os antibióticos, é a mais fracamente tolerada, favorecendo o surgimento de dispepsias, náuseas e vômitos.

A posologia para o adulto, tratando-se de estolato e estearato, é de 250 mg a 500 mg VO, a cada 6 horas, ou de 500 mg, a cada 12 h; o etilsuccinato, VO, adultos, 400 mg a 800 mg, a cada 6 horas, ou 600 mg de 8 em 8 horas, ou ainda 800 mg a cada 12 horas. Deve-se observar que alimentos devem ser evitados nas administrações de eritromicina base ou estearato, imediatamente antes ou após a administração. A posologia pediátrica, sendo estolato e etilsuccinato as formas mais recomendadas para as crianças, é de 30 mg a 50 mg/kg/dia divididos em quatro administrações. Nas infecções graves, pode-se duplicar a dose.

A espiramicina, um macrolídeo que já foi muito utilizado na odontologia, sobretudo pela boa penetração nos tecidos periodontais, é obtida do *Streptomyces ambofaciens*. É pouco tóxica, apresentando espectro de atividade e efeitos adversos semelhantes aos da eritromicina, como náuseas, vômitos, diarréia, dores epigástricas. Não promove alterações na flora intestinal. Por se manter em boas concentrações nos tecidos orais, mesmo após supressão da droga por alguns dias, tem sido utilizada nos processos de periodontopatias.

A espiramicina reduz a halitose, alivia a dor, diminui a mobilidade dental, a hiperemia e a supuração. Posologia indicada para adultos é de 750.000 UI a cada 6 ou 8 horas. Doses indicadas para crianças referem-se a 3.000 UI a 4.000 UI/kg/dia divididas em quatro administrações.

Quanto aos representantes modernos dos macrolídeos, derivados da eritromicina, há azitromicina, claritromicina, roxitromicina e diritromicina. A azitromicina (azolídeo ou azilídico) foi introduzida no mercado no fim de 1991, diferindo da eritromicina pela presença de um átomo de nitrogênio no anel lactônico, o que contribuiu para a ampliação do espectro de atividade, bem como ampliação da meia-vida e uma melhor penetração nos tecidos com menos efeitos colaterais (digestivos). A fim de evitar interferências alimentares, deve-se administrar azitromicina 1 hora antes da refeição ou 2 horas após. A claritromicina difere da eritromicina estruturalmente por possuir uma metilação do grupo hidroxila na posição 6 do anel macrolídeo, não sofrendo interferência de alimentos na administração por VO. A azitromicina e a claritromicina representam os derivados macrolídeos modernos com maior divulgação na atualidade e possuem usos e indicações semelhantes aos dos macrolídeos.

Derivados de Aminoácido Ligados a Aminoaçúcar

As lincosamidas são antibióticos caracterizados por possuir aminoácido ligado a um aminoaçúcar. Seus representantes mais conhecidos são a lincomicina e um derivado semissintético da lincomicina, a clindamicina (anaerobicida).

Originariamente, a lincomicina foi obtida do *Streptomyces lincolnensis* e a clindamicina, sintetizada mediante a substituição de um grupo hidroxila por um átomo de cloro, na molécula natural de lincomicina.

A clindamicina é a lincosamida preferida para uso clínico, pois possui um espectro de atividade antibacteriana maior que a lincomicina, assim como também é mais bem absorvida por via oral.

A lincomicina, agente bacteriostático de espectro de ação muito parecido com o da eritromicina, distribui-se bem pelos tecidos duros (ósseo). Assim, demonstra uma boa atividade perante as infecções dentárias (osteomielite crônica estafilocócica). Pode ser empregada tanto por via oral como parenteral. É penicilinorresistente, sendo uma boa alternativa quando da impossibilidade do uso das penicilinas G (mesmo espectro de ação). Como reações adversas, observam-se náuseas, vômitos, diarreia, sendo contra-indicada para portadores de lesões hepáticas e renais (função comprometida).

A posologia para administração oral em adulto é 500 mg de 6 em 6 horas ou de 8 em 8 horas, e a dose pediátrica é de 50 mg/kg/dia, administrados em 3 doses diárias. A via intramuscular pode ser utilizada, sendo a dose para adultos de 600 mg a 1.200 mg a cada 12 horas e a pediátrica 20 mg/kg/dia, fracionada em duas administrações diárias.

A clindamicina é bem absorvida pela via oral (aproximadamente 90%). Após administração de 150 mg a 300 mg, em um período aproximado de 45 a 60 minutos, observa-se nível sérico máximo em torno de 2,5 µg/ml a 3,6 µg/ml. Distribui-se bem pelos tecidos corpóreos, até mesmos saliva, tecido ósseo e articulações. É metabolizada no fígado, produzindo metabólitos ativos e inativos. Além da via enteral, também está disponível na forma parenteral para administração intramuscular ou intravenosa.

Pode ocorrer colite pseudomembranosa aguda em cerca de 2% a 21% dos pacientes tratados com clindamicina. Surge principalmente em pacientes idosos, com doenças debilitantes. Além da clindamicina, outros agentes antibacterianos também têm a possibilidade de provocar a colite pseudomembranosa, porém com menor frequência (ampicilina, cefalosporina). A colite manifesta-se, habitualmente, por diarreia aquosa, dor abdominal em cãibras, febre e leucocitose. É causada por uma enterotoxina produzida pelo microrganismo em crescimento anormal *Clostridium difficile*. A clindamicina pode também levar a reações de hipersensibilidade cutâneas, prurido e urticária. Apesar de ser bacteriostática, a clindamicina pode tornar-se bactericida, em virtude de sua concentração, da sensibilidade do microrganismo e do tamanho da infecção. Atua inibindo a síntese protéica, ligando-se à fração 50S, de forma semelhante às eritromicinas.

As tetraciclinas, embora tenham grandes contra-indicações na odontologia, reservam particularidades que podem ser muito úteis, se bem indicadas. As tetraciclinas, os macrolídeos e a lincomicina têm basicamente os mesmos mecanismos de ação. A tetraciclina é um agente bacteriostático de largo espectro de ação que impede a síntese protéica por inibir a conjugação do RNAt com o ribossomo. Tem atividade contra germes Gram-positivos e negativos, rickétsias, espiroquetas e alguns vírus.

Na odontologia, não são agentes de primeira escolha, porém mostram-se efetivos em muitas periodontopatias com comprometimento ósseo. As tetraciclinas são produzidas por muitas espécies de *Streptomyces* e algumas delas são semissintéticas. A tetraciclina, a oxitetraciclina e a demeclociclina são agentes obtidos naturalmente, enquanto a metaciclina e a doxiciclina são agentes semisintéticos derivados da oxitetraciclina, e a minociclina, da tetraciclina.

As tetraciclinas de ação curta (tetraciclinas e oxitetraciclina), assim como as de ação intermediária (demeclociclina e metaciclina), são absorvidas de forma irregular no trato gastrointestinal e sofrem influência da presença de alimento no tubo digestivo. Já as tetraciclinas de longa ação (minociclina e doxiciclina) sofrem menos influência da dieta e são mais bem absorvidas pela VO. A absorção ocorre principalmente na região do intestino delgado proximal.

Este grupo de antibacterianos está contra-indicado para gestantes, nutrizes e crianças menores de 12 anos, pela possibilidade de facilitarem a deposição de cálcio nos ossos em desenvolvimento. Podem ocasionar alterações no crescimento, produzir manchas no esmalte dentário e, em alguns casos, dependendo do tempo e da frequência da utilização, ocasionar hipoplasia de esmalte, facilitando o surgimento de cáries.

Fenômenos de irritações gastrointestinais (náuseas, diarréia, vômitos), neurológicas, renais, hepáticos, fotossensibilidade e o aparecimento de superinfecções (*Staphylococcus* e *Candida albicans*) são algumas das reações adversas observadas com o uso de tetraciclinas. Atenção especial se deve dar ao prazo de validade das tetraciclinas, pois fora desse prazo são biotransformadas em produtos altamente tóxicos, causando lesões renais e hepáticas graves.

A administração de tetraciclinas, concomitante a uma dieta rica em íons bivalentes e trivalentes (Fe^{++}, Ca^{++}, Mg^{++}, Al^{+++}, Zn^{++}) ou medicamentos que os contenham, bem como suplementos vitamínicos, causam prejuízo de sua absorção porque formam quelatos insolúveis.

Quanto à posologia, esta pode variar de acordo com cada grupo e o tipo de ação que é capaz de produzir. As tetraciclinas e as oxitetraciclinas não devem ser administradas nos horários das refeições, mas sim 1 hora antes ou 2 horas após. A posologia para adultos, VO, é de 250 mg a 500 mg a cada 6 horas, e por um período de pelo menos 3 dias após a remissão da sintomatologia. Para crianças, 25 mg a 50 mg/kg/dia, divididos em quatro doses diárias. A doxiciclina e a minociclina não sofrem tanto a interferência da dieta, podendo ser administradas concomitantemente à alimentação. A posologia para adultos e crianças maiores que 8 anos e com peso acima de 45 kg deve ser no primeiro dia de 200 mg e, a partir do segundo dia, 100 mg como dose diária. Para crianças menores, as doses devem ser entre 2 mg e 4 mg/kg/dia como dose única. A minociclina obedece aos mesmos padrões da doxiciclina e, para adultos, a dose única diária oscila entre 100 mg e 250 mg; para crianças, doses entre 2 mg e 4 mg/kg/dia.

DERIVADOS POLIPEPTÍDICOS

A bacitracina, um representante dos derivados polipeptídicos, pode ser representada por um ou mais antibióticos. Obtida naturalmente a partir de algumas cepas de *Bacillus lichenformis,* foi muito utilizada, desde sua descoberta, em 1945, até 1960, por suas propriedades nas infecções estafilocócicas graves (microrganismos produtores de betalactamase). Foi abandonada para uso sistêmico em virtude de sua alta nefrotoxicidade e superada por novos antibióticos. Atualmente é mais utilizada em uso tópico, sendo menos lesiva aos tecidos do hospedeiro. A maioria das bactérias Gram-positivas é sensível à bacitracina. Os estreptococos

beta-hemolíticos C e G são menos suscetíveis, mas os do grupo B são resistentes. Também poderia ser classificada no grupo de antibióticos que interferem na síntese da parede celular bacteriana, pois inibe a biossíntese de um pirofosfato lipídico por impedir a desfosforilização deste último, uma fase essencial para a constituição da parede celular, e também por lesar a membrana citoplasmática.

Atualmente, encontra-se bacitracina em associações à polimixina B e à neomicina, sob a forma de cremes, aerossóis, unguentos, soluções e pós.

DERIVADOS POLIÊNICOS

Neste grupo aparecem algumas drogas utilizadas como antifúngicas que não apresentam atividade antibacteriana, como a anfotericina B, um antibiótico poliênico anfotérico de estrutura complexa, que se origina de bactérias que vivem no solo. Tanto a antofericina A como a B foram isoladas do *Streptomyces nodosus*. A anfotericina B é menos tóxica que a A e é indicada na blastomicose sul-americana, na histoplasmose, na moniliase e na criptococose. Em virtude de seu mecanismo de ação extremamente tóxico, produzindo reações pirogênicas, neurotóxicas, hepáticas, sanguíneas, nefrotóxicas e flebites, a anfotericina B encontra-se exclusivamente sob uso hospitalar. Não tem representatividade no cotidiano ambulatorial, porém, com a finalidade de limitar as reações adversas, é comumente empregada associada a ibuprofeno, hidrocortisona, ácido acetilsalicílico, paracetamol, meperidina ou a um anti-histamínico. A nistatina (originária do *Streptomyces noursei*), cujo espectro de ação atinge *Candida albicans*, a candicidina e a natamicina são também classificadas como antibióticos poliênicos macrolídeos de estrutura semelhante à anfotericina. O seu mecanismo de ação caracteriza-se por lesar a membrana da célula fúngica, dificultando sua permeabilidade. Ligam-se fortemente ao ergosterol, componente da membrana celular fúngica, e os fungos raramente desenvolvem resistência aos poliênicos.

DERIVADOS AMINOGLICOSÍDICOS

Os aminoglicosídicos já foram muito utilizados nas infecções graves por bacilos aeróbios Gram-negativos. Porém, em virtude de sua alta toxicidade e limitações de uso, foram de uma certa forma substituídos por antibióticos de espectro de ação semelhantes e mais seguros, como as cefalosporinas de terceira geração e as fluorquinolonas. São atualmente de pequena ou nenhuma utilização na odontologia.

Os aminoglicosídeos podem ser derivados de *Streptomyces* e de *Micromonospora*. Sua estrutura química refere-se a dois aminoaçúcares unidos por uma ligação glicosídica a um núcleo central hexose (aminociclitol). Quanto ao mecanismo de ação, parecem inibir a síntese de proteínas bacterianas e podem ser utilizados sinergicamente aos antibióticos betalactâmicos. São bactericidas para microrganismos aeróbios, pois os anaeróbios são isentos de um mecanismo transportador de oxigênio, sistema responsável pelo *modus operandi* do antibiótico. No tratamento da endocardite bacteriana causada por *Streptococcus viridans* é utilizado em associação às penicilinas. Os aminoglicosídeos, tais como amicacina, gentamicina, tobramicina e estreptomicina, são provavelmente os mais utilizados. Outros aminoglicosídeos, como neomicina e framicetina, são tóxicos demais para serem utilizados por via parenteral. Canamicina e netilmicina são também representantes deste grupo, e a netilmicina é eficaz nas infecções por microrganismos resistentes à gentamicina e à tobramicina.

AGENTES BACTERIANOS DERIVADOS DA QUINOLONA

Um dos quinolônicos mais antigos é o ácido nalidíxico, um quinolônico não fluorado que não tem eficácia nas infecções sistêmicas. Este agente originou o primeiro quinolônico fluorado, a norfloxacina, que foi seguida por outros fluoroquinolônicos mais recentes. Portanto, são agentes sintéticos, introduzidos na terapêutica clínica nos últimos 20 anos, de amplo espectro de atividade, exceto o ácido nalidíxico e a cinoxacina, que são de menor espectro de atividade. Todos os fluoroquinolônicos são bactericidas eficazes contra *Haemophilus influenzae, Pseudomonas, Moraxella catarrhalis, Legionella, Chlamydia*, enterobactérias e as micobactérias (exceto o complexo *M. avium intracellulare*), até mesmo contra microrganismos resistentes à penicilina, à cefalosporina e aos aminoglicosídeos.

Os representantes de amplo espectro de atividade dos fluoroquinolônicos são a ciprofloxacina (o mais importante deles), a ofloxacina, a norfloxacina, a acrosoxacina e a pefloxacina.

Alguns estudiosos advertem que, para evitar a resistência, a ciprofloxacina deve ser indicada nos casos em que haja resistência dos microrganismos a outras drogas. Todavia, aparentemente, não é o que vem acontecendo, pois há um certo descaso e banalização na indicação deste antibiótico. Já surgiram cepas resistentes de *Staphylococcus aureus* e *Pseudomonas aeruginosa,* e, no início, pensa-

va-se que seria relativamente difícil adquirir-se resistência a este antibiótico. Segundo Rang & Dale (1997), em 1989, nos EUA, estimativas indicaram que aproximadamente 1 entre 44 americanos fizeram uso do medicamento.

AGENTES BACTERIANOS DIVERSOS

Entre os vários agentes que obviamente não foram citados anteriormente e que, de fato, poderiam acrescentar algo à terapêutica odontológica, há o grupo dos antibióticos glicopeptídicos (glicopeptídeos) que compreendem a vancomicina e a teicoplamina.

A vancomicina é um antibiótico bactericida, podendo ser classificada como agente que atua interferindo na síntese da parede celular. É efetiva contra Gram-positivos, até mesmo estafilococos resistentes à meticilina. A vancomicina pode ser indicada com aminoglicosídeos, pois obtém-se ação sinérgica nos casos em que isoladamente não seria efetiva.

Clinicamente, o uso da vancomicina está restrito principalmente ao tratamento da colite pseudomembranosa, infecções por estafilococos graves em pacientes alérgicos à penicilina e à cefalosporina, e também a algumas formas de endocardite.

O metronidazol é um agente antiprotozoário com atividade sobre bactérias anaeróbias, como estreptococos, clostrídios e bacteróides. Seu mecanismo de ação independe de a célula bacteriana estar no processo de divisão ou não. Ele penetra na célula, sendo cindido em compostos polares citotóxicos, os quais quebram o filamento do DNA bacteriano, promovendo perda de helicoidização e, consequentemente, da função, e a morte da célula bacteriana. Portanto, o metronidazol tem ação bactericida e os microrganismos sensíveis dificilmente desenvolvem resistência a essa substância. Em odontologia, tem sido empregado nos casos de periodontopatias, com resultados satisfatórios, até mesmo nas associações com outros agentes, na intenção de ampliar o espectro de ação das drogas, que passam a atingir microrganismos que não seriam inicialmente suscetíveis ao fármaco isoladamente, como a amoxicilina e ciprofloxacina.

QUIMIOPROFILAXIA

Há muita controvérsia em torno da eficácia da quimioprofilaxia, porém, em odontologia, é comum instalar-se uma bacteremia transitória (entre 15 e 30 minutos), ou seja, a presença de microrganismos momentaneamente na corrente sanguínea do paciente, oriunda de ações corriqueiras como a própria higiene oral doméstica, profilaxia em ambiente odontológico (remoção de placa bacteriana), adequação de meio bucal ou de procedimentos mais complexos, como cirurgias odontológicas. No paciente saudável, essa condição é passageira e sem maiores consequências. No entanto, quando houver bacteremia pertinente ao ato odontológico, em pacientes com seu sistema de defesa orgânico comprometido, ocorrem deficiências diversas, como exemplificado no Quadro 8.6, e há maior possibilidade de essa bacteremia transitória tornar-se uma infecção maior, muitas vezes de difícil controle, comprometendo até mesmo a vida do paciente. Apesar da controvérsia, segundo uma análise de risco/benefício, a quimioprofilaxia pode favorecer muito a prevenção de uma infecção, pois, quando bem indicada, reduz a população bacteriana. Importante frisar que a prevenção de uma infecção não se deve resumir exclusivamente à medicação. Outros fatores, como técnicas de assepsia e antissepsia, técnicas e táticas cirúrgicas, esterilização e desinfecção, entre outros, são de fundamental importância. Coadjuvantes à antibioticoprofilaxia, os bochechos com clorexidina pouco antes das cirurgias mostram-se bastante úteis.

No que se refere à indicação de antibióticos de amplo espectro de atividade para a quimioprofilaxia (antibioticoprofilaxia), esta deve restringir-se a um período restrito, a fim de se evitar uma provável superinfecção e resistência bacteriana.

O risco de ocorrer endocardite bacteriana (endocardite infecciosa – EI) após tratamento dentário é baixo (menos de 1%). Nos procedimentos odontológicos, esse risco está associado em potencial aos procedimentos cruentos. Os pacientes suscetíveis foram subdivididos em três grupos distintos de risco em potencial de desenvolver endocardite infecciosa, que variam de acordo com a gravidade do problema sistêmico, o tempo decorrido entre uma intervenção médica e o possível atendimento odontológico.

Pacientes sob Baixo ou Nenhum Risco de Contrair Endocardite Bacteriana

Nesta situação, encontram-se os pacientes com doença isquêmica cardíaca, infarto do miocárdio, angina do peito, hipertensão arterial sistêmica, doença de Kawasaki sem alteração valvar, sopros inocentes em crianças ou adultos, defeitos do septo atrial *secundum*, cirurgia de revascularização coronária, prolapso de valva mitral sem regurgitamento, febre reumática sem disfunção valvar, marcapassos cardíacos ou desfibriladores implantados, reparo cirúrgico de defeitos septais ou ducto arterioso patente há mais de seis meses. Essa classe de pacientes não exige a instituição de medidas quimioprofiláticas.

Pacientes sob Risco Moderado de Contrair Endocardite Bacteriana

Nestes casos, enquadram-se os pacientes com persistência do ducto arterioso, defeito do septo atrial *primum*, coarctação da aorta, valva aorta bicúspide, disfunção valvar reumática, disfunção valvar por doença do colágeno, miocardiopatia por doença hipertrófica, prolapso da valva mitral com regurgitamento e defeito do septo ventricular.

Pacientes sob Alto Risco de Contrair Endocardite Bacteriana

Fazem parte deste grupo de pacientes os portadores de prótese valvar cardíaca, os que apresentem endocardite bacteriana prévia, *shunts* pulmonares cirurgicamente constituídos, doença cianótica congênita complexa, tetralogia de Fallot, transposição de grandes vasos e ventrículo único.

PRESCRIÇÃO NA QUIMIOPROFILAXIA

Em relação à prescrição na quimioprofilaxia, os comitês instituídos (AHA – Associação de Cardiologia Americana, e a ADA – Associação Dental Americana) para os estudos quanto à aplicação dos protocolos idealizados vêm de tempos em tempos reestudando a metodologia e, nessas oportunidades, instituem novas terapêuticas. A última discussão nesse sentido ocorreu em 1999. Estabeleceu-se então o protocolo para a quimioprofilaxia da endocardite bacteriana (ver Quadro 8.6).

Nas profilaxias de infecções pós-operatórias, ou seja, prevenção de infecção após cirurgias supostamente eletivas (cirurgias de terceiros molares retidos, cirurgias pré-protéticas etc.), a controvérsia talvez seja maior ainda. Em indivíduos sadios, a maioria dos procedimentos cirúrgicos dentoalveolares não exige quimioprofilaxia. Ademais, a infecção pós-operatória está na dependência do procedimento cirúrgico (limpa, contaminada, infectada) e no estado geral do paciente (mecanismos de defesa). No Quadro 8.7 estão listados alguns fatores de risco aumentado de infecções pós-operatórias.

Prescrição na Quimioprofilaxia das Infecções Pós-Operatórias

O esquema posológico de interesse da odontologia para a quimioprofilaxia dos procedimentos cirúrgicos pós-infec-

Quadro 8.6 Protocolo para quimioprofilaxia atualizado (1999)

ESQUEMA – PROFILAXIA ANTIBIÓTICA À ENDOCARDITE BACTERIANA

Via/Antibacteriano		Posologia	
Via oral			
Paciente adulto			
	Amoxicilina	2 g, via oral	1 h antes do procedimento
(alérgico à penicilina)			
Alternativas	Clindamicina	600 mg, via oral	1 h antes do procedimento
	Cefalexina*	2 g, via oral	1 h antes do procedimento
	Azitromicina	50 mg, via oral	1 h antes do procedimento
	Claritromicina	500 mg, via oral	1 h antes do procedimento
Paciente criança			
	Amoxicilina	50 mg/kg, via oral	1 h antes do procedimento
(alérgico à penicilina)			
Alternativas	Clindamicina	20 mg/kg, via oral	1 h antes do procedimento
	Cefalexina*	50 mg/kg, via oral	1 h antes do procedimento
	Azitromicina	15 mg/kg, via oral	1 h antes do procedimento
	Claritromicina	15 mg/kg, via oral	1 h antes do procedimento
Via parental			
Paciente adulto			
	Ampicilina	2 g, IM ou EV	30 minutos antes do procedimento
(alérgico à penicilina)			
Alternativas	Clindamicina	600 mg, EV	30 minutos antes do procedimento
	Cefazolina*	1 g, IM ou EV	30 minutos antes do procedimento
Paciente criança			
	Ampicilina	50 mg/kg, IM ou EV	30 minutos antes do procedimento
(alérgico à penicilina)			
Alternativas	Clindamicina	20 mg/kg, EV	30 minutos antes do procedimento
	Cefazolina*	25 mg/kg, EV ou IM	30 minutos antes do procedimento

Indivíduos alérgicos à penicilina são potencialmente alérgicos à cefalosporina. Por isso não de deve administrá-la na possibilidade de hipersensibilidade imediata.

tados em potencial obedece às mesmas regras do Quadro 8.7 (EI 000), e a via de eleição preferencial é a oral.

ANTIBIOTICOTERAPIA NA CIRURGIA BUCOMAXILOFACIAL

O dia-a-dia de um serviço de atendimento bucomaxilofacial difere muito da rotina das outras especialidades odontológicas, principalmente quando restritas ao consultório. Porém, naquilo que diz respeito à medicação utilizada, tanto o especialista em cirurgia como o dentista clínico geral dominam os mesmos grupos medicamentosos, e muito provavelmente as diferenças residem na gravidade da

lesão e, às vezes, na presença de um microrganismo que não seja comum aos ambulatórios odontológicos.

Geralmente, o sistema de defesa do hospedeiro é suficiente para manter os microrganismos residentes sem que haja proliferação e desequilíbrio desta flora habitual. Nos tecidos da região que compete à cirurgia bucomaxilofacial isto não é diferente, havendo presença de microrganismos que contaminam, mas que não causam infecção. Porém, esses mesmos microrganismos podem desempenhar papéis diferentes em situações diversas de infecção, mostrando-se de estágios moderadamente controlados (sem sinais clínicos) até estágios letais. Todos os meios de diagnóstico devem ser empregados para o maior controle possível da situação. Dados clínicos como frequências

Quadro 8.7 Fatores que supostamente justificam uma medicação antibacteriana profilática

Fatores de risco em relação às infecções pós-operatórias	
Fatores relacionados ao paciente	**Fatores relacionados ao procedimento**
Senilidade	Internação hospitalar longa
Nutrição	Cirurgia longa (acima de duas horas)
Obesidade	Presença de corpo estranho
Corticoterapia durante muito tempo	Assepsia/Antissepsia
Doenças sistêmicas	Esterilização
Diabetes melito	Deficiência de irrigação sanguínea
Inflamação crônica	Excessos no uso do eletrocautério
Hipoxemia	Sangramento excessivo no transoperatório
Cirurgias recentes	Extrações múltiplas
Imunodepressão*	Uso incorreto de instrumentos cortantes rotatórios
Antibioticoterapias (automedicação ou sem monitorização)	
Histórico da radioterapia prévia	

* Possíveis causas da imunodepressão: doenças metabólicas, doenças neoplásicas, doenças infecto-contagiosas (AIDS), doenças auto-imunes (lupus, artrite reumatoide), de ordem medicamentosa (corticoides, antineoplásicos), hemodiálise, transplantes e iodoterapia.

respiratória e cardíaca, temperatura corpórea, pressão arterial, até exames específicos, como cultura, antibiograma, e exames radiográficos e tomográficos, devem ser considerados. O completo domínio da situação só se consegue reportando-se à tríade de conhecimento mencionada no início deste capítulo.

Como estabelecido anteriormente, as infecções que atingem a cavidade oral ou a região bucomaxilofacial raramente são causadas por um único agente etiológico. São infecções mistas as que aparecem na maioria das vezes. Portanto, é de significativa importância identifi-

car o microrganismo ou os microrganismos infectantes por meio de exames específicos (quando for o caso) e, quando isso não for possível, mediante dados clínicos colhidos por meio de exames e observação cuidadosa (como localização e extensão da lesão, odor e coloração da coleção purulenta, e a frequência com que ocorre esse tipo de lesão). Essa análise nos permite presumir qual o agente ou agentes infectantes com boa margem de segurança, assim como auxilia a estabelecer uma terapêutica medicamentosa apropriada. O Quadro 8.8 estabelece uma relação entre os prováveis agentes in-

Quadro 8.8 Indicação de agentes antimicrobianos, com espectro de ação sobre os prováveis microrganismos infectantes nas diferentes situações de competência da cirurgia bucomaxilofacial

Microrganismos presentes nas infecções bucomaxilofaciais		
Tipo de lesão (infecção) **Agente bacteriano de eleição/alternativa**	**Microrganismos (os mais comuns)**	**Comentários gerais**
Infecções odontogênicas		
Leves	75% correspondem a anaeróbios	Estas infecções podem
	Cocos G+	disseminar-se com
Eleição Penicilina V	*Peptostreptococcus*	frequência para espaços
Alternativas Amoxicilina, clindamicina	Bacilos G-	virtuais (temporal, jugal,
	Fusobacterium e *Bacteroides*	submandibular,
Graves	25% correspondem a aeróbios	laterofaríngeo, retrofaríngeo,
Eleição Penicilina G procaína	*Streptococcus viridans* (predomínio	angina de Ludwig)
Alternativas Cefalexina, cefaclor,	entre os cocos G+)	
Clindamicina, eritromicina		

Continua

Quadro 8.9 Indicação de agentes antimicrobianos, com espectro de ação sobre os prováveis microrganismos infectantes nas diferentes situações de competência da cirurgia bucomaxilofacial

Microrganismos presentes nas infecções bucomaxilofaciais		
Tipo de lesão (infecção) **Agente bacteriano de eleição/alternativa**	**Microrganismos (os mais comuns)**	**Comentários gerais**

Infecções sinusais
 	
Agudas
 	
Eleição   Ampicilina
         Amoxicilina
 	
         Crônicas
Alternativas   Sulfametoxazol
         + trimetoprim,
         Cefaclor
         Cefuroxina
	Streptococcus pneumoniae, H. influenzae
	
	Raxella catarrhalis (*Branhamella catarrhalis*)
	Microrganismos aeróbicos
	
	Bacteroides, Peptostreptococcus, Clostridium (metade destes são produtores de betalactamase)
	H. influenzae, S. pneumoniae e, com menor ocorrência, *Staphylococcus*
		Tratamento medicamentoso
		Sinusites na infância
		Mais freqüentes em adultos
		
		Sinusites crônicas
		Infecções mistas (aeróbios + anaeróbios)
		Tratamento: cirúrgico e medicamentoso

Infecções sinusais de origem odontogênica Mesma medicação de eleição que a das infecções sinusais (alternativas)	Mesma flora que originou a infecção odontogênica	Dependem de uma relação de proximidade com a membrana sinusal
Infecções por mordedura (face região oral) Humana Eleição Amoxicilina + clavulato Alternativa Cefoxitina, Doxiciclina	Flora microbiana oral + flora da pele da vítima (*Staphylococcus, Streptococcus alfa-hemofílico, H. influenzae* e anaeróbios produtores de betalactamase)	*Eikenella corrodens* presente em 25% das culturas (bacilo G-, anaeróbio)
Por animais Eleição Amoxicilina + clavulato Alternativa Doxiciclina	*Streptococcus* alfa-hemolíticos, *Pasteurella multocida* (bacilo G-, anaeróbio), *Staphylococcus aureus*	Anaeróbios determinam infecções mais graves
Ferimentos necrosados ou presença de corpos estranhos, instrumentos perfurocortantes oxidados Eleição (tétano) Metronidazol	Possibilidade de infecção tetânica *Clostridium tetani* (bacilo G+, anaeróbio) existente no solo Pesquisa apropriada quanto à profilaxia do tétano	
Fraturas dentoalveolares Eleição Penicilina V, ampicilina Alternativa Metronidazol, clindamicina	Microrganismos da placa bacteriana (anaeróbicos facultativos, cocos e bacilos G+) subgengival (anaeróbicos restritos G- espiroquetas, espirilos) S. alfa-hemolíticos G negativos (*Moraxella, Neisseria* e o bacilo G *Bacteroides* e *Fusobacterium*)	 Aeróbios mais patogênicos

(Continua)

fectantes para algumas situações de infecção que fazem parte do cotidiano na especialidade bucomaxilofacial, analisa e lista os antibacterianos mais indicados nas situações específicas. Detalhes clínicos quanto à origem dessa infecção: se ambulatorial ou se da comunidade, ou ainda se hospitalar, auxiliam no prognóstico de cada caso. Sabidamente, as infecções por microrganismos de origem hospitalar, que por vezes estiveram expostos a antibioticoterapia, mostram-se resistentes.

O sinóptico Quadro 8.9 apresenta os microrganismos mais encontrados e os locais mais prováveis de encontrá-los na região bucomaxilofacial, caracterizando uma população residente entre microrganismos aeróbios e anaeróbios, Gram-negativos e Gram-positivos, e acima de tudo em equilíbrio.

Quadro 8.9 (Continuação)

Microrganismos presentes nas infecções bucomaxilofaciais

Tipo de lesão (infecção) Agente bacteriano de eleição/alternativa	Microrganismos (os mais comuns)	Comentários gerais
Fraturas de maxila e mandíbula Mesma medicação de eleição e alternativas que a anterior	Nos casos de vitalização tecidual e baixo limiar de oxigenação, há crescimento de microrganismos anaeróbicos em trauma cranioencefálico com licorrinorréia = possibilidade de meningite pneumocócica	Dependem do tipo, da extensão e do local
Exposição óssea Infecção aguda	Bactérias endógenas *Streptococcus* e participação de anaeróbios	
Exposição óssea Infecção crônica		Pode evoluir para osteomielite
Osteomielite Aguda Eleição Penicilina G procaína Alternativas Oxacilina, penicilina V, dicloxacilina, clindamicina Crônica Eleição Amplicilina/sulbactam Alternativas Clindamicina, vancomicina	Predominam *Peptostreptococcus*, *Bacteroides* e *Fusobacterium* e aeróbios (*S.* alfa-hemolíticos)	Considerada uma lesão anaeróbia mais frequente em pacentes sistemicamente comprometidos (com diabetes, imunocomprometidos, alcoólatras desnutridos)
Angina de Ludwig Eleição Penicilina G cristalina Alternativas Clindamicina, Ampicilina/sulbactam	Infecção mista, causada por *Streptococcus, Staphylococcus* e G- (entéricos), como *Pseudomonas, E. coli* Anaeróbios (*Bacteroides* e Peptostreptococcus)	Celulite grave, risco de ser letal, pode atingir o mediastino (pericardite, pneumonia, choque séptico etc.)
Contaminação das lesões traumáticas	Possibilidade de contaminação por *Clostridium tetani* (tétano) *Staphylococcus*	Tecidos moles

Quadro 8.10 População de microrganismos nos tecidos da região que compete à cirurgia bucomaxilofacial

Microrganismos residentes – População em equilíbrio

Locais na região bucomaxilofacial	Microrganismos predominantes	Ocorrência
Cavidade oral Língua e mucosas Superfícies dentais e gengival Sulco gengival	População mista e complexa População aeróbica População aeróbica População anaeróbica	Múltiplos microssistemas
Face (pele normal) Pele (Acne)	*Staphylococcus epidermides* *Staphylococcus aureus* Idem pele normal + *Propionibacterium acnes* (bacilo G+ anaeróbio)	90% da flora normal
Cavidade nasal (Região anterior)	*Staphylococcus epidermides* *Staphylococcus aureus*	
Seios paranasais	Bactérias aeróbicas *Streptococcus* *Staphylococcus* (em menor proporção) *Haemophilus*	
	Bactérias anaeróbicas (principalmente) *Fusobacterium* *Bacteroides* *Peptostreptococcus*	Anaeróbicas são as de maior ocorrência

BIBLIOGRAFIA

Amato Neto V *et al. Antibióticos na prática médica.* 4 ed. São Paulo: Roca, 1994.

Armonia PL, Tortamano N. *Como prescrever em odontologia.* 5 ed. São Paulo: Santos, 1998.

Becker DE. *Drug interactions in dental practice*: A summary of facts and controversies compendium. Oct, 1994; *15*(10):1228-44.

Berne RM, Levy MM. *Fisiologia.* 4 ed. Rio de Janeiro: Guanabara Koogan, 2000.

Chambers HF, Sande MA. Antimicrobial agents – General considerations. In: Goodman & Gilman's. *The pharmacological basis of therapeutics.* 9 ed. New York: McGraw-Hill, International Edition, 1996: 1029-56.

Chambers HF, Sande MA. Antimicrobial agents – The aminoglycosides. In: Goodman & Gilman's. The pharmacological basis of therapeutics. 9 ed. New York; McGraw-Hill, International Edition, 1996: 1103-21.

Chow AW. Infections of the oral cavity, neck and head. *In*: Mandell GL, Douglas RG, Bennett JE. *Mandell, Douglas and Bennett's principles and practice of infectious diseases.* 4 ed. New York: Churchill Livingstone, 1995: 593-606.

Chow AW. Infections of the oral cavity, neck and head. *In*: Mandell GL, Douglas RG, Bennett JE. *Principles and practice of infectious diseases.* 3 ed. New York: Churchill Livingstone, 1990: 516-29.

Dent CD, Olson JW, Farish SE *et al.* The influence of preoperative antibiotics on success of endosseous implant up to and including stage II surgery: A study of 2641 implants. *J Oral Maxillofac Surg* 1997; *55*:19-24.

Douglas CRR. *Patofisiologia geral – Mecanismo da doença.* 1 ed. São Paulo: Robe, 2000.

Douglas CRR. *Tratado de fisiologia aplicada à ciência da saúde.* 4 ed. São Paulo: Robe, 1999.

Guyton AC. *Tratado de fisiologia médica.* 4 ed. Rio de Janeiro: Guanabara Koogan, 1973.

Hargreaves KM, Troullos ES, Dionne RA. Pharmacologic rationale for the treatment of acute pain. *Dental Clin N Amer* 1987; *31*:675-95.

Hersh EV. Adverse drug interactions in dental practice: Interactions involving antibiotics. *J Am Dent Assoc* 1999; *130*:236-51.

Informe do CRA – Atualização das recomendações para prevenção da endocardite bacteriana. *In*: *JAMA* – 1997; 277; 1794 at 1801 e *JADA*, 1997; 128; 1142 at 1151 *BDN* Out/Dez 1998.

Kapusnik-Uner JE, Sande MA, Cambers HF. Antimicrobial agents – Tetracyclines, chloramphenicol, erytromycin, and miscellaneous antibacterial agents. *In*: Goodman & Gilman's. *The pharmacological basis of therapeutics.* 9 ed. New York; McGraw-Hill, International Edition, 1996: 1123-53.

Koerner KR, Taylor SE. Pharmacologic considerations in the management of oral surgery patients in general dental practice. *Dent Clin N Amer,* 1994; *38*:237-54.

Lee NLS, Yuen KY, Kumana CR. Associações de antibióticos betalactâmicos e inibidores de betalactamase. *JAMA Brasil,* 2001; *5*(3).

Mandell GL, Petri Jr. WA. Antimicrobial agents – Penicillins, cephalosporins, and other β-lactam antibiotics. *In*: Goodman & Gilman's. *The pharmacological basis of therapeutics.* 9 ed. New York: McGraw-Hill, International Edition, 1996: 1073-1101.

Mandell GL, Petri Jr. WA. Antimicrobial agents - sulfonamides, trimethroprim-sulfamethoxazole, quinolones, and agents for urinary tract infections. *In*: Goodman & Gilman's. *The pharmacological basis of therapeutics.* 9 ed. New York: McGraw-Hill, International Edition, 1996: 1057-72.

Newman M, Kornman K. *O uso de antibióticos e antimicrobianos na prática odontológica.* 1 ed. São Paulo: Quintessence, 1997.

Page CP *et al.* Antimicrobial prophylaxis for surgical wounds. Guidelines for clinical care. *Arch Surg* 1993; *128*:79-88.

Peterson LJ. Antibiotic prophylaxis against wound infections in oral and maxillofacial surgery. *J Oral Maxillofac Surg,* 1990; *48*:617-20.

Rang HP, Dale MM, Ritter JM. *Farmacologia.* 3 ed. Rio de Janeiro: Guanabara Koogan, 1997.

Sonis ST, Fazio RC, Fang L. *Princípios e prática de medicina oral.* 2 ed. Rio de Janeiro: Guanabara Koogan, 1996.

Steigbigel NH. Eritromycin, Lincomycin, and clindamycin. *In*: Mandell GL, Douglas RG, Bennett JE. *Principles and practice of infectious diseases.* 3 ed. New York: Churchill Livingstone, 1990: 312-17.

Testes de sensibilidade à penicilina – Manual – Ministério da Saúde, Secretaria de Políticas de Saúde – Coordenação Nacional de DST e Aids, Brasília, 32p. 1999.

Thomas DW *et al.* Antibiotic prescription for acute dental conditions in the primary care setting. *Br Dent J*, 1996; *181*:401-4.

Thomas DW, Hill CM. An audit of antibiotic prescribing in third molar surgery. *Br J Oral Maxillofac Surg,* 1997; *35*:126-8.

Terapêutica Medicamentosa nos Distúrbios Temporomandibulares

9

Waldyr Antônio Jorge

O final do século XX e o início do terceiro milênio marcaram o ser humano de forma indefectível quanto ao seu cotidiano.

Até o século XIX, os homens se concentravam em cidades ou se dispersavam no campo. Dizia-se, então, ter o homem civilizado se dicotomizado em cidadãos urbanos e cidadãos rurais.

No século XX, com a terceira onda da Revolução Industrial, a procura das cidades e das megalópoles se fez muito presente, culminando com a quarta onda dessa revolução, em que os homens encurtaram as distâncias e as comunicações se ampliaram em frações de segundo, alcançando os mais distantes e longínquos lugares do planeta. A partir da segunda metade do século XX, o ser humano concretizou este objetivo, ocorrendo como consequência a globalização, a universalização dos homens e das nações. Hoje os homens se utilizam da internet, de forma que todos, em qualquer lugar, em qualquer tempo, se comunicam imediatamente.

Verificou-se então a partir do pós-guerra (1939-1945) uma contínua e crescente *causa mortis* por problemas clínicos coronarianos, relacionados em sua maioria aos homens, passando a atingir as mulheres a partir das décadas de 1980/1990, em virtude do espaço ocupado na sociedade por essas e das atividades que desenvolvem, principalmente no mercado de trabalho.

Obviamente, caso se analisem as causas das patologias vasculares coronarianas (IAM) ou neurológicas (AVE/i/h), muito poderia se pesquisar e se concluir quanto à biofisiologia e à propedêutica dessas doenças; contudo, sem dúvida, chegar-se-ia a conclusões objetivas da presença do estresse no cotidiano dessas pessoas, não só presente nos grandes centros urbanos, como também no campo, uma vez que as diferenças que havia um século atrás em relação às características de vida urbana ou rural, esta, tranquila, e aquela, conturbada, praticamente não existem mais, tornando todos os humanos relativamente iguais em suas necessidades, tensões e ansiedades de realizações.

Nota-se então o que pretensiosamente se denomina "síndrome do final do século", em que essas pessoas tensas, agitadas e ansiosas tendem a refletir toda essas angústias de ordem emocional e orgânica no desarranjo do seu normossistema, surgindo como consequência a tríade sintomática que pode levar o paciente a quadros clínicos graves (Fig. 9.1).

Clinicamente, inicia-se, sem que o indivíduo perceba, com um quadro de briquismo, popularmente conhecido como "bruxismo", que é a mordedura excessiva e exa-

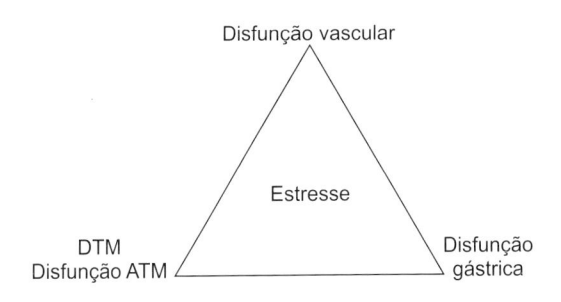

Fig. 9.1 "Síndrome do final do século".

gerada das arcadas dentais, provocando inicialmente um desgaste oclusal das cúspides dentárias, evoluindo para periodontopatias com quadros clínicos álgicos que levam, algumas vezes, os pacientes a tratamentos periodontal, endodôntico e de reabilitação protética, cujas características primordiais são os distúrbios temporomandibulares (DTM), muitas vezes clinicamente mascarados ou confundidos com quadros álgicos das regiões cervical, otológica, oftalmológica, levando o paciente, na procura de sua cura, a consultar ortopedistas, neurologistas, oftalmologistas, otorrinolaringologistas, quando, na realidade, o tratamento da disfunção da articulação temporomandibular (ATM) está vinculado a uma terapêutica mais ampla, cuja participação do cirurgião-dentista é primordial e vital.

Concomitantemente aos desarranjos oclusais e da ATM, o paciente apresenta sintomas gástricos, como "sensação de queimação", gastrites ou mesmo quadros patológicos ulcerativos mais graves, que necessitam de avaliação e conduta de um especialista gastroenterologista.

Em geral esses são os dois primeiros sinais e sintomas que o paciente manifesta e que podem inadvertidamente ser tratados de forma inadequada, culminando com quadros clínicos importantes e graves, que podem levá-lo ao êxito letal por meio das disfunções vasculares, com quadros sequelantes originários dos acidentes vasculares cardíacos e neurológicos.

Este capítulo não enfocará os diagnósticos das disfunções da ATM odontogênicas e/ou sistêmicas, mas somente destacará a necessidade de o cirurgião-dentista ser capaz de identificá-las, tratá-las e utilizar terapêutica medicamentosa dos fármacos que auxiliarão a atenuar a dor e adequar o paciente a um tratamento multidisciplinar e multiprofissional.

TRANQUILIZANTES NAS DISFUNÇÕES DA ATM

A disfunção da articulação temporomandibular, por sua etiologia multifatorial, leva o profissional que se propõe a tratá-la a encará-la sob vários aspectos terapêuticos, sendo o cirurgião-dentista o profissional mais bem capacitado na instituição e condução do processo terapêutico multidisciplinar.

A coparticipação de profissionais afins na problemática do quadro dor-disfunção da ATM faz-se mister, dada a complexidade desses quadros dolorosos. São frequentes os pacientes que procuram o cirurgião-dentista após extenuantes visitas a consultórios médicos, onde neuroclínicos, oftalmologistas, otorrinolaringologistas, ortopedistas, clínicos gerais são consultados, sem, contudo, encontrarem

solução para o problema do "incômodo e sofrimento" que o paciente relata sobre a ATM.

Considerando que vários componentes contribuem para o agravamento desses sintomas, o cirurgião-dentista deve estar atento à condução de seu diagnóstico, procurando encontrar, além das causas odontogênicas, os fatores somatizadores que de certa forma agravam esses quadros dolorosos.

Os componentes psicogênicos são extremamente marcantes, pois se não solucionados determinarão o agravamento do quadro clínico doloroso, surgindo no paciente o que se defini como PCD (paciente crônico dependente), aquele que não tem interesse em participar da solução da doença e, quando sente qualquer melhora, volta instantaneamente a procurar uma *bengala*, retornando aos consultórios médicos, odontológicos e/ou psicológicos.

Os PCDs consciente ou inconscientemente tornam-se inoportunos por serem psicodependentes de difícil tratamento. Além dos fatores causais óbvios, tendem a somatizar seus problemas psicológicos, de difícil solução, tornando-os não-participantes, e, ao menor sinal de melhora, criam determinadas situações que a interrompem com acentuada piora do quadro clínico doloroso. Dentre os fatores desencadeantes ou agravantes há o estresse, que varia para cada pessoa, podendo apresentar sintomas psicológicos, tais como ansiedade, tensão, insônia, incapacidade de relaxamento, preocupação excessiva, angústia ou depressão, que atuam isoladamente ou em conjunto na instalação ou agravamento dos quadros sintomáticos da disfunção da ATM.

Enfocar-se-á o papel que a terapêutica medicamentosa pode ter na procura da solução dos quadros sintomáticos da disfunção da ATM, dando destaque às drogas tranquilizantes, com enfoque terapêutico na minimização dos processos patológicos psíquicos.

Parte da tarefa médica, nos desafios da prática diária, consiste em não apenas resolver os problemas dolorosos e funcionais, mas também cumprir uma das missões mais gratificantes para o homem, que é aliviar o sofrimento do semelhante, incluindo-se nessa arte, entre várias opções do arsenal medicamentoso, o uso de tranquilizantes nas disfunções da ATM.

CLASSIFICAÇÃO

Os tranquilizantes fazem parte de uma classe de drogas psicotrópicas denominada psicofármacos ou psicoterápicos, que atuam no sistema nervoso central.

Os psicofármacos formam um grupo de substâncias naturais ou sintéticas, capazes de atuar, seletivamente ou não, modificando a atividade mental, isto é, acelerando-a ou deprimindo-a.

Existe uma enorme quantidade de drogas psicotrópicas que se pode manejar à vontade nos estados de alucinação, excitação e tranquilização. Para cada um desses estados existem drogas específicas, como *psicodislépticos, psicoanalépticos* e *psicolépticos*.

Os psicodislépticos estimulam a atividade mental ou psíquica, mas de uma maneira tal que causam alucinações ou ilusões, estados de confusão e despersonalização, enfim distorcendo valores da realidade. Possuem ampla utilização, principalmente no campo experimental da psiquiatria; algumas vezes são utilizados nas clínicas psiquiátricas para o diagnóstico de distúrbios de comportamento, podendo-se citar como exemplos o LSD e a mescalina.

Os psicoanalépticos também estimulam a atividade mental, porém em menor grau que os psicodislépticos, e ainda hoje não se sabe se sua atividade é devida a um aumento do estado de vigília, levando muitas vezes à insônia, por excitação da atividade intelectual ou por elevação da tensão, quadros totalmente contrários ao interesse dos odontólogos. Como exemplo, há as anfetaminas e correlatos.

Os psicolépticos compreendem fármacos opostos aos psicoanalépticos, pois diminuem a atividade mental. Também ainda não se sabe se isso ocorre em virtude da diminuição do estado de vigília, redução da atividade intelectual ou sedação da tensão emocional, podendo ou não induzir o sono. Portanto, essas drogas têm sua indicação precípua em estados de agitação e angústia, fenômenos peculiares aos pacientes de clínica odontológica.

TRANQUILIZANTES EM ODONTOLOGIA

Dada a conceituação anterior, depreende-se que em clínica odontológica os únicos psicofármacos de interesse são os psicolépticos, por produzirem efeitos bastante desejáveis, como diminuição da ansiedade, excitação, angústia e medo. Os psicolépticos, por apresentarem atividades farmacológicas diferentes, exigem uma subdivisão, baseada principalmente nas suas ações.

- *Hipnóticos*:
  - Barbitúricos.
  - Não barbitúricos.
- *Não hipnóticos*:
  - Neurolépticos (tranquilizantes maiores).
- *Ansiolíticos*:
  - Ataráxicos (tranquilizantes menores).

NEUROLÉPTICOS OU TRANQUILIZANTES MAIORES

Os neurolépticos ou tranquilizantes maiores, ao contrário dos hipnóticos, formam um grupo de drogas que age seletivamente no sistema nervoso central, ou seja, age especificamente nas células nervosas que regulam os processos psíquicos no homem, não sendo, contudo, uma etapa prévia da hipnose.

Possuem atividade psicofarmacológica mais potente que os ansiolíticos (tranquilizantes menores) e são utilizados especialmente em pacientes psicóticos, em virtude de suas inúmeras ações. Entre essas há redução progressiva de distúrbios como esquizofrenia e psicose maníaco-depressiva, produção de síndromes extrapiramidais e vegetativas, por efeitos subcorticais dominantes etc.

Em odontologia, seu único interesse recai sobre seus efeitos:

1. *Calmante*: diminui a atividade psicomotora, atenuando a hiperexcitabilidade e os estados de agitação e ansiedade.
2. *Adrenolítico*: considerado de grande valia em pacientes cardiopatas.
3. *Antiemético*: bastante útil nos atos de moldagem e tomadas radiográficas, por inibir zonas de deflagração dos quimiorreceptores eméticos.

Os neurolépticos atuam na zona reticular ativadora e nos núcleos cinzentos, onde são produzidos os efeitos subcorticais dominantes, tais como a síndrome extrapiramidal, pois o limiar extrapiramidal é muito próximo do limiar antipsicótico, como os hipnóticos.

Os neurolépticos, dependendo de sua quantidade, produzem efeitos diferentes, ou seja, tranquilização e antipsicose.

Existem variedades de drogas neurolépticas, porém aqui serão abordados apenas dois grupos, que além de serem os mais importantes e pesquisados demonstram maior clareza nos seus efeitos; contudo, pouco se conhece a respeito da sua psicopatologia. Assim, há a clorpromazina, o derivado mais importante das fenotiazinas, e o haloperidol, considerado o composto mais importante dos derivados das butirofenonas.

CLORPROMAZINA

A clorpromazina é um dos derivados fenotiazínicos de uso mais amplo, além de ser o psicofármaco mais pesquisado cientificamente nos últimos vinte anos. Foi empregada de várias maneiras na clínica médica, e concluiu-se que sua principal utilização se deve à sua eficácia na produção de alívio na agitação e ansiedade, mas também na melhora clínica dos quadros psicóticos.

Em doses baixas, a clorpromazina tem algumas aplicações, principalmente por sua ação sedativa e antiemética, contudo pode ser usada como potencializadora de anestésicos gerais e em pacientes com sintomatologia diversa, como traumatizados faciais, algias de ATM, nevralgias do trigêmeo etc.

A clorpromazina parece produzir alterações em todos os níveis do eixo cerebroespinhal, não se sabendo até o momento quais suas zonas específicas de atuação e quais seriam meras coincidências ou consequências, podendo provocar nas mulheres galactorréia e transtornos menstruais, talvez por ação sobre a hipófise e hipotálamo. É bem absorvida pelo tubo gastrointestinal, distribuindo-se por todos os tecidos, embora a concentração cerebral seja relativamente baixa, quando comparada a outros órgãos como pulmões, fígado e supra-renais.

A excreção é realizada pela urina e fezes, com partes da droga inalteradas e partes transformadas, principalmente por hidroxilação, conjugação e desmetilação.

Os efeitos colaterais são bastantes raros, como hipersensibilidade, icterícia e agranulocitose. Contudo, são inerentes à própria droga (quando em doses tóxicas) a hipotensão ortostática, a farmacodependência, as síndromes extrapiramidais, o aumento do colesterol plasmático e as crises convulsivas (por baixarem o limiar das convulsões).

A posologia, como agente ansiolítico, é de 25 mg, 3 vezes ao dia.

Um exemplo do produto fantasia:

Especialidade farmacêutica
    Amplictil® – Rhodia.
    Frasco de 20 e 200 comp. de 25 mg.
    Caixa de 5 e 25 ampolas de 25 mg.
    Frasco de 20 ml a 4% (cada gota contém 1 mg).

Haloperidol

O haloperidol é o pioneiro e principal fármaco do grupo das butirofenonas. Parece ser tão eficaz quanto a clorpromazina no tratamento de vários distúrbios psicóticos em que o quadro excitatório está presente, mas revelando-se muito mais potente que esta, tanto como antipsicótico como antiemético, o que justifica a alta tendência para seu emprego clínico.

Diminui os quadros excitatórios por causar no paciente sensação de fadiga, além de baixar a pressão arterial, o pulso e a temperatura.

O haloperidol parece agir mais sobre o sistema reticular ativador, principalmente sobre a porção caudal. É bem absorvido por todas as vias, em especial a gastrointestinal, atingindo níveis plasmáticos ótimos, de 2 a 6 horas, podendo, mesmo após sua suspensão, ser detectado no sangue por algumas semanas.

Após distribuição por todo o organismo, concentra-se mais no fígado, sendo excretado bastante lentamente pela bile e a urina.

Pode produzir efeitos colaterais, sendo os mais frequentes a hipotensão transitória e os sintomas extrapiramidais, principalmente em doses altas, e raramente ocorrem discrasias sanguíneas nos tratamentos prolongados, como agranulocitose, leucopenia e hipersensibilidade.

A posologia sedativa é 1 mg, administrado 3 vezes ao dia.

Um exemplo do produto fantasia:

Especialidade farmacêutica:
    Haldol® – Johnson & Johnson.
    Blister com 20 comp. de 1 mg.
    Vidro com 200 comp. de 1 mg.

Embora tranquilizantes maiores sejam medicamentos potentes, indicados nas psicoses e também nos casos de ATM, deve o cirurgião-dentista ter cuidado na sua utilização, em virtude de seus efeitos colaterais, dos quais o mais grave é a psicodependência, o que na realidade o contraindica no tratamento das disfunções da ATM.

Ansiolíticos, Ataráxicos ou Tranquilizantes Menores

Os ansiolíticos, ataráxicos ou tranquilizantes menores constituem um grupo de fármacos depressores dos mais seletivos do sistema nervoso central, os quais justificam sua grande aplicabilidade em odontologia, por combaterem especificamente os sintomas de ansiedade, que podem exteriorizar-se por meio da tensão e do medo, principalmente nos pacientes neuróticos. Confere, como resultado final de sua ação farmacológica, um estado de tranquilização, sem contudo diminuir as faculdades intelectuais, porém reduzindo a capacidade reflexa.

Estão especialmente indicados na sedação de pacientes de consultório e ambulatório, sendo bastante distintos dos hipnossedantes e neurolépticos ou tranquilizantes maiores: a sedação que provocam não é uma etapa prévia de qualquer outra ação farmacológica, como hipnose e antipsicose, respectivamente.

Embora os ansiolíticos não induzam o sono como os barbitúricos, facilitam seu aparecimento por diminuírem a tensão física e a emocional, que impedem o início natural de outras sequelas. Existem outras características que nos levam a localizá-los em um lugar à parte, na classificação dos psicolépticos, tais como: não apresentam efeitos colaterais perigosos e indesejáveis, como as síndromes extrapiramidais, o coma etc. Além disso, quase todos os ansiolíticos possuem, entre outras, ação miorrelaxante.

É bastante difícil analisar os efeitos desses fármacos sobre a ansiedade, que não é bem definida, não podendo ser medida com precisão. Também o local de ação desses fármacos não é bem conhecido, embora alguns autores o situem no sistema límbico, que parece ser o centro do controle das emoções.

DERIVADOS BENZODIAZEPÍNICOS

Os derivados benzodiazepínicos vieram ofuscar a grande popularidade do meprobamato como agente de maior utilização no combate à ansiedade por terem se mostrado mais potentes e eficazes, tanto em relação aos efeitos ansiolíticos, como os miorrelaxantes.

O primeiro dos derivados benzodiazepínicos – o clordiazepóxido – foi sintetizado em 1933, porém só encontrou seu emprego clínico em humanos quando uma extensa série de derivados foi sintetizada em 1961. Quase todos revelaram, porém, clinicamente, a mesma potência, à exceção do lorazepam, que se revelou o mais potente do grupo, embora sem propriedades miorrelaxantes.

Os derivados benzodiazepínicos recebem este nome porque contêm um núcleo de benzodiapezina, contudo apenas o clordiazepóxido foi sintetizado a partir deste, servindo como matriz para todos os outros derivados. Suas ações farmacológicas são extremamente parecidas, atuando como ansiolíticos e relaxantes musculares de maneira semelhante ao meprobamato, ou seja, possivelmente no sistema límbico. Têm sido usados como anticonvulsivantes, não por meio de uma opção primária, aumentando o limiar das convulsões, mas diminuindo o componente emocional.

São bem absorvidos por todas as vias, ainda que em odontologia a via oral seja sempre a preferida. A vida média desses fármacos é de aproximadamente 24 horas, sendo necessárias cerca de 8 horas para atingir níveis plasmáticos máximos; a única exceção é o oxazepam (Goodman e Gilman, 1978). Após a suspensão da medicação, embora uma parte seja eliminada rapidamente, seus níveis vão

diminuindo lentamente, sendo ainda mensuráveis após vários dias.

Os derivados benzodiazepínicos podem ser metabolizados ou não, de várias formas, como desmetilação, hidroxilação e conjugação, dependendo da estrutura química dos vários compostos. São excretados principalmente pela urina e aproximadamente 10% pelas fezes.

Por seu alto índice terapêutico, os derivados benzodiazepínicos podem ser administrados em grandes quantidades, apresentando poucos efeitos colaterais:

1. Manifestações alérgicas, como erupções cutâneas e fotossensibilidade.
2. Discrasias sanguíneas: leucopenia e agranulocitose.
3. Sintomas nervosos, sonolência, diminuição do tônus muscular e, às vezes, em coordenação de reflexos.
4. Distúrbios gastrointestinais, como náuseas e, algumas vezes, xerostomia, quando se utilizam o diazepam ou o oxazepam.
5. Farmacodependência, em doses elevadas e por tempo prolongado: têm-se descrito sintomas de abstinência quando da suspensão abrupta da droga.
6. Irregularidades menstruais, podendo as mulheres deixar de ovular durante o uso do clordiazepóxido.

Alguns desses efeitos colaterais podem ser benéficos para o cirurgião-dentista. Assim, a redução do fluxo salivar e a diminuição do tônus muscular podem melhorar as condições nos casos de trismos ou facilitar a atuação do profissional na clínica odontológica.

Os derivados benzodiazepínicos devem ser prescritos com bastante cuidado nos casos que exijam coordenação motora delicada, como dirigir automóvel, e para pessoas idosas, por serem bastante sensíveis à droga, provocando algumas vezes confusões mentais. Esses compostos são contraindicados a gestantes, principalmente no primeiro trimestre, pois parece existir, segundo Safra e Oakley (1976), uma grande relação entre malformação congênita de lábio e palato e esses derivados, principalmente no que diz respeito ao diazepam, além de ser contraindicados a pacientes portadores de miastenia e glaucoma, por dramatizar ainda mais o quadro.

Em odontologia, a posologia depende da droga utilizada, ou seja, para o clordiazepóxido, usam-se 10 mg, para o diazepam, 5 mg, para o oxazepam, 15 mg, e para o lorazepam, 1 mg, 3 vezes ao dia, durante as 48 horas antecedentes ao ato operatório. Não é indicada essa medicação 1 a 2 horas antes do ato operatório, como no caso do meprobamato, principalmente quando a via de administração é a oral, pois os derivados benzoadiazepínicos levam cerca de 8 horas para atingir níveis plasmáticos desejáveis, embora clinicamente bons resultados tenham sido descritos com a aplicação desses compostos nesta posologia.

COMENTÁRIOS

Medicamentos ansiolíticos são drogas que reduzem a ansiedade. Para serem adquiridas, devem necessariamente ser prescritas pelo profissional (notificação B, em formulário especial cor azul).

Deve-se ter a preocupação de não prescrevê-los na gravidez. São também contraindicados em alcoólatras, pois com a ingestão do álcool pode ocorrer a potencialização dos efeitos provocada por esse e/ou pelos tranquilizantes.

Os ansiolíticos do tipo Amplictil® e Neozine® podem causar efeitos adversos, como queda da pressão arterial, galactorréia, produção de dependência em enfermidade, com Lexotan®, Lorax® e Tranxilene®.

Entre os ansiolíticos que possuem pequeno efeito sedante ou calmante, além de discreta ação miorrelaxante, destacam-se o Diempax® e o Valium®, que, além do efeito ansiolítico, ainda têm o efeito relaxante muscular, o que os indica nas disfunções de ATM.

São drogas benzodiazepínicas que, ao serem prescritas, se deve ter o cuidado de não administrá-las na gravidez e recomendar ao paciente sobre a ingestão de álcool, pelo possível efeito potencializador, além de não deverem ser prescritas em horários de trabalho. Dependendo do tipo de atividade, também não devem ser prescritas, além da recomendação de se evitar dirigir veículos ou trabalhar com máquinas.

Destacar-se-ão, por último, os medicamentos relaxantes musculares com pequeno efeito calmante, como Beserol®, Glifarelax®, Mioflex®, Paralon®.

Embora sejam primordialmente relaxantes musculares, associados a analgésicos e/ou anti-inflamatórios, apresentam também pequena atividade calmante, que os qualifica nas disfunções da ATM. Deve, contudo, o profissional evitar prescrevê-los na gravidez e em pacientes infantis, por serem contraindicados.

BIBLIOGRAFIA

Armonia PL, Tortamano N. *Como prescrever em odontologia*. São Paulo: Santos, 1990.

Barros JJ. Princípios de cirurgia odontológica e bucomaxilofacial. Vol. 1. *Propedêutica clínica*. São Paulo: Artes Médicas, 1979.

Bazerque P. *Farmacologia odontológica*. Buenos Aires: Mundi, 1976.

Bervique JA. *Estresse. Desequilíbrio entre as partes e o todo*. Liv Hor D Gaúcho, 1993.

Cintra do Pradro F, Ramos J, Vall J. *Atualização terapêutica*. São Paulo; Artes Médicas, 1976.

Freitas JR. *Terapêutica em odontologia (Farmacologia)*. 6 ed. Chicago: Quintessence, 1990.

Goodman LS, Gilman A. *As bases farmacológicas da terapêutica*. Rio de Janeiro: Guanabara Koogan, 1978.

Jorge WA, Tortamano N. Orientação terapêutica em cirurgia odontológica e bucomaxilofacial. *In*: Barros JJ. *Princípios de cirurgia odontológica e bucomaxilofacial*. São Paulo: Artes Médicas, 1979.

Millero. *Farmacologia clínica e terapêutica*. São Paulo, Atheneu, 1976.

Portnoi AG. *Stress e disfunção dolorosa da ATM – Relação entre variáveis psicossociais do stress e a manifestação e intensidade da disfunção dolorosa da ATM*. Dissertação de mestrado. Instituto de Psicologia – USP, 1993.

Rocha & Silva M. *Fundamentos da farmacologia e suas aplicações à terapêutica*. 3 ed. São Paulo: Edart, 1976.

Safra MJ, Oakley Jr. GP. Valium: An oral cleft teratogen? *Cleft Palate J* 1976; *13*:198-200.

Tortamano N. Terapêutica medicamentosa em odontologia. São Paulo: Artes Médicas, 1978.

Tortamano N *et al*. Tranquilizantes. Odontólogo Moderno. 1977; *4*(4):151-60.

Weideman M. Premedication and sedation for the child dental patient. Part one. *J Nebr Dent Ass,* 1974; *50*(4):11-5.

Weideman M. Premedication and sedation for the child dental patient. *Part two. J Nebr Dent Ass,* 1974; *51*(1):20-6.

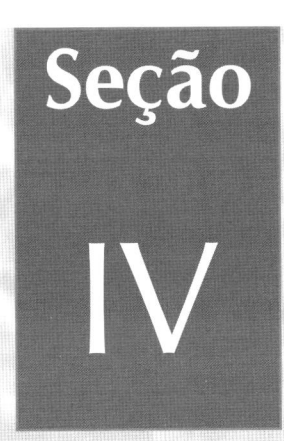

Seção IV

Urgências Sistêmicas na Prática Odontológica

Noções de Primeiros Socorros nas Urgências Sistêmicas (Diagnóstico e Tratamento Não Invasivo)

Waldyr Antônio Jorge • Márcia Angéllica Delbon Atiê Jorge

CONCEITO DE URGÊNCIAS E EMERGÊNCIAS

Tanto do ponto de vista unitário quanto global, o cirurgião-dentista não deve deixar fragmentar sua atuação na atenção e na competência limitada a sua especialidade. A unidade "doente" deve sempre ser respeitada e integrada à especialidade odontológica, de forma a não se desfazerem os elos biofisiopatológicos, evitando-se a grave desobediência às hierarquias terapêuticas.

O cirurgião-dentista não trata do dente em um paciente, mas sim de um paciente portador de dentes. É uma forma semântica que, ao menos avisados, pode, à primeira vista, parecer a mesma coisa; no entanto, há uma distância enorme entre uma assertiva e outra.

Por isso, nosso conceito primordial é de que o cirurgião-dentista deve conhecer o mínimo de propedêutica de clínica médica, não visando ao diagnóstico e à terapêutica sistêmica, mas essencialmente à suspeita de uma patologia de ordem sistêmica que possa interferir na sua atuação localizada e ter iniciativa do encaminhamento a um médico para avaliação e conduta, tornando o paciente bionormorreativo em condições de submeter-se a um tratamento odontológico.

A anamnese é um procedimento de pesquisa clínica insubstituível. É na anamnese que muitas respostas nos induzem a ter procedimentos mais prudentes, evitando-se que uma "bomba de efeito retardado", como, por exemplo, presença de uma doença, possa vir a explodir em nosso "colo" no consultório odontológico.

Muitas perguntas são feitas e respondidas, cabendo ao profissional saber, bem como na solicitação de exames complementares, interpretá-las adequadamente, estabelecendo o binômio indicação × oportunidade e adequação do paciente ao tratamento, fazendo com que sejam respeitados, visando a um resultado satisfatório e ideal.

A história clínica, sob vários aspectos, deve ser orientada, buscando na história pregressa das moléstias estabelecerem-se os parâmetros de normalidade, dando segurança ao profissional no estabelecimento da terapêutica ideal a ser instituída.

A terapêutica ao paciente com afecção está diretamente relacionada ao grau de gravidade de lesão.

Assim, o cirurgião-dentista deve realizar completa avaliação do paciente do ponto de vista da sua área de atuação, traçando plano ordenado e sequencial nas prioridades de tratamento. O profissional não pode hesitar, se necessário for, em alterar ou retardar o tratamento em vista de situações clínicas concernentes impeditivas ao seu tratamento especializado.

Assim, a terapêutica diante de um paciente bionormorreativo é diferente de um outro portador, por exemplo, de cardiopatia, pneumopatia, hepatopatia, nefropatia etc., bem como é essencialmente diferente nos casos de parada cardiorrespiratória ou choque anafilático, que fundamentalmente difere de uma patologia crônica e controlável de um caso de emergência.

A partir dessa premissa, pode-se dividir o atendimento aos pacientes em três níveis:

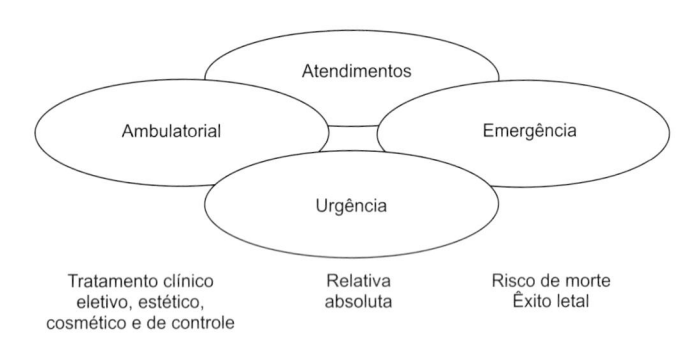

Entende-se por *atendimento ambulatorial* todo aquele realizado em ambulatório hospitalar e/ou consultório, nos quais se realizam tratamentos agendados, eletivos e programados, assim como controle clínico de pacientes portadores de patologia já estabelecidas e diagnosticadas.

O *atendimento de urgência* é aquele que se destina a quadros clínicos de maior ou menor gravidade, cujo tratamento não pode esperar ou mesmo ser adiado.

No campo da odontologia, podem ser exemplificadas as urgências relativas (p. ex., pulpites) e as urgências absolutas (p. ex., hemorragias de origem bucodentoalveolar e quadros de processo sépticos odontogênicos), essas últimas evolutivas para quadros mais graves.

As *emergências* ocorrem quando a atuação dos profissionais médico e/ou cirurgião-dentista precisa ser limitada a pequenas frações de tempo – 3 a 5 minutos – para a manutenção da vida do paciente. São os casos que caracterizam o *risco de morte*, tais como parada cardiorrespiratória, hemorragias de grandes vasos, choque, obstrução das vias aéreas.

Quando diante da eventualidade de o cirurgião-dentista deparar-se com esses quadros, ele deve ter um princípio ternário a ser seguido:

1. Tomar conta do caso.
2. Chamar por socorro.
3. Realizar o exame clínico sucinto visando ao diagnóstico e à instituição terapêutica urgencial.

São princípios básicos e simples, e, quando afirmamos primeiro tomar conta do caso, significa não deixar que pessoas inaptas ou desinformadas intervenham ou palpitem sobre a conduta a ser seguida.

Chamar por socorro poderia ser a primeira atitude, pois, a não ser que o profissional médico/cirurgião-dentista tenha todos os medicamentos e equipamentos à mão, ele deve socorrer e chamar por serviço médico especializado para a instituição do tratamento ideal.

Ao realizar o exame clínico sucinto visando ao diagnóstico e à terapêutica urgencial, o profissional deve ter o mínimo de conhecimento e vivência para diferenciar, por exemplo, uma lipotimia de uma síncope ou de uma parada cardiorrespiratória, quadros que podem levar ao desfalecimento com perda de consciência, porém tratados de modo diferente.

LIPOTIMIA

A lipotimia – desfalecimento sem perda de consciência – é, dentre as situações clínicas de alterações sistêmicas, a mais comum a ocorrer em consultório odontológico e ao mesmo tempo a mais desagradável ao cirurgião-dentista por colocá-lo em situação de surpresa.

É mais comum porque é decorrente do estado de estresse emocional que o paciente vivencia, promove a liberação de acetilcolina, que, em quantidades anormais e a maior na corrente circulatória, provoca vasodilatação periférica nas partes altas e cerebrais, acarretando débito na oxigenação cerebral e, consequentemente, iniciando o estado inercial do desfalecimento.

Além disso, é indubitavelmente o consultório odontológico um local em que o paciente sofre muito estresse, desde a ansiedade da hora marcada a angústia da sala de espera, a intervenção operatória do profissional ao estado emocional, que pode vir sendo acumulado imperceptivelmente pelo paciente. Todas essas condições somadas deságuam no procedimento odontológico, que pode levá-lo ao desfalecimento sem perda da consciência.

CARACTERÍSTICAS DA LIPOTIMIA

- O paciente vivencia e relata ao profissional estar sentindo fraqueza.
- Tontura, visão turva, suor e taquicardia.
- Mal-estar gástrico, desde ânsia de vômito (estímulo nas formações extrapiramidais, bulbomesencefálica e diensencefálica (zonas responsáveis pelo disparo do vômito).

CARACTERÍSTICAS CLÍNICAS DIFERENCIAIS DE QUADROS CLÍNICOS MAIS GRAVES

- Paciente continua consciente.
- Paciente continua a respirar e sua pulsação é palpável.

- São sinais vitais que descaracterizam quadros clínicos de maior gravidade e risco de morte do paciente.

CONDUTA

Sendo a lipotimia etiologicamente um quadro clínico eminentemente vascular e, por princípios de hidrodinâmica, são procuradas a ventilação e a oxigenação das partes altas cerebrais:

- Promover aeração, mesmo que precária, com a seringa de ar do equipamento odontológico.
- Desabotoar a camisa e aliviar todas as contenções por pressão, tais como cintos, pulseiras, gravatas etc.
- Promover oxigenação do paciente (ideal é que haja à disposição do profissional um tubo – torpedo ou cilindro – de O_2, com máscara oronasofacial para que possa fazer a oxigenação por via buconasal).
- Posição de Trendelenburg (condição ímpar da cadeira odontológica) – promoção da vascularização cerebral por movimento de declive, fazendo com que o sangue que está depositado nas partes abdominais e centrais desça naturalmente pela ação da própria gravidade ao cérebro, promovendo desse modo a oxigenação cerebral; posição em declive.
- Se possível, promover a hipertensão ortostática fazendo o paciente colocar a cabeça por entre as pernas e avisá-lo para fazer força para cima, enquanto o profissional pressiona para baixo (o paciente fica vermelho, sinal de que se está promovendo a constrição periférica). Essa manobra não é usualmente utilizada, dado o risco de o paciente subitamente perder a consciência e causar um trauma facial. Recomenda-se cuidado em amparar com a mão a região frontal do paciente.

CUIDADO

Segurar o paciente pela gola da camisa ou pelo cabelo, evitando-se a queda brusca da cabeça no chão, com consequências traumáticas graves de fratura dos ossos da face e/ou de dentes pela eventual perda da consciência.

PREVENTIVAMENTE

Deixar a cabeça em lateralidade com finalidade precípua de se evitar eventual aspiração por regurgitação ou vômito, situação que pode vir a ocorrer.

RECOMENDAÇÕES

No quadro clínico de lipotimia, o profissional não necessita obrigatoriamente medicar o paciente; portanto, qualquer administração de medicamento deve ser bem criteriosa e cuidadosa.

O cirurgião-dentista deve procurar evitar que o quadro clínico evolua para síncope – desfalecimento com perda de consciência, este sim quadro clínico conhecido como desmaio, que, levando o paciente à total perda de consciência, pode desencadear, pelas mesmas razões da lipotimia, o vômito e então grave risco de morte que o paciente passa a correr pela situação de eventual aspiração brônquica das vias aéreas por corpos estranhos.

HIPOTENSÃO

A hipotensão pode ser confundida com outros quadros clínicos, tais como hipoglicemia, lipotimia, síncope etc. Sua etiologia no campo odontológico está vinculada à ansiedade, medo e/ou angústia do tratamento odontológico, erro de técnica de anestesia injetando diretamente no vaso sanguíneo anestésicos locais sem vasopressores ou com vasoconstritores menos potentes que a base. Ocorre também em pacientes hipertensos sob tratamento quando exageram na dosagem dos medicamentos anti-hipertensivos ou mesmo em superdosagem anestésica.

Quanto aos sinais e sintomas clínicos, o paciente apresenta pele úmida, palidez generalizada, pulso filiforme (lento e fraco), hipotermia, possível perda de consciência, dispnéia e cianose.

O tratamento emergencial na hipotensão arterial leve é viável com ingestão de alimento salgado para comer ou beber. Quando severa, pode haver interferências cardíacas e respiratórias, sendo possível restaurar a pressão arterial (PA) por meio da volemia com aplicação de soro fisiológico a 0,9%, com o paciente sendo oxigenado por máscara facial.

SÍNCOPE

Também referida como desmaio, em realidade, o desfalecimento com perda de consciência que também tem a mesma origem da lipotimia, quase sempre agravada em alguns casos, por exemplo, por súbita informação desagradável que o indivíduo recebe e/ou estresse do tratamento odontológico.

Na síncope, os sintomas são semelhantes aos da lipotimia, agravada pela perda de consciência, um sinal clínico grave. Ao profissional menos experiente pode levar a erro de diagnóstico e, consequentemente, à terapêutica inadequada. Não sendo comum às atividades odontológicas, essa situação clínica naturalmente traz dificuldade para o cirurgião-dentista manter a calma para estabelecer uma conduta rápida e coerente. Manter a calma é recomendação fundamental, visando à manutenção da vida do paciente.

O diagnóstico diferencial que descarta hipótese mais grave está na identificação da presença da respiração e pulso – palpável no paciente.

CONDUTA

Promover a vasoconstrição periférica por aposição de gelo ou compressas geladas nas partes altas cerebrais.

Estimular o retorno à consciência, fazendo o paciente inspirar amoníaco, que estimula o sistema nervoso autônomo (SNA) simpático, faz com que ele volte à consciência; então, dá-se continuidade sequência do tratamento de lipotimia, isto é, promover a vascularização e a oxigenação periférica do cérebro.

CHOQUE ANAFILÁTICO

É uma reação de hipersensibilidade ou reação exagerada do organismo a certa substância associada à perda súbita do tônus adrenérgico, podendo ocorrer subitamente colapsos respiratórios e circulatórios, perda de consciência, pulso e batimentos cardíacos imperceptíveis e cianose.

O choque anafilático decorre do contato com substâncias para os quais o organismo tenha hipersensibilidade. A prevenção está diretamente ligada às informações colhidas na anamnese, evitando-se o uso das drogas informadas e não se aplicando anti-histamínicos e/ou corticoides preventivamente.

A reação de hipersensibilidade independe do tipo de uso, da posologia e da forma de apresentação do fármaco. A sintomatologia não obedece a um padrão único de aparecimento, podendo haver ausência de alguns deles; porém, é comum ocorrer inquietação, sudorese, palidez ou ruborização por vasodilatação periférica, manchas, prurido, náuseas, vômitos, tosse espasmódica, dor precordial, sensação de calor, ansiedade, pânico, dispnéia com sensação de aperto na garganta provocado pelo edema de glote, broncoespasmo, hipotensão, obstrução respiratória, apneia, confusão mental, liberação dos esfíncteres, incontinência urinária e parada cardiorrespiratória.

O choque anafilático pode levar 3 a 5 minutos para instalar-se e, dependendo do grau de hipersensibilidade, levar até 5 horas – choque anafilactoide, que deve também ser tratado como choque anafilático.

TERAPÊUTICA

É emergencial, e o cirurgião-dentista deve estar preparado para atuar nesses quadros emergenciais, visando à manutenção da vida do paciente.

1. Suspender imediatamente a administração do fármaco.
2. Manter o paciente em decúbito dorsal semielevado para facilitar a respiração espontânea.
3. Afrouxar as vestes e ventilar o paciente, instalando a máscara de oxigênio (5 l/m).
4. Administrar preferencialmente por via endovenosa ou intramuscular ou até mesmo na região sublingual:
   - anti-histamínico, 5 mg prometazina ou 50 mg difenidramina
   - corticóide, hidrocortisona 100 mg
   - adrenalina, 1:100 via subcutânea 0,5 ml de solução
   - aminofilina, 240 mg diluídos em 20 ml de SF 0,9% EV

Ocorrendo edema de glote e obstrução das vias aéreas superiores, deve ser realizada cricotireoidostomia ou traqueostomia, lembrando ser conveniente que o socorrista tenha experiência em executá-lo, mesmo porque essa manobra preferencialmente deve ser realizada em ambiente de centro cirúrgico. Nesses quadros emergenciais em que o cirurgião-dentista não possua habilidade para realizar a traqueostomia, está indicado o uso da sonda de Guedel, que manterá a ventilação pulmonar.

A despeito de todas as providências mencionadas, pode ocorrer óbito do paciente, uma vez que debelar um choque anafilático é de difícil consecução. Deve o cirurgião-dentista lembrar-se de que, em se tratando da saúde do indivíduo, o profissional tem de estar habilitado a esses procedimentos emergenciais de primeiros-socorros e, principalmente, procurar manter vivo o paciente até a chegada ou o encaminhamento dele a um centro hospitalar em que as condições permitam-no ser devidamente assistido com sucesso. (Informações complementares, ver Parada cardiorrespiratória, adiante)

HIPERTENSÃO ARTERIAL

A hipertensão arterial é quadro clínico de uma doença crônica e grave, uma vez que suas consequências podem manifestar-se ao longo de um período ou ter agudizações durante tratamento odontológico, com transtornos imediatos e ser até letal.

Os níveis sistólicos e diastólicos considerados normais são, respectivamente, 120 mmHg e 80 mmHg; segundo a Organização Mundial da Saúde, em grandes centros urbanos, em virtude das atividades estressantes do cotidiano, a PA de 14/9 ainda é considerada normal.

Como a pressão arterial é variável de dia para dia, recomenda-se ao cirurgião-dentista a tomada dos níveis pressóricos a cada intervenção odontológica. Tal procedimento é indicado uma vez que a intervenção de um profissional da área de saúde sempre leva o paciente a quadros estressantes e, se ele for hipertenso, as consequências podem ser fatais, fazendo com que o cirurgião-dentista tenha de ser capaz de atuar em uma manobra emergencial não invasiva, visando a manter o paciente vivo.

CARACTERÍSTICAS

- Tonturas, cefaleias temporais, occipitais, náuseas e/ou vômito. (Zona de disparos bulbomiencefálicos extrapiramidais.)
- Paciente pode mostrar-se agitado, muito ativo e eletrizante.
- Repentina perda de consciência.

RECOMENDAÇÕES

Prevenção para não ser surpreendido em uma atuação odontológica.

Tomada de pressão arterial com esfigmomanômetro, estetoscópio ou aparelho digital, antes de cada procedimento odontológico.

Ao se detectar o quadro de hipertensão, o cirurgião-dentista deve proceder ao encaminhamento a um clínico ou cardiologista clínico para avaliação e conduta quanto à normalização do paciente. O cirurgião-dentista somente deve intervir nesses pacientes após o clínico tê-lo medicado e compensado, tornando-o normorreativo, em condições normais para submeter-se ao tratamento odontológico. Pacientes não controlados são pacientes de risco.

CONDUTA EMERGENCIAL

- Oxigenar o paciente, utilizando o torpedo O_2 e a máscara oronasofacial.
- Medicar o paciente com o próprio medicamento anti-hipertensivo recomendado e prescrito pelo médico para a profilaxia da hipertensão.
- Nos quadros de perda de consciência, chamar o serviço especializado, pois as consequências de hipertensão podem determinar AVC (acidentes vasculares cerebrais) – hoje chamados acidentes vasculares encefálicos (AVE) – ou acidentes cardíacos.

AVC/AVE

Os AVC ou AVE são mais comuns em pessoas com história clínica de hipertensão, portadores de aneurismas cerebrais e arteriosclerose, embora possam ocorrer em pacientes normorreativos, normossistêmicos. Como consequência desses acidentes, podem ocorrer a ruptura no caso de AVC hemorrágico, promovendo um sangramento na massa encefálica contida na calota craniana – considerado o AVC mais grave – e/ou os acidentes por obstrução ou constrição dos vasos: AVC isquêmicos originários, entre os outros fatores, de isquemia temporária dos vasos, cuja origem pode ser fatores psicossomáticos originados pelo estresse, trombose ou embolia.

Esses acidentes podem ocorrer de forma inopinada sem causa aparente.

É de boa recomendação o cirurgião-dentista colher informações na anamnese acerca de fatores impeditivos ou limitantes ao tratamento odontológico. Por isso os cuidados na utilização de anestésicos locais em hipertensos graves, pacientes que já foram acometidos por infarto agudo do miocárdio (IAM), embolia ou trombose, portadores de angina, arterioesclerose, aneurisma cerebral, devendo ser evitados os quadros ansiosos, de medo ou angústia que levam ao estresse em que são indicados os tranquilizantes, drogas ataráxicas, benzodiazepínicos.

Clinicamente, o paciente apresenta quadro de perda imediata de consciência ou pode ser precedido por cefaléia interna unilateral, confusão mental, desarticulação da fala com perda da coordenação motora e da consciência, apresentando paralisia hemifacial ou hemiplegia, quase sempre do lado contrário ao do AVC, náuseas, vômitos precedidos de tontura e vertigem.

O tratamento urgencial e emergencial que cabe ao cirurgião-dentista consiste em procurar manter o paciente vivo, ventilando-o e oxigenando-o, solicitando resgate a um serviço de ambulância, levando-o a um pronto-socorro médico hospitalar e, nos casos em que ocorram as paradas cardiorrespiratórias, agir e estabelecer as condutas emergenciais de RCP.

CONVULSÕES

Inicialmente há de se fazer diferença conceitual entre epilepsia e convulsão. A convulsão é um distúrbio funcional do cérebro, de ocorrência paroxística, que se deve a descargas elétricas anormais, excessivas e hipersincrônicas. Já a epilepsia se refere a um conjunto de afecções crônicas que se manifesta por convulsão. Vale, então, lembrar que para o diagnóstico de epilepsia há de se ter convulsão, porém nem toda crise convulsiva é decorrente de epilepsia.

As convulsões podem ser uma das manifestações da epilepsia. O consultório odontológico é, pelas características do atendimento, quase sempre estressante, além do *foco odontológico*, fator predisponente e determinante da manifestação convulsiva.

O cérebro humano ainda apresenta algumas incógnitas a despeito do avanço da medicina moderna. Sabe-se que o cérebro funciona à base de descargas mioelétricas e que, na eventualidade de uma sobrecarga neural anormal, ele, como meio de defesa, evitando sua falência total, manifesta-se pelas crises convulsivas.

A etiologia das convulsões pode estar relacionada à epilepsia, que, por sua vez, pode ser idiopática ou hereditária. Pode ter origem por consequência de traumas cranianos e manifestações subclínicas nos casos de alcoolismo, migrânia – enxaquecas.

O sinal clínico mais comum que antecede a sobrecarga neural anormal é a crise de ausência, situação para qual o dentista deve estar atento a fim de remover todos os corpos estranhos que eventualmente estejam no interior da cavidade bucal, pode também ser precedida por um grito, seguido de tremores nos pés e mãos com contrações musculares involuntárias, ocorrendo mordedura da língua, secreção salivar, confusão mental, perda da consciência, cianose e liberação dos esfíncteres.

Manifestações Clínicas

- Crise de ausência.
- Movimento abrupto, acompanhado de tremor em todo o corpo.
- Travamento da boca.
- Possível ferimento da língua com consequente sangramento.
- Possibilidade de deglutição e/ou aspiração de corpos estranhos se a boca não estiver livre de todos os objetos móveis.

- Hipersalivação pelo estímulo do SNA simpático, com possibilidade de asfixia acompanhada pela glossoptose que acarreta o bloqueio das vias aéreas superiores.
- Cianose.
- Liberação dos esfíncteres (micção e defecação involuntária).

As manifestações clínicas após as crises incluem dores epigástricas, confusão mental e possíveis cefaléias.

Procedimentos Emergenciais Não Invasivos

- O tratamento emergencial tem por finalidade procurar manter o paciente vivo, tirando-o da cadeira odontológica.
- Colocar o paciente em uma superfície dura e horizontal, de preferência no chão.
- Retirar todos os corpos estranhos que se encontram na cavidade bucal.
- Promover proteção da língua mediante uso do abridor de boca infantil ou de gazes com as pontas amarradas para fora da boca.
- Promover a proteção da cabeça com uma toalha dobrada ou blusa para evitar escoariações e/ou traumas.
- Promover a hiperextensão em lateralidade (manobra de Esmarch) (Fig. 1.1), o que evitará anatômica e dinamicamente a glossoptose e a saída de saliva e, eventualmente, de sangue pela comissura labial. Essa manobra é mandatória para a manutenção da vida do paciente, uma vez que não sendo invasiva dá condições de evitar a possível obstrução das vias respiratórias superiores e consequente parada respiratória até a morte. Em geral a crise cede espontaneamente em 3 a 5 minutos, ficando o paciente em estado de torpor. O importante é mantê-lo vivo nesse período. Em casos extremos de crises prolongadas pode-se administrar anticonvulsivante, tran-

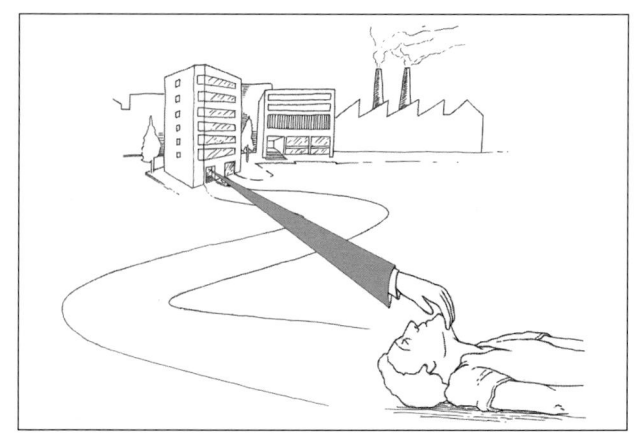

Fig. 1.1 Manobra de hiperextensão – Esmarch. Com finalidade de se evitar a obstrução das vias aéreas superiores por glossoptose.

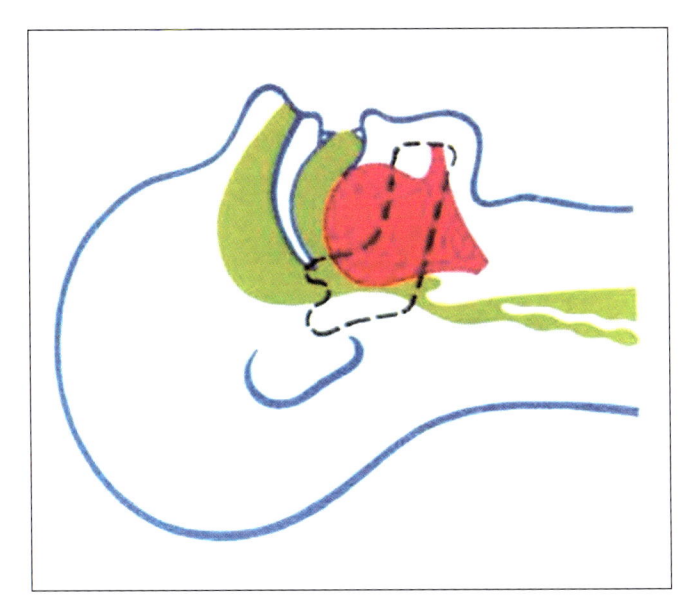

Fig. 1.2 Queda da língua (glossoptose). Liberação das inserções musculares da língua promovendo obstrução das vias aéreas superiores.

quilizante (benzodiazepínicos, 5 mg, IM – por exemplo, diazepam), por via IM, uma vez que é difícil fazê-la por via EV em virtude do momento e também por não ser um meio comum de aplicação medicamentosa pelos cirurgiões-dentistas.

- O paciente, ao voltar à consciência, pode sentir fome e vergonha pelo estado de micção e defecação e/ou vômito. **Não se deve liberar o paciente** para ir embora sozinho e deambulando, pois crise sobrevém à crise e pode ser fatal fora dos cuidados do profissional. Assim, recomenda-se não liberar o paciente a não ser com alguém responsável e com receituário de encaminhamento a um pronto-socorro, onde, após avaliado por um clínico, será medicado, ficando sob observação médica de no mínimo 8 horas.

Os medicamentos indicados para profilaxia e terapêutica das crises convulsivas manifestam-se secundariamente no campo de atuação odontológica pelas gengivites hipertróficas, chamadas de gengivites dilantínicas, terapeuticamente solucionadas por via cirúrgica periódica.

PARADA CARDIORRESPIRATÓRIA

Pacientes portadores de cardiopatias são de alto risco no tratamento odontológico; e muitas vezes o paciente nem desconfia ser portador de uma cardiopatia.

Suspeitando de um paciente cardiopata ou com história pregressa de anomalias cardíacas, o cirurgião-dentista deve encaminhar a um clínico ou cardiologista clínico para avaliação e conduta, **reservando-se a não atender o paciente**

até que tenha certeza e segurança de que ele não correrá risco de morte durante o tratamento odontológico.

Pode acontecer de o paciente ser aparentemente bionormorreativo, sem história clínica de qualquer alteração cardiovascular e, repentinamente, ser vitimado de um mal súbito com presença de parada cardiorrespiratória (PCR) e aí, independentemente de não ser médico, o cirurgião-dentista deve intervir, sem ser invasivo, visando à manutenção da vida do paciente até que o socorro especializado chegue. Nesses casos a atitude ternária (**tomar conta do caso, chamar por socorro**, realizar **exame clínico** sucinto visando ao diagnóstico) está totalmente indicada. E esses casos podem acontecer com o indivíduo dormindo, dançando, dirigindo, nadando ou em consulta no consultório odontológico.

Quando pode ocorrer a PCR:

- afogamento
- choque elétrico
- remédio para dormir
- xarope para dores
- batida na cabeça
- pacientes cardiopatas
- asfixia por gases

ATITUDES EMERGENCIAIS E CONDUTAS NÃO INVASIVAS

Os segundos são preciosos nesses casos. Para quem sabe o que fazer, temos a "eternidade" de 180 segundos para

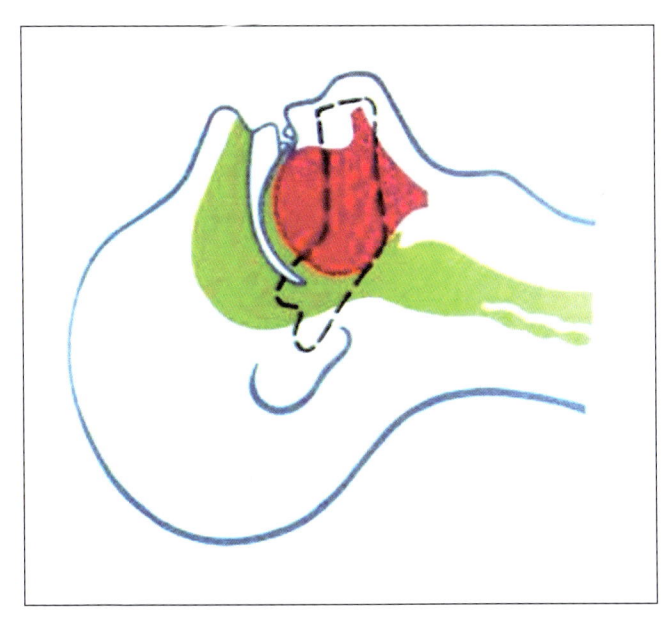

Fig. 1.3 Após manobra de hiperextensão a língua tende a sair (não sai por impedimento do diâmetro transversal da mandíbula), o mínimo possível, promovendo a liberação das vias aéreas.

reanimar o paciente e mantê-lo vivo. Para quem não sabe, são apenas 3 minutos. Observar se há respiração, se o indivíduo está respirando. Observar por 5 segundos. Se positivo, caracterizando a ausência de respiração, iniciar a manobra com 2 ventilações de resgate. Em primeiro lugar, o profissional deve detectar se realmente houve a PCR, sendo ela diagnosticada por pulsação e/ou auscultação cardíaca, acompanhada pela verificação da parada respiratória. Didaticamente, consegue-se diferenciar a parada cardíaca acompanhada da parada respiratória, a qual, em frações de segundos, se diferencia.

Assim, quando ocorre em primeiro lugar a parada respiratória, a parada cardíaca se dá numa fração maior de segundo, uma vez que a bomba cardíaca continua a funcionar, independentemente da respiração ainda por alguns segundos.

No campo da atuação do cirurgião-dentista clínico geral essas diferenciações são irrelevantes, uma vez que esses segundos diferenciais se perdem infelizmente pela falta de convivência desse profissional com esses quadros clínicos emergenciais, que mais comumente ocorrem em pronto-socorro hospitalar.

Recomenda-se tomar a atitude ternária: tomar conta do caso e chamar por socorro (SAMU – Serviço de Atendimento Médico de Urgência e/ou Resgate pelo 192) ou tomar conta do caso e utilizar o DEA (desfibrilador elétrico automárico).

Manobras de Reanimação Cardiopulmonar (RCP)

- Liberar as vias aéreas superiores, desobstruindo de qualquer corpo estranho na região de orofaringe.
- Colocar o paciente em superfície dura e horizontal (chão é o melhor local). Nos casos dos pacientes hospitalares internados é recomendada a utilização de uma trave de madeira, evitando-se a flexão do tórax de encontro ao colchão.
- Promover a hiperextensão cervical (manobra de Esmarch) semelhante à utilizada pelo anestesista para promover intubação nasoendotraqueal, formando um ângulo reto entre o mento-occipital e o plano horizontal (chão).
- Com a mão direita apoiar a região cervical, levantando-a ligeiramente, e com a mão esquerda tracionar a região frontal com auxílio do indicador e do polegar que tampona as narinas.
- Promover a ventilação com respiração artificial boca a boca, insuflando o ar por via oral aos pulmões. Recomenda-se a utilização de máscara oronasofacial quando

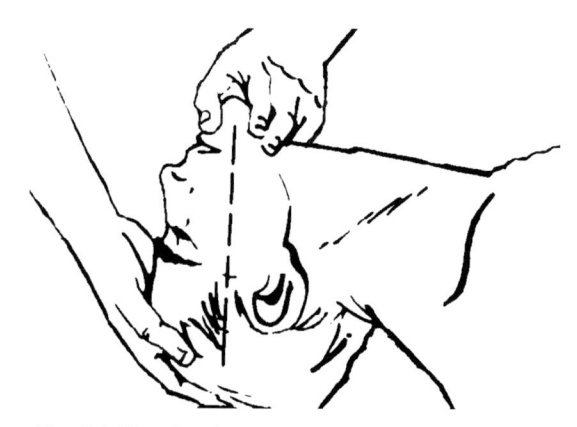

Fig. 1.4 Manobra de rotação da cabeça para liberação das vias aéreas superiores.

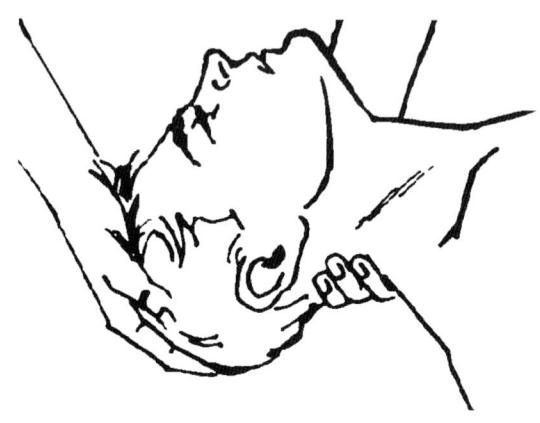

Fig. 1.5 Liberação das vias aéreas superiores. Promoção de um ângulo reto entre o mento e occipital em relação ao plano horizontal.

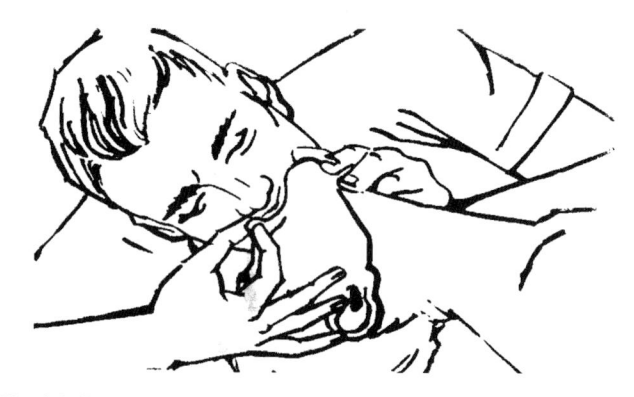

Fig. 1.6 Respiração boca a boca. Detalhe da obstrução do nariz para que o ar insuflado na boca não saia pelas narinas. Recomenda-se utilizar um protetor no contato bucal (lenço, lenço de papel) para se evitar contato infectocontagioso.

em presença de oxigênio ou a utilização de um lenço protetor para evitar o contato direto da boca (conduta preventiva relativa para evitar o contágio eventual).

Quando insuflar o ar, tomar o cuidado de tamponar o nariz para evitar a fuga do ar insuflado pelas narinas, evitando turbinação de ar.

Em crianças colocar a boca, pegando de uma só vez a boca e o nariz da criança.

Promover massagem (compressão) cardíaca externa (MCE) comprimindo o tórax de encontro à superfície horizontal na altura do 2º ao 4º espaço intercostal na região aproximada onde se encontra o coração, ligeiramente à esquerda do esterno a um palmo do mento em direção ao osso xifóide na região do esterno.

Regras a Serem Seguidas por um Socorrista

1. Inicia-se com duas ventilações RA (respiração artificial).
2. Trinta MCE mentalizando a contagem 1001-1002 etc. equivalente a cada segundo.
3. Duas ventilações, 30 MCE, e segue-se a sequência de 30 para 2.

Passado o ciclo de 5 manobras, verifica-se se o resultado da manobra é positivo.

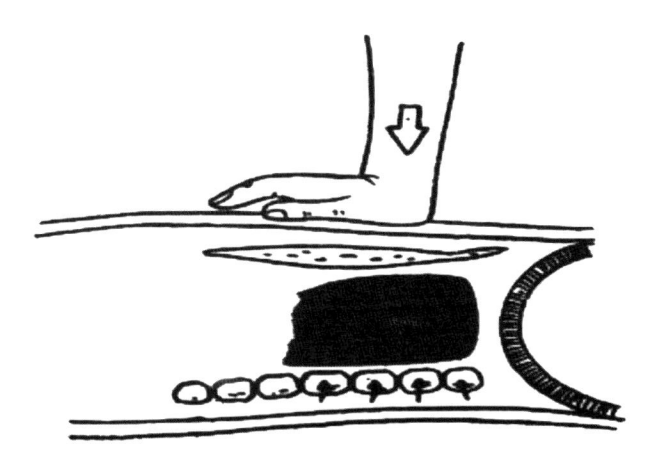

Fig. 1.7 Compressão dígito palmar da caixa torácica de encontro ao coração, tendo como base o plano horizontal (superfície dura).

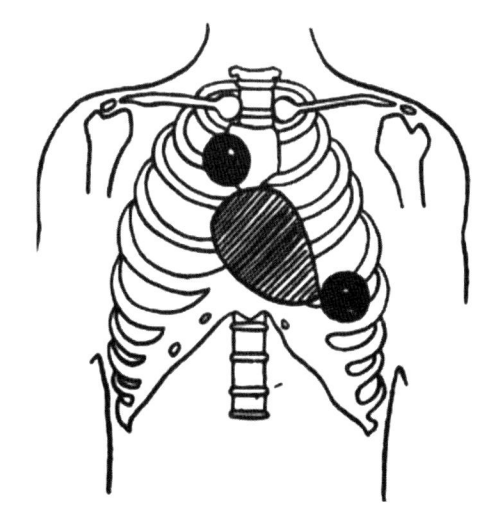

Fig. 1.8 Localização do coração um palmo do mento em direção ao longo do eixo do osso esterno ou acima do xifoide entre 3 e 5 cm.

Regras para Serem Seguidas com a Presença de Dois Socorristas

1. Inicia-se com duas ventilações RA.
2. Trinta MCE, metalizando a contagem 1001-1002 etc. equivalente a cada segundo.
3. Duas ventilações RA.
4. Repete-se o ciclo por 5 vezes e verifica-se se o resultado é positivo.

Importante

As manobras de reanimação cardiopulmonar (MRC) não garantem a recuperação total e final, mas a reanimação e a estabilidade do quadro clínico do paciente.

Portanto, é imperativo o socorro médico, cabendo ao cirurgião-dentista realizar as manobras de salvamento não-invasivas que mantêm o paciente vivo até que um serviço médico especializado venha atender o paciente.

Não deve o socorrista desanimar ou desistir das manobras de reanimação cardiopulmonar por questão de tempo e sim realizados até a sua exaustão, uma vez que se trata de tentativa e objetivo de salvar uma vida.

ABCD DA REANIMAÇÃO CARDIOPULMONAR

Chamar por socorro

A. Abrir as vias aéreas
B. Boca a boca RA
C. Cardíaca. Massagem cardíaca externa (MCE)
D. Definitivo. Promover tratamento definitivo

Para se instituir e seguir o ABCD da reanimação cardiopulmonar, é fundamental seguir a orientação ternária relatada no início do capítulo, qual seja a necessidade de:

- Tomar conta do caso.
- Chamar por socorro especializado.
- Fazer exame clínico sucinto visando ao diagnóstico e à terapêutica urgencial.

DEGLUTIÇÃO E ASPIRAÇÃO DE CORPOS ESTRANHOS

Um dos quadros urgenciais viáveis de ocorrer na prática odontológica é a deglutição e, o que seria mais grave, o quadro emergencial, a aspiração de corpos estranhos.

Dada a proximidade de trabalho do cirurgião-dentista, que atua na cavidade bucal com a região contígua do

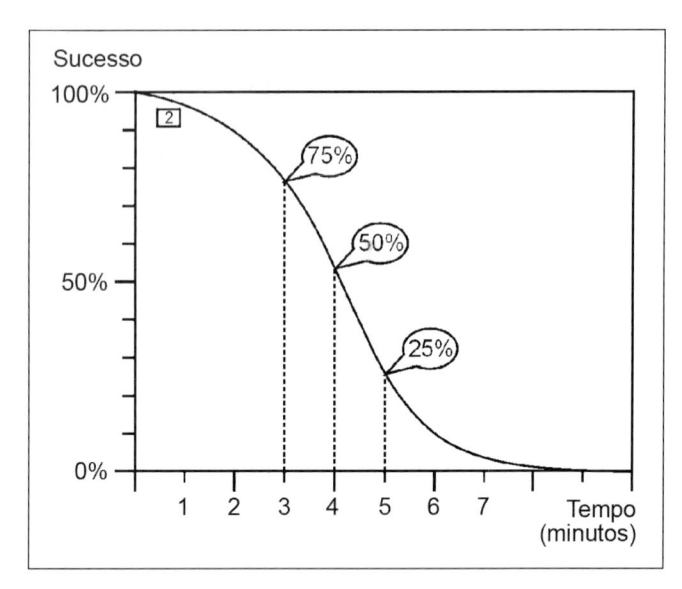

Fig. 1.9 Relação tempo × sucesso da RCP.

complexo laringofaríngeo, a possibilidade de manipulação de elementos de próteses unitárias, tratamentos clínicos de dentistaria e endodontia e mesmo nas exodontias pode provocar deglutição e/ou aspiração desses fragmentos ou órgãos dentais.

Os cuidados profiláticos e preventivos de tais acidentes devem estar presentes na atuação do clínico cirurgião-dentista.

Assim, o isolamento absoluto apregoado nos cursos da graduação é uma manobra que não deve ser relegada na clínica do dia a dia nos tratamentos dentais e endodônticos.

Todavia, a surpresa e o acidente podem ocorrer. Se tal fato se fizer presente, o cirurgião-dentista deve estar preparado para a solução do problema e, principalmente, para não correr o risco de o paciente ser levado a óbito.

Procedimentos não invasivos diante da *deglutição*:

- Manter-se calmo e procurar acalmar o paciente.
- Constatar pelos sinais clínicos imediatos, se o corpo estranho foi efetivamente deglutido e não aspirado para as vias aéreas.
- Procurar fazer com que o paciente vomite, assim expelindo o corpo estranho deglutido.
- Se não houver sucesso nesse propósito, encaminhá-lo a um pronto-socorro, onde serão feitas radiografias torácica e abdominal para descartar possível aspiração assintomática (rara) e a presença e a localização do corpo estranho no aparelho digestivo.
- Se for um corpo estranho de limitado tamanho (p. ex., coroa, núcleo, parte ou todo o dente extraído), deve-se fazer o acompanhamento radiográfico em conjunto com um profissional médico até a sua eliminação.

- Estimular a eliminação através do bolo fecal, com alimentação própria para esse propósito. Exemplo: bagaço de frutas cítricas, aspargos, fibras, que terão finalidade e objetivo de entrelaçar o corpo estranho e sua consequente eliminação.

Procedimentos não invasivos diante da *aspiração*:

- Manter-se calmo e acalmar o paciente.
- Constatar os sinais clínicos imediatos da aspiração, tais como tosse, dificuldade de respirar, cianose, obstrução das vias aéreas superiores que levam o paciente à parada respiratória.
- Se o corpo estranho estiver alojado nas imediações da região orolaringofaríngea obstruindo as vias aéreas, o clínico cirurgião-dentista deve *imediatamente* tentar retirar esse corpo estranho com o cuidado de evitar sua intrusão. O resultado positivo será observado com a imediata melhora da respiração do paciente.
- Se o corpo estranho for levado para as vias pulmonares, o clínico cirurgião-dentista deverá utilizar a manobra de Heimlich, que consiste em expelir o ar depositado no diafragma com tração violenta por até 10 ou mais vezes; ela compreende a região da altura do osso xifoide abaixo da caixa torácica. O resultado será considerado positivo se o paciente expelir o corpo estranho conjuntamente com o ar depositado no diafragma (Fig. 1.10).
- É *mandatório*, caracterizando-se como emergência, o encaminhamento imediato do paciente ao pronto-socorro hospitalar, no qual ele deverá se submeter às manobras emergenciais necessárias, além de avaliação e estabelecimento de conduta por especialistas médicos, tais como cirurgião geral ou cirurgião do tórax, e pelo endoscopista, que poderá promover a retirada do corpo estranho mediante manobras via endoscópica.

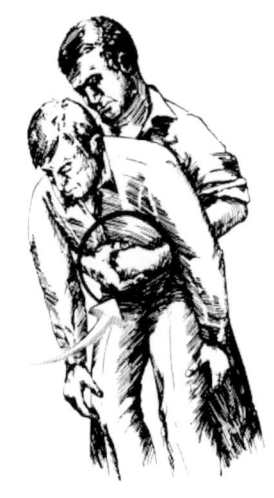

Fig. 1.10 Manobra de Heimlich, realizada em adulto não portador de trauma toracoabdominal.

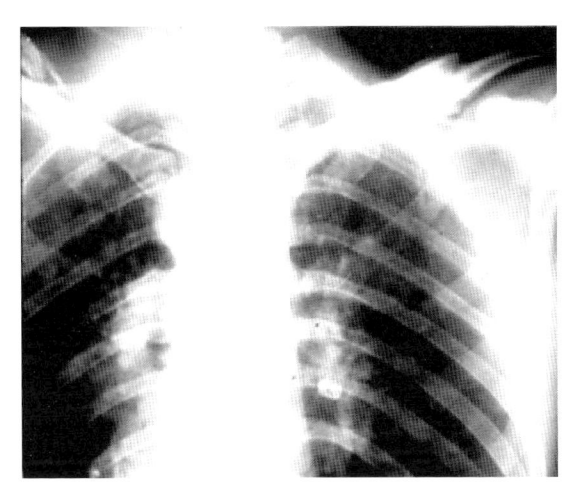

Fig. 1.11 Imagem radiográfica de tórax com aspiração de dente alojado no pulmão.

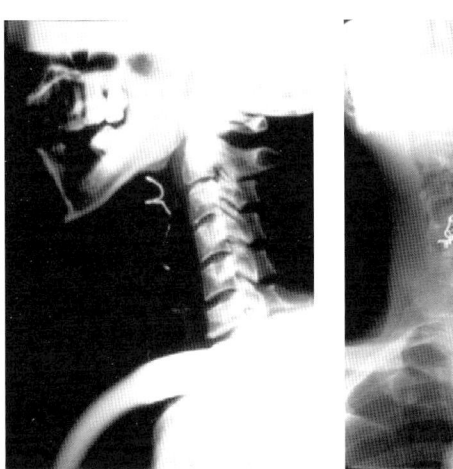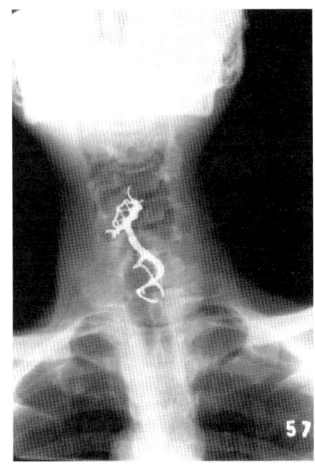

Fig. 1.12 Imagem radiográfica da região cervical com presença de prótese removível após sua deglutição.

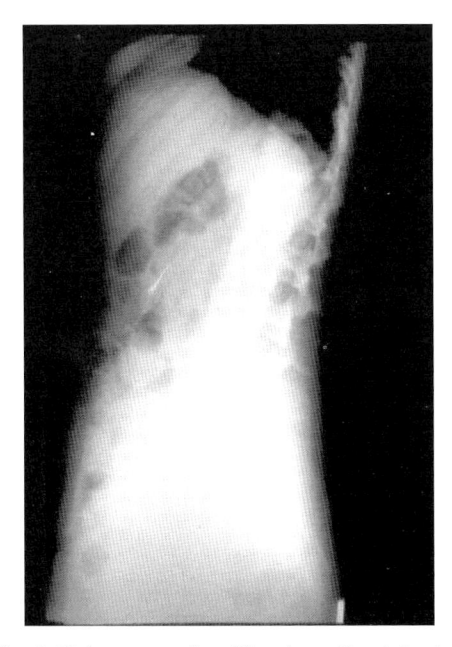

Fig. 1.13 Imagem radiográfica da região abdominal após deglutição de lima endodôntica.

MANUTENÇÃO DAS VIAS AÉREAS SUPERIORES – TRAQUEOSTOMIA

É uma manobra cirúrgica que visa à manutenção das vias respiratórias de forma invasiva quando o paciente, em casos emergenciais, corre risco de morte.

Não é uma manobra que deva ser usada como rotina ou primeira opção em Odontologia, sendo mais indicada nos casos emergenciais de choques anafiláticos.

Mesmo nos casos de choque anafilático, o clínico cirurgião-dentista mais experiente pode lançar mão de procedimentos não-invasivos, como a utilização da cânula de Guedel em seus vários tamanhos, o que substituiria e evitaria a obstrução das vias aéreas superiores pela presença de edema de glote, resguardando-se este profissional de um procedimento invasivo extremamente perigoso, que, para quem não possui a experiência devida, evitaria as suas inerentes complicações. Não se pode relegar a segundo plano a chamada de resgate, é mandatória sua presença.

O cirurgião-dentista clínico geral não deve considerar a traqueostomia uma manobra de rotina, até porque ela não o é também para clínicos.

Diferentemente, o cirurgião ou cirurgião-dentista bucomaxilofacial deve ter conhecimento da técnica cirúrgica para a realização da traqueostomia, pois faz parte das habilidades necessárias na prática de sua especialidade.

INDICAÇÕES DA TRAQUEOSTOMIA NO CAMPO ODONTOLÓGICO

Em casos emergenciais:

- Traumas faciais que provocam a obstrução das vias respiratórias superiores, como, por exemplo, traumas faciais associados a traumas cranioencefálicos, cervicofaciais e presença da fragmentação – cominuição – do osso mandibular e liberação das estruturas anatômicas dos músculos abaixadores da língua com consequente glossoptose.
- Quando é difícil a intubação oronasoendotraqueal no ato anestésico geral emergencial.
- Nos choques anafiláticos, quando da premência de tempo ou inexperiência do profissional não foi possível fazer a colocação da sonda de Guedel.
- Quando na aspiração de corpo estranho em que ele se encontra alojado nas vias aéreas superiores e por algum motivo não foi possível extirpá-lo a tempo (manobra de Heimlich).

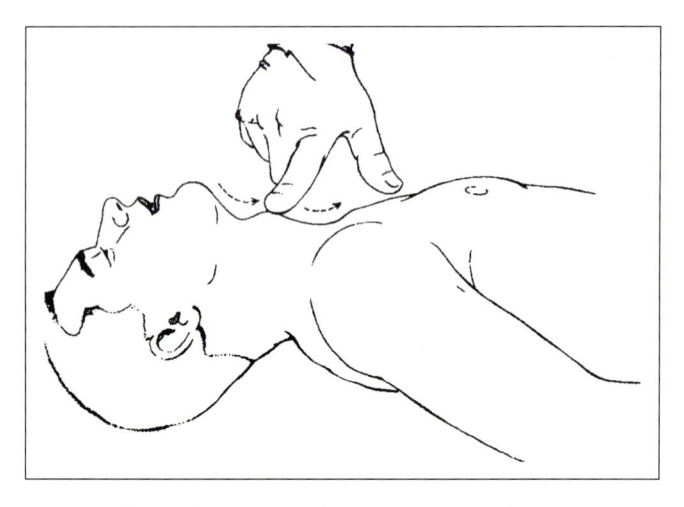

Fig. 1.14 Vista de perfil, palpação e identificação da região traqueal externa.

Traqueostomia é uma manobra cirúrgica emergencial que não deve ser tentada por profissionais inexperientes. É uma manobra extrema e radical que busca a manutenção da vida do paciente, e quem a realiza deve ter conhecimento anatômico, técnica cirúrgica e experiência para tal.

TÉCNICA CIRÚRGICA DA TRAQUEOSTOMIA

- Localização da traquéia na região anterior do pescoço.
- Hiperextensão da cabeça.
- Anestesia infiltrativa.

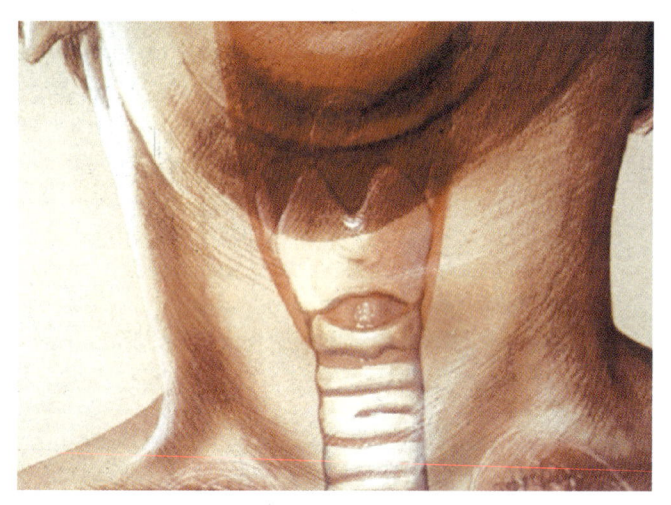

Fig. 1.15 Vista frontal da região traqueal.

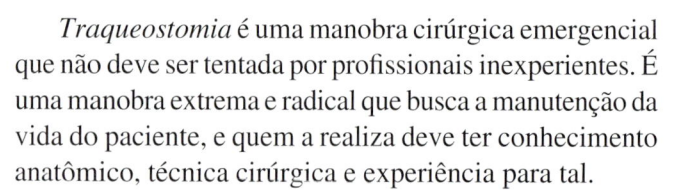
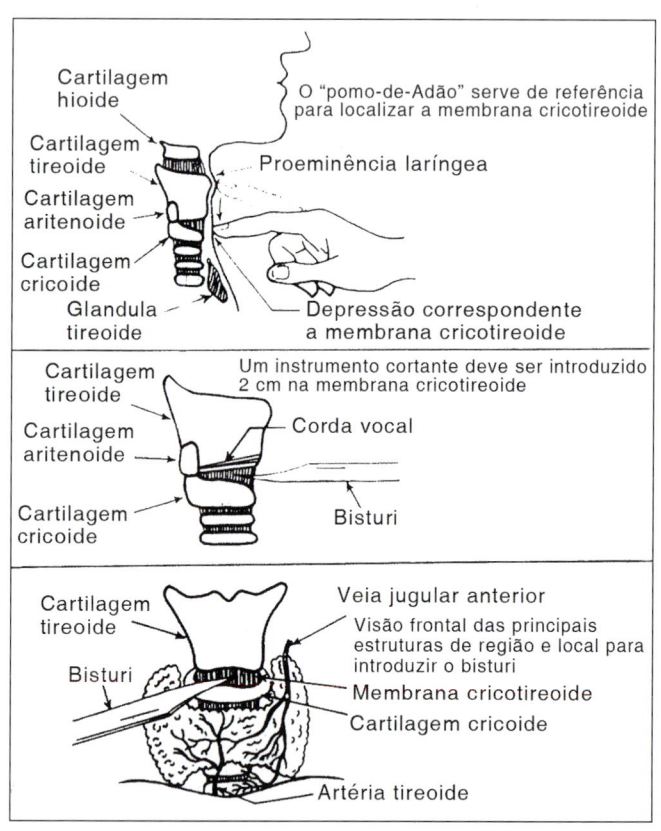

Fig. 1.17 Divulsão por planos até membrana cricotireóide.

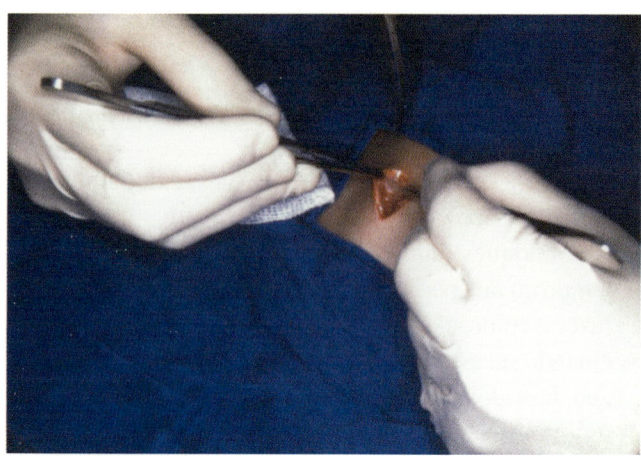

Fig. 1.16 Incisão: início da manobra cirúrgica da traqueostomia.

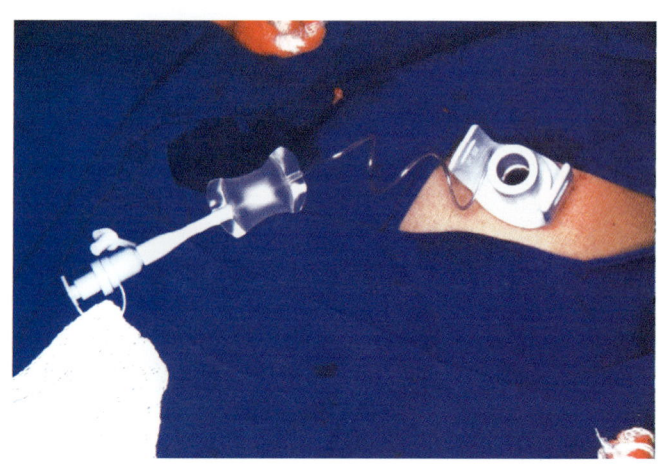

Fig. 1.18 Traqueostomia realizada com *cuff* insuflado.

- Incisão horizontal segundo a anatomia dos anéis traqueais. Próximo do terceiro anel traqueal.
- Divulsão por planos. Pinçagem e ligadura de vasos.
- Cuidados com a artéria tireoide.
- Cuidados com a veia jugular anterior.
- Identificação da cartilagem e membrana da traquéia.
- Incisão em X da membrana endotireoide.
- Aspiração e cuidados de incluir corpos estranhos na traquéia.
- Escolha e colocação de cânula e insuflação do *cuff*.
- Fixação da alça ao redor do pescoço.

Recomendamos a leitura do Capítulo 5, Seção VI, que trata da técnica cirúrgica da traqueostomia.

BIBLIOGRAFIA

Cawson RA, Spector RG. *Clinical pharmacology in dentistry*. 5 ed., Edinburgh, Churchill Livingstone, 1989.

Fallace DA. *Emergence dental. Diagnosis and management of urgent dental problems*. Baltimore, Williams & Welkins, 1995: 301p.

Guyton AC. *Tratado de fisiologia médica*. 7 ed., Rio de Janeiro: Guanabara Koogan, 1986:476p.

Hupp JR. Health status evaluation. *In*: Peterson LJ, Tucker Ellis III EMR. *Contemporany oral and maxilofacial surgery*. St. Louis: Mosby Co., 1988: 27-46.

Hupp JR. Prevention and management of medical emergencies. *In*: Peterson LJ, Tucker Ellis III EMR. *Contemporany oral and maxilofacial surgery*. St. Louis: Mosby Co., 1988: 47-70.

Jennett B. Medical aspects of head injury. Medicine UK. 1980; (24):1641-8.

Kraytman M. *O diagnóstico através da história clínica*. 2 ed., Americana de Publicações, 1991:353p.

Kwon PH, Laskin DM. *Clinician's manual of oral and maxilofacial surgery*. 2 ed., Quintessence Publishing Co., 1997:586p.

Little JW, Fallace DA. *Dental management of the medically compromised patient*. 2 ed., St. Louis: Mosby Co., 1984.

Lopez M, Medeiros JL. *Semiologia médica: as bases do diagnóstico clínico*. 3 ed., São Paulo: Atheneu, 1990:651p.

Mallamed SF. *Handbook of medical emergencies in the dental office*. 3 ed., St. Louis: Mosby Co., 1987.

McCartly FM. *Emergencies in dental practice*. Philadelphia: WB Saunders Company, 1981.

Peterson LJ, Ellis III E, Hupp JR, Tucker MR. *Contemporany oral and maxilofacial surgery*. St. Louis: Mosby Co., 1988:826p.

Scully C, Cawson RA. *Medical problems in dentistry*. 3 ed., Oxford: Butterworth-Heinemam Ltd., 1993: 603p.

Sonis ST, Fazio RC, Fang L. *Medicina oral*. 2 ed., Rio de Janeiro: Guanabara Koogan, 1998:226p.

Zegarelli EV, Kutscher AH, Hyman GA. *Diagnóstico das doenças da boca e dos maxilares*. 2 ed., Rio de Janeiro: Guanabara Koogan, 1982: 598p.

Suspeição, Diagnóstico e Cuidados com Pacientes Sistemicamente Comprometidos de Interesse ao Tratamento Odontológico

Waldyr Antônio Jorge • Márcia Angéllica Delbon Atiê Jorge

Na prática odontológica, para o exercício profissional seguro e consciente, são de vital importância o conhecimento e o manejo de pacientes portadores de doenças sistêmicas, já conhecidas ou preexistentes ainda não diagnosticadas.

A presença de determinadas patologias acabam norteando a escolha de certos métodos terapêuticos utilizados para o tratamento específico de afecções da cavidade oral e da região maxilofacial. Deve-se ter o conhecimento das interações existentes entre o processo de tratamento de patologias de ordem geral e sua interferência na fisiologia do paciente, possíveis efeitos colaterais desencadeados por alguns medicamentos, interações das drogas utilizadas e prováveis complicações ocasionadas pela evolução natural das doenças.

Por isso, a anamnese e o exame clínico bem dirigido são essenciais para o diagnóstico preciso e para um plano de tratamento adequado que venha ao encontro das necessidades individuais de cada paciente.

O objetivo deste capítulo é apresentar as principais patologias sistêmicas encontradas na clínica diária, possíveis complicações relacionadas ao tratamento odontológico-cirúrgico e o tratamento mais adequado às situações adversas que esses pacientes possam apresentar.

CARDIOPATIAS

Pacientes portadores de cardiopatias têm estatisticamente um aumento significativo dos riscos de ocorrência de certas complicações, quando submetidos à anestesia geral ou mesmo em procedimentos sob anestesia local.

Certas patologias cardíacas, como angina instável, insuficiência cardíaca congestiva descompensada, infarto miocárdico prévio, alguns tipos de arritmias e lesões valvulares elevam substancialmente os riscos dessas complicações.

Muitas das miocardiopatias estão relacionadas com a presença de aterosclerose. Alguns fatores indicam possivelmente uma doença aterosclerótica em curso. Pacientes com mais de 40 anos devem ser inquiridos sobre esses fatores, detectáveis por meio de anamnese sucinta, esmiuçando os hábitos alimentares característicos, como uma dieta rica em gorduras, presença de vícios como o fumo, história familiar de cardiopatia aterosclerótica e ausência de atividade física (sedentarismo). Esses dados associados a dislipidemias (determinadas como aumento do nível sérico de triglicérides e colesterol), hipertensão arterial e estresse, com alguns sintomas fornecidos pelos pacientes, são fatores de risco importantes que devem nos fazer pensar em doença cardíaca vascular.

Os sintomas apresentados pelos pacientes variam, dependendo do tipo da lesão acometida pela oclusão, parcial ou total, da artéria. As alterações de pequenos vasos cerebrais ocasionam sintomas desde tonturas, perda de concentração ou memória, até parestesias, paralisias e perda momentânea da consciência (ataques isquêmicos transitórios). Já as alterações de vasos periféricos (doença vascular periférica) clinicamente se manifestam como dores musculares, câimbras e claudicações intermitentes.

Em se tratando de arteriosclerose presente em vasos coronarianos, inicialmente os sintomas apresentam-se como angústia ou dor precordial ao esforço ou situação estressante (*angina pectoris*). A partir daí, se o processo de aterosclerose progredir, poderá diferenciar-se em outras entidades clínicas, resultante do desequilíbrio entre o suprimento de oxigênio ao miocárdio e demanda excessiva deste.

ANGINA PECTORIS

Como relatado anteriormente, o quadro clínico de *angina pectoris* é bem definido e apresenta-se como dor ou sensação de angústia na região retroesternal ou precordial, podendo ser irradiada para a região cervical, mento, ombros ou braço, e seguir-se ou não de dispnéia e sudorese. Uma condição primordial para o diagnóstico de angina é que os sintomas são aliviados pelo repouso, o que a difere do quadro clínico apresentado pelo infarto agudo do miocárdio.

Deve-se realizar o diagnóstico diferencial de outras patologias que também apresentam sintoma semelhante ao de dor torácica, como: doenças musculosqueléticas, hérnia de hiato, esofagite de refluxo, gastrite e colecistopatias.

O que se deve considerar em um paciente anginoso é a frequência e intensidade dos sintomas. Pacientes que apresentam episódios recorrentes em curto espaço de tempo referem que os sintomas muitas vezes são provocados por uma refeição abundante ou durante relações sexuais e acabam sendo classificados como anginosos. Nesses casos, deve-se considerar uma avaliação mais precisa com a solicitação de exames complementares que quantificam o grau de comprometimento coronariano.

Por meio de um estudo realizado com eletrocardiograma, radiografia simples de tórax e teste ergométrico, um cardiologista poderá definir a terapia médica a ser adotada. Existe, muitas vezes, a necessidade de realizar exames mais complexos, como a ecocardiografia com *doppler* e a angiografia, principalmente em casos em que existam alterações eletrocardiográficas e aumento da área cardíaca (insuficiência cardíaca).

Em casos de angina estável, o tratamento médico consiste na simples mudança de hábitos, remoção de vícios, programação de exercícios controlados e controle da ansiedade e da tensão. Essas medidas são suficientes para manter o paciente controlado. Já os casos mais instáveis necessitam de medicação coadjuvante para "poupar" o miocárdio. O propanolol (β-bloqueador) é o miocárdio-protetor mais utilizado, pois reduz a contratilidade e, consequentemente, a demanda de oxigênio. Podem ser utilizados também os vasodilatadores coronarianos e o diltiazem (bloqueador dos canais de cálcio).

Em casos menos delicados, o tratamento odontológico pode ser realizado normalmente, evitando situações de estresse e consultas prolongadas. O uso de anestésicos com vasoconstritores adrenérgicos cardiotrópicos (epinefrina, adrenalina e noradrenalina) deve ser evitado, não por sua ação local ou de absorção, mas pela possibilidade de haver uma injeção intravascular e consequente aumento de efeitos cardíacos indesejáveis, possibilitando o aparecimento de complicações desastrosas. Os anestésicos sem vasoconstritor seriam o fármaco de eleição, se não fosse seu curto período de duração, que ocasiona o aparecimento prematuro da dor e leva o paciente a uma situação de estresse. Entretanto, existe hoje uma gama de sais anestésicos que apresentam uma ação, por si só, prolongada. A bupivacaína e a mepivacaína são exemplos dessas drogas. Em pacientes muitos ansiosos, deve-se considerar o uso de medicação ansiolítica, que diminuirá sobremaneira a possibilidade de desencadear uma crise de angina durante o tratamento.

Em casos instáveis ou graves, deve-se considerar o tratamento odontológico-cirúrgico mais complexo, em ambiente hospitalar, sob monitoramento e controle médicos.

A complicação mais frequente em pacientes com angina é o surgimento de uma crise durante o tratamento. Deve-se suspender o tratamento de imediato, colocar o paciente em posição confortável, controlar os sinais vitais (frequências cardíaca e respiratória, pressão arterial e nível de consciência), tranquilizar o paciente, administrar oxigênio (2 l/min.) e nitratos de ação rápida (ex.: dinitrato de isosorbida (Isordil®), 5 a 10 mg sublingual, de 2 a 3 vezes, com intervalos de 5 minutos entre uma dose e outra). A falta de alívio da dor é sugestiva de infarto agudo do miocárdio ou de angina pré-infarto. Portanto, o paciente deverá ser removido de imediato para o hospital, mantendo sempre o controle dos sinais vitais. Nessa situação, deve-se estar preparado para reanimação cardiopulmonar, se necessário. (Ver Capítulo 1, Seção IV.)

INFARTO DO MIOCÁRDIO

Um número significativo de pacientes com história médica pregressa de infarto miocárdico apresenta-se para tratamento odontológico. O índice de complicações pré, trans ou pós-operatórias, como reinfarto e morte súbita em pacientes submetidos a tratamento cirúrgico (odontológico ou geral) dentro dos 6 primeiros meses de pós-infarto, é 30% maior que o de um paciente normal. Esse índice cai para 4% a 6% após os 6 primeiros meses, que é similar ao risco cirúrgico de pacientes com doença coronariana que não tenham antecedentes de infarto.

Com base nesses dados, deve-se adiar qualquer tipo de procedimento eletivo, seja cirúrgico ou não, durante o período de 1 ano após o infarto. Exames periódicos de controle devem ser realizados, pois muitos pacientes acabam por desenvolver outras condições cardíacas, como distúrbios de condução (arritmias e bloqueios do impulso elétrico) e insuficiência cardíaca, resultando em situação clínica que necessita de maiores cuidados.

Pacientes que permanecem sintomáticos ou apresentam lesão de áreas extensas do miocárdio necessitam de arteriografia das coronárias, porque por meio dela é possível determinar o exato local da oclusão ou suboclusão de uma ou mais coronárias e verificar a necessidade de angioplastia ou mesmo de derivação arterial ("ponte" de safena ou mamária).

Após o período de 1 ano, o paciente poderá ser tratado cirurgicamente, de preferência em ambiente hospitalar, ou seguindo os mesmos cuidados utilizados para o controle de pacientes anginosos. Diante da necessidade de suspender a medicação de pacientes controlados com propanolol e AAS, administrado por via enteral, deve-se consultar o cardiologista do paciente para suspensão, pois a suspensão abrupta de β-bloqueadores associa-se a quadro de angina.

INSUFICIÊNCIA CARDÍACA CONGESTIVA

A insuficiência cardíaca congestiva (ICC) é a principal complicação de, virtualmente, todos os tipos de cardiopatias. Resulta de numerosos processos que, acometendo de forma primária ou secundária o músculo cardíaco, reduzem sua força de contração. Isso, por sua vez, diminui a capacidade de bombear sangue de modo a atender às necessidades orgânicas, ocasionando a falência miocárdica.

Dentre as causas mais comuns, podem ser citadas: hipertensão arterial sistêmica, cardiomiopatias hipertróficas, cardiopatia isquêmica, infecções (doença de Chagas e difteria), pericardite constritiva e regurgitação aórtica ou mitral, entre outras.

A dilatação do ventrículo constitui a resposta usual à sobrecarga miocárdica, determinando, então, um aumento da área cardíaca, identificada por uma radiografia simples de tórax.

Os sinais e sintomas apresentados são normalmente resultantes de uma sobrecarga de fluidos nos compartimentos extra ou intravasculares. Os pacientes apresentam dispnéia ao esforço mínimo, agravada em posições horizontais. Isso se deve à congestão pulmonar ocasionada por uma insuficiência do lado esquerdo do coração. Esse quadro pode evoluir, em condições extremas, para um edema pulmonar agudo. Quando existe insuficiência do lado direito, o paciente pode apresentar edema generalizado (anasarca) ou de extremidades, estase das veias jugulares, hepatosplenomegalia e cianose de leito ungueal.

A terapia médica utilizada nos casos de ICC consiste na utilização de diuréticos para diminuir a pré-carga, vasodilatadores para diminuir a pós-carga e "cardiotônicos" (digitálicos). Pacientes que utilizam diuréticos devem ser acompanhados, pois podem desenvolver desidratação e hipocalemia. Aqueles que fazem uso de digitálicos, no entanto, podem apresentar hipercalemia, desencadeando arritmias.

A atuação cirúrgico-odontológica deve se restringir a procedimentos simples até uma completa avaliação cardiológica e compensação da ICC. Entretanto, pacientes compensados assintomáticos podem submeter-se a tratamento cirúrgico de porte maior em ambiente hospitalar, sob controle rigoroso da função cardiovascular.

Atenção especial deve ser dada a esses pacientes no que diz respeito à utilização de hidratação parenteral, uso de antiinflamatórios (principalmente os hormonais) e vasoconstritores, pois, como mencionado anteriormente, a insuficiência cardíaca torna-se descompensada quando há um aumento da quantidade de líquido circulante (aumento da pré-carga) ou da resistência periférica (aumento da pós-carga).

ARRITMIAS E DISTÚRBIOS DE CONDUÇÃO

A frequência cardíaca normal é de 60 a 100 batimentos por minuto em ritmo regular, também chamado de ritmo sinusal. O aumento da frequência é denominado taquicardia e pode ser considerado normal quando o ritmo é regular (sinusal). A diminuição da frequência é chamada de bradicardia e pode estar relacionada a distúrbios de condução e insuficiência cardíaca ou representar um processo fisiológico de adaptação presente em atletas.

As arritmias são distúrbios que modificam o ritmo normal da contração cardíaca. Esses distúrbios podem acometer o átrio (arritmias supraventriculares) ou o ventrículo (arritmias ventriculares). Os bloqueios cardíacos são distúrbios de condução do impulso elétrico entre o átrio e o ventrículo. Podem se apresentar como retardo na transmissão do impulso ou como interrupção na transmissão do estímulo elétrico. Essas anormalidades são facilmente identificadas por meio de eletrocardiograma.

As arritmias podem apresentar-se assintomáticas ou com sintomas que variam de palpitação a síncope. Elas podem ser precipitadas por situações de ansiedade ou estresse e estão relacionadas à presença de outras cardiopatias mencionadas anteriormente.

A maioria das arritmias supraventriculares (taquicardia atrial, contração atrial prematura e *flutter* atrial), quando assintomáticas, não necessita de tratamento específico. No entanto, pacientes que desenvolvem fibrilação atrial, muitas vezes, necessitam de tratamento com anticoagulantes orais, pela possível formação de êmbolos associados com esse tipo de arritmia.

As arritmias ventriculares são de maior preocupação e potencialmente perigosas. A contração ventricular prematura é a forma de arritmia ventricular mais comum. Está relacionada a sintomas como palpitação e tremor no peito e normalmente não necessita de tratamento. Já as taquicardias ventriculares estão acompanhadas de tonturas, confusão mental e problemas hemodinâmicos significativos, podendo se degenerar em fibrilação ventricular. A fibrilação ventricular é uma condição que ameaça a vida e necessita de tratamento médico imediato, usualmente desfibrilação.

Os bloqueios cardíacos são divididos em:

a) bloqueio cardíaco de primeiro grau, em que o impulso do átrio para o ventrículo é retardado.
b) bloqueio cardíaco de segundo grau, em que parte dos impulsos do átrio para o ventrículo não é transmitida.
c) bloqueio cardíaco de terceiro grau ou completo, em que há dissociação da atividade elétrica entre o átrio e o ventrículo.

Bloqueios de 1º e 2º graus dificilmente geram desconforto no paciente. Já bloqueios de 2º grau, tipo II, e de 3º grau necessitam de marca-passo.

Pacientes portadores de arritmias, mesmo que controladas, podem desencadear fibrilação ventricular ou taquicardia supraventricular na presença de epinefrina. Deve-se, portanto, evitar o uso dessa substância durante o tratamento. No caso de pacientes possuidores de marca-passo e que necessitam de cirurgia de porte maior, deve-se ter o cuidado de usar o eletrocautério intermitente e não contínuo. Um controle rigoroso do ritmo cardíaco deve ser obtido com monitorização. Nos pacientes que fazem uso de anticoagulantes orais, o médico cardiologista deve ser consultado, antes de qualquer cirurgia, tendo em vista a suspensão ou troca da medicação para evitar problemas como sangramento intra ou pós-operatório.

VALVULOPATIAS E DOENÇAS CARDÍACAS CONGÊNITAS

Uma parcela importante dos cardiopatas é formada por indivíduos que apresentam lesões valvulares, incompetência valvular ou estenose e defeitos congênitos do coração. As lesões valvulares adquiridas estão comumente relacionadas com uma história pregressa de febre reumática. A febre reumática é uma doença inflamatória multissistêmica, na qual ocorre reação cruzada entre o sistema imunológico e uma proteína da parede da bactéria EBHGA (estreptococo beta-hemolítico do grupo A), levando a uma produção de anticorpos direcionados contra os tecidos das articulações e coração, em especial das válvulas cardíacas, após a exposição a um tipo específico de toxina estreptocócica. Então, as células T ativadas pela doença ou as próprias toxinas atacam os tecidos valvulares, provocando sua destruição em variados níveis.

Pacientes portadores de valvulopatias são suscetíveis à formação de coágulos e placas na superfície valvular defeituosa. Se houver bacteremia, existe a possibilidade de essas bactérias circulantes no sangue se fixarem à superfície valvular, provocando **endocardite bacteriana**. Fato semelhante ocorre com as doenças congênitas cardíacas, em que determinadas superfícies das câmaras cardíacas apresentam-se irregulares. A endocardite bacteriana é uma infecção grave que, em cerca de 40% dos casos, tem êxito letal.

Os pacientes normalmente são conhecedores de sua condição cardiológica. Os portadores de válvulas cardíacas protéticas utilizam, muitas vezes, anticoagulantes orais, que devem ser mantidos durante o tratamento, ou, se houver necessidade de normalização da função de coagulação, deve-se discutir com o médico a possibilidade de substituição ou interrupção momentânea da medicação. Aqueles pacientes que apresentam estenoses valvulares, regurgitação aórtica ou mitral não toleram aumento da oferta de fluido (aumento da pré-carga) e aumento ou diminuição brusca da resistência vascular periférica (pós-carga).

Todos os pacientes que apresentam lesões valvulares, válvulas protéticas e doenças congênitas, com exceção de defeitos do septo atrial já reparado, necessitam de profilaxia antibiótica contra a endocardite bacteriana quando submetidos a qualquer tipo de cirurgia. Vários esquemas de antibioticoprofilaxia têm sido descritos no decorrer dos anos. A última recomendação feita pela American Heart Association (1992) consiste na utilização de amoxicilina 2 g, VO, 1 hora antes do procedimento, sem dose complementar pós-operatória. Para pacientes alérgicos à penicilina, pode-se utilizar clindamicina 600 mg, VO, 1 hora antes da cirurgia. Na impossibilidade de ingerir medicação está indicado Ampicilina 2gr IM ou EV, 30 minutos antes do procedimento.

HIPERTENSÃO ARTERIAL SISTÊMICA

A hipertensão arterial sistêmica (HAS) é uma doença idiopática (primária) que acomete 90% a 95% dos pacientes e em cerca de 10% está relacionada a doenças da supra-renal, insuficiência renal ou gravidez (secundária). É caracterizada pela elevação anormal da pressão arterial. Aproximadamente 20% da população apresentam algum grau de HAS. A hipertensão está associada ao aumento da mortalidade e morbidade por doenças cardiovascular, cerebrovascular, vascular periférica e renal. Usualmente, a hipertensão é assintomática e o controle rotineiro da pressão é a única forma de identificação da doença.

Pode-se considerar um paciente hipertenso quando ele estiver com os valores pressóricos iguais ou maiores a 140/90 mmHg em duas ou mais ocasiões diferentes. A pressão arterial é facilmente aferida por meio de um esfigmomanômetro. Coloca-se o paciente de preferência em posição horizontal para aferir a pressão. Pode-se classificar o paciente hipertenso em três categorias, segundo os valores da pressão arterial diastólica obtida (Quadro 2.1).

O controle medicamentoso da HAS é feito com base no grau de hipertensão presente. Pacientes com HAS es-

tágio 1 controlam a pressão normalmente à base de dieta com restrição de sódio e atividade física regular, e a diminuição da ansiedade e do estresse. Medicamentos vasodilatadores, bloqueadores dos canais de cálcio, inibidores da angiotensina II, inibidores da ECA, diuréticos etc. são usados para controlar pacientes com HAS estágio 2. Já os pacientes com HAS estágio 3 utilizam associações dessas medicações. A HAS maligna é uma emergência médica e deve ser tratada prontamente.

Alguns medicamentos utilizados para o controle da HAS apresentam efeitos colaterais que podem interferir no tratamento do paciente. Diuréticos podem levar à desidratação e hipocalemia; vasodilatadores podem provocar sonolência, hipertensão de rebote e hipotensão postural; β-bloqueadores podem causar hipotensão, bradicardia, hipoglicemia e broncospasmo; α-agonistas podem causar xerostomia e fraqueza.

A atuação do cirurgião-dentista na detecção da HAS é de grande importância para o bom andamento da cirurgia. Um paciente que se submete a uma cirurgia tem sua pressão elevada em 25% após o início desta. É de vital importância que antes de se iniciar qualquer procedimento seja feita a mensuração da pressão arterial, mesmo que o paciente não tenha história pregressa de HAS ou que sua pressão na primeira consulta estivesse dentro dos padrões de normalidade.

Pacientes com HAS leve podem submeter-se à cirurgia, utilizando medidas para diminuição da ansiedade. A utilização de anestésicos sem vasoconstritores constitui uma possibilidade maior de o paciente vir a se tornar ansioso e desenvolver uma crise hipertensiva. Pacientes que têm elevação da pressão durante a cirurgia apresentam um sangramento abundante, dificultando a sua realização. Para aqueles que fazem uso de medicação deve-se mantê-la no período pré e pós-operatório, para evitar aumento da pressão no transoperatório. Pacientes que apresentarem hipertensão estágios 2 e 3 e estiverem sob tratamento, e mesmo assim persistirem com valores pressóricos anormais, devem ter sua cirurgia adiada e sua terapia medicamentosa anti-hipertensiva reavaliada.

Como dito anteriormente, a hipertensão maligna é uma situação de urgência médica e deve ser tratada prontamente. Durante uma cirurgia odontológica, principalmente se o paciente é ansioso e não foram utilizadas medicações e medidas para diminuir sua ansiedade, ele pode vir a desenvolver uma crise de hipertensão. Nesse caso, deve-se interromper o procedimento de imediato, colocar o paciente em posição semielevada, tranquilizá-lo utilizando drogas ansiolíticas ou sedativos (ex.: Diazepam® 10 mg, IM) e observá-lo. Se não houver diminuição da pressão arterial a valores aceitáveis ou o

Quadro 2.1 Classificação dos níveis pressoriais – IV Diretrizes de HAS

	Sistólica	Diastólica
Ótima	<120	<80
Normal	<130	<85
Normal elevada	130-139	85-89
Hipertensão		
Estágio 1	140-159	90-99
Estágio 2	160-179	100-109
Estágio 3	>180	>110

Obs.: hipertensão maligna: hipertensão acentuada associada a papiledema e necrose fibrinoide da camada íntima das pequenas artérias.

paciente começar a apresentar cefaleia, náuseas, obnubilação, relatar tonturas ou escotomas deve-se utilizar nifedipina (Adalat®) 10 mg, SL, ou nitroglicerina 0,5 mg, IM ou EV, e transferi-lo para um hospital de imediato. (Ver Capítulo 1, Seção IV.)

PNEUMOPATIAS

A função respiratória é um dos aspectos mais importantes a ser avaliado em pacientes candidatos a cirurgia oral e maxilofacial. Pacientes com pneumopatias são grandes candidatos a complicações graves durante um procedimento odontológico. O medo e as drogas utilizadas são fatores que determinam muitas vezes o aparecimento de uma condição pulmonar patológica não diagnosticada na anamnese e no exame clínico, o que pode surpreender o paciente.

Os pacientes devem ser questionados a respeito de seus vícios (fumo), se realizam atividades físicas, se apresentam tosse persistente, se essa tosse é seca ou produtiva, se possuem falta de ar e, se a possuem, qual a frequência e em que posição ela melhora ou piora. No exame clínico, deve-se notar a aparência do paciente, se está cansado, ofegante, se apresenta cianose de extremidades e lábios, além de auscultar ruídos que muitas vezes podem estar presentes, como sibilos, roncos e crepitações.

Por meio dos dados obtidos na anamnese e no exame clínico, pode-se suspeitar de pneumopatia crônica ou aguda em curso. Cardiopatias devem ser excluídas, pois algumas possuem sintomas pulmonares semelhantes (ex.: ICC).

ASMA

É uma doença inflamatória crônica das vias aéreas caracterizada por episódios de obstrução das vias aéreas, porém reversível na presença de broncodilatadores. É mais comum em crianças e normalmente é associada à etiologia alérgica. Clinicamente, o paciente apresenta angústia respiratória (falta de ar) e, na ausculta, sibilos.

A obstrução resulta do estreitamento dos bronquíolos causado pela contração da musculatura lisa deles. Além disso, por ser uma resposta inflamatória exacerbada diante de um alérgeno externo, ocorrem a formação de edema no interstício pulmonar e produção excessiva de muco espesso, dificultando ainda mais a aeração para as trocas gasosas nos alvéolos pulmonares.

As circunstâncias pelas quais se ocasiona o aparecimento da crise é que devem ser esclarecidas pelo paciente durante o exame pré-operatório. A utilização de drogas, como ácido acetilsalicílico, fenilbutazona, penicilina, piroxicam, entre outras, está relacionada muitas vezes com o surgimento dessas crises. Deve-se perguntar ao paciente sobre a frequência e a intensidade das crises, e se foi necessário internação hospitalar durante a fase aguda.

De particular importância é o papel da ansiedade no aparecimento da crise asmática. Isso posto, deve-se reduzir ao máximo a possibilidade de desencadear um episódio agudo de asma por tensão no transoperatório, utilizando métodos já descritos para diminuir a ansiedade.

Durante a crise aguda de asma, podem ser observados aumento na contagem de eosinófilos, hiperinsuflação pulmonar, vista na radiografia simples de tórax e diminuição da capacidade expiratória. Hipoxemia e acidose respiratória podem ser observadas em ataques moderados. Crises severas podem estar acompanhadas de acidose, hipóxia e hipercapnia, necessitando, muitas vezes, de intubação e ventilação mecânica. Terapia com broncodilatadores, sejam eles de uso contínuo ou somente nos episódios de crise, constitui o principal meio terapêutico medicamentoso para o controle da asma. Alguns esquemas terapêuticos para o controle das crises também incluem o uso de corticoides (inalatórios ou de uso oral). É de extrema importância verificar se o paciente fez uso de corticoterapia prolongada, pois, como será visto mais adiante, esse esquema terapêutico pode provocar supressão adrenal, necessitando de suplementação de corticóide durante o tratamento odontológico-cirúrgico.

Na presença de uma crise asmática durante o tratamento, deve-se suspender o procedimento de imediato e avaliar a intensidade da crise. Se essa crise for leve ou moderada, o paciente poderá ser estabilizado com o uso de drogas simpaticomiméticas inalatórias (ex.: salbutamol [Berotec®]). Deve-se ter cuidado na utilização dessas drogas, pois provocam taquicardia, podendo em pacientes cardiopatas complicar a situação. Nesses casos, dá-se preferência à utilização de corticóides inalatórios ou parenterais (ex.: hidrocortisona [Flebocortid®] 100 mg EV ou IM).

Nos casos de crise asmática grave, pode-se utilizar adrenalina 1:1.000 0,01ml/kg, SC, associada à aminofilina 240 mg, EV, em solução fisiológica, com gotejamento lento. Oxigenoterapia complementar pode agravar o quadro de hipercapnia e, portanto, deverá ser usada com cautela. Estabilizado, deve-se remover o paciente para controle em ambiente hospitalar. Os sinais vitais devem ser monitorizados durante todo o tempo. (Ver Capítulo 1, Seção IV.)

DOENÇA PULMONAR OBSTRUTIVA CRÔNICA

A denominação de doença pulmonar obstrutiva crônica (DPOC) é dada às doenças respiratórias crônicas progressivas que compreendem a bronquite crônica e o enfisema. Elas diminuem a capacidade respiratória com consequente diminuição da oferta de oxigênio aos tecidos, apresentando complicações metabólicas importantes. Consistem na obstrução permanente das vias aéreas.

O enfisema é uma doença que afeta a elasticidade dos alvéolos pulmonares, resultando em hiperinsuflação desses alvéolos e dificuldade para liberação do CO_2 acumulado. Clinicamente, os pacientes com enfisema podem apresentar tosse seca, sibilos e falta de ar progressiva e exacerbada pelo exercício, além de utilizarem a musculatura respiratória acessória. Quando há um grande comprometimento alveolar, o paciente pode apresentar cianose e desenvolver insuficiência cardíaca à direita por hipertensão pulmonar (HP). O aparecimento do enfisema pulmonar tem relação direta com pacientes fumantes inveterados. Esses alvéolos, uma vez alterados, não conseguem mais restaurar suas características funcionais anteriores.

A bronquite, no entanto, caracteriza-se por um aumento da secreção brônquica que a torna espessa, dificultando sua saída e promovendo a formação de verdadeiras rolhas que impedem a passagem normal do ar. Esse aumento da secreção mucosa alveolar está relacionado a estímulos externos crônicos que provocam irritação das glândulas mucosas nos brônquios, estimulando sua hipersecreção. O controle dos agentes desencadeantes do processo de estimulação da hipersecreção é suficiente para o controle da doença. Porém, alguns pacientes apresentam etiologia relacionada a fatores ambientais, como o frio, sendo comum o aparecimento de crises agudas sazonais. A terapia utilizada nas fases agudas é semelhante à utilizada nas crises de asma, com o acréscimo de substâncias mucolíticas, como a N-acetilcisteína (Fluimucil®).

Pacientes com doença pulmonar que estão agendados para cirurgias eletivas devem participar de um programa pré-operatório para minimizar o aparecimento de complicações. Esse programa consiste em: eliminação do vício de fumar; tratamento de infecções pulmonares presentes; uso de corticoides para diminuir a inflamação; fisioterapia respiratória dirigida.

Para esses pacientes, a anestesia geral provê um melhor controle das vias aéreas e da ventilação. Deve-se utilizar oxigênio umidificado e evitar o uso de drogas parassimpaticolíticas, como a atropina e a escopolamina, para evitar o ressecamento da mucosa respiratória. O capnógrafo deve ser usado durante toda a cirurgia para o controle da $PaCO_2$. Como o paciente apresenta níveis de CO_2 altos e representa um estímulo para o centro respiratório, a administração de oxigênio suplementar acima da concentração de 3 l/min pode levar o paciente a uma parada respiratória.

NEFROPATIAS

O rim normal participa de várias funções orgânicas importantes, como a regulação hidroeletrolítica, o controle ácido-básico do sangue, a excreção de compostos nitrogenados, a manutenção da pressão arterial no sistema renina-angiotensina, a produção de hormônios estimuladores da formação de células sanguíneas, como a eritropoetina renal, o controle do metabolismo e a excreção de certas drogas, entre outras funções.

Os pacientes portadores de insuficiência renal crônica ou aguda podem desenvolver níveis variados de deficiência em todas as funções exercidas pelo rim. Normalmente, os pacientes apresentam-se assintomáticos, pois a maioria dos sintomas só aparece quando a função renal decai de 75%. Nesse estágio, o paciente pode apresentar anasarca, hipertensão, letargia, vômitos, prurido, anemia, oligúria ou anúria. Os distúrbios metabólicos ocasionados pela insuficiência renal devem ser prontamente corrigidos, pois podem ocasionar problemas que ameaçam a vida.

As nefropatias crônicas estão relacionadas, muitas vezes, com o diabetes melito, a hipertensão e as infecções urogenitais recorrentes. Incluem-se nessa classificação as patologias glomerulares, as desordens renovasculares e os processos que levam à necrose corticotubular do rim. Para o controle e a manutenção dos níveis de eletrólitos e substâncias nitrogenadas, esses pacientes necessitam da diálise. Pode-se utilizar a diálise peritoneal ou a hemodiálise (mais utilizada). Os pacientes submetem-se a sessões de aproximadamente 4 horas, 2 a 3 vezes por semana, em que todo o sangue é passado em um "filtro" que contém capilares de membrana semipermeável e fluido isotônico em relação ao sangue normal, permitindo a difusão de substâncias e regulando a sua concentração. Para a perfusão do sangue dentro do maquinário, sem que ocorra a coagulação do sangue, utiliza-se heparina. Em virtude disso, e sabendo que a heparina permanece ativa cerca de 2 a 3 horas após a hemodiálise, é prudente realizar qualquer procedimento um dia após a última sessão de diálise.

O diagnóstico e controle das funções renais são realizados mediante dosagem de nível sérico de ureia e creatinina, além da mensuração do débito urinário diário. Pacientes que apresentam oligúria ou anúria e permanecem com os níveis de ureia e creatinina alterados podem apresentar insuficiência renal denominada pré-renal (ex.: hipovolemia) ou pós-renal (obstrução do trato urinário). Se a causa de oligúria for pré-renal, a reposição hídrica é suficiente para restabelecer a função renal. Se, no entanto, a causa for pós-renal, a administração de líquidos pode agravar o quadro.

A fase pré-operatória do paciente renal deve basear-se na correção de todas as anormalidades metabólicas ocasionadas pela doença. Regulação dos níveis de eletrólitos, como sódio, potássio e cálcio, deve ser realizada com cuidado, para evitar-se supercorreção. Reposição de células sanguíneas para controlar a anemia poderá ser necessário. Deve-se utilizar, de preferência, transfusão de concentrado de hemácias lavadas para diminuir o potencial de antigenicidade e volume a ser administrado. Antibioticoprofilaxia deve ser considerada, pois esses pacientes estão sujeitos a infecções intravasculares. O uso de vancomicina EV, administrada durante o procedimento de diálise, é preconizado, não havendo a necessidade de complementação de doses posteriores, pois, nos pacientes nefropatas, a vancomicina mantém níveis séricos por cerca de 4 a 7 dias.

Certas drogas requerem modificações na posologia e dosagem, principalmente aquelas excretadas ou metabolizadas nos rins. Anti-inflamatórios são contraindicados e analgésicos, principalmente morfinomiméticos, devem ser usados com cautela.

HEPATOPATIAS

As doenças hepáticas agudas e crônicas podem significar mudanças importantes na habilidade de o paciente suportar um ato cirúrgico ou mesmo anestésico. A metabolização da maioria das substâncias utilizadas durante o período perioperatório é realizada pelo fígado. Quando a função hepática está alterada, o nível de substâncias à espera de metabolização pode acarretar efeitos indesejados em outros órgãos. Portanto, é de extrema importância determinar se existe alguma anomalia relacionada à função hepática no pré-operatório.

Pode-se suspeitar de doença hepática em curso naqueles pacientes que relatam etilismo crônico, abuso de drogas, exposição a materiais tóxicos, transfusões sanguíneas anteriores e história de hepatite. Alguns sinais são apresentados por hepatopatas. Fígado palpável e endurecido, icterícia, ascite, presença de hemangiomas, asterixias (*tremor etilicus*), eritema palmar e hipertricose facial em mulheres são alguns desses sinais. Mais comumente, pode-se observar icterícia em pacientes com doença ativa. Em fases mais adiantadas da doença hepática, o paciente poderá apresentar encefalopatia hepática, coagulopatia e hipoproteinemia.

A insuficiência hepática leva a uma estagnação da circulação no sistema porta-hepático. Isso ocasiona mecanismos de compensação formando novas redes circulatórias, porém congestas, na região abdominal. Com o aumento da pressão no sistema (hipertensão da veia por-

ta-hepática) desenvolvem-se varizes de esôfago, dilatação de vasos da parede abdominal e formação de ascite, facilmente detectadas por meio de exame clínico de inspeção na região abdominal. Edema de membros inferiores também pode ocorrer.

A avaliação de exames laboratoriais deve incluir a dosagem de AST/ALT, antes denominados de TGO/TGP, bilirrubina total e frações, sorologia para hepatites, proteínas totais e frações, e coagulograma completo. A alteração do coagulograma é devida à deficiência de produção dos fatores vitamina K-dependentes (II, VII, IX e X) mais o fator V. Essa alteração leva a um aumento no TP e TTPA. Doença hepática severa pode ocasionar também deficiência qualitativa nas plaquetas, prejudicando ainda mais o mecanismo de coagulação. A administração de vitamina K é desnecessária, a não ser que haja deficiência dela. Transfusão de plasma fresco congelado é a melhor alternativa para corrigir deficiências de coagulação nesses casos.

A hepatite é uma condição que merece atenção especial. Pacientes com hepatite viral ou alcoólica aumentam de 5% a 10% o risco cirúrgico e são os pacientes mais comumente encontrados como candidatos a cirurgias eletivas ambulatoriais. Só devem ser levados à cirurgia 1 mês após as enzimas hepáticas voltarem aos valores normais. Nos casos de hepatite B ou C, esta pode progredir para uma condição crônica. São consideradas as formas mais severas e apresentam um índice alto de morbidade e cerca de 20% de mortalidade. Terapia com corticosteroides e azatioprina pode ser efetiva para o controle da doença. Porém o risco/benefício de uma intervenção cirúrgica deve ser discutido.

No controle pós-operatório do paciente, deve-se ter o cuidado de ajustar a dosagem e posologia das drogas, evitando drogas metabolizadas pelo fígado. Todos os procedimentos maiores devem ser realizados em hospital, sob monitorização constante do paciente. Deve-se mensurar, por meio de cateterização vesical, a quantidade de infusão e excreção de líquidos e utilizar diuréticos, se necessário, para evitar sequestração de líquido para o "terceiro espaço" (ascite), desenvolvendo uma síndrome hepatorrenal.

ENDOCRINOPATIAS

Algumas das funções orgânicas são reguladas por meio de substâncias denominadas hormônios. Essas substâncias são produzidas por glândulas endócrinas, que mantêm um mecanismo de "intercomunicação" entre elas. A disfunção de uma glândula pode acarretar um efeito dominó, provocando reações muitas vezes não relacionadas diretamente com o órgão doente.

Existem glândulas responsáveis pela atuação isolada em um determinado órgão-alvo e há aquelas que atuam em todos os tecidos do organismo. Com isso, dar-se-á mais importância neste capítulo às disfunções glandulares que acarretam mudanças metabólicas gerais e que determinam modificações mais importantes no manejo de pacientes portadores dessas disfunções.

DIABETES MELITO

O diabetes melito (DM) caracteriza-se pela diminuição da produção de insulina, hormônio produzido pelas células β_2 das ilhotas de Langerhans no pâncreas ou pela resistência dos tecidos à ação desse hormônio. A diminuição da produção do hormônio é mais comum em pacientes jovens (diabetes tipo 1), enquanto o tipo 2 do DM é mais comum em adultos e está relacionado com a ingestão excessiva de hidratos de carbono, provocando uma resistência à entrada deste na célula.

Pode-se dizer que um paciente é diabético quando apresentar glicemia de jejum em valores iguais ou superiores a 110 mg/dl. Na verdade, algumas situações hiperglicemiantes podem manter níveis altos de glicose e, nesses casos, pode-se lançar mão de um teste de tolerância à glicose, também conhecido como curva glicêmica. Alguns sintomas apresentados pelos pacientes podem ser indícios de DM. Polifagia, polidipsia, poliúria e edema de extremidades são alguns desses sintomas. Pacientes com DM tipo I normalmente são magros, enquanto os diabéticos do tipo II são obesos.

O curso da doença é progressivo e determina o comprometimento de outros órgãos. As doenças conexas mais comuns são a retinopatia diabética, a doença vascular periférica, as doenças renovasculares, as neuropatias diabéticas, deficiências de cicatrização e propensão a infecções. Com isso, a avaliação pré-operatória de um paciente com DM deve não somente avaliar o controle da DM, como também o impacto da DM nos órgãos e nos sistemas-alvo.

Exames laboratoriais devem incluir glicemia, nível sérico de eletrólitos, uréia e creatinina. Grandes alterações nos valores de glicemia normalmente estão associadas a sintomas de cetoacidose diabética, condição que ameaça a vida. Esses sintomas incluem "hálito de frutas", desidratação, acidose, fraqueza, letargia, confusão mental, taquipnéia (respiração de Kusmaull) e distúrbios eletrolíticos, normalmente hipocalemia. Essa condição deve ser tratada de imediato. A cetoacidose resulta de alteração no metabolismo energético, em que a degradação de lipídios torna-se a principal fonte energética, porém à custa de acúmulo de corpos cetônicos. Normalmente, o DM tipo 2

é controlado com a utilização de hipoglicemiantes orais e controle de dieta, enquanto os diabéticos tipo 1 utilizam insulina. Se os valores glicêmicos ultrapassam os 250 mg/dl, a terapia deverá ser revisada.

Mesmo pacientes controlados, diante da algumas situações como estresse, trauma cirúrgico e infecção, acabam descompensando. Os diabéticos devem sempre ter sua consulta marcada para a primeira metade da manhã, devendo tomar a medicação e alimentar-se normalmente. As consultas não devem estender-se até a hora do almoço. Devem ser utilizadas medidas para o controle da ansiedade. O problema mais comum que pode ocorrer durante o tratamento é um episódio de hipoglicemia, desencadeado por estresse, falta de alimentação ou dose excessiva de insulina. Os sinais que acompanham uma crise de hipoglicemia são agitação, sudorese, tremores, palidez cutânea, confusão mental e, algumas vezes, síncope. Se o paciente permanecer consciente, deve-se administrar um suco de laranja açucarado ou um chocolate, por exemplo. Se o paciente estiver inconsciente, deve-se administrar glicose 50%, 20 a 30 ml, EV. Em 3 a 4 minutos após a administração, há a remissão dos sintomas.

Nos casos de cirurgias que necessitem de anestesia geral e, portanto, de jejum pré-operatório, o paciente deve ser mantido com infusão de solução glicosada a 5%. Na manhã da cirurgia, deve-se administrar metade da dose usual de insulina. No caso de hipoglicemiantes orais, podem ser suspensos no dia anterior. Deve-se ter a glicemia do paciente no dia antes da cirurgia. Durante a cirurgia, pode-se determinar o nível de glicose e fazer acertos, se necessário. O período pós-operatório é crítico e necessita de controle rigoroso da glicemia, devendo ser realizado de 4/4 horas. Um esquema de insulina simples pode ser introduzido na prescrição do paciente, sob orientação médica.

O uso de corticoides e vasoconstritores adrenérgicos é contraindicado por causa de seu efeito hiperglicemiante. Antibioticoprofilaxia deve ser instituída, baseada na facilidade com que os pacientes portadores de DM desenvolvem infecções.

DISTÚRBIOS SUPRARRENAL

Vários hormônios são produzidos pelas glândulas adrenais. A porção medular da glândula produz as catecolaminas (epinefrina e norepinefrina), que atuam como drogas simpaticomiméticas na excitabilidade do miocárdio e no controle do tônus vasomotor. O córtex da adrenal, por sua vez, produz os glicocorticoides (ex.: cortisona), que atuam na regulação do metabolismo energético, os mineralocorticoides (ex.: aldosterona), que atuam no controle hidroeletrolítico, e alguns hormônios sexuais de papel secundário.

As alterações presentes nas patologias que acometem as adrenais podem ser divididas em hiperfunções e hipofunções adrenais. Essas patologias podem ser relacionadas diretamente ao tecido glandular das adrenais ou a patologias que afetam o mecanismo de regulação da glândula: o eixo hipotálamo – hipófise – suprarrenal. Em geral é devido à presença de neoplasias produtoras de hormônios, que provocam a disfunção de todo o sistema endócrino suprarrenal.

A hiperfunção pode ser causada por dois mecanismos distintos. O primeiro, decorrente da presença de neoplasias, ou no eixo regulador da suprarrenal, ou na própria glândula, como o feocromocitoma, que produz catecolaminas, provocando um quadro de hipertensão grave. O segundo mecanismo diz respeito à hiperfunção induzida mediante a administração exógena de corticoides. Nesse caso, o paciente apresenta uma série de sinais e sintomas que caracterizam a síndrome de Cushing. Sua manifestação clínica inclui: "face em lua cheia", obesidade do tronco, hipertensão arterial, hiperglicemia, deficiência de cicatrização, imunossupressão e osteoporose. Além dos efeitos diretos sobre o metabolismo geral, a administração de corticóides pode levar à supressão da estimulação oferecida pelo eixo hipotálamo – hipófise – suprarrenal. Essa supressão, após o término da corticoterapia, pode-se prolongar até 1 ano após a terapia. Por isso, todos os pacientes que receberam corticoides por mais de uma semana são considerados pacientes adrenossuprimidos, devendo ser utilizado um esquema de reposição de corticoides pré-operatoriamente.

Uma complicação importante durante o tratamento odontológico-cirúrgico é que a diminuição de glicocorticoides provoca uma lentidão na resposta metabólica perante uma situação de esforço cardiovascular (ex.: estresse), precipitando uma falência do sistema. Para isso, devem ser repostas quantidades suficientes de corticoides para suportar as exigências orgânicas perioperatórias. Devem ser utilizados 60 mg/dia de prednisona ou equivalente no dia da cirurgia. Essa dose deve ser reduzida em 50%, no segundo dia, e assim sucessivamente, até sua suspensão (4º ou 5º dias). Se o paciente ainda faz uso de corticoides, sua posologia no dia da cirurgia deve ser dobrada, voltando à dose normal no dia seguinte.

A hipofunção das suprarrenais é denominada doença de Addison. Essa doença caracteriza-se clinicamente por sinais e sintomas como fraqueza, perda de peso, hipotensão ortostática, hipoglicemia, hipercalemia e hiperpigmentação de pele e mucosas. O tratamento é realizado à base de complementação com corticoides durante toda a vida. A regulação de eletrólitos faz-se necessária periodicamente. O fato de esses pacientes fazerem uso crônico de corticoides dificulta a reparação das feridas cirúrgicas e aumenta o risco de infecções pós-operatórias. Por isso, devem ser utilizados antibióticos e tomar um cuidado maior no tratamento das feridas operatórias.

DISTÚRBIOS DA TIREOIDE

A principal função da glândula tireoide é a regulação do metabolismo de carboidratos, gorduras e proteínas, além de potencializar os efeitos de outros hormônios, como as catecolaminas e o GH, mediante a produção de tiroxina.

O hipertireoidismo é caracterizado pelo aumento na produção de tiroxina. Pode aparecer em virtude de doença autoimune, quando em pacientes jovens (doença de Graves) ou em virtude da presença de bócio multinodular tóxico ou adenoma de tireoide. Os dados clínicos apresentados pelos pacientes portadores de hipertireoidismo são nervosismo, ansiedade, perda de peso, tremores, taquicardia, intolerância ao calor, pele úmida e exoftalmia. A comprovação é realizada pela verificação do aumento de níveis séricos de T_3 e/ou T_4. A determinação do TSH, hormônio hipofisário, faz-se necessária, pois o distúrbio endócrino altera o eixo regulador hipotálamo – hipófise – tireóide.

Pacientes com hipertireoidismo são tratados com iodo radioativo ou cirurgia. Candidatos à cirurgia oral e maxilofacial devem estar assintomáticos e controlados. Esses pacientes não toleram a utilização de drogas como vasoconstritores e corticóides, pois seus efeitos são potencializados, desencadeando uma crise tireoidiana. A crise tireoidiana compreende uma instabilidade do sistema cardiovascular, produção de arritmias que ameaçam a vida, agitação intensa, psicose e febre.

O hipotireoidismo pode ser causado por tireoidite crônica (doença de Hashimoto), atrofia idiopática da tireóide, decorrente de tireoidectomia, ou de bócio endêmico por deficiência de iodo. É caracterizado pela diminuição dos níveis séricos de tiroxina. O quadro clínico apresentado pelo paciente com hipotireoidismo inclui fadiga, ganho de peso, letargia, alopécia, pele seca, bradicardia e intolerância ao frio. Esses pacientes apresentam depressão do sistema nervoso central e, quando utilizados analgésicos de ação central, sedativos ou anestésicos, têm seus efeitos colaterais exacerbados. Cirurgias eletivas devem ser adiadas até que a função tireoidiana esteja normalizada.

DESORDENS SANGUÍNEAS

O tecido sanguíneo é responsável por uma infinidade de tarefas importantes para o processo de homeostasia. A porção composta pelo plasma participa da regulação hidroeletrolítica das células e do interstício, transporte de substâncias e processo de coagulação por meio dos fatores da coagulação aí presentes. A porção celular participa do transporte de gases (eritrócitos), proteção contra a entrada de substâncias estranhas (leucócitos e linfócitos) e também do processo de coagulação (plaquetas).

Distúrbios relacionados com a deficiência quantitativa ou qualitativa dos elementos presentes no sangue alteram, em muito, a conduta perante um paciente que apresente qualquer um desses distúrbios sanguíneos. Apresentar-se-ão a seguir as principais patologias sanguíneas, sua interferência na fisiologia do paciente e considerações em relação ao tratamento odontológico-cirúrgico.

ANEMIA

As anemias são definidas como uma diminuição no número de eritrócitos, resultando em um valor alterado de hematócrito, hemoglobina e contagem de hemácias. Hematócrito abaixo de 35%, hemoglobina abaixo de 10 mg/dl e contagem de hemácias abaixo de 3.500.000 células/dl definem um quadro de anemia. Glossite atrófica, dispnéia e palidez de pele, mucosa e conjuntivas podem ser vistas em pacientes com hematócrito abaixo de 30%. Deve-se suspeitar de anemia, se houver uma história de perda recente de sangue, carência nutricional, abuso de álcool, história familiar relevante, melena (sangue nas fezes) e sangramentos menstruais excessivos.

Anemias severas podem afetar a manutenção da oxigenação dos tecidos e do volume sanguíneo. A utilização de exames laboratoriais, como a contagem de reticulócitos e volume corpuscular médio (VCM), pode ser muito útil na detecção da etiologia da anemia. Um aumento na contagem de reticulócitos indica uma etiologia hemolítica (ex.: hiperesplenismo, infecção, esferocitose, falcemia, talassemia). A diminuição na contagem de reticulócitos está relacionada com a diminuição na produção das hemácias (deficiência de ferro, anemia megaloblástica (ex.: deficiência de vitamina B_{12} e folato), anemia aplásica, leucemia. Com as anemias microcíticas, reveladas por meio da diminuição do VCM, estão relacionadas a talassemia e a anemia ferropriva. Já nas anemias macrocíticas, a etiologia revela uma deficiência de vitamina B_{12} e ácido fólico.

Na anemia ferropriva, o tratamento utilizado baseia-se na complementação de ferro, mediante a administração de 300 mg de sulfato ferroso (Combiron®), VO, 3 vezes ao dia, durante 2 meses. Pacientes submetidos à gastrectomia também podem apresentar anemia por deficiência na absorção de ferro. Outras condições de anemia por deficiência nutricional devem ter o tratamento de acordo com a deficiência apresentada. Nos casos de talassemia, o paciente apresenta-se quase sempre com níveis de hematócrito e hemoglobina muito baixos, necessitando de transfusão de concentrado de hemácias. O grande problema, porém, é a suscetibilidade de desenvolver hemólise causada por estresse ou interação com várias medicações, como vasoconstritores. Nas crises de hemólise, observadas em alguns tipos de doenças, os pacientes apresentam-se ictéricos.

Em anemias provocadas por neoplasias e outros fatores como a hemorragia crônica, estes devem ser resolvidos antes de qualquer procedimento cirúrgico-odontológico. Pacientes com falcemia podem apresentar episódios de trombose de pequenos vasos e hemólise, provocando infarto de órgãos como baço, pulmões e ossos. Fatores que precipitam esses episódios incluem estresse, anestesia, infecção, desidratação e hipóxia. O tratamento da crise é realizado com a administração de oxigênio, analgésicos e hidratação (EV).

COAGULOPATIAS

As coagulopatias representam uma classe de doenças ou de condições clínicas transitórias que promovem alterações na capacidade orgânica de promover a hemostasia. Algumas patologias congênitas e hereditárias participam dessa classe. A doença de von Willebrand é o distúrbio de coagulação mais comum. É uma patologia hereditária que afeta homens e mulheres e caracteriza-se por uma deficiência do co-fator VIII, necessário para a manutenção da agregação plaquetária. Normalmente, os pacientes portadores dessa patologia são conhecedores de sua condição. Essa patologia apresenta formas variáveis de comprometimento na fisiologia da coagulação. Sangramento excessivo é variável de acordo com o paciente. O coagulograma pode revelar um aumento no TTPA (tempo de tromboplastina parcial ativada) e no TS (tempo de sangramento). Testes de agregação plaquetária podem estar dentro de valores normais. O tratamento é realizado mediante transfusão de crioprecipitado. Deve-se levar em conta que a meia-vida dos fatores transfundidos é de 8 a 12 horas, podendo haver a necessidade de uma nova transfusão. Em casos mais leves da doença, pode-se utilizar o ácido épsilon aminocapróico (Ipsilon 4g, VO, 4/4 hs) no período perioperatório.

Outra patologia hereditária que mantém presente um distúrbio na coagulação é a hemofilia. É uma doença que afeta em sua maioria homens, porém pode ocorrer em mulheres. Apresenta-se sob duas formas principais: a hemofilia A, e a hemofilia B. Na hemofilia A o fator VIII está deficiente ou ausente, enquanto na hemofilia B o problema é com o fator IX. O paciente pode relatar uma história de múltiplos episódios de sangramento, formação de hematomas e equimoses com facilidade e presença de hemartrose em grandes articulações (ex.: joelho). Muitos já são conhecedores de sua condição. O TTPA está normalmente elevado, enquanto o TP (tempo de protrombina) e o TS mantêm-se normais. O tratamento consiste na utilização de concentrado dos fatores que estão em falta nos casos mais severos, pois existe o risco de trombose. Nos casos mais leves, deve-se utilizar crioprecipitado.

Outras condições não hereditárias podem acarretar um distúrbio na coagulação. Hepatopatas, como descrito anteriormente, podem desenvolver coagulopatia por deficiência dos fatores vitamina K-dependentes mais o fator V. Semelhantemente, a terapia com anticoagulantes (ex.: coumadin, warfarin, acenocumarina etc.) provoca a diminuição desses fatores, com exceção do fator V. A diminuição desses fatores acarreta o prolongamento do TP e do TTPA.

O preparo do paciente, nestes casos, deve considerar o fator risco/benefício na interrupção da terapia anticoagulante, pois existe a possibilidade de formação de trombos. Se não houver problemas com a retirada da terapia, as drogas deverão ser suspensas. As drogas deverão ser suspensas 3 a 4 dias antes da cirurgia e o TP deverá ser determinado antes dela. Alguns pacientes fazem uso do ácido acetilsalicílico como terapia trombolítica. Nesse caso, a interrupção da droga deve ser realizada uma semana antes da cirurgia.

A deficiência quantitativa e qualitativa das plaquetas caracteriza também uma condição de coagulopatia. A púrpura trombocitopênica é uma doença autoimune, mediada pela IgG, afetando inicialmente a qualidade das plaquetas e, posteriormente, provocando sua destruição no baço. Os pacientes apresentam-se quase sempre assintomáticos, a não ser nos casos em que a contagem de plaquetas é menor que 10.000 células/mm^3 em que o sangramento espontâneo pode ser observado. Alguns sinais, como o aparecimento de petéquias e equimoses, podem estar presentes. O tratamento consiste na utilização de corticoterapia e esplenectomia, em adultos. A transfusão de concentrado de plaquetas deve ser reservada para os casos mais graves, pois induz uma rápida formação de anticorpos antiplaquetários.

HEMORRAGIAS

Do grego *haima* (sangue) e *rhegnynai* (irromper). É a ruptura de um vaso sanguíneo, provocando a saída de seu conteúdo interno (sangue), até que por algum mecanismo seja bloqueado esse sangramento.

Essa manobra chama-se hemostasia, do grego *haima* (sangue) e *stasis* (parada) – interrupção da perda de sangue.

As hemorragias de origem bucodentoalveolar, aparentemente de pouca relevância, são, na realidade, um acidente transoperatório e/ou uma complicação pós-cirúrgica grave, que podem levar, em raros casos, o paciente a um choque hipovolêmico.

É óbvio que, nos casos extremos, só ocorrem por total desinformação do paciente de uma possível discrasia sanguínea de que é portador, aliada à inoperância e à incompetência do profissional em avaliar clinicamente o paciente na anamnese pré-operatória, visando à execução de um ato operatório cirúrgico. As hemorragias ocorrem quando em presença das alterações da hemostasia fisiológica.

Quanto à ruptura dos vasos sanguíneos, as hemorragias podem ser classificadas como de origem:

- Venosa: com característica de fluxo contínuo.
- Arterial: com fluxo pulsátil, com característica de sangue lançado.
- Capilar ou em nape: com característica de sangramento em lençol, proveniente das paredes dos tecidos.

As hemorragias podem ocorrer como um acidente transoperatório e, se o paciente for normorreativo, caberá ao cirurgião executar as manobras de técnica cirúrgica, realizando a hemostasia nas formas mais simples e objetivas possíveis, tais como:

- Tamponamento.
- Pinçamento + ligadura dos vasos.
- Ligadura por fios de sutura.
- Compressão normal-digital.
- Compressão por instrumental.
- Eletrocoagulação, utilizando o termocautério.
- Por esmagamento de osso à custa das paredes laterais.
- Por aposição de cera de osso (cuidado, pode ocorrer reação por corpo estranho).
- Por constrição reacional.
- Sutura em massa dos tecidos. (Ver Capítulo 3, Seção III.)

Se o paciente é portador de eventual discrasia sanguínea não conferida pelo cirurgião-dentista, este deve utilizar os mesmos recursos anteriores, que visam a diminuir o sangramento, sabendo que, nesses casos, devem ser detectados qual ou quais os fatores alterados, cabendo o tratamento intervencionista a um médico vascular e a terapia medicamentosa a um médico hematologista.

Quadro 2.2 Fatores plasmáticos de coagulação

- **Fator I** — Fiobrinogênio
- **Fator II** — Protrombina
- **Fator III** — Tromboplastina
- **Fator IV** — Íons Ca^{++}
- **Fator V** — Fator lábil (proacelerina globulina)
- **Fator VI** — Acelerina
- **Fator VII** — Fator estável (anti-hemofílico AHG) proconvertina – acelerador de conversão de protrombina
- **Fator VIII** — Fator anti-hemofílico (A)
- **Fator IX** — PTC Cristian (B) – componente tromboplasmático do plasma
- **Fator X** — Stuart Power
- **Fator XI** — Componente tromboplastina de plasma PTC (e)
- **Fator XII** — Fator de contato – Hagemon
- **Fator XIII** — Fator estabilizador da fibrina

Em casos de hemorragias oriundas de complicações pós-operatórias, deve o profissional procurar limpar o campo operatório cirúrgico, tentando visualizar o local e as causas da presença da hemorragia. A princípio, devem ser descartadas as possibilidades de o diagnóstico ser de paciente portador de discrasia sanguínea e/ou alteração de algum fator do mecanismo coagulatório.

Esses sangramentos pós-operatórios podem ter como causa o trauma mastigatório, com consequente remoção do coágulo.

A presença de corpos estranhos, raízes residuais, fragmentos ósseos fraturados, presença de cápsulas císticas, granulomas e aumento da pressão arterial podem ser causa de hemorragia imediata. A conduta, nesses casos, deve ser:

- Tomada de pressão arterial (visando a descartar quadros clínicos de hipertensão arterial).
- Identificação do tipo e localização do vaso.
- Realização de radiografia, visando a identificar presença de corpos estranhos e/ou fraturas ósseas e/ou dentais.
- Realização das manobras de hemostasia já citadas, visando a estancar a hemorragia:
  - Temporária: por compressão das feridas com gaze, para reduzir o diâmetro do vaso, desencadeando o mecanismo fisiológico de auto-hemostasia.
  - Tempo mínimo de 10 minutos: apresenta resultados favoráveis nas hemorragias capilares ou em nape.
  - Para vasos de grande calibre: contribuindo para diminuir a perda final de sangue.
  - Definitiva: pinçamento e ligadura dos vasos sanguíneos, utilizando-se pinças do tipo Keller (mosquito), Hastead e fios reabsorvíveis. (Ver Capítulo 3, Seção III.)

MECANISMOS DE COAGULAÇÃO

Características principais das fases vascular, plaquetária e plasmática:

FASE VASCULAR

Aumenta a permeabilidade capilar.

- Fator passivo → resistência e retrabilidade.
- Fator ativo → vasoconstrição.

FASE PLAQUETÁRIA

Aumenta a adesividade capilar.

- Presença maior de plaquetas
- Início da ação dos fatores de coagulação

FASE PLASMÁTICA

Impede a ação da plasmina, impedindo a destruição da trombina. A fibriogênese em solução gel → fibrina.

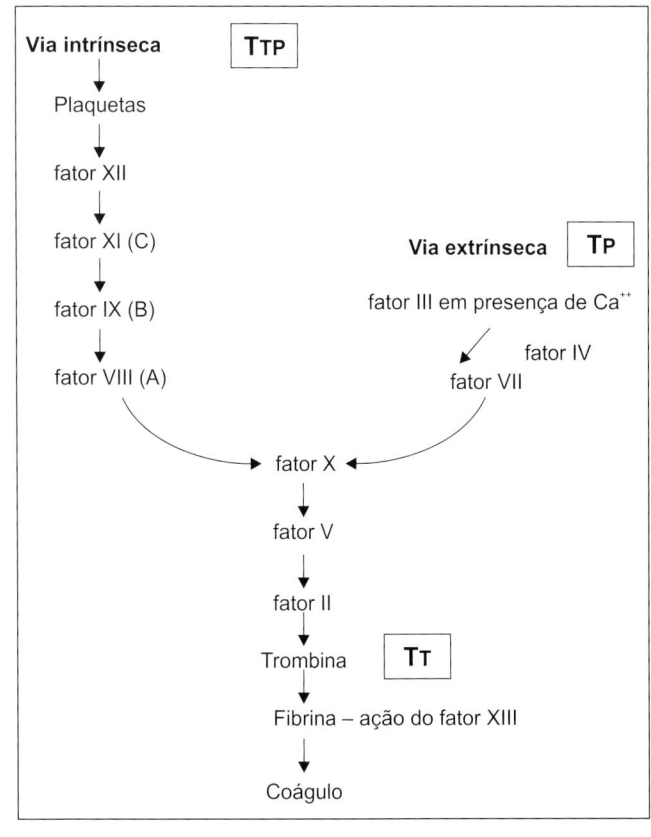

Fig 2.1 Esquema sucinto do mecanismo de coagulação.

Quadro 2.3 Exames laboratoriais complementares que podem ser solicitados pelo cirurgião-dentista

- **TS** – Tempo de sangramento. Normal: 1 a 3 minutos.
- **TC** – Tempo de coagulação. Normal: 4 a 8 minutos. Pode ser substituído pelo tempo de tromboplastina parcial (TTPA ativada).
- **TP** – Tempo de protrombina – aciona o mecanismo extrínseco de ativação da protrombina.
- **Plaquetas** – Contagem de plaquetas. Normal: de 150.000 a 450.000 p/ml.
- **Retração de coágulo** – capacidade de a plaqueta liberar a retractoenzima para maior estabilidade do coágulo.
- **Prova do laço** – raio de 5 cm/5 minutos/5 petéquias, fator vascular + qualidade/quantidade de plaquetas.
- **TTPA** – Tempo de Tromboplastina Parcial Ativada. Avalia o mecanismo intrínseco de ativação da protrombina:

INR (Normal = 1,0)

BIBLIOGRAFIA

Cawson RA, Spector RG. Clinical pharmacology in dentistry. 5 ed. Edinburg: Churchill Livingstone, 1989.

Fallace DA. Emergence dental. Diagnosis and management of urgent dental problems. Baltimore: Willians & Wilkins, 1995. 301p.

Guyton AC. Tratado de fisiologia médica. 7 ed. Rio de Janeiro: Guanabara Koogan, 1986. 476 p.

Hupp JR. Health status evaluation. In: Peterson LJ, Tucker Ellis III, E. Contemporany oral and maxilofacial surgery. St. Louis: Mosby, 1988: 27-46.

_____. Prevenção e Tratamento das Emergências Médicas. In: Peterson, LJ, Tucker Ellis III, E. Cirurgia oral e maxilofacial contemporânea. St. Louis: Mosby, 1988. Elsevier Ed., 2005, p. 23-44.

_____. Prevention and management of medical emergencies. In: Peterson LJ, Tucker Ellis III, E. Contemporany oral and maxilofacial surgery. St. Louis: Mosby, 1988: 47-70.

Jennet B. Medical aspects of head injury. Medicine. Uk. (24) 1980; 1641-8.

Kraytman M. O diagnóstico através da história clínica. 2 ed. Americana de Publicações, 1991. 353 p.

Kwon PH, Laskin DM. Clinician's manual of oral and maxillofacial surgery. 2 ed. New York. Quintessence Publishing, 1997. 586 p.

Little JW, Fallace DA. Dental management of the medically compromised patient. 2 ed. Mosby, 1984.

Lopez M, Medeiros JL. Semiologia médica: as bases do diagnóstico clínico. 3 ed. Rio de Janeiro: Atheneu, 1990. 651 p.

Mallamed SF. Handbook of medical emergencies in the dental office. 3 ed. St. Louis: Mosby, 1987.

MC Cartly FM. Emergencies in dental practice. Philadelphia: W. B. Saunder Company, 1981.

Peterson LJ et al. Contemporany oral and maxilofacial surgery. St. Louis: Mosby, 1988. 826 p.

Scully C, Cawson RA. Medical problems in dentistry. 3 ed. Oxford: Butterworth-Heinemam, 1993. 603 p.

Sonis ST, Fazio RC, Fang L. Medicina oral. 2 ed. Rio de Janeiro: Guanabara Koogan, 1998. 226 p.

Zegarelli EV, Kutscher AH, Hyman GA. Diagnóstico das doenças da boca e dos maxilares. 2 ed. Rio de Janeiro: Guanabara Koogan, 1982. 598 p.

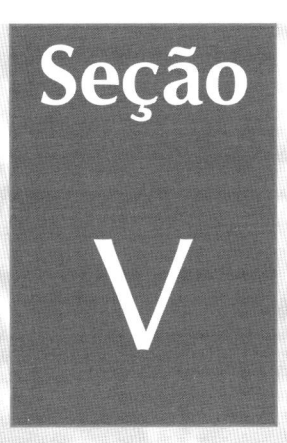

Terapêuticas Clínica, Cirúrgica e Odontológica Realizadas em Ambiente Hospitalar

Atuação Odontológica em Hospital

Waldyr Antônio Jorge

Conforme conceituado na introdução deste livro, a atuação odontológica é sempre a mesma, não devendo ser confundida com outra especialidade odontológica por estar sendo realizada em ambiente hospitalar.

Em um hospital, o binômio paciente × médico é fundamental e fulcro de todo o sistema hospitalar, devendo ser respeitado.

Obviamente, entendendo a odontologia como um conjunto de procedimentos que, segundo a Organização Mundial de Saúde, se enquadram no conceito de atuação da especialidade médica (ver Capítulos 1 e 2, Seção I; Capítulo 1, Seção II e Capítulo 1, Seção IV), embora não de formação médica, é o cirurgião-dentista o único profissional da área da saúde que faz parte do corpo clínico de um hospital com direito à internação de seu paciente, executando os procedimentos de diagnóstico e terapêutica.

A atuação odontológica pode se relacionar com outras especialidades médicas, em que em uma região relativamente pequena, que cabe na palma de uma das mãos – região bucomaxilofacial –, atuam vários especialistas, como o cirurgião-dentista, o oftalmologista, o neuroclínico, o cirurgião plástico, o de cabeça e de pescoço, o otorrinolaringologista, o dermatologista etc., com todos esses profissionais devendo atuar de forma harmônica, numa possível superposição de procedimentos, guar-

dando-se as individualidades e as características de cada especialidade, na consecução primeira, última e única: a cura do paciente. (W. A. Jorge, CRM-SP XVIII, nº 162 – pág. 12. Fev. 2001.)

Várias são as possibilidades ou necessidades que podem levar um cirurgião-dentista a atuar em ambiente hospitalar.

A atuação hospitalar do cirurgião-dentista não está vinculada exclusivamente à especialidade de cirurgia e traumatologia bucomaxilofacial, embora essa seja em realidade a razão maior da participação odontológica em um hospital.

Conforme relatado no Capítulo 1, Seção I; Capítulos 1 e 2, Seção II e Capítulo 1, Seção IV, onde se explicitaram as características de cada especialidade com seus motivos de atuação profissional, o quadro sinótico a seguir demonstra em círculos concêntricos as várias especialidades odontológicas que podem atuar de alguma forma em ambiente hospitalar.

De forma equivocada, em 1998 houve a publicação pelo Conselho Federal de Medicina da Portaria 1.493, de 15 de maio do mesmo ano, que tratava das internações de pacientes em hospitais: "(...) Determinar ao diretor do estabelecimento de saúde que tome as providências cabíveis para que todo paciente hospitalizado tenha seu médico assistente responsável, desde a internação até a alta (...)".

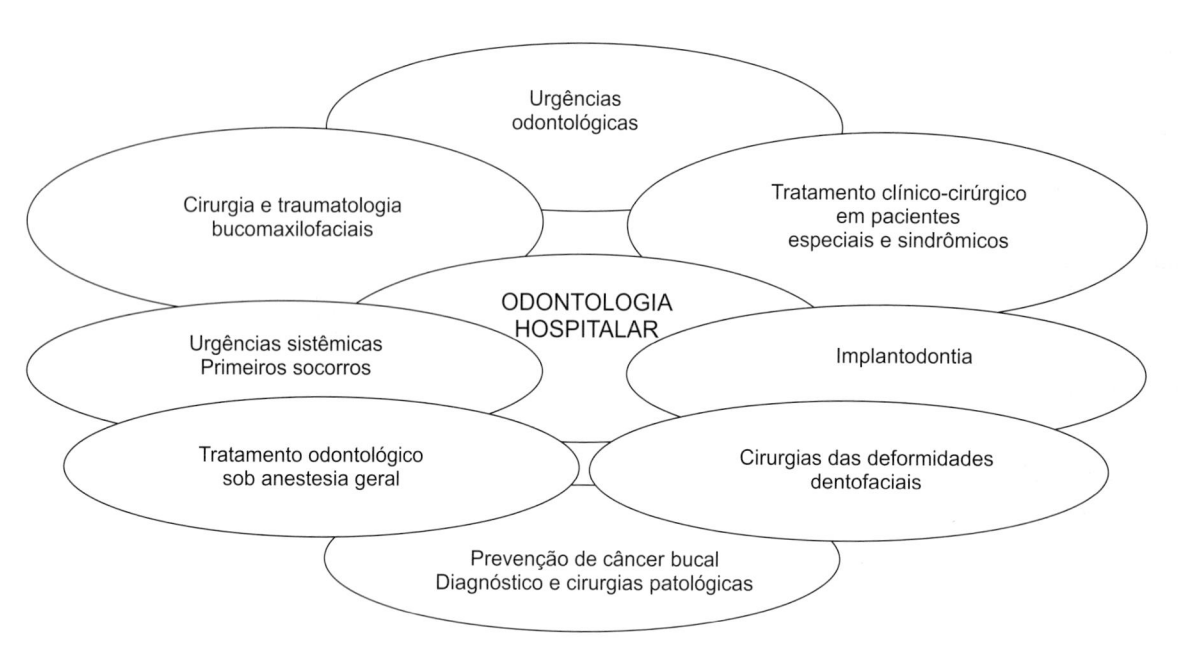

Fig. 5.1 Conceito do autor sobre as atividades odontológicas em hospital.

Essa Portaria só foi revogada pela Portaria CFM 1.536/98, a qual explicitava que a Portaria 1.493 de 15/05/98 não se aplicava à odontologia.

Em documento firmado em Brasília, na data de 03/03/1999, entre os conselhos federais de Medicina e Odontologia, emanado pela Plenária do CFM em novembro de 1998, no texto assinado pelos presidentes do CFO, Dr. Jacques Narcise Henri Duval, e do CFM, Dr. Waldir Paiva Mesquita, constava: "O médico e o cirurgião-dentista legalmente podem e assistirão quando julgarem necessário seu paciente (na sua área de competência), com liberdade para tratar sob anestesia local ou geral, efetuando a sua internação hospitalar quando necessário, prescrevendo e acompanhando-o durante todo o período, bem como procedendo à sua alta, visto que são os responsáveis pela cirurgia e seu resultado ou consequência."

Fez-se justiça, e os direitos do cirurgião-dentista foram mantidos.

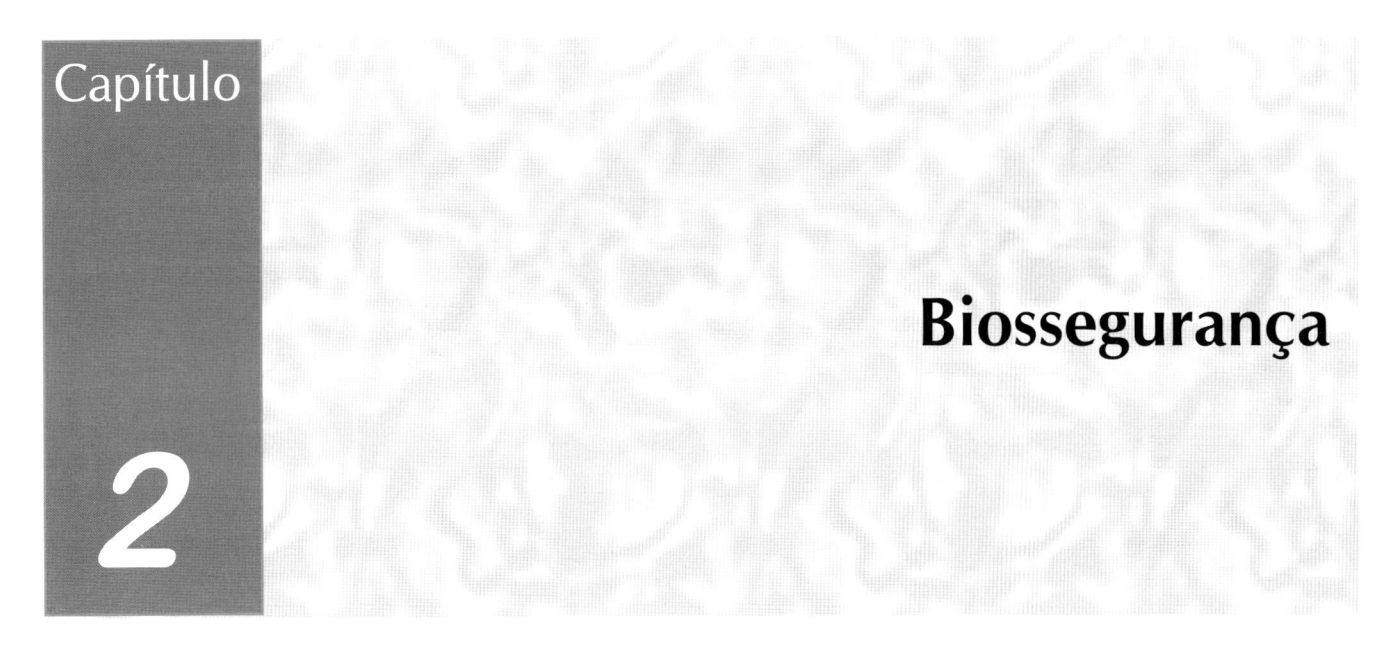

Capítulo 2

Biossegurança

Claudio Ferraz da Silva • Klaus Costa Utescher

INTRODUÇÃO

Toda atividade cirúrgica é um ato de agressão ao organismo com uma intensidade variável, de acordo com a extensão e a gravidade da intervenção.

Há de se considerarem, ainda, outras variáveis, como preparo técnico do cirurgião, responsabilidade, experiência, meio ambiente ou cirúrgico, deficiências ou facilidades das instalações e equipamentos e, entre todas, pode-se destacar uma das mais temidas, a infecção.

O ser humano vive em um ambiente de equilíbrio com floras bacterianas que são mais ou menos constantes, porém quando essa relação sofre alterações de seu equilíbrio deixa de ser saprófita ou simbiótica e passa a ser do tipo parasitário.

A instabilidade do equilíbrio entre esses indivíduos é tão recorrente que a simples mudança de sua localização é, às vezes, suficiente para alterar o tipo de interdependência.

É a esse tipo de associação entre o homem e um microrganismo vegetal inferior (bactérias, cogumelos, vírus), no qual o homem é o hospedeiro, que se dá o nome de infecção.

Essa capacidade de os microrganismos produzirem malefícios ao homem denomina-se de patogenicidade.

Será patogênico o microrganismo que, por sua natureza, localização ou outra condição, determinar lesões no organismo humano.

HISTÓRICO

Deve-se a Semmelweis, em 1846, o mérito de haver sido o primeiro a observar a eficiência das lavagens das mãos como método para prevenir infecções de contato.

Ele observou que a infecção puerperal era mais frequente na clínica obstétrica do hospital geral de Viena, local destinado à prática de obstetrícia dos estudantes de medicina, que, após os estudos em cadáveres, iam para a enfermaria realizar os partos. Observou ainda que, em alguns casos, em que as mãos eram lavadas com uma solução de ácido clórico, havia redução na incidência de infecção. Assim, em 1847, Semmelweis tornou obrigatória a lavagem das mãos com essa solução.

Em 1865, Joseph Leste, aproveitando a idéia de Semmelweis com os estudos de Louis Pasteur, iniciou o emprego dos anti-sépticos.

Em 1882, Herber introduziu o avental de cirurgia. Em 1889, Halsted introduziu as luvas de borracha e, em 1891, Schimmelbusch fez a padronização da antissepsia das mãos. Em 1896 foi atribuído a Von Mikulicz o uso de máscaras.

MEDIDAS ACAUTELADORAS DO PROFISSIONAL DE SAÚDE

Como a atividade cirúrgica apresenta, normalmente, uma série de periculosidades, o cirurgião deve respeitar alguns dos seguintes requisitos:

- Prudência.
- Perícia.
- Conhecimentos.
- Cuidados especiais.
- Vigilância constante.
- Previsibilidade.
- Documentação completa do doente.

DEFINIÇÕES (CONCEITOS – TERMINOLOGIAS)

1. *Antissepsia:* conjunto de medidas que visa à destruição parcial dos germes, impedindo sua proliferação por determinado tempo; esses por meio de soluções anti-sépticas, podendo ser bacteriostática (inativação) ou bactericida (destruição), aplicadas sobre tecidos vivos (pele, mucosa).
2. *Antisséptico*: agente químico que visa a impedir a proliferação de microrganismos patogênicos ou não, devendo ser de baixa causticidade e hipoalergênico para a pele ou mucosa.
3. *Assepsia:* é o conjunto de técnicas que tem por objetivo a completa destruição de todos os microrganismos patogênicos ou não, vírus, até mesmo esporos, por meio de técnicas de esterilização, visando à penetração deles em local que não os contenha. Aplica-se ao instrumental e material usado durante o ato cirúrgico.
   a. *Técnicas assépticas:* é o conjunto de manobras ou técnicas utilizadas com a finalidade de manter livre de germes o paciente, a equipe cirúrgica, o instrumental material e o meio ambiente; é a ausência total de microrganismos vivos.
   b. *Esterilização*: é a destruição total de microrganismos patogênicos ou não, até mesmo esporos, e a inativação de vírus mediante meios físicos ou químicos. Usa-se a esterilização para instrumental e material.

Para que o cirurgião-dentista venha a manter um controle de infecção odontológica durante a realização dos procedimentos clínicos é necessária a criação de uma classificação do instrumental e dos procedimentos clínicos quanto ao risco de transmitirem uma infecção exógena.

Pode-se adaptar a classificação de Spaulding para materiais e equipamentos hospitalares em críticos, semicríticos e não críticos. E segundo o Ministério da Saúde, a Portaria 930/08/92 classifica as cirurgias médicas e odontológicas, de acordo com o seu risco de contaminação, em limpas, potencialmente limpas, contaminadas e infectadas. Nessa classificação, as cirurgias odontológicas são consideradas contaminadas, em virtude de tecidos ricos em flora residente, e de difícil descontaminação ou infectadas. São chamadas de infectadas quando há supuração no local ou em feridas traumáticas sujas com tempo superior a 6 horas antes da intervenção.

1. *Instrumental crítico*: é todo instrumental ou material utilizado para penetração nos tecidos subepiteliais, no sistema vascular e, nas membranas e mucosas, em outros órgãos isentos de flora microbiana própria. Portanto, devem ser esterilizados bisturis, fórceps, descoladores etc.
2. *Instrumental semicrítico*: todo instrumental ou material que entra em contato com mucosa íntegra ou pele, não penetra em áreas corporais estéreis. Deve ser, no mínimo, desinfetado, porém, se possível, esterilizado, como espelhos extrabucais, moldeiras, diques de borracha, instrumental para amálgama, entre outros.
3. *Instrumental ou material não críticos:* são aqueles que não entram em contato com o paciente ou somente têm contato com a pele íntegra, como refletor de aparelho de raios X; neste caso, somente desinfetado.

Podem também ser classificados segundo o risco de contaminação em:

1. *Procedimentos críticos*: procedimentos invasivos em que há penetração em tecidos, como cirurgias em tecidos moles ou duros, exodontias, cirurgias periodontais etc. O instrumental deve estar perfeitamente esterilizado, bem como deve haver rigorosos cuidados de assepsia da equipe cirúrgica e do meio ambiente.
2. *Procedimentos semicríticos*: procedimentos que entram em contato com secreções orgânicas (saliva), sem atingir o sistema vascular ou tecidos moles, como o uso de materiais restauradores, a instalação de aparelhos ortodônticos etc. O instrumental deve estar esterilizado e deve haver desinfecção do consultório evitando a possibilidade de infecção cruzada.
3. *Procedimentos não-críticos*: procedimentos utilizados quando não há invasão de tecidos profundos ou do sistema vascular, os quais não entram em contato com secreções orgânicas. Em odontologia, não ocorrem tais procedimentos, a não ser nos procedimentos cirúrgicos bucomaxilofaciais.

As áreas podem ainda ser classificadas em:

1. *Áreas críticas*: áreas onde somente é permitido o acesso de pessoal especializado e devidamente paramentado: salas de cirurgia, hemodiálise, bancos de sangue, recuperação pós-cirúrgica.
2. *Áreas semicríticas*: áreas frequentadas por pacientes portadores de doenças não infecciosas ou infecciosas de baixa transmissibilidade.
3. *Áreas não críticas*: áreas onde não se realizam procedimentos clínicos.
4. *Degermação*: remoção ou redução de microrganismos da pele, por meio de limpeza mecânica com escovação das mãos e antebraço, usando sabão antisséptico e água corrente morna. Reduz em até 90% a flora bacteriana.
5. *Descontaminação ou desinfecção prévia*: procedimento utilizado para destruir microrganismos patogênicos na forma vegetativa, com exceção da esporulada. É realizada em materiais contaminados por matérias orgânicas, como sangue, pus, secreções corpóreas, como saliva na odontologia, antes da manipulação desses materiais, com o objetivo de proteger os profissionais que irão proceder à sua limpeza (Fig. 2.1).
6. *Desinfecção*: eliminação de microrganismos patogênicos, porém não necessariamente os esporos. É aplicada em objetos, pisos, equipamentos odontológicos, mesas clínicas, visando a proteger o usuário etc.
7. *Desinfestação:* eliminação de insetos, roedores, entre outros, que possam transmitir infecção ao homem.
8. *Equipamentos de proteção individual (EPI)*: equipamentos usados para a proteção do profissional com a finalidade de evitar sua contaminação durante a atividade profissional, como aventais, óculos de proteção, luvas, gorros, máscaras etc.

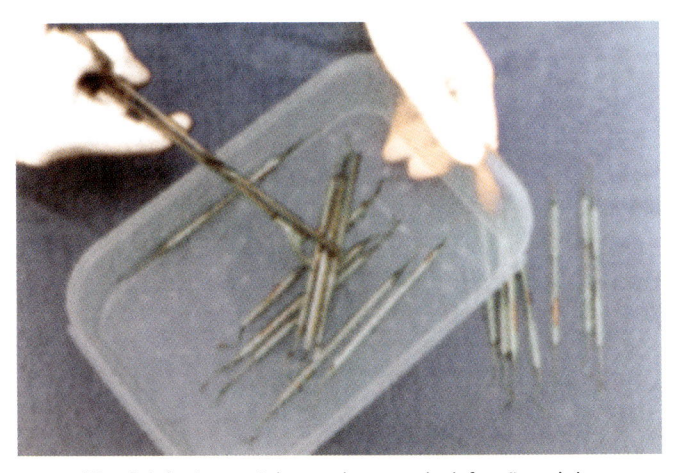

Fig. 2.1 Instrumental em cuba para desinfecção prévia.

MEIOS DE ESTERILIZAÇÃO

Esterilização é um processo desenvolvido com a finalidade de eliminar todos os microrganismos patogênicos ou não, até mesmo esporos, fungos; para isso, recorre-se a meios físicos e químicos.

Esses meios são utilizados em todo instrumental e material que entra em contato direto ou indireto com a ferida cirúrgica.

Meios físicos:

- Calor seco (estufa).
- Calor úmido ou vapor sobre pressão (autoclave).
- Filtração.
- Radiação de raios gama, cobalto 60 e raios ultravioleta.
- Flambagem.
- Pasteurização.
- Microesferas de vidro.
- Fervura de água em ebulição a 100°C.

Meios químicos:

- Soluções.
- Sólidos.
- Gasosos.

Os processos de esterilização constituem-se em uma das mais importantes formas de controle das infecções, porém deve ser lembrado que um dos fatores que levam à eficiência da esterilização depende do preparo prévio do instrumental.

LAVAGEM INSTRUMENTAL

Recomenda-se que todo instrumental usado durante a atividade do CD sofra uma desinfecção (ex.: glutaraldeído por 30 minutos, em cuba fechada) por imersão prévia antes da sua lavagem. Recomenda-se, ainda, o uso de luvas comerciais de borracha, máscaras, óculos protetores e avental.

Técnicas de lavagem:

- Ultrassom
- Processo manual.

ULTRASSOM

Processo mecânico cujo aparelho é utilizado para limpeza de instrumental cirúrgico e odontológico, pelo sistema ultrassom, que transforma energia elétrica em energia mecânica. Esse processo de limpeza ocorre por vibração e

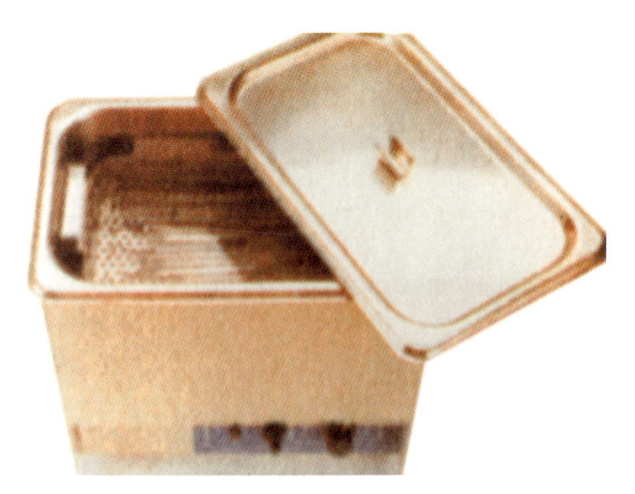

Fig. 2.2 Aparelho de ultrassom para lavagem de instrumental.

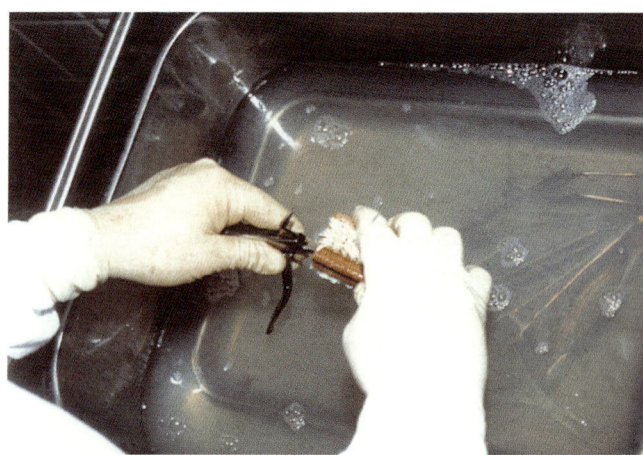

Fig. 2.3 Lavagem manual instrumental.

pela formação de minúsculas bolhas que são geradas pelo ultrassom, por meio de um núcleo gasoso. A temperatura da água deve estar entre 40 e 45°C, pois abaixo dessa temperatura fica diminuído o efeito da limpeza. Adicionam-se ainda desencrustantes ou detergente desinfetante que possua pH neutro e não faça muita espuma, para que ela não diminua a eficiência do aparelho. O tempo de imersão deve ser de 5 a 10 minutos. Essa solução deve ser descartada diariamente e o tanque deve ser lavado e limpo também diariamente. Após a lavagem em ultrassom, o instrumental deve passar por água corrente para complementação da remoção de resíduos (Fig. 2.2).

LAVAGEM MANUAL

A escovação manual é um método bastante eficiente quando executado adequadamente. Devem ser usados sabão detergente neutro, escova com cerdas de náilon e água corrente, de preferência à temperatura de 40 a 45°C. A cuba deve ser de inox e funda para evitar respingos. Deve-se dar atenção especial às superfícies serrilhadas, às dobras e aos sulcos, bem como aos orifícios (Fig. 2.3).

Após a limpeza manual ou mecânica, deve-se secar o instrumental para que se possa examiná-lo observando se não existem resíduos orgânicos ou outro tipo de sujidade. No instrumental com cremalheira, fechar somente o primeiro estágio.

EMBALAGEM

Antes de esterilizar o instrumental ou material de consumo é necessário utilizar a embalagem mais adequada para cada técnica de esterilização:

- *Estufa ou calor seco:* utilizam-se caixas metálicas, que devem ser seladas com fita crepe que suporte altas temperaturas para teste; com instrumental de corte utiliza-se ainda papel-alumínio na partes de corte. Podem ainda ser usadas embalagens mistas, plásticas/papel-Kraft, para cada instrumental, tubos de ensaio de vidro revestidos de papel-alumínio ou papel Kraft (Fig. 2.4).
- *Autoclave:* caixas metálicas próprias que possuem perfurações na tampa e ainda uma sobretampa deslizante para que, após a esterilização, possam ser fechadas para manter o instrumental estéril: papel Kraft 80 monolúcido, tecido de algodão cru, tecido sintético à base de propileno, caixas plásticas com papel grau cirúrgico, papel celofane, todos esses permeáveis ao vapor; pequenos vidros, tubos de ensaio ou envelopes de náilon; as embalagens não metálicas ou em tecido devem ser descartadas após o uso (Figs. 2.5 e 2.6).
- *Líquidos:* embalagens de preferência plásticas, com tampa do tipo *topware*, ou metálicas, com tampa de preferência de inox. Evitará a corrosão dessas últimas.

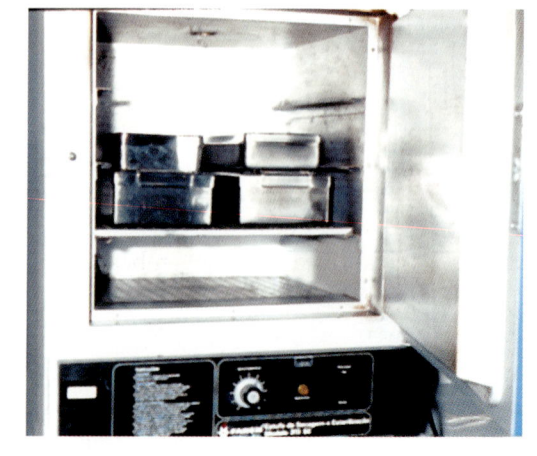

Fig. 2.4 Estufa com caixas metálicas para esterilização.

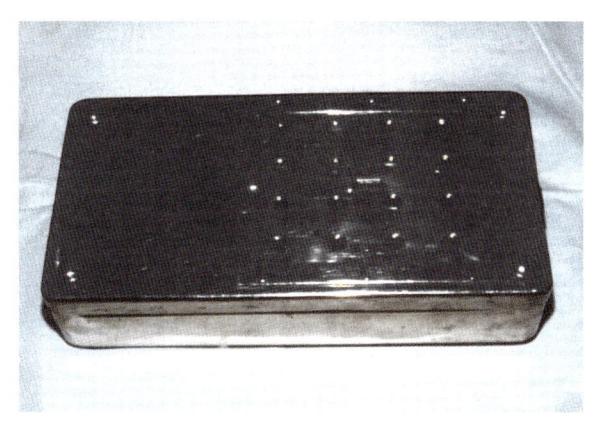

Fig. 2.5 Caixa metálica para autoclave com perfurações sobre a tampa.

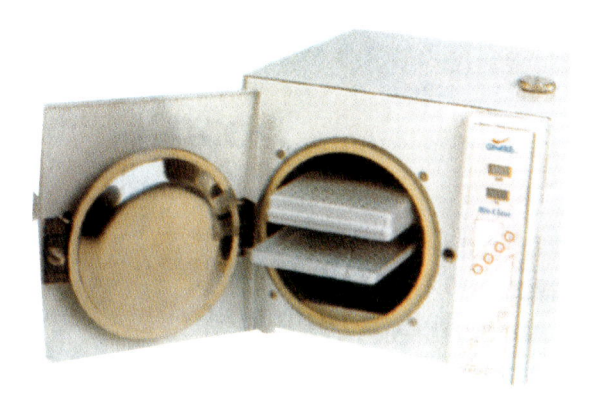

Fig. 2.6 Autoclave para consultório.

MEIOS FÍSICOS

- *Microesferas de vidro:* esse aparelho possui um recipiente com microesferas de vidro, que são aquecidas eletricamente até a temperatura aproximada de 200 a 230°C. São usados para instrumental de endodontia cones de papel absorvente ou bolinhas de algodão, que permanecem nesse recipiente por aproximadamente 3 a 8 segundos. Alguns autores preconizam a substituição por sal de cozinha. São de difícil controle de temperatura em virtude do tipo de resistência (Fig. 2.7).
- *Filtração:* visa a impedir a passagem dos microorganismos de um ambiente para outro. Utilizada principalmente na indústria farmacêutica, em soluções que não possam sofrer ação do calor. Hoje também começa a ser utilizada nos compressores de ar usados na odontologia, pois o ar comprimido contém milhões de partículas contaminantes (80% aproximadamente) menores que 2 micras, que não são retidas pelos filtros convencionais. Atualmente começam a ser usados filtros de grau 2, que filtram partículas de até 0,001 micrômetro, com

grau de pureza de 99,9999%, conforme laudo técnico da Universidade Federal de Santa Catarina, que define a eficiência do filtro coalescente modelo 3532-1200f-02 (responsável Denyo Silva, em 11 de outubro de 1994).

- *Raios gama cobalto 60:* com grande poder de penetração, são amplamente utilizados na indústria de artigos médicos, odontológicos e farmacêutica.
- *Raios ultravioleta:* não têm efeitos esterilizantes sobre um grande número de microrganismos; o efeito superficial não atinge todas as superfícies sem penetração. Proibido no Brasil pela Portaria 930/92 do Ministério da Saúde.
- *Fervura – água em ebulição a 100°C:* foi muito utilizada em odontologia e farmácia, mas hoje tem de ser encarada como pouco satisfatória. Tempo de 60 minutos com água em ebulição (100°C). A ação bacterida da água fervendo pode ser aumentada se forem acrescentados carbonato de sódio a 2% e hidróxido de sódio a 0,1%. Em alguns lugares, só se usa como pré-desinfecção.
- *Pasteurização:* é hoje muito usada na indústria de laticínios e consiste no aquecimento e resfriamento rápido do líquido.
- *Calor seco (estufa):* foi, sem dúvida, o meio de esterilização mais utilizado na odontologia. Mesmo sendo um dos métodos de esterilização mais divulgados, muitos profissionais utilizam a estufa de maneira incorreta e, com isso, comprometem a eficiência do processo. Podem ser destacadas as falhas mais frequentes, como

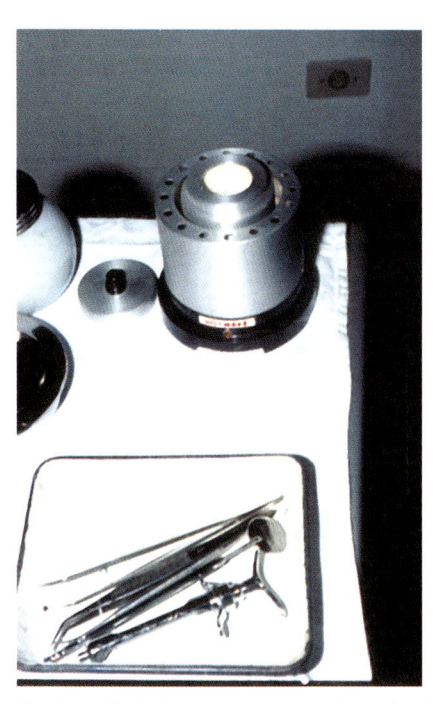

Fig. 2.7 Aparelho hotware com microesferas de vidro.

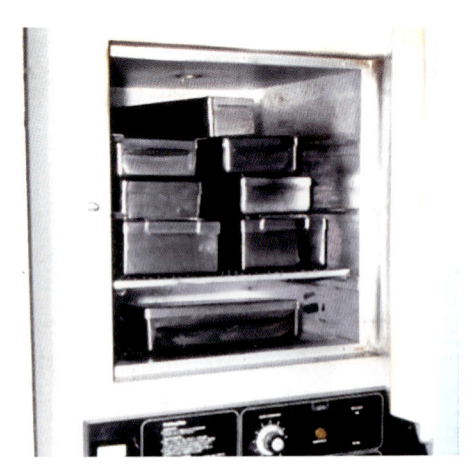

Fig. 2.8 Estufa de calor seco com distribuição de várias caixas para esterilização.

aferição incorreta da temperatura por meio de termômetros apropriados, abertura da estufa fora dos tempos preconizados, interrompendo, assim, o ciclo de esterilização correto, acondicionamento do instrumental de maneira incorreta, sobrecarga da estufa com posicionamento das caixas sem possibilidade da circulação do ar quente entre estas (Fig. 2.8).

A ação do calor seco sobre os microrganismos se faz pela oxidação do protoplasma celular. Ele é obtido em fornos aquecidos por resistências elétricas com temperaturas controladas por termostatos e termômetros apropriados, colocados no respiro da estufa. O tempo de esterilização somente é contado após obter-se a temperatura preconizada. Há um outro sistema em que o aquecimento por meio da radiação infravermelha e pela ação de bombas de vácuo destina-se à esterilização rápida e o ciclo é operado automaticamente. A câmara é carregada e submetida à pressão de 1 a 2 mmHg, sendo aquecida a 280°C durante

7 minutos, após o qual se introduz nitrogênio filtrado; o ciclo completo dura 15 minutos. Essa atmosfera neutra permite o resfriamento sem oxigênio, impedindo a oxidação do instrumental (Quadro 2.1).

- *Tempo de penetração:* espaço de tempo que o instrumental leva para atingir a temperatura da estufa para esterilização.
- *Tempo de manutenção:* espaço de tempo para que se consiga a completa esterilização.
- *Tempo de segurança:* espaço de tempo que é acrescido aos anteriores para complementar o processo.

Hoje há alguns estudos completando o Quadro 2.2, que preconiza um aumento da temperatura ideal.

Deve-se estabelecer um protocolo para a esterilização em estufa:

- Ligar a estufa vazia até atingir a temperatura preconizada no termômetro acessório.
- Colocar as caixas metálicas ou embalagens sobre as prateleiras, sem vedá-las totalmente, e dispô-las de tal forma que não fiquem empilhadas, encostadas às paredes da estufa e entre si.
- Fechar a estufa e aguardar atingir a temperatura preconizada, quando a lâmpada piloto se apaga.
- A partir desse momento, marcar o tempo preconizado para a esterilização.
- Retirar as caixas de instrumental somente após o tempo preconizado, deixando-as esfriar.
- O ciclo completo de esterilização, desde a desinfecção até o final, leva 3 a 4 horas.

Preconizam-se ainda, além do protocolo para esterilização, alguns quesitos ou normas para que essa empreitada seja bem-sucedida:

Quadro 2.1 Temperatura e tempos em minutos de esterilização pelo calor seco

Temperatura de operação	Tempo de penetração	Tempo de manutenção	Tempo de segurança	Tempo total
160°C	15-20'	30'	15'	60-65'
170°C	15-20'	12'	6'	33-38'
180°C	15-20'	5'	2,5'	22,5-27,5'

Quadro 2.2 Relação tempo em minutos × temperatura. Uso em estufa

Temperatura de operação	Tempo de penetração	Tempo de manutenção	Tempo de segurança	Tempo total
200-210°C	15-20'	2,5-3'	2,5-3'	20,26'

- A estufa deve estar aquecida à temperatura de manutenção.
- As caixas devem estar dispostas de tal forma que permitam perfeita circulação do ar, isto é, não devem encostar nas paredes da estufa nem entre si.
- As caixas não devem conter grande quantidade de instrumental, pois causará dificuldade para que este atinja a temperatura ideal.
- Se possível, ligar a estufa em um regulador de voltagem para evitar as oscilações ou queda da tensão da rede elétrica.
- Monitorização das caixas com indicadores químicos.
- As caixas metálicas dcvem ser internamente refletoras de calor (revestidas de papel-alumínio, com a face brilhante voltada para cima).

AUTOCLAVE – ESTERILIZAÇÃO COM CALOR ÚMIDO

A esterilização a vapor é, sem dúvida, um dos mais eficientes e práticos processos de esterilização usados em hospitais, e hoje em dia está sendo introduzida nos consultórios odontológicos em virtude do uso das autoclaves horizontais de ciclo operacional totalmente automatizado. Essas autoclaves possuem paredes duplas, separadas por um espaço, onde o vapor circula para manter o calor na câmara interna, durante o ciclo de esterilização. Apresenta um ciclo relativamente curto e pode esterilizar líquidos que contêm água. Existem ainda no mercado as autoclaves verticais, que estão ultrapassadas e são inadequadas para material hospitalar e odontológico, pois, em virtude de sua forma, os pacotes de material, caixas de instrumental e embalagens próprias são sobrepostos, dificultando assim o processo de esterilização e, principalmente, de secagem, visto que saem úmidos, diminuindo, portanto, a garantia de esterilização. A morte dos microrganismos se dá por termocoagulação e desnaturação das proteínas microbianas. As autoclaves permitem ainda a regulagem de pressão e temperatura, que, por sua vez, determinam o tempo a serem usadas. A maioria das autoclaves usa água destilada ou bidestilada, que evita impurezas da água e diminui a corrosão do instrumental (Fig. 2.9).

O primeiro passo é conhecer como o aparelho funciona, segundo o manual do fabricante. Há algumas etapas a seguir:

- Verificar o nível de água destilada no reservatório.
- Devem ser dispostos os pacotes ou as caixas metálicas próprias de tal modo que permitam a circulação do vapor sem tocarem as paredes do aparelho e mantendo um espaço entre si.

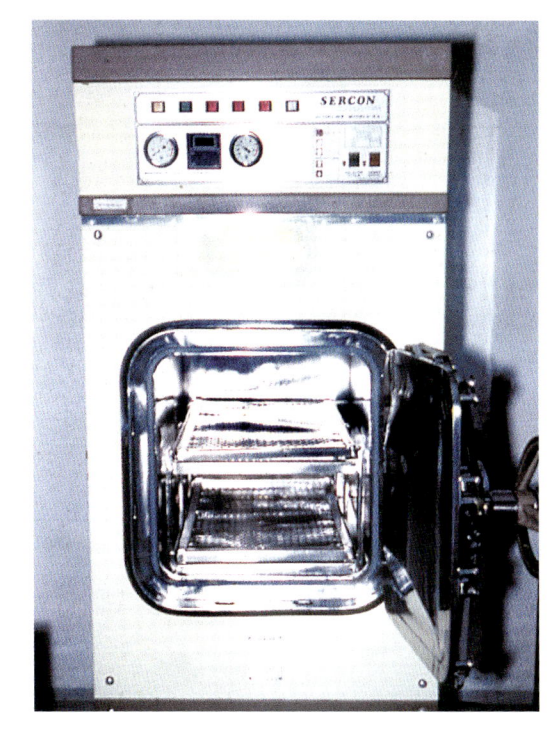

Fig. 2.9 Autoclave odontológica.

- Fechar a autoclave verificando se houve a completa adaptação da tampa.
- Aguardar o ciclo de esterilização, segundo as recomendações do fabricante, até a secagem (Fig. 2.10) (Quadro 2.3).

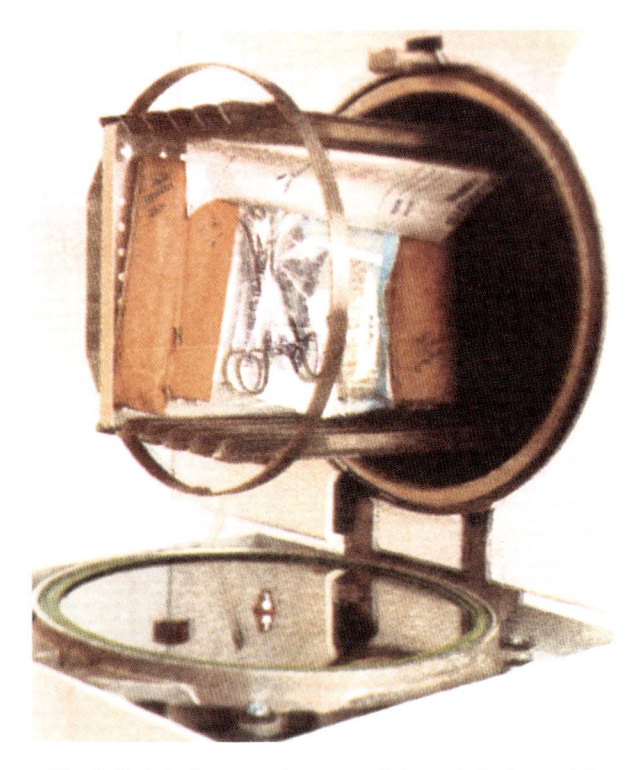

Fig. 2.10 Autoclave com *bags* acondicionando instrumental.

Quadro 2.3 Tabela de tempos-temperatura-pressão para autoclaves

Temperatura da autoclave	Pressão atmosférica	Tempos de esterilização em minutos			
		Penetração	Manutenção	Segurança	Total
121°C	775 mmHg	3'	12'	0'	15'
132°C	1.400 mmHg	1'	2'	1'	4'

Deve-se observar que esses tempos não incluem o tempo de resfriamento do material esterilizado.

Há autoclaves que permitem trabalhar com diferentes pressões e tempos conforme o Quadro 2.4:

Principais causas de insucesso no uso das autoclaves:

- Manejo incorreto do aparelho ou desconhecimento técnico do manejo do aparelho.
- Limpeza diária deficiente do equipamento e material.
- Confecção de embalagens volumosas ou caixas com grande quantidade de instrumental ou embalagens inadequadas para autoclave.
- Pacotes ou caixas encostadas nas paredes da autoclave ou com capacidade acima de 80% de ocupação.
- Posição incorreta das embalagens ou caixas.
- Perfuração das embalagens.
- Instrumental inadequadamente limpo e seco.
- Abertura rápida da porta da autoclave, podendo condensar o vapor no instrumental e material.

Autoclaves a alto vácuo: são autoclaves em que a retirada do ar a 98% é feita antes da admissão do vapor, possibilitando sua penetração no instrumental e material quase instantaneamente; isso reduz consideravelmente a duração total do ciclo.

Terminado o período de esterilização, inicia-se a etapa de exaustão do vapor, que é feita automaticamente por uma válvula ou condensador; ela deve ser rápida para instrumental ou roupas. No caso de líquidos, deve ser o mais lenta possível, para evitar ebulição, extravasamento ou ruptura do recipiente.

Quadro 2.4 Tabela de autoclaves com diferentes pressões e tempos

Temperatura	Tempo	Pressão
134-138°C	3 min	2 atm
126-129°C	10 min	1,4 atm
121-124°C	20 min	1,0 atm
115-118°C	30 min	1,0 atm

A última etapa do ciclo é a secagem da carga, que é obtida pelo calor das paredes da câmara em atmosfera rarefeita.

MEIOS QUÍMICOS

GASOSOS

- *Óxido de etileno:* é um gás incolor, de odor semelhante ao éter; quando em concentração superior a 3%, é bastante inflamável e altamente tóxico, quando ingerido ou inalado. É miscível em água, éter, benzeno e acetona. Para seu uso, é obtido comercialmente, pronto para uso, misturado com gases inertes que reduzem sua capacidade inflamável e explosiva. É usado comercialmente por empresas e grandes hospitais em virtude de seu alto custo e complexidade em sua aplicação. Quanto ao tempo de validade, é de 5 anos aproximadamente, desde que a involução do material ou instrumental estéril não seja rompida.

- *Plasma de peróxido de hidrogênio:* considerado o quarto estado da matéria, não sólido, não líquido e não gasoso, produzido por altíssimas temperaturas ou fortes campos eletromagnéticos. Para a área de saúde é utilizada a geração do plasma eletromagnético. Não produz resíduos tóxicos em virtude das espécies reativas que são destruídas assim que cessa a fonte de produção. É considerado um dos meios mais modernos de esterilização.

SOLUÇÕES

São produtos químicos usados ou empregados para a esterilização a frio. Ela consiste na imersão do instrumental nessas soluções, que possuem ação esporicida, virucida, bactericida e fungicida. Esse processo é de difícil operacionalização e requer cuidados especiais no manuseio e armazenamento do instrumental. Devem ser empregadas cubas plásticas com tampa que deve permanecer fechada durante todo o tempo do ciclo de esterilização. Após a sua realização, o instrumental deve ser removido com pinça estéril, lavado com água destilada estéril e secado com compressas ou campos esterilizados. Sua armazenagem deve ser feita em recipientes previamente esterilizados.

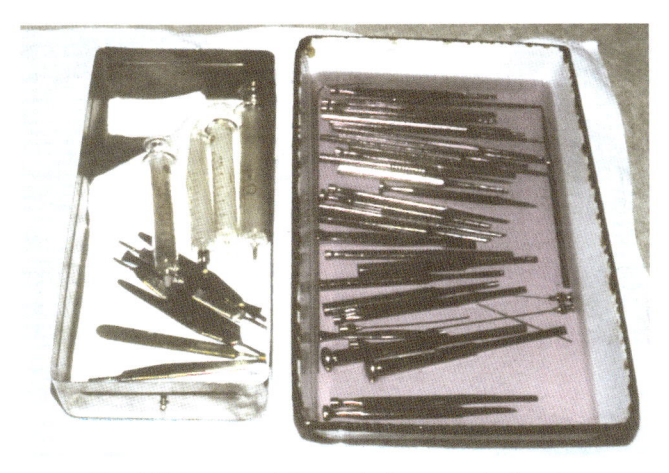

Fig. 2.11 Instrumental em solução para esterilização.

Os mais empregados são:

- Álcoois.
- Aldeídos.
- Halogênios.
- Fenólicos.

ÁLCOOIS

O álcool etílico mais usado e recomendado é o álcool a 70% gl, que corresponde ao 62,45% do comercial. Possui atividade bactericida, fungicida, agindo também com eficiência sobre o herpesvírus e contra os vírus lipofílicos, desde que o material esteja livre de exsudatos purulentos e também de proteínas teciduais, tais como as encontradas na saliva e no sangue. Usado para desinfecção de superfícies e como antisséptico da pele.

Apresenta algumas desvantagens, como corrosão de metais, danifica materiais de borracha, causa opacidade das lentes, possui alta evaporação e é não esporicida.

Álcool isopropílico a 70% possui maior volatilidade, ocasionando maior irritação da pele.

ALDEÍDOS

- *Glutaraldeídos:* é um dialdeído, isto é, um composto de dois grupos aldeídos ativos. Ele é fornecido em pH ácido, alcalino ou neutro. Possui estabilidade prolongada quando armazenado em local fresco e bem fechado, e não é esporicida. Quando ativado por bicarbonato de sódio, torna-se alcalino, o que eleva o glutaraldeído final de 2% a 3,2% ao pH desejado. Uma vez ativado, se for pH 7,5, dura 28 dias; com pH 8,5, dura 14 dias; após esse prazo, ocorre a polimerização, perdendo, com isso, sua atividade biocida. Nessa concentração são efi-

cientes contra todas as bactérias vegetativas, fungos e vírus, e estão aptos a destruir esporos microbianos em 6 a 10 horas. Além de sua ação antimicrobiana, agem como desinfetantes, pois exigem pequenos períodos para esterilização. Possuem baixa tensão, fato que lhes permite penetrar através de sangue ou exsudatos para alcançar as superfícies do instrumental e facilitar a limpeza. Em virtude de sua toxicidade, podem induzir hipersensibilidade e reações dermatológicas, como irritação das mãos. Não servem como antissépticos, embora sejam bastante eficientes como esterilizantes e desinfetantes.

- *Vantagens:* alta atividade biocida, esporicidas em temperatura ambiente, 10 a 16 horas, geralmente não corrosivos, ativos em resíduos orgânicos, vida ativa prolongada, utilizados em borracha/plástico, esterilização de instrumental. São menos voláteis que o formaldeído, reduzem o odor de vapores irritantes. Ideais para uso em pontas de suctores, onde ajudam a remover resíduos de sangue.
- *Desvantagens:* não são anti-sépticos, causam irritação tecidual grave; alergogênicos, ocasionam descoloração de metais e brocas de carbono. Ainda se pode dizer que não são o substituto ideal para a esterilização pelos métodos de calor seco ou úmido (vapor sobre pressão de autoclaves).

HALOGÊNICOS

Composto de cloro

O cloro é mais ativo em soluções ácidas, principalmente por oxidação, pois é rapidamente convertido em ácido hipocloroso mediante a adição de água, sendo um potente germicida, destruindo a maioria das bactérias em 15 a 30 segundos em concentrações de 0,10 a 0,25 ppm.

Os compostos de cloro mais usados são as soluções de hipoclorito e as de dióxido de cloro. Foram muito utilizados na década de 1970, nas áreas especialmente contaminadas com o vírus da hepatite e o HIV, inativando-os em 5 minutos.

- *Vantagens:* atividade microbiana rápida, amplo espectro; bactericida tuberculicida, viricida, econômico, eficiente quando diluído, esterilizantes de invasão e ambiental, ação rápida em 3 minutos para desinfecção e 6 horas para esterilização.
- *Desvantagens:* esporicidas apenas em altas concentrações, preparação diária, menor atividade na presença de resíduos orgânicos, odor desagradável, irritante para pele e olhos, provoca corrosão de metais e degradação

de plásticos e borracha, esterilizantes por 24 horas, corrosão dos recipientes de alumínio e metais de um modo geral.

- *Iodo:* antisséptico potente, diluído em solução alcoólica a 2%; em pele, membranas mucosas, abrasões e outros ferimentos ele é insolúvel em água, age sobre Gram-positivos e Gram-negativos, esporos, fungos e a maioria dos vírus. Contudo, o iodo apresenta inconveniências, como pigmentação da pele e tecidos, e é irritante, alérgico, corrói metais e, em alguns casos, produz reações alérgicas que podem variar de moderadas a graves.
- *Iodóforos:* também chamados de iodo orgânico, são compostos preparados à base de iodo e de um agente solubilizante ou catalisador. O mais comum é o polivinilpirolidona (PVP), que diminui sua toxicidade. São solúveis em água. Usados na mucosa oral e pele, e como antissépticos para as mãos (PVPi).
- *Fenólicos:* ácido carbólico, um fenol, é o mais antigo dos antissépticos químicos usados para os procedimentos cirúrgicos. Considerava-se inicialmente que as infecções pós-operatórias seriam erradicadas com o uso corrente desse fenol; contudo, em virtude de sua alta toxicidade, sua aplicação foi reduzida. Esses agentes agem como veneno citoplasmático por meio da penetração e ruptura da parede celular microbiana e conduzindo à degradação das proteínas celulares. Porém, eles também agem no tecido, causando danos locais e possíveis complicações sistêmicas. A partir da década de 1980 surgiram nova classe de produtos ou compostos fenólicos, "os fenóis sintéticos complexos". Esses compostos contêm até três fenóis como agentes químicos ativos e possuem grande atividade tuberculicida. Úteis em metal, vidro, borracha e plástico rígido. São menos tóxicos que os glutaraldeídos. Devem ser manuseados com luvas em sua ação sobre tecidos, visto que irritam pele e olhos.

EQUIPAMENTOS DE PROTEÇÃO INDIVIDUAL

É dever do clínico desenvolver práticas conscientes de controle de infecção, pois a cavidade oral é possuidora de uma das maiores áreas de população microbiana concentrada do corpo humano. Uma gota de saliva pode conter mais de 600 mil bactérias, e uma colher de dentina ou cureta de periodontia, com placa dental, pode ter em média 200 milhões de bactérias. O equipamento de proteção individual é um uniforme para os trabalhos a serem realizados, tanto em consultório, ambulatório ou em hospital. Basicamente é composto, para consultório ou ambulató-

rio, de gorro descartável, avental, máscara descartável, óculos de proteção e luvas descartáveis, podendo ser de procedimento ou cirúrgicas:

- *Lavagem e cuidados com as mãos.* (Ver Capítulo 5, Seção V.)
- *Como vestir o avental cirúrgico (paramentação).* (Ver Capítulo 5, Seção V.)
- *Roupas complementares:* são consideradas barreiras mecânicas no controle da infecção odontológica.
- *Campo cirúrgico de mesa:* são campos de tecido utilizados para cobrir a mesa auxiliar, sendo que seu tamanho deve exceder o tamanho da mesa.
- *Campos para o paciente:* em cirurgia, adota-se o campo fenestrado de tecido que deve ter tamanho suficiente para cobrir a cabeça até altura da cintura do paciente.
- *Revestimento para o equipamento:* esses revestimentos podem ser de filmes de PVC ou de látex em forma de tubos. São usados para recobrir braços da cadeira, encosto de cabeça, alça do refletor, alça do equipo, mangueiras de alta rotação, seringa tríplice, micromotor, aspirador de sangue ou sugador, aparelhos de raios X, fotopimerizador, entre outros. Deve-se tomar o cuidado de trocar esses acessórios para cada paciente.

BARREIRAS AMBIENTAIS OU DESINFECÇÃO DOS CONSULTÓRIOS CONTROLE DA INFECÇÃO

O controle de infecção nos consultórios entre o atendimento de pacientes constitui tarefa difícil para a odontologia. Esse controle mostrou-se necessário, pois nos últimos anos a pesquisa revelou inúmeros casos de infecção cruzada e transmissão de enfermidades entre pacientes e auxiliares e profissionais da área. Podem ser resumidos, de maneira geral, alguns itens básicos em relação às diferentes formas de desenvolvimento das infecções cruzadas nos hospitais, consultórios odontológicos e ambulatoriais.

Podem ser estabelecidos alguns princípios básicos para o controle de infecções no consultório:

1. Eliminar qualquer possibilidade de o paciente entrar em contato com sangue, saliva, secreções ou qualquer outro tipo de tecido de outros pacientes.
2. Assegurar a cada paciente que os profissionais da área utilizarão as precauções universais conhecidas para minimizar a possível transferência de qualquer microrganismo entre a equipe e o paciente.
3. Garantir a cada paciente que o nível de limpeza geral e a desinfecção do consultório serão mantidos dentro

dos padrões profissionais e nas expectativas da comunidade de saúde pública.

4. Assegurar ao paciente que são utilizados apenas materiais eficientes no controle de infecção e nos métodos disponíveis sem comprometer seu uso por questões de conveniência ou custo.

A desinfecção química deve ser utilizada onde não se pode usar a esterilização pelo calor ou química, ou ainda quando outros métodos mais eficientes de controle de infecção não puderem ser utilizados.

Infelizmente não há um desinfetante ideal que elimine imediatamente todas as formas vivas microbianas contaminadas; por isso, devem ser seguidas algumas regras, como:

- *Precaução:* reduzir o maior número possível de superfícies que exijam descontaminação.
- *Descartáveis:* adotar ao máximo produtos descartáveis.
- *Barreiras impermeáveis:* uso de filmes plásticos, lâminas de alumínio, protetor de látex nas superfícies de contato no equipamento operatório fixo.
- *Esterilização pelo calor:* peças de mão hoje podem ser autoclavadas.
- *Desinfecção do piso:* deve ser realizada diariamente, no início e no fim do expediente, se for procedimento semicrítico, e antes e depois, se for crítico. Podem ser usados produtos à base de hipoclorito de sódio (devem ser evitados em pisos vitrificados, pois se houver falha poderá ocorrer corrosão da cerâmica), fenóis e derivados, ou sintéticos ou à base de amônios quaternários. Os pisos devem ser lisos e de material não poroso, permitindo que os cantos possam ser arredondados, sem frestas ou depressões.
- *Paredes:* devem ser pintadas com tintas a óleo, tintas acrílicas ou esmaltes, para que, se necessário, possam ser lavadas e desinfetadas.
- *Desinfecção do equipo e dos acessórios:* atualmente os equipamentos usados pelos dentistas são confeccionados com o intuito de facilitar as condições de desinfecção deles. Os agentes patogênicos de interesse da odontologia são transferidos por contato direto, por respingos diretos de sangue ou saliva, ou mesmo dispersos no ar, sob a forma de aerossóis. É, portanto, primordial para a segurança dos pacientes que se possa manter um meio desinfetado dentro da área de trabalho. Para tanto, devem ser protegidos os equipamentos e acessórios com materiais de proteção ou desinfetá-los ou esterilizá-los para o atendimento dos pacientes (Fig. 2.12).
- *Refletor:* as alças de manuseio devem ser revestidas com filme de PVC ou tubos de látex.

- *Cuspideiras:* atualmente estão sendo usadas novamente, de porcelana, por permitirem o uso de substâncias químicas; as de aço podem com o tempo sofrer oxidação.
- *Cadeiras:* devem possuir comandos de pé, e as que possuem comandos manuais, estes comandos devem ser revestidos de filme de PVC, o assento e o encosto devem ser revestidos de material plástico e sem emendas, e não devem sofrer a ação dos desinfetantes.
- *Equipo odontológico:* deve possuir braços articulados e alças para manuseio, com condições de serem revestidas por filmes de PVC ou tubos de látex.
- *Mangueiras de seringa tríplice, micromotor, alta rotação, suctores e de profilaxia:* devem ser tubulações lisas, para facilitar a desinfecção e a limpeza, e devem, ainda, facilitar o revestimento delas com revestimento estéril para as atividades cirúrgicas (Fig. 2.13).
- *Canetas de alta rotação e micromotor:* atualmente há no mercado peças que podem ser autoclavadas ou que

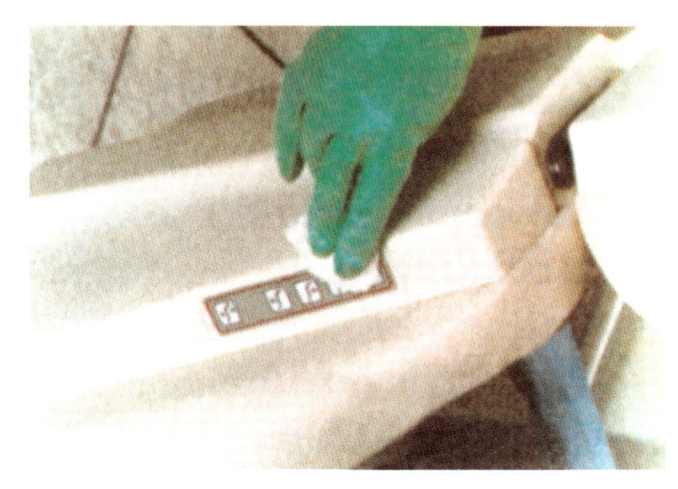

Fig. 2.12 Desinfecção do equipo.

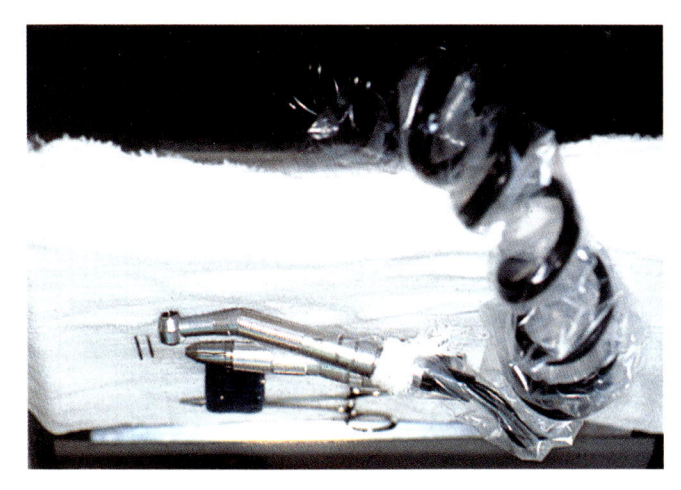

Fig. 2.13 Tubulação e peças de alta e de baixa rotação estéreis.

permitem sua desinfecção, com produtos à base de fenol, glutaraldeído a 2% ou álcool a 70%. Os equipamentos mais novos, hoje, possuem reservatórios pressurizados com líquidos desinfetantes controlados por uma válvula que, quando acionada, libera essa solução por meio de mangueiras de alta rotação para a peça de mão, e deve-se manter o controle de *spray* das peças totalmente abertas; em seguida, por aproximadamente 30 segundos, acionam-se as turbinas para eliminar a solução desinfetante (25 ml de hipoclorito de sódio a 1% em 500 ml de água).

- *Reservatório de água:* devem ser usadas soluções de cloro a 3 p.p.m. (0,3 ml de solução de hipoclorito de sódio a 1% diluído em 500 ml de água).
- *Desinfecção de armários e bancadas:* quando são realizados procedimentos críticos ou semicríticos, deve-se fazer antes do uso do desinfetante uma lavagem prévia com água e sabão, se houver no local alguma sujidade.

Os armários devem ser revestidos de materiais impermeáveis (fórmica, aço), com cores claras, que visam a facilitar a limpeza e a desinfecção.

- *Desinfecção interna dos suctores:* existem no mercado nacional três tipos de aspiradores de sangue/saliva.
- *Suctores de alta potência:* são as bombas de vácuo produzidas com motor elétrico que aciona uma bomba que vai produzir um vácuo de até 500 mmHg. Possuem sistema de filtragem por meio de peneiras, as quais devem ser limpas diariamente, pois elas retêm pequenas partículas sólidas que podem danificar a bomba. As vantagens desse sistema são sua elevada potência e conseguinte possibilidade de refluxo reduzida. Sua desinfecção é feita com soluções enzimáticas e solução de fenol.
- *Suctores com reservatório:* aparelhos que possuem um coletor de vidro e funcionam com uma potência de 18 a 30 mmHg. Esse recipiente de vidro deve ter em média 100 ml de uma solução de desinfetante à base de glutaraldeído ou formaldeído. Após seu uso, deve ser lavado com água e sabão e aspira-se uma solução de fenol ou glutaraldeído.
- *Suctores a ar do próprio equipo:* funcionam com ar do próprio equipo. Seu sistema possui filtros de fácil acesso e limpeza. Após ser utilizado, faz-se aspiração de uma solução química desinfetante. Apresentam alguns fatores negativos, como baixa potência de sucção e muitas vezes refluxo.
- *Brocas:* para procedimentos críticos, são usadas em procedimentos cirúrgicos e também endodônticos. Devem ser lavadas e embaladas individualmente e autoclavadas ou esterilizadas em estufas. Brocas para procedimento *semicrítico,* para preparos cavitários e prótese, devem

ser limpas e lavadas e desinfetadas em solução de glutaraldeído ou formaldeído por, no máximo, 30 minutos, pois podem sofrer processo de corrosão se lavadas em álcool a 70% ou água destilada; devem ser secas e guardadas em recipientes esterilizados.

- *Lixo geral*: lixo comum, como papéis, caixas etc., que não representa diretamente riscos para a saúde ou o meio ambiente.
- *Resíduos de amálgama*: estes devem ser acondicionados em vidros fechados com água para evitar formação de vapores; seus resíduos podem ser reciclados.
- *Patológico:* tecidos, órgãos, dentes, sangue e demais tecidos devem ser incinerados antes de enterrados.
- *Químico:* restos de produtos químicos usados em odontologia, como reveladores, fixadores de radiografias, soluções desinfetantes, entre outras, que devem ser embalados em recipientes plásticos resistentes e colocados em sacos de lixo hospitalar e destinados à vala séptica.
- *Lixo infeccioso:* resíduos como gaze, algodão, pontas de sugadores descartáveis, luvas, máscaras, avental descartável, gorros, entre outros, devem ser acondicionados em embalagens de plástico branco com a inscrição *lixo hospitalar* e recolhidas por serviço especializado.
- *Infeccioso contundente*: agulhas de anestesia, lâminas de bisturi ou bisturis descartáveis, entre outros, devem ser embalados em caixas apropriadas resistentes a rupturas e com inscrição na embalagem e recolhidas por serviço especializado.
- *Farmacêutico:* restos de produtos usados como medicamentos de uso sistêmico ou de uso específico em odontologia, como eugenol, formocresol etc., que devem ser embalados e recolhidos por serviço especializado e destinados à vala séptica.
- *Roupas:* as roupas usadas em consultório devem ser lavadas separadamente das roupas da casa; devendo ser de uso exclusivo no consultório, pois podem contaminar outros ambientes.

BIBLIOGRAFIA

Corrêa GM, Chinellato LEM. *Manual prático para procedimento de esterilização e desinfecção em odontologia. Central de esterilização,* 1994.

Einfeldt H. *A quintessência da higiene odontológica,* 1977.

Goffi F. *Técnica cirúrgica – Técnica asséptica, anti-sepsia e esterilização.* 2 ed., 1980; 37-49.

Guandalini SL, Mello NSFO, Santos ECP. *Como controlar a infecção na odontologia.* 1997.

Magalhães HP. *Técnica cirúrgica e cirurgia experimental-técnica asséptica,* 1983; 13-29.

Ministério da Saúde. *Manual de condutas: controle de infecções e a prática odontológica em tempos de AIDS,* 2000.

Runnells R. *Clínicas de odontologia da América do Norte.* 2; 1991.

Capítulo

3

Reparação Tecidual

Sérgio Gonçalves • Waldyr Antônio Jorge

INTRODUÇÃO

Uma das atividades mais interessantes desempenhadas pelos tecidos é a capacidade de substituir células lesadas ou mortas, proporcionando a manutenção da integridade estrutural de tecidos ou órgãos, após a ação de agentes lesivos, de qualquer natureza, que incidam sobre o organismo. Esses agentes, ao mesmo tempo em que produzem danos aos tecidos, iniciam uma sequência de eventos que, além de impedir a progressão da lesão, procedem ao processo de substituição das células danificadas ou mortas.

Os mecanismos de reparo são altamente coordenados, envolvendo inúmeros eventos locais, regionais e sistêmicos. O conhecimento desses processos é de grande importância, uma vez que o reparo de lesões por intervenções cirúrgicas deve proporcionar o menor trauma tecidual possível e promover uma cura rápida e eficaz, evitando o aparecimento de complicações de ordem estética ou mesmo funcional.

É importante diferenciar dois processos distintos que envolvem a reparação tecidual. O primeiro processo corresponde à *regeneração tecidual*, que se refere ao mecanismo de substituição de células, lesadas ou não, visando a restabelecer a integridade funcional do órgão ou tecido ou a promover a regulação populacional, mediante o controle do número de células. Esse controle se faz por meio de processos que alteram a taxa de apoptose ou taxa de proliferação e diferenciação celular.

Um outro mecanismo de reparo é o da *cicatrização*, que corresponde à substituição de um tecido lesado ou morto por um tecido conjuntivo fibroso, deixando uma área de cicatriz permanente, que corresponde a um tecido não funcionante, com papel único de preenchimento.

Em ambos os casos, há intensa atividade celular, interferência do sistema imunológico, ação de substâncias de forma autócrina, parácrina e endócrina e interações intercelulares e intermoleculares (matriz extracelular). No entanto, verifica-se com maior frequência que o processo de cicatrização sobrepuja o de regeneração, pois a migração fibroblástica é mais intensa que a velocidade de proliferação da maioria dos tipos celulares e há a necessidade de que a membrana basal esteja íntegra para a total regeneração celular.

Para o entendimento de todo o processo de reparo tecidual, discutir-se-ão detalhadamente as fases e os mecanismos envolvidos.

MECANISMOS GERAIS

Imediatamente após um agente agressor qualquer incidir sobre um determinado tecido, há a instalação de um processo inflamatório agudo. A lesão celular proporciona

387

a saída de aminas vasoativas (histamina e serotonina), pré-formadas em células como macrófagos e plaquetas, que agem de forma fugaz sobre o endotélio, promovendo vasodilatação arteriolar. Ao mesmo tempo, cininas plasmáticas são ativadas por ação enzimática, produzindo efeitos sinérgicos semelhantes aos das aminas vasoativas, intensificando a vasodilatação (bradicinina). Com o fluxo sanguíneo tecidual aumentado, há uma elevação proporcional da pressão hidrostática capilar, forçando todo o líquido intravascular ao encontro da parede endotelial. Há ativação conjunta do sistema complemento liberando anafilotoxinas (C3a e C5a) e acentuando o aumento da permeabilidade vascular.

Modificações das junções entre os endoteliócitos provocam o aparecimento de espaços ou fenestras entre as células. Esses espaços provêm da reorganização do citoesqueleto ou retração endotelial, induzida por interleucina (IL-1), fator de necrose tumoral (TNF) e interferon gama (INF-γ), produzidos pela ativação de células inflamatórias presentes nos tecidos, como os macrófagos. Um mecanismo adjuvante no aparecimento de fenestras é a formação de canais transcitoplasmáticos, que permitem a passagem de substâncias para os tecidos. A formação desses canais em maior número parece estar ligada à presença do fator de crescimento endotelial vascular (VEGF) liberado pelo *pool* de células inflamatórias presentes, além da ação da histamina e da maioria dos agentes químicos. A lesão endotelial direta ou mediada por leucócitos (enzimas proteolíticas) também participa do mecanismo formador de espaços entre as células endoteliais.

Progressivamente, há a saída de líquido rico em proteínas, como o fibrinogênio, para o interstício. Forma-se, então, um conteúdo intersticial hiperosmótico (elevação da pressão coloidosmótica tecidual), aumentando ainda mais a saída de líquido do meio intravascular. Paralelamente, o conteúdo vascular torna-se viscoso, diminuindo a velocidade do fluxo sanguíneo, levando à estase circulatória regional. Com isso, ocorre a inversão da posição das células no interior dos vasos, proporcionando a marginação leucocitária. O extravasamento de líquido para o interstício tem um papel importante na inativação e diluição de substâncias nocivas concentradas no interior dele. O fibrinogênio presente agora no tecido é ativado, transformando-se em fibrina, no intuito de circunscrever o processo inflamatório e impedir que ele se espalhe pelos tecidos vizinhos.

Por ação de quimiocinas, substâncias liberadas por células presentes no próprio tecido, há o aumento da expressão de moléculas de adesão entre leucócitos e endotélio, promovendo interações intermoleculares (selectinas), possibilitando a aderência endotelial, ativação celular e

leucodiapedese. Todo esse processo é ligante-dependente, utilizando uma proteína G estimulatória associada à fosfolipase C como mecanismo de ativação enzimática intracelular, proporcionando um aumento do influxo de cálcio iônico e promovendo modificação do citoesqueleto (formação de pseudópodes). Enzimas como a fosfolipase A_2 são ativadas, agindo sobre fosfolipídios das membranas celulares, produzindo ácido araquidônico que, pela ação das enzimas ciclo-oxigenases e lipo-oxigenases, gera derivados pró-inflamatórios, como prostaglandinas (PGs), leucotrienos (LTs) e tromboxanos (TXs), mantendo ativo o processo inflamatório.

A primeira linhagem celular a chegar à área lesada é composta por polimorfonucleares neutrófilos, seguidos progressivamente por mononucleares monócitos e linfócitos, sucessivamente. A sucessão celular se dá de forma gradativa, cerca de 48 a 72 horas após a instalação do processo. A chegada de neutrófilos possibilita a remoção de antígenos e restos celulares do tecido lesado. A vida útil dos neutrófilos é relativamente curta (aproximadamente 72 horas) e tem como ação principal a destruição de substâncias pelo processo de fagocitose.

Os monócitos, por sua vez, são células mais estáveis, que se somam às atividades dos macrófagos já residentes nos tecidos. Nos tecidos, diferenciam-se em macrófagos ativados. Sua ação, além de promover a fagocitose, é a de perpetuar o recrutamento celular por meio da quimiotaxia, estimular a proliferação e diferenciação de clones específicos de linfócitos e manter ativo o processo inflamatório. A liberação de citocinas por essas células durante o processo imunológico e inflamatório é transitória e estritamente regulada. Cada citocina secretada tem um papel de interação entre os vários tipos celulares de forma específica. Por exemplo, IL-2 e IL-4 regulam a ativação, proliferação e diferenciação de linfócitos; a IL-5, IL-10, IL-12, TNF-α, IFN-γ e TNF-β participam da ativação macrofágica, além de funcionarem como fatores de crescimento.

A produção e liberação de substâncias quimiotáticas, estimuladoras e reguladoras não é exclusividade de um tipo celular. Essas substâncias são produzidas também por outras células, como os linfócitos, endoteliócitos, células epiteliais e fibroblastos. Paralelamente, há a produção de outro grupo de substâncias, que funcionam como fatores de crescimento. Essas substâncias são polipeptídeos secretados no intuito de estimular grupos celulares específicos, com a função de limitar os danos e iniciar o processo de multiplicação e diferenciação celular. Os mecanismos de sinalização dessas substâncias para as células são semelhantes aos das citocinas, utilizando vários sistemas de transdução de sinais intracelulares, como: via do inositol-trifosfato, via da MAP-cinase, via do AMP cíclico (AMPc) e a via JAK/STAT, todas com receptores de superfície relacionados a proteínas G (α_7 transmembrana) e receptores com atividade intrínseca tirosino-cinase. Dentre as inúmeras substâncias com o papel de estimular o crescimento celular, algumas têm significativa importância no processo de reparação.

O fator de crescimento epidérmico (EGF) é uma substância distribuída amplamente nas secreções e nos líquidos teciduais e é responsável pela rápida migração epitelial que ocorre cerca de 24 horas após a lesão tecidual. É mitogênico para uma variedade de células epiteliais e fibroblastos. Foi inicialmente descoberto por sua capacidade de causar erupção precoce dos dentes de camundongos. É interessante notar que a velocidade de ação presente na atividade mitótica epitelial não é somente ação do EGF, mas também das características lábeis dessas células, que estão em atividade mitótica contínua. Este fato é importantíssimo no processo de limitação do dano, uma vez que o selamento epitelial precoce promove proteção da área afetada à dessecação e entrada de microrganismos.

O fator de crescimento derivado de plaquetas (PDGF), na verdade, é uma família de substâncias liberadas dos grânulos plaquetários no momento da ativação dessas células. Pode ser produzido por outras células, como macrófagos ativados, células endoteliais e células musculares lisas. O PDGF provoca a migração de fibroblastos, células musculares lisas e monócitos para a área a ser reparada. Esse fator é responsável também, com outras substâncias como o fator de crescimento fibroblástico (FGF) e o fator transformador de crescimento (TGF-β), pela diferenciação de células pluripotentes (células mesenquimais indiferenciadas) nos diferentes tipos celulares de origem conjuntiva, como osteoblastos, condroblastos, miócitos, adipócitos etc. O FGF é também muito importante na formação de novos vasos sanguíneos, associado ao VEGF. Esses dois fatores em conjunto atuam em todas as etapas da angiogênese: proteólise da matriz extracelular por ativação de metaloproteinases, enzimas proteolíticas que promovem a degradação do colágeno da matriz extracelular; migração e proliferação dos endoteliócitos; formação da luz do vaso e inibição do crescimento. A expressão do VEGF é estimulada por TGF-β, PDGF, TGF-α e hipóxia tecidual. Essa função de angiogênese aumentada é verificada entre 24 e 48 horas após o início do processo de reparação. O aparecimento de vasos neoformados é um dos sinais mais precoces da formação do tecido de granulação.

Além desses fatores anteriormente descritos, muitos outros participam da estimulação de tipos celulares em particular, como: proteínas morfogenéticas do osso, que atuam intensamente na reparação do tecido ósseo; fatores de crescimento semelhantes à insulina (IGF I e II), estimu-

lando o metabolismo anabólico celular em geral; fator de crescimento do nervo (NGF), fator indispensável para a migração axonal no processo de reparação neuronal.

O crescimento e a diferenciação celular, como já descrito, envolvem a integração de múltiplos sinais. A interação entre a matriz extracelular e a célula é um sistema de sinalização importante para o desenvolvimento do tecido de granulação. Esses sinais são recebidos pelas células por meio de moléculas de superfície denominadas integrinas e que transduzem esses sinais por mecanismos enzimáticos intracelulares, que determinam a manutenção da célula no tecido ou a indução de apoptose. As moléculas que compõem a matriz extracelular, como os vários tipos de colágenos, a elastina, a fibronectina, a laminina e o gel formado por proteoglicanos, hialuran e outras glicoproteínas, respondem pela formação do arcabouço por onde as células migram durante o processo de reparação e pela sinalização de sobrevivência para as células.

A disposição dessas moléculas no tecido é que determina a exata posição e a adesividade entre os diferentes tipos celulares. Daí, explica-se por que, em fases iniciais do processo de reparação, o tecido de granulação se apresenta caracteristicamente friável, com células dispostas de forma caótica, demonstrando que, à medida que o processo progride, há maior produção de matriz, controlando assim o posicionamento da população celular recém-formada, proporcionando maior adesividade entre as células e, consequentemente, aumentando a resistência da área reparada. A produção dessa matriz só é deflagrada após a ação conjunta dos fatores fibrogênicos IL-1, TNF-α, TGF-β, PDGF, EGF e FGF na estimulação, migração e proliferação fibroblástica. A síntese de colágeno pelos fibroblastos começa em uma fase recente do processo de reparação (3 a 5 dias) e prossegue por semanas ou meses, dependendo do tamanho da ferida. Dos 14 tipos conhecidos de colágeno, os mais comumente encontrados no processo de reparação são os do tipo I e IV.

A estrutura físico-química do colágeno é responsável pelas características de todos os tecidos de origem mesenquimal. A força tênsil, assim como as características plásticas dos tecidos, depende da orientação e do entrelaçamento das fibras de colágeno. A formação e disposição das subunidades de pró-colágeno necessitam da participação de um poderoso agente redutor; no caso, a presença de ácido ascórbico (vitamina C), para a agregação dessas subunidades em forma de fibras. Provavelmente o tamanho e a orientação das fibras sigam uma disposição influenciada por forças intermoleculares e eletrostáticas exercidas por glicosaminoglicanos presentes na matriz extracelular.

Progressivamente, ao mesmo tempo em que há fibroplasia intensa, mecanismos de controle e remodelação se instalam na região em reparação. Toda proteína exsudada que funcionou, seja como tampão hemostático, seja como controladora do processo inflamatório, e aquelas proteínas neoformadas em disposição caótica, são agora lisadas por ação de enzimas proteolíticas presentes nos tecidos.

Essas enzimas correspondem às pró-colagenases, ao plasminogênio e às metaloproteinases. Nos tecidos, essas enzimas mantêm-se em estado inativo, uma vez que poderiam, se ativadas, destruir desordenadamente o tecido são. A ativação é dada por substâncias (proteases) secretadas por determinadas populações celulares ou ativos químicos (HOCl⁻) provenientes da explosão oxidativa da atividade fagocitária macrofágica. Simultaneamente, substâncias inibidoras das proteinases são secretadas pela maioria das células mesenquimais, controlando a ação lítica dessas enzimas. A ação dessas se faz principalmente sobre o colágeno, as proteínas da matriz e a fibrina. Esse processo perdura até a maturação total da área lesada e recuperação da morfologia e fisiologia teciduais.

O mecanismo básico de reparação das feridas é comum para todos os tipos de tecidos, com uma ou outra particularidade que possa diferenciá-los. Verificam-se, no entanto, algumas diferenças no processo de cicatrização dependentes da natureza da ferida e quantidade de tecido a ser reparado. Apresentar-se-ão, então, dois processos pelos quais se formam as lesões teciduais e suas particularidades perante o mecanismo básico já discutido.

CICATRIZAÇÃO POR PRIMEIRA INTENÇÃO

Denomina-se cicatrização por primeira intenção toda ferida limpa não contaminada proveniente de incisão cirúrgica com bordas opostas aproximadas por suturas, ou seja, com espaço mínimo entre as bordas e a mínima quantidade de tecido a ser reparado. A incisão provoca a morte de um número limitado de células epiteliais, ruptura de membrana basal e pequena lesão de células do tecido conjuntivo, incluindo ruptura vascular. Imediatamente, instala-se a fase inflamatória da reparação, e a formação do tampão fibrinoso e plaquetário ocupa todo o estreito espaço da incisão. Por haver liberação de quantidades pequenas de mediadores inflamatórios de fase aguda, há edema, hiperemia e dor incipientes.

Em 24 horas, a região lesada é invadida por uma grande quantidade de neutrófilos. Em 48 horas, há epitelização completa da superfície da ferida, com migração de células epiteliais das bordas, sob a crosta seroemática formada inicialmente, isolando o meio interno do externo. As bordas da incisão tornam-se espessas em decorrência

da atividade mitótica intensa das células da camada basal do epitélio. No entanto, o epitélio formado é constituído de apenas uma camada de células.

Após o terceiro dia, as células inflamatórias que migraram para o tecido são substituídas por monócitos e linfócitos que, quando ativados, modificam e/ou acentuam a secreção de citocinas e fatores de crescimento, dando início à formação do tecido de granulação, correspondente à fase de fibroplasia. Paralelamente, por ação de EGF, ocorre o espessamento gradativo da cobertura epidérmica. No quinto dia, já há uma rede organizada de capilares neoformados e ocorre completo preenchimento dos espaços por fibras colágenas recém-sintetizadas. Ao sétimo dia, a camada epitelial se torna madura, exibindo queratinização superficial. Observa-se, na região, a ausência de anexos epidérmicos, substituídos por tecido fibroso denso. A resistência da cicatriz que se forma chega a atingir nessa fase 10% da resistência da pele intacta.

Durante semanas, segue-se intensa atividade fibroblástica, acarretando ao tecido formado um aspecto gradativamente mais pálido, intensificado também pela diminuição da atividade angiogênica. Ao final de 30 dias, há regressão quase que total do processo inflamatório e inicia-se a fase de remodelação. Nessa fase, a reabsorção e neoformação de colágeno se interpõem no sentido de melhorar a disposição das fibras colágenas e, consequentemente, aumentar a resistência tênsil e força elástica da cicatriz, chegando a cerca de 50% da resistência original. Esse processo perdura por 3 a 6 meses, dependendo da região afetada e da força exigida da cicatriz pela ação dos músculos da região. A área cicatrizada atinge um platô de aproximadamente 80% da resistência original ao ser finalizado o processo de reparação.

Cicatrizes que se oponham às linhas de força da pele, bem como aquelas que cruzem pregas cutâneas, podem ser submetidas a trações constantes e evoluírem para cicatrizes hipertróficas, verificadas pela formação exagerada de tecido fibroso, desviando a fase de remodelação para uma fibroplasia intensa.

CICATRIZAÇÃO POR SEGUNDA INTENÇÃO

Diferentemente das lesões cicatrizadas por primeira intenção, as que sofrem cicatrização por segunda intenção incluem aquelas em que há perda de grande quantidade de tecido ou que haja separação importante das bordas da ferida. É comumente observada em lesões provocadas por infecções (abscessos), ulcerações traumáticas ou inflamatórias e feridas cirúrgicas abertas (sem suturas) ou que, por motivos diversos, sofram deiscência.

A partir da lesão inicial, verificam-se uma quantidade maior de tecido necrosado, deposição de fibrina e material estranho a ser removido. Consequentemente, a fase inflamatória que se inicia nesses casos é muito mais intensa e perdura por um período muito maior. Uma quantidade maior de exsudato e um número maior de células inflamatórias são necessários para neutralizar e remover todo o material inviável ou estranho presente na ferida. É claro que há dificuldade de se estabelecer em 48 horas uma cobertura epitelial eficiente. Com isso, torna-se comum a entrada de substâncias estranhas e microrganismos, mantendo, em muitos casos, um processo inflamatório crônico.

Toda a área é, então, preenchida por um tecido de granulação, vasos sanguíncos. Independentemente da profundidade, extensão ou tipos celulares envolvidos na lesão, a substituição do tecido lesado se dá exclusivamente pela presença maciça de fibroblastos. Pelo fato de a área a ser reparada ter maiores dimensões, surge um tipo celular diferenciado, com a capacidade de reduzi-la mediante a contração de seu citoesqueleto. Essas células são denominadas de miofibroblastos, que provêm de fibroblastos modificados, apresentando ultraestrutura semelhante a células musculares lisas. Essa contração é suficiente para que, em grandes defeitos, a área a ser reparada se reduza a 10% da ferida original. Esse processo ocorre no sentido de limitar o gasto energético tecidual e pode perdurar por até 6 semanas. Pelos mesmos mecanismos relatados anteriormente, inicia-se o processo de remodelação tecidual após 2 a 3 meses. No final de 6 meses, aproximadamente, a cicatriz consiste em tecido fibroso destituído de processo inflamatório, recoberto por uma epiderme intacta.

FATORES QUE INTERFEREM NA REPARAÇÃO TECIDUAL

Todo mecanismo discutido anteriormente ocorre de forma ordenada e controlada em indivíduos normais, sem influências externas. Porém, podem surgir complicações no processo de cicatrização e regeneração em virtude de fatores locais e sistêmicos que interferem em determinadas fases do processo. Esses fatores incluem: condições nutricionais deficientes, atividade metabólica tecidual, doenças sistêmicas preexistentes, compensadas ou não, e fatores locais que propiciem a instalação de infecção, como a presença de corpo estranho no interior do ferimento, e fatores mecânicos, como a mobilização ou a exigência precoce da cicatriz formada.

O estado nutricional exerce profundos efeitos sobre a reparação tecidual, uma vez que o metabolismo plástico e energético é exigido ao máximo. Em estados de desnutrição protéico-calórica aguda, como no *kwashiorkor*, verifica-se hipoproteinemia importante, prejudicando diretamente o metabolismo plástico requisitado na área a ser reparada. Isso ocorre pela depleção das reservas protéico-viscerais, em particular a hepática, privando o organismo de uma distribuição protéica adequada. No entanto, em estados de desnutrição crônica, encontrada no marasmo, verifica-se que os níveis séricos de proteínas estão praticamente normais, mantidos à custa de mobilização de aminoácidos do compartimento protéico-somático, em particular da musculatura esquelética. Com isso, o processo de reparação tecidual é muito pouco prejudicado, a não ser que coexistam outras condições que exijam desgaste das reservas orgânicas do paciente, como na presença de infecção.

Deficiências vitamínicas, em particular da vitamina C (ácido ascórbico), determinam um prejuízo importante na produção do colágeno, retardando a cicatrização. Essa vitamina é indispensável para a hidroxilação do colágeno e a formação das fibras, além de ser essencial para reações de oxidorredução nos processos metabólicos que estão em intensa atividade no tecido de granulação. A vitamina A (ácido retinóico) é importante fator na formação da cobertura epitelial e nos mecanismos de diferenciação celular. Outras vitaminas, como as do complexo B, atuam como coenzimas e cofatores de múltiplas reações orgânicas, interferindo diretamente na síntese de DNA. Como no processo de cicatrização há intensa atividade mitótica, a deficiência vitamínica de qualquer natureza pode afetar de forma importante a atividade e reprodução celular.

Algumas doenças endócrinas, que alteram o metabolismo glicoprotéico, podem modificar a resposta orgânica na reparação. O diabetes melito é uma das causas mais comuns de condição preexistente que pode afetar a cicatrização. Pacientes diabéticos apresentam desvios metabólicos que se prestam a suprir a deficiência de glicose intracelular, promovendo uma acentuada ação proteolítica e lipolítica, limitando a atuação de processos que necessitem de atividade anabólica intensa. Além disso, a glicose em excesso, circulante no plasma, promove uma glicosilação não-enzimática de proteínas endoteliais, proporcionando o aparecimento de vasculopatias ateroscleróticas, com prejuízo à irrigação sanguínea de determinadas áreas. Ou seja, há um atraso importante da reparação tecidual nesses pacientes.

Os glicocorticóides em excesso, sejam eles de origem endócrina ou de administração exógena, interferem diretamente na cicatrização. São agentes anti-inflamatórios potentes que atuam inibindo diretamente a expressão de genes que codificam, por exemplo, a produção de citocinas e alguns fatores de crescimento, ou ainda estimulando a produção de substâncias anti-inflamatórias potentes, como a lipocortina 1, que diminui a disponibilização de aminoácidos e fosfolipídios para o processo inflamatório. Somando-se a isso, os corticoides inibem a atividade fibroblástica, interferindo na produção do colágeno. Doenças endócrinas que promovam o aumento de corticoides, como os tumores de hipófise produtores de hormônio adrenocorticotrófico (ACTH), as neoplasias de córtex de suprarrenal ou outras neoplasias produtoras de cortisol, têm como uma de suas características clínicas a diminuição acentuada da capacidade de regeneração e cicatrização. Outros hormônios, como os tireoidianos (T3 e T4), o hormônio do crescimento (GH) e a prolactina (PRL), quando têm sua concentração diminuída ou se tornam hipofuncionantes, também interferem na cicatrização, levando a um processo deficiente ou demorado.

A diminuição do aporte de oxigênio para os tecidos é relevante no aparecimento de distúrbios da cicatrização. Pacientes anêmicos, irradiados (radioterapia), ateroscleróticos e aqueles que apresentam doença pulmonar obstrutiva crônica, ou qualquer condição que prejudique a distribuição de oxigênio para os tecidos, provocam a ativação de vários sistemas alternativos no metabolismo, em que não se inclui a reparação. A hipóxia é um dos fatores ativadores de metaloproteinases e colagenases, provocando um balanço negativo no metabolismo colagenoso.

Alterações do estado circulatório promovem de forma mista prejuízo à cicatrização. Isso se deve tanto à diminuição do fluxo de gases como à redução de nutrientes e acúmulo de metabólitos. Podem ser verificadas essas condições em pacientes portadores de doença aterosclerótica, doença vascular periférica, alterações na drenagem venosa e na linfática (trombose e compressão extrínseca).

Podem surgir complicações na cicatrização de feridas também em decorrência da formação excessiva dos componentes de reparo. Formam-se, em algumas condições especiais, aberrações no crescimento fibroblástico ou descontrole desse sistema em cicatrizes inicialmente normais. A cicatriz hipertrófica consiste em um tecido fibroso que se forma exageradamente, com um componente etiológico muitas vezes definido. Essa alteração comumente é formada em decorrência de incisões mal posicionadas, grandes áreas a serem reparadas ou ainda exigência precoce de resistência da ferida recém-cicatrizada. Já o quelóide consiste na formação de uma fibrose cicatricial exuberante, que muitas vezes evolui sem controle, e da qual não se conhece com exatidão um agente desencadeante. Parece que essa condição está relacionada a alterações genéticas que predispõem indivíduos, principalmente das etnias negra e amarela, a essa complicação.

Em cirurgia e traumatologia bucomaxilofacial, além do conhecimento dos processos gerais de cicatrização, é indispensável o conhecimento da biologia óssea e dos mecanismos de regeneração, além da regulação do fluxo de minerais por esse tecido. Por isso, optou-se pormenorizar as particularidades dos processos de reparação que envolvem esse tecido.

REPARAÇÃO ÓSSEA

O osso é um tipo de tecido conjuntivo singular, porque é um dos poucos tecidos que se mineralizam. Bioquimicamente é constituído de uma matriz orgânica, composta basicamente pelos mesmos elementos de qualquer outro tecido de origem conjuntiva, associado a uma deposição organizada de cristais inorgânicos de hidroxiapatita de cálcio (99%), além de outros sais de magnésio e sódio. A deposição da matriz orgânica e do material inorgânico segue uma disposição concêntrica ao redor de um determinado vaso nutridor, formando os canais de Havers. Prolongamentos celulares e outros pequenos vasos sanguíneos se interligam por canais perpendiculares chamados canais de Volkman.

O componente celular presente no tecido ósseo inclui as células osteoprogenitoras, os osteoblastos, os osteócitos e os osteoclastos. Esses tipos celulares nada mais são que fases ou estágios de uma mesma célula-tronco (célula mesenquimal indiferenciada), que sofreu diferenciação por fatores de crescimento e citocinas liberados continuamente na periferia e no interior desse tecido, com exceção dos osteoclastos, que provêm de células progenitoras hematopoéticas, da mesma linhagem de macrófagos e monócitos. Fatores como FGF, PDGF e TGF-β parecem ser o estímulo que desencadeia a diferenciação das células osteoprogenitoras. A partir desses estímulos ocorre o recrutamento de células osteoprogenitoras na periferia ou periósteo. Essas células, por sua vez, produzem sinais bioquímicos que promovem transcrição gênica e diferenciação celular por meio de um fator conhecido como CBFA-1. Com isso, formam-se as células que realmente trabalham na formação de novo tecido ósseo: os osteoblastos.

Quando ocorre uma fratura, imediatamente se inicia o processo de reparação. O sangue que flui dos vasos sanguíneos rompidos forma um hematoma organizado ao redor dos cotos fraturados e é circunscrito pelo periósteo ou pelo tecido fáscio-muscular que envolve os ossos. É importante, nessa fase, que haja integridade do tecido periostal, pois é daí que as células indiferenciadas recebem sinais bioquímicos inflamatórios para proliferar e migrar para o interior do hematoma. O anel ósseo imediatamente adjacente a cada um dos lados da fratura se torna isquêmico. Sem suprimento sanguíneo, algumas células (osteócitos) aí presentes sofrem necrose.

O estágio seguinte corresponde à organização das células ao redor dos cotos fraturados, migrando por sob o periósteo e invadindo o espaço medular. Esse tecido formado corresponde à deposição fibroblástica vista em outros tecidos mesenquimais. No entanto, pode-se observar nesse tecido a formação de ilhas de cartilagem. À medida que o tecido é formado, vai sofrendo diferenciação das células em osteoblastos e inicia-se a deposição de matriz óssea. A taxa de mineralização varia, mas há normalmente um intervalo de 12 a 15 dias entre a formação da matriz e a deposição dos cristais. Essa fase corresponde ao período que se conhece como período de formação osteoide ou do "calo ósseo" e persiste por cerca de 20 a 30 dias.

A fase seguinte, conhecida como fase de consolidação, nada mais é que a continuação do processo anterior, aumentando gradativamente a concentração mineral no tecido formado, proporcionando um aumento de sua resistência. Nessa fase, torna-se importante a ação de inúmeras substâncias sobre a atividade dos osteoblastos. Essas células apresentam receptores para hormônios como os estrógenos, o calcitriol (vitamina D), o paratormônio, a calcitonina, o GH, os hormônios tireoidianos e o cortisol, entre outros. Esses hormônios agem intensificando ou reduzindo a atividade osteoblástica.

A quantidade de cálcio iônico no plasma é um fator relevante na atividade desses hormônios, uma vez que a calcemia é regulada em uma estreita faixa de variação e o tecido ósseo com a função renal é o responsável, em última análise, pela manutenção da calcemia. Essa regulação é influenciada, também, pela taxa de ingestão e excreção de cálcio, que sob a ação do calcitriol e dos estrógenos mantém um balanço de cálcio iônico positivo, uma vez que esses hormônios estimulam a proteína transportadora de cálcio no intestino delgado: a calbindina. Com isso, estados hipocalcêmicos, sejam eles nutricionais ou metabólicos, prejudicam a fase de consolidação óssea, desviando o metabolismo ósseo no sentido de manter uma calcemia constante, ou seja, de uma maior mobilização de sais do tecido ósseo e não de aposição. Os hormônios que atuam diretamente na estimulação dos osteoblastos para a aposição da porção inorgânica são, principalmente, a calcitonina, o GH e os hormônios tireoidianos.

Essa fase de consolidação se completa em cerca de 3 a 6 meses, dependendo do osso em questão, tipo de fratura, qualidade de irrigação do tecido, idade do paciente e período de imobilização. Durante essa fase existe a necessidade de imobilização total do osso fraturado, pois a

exigência do tecido durante a consolidação provoca uma maior produção de matriz colagenosa e diminui a deposição mineral, provocando um retardo na consolidação ou a formação de pseudoartrose, que se caracteriza pela união fibrosa dos cotos fraturados. Os tipos de movimentos precoces mais comumente relacionados ao retardo no processo de consolidação óssea e/ou formação de pseudoartrose são o de cisalhamento e de torção. Movimentos axiais, no entanto, participam, em alguns casos, da estimulação da mineralização óssea, reduzindo o tempo de cura.

Quando a consolidação se completa, o tecido ósseo formado apresenta-se desorganizado, caso se compare ao que era originalmente. Não apresenta sistemas de canais dispostos de forma regular, e, sim, uma massa de tecido mineralizado entremeada por vasos sanguíneos recém-formados. Esse osso é conhecido como trançado ou primário. A partir daí, nos meses que se seguem à consolidação óssea, o tecido é gradualmente reforçado ao longo de suas linhas de força, influenciado pela ação dos músculos que nele se originam ou se inserem e pela força que ele tem que suportar. Essa fase é contínua e corresponde ao período de remodelação.

Esse período se mantém por toda a vida, mesmo em indivíduos que não tenham sofrido fraturas. Esse é um processo fisiológico e que confere ao osso um dinamismo para se adaptar às mudanças e exigências do meio. Nesse período de remodelação pós-fraturas, as células responsáveis pela reabsorção óssea trabalham intensamente, isso porque o osso trançado ou primário é pouco funcional. Essas células correspondem aos osteoclastos. Eles recebem sinais químicos de substâncias presentes na matriz e seu trabalho é mantido por ação de citocinas, principalmente a IL-1, IL-3, IL-6, IL-11, TNF e o fator estimulador de colônias de macrófagos (M-CSF). Os sinais químicos recebidos são enviados em grande parte por osteócitos residentes no interior do tecido formado. Os osteócitos têm a capacidade de detectar forças mecânicas e traduzi-las em atividade biológica pela transdução de sinais intracelulares envolvendo o AMPc. Os sinais enviados aos osteoclastos são transmitidos por meio de junções lacunares e permitem a transferência de potenciais de membrana e algumas substâncias.

As substâncias liberadas ativam os osteoclastos que, por meio de um sistema de bomba de hidrogênio, liberam ácidos para o intermédio extracelular. Além disso, lisossomos repletos de enzimas digestivas despejam seu conteúdo na matriz óssea. Ocorrem, então, a proteólise da matriz e a solubilização dos cristais. Simultaneamente, o mesmo osteócito que lançou os sinais para os osteoclastos emite sinalização também para os osteoblastos iniciarem seu trabalho, agora de forma mais organizada.

Com isso, a nova estrutura formada assume uma disposição ordenada, conduzida pelas interações biomecânicas transduzidas pelos osteócitos, restituindo a estrutura lamelar original.

Em alguns ossos do corpo, em regiões específicas como o rebordo alveolar de maxila e mandíbula, o tecido ósseo só se mantém se houver estímulo mecânico adequado e bem distribuído. Esse estímulo é dado pela transmissão de forças mastigatórias sofridas pelos dentes, por meio dos ligamentos periodontais, diretamente ao tecido ósseo de suporte. Por isso, nota-se uma redução importante da massa óssea dos rebordos alveolares por ocasião das exodontias, particularmente das regiões dos rebordos que não sirvam como zonas de resistência ou trajetórias de transmissão de forças. Verifica-se, nesses casos, uma atividade osteoclástica que supera a osteoblástica, até atingirem o equilíbrio funcional das forças mecânicas incidentes.

BIBLIOGRAFIA

Adzick NS. Cicatrização da ferida – características biológicas e clínicas. *In*: Sabinston DC Jr., Lyerly HK. *Tratado de cirurgia – As bases biológicas da prática cirúrgica moderna.* 15 ed. Rio de Janeiro: Guanabara Koogan, 1999; 194-206.

Cohen IK, Diegelmann RF, Lindblad WJ. eds. *Wound healing: biochemical and clinical aspects.* Philadelphia: WB Saunders, 1992.

Cotran RS, Kumar V, Collins T. Robbins. *Patologia estrutural e funcional.* 6 ed. Rio de Janeiro: Guanabara Koogan, 2000.

Hunt TK, Burke J, Barbul A, Gimbel ML. Wound healing. *Science,* 1999; *284*(5421):1775.

Hupp JR. Reparação de feridas. *In*: Peterson LJ, Ellis III E, Hupp JR, Tucker MR. *Cirurgia oral e maxilofacial contemporânea.* 2 ed. Rio de Janeiro: Guanabara Koogan, 1993: 54-62.

Junqueira LC, Carneiro J. *Histologia básica.* 7 ed. Rio de Janeiro: Guanabara Koogan, 1990.

Martin P. Wound healing – aiming for perfect skin regeneration. *Science,* 1997; *276*(5309):75-81.

Peacock Jr. EE. *Wound repair.* 3 ed. Philadelphia: WB Saunders, 1984.

Procedimentos Operatórios Fundamentais

Erasmo Magalhães Castro de Tolosa • Márcia Delbon Jorge • Waldyr Antônio Jorge

INTRODUÇÃO

Diferentemente do que ocorre com os animais inferiores, cuja área lesada é substituída por um processo de regeneração, uma solução de continuidade em qualquer estrutura anatômica do corpo humano tem sua reparação por meio de tecido conjuntivo que lhe serve de enchimento, para que, após a granulação e a epitelização, resulte uma cicatriz que tenha condições de reparar a lesão e propiciar o máximo restabelecimento funcional possível da área afetada.

A técnica cirúrgica é, na realidade, um conjunto de manobras operatórias e se utiliza de materiais que favoreçam a cicatrização dos tecidos visando a manter sua funcionalidade e a repor os seus aspectos estéticos lesados, quer tenham sido por trauma ou decorrentes de incisões cirúrgicas para acesso a local cirúrgico.

Os procedimentos cirúrgicos na área da odontologia merecem atenção especial, pois grande parte deles é realizada no consultório odontológico, lugar habitual do exercício profissional dos dentistas. Procedimentos mais complexos integram atividades de centros cirúrgicos, sendo cada vez mais avançados e culminando com as cirurgias ortognáticas e bucomaxilofaciais, verdadeiras especializações. Essas operações visam a favorecer a cicatrização de estruturas de diversas naturezas, como pele, epitélio das mucosas, estruturas ósseas, vasos sanguíneos e inervação.

O ensino das técnicas operatórias, a utilização dos materiais de síntese e os instrumentais e aparelhos evoluíram de forma vertiginosa nesses últimos 50 anos. Peracchia (2001), em recente editorial, de forma didática enfatiza as mudanças em cada década, atribuindo o início do século XXI à década da robótica, enfaticamente apoiada por Donias et al. (2002).

1950 – Evolução das salas cirúrgicas
1960 – Cirurgia experimental e recursos audiovisuais
1970 – Pesquisa em laboratórios de indústria
1980 – Cirurgia endoscópica
1990 – Videocirurgia
2000 – Robótica

Com todos os recursos materiais de que se dispõe, torna-se fundamental que os odontólogos possuam na sua formação profissional conhecimentos específicos da área de atuação, tenham base em anatomia e fisiologia, treino adequado, juízo crítico e interação com os demais profissionais da área da saúde.

Dentro desse ambiente complexo e frequentemente atuando isoladamente no ambiente de seu consultório, deve o odontólogo lembrar-se dos procedimentos operatórios elementares, base das cirurgias cada vez mais complexas.

DIÉRESE

Diérese é um procedimento que visa a criar uma via de acesso ou assegurar a solução de continuidade de uma lesão causada na maioria das vezes por um traumatismo, favorecendo dessa forma a síntese dos tecidos.

Na diérese estão incluídas:

a) *Incisão:* feita com instrumento de corte.
   "A incisão é a manobra fundamental em que o cirurgião registra seu nome, e sua assinatura é sutura tecnicamente bem realizada"
b) *Secção:* corte com tesoura, serra, lâmina afiada, bisturi elétrico.
c) *Divulsão:* separação dos tecidos pela introdução de um instrumento como pinça, tesoura, tenta-cânula, afastadores etc.
d) *Punção:* por meio de instrumento perfurante, para drenagem de abscesso, de coleções líquidas etc., com finalidade terapêutica ou diagnóstica.
e) *Dilatação:* adotada para dilatar canais ou orifícios naturais ou trajetos fistulosos. É obtida pela ruptura de fibras musculares ou tecido fibroso.
f) *Serração:* realizada por meio de serras, especialmente em cirurgia óssea.

Instrumentos de diérese em cirurgia odontológica:

- Instrumentos de corte.
- Instrumentos de divulsão.
- Instrumentos de punção.
- Instrumentos de dilatação.
- Instrumentos auxiliares.

INSTRUMENTOS DE DIÉRESE EM CIRURGIA ODONTOLÓGICA

O cirurgião-dentista que realiza a cirurgia odontológica bucal deve ter, além da destreza da técnica e conhecimento da anatomia, a delicadeza para a realização de um procedimento que seja o menos traumático possível, em razão da sensibilidade das funções fisiológicas que a cavidade bucal representa na vida dos indivíduos.

O objetivo deste capítulo não é apresentar os princípios cirúrgicos da exodontia, a instrumentação, as técnicas e o manuseio dos pacientes que se submeterão à extração cirúrgica dental, mas sim rever sucintamente conceitos da técnica cirúrgica aplicados à cirurgia odontológica e os instrumentos mais comumente utilizados.

INSTRUMENTO DE CORTE MANOBRA DE DIÉRESE

Em princípio, os instrumentos utilizados nos procedimentos cirúrgico não se diferenciam em técnica cirúrgica, quer para cirurgias odontológicas ou médicas; na realidade, são adaptados às peculiaridades da área a ser operada.

Como os procedimentos cirúrgicos iniciam-se com uma incisão, o instrumento utilizado para tal é o bisturi: o bisturi é composto de cabo e lâmina, mas houve quem dissesse que, além do cabo e da lâmina, a sua parte principal seria a mão do cirurgião, à que, pretensiosamente, poderíamos acrescentar uma quarta parte, a mais importante de todas, o paciente, aquele que empresta o corpo à realização do ato cirúrgico.

A lâmina cortante estéril e descartável mais utilizada em odontologia para a cirurgia intraoral é a n° 15; outras também podem ser utilizadas, dadas as suas características, que atendem à técnica de abordagem em cirurgia intraoral, como as lâminas de n° 11 e 12, essa última com características de curva utilizada para incisões mucogengivais da região posterior dos dentes ou da região da tuberosidade maxilar (Fig. 4.1).

O cabo mais utilizado é o de n° 3, que permite seu manuseio em regiões restritas e limitadas, como a cavidade bucal (Fig. 4.2). A lâmina para ser colocada no cabo é pressionada contra a fenda receptora do cabo por um porta-agulhas, evitando-se ferimentos no operador. A empunhadura do bisturi em forma de caneta nas cirurgias odontológicas permite ao cirurgião um controle melhor da incisão, de forma que a lâmina incisará e não deslocará a mucosa quando da incisão mucoperiostal, que deve ser realizada de forma a pressionar para baixo, promovendo o corte da mucosa e do periósteo em uma mesma manobra.

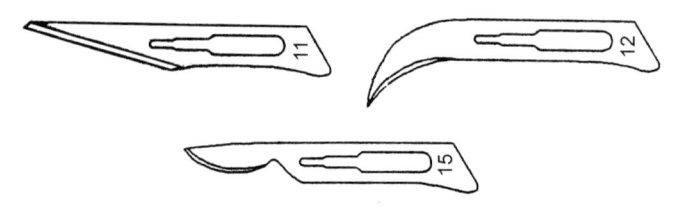

Fig. 4.1 Lâminas de bisturi n°s 11, 12 e 15.

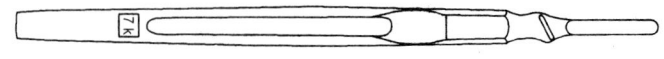

Fig. 4.2 Cabo de bisturi.

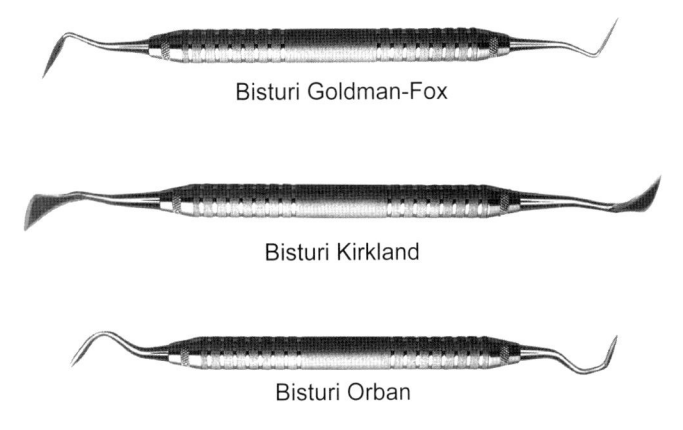

Bisturi Goldman-Fox

Bisturi Kirkland

Bisturi Orban

Fig. 4.3 Bisturis periodontais utilizados em cirurgias odontológicas.

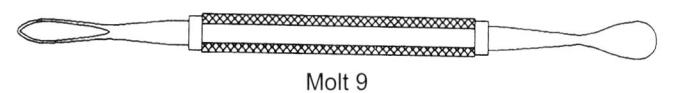

Molt 9

Fig. 4.4 Destaca-periósteo do tipo Molt.

As lâminas sem corte comprometem os resultados por não fazerem incisões nítidas. Daí a importância de substituí-las nas cirurgias, principalmente quando em contato com tecidos duros.

Em alguns procedimentos cirúrgicos odontológicos, o bisturi pode ser substituído por outros instrumentos com iguais finalidades, adaptados, por exemplo, aos procedimentos cirúrgicos periodontais. Como exemplo, há os bisturis de Kirkland, de Orban, Goldman Fox, que são usados especificamente para as cirurgias periodontais (Fig. 4.3).

Requisitos fundamentais de uma incisão:

a) Ter extensão suficiente para propiciar acesso adequado e evitar trauma nos tecidos.
b) Ter bordas nítidas, respeitando-se a vascularização e inervação locais.
c) Atravessar os tecidos respeitando-se a anatomia local e em um plano por vez, evitando-se ao máximo o descolamento deles a partir da borda de incisão.
d) Na pele, observar as linhas de força dela (Kraissl, 1951).
e) Evitar secções ósseas que resultem em fragmentos desvascularizados e sem estabilidade.

INSTRUMENTO DE DIVULSÃO
MANOBRA DE DIÉRESE

A manobra cirúrgica de divulsão é frequentemente usada na cirurgia bucal, sendo a sindesmotomia – divulsão de gengiva inserida e dos ligamentos alvéolo-dentários – mais comumente realizada nas avulsões dentárias.

Para tal mister, o periósteo Molt nº 9 e o descolador de Mead cumprem essa finalidade, pois têm duas extremidades: uma aguda e cortante e outra mais larga. A extremidade cortante é usada para destacar as papilas dentárias entre os dentes e pode ser usada para a consecução da manobra de sindesmotomia que tem como alternativa para sua realização a utilização de instrumentos do tipo Hollemback, empregados em dentística restauradora (Fig. 4.4).

Outra manobra de divulsão é o deslocamento do periósteo aderente ao cório fibroso da mucosa gengival, promovendo o retalho mucoperiostal. A espátula de Freer ou destaca-periósteo e as tesouras rombas, com o auxílio de pinças de dissecção, são os instrumentos utilizados para tais fins.

INSTRUMENTOS AUXILIARES

Afastadores: instrumentos que auxiliam a equipe cirúrgica (cirurgião e auxiliar) a realizar o ato cirúrgico em condições de boa visualização. Dessa forma, os afastadores são fundamentais para a consecução de tal propósito. Ver bem o que faz, para fazer bem o que vê, é um objetivo emblemático que deve nortear o cirurgião. Visualização adequada e bom acesso cirúrgico são fundamentais para uma cirurgia bem-sucedida. Para atingir essa finalidade em cirurgia odontológica, há uma variedade de afastadores que servem para afastar a bochecha, a língua e os retalhos mucoperiostais, sendo o mais utilizado para afastamento no campo cirúrgico o afastador de Minnesota, que serve para apartar a bochecha e o retalho subperiostal simultaneamente, e sua utilização vincula-se à habilidade do cirurgião que o utilizará no transcorrer do ato cirúrgico.

Outros afastadores, do tipo Farabeuf, Bruenings e Mead, estes utilizados pelo auxiliar primeiro-assistente, cumprem a finalidade primordial de proporcionar primeiro boa visualização ao cirurgião no campo operatório (Fig. 4.5).

INSTRUMENTOS DE EXÉRESE

As manobras de exérese em cirurgia odontológica compreendem, entre outras, as de osteotomia, curetagem e avulsão.

Com exceção da manobra de exodontia, que não será assunto tratado no presente capítulo, os comentários se restringem às manobras de exérese das osteotomias e curetagens.

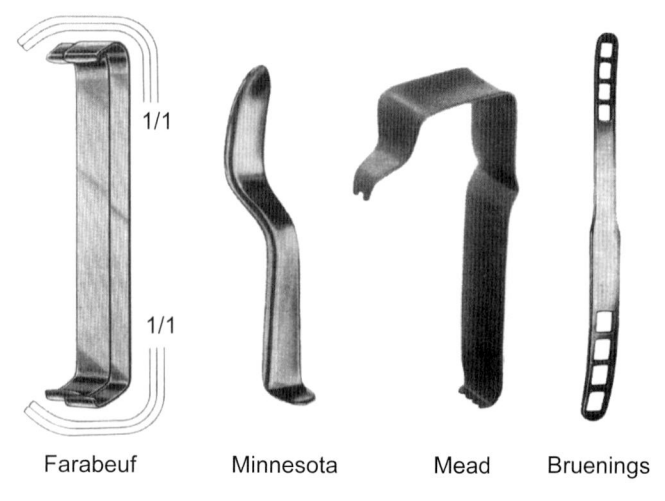

Farabeuf   Minnesota   Mead   Bruenings

Fig. 4.5 Afastadores.

As osteotomias compreendem o corte do osso e a ostectomia, a remoção do fragmento ósseo. Os instrumentos utilizados para esse fim são pinça goiva, cinzel e martelo, lima para osso, brocas e peça de mão.

A curetagem, manobra de exérese utilizada para as remoções de corpos estranhos, granuloma ou pequenos cistos originários de lesões periapicais, é realizada com as curetas periapicais, instrumento angulado com ponta dupla.

Não sendo objeto do presente capítulo, há ainda a avulsão dentária, retirada total ou parcial de um órgão dental fazendo uso de força mecânica e de técnica cirúrgica operatória própria da cirurgia odontológica, realizada à custa de fórceps e de alavancas elevadoras.

INSTRUMENTOS DE PUNÇÃO

A punção é uma manobra utilizada com finalidade diagnóstica diferencial. Para tal, utilizam-se seringas do tipo Luer e agulhas especiais com cursor interno, mandril ou trocarte.

HEMOSTASIA

Hemostasia é um procedimento operatório destinado a impedir ou coibir, evitando, dessa forma, a perda excessiva de sangue e suas consequências, visando a melhorar as condições técnicas do campo operatório, facilitando o trabalho do cirurgião.

A hemostasia pode ser temporária ou definitiva.

HEMOSTASIA TEMPORÁRIA

É executada no campo operatório ou fora dele; nesse caso, incruenta.

Existem vários tipos de hemostasia temporária:

a) *Pinçamento:* um método cruento que poderá se transformar em definitivo por ligadura, cauterização ou angiotripsia. A hemostasia é preventiva quando se faz previamente o pinçamento, a montante ou a jusante da secção vascular.

b) *Compressão:* pode ser cruenta, quando feita no campo operatório, ou incruenta, quando feita antes da diérese a distância do campo operatório; executa-se geralmente pressionando com o polegar o trajeto vascular contra uma superfície óssea.

c) *Garroteamento:* geralmente incruento e sem aplicação em odontologia; no caso de ser cruento, usam-se fios ou cadarços diretamente no vaso isolado, devendo ser observado o tempo de uso.

d) *Ação farmacológica:* obtida por via sistêmica (hipotensão controlada) ou por meio de hemostáticos ou de componentes de sangue destinados a corrigir os distúrbios de coagulação. A hemostasia por ação farmacológica local se obtém por injeção de substâncias que diminuem o sangramento pela vasoconstrição que elas provocam ou, ainda, fazendo-se aplicações tópicas. Esse tipo de hemostasia torna-se definitivo por ação de mecanismo natural de hemostasia ou por ligadura.

e) *Parada circulatória com hipotermia*, em especial na intervenção sobre fístulas arteriovenosas de grande débito.

f) *Oclusão endovascular*, interrompendo-se o fluxo sanguíneo por meio de sonda introduzida no vaso sanguíneo, insuflando-se temporariamente o balão de que ela é provida.

HEMOSTASIA DEFINITIVA

Em geral cruenta, interrompe permanentemente a circulação do vaso sobre o qual é aplicada.

Tipos de hemostasia definitiva:

a) *Ligadura:* amarração do vaso com fio cirúrgico.

b) *Cauterização:* consiste na cessação da hemorragia pela formação de coágulo na extremidade sangrante, em consequência da aplicação de agentes físicos, como calor, eletricidade ou substâncias químicas; em cirurgia usam-se com maior frequência o bisturi elétrico e, em casos localizados, o termocautério.

c) *Forte coagulação* mediante a utilização de raios laser de uso cada vez mais frequente. (Ver Capítulo 10, Seção V.)

d) *Sutura:* englobando-se o vaso com a finalidade de hemostasia.

e) *Obturação:* consiste na aplicação de substâncias exógenas para ocluir a luz do vaso sangrante, com o uso de cera para obstruir os espaços do tecido esponjoso. Esponjas de gelatina, celulose oxidada e congêneres são usadas excepcionalmente para combater hemorragias difusas.

f) *Tamponamento:* compressão da área sangrante, durante alguns minutos com compressa ou gaze. Trata-se de medida excepcional, com redobrado cuidado na vigilância, a fim de evitar esquecimento delas nas cavidades ou asfixia por obstrução das vias aéreas superiores.

SÍNTESE

Consiste na aproximação das bordas de tecidos seccionados ou ressecados, à custa de materiais que resistam às trações e tensões que irão ser exercidos sobre os ferimentos nas fases iniciais do processo de cicatrização.

MATERIAL DE SÍNTESE UTILIZADO EM CIRURGIA ODONTOLÓGICA

A cirurgia em geral teve extraordinário progresso em decorrência da expansão da pesquisa industrial no que concerne ao material de síntese.

Agulhas

As agulhas são fundamentais no processo de síntese e, como todos os demais materiais utilizados, têm evoluído de forma extraordinária, visando a aproximar-se ao máximo das características ideais: favorecerem a penetração dos tecidos, serem resistentes ao manuseio e causarem o menor traumatismo dos tecidos a serem suturados. De acordo com sua ponta, as agulhas são divididas em dois grupos: triangulares, mais traumáticas, e cilíndricas, mais delicadas.

Quanto ao grau de curvatura, elas podem ser retas ou curvas; essas últimas, não mais utilizadas em cirurgia odontológica, variam de tamanho e diâmetro e são utilizadas na dependência do material a ser suturado, do local da incisão e da facilidade de acesso.

Pinças

São instrumentos cirúrgicos auxiliares no procedimento cirúrgico, sendo de uso do cirurgião e equipe cirúrgica.

As pinças clínico-cirúrgicas são utilizadas com o intuito de auxiliar o cirurgião na dissecção anatômica de

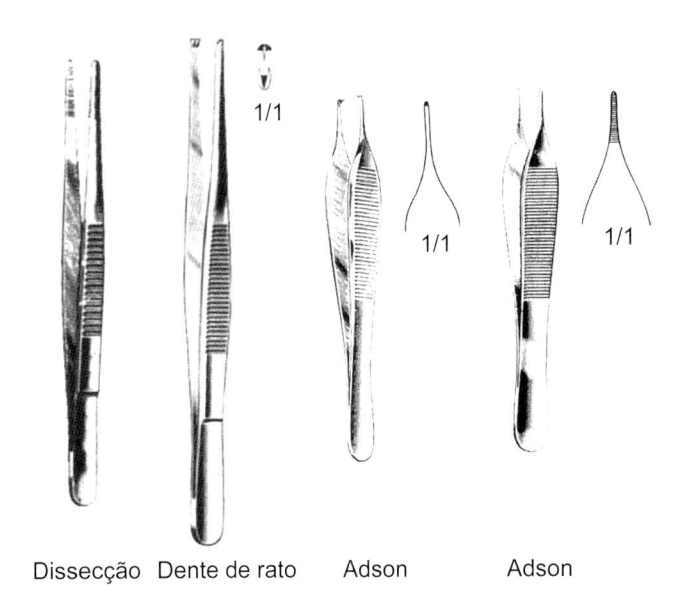

Dissecção Dente de rato Adson Adson

Fig. 4.6 Pinças anatômicas clínicas utilizadas em cirurgia odontológica.

planos cirúrgicos, delimitando o campo operatório, e também são empregadas no manuseio da realização de suturas (Fig. 4.6).

Pinças hemostáticas

Utilizadas nas manobras de hemostasia por ligadura de vasos sanguíneos. As mais utilizadas são pinça hemostática do tipo Kelly e Halsted-Mosquito (Fig. 4.7).

Porta-agulhas

De fundamental importância na manobra cirúrgica de síntese, é utilizado para a realização de suturas.

Os mais utilizados são os do tipo Mayo-Hegar, sendo o porta-agulhas de Mathieu pouco usado em razão do descômodo cirúrgico de sua empunhadura (Fig. 4.8).

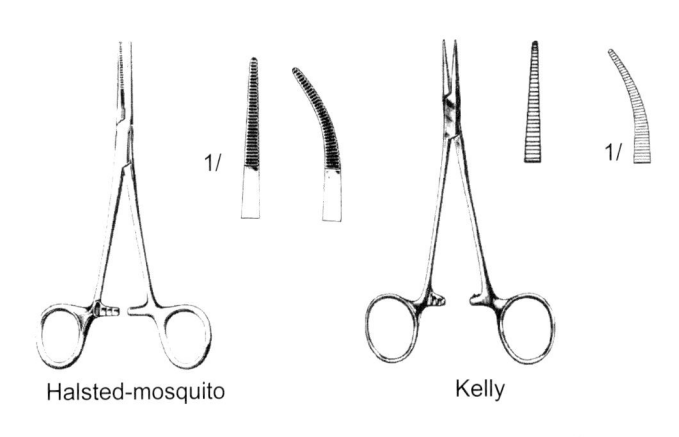

Halsted-mosquito Kelly

Fig. 4.7 Pinças hemostáticas dos tipos Kelly e Halsted.

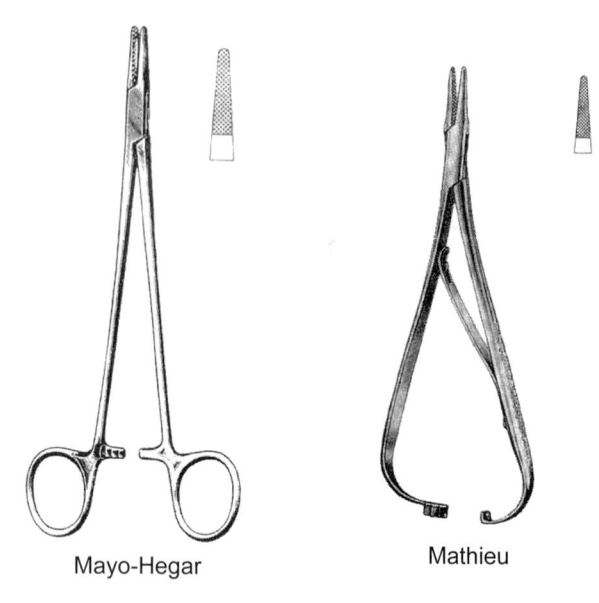

Mayo-Hegar   Mathieu

Fig. 4.8 Porta-agulhas de tungstênio (wídia) dos tipos Mayo-Hegar e Mathieu, este cada vez menos utilizado.

Fios cirúrgicos

Constitui um capítulo fascinante na evolução da cirurgia. De origem natural, cada vez mais são substituídos pelos fios sintéticos, de diâmetros menores e de maior resistência, menor reação tecidual, diminuindo a resposta do organismo a corpo estranho e fundamentalmente mantendo a sua resistência à tensão local da sutura, até que a síntese esteja consolidada.

Os fios de sutura, no que concerne à sua absorção pelo organismo ou ao seu encapsulamento pelo granuloma de corpo estranho, são classificados em absorvíveis, de origem biológica, como o categute, ou sintética, como os polímeros da poliglactina (Vicryl), ou inabsorvíveis, como náilon, poliéster (mersilene) ou polipropileno (prolene). Além de um diâmetro maior do fio empregado em suturas comuns de grande tensão, também se utilizam fios extremamente delicados em cirurgia vascular ou em microcirurgia.

Em relação à sua fabricação, os fios de sutura podem ser mono ou multifilamentares. A escolha do fio adequado é resultante de múltiplos fatores: local da incisão, tensão da área, presença de infecção (fio monofilamentar), aspecto estético, implicações econômicas, entre outras, além da preferência do cirurgião balizado pela sua análise crítica.

Material de próteses

Quando a solução de continuidade do ferimento é extensa, a tensão da incisão é grande e torna-se necessária a inter-venção de material de prótese ou implante, que pode ser dividido em dois grupos:

- Origem biológica. (Ver Capítulo 9, Seção V.)
- Origem sintética. (Ver Capítulo 9, Seção VI.) sobre próteses metálicas etc.

Próteses

- Origem biológica.
- Origem sintética.

NÓS E SUTURAS

Nós cirúrgicos: de fundamental importância, o nó em cirurgia deve ser simples e eficiente. Há algum tempo, os cirurgiões tinham por hábito e tradição aprender a dar os mais variados tipos de nós cirúrgicos, mas atualmente preferem os nós simples, resistentes ao deslizamento e de fácil execução, principalmente nas ligaduras vasculares e nas suturas mais profundas em campo operatório de difícil acesso, sem possibilidade de ampliação da incisão.

A seguir, os mais utilizados:

- Nó quadrado.
- Nó de sapateiro.
- Nó instrumental com auxílio de porta-agulhas.

SUTURAS CIRÚRGICAS EM CIRURGIAS ODONTOLÓGICAS

Do mesmo modo que os nós, há uma série bastante grande de suturas cirúrgicas, contudo as de fundamental interesse para a cirurgia odontológica são:

- Ponto simples em U vertical – Lambert, muito empregada em sutura de pele e mucosas.
- Ponto simples em U horizontal – Halsted, cujo nó fica em uma das bordas da sutura.
- Ponto em U horizontal – Cushing, apenas duas passadas simples paralelas à linha de sutura, descrevendo um U deitado, e o nó ficará em um dos segmentos externos que cruzam a linha de sutura.
- Sutura contínua simples ou "chuleio".
- Sutura contínua ancorada.

SÍNTESE SEM SUTURA

Em determinadas condições, quando o local favorece e a tensão sobre o ferimento não é das maiores, é

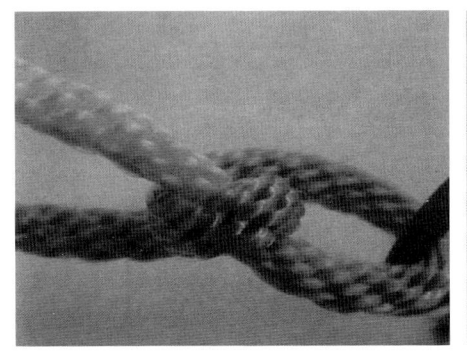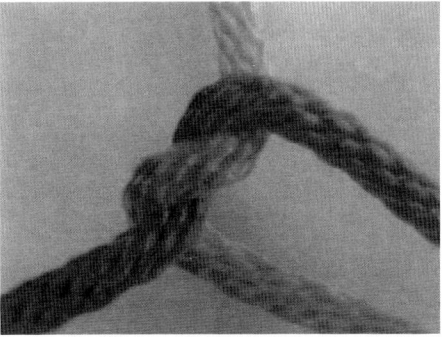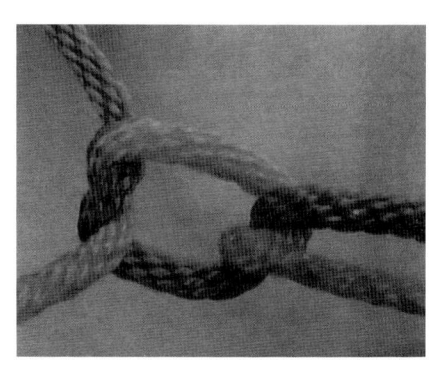

Fig. 4.9 Passada de nó cirúrgico.

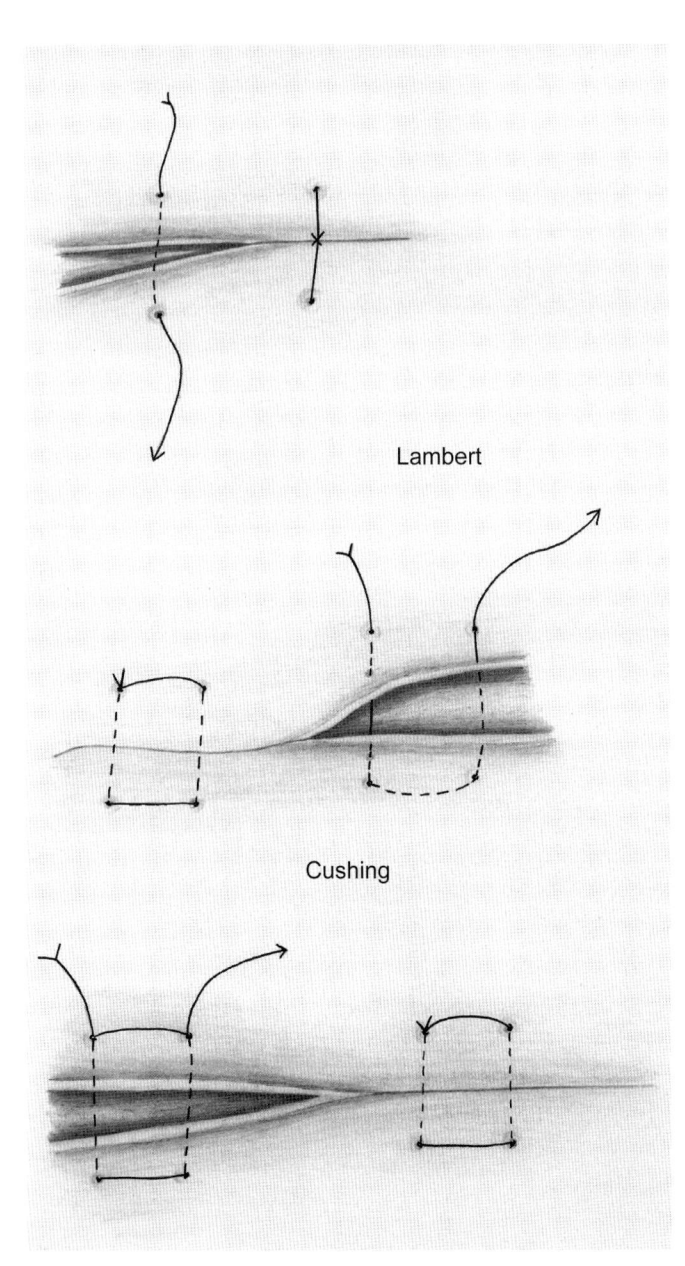

Lambert

Cushing

Halsted

Fig. 4.10 Sutura de pontos separados.

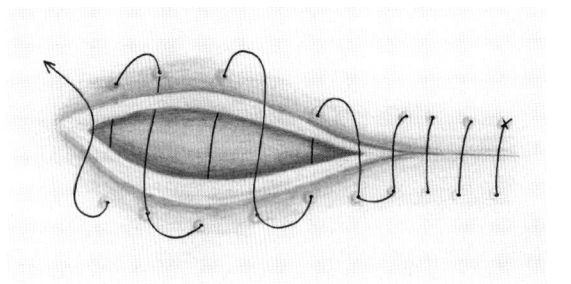

Fig. 4.11 Sutura contínua sem ancorar ("chuleio").

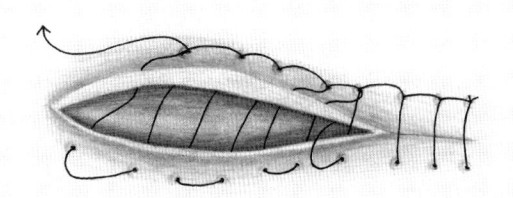

Fig. 4.12 Sutura contínua ancorada.

possível aproximar as bordas da ferida cirúrgica com fitas de esparadrapo de raiom ou de outros materiais adesivos, propiciando, além da cicatrização, a saída da secreção.

SUTURAS MECÂNICAS

Apesar de serem pouco empregadas em cirurgia odontológica, são muito utilizadas em cirurgia geral e do aparelho digestivo.

Requisitos fundamentais de uma síntese:

a) Sutura delicada, distância regular dos nós, não afastados a fim de não provocar isquemia e necrose.

b) Sutura por planos, evitando-se o máximo possível sutura em bloco.

c) Na pele, obedecer às linhas de força.

d) Procurar imobilizar a área suturada o máximo possível, propiciando mais conforto ao paciente.

e) Dar preferência à sutura em pontos separados e com fio inabsorvível, pois resiste mais às tensões locais e provoca menor edema.

BIBLIOGRAFIA

Donias HW. *et al*. Survey of resident training in robotic surgery. *Amer Surgery*, 2002; *68*:177-81.

Goffi FS. *Técnicas cirúrgicas: Bases anatômicas, fisiopatológicas e técnicas da cirurgia*. 4 ed. São Paulo: Atheneu, 1997.

Margarido & Tolosa. *Técnica cirúrgica prática*. São Paulo: Atheneu, 2001.

Peracchia A. Surgical education in the third millenium. *Annals of Surgery*, 2001; *234*(6):709-12.

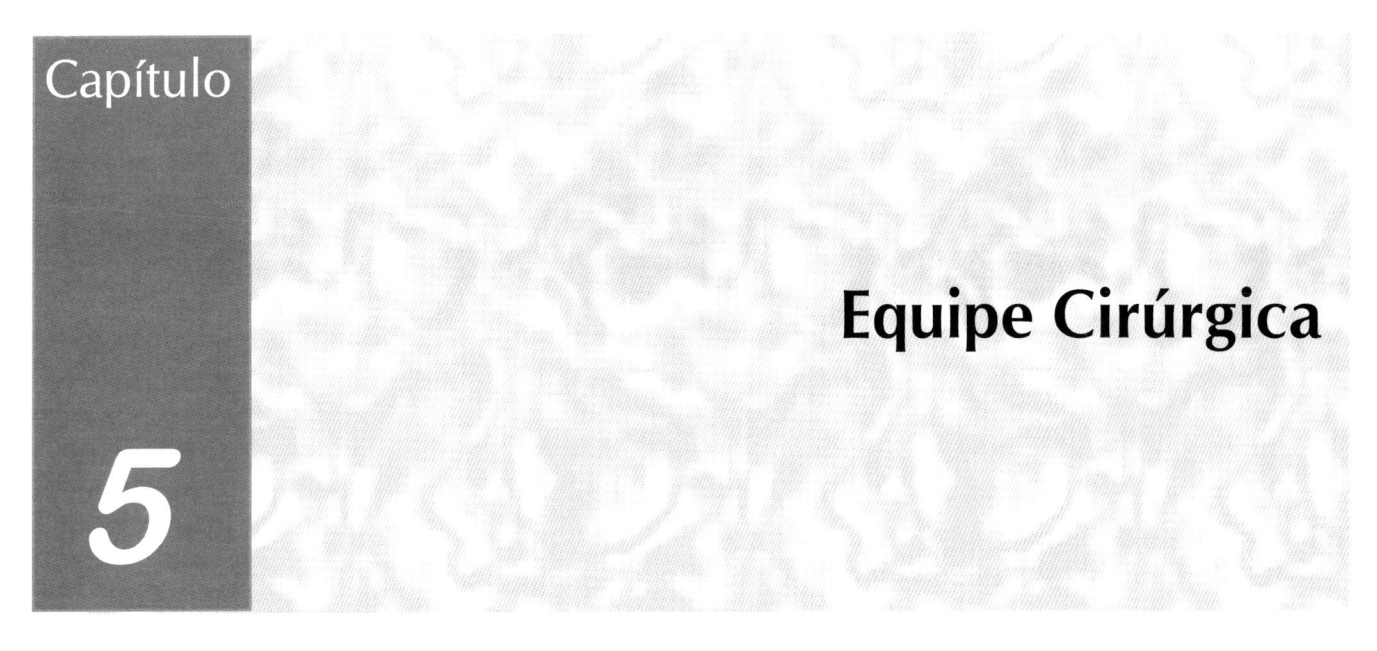

Waldyr Antônio Jorge • Claudio Ferraz da Silva • Klaus Costa Utescher • Claudio Noba

Equipe cirúrgica é composta pelos elementos que durante uma intervenção cirúrgica são essenciais para o bom andamento da cirurgia. Sua composição varia de acordo com o local em que é realizada se ambulatorial ou em centro cirúrgico; sua composição básica pode ser:

- Cirurgião.
- Assistente ou auxiliar.
- Instrumentador(a).
- Circulante (enfermeiro de sala).
- Médico anestesista (quando necessário).

Ela é sobretudo um trabalho ordenado e em grupo onde cada um sabe sua incumbência, sem exageros ou omissões, onde cada elemento conhece todos os passos e antecipações que compete a cada elemento.

Este trabalho em equipe vem substituir o virtuosismo do cirurgião que realizava praticamente todas as manobras operatórias, e com isso o ato cirúrgico tornou-se menos desgastante e estressante.

Exige-se que cada componente da equipe esteja perfeitamente familiarizado com suas funções durante o ato cirúrgico, isto é, tenha conhecimentos pormenorizados sobre a intervenção a ser realizada. Para tanto, diminuímos os tempos cirúrgicos e a realizamos com maior segurança, ou seja, as funções de cada um na equipe cirúrgica são bem definidas.

CIRURGIÃO

O cirurgião é o responsável pelo ato cirúrgicoe responsabilidade pela vida do paciente. Deve ser o condutor de processo desde o diagnóstico da doença, o planejamento e a execução da cirurgia até a alta do paciente. Deve zelar pela harmonia, planejamento e execução do ato cirúrgico até a consecução, alta do paciente e pelo resultado final favorável da cirurgia.

O cirurgião não deve ter pressa, mas também não perder tempo. Chefe da equipe cirúrgica é o cirurgião responsável por tudo que se passa, na sala cirúrgica ou no ambulatório, pelo paciente, pelo ato operatório e por seu resultado. Compete a ele manter a disciplina e a ordem da equipe que, por sua vez, deve cumprir suas tarefas corretamente sem desrespeitar seus auxiliares. Deve antes de iniciar o ato operatório verificar se todo instrumental necessário está corretamente posicionado e à sua disposição. Realizar o tempo nobre da operação com segurança, baseado nos seus conhecimentos anatomofisiopatológicos e dentro dos rigores das técnicas cirúrgicas. Não deve desperdiçar materiais cirúrgicos (compressas de gaze, fios), manter o campo operatório o mais limpo possível, criar um campo operatório suficiente para uma boa abordagem, evitar manobras incompletas ou intempestivas a não ser que dificuldades imprevistas o obriguem a alterar o planejamento inicial. Compete a ele ter conhecimento das condições de saúde do paciente e ter pleno conhecimento do ato cirúrgico a ser realizado. Deve dirigir-se aos seus auxiliares com voz clara e ordem precisas.

O cirurgião necessariamente tem que ter habilidade e manipular com segurança não só o bisturi, como todos os instrumentos que compõem o arsenal armado médico, desde a utilização dos exames complementares até a prescrição medicamentosa ou ato cirúrgico.

Deve ter intimidade com o bisturi, seu instrumento de excelência na consecução cirúrgica, de anatomia, a prioridade primordial de um bom cirurgião. Obrigatoriamente o bom cirurgião é um bom anatomista, mas nem sempre o anatomista é um bom cirurgião.

Cirurgia deve ser encarada por ele como uma oportunidade única de proporcionar a cura do paciente por um ato traumático agressivo, pois todo cirurgião o é em sua essência, ele irá concretizar o objetivo final, que é a cura do paciente.

Antes de mais nada, o cirurgião deve ser um bom operador, o que não garante que um bom operador seja um bom cirurgião. A cirurgia tem que ser realizada independentemente dos conhecimentos técnicos do cirurgião, como anatomia, técnica cirúrgica, abordagem adequada, conhecimento da propedêutica de clínica médica e odontológica, fisiologia, metabolismo orgânico, deve ser realizada com amor, com altruísmo e estoicismo, pois é a última opção terapêutica ofertada ao paciente para proporcionar sua cura.

A cirurgia é estado da alma, e é com este espírito que o bom cirurgião deve ser formado. Houve quem dissesse que o bisturi se constituía de duas partes, cabo e lâmina, e quem acrescentasse que era constituído de três partes: cabo, lâmina e a mão do cirurgião. Acrescentaríamos que na realidade o bisturi se constitui de 4 partes: cirurgião, cabo, lâmina e paciente. O paciente, quem sabe, é a parte importante ou mais importante onde o cirurgião, atuando numa das áreas mais nobres senão a mais nobre do corpo humano, a boca, a face, deve possuir qualidades para que sua intervenção devolva o paciente à sociedade, ao seu convívio familiar e profissional sem nenhuma sequela, pois é na face, no rosto e através da boca que os seres humanos demonstram sua personalidade na alegria/tristeza, beleza/feiúra, enfim onde todos os seres humanos se universalizam em seus mais íntimos sentimentos.

Quando o cirurgião faz uma incisão, principalmente na face do indivíduo, deve ter plena consciência do seu ato. A incisão realizada é o nome do cirurgião e a sutura realizada, sua assinatura.

O cirurgião deve ser o guia de toda cirurgia a ser realizada, deve mandatoriamente manter, pela sua experiência, com conhecimento e tranquilidade, a harmonia da equipe e o *silêncio cirúrgico*, que são fundamentais para que nenhum membro da equipe se desconcentre do que está sendo realizado.

Deve impedir e orientar a equipe para que não faça comentários desnecessários e inoportunos, devendo toda e qualquer sugestão estar restrita ao ato que se está realizando, não falar alto, mas sim sussurrar, e procurar manter o sagrado silêncio cirúrgico. Evitar movimentos bruscos, utilizando sinais já conhecidos em técnica cirúrgica para pedir e passar instrumentos.

O templo da medicina é o templo cirúrgico, e seu altar é a sala de cirurgia, local onde o paciente coloca em confiança e por vezes por necessidade sua vida nas mãos do cirurgião. Portanto, esse ato médico deve ser realizado competentemente e com amor na sua consecução.

ASSISTENTE OU AUXILIAR

Normalmente em ambiente cirúrgico hospitalar o assistente deve ser um profissional da área. Em algumas intervenções se faz necessário o emprego de um segundo auxiliar. Normalmente é o colaborador mais direto do cirúrgião. Para tanto ele deve seguir uma série de regras, como: conhecer perfeitamente a cirurgia a ser realizada, pois eventualmente pode substituir o cirúrgião durante o ato. Responsável pela colocação do paciente em posição na mesa ou cadeira cirúrgica. Responsável pelo instrumental e montagem da mesa cirúrgica. Antissepsia do campo, colocação dos campos cirúrgicos, afastar as estruturas anatômicas, sem interferir nas manobras do campo cirúrgico, realizar as hemostasias necessárias, manter o campo livre de sangue, realizar as hemostasias necessárias durante o ato cirúrgico, cortar os fios de sutura. Terminada a cirúrgia é o responsavel pelos curativos quando necessário, descrição da cirurgia, prescrição pós-operatória.

INSTRUMENTADOR

É o elemento de maior mobilidade no campo cirúrgico, pois mantém contato com os(as) enfermeiros(as) de sala, solicitando antecipadamente todo material necessário para a cirurgia. É o responsável pelo fornecimento e montagem da mesa ou mesas com o instrumental, bem como sua ordem e manutenção, mantendo-os na mesma posição durante todo o ato cirúgico. Cuidar para que seja reposto todo material consumido durante o ato cirúrgico (gaze, fios de sutura, soro fisiológico morno etc.). Entregar o instrumental na mão do cirurgião. Deve proceder à limpeza do instrumental após o término da cirurgia e preparar a caixa do instrumental cirúrgico conforme a intervenção. Deve manter o instrumental limpo durante a cirurgia.

CIRCULANTE

É um(a) enfermeiro(a) que fica à disposição da equipe cirúrgica para qualquer eventualidade durante o ato cirúrgico, como reposição de compressas de gaze, fios de sutura,soro fisiológico, abertura de caixas cirúrgicas etc.

ANESTESISTA

É um dos mais ou o mais importante membro da equipe cirúrgica, pois compete a ele dar tranquilidade ao cirurgião para que ele possa realizar o ato invasivo cirúrgico. Com espírito de equipe deve, juntamente com o cirurgião, discutir o caso e decidir a melhor abordagem anestésica, realizar a prescrição medicamentosa pré-transoperatória que permita a garantia da manutenção da vida do paciente, sempre levando em consideração estar tratando ou não de paciente normorreativo com ou sem patologia de base, muitas vezes impeditiva que contraindique o procedimento cirúrgico. É o integrante da equipe especializado, responsável pela prescrição do pré-anestésico e pelo tipo de anestesia a ser empregado. Sua presença se faz obrigatória durante todo o tempo cirúrgico e durante a recuperação do paciente até a recuperação dos reflexos do mesmo. O anestesista é o "é o piloto da nave". Ele é o responsável pela navegação, de decolar e aterrissar a nave. Em palavras médicas é o responsável pelo "dormir e acordar do paciente". É o elemento vital da cirurgia sob anestesia geral.

MOVIMENTOS EM CIRURGIA

Por mais complexas que sejam as cirurgias, elas são constituídas por uma somatória de movimentos simples e repetidos que constituem uma harmonia de movimentos dando a impressão àqueles que assistem a falsa sensação de simplicidade do ato cirúrgico. Os movimentos durante o ato cirúrgico devem ser comedidos e exatos para as funções a qual se destinam.

É o cirurgião quem escolhe a via de acesso mais adequada para seu trabalho. O campo operatório deve ser isolado por meio de campos estéreis que visem a facilitar o ato cirúrgico e a evitar uma contaminação da ferida cirúrgica. A postura tanto do cirurgião como dos demais elementos da equipe deve ser ereta, pois as torções e flexões da coluna vertebral por tempo prolongado determinam a fadiga e sequelas físicas com o tempo, podendo ainda prejudicar o ato cirúrgico pelo cansaço prematuro (Quadro 5.1).

No quadro podem sem observadas a reduzida capacidade de força dos dedos e sua fadiga precoce quando comparamos com punho e braço. Com estes é utilizado o instrumental, palpam-se as estruturas e apreendem-se fios de sutura. É pelos dedos que se conseguem o adestramento manual e a velocidade de trabalho e, através do adestramento, é que se consegue a perfeição. Os movimentos dos punhos têm mais força, por isso são mais utilizados nos gestos firmes e precisos como nas incisões, exodontias, suturas. Ao empunhá-lo, a força necessária deve ser transmitida à ponta do instrumental. Antebraço e braço possuem maior potência em movimentos, mas são mais lentos e imprecisos. São mais solicitados durante os movimentos de exodontias e de afastamentos de estruturas. Por isso, devemos durante o ato cirúrgico ter a preocupação constante em abolir os movimentos imprecisos e desnecessários.

Quadro 5.1 Força relativa dos dedos, mãos e braços

	Força de tração em quilogramas	Uma tração de 4,536 kg determina a fadiga em segundos
Dedo polegar	6,819	30
Dedo indicador	8,618	45
Dedo médio	9,979	45
Dedo anular	6,819	15
Dedo mínimo	5,443	5
Punho	11,340	90
Antebraço	63,504	22

Estudo baseado por Mc Carty modificado por Bastos.

PREPARO DA EQUIPE CIRÚRGICA

Quando em ambiente hospitalar, existe todo um ritual que a equipe deve seguir:

1. Ao chegar ao centro cirúrgico, dirigir-se ao vestiário a fim de trocar suas roupas de uso habitual por vestimenta própria para o ambiente cirúrgico e adequada ao ato operatório.
2. Calça, jaleco de mangas curtas, gorro com cobertura completa dos cabelos, máscara acima das narinas e propés (sapatilhas de pano para os sapatos (Fig. 5.1)).
3. Antissepsia dos braços, mãos e unhas, antes porém devem ser removidos anéis, relógios, e as unhas bem aparadas. O tempo de escovação deve ser de aproximadamente de 5 a 10 minutos.
4. Terminada a lavagem das mãos e do antebraço, o profissional adentra a sala cirúrgica onde a enfermagem abre e expõe o pacote cirúrgico, ou seja, os aventais e compressas estéreis para enxugarem as mãos dos membros da equipe cirúrgica.

Quando em ambiente de ambulatório ou consultório, temos algumas alterações sem contudo descuidarmos dos príncipios básicos de antissepsia e assepsia como:

1. Uso de avental estéril, gorro, máscara.
2. Antissepsia das mãos e do antebraço.
3. Uso de luvas estéreis.
4. Campos estéreis.

5. Proteções estéreis para o equipamento e peças de mão.

DEGERMAÇÃO (ANTISSEPSIA DAS MÃOS E BRAÇOS)

LAVAGEM E CUIDADOS COM AS MÃOS

Para um atendimento ideal, tudo que entra na cavidade oral do paciente deve apresentar-se estéril. Como não temos como esterilizar as mãos, devemos usar de artifícios para conseguirmos tal resultado, que é o uso de luvas. Porém, tal requisito não nos livra de certos cuidados que devemos ter com mãos e antebraço, tais como:

1. Unhas sempre curtas e limpas. Com este procedimento evitamos que, ao calçarmos as luvas, elas possam ser rompidas. Além do mais, propiciam uma melhor destreza ao profissional e conforto para o paciente (Fig. 5.2).
2. Retirar anéis, pulseiras, relógio das mãos e antebraço.
3. Não tocar com as mãos ou encostar com o corpo na pia ou torneira (Fig. 5.3).

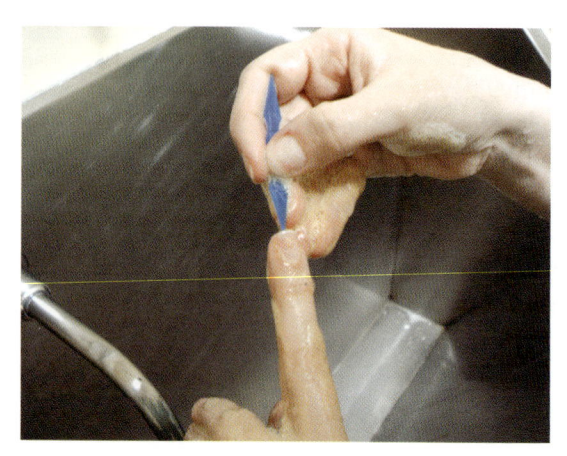

Fig. 5.2 Limpeza das unhas.

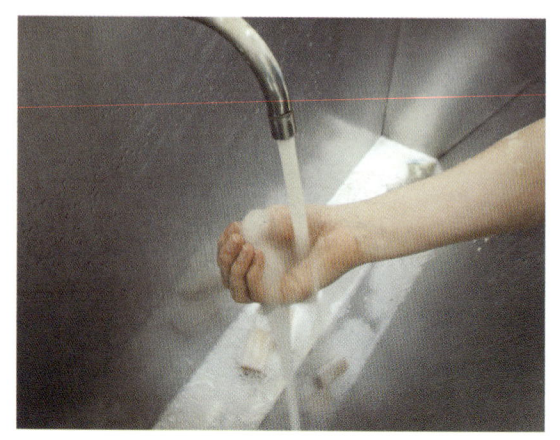

Fig. 5.3 Início da degermação das mãos e braços.

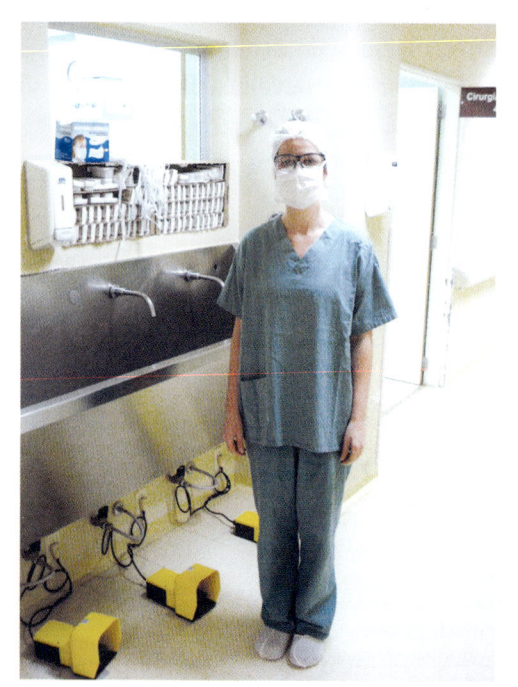

Fig. 5.1 CD paramentado para entrar no centro cirúrgico.

4. Usar torneiras que para abrir ou fechar possuam astes que possam ser manuseadas através do cotovelo ou possuam sistemas de célula de abertura e fechamento ou controle de pedal.
5. Preferencialmente usar água aquecida.
6. Uso de escovas com cerdas macias, estéreis e sabões antissépticos e líquido (ex.: polivinilpirolidona degermante, clorexidina degermante + clorexidina alcoólica, sabão líquido comum + álcool glicerinado, sabão líquido comum + álcool 70% – Figs. 5.4 e 5.5).
7. Tempo aproximado: de 7 a 10 minutos.
8. A escovação deve iniciar-se pelas pontas dos dedos, seguir pela mão, espaços interdigitais, e caminhar em sentido do cotovelo. Deve seguir sempre uma mesma sequência: ponta dos dedos, face palmar das mãos, face dorsal das mãos, espaços interdigitais, face anterior do antebraço e face posterior do antebraço (Figs. 5.6 a 5.12).
9. O enxágue deve ser de preferência da ponta dos dedos para o cotovelo e sempre em água corrente (Figs. 5.13 a 5.15).

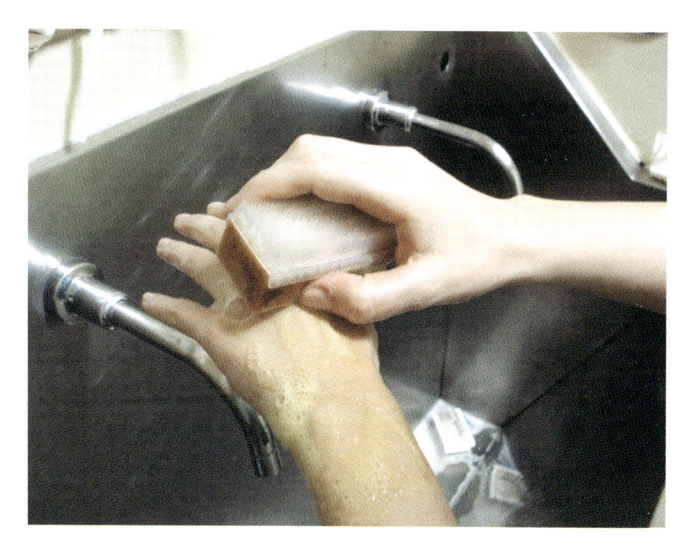

Fig. 5.6 Esquema da degermação de mãos e antebraços.

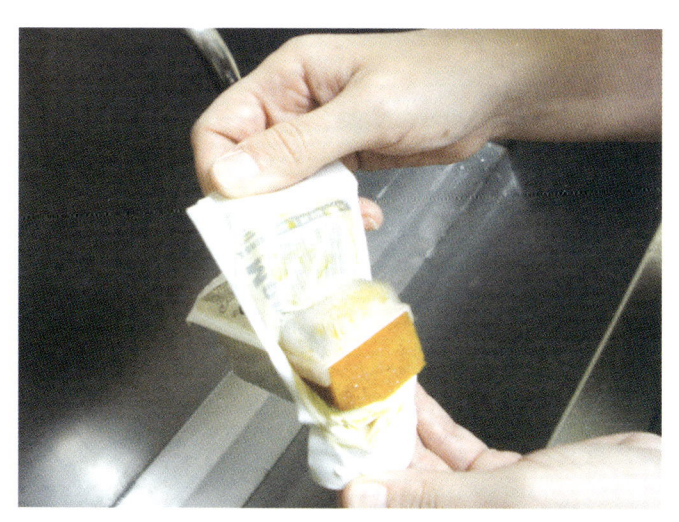

Fig. 5.4 Aplicação de sabão degermante.

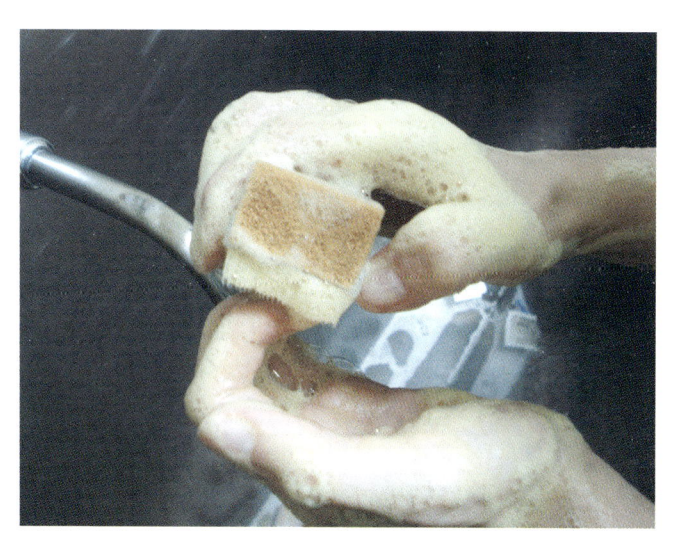

Fig. 5.7 Início da escovação.

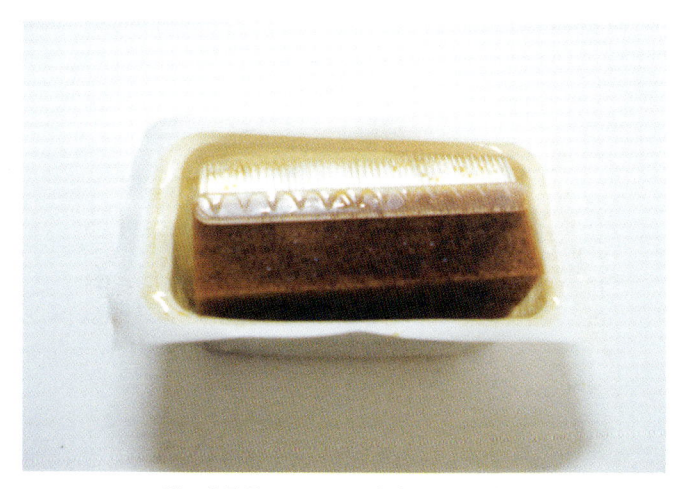

Fig. 5.5 Escova na embalagem estéril.

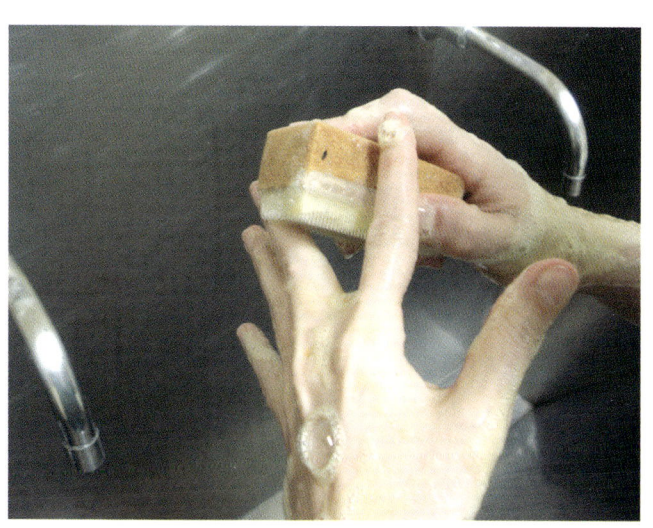

Fig. 5.8 Escovação entre dedos lateral.

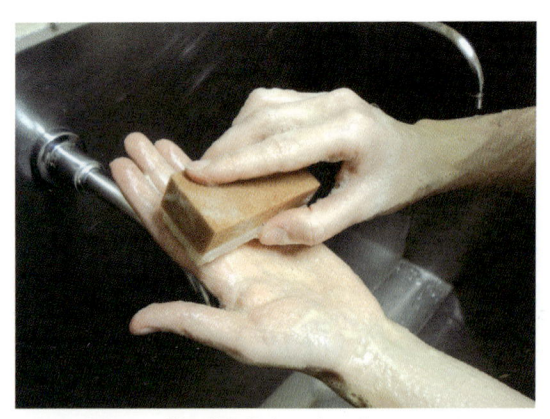

Fig. 5.9 Palma da mão.

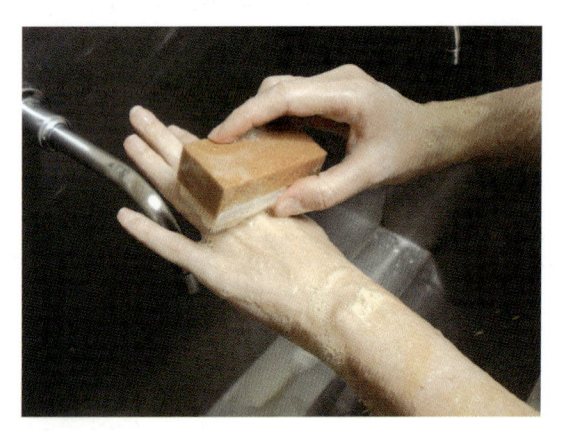

Fig. 5.10 Dorso da mão.

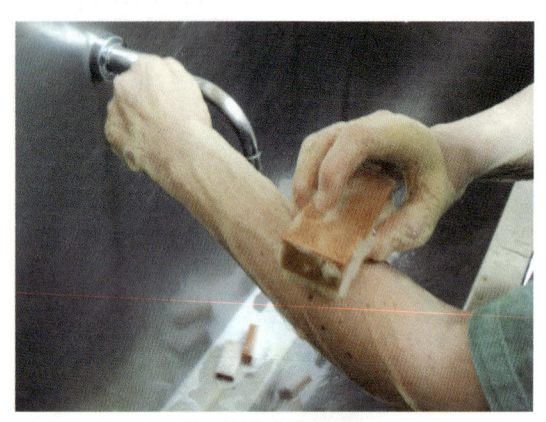

Fig. 5.11 Antebraço.

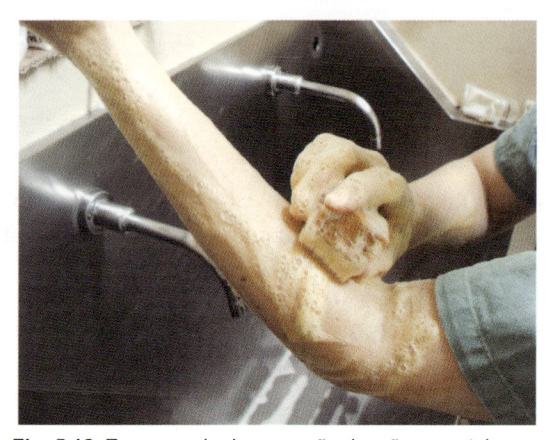

Fig. 5.12 Esquema de degermação de mãos e antebraço.

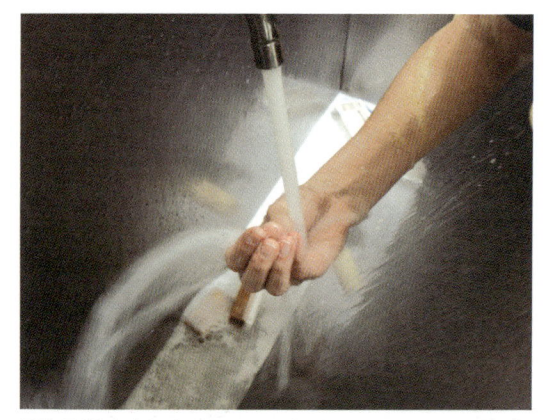

Fig. 5.13 Início da remoção do degermante das pontas dos dedos para o cotovelo.

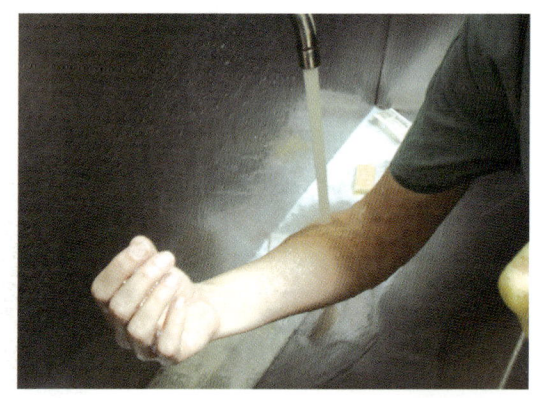

Fig. 5.14 Removendo degermante do antebraço.

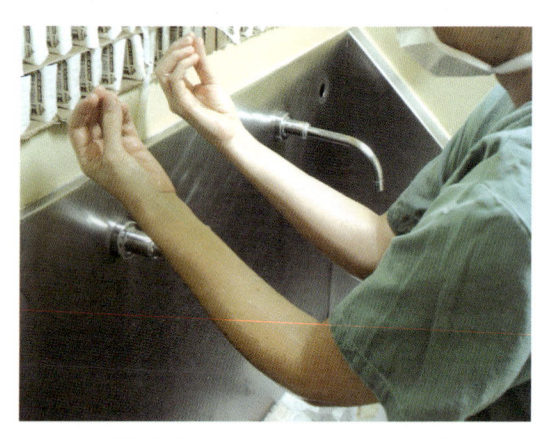

Fig. 5.15 Deixando escorrer excesso de água.

10. Enxugar as mãos, de preferência com toalha estéril.
11. Emergir as mãos e antebraço em recipiente com álcool iodado a 70%.
12. Emergir mãos e antebraços em álcool 95% para remoção do álcool iodado e secagem mais rápida.
13. Secagem com campo estéril no sentido das mãos para o antebraço do mesmo lado. Em seguida, dobra-se a compressa deixando a face usada no cotovelo para dentro, e com a compressa dobrada enxuga-se o outro antebraço e o cotovelo por último (Figs. 5.16 a 5.21).

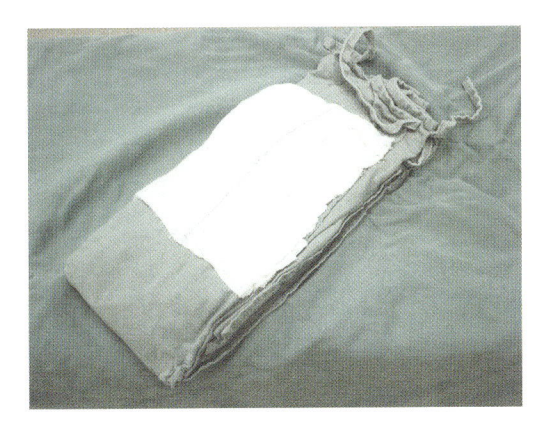

Fig. 5.16 Rol de roupa para cirurgia hospitalar com compressas de gaze estéril para secagem de mãos e antebraço.

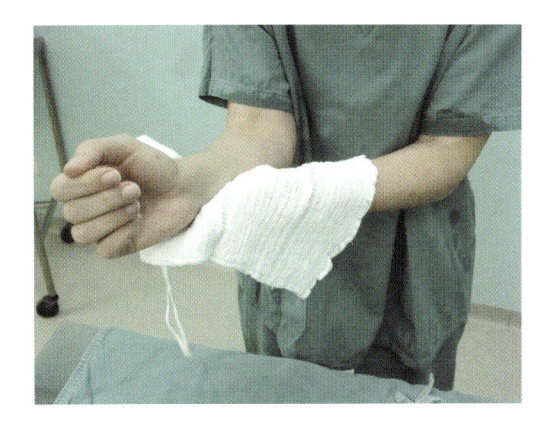

Fig. 5.19 Sequência da secagem de mãos e antebraço com descarte da compressa em hamper próprio.

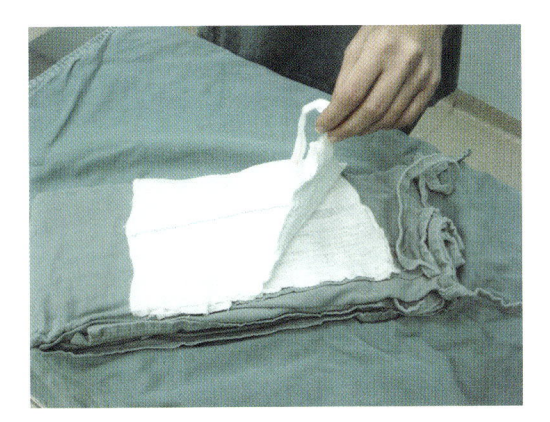

Fig. 5.17 Sequência da secagem de mãos e antebraço com descarte da compressa em hamper próprio.

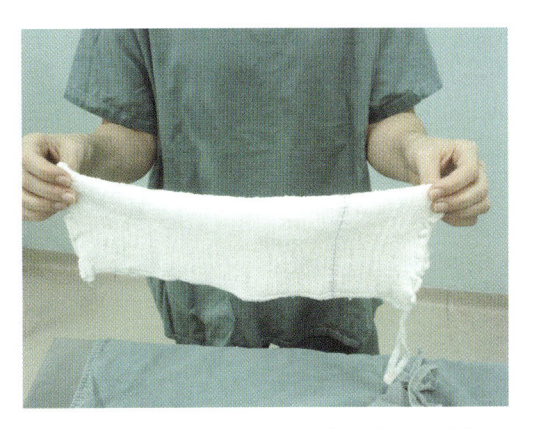

Fig. 5.20 Sequência da secagem de mãos e antebraço com descarte da compressa em hamper próprio.

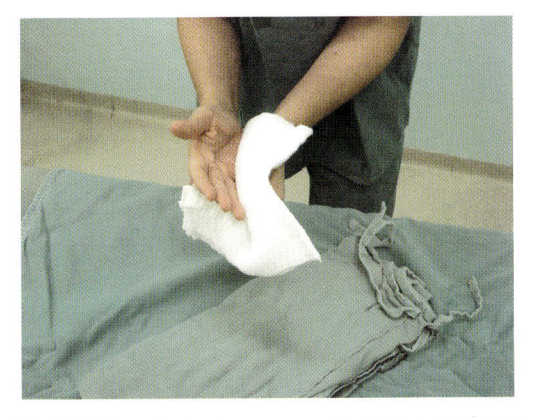

Fig. 5.18 Sequência da secagem de mãos e antebraço com descarte da compressa em hamper próprio.

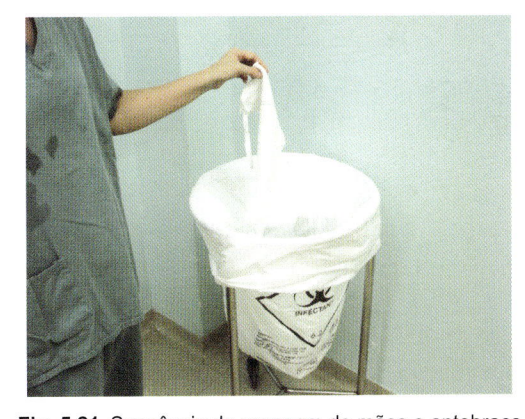

Fig. 5.21 Sequência da secagem de mãos e antebraço com descarte da compressa em hamper próprio.

Após as atividades profissionais devemos ainda manter alguns cuidados complementares como:

1. Lavar as mãos antes e depois das atividades profissionais.
2. Ao término das atividades clínicas do dia usar um creme hidratante para evitar ressecamento da pele e rachaduras, pois esses danos possibilitam a adesão de microrganismos e dificultam sua remoção.
3. De preferência uso de toalhas descartáveis ou de pano de uso individual.
4. Se houver ferimentos antes da lavagem, devem ser protegidos com curativos impermeáveis e uso de luvas duplas.

LUVAS

O uso de luvas varia de acordo com o uso indicado a seguir:

1. Luvas cirúrgicas estéreis.
2. Luvas de procedimento não estéril,
3. Luvas de vinil para exame clínico.
4. Luvas de borracha (tipo jardineiro) para trabalhos pesados ou lavagem de instrumental e demais procedimentos de desinfecção do equipamento. Essas luvas podem ser reaproveitadas após serem lavadas, esterilizadas e desinfectadas, pois são resistentes a perfurações.
5. As luvas não devem ser reaproveitadas, pois perdem a qualidade como barreira mecânica após 3 horas de uso contínuo em presença de umidade. Em cirurgias longas recomenda-se a troca de luvas após 3 horas de atividade.
6. Elas devem ser descartadas em lixo para material contaminado.

Calçamento das luvas

É grandemente facilitado se as luvas e as mãos estiverem bem secas e entalcadas. As luvas estéreis são encontradas em embalagens com duplo envelope, sendo que algumas marcas já vêm com talco no seu interior. Essas luvas já se apresentam com o punho dobrado de tal modo que sua superfície externa não é tocada pelas mãos do profissional. Elas possuem identificação no punho. Ainda temos o número da luva bem como no envelope em sua parte externa. Deve ser apreendida com a face palmar, introduz-se a mão na luva respectiva, com quatro dedos, e após se direciona o polegar para o respectivo dedo da luva. Após, com a mão desenluvada pega-se a luva restante e introduzem-se os quatro dedos internos da mão enluvada por baixo da dobra pela face palmar calça-se pela mesma técnica anterior. Após as luvas calçadas vamos ajustar os punhos e os dedos. Quando trabalhamos com avental de manga comprida, os punhos se sobrepõem sobre os punhos do avental (Figs. 5.22 a 5.28).

PARAMENTAÇÃO

Segurar o avental pela parte superior de tal modo que ele se desdobre pela ação da gravidade, tendo o lado interno voltado para quem veste. Introduzir o braço na manga do lado correspondente. Deve-se evitar o contato com a parte externa do avental. Quando necessário um ajuste, deve-se fazer com a mão coberta pela manga do avental. Após o ajuste das mangas, as tiras do pescoço e cintura devem ser amarradas por um auxiliar. Após o uso, eles devem ser retirados no centro cirúrgico e depositados em saco de roupa apropriado para roupas contaminadas. A desinfecção e a esterilização são realizadas pelo próprio hospital (Fig. 5.29).

MÁSCARAS

Constituem-se numa das mais importantes medidas de proteção das vias aéreas superiores contra os microrganismos presentes nas partículas dos serossóis, que se produzem durante os procedimentos clínicos, ou de agentes patogênicos oriundos do trato respiratório do profissional ou paciente. As máscaras devem apresentar um mínimo de filtração de 95% das partículas de 3,5 micros. Elas devem:

1. Ajustar-se confortavelmente.
2. Não permitir vazamento de ar para fora pelos lados.
3. Ajustar-se à volta de toda a periferia da face.
4. Não tocar lábios e narinas.
5. Não irritar a pele.
6. Não causar embaçamento do protetor ocular.
7. Não apresentar odor desagradável.
8. Não reutilizar as máscaras descartáveis.
9. Trocar as máscaras quando estiverem úmidas e não devem ser deixadas à volta do pescoço.
10. Retirar a máscara somente após a retirada das luvas e a lavagem das mãos.

PROTETOR OCULAR

É recomendado a todo profissional da área odontológica (cirurgião-dentista e auxiliares) que esteja envolvido na atividade profissional. Deve utilizar um protetor ocular na forma de óculos ou um escudo facial para prevenir traumatismos aos tecidos oculares devido a gotículas de aerossóis que possam atingi-los ou mesmo fragmentos de dentes, osso ou pedaços de restaurações durante a remoção das mesmas.

Todos os protetores oculares devem ser limpos. Após seu uso devem ser lavados com sabão anti-séptico e serem imersos em uma solução de glutaraldeído a 2% por 30 minutos e, em seguida, lavados com solução estéril.

GORROS

Deve ser usado tanto pelo cirurgião-dentista como pelos auxiliares e em alguns casos até pelo paciente. O uso do gorro impede que tanto o profissional como todo pessoal

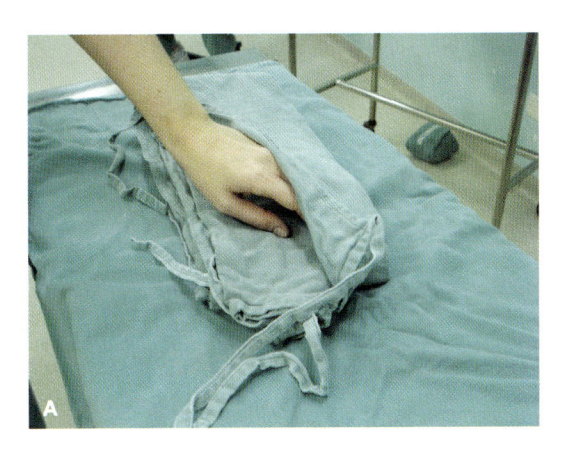

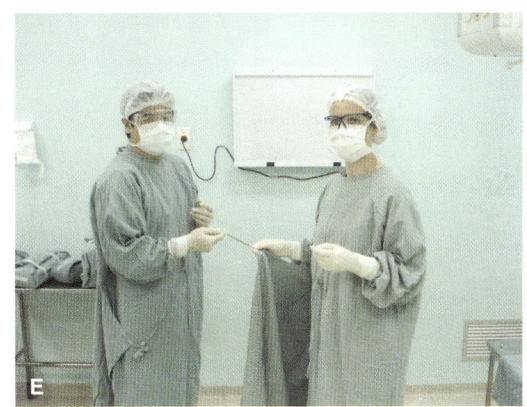

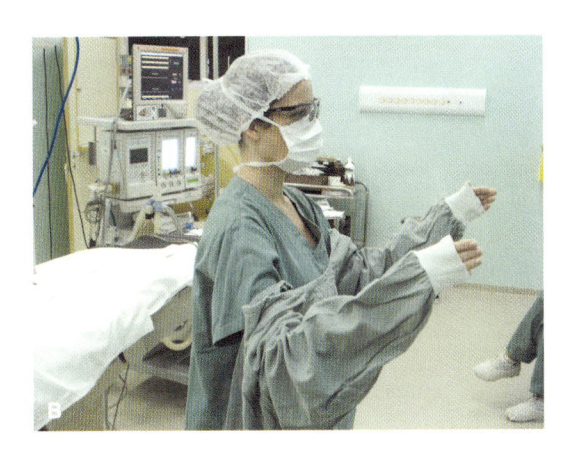

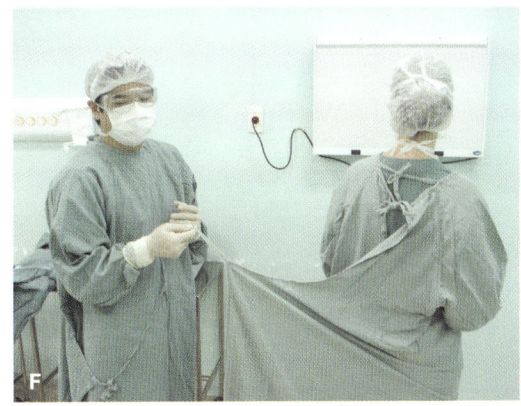

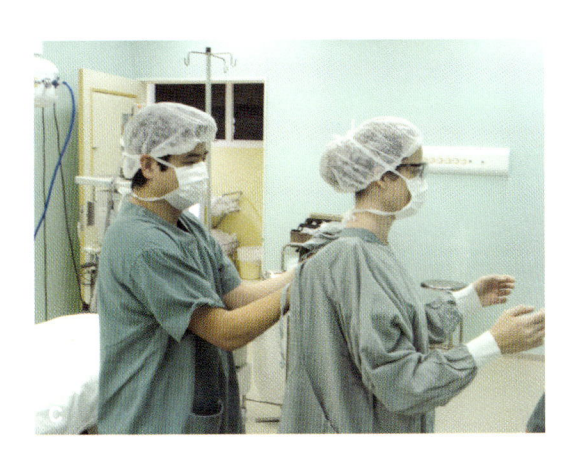

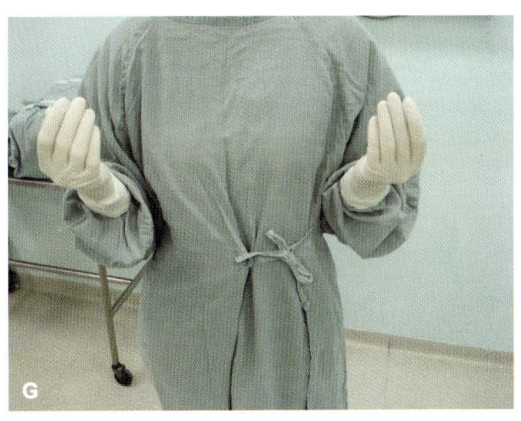

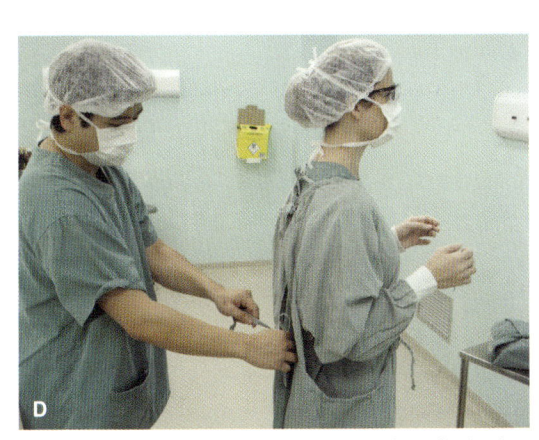

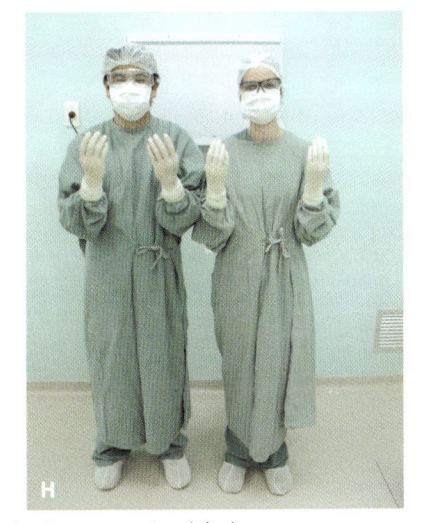

Fig. 5.22A a **H** Sequência de paramentação para centro cirúrgico.

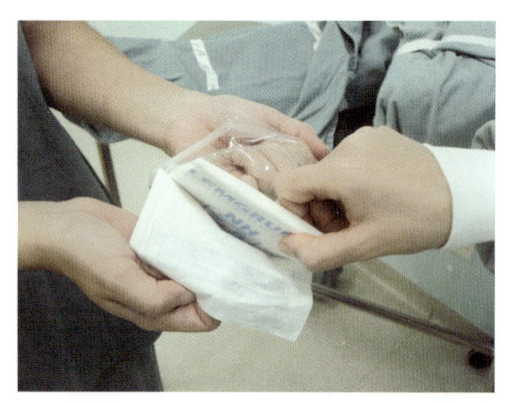

Fig. 5.23 Auxiliar do centro cirúrgico abrindo embalagem externa das luvas.

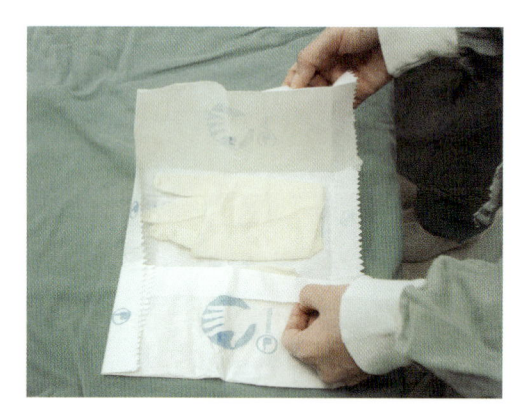

Fig. 5.24 Abrindo embalagem das luvas sobre mesa com campo estéril.

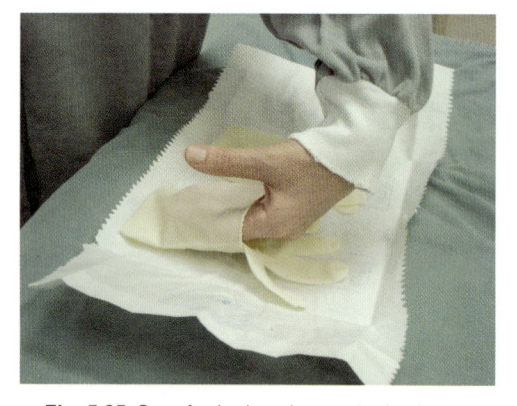

Fig. 5.25 Sequência do calçamento das luvas.

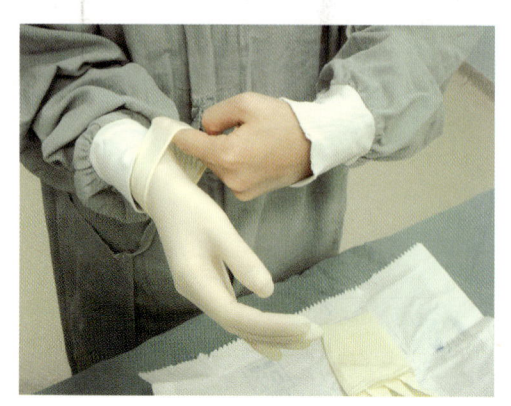

Fig. 5.26 Sequência do calçamento das luvas.

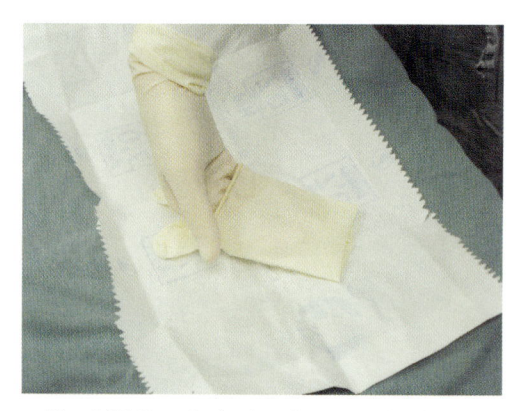

Fig. 5.27 Sequência do calçamento das luvas.

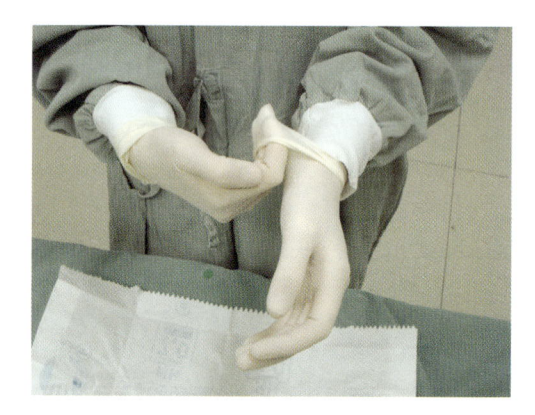

Fig. 5.28 Sequência do calçamento das luvas.

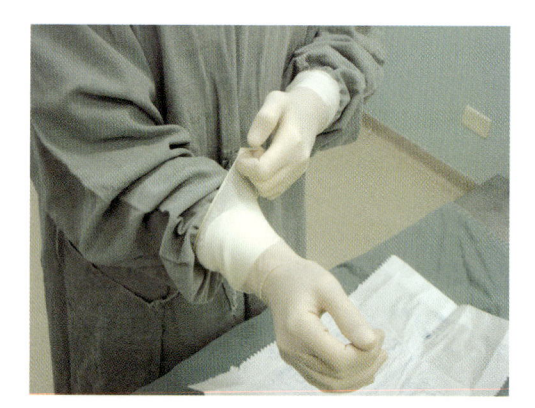

Fig. 5.29 Sequência do calçamento das luvas.

de apoio levem para casa ou outros locais os microrganismos que sem o gorro possam se alojar nos cabelos.

Cuidados para com o uso do gorro

1. Profissionais ou auxiliares que possuam cabelos longos devem prender os cabelos de tal modo que eles se encontrem dentro do gorro.
2. Colocar o gorro recobrindo todo o cabelo e orelhas.
3. Ao remover o gorro, puxe-o pela parte superior central e descarte-o no lixo contaminado.
4. O gorro deve ser trocado a cada atendimento.

MESA DO INSTRUMENTAL
(MESA AUXILIAR)

Na montagem da mesa auxiliar ou de instrumental ela difere em ambientes hospitalares e ambulatoriais. Alguns autores admitem duas áreas de atividade: uma chamada de habitual e outra de eventual pegada. Na habitual são colocados aqueles mais empregados durante a intervenção que são os de diérese, preensão ou exérese, hemostasia, síntese, auxiliares. No ambiente hospitalar normalmente o instrumental é colocado de forma linear. Em ambiente ambulatorial odontológico preconizamos dividir a mesa auxiliar em quatro quadrantes que são denominados de diérese (1), exérese (2), hemostasia e síntese (3) e auxiliar (4).

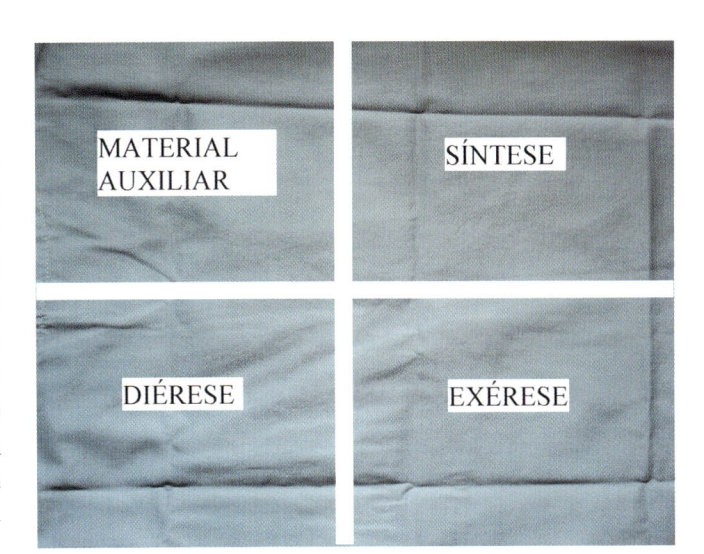

Fig. 5.30 Para uso em cirurgia ambulatorial.

Auxiliar (4)	Hemostasia e síntese (3)
Diérese (1)	Exérese (2)

No quadrante denominado 1 ou diérese são colocados aqueles instrumentos que dão início ao ato cirúrgico, como tesouras, bisturis, arsenal de anestesia, descoladores ou sindesmotomos. No quadrante 2 ou exérese colocamos fórceps, elevadores. No quadrante 3, hemostasia e síntese, colocamos pinças hemostáticas, compressas de gaze (alguns preconizam a colocação das compressas de gaze no centro da mesa), porta-agulhas, tesouras para cortar fio, fios e pinças para sutura. No quadrante 4 ou auxiliar colocamos afastadores, limas, alvelotomos, pinças de preensão, cinzéis, brocas cirúrgicas, martelo cirúrgico, curetas etc.

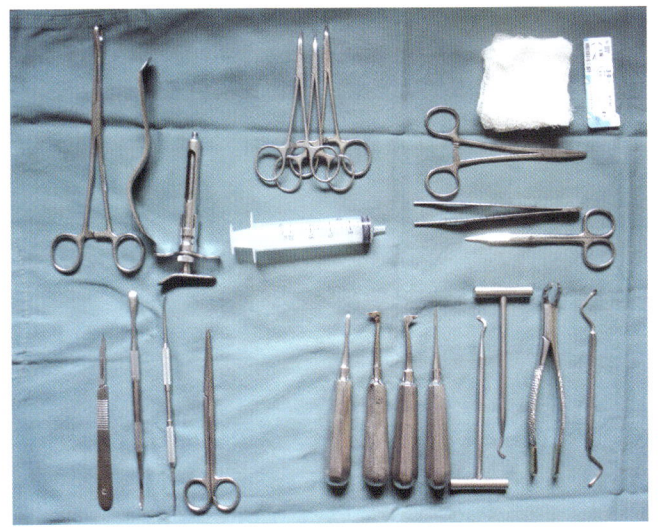

Fig. 5.31 Mesa com instrumentos.

A mesa auxiliar é colada atrás e à esquerda da cadeira odontológica, ficando à direita do auxiliar, e o instrumental segue o sentido anti-horário, devendo a mesma estar a uma distância tal do auxiliar que ao pegar o instrumental ele não tenha necessidade de se deslocar. A sequência do instrumental deve obedecer sempre a mesma disposição para evitar que se fique procurando determinado instrumental. Para tanto o instrumental usado deve sempre retornar para o mesmo lugar, evitando assim perda de tempo durante o ato cirúrgico. O auxiliar deve sempre colocar o instrumental com o cabo voltado para o cirurgião, evitando assim que o mesmo venha a se ferir. O mesmo procedimento deve ser realizado ao retornar o instrumental para o auxiliar (Figs. 5.30 a 5.36).

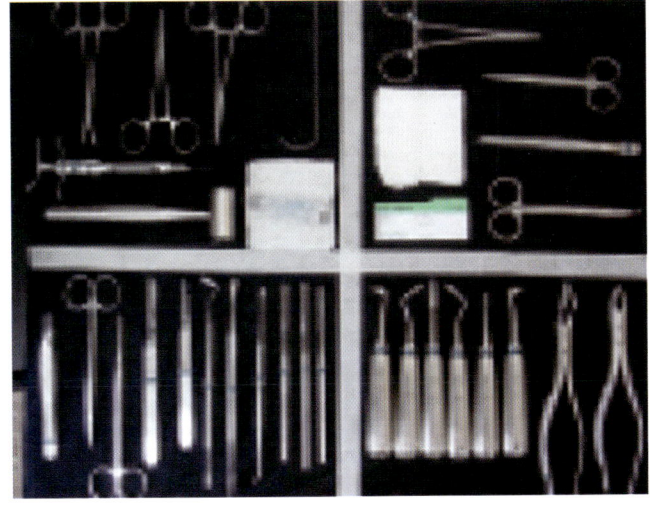

Fig. 5.32 Mesa com instrumentos.

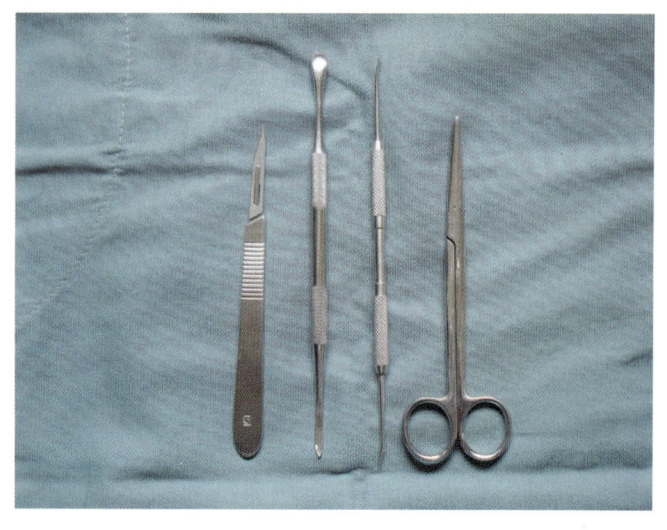

Fig. 5.33 Instrumental e diérese.

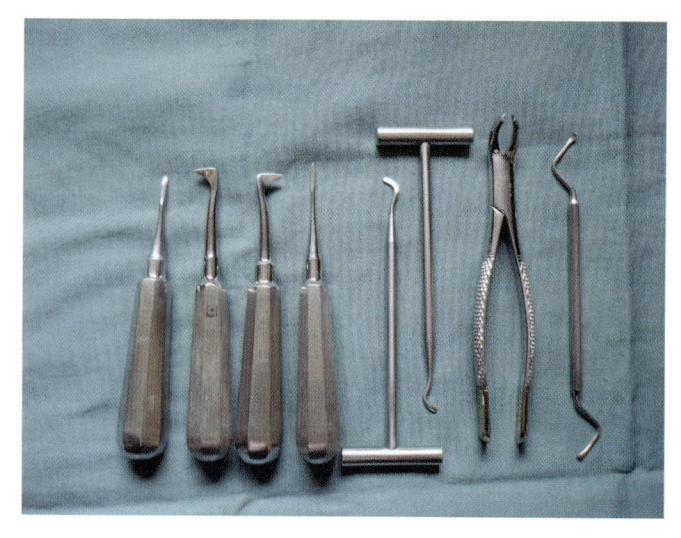

Fig. 5.34 Exérese.

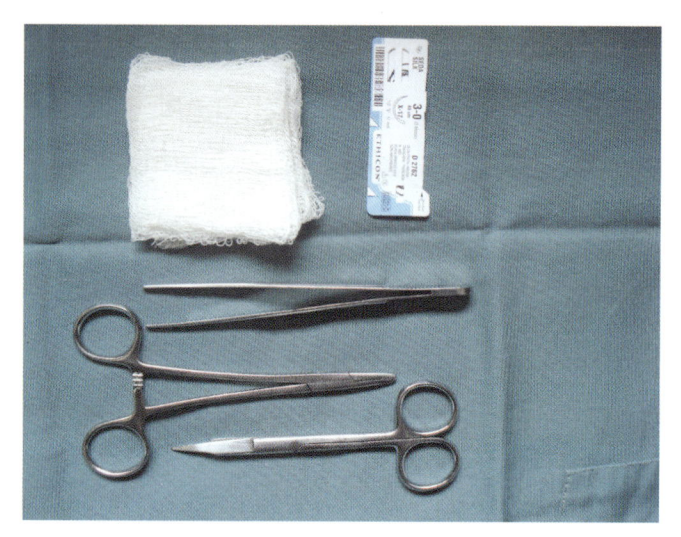

Fig. 5.35 Síntese.

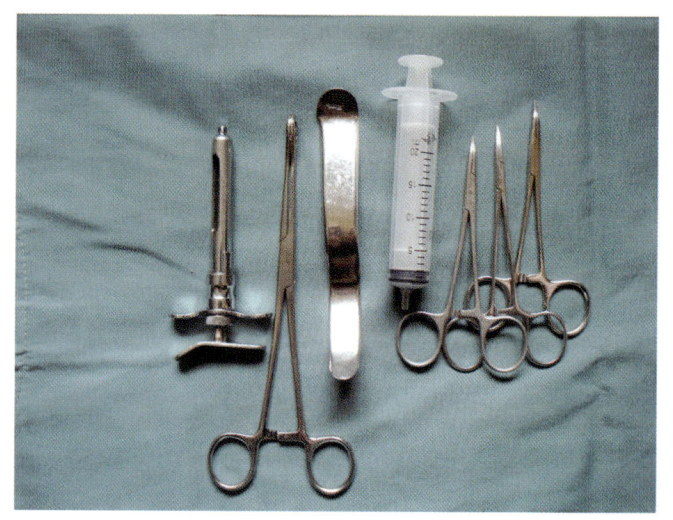

Fig. 5.36 Auxiliar.

BIBLIOGRAFIA

Goffi FS. Técnica cirúrgica. Equipe cirúrgica, Editora Atheneu. S. Paulo, 1996, p 75-80.

Goldenberg S. Bevilacqua RG. Bases da cirurgia. EPU. Editora Pedagogica Universitária. São Paulo, 1981, p 1-12.

Magalhães HP. Técnica cirúrgica e cirurgia experimental. Equipe cirúrgica, 1983, Cap. 6.

Saad WA, Parra OM. Instrumentação cirúrgica manual, 1982.

Prontuário, Evolução Clínica e Prescrição Medicamentosa do Paciente Internado

6

Pedro Guedes Pinto • Waldyr Antônio Jorge

A profissão de odontólogo é essencialmente clínica, praticada na sua maioria em consultórios odontológicos, longe de instalações hospitalares. Atualmente, o cirurgião-dentista bucomaxilofacial, assim como muitos outros profissionais, faz parte da equipe médica dos hospitais. A equipe médica hospitalar ou corpo clínico é composta de profissionais da área da saúde que trabalham em um hospital, responsáveis pelo tratamento clínico-cirúrgico adequado a pacientes hospitalizados.

É normal que pacientes portadores de traumas, patologias da região maxilofacial e de ordem sistêmica e quaisquer outras afecções que acometam a região bucomaxilofacial necessitem de recursos hospitalares para serem devidamente tratados, pois no hospital há novas dimensões para o tratamento clínico-cirúrgico dessas afecções inerentes à odontologia, à cirurgia e à traumatologia bucomaxilofacial. Assim, o ambiente hospitalar acrescenta uma nova dinâmica no dia-a-dia do cirurgião-dentista bucomaxilofacial, estimulando e diversificando a vida desse profissional.

Por isso é de suma importância que o cirurgião-dentista bucomaxilofacial esteja habituado com o dia a dia hospitalar e entrosado com este ambiente e o corpo clínico, sabendo como solicitar uma internação e efetuar de forma correta a evolução e prescrição medicamentosa durante as visitas diárias de seus pacientes.

O PRONTUÁRIO DO PACIENTE E SUA IMPORTÂNCIA

Um hospital é organizado em vários setores, de maneira a dividir e padronizar o atendimento do paciente. Geralmente dispõe de um serviço responsável pela internação, organização e arquivamento de prontuários ou arquivos médicos. Uma vez necessária uma consulta para o paciente ou mesmo a sua internação no hospital, esse serviço irá admiti-lo a fim de cuidar das etapas burocráticas do atendimento, preenchendo os documentos pertinentes e, por fim, criar um prontuário próprio para o paciente, a fim de que o acompanhamento seja corretamente registrado.

O prontuário é fundamental para a prática clínica diária, pois nele são arquivadas todas as informações sobre o histórico do paciente.

HISTÓRICO

Simples anotações sobre o estado de saúde do indivíduo ou sobre a descrição do procedimento realizado são amostras históricas de evolução de pacientes.

Referências de trabalhos médicos que citam registros em cavernas desde a Antiguidade, papiros de 1.500 a.C., com registros de Beugsch, Ebers e Edwin Smith, que descreviam lesões e doenças, orientações clínicas e cirúrgicas, encantamentos e fórmulas terapêuticas e descrições de doenças por Hipócrates (460 a.C.), Galeno (201 d.C.) e Vesálio (1.564 d.C.) registram tudo isso.

A sistematização das primeiras informações data de 1137 em um hospital em Londres. Mas, só a partir do século XIX há indícios de prontuários médicos semelhantes ao atual, no New York Hospital. Esses prontuários apresentam data de admissão do paciente, aspectos aparentes, diagnósticos e condutas.

O primeiro arquivo médico do Brasil foi implantado por Carvalho e data de 1943, no Hospital das Clínicas da Universidade de São Paulo.

ACESSO AO PRONTUÁRIO

O prontuário do paciente arquivará o cadastro desse paciente, com a sua identificação, endereço, contatos, documentos da internação, documentos de cobrança e recibos. Constarão também os formulários clínicos de atendimento, de anamnese e de evolução clínica, prescrições medicamentosas, formulários de descrição cirúrgica (do paciente submetido a cirurgias), laudos de exames solicitados, enfim, todos os documentos pertinentes a esse paciente enquanto utilizar os serviços do hospital. Todos esses documentos são sigilosos e cabe ao corpo clínico e aos funcionários que têm acesso a esse prontuário manterem sigilo.

O acesso ao prontuário é permitido aos funcionários que codificam, ordenam e arquivam esse prontuário, bem como à equipe multiprofissional responsável pelo atendimento médico do paciente, à superintendência do hospital e ao departamento clínico quando solicitado. O paciente também tem direito ao livre acesso ao seu prontuário, pois a nova Constituição garante a todo cidadão o *habeas data*, que é o direito de conhecer os elementos relativos à sua pessoa que constem em registros ou bancos de dados até mesmo relativos à sua saúde.

IMPORTÂNCIA DO PRONTUÁRIO

O prontuário serve ao paciente, no acompanhamento de seu estado de saúde propriamente dito, ao médico, no conhecimento das doenças, pesquisa, à instituição, na locação de recursos, planejamento dos serviços, administração financeira, como ferramenta de avaliação da qualidade de serviços prestados e, ainda, a serviços, como a Saúde Pública, no desenvolvimento de políticas de saúde, inclusive na regulamentação e legislação, às empresas de seguro e ao setor jurídico, principalmente relacionados a esclarecimentos quanto aos cuidados de saúde prestados ao paciente e às circunstâncias dos óbitos ocorridos.

Em vista disso, esse prontuário tem um valor médico-legal inigualável, pois é uma fonte preciosa de pesquisa e informação médico-legal. Toda a documentação guardada nesse arquivo será útil em casos de questionamento da conduta médica, pois muitas vezes esse prontuário pode fornecer defesa ao acusado.

O prontuário é visto ainda como uma fonte extremamente valiosa para o conhecimento das doenças, sua prevenção e promoção de saúde, além de ser de grande utilidade estatística. Para isso, parte clínica do prontuário deve retratar a situação de saúde, a evolução, intercorrências e condutas para o paciente.

Para o correto acompanhamento clínico dos pacientes, é extremamente necessário que o conteúdo do registro médico seja claro, conciso, de fácil manuseio e fidedigno. Deve-se escrever de modo legível, evitando abreviaturas que possam ter um significado duplo, e manter a ordem do prontuário.

ORGANIZAÇÃO DO PRONTUÁRIO

A sistematização do prontuário deve ser ordenada, de maneira que seus documentos e formulários tenham uma distribuição padronizada. O SAME (Serviço de Atendimento Médico e Estatístico), setor responsável pela internação e arquivamento dos prontuários do Hospital Universitário da Universidade de São Paulo, padroniza e organiza documentos e formulários de seus prontuários na seguinte ordem:

• Primeiro, faz-se a apresentação do prontuário com uma capa contendo o nome do paciente e os números de seu cadastro no hospital. Seguem-se, agora, documentos de ordem burocrática, como o pedido de internação do paciente destinado ao próprio SAME, termo de responsabilidade do paciente, boletim de atendimento referente à internação e guia de encaminhamento para a internação.
• Após a colocação desses documentos de ordem burocrática, há os formulários que dizem respeito à saúde do paciente.

FORMULÁRIO DE HISTÓRIA CLÍNICA

Nesse formulário é registrada uma anamnese detalhada do paciente. Deve conter identificação, idade, sexo, a queixa principal do paciente e sua duração; a história da moléstia atual, a história médica do paciente (contendo os antecedentes mórbidos, antecedentes hereditários, hábitos, alergias a medicamentos ou outras substâncias, uso de medicamentos). A observação clínica do paciente também deve ser registrada. Essa tem valor complementar à anamnese, em busca de possíveis sintomas que não foram diretamente focalizados. É realizada por meio de um interrogatório sistematizado e sobre os aparelhos do paciente.

FORMULÁRIO DE EXAME FÍSICO

No formulário do exame físico do paciente é feita uma inspeção geral dos diversos aparelhos do paciente, em que se verificam algumas das possíveis alterações relatadas pelo paciente na anamnese ou na observação clínica. Examina-se a doença motivadora de o paciente procurar o serviço médico-hospitalar ou simplesmente é averiguado se o paciente está saudável, portanto sem alterações clínicas importantes que contra-indiquem tratamento prévio à internação, no caso de esse paciente ser internado para procedimentos cirúrgicos eletivos (programados).

O exame físico geral constitui a inspeção minuciosa e sistemática dos sinais clínicos do paciente, mediante inspeção, palpação, percussão e ausculta, interpretados por uma técnica e sentidos treinados e apurados do examinador. Nesse exame, deve-se avaliar desde o estado geral do paciente, em que se verifica a repercussão que a enfermidade teve no organismo (pela observação do estado psíquico, grau de nutrição e hidratação e perda de força muscular). O estado geral pode ser bom, regular ou mau. Deve ser realizada a averiguação da temperatura do paciente, assim como pulso, pressão arterial, inspeção de linfonodos, tórax, abdome, membros e extremidades, pele e mucosas, unhas, pupilas etc.

Nesse formulário também consta o exame locorregional do paciente, descrevendo os sinais e sintomas do órgão da região bucomaxilofacial lesada, pela qual o paciente procurou o serviço médico-hospitalar.

RELATÓRIO DA OPERAÇÃO

Quando o paciente é submetido a uma cirurgia em ambiente hospitalar, o cirurgião-dentista bucomaxilofacial deve preencher um formulário que descreva o procedimento cirúrgico desse paciente.

Esse relatório deve conter a identificação do paciente, bem como o seu diagnóstico pré-operatório, a cirurgia proposta e o diagnóstico pós-operatório.

Para o controle e a prevenção de infecções cirúrgicas, deve ser especificada se a cirurgia foi limpa, potencialmente contaminada, contaminada ou infectada, com relação a provável contaminação do procedimento, seja pela natureza da própria cirurgia, seja pelo excesso de tempo cirúrgico, seja por uma contaminação ocasional.

O nome de cada membro da equipe cirúrgica também deve ser colocado na ficha, assim como o nome do médico anestesista (quando for solicitado) e o tipo de anestesia a que o paciente foi submetido: se local, local mais sedação ou se anestesia geral. A via de intubação, no caso de anestesia geral, também deve ser mencionada.

Também devem constar a data, hora programada para a cirurgia, horário do início e término dela, a via de acesso da cirurgia, presença de peça para o anatomopatológico.

A seguir, faz-se a descrição detalhada da cirurgia, contendo informações que descrevem a posição do paciente; tipo de anestesia utilizada nesse procedimento; manobras de assepsia e antissepsia pré-operatórias e a solução antisséptica usada para essa manobra; número de tubetes e o sal anestésico usado para a infiltração local do leito cirúrgico; descrição detalhada de todos os passos cirúrgicos, esclarecendo vias de acesso, manobras cirúrgicas em geral, como osteotomias realizadas, redução de fraturas ou reposicionamento de cotos ósseos, odontossecções, exodontias, técnica e material de fixação de cotos ósseos, material utilizado para a sutura das feridas cirúrgicas e tipos de suturas realizadas, assim como a colocação de sondas, drenos e curativos.

É muito importante também registrar possíveis intercorrências transoperatórias, como eventuais hemorragias, lesão de vasos e de nervos, fraturas patológicas e quaisquer outros tipos de acidente.

FICHA DE ANESTESIA

Essa ficha estará sempre presente quando for solicitado o auxílio do médico anestesista para a realização de anestesia geral, bloqueios, sedação ou analgesia do paciente que será submetido a um procedimento cirúrgico.

Essa ficha descreve detalhadamente o tipo de procedimento anestésico utilizado pelo médico anestesista, as drogas e doses utilizadas para esse procedimento anestésico.

Registra também os sinais vitais do paciente, monitorados constantemente em procedimentos cirúrgicos no centro cirúrgico, em intervalos de tempos regulares durante a anestesia. Possíveis intercorrências anestésicas que possam acontecer durante o procedimento anestésico também são registradas.

Formulário de Evolução Clínica

A evolução clínica do paciente internado consiste na descrição da situação clínica do paciente, por meio de interrogatórios, exames e observações feitas ao paciente durante visitas ao seu leito, em períodos regulares. Geralmente as descrições são realizadas a cada mudança de período do dia, ou seja, a primeira de manhã, a outra à tarde e a última à noite.

Assim, colhem-se parâmetros clínicos (sinais e sintomas) com os quais se adotará uma série de condutas terapêuticas, a fim de prescrever medicamentos que visam à cura, ao diagnóstico e/ou ao conforto desse paciente, bem como para solicitar exames complementares necessários à constatação de diagnóstico ou para averiguar alterações no quadro de saúde do paciente, e orientar a enfermagem quanto aos cuidados gerais pertinentes à patologia do paciente, sempre buscando a sua cura ou melhora das condições, que tem a sua evolução registrada de forma ordenada, sendo descrita em formulário próprio, com termos técnicos adequados que relatem o quadro clínico do paciente no momento da evolução.

Essa evolução deve descrever o estado de saúde atual do paciente de maneira completa e sucinta. Todo formulário de evolução clínica deve ser identificado com nome, sexo, idade, matrícula e leito do paciente (fundamental para não ocorrer o extravio de folhas do formulário). O número de dias de internação e a especificação do local onde o paciente está internado devem, também, ser registrados.

O registro da data e da hora em que a evolução é realizada é fundamental à organização da ordem cronológica dos fatos para avaliar a melhora ou piora do quadro clínico dos pacientes.

A relação de diagnósticos ou a listagem das hipóteses diagnósticas devem ser enumeradas. É muito importante, ao evoluir o paciente, observar se houve mudança desses diagnósticos, pois, muitas vezes, diagnósticos não confirmados ou descartados são mantidos ou simplesmente copiados em uma nova evolução, sendo os novos não adicionados.

Intercorrência é um tópico pouco anotado e, quando presente, pouco notado. Por mais comum e insignificante que pareça, náuseas, vômitos, sudoreses, picos febris, sangramentos, recusa alimentar, reações a medicamentos, entre outras intercorrências, devem sempre ser relatados. Essas constatações tornam a evolução mais completa, e a ausência dessas informações pode acarretar várias implicações legais para o médico e para a instituição.

Dados vitais são aqueles referentes à pressão arterial, temperatura, pulso, frequências cardíaca e respiratória, que não precisam ser necessariamente registrados. O acompanhamento deles é continuamente feito pela enfermagem e registrado em formulário próprio, que contém um gráfico que mede a temperatura-pulso-respiração e pressão arterial.

Presença de sondas, cateteres e drenos devem ser sempre mencionados e devem ser relatados a qualidade da secreção coletada e o seu volume. Balanço hídrico deve ser registrado em pacientes em que esse dado for pertinente ao caso, geralmente os que estiverem na UTI.

O exame físico do paciente, relatando as alterações (melhora ou piora) do quadro clínico, e o exame locorregional são obrigatórios em uma evolução bem realizada. Descrever as queixas do paciente, a aparência da ferida cirúrgica e destacá-las é importante na evolução. Resultados de exames também devem ser mencionados, realçando-se os resultados alterados.

Perante tudo isso, podem ser necessárias alterações nas condutas gerais e mudanças na conduta medicamentosa, como a suspensão ou inclusão de medicamentos, realização de procedimentos no leito, pedidos de exames complementares e interconsultas, que também devem ser registrados e justificados.

Por fim, deve-se assinar a evolução para que o cirurgião-dentista bucomaxilofacial, responsável pela evolução no período, possa ser identificado.

É comum em hospitais-escola serem realizadas visitas da equipe médica, composta de assistentes, residentes e internos, ao leito do paciente, realizando-se discussões sobre o seu estado de saúde, com fins didáticos. Essas visitas ao paciente internado ocorrem uma vez ao dia, geralmente no início da manhã, e são importantes fontes de conhecimento que permitem que as hipóteses diagnósticas e condutas possam ser refletidas e discutidas. As visitas devem sempre ser escritas na evolução do paciente internado, assim como suas condutas e requisições.

Pode-se também, por meio das visitas para a evolução, preparar o paciente que aguarda um procedimento cirúrgico, solicitando exames complementares, tricotomias, jejum, até mesmo explicando e confortando os pacientes quanto ao ato cirúrgico (Fig. 6.1).

Exemplos

Exemplo 1

- *Paciente:* J. A. N., 25 anos, sexo masculino.
- Leito: 601-01 da clínica cirúrgica.
- *Matrícula:* 3.737.628.
- *Dia:* 24/04/02, às 07:15h.
- *Diagnóstico:* fratura de complexo zigomático D (direito).

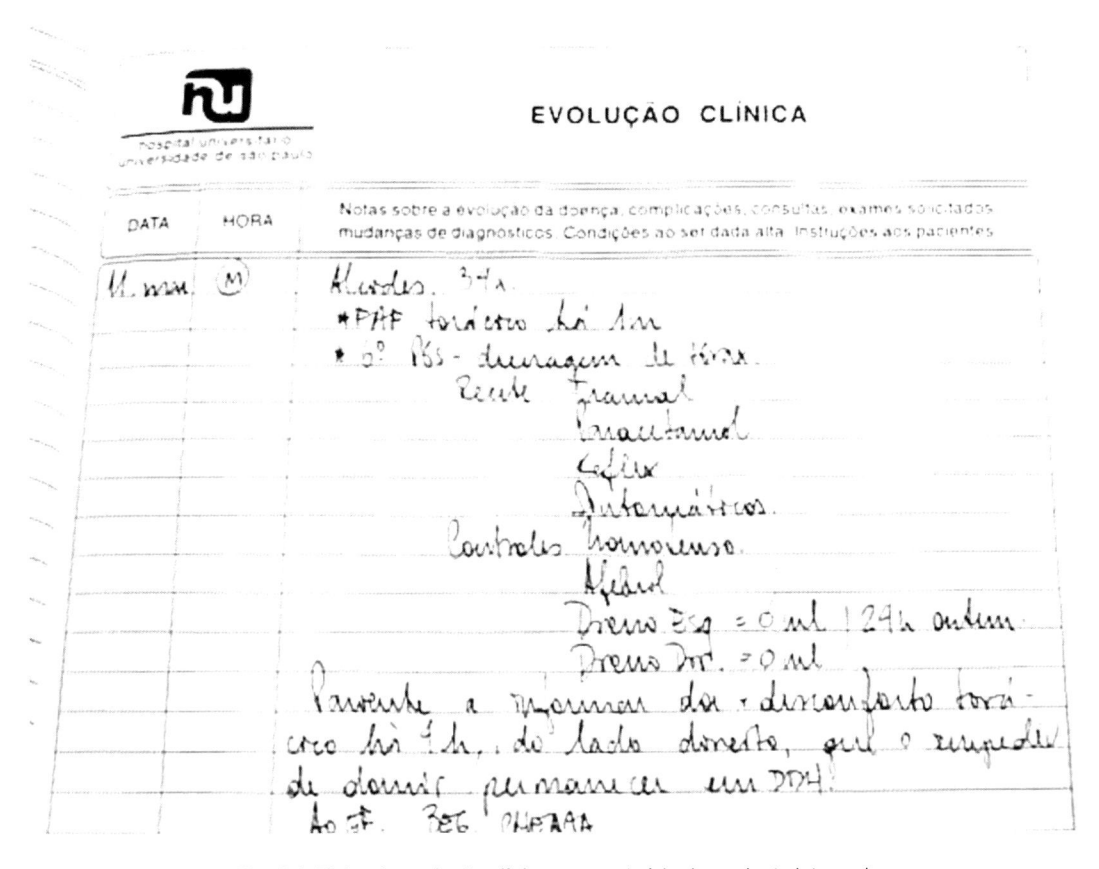

Fig. 6.1 Ficha de evolução clínica no prontuário de paciente internado.

- *Evolução:* paciente no 1º dia de internação, aguarda SO (sala operatória) hoje à tarde para redução e fixação interna rígida de fratura de complexo zigomático D, há 5 dias, por acidente esportivo.
- *Exame físico:* paciente em BEG (bom estado geral), contatando, deambulando, corado, hidratado, acianótico, anctérico, afebril, eupnéico. Na avaliação neurológica, apresenta valor 15 para a escala de coma de Glasgow. Paciente ASA1.
- *Exame locorregional:* apresenta edema em região zigomática D (direita), + / 4+ (uma cruz em quatro cruzes), equimose periorbitária D, boa mobilidade do globo ocular. Paciente refere parestesia do nervo infraorbitário direito, nega diplopia D, nega algias. Apresenta, à palpação, degrau no rebordo infraorbitário D, degrau na sutura frontozigomática D e descontinuidade do pilar zigomático D.
- *Exames complementares:* ao exame radiográfico, pela técnica de Waters, apresenta descontinuidade do rebordo infra-orbitário D, da sutura frontozigomática e do pilar zigomático. Verificam-se, também, na mesma radiografia, o velamento do seio maxilar D e o deslocamento do osso zigomático para medial. A técnica de Hirtz mostra deflexão do arco zigomático. Exames pré-

operatórios: paciente sem alterações no hemograma e coagulograma.
- *Conduta:* solicito jejum absoluto, tricotomia de face. Prescrevo analgésico, dipirona 30 gotas, VO, até de 6/6 horas, se necessário.

Exemplo 2

- *Paciente:* H. K. I., 32 anos, sexo masculino.
- *Leito:* 620-29 da clínica cirúrgica.
- *Matrícula:* 3.987.342.
- *Dia:* 07/09/01, às 07:20h.
- *Diagnóstico:* abscesso odontogênico.
- *Evolução:* paciente em 3º dia de internação, e 2º PO (pós-operatório), de drenagem extraoral de abscesso odontogênico, sob anestesia geral, localizado no espaço submandibular D (direito).
- *Exame físico:* paciente em BEG (bom estado geral), contatando, deambulando, corado, hidratado, acianótico, anctérico, eupnéico, febril (38,9°C). Na avaliação neurológica, apresenta valor 15 para a escala de coma de Glasgow.
- *Exame locorregional:* apresenta aumento de temperatura local, rubor e edema, ++ / 4+ (duas cruzes em

quatro cruzes) em região submandibular D (direita). Paciente refere melhora do quadro clínico, do trismo, e nega algias. Afirma estar fazendo fisioterapia com compressas quentes extraorais. A manipulação do dreno de Pen-Rose e da ferida cirúrgica apresenta saída abundante de secreção purulenta. Curativo extraoral, com presença de secreção purulenta. Exame intraoral apresenta dente terceiro molar inferior D semi-incluso, cariado e impactado no 2º molar D.

- *Exames complementares:* ao exame radiográfico, pela técnica radiográfica panorâmica, apresenta dente 48 semi-incluso e impactado no 2º molar. Hemograma apresenta leucocitose com desvio à esquerda.
- *Conduta:* solicito exames de cultura e antibiograma. Realizo lavagem do dreno de Pen-Rose com soro fisiológico. Mantenho penicilina G cristalina EV 3.500.000 UI, 4/4 horas, introduzo metronidazol, EV, 500 mg, 8/8horas, e dipirona de 6/6 horas.

Exemplo 3

- *Paciente:* J. A. S., 24 anos, sexo feminino.
- *Leito:* 613-07 da clínica cirúrgica.
- *Matrícula:* 32.442.378.
- *Dia:* 01/03/02, às 07:30h.
- *Diagnóstico:* prognatismo.
- *Evolução:* paciente em 2º dia de internação e 1º PO (pós-operatório) de cirurgia ortognática para impactação posterior e avanço de maxila e recuo com rotação da mandíbula no sentido horário.
- *Exame físico:* paciente em BEG (bom estado geral), contatando, prostrada, corada, hidratada, acianótica, anctérica, eupnéica, afebril. Na avaliação neurológica, apresenta valor 15 para a escala de coma de Glasgow.
- *Exame locorregional:* apresenta edema, +++ / 4+ (três cruzes em quatro cruzes), no terço médio e inferior da face. Paciente nega algias, refere parestesia dos nervos alveolar inferior e infraorbitário bilaterais. Apresenta-se trismada. No exame intraoral, apresenta relação oclusal mantida.
- *Exames complementares:* ao exame radiográfico, pela técnica radiográfica panorâmica, apresenta bom contato dos cotos ósseos e boa disposição do material de síntese.
- *Conduta:* mantida.

Exemplo 4

- *Paciente:* P. A. L., 34 anos, sexo masculino.
- *Leito:* 603-04 da clínica cirúrgica.
- *Matrícula:* 5.426.377.
- *Dia:* 21/01/02, às 07:00h.

- *Diagnóstico:* fratura bilateral de mandíbula (ângulo E e parassínfese D).
- *Evolução:* paciente em 2º dia de internação e 2º PO (pós-operatório) de cirurgia para redução e FIR (fixação interna rígida) de fratura bilateral de mandíbula em ângulo E e parassínfese D.
- *Exame físico:* paciente em BEG (bom estado geral), contatando, deambulando, corado, hidratado, acianótico, anctérico, eupnéico, afebril. Na avaliação neurológica, apresenta valor 15 para a escala de coma de Glasgow.
- *Exame locorregional:* apresenta edema, +++ / 4+ (três cruzes em quatro cruzes), em região submandibular esquerda e sínfese. Paciente nega algias, não apresenta deficiência motora do ramo marginal do nervo facial esquerdo, refere parestesia dos nervos alveolar inferior E e D na região de parassínfese. Apresenta-se trismado. Apresenta ferida cirúrgica extraoral na região submandibular E, com bom aspecto de reparação e sem presença de secreção. No exame intraoral, apresenta relação oclusal com mordida aberta anterior e ferida cirúrgica intraoral na região mental, com bom aspecto de reparação e ausência de secreção. Ausência de mobilidade dos traços de fratura. Apresenta péssima higienização oral.
- *Exames complementares:* ao exame radiográfico, pelas técnicas radiográficas póstero-anterior e lateral oblíqua de mandíbula e Hirtz, apresenta boa redução dos cotos ósseos tanto em parassínfese como em ângulo e preservação de estruturas anatômicas após realização de FIR (placa de 2,0 mm com seis parafusos na crista alveolar, no ângulo da mandíbula E, e com 2 parafusos de 20 mm, pela técnica de *leg-screw*, na região de parassínfese D).
- *Conduta:* realizo bloqueio elástico com auxílio da barra de Erich para fechamento da mordida aberta posterior E. Oriento o paciente quanto à necessidade de boa higienização oral e uso de colutórios.

Exemplo 5

- *Paciente:* J. A. S., 64 anos, sexo feminino.
- *Leito:* 610-21 da clínica cirúrgica.
- *Matrícula:* 57.442.770.
- *Dia:* 27/12/01, às 07:30h.
- *Diagnóstico:* focos odontogênicos infecciosos.
- *Evolução:* paciente em 1º dia de internação, aguarda SO para exodontia múltipla de focos odontogênicos infecciosos, com necessidade de monitorização. Paciente hipertensa, diabética compensada.
- *Exame físico:* paciente em BEG (bom estado geral), contatando, deambulando, corada, hidratada, acianó-

tica, anctérica, eupnéica, afebril. Na avaliação neurológica, apresenta valor 15 para a escala de coma de Glasgow.

- *Exame locorregional:* apresenta ao exame intraoral raízes residuais dos dentes 17, 16, 15, 12, 24, 27, 36, 33, 32, 41, 42, 43, 47.
- *Exames complementares:* exame de glicemia em jejum apresenta valor 132 mg/dl.
- *Conduta:* solicito jejum absoluto. Prescrevo soro glicosado a 5% de manutenção, 500 ml, EV, 8/8h, e monitorização da glicemia com dextro de 4/4 h.

PRESCRIÇÃO MÉDICA

A prescrição medicamentosa é uma ordem de medicação e um documento legal a ser usada no diagnóstico, prevenção ou tratamento de doença específica do paciente por médico, cirurgião-dentista, que deve ser cumprida pelo paciente, enfermeiro e farmacêutico.

A receita resguarda o profissional responsável pela prescrição de acidentes com pacientes pelo não cumprimento da prescrição, mas documenta e responsabiliza esse profissional por eventuais erros de prescrição de medicamentos.

A prescrição medicamentosa em paciente internado é feita em receituário próprio para o paciente, por escrito, em duas vias, carbonadas. A primeira via fica retida no receituário do paciente, para que a enfermagem cheque a prescrição e administre a medicação na hora exata e realize os cuidados pré e pós-operatórios solicitados. A segunda via é destinada à farmácia do hospital, que providencia as drogas solicitadas para o paciente nas dosagens corretas.

O formulário da prescrição médica simples do paciente internado consiste em uma tabela, com essencialmente três colunas. A primeira coluna é identificada com a data e o horário da prescrição, a segunda é para a prescrição medicamentosa propriamente dita e a terceira é para a realização de um esquema de horários prescritos e checagem correta da administração das drogas prescritas (Fig. 6.2).

Cabe ao cirurgião-dentista bucomaxilofacial responsável pela prescrição medicamentosa do paciente o preenchimento das duas primeiras colunas, ou seja, devem ser colocadas na primeira coluna a data e o horário da realização da prescrição e na segunda coluna elaborar a prescrição médica de maneira ordenada, como ilustrado a seguir. Além disso, é muito importante fazer a identificação do paciente na folha de receita (como nos formulários de evolução clínica) para não ocorrerem extravios desse documento.

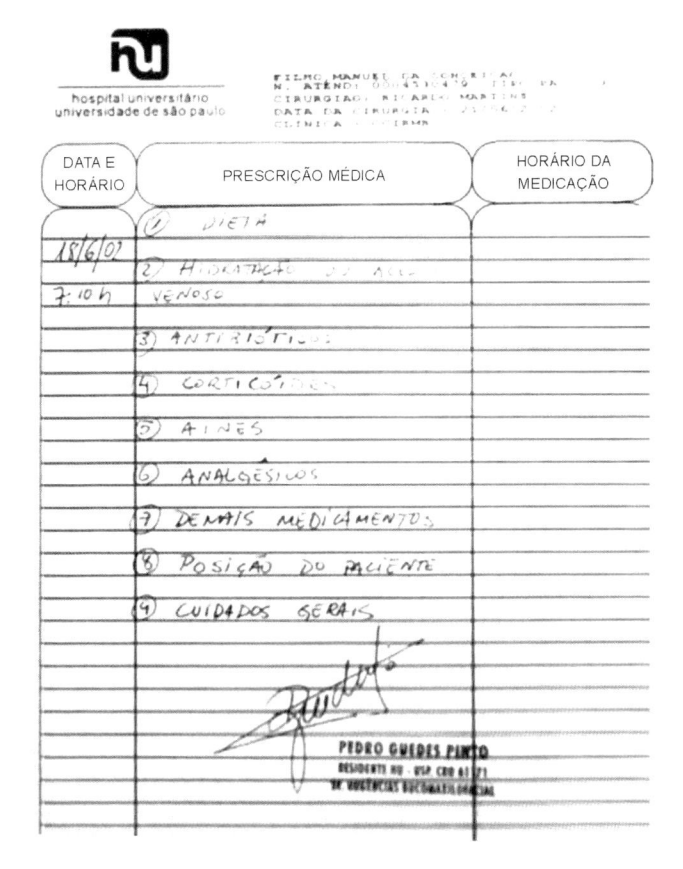

Fig. 6.2 Roteiro de prescrição medicamentosa de paciente internado.

A última coluna é preenchida pela enfermagem onde é feito o esquema de horário e marcada a hora da administração dos medicamentos. Assim, o profissional pode acompanhar se a administração dos medicamentos está sendo corretamente realizada no horário prescrito.

Existe uma ordem para a realização da prescrição medicamentosa do paciente internado. A prescrição deve ser realizada com letra legível e deve ser numerada de acordo com a ordem.

Dieta do paciente

É parte da prescrição feita pelo cirurgião-dentista bucomaxilofacial destinada ao serviço de nutrição do hospital, em que é especificada a via de administração do alimento, se enteral (por meio da alimentação oral ou por sonda nasoenteral) ou paraenteral. Além disso é importante especificar a consistência do alimento (dieta líquida, leve, pastosa ou normal) e a temperatura da dieta que o paciente pode ingerir (como uma dieta fria em pós-operatório imediato em cirurgias com acesso intraoral), para evitar complicações pós-operatórias (Fig. 6.3).

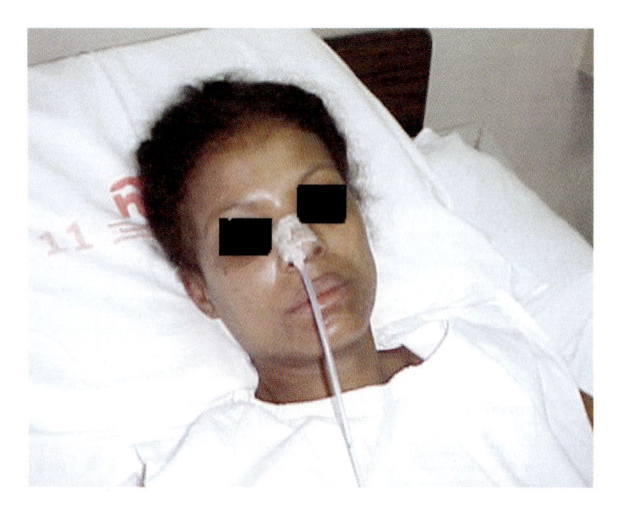

Fig. 6.3 Paciente com sonda nasoenteral.

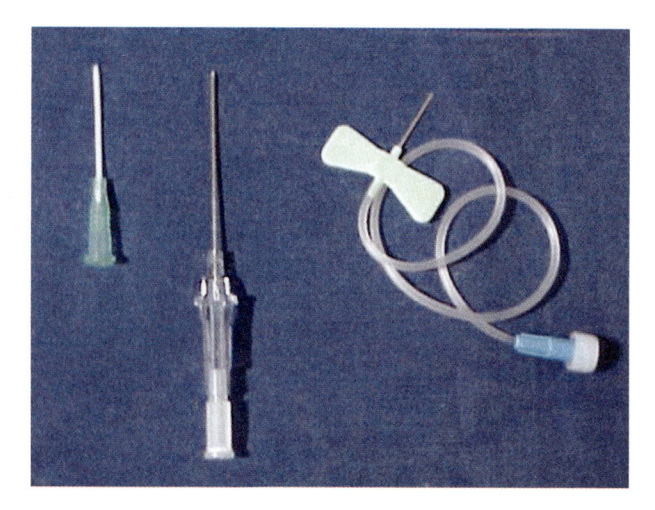

Fig. 6.4 Exemplos de cateteres intravenosos (à esquerda, gelco; à direita, *scalp*).

Além disso, pode-se solicitar jejum ao paciente que aguarda cirurgia ou a realização de determinados exames que também necessitem de jejum (como exames iconológicos contrastados e endoscopias). O jejum deve ser de, no mínimo, 8 horas para sólidos e 3 horas para líquidos claros (sem resíduos), em pacientes adultos e pediátricos.

A nutricionista avalia o valor nutricional e, assim, o tipo de dieta a prescrever ao paciente normorreativo ou a pacientes especiais. Estes necessitam de cuidados nutricionais específicos, como, por exemplo, os pacientes hipertensos, de dieta hipossódica; os pacientes subnutridos, de dieta hipercalórica; os pacientes diabéticos, de dieta hipoglicêmica; entre outros.

Hidratação

A hidratação do paciente e/ou a manutenção do acesso venoso geralmente são realizadas em pacientes que necessitam de reposição muito volumétrica e/ou de eletrólitos, nutrição ou medicação por via endovenosa, por meio de cateteres intravenosos (Figs. 6.4 e 6.5).

A manutenção ou reposição volumétrica de pacientes está relacionada à perda de líquidos corpóreos e eletrólitos dos pacientes, visando sempre à normalização tanto dos parâmetros fisiológicos como dos hemodinâmicos e a função renal.

Exemplos disso são pacientes desidratados (em que se verificam pele seca pegajosa, xerostomia, língua despapilada, palidez de mucosa); vítimas de queimaduras, em que se verifica uma grande desidratação dos tecidos lesados; vítimas de traumatismos com grande perda de sangue; pacientes em jejum prolongado no pré-operatório de cirurgias eletivas ou exames complementares, para a reposição de perdas hidroeletrolíticas pela própria eliminação desta na urina, secreções gastrointestinais e eva-

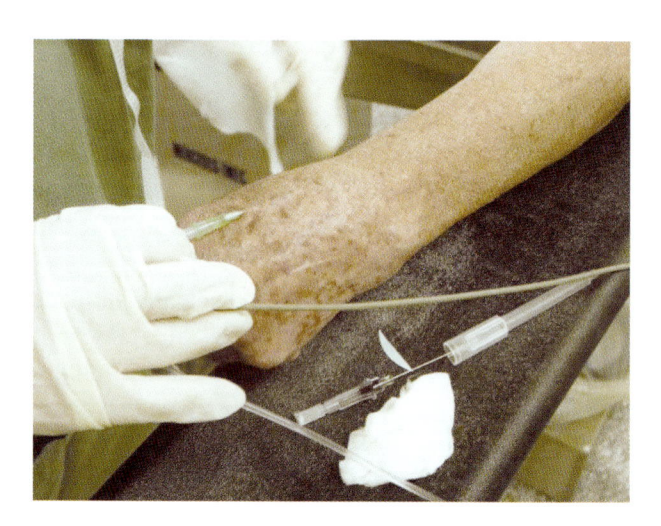

Fig. 6.5 Acesso venoso (para realização de medicação endovenosa).

cuações do paciente; transoperatório para a reposição de perdas sanguíneas e administração das drogas anestésicas; e no pós-operatório, pela criação do "terceiro espaço"; e pelas perdas sanguíneas da cirurgia, verificadas mediante a realização de novos exames clínico e laboratorial para o paciente e a verificação do débito urinário.

Existem diversos tipos de soluções intravenosas que se destinam à normalização do equilíbrio hemodinâmico, como, por exemplo, o soro fisiológico, soro glicosado e o ringer lactato.

O acesso venoso também é importante em pacientes que necessitam de analgesia imediata ou que apresentam processos infecciosos importantes, que requerem administração rápida de antibióticos. Muitos dos pacientes com afecções na região bucomaxilofacial evoluem com trismo, que dificulta a prescrição dos medicamentos por via oral.

Nesse caso, pode-se manter o acesso venoso mediante a infusão contínua de soro fisiológico para a prevenção de formação de trombos no cateter intravenoso (*scalp* salinizado) ou por meio de heparinização do cateter intravenoso que também previne a formação de trombos nesse cateter (*scalp* heparinizado).

Antibióticos

A prescrição de antibióticos é comum na profilaxia antibiótica em determinados procedimentos cirúrgicos de pacientes normorreativos e especiais (como diabéticos, imunossuprimidos, portadores de próteses cardíacas, entre outros), ou mesmo para antibioticoterapia em tratamento de processos infecciosos de origem odontogênica que necessitam ou não de drenagem.

Nesses casos, pode ser necessária a associação de dois ou mais antibióticos. Esses devem ser prescritos separadamente e seguir uma ordem numérica, para cada antibiótico, na prescrição.

Anti-inflamatórios (esteroidais e não esteroidais)

A reação inflamatória está presente em quase todas as lesões produzidas no organismo humano, como os traumas, processos infecciosos, reações imunitárias, entre outros, até mesmo nos processos cirúrgicos em geral. Essa resposta inflamatória tem como sinais e sintomas a dor, hiperemia, edema, hipertermia local e a perda de função, como o trismo. Mesmo assim é indispensável na reparação tecidual dos órgãos lesados e na defesa do organismo.

Os anti-inflamatórios são, indiscutivelmente, um dos medicamentos mais prescritos na odontologia, pois promovem conforto ao paciente, principalmente pela sua ação analgésica e no controle de sinais e sintomas da inflamação.

Seguindo a ordem numérica da prescrição medicamentosa de pacientes internados, os anti-inflamatórios esteroidais devem ser prescritos antes dos AINES.

Analgésicos (de ações central e local)

É normal utilizar analgésicos para o controle de dores agudas nos pacientes de pós-operatório, nos de procedimentos cirúrgicos em que a ação dos AINES não é eficaz para o controle da dor e do desconforto pós-operatório.

Para isso, deve-se monitorizar a dor do paciente e introduzir gradualmente medicamentos analgésicos de ação local (como o ácido acetilsalicílico e a dipirona) e ação central (como os benzodiazepínicos, opiáceos e opioides), visando ao controle da dor do paciente e lhe proporcionando conforto pós-operatório.

Geralmente o uso de AINES associado a analgésicos de ação local é suficiente para a promoção de conforto do paciente no pós-operatório cirúrgico de procedimentos que acometem a região bucomaxilofacial.

Os analgésicos de ação central, na ordem da prescrição, devem ser prescritos antes que os de ação local.

Demais medicamentos

Após a prescrição de todos esses medicamentos que visam ao conforto, ao controle ou à cura das patologias que levam o paciente a ser internado, chegou o momento de prescrever remédios que os pacientes relatam na anamnese para controle de patologias de base, como, por exemplo, hipoglicemiantes para diabéticos e anti-hipertensivos e diuréticos para hipertensos.

Também podem ser prescritos medicamentos que possuem ação protetora ao uso prolongado de AINES ou para pacientes que relatam, na anamnese, gastrites anteriores, como, por exemplo, protetores gástricos.

Cuidados gerais

Por fim, devem ser prescritos os cuidados pertinentes à patologia e/ou ferida cirúrgica pós-operatória que a enfermagem deve orientar e auxiliar o paciente a seguir.

A posição do paciente no leito, bochechos com antissépticos e higiene bucal, uso de frio ou calor local, troca periódica de curativos e lavagem da ferida cirúrgica, uso de protetores para os lábios, como o óleo de amêndoa, solicitação para a remoção de sondas, como a vesical ou nasoenteral, são exemplos de cuidados específicos que devem constar na prescrição medicamentosa do paciente internado.

Devem ser também prescritos cuidados e procedimentos pré-operatórios para os pacientes que aguardam procedimentos cirúrgicos, como solicitação de tricotomia em face.

É importante lembrar que a prescrição medicamentosa deve ser realizada com muita responsabilidade, tendo os conhecimentos e os cuidados necessários na escolha de drogas corretas, nas dosagens certas, pois isso é fundamental para o conforto e a cura de enfermidades que acometem a região bucomaxilofacial. Deve-se sempre revisar com atenção a prescrição em sua totalidade, pois se trata de um documento legal que responsabiliza o profissional e a instituição por eventuais erros. (Exemplos estão descritos nos Quadros 6.1 a 6.5.)

Quadro 6.1 Paciente em pré-operatório de redução de fratura de complexo zigomático (Modelo)

	Paciente J. A. N., 25 anos Leito 601-01 Matrícula: 3.737.628	
Data	**Prescrição Médica**	**Horário da medicação**
24/04/02	1 – Jejum absoluto	
7:20h	2 – Dipirona, VO, 6/6h, s/n (se necessário)	
	3 – Tricotomia de face	
	Assinatura	
	Carimbo (identificação e CRO)	

Quadro 6.2 Paciente em 3º PO de drenagem extraoral de abscesso odontogênico (Modelo)

	Paciente H. K. I., 32 anos Leito 620-29 Matrícula 3.987.342	
Data	**Prescrição Médica**	**Horário da medicação**
07/09/01	1 – Dieta Líquida	
7:25h	2 – Penicilina G cristalina, EV, 3.500.000 UI, 4/4h	
	3 – Metronidazol, EV, 500 mg, 8/8h	
	4 – Cetoprofeno, 100 mg, diluído em 100 ml de SF a 0,9%, EV, 12/12h	
	5 – Dipirona, 2cc, EV, 6/6h	
	6 – Fisioterapia com compressas quentes extraorais, sobre curativo, 6x ao dia	
	7 – Higienização intraoral rigorosa com antisséptico bucal 4x ao dia	
	8 – Irrigação do dreno e ferida cirúrgica com SF a 0,9%, 3x ao dia	
	Assinatura	
	Carimbo (identificação e CRO)	

Quadro 6.3 Paciente em 1º PO de cirurgia ortognática bimaxilar (Modelo)

	Paciente J. A. S., 24 anos Leito 613-07 Matrícula 32.442.378	
Data	**Prescrição Médica**	**Horário da medicação**
01/03/02	1 – Dieta líquido-pastosa	
7:35h	2 – Cefalotina, 500 mg, EV, 6/6h	
	3 – Solumedrol, 125 mg, EV, 4/4h	
	4 – Cetoprofeno, 100 mg, diluído em 100 ml de SF a 0,9%, EV, 12/12h	
	5 – Dipirona, 2cc, EV, até de 6/6h, s/n	
	6 – Plasil, 1 ampola, EV, s/n	
	7 – Higienização intraoral rigorosa com antisséptico bucal 4x ao dia	
	Assinatura	
	Carimbo (identificação e CRO)	

Quadro 6.4 Paciente em 2º PO de redução de fratura bilateral de mandíbula (Modelo)

Data	Paciente P. A. L., 34 anos Leito 603-04 Matrícula 5.426.377	Horário da medicação
	Prescrição Médica	**Horário da medicação**
21/01/02	1 – Dieta líquido-pastosa	
7:10h	2 – Cefalotina, 500 mg, EV, 6/6h	
	3 – Cetoprofeno, 100 mg, diluído em 100 ml	
	de SF a 0,9%, EV, 12/12h	
	4 – Dipirona, 2cc, EV, até de 6/6h, s/n	
	5 – Ranitidina, 150 mg, EV, 12/12h	
	6 – Higienização intraoral rigorosa com	
	antisséptico bucal 4x ao dia	
	Assinatura	
	Carimbo (identificação e CRO)	

Quadro 6.5 Paciente hipertenso e diabético, controlado, em pré-operatório para exodontias múltiplas, sob monitorização (Modelo)

Data	Paciente J. A. S., 64 anos Leito 610-21 Matrícula 57.442.770	Horário da medicação
	Prescrição Médica	**Horário da medicação**
27/12/01	1 – Jejum absoluto	
7:35h	2 – Soro glicosado a 5%, 500 ml	
	NaCl a 20%, 20 ml, EV, 8/8h	
	KCL a 19,1%, 7 ml	
	3 – Captopril 26 mg, VO, 8/8h	
	4 – Dextro ≤ 8: glicose a 50%, 30 ml, EV – lento	
	175-250: insulina R 50, SC	
	> 250: insulina R, 100, SC	
	Assinatura	
	Carimbo (identificação e CRO)	

GRÁFICO TPR

Essa é uma ficha que contém um gráfico milimetrado, destinado ao registro dos sinais vitais do paciente, em intervalos de tempo regulares.

Esses sinais são medidos e atualizados pelo serviço de enfermagem, que é responsável pela correta anotação desses registros nessa ficha. Portanto, o cirurgião-dentista bucomaxilofacial pode, por meio dessa ficha, acompanhar a evolução e possíveis alterações da temperatura, pulsação, frequência respiratória e pressão arterial do paciente internado (Fig. 6.6).

FICHA DE PEDIDO DE CONSULTAS (INTERCONSULTA)

Algumas vezes, pacientes que são internados com queixas de patologias que acometem a região bucomaxilofacial também podem evoluir, durante o período de internação, para outro tipo de queixa, pertinente a outra especialidade médica. Nesse caso, em ficha de pedido de interconsultas, é solicitada visita para esse paciente por outra especialidade médica, que avaliará a nova queixa do paciente.

Essa ficha deve ser preenchida em duas vias carbonadas, contendo no cabeçalho a identificação completa do

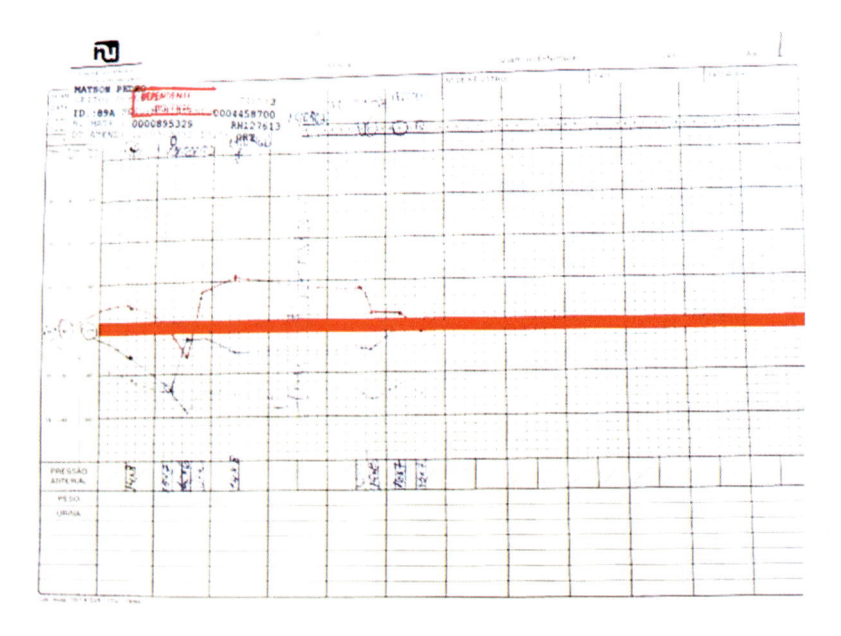

Fig. 6.6 Ficha do gráfico TPR (registros da temperatura, pulso, frequência respiratória e pressão arterial em intervalos de tempo regulares).

paciente, como o nome, número de matrícula hospitalar, leito onde está internado, além do destino, ou seja, a especialidade médica à qual a ficha é destinada.

Depois disso, há um espaço em que se descreve sucintamente a patologia primária do paciente e sua evolução, contendo a nova queixa desse paciente, pertinente a essa especialidade médica, solicitando, assim, uma avaliação e a conduta a ser tomada em relação a essa nova queixa do paciente.

Nesta ficha ainda há um espaço destinado para a avaliação solicitada e as condutas pertinentes à nova queixa do paciente.

DEMAIS FORMULÁRIOS

No prontuário do paciente internado ainda são encontradas diversas fichas e formulários necessários para o acompanhamento clínico completo desse paciente.

Esses são referentes à solicitação de exames complementares e aos seus laudos. Outra ficha comumente encontrada no prontuário é o resultado do exame anatomopatológico. Esse exame deve ser sempre solicitado em biópsias ou ressecções de lesões patológicas que acometam a região bucomaxilofacial.

Existem muitos outros formulários destinados ao serviço de enfermagem. O enfermeiro é o profissional, no hospital, que fica a maior parte do tempo em contato com o paciente e realiza, com base nisso, uma série de averiguações clínicas e evoluções em formulários próprios, como, por exemplo, o formulário de histórico de enfermagem, formulário de evolução de enfermagem, prescrição de enfermagem, controles de ingeridos e eliminados, entre outros.

Esses formulários têm muita importância, pois relatam o dia-a-dia do paciente durante sua estada no hospital, ou seja, se ele é um paciente cooperativo, se as medicações estão sendo administradas e na hora prescrita, queixas do paciente, alimentação e eliminação de resíduos do paciente, realização das orientações prescritas, como trocas de curativos, lavagem de drenos e limpeza de feridas cirúrgicas.

Ainda há um relatório social, elaborado pelo serviço social do hospital. Esse relatório visa a identificar as condições socioeconômicas do paciente.

RESUMO DA ALTA HOSPITALAR

Alta hospitalar é concedida ao paciente que apresenta melhora significativa ou cura da doença pela qual foi internado. Para isso, precisa apresentar condições para receber a alta hospitalar. Condições tais que permitam ao paciente continuar, se necessário, seu tratamento em casa, seguindo as orientações do cirurgião-dentista bucomaxilofacial, preferencialmente com medicação por via oral.

No ato da alta, deve-se fazer um resumo. Esse resumo deve ser claro, conciso, contendo a descrição do estado atual do paciente no momento da alta, referindo também todos os diagnósticos levantados durante a internação desse paciente. A conduta final e prescrição que o paciente deverá usar em casa também devem ser relatadas.

O cirurgião-dentista bucomaxilofacial, além de orientar verbalmente o paciente, deve elaborar as orientações pós-operatórias gerais e específicas, o encaminhamento de retorno ao ambulatório do serviço e a prescrição medicamentosa que o paciente deverá tomar em casa, sempre por escrito, e entregá-las à enfermagem.

Ao receber alta, a enfermagem terá novamente o cuidado de orientar o paciente com relação aos cuidados gerais e cuidados específicos que já foram realizados pelo profissional. A enfermagem também orientará os pacientes quanto à data do retorno e sobre o uso dos medicamentos em casa e para procurar o pronto-socorro em qualquer problema que se manifestar após a alta hospitalar.

BIBLIOGRAFIA

Diener JR, Silva NM. Aspectos administrativos éticos e legais do prontuário médico. *ACM Arç. Catarin. Méd,* 1994; *23*(3):181-4.

Hospital deve preservar o sigilo médico, e o prontuário deve permanecer na instituição do atendimento.

Jornal do Cremesp, nº 173, p. 11, janeiro de 2002.

Leite EB. Dossiê do paciente: o prontuário. *Revista Médica HU-USP,* 1999; *9*(2):59-66.

Marcondes M, Sustavich DR, Ramos OL. *Clínica médica: propedêutica e fisiopatologia.* 2 ed. São Paulo. 1979; 1-16.

Neidle EA, Yagiela JA. *Farmacologia e terapêutica para dentistas.* 3 ed. Rio de Janeiro: Guanabara Koogan, 1991.

Peterson E, Hupp T. *Cirurgia oral e maxilofacial contemporânea.* 2 ed. Rio de Janeiro: Guanabara Koogan, 1996; 655-82, 690-1.

Schull PD. *Enfermagem básica: teoria e prática.* São Paulo: Rideel, 1996; 4-39, 88-91, 96-9, 103-8.

Segue M, Cohen M. *Bioética.* Vol.1. São Paulo: Edusp, 2001, p. 159-61.

Speranzini M. *Manual do residente de cirurgia.* Rio de Janeiro: Guanabara Koogan, 1988, 1-37.

Topazian RG, Golbert MH. *Infecções maxilofaciais e orais.* 3 ed. São Paulo: Santos, 1997, 1-79.

Controle das Infecções Hospitalares

Flávio Luengo Gimenez

ASPECTOS HISTÓRICOS

Infecções nosocomiais são aquelas adquiridas dentro do hospital, não manifestas no ato da admissão ou fora do período de intubação, no ato da admissão, exceto se estiverem relacionadas à internação prévia no mesmo hospital. Elas existem desde que foram construídos os primeiros hospitais. A elevada prevalência de doenças epidêmicas no passado (peste, varíola), associada com péssimas condições de saúde (vale lembrar o hábito na Idade Média, de jogar excretas pela janela), mantinha alta a incidência de infecção hospitalar. Essa situação começou a se reverter na metade do século XIX, quando o tema passou a ser encarado de forma mais direta e abrangente.

- *1847:* Semmelweiss preconiza a lavagem de mãos com água clorada, para todo examinador antes que fosse tocar cada paciente, o que reduziu drasticamente a mortalidade materna por febre puerperal (os índices oscilavam em torno de 12% e após as medidas caiu para cerca de 2 %).
- *1856:* Florence Nightingale padroniza os procedimentos de cuidados de enfermagem e também enfatiza as questões de higiene e limpeza hospitalar, baseando-se em sua experiência de gerenciamento de hospital na guerra da Criméia, onde um quadro caótico de sujeira, degradação nos serviços e falta de mínimas condições de trabalho punham em risco pacientes e trabalhadores da área de saúde que aí atuavam.
- *1860:* James Simpson introduz o conceito de hospitalismo, referindo-se aos riscos inerentes à assistência em hospitais, e observa que o índice de complicações pós-amputação era maior em pacientes internados.
- *1876:* Lister publica trabalhos sobre assepsia e antisepsia e introduz o conceito de cirurgia asséptica, o que determina uma drástica mudança na incidência de infecções hospitalares.
- *1928:* Fleming descobre a penicilina e ela passa a ser usada de maneira indiscriminada; em um primeiro momento, os índices de infecção hospitalar caem, mas, pela alta lotação dos hospitais e ainda pelas precárias condições, esses índices ainda eram inaceitáveis.
- *1950:* começam a surgir cepas de *Staphilococcus aureus* resistentes à penicilina, e surtos relacionados a essa bactéria ocasionam altas taxas de mortalidade em berçários. Na Inglaterra, surge a primeira comissão de infecção hospitalar.
- *1958:* recomendação da Associação Americana de Hospitais traz o conceito de vigilância de infecções hospitalares (IH) e estabelecem-se as comissões de infecção e controle de infecção.

- *Década de 1960:* uso indiscriminado de antibióticos leva ao aparecimento de cepas de *Pseudomonas* e Enterobactérias resistentes à penicilina, evidenciando esse temido problema. Criam-se os Comitês de Infecção nos EUA. O CDC recomenda a prática de vigilância epidemiológica das infecções hospitalares de maneira sistemática e rotineira em todos os hospitais. Em 1969, cria-se um estudo multicêntrico, o NNIS (National Nosocomial Infections Study), para a avaliação global do fenômeno nos EUA.
- *Década de 1970:* implanta-se o NNIS e há a primeira conferência internacional sobre o tema. Em 1974 inicia-se o Senic, que estuda a eficácia dos métodos de controle de infecção hospitalar. Estudos mostram que ocorre uma redução de cerca de 34% no índice de infecção nos hospitais que têm programas efetivos de controle de infecção hospitalar. Nos hospitais onde ainda não havia essa preocupação, os índices de IH saltavam até 31%. Um organismo americano, JCAH, em 1976, estabelece critérios para licenciamento de hospitais e um deles é justamente a existência ou não de programas de controle de infecção hospitalar.
- *Década de 1980:* em 1986 propõe-se a metodologia NNIS, baseada na vigilância epidemiológica por quatro componentes: componente global, componente da UTI, componente cirúrgico e berçário de alto risco. Surge a Aids e isso aumenta ainda mais os métodos de vigilância e também se reforça o conceito de biossegurança. Nesse momento surgem as precauções com líquidos corpóreos. Em 1988, o CDC publica os critérios gerais e específicos para IH.
- *Década de 1990:* surgem as preocupações universais, com ênfase na manipulação de sangue e secreções, devendo ser usados os EPI (equipamentos de proteção individual) na assistência a todo e qualquer paciente, independentemente de seu estado infeccioso. Adiciona-se a isso a imunização contra a hepatite B, que passa a ser recomendada. Muda-se o nome para precauções-padrão. Recomendações acerca de prevenção de disseminação de bactérias multirresistentes, especificamente enterococos resistentes à vancomicina, são feitas, temendo-se que essa resistência seja transmitida aos estafilococos via plasmídeos.

Atualmente, verifica-se um aumento de incidência nas IH. Levantam-se algumas hipóteses:

- Maior complexidade dos casos internados, sobrevivência de pacientes mais debilitados.
- Maior invasividade de métodos no tratamento dos doentes (sondas, cateteres, respiradores etc.).

- Emprego de antimicrobianos de largo espectro permitindo emergência de cepas multirresistentes (*Staphylococcus aureus* meticilinorresistentes e enterobactérias resistentes aos aminoglicosídeos e às cefalosporina de terceira geração; emergência da *Cândida* como patógeno e também dos estafilococos coagulase negativos).

HISTÓRICO NO BRASIL

- *Década de 1960:* primeira CCIH é criada no Hospital Ernesto Dornelles, no Rio Grande do Sul, em 1963.
- *Década de 1970:* UFMG, Hospital Sarah Kubitschek e outros criam comissões de infecção hospitalar. Em 1972-1976, determinam-se a criação e a organização de CCIH (Comissão de Controle de Infecção Hospitalar) nos hospitais do Inamps. Iniciam-se os estudos em hospitais brasileiros.
- *Década de 1980:* Publicada portaria que recomenda a instituição de CCIH nos hospitais do Brasil, e que a competência de implantação e fiscalização era das Secretarias de Saúde dos Estados. São criados centros de treinamento pelo Ministério da Saúde para que mais profissionais fossem capacitados a exercer o controle das IH. Em 1987, com a Portaria 104 de 8/04/1987, é criada a Comissão Nacional de Infecção Hospitalar. A Portaria 232, abril de 1988, institui um Programa Nacional de Controle de Infecção ligado à Secretaria Nacional de Programas Especiais. Em 1989 surgem as primeiras associações (APECIH, AMECIH, ABIH).
- *Década de 1990:* os centros de treinamento, antes ligados ao Ministério da Saúde, desvinculam-se dele, passando a responder às secretarias de Estado. Em 27/08/1992, a Portaria 930 determina que "todos os hospitais do país, além das Comissões, deveriam também constituir Serviços de Controle de IH, compreendendo pelo menos um médico e uma enfermeira para cada 200 leitos". Em 1997, a Lei federal 9.431 institui obrigatoriedade de manutenção de um Programa de Controle de Infecção Hospitalar em todos os hospitais brasileiros sob a responsabilidade de uma CCIH. A Portaria de 12/05/1998 revoga a Portaria 930 e determina que as CCIH são obrigatórias, devendo servir como órgão de assessoria à autoridade máxima da instituição e ser composta de membros consultores executores. Os membros executores deverão ser, no mínimo, dois técnicos de nível superior da área da saúde para cada 200 leitos ou fração desse número, e o enfermeiro deve cumprir 6 horas e os demais, 4 horas diárias.

ESTRUTURAÇÃO E COMPETÊNCIAS DA COMISSÃO DE INFECÇÃO HOSPITALAR

a) *Organização:* Deverá ocupar espaço próprio, com sala mobiliada, com bibliografia básica atualizada (revistas, periódicos, livros), com reuniões periódicas realizadas com atas e com cada membro cumprindo suas funções nos setores específicos.

b) *Composição:* Deve ser uma equipe multiprofissional com representantes da área médica, enfermagem, farmácia, laboratório e administração. Um hospital de ensino, como o nosso, deveria ter um representante entre os residentes. O enfermeiro deve ter dedicação diária de 6 horas, enquanto os demais, 4 horas diárias.

c) *Funções:* a ação básica deve ser educativa, conscientizando-se todos os profissionais de todas as categorias, paciente e visitantes a respeito desse tema importante. O administrador da instituição, logicamente, estando conscientizado, facilita e muito o trabalho da CCIH. A CCIH deve elaborar relatórios e dados de literatura que tragam sempre à tona a necessidade de o controle de infecções se tornar mais efetivo no hospital (Quadro 7.1).

d) *Dinâmica da CCIH:* a CCIH do hospital deverá conhecer todos os setores dele, realizando vigilância, identificando os setores de maior gravidade, analisando detalhadamente os dados gerados, divulgando os dados obtidos e partindo para uma ação conjunta, se for preciso, em contato com as áreas competentes do hospital, sendo então traçadas medidas de prevenção e controle. Metas semestrais ou anuais deverão ser revisadas periodicamente pela equipe da CCIH e hospitalar.

Quadro 7.1 Funções da CCIH

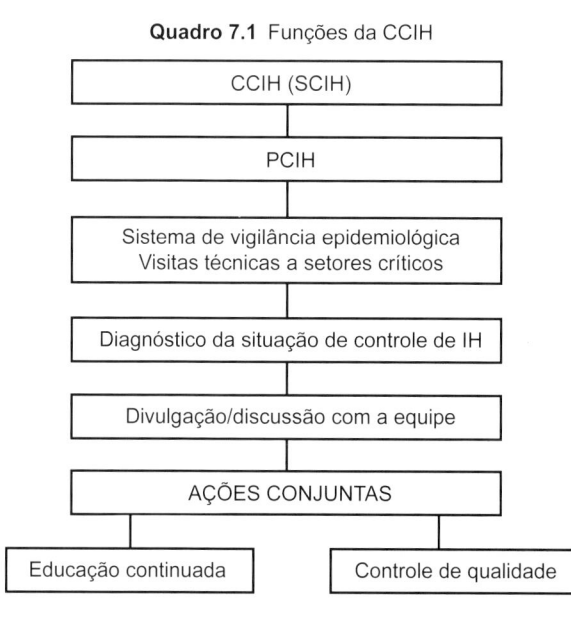

Competência da CCIH

Elaborar, implementar, manter e avaliar programa de controle de infecções hospitalares, adequados às características e necessidades da instituição, contemplando ações relativas:
– à implantação de um sistema de vigilância epidemiológica das infecções hospitalares;
– à adequação, implementação e supervisão das normas e rotinas técnico-operacionais;
– à capacitação do quadro de funcionários e profissionais da instituição;
– ao uso racional de antimicrobianos, germicidas e materiais médico-hospitalares.

Avaliar periódica e sistematicamente as informações providas pelo sistema de vigilância epidemiológica e aprovar medidas de controle propostas pelos membros executores do SCIH.

Realizar investigação epidemiológica de casos e surtos e implantar medidas de controle.

Elaborar e divulgar, regularmente, relatórios e encaminhá-los à autoridade máxima do hospital e às chefias de todos os setores do hospital, promovendo amplo debate.

Elaborar, implementar e supervisionar a aplicação de normas e rotinas técnico-operacionais visando a limitar a disseminação de microrganismos, por meio de medidas de precaução e isolamentos.

Adequar, implementar e supervisionar a aplicação de normas e rotinas técnico-operacionais, visando à prevenção e ao tratamento de IH.

Definir, em cooperação com a Comissão de Farmácia e Terapêutica, política de utilização de antimicrobianos, germicidas e materiais médico-hospitalares para a instituição.

Cooperar com o setor de treinamento ou responsabilizar-se pelo treinamento, com vistas a obter capacitação adequada do quadro de funcionários e profissionais.

Elaborar regimento interno para a Comissão de Controle de Infecção Hospitalar.

Cooperar com o SUS e fornecer informações epidemiológicas solicitadas pelas autoridades.

Notificar (na ausência de um núcleo de epidemiologia) ao organismo de gestão do SUS casos de doenças de notificação compulsória.

Notificar ao Serviço de Vigilância Epidemiológica e Sanitária do organismo de gestão do SUS os casos de surtos diagnosticados ou suspeitos de infecções associados à utilização de insumos e/ou produtos industrializados.

Brasil, Ministério da Saúde, Portaria 2.818, 12/05/1998.

e) *Treinamento em serviço:* cursos de capacitação para todos os setores do hospital devem ser planejados; também se deve lembrar da necessidade de profissionalização dos serviços de CCIH, que hoje em dia se torna imperiosa.

CONTROLE DE INFECÇÃO EM ODONTOLOGIA

INTRODUÇÃO

A prática da odontologia abrange uma grande variedade de procedimentos, que podem incluir desde um simples exame até uma cirurgia mais complexa. Esses procedimentos geralmente implicam contato com secreção da cavidade oral, algumas vezes representados simplesmente pelo contato com saliva, outras vezes pelo contato com sangue, secreções orais, secreções respiratórias e aerossóis. Isso tudo acaba resultando em possibilidade de transmissão de infecções, tanto de paciente para paciente, como dos profissionais para pacientes ou dos pacientes para os profissionais.

Uma grande preocupação com o risco de transmissão de HBV e HIV entre pacientes e profissionais na prática odontológica tem sido encontrada. Apesar de essa possibilidade de transmissão ser considerada baixa, alguns relatos de transmissão de HIV e HBV de pacientes para profissionais e profissionais para pacientes têm sido publicados sem, entretanto, identificar claramente as vias de contágio.Os acidentes de punção permanecem, ainda, como os maiores riscos de transmissão de HBV e HIV para os profissionais de saúde em geral e profissionais da odontologia em particular, por meio do contato com sangue.Em virtude de que nem todos os pacientes portadores de HIV, HBV ou outros patógenos importantes possam ser identificados previamente à realização de um procedimento invasivo, recomenda-se que todos os pacientes, indiscriminadamente, sejam considerados potencialmente contaminados e que, consequentemente, precauções padronizadas sejam utilizadas em todos os procedimentos com todos os pacientes.

Efetivas medidas de controle de infecção visam a quebrar ou minimizar o risco de transmissão de infecções na prática da odontologia. Várias revisões sobre o assunto e recomendações de consenso, em diferentes países e Estados do Brasil, têm sido publicadas no sentido de orientar os profissionais nessa prática.

A crescente aderência às precauções e recomendações tem provavelmente contribuído para a diminuição dos riscos de transmissão de infecções na prática odontológica.

O objetivo deste capítulo é abordar todos os aspectos envolvidos no controle de infecção em odontologia, passando pelo bloqueio epidemiológico da transmissão de infecções, lavagem e antissepsia das mãos, proteção dos profissionais, tratamento de materiais, instrumentos, equipamentos e ambiente, uso de desinfetantes e descarte dos resíduos sólidos e líquidos.

BLOQUEIO EPIDEMIOLÓGICO DA TRANSMISSÃO DE INFECÇÕES E PROTEÇÃO DOS PROFISSIONAIS

VACINAÇÃO

A vacinação é considerada uma das mais importantes medidas de prevenção de aquisição de infecções. A vacinação contra hepatite B tem sido recomendada tanto para dentistas, como para auxiliares, técnicos de higiene dental e protesistas. Essa vacina deve ser aplicada em três doses: primeira dose, segunda dose após 1 mês e terceira dose após 6 meses. É recomendada a realização de sorologia (pesquisa de anticorpos anti-HBs) para comprovação de imunidade após o término do esquema vacinal.

Além dessa, outras vacinas também são consideradas importantes entre esses profissionais, tais como as vacinas contra sarampo, rubéola, caxumba, tétano e *influenza*.

LAVAGEM E ANTISSEPSIA DAS MÃOS

As mãos representam um dos maiores veículos de transmissão de infecções. A lavagem das mãos é, isoladamente, a ação mais importante para a prevenção e o controle das infecções hospitalares. A educação e adesão dos profissionais ao hábito da adequada higiene das mãos não devem nunca deixar de ser enfatizadas.

As mãos devem ser lavadas sempre que estiverem visivelmente sujas, antes de colocar luvas e após retirá-las, antes e após procedimentos com todos os pacientes, após contato com qualquer material, equipamento ou superfície potencialmente contaminados. As mãos devem ser lavadas com sabão neutro, reservando o uso de sabão com anti-séptico antes de procedimentos cirúrgicos e em situações de extrema contaminação das mãos. Devem ser secas com papel-toalha descartável.

As torneiras recomendadas para lavagem das mãos são aquelas por acionamento não manual, ou seja, por pedal, cotovelo e célula fotoelétrica, entre outras. Quando utilizada uma torneira do tipo manual, deve ser evitada a recontaminação da mãos durante o fechamento do registro, utilizando-se papel-toalha como barreira.

A utilização de escovas nas mãos e antebraços não tem sido mais recomendada por causar lesões e colonização da pele, por meio do seu uso sistemático, além do risco de utilização de escovas com cerdas endurecidas e que não tenham sofrido uma adequada desinfecção e/ou esterilização. Deve-se dar preferência à antissepsia sem escovação, apenas com fricção das mãos. Quando utilizadas, as escovas deveriam ser estéreis, descartáveis e com cerdas macias, e destinadas apenas para a escovação das unhas.

Deve-se evitar a contaminação dos diferentes tipos de sabão, depositando o sabão em barra, em pedaços pequenos, em saboneteiras laváveis e que não acumulem água, e o sabão ou antisséptico líquido em dispensadores de pedal ou cotovelo, com frascos ou refis descartáveis ou passíveis de limpeza e desinfecção.

Os tipos mais comuns de antissépticos utilizados para antissepsia das mãos são álcool, clorexidina, triclosan, compostos de iodo, como, por exemplo, polivinil pirrolidona iodo (PVPI) e outros iodóforos. Apesar das vantagens e desvantagens de cada tipo de antisséptico, alguns estudos tentam demonstrar aqueles que apresentam maior eficácia. A escolha, entretanto, do antisséptico adequado para cada tipo de procedimento e cada instituição ou clínica deve respeitar as particularidades locais. Questões relacionadas a custos, tipo de dispensadores que acompanham os antissépticos, tolerabilidade e adaptação aos procedimentos predominantes em cada clínica interferem na escolha do antisséptico para as mãos.

Não são recomendadas, para a finalidade de anti-sepsia da pele, as formulações contendo mercuriais orgânicos, acetona, quaternário de amônio, líquido de Dakin, éter e clorofórmio.

Uso de Luvas

As luvas devem ser usadas em todos os procedimentos com os pacientes. Também devem ser utilizadas para contato com materiais, instrumentos e equipamentos contaminados e durante o processo de limpeza desses materiais e do ambiente.

As luvas recomendadas para o processo de limpeza de materiais e ambiente são as de borracha grossa, com cano longo, que podem ser utilizadas, desde que lavadas e secas após cada uso.

As luvas recomendadas para os procedimentos gerais em odontologia são aquelas denominadas de "luvas de procedimentos", que consistem em luvas de látex, finas, geralmente com punho pequeno e não esterilizadas.

Para os procedimentos cirúrgicos, ou seja, procedimentos que envolvem incisões e suturas de tecidos, as luvas recomendadas são aquelas denominadas de "luvas cirúrgicas", que possuem punho mais longo do que as anteriormente descritas e são esterilizadas.

As luvas utilizadas para os procedimentos e cirurgias devem ser trocadas entre o uso em diferentes pacientes.

Não é recomendado o reprocessamento de luvas, nem a sua lavagem e reutilização. A lavagem de luvas ou de mãos enluvadas não garante a remoção de microrganismos patogênicos aderidos ao látex das luvas.

As mãos devem ser especialmente protegidas com luvas em situações de contaminação extrema. Um estudo realizado por Kjolen e Andersen demonstrou que, quando as mãos de profissionais estavam extremamente contaminadas com microrganismos, nem sucessivas lavagens das mãos, nem fricção com diferentes tipos de antissépticos foram suficientes para erradicar completamente essas bactérias patogênicas das mãos.

Uso de Máscaras

As máscaras representam uma barreira física de proteção de transmissão de infecções, tanto do paciente para os profissionais, como dos profissionais para o paciente. Devem ser usadas pelos profissionais durante os procedimentos realizados nos pacientes e durante os processos de limpeza de materiais, em que haja possibilidade de irrupção de secreções ou sangue.

As máscaras devem ser com filtro duplo, descartáveis e de tamanho suficiente para cobrir completamente a boca e o nariz.

As trocas das máscaras devem ser frequentes, evitando-se permanecer com elas durante muito tempo, especialmente quando há umidade visível e excessiva. O tempo ideal de uso das máscaras não tem sido muito descrito.

Uso de Óculos de Proteção

Os óculos, assim como as máscaras, também representam uma barreira de proteção de transmissão de infecções, mais particularmente uma proteção para os profissionais, diante do risco de irrupção de secreções diretamente para os olhos ou contato com aerossóis.

Nas situações de grande quantidade de aerossóis no ambiente, os óculos também deveriam ser utilizados pelo paciente.

Os óculos adequados devem possuir barreiras laterais, ser confortáveis e de transparência a mais absoluta possível e também constituídos de material de fácil limpeza.

Os óculos de proteção devem ser limpos pelo menos diariamente e sempre que houver sujidade visível. Devem ser guardados secos, preferentemente embalados. A desinfecção com álcool, após a lavagem, seria adequada em situações de excessiva contaminação.

Uso de Vestimentas

As vestimentas recomendadas para uso diário, durante procedimentos odontológicos em geral, devem ser limpas, de material de fácil lavagem e secagem, de cores claras, confortáveis e discretas. Devem ser trocadas sempre que houver sujidade aparente. Devem ser usadas exclusivamente no trabalho.

A utilização de gorros pelo profissional visa a evitar queda de cabelos na área do procedimento, além de oferecer uma barreira mecânica para a possibilidade de contaminação dos cabelos mediante o espirramento de secreções e aerossóis. Nessas situações também seria indicada a utilização de gorro pelo paciente.

Para realização de procedimentos cirúrgicos, recomenda-se utilizar avental ou jaleco de mangas compridas esterilizado, em virtude do contato com o campo operatório, também esterilizado, utilizado no paciente.

Deve-se evitar o uso de adornos, tais como brincos, colares, correntes, pulseiras, relógios, anéis e alianças, já que representam materiais de difícil descontaminação. Um estudo comprovou que as mãos de profissionais que usavam anéis apresentavam-se mais colonizadas antes e após lavagem das mãos quando comparadas com grupo que não usava anéis.

TRATAMENTO DE MATERIAIS E INSTRUMENTAIS

A prática da odontologia inclui uma grande diversidade de materiais e instrumentais, de acordo com cada especialidade. A crescente tecnologia amplia cada vez mais essa variedade de instrumentais e equipamentos, felizmente fabricados, nos últimos tempos, de forma a facilitar seu processo de limpeza e esterilização ou descarte.

A escolha e organização dos métodos de desinfecção e esterilização devem ser baseadas em recomendações de cunho científico e reconhecidas em âmbitos nacional e internacional.

Para adequada escolha nos processos de utilização e tratamento dos materiais, estes devem ser divididos nas categorias críticos, semicríticos e não críticos. Materiais críticos são aqueles que entram em contato com tecidos cruentos, materiais semicríticos são os que entram em contato com mucosas, e materiais não críticos aqueles que só entram em contato com pele íntegra. De uma forma geral, durante os processos de tratamento, os materiais críticos deveriam ser esterilizados ou de uso único (descartáveis), os materiais semicríticos deveriam sofrer esterilização ou, no mínimo, desinfecção, e os materiais não críticos deveriam ser desinfetados ou, no mínimo, limpos. A periodicidade dos processos de limpeza, desinfecção e esterilização dos materiais deveria ser sempre entre o uso em diferentes pacientes.

Para uma melhor compreensão do processo de tratamento de materiais, alguns termos merecem ser definidos, conforme descrito a seguir:

- *Descontaminação:* eliminação parcial ou total de microrganismos de materiais ou superfícies inanimadas.

- *Antissepsia:* eliminação de microrganismos da pele, mucosa ou tecidos vivos, com auxílio de antissépticos, substâncias microbiocidas ou microbiostáticas.
- *Assepsia:* métodos empregados para impedir a contaminação de determinado material ou superfície.
- *Limpeza:* remoção mecânica e/ou química de sujidades em geral (oleosidade, umidade, matéria orgânica, poeira, entre outros) de determinado local.
- *Desinfecção:* eliminação de microrganismos, exceto esporulados, de materiais ou artigos inanimados, por meio de processos físico ou químico, com auxílio de desinfetantes.
- *Esterilização:* destruição de todos os microrganismos, até mesmo esporulados, por meio de processo químico ou físico.

Todo o processo de limpeza, desinfecção ou esterilização de materiais deve ser centralizado em um local especial, uma sala de tratamento de materiais. Portanto, após cada atendimento, todos os materiais utilizados devem ser levados para a sala de materiais, para seu adequado processamento. Os instrumentais não deveriam ser lavados na própria pia do consultório dentário, já que essa pia deveria servir exclusivamente para lavagem de mãos ou outras necessidades durante os procedimentos.

LIMPEZA DE MATERIAIS

Antes da desinfecção ou esterilização de qualquer tipo de material é fundamental que seja realizada uma adequada limpeza, para que resíduos de matéria orgânica que possam estar presentes nos materiais não interfiram na qualidade dos processos de desinfecção e esterilização.

A limpeza dos materiais pode ser realizada por meio de métodos mecânicos, físicos ou químicos.

Durante a limpeza mecânica é fundamental uma vigorosa escovação dos materiais, com auxílio de sabão e escovas de diferentes formatos. As escovas também devem sofrer processo de limpeza e desinfecção. Para uma adequada descontaminação, as escovas podem ser mergulhadas em hipoclorito de sódio a 1%, em recipiente plástico, durante 30 minutos, posteriormente enxaguadas e secas (em cima da estufa, por exemplo). Devem ser mantidas secas.

Devem ser utilizadas barreiras de proteção pelo profissional que exerce a limpeza dos materiais, por meio de luvas de borracha grossas e de cano longo, máscaras e óculos de proteção, em situações de possibilidade de espirramento de secreções.

Os materiais devem ser devidamente enxaguados e secos após sua limpeza. As compressas ou panos utilizados para secar o material devem ser somente para esse fim e devem ser substituídos frequentemente.

Processos químicos também podem auxiliar na limpeza dos materiais, como, por exemplo, mediante o uso de desencrostantes, soluções enzimáticas ou aparelhos de ultrassom, que auxiliam na remoção de matéria orgânica.

Podem ser utilizadas soluções antiferrugem em instrumentais e materiais metálicos para aumentar a sua vida útil.

DESINFECÇÃO DE MATERIAIS

A desinfecção de instrumentais odontológicos geralmente é recomendada para os materiais termossensíveis, que não possam ser esterilizados em estufa ou autoclave, e para aqueles artigos com urgência de utilização.

Os métodos de desinfecção empregados na prática odontológica praticamente se resumem na desinfecção química, com desinfetantes líquidos.

A decisão para escolha de um desinfetante deveria levar em consideração aspectos que envolvam efetividade, toxicidade, compatibilidade, efeito residual, solubilidade, estabilidade, odor, facilidade de uso e custos, entre outros. Além disso, é importante que o desinfetante seja recomendado e aprovado pelo Ministério da Saúde.

Uma avaliação referente ao tipo de procedimento (mais ou menos invasivo) e ao tipo de paciente (mais ou menos suscetível) também deve ser realizada antes da escolha do processo e tipo de desinfetante. Conforme foi abordado, artigos críticos deveriam ser esterilizados. Portanto, artigos e instrumentos utilizados em cirurgias odontológicas deveriam ser, preferencialmente, autoclavados.

A desinfecção e/ou esterilização com agentes químicos muitas vezes não se apresentam como um método seguro e confiável em virtude das interferências pertinentes ao uso de desinfetantes e suas dificuldades durante o processo, referentes à possibilidade de inadequada desinfecção ou recontaminação do material.

A escolha do tipo de desinfetante, dos métodos adequados de desinfecção, bem como a organização de todo esse processo, não é uma tarefa fácil. Vários guias e manuais de recomendações têm sido publicados com o objetivo de orientar os profissionais para uma adequada desinfecção de materiais utilizados na assistência de saúde.

Os agentes químicos desinfetantes comumente utilizados são os álcoois, os compostos clorados, o glutaraldeído, o formaldeído, os iodóforos, o peróxido de hidrogênio, o ácido peracético, os compostos fenólicos e quaternário de amônia. Os desinfetantes mais utilizados em odontologia são o álcool, o hipoclorito de sódio, os compostos iodados e o glutaraldeído. O álcool e o hipoclorito de sódio são os desinfetantes mais recomendados para superfícies, enquanto o desinfetante mais comumente usado para instrumentais e outros materiais é o glutaraldeído. Em virtude da ampla utilização do glutaraldeído em consultórios e clínicas odontológicas, estão descritas a seguir algumas recomendações específicas para esse tipo de desinfetantes.

Recomendações para adequada utilização do glutaraldeído a 2%:

- A solução de glutaraldeído, após ativada, deve ser colocada dentro de caixas plásticas fechadas. Não devem ser utilizadas caixas metálicas, nem devem ser misturados instrumentos de diferentes tipos de metais dentro da solução, pelo risco de causar ferrugem.
- A validade da solução após sua ativação será de 14 ou 28 dias, dependendo da marca de glutaraldeído que for comprada. A solução ativada de glutaraldeído deve ser identificada quanto ao seu prazo de validade. Preferentemente utilizar marcas de glutaraldeído que venham acompanhadas de fita para verificação da sua concentração. A concentração deve ser verificada diariamente e o glutaraldeído deve ser desprezado se sua concentração estiver abaixo de 1% a 1,5%, mesmo antes dos 14 ou 28 dias.
- Este agente químico é bastante tóxico. Por isso devem ser utilizadas máscara com filtro de carvão ativado e luvas para proteção do profissional que estiver manuseando a solução. A máscara deve ser de uso individual e ser trocada quando danificada ou com o filtro gasto.
- A caixa deve ser mantida sempre fechada para evitar evaporação do desinfetante e toxicidade.
- Os materiais devem ser limpos antes de colocados em solução de glutaraldeído, pois esse desinfetante não tem capacidade de penetração na matéria orgânica (sangue, saliva, pus, gordura etc.), além de cristalizar esses resíduos orgânicos, tornando mais difícil sua remoção.
- Os materiais devem ser colocados em solução previamente secos para evitar a diluição do desinfetante (o que poderia diminuir o seu tempo de ação).
- Os materiais devem ficar completamente mergulhados dentro da solução para uma ação efetiva.
- O glutaraldeído tem ação desinfetante em 20 a 30 minutos e ação esterilizante em 8 horas. Portanto, os materiais devem permanecer mergulhados na solução durante o tempo exato para se atingir o objetivo final do processo. Não deixar o material dentro da solução por tempo demasiado, pelo risco de danificar o material, sem necessidade.

- Em virtude de sua toxicidade, os materiais devem ser bastante enxaguados após o tempo de desinfecção ou esterilização. Os materiais devem preferentemente ser enxaguados com água destilada estéril e secos com compressa estéril.
- O armazenamento de materiais tratados em glutaraldeído deve ser em recipientes fechados e estéreis, como, por exemplo, cubetas metálicas esterilizadas, ou em campos esterilizados e fechados.
- O tempo de validade dos materiais que sofreram esse processo não é muito garantido, portanto o ideal seria utilizar o material logo após a desinfecção ou esterilização.

ESTERILIZAÇÃO DE MATERIAIS

A esterilização de artigos odontológicos pode ser realizada com métodos químicos ou físicos.

A esterilização química compreende a utilização de agentes esterilizantes líquidos, que são os mesmos utilizados no processo de desinfecção, porém com maior tempo de exposição. A esterilização química apresenta alguns aspectos negativos, especialmente referentes ao risco de recontaminação do material após o processo, dificuldade de armazenamento e de controle de qualidade ou monitoramento do processo, conforme discutido anteriormente.

A esterilização física pode ser realizada por meio de métodos ou equipamentos que empregam calor seco (p. ex., estufa) e por meio de vapor saturado (p. ex., autoclaves).

ESTERILIZAÇÃO POR MEIO DE ESTUFA

A estufa, na prática, ainda é o método de escolha para esterilização de instrumentais metálicos utilizados em odontologia. Por meio desse método não é possível esterilizar materiais plásticos ou outros materiais termossensíveis, assim como não é recomendável esterilizar roupas, papel, nem instrumentos metálicos cortantes.

Para uma efetiva esterilização dos materiais, a estufa deve ser mantida fechada ininterruptamente durante 60 minutos, com a temperatura a 170ºC, ou 120 minutos com a temperatura a 160°C, ou seja, a porta não deve ser aberta nesse período.

Todos os materiais devem ser esterilizados dentro de recipientes metálicos.

É importante colocar um pedaço de fita adesiva marcadora para estufa na tampa das cubetas e fita comum constando identificação do material e data da esterilização.

Os materiais esterilizados em estufa poderão ser armazenados para posteriores utilizações, desde que as cubetas não sejam abertas e recontaminadas.

ESTERILIZAÇÃO POR AUTOCLAVE A VAPOR

A esterilização por autoclave a vapor tem se apresentado como o método que reúne mais vantagens para o tratamento de instrumentais odontológicos nos últimos anos. As vantagens desse método baseiam-se na sua maior segurança, menor dano aos materiais e menor tempo despendido. A desvantagem encontra-se na impossibilidade de esterilização de materiais termossensíveis ou não resistentes ao calor, como, por exemplo, materiais plásticos delicados.

A esterilização por meio de vapor sob pressão pode ser realizada em diferentes ciclos, com diversidades de tempo e temperatura, dependendo do tipo, do tamanho da marca da autoclave e dos tipos de instrumentais e materiais, invólucros e tamanhos dos pacotes. Os ciclos mais comumente utilizados são 3 a 4 minutos a 134ºC (esterilização "flasch"), 15 minutos a 134ºC e 30 minutos a 121ºC.

Apesar de existirem algumas controvérsias sobre a esterilização em ciclos rápidos ou "flasch", essa ainda permanece sendo bastante adotada para instrumentais odontológicos. Deve-se levar em consideração o uso em pequeno espaço de tempo da grande maioria dos instrumentais odontológicos, o que não acontece com outros materiais hospitalares. Essa rapidez no uso do material recém-esterilizado contribui para a não recontaminação do material. Todavia, a recomendação de esterilização "flasch" é pertinente para instrumentais e materiais não porosos e não tubulares.

Todos os materiais devem ser esterilizados dentro de pacotes pequenos, utilizando embalagens de papel grau cirúrgico, papel crepado ou tecido de algodão. Os pacotes devem ser fechados com fita adesiva comum ou com seladora automática, contendo identificação do material e data da esterilização. Os pacotes devem ser colocados dentro da autoclave deixando espaços entre eles, permitindo a circulação do vapor.

As embalagens de papel grau cirúrgico e papel crepado não devem ser utilizadas mais de uma vez. Elas são descartáveis. Os campos de pano devem ser lavados após cada esterilização, permitindo abertura das fibras do tecido.

A esterilização deve ser repetida se o pacote estiver danificado (rasgado, furado, aberto), se apresentar umidade ou gotículas aparentes de água, ou se o marcador físico não estiver com a cor alterada.

A água utilizada no reservatório da autoclave deve ser filtrada ou destilada. A qualidade da água e do vapor interfere na conservação e durabilidade dos instrumentais, podendo ocasionar manchas e corrosão.

CONTROLE DE QUALIDADE DE ESTERILIZAÇÃO

Monitoramento e validação dos processos de esterilização

Para o controle de qualidade ou monitoramento do processo de esterilização, tanto por meio da estufa como da autoclave a vapor, podem ser utilizados marcadores físicos, marcadores químicos e testes biológicos.

Os marcadores físicos são aqueles encontrados em fitas adesivas específicas para esterilização a vapor ou calor seco (que ficam listradas após a esterilização), ou papéis de embalagem com marcadores específicos (que mudam de cor após a esterilização). Seu uso é recomendado em todos os pacotes ou caixas, uma vez que indicam pelo menos se o material passou pelo processo. As fitas adesivas marcadoras são distintas para estufa e para autoclave a vapor.

Outros métodos físicos de monitoramento de esterilização, específicos para estufas, são os termômetros, que devem ser colocados dentro da estufa, para controle da temperatura. Os termostatos e relógios que se encontram na parte externa da estufa nem sempre representam uma real avaliação do processo.

Os métodos químicos consistem em pequenas tiras ou pedaços de papel, contendo um componente químico, que se alastra pelo papel ou modifica sua coloração, tornando o papel "marcado" após o processo. Recomenda-se a colocação desses marcadores dentro dos pacotes, com periodicidade sistematicamente estabelecida (em cada ciclo de esterilização, diária ou semanalmente). Representam maior segurança em relação ao método anterior.

Os testes biológicos são, sem dúvida, aqueles que fornecem maior segurança em relação à qualidade de esterilização. Consistem na colocação de microrganismos vivos dentro da autoclave e seu posterior cultivo, para controle de sua eliminação. Os bacilos utilizados para esterilização a vapor são *Bacillus stearother-mophillus* e para esterilização por calor seco, *Bacillus subtilis*. Alguns testes comerciais de fácil verificação (cuja cor do meio de cultura se altera na presença do bacilo vivo) já podem ser utilizados por profissionais não especialistas em microbiologia. Esses testes fornecem resultados em 48 horas, pelo método tradicional, e em apenas 6 horas, por meio de método rápido. Infelizmente não existem métodos comerciais para monitoramento biológico de esterilização em estufas, já que eles se apresentam em embalagens plásticas, que não toleram a temperatura elevada das estufas. As recomendações quanto à periodicidade de realização desses testes biológicos variam de acordo com a legislação de cada estado ou país. As recomendações odontológicas americanas, por exemplo, recomendam periodicidade semanal. As recomendações canadenses são de periodicidade mensal, enquanto as recomendações nos diferentes Estados brasileiros nem sempre estabelecem essa periodicidade.

As autoclaves a vapor também devem sofrer um processo de validação, mediante a realização de testes biológicos em todos os pontos internos da máquina, antes de sua primeira utilização e após cada manutenção.

TRATAMENTO DE EQUIPAMENTO E MATERIAIS ESPECIAIS

As peças de mão (seringa tríplice, canetas de baixa e alta rotações), pontas dos aparelhos de profilaxia e fotopolimerizáveis deveriam sofrer tratamento de limpeza, desinfecção e, preferencialmente, esterilização entre o uso em diferentes pacientes. As canetas de baixa e alta rotações devem ser autoclavadas entre o uso em diferentes pacientes. Já que não é possível a autoclavação nas ponteiras dos outros equipamentos descritos, estes deveriam ser limpos e desinfetados com álcool a 70% e protegidos com papel-alumínio ou plástico aderente após cada uso. Na medida em que este tipo de materiais torna-as disponível no mercado de forma a possibilitar seu uso esterilizado, seja por autoclavação ou ponteiras descartáveis, essa recomendação deveria ser adotada.

Alguns estudos já demonstraram a contaminação de canetas após seu uso, tanto na superfície externa como na interna, até mesmo com microrganismos mais patogênicos, como o HIV. Outros estudos também demonstraram a contaminação da água utilizada nos procedimentos com essas peças de mão, sugerindo a partir dessas evidências, que os reservatórios de água sejam periodicamente limpos, desinfetados ou esterilizados, que a água utilizada seja sempre esterilizada e que, no início de cada dia, seja desprezado o primeiro jato de água, que provavelmente estava acumulada nas tubulações.

Películas para radiografias devem ser posicionadas no paciente com técnica asséptica e, após o contato com o paciente, devem ser manipuladas com luvas.

Moldeiras metálicas utilizadas nos pacientes devem sofrer esterilização. As moldagens devem ser consideradas contaminadas após o contato com paciente, devem ser manipuladas com luvas e, respeitando os diferentes tipos de materiais utilizados nas moldagens, elas deveriam sofrer desinfecção química com líquidos desinfetantes não prejudiciais ao material da moldagem. Moldagens de material de alginato e siliconas podem ser desinfetadas por meio da imersão em glutaraldeído, durante 10 minutos. Apesar dessas indicações, deve-se considerar que a compatibilidade dos desinfetantes com os materiais de impressão pode variar de acordo com o fabricante.

TRATAMENTO DE AMBIENTE E EQUIPAMENTOS FIXOS

O ambiente e os equipamentos fixos que cercam o paciente durante o atendimento odontológico se tornam contaminados em função da possibilidade de irrupção de secreções e/ou sangue e, principalmente, pelo aerossol liberado no ambiente. Todos os equipamentos devem ser limpos e desinfetados após cada procedimento. Pode ser utilizado álcool para essa finalidade. Para limpeza do chão, paredes, teto, janelas e demais superfícies podem ser utilizados simplesmente água e sabão. A utilização de desinfetantes em superfícies fixas, como paredes, teto, chão, não é necessária, já que não contribui para a diminuição da incidência de infecções. A desinfecção em ambientes e superfícies só é recomendada em situações de contaminação com matéria orgânica e, nessas situações, a desinfecção localizada e próxima ao local do atendimento do paciente já é suficiente.

Para o procedimento de limpeza do ambiente e dos equipamentos fixos, deve-se seguir uma ordem, começando pela área mais limpa até a mais suja. Devem ser limpos a mesa do equipo, o balcão, o refletor e a cadeira (nesta ordem). A cuspideira deve ser limpa posterior e separadamente. Se houver sujidade demasiada, retirar a cestinha para uma limpeza mais efetiva.

A seringa tríplice e todas as mangueiras devem ser limpas e desinfetadas com álcool. Colocar um canudo de proteção na ponteira da seringa tríplice ou utilizar ponteiras descartáveis e/ou autoclaváveis.

Para evitar a recontaminação durante o procedimento, peças de mão (seringa tríplice, canetas de baixa e alta rotação), pontas dos aparelhos de profilaxia e fotopolimerizáveis, alça do refletor, teclas de acionamento da cadeira, alça do aparelho de radiografias e outros aparelhos, que necessitam ser manipulados durante o procedimento, devem ser protegidos com sacos plásticos, lâminas de plástico aderente ou papel alumínio.

A ausência de um profissional para auxiliar o dentista durante o procedimento pode levar à contaminação de muitos outros equipamentos, incluindo gavetas, armários e telefones. Nessas situações poderia ser utilizada uma segunda luva, exercendo uma barreira de proteção para evitar contaminação do ambiente.

DESCARTE DE RESÍDUOS SÓLIDOS E LÍQUIDOS

Em estabelecimentos odontológicos podem ser encontrados resíduos de diferentes tipos, tais como resíduos contaminados (algodão ou gazes sujas de sangue, pus, saliva, guardanapos, tubetes plásticos de medicamentos, luvas, máscaras etc.), resíduos perfurocortantes (agulhas, lâminas de bisturi, vidros contaminados quebrados, instrumentos cortantes etc.), resíduos alimentares, resíduos secos e resíduos especiais para reaproveitamento (vidros, plásticos e latas não contaminados, papéis, caixas de papelão, invólucros de medicamentos ou materiais etc).

Os diferentes tipos de resíduos devem ser selecionados adequadamente. Os resíduos contaminados devem ser separados, identificados e colocados em saco plástico resistente, prevenindo seu espalhamento para o ambiente. Os resíduos perfurocortantes devem ser colocados em recipientes rígidos com boca pequena ou recipientes resistentes. Os recipientes para perfurocortantes devem estar localizados próximos à sua fonte, para evitar que o transporte desse tipo de material cause acidentes no trajeto. Os resíduos alimentares, secos ou para reaproveitamento devem ser colocados separados em sacos plásticos de diferentes cores ou adequadamente identificados, para não serem confundidos com os demais.

Os resíduos sólidos contaminados e não contaminados devem ser coletados pelo órgão municipal responsável, para seu adequado destino e reaproveitamento.

Líquidos, sangue e secreções succionadas durante os procedimentos dentários devem ser drenados diretamente para a rede de esgoto sanitária.

A MICROBIOLOGIA DA CAVIDADE ORAL E ANTIBIOTICOPROFILAXIA

A cavidade oral tem grande densidade de germes, e acima de 300 espécies são encontradas, entre fungos, bactérias e protozoários (predominam as bactérias). Várias espécies são encontradas na cavidade oral, predominando os anaeróbios. No sulco gengival dos adultos sadios, encontram-se aproximadamente $2,7 \times 10^{11}$ microrganismos/grama, sendo $1,8 \times 10^{11}$ anaeróbios. Os demais são representados principalmente por *Streptococcus, peproestreptococcus, Veilonella, Lactobacillus, Corynebacterium* e *Actinomyces*. Bactérias Gram-negativas são incomuns em adultos saudáveis, mas predominam em pacientes gravemente enfermos, idosos, hospitalizados e com outras morbidades concomitantes (comorbidades). A dis-

Quadro 7.2 Bacteriologia da cavidade oral

Superfície do dente	Língua e mucosa bucal	Sulco gengival
Streptococcus sanguis	Streptococcus salivarius	Fusobacterium
Streptococcus mutans	Veillonella	Porphyromonas
Streptococcus mitis		Prevotella
Actinomyces viscosus		Espiroquetas anaeróbias

tribuição seletiva dessas bactérias é aproximadamente a descrita no Quadro 7.2.

Não cabe aqui tratar do assunto de terapêutica das infecções em cavidade oral, mas sim da antibioticoprofilaxia, cujo objetivo é prevenir infecções em locais comprometidos dos hospedeiros sob risco, causadas por microrganismos oriundos da microbiota oral. Esses antibióticos devem:

- ser ativos contra a maior parte dos microrganismos patogênicos presentes na cavidade oral e, assim, diminuir a população colonizante intraoral;
- alcançar concentrações efetivas nos locais destinados à prevenção, antes que os microrganismos alcancem esses locais por via hematogênica.

PREVENÇÃO DE INFECÇÃO À DISTÂNCIA DA CAVIDADE ORAL

- Higiene precária e infecções periodontais podem produzir bacteremia mesmo na ausência de procedimentos dentários.
- A incidência e magnitude das bacteremias de origem oral são diretamente proporcionais ao grau de inflamação e à infecção local.
- Indivíduos com risco de desenvolver endocardite devem estabelecer e manter a melhor saúde oral possível, a fim de reduzir as fontes potenciais de disseminação bacteriana.
- Irrigações orais ou equipamentos para polimento podem produzir bacteremias, mas ainda não se correlacionou isto com endocardite bacteriana.
- Enxágues com solução antisséptica (clorexidina e iodopovidona) antes dos procedimentos dentários podem reduzir a magnitude da bacteremia. No entanto, o uso prolongado dessas substâncias pode selecionar organismos resistentes.

- A profilaxia é recomendada para cirurgias periodontais, escarificação, procedimentos em que haja muito sangramento de tecidos moles ou duros.

PREVENÇÃO DA ENDOCARDITE BACTERIANA

O Quadro 7.3 mostra a frequência de bacteremia após a realização de procedimentos de orofaringe ou dentários.

O risco geral de adquirir endocardite oscila em torno de 1% para cada procedimento, mesmo sem haver uso de antimicrobianos. As recomendações do momento estão no Quadro 7.4.

A administração dos antimicrobianos realizada 30 a 60 minutos antes do procedimento é considerada apropriada; o procedimento durando 1 a 2 horas recomenda dose suplementar. A duração não deve ser estendida, bastando a dose única; o uso abusivo dos antimicrobianos por mais tempo leva, quase que certamente, ao surgimento de cepas resistentes (Quadro 7.5).

PREVENÇÃO DE INFECÇÃO EM PRÓTESE ARTICULAR

As infecções de início precoce ocorrem após contaminação bacteriana do local cirúrgico no momento do implante da prótese. As de início tardio ocorrem três ou mais meses após a realização da cirurgia. A incidência é considerada baixa. A recomendação atual é de antibioticoprofilaxia somente em pacientes de alto risco. Recomenda-se para pacientes com substituição articular recente (últimos dois anos), com infecção de prótese articular prévia, imunodeprimidos, diabéticos, desnutridos e hemofílicos.

Quadro 7.3 Frequência de bacteremia após realização de procedimentos

Procedimento	% procedimentos seguidos de bacteremia	Intervalo (%)
Nenhum	0	0-3
Extração de dentes	60	18-85
Cirurgia periodontal	88	60-90
Escovação de dentes ou irrigação	40	7-50
Amigdalectomia	35	33-38

Quadro 7.4 Recomendações de profilaxia

Profilaxia de endocardite recomendada
Categoria de alto risco

Prótese de valva cardíaca
Endocardite bacteriana prévia
Cardiopatia congênita cianótica
Derivações sistêmico-pulmonares reconstituídas cirurgicamente

Risco moderado

Maior parte das malformações cardíacas congênitas
Disfunção valvar adquirida (doença reumática)
Cardiomiopatia hipertrófica
Prolapso de valva mitral com regurgitação valvar e/ou folhetos espessados

Profilaxia de endocardite bacteriana não é recomendada

Defeito isolado do septo atrial do tipo *secundum*
Reparo cirúrgico de defeito de septo atrial, septo ventricular ou canal arterial patente (sem resíduos após 6 meses)
Cirurgia anterior de revascularização miocárdica
Prolapso de valva mitral sem regurgitação
Sopros cardíacos fisiológicos, funcionais, inocentes
Doença de Kawasaki anterior sem disfunção valvar
Febre reumática anterior sem disfunção valvar
Marca-passos cardíacos (intravascular e epicárdico) e desfibriladores implantados

Quadro 7.5 Procedimentos dentários e profilaxia de endocardite

Procedimentos em pacientes com condições cardíacas de risco alto a moderado, submetidos a procedimentos que causem bacteremia

Exodontias
Procedimentos periodontais incluindo cirurgia, raspagem coronária radicular, sondagem e manutenção
Colocação ou cirurgia endodôntica (canal de raiz) somente além do ápice
Colocação subgengival de fibras ou faixas antibióticas com fios refratores
Colocação inicial de bandas (não *brackets*) ortodônticas
Injeções intraligamentares de anestésico local
Limpeza profilática de dentes ou implantes quando se espera sangramento
Todo procedimento que ocasione grande sangramento

Procedimentos em que a profilaxia da endocardite não é recomendada

Dentística restauradora (operatória ou protética) com ou sem cordão de retração
Injeções de anestésico local (não intraligamentar)
Tratamento endodôntico intracanal; instrumentação e selamento subsequentes
Colocação de diques de borracha
Remoção pós-operatória de sutura
Colocação de aparelhos protéticos ou ortodônticos removíveis
Tratamento com fluoreto, aplicação de flúor
Obter radiografias orais
Ajuste de aparelho ortodôntico
Mudança de dentição primária e dentição mista
Colocação de *brackets* ortodônticos

Quadro 7.6 Os esquemas profiláticos nos procedimentos dentários e orais

Situação	Antimicrobiano	Dose/adulto	Dose/criança[1]	Momento do uso
Profilaxia geral padrão	Amoxacilina	2 g, VO	50 mg/kg, VO	Durante a hora que precede o procedimento
Se incapaz de tomar medicamento local	Ampicilina	2 g, EV ou IM	50 mg/kg, IM ou EV	Trinta minutos antes do procedimento
Alérgico à penicilina	Clindamicina	600 mg, VO	20 mg/kg, VO	Durante a hora que precede o procedimento
	Cefalexina ou cefadroxil	2 g, VO	20 mg/kg, VO	
	Azitromicina ou ciantromicina	500 mg, VO	15 mg/kg, VO	
Alérgico à penicilina e incapaz de usar via oral	Clindamicina ou cefazolina 2	600 mg, EV 1 g, EV ou IM	20 mg/kg EV 25 mg/kg, IM ou EV	Trinta minutos antes do procedimento

[1] A dose total para crianças não deve ultrapassar a dose para adultos.
[2] As cefalosporinas não devem ser usadas em indivíduos que tenham reação de hipersensibilidade imediata às penicilinas (urticária, anafilaxia, angioedema).

PREVENÇÃO DE ENDOCARDITE LOCAL APÓS PROCEDIMENTOS CIRÚRGICOS ORAIS

Os procedimentos que abordam mucosa da orofaringe são potencialmente contaminados. Esses procedimentos são extrações dentárias de rotina, cirurgias do terceiro molar e cirurgias ortognatias. Nas cirurgias de terceiro molar e maxilofacial, a profilaxia está indicada. Na cirurgia periodontal, a profilaxia só é recomendada para pacientes imunodeprimidos (Quadro 7.3).

PREVENÇÃO DA AIDS E DA HEPATITE B NO HOSPITAL UNIVERSITÁRIO

Recomendações visando a reduzir as infecções ocupacionais

Recomenda-se a familiarização com o conceito de precauções-padrão e sua aplicação na rotina. O sangue de todo indivíduo deve ser considerado potencialmente veiculador de HIV, HBV e HCV, não havendo a necessidade da realização de exames sorológicos para a identificação de indivíduos infectados, antes da adoção de cuidados especiais. A aplicação das precauções-padrão exige o uso apropriado de luvas, máscara, avental e óculos de proteção quando houver possibilidade de contato com sangue, outros fluidos orgânicos, pele não íntegra e mucosa.

Recomenda-se a manipulação cuidadosa de agulhas, escalpes e outros instrumentos perfurocortantes, como tesouras, bisturi, lâminas de barbear e similares, utilizados nos pacientes. Nunca reencapar agulhas usadas por ser este o procedimento que oferece maior risco de acidente percutâneo para o profissional de saúde.

Realizar coleta (embalagem) e transporte apropriados de lixo hospitalar. O descarte adequado de artigos perfurocortantes praticamente elimina o risco de infecção ocupacional associado à eliminação desses materiais.

Realizar vacinação contra HBV de todos os profissionais de saúde suscetíveis. Essa recomendação é a medida mais efetiva para prevenir infecção ocupacional pelo HBV.

Os riscos de infecção ocupacional por HIV, HBV, HCV em profissionais de saúde estão estabelecidos no Quadro 7.7.

MEDIDAS APÓS EXPOSIÇÃO OCUPACIONAL A LÍQUIDOS CORPORAIS HUMANOS DE TECIDOS POTENCIALMENTE INFECCIOSOS

Após a exposição ocupacional do profissional de saúde deverão ser adotadas as condutas estabelecidas no Quadro 7.8.

Recomenda-se ao profissional exposto o uso de preservativo em relações sexuais e doação de sangue somente após 1 ano de seguimento sorológico.

MEDIDAS ESPECÍFICAS APÓS EXPOSIÇÃO OCUPACIONAL AO VÍRUS DA HEPATITE B

O risco de infecção ocupacional ao HBV varia entre 6% e 40% após exposição percutânea. Existe também a possibilidade de infecção quando há exposição de mucosa ou de pele lesada, embora não bem quantificada. Assim que ocorrer a exposição ocupacional deverão ser avaliados os dados epidemiológicos, a história vacinal e a sorologia do profissional acidentado. Com base nesses dados seguir as recomendações descritas no Quadro 7.9.

Quadro 7.7 Riscos de infecção ocupacional pelo HIV, HBV e HCV a materiais biológicos envolvidos*

Riscos de infecção	HIV	HBV	HCV
Após acidente percutâneo (sangue)	0,2 a 0,5%	6% a 40%	3% a 10%
Após contato de sangue com mucosa	0,09%	NQ[1]	NG[1]
Após contato de sangue com pele não íntegra	NQ[1]	NQ[1,2]	NQ[1]
MBP mais envolvido	Sangue	Sangue	Sangue
MBP improváveis de oferecer risco	Urina, fezes, saliva	Urina, fezes	Urina, fezes, saliva

Fonte: Manrique, E. et al. Medidas preventivas da exposição ocupacional dos profissionais da saúde aos vírus veiculados pelo sangue
*Teoricamente oferecem risco: liquor, líquido peritoneal, líquido pleural, líquido amniótico, líquido sinovial e outros MBP que macroscopicamente contêm sangue.
NQ = Não quantificado risco.
[1]Não há dados epidemiológicos disponíveis, porém estima-se que o risco seja muito menor do que a exposição percutânea.
[2]Estima-se que seja maior do que o risco para HIV, em pele lesada.

Quadro 7.8 Condutas após exposição ocupacional

Situação	Conduta imediata	Observações
Contato de MBP com pele não lesada	Remoção mecânica do MBP utilizando água e sabão	Não há necessidade do uso de antisséptico ou desinfetante
Contato de MBP com pele lesada	Remoção mecânica do MBP utilizando água e sabão e antissepsia com álcool etílico a 70% ou PVPI – Tópico	Ambos os antissépticos têm atividade contra o HIV, HBV e HCV
Contato de MBP com mucosas (olhos, nariz e boca)	Lavar intensamente com água ou soro	Não deve ser utilizado antisséptico ou desinfetante sobre as membranas mucosas
Acidente com artigo perfurocortante (utilizado no paciente)	Não procede à expressão do local ferido. Lavar com água e sabão, e/ou solução antisséptica detergente**	Evitar uso de substâncias cáusticas como o hipoclorito de sódio**

Fonte: Manrique, E. et al. Medidas preventivas da exposição ocupacional dos profissionais da saúde aos vírus veiculados pelo sangue.
*A conduta imediata independe do conhecimento ou não da situação ou do estado infeccioso do paciente (fonte).
**Condutas modificadas, conforme recomendações do Centro de Referência e Treinamento da Secretaria do Estado da Saúde – CRT.

Quadro 7.9 Recomendação de profilaxia pós-exposição ocupacional ao vírus da hepatite B

Vacinação e situação da pessoa exposta	Tratamento quando a fonte é HBsAg positivo	Tratamento quando a fonte é HBsAg negativo	Fonte não testada ou situação desconhecida
Não vacinada	HBIG, 1 dose e início da série de vacinas contra hepatite B	Iniciar vacina contra hepatite B	Iniciar vacina contra hepatite B
Previamente vacinada – soroconvertidos (anti-HBs+)	Sem tratamento	Sem tratamento	Sem tratamento
Não soroconvertido (anti-HBS−)	HBIG, 2 doses, ou HBIG 1 dose e início da revacinação	Sem tratamento	Se conhecido como uma fonte de risco, tratar como fonte HbsAg positivo
Respostas do anticorpo desconhecidas	Teste a pessoa exposta a anti-HBs: (1) Se níveis adequados**, Sem tratamento (2) Se níveis inadequados**, HBIG 1 dose e inicie revacinação	Sem tratamento	Teste a pessoa exposta a anti-HBs: (1) Se adequado**, Sem tratamento (2) Se inadequado**, HBIG 1 dose e inicie revacinação
HBsAg+	Não indicado	Não indicado	Não indicado

Anti-HBs: anticorpo para o antígeno de superfície da hepatite B
HB: hepatite B
HBIG: imunoglobulina contra hepatite B
HBsAg: antígeno de superfície da hepatite B
**Soroconvertido é definido como uma pessoa com níveis de anti-HBs adequados (maior ou igual a 10 mIU/ml); vacinação inadequada é definida como níveis de anti-HBs menores que 10 mIU/m.

Observações

1. Se indicada profilaxia, utilizar:
   - Imunoglobulina específica até 7 dias após exposição ocupacional (dose de 0,06 ml/kg peso intramuscular).
   - Primeira dose da vacina até 7 dias após exposição ocupacional.
2. Orientar ao acidentado do risco de desenvolvimento de infecção ocupacional em 10% dos casos, mesmo após vacinação e imunoglobulina. Acompanhar o acidentado com sorologia aos 3, 6 e 12 meses.

MEDIDAS ESPECÍFICAS APÓS EXPOSIÇÃO OCUPACIONAL AO VÍRUS DA HEPATITE C

O risco de infecção ocupacional pelo HCV, após acidente percutâneo, é de 3% a 10%. Estudos mostram existência de soroprevalência de 1% a 2% de anticorpos contra o vírus da hepatite C (anti-HCV) entre profissionais de saúde. A interpretação dos exames existentes é limitada por vários fatores, sendo mais confiável a avaliação do antígeno do HCV (RNA-HCV) pelo método da reação da cadeia de polimerase (PCR).

O período de intubação é de 6 a 7 semanas, e nesse período o indivíduo infectado é potencialmente transmissor.

O uso de imunoglobulina e agentes antivirais para prevenir a infecção não mostrou efetividade até o momento.

Após a exposição ocupacional, o profissional deve ser orientado sobre o risco de desenvolvimento da infecção e sobre a ausência de imunobiológicos efetivos para a prevenção. Acompanhar a evolução clínica sorológica após 3, 6 e 12 meses, com sorologia anti-HCV e dosagem de transminases séricas. Caso haja conversão sorológica ou alteração de níveis de transaminases, considerar encaminhamento para tratamento com antivirais.

MEDIDAS ESPECÍFICAS APÓS EXPOSIÇÃO OCUPACIONAL AO VÍRUS DA IMUNODEFICIÊNCIA HUMANA ADQUIRIDA

O "Consenso sobre terapia antirretroviral para adultos e adolescentes infectados pelo HIV", documento elaborado sob coordenação do Ministério da Saúde em 1997, considera que "as evidências de que o uso de AZT após exposição ocupacional ao HIV pode reduzir significantemente o risco de infecção", levam à incorporação de recomendações para a utilização de antirretrovirais nessa situação. Embora a eficácia da terapia combinada na prevenção da infecção pelo HIV não esteja ainda comprovada, a proposta racional para sua utilização baseia-se no conceito de que a monoterapia não é um tratamento adequado. O risco de infecção ocupacional pelo HIV, após acidente percutâneo, é de 0,2% a 0,5%. Existem estudos que a profilaxia com AZT tem eficácia de 79% nos acidentes com trabalhadores da saúde.

O estado sorológico do profissional deverá ser avaliado imediatamente após a exposição ocupacional (dosagem de anti-HIV). Se o resultado for positivo, significa que a infecção foi adquirida antes da exposição ocupacional e o paciente deverá ser orientado e encaminhado para seguimento ambulatorial. Caso haja sorologia negativa, deverão ser seguidas as recomendações estabelecidas no Quadro 7.10.

Quando indicado o uso dos antirretrovirais, recomenda-se o seu início imediatamente após o acidente. O profissional acidentado deverá ser orientado quanto ao risco de desenvolvimento de infecção e sobre a limitação da efetividade da profilaxia, bem como dos efeitos colaterais das medicações usadas (Quadros 7.12 e 7.13). Acompanhar a sorologia para o HIV após 6 semanas, 3, 6 e 12 meses após a exposição. Quando usar o esquema antirretroviral, acompanhar até 12 meses após o término do uso dos medicamentos. Orientar imediata consulta médica quando houver surgimento de sintomas de infecção aguda pelo HIV (febre, exantema, linfadenite etc.) (Quadros 7.10 a 7.13) (Fig. 7.1).

Quadro 7.10 Recomendações para quimioprofilaxia após a exposição ocupacional ao HIV

Tipo de exposição	Material-fonte	Profilaxia	Esquema antirretroviral[2]
Percutânea	a) Sangue[3] -risco mais elevado -risco aumentado -sem risco aumentado	Recomendar Recomendar Oferecer	AZT + 3TC + IP[4] AZT + 3TC + IP[4] AZT + 3TC
	b) Líquido orgânico contendo sangue visível, outro líquido ou tecido potencialmente infeccioso[5]	Oferecer	AZT + 3TC
	c) Outro líquido corporal (ex.: urina)	Não oferecer	

(Continua)

Quadro 7.10 Continuação – Recomendações para quimioprofilaxia após a exposição ocupacional ao HIV

Tipo de exposição	Material-fonte	Profilaxia	Esquema antirretroviral[2]
Mucosa	a) Sangue	Oferecer	AZT + 3TC + IP[4]
	b) Líquido orgânico contendo sangue visível, outro líquido ou tecido potencialmente infeccioso	Oferecer	AZT + 3TC
	c) Outro líquido corporal (ex.: urina)	Não oferecer	
Pele, risco aumentado[6]	a) Sangue	Oferecer	AZT + 3TC + IP[4]
	b) Líquido orgânico contendo sangue visível, outro líquido ou tecido potencialmente infeccioso[5]	Oferecer	AZT + 3TC
	c) Outro líquido corporal (ex.: urina)	Não oferecer	

Fonte: Ministério da Saúde, Consenso sobre terapia antirretroviral para adultos e adolescentes infectados pelo HIV, 1997.
[1]Recomendar: a profilaxia pós-exposição deve ser recomendada ao profissional exposto, com aconselhamento.
Oferecer: a profilaxia pós-exposição deve ser oferecida ao profissional exposto, com aconselhamento.
Não oferecer: a profilaxia pós-exposição não deve ser oferecida, pois não houve exposição ocupacional ao HIV.
[2]Esquema antirretroviral: ver Quadro 7.11.
[3]Risco mais elevado: presença de ambos: maior volume de sangue (p. ex., ferimento por agulha de grosso calibre) e sangue contendo alto teor de HIV (p. ex., doença retroviral aguda ou Aids terminal).
Risco aumentado: presença de maior volume de sangue ou de sangue contendo alto teor de HIV.
Sem risco aumentado: ausência de ambos os fatores de risco.
[4]IP = inibidor de protease, com opção pelo Indinavir em virtude de ser mais tolerado. Na impossibilidade do uso desse, recomenda-se Ritonavir.
[5]Inclui: sêmen, secreção vaginal, liquor sinovial, peritoneal, pericárdio e amniótico.
[6]Para a pele, o risco está aumentado para exposição que envolva um alto teor de HIV, contato prolongado, área extensa ou uma área na qual a integridade da pele está visivelmente comprometida: para exposição de pele sem risco aumentado, o risco de toxicidade ultrapassa o benefício da profilaxia pós-exposição.
Obs.: Em situações em que o status sorológico do paciente-fonte não for conhecido, deve-se:
– Iniciar esquema antirretroviral de acordo com a gradação do risco do acidente;
– Solicitar teste anti-HIV do paciente-fonte e, caso este seja negativo, suspender a quimioprofilaxia.

Quadro 7.11 Posologia, efeitos adversos mais frequentes e interações medicamentosas mais importantes dos medicamentos antirretroviais

INIBIDORES DE TRANSCRIPTASE REVERSA

Medicamentos	Efeitos adversos	Interações
ZIDOVUDINA (AZT) Cápsula 100 mg Dose: 100 mg, 5×/dia, ou 200 mg, 3×/dia	Anemia, neutropenia, leucopenia, náuseas, vômitos, astenia, mal-estar geral, cefaleia, miopatia, insônia, pigmentação ungueal, alteração das provas hepáticas, hepatite.	Paracetamol, indometacina, fenitoína, ribavirina e rifampicina (< níveis de AZT). Antofericina B, flucitosina, ganciclovir (> hematotoxicidade) Probenecida, fluconazol, pirimetamina e ácido valproico (> níveis séricos do AZT). Interferon $-\alpha$ e β, pentamidina (> toxicidade do AZT) Drogas com efeitos adversos hematológicos: dapsona, pentamicina, sulfametoxazol + trimetoprima, vincristina, vimblastina, doxorrubicina e interferon.
DIDANOSINA (ddI) Comprimido 25 a 100 mg Dose: 125 a 200 mg 2×/dia	Neurotoxicidade (neuropatia periférica), pancreatite, hipocalemia, cefaleia, diarreia, náuseas e vômitos.	Digoxina, propranolol, metronidazol, cetoconazol, dapsona, itraconazol e outros antimicrobianos (possibilidades de < absorção, administrar 2h antes ou depois do ddI). Álcool, asparaginase, azatioprina, estrogênios, furosemida, metildopa, pentamidina, nitrofurantoína, diuréticos tiazídicos e ácido valpróico (drogas associadas com pancreatite). Dapsona, etambutol, etionamida, isoniazida, zalcitabina, vincristina, cisplatina, lítio, metronidazol, nitrofurantoína e fenitoína (drogas associadas com neuropatia periférica).
ZALCITABINA (ddC) Comprimido 0,75 mg Dose: 0,75 mg, 3×/dia	Neuropatia periférica, estomatites e ulcerações aftosas esofagianas, pancreatite e hepatite.	Foscarnet (> toxicidade do ddC). Álcool, pentamidina, didanosina e ácido valpróico (drogas associadas com pancreatite). Dapsona, etionamida, etambutol, isoniazida, didanosina, vincristina, cisplatina, lítio, metronizadol, fenitoína, nitrofurantoína e dissulfiram (drogas associadas com neuropatia periférica).
LAMVUDINA (3TC) Comprimido 150 mg Dose: 150 mg, 2×/dia	Pancreatite, diarreia, dor abdominal, anemia, neutropenia.	
ESTAVUDINA (d4T) Cápsula 30 e 40 mg Dose: 30 e 40 mg, 2×/dia	Neuropatia periférica, anemia, aumento das transaminases e mais raramente a pancreatite.	Didanosina e zalcitabina (> toxicidade do d4T).

Fonte: Ministério da Saúde, Consenso sobre terapia antirretroxial para adultos e adolescentes infectados pelo HIV, 1997.

Quadro 7.12 Posologia, efeitos adversos mais frequentes e interações medicamentosas mais importantes dos medicamentos antirretrovirais

INIBIDORES DE PROTEASE

Medicamentos	Efeitos adversos	Interações
INDINAVIR Cápsula 400 mg Dose: 800 mg, 3×/dia	Nefrolitíase, hematúria, cefaléia, insônia, náusea, vômitos, astenia, fadiga, distúrbios do paladar, pele seca, dor abdominal, insônia, hiperbilirrubinemia e aumento de triglicerídeos.	Astemizol, cisaprida, terfenadina, amiodarona e quinidina (> concentração com risco de arritmia cardíaca). Não devem ser coadministrados. Triazolan e midazolan (> concentração com risco de depressão do SNC). Não devem ser coadministrados. Rifampicina (< concentração plasmática do Indinavir). Não devem ser coadministrados. Rifabutina (< concentração plasmática do indivanir e o indinavir > concentração da rifabutina). Evitar o uso. Cetoconazol (> concentração plasmática do Indinavir, considerar a redução da dose do Indinavir para 600 mg/mg 3×/dia). Clartromicina (> concentração plasmática do indinavir).
RITONAVIR Cápsula 100 mg Dose: 600 mg 2×/dia	Diarreia, náusea, vômitos, dor abdominal, flatulência, dispepsia, alteração no paladar, anorexia, cefaleia, tonteiras, insônia, parestesia perioral e periférica, astenia, mialgia, exantema, aumento das transaminases, triglicerídeos e creatinofosfoquinase.	Astemizol, terfenadina, cisaprida, amiodarona, quinidina (> concentração com risco de arritmia cardíaca). Não devem ser coadministrados. Alprazolam, diazepam, flurazepam, midazolam, clorazepam, estazolam, zolpiden, clorazepato e clozapina (> concentração com risco de depressão do SNC). Não devem ser coadministrados. Meperidina, piroxican, propoxifeno e propafenoma (> concentração com risco de toxicidade). Não devem ser coadministrados. Rifampicina (< concentração plasmática do ritonavir). Não devem ser coadministrados. Rifabutina (< concentração plasmática do ritonavir e o ritonavir > concentração da rifabutina). Evitar uso. Claritromicina (> concentração plasmática do ritonavir) Teofilina (< níveis séricos de teofilina, recomenda-se aumentar a dose de teofilina). Etinilestradiol (< níveis séricos de etinilestradiol, usar método alternativo ou aumentar a dose do contraceptivo).
SAQUINAVIR Cápsula 200 mg Dose: 600 mg 3×/dia	Diarreia, náusea, dor abdominal, fadiga, cefaleia, astenia e dor musculoesquelética.	Astemizol, terfenadina, cisaprida, amiodarona, quinidina (> concentração com risco de arritmia cardíaca). Não devem ser coadministrados. Rifampicina (< concentração plasmática do Saquinavir). Não devem ser coadministrados. Fenobarbital, fenitoína, dexametasona e carbamazepina (< concentração plasmática do Saquinavir). Considerar alternativas terapêuticas. Rifabutina (< concentração plasmática do Saquinavir e o Saquinavir > concentração da Rifabutina). Não devem ser coadministrados. Cetoconazol (> concentração plasmática do Saquinavir). Bloqueadores do canal de cálcio, clindamicina, dapsona e triazolam (> concentração com risco de toxicidade). Monitorar toxicidade.

Quadro 7.13 Prescrição da quimioprofilaxia

Drogas	Apresentação	Doses diárias	30 dias	Nome comercial	Apresentação
Zidovudina (AZT)	1 cáp. = 100 mg	2 cáps. 3×/dia	180 cáps. (2 vidros)	Retrovir® (Welcome Zeneca)	1 frasco = 100 cáps.
Lamivudina (3TC)	1 tablete = 150 mg	1 tablete, 2×/dia	60 tabletes (1 frasco)	Epivir® (Glaxo/Welcome)	1 frasco = 60 tabletes
Indinavir	1 cáp. = 400 mg	2 cáps., 3×/dia	180 cáps. (1 frasco)	Crixivan® (Merck Sharp & Dahme)	1 frasco = 180 cáps.
Ritonavir	1 cáp. = 100 mg	6 cáps., 2×/dia	360 cáps. (5 frascos)	Norvir® (Abbot)	1 frasco = 84 cáps.

Observação: Existe opção do uso de BIOVIR, associação do AZT + 3TC, no seguinte esquema: 1 cápsula de 12/12 horas por 4 semanas.

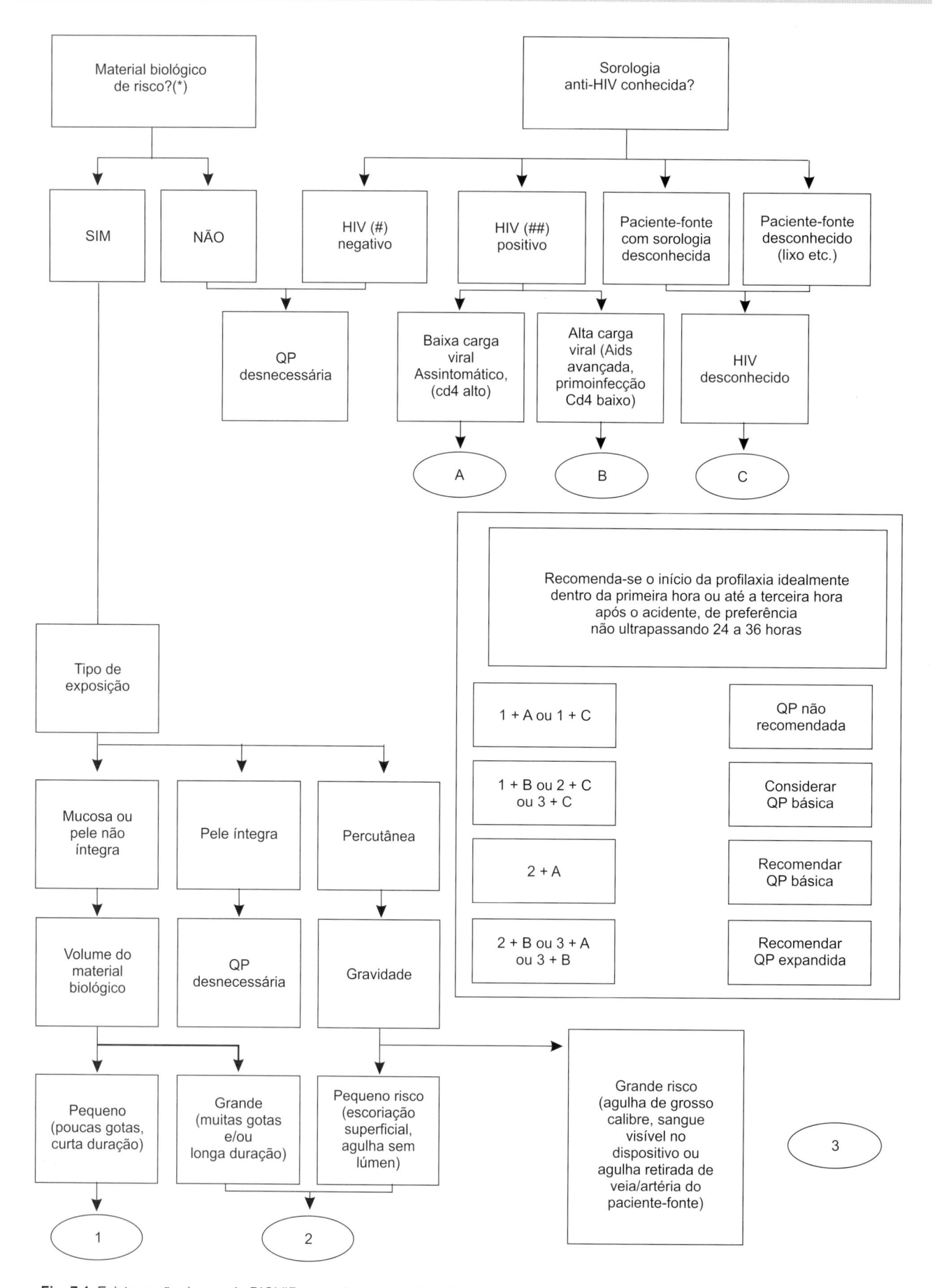

Fig. 7.1 Existe opção do uso de BIOVIR, associação do AZT + 3TC, no seguinte esquema: 1 cápsula de 12/12 horas por 4 semanas.

BIBLIOGRAFIA

Associação Paulista de Estudos e Controle de Infecção Hospitalar. *Controle de infecção na prática odontológica*. São Paulo, 2000. 87p.

Barr CE *et al*. Recovery of infectious HIV-1 from whole saliva. *JADA*, 1992; *123*:37-45.

Beekmann SE, Henderson DK. Managing occupational risks in the dental office: HIV and the dental professional. *JADA*, 1994; *125*:847-52.

Bell DM. Human immunodeficiency virus transmission in health care settings: risk and risk reduction. *Am J Med*, 1991; 91:3B-294S-300S.

Bending JW. Surgical hand disinfection: Comparison of 4% chlorhexidine detergent solution and 2% triclosan detergent solution. *J Hosp Infect*, 1990; *15*:143-8.

Canadian Dental Association. *Recommendations for infection control procedures*, 1991. 6p.

Centers for Disease Control. Possible transmission of human immunodeficiency virus to a patient during an invasive dental procedure. *MMWR*, 1990; *39*:489-93.

Centers for Disease Control. Recommended infection-control practices for dentistry. *MMWR*, 1993; *42*:1-12.

Ciesielski C *et al*. Transmission of human immunodeficiency virus in a dental practice. *Ann Intern Med*, 1992; *116*:798-805.

Cleveland JL *et al*. Percutaneous injuries in dentistry: An observational study. *JADA*, 1995; *126*:745-51.

Cleveland JL, Gooch BF, Lockwood SA. Occupational blood exposures in dentistry: A decade in review. *Infect Control Hosp Epidemiol*, 1997; *18*:717-21.

Comer RW *et al*. Analyzing dental procedures performed by an HIV-positive dental student. *JADA*, 1992; *123*:51-4.

Costal CR, Funari S. Odontologia. *In*: Rodrigues EAC *et al*. *Infecções hospitalares*. Prevenção e controle. São Paulo: Sarvier, 1997. 296-303.

Crow S. Dissolving the problem of infectious medical waste. *Infect Control Hosp Epidemiol*, 1996; *17*:434-7.

Doebling BN *et al*. Removal of nosocomial pathogens from the contaminated glove: Implications for glove reuse and handwashing. *Ann Intern Med*, 1988; *109*:394-8.

Fonseca RMP. Qualidade da água e do vapor interferindo na conservação do instrumento. *Rev SOBECC*, 1997; *2*:20-3.

Garner JS. Guideline for isolation precautions in hospitals. *Infect Control Hosp Epidemiol*, 1996; *17*:53-80.

Gerbert B *et al*. Risks of the "big three". *JADA*, 1992; *123*:82-8.

Gonçalves PMJ, Pordens IA. Controle da infecção cruzada na prática odontológica por periodontistas de Belo Horizonte. *Rev Periodontol*, 1997; *6*:34-40.

Gooch B *et al*. Lack of evidence for patient-to-patient transmission of HIV in a dental practice. *JADA*, 1993; *124*:38-44.

Goray SBS, Carneiro MTR, Gonçalves MRCB. Avaliação de invólucros de esterilização: algodão cru e papel grau cirúrgico. *Rev SOBECC*, 1997; *2*:24-6.

Gordon JG *et al*. Medical waste management. In: Mayhall, C. G. Hospital: epidemiology and infection control. 2 ed. Philadelphia: Lippincott Williams & Wilkins, 1999: 1387-97.

Gruninger SE *et al*. Human immunodeficiency virus type I infection among dentists. *JADA*, 1992; *123*:57-64.

Guia Elaborado por Enfermeiros Brasileiros. *Recomendações práticas para processos de esterilização em estabelecimentos de saúde*. Parte I: Esterilização a calor. São Paulo: Komedi. 2000. 95p.

Hamory BH, Whitener CJ. Nosocomial infections in dental, oral, and maxilofacial surgery. *In*: Mayhall CG. *Hospital Epidemiology and Infection Control*. 2 ed. Philadelphia: Lippincott Williams & Wilkins, 1999. 719-28.

Hoefel HHK. Estratégias para a prevenção da transmissão de infecções dentro do ambiente hospitalar. *Revista HCPA*, 1996; *16*:8-12.

Howard WJ. The controversy of flash sterilization. *Today's OR Nurse*, 1991; *13*:24-7.

Kjflen H, Andersen BM. Handwashing and disinfection of heavily contaminated hands – Effective or ineffective? *J Hosp Infect*, 1992; *21*:61-71.

Kolstad RA. The emergence of load-oriented sterilization. *JADA*, 1994; *125*:51-4.

Larson E, Kretzer EK. Compliance with handwashing and barrier precautions. *J Hosp Infect*, 1995; *30*:88-106.

Larson EL. APIC Guidelines for handwashing and hand antisepsis in health care settings. *Am J Infect Control*, 1995; *23*:251-69.

Lewis DL *et al*. Cross-contamination potencial with dental equipment. *Lancet*, 1992; *340*:1252-4.

Lewis DL, Boe RK. Cross-infection risks associated with current procedures for using high-speed dental handpieces. *J Clin Microbiol*, 1992; *30*:401-6.

Loeh MB *et al*. A randomized trial of surgical scrubing with a brush compared to antiseptic soap alone. *Am J Infect Control*, 1997; *25*: 11-5.

Mandel ID. Occupational risks in dentistry: comfortsa and concerns. *JADA*, 1993; *124*:41-9.

Matsuyama M *et al*. Prevention of infection in dental procedures. *J Hosp Infect*, 1997; *35*:17-25.

Miller CH, Palenik CJ. Sterilization, disinfection, and asepsis in dentistry. *In*: Block SS. *Disinfection, sterilization and preservation*. 4 ed. Pennsylvania: Lea & Febiger, 1991: 676-95.

Miller CH. Cleaning, sterilization and disinfection: Basics of microbial killing for infection control. *JADA*, 1993; *124*:48-56.

Miller CH. Sterilization and disinfection: What every dentists needs to know. *JADA*, 1992; *123*:46-54.

Mills SE, Kuehne JC, Bradley DV. Bacteriological analysis of high-speed handpiece turbines. *JADA*, 1993; *124*:59-62.

Ministério da Saúde. *Coordenação de Controle de Infecção Hospitalar. Processamento de artigos e superfícies em estabelecimentos de saúde*. 2 ed. Brasília, 1994. 49p.

Ministério da Saúde. *Programa de Controle de Infecção Hospitalar*. Portaria nº 2.616, de 12 de maio de 1998. Diário Oficial, 1998, 13 maio, nº 89, p. 133-5.

Ministério da Saúde. Secretaria de Assistência à Saúde. Programa Nacional de DST/AIDS. *Hepatites, AIDS e herpes na prática odontológica*. Brasília, 1996. 54 p.

Molinari JA *et al*. Comparison of dental surface disinfectants. *Gen Dent*, 1987; 171-5.

Nash KD. How infection control procedures are affecting dental practice today. *JADA*, 1992; *123*:67-73.

Pankhurst CL, Philpott-Howard JN. The microbiological quality of water in dental chair units. *J Hosp Infect*, 1993; *23*:167-74.

Pucci HC. *Influência da desinfecção nos moldes de hidrocolóide irreversível: Reprodução de detalhes e estabilidade dimensional*. Dissertação de mestrado. Universidade Luterana do Brasil (ULBRA). Canoas, RS, 1999.

Rimland D *et al*. Hepatitis B virus traced to an oral surgeon. *New England J Med*, 1977; *296*:953-8.

Rutala WA. APIC guideline for selection and use of disinfectants. *Am J Infect Control*, 1996; *24*:313-42.

Salisbury DM *et al*. The effect of rings on microbial load of health care workers' hands. *Am J Infect Control*, 1997; *25*:24-7.

Scali NMP. Indicadores biológicos de terceira geração: tecnologia rompe a barreira do tempo. *Rev SOBECC*, 1997; 2:16-8.

Secretaria da Saúde do Estado do Rio Grande do Sul. *Norma técnica de biossegurança em estabelecimentos odontológicos e laboratórios de prótese no Rio Grande do Sul*. Portaria 40/2000 SES, 29 de dezembro de 2000.

Secretaria Municipal de Saúde de Porto Alegre. *Manual de biossegurança para estabelecimentos odontológicos*. Porto Alegre, 1998. 52p.

Secretaria Municipal de Saúde de Porto Alegre. *Normas para biossegurança em estabelecimentos odontológicos*. Norma técnica 01/98. Diário Oficial de Porto Alegre, 12 de janeiro de 1998.

Spaulding EH. Chemical disinfection of medical and surgical materials. *In*: Lawrence CA, Block SS. (eds.). *Disinfection, sterilization and preservation*. Philadelphia: Lea & Febiger, 1968. 517-31.

Torriani MS *et al*. Campanha interna de lavagem de mãos em um hospital universitário: "Vamos lavar as mãos". *Rev HCPA*, 1996; *16*:109-10.

Vesley D, Streifel AJ. Environmental services. *In*: Mayhall CG. *Hospital epidemiology and infection control*. 2 ed. Philadelphia: Lippincott Williams & Wilkins, 1999: 1047-53.

Zambon JJ. Controle da infecção. *In*: Genko RJ, Cohen DW, Goldman HM. *Periodontia contemporânea*. São Paulo: Santos, 1996: 371-4.

Terapia Nutricional em Cirurgia Bucomaxilofacial

Lúcia Caruso • Marisa Christovam

Preâmbulo

Waldyr Antônio Jorge

Se a "saúde começa pela boca", frase conceitual tão utilizada no meio médico-odontológico, cabe também ao cirurgião-dentista bucomaxilofacial desenvolver com o nutricionista o equilíbrio biodietético do paciente submetido a cirurgia odontológica e/ou bucomaxilofacial, permitindo-lhe não só a sua alimentação e nutrição, mas principalmente adequando sua recuperação sob o aspecto de ordem local e também de ordem sistêmica.

A integralização da atuação multiprofissional nos pacientes traumatizados de face se faz presente entre os muitos profissionais que atuam nessa área do corpo humano, uma dentre as mais importantes em que o indivíduo expressa todos os sentimentos, cabendo ao nutricionista nessa fase do tratamento, nos casos de nutrição enteral, adequar o mínimo de proteínas, vitaminas e calorias ao paciente com vistas à sua recuperação global.

Não é pouco comum pacientes vitimados com traumas faciais ficarem impedidos de realizar a alimentação natural pelo ato mastigatório, quer pela intensidade do trauma que envolva o esqueleto ósseo facial, pelo nível de consciência, pela impossibilidade mecânico-fisiológica diante das fraturas dos órgãos dentais ou até mesmo pelas condições pós-operatórias em que a fixação interna rígida (FIR), com a utilização de placas para osteossíntese, não supre totalmente a necessidade do bloqueio intermaxilar (BIM), impedindo dessa forma a alimentação normofisiológica e substituindo-a por sondas nasogástricas enterais.

Em épocas não muito distantes, os cirurgiões-dentistas bucomaxilofaciais prescreviam aos pacientes na enfermaria dieta hipercalórica, hiperprotéica, hipervitamínica de uma forma tão simplista que até mesmo o corpo de enfermagem executante das prescrições e orientações terapêuticas não chegava a adequar o paciente às mínimas condições necessárias para sua convalescência e recuperação.

Com o transcorrer dos tempos, a presença do nutricionista se intensificou e hoje é necessária e mandatória sua participação, cabendo-lhe, com o cirurgião, fazer o balanceamento nutricional e colaborar na adequação da fase pós-operatória, propiciando a recuperação do paciente e seu retorno à bionormalidade.

O presente capítulo tem a finalidade de contribuir para uma melhor definição do papel desempenhado pelo cirurgião-dentista bucomaxilofacial, além de evidenciar a necessidade da participação do nutricionista que em muito vem enriquecer o tratamento multidisciplinar e multiprofissional visando à recuperação, ao retorno à bionormalidade e ao bem-estar do paciente, razão primeira, última e única da ação terapêutica profissional.

Este capítulo tem como objetivo abordar a terapia nutricional aplicada a pacientes submetidos a cirurgia bucomaxilofacial, considerando para tanto as alterações fisiológicas decorrentes da cirurgia, as quais interferem diretamente nas necessidades nutricionais do paciente.

Alguns indicadores para a avaliação nutricional são apresentados de forma resumida, uma vez que são de suma importância para o acompanhamento da evolução nutricional.

OBJETIVOS DA TERAPIA NUTRICIONAL

- Fornecer um suporte nutricional adaptado à situação decorrente da cirurgia, incluindo desde a dificuldade de mastigação até a total impossibilidade de realizá-la, como no caso de bloqueios intermaxilares.
- Fornecer uma alimentação que atenda às necessidades nutricionais do paciente, procurando assim assegurar um bom estado nutricional.

CARACTERÍSTICAS DA TERAPIA NUTRICIONAL

A dietoterapia é a ciência que estuda e aplica a dieta com princípio terapêutico, tendo a dieta normal como padrão. A finalidade básica da dietoterapia é ofertar ao organismo debilitado nutrientes adequados ao tipo de doença e às condições físicas, nutricionais e psicológicas do paciente, mantendo ou recuperando o estado nutricional do indivíduo. Para isso, o profissional nutricionista deve proceder à prescrição dietética que envolve várias etapas, como: a anamnese alimentar, a avaliação do estado nutricional, a hipótese diagnóstica nutricional, a determinação da conduta alimentar, a definição do nível de assistência e, posteriormente, a reabilitação nutricional.

Uma alimentação equilibrada deve ser planejada de acordo com as doenças e as condições físicas do indivíduo, atendendo às leis fundamentais de alimentação de Escudero (quantidade, qualidade, harmonia e adequação). As recomendações nutricionais mais atuais levam em conta os guias alimentares. A Pirâmide Alimentar, publicada em 1992 pelo Departamento de Agricultura dos EUA, é o guia alimentar adotado oficialmente para a população americana.

Os principais nutrientes considerados no balanceamento de uma alimentação são os carboidratos e lipídios (função energética), as proteínas (função construtora e reposição das perdas celulares normais) e as vitaminas e minerais (função de regulação das reações bioquímicas). É importante que haja um equilíbrio entre os nutrientes, de forma que cada um possa ser aproveitado de acordo com a função que exerce.

A distribuição de calorias entre carboidratos, proteínas e lipídios é um ponto central no balanceamento de uma alimentação. Considera-se como normal aquela indicada pela American Heart Association, em que a dieta normoglicídica, normoprotéica e normolipídica é a que contém a seguinte distribuição calórica:

- Carboidratos: 50% a 60% do valor energético total;
- Proteínas: 10% a 15% do valor energético total;
- Lipídios: 25% a 30% do valor energético total.

Com relação à necessidade diária de nutrientes, especialmente para vitaminas e minerais, utiliza-se a Dietetic Reference Intake (DRI) ou Ingestão Dietética de Referência (IDR), publicada pelo Instituto Americano de Ciência, cuja edição mais recente é a de 1997 (Quadro 8.1). Essa publicação é adotada como uma referência para avaliação da adequação de nutrientes de cardápios ou formulações específicas. Deve-se ressaltar que as necessidades diárias de algumas vitaminas e minerais ainda não foram estabelecidas e, por isso, a referência é, muitas vezes, o nível de ingestão em que não são observadas carências, acrescidas de margens de segurança.

Cabe ainda salientar que a mesma publicação apresenta uma indicação dos níveis máximos de ingestão para os nutrientes, que devem ser observados nos casos de suplementação (Quadro 8.1).

ALTERAÇÕES METABÓLICAS NO PACIENTE CIRÚRGICO

A intervenção cirúrgica é capaz de perturbar a homeostase do organismo do paciente, podendo-se distinguir os seguintes componentes da *agressão* cirúrgica:

- *Ferida tecidual:* acarreta alterações celulares de naturezas estrutural (lesão e destruição de células) e metabólica, decorrentes da liberação de componentes intracelulares.

Quadro 8.1 Ingestão dietética de referência (IDR)

Categoria	Vit. A (μg/d)	Vit. D (μg/d)	Vit. E (mg/d)	Vit. K (μg/d)	Niacina (mg/d)	Vit. B₁ (mg/d)	Vit. B₂ (mg/d)	Vit. B₆ (mg/d)	Vit. B₁₂ (μg/d)	Vit. C (mg/d)	Biotina (μg/d)	Colina (mg/d)
Bebês												
0 – 6	400*	5*	4*	2,0*	2*	0,2*	0,3*	0,1*	0,4*	40*	5*	125*
7 – 12	500*	5*	5*	2,5*	4*	0,3*	0,4*	0,3*	0,5*	50*	6*	150*
Crianças												
1 – 3	300	5*	6	30*	6	0,5	0,5	0,5	0,9	15	8*	200*
4 – 8	400	5*	7	55*	8	0,6	0,6	0,6	1,2	25	12*	250*
Homens												
9 - 13	600	5*	11	60*	12			1,0	1,8	45	20*	375*
14 - 18	900	5*	15	75*	16	1,2	1,3	1,3	2,4	75	25*	550*
19 - 30	900	5*	15	120*	16	1,2	1,3	1,3	2,4	90	30*	550*
31- 50	900	5*	15	120*	16	1,2	1,3	1,3	2,4	90	30*	550*
51- 70	900	10*	15	120*	16	1,2	1,3	1,7	2,4	90	30*	550*
> 70	900	15*	15	120*	16	1,2	1,3	1,7	2,4	90	30*	550*
Mulheres												
9 - 13	600	5*	11	60*	12	0,9	0,9	1,0	1,8	45	20*	375*
14 - 18	700	5*	15	75*	14	1,0	1,0	1,2	2,4	65	25*	400*
19 - 30	700	5*	15	90*	14	1,1	1,1	1,3	2,4	75	30*	425*
31- 50	700	5*	15	90*	14	1,1	1,1	1,3	2,4	75	30*	425*
51- 70	700	10*	15	90*	14	1,1	1,1	1,5	2,4	75	30*	425*
> 70	700	15*	15	90*	14	1,1	1,1	1,5	2,4	75	30*	425*
Gestantes												
≤ 18	750	5*	15	75*	18	1,4	1,4	1,9	2,6	80	30*	450*
19 - 30	770	5*	15	90*	18	1,4	1,4	1,9	2,6	85	30*	450*
31 - 50	770	5*	15	90*	18	1,4	1,4	1,9	2,6	85	30*	450*
Lactentes												
≤ 18	1.200	5*	19	75*	17	1,4	1,6	2,0	2,8	115	35*	550*
19 - 30	1.300	5*	19	90*	17	1,4	1,6	2,0	2,8	120	35*	550*
31 - 50	1.300	5*	19	90*	17	1,4	1,6	2,0	2,8	120	35*	550*

* Valores para ingestão adequada (ainda sem dados de IDR). Fonte: National Academy of Sciences – Food and Nutrition Board,1997.

Quadro 8.1 Continuação – Ingestão dietética de referência (IDR)

Categoria	Cálcio (mg/d)	Fósforo (mg/d)	Magnésio (mg/d)	Zinco (mg/d)	Ferro (mg/d)	Cobre (μg/d)	Flúor (mg/d)	Iodo (μg/d)	Manganês (mg/d)	Folato (μg/d)	Selênio μg/d
Bebês											
0 – 6	210*	100*	30*	2*	0,27*	200*	0,01*	110*	0,003**	65*	15*
7 – 12	270*	275*	75*	3	11	220*	0,5*	130	0,6*	80*	20*
Crianças											
1 – 3	500*	460	80	3	7	340	0,7*	90	1,2*	150	20
4 – 8	800*	500	130	5	10	440	1*	90	1,5*	200	30
Homens											
9 - 13	1.300*	1.250	240	8	8	700	2*	120	1,9*	300	40
14 - 18	1.300*	1.250	410	11	11	890	3*	150	2,2*	400	55
19 - 30	1.000*	700	400	11	8	900	4*	150	2,3*	400	55
31- 50	1.000*	700	420	11	8	900	4*	150	2,3*	400	55
51- 70	1.200*	700	420	11	8	900	4*	150	2,3*	400	55
> 70	1.200*	700	420	11	8	900	4*	150	2,3*	400	55
Mulheres											
9 - 13	1.300*	1.250	240	8	8	700	2*	120	1,6*	300	40
14 - 18	1.300*	1.250	360	9	15	890	3*	150	1,6*	400	55
19 - 30	1.000*	700	310	8	18	900	3*	150	1,8*	400	55
31- 50	1.000*	700	320	8	18	900	3*	150	1,8*	400	55
51- 70	1.200*	700	320	8	8	900	3*	150	1,8*	400	55
> 70	1.200*	700	320	8	8	900	3*	150	1,8*	400	55
Gestantes											
≤ 18	1.300*	1.250	400	13	27	1,000	3*	220	2,0*	600	60
19 - 30	1.000*	700	350	11	27	1.000	3*	220	2,0*	600	60
31 - 50	1.000*	700	360	11	27	1.000	3*	220	2,0*	600	60
Lactentes											
≤ 18	1.300*	1.250	360	14	10	1.300	3*	290	2,6*	500	70
19 - 30	1.000*	700	310	12	9	1.300	3*	290	2,6*	500	70
31 - 50	1.000*	700	320	12	9	1.300	3*	290	2,6*	500	70

* Valores para ingestão adequada (ainda sem dados de IDR) Fonte: National Academy of Sciences. Food and Nutrition Board,1997.

(Continua)

Quadro 8.1 Continuação – Ingestão dietética de referência (IDR) – Nível máximo de ingestão tolerada (UL) (suplementação)

Categoria	Cálcio (g/d)	Fósforo (g/d)	Magnésio (mg/d)	Vit. D (μg/d)	Flúor (mg/d)	Niacina (mg/d)	Vit. B_6 (mg/d)	Folato (μg/d)	Colina (g/d)	Vit. C (mg/d)	Vit. E (mg/d)	Selênio (μg/d)
Bebês												
0 – 6	ND	ND	ND	25	0,7	ND	ND	ND	ND	ND	ND	45
7 – 12	ND	ND	ND	25	0,9	ND	ND	ND	ND	ND	ND	60
Crianças												
1 – 3	2,5	3	65	50	1,3	10	30	300	1,0	400	200	90
4 – 8	2,5	3	110	50	2,2	15	40	400	1,0	650	300	150
Homens / Mulheres												
9 – 13	2,5	4	350	50	10	20	60	600	2,0	1.200	600	280
14 – 18	2,5	4	350	50	10	30	80	800	3,0	1.800	800	400
19 – 20	2,5	4	350	50	10	35	100	1.000	3,5	2.000	1.000	400
> 20	2,5	3	350	50	10	35	100	1.000	3,5	2.000	1.000	400
Gestantes												
≤ 18	2,5	3,5	350	50	10	30	80	800	3,0	1.800	800	400
19 – 50	2,5	3,5	350	50	10	35	100	1.000	3,5	2.000	1.000	400
Lactentes												
≤ 18	2,5	4	350	50	10	35	80	800	3,0	1.800	800	400
19 - 50	2,5	4	350	50	10	30	100	1.000	3,5	2.000	1.000	400

* Obs.: ND: não definido. Fonte: National Academy of Sciences – Food and Nutrition Board, 1997.

- *Variações do líquido extracelular:* ocorrem alterações em termos de volume, composição e equilíbrio ácido-básico do líquido extracelular.
- *Jejum prolongado:* em virtude da anestesia, que envolve risco de vômitos com aspiração, o paciente é submetido a jejum de, pelo menos, oito horas no período pré-cirúrgico. Já no pós-cirúrgico, o jejum pode variar dependendo das condições do paciente, considerando a quantidade de anestésico a que foi exposto e suas repercussões no funcionamento do trato digestório.

O primeiro fenômeno que se segue à intervenção cirúrgica é representado pela estimulação do hipotálamo, o qual age inibindo a produção de insulina pelo pâncreas e aumentando o nível de fatores de liberação, que vão atuar sobre a hipófise, determinando a produção de hormônios. Outro fenômeno é a estimulação do sistema nervoso simpático, resultando na elevação dos níveis de catecolaminas e aumento na produção de glucagon pelo pâncreas (Fig. 8.1).

A resposta desencadeada pelo sistema neuroendócrino consiste na estimulação de reações catabólicas, como glicogenólise, mobilização dos depósitos de gorduras e gliconeogênese, além de depressão das reações anabólicas. Os hormônios envolvidos no catabolismo são as catecolaminas, o glucagon e hormônio do crescimento. O anabolismo é inibido pela diminuição na produção de insulina.

AVALIAÇÃO NUTRICIONAL

Sabendo-se que todo processo cirúrgico causa um determinado estresse ao organismo, torna-se evidente a importância do estado nutricional pré-operatório do paciente para a sua recuperação pós-cirúrgica. Conhecer o estado nutricional do paciente precocemente possibilita a aplicação de uma terapêutica nutricional em tempo hábil para melhorar, quando for necessário, as suas condições nutricionais antes da cirurgia, e também auxilia no planejamento da terapia nutricional para o pós-operatório.

A avaliação nutricional tem por objetivo identificar os pacientes com risco aumentado de complicações em virtude de um estado carencial. Na prática clínica, a realização da avaliação nutricional envolve a utilização de vários indicadores nutricionais, que, aplicados em conjunto, possibilitam diagnosticar e classificar a má nutrição.

Neste capítulo são apresentados alguns dos indicadores convencionais de avaliação nutricional (Quadro 8.2).

INDICADORES ANTROPOMÉTRICOS

Índice de massa corpórea

O índice de massa corpórea, ou índice de Quelet, é o resultado da divisão do peso corporal (em quilos) pela medida da altura (em metros) elevada ao quadrado.

$$IMC = \frac{Peso \ (kg)}{Altura^2 \ (m)}$$

Os valores obtidos são avaliados segundo valores-padrão estabelecidos aqui apresentados (Quadro 8.3).

Pregas cutâneas

Já que aproximadamente metade da gordura corporal encontra-se no subcutâneo, as medidas de pregas cutâneas são utilizadas para estimar indiretamente a gordura corporal total.

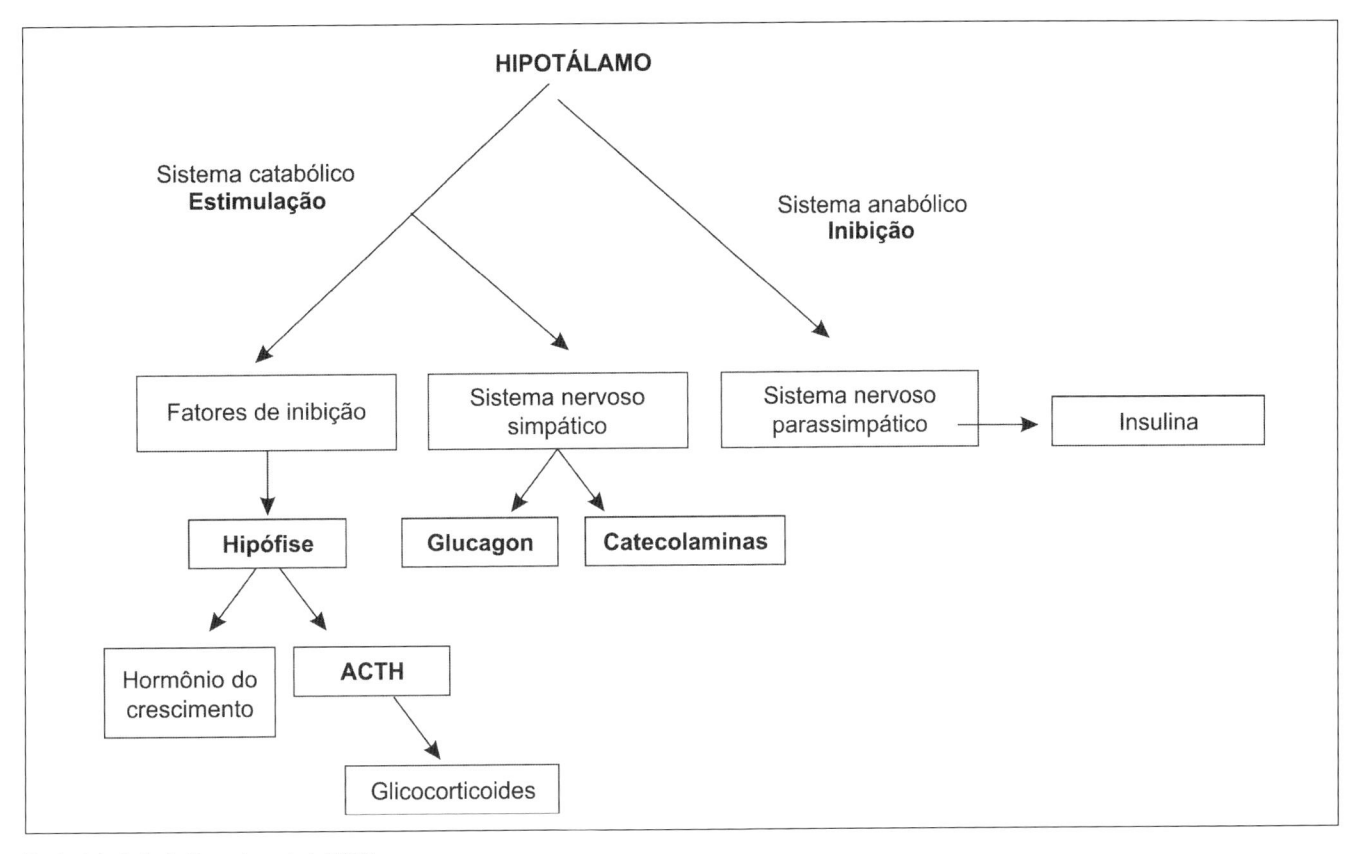

Fonte: Adaptado de Gonçalves *et al.* (1976).

Fig. 8.1 Sistemas reguladores neuroendócrinos.

Quadro 8.2 Indicadores para avaliação nutricional

Antropométricos	Bioquímicos
Peso	Albumina sérica
Altura	Transferrina sérica
Prega cutânea do tríceps	Pré-albumina sérica
Circunferência muscular do braço	

Fonte: Adaptado de Cerda (1996).

Quadro 8.3 Classificação do IMC

Valor IMC		Classificação
< 16,0	=	Baixo peso severo
16,0 – 16,99	=	Baixo peso moderado
17,0 – 18,49	=	Baixo peso suave
< 18,5	=	Desnutrição
18,5 – 24,99	=	Normal
25,0 – 29,99	=	Pré-obesidade
30,0 – 34,99	=	Obesidade grau I
35,0 – 39,99	=	Obesidade grau II
≥ 40,0	=	Obesidade grau III

Fonte: OMS (1998).

Várias pregas cutâneas podem ser medidas, mas a mais utilizada na prática clínica é a prega cutânea do tríceps (PCT), cujos valores são comparados com padrões populacionais.

Circunferência muscular do braço

A medida das circunferências musculares reflete a reserva muscular corpórea, sendo, indiretamente, a estimativa da medida das proteínas somáticas. A circunferência do braço (CB) é o parâmetro nutricional antropométrico recomendado pela Organização Mundial da Saúde para estimativa da proteína muscular esquelética total e representa o somatório das áreas constituídas pelos tecidos ósseo, muscular e gorduroso do braço. A circunferência muscular do braço (CMB) é calculada de acordo com o valor da CB, por uma equação que considera a prega cutânea, descontando, portanto, a gordura subcutânea do braço, mas não o compartimento ósseo.

Equação para cálculo da circunferência muscular do braço:

$$CMB \ (cm) = CB \ (cm) - [3,14 \ x \ PCT \ (cm)]$$

INDICADORES BIOQUÍMICOS

Há vários marcadores bioquímicos que podem ser utilizados na avaliação do estado nutricional. A seguir, os mais frequentemente utilizados.

Albumina sérica

A albumina é uma proteína sintetizada pelo fígado e utilizada como representante das proteínas viscerais. Apesar de ser um indicador de desnutrição pouco sensível, pois a reserva corporal é grande e sua vida-média é longa (cerca de 20 dias), valores séricos diminuídos têm sido correlacionados com maiores riscos de morbidade e mortalidade, especialmente em pacientes cirúrgicos.

A interpretação dos níveis de albumina sérica pode ser feita da seguinte forma:

- Depleção discreta ———— 2,8 a 3,5g/100 ml
- Depleção moderada ——— 2,1 a 2,7g/100 ml
- Depleção severa——— < 2,1g/100 ml

Transferrina sérica

A transferrina é uma proteína sérica sintetizada pelo fígado que, por ter vida-média menor do que a da albumina (7 a 8 dias), constitui um parâmetro nutricional mais sensível. Entretanto, seu nível sérico pode ser alterado pela deficiência de ferro. Pode ser determinada, indiretamente, segundo a capacidade total de ligação com o ferro (CTLF), por meio da seguinte fórmula:

$$\text{Transferrina} = (0,8 \times \text{CTLF}) - 43$$

A interpretação dos resultados pode ser feita da seguinte forma:

- 150 a 200 mg% ———— depleção leve
- 100 a 150 mg% ———— depleção moderada
- < 100 mg%——— depleção grave

Pré-albumina sérica

A pré-albumina é uma proteína de síntese hepática de rápido *turnover*, com uma vida-média de cerca de dois dias e uma reserva corporal bem pequena, sendo, por isso, um indicador bastante sensível de alteração recente do estado nutricional. A interpretação dos resultados é a seguinte:

- 20 mg/dl ———— nível normal
- 10–15 mg/dl ———— depleção leve
- 5–10 mg/dl ———— depleção moderada
- < 5 mg/dl ———— depleção grave

Contagem total de linfócitos

A contagem total de linfócitos (CTL) mede as reservas imunológicas momentâneas, indicando as condições do mecanismo de defesa celular do organismo. Pode ser calculada por meio do leucograma pela seguinte fórmula:

$$\text{CTL} = \frac{\% \text{ linfócitos} \times \text{leucócitos}}{100}$$

A interpretação dos resultados é a seguinte:

- 1.200 – 2.000/mm³ ———— depleção leve
- 800 – 1.199/mm³ ———— depleção moderada
- < 800/mm³ ———— depleção grave

DIAGNÓSTICO NUTRICIONAL

Com base nos resultados desses indicadores de avaliação nutricional é possível estabelecer o diagnóstico nutricional do paciente e, em casos de deficiências, promover a terapia de reposição.

Uma vez estabelecido o diagnóstico nutricional, o próximo passo é o cálculo das necessidades nutricionais.

ESTIMATIVA DAS NECESSIDADES NUTRICIONAIS

ENERGÉTICAS

A necessidade energética diária dos indivíduos varia de acordo com diversos fatores, como idade, sexo, peso, altura, atividade física, composição corporal, e com as condições fisiológicas, como saúde, doença ou situações especiais (gravidez, por exemplo). Dessa forma, o êxito da terapia nutricional depende da adequação entre o valor calórico administrado e o gasto energético.

O gasto energético total (GET) corresponde à energia requerida pelo indivíduo durante o período de 24 horas, a qual é determinada pelos seguintes componentes: gasto energético basal (GEB), energia necessária para atividade física e efeito térmico dos alimentos.

A fórmula mais utilizada para cálculo do GEB é a proposta por Harris e Bennedict em 1919:

- GEB (homem) = $66 + (13,7 \times P) + (5 \times A) - (6,8 \times I)$.
- GEB (mulher) = $65,5 + (9,6 \times P) + (1,7 \times A) - (4,7 \times I)$.
- GEB (criança até 10 anos)
  = $22,1 + (31,05 \times P) + (1,16 \times A)$.

Onde:

- P = peso em kg.
- A = altura em cm; I = idade em anos.

Observação: ao se utilizar a fórmula de Harris e Bennedict para o cálculo do gasto energético basal, não se deve computar o efeito térmico dos alimentos no cálculo do gasto energético total, pois esse dado já está sendo considerado pela fórmula.

Para o cálculo do gasto energético total foi proposto um ajuste adicional no GEB, por meio da multiplicação, pelos seguintes fatores: atividade (FA), estresse ou injúria (FI) e térmico (FT). Sendo assim, o cálculo do gasto energético total será o seguinte:

$$GET = GEB \times FA \times FI \times FT$$

Sendo:

- GET: gasto energético total.
- FA: fator atividade (Quadro 8.4).
- FI: fator injúria (Quadro 8.4).
- FT: fator térmico (Quadro 8.4).

PROTÉICAS

A importância da proteína na dieta é ser primariamente fonte de aminoácidos para o organismo. Alguns aminoácidos são constituintes essenciais (indispensáveis) da dieta, pois não são sintetizados pelo organismo humano, enquanto outros são não-essenciais (dispensáveis) porque são sintetizados no organismo a partir de precursores. Mais recentemente, alterou-se esse conceito da classificação dos aminoácidos; admite-se, hoje, que haja aminoácidos condicionalmente essenciais, ou seja, os que em determinadas condições metabólicas deixam de ser sintetizados pelo organismo em quantidade suficiente para suprir sua necessidade.

A qualidade da proteína é avaliada comparando-se a composição de aminoácidos dessa proteína com a de uma proteína específica, de referência, que geralmente é a albumina do ovo. Normalmente, proteínas com baixo valor biológico contêm alto teor de aminoácidos não essenciais e as de alto valor biológico, alto teor de aminoácidos essenciais. Assim, é importante em uma dieta não só a quantidade, mas também a qualidade das proteínas por ela fornecida.

Quadro 8.4 Fatores estimados na correção do gasto energético

Fator atividade (FA)	Fator injúria/estresse (FI)	Fator térmico (FT) (temperatura corporal)
Acamado – 1,2	Paciente não complicado – 1,0	38°C – 1,1
Acamado + móvel – 1,25	Pós-cirurgia de câncer – 1,1	39°C – 1,2
Ambulante – 1,3	Pequena cirurgia – 1,2	
	Fratura – 1,2	40°C – 1,3
	Sepse – 1,3	41°C – 1,4
	Peritonite – 1,4	
	Multitrauma reabilitação – 1,5	
	Multitrauma + sepse – 1,6	
	Queimadura 30% a 50% – 1,7	
	Queimadura 50% a 70% – 1,8	
	Queimadura 70% a 90% – 2,0	
	Infecção grave – 1,3 a 1,35	
	Jejum – 0,85 a 1,0	

Fonte: Adaptado de Augusto *et al.* (1995); Waitzberg (2000).

A recomendação de proteína para um indivíduo adulto saudável, de acordo com a RDA (Recommended Dietary Allowance) de 1989, é de 0,8 g/kg de peso corpóreo/dia. Como o dano tecidual, moderado ou grave, causado pela cirurgia leva a uma excreção de nitrogênio aumentada e frequentemente a uma considerável perda de proteína corpórea, a recomendação protéica para pacientes no pós-operatório é de 1,0 a 1,5 g de proteína/kg de peso corpóreo/dia.

VITAMINAS E MINERAIS

As vitaminas são compostos orgânicos presentes naturalmente em diferentes quantidades nos alimentos, essenciais para a manutenção do metabolismo normal, desempenhando funções fisiológicas específicas. A deficiência desses compostos no organismo leva a doenças carenciais.

Os minerais são elementos com funções orgânicas essenciais que atuam regulando o metabolismo enzimático, mantendo o equilíbrio ácido-básico e a pressão osmótica, facilitando a transferência de compostos pelas membranas celulares e compondo tecidos orgânicos.

Uma pessoa saudável submetida a uma pequena cirurgia geralmente não requer suplementação vitamínica nem de minerais; porém, pacientes em jejum por mais de quatro dias, antes ou após a cirurgia, especialmente quando não bem preparados nutricionalmente para a sua realização, podem necessitar de doses terapêuticas de algumas vitaminas e/ou minerais. No Quadro 8.1 está especificada a ingestão dietética de referência para vitaminas e minerais para indivíduos saudáveis.

TERAPIA NUTRICIONAL EM CIRURGIA BUCOMAXILOFACIAL

Feita a estimativa das necessidades nutricionais do paciente, a etapa seguinte é a de escolha da via de administração da terapia nutricional. Dependendo do tipo de cirurgia, o suporte nutricional será por meio da via oral ou enteral (com sonda nasoenteral em posição pré-pilórica, sempre que possível).

VIA ORAL

As dietas são classificadas de acordo com sua consistência conforme indicado no Quadro 8.5.

A escolha da consistência da alimentação deve considerar as condições de mastigação do paciente após a cirurgia. No caso de bloqueio intermaxilar rígido, haverá necessidade de dieta líquida, que, dependendo do caso, pode ser ingerida com o auxílio de um canudo.

Quadro 8.5 Características das dietas de acordo com a consistência

Consistência da dieta	Característica
Geral	É a dieta normal, constituída de alimentos e preparações variadas, incluindo todos os alimentos que são indicados em uma alimentação saudável de acordo com as "leis da nutrição", seguindo o guia alimentar da pirâmide alimentar.
Branda	É constituída de alimentos mais macios e que apresentam maior facilidade no trabalho digestivo. Por isso, a celulose (vegetais) e o tecido conectivo (carnes) são abrandados por cocção.
Pastosa	Inclui alimentos líquidos, semilíquidos e pastosos, em que a celulose e o tecido conjuntivo foram abrandados por cocção e subdivisão mecânica. Dessa forma, as preparações são feitas com alimentos moídos, picados, desfiados, batidos ou na forma de purês. As refeições principais (almoço e jantar) são à base de arroz mole, caldo de feijão, carne moída e purês.
Leve	Inclui alimentos líquidos e semilíquidos, que se desintegram facilmente na boca, e as refeições principais (almoço e jantar) são à base de sopa com alimentos picados.
Líquida	Constituídas por alimentos e preparações líquidas ou que se liquefazem à temperatura corporal (ex.: gelatina). Inclui sopas, mingau, iogurte, sucos, leite, gelatina e líquidos em geral.

Caso essa condição se prolongue por mais de uma semana, é importante que sejam tomadas algumas medidas para incrementar a adequação nutricional, a fim de que as necessidades do paciente sejam atendidas, evitando-se que se instale um quadro de desnutrição.

O padrão de dietas hospitalares normalmente inclui um fracionamento de cinco a seis refeições diárias (desjejum, almoço, jantar e lanches intermediários: pela manhã, à tarde e à noite). O fracionamento é importante, especialmente nas dietas mais restritas, como é o caso da dieta líquida, pois garante uma maior ingestão alimentar.

Se houver inflamação da mucosa oral, há necessidade de se evitarem os sucos e as frutas ácidas, condimentos e especiarias picantes e irritantes, que podem causar dor, bem como de evitar temperaturas elevadas.

À medida que melhoram as condições de mastigação do paciente, a consistência da dieta deve evoluir, progredindo da dieta líquida para a pastosa, até chegar à dieta geral.

No Quadro 8.6 são apresentados exemplos de cardápios de dieta-padrão líquida e de dieta líquida enriquecida, em que as preparações foram escolhidas de forma a procurar incrementar o aporte calórico protéico, e no Quadro 8.7 estão relacionados alguns suplementos disponíveis no mercado e que podem ser utilizados.

Quadro 8.7 Alguns suplementos disponíveis no mercado

Suplementos	Quantidade (g)*	Kcal	Proteína (g)
Ensure pó (Abbott)	27,0	121,5	4,3
Meritene (Novartis)	27,0	98,9	8,1
Sustagem (Mead Jonhson)	27,0	104,0	6,3
Sustacal (Mead Jonhson)	27,0	99,4	6,3
Sustain (Support)	27,0	97,7	6,5
Sustare (Ovebra)	27,0	105,3	6,2

* Essa quantidade equivale a aproximadamente duas colheres de sopa do pó.

VIA ENTERAL

Nutrição por via enteral é a técnica que utiliza a via digestiva fisiológica para administração de fórmulas (ou dietas) através de sonda. A Portaria 337 e a Resolução 63 da Agência de Vigilância Sanitária do Ministério da Saúde regulamentaram a utilização da nutrição enteral, até mesmo com especificação das práticas relacionadas aos cuidados de higiene em todas as etapas.

A sonda pode ser introduzida através da narina e posicionada no estômago (pré-pilórica) ou no intestino (póspilórica). Esse tipo de sonda é chamado genericamente de sonda nasoenteral. Em casos em que a utilização da

Quadro 8.6 Exemplo de cardápios para dieta-padrão líquida e enriquecida

Dieta líquida-padrão	Dieta líquida enriquecida
Desjejum Café com leite Chá Suco de laranja com mamão Açúcar	**Desjejum** Leite com suplemento Chá Suco de laranja com mamão Açúcar
Almoço Sopa batida e coada com carne e legumes Gelatina Suco de laranja	**Lanche da manhã** Leite batido com maçã e canela
Lanche da tarde Iogurte	**Almoço** Sopa batida e coada com carne e legumes Gelatina Suco de laranja
Jantar Sopa batida e coada com frango e legumes Suco de maracujá Gelatina	**Lanche da tarde 1** Iogurte
Lanche da noite Café com leite Açúcar	**Lanche da tarde 2** Leite batido com sorvete de chocolate
	Jantar Sopa batida e coada com frango e legumes Suco de maracujá Gelatina
	Lanche da noite Leite com suplemento

via enteral será prolongada, pode optar-se pela realização de gastrostomia ou jejunostomia, com a colocação cirúrgica de sonda diretamente no estômago ou jejuno, respectivamente.

A nutrição enteral é indicada na impossibilidade da via oral, ou quando a via oral não é capaz de suprir as necessidades nutricionais do paciente.

No que diz respeito à complexidade dos nutrientes das fórmulas enterais, elas podem ser classificadas em poliméricas e oligoméricas. As poliméricas são aquelas que apresentam os nutrientes na sua forma mais complexa, que requerem o processo normal de digestão, com hidrólise a moléculas menores para a efetiva absorção intestinal. As fórmulas semielementares ou oligoméricas requerem mínima ação enzimática para hidrólise dos nutrientes e absorção (pode ser absorvida nos 100 cm iniciais do intestino). Por isso são indicadas quando existe algum tipo de comprometimento na absorção dos nutrientes.

As preparações utilizadas na nutrição enteral podem ser:

- *Não industrializadas ou artesanais:* são preparadas à base de alimentos *in natura* (leite, carnes, verduras, cereais, frutas) processados de forma que apresentem a consistência líquida; ou preparadas com módulos de nutrientes, que são produtos alimentícios que fornecem um tipo específico de nutriente (proteínas, carboidratos e lipídios).
- *Industrializadas:* são formulações disponíveis no mercado e que foram elaboradas de modo a atender às necessidades em determinada doença. Podem ser apresentadas em embalagens na forma líquida (prontas para a utilização) ou na forma de pó (requerem a mistura com água).

Na escolha da fórmula enteral, é importante considerar algumas de suas características:

- *Composição de nutrientes:* deve atender às necessidades da(s) doença(s) que o paciente apresenta, por exemplo: diabetes, hipertensão etc. Além disso, é importante considerar as condições do trato digestório, e caso haja algum tipo de comprometimento deve-se atentar para a complexidade dos nutrientes, escolhendo entre as poliméricas ou oligoméricas, conforme o caso.
- *Viscosidade:* deve ser suficiente para permitir fluxo livre em sondas de pequeno calibre.
- *Densidade calórica:* é a quantidade de calorias por mililitro (ml) que a formulação apresenta. Normalmente, utiliza-se 1,0 a 1,5 kcal/ml, optando-se por formulações com maior densidade calórica (2,0 kcal/ml)

apenas quando existe restrição de volume. Isto porque soluções com alta densidade resultam em maior viscosidade.

- *Osmolaridade:* é mais importante quando a posição da sonda é pós-pilórica, pois soluções hiperosmolares no intestino induzem a diarréia. A osmolaridade, nesse caso, deve ser próxima à do plasma (290 mmol/l), para evitar intolerâncias.
- *Método de infusão:* pode ser através de seringa (indicado na terapia nutricional domiciliar), gotejamento (acoplando-se a um equipo) ou através de bomba de infusão contínua.
- *Volume:* deve-se iniciar com volumes pequenos (1/3 das necessidades energéticas diárias, considerando a densidade calórica de 1,0 kcal/ml), evoluindo-se gradativamente conforme a tolerância, até atingir as necessidades calculadas. Um adulto jovem submetido à cirurgia bucomaxilofacial normalmente inicia com o volume de 800 a 1.000 ml em 24 horas e evolui até cerca de 2.500 ml/dia.

Torna-se interessante comentar que os pacientes submetidos a cirurgias orais, cuja nutrição no pós-operatório é feita por meio de sondas, devem ser acompanhados com cautela na introdução do suporte nutricional. A presença de náuseas é comum, em virtude da quantidade de sangue deglutida durante a cirurgia. Assim, deve haver uma avaliação criteriosa antes da liberação para o início da administração da fórmula enteral, e a evolução do volume administrado diariamente deve ser bem gradativa, respeitando-se a tolerância individual.

Faz-se necessária a monitorização dos pacientes em suporte nutricional enteral, para que na vigência de intolerâncias digestivas, como diarréia, distensão abdominal, obstipação intestinal e outras, possíveis adaptações no tipo de fórmula, volume etc. possam ser efetuadas.

ACOMPANHAMENTO NUTRICIONAL

Por meio da aplicação dos indicadores de avaliação nutricional é possível acompanhar a evolução dos pacientes submetidos a terapias especiais, efetuando-se os ajustes necessários, quando as metas nutricionais não estiverem sendo atingidas.

BIBLIOGRAFIA

Achterberg C, McDonnell E, Bagby R. How to put the food guide pyramid into practice. *J Am Diet Assoc,* 1994; *94*:1030-5.

Alpers DH, Clouse RE, Stenson WF. *Manual of nutritional therapeutics.* 2 ed. Boston: Little Brown and Co., 1988, 151-78.

Augusto ALP *et al. Terapia nutricional.* São Paulo: Atheneu, 1995.

Baxter YC. Avaliação nutricional do cardiopata. *Rev Soc Cardiol. Estado de São Paulo,* 1997; *7*:445-57.

Bernard MA, Jacobs DO, Rombeau JL. *Suporte nutricional e metabólico de pacientes hospitalizados.* São Paulo: Guanabara Koogan, 1988, 24-42.

Brasil. Ministério da Saúde. Agência Nacional da Vigilância Sanitária, Resolução nº 63, de 6 de julho de 2000, aprova regulamento técnico para fixar os requisitos mínimos para terapia nutricional enteral. *Diário Oficial da União da República Federativa do Brasil.* Brasília, 7 de julho de 2000.

Cerda JJ. Diet and gastrointestinal disease. *Med Clin North Am,* 1993; *77*:881-7.

Correia MITD. Avaliação nutricional subjetiva. *Rev Bras Clin,* 1998; *13*:68-73.

Gonçalves EL. *Metabolismo e cirurgia.* 2 ed. São Paulo: Sarvier, 1976. 1-24.

Harris J, Benedict F. *A biometric study of basal metabolism in man.* Publication 279. Washington, D.C.: Carnegie Institute of Washington, 1919.

Krauss RM *et al.* AHA Dietary guidekines revision 2000: a statement for healthcare professionals from the Nutrition Committee of the American Heart Association. *Circulation,* 2000; *102*:2284.

Mahan K, Arrlin MT. *Krause: alimentos, nutrição & dietoterapia.* 9 ed. São Paulo: Roca, 1998.

National Academy of Sciences. Dietary references intakes. *Nutr Rev* 1997; *55*:319-26.

Organização Mundial da Saúde. Série de relatos técnicos, 724. *Necessidades de energia e proteína.* São Paulo: Roca, 1998.

Shils ME, Olson JA, Shike M. *Modern nutrition in health and disease.* 8 ed. Philadelphia. Lea & Febiger, 1994; 2.

Shiveley LAR, Thuluvath PJ. Assessment of nutritional status via anthropometry. *Nutrition,* 1997; *13*:714-7.

Waitzberg DL. *Nutrição oral, enteral e parenteral na prática clínica.* 3 ed. São Paulo: Atheneu, 2000; 9.

Implantes Dentários –
Bases Biológicas e Cirúrgicas

Renato Rossi Junior • Waldyr Antônio Jorge

ESTRUTURA ÓSSEA, METABOLISMO E FISIOLOGIA

O osso é um tecido vivo que possui duas funções: suporte e metabolismo. É composto de uma matriz colágena e de proteínas que são impregnadas com sais minerais, incluindo fosfato de cálcio (85%), carbonato de cálcio (10%) e quantidades pequenas de fluoretos de cálcio e de magnésio. A proteína das fibras colágenas que forma a matriz óssea é extremamente complexa. Para manter a estrutura óssea normal, deve haver quantidades suficientes tanto de proteínas como de minerais. Os minerais encontrados nos ossos estão presentes primariamente na forma de hidroxiapatita.

CÉLULAS ÓSSEAS

Três diferentes tipos de células – osteoblastos, osteócitos e osteoclastos – são relatados no metabolismo e na fisiologia ósseos. Os três são intimamente relacionados entre si e transformam-se facilmente de um tipo para outro.

Os osteoblastos, que estão associados com o processo de osteogênese, estão localizados próximos à superfície óssea, onde depositam a matriz óssea. O citoplasma dos osteoblastos é extremamente basófilo, o que sugere a presença das ribonucleoproteínas relacionadas à síntese e do componente da proteína da matriz óssea. Finos grânulos que podem ser observados no citoplasma estão intimamente relacionados com o local de depósito ativo da matriz. Alguns osteoblastos migram quando a matriz orgânica é produzida e se tornam componentes tanto do periósteo como do endósteo.

Quando os osteoblastos ficam presos na matriz óssea, eles se transformam em osteócitos. Os osteócitos têm um citoplasma levemente basófilo, cujos prolongamentos se estendem do osteócito através de uma rede de finos ductos que emergem das lacunas a uma certa distância.

Durante a formação óssea, esses prolongamentos se estendem além de um limite normal e há contiguidade ou continuidade direta com os osteócitos adjacentes. No osso maduro, quase não há extensão desses prolongamentos, mas os ductos continuam em funcionamento como um meio de troca metabólica entre o sistema sanguíneo e os osteócitos.

O sistema de ductos conecta a lacuna do osteócito com o outro e com os espaços teciduais. O fluido tecidual nesses espaços se mistura com o fluido dos ductos, permitindo uma troca metabólica entre o fluxo sanguíneo e os osteócitos. Esse mecanismo permite aos osteócitos continuarem vivos, sem relação com a substância intercelular calcificada que os rodeia. Porém esse sistema de ductos não é funcional se estiver mais do que 0,5 mm distante de um capilar. Os osteoclastos são achados nas superfícies ósseas localizadas sobre escavações rasas (lacunas de Howship) ao longo da superfície. Seu citoplasma é levemente basófilo, com vacúolos característicos. Os osteoclastos são responsáveis pela osteoclasia, que é a remoção dos tecidos ósseos. Depois que o processo de reabsorção é completado, os osteoclastos desaparecem, provavelmente por degeneração ou por reversão para seu tipo original de célula.

METABOLISMO ÓSSEO

O osso é reservatório primário do cálcio e de outros minerais. Possui uma enorme capacidade de *turnover* para responder às necessidades metabólicas do corpo e é crítico na manutenção de um nível estável do cálcio no soro. Em razão de o cálcio participar de muitas reações no organismo, ele desempenha uma função essencial de suporte da vida.

Ele trabalha em conjunto com os pulmões e rins para manter o balanço de pH do corpo mediante produção de carbonatos e fosfatos adicionais.

Dessa forma, o meio metabólico é um componente extremamente importante da estrutura biomecânica do osso. A integridade estrutural do osso pode estar comprometida nas épocas de déficit metabólico do cálcio, alterando a estrutura óssea e a massa, e ocasionando fragilidade óssea. Este fenômeno pode ser notado na estrutura óssea das mulheres em pós-menopausa que experimentam um decréscimo dos hormônios estrógenos. Como a massa óssea é perdida, a interconectividade entre as trabéculas ósseas também o é. A interconectividade normal desempenha um importante papel ao tornar o osso uma estrutura biomecânica rígida, compacta e o seu decréscimo leva à fragilidade.

Sabe-se que as integrações metabólicas e hormonais são fundamentais na manutenção da estrutura óssea. Em um indivíduo comprometido metabolicamente, pode haver uma redução do processo normal de *turnover*, com a idade média do osso presente diminuindo. Isso pode resultar na fragilidade óssea e, subsequentemente, na fratura ou perda do implante. É muito importante para os dentistas compreenderem que um estado comprometido deve ser reconhecido antes das tentativas clínicas de colocação de implantes.

ESTRUTURA MICROSCÓPICA DO OSSO

A estrutura microscópica do osso é de um tecido cortical para fino trabecular denso, não havendo diferenças his-

tológicas entre os dois últimos quanto aos aspectos do tipo de osso, somente em relação à quantidade relativa de substância sólida presente e ao padrão geométrico na qual é deixado (o tamanho e o número de espaços dentro dele). Na maioria dos casos, tanto o tecido cortical como o trabecular são encontrados em qualquer osso, mas a quantidade e a distribuição de cada um deles variam constantemente.

O osso cortical ou compacto é encontrado na diáfase de ossos longos e nas superfícies externas de ossos planos. Este tecido é organizado em cilindros ósseos consolidados, ao redor de um vaso central (referente a um sistema harvesiano). O osso trabecular esponjoso ocupa um espaço substancial dentro do tecido ósseo que constitui a cavidade medular do osso. As cavidades medulares são preenchidas com medula vermelha, quando há produção ativa de células sanguíneas, e medula amarela, quando for convertida para o depósito de gordura com exceção das superfícies articulares. A superfície de cada osso é coberta com periósteo, que é composto de duas camadas de tecido conjuntivo especializado. As camadas fibrosas externas proporcionam resistência ao periósteo por causa de sua constituição de fibras colágenas densas e, principalmente, fibroblastos. Essa camada é repleta de fibras nervosas e suprimento sanguíneo, e a camada celular interna está em contato direto com o osso.

As cavidades e os espaços medulares são revestidos por um tecido conjuntivo similar e endósteo, que consiste em uma camada única de células formada por uma fina e delicada membrana. O endósteo é similar em arquitetura às camadas celulares osteoprogenitoras: osteoblastos e osteoclastos. Também tem potencial para produzir osso se for estimulado apropriadamente.

ESTRUTURA MICROSCÓPICA DO OSSO

Em nível microscópico, há quatro tipos de osso: em formação, o não lamelar composto, lamelar e o de união.

O osso não lamelar possui um importante papel durante a preparação. Sua principal propriedade é a habilidade de se formar rapidamente (em uma taxa de aproximadamente de 30 a 60 mm por dia). Porém, por se formar rapidamente, esse osso desenvolve um padrão amorfo macio, não tendo organização com uma matriz menos organizada comparada com outros tipos de osso (Fig. 9.1). Como resultado, o osso não lamelar tem baixa força biomecânica, embora seja frequentemente referido na literatura como osso embrionário. Esse termo é um pouco equivocado, pois todo adulto tem a habilidade de formar ossos desse tipo. Embora o osso não lamelar seja formado rapidamente, normalmente não permanece por muito tempo, pois não

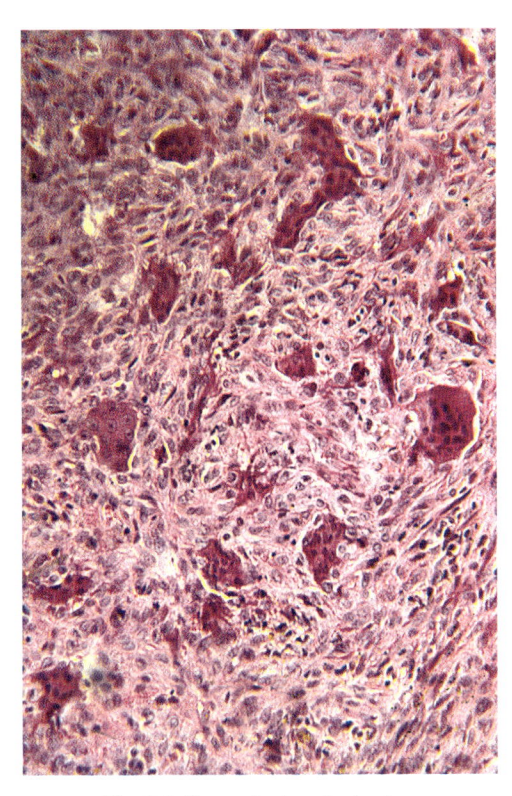

Fig. 9.1 Osso não lamelar imaturo.

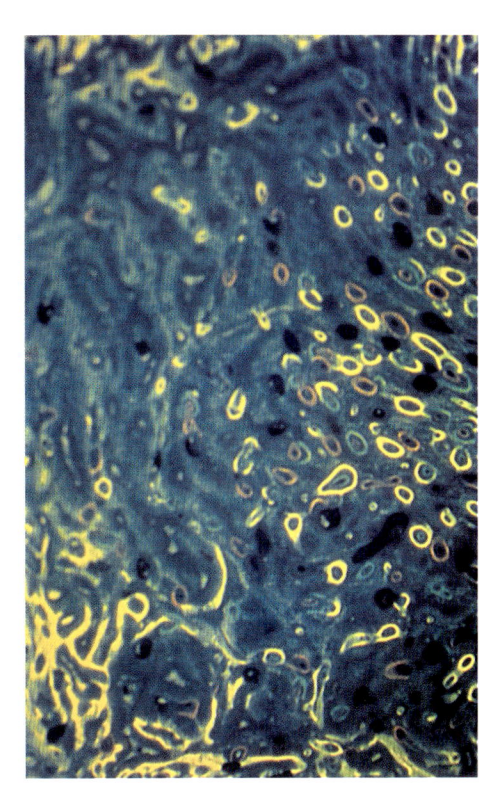

Fig. 9.2 Osso lamelar remodelado.

é biomecanicamente sadio e é normalmente compactado para formar um osso composto.

O osso composto é um estado intermediário do osso não lamelar para o osso lamelar, é uma treliça de osso não lamelar preenchido com osso lamelar. Após a compactação do osso não lamelar, este é tipicamente remodelado ou processado para formar ósteons secundários. O osso composto é um estágio transicional em remodelação durante a fase de cicatrização, é uma importante fase durante o reparo das fraturas, enxertos e dos implantes.

O osso lamelar é o principal osso maduro de suporte de carga no corpo, sendo extremamente forte (Fig. 9.2). Por se formar muito vagarosamente numa proporção de cerca de 0,6 a 1,0 micrômetro por dia, é bem organizado na sua estrutura colágena e, portanto, na sua estrutura mineralizada. O osso lamelar consiste em múltiplas camadas orientadas.

O osso de união é o principal osso encontrado ao redor de ligamentos e articulações.

ESTRUTURA MOLECULAR DO OSSO

Em nível molecular, o osso é um material composto. É uma matriz de colágeno de ligação cruzada que tem uma combinação múltipla tridimensional. A orientação das fibras de colágeno determina o padrão de mineralização. Desse modo, o osso se adapta à solicitação mecânica e desenvolve-se para resistir à força máxima na direção em que é feita a carga (esse é o principal papel das fibras colágenas).

A substância óssea intercelular tem um aspecto homogêneo de uma estrutura organizada. A porção orgânica ocupa 35% da matriz e é formada, principalmente, pelas fibras osteocolágenas, similares às fibras colágenas do tecido conjuntivo. Essas fibras são unidas por uma substância parecida com o cimento, consistindo principalmente em glicosaminoglicanos e proteoglicanos (proteínas – polissacarídeos), e 65% do peso ósseo corresponde ao seu componente inorgânico localizado somente no cimento interfibroso. Os minerais são encontrados, predominantemente, na forma de cristais de fosfato de cálcio com estrutura apatita, que corresponde à hidroxiapatita. Esses minerais formam depósitos de partículas densas de fibras osteocolágenas. As lacunas e ductos são revestidos por uma fina camada de cimento orgânico que difere do resto da substância intercelular por falta de fibras.

Uma matriz de proteínas calcificadas consiste em componentes minerais (a maioria de hidroxiapatita) e não minerais (95% de colágeno e 5% de proteínas e peptídeos). As proteínas e os peptídeos desempenham um importante papel na regularização de como o osso é produzido. A matriz óssea tem um aspecto considerável de camadas sequenciais que variam em espessura de 3 a 7 A°. Essa camada é o resultado do depósito rítmico e uniforme da matriz.

A fibra dentro de cada camada é paralela com a orientação em espiral, que muda entre as camadas assim que as fibras de uma camada se direcionam perpendicularmente para uma das camadas adjacentes. Essa disposição alternada nas direções das fibras explica as divisões que existem entre as camadas.

REMODELAÇÃO ÓSSEA

A arquitetura óssea não é estática, o osso está constantemente sendo formado e destruído em um contínuo fenômeno de remodelação. Modelação e remodelação são processos dinâmicos que permitem ao osso se adaptar ao meio, como duas entidades separadas. Ambas são mecanismos fundamentais de adaptação óssea, com eles sob controle biomecânico e metabólico.

MODELAÇÃO ÓSSEA

A modelação óssea é definida com qualquer mudança na forma, no tamanho ou no contorno do osso. Pode ser um processo anabólico com aposição de osso na superfície ou um processo catabólico com reabsorção da superfície. Por causa desses dois processos, a modelação óssea pode ter lugares separados sobre superfícies diferentes, sendo um fenômeno específico da superfície que ocorre durante o crescimento ósseo como parte da cicatrização da ferida (por exemplo, durante a estabilização de implante endósseo) e na resposta ao osso em carga.

A modelação é um processo desacoplado e sua formação não tem de ser procedida pela reabsorção.

A ativação de células para reabsorção ou formação óssea pode ocorrer no mesmo osso sobre diferentes superfícies. Um exemplo disso é o movimento ortodôntico de dente em que a força aplicada faz o osso reabsorver sobre a superfície dental e forma osso sobre o lado oposto, resultando em movimento dental com osso adjacente e através dos alvéolos.

A modelação óssea pode ser controlada por fatores mecânicos, como ocorre em movimentos ortodônticos de dentes, ou por fatores de crescimento, como em reparo ósseo, enxerto ósseo e osseointegração.

Os efeitos do controle bioquímico e as influências do fator de crescimento podem ser vistos nos dois respectivos modelos de reparação do enxerto ósseo e da osseointegração. A propósito, serão discutidos o complexo de formação óssea e a remodelação do reparo de enxerto ósseo.

Os locais doadores ósseos mais comuns atualmente, tais como o ilíaco e a tíbia, são escolhidos por sua densidade celular esponjosa. As células osteocompetentes for-

necidas ao enxerto são os osteoblastos endósseos e células primordiais da medula esponjosa. Essas duas populações de células podem ser transferidas para a área da maxila em um estado viável e colocadas dentro do tecido com suficiente vascularidade para difundir nutrientes para as células, o que é fundamental para a revascularização e, então, um novo botão de capilares dentro do enxerto passará a uma rede vascular permanente. As células da medula são mais resistentes, capazes de fora do tecido ósseo permanecer pelo menos 4 horas sem perder mais de 5% da sua viabilidade. Parece que ao resfriar a armazenagem aumenta-se a viabilidade em um período superior a 4 horas, e, se essa for aquecida, reduzir-se-á o tempo e aumentar-se-á a perda celular. Soluções hipotônicas, como água esterilizada, são extremamente lesivas para a membrana celular e não devem ser recomendadas.

A bioquímica do local receptor de um enxerto constitui-se de osteoblastos endósseos e células primordiais rodeadas no local por tecidos celular e vascular, o qual é hipóxico (O_2, tensão 3 a 10 mmHg), ácido (pH 4,0 a 6,0) e rico em lactato. O enxerto por si só não contém somente populações de células osteocompetentes, mas ilhas de osso esponjoso mineralizado, fibrina da coagulação sanguínea e plaquetas dentro do coágulo.

Os osteoblastos endósseos e as células primordiais da medula sobrevivem nos primeiros 3 a 5 dias, em grande parte por causa de sua posição superficial e da sua habilidade de absorver nutrientes do tecido receptor. Os osteócitos dentro do osso esponjoso morrem em virtude de seu revestimento mineral, o qual serve como barreira nutricional. Por ser o enxerto inerentemente hipóxico e rodeado por tecido normóxico (50 a 55 mmHg), estabelece um declínio de oxigênio maior que 20 mmHg (usualmente 35 a 30 mmHg), requisito para estimular macrófagos a secretar fator de angiogênese derivado de macrófagos (MDAF) e fator de crescimento derivado de macrófagos (MDGF). Dentro do enxerto, as plaquetas se juntam dentro do coágulo degranulado, após a colocação do enxerto, liberando plaquetas derivadas do fator de crescimento (PDGF). Portanto, as propriedades inerentes da ferida, particularmente o fenômeno de declínio de oxigênio e as PDGF, iniciam mais cedo a angiogênese dos capilares ao redor e a mitogênese das células osteocompetentes transferidas.

Podem ser vistos, do lado de fora do enxerto, capilares oriundos de botões capilares.

Eles penetram o enxerto e proliferam entre o retículo do osso esponjoso para formar uma rede completa entre 10 e 14 dias. Assim, esses capilares respondem ao declínio de oxigênio – MDAF. Eles efetivamente reduzem o declínio de oxigênio e perfuram o enxerto, criando dessa maneira um corte no mecanismo para prevenir uma superangiogênese.

Embora as PDGF pareçam ser o primeiro mensageiro a estimular mais cedo as formações de osteóides, provavelmente são recolocadas pelas MDGF, e outros estimuladores do tecido mesenquimal provêm da família TGF-β. Portanto, nos primeiros 3 a 7 dias, as populações de células primordiais e osteoblastos endósseos produzem somente uma pequena quantidade de osteóides. Uma vez que a rede vascular esteja estabelecida, a produção de osteóides acelera, supostamente em virtude da disponibilidade de nutrientes e oxigênio. Os osteoides que se desenvolvem na superfície do trabeculado esponjoso mineralizado provêm dos osteoblastos endósseos. Em breve, ilhas individuais de osteóides se desenvolvem entre o trabeculado do osso esponjoso, supostamente de células primordiais transferidas com o enxerto. A terceira fonte de produção de osteoides se desenvolve a partir das células primordiais circulantes, atraídos em virtude das condições bioquímicas da ferida. Essas células primordiais são designadas a semear dentro do enxerto, proliferar e, desse modo, contribuir para a produção de osteoides.

Durante as primeiras 3 a 4 semanas, essa fase celular e bioquímica da regeneração óssea passa a coalescer as ilhas de osteoide individual, e a superfície do osteóide no trabeculado esponjoso e a do osso hospedeiro consolidam-se clinicamente com o enxerto. Esse processo usa a rede de fibrina do enxerto como uma armação. A produção de osteoide é completada aproximadamente em 4 a 6 semanas e a mineralização ocorre para permitir a função do enxerto.

O osso neste estágio forma-se sem passar através da fase condroblástica e histologicamente aparece como um osso celular casual que o patologista referir-se-ia como "osso novo".

A quantidade de osso formada na fase I será dependente da densidade de células osteocompetentes e do local doador com a maior área de osso trabecular esponjoso escolhida. Na ordem de preferência, encontrar-se-ão o ilíaco posterior e o anterior, o platô da tíbia, a cabeça do fêmur e a sínfise mandibular, locais doadores potenciais com maior viabilidade de osso esponjoso do que a calota craniana, a costela ou a fíbula. Além disso, consegue-se o aumento de osso na fase I pela compactação do material de enxerto. Tecnicamente isso é sempre alcançado com osso moído introduzido em uma seringa e, então, compactado no local do enxerto por instrumentos adequados.

Estudos e experiências com a adição de plasma rico em plaquetas (PRP) ao enxerto têm mostrado a mineralização e a consolidação do enxerto mais rápidas, na metade do tempo, e de 15% a 30% de melhora na densidade de osso trabeculado. O conceito é que como o PRP é rico em plaquetas, elas liberam PDGF. Na teoria essa quantidade de PDGF potencializa a atividade das células osteocompetentes. Além disso, o aumento da rede de fibrina criada pelo PRP realça a osteocondução por meio do suporte e da consolidação do enxerto.

A regeneração celular que ocorre na fase I forma um osso novo desorganizado, estruturalmente saudável, mas não estruturalmente comparável com o osso maduro. A organização casual e a natureza hipercelular desse osso são similares ao que se vê em calos de fratura. Esse osso será submetido a reabsorção obrigatória e remodelação. Será remodelado pela fase óssea II, a qual é menos celular, mais mineralizada e estruturalmente mais organizada.

A recolocação da fase I óssea pela fase II, como toda remodelação óssea, é iniciada por osteoclastos, que são células mononucleares reunidas que chegam no local do enxerto através da recente rede vascular desenvolvida. Isso certifica que esses osteoclastos reabsorvem osso da fase I em um ciclo normal de remodelação. Como ambos são recém-formados na fase I óssea, o osso original trabeculado e o esponjoso são reabsorvidos e o BMP é liberado.

Assim com no ciclo normal ósseo, o BMP atua como elo entre a reabsorção óssea e a aposição óssea. Células primordiais do enxerto provenientes da transplantação original, as do tecido local e as da circulação, respondem pela diferenciação osteoblástica e pela nova formação óssea. Este novo osso forma-se com o enxerto em função. Portanto, desenvolvem-se uma reação mais exigente no local, sistemas harvesianos maduros e osso lamelar capaz de resistir às forças atuantes na maxila, por meio das funções de abertura e fechamento, e de tolerar forças compressivas impactantes, típicas da dentição. Histologicamente, os enxertos entram em constante remodelação com o ciclo normal do esqueleto. O periósteo e o endósteo desenvolvem-se assim como parte desse longo ciclo de remodelação. A cortical do enxerto nunca se torna tão espessa quanto a cortical da maxila normal, e o enxerto em si conserva um molde de um trabeculado esponjoso denso. Esse trabeculado esponjoso denso torna-se vantajoso quando implantes dentários são colocados, pois esse osso de grande densidade celular promove a osseointegração.

Essencialmente, o enxerto pode receber função normal após 6 meses. Procedimentos pré-protéticos, assim como de tecido mole em vestibuloplastias, podem ser feitos após 4 meses, que é o tempo necessário para que o periósteo funcional seja formado. Simultaneamente, os implantes podem ser colocados. Assim sendo, implantes osseointegrados colocados em enxertos ósseos podem ser ativados em 4 meses.

BIOLOGIA DA OSSEOINTEGRAÇÃO

Os estudos com implantes de titânio indicam que o processo de osseointegração tem três fases.

FASE OSTEOFÍLICA

Quando um implante de superfície rugosa é colocado no espaço medular esponjoso da mandíbula ou maxila, a superfície de metal está em contato somente com uma pequena amostra do osso trabecular. O restante da superfície do implante é exposta ao tecido fibroadiposo no espaço medular. A resposta inicial parece ser uma migração de osteoblastos e produção de osteóide à superfície do implante. A maioria desses osteoblastos é proveniente do osso trabecular, da superfície interna vestibular e cortical.

É provável que essas células apareçam em resposta à liberação de BMP pelo preparo cirúrgico do implante e pela reabsorção inicial do osso esmagado contra a superfície metálica. Essa fase osteofílica ocorre 1 mês aproximadamente.

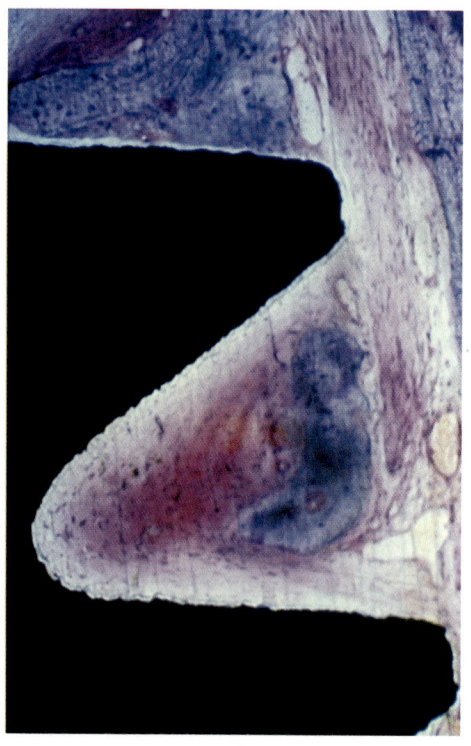

Fig. 9.3 Fase osteoadaptativa. Osso cortical ao redor do implante.

FASE OSTEOCONDUTIVA

Uma vez que as células migrantes encontrem a superfície metálica, espalham-se ao longo dessa superfície (osteocondução), depositando osteoide. O osso, que é depositado, é sempre uma camada fina. Após 3 meses dessa fase contínua, o processo adicionará osso em toda a área de superfície do implante. Findo este tempo (4 meses após a colocação inicial), quase toda a superfície é coberta por osso.

FASE OSTEOADAPTATIVA

Essa fase final começa mais ou menos 4 meses após a colocação do implante e no mesmo período em que a fase osteocondutiva termina. É associada a um estado constante (nenhum ganho ou perda de osso contra o metal) de sequência de reabsorção e remodelação que continua sempre após os implantes serem expostos e carregados. De fato, quando ocorre a carga, os implantes não parecem ganhar ou perder contato ósseo (Fig. 9.3).

TÉCNICA CIRÚRGICA PARA A COLOCAÇÃO DE IMPLANTES DENTÁRIOS

A colocação de implantes dentários na maxila e na mandíbula depende da qualidade do osso disponível, da sua quantidade e da resolução protética planejada. Dessa forma, um planejamento prévio adequado que determine a anatomia do osso existente por meio de radiografias, guias radiográficas, palpação e inspeção visual direta torna-se elemento imprescindível para o êxito do caso.

Nesse planejamento, devem ser identificados e estabelecidos os acidentes anatômicos que deverão ser evitados, assim como o número, o comprimento e o diâmetro dos implantes que serão utilizados.

TÉCNICA CIRÚRGICA

Após os procedimentos de assepsia, antissepsia e paramentação e anestesia, necessários a qualquer técnica cirúrgica, procede-se à incisão dos tecidos moles. Os desenhos e detalhes da incisão podem variar, e nas áreas desdentadas dá-se preferência a incisão supracrestal. A incisão, no entanto, deve ser longa o suficiente para permitir o acesso à área de colocação dos implantes sem o rompimento do retalho e deve também se estender através do tecido mucoperiósteo até o tecido ósseo. Em alguns casos, podem ser utilizadas incisões relaxantes para permitir melhor acesso ao local cirúrgico.

Com elevadores periosteais adequados, rebate-se o retalho em espessura total descolando e elevando o periósteo para a adequada exposição do tecido ósseo.

Mantendo os tecidos moles afastados com instrumentos adequados (Minesota, Meead, Farabeauff etc.), inicia-se o preparo do alvéolo cirúrgico com a fresa inicial.

Essa fresa, que pode ser esférica, helicoidal, em forma de espada ou lança, de acordo com o sistema de implantes utilizado, serve apenas para romper o osso cortical e permitir o acesso das demais fresas. Como regra geral, deve-se manter um mínimo de 4 a 6 mm (de borda a borda) entre os implantes e de 3 mm entre o implante e os dentes naturais adjacentes.

Para minimizar o risco de superaquecimento ósseo e sua consequente necrose, utiliza-se um contra-ângulo redutor de 16/1 ou 20/1 que permita um bom torque e baixa velocidade (em torno de 1.500 rpm). O aquecimento excessivo do tecido ósseo resulta em uma camada de osso não vital ao redor do implante comprometendo a osseointegração (Rossi, 1990).

Uma irrigação interna e externa abundante com soro fisiológico deve ser utilizada de modo a diminuir o risco de aquecimento. O uso de irrigação interna somente não é efetivo (Rossi,1990).

Após o uso da fresa-piloto e o rompimento do osso cortical, passa-se a utilizar a primeira fresa milimetrada. Em todos os sistemas de implantes dentários, as fresas são marcadas em seu comprimento de acordo com os comprimentos de implantes disponíveis. Dessa maneira, deve-se penetrar sempre em movimento intermitente de vaivém até a profundidade necessária ao implante proposto. Esse orifício inicial deve ser lavado e inspecionado com profundímetro e, mediante a utilização de um indicador de direção, a sua angulação deve ser checada.

Somente após esses procedimentos de checagem é que se passa a dilatar o alvéolo cirúrgico com as fresas seguintes, que aumentam em diâmetro sequencialmente. Obtidos a profundidade e o diâmetro adequados ao implante proposto, procede-se à nova lavagem e à checagem das medidas do alvéolo confeccionado.

O implante selecionado é então roscado na loja cirúrgica mediante a utilização de um contra-ângulo adequado (que permita um bom torque à baixa rotação) na velocidade de 18 a 15 rotações por minuto, sob copiosa irrigação. Quando o osso é demasiadamente consistente (ex.: mandíbula anterior), deve-se pré-formar uma rosca no tecido ósseo para facilitar a roscagem do implante. Esse procedimento é efetuado com um instrumento conformador de rosca adequado a cada sistema de implante.

Quando da colocação de mais de um implante, deve-se primeiro proceder à confecção de todos os alvéolos cirúrgicos para, então, iniciar a sua colocação em seus locais. Para isso, deixa-se o indicador de direção no primeiro alvéolo confeccionado e, usando-o como indicação, fresa-se o alvéolo seguinte. Dessa forma, logra-se o melhor paralelismo possível entre os implantes, o que irá facilitar a confecção da prótese sobre estes.

Após a roscagem de todos os implantes propostos, cerra-se seu hexágono com o parafuso adequado e passa-se aos procedimentos de sutura. Atualmente técnicas de um só tempo cirúrgico são preconizadas de modo que os implantes permaneçam expostos já no ato de sua colocação. Essa manobra elimina o procedimento de descobrimento dos implantes após o período de osseointegração. Neste caso, utiliza-se um cicatrizador no lugar do parafuso de cobertura do hexágono e suturam-se os tecidos moles ao redor deste, deixando assim o implante descoberto.

O esquema medicamentoso deve ser proposto de acordo com o risco de infecção da ferida cirúrgica existente. Na maioria das vezes, as cirurgias de implantes são eletivas e, portanto, sujeitas a um risco mínimo de infecção. Nesses casos, deve-se propor um esquema terapêutico profilático, administrando-se 1 g de antibiótico (ampicilina, amoxicilina ou cefalexina), 1 hora antes do ato cirúrgico, e complementando com 1 g no período de 6 a 8 horas após a primeira tomada. Esses procedimentos permitem minimizar o risco e a infecção da ferida cirúrgica durante o período crítico de 48 horas após sua realização. Analgésicos e anti-inflamatórios podem ser prescritos de acordo com o porte da intervenção. Geralmente, nos casos de colocação de um só implante, utilizam-se apenas 600 mg de ibuprofeno, imediatamente após o ato cirúrgico, em dose única. (Figs. 9.4 a 9.8).

PÓS-OPERATÓRIO

O pós-operatório dos implantes dentários é geralmente excelente. Um pequeno edema pode se instalar na região, geralmente ocasionado pelo afastamento e manuseio dos tecidos moles. A dor não costuma acompanhar o quadro e as suturas podem ser retiradas com 5 a 8 dias.

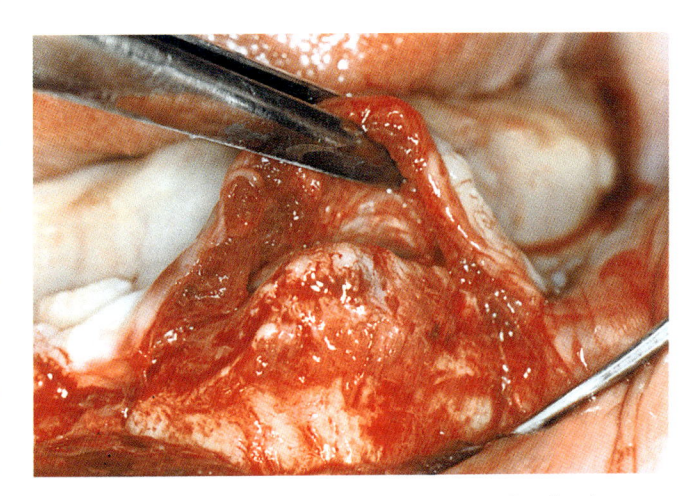

Fig. 9.4 Técnica de colocação de implantes. Retalho de espessura total (mandíbula anterior).

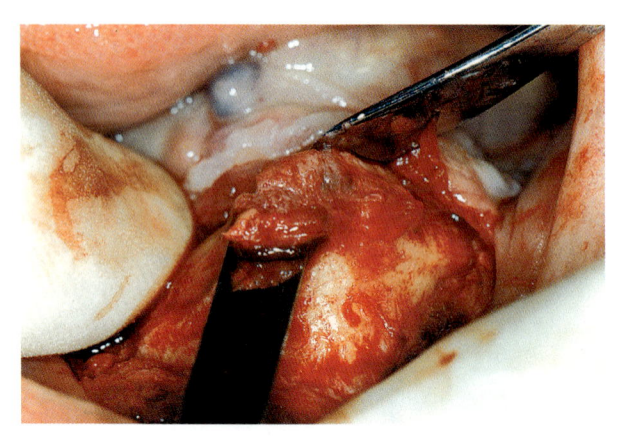

Fig. 9.5 Técnica cirúrgica de implantes. Osteotomia para formar um platô ósseo plano.

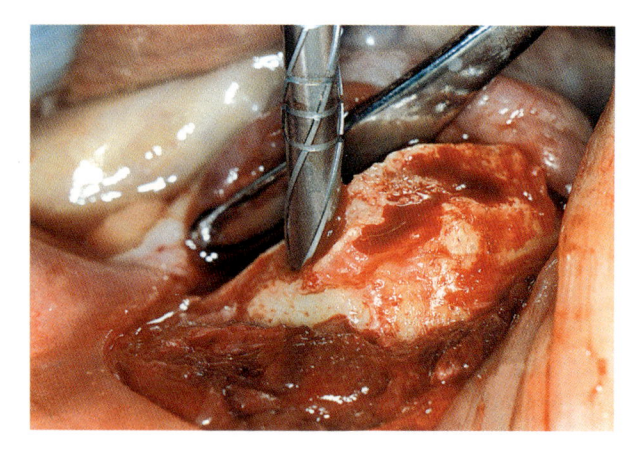

Fig. 9.6 Técnica cirúrgica de implantes. Osteotomia com fresas calibradas e sequenciais.

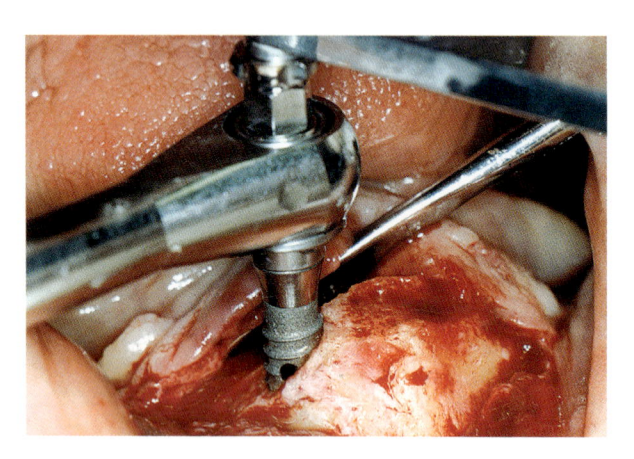

Fig. 9.7 Técnica cirúrgica de implantes. Colocação do implante (ITI Bonefit).

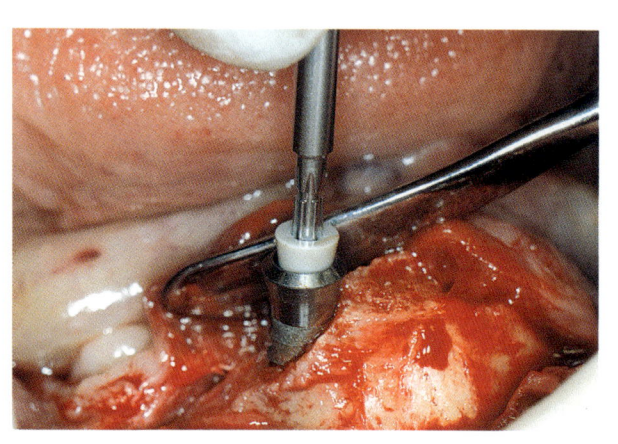

Fig. 9.8 Técnica cirúrgica de implantes. Colocação do parafuso de vedamento.

As próteses provisórias, no entanto, representam o maior risco na colocação de implantes. A impossibilidade de o paciente permanecer sem uma prótese tem sido responsável pela perda de inúmeros implantes colocados. Deve-se aliviar o máximo possível a prótese do paciente e vigiá-la para que não exerça forças laterais sobre os implantes. A utilização de resina resiliente no reembasamento das próteses pode minimizar seus efeitos nocivos aos implantes. Recentemente, a utilização de implantes temporários para sustentação de próteses provisórias veio resolver esse terrível problema.

Exposição dos Implantes

Nos casos em que se optou pela técnica de dois tempos cirúrgicos (submersa), deve-se, após o período de osseointegração, proceder à exposição dos implantes.

Essa manobra é simples e deve remover o tecido existente sobre o implante, cuidando-se de preparar adequadamente a gengiva peri-implantar remanescente. Após a exposição e remoção do parafuso de cobertura do implante, instala-se o cicatrizador adequado em altura e diâmetro e procede-se à sutura dos tecidos moles. Várias técnicas estão disponíveis para adequar os tecidos moles periimplantares de forma a permitir uma melhor estética na colocação das próteses.

O tempo gasto para a completa cicatrização e remodelação dos tecidos ao redor do cicatrizador é de 8 semanas.

TÉCNICAS AUXILIARES EM IMPLANTODONTIA

A colocação de implantes osseointegrados nos maxilares depende sempre da quantidade de osso remanescente. Dessa forma, é necessário, às vezes, utilizar técnicas auxiliares para que, na presença de pequenas quantidades de osso, se possa obter sucesso.

Entre essas técnicas, destacar-se-ão os enxertos ósseos e de biomateriais e a utilização da regeneração tecidual guiada.

REGENERAÇÃO TECIDUAL GUIADA

Regeneração tecidual guiada é o termo utilizado para definir a utilização de barreiras ou membranas com o intuito de dirigir o processo de regeneração óssea nos maxilares.

O princípio da regeneração tecidual guiada (RTG) está baseado no isolamento do tecido conjuntivo da mucosa sobre a área óssea a ser reparada. Isso permite que as células osteogênicas originem e formem um tecido ósseo no local da lesão, bem como, no caso de dentes ou de bolsa periodontal, o periodonto se regenere.

Esse intento dificilmente é conseguido com técnicas convencionais de retalhos e enxertos, e a utilização de barreiras (ou membranas) permite que as condições específicas criadas levem à regeneração.

Para um melhor entendimento dos princípios da RTG, discorreremos sucintamente a respeito de regeneração periodontal.

Regeneração periodontal

No processo de reparação do periodonto, várias situações podem ocorrer, e, de acordo com as condições existentes na área, o processo reparacional pode tomar caminhos diferentes, como a seguir:

a) *Regeneração periodontal:* é a formação de novo osso, cemento e ligamento periodontal ao redor de uma raiz previamente doente. Depreende-se desse conceito que a regeneração periodontal é a recuperação total de uma bolsa periodontal de qualquer natureza, formando novamente um periodonto saudável.

Esse conceito é meramente histológico, visto que, clinicamente, não se pode nunca afirmar se ocorreu ou não a formação de cemento, ligamento e osso. Obtém-se essa confirmação por meio uma biópsia, o que só ocorre em trabalhos experimentais.

b) *Nova inserção:* é um processo diferente da regeneração, pois, nesse caso, ocorre a formação de tecido conjuntivo fibroso inserido à superfície radicular que estava previamente doente. Nota-se que não ocorre, portanto, a formação de cemento e ligamento periodontal, o que não repõe as mesmas condições funcionais.

A nova inserção pode também significar a cura pela formação de um epitélio longo, aderido à raiz dental.

c) *Reinserção:* é o que ocorre quando há uma avulsão traumática ou perda da aderência epitelial durante um procedimento de profilaxia ou moldagem (por exemplo). Nesses casos, o dente não apresentava doença periodontal previamente, ou seja, a perda da aderência epitelial não foi causada pela placa bacteriana.

O que ocorre é a readaptação do tecido conjuntivo à raiz dental, formando, por vezes, uma nova aderência.

d) *Preenchimento ósseo:* é o preenchimento do defeito ósseo com novo osso. Esse termo é de natureza clínica, pois não se pode afirmar se houve regeneração por se tratar de uma informação histológica. Como será visto, com a utilização de enxertos e RTG pode-se lograr o crescimento desse novo osso.

REGENERAÇÃO TECIDUAL GUIADA E IMPLANTES

A recente utilização de implantes osseointegrados em alvéolos de extração fresca trouxe consigo a necessidade de proteção da área da futura interface, da migração das células da mucosa.

Lazarra e Becker (1992) utilizaram membranas de politetrafluoroetileno (PTFE) para o aumento da área de regeneração ao redor dos implantes colocados em alvéolos de extração fresca. Obtiveram excelentes resultados.

Becker e Polizzi (1994), utilizando osso autógeno ao redor de implantes em alvéolos frescos, conseguiram, em 54 implantes colocados em 30 pacientes, um crescimento de quantidades significativas de osso. O índice de crescimento médio foi de 4,7 mm.

A colocação de membranas em implantes feitos em alvéolos frescos tem como meta impedir o contato do retalho de tecido mole com a superfície do implante e permitir um espaço para o crescimento ósseo.

Becker et al. (1994), em um trabalho de estudo multicêntrico, demonstraram que em 49 implantes colocados em alvéolos frescos com a adição de barreiras de PTFE o sucesso foi de 93,9%. Os pacientes foram acompanhados por um ano e 20 das barreiras foram removidas antes do segundo estágio cirúrgico. O índice de crescimento ósseo foi de 4,8 mm nos casos de permanência da barreira, enquanto nos casos em que a membrana foi removida obtiveram 4,0 mm de crescimento.

Reddi e Urist (1992), usando osso humano desmineralizado para promover um crescimento ósseo associado a membranas de PTFE, atingiram excelentes resultados.

Em um trabalho em que comparava alvéolos criados em animais implantados usando-se membranas ou não, Dahlin (1992) demonstrou que, no lado em que foi colocada a membrana e suturado o retalho, não houve invaginação de tecido conjuntivo no alvéolo, enquanto, no lado sem membrana, o tecido mole impediu o crescimento ósseo.

Belém Novaes (1992) demonstrou, utilizando membranas de Gengiflex sobre implantes IMZ que apresentavam defeitos ósseos verticais, o crescimento ósseo reparando o defeito.

O autor utilizou enxertos de Interpoore 200 associados a membranas Gengiflex, obtendo total neoformação osteóide na superfície exposta do implante.

Com relação ao carregamento dos implantes que receberam enxertos e barreiras para crescimento ósseo pode-se afirmar que se deve aguardar um maior tempo de reparo (6 meses) para colocá-los em função.

Becker et al. (1994) demonstraram em trabalho realizado em cães que os implantes carregados em 3 ou 6 meses após a formação guiada de osso terminavam por sofrer reabsorção do osso formado. Nos espécimens obtidos de animais que aguardaram 9 meses para a carga dos implantes, o osso se manteve no mesmo nível obtido. Os autores concluíram que se deve aguardar um tempo maior para carregar os implantes que receberam enxertos e barreiras para crescimento ósseo.

UTILIZAÇÃO DE ENXERTOS

Os enxertos são utilizados em cirurgias ósseas há muito tempo. A necessidade de reparar áreas destruídas por lesões osteolíticas, traumatismos mecânicos ou patologias inflamatórias tem impulsionado os investigadores na tentativa de equacionar os problemas que acompanham os enxertos, tais como a rejeição, a rápida reabsorção e, principalmente, a precária integração com os tecidos remanescentes.

Os implantes utilizados em implantodontia são divididos em quatro grandes grupos, a saber:

1. *Enxerto autógeno:* é o enxerto de tecido ósseo retirado de uma área doadora do próprio indivíduo.
2. *Enxerto alógeno:* é um enxerto de tecido ósseo retirado de um doador da mesma espécie do receptor (ex.: humano para humano).
3. *Enxerto xenógeno:* é o enxerto de tecido ósseo retirado de um doador de espécie diferente do receptor (ex.: bovino para humano).
4. *Enxerto aloplástico:* é o enxerto de material sintético na área receptora.

Esses tipos de enxertos podem ter reações diversas e levam à formação de tecido ósseo ou não. Dependendo de seu mecanismo de reparo, podem permanecer no local (preenchimento), serem reabsorvidos ou servirem de matriz para deposição de tecido ósseo.

Enxertos ósseos autógenos

São mais frequentes como enxertos autógenos o osso cortical obtido por meio de osteotomias e o coágulo ósseo obtido pela remoção de osso esponjoso e posterior compactação e mesclagem ao sangue do paciente.

Osso cortical

Em 1965, Nabers utilizou pela primeira vez o osso cortical como enxerto mostrando um grande aumento ósseo na área enxertada. Esse autor, em 1972, demonstrou histologicamente, em defeitos ósseos periodontais, a regeneração total do periodonto.

Coágulo ósseo

Robsinson, em 1969, demonstrou que quanto menor o fragmento, melhor é a indução de osteogênese. A mistura utilizada no coágulo é obtida com a trituração de osso cortical ou esponjoso misturado com sangue. Desta forma, obtém-se um coágulo com partículas de osso autógeno.

O maior problema que ocorre com o coágulo ósseo é a potencialidade de contaminação no seu preparo, pois não se pode esterilizá-lo (Froum, 1976).

Outras formas de enxertos autógenos foram utilizadas com sucesso:

a) *Osso cortical com medula osteogênica:* obtido de alvéolos em reparação após 8 a 10 semanas da exodontia. Utilizando esse material, Rosenberg (1971) demonstrou em 400 casos um sucesso de 50% em defeitos de três paredes.
b) *Tuberosidade:* é considerada uma área doadora intraoral muito pobre para a obtenção de osso. Normalmente, o osso dessa área reabsorve e remodela sofrendo deposição de gordura nos espaços medulares, o que termina por produzir um osso muito poroso e insuficiente para enxertos.
c) *Osso ilíaco:* a crista do osso ilíaco é, sem dúvida nenhuma, a melhor área para que se obtenham grandes porções de tecido ósseo autógeno. Com esse enxerto, é possível a obtenção de osso esponjoso, medular e cortical.

Dragoo (1972) publicou um trabalho em que obtinha crescimento ósseo na área receptora que extrapolava a própria área do defeito.

Apesar do sucesso reparacional, o enxerto de crista ilíaca tem as desvantagens de custo (exige a cooperação de um médico ortopedista e anestesia geral), dificuldade de obtenção, necessidade de reparo ilíaco e maior morbidade da área doadora.

Quando se necessita de enxerto para recuperação de um implante, para o preenchimento de pequenos defeitos ósseos ou ligeiro aumento de rebordo, devem ser utilizados enxertos doados do ramo ou mento.

No caso de grandes aumentos ósseos ou de elevação de assoalhos de seio maxilar, deve-se utilizar a crista ilíaca (Figs. 9.9 a 9.11).

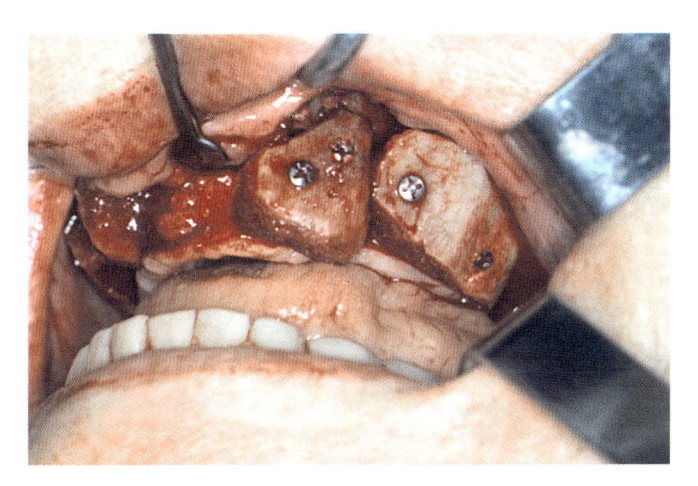

Fig. 9.9 Blocos de crista ilíaca para reconstrução da maxila.

Enxertos ósseos alógenos

São representados pelos enxertos de osso humano retirado de doadores (pós-morte) previamente selecionados.

O processo de seleção de doadores é rigoroso, sendo que as doenças infecciosas conhecidas são todas pesquisadas. Os testes são aplicados ao doador e novamente ao material após cada fase de sua obtenção.

Além desses cuidados, os processos diversos, pelos quais o material passa, terminam por eliminar todas as formas patogênicas até aqui conhecidas.

Os tipos mais comuns são o FDBA (Frozem – Drying – Bone – Alograft), ou osso desidratado e congelado, e o DFDBA (Desmineralized – Frozem – Drying – Bone – Alograft), ou osso desmineralizado, desidratado e congelado (Fig. 9.12).

FDBA, osso desidratado e congelado, tem a vantagem de manter as características morfológicas, a solubilidade e a integridade clínica do osso.

O osso é colhido do doador em um ambiente estéril e triturado por um condensador pneumático. Após esse processo, o osso é embalado e congelado a 70°C negativos por um período de 10 a 14 dias.

Do congelamento, o material vai para uma câmara de secagem estéril, onde é solubilizado pelo calor e pressão. Em seguida, o material é retriturado em partículas de 300 a 800 mícrons seguindo novamente para a câmara de secagem.

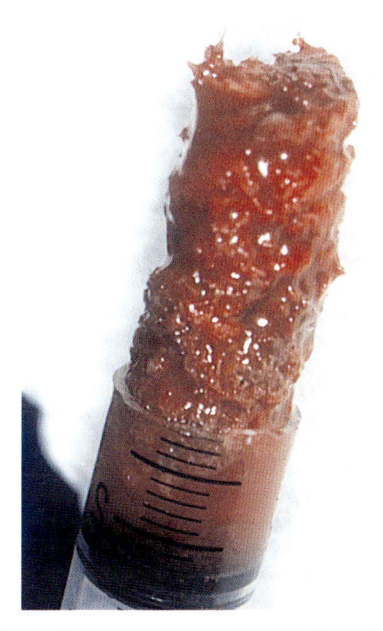

Fig. 9.10 Osso autógeno de crista ilíaca (esponjoso) adicionado de PRP.

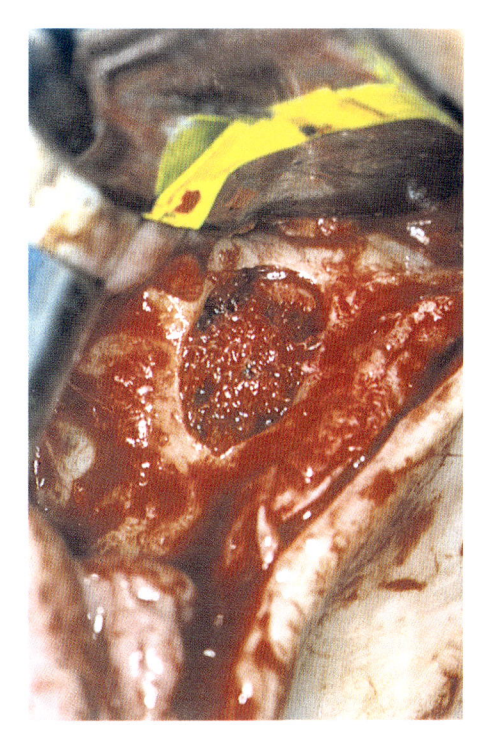

Fig. 9.11 Osso autógeno esponjoso de crista ilíaca preenchendo o seio maxilar (Sinus-Lift).

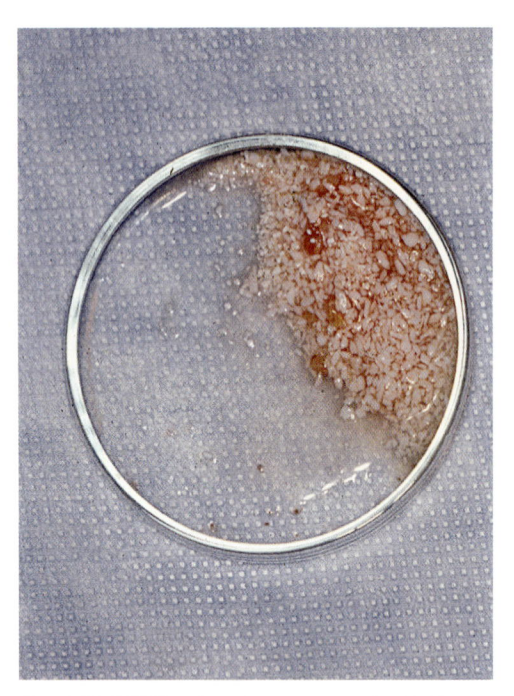

Fig. 9.12 DFDB – Osso humano tratado já hidratado com soro fisiológico.

O material é finalmente reesterilizado por meio de radiação e óxido de etileno e embalado a vácuo.

Em todas as fases, o material é testado em culturas diversas.

Meloning (1987) obteve 55% de sucesso em enxertos com esse material. O autor ressalva a importância de cobrir totalmente o enxerto e manter o curativo por duas semanas.

A antigenicidade do FDBA foi testada por vários autores. O processo descrito termina por matar todos os tipos de células existentes no osso.

Meloning (1987) fez vários estudos em babuínos e não observou resposta humoral ou celular significativa.

Em humanos, Ovattlebaun (1987), estudando 16 pacientes e medindo anticorpos a longo prazo, não detectou nenhum anticorpo contra antígenos do doador.

Em trabalho semelhante, Friedlander (1984) já havia demonstrado uma pequena produção de anticorpos em 9,3% dos pacientes estudados, obtendo, entretanto, sucesso clínico em todos os casos.

DFDBA, osso desmineralizado, congelado, desidratado, tem como diferença do FDBA o processo de desmineralização. Esse processo termina por remover todo o mineral do osso, levando com isso as proteínas que permanecem camufladas nos sais de cálcio.

O processo consiste em remover o osso do doador (pós-morte) em ambiente estéril e mergulhá-lo em uma solução de etanol/clorofórmio por vários meses. Esse tratamento retira totalmente a gordura do osso. A seguir, o osso é desmineralizado em uma solução de ácido clorídrico a 0,6% durante 14 dias.

O processo, a partir dessa fase, segue a mesma preparação do FDBA.

Acrescenta-se, nesse caso, mais uma forma de esterilização, visto que o etanol/clorofórmio é viricida.

O osso mais utilizado para a obtenção de FDBA e DFDBA é o osso cortical. Tal fato se prende à maior quantidade de osteogenina (proteína morfogênica do osso) que se encontra na matriz óssea.

A proteína morfogênica do osso (BMP) é, na realidade, um grupo de 11 proteínas hidrofóbicas isoladas da matriz óssea.

Elas atraem células mesenquimais diferentes por quimiotaxia. As suas funções até agora demonstradas são:

1. Atração e migração de células por quimiotaxia.
2. Ligação à fibronectina do colágeno.
3. Mitose e proliferação.
4. Formação de cartilagens (nos ossos longos).
5. Mineralização de cartilagens (nos ossos longos).
6. Diferenciação direta de osteoblastos.
7. Deposição de matriz óssea.
8. Mineralização da matriz e formação da medula óssea.

Na produção do FDBA e do DFDBA, os mecanismos de esterilização podem destruir a BMP. Sabe-se que a utilização de óxido de etileno é citotóxica e termina matando os fibroblastos e osteoblastos, limitando a indução.

A radiação gama depende da dosagem e do tamanho do material irradiado. Sabe-se que quando utilizada sobre partículas pequenas elimina o potencial indutor, mas, nos grandes fragmentos, entretanto, não possui nenhuma ação deletéria.

Enxertos aloplásticos

A utilização de biomateriais com a finalidade de enxerto tem sido largamente empregada na odontologia desde a década de 1970.

Segundo Wykrota, o termo biomaterial inclui desde os cimentos provisórios, passando pelas ligas metálicas até as resinas compostas e, atualmente, as modernas cerâmicas de uso biológico.

Os materiais à base de fosfato de cálcio, tais como a hidroxiapatita (HA), têm servido de base para um grande número de implantes ou enxertos no complexo maxilofacial (Fig. 9.13).

Nesse grupo, destacam-se, como de maior emprego na odontologia, um material de reabsorção rápida, o Betafosfato tricálcico ($Ca_3[PO_4]_2$), e a hidroxiapatita

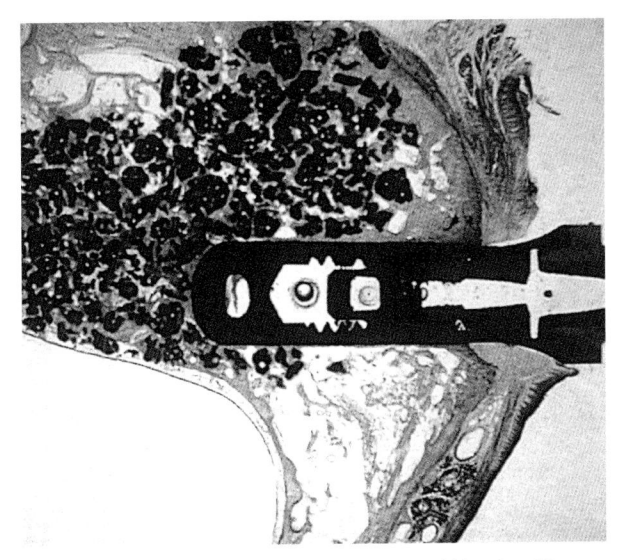

Fig. 9.13 Enxerto de seio maxilar com hidroxiapatita (corte histológico).

$(Ca_{10}[PO_4]_6[OH]_2)$, que é considerada não reabsorvível por sua dissolução muito lenta. Dessa forma, as cerâmicas compostas de fosfato tricálcico são materiais rapidamente reabsorvíveis, enquanto as cerâmicas à base de hidroxiapatita são muito mais estáveis. Em geral, as cerâmicas de hidroxiapatita que são formadas a altas temperaturas são mais estáveis que as formadas a baixa temperatura, e, além da temperatura, é igualmente importante o tamanho dos cristais.

A estrutura densa ocasiona maior resistência mecânica e menor coeficiente de solubilidade, o que leva, consequentemente, a um maior tempo de permanência no meio orgânico (Wykrota, 1992).

Os mecanismos de reparação podem ser:

a) *Formação ativa de osso:* é um fenômeno raro, em que parte do tecido ósseo enxertado permanece viva no local. Esse fenômeno ocorre nos enxertos autógenos que possuam osso cortical e medular (ex.: crista ilíaca).

b) *Osseoindução:* é o fenômeno que ocorre quando o enxerto possui proteínas osteoindutivas (osteogenina), levando a indução de células mesenquimais da área receptora a produzir tecido ósseo.

c) *Osteocondução:* ocorre mais frequentemente e é caracterizada pelo crescimento ósseo sobre o enxerto. Na realidade, o enxerto serve como apoio para as células osteoprogenitoras da área receptora.

d) *Indução elétrica:* ocorre quando o enxerto possui cargas elétricas diferentes das células que penetram no enxerto. O osso liofilizado tem, por exemplo, cargas de superfície negativas, o que atrai as células osteoprogenitoras que apresentam uma carga positiva.

e) *Indução física:* os fatores físicos relacionados com a indução são representados pelo tamanho das partículas enxertadas e, principalmente, pela distância existente entre elas.

Mecanismo Geral de Reparo dos Enxertos

O reparo dos enxertos ocorre, como foi visto, na seguinte sequência:

1. Revascularização.
2. Incorporação dos enxertos.
3. Reabsorção e reposição por tecido vivo.
4. Remodelação.

O tempo gasto nesta sequência é de aproximadamente 1 ano.

Os enxertos são indicados nos casos em que existam grandes defeitos periodontais, necessidade de aumento de rebordo, exposição de parte do implante e necessidade estética.

As vantagens dos enxertos ósseos são óbvias e, quando bem empregados, se obtêm 75% a 80% de recuperação da área perdida.

Quanto às desvantagens, as mais importantes se referem ao aumento do tempo de tratamento, dificuldade de coleta do material, disponibilidade, necessidade de maior cuidado no pós-operatório e, finalmente, o custo elevado do tratamento.

Os requisitos para que se obtenha êxito nos enxertos são:

a) *Seleção criteriosa do paciente:* o diagnóstico acurado do defeito, o envolvimento do paciente com o tratamento e a existência de patologias agudas ou crônicas são cuidados fundamentais para a indicação dos enxertos ósseos.

b) *Controle efetivo da placa:* nos casos de dentição presente, o controle da placa bacteriana determina o sucesso ou não dos enxertos. Deve ser usual a indicação de bochechos com soluções bactericidas/bacteriostáticas (digluconato de clorexidina a 1,2%, por exemplo) por todo o período de reparação.

c) *Seleção do tipo de enxerto:* são vários os tipos de material para enxertos em implantodontia. Este tópico será mais bem discutido ainda neste capítulo.

d) *Manutenção e técnica de sutura:* as suturas são de suma importância na técnica dos enxertos. O material enxertado deve estar sempre coberto totalmente pelo retalho. Isso faz com que a sutura seja mantida por um tempo não inferior a 15 dias.

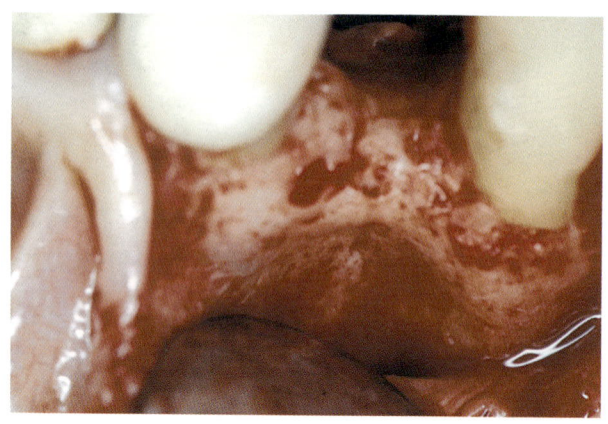

Fig. 9.14 Utilização de barreiras em implantes. Observar o defeito vestibular.

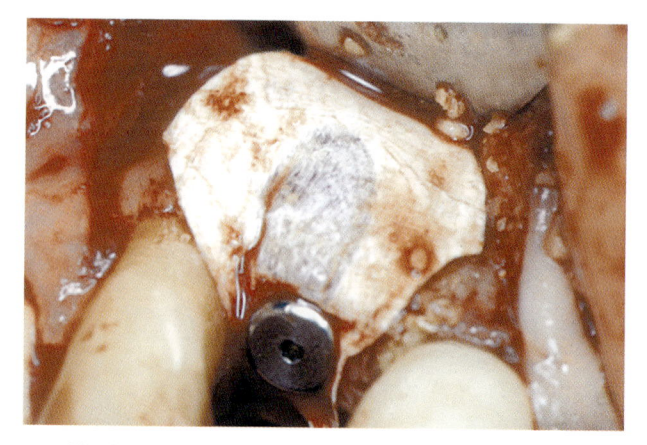

Fig. 9.16 Uso de barreiras em implantes. Colocação do implante e de uma barreira de PTFE.

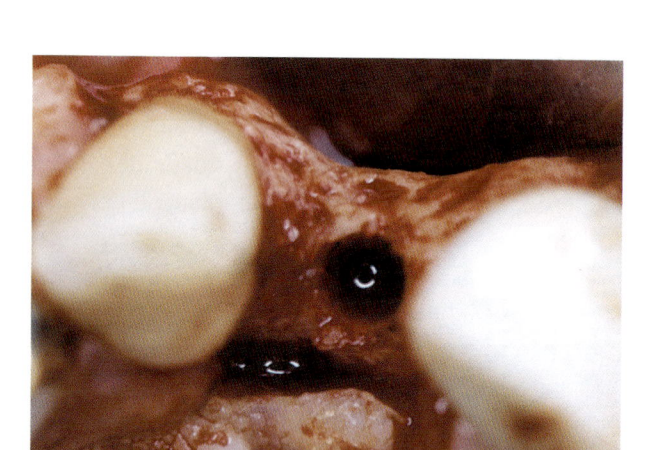

Fig. 9.15 Utilização de barreiras em implantes. Perfuração do alvéolo cirúrgico no osso remanescente.

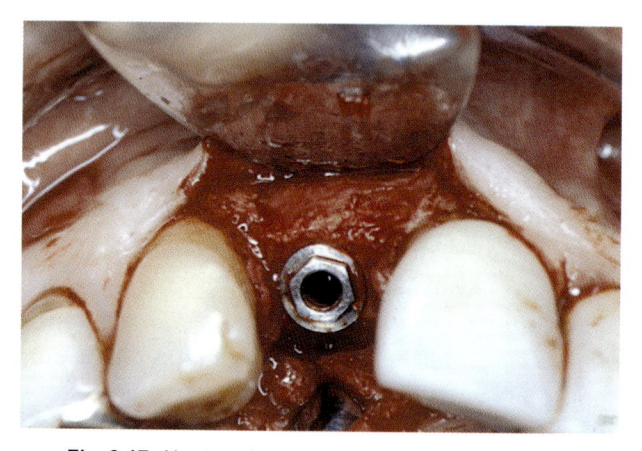

Fig. 9.17 Abertura do caso após 4 meses. Observar o osso novo preenchendo o defeito existente.

Quanto ao tipo de sutura (técnica), as mais indicadas são a Blayr-Donatt e a tipo – U – de Halsted (ou colchoeiro), que podem ser intercaladas por pontos simples.

Uso de antibióticos: A utilização de antibióticos no pós-operatório não pode ser esquecida. Os mais utilizados são os fármacos do grupo das penicilinas, tetraciclinas e o metronidazol.

O uso de clorexidina na forma de bochechos é indispensável.

Potencialidade de reparo: não se pode esquecer da potencialidade de reparo dos pacientes. Nos casos de indivíduos portadores de doenças sistêmicas ou patologias locais, os enxertos devem ser contraindicados (Figs. 9.14 a 9.17).

INSUCESSOS EM IMPLANTODONTIA FALÊNCIAS E COMPLICAÇÕES

O índice de sucesso em implantodontia cresceu muito com o advento da osseointegração. Assim sendo, aceita-se que o índice de resultados positivos varie em torno de 90% nas diversas técnicas de implantes osseointegrados.

A aferição desse sucesso só pode ser feita de maneira clínica, ou seja, por meio de procedimentos clínicos, tais como a medição da mobilidade e o exame radiográfico.

Às vezes, porém, durante a cirurgia de abertura dos implantes (segunda fase cirúrgica), depara-se com implantes parcialmente osseointegrados. Esses implantes apresentam variados graus de exposição, ou seja, não possuem osso até a altura desejada. Em outros casos, a reabsorção que ocorre durante a fase de reparo (notadamente nos implantes feitos em alvéolos de extrações recentes) termina por produzir uma discreta "bolsa peri-implantar".

Também é fato conhecido que nos controles periódicos de acompanhamento de pacientes implantados, mesmo os que já sejam portadores de próteses, observa-se a perda óssea progressiva ao redor do implante.

Tais fatos, aliados aos casos em que não se logra a osseointegração no final dos meses de reparo, demonstram que o estudo das causas que levam à não integração (falência dos implantes) deve ser uma preocupação do implantodontista.

FALÊNCIA EM IMPLANTES

A definição de falência está obviamente atrelada à definição de sucesso. Um implante de sucesso, segundo Albrektesson (1986), é aquele que após 6 meses da colocação da prótese definitiva apresenta as seguintes características:

- Ausência de mobilidade.
- Ausência de alterações de tecidos moles.
- Ausência de desconforto.

Para Worthington, os critérios de sucesso são:

- Imobilidade clínica.
- Capacidade de receber carga.
- Ausência de sintomas.
- Ausência de radiolucência progressiva peri-implantar.
- Mínima perda óssea do osso da crista.

Deve-se ressaltar que na implantodontia existem dois conceitos semelhantes, porém diferentes, quanto à sua definição: sucesso e sobrevivência.

Como visto anteriormente, o sucesso dos implantes está relacionado com a ausência de sinais e sintomas após a colocação da prótese.

Quando um implante apresenta sinais ou sintomas, tais como mobilidade, desconforto, reabsorção progressiva ou radiolucência, o que ocorre é a sobrevivência.

Dessa forma, os implantes podem manter-se por muito tempo na boca do paciente sobrevivendo, o que não significa tratar-se de um caso de sucesso.

As falências em implantodontia podem ocorrer em diversas fases, a saber:

- Falências por deficiência de planejamento.
- Falências causadas pela técnica cirúrgica.
- Falências por prótese incorreta (carregamento).
- Falências por deficiência de manutenção.

Falências causadas por deficiência de planejamento

Várias são as contra-indicações de caráter local e sistêmico quando se trata de cirurgia de implantes. Assim, deve-se sempre estar atento a elas quando do planejamento de um tratamento de implantes. Uma perfeita anamnese, uma criteriosa análise dos exames complementares e, finalmente, um bom exame das estruturas ósseas constituem requisitos fundamentais para o sucesso do tratamento.

Os pacientes com alterações inflamatórias de natureza local, tanto aguda como crônica, os portadores de doença periodontal ativa, os que exibam lesões periapicais em área próximas aos implantes são contraindicados temporariamente. Deve-se em primeiro lugar remover ou equacionar tais patologias para, então, proceder ao tratamento cirúrgico.

As alterações sistêmicas que impedem definitivamente o tratamento por implantes são as relacionadas à coagulação sanguínea e, em alguns casos, ao diabetes melito.

Falências causadas por técnica cirúrgica

Em relação à técnica cirúrgica, a quebra dos postulados básicos do protocolo de osseointegração leva fatalmente à perda dos implantes.

Fresagem do tecido ósseo

A fresagem do tecido ósseo deve ser efetuada sempre com abundante irrigação e em rotação, oscilando em torno de 1.500 rpm. Os instrumentos de fresagem devem possuir corte adequado e o torque apropriado (35 a 55 Ncm). A irrigação e a velocidade foram estudadas por vários autores, e os valores aqui relatados são concordes.

Em um trabalho em que se estudavam os parâmetros de velocidade e irrigação, entre outros, concluiu-se que quando se utiliza irrigação interna somente o tecido ósseo sofre danos de maior intensidade. Utilizando irrigação externa somente, pode-se obter melhor resultado. Quando são utilizadas ambas, o resultado mantém-se constante. Isso se deve ao pequeno volume que circula no interior da fresa durante a fresagem, o que não é suficiente para esfriá-la.

Deve-se lembrar que o que retira calor do metal é a passagem constante de líquido em sua superfície, o que somente é possível com a irrigação externa abundante (Figs. 9.18 e 9.19).

Infecção intraoperatória

A contaminação intraoperatória é também responsável pela falência de implantes dentais associada à fase cirúrgica.

Para evitar a infecção intraoperatória, notadamente nos pacientes que apresentam dentes remanescentes, deve-se proceder a um preparo da cavidade bucal antes da cirurgia. Esse postulado básico em cirurgia bucal é muito esquecido pelos colegas e responde por um grande número de falências. A microbiota existente no sulco dental e orofaringe deve ser atenuada com a utilização pré-operatória

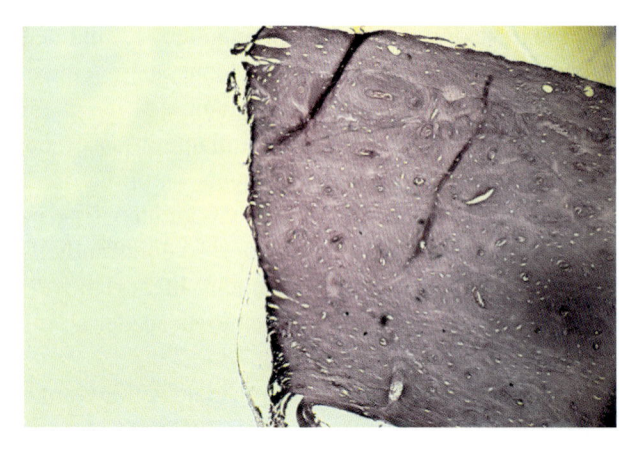

Fig. 9.18 Corte histológico de alvéolo cirúrgico preparado com fresas sob irrigação interna. Observar a necrose da superfície óssea.

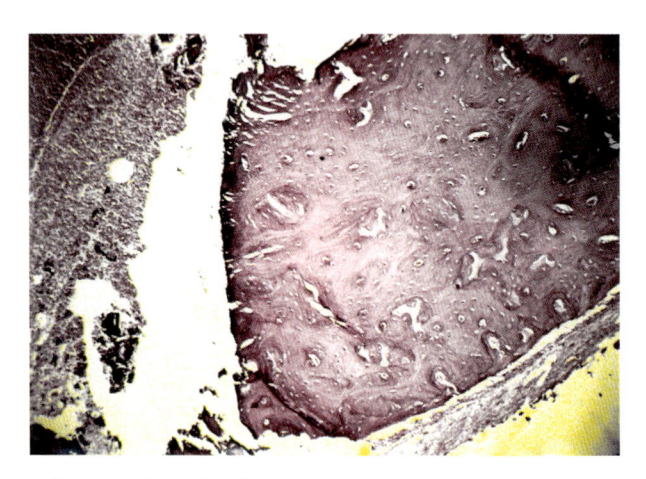

Fig. 9.19 Corte histológico de alvéolo cirúrgico preparado com fresas sem irrigação. Observar a grande extensão da necrose da superfície óssea.

de bochechos de solução de digluconato de clorexidina a 2%, por no mínimo dois dias.

Deiscência das suturas e exposição dos implantes

A técnica de sutura na cavidade bucal é de suma importância em cirurgia oral. Muitos profissionais não dão o devido valor a esse postulado cirúrgico, terminando por não lograr êxito em suas intervenções.

A velocidade de crescimento do epitélio bucal é muito grande e, auxiliada pelos fatores de crescimento existentes no tecido de granulação, a epitelização ocorre rapidamente, terminando por isolar as bordas da incisão, ocasionando a deiscência (Rossi, 1990).

Esse fenômeno é particularmente presente na sutura a pontos isolados, e as suturas de tipo Blayr-Donatte ou Hallsted (colchoeiro), por everterem as bordas da incisão, impedem seu aparecimento.

Quando ocorre a exposição do implante nos primeiros dias após a cirurgia, deve-se sempre debridar a incisão e promover nova sutura. Se os implantes permanecerem expostos, ocorrerá fatalmente a reabsorção óssea da crista marginal. Exposições tardias do parafuso de cobertura, entretanto (após 20 dias aproximadamente), não chegam a causar danos à interface.

Falências associadas à prótese

A prótese sobre implantes pode ser dividida em três tipos:

- *Prótese provisória (cirúrgica):* é representada pelas próteses colocadas após o ato cirúrgico de instalação dos implantes e tem a finalidade de proteger a reparação, além de permitir um conforto estético ao paciente.

  Essas próteses devem ser cuidadosamente confeccionadas e não podem, de maneira nenhuma, promover carga sobre os implantes. Nos casos de dentes unitários, principalmente na região anterior, é comum o colega utilizar-se de próteses parciais acrílicas providas de grampos metálicos para resolver o caso. Ocorre que essas próteses terminam por apoiar-se sobre o implante ou carregarem, durante a deglutição, sobre o palato, o que leva à vestibularização dos implantes colocados. Tal fato foi clinicamente estudado nos cursos de formação em implantes sob nossa responsabilidade, concluindo-se que, sobretudo nos casos de implantes imediatos de incisivos centrais, se deve utilizar sempre uma prótese adesiva provisória.

  As próteses totais, nos casos de pacientes desdentados, devem sempre ser reembasadas com material resiliente.

- *Prótese transitória:* são transitórias as próteses instaladas após o período inicial de osseointegração (6 meses). Elas podem perdurar por tempos variados.

  Não se deve esquecer que os pacientes que portaram por muitos anos próteses totais perderam grande parte da potência e da amplitude mastigatória e, quando restaurados com próteses fixas, levam um período de aproximadamente 1 ano para uma adaptação a essa nova situação. Nesses casos, utilizando componentes de titânio transicionais, confecciona-se previamente uma prótese, a qual será modificada durante essa fase de adaptação.

  A prótese transitória deve ser feita com material adequado, *abutments* especialmente confeccionados para esse fim, e possuir contorno adequado à higienização.

- *Prótese definitiva:* é aquela instalada após a fase de adaptação ou, imediatamente, nos casos de próteses parciais ou unitárias.

Podem ser fixas totais, fixas parciais, removíveis totais (*overdentures*) ou híbridas.

As próteses definitivas devem possuir um bom equilíbrio oclusal e também permitir a perfeita higienização do paciente.

Não se abordarão conceitos protéticos ou fundamentos de prótese sobre implantes por não se tratar de assunto pertinente ao capítulo.

Com relação à falência de implantes ocasionada pela prótese, pode-se afirmar que três fatores levam a um maior risco de falência:

1. Pacientes com mordida profunda em que a articulação se apóie sobre os implantes.
2. Quando a distância entre o plano oclusal e o nível ósseo for duas vezes maior que o comprimento do implante.
3. Quando os dentes artificiais estiverem à frente do longo eixo dos implantes.
4. Quando o ângulo dos implantes desvia significativamente do plano perpendicular a oclusal dos dentes (Naert, 1993).

Além disso, o risco aumenta quando o paciente possuiu hábitos parafuncionais, como o bruxismo (Figs. 9.20 a 9.23).

Falências associadas à manutenção

A presença de microbiota ao redor dos implantes já foi aceita cientificamente e, como visto anteriormente, no sulco periimplantar há uma microbiota parecida com a encontrada no sulco dental.

Kohavi et al. (1994) demonstraram, em um trabalho em que analisavam o sulco dental e o sulco peri-implantar de pacientes portadores de implantes dentais, uma grande semelhança na microbiota dos locais ecológicos. Os autores relataram diminuição de *Actinobacilos actinomicetocomitans* e *Actinomices viscosus* no sulco peri-implantar se comparado ao dente.

Essa diferença parece estar associada ao pH de 8,0 do sulco peri-implantar, o que dificulta a colonização por esses microrganismos (Figs. 9.24 e 9.25).

Os pacientes desdentados necessitam de um seguimento com consultas semestrais após o primeiro ano, enquanto

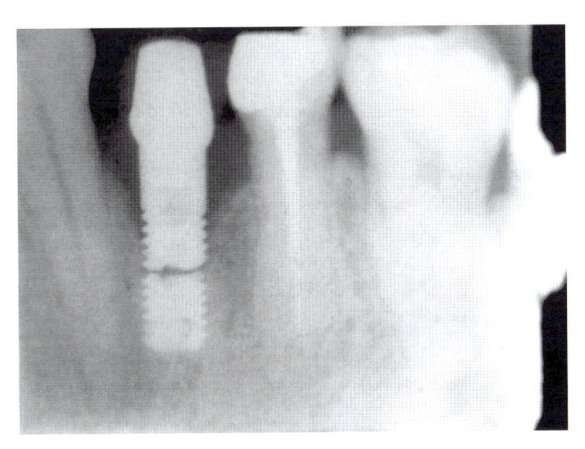

Fig. 9.20 Raios X mostrando a fratura do implante por carga lateral excessiva.

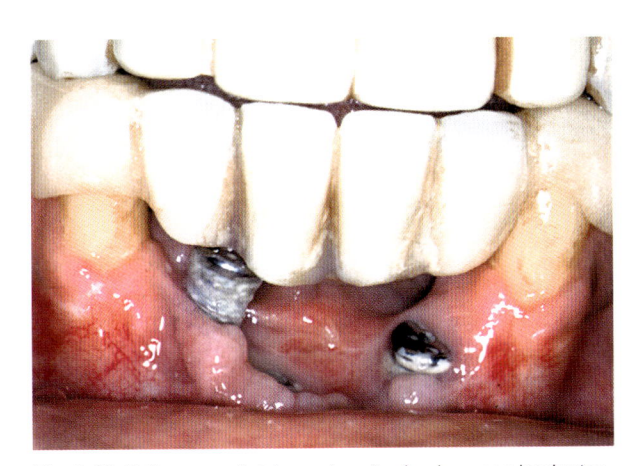

Fig. 9.22 Prótese provisória e retenção de placa nos implantes durante a fase de cicatrização.

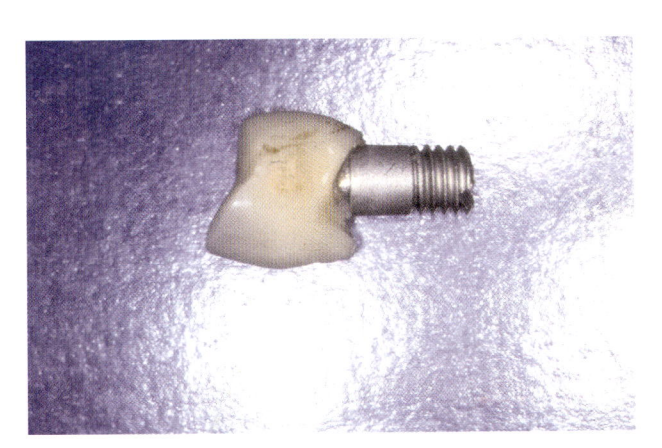

Fig. 9.21 O mesmo caso mostrado clinicamente. Observar a adaptação precária da coroa, o que ocasionou a perda óssea crestal.

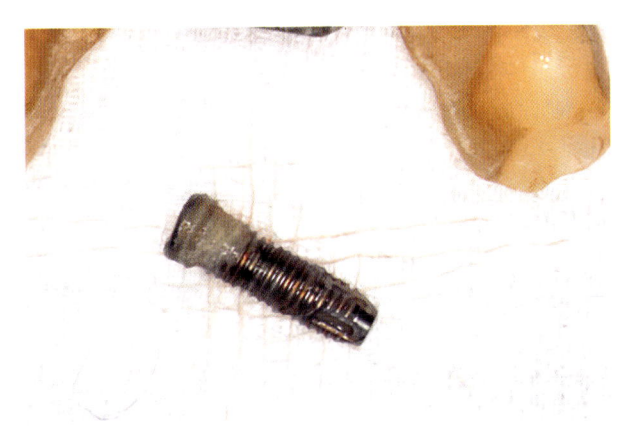

Fig. 9.23 O implante do caso anterior removido por falta de osseointegração.

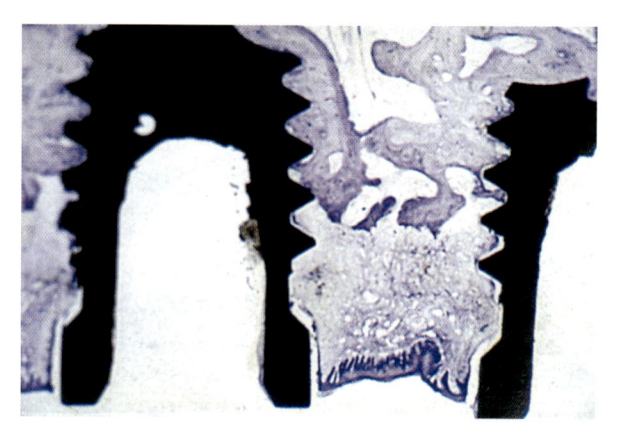

Fig. 9.24 Corte histológico mostrando perda óssea ao redor do implante (cristas) causada por microbiota.

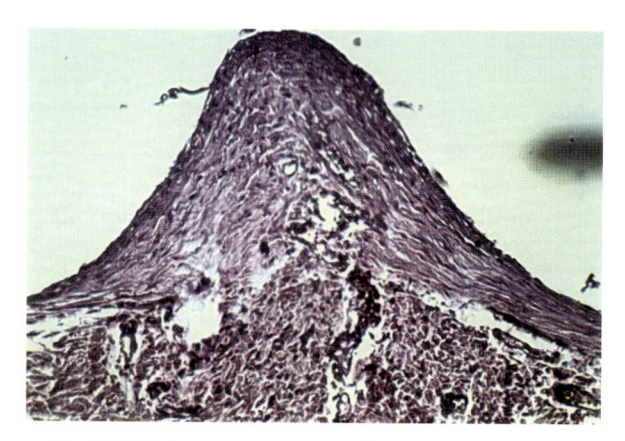

Fig. 9.25 Maior aumento mostrando a produção de fibras sobre o implante.

os pacientes parcialmente dentados exigem acompanhamento mais próximo.

COMPLICAÇÕES EM IMPLANTODONTIA

Além das complicações aqui relatadas como causas de falência em implantes, sérias complicações podem ocorrer durante o tratamento deles.

Dessa forma, a ingestão ou aspiração de instrumentais durante a cirurgia ou na instalação da prótese já foram relatadas. Em virtude do diminuto tamanho dos componentes, tanto cirúrgicos como protéticos, é sempre necessário um cuidado especial para que não ocorram acidentes. Em caso de o paciente aspirar um componente, deve-se colocá-lo em posição fletida para a frente, com a cabeça para baixo, e levá-lo para um pronto-socorro onde se possa efetuar uma endoscopia.

A ingestão acidental é menos grave e deve ser monitorada por radiografias, sendo o componente removido por endoscopia.

Hemorragias de maior monta são possíveis quando se lesam vasos de maior calibre, tais como a projeção anterior da artéria lingual (superficial em casos de grande reabsorção mandibular), outros vasos do assoalho da boca, artérias palatinas anterior e média.

Lesões aos nervos mandibular, facial e mentoniano são muito comuns, ocasionando paresia, parestesia e, finalmente, paralisia do paciente. Restam as fraturas mandibulares que podem ocorrer em pacientes seriamente reabsorvidos nos casos de colocação intempestiva de implantes anteriores.

RECUPERAÇÃO DE IMPLANTES PARCIALMENTE OSSEOINTEGRADOS

Muitos implantes, por motivos que variam de falha na técnica cirúrgica até a deficiente confecção da prótese, terminam por apresentar periimplantite com produção de defeitos ósseos peri-implantares.

Tais defeitos são, por vezes, preenchidos por colágeno, vindo sempre culminar na exposição do implante ao meio bucal.

Para essas ocasiões, a RTG associada aos enxertos ósseos se mostra eficaz.

Iavanovic e Carranza Jr. (1992), em um trabalho em que provocavam bolsa peri-implantar em cães, demonstraram que nos espécimes que utilizavam barreiras ocorria neoformação óssea na área protegida.

Os autores chamaram o fenômeno de reosseointegração e sustentaram a hipótese de que a RTG é efetiva no tratamento de defeitos ósseos periimplantares placa-induzidos.

A utilização de membranas de PTFE, associadas ao DFDB adicionado de fatores de crescimento, sobre implantes em alvéolos frescos, foi demonstrada por Becker e Lynde (1992).

Os autores reportam como excelentes os resultados na promoção de crescimento ósseo ao redor dos implantes tratados.

Em estudos clínicos e histológicos, tem-se observado que a melhor reparação ocorre com a utilização de membranas de PTFE associadas a enxertos de osso autógeno ou de DFDBA.

A técnica implementada pelos autores deste capítulo consiste em tratar previamente a superfície óssea e a do implante com uma solução de ácido cítrico (pH = 1) por três minutos, seguida de lavagem abundante.

Em caso de o implante possuir uma superfície revestida com HA, deve-se proceder à remoção dessa camada com fresas diamantadas e carbide. Nos casos de revestimentos de plasma com 4 *spray* de TiO$_2$, também se procede à remoção do revestimento.

O enxerto ósseo de osso autógeno ou de DFDBA, aglutinado com soro e sangue do paciente, é então depositado sobre a superfície do implante. A membrana é então fixada e o retalho, suturado.

Para a fixação da membrana, utilizam-se normalmente parafusos de fixação de titânio anodizado desenvolvidos para esse fim.

Após 3 meses, a membrana é removida por meio de uma incisão na mucosa.

Essa técnica tem sido rotina em nossa clínica e aplicada nos pacientes atendidos em nosso curso, com cerca de 70% de êxito.

Os insucessos estão sempre relacionados à exposição e à contaminação da membrana. Nesse caso, deve-se remover a membrana imediatamente.

Para minimizar a infecção intraoperatória ou pós-operatória, utiliza-se, nos casos em que o paciente apresente dentes remanescentes, o cloridrato de tetraciclina adicionado ao enxerto.

O bochecho com uma solução de digluconato de clorexidina é sempre recomendado, iniciando-se aos três dias antecedentes à cirurgia e permanecendo até a total reparação dos tecidos moles.

BIBLIOGRAFIA

Naert I. *Osteointegration in oral reabilitation.* London: Quintessência, 1993. 310p.

Rossi R, Garg AK. *Implantodontia – bases clínicas e cirúrgicas.* São Paulo: Robe, 1996. 245p.

Rossi R. *Bases biológicas da implantodontia.* São Paulo: Pancast, 1990. 213p.

Strub J. *Aspectos protéticos em implantodontia.* Chicago; Quintessência, 1997. 254p.

Worthinngton F. *Osseointegração na odontologia.* São Paulo: Quintessência, 1993. 360p.

Laser em Cirurgia e Estomatologia

10

Ivan El Murr • Luciane Hiramatsu Azevedo

INTRODUÇÃO

A especialidade de Cirurgia e Traumatologia Bucomaxilofacial dispõe de uma nova tecnologia que permeou os vários campos da Medicina, o *laser*. Atualmente, vários tipos de *lasers* vêm sendo investigados com as mais diversas utilizações. Em cirurgia ganhou credibilidade, em decorrência de suas vantagens de hemostasia, mínimo envolvimento de outros tecidos durante o ato operatório, redução da necessidade de sutura, redução bacteriana, pósoperatório com menor pronunciamento dos sinais de inflamação e boa reparação tecidual. Contudo, são de extrema importância o diagnóstico preciso da patologia a ser tratada, fazendo uso da anamnese, de exame físico cuidadoso e de exames complementares necessários no pré-operatório, a instituição do planejamento cirúrgico, que visa à escolha da técnica e do tipo de *laser* mais adequado, norteado pelo prognóstico que está sempre ligado ao tratamento; e, por fim, a confiança e o aprendizado em toda a terapêutica é vinculada à preservação do paciente.

O conhecimento das matérias básicas, trabalhos científicos e manipulação do equipamento a ser utilizado devem ser avaliados antes de sua aplicação.

A palavra *laser* é acrônimo de *Light Amplification by Stimulated Emission of Radiation*, ou seja, Amplificação da Luz por Emissão Estimulada de Radiação.

Os princípios básicos foram postulados por Einstein em 1917, *apud* Cecchini (1997), e colocados em prática pela primeira vez por um físico inglês, Maiman em 1960, que construiu o primeiro *laser* de rubi.

Desde meados dos anos 1960, *lasers* em alta intensidade têm sido amplamente aplicados na cavidade oral. O *laser* de CO_2, com comprimento de onda de 10,6 μm, foi desenvolvido por Patel em 1964. Já em 1966, o *laser* de CO_2 foi utilizado em tecidos vivos no laboratório de Polanyi, *apud* Gaspar (1994), e o efeito hemostático foi demonstrado.

A primeira cirurgia foi realizada pelo húngaro Jako com CO_2, na laringe, por via endoscópica em 1972. Kaplan e Sharon (1973) *apud* Toste et al. Em 1995, removeram um hemangioma cavernoso no lábio superior. Em 1976, Guerry, *apud* Toste et al. Em 1995, realizou tratamento de leucoplasias e lesões superficiais da mucosa oral.

Geusic (1964) desenvolveu o *laser* de Nd-YAG, que emite fluorescência no infravermelho, em três comprimentos de onda diferentes: 0,9 μm, 1,06 μm e 1,35 μm.

Achermann (1984) realizou cirurgias na cavidade bucal utilizando Nd:YAG primeiramente no tratamento de pacientes hemofílicos.

Os *lasers* podem ser divididos basicamente em dois grupos:

- *Lasers* de baixa intensidade: diodo (Ga-Al-As, Ga-As) e He-Ne.
- *Lasers* de alta intensidade: Nd:YAG; CO_2, TEA CO_2, Ho:YAG, Ho:YLF, Er:YAG, diodo (Ga-Al-As, Ga-As) e argônio, entre outros.

LASERS EM BAIXA INTENSIDADE

Os efeitos de biomodulação da irradiação coerente em baixa intensidade têm interessado a comunidade científica desde o desenvolvimento do *laser* por Maiman, 1960, *apud* Takeda (1988). Experimentos sobre os efeitos da fototerapia *laser* são relatados desde 1964 por Goldman e Richfield.

Diversos trabalhos foram e estão sendo desenvolvidos com intuito de se melhorar e acelerar a reparação tecidual e diminuir a sintomatologia, proporcionando um maior conforto ao paciente.

Em 1984, Bosatra et al. Observaram úlceras no lábio inferior antes e depois do tratamento com *laser*. Foi demonstrado um aumento na síntese de colágeno nas células tratadas com irradiação *laser* tanto no estudo *in vitro* como no *in vivo*.

Mester et al. (1985) observaram que a aplicação do *laser* em baixa intensidade provoca aceleração na reparação tecidual.

Karu (1989) relatou ainda que os efeitos terapêuticos da irradiação com *laser* de baixa potência podem ser explicados pelo aumento na proliferação de células ou pela mudança na atividade fisiológica de células excitáveis.

Em 1989, Kawakami et al. Avaliaram a efetividade na diminuição da dor imediatamente após a irradiação com um *laser* semicondutor de arseneto de gálio-alumínio (Ga-Al-As). Ela foi efetiva, entre outros casos, em úlceras gengivais.

Segundo os autores citados por Simunovic (1996), há várias hipóteses para explicar a ação analgésica promovida pela terapia com *laser* em baixa intensidade:

- Aumento do nível de β-endorfina no liquor.
- Aumento do limiar de disparo da dor, por um mecanismo de bloqueio eletrolítico das fibras nervosas.
- Diminuição da liberação de substâncias como a bradicinina e a histamina.
- Aumento da drenagem linfática da região com consequente siminuição do edema e de substâncias álgicas.
- Aumento do suprimento sanguíneo da região, diminuindo a hipóxia tecidual.
- Aumento da produção de ATP celular, que diminui o tempo da reação inflamatória da região.

- Aumento da produção de ATP celular, que pode provocar relaxamento muscular.

Esses *lasers* (He-Ne e arseneto de gálio-alumínio) possuem efeitos anti-inflamatório, analgésico e biomodulador e são utilizados, portanto, para propósitos terapêuticos. A temperatura do tecido tratado não ultrapassa 37°C. Estão indicados em casos de herpes labial, herpes-zoster, aftas decorrentes de diversos fatores, pós-intervenções cirúrgicas, em dentística, endodontia e periodontia.

LASERS EM ALTA INTENSIDADE

Esses *lasers* produzem efeitos térmicos, viabilizando cirurgias de tecidos moles, preparos cavitários, redução bacteriana na área de Peridodontia e Endodontia, além da prevenção da cárie dental.

LASER DE ÉRBIO

O *laser* de érbio pode ser utilizado para selantes invasivos, preparos cavitários conservadores, apicectomias (Gouw-Soares et al., 1996), redução bacteriana intracanal (Moritz et al., 1999) e pequenas cirurgias em tecidos moles.

Em 1992, Melcer relatou sobre preparos cavitários classe I, oclusal, realizados com TEA CO_2 *laser*. Mais recentemente, o Er.YAG *laser* vem sendo utilizado em preparos cavitários conservadores classes I, III, IV e V, em ataques ao esmalte dental e cirurgia de acesso para o tratamento endodôntico. Hibst e Keller (1989) estudaram a utilização do *laser* de Er:YAG tanto em esmalte quanto em dentina. Yokoyama et al. (1996) avaliaram clinicamente o preparo cavitário classe V com o *laser* de Er:YAG, em que em 48 casos do total de 60 não foi relatada sintomatologia dolorosa durante o procedimento.

O *laser* de érbio para preparos cavitários conservadores é eficiente, não necessitando, na grande maioria dos casos, de anestesia, pois não há contato nem vibração nem aquecimento da estrutura dental durante os preparos cavitários. Quanto ao tempo clínico, não se pode afirmar que é um procedimento mais rápido que o convencional. Não trinca, não carboniza, nem superaquece a estrutura dental se utilizados os parâmetros corretos. Em junho de 1999, também foi aprovado pela FDA (USA) para utilização em Odontopediatria.

O uso do *laser* de Er:YAG em tecidos moles e ósseo é recente, porém estudos já demonstram que esse *laser* é recomendado para osteotomia (Hibst, 1992), tecidos moles, além de tecido dental.

Casos Clínicos – *Laser* de Er:YAG

Apicetomia

Paciente do sexo feminino, laucoderma, 40 anos, normor-reativa. Apresentava rarefação periapical no elemento com presença de cone secundário atravessando o ápice radicular (Fig. 10.1). Paciente relatava dor à percussão vertical.

Foi realizada a cirurgia de acesso da maneira convencional, através do retalho de espessura total (Fig. 10.2).

O *laser* utilizado foi o Er:YAG – *key laser* – Kavo – Alemanha, no modo focado, não contato, comprimento de onda de 2,94 µm com refrigeração à base de soro fisiológico (Fig. 10.3). Foi utilizada a energia de 300 mJ por pulso e a frequência de 6 Hz para a apicetomia (Fig. 10.4).

Após três meses, observa-se a reparação do tecido ósseo na radiografia periapical (Fig. 10.5).

Osteotomia

Paciente do sexo feminino, leucoderma, 12 anos, normor-reativa. Apresentava o elemento 13 incluso e o elemento 53 em posição (Figs. 10.6 e 10.7). Utilizou-se o *laser* de Er:YAG – *key laser* – Kavo – Alemanha, no modo focado, não contato, comprimento de onda de 2,94 µm, energia de

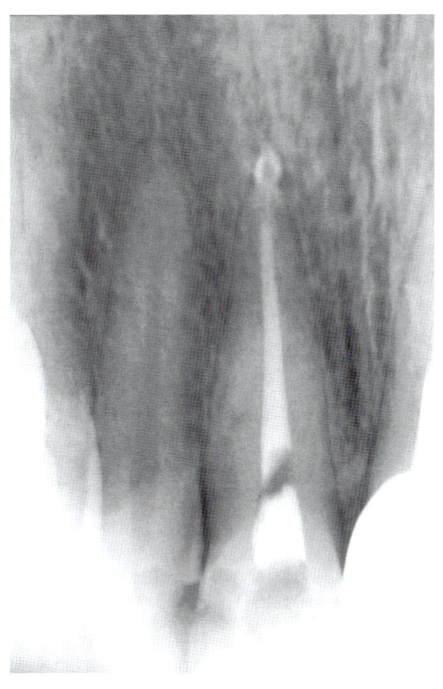

Fig. 10.1 Elemento 21 com lesão periapical.

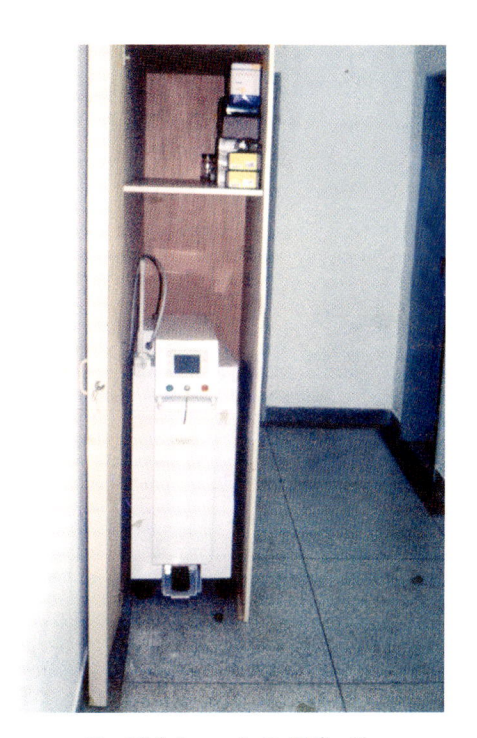

Fig. 10.3 *Laser* de Er:YAG – Kavo.

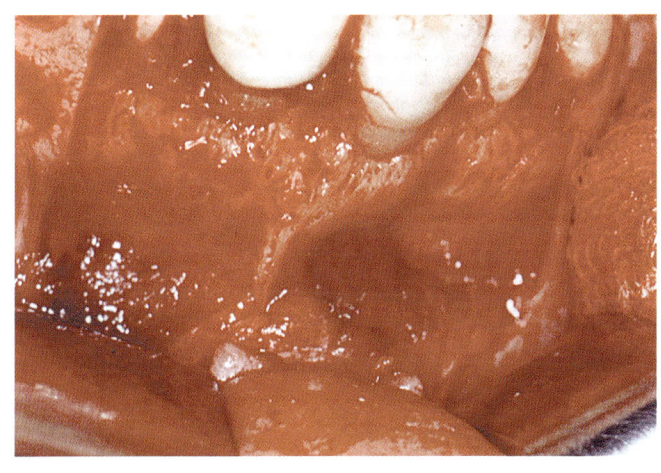

Fig. 10.2 Realização do retalho para localização da lesão periapical.

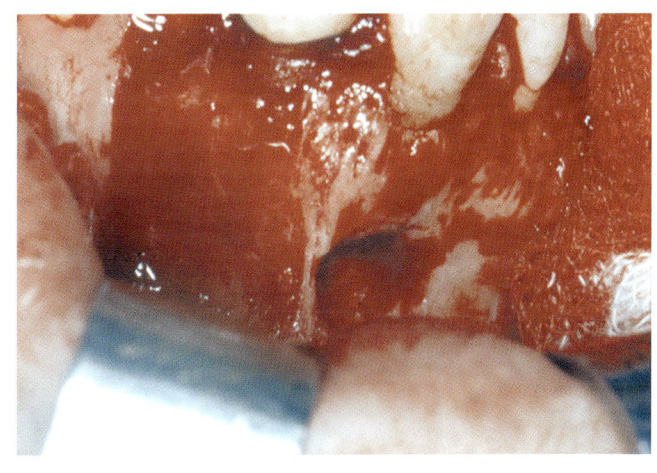

Fig. 10.4 Apicectomia realizada com *laser* de Er:YAG.

250 mJ por pulso, 4 Hz com refrigeração à base de soro fisiológico em tecido ósseo para exposição do dente 13 (Figs. 10.8 e 10.9). O *laser* de Er:YAG em tecido ósseo foi eficiente, não havendo carbonização e sem sintomatologia dolorosa pós-operatória. Nas Figs. 10.10 e 10.11, pode-se

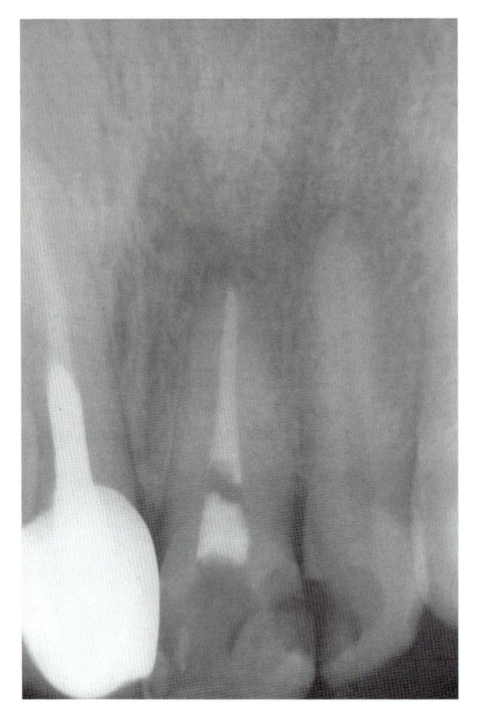

Fig. 10.5 Pós-operatório – 3 meses.

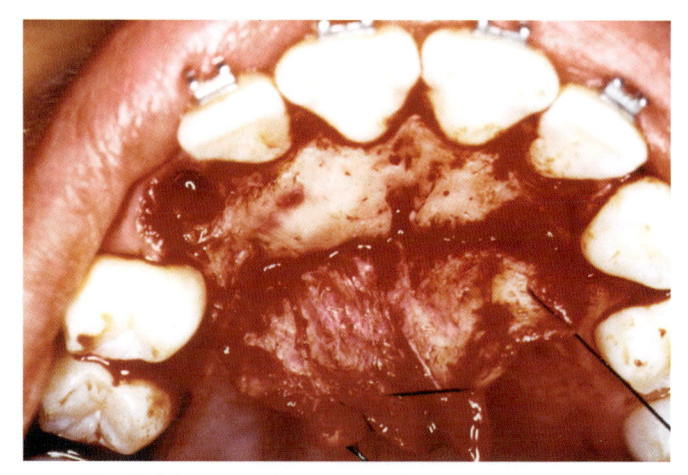

Fig. 10.8 Vista palatina – retalho de espessura total para localização do elemento 13.

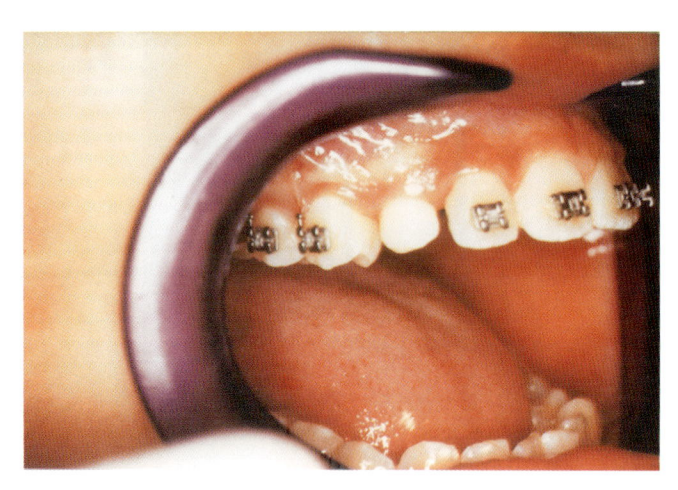

Fig. 10.6 Vista vestibular – presença do elemento 53.

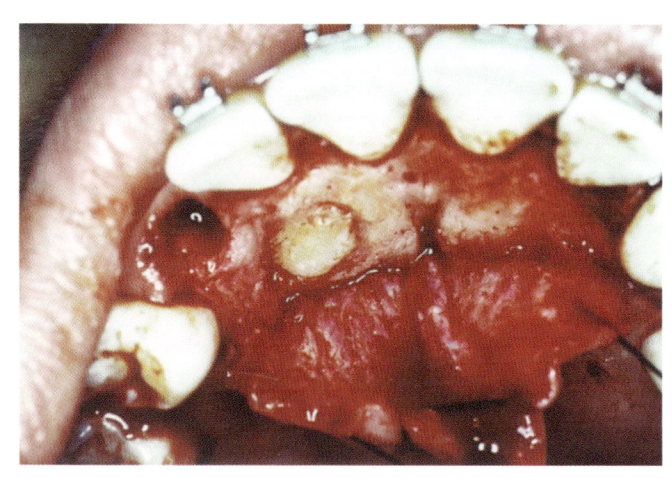

Fig. 10.9 Imediatamente após a realização de osteotomia com *laser* de Er:YAG.

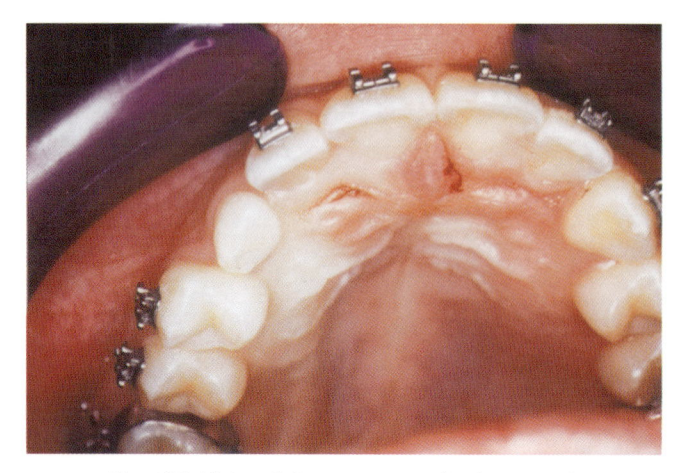

Fig. 10.7 Vista palatina – presença do elemento 53.

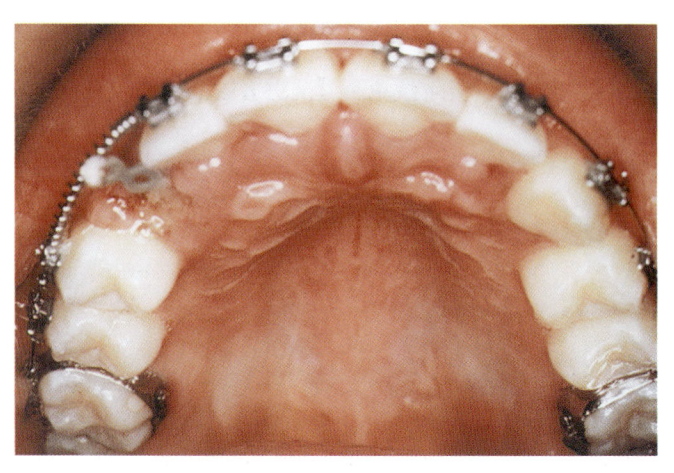

Fig. 10.10 Pós-operatório de 1 semana.

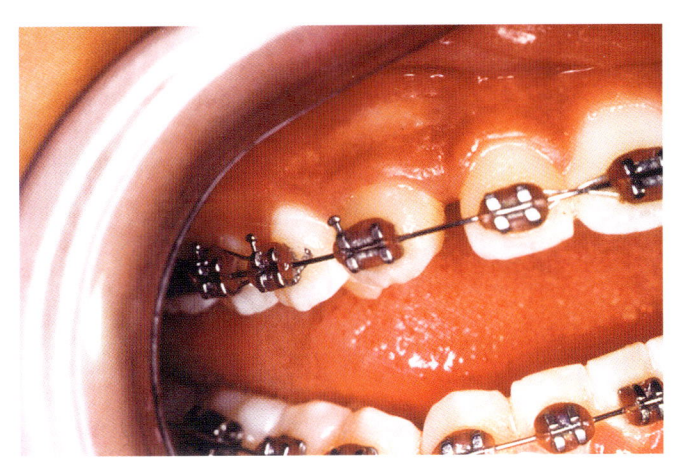

Fig. 10.11 Após 1 ano de tracionamento ortodôntico do elemento 13.

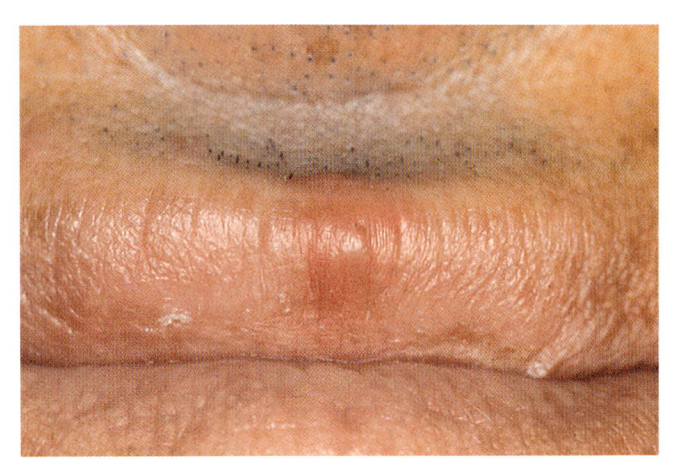

Fig. 10.12 Primeiro dia do aparecimento do herpes labial.

observar o acompanhamento após 1 semana e 1 ano de tracionamento ortodôntico, respectivamente.

O *laser* de Er:YAG pode ser utilizado com segurança em pequenas intervenções, sendo oportuno o desenvolvimento de equipamentos, estudos para que se realizem futuramente intervenções de maior porte.

LASER DE NEODÍMIO

O Nd:YAG é muito utilizado intracanal com finalidade de redução bacteriana. Muitos trabalhos vêm sendo realizados para essa comprovação (Matsumoto, no Japão; Gutknecht, na Alemanha; Moritz, na Áustria). Além disso, o Nd:YAG pode ser utilizado para curetagens subgengivais (FDA – 1997/98), remoção final de tecido cariado, remoção de pequenas lesões, sensibilidade dentinária etc.

Esse *laser* também pode ser utilizado em herpes labial, atuando provavelmente na inibição do vírus (Gutknecht et al., 1998).

Casos Clínicos – *Laser* de Nd:YAG

Herpes labial

Paciente do sexo masculino, leucoderma, 50 anos, normorreativo. Apresentou recorrência de herpes labial. Iniciou-se com a sensação de prurido e vermelhidão na região mediana no lábio inferior (Fig. 10.12). Foi utilizado o *laser* de Nd:YAG – Pulse Máster – ADT, potência de 1 W, 10 Hz, 100 mJ por pulso, 30 segundos de aplicação (Fig. 10.13). Após 24 horas, não havia nenhuma sintomatologia e pôde-se observar o desaparecimento dos sinais (Fig. 10.14).

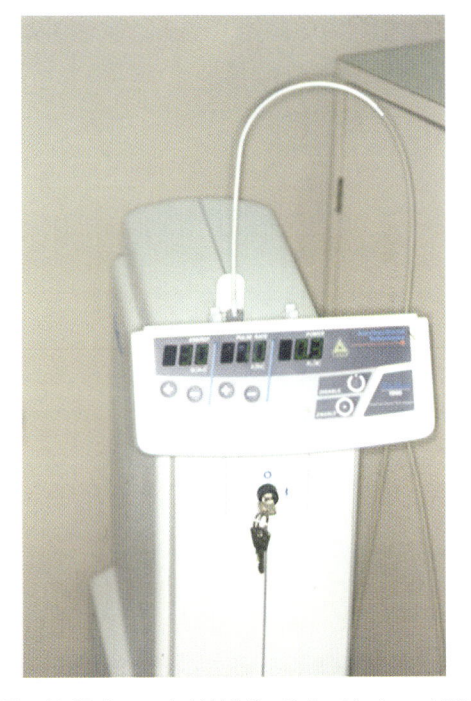

Fig. 10.13 *Laser* de Nd:YAG – Pulse Master – ADT.

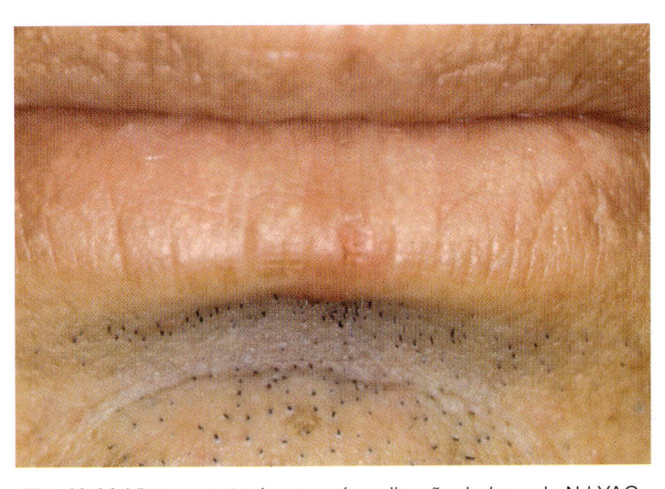

Fig. 10.14 Vinte e quatro horas após aplicação do *laser* de Nd:YAG.

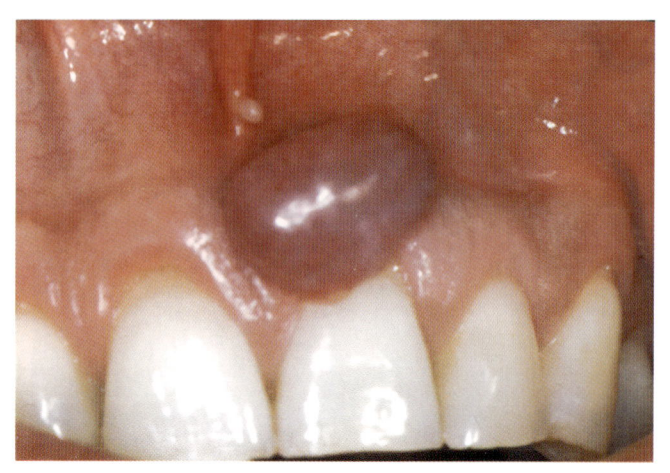

Fig. 10.15 Presença de lesão exofítica na região do elemento 21.

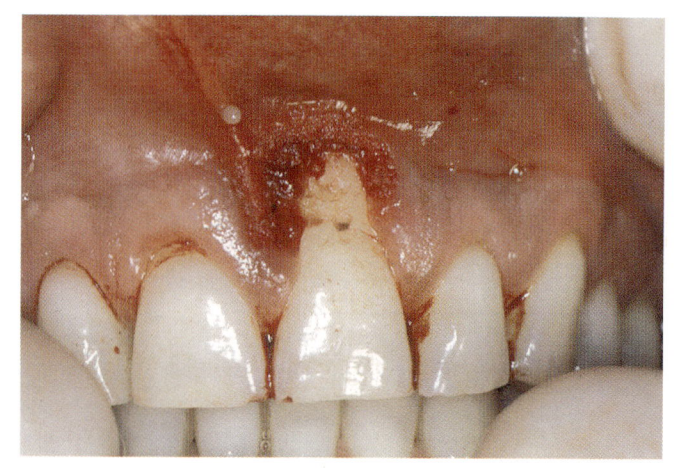

Fig. 10.17 Imediatamente após a excisão com o laser de Nd:YAG.

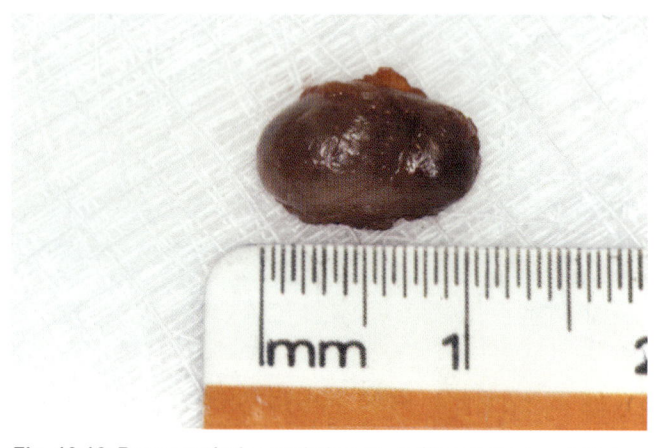

Fig. 10.16 Peça anatômica enviada para análise anatomopatológica.

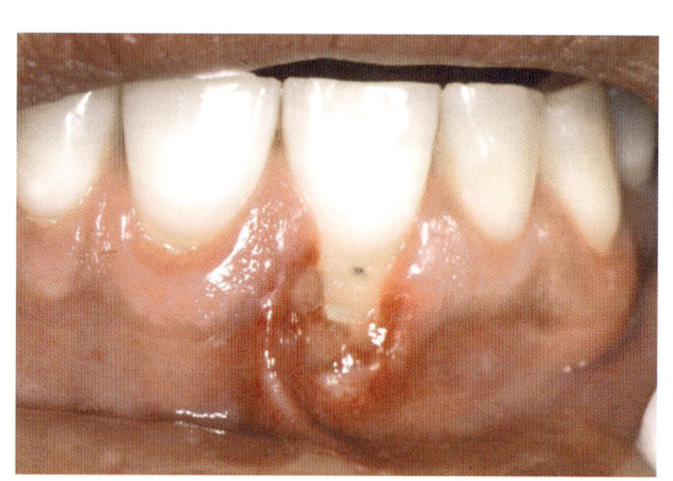

Fig. 10.18 Pós-operatório – 1 semana.

Lesão periférica de células gigantes

Paciente do sexo masculino, leucoderma, 37 anos, normor-reativo. Apresentava uma lesão há 2 meses sem sintomatologia dolorosa com frequentes episódios de sangramento, lesão exofítica, pediculada, na região da gengiva marginal e inserida do elemento 21 (Fig. 10.15). Foi realizada biópsia excisional (Fig. 10.16) com o *laser* de Nd:YAG – Pulse Máster – ADT, potência de 2,4 W, 20 Hz, 100 mJ por pulso para excisão e potência de 1,2 W, 40 Hz, 30 mJ por pulso para coagulação; o diâmetro da fibra óptica utilizada foi de 400 μm. Na Fig. 10.17, observa-se o pós-operatório imediato. Nas Figs. 10.18 e 10.19, observa-se pós-operatório de uma semana e de um mês, respectivamente. Em seguida, o paciente pôde ser encaminhado para tratamento periodontal.

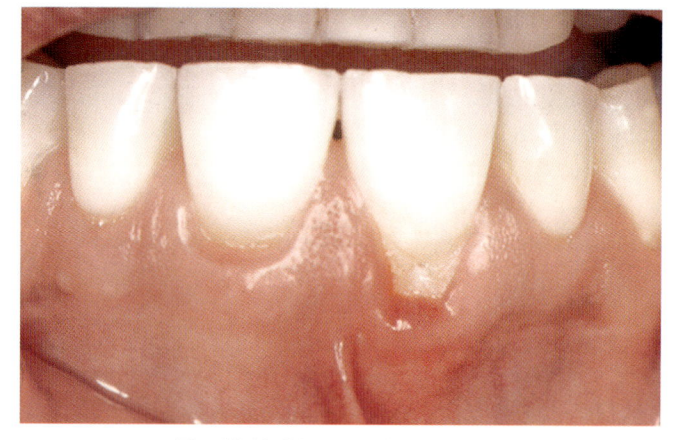

Fig. 10.19 Pós-operatório – 1 mês.

LASER DE CO_2

O *laser* de CO_2 tem sua principal indicação em tecidos moles, embora hoje já seja indicado também em clareamento dental e com comprimento de onda específico trabalhando em prevenção (Zhang, 1992) em esmalte e dentina. Melcer tem pesquisado muito com o TEA CO_2 em esmalte e dentina, com relatos dos preparos cavitários em 1992 (ILSD – Salt Lake – USA).

O CO_2 possui diversas vantagens na utilização de cirurgias em tecidos moles, como o efeito hemostático. Na maioria dos casos, não há necessidade de sutura, dor pós-

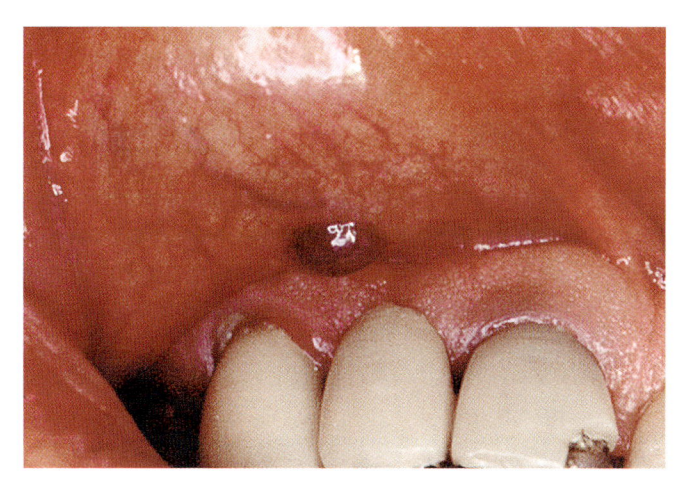

Fig. 10.20 Hemangioma na mucosa labial superior.

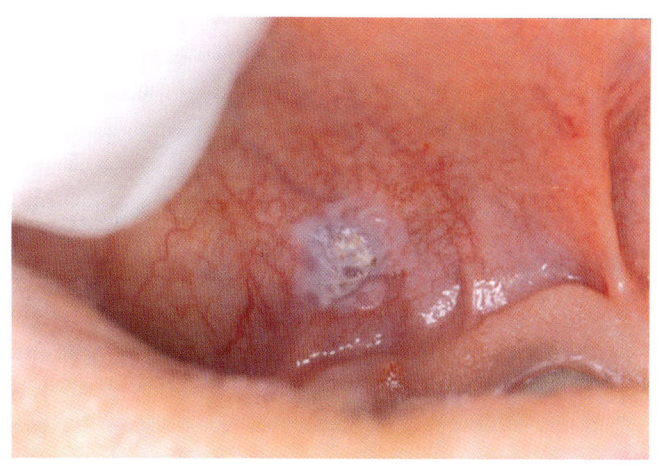

Fig. 10.22 Após coagulação com o *laser* de CO_2.

operatória e edema são mínimos, além do tempo reduzido para a realização do procedimento (Gaspar, 1994), sendo, portanto, um importante instrumento para cirurgias de tecidos moles em pacientes especiais.

CASO CLÍNICO

Hemangioma

Paciente do sexo masculino, leucoderma, 65 anos, normorreativo. Apresentava hemangioma na região da mucosa labial (Fig. 10.20). Foi realizada primeiramente a coagulação com *laser* de CO_2 – Union Medical (Fig. 10.21) com 1,0 W de potência, modo contínuo, desfocado (Fig. 10.22). Após essa intervenção foi realizada a vaporização com potência de 5 W, modo contínuo, desfocado (Fig. 10.23).

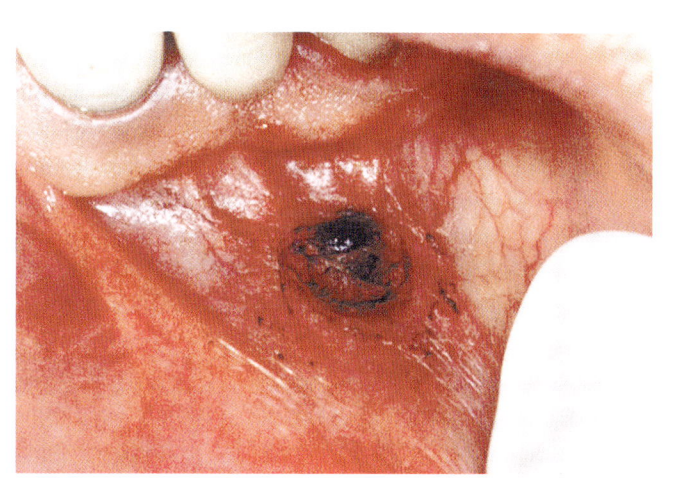

Fig. 10.23 Após vaporização com o *laser* de Co_2.

Nesse caso não foi observado sangramento pós-operatório; houve boa visualização do campo operatório, menor desconforto pós-operatório e, por fim, não houve necessidade da utilização de analgésico e anti-inflamatório.

Nas Figs. 10.24 e 10.25, observa-se o pós-operatório de uma semana e de um mês, respectivamente.

LASER DE ARGÔNIO

Pode ser utilizado em procedimentos de corte, vaporização e coagulação em tecidos moles com comprimento de onda em torno de 514 nm.

Outra utilização é em dentística restauradora para polimerização de resina com comprimento de onda por volta de 488 nm.

Powel e Blankenau (1996) utilizaram o *laser* de argônio para polimerizar o agente adesivo em 5 segundos e a resina composta em 10 segundos. Os testes de cisalhamento mostraram que a polimerização com o *laser* de argônio

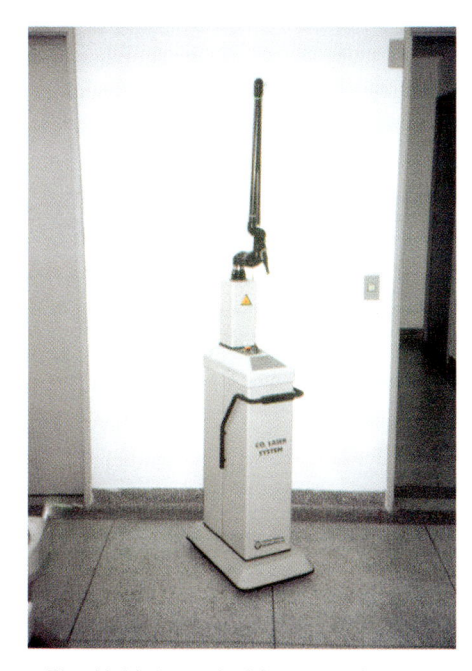

Fig. 10.21 *Laser* de CO_2 – Union Medical.

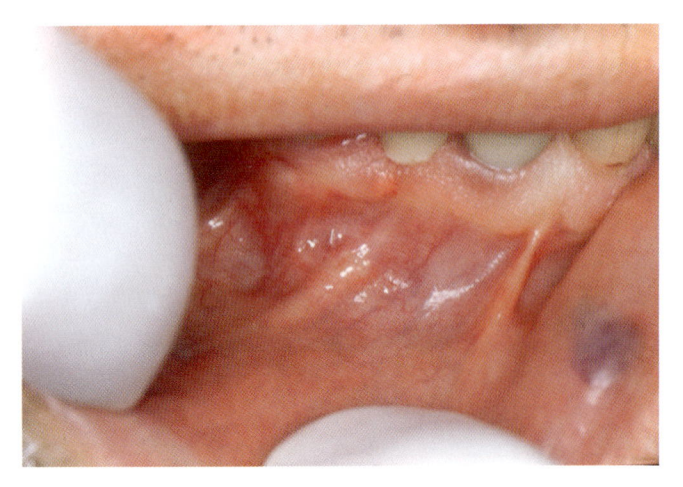

Fig. 10.24 Pós-operatório – 1 semana.

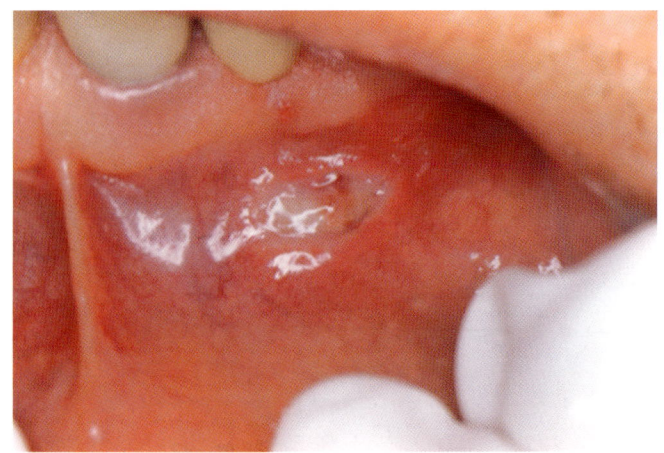

Fig. 10.25 Pós-operatório – 1 mês.

promoveu valores de 21% a 24% superiores comparados à polimerização convencional.

LASER DE HÓLMIO

O *laser* de Hólmio também vem sendo muito pesquisado e, juntamente com o érbio, seria largamente utilizado em esmalte e dentina, pelo seu comprimento de onda específico para atuar nessas áreas.

Em 1994, Eduardo et al. (1994) verificaram a possibilidade do uso do Ho:YLF (2,067 mm) *laser* para cirurgia de acesso endodôntica, preparo de cavidade, ataque ao esmalte dental e tratamento de cáries dentais. No trabalho, foram conseguidas perfurações de aproximadamente 4 mm de profundidade com aspecto homogêneo e liso e sem carbonização das superfícies (120-750 mJ/p). Energias abaixo resultaram em superfície fundida e recristalizada.

LASER DE DIODO

Estudos recentes com os *lasers* de diodo têm sido realizados e vêm demonstrando eficiência em cirurgias de tecidos moles. Romanos e Nentwig (1999) realizaram um estudo para examinar a reparação tecidual de tecidos moles depois da aplicação do *laser* diodo em procedimentos cirúrgicos. Foram realizados diversos tipos de cirurgias, como remoção de tumores de tecidos moles, frenectomias, excisão de hiperplasias gengivais, vestibuloplastias, remoção de hemangiomas e em remoção de tecido mole de peri-implantite. O *laser* de diodo promoveu hemóstase suficiente e incisão precisa com vantagens no pós-operatório.

CASO CLÍNICO

Fibroma

Paciente do sexo feminino, 45 anos, normorreativa. Apresentava lesão na região da mucosa labial inferior, devido ao trauma por prótese (Figs. 10.26 e 10.27). Foi realizada biópsia excisional com o *laser* de diodo – Opus 10 da

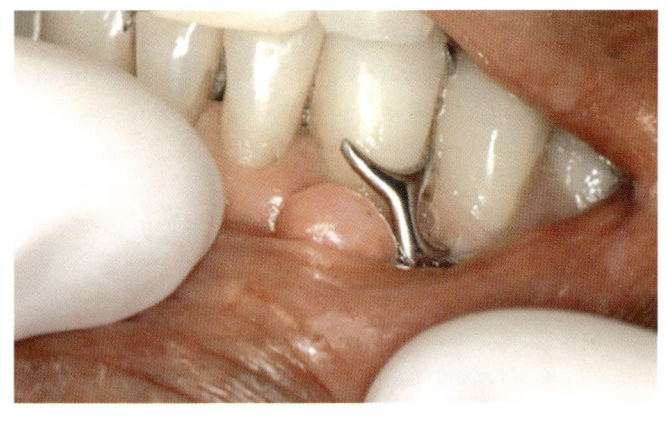

Fig. 10.26 Fibroma na mucosa labial inferior.

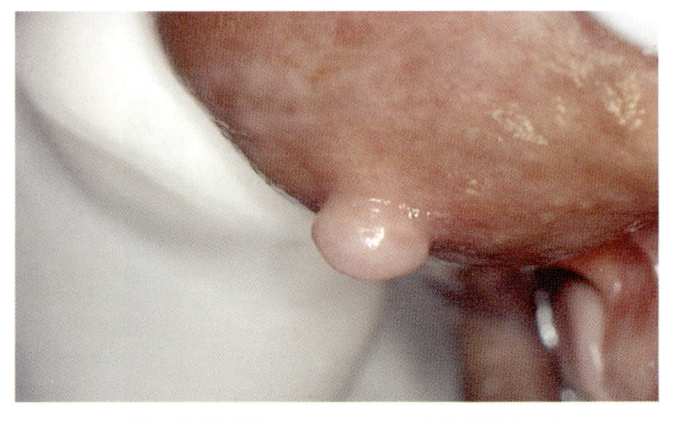

Fig. 10.27 Fibroma na mucosa labial inferior.

Sharplan, potência de 2,5 W, modo contínuo, com fibra óptica de 300 μm (Figs. 10.28 e 10.29). Na Fig. 10.30, observa-se o pós-operatório imediato.

Nas Figs. 10.31 e 10.32, observa-se o pós-operatório de uma semana e de um mês, respectivamente.

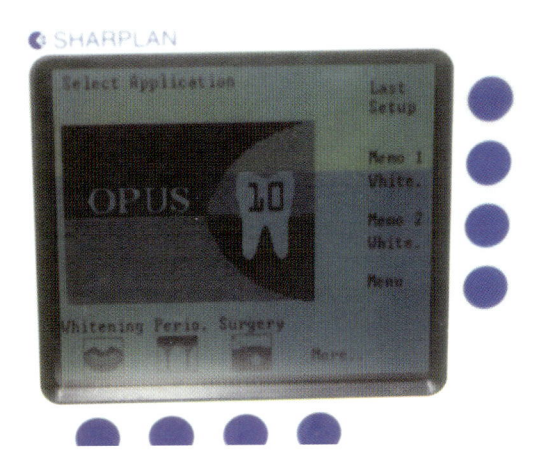

Fig. 10.28 *Laser* de diodo – Opus 10.

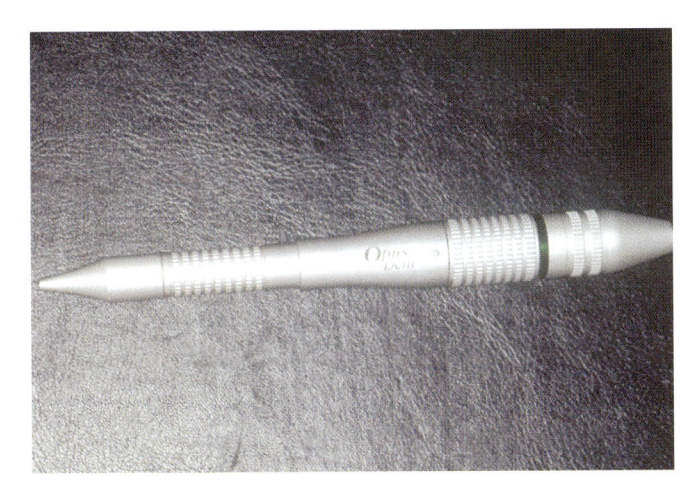

Fig. 10.29 Peça de mão reta do *laser* de diodo.

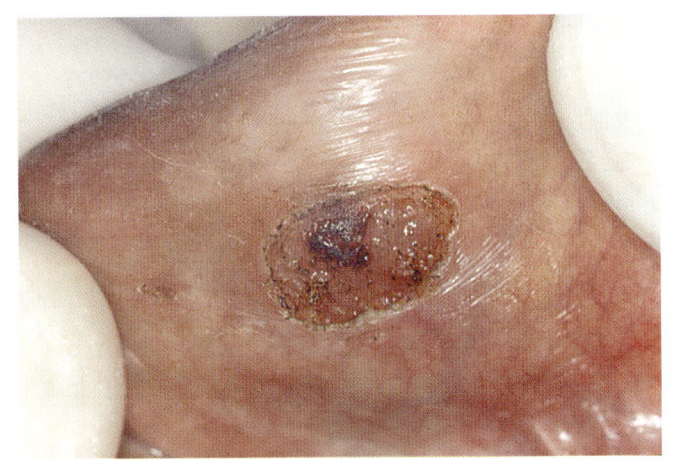

Fig. 10.30 Após excisão com o *laser* de diodo.

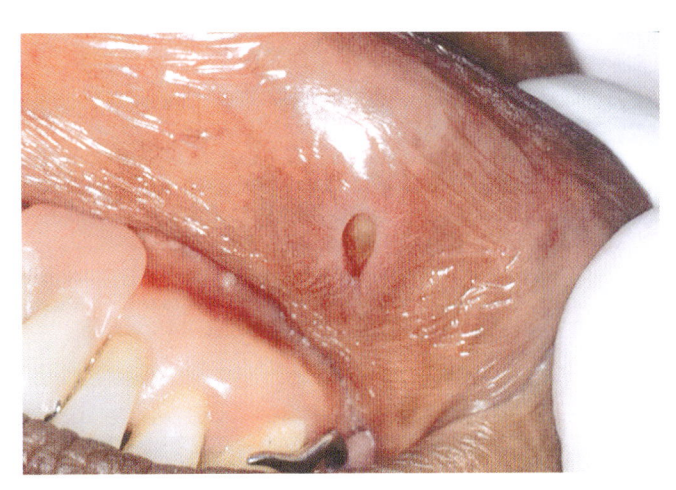

Fig. 10.31 Pós-operatório – 1 semana.

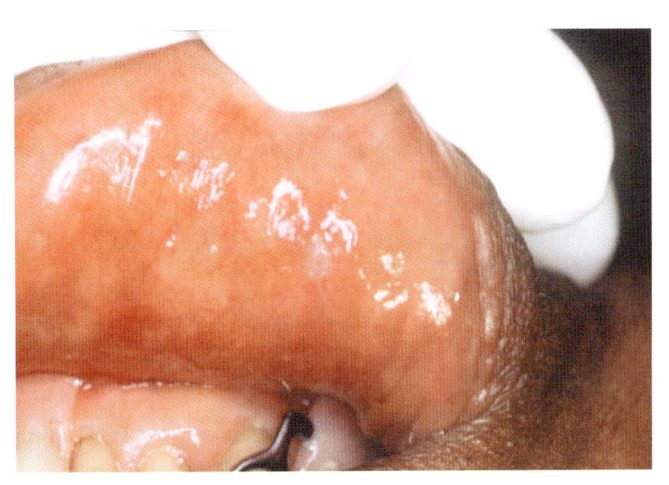

Fig. 10.32 Pós-operatório – 1 mês.

CONSIDERAÇÕES FINAIS

É importante salientar que existem normas severas de segurança para a utilização dos *lasers* em Odontologia (ANSI.Z136.1-1993 – American National Standard for the Safe Use of Laser). Há necessidade de proteção para o profissional, o paciente e os assistentes, devendo-se ter em mente os protocolos exigidos para se trabalhar com cada *laser* específico.

Protocolos devem ser seguidos, e, sempre que se trabalhar com a tecnologia *laser*, todas as anotações deverão ser realizadas, bem como o esclarecimento completo do paciente, com a Informação Consciente e Esclarecida.

Há que se pensar na segurança do paciente, do operador, da equipe auxiliar e do equipamento a ser utilizado, pois essa tecnologia de última geração, se corretamente indicada e utilizada, com conhecimento, pode trazer benefícios aos pacientes e, se utilizada de forma inadequada, pode trazer danos a eles.

BIBLIOGRAFIA

Acherman K. *Nd:YAG laser in der Zahnmedizin Munch Méd Wschr,* 1984; *126*:119-124.

Bosatra M, Jucci A, Olliaro P, Quacci D, Sacchi S. *In vitro* fibroblast and dermis fibroblast activation by laser irradiation at low energy. Dermatologica, Basel, 1984; *168*(4):157-62.

Cecchini RMC. Estudo *in vitro* do efeito do laser de Nd:YAG em esmalte dental: análise de fluorescência de raios-X e microscopia eletrônica de varredura. 108 f. Dissertação (Mestrado em dentística) – Faculdade de Odontologia, Universidade de São Paulo, São Paulo, 1997.

Cecchini SCM. Estudo *in vitro* das aplicações do laser de Holmium:YLF em esmalte e dentina visando a realização de cirurgia de acesso endodôntico e preparo cavitário. 149 f. Dissertação (Mestrado em Ciências na Área de Tecnologia Nuclear) – Instituto de Pesquisas Energéticas e Nucleares/Universidade de São Paulo, São Paulo, 1995.

Eduardo CP, Zezell DM, Cecchini SCM *et al*. Scanning electron microscopy analysis of enamel and dentine irradiated by holmium laser. *In*: International Congress on Lasers in Dentistry, 4. Singapore. *Proceedings*. Singapore: ISLD, 1994: 9-12.

Gáspár L, Szabó G. Manifestation of the advantages and disavantages of using the CO_2 laser in oral surgery. *Lasers Med Surg*, New York, 1990; *8*(1).

Gáspár L. The use of high-power lasers in oral surgery. *Laser Med Surg*. New York, 1994; *12*(5):281-85.

Goldman L, Richfield DF. The effect of repeated exposure to laser beams. *Acta Dermatovener,* Stockholm, 1964; *44*:264-68.

Gouw Soares SC, Lage-Marques JL, Eduardo CP. Apicoectomy by Er:YAG laser: a permeability and morphological study (SEM) of the dentine cut surface. *In: International Laser Congress "Lasers at the Dawn of the Third Millennium"*, Atenas – Grécia. *Proceedings*. Athens, 1996: 65.

Gutknecht N, Bote M, Apel C, Tshape H, Pauli G. The treatment of herpes labialis with ND:YAG laser. *In: International Congress on Lasers in Dentistry*, Hawai. *Proceedings*. Poster, 1998.

Hibst R, Keller U. Experimental studies of the application of the Er:YAG laser on dental hard substances: I. Measurement of the ablation rate. *Lasers Surg Med*, New York, 1989; *9*:338-44.

Hibst R, Keller U. Experimental Studies of the Application of the Er:YAG Laser on dental Hard Substances: II. Light Microscopy and SEM Investigation. *Lasers Surg and Med,* 2001; *9*:345-351.

Hibst R. Mechanical effects of erbium: YAG laser bone ablation. *Lasers Surg Med*, New York, 1992; *12*:125-30.

Jako G. Laser surgery of the vocal cords. *Laryngoscope*, 1972; *82*:2204.

Karu T. Photobiology of low-power laser effects. *Health Phys*, New York, 1989; *56*(5):691-704.

Kawakami T, Ibaraki Y, Haraguchi K *et al*. The effectiveness of Ga-Al-As semiconductor laser treatment to pain decrease after irradiation. *Higashi Nippon Shigaku Zasski*, Hokkaido, 1989; *8*(1):57-82.

Maiman TH. Stimulated optical radiation in ruby. *Nature*, 1960; *187*(4736):493-94.

Melcer J. Preparation of Cavities Using T.E.A. CO_2 *laser. In*: 3rd International Congress on Lasers in Dentistry, 1992, Salt Lake. *Proceedings*, Salt Lake, 1992; 249-50.

Mester AR. Modalities of low power laser applications. *In: 3rd World Congress International Society for Low Power Laser Applications in Medicine. Proceedings*, Bologna, Italy, 1992; 33-39.

Mester E, Mester AF, Mester A. The biomedical effects of laser application. *Lasers Surg Med*, New York, 1985; *5*(1):31-39.

Morioka T, Tagomori S, Nara Y. Application of Nd:YAG laser and fluoride in the prevention of dental caries. *In: International Congress of Laser in Dentistry. Proceedings, Tokyo, Exrpta medica*, 1989; 55-61.

Moritz A, Schoop U, Goharkhay K *et al*. The bactericidal effect of Nd:YAG, Ho:YAG, and Er:YAG Laser Irradiation in the Root Canal: An *in vitro* comparison. *Lasers Surg Med*, New York, 1999; *17*(4):161-64.

Nelson JS, Yow L, Liaw L-H *et al*. Ablation of Bone and Methacrylate by a Prototype Midinfrared Erbium: YAG Laser. *Lasers Surg Med*, 1988; *8*:494-500.

Nuss RC, Fabian RL, Sarkar R, Puliafito CA. Infreared laser bone ablation. *Lasers Surg Med*, 1988; 381-91.

Patel CKN. Continous-wave laser action on vibrational – rotational transitions of CO_2. *Phys Rev*, 1964; *136*:1187-93.

Pick RM, pecaro BC, Silberman CJ. The Laser gingivectomy. The use of the CO_2 laser for the removal of phenytoin hyperplasia. *J Periodontol*, 1985; *56*(8):492-96.

Powell GL, Blankenau RJ. Effects of argon laser curing on dentin shear bond strength. *In:* The International Society for Optical Engineering, *Lasers in Dentistry II. Proceedings*, 1996; *2672*: 106-07.

Romanos G, Nentwig G-H. Diode laser (980nm) in oral and maxillofacial surgical procedures: clinical observations base don clinical applications. *J Clin Laser Med Surg*, New York, 1999; *17*(5):193-97.

Simunovic Z. Low laser therapy with trigger points technique: a clinical study on 243 patients. *J Clin Laser Med Surg*, New York, 1996; *14*(14):163-67.

Takeda Y. Irradiation effect of low-energy laser on rat submandibular salivary gland. *J Oral Pathol*, Copenhagen, 1988; *17*(2): 91-94.

Walsh JT, Deutsch TF. Er:YAG Laser Ablation of tissue: mensuarement of Ablation Rates. *Laser Surg Med,* 1989; *9*:327-37.

Yokoyama K, Komorii T, Matsumoto YM, Matsumoto K. Clinical study of class 5 cavity preparation with Er:YAG laser. *In: 5th Congress of the International Society for Lasers in Dentistry*. Jerusalem, Israel, May 5-9. Abstracts of papers. Israel, 1996; 47.

Zhang S, Featherstone JDB, Shariati M, MCCORMACK SM. Treatment of tooth enamel fissures by combined CO_2 laser/fluoride. *In: ISLD – 3th International Congress on Lasers in Dentistry. Proceedings*, 1992: 41.

O Cirurgião-Dentista e o Atendimento Domiciliário

11

Márcia Delbon Jorge • Elisabete Finzch Sportello • Waldyr Antônio Jorge

"Quando a gente pensa que sabe todas as respostas, vem a vida e muda todas as perguntas."
Émile

UM POUCO DE HISTÓRIA

No Brasil, a diminuição das taxas de fecundidade e mortalidade, a redução do tamanho das famílias e os processos de industrialização e urbanização crescentes do país modificaram as formas de organização da produção e a distribuição espacial da população. A implementação de políticas governamentais, como assistência à saúde e saneamento básico, com a ampliação de redes de abastecimento de água e de esgoto sanitário, diminuiu os óbitos por doenças infectocontagiosas, aumentando proporcionalmente a incidência de doenças crônico-degenerativas (Minayo, 1995).

Dessa forma, ocorreu um aumento de pacientes com déficits funcionais, dependentes para as atividades da vida diária (AVD), que necessitam de cuidados no domicílio e que requerem a presença de cuidadores domiciliários e cuidados especializados prestados por equipes multiprofissionais de saúde.

A maior demanda por cuidados de saúde realizados no domicílio pode ser atribuída ao envelhecimento da população, que traz como consequência o aumento de doenças crônico-degenerativas, muitas vezes acompanhadas de incapacidades e dependência.

Além disso, a constante incorporação de inovações tecnológicas na área da saúde exerce pressão crescente sobre os custos dos sistemas de saúde, gerando necessidade de reduzir as internações e aumentar a rotatividade dos leitos hospitalares.

Para esclarecer e dirimir eventuais erros de denominação entre as modalidades de atenção domiciliária no Brasil, a Lei 10.424, de 15 de abril de 2002, acrescenta um capítulo e artigo à Lei 8.080, de 19 de setembro de 1990, que dispõe sobre as condições para a promoção, proteção e recuperação da saúde, a organização e o funcionamento de serviços correspondentes e fornece outras providências, regulamentando a assistência domiciliária no Sistema Único de Saúde. Assim, de acordo com a Lei 10.424, todas as modalidades de cuidado realizado no domicílio integram a assistência domiciliária, que é definida pela Anvisa (2003) como um termo genérico que representa diversas modalidades de atenção à saúde desenvolvidas no domicílio, entre elas o atendimento e a internação domiciliária. O Atendimento domiciliário é assim definido como um conjunto de atividades de caráter ambulatorial, programadas e continuadas por meio de ações preventivas e/ou assistenciais com participação de equipe multiprofissional (Anvisa, 2003).

Já a Internação domiciliária é um conjunto de atividades caracterizadas pela atenção em tempo integral para pacientes com quadros clínicos mais complexos e com necessidade de tecnologia especializada de recursos humanos, equipamentos, materiais, medicamentos, atendimento de urgência/emergência e transporte (Anvisa, 2003).

O Programa de Assistência Domiciliária do Hospital Universitário da Universidade de São Paulo (HU/USP) foi implantado nesse cenário, em 2 de maio de 2000, onde há necessidade de acompanhamento após alta hospitalar ou problemas de saúde que dificultem o acesso dos pacientes ao hospital e que seja de alta qualidade.

Diante da realidade apresentada com relação aos pacientes internados, o HU/USP, iniciou o Programa de Atendimento Domiciliário (PAD), por intermédio de uma equipe multiprofissional e interdisciplinar que inclui um cirurgião-dentista, além de médico, enfermeiro, fisioterapeuta, psicólogo, assistente-social, fonoaudiólogo, nutricionista, farmacêutico e terapeuta ocupacional. Conta também com apoio de secretária e motoristas.

O PAD-HU/USP tem como objetivos diminuir o tempo de internação do paciente, otimizando a utilização do leito hospitalar; prevenir reinternações; orientar o cuidador e familiares; reinserir o paciente no meio sociofamiliar; melhorar sua qualidade de vida e de seus familiares e proporcionar a formação de profissionais de saúde.

Os critérios de elegibilidade para ingresso são: o paciente deve ser usuário matriculado no HU/USP e pertencer à comunidade USP e/ou à comunidade Butantã ou ser matriculado nos PSFs das UBSs; ter indicação e pedido da equipe que assiste o paciente; deve reunir condições clínicas para ser atendido no domicílio; ter cuidador domiciliar eleito pela família e ser residente na área de abrangência do HU/USP, ou seja, bairros pertencentes à subprefeitura do Butantã, conforme Fig. 11.1.

O processo de inclusão de um paciente no PAD tem início com solicitação por escrito da equipe das diversas Unidades de Internação, do Pronto-Socorro, do Ambulatório do HU/USP, responsáveis pelo paciente ou ainda das equipes de PSFs ou Programas de Agentes Comunitários (PACs) da subprefeitura do Butantã (Sportello, 2003). A equipe do PAD realiza, então, uma visita ao leito e faz contato com a equipe solicitante (quando o paciente está internado), consulta o prontuário, discute o caso e programa a visita domiciliária, conforme fluxograma (Fig. 11.2).

Atendidos esses critérios, o paciente e a família recebem a visita da equipe no domicílio, onde são avaliadas a

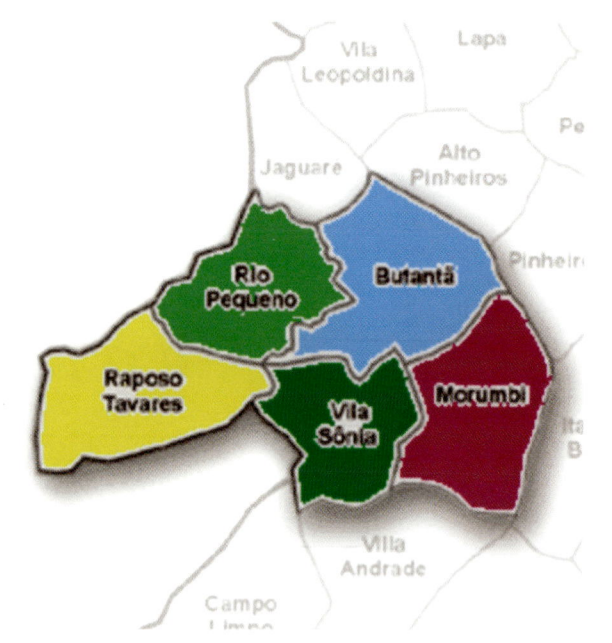

Fig. 11.1 Área de abrangência do PAD-HU/USP.

área física da residência, as condições sociais e econômicas da família e definida a periodicidade das visitas que são realizadas de segunda a sexta-feira. Às quartas-feiras, após a realização das atividades de visitas, a equipe realiza a discussão de casos novos, de casos em acompanhamento, avalia pedidos de inclusão, planeja a assistência e elabora o cronograma semanal de visitas de acordo com o índice de classificação dos pacientes. Cada profissional programa a sua assistência conforme as necessidades de cada paciente.

Os profissionais da equipe programam a periodicidade das visitas de acordo com suas especificidades (Quadros 11.1 e 11.2). Promovem ainda a discussão de temas de interesse e elaboram documentos e trabalhos relacionados ao programa.

O PAD-HU/USP desenvolve as seguintes atividades: assistência domiciliária; imunização; encontros com os cuidadores; reuniões com cuidadores; socialização e lazer com cuidadores e paciente; reunião com família; reuniões da equipe multiprofissional; reuniões científicas; visitas a outras instituições, participação em eventos científicos, com elaboração e apresentação de trabalhos e desenvolvimento de atividades didáticas, como aulas e acompanhamento de estágios das diversas disciplinas em saúde.

A maioria dos pacientes atendidos pelo PAD (adulto)-HU/USP é do sexo feminino (57,8%), com idade entre 70 e 89 anos (68,9%), mas que pode atingir 90 a 100 anos (8,8%), com diagnósticos principais de acidente vascular cerebral e demências, casados (60%), com ensino fundamental incompleto (31,2%), analfabetos (13,3%), ensino fundamental completo (8,89%), ensino superior (11,11%), aposentados (31,2%), procedentes da comunidade USP (49%) e da comunidade Butantã (51%). Quanto ao grau de dependência para a realização das atividades da vida diária foi constatado, que em sua maioria, apresentam maior dependência no que diz respeito ao controle de esfíncteres (incontinência), à habilidade para andar (atividade) e ao controle dos movimentos do corpo (mobilidade), sendo em sua maioria acamados (Yamamoto, Sportello, Olivei-

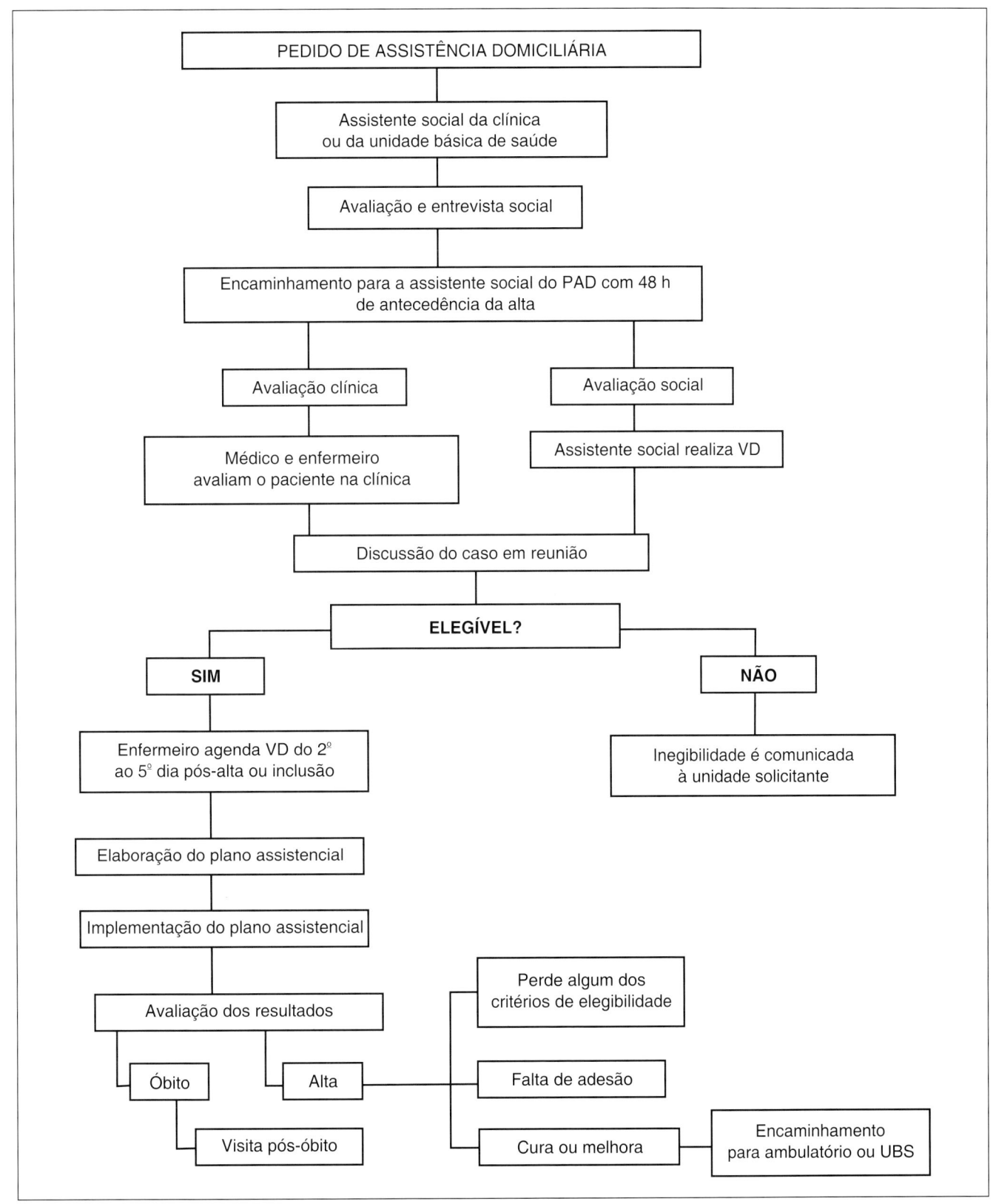

Fig. 11.2 Fluxograma de assistência domiciliária do PAD-HU/USP.

Quadro 11.1 Classificação dos pacientes PAD/HU-USP

ODONTOLOGIA

Nível	Quadro clínico	Visitas
I	Primeira VD: Exame clínico e busca ativa de lesões Orientações gerais de higiene Prognóstico e tratamento	Avaliação inicial
II	Pacientes com quadros urgenciais que necessitem de procedimentos cirúrgicos e periodontais específicos Odontalgias em geral e encaminhamentos para o Serviço de Urgência BMF-HU Pacientes com necessidade imediata de ajuste de próteses	Visitas semanais
III	Pacientes com quadros clínicos de manutenção e controle Pacientes com SNG	Visita quinzenal
IV	Pacientes com necessidade de manutenção de próteses	Visita mensal
V	Pacientes que não usam qualquer tipo de prótese Pacientes com dentes ausentes Pacientes estáveis	Visitas trimestrais
VI	Pacientes pediátricos – PED Pacientes DPOC – POD	Visita bimestral Visita trimestral
VII	Alta Odonto – PAD	Alta PAD

Quadro 11.2 Classificação clínica dos pacientes

Nível	Quadro clínico	Visitas
I	• Vindas frequentes ao PS • Alta recente de internação • Quadro infeccioso • Fase terminal • Fase de acerto de medicações (anticoagulação, DM, HAS)	Visita semanal ou quinzenal e extra quando necessário
II	Estável; apenas seguimento clínico	Mensal
III	Paciente crônico, estável, sem vinda ao PS, ou consultas por telefone	Bimestral, intercalada por telefonema
IV	POD	Visita domiciliar trimestral + coleta de gasometria semestral
V	*Stand-by*	Semestral intercalada por telefonema
VI	Alta	

ra, 2002). São, na maioria das vezes, idosos, aposentados com poucos recursos, portadores de doenças crônicas, o que compromete a autonomia para realização das atividades básicas da vida diária, especialmente locomoção e mobilização, necessitando de suporte familiar.

Os pacientes são classificados quanto à incapacidade funcional pela Escala da Cruz Vermelha Espanhola (Quadro 11.3). A maioria dos pacientes inclusos no PAD é classificada como 5, pois é critério de inclusão a dificuldade de locomoção aos serviços de saúde.

Sportello, Okano e Follador (2001) constataram que a maioria dos cuidadores dos pacientes do PAD-HU/USP é do sexo feminino (90,9%), na faixa etária de 40 a 59 anos (54,6%), familiar (70%), leigo (75,7%) e com nível de escolaridade variando do ensino fundamental incompleto até o médio completo (81,9%).

Em junho de 2002, iniciou-se o PAD pediátrico, que praticamente coincidiu com o início das atividades do Programa de Oxigenoterapia Domiciliar (POD) (Almeida, 2003).

Quadro 11.3 Escala de avaliação da incapacidade funcional da Cruz Vermelha espanhola

0 – Vale-se totalmente por si mesmo. Caminha normalmente. Realiza suficientemente as atividades da vida diária (AVD).
1 – Algumas dificuldades para locomoções complicadas.
2 – Algumas dificuldades nas AVD, necessitando de apoio ocasional. Caminha com ajuda de bengala ou similar.
3 – Graves dificuldades nas AVD, necessitando de apoio em quase todas. Caminha com muita dificuldade, ajudado pelo menos por uma pessoa.
4 – Impossível realizar, sem ajuda, qualquer das AVD. Capaz de caminhar, com extraordinária dificuldade, ajudado pelo menos por duas pessoas.
5 – Imobilizado em cama ou sofá, necessitando de cuidados contínuos.

Além de todas as atividades, o PAD mantém um programa de empréstimo de equipamentos para o preparo do domicílio para a assistência domiciliária.

CIRURGIÃO-DENTISTA, HUMANISMO E ASSISTENCIALISMO

O cirurgião-dentista como integrante da equipe de saúde multiprofissional do PAD-HU/USP foi de fundamental importância para a assistência integral e com qualidade a indivíduos (pacientes e seus cuidadores), família e/ou comunidade em suas necessidades de saúde, atuando também no POD e no PED.

Para Jorge (1995), a maioria das disfunções temporomandibulares está associada ao estresse pelo qual tanto os pacientes quanto os cuidadores passam por longos períodos de convivência sob forte pressão emocional. Andrade (2001) observou que a demanda de cuidados, a preocupação e outras condições geradoras de estresse manifestavam-se por meio de queixas de insônia, cansaço, nervosismo, cefaleia, lombalgia, hipertensão arterial, entre outras, o que a levou a concluir que o desgaste físico e emocional era resultado de estresse subjacente à situação de doença que as cuidadoras enfrentavam, incluindo desvalorização de seu papel, acúmulo de atividades, entre outros, que estão além de sua capacidade de resolver.

Dessa forma, compete ao cirurgião-dentista, no contexto domiciliar, exercer suas funções de assistência, ensino, administração e pesquisa. Assim, ressaltamos a seguir as atribuições do cirurgião-dentista, tendo, no caso específico do PAD-HU/USP, a retaguarda da equipe de Cirurgia & Traumatologia BMF, que é referência nacional.

Além da atividade assistencialista, é imperioso não esquecermos o quanto é importante o atendimento humanizado, personalizado e bioeticamente correto. Acima de tudo, o cirurgião-dentista é um cidadão cuidando de outros cidadãos, com a responsabilidade de promover também o conforto psíquico, social e espiritual, além do físico. São notórios os argumentos de que a assistência prestada no domicílio promove a humanização do cuidado e sobretudo a melhoria da qualidade de vida do paciente (Fig. 11.3).

Como objetivos gerais podemos citar a atuação assistencial com a equipe, que consiste em visitas domiciliares, reunião com familiares, curso de orientação aos cuidadores, socialização e lazer com pacientes e familiares (Fig. 11.4). Na assistência individual o cirurgião-dentista deve implementar o atendimento odontológico domiciliar com novos materiais e procedimentos que podem ser ralizados em domicílio, criar programas de higiene e de prevenção à saúde bucal, estimulando e promovendo o bem-estar e incentivando práticas que auxiliem toda a família, de realizar

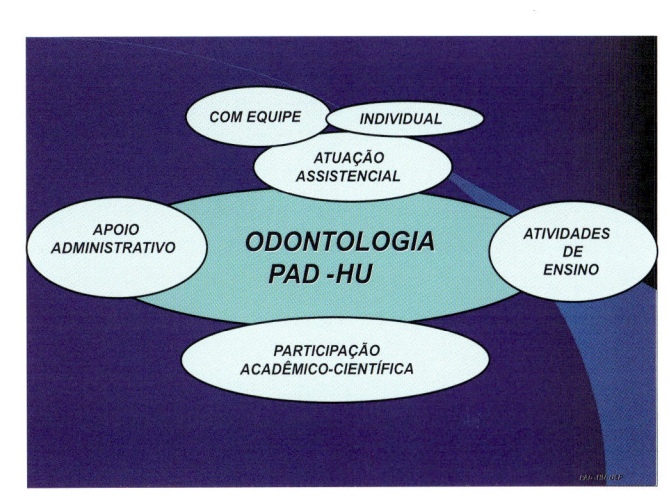

Fig. 11.3 Atribuições do cirurgião dentista como integrante da equipe interdisciplinar do PAD/HU/USP.

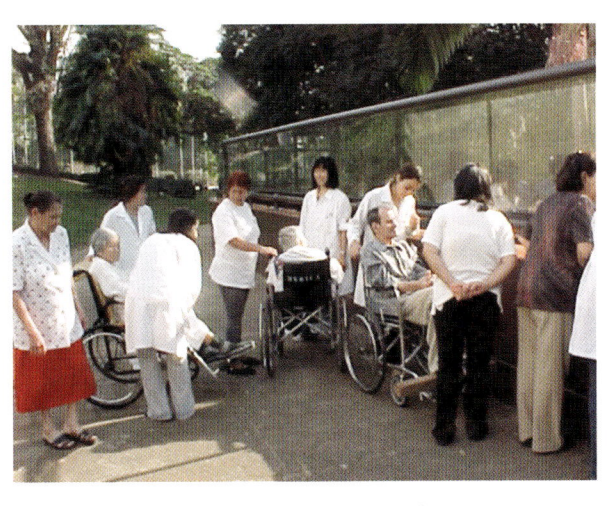

Fig. 11.4 Socialização com pacientes.

condutas específicas clínico-cirúrgicas, que sejam exequíveis em domicílio, controlar as orientações terapêuticas sobre higiene, dieta e fisioterapia bucal, encaminhar e adequar o paciente a procedimentos que podem ser realizados em domicílio.

As atividades de ensino consistiram em acompanhamento e orientação de estágios dos alunos da disciplina de Odontologia Hospitalar – ODE 0333 – e curso de extensão em assistência domiciliária (AD). O cirurgião-dentista participa no desenvolvimento acadêmico-científico com apresentação de trabalhos acadêmico-científicos em congressos, eventos sobre AD e elaboração de trabalhos de divulgação e visitas a outras instituições, realização de parcerias e desenvolvimento de atividades multiprofissionais, integração com profissionais afins.

Esse profissional participa rotineiramente no apoio administrativo durante elaboração de manual administrativo, manual para cuidador e elaboração de manual odontológico para atendimento domiciliário.

Como objetivos específicos, tanto a terapêutica clínica semiológica (anamnese, diagnóstico, prognóstico e terapêutica referente a patologias bucais) quanto as terapêuticas clínico-cirúrgica e preventiva (programas de higiene e prevenção de saúde bucal, acompanhamento preventivo, profilático e curativo, conduta terapêutica clínico-cirúrgica, prescrição de medicamentos quando necessário) são avaliadas pelo cirurgião-dentista em visita domiciliária. Exemplos:

- Dar o suporte biofuncional da mastigação (Fig. 11.5).
- Permitir, diagnosticar e instituir terapêutica na remoção de focos infecciosos (Fig. 11.6)
- Realizar busca ativa de lesões bucais (Fig. 11.7)
- Adequar o paciente a uma higienização e prevenção de câncer bucal (Fig. 11.8) e orientação terapêutica (Fig. 11.9)

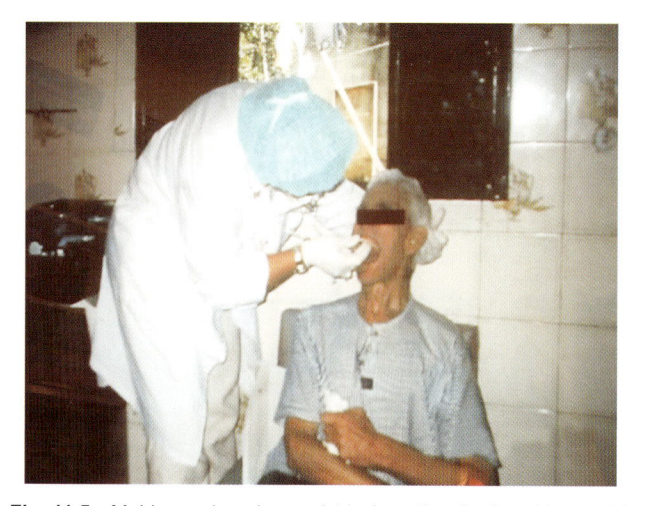

Fig. 11.5 Moldagem bucal com vistas à confecção de prótese total.

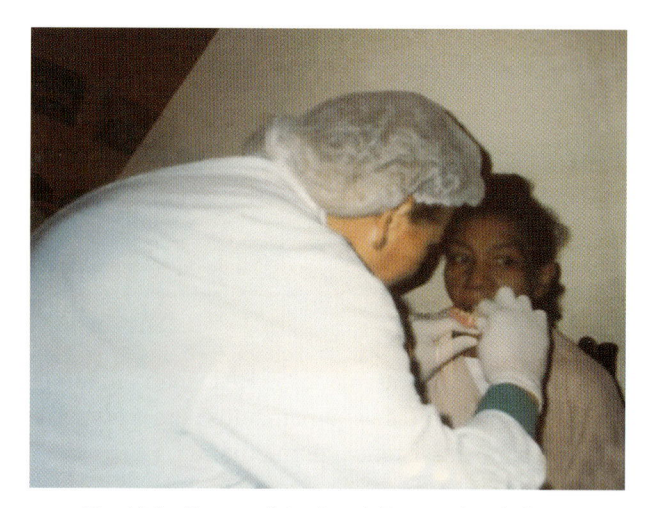

Fig. 11.6 Exame clínico bucal. Busca ativa de focos infecciosos dentais.

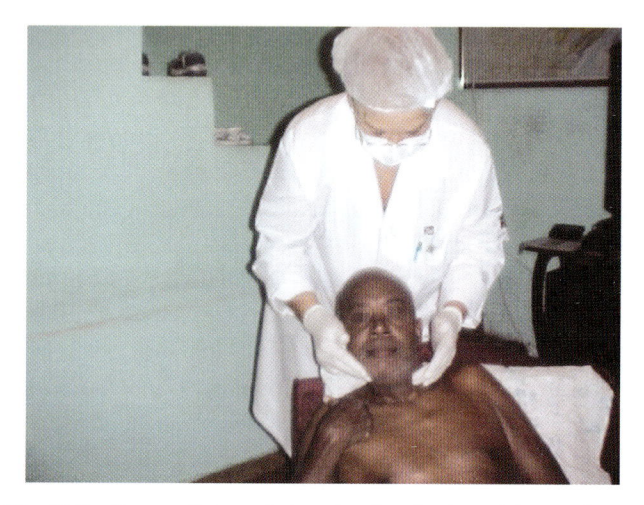

Fig. 11.7 Exame clínico extrabucal: palpação da cadeia ganglionar.

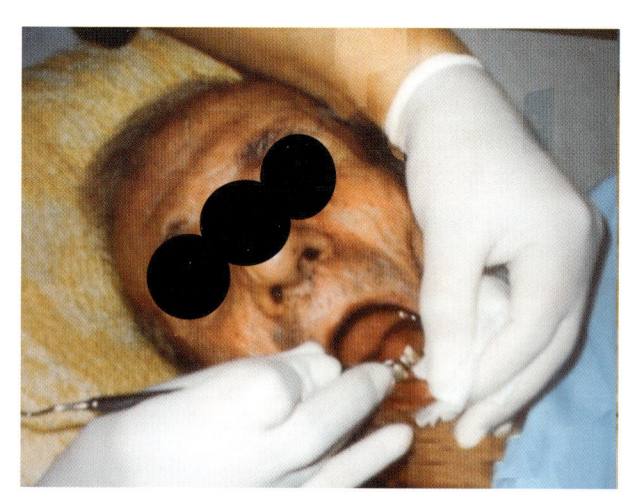

Fig. 11.8 Raspagem coronária radicular após orientação para higienização bucodental.

- Permitir condições mínimas de conforto ao paciente contribuindo assim com a equipe multidisciplinar no sucesso do tratamento integral (Fig. 11.9).

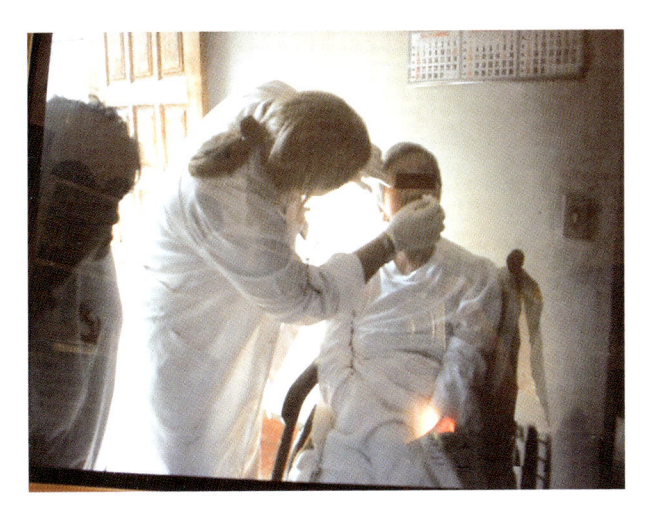

Fig. 11.9 Orientação terapêutica e higienização bucodental.

BIBLIOGRAFIA

Agência Nacional de Vigilância Sanitária (ANVISA). Consulta Pública n. 81 de 10 de outubro de 2003. Dispõe sobre o regulamento técnico contendo as normas de funcionamento de serviços que prestam assistência domiciliária. Disponível em: http://www.anvisa.gov.br (nov 2003).

Almeida MB, Sportello EF, Reinacher AS, *et al*. Caracterização do Programa de Oxigenoterapia Domiciliar do HU-USP. São Paulo: Hospital Universitário da Universidade de São Paulo, 2003a. Mimeografado.

_____. *Caracterização do Programa de Assistência Domiciliária Pediátrico do HU-USP*. São Paulo: Hospital Universitário da Universidade de São Paulo, 2003b. Mimeografado.

Duarte YAO, Diogo MJD. *Atendimento domiciliário: um enfoque gerontológico*. São Paulo: Atheneu, 2000.

Jorge WA. A assistência domiciliar odontológica sob a perspectiva bioética personalista (Dissertação de Mestrado). São Paulo: Faculdade de Odontologia da Universidade de São Paulo. 2006.

Jorge WA, Tortamano N. Tranquilizantes nas disfunções de ATM. *In*: *Tratamento das disfunções craniomandibulares ATM*. 1 ed., São Paulo: Livraria Santos, 1995: 209-14.

Minayo MC. *Os Muitos Brasis: saúde e população na década de 80*. São Paulo: Hucitec, 1995

Sportello EF. Caracterização das formas de vida e trabalho das cuidadoras familiares do Programa de Assistência Domiciliária do Hospital Universitário da Universidade de São Paulo. 2003. 132f. Dissertação (Mestrado) – Escola de Enfermagem, Universidade de São Paulo, São Paulo, 2003.

Sportello EF, Okano HIH, Follador NN. Perfil dos cuidadores do Programa de Assistência Domiciliária do HU-USP. *In*: Congresso Brasileiro de Enfermagem, 53, Anais 2001, Curitiba: ABEn-PR, 2001. CD ROM.

Yamamoto TT, Sportello EF, Oliveira MAC. Caracterização dos pacientes atendidos pelo Programa de Assistência Domiciliária do HU-USP. *Rev HU-USP* 2002; *12*(1/2): 26-34.

Atendimento a Pacientes com Necessidades Especiais

12

Ana Lídia Ciamponi • Renata de Oliveira Guaré • Aida Sabbagh Haddad

ASPECTOS PSICOLÓGICOS, USO DE SEDAÇÃO DE ANESTESIA GERAL

De acordo com o Decreto 1.744 de 8 de dezembro de 1995, art. 2º, inciso II, Pessoa Portadora de Deficiência (Portador de Necessidades Especiais) é aquela que apresenta incapacidade para a vida independente e para o trabalho em razão de anomalias ou lesões irreversíveis de natureza hereditária, congênita ou adquirida, estando portanto impedida de desempenhar as atividades de vida diária e de trabalhar. Dessa forma, didaticamente em Odontologia o paciente com necessidades especiais pode ser classificado em categorias:

- Deficiências mentais: comprometimento intelectual devido a fatores pré-natais, perinatais e pós-natais, de origem genética, ambiental ou de origem desconhecida.
- Deficiências físicas: paralisia cerebral, acidente vascular cerebral, Alzheimer, paralisia infantil, deficiências motoras limitantes, miastenia grave, distrofia muscular, artrite reumatóide juvenil, osteogênese imperfeita, mielomeningocele, raquitismo, disostoses.
- Síndromes e deformidades craniofaciais: síndromes congênitas, cromossômicas ou de origem mitocondrial.

- Distúrbios comportamentais: autismo.
- Distúrbios psiquiátricos.
- Distúrbios sensoriais: deficiências auditiva, visual e de fala.
- Doenças sistêmicas crônicas: diabetes melito, cardiopatias congênitas ou adquiridas, doenças hematológicas, epilepsia, doenças autoimunes e doenças vesículo bolhosas (pênfigo, penfigoide, líquen plano, epidermólise bolhosa), insuficiência renal crônica.
- Doenças infectocontagiosas: pacientes HIV-positivos (sintomáticos e assintomáticos), hepatites virais, tuberculose.
- Condições sistêmicas: pacientes irradiados em região de cabeça e pescoço, pacientes transplantados de órgãos, pacientes imunossuprimidos por medicamentos.

Após anamnese, exame clínico, solicitação de alguns exames complementares, são estabelecidos o diagnóstico e o plano de tratamento do paciente com algum tipo de necessidade especial, em que este último poderá variar em alguns aspectos se for realizado em ambulatório (consultório) ou em ambiente hospitalar sob anestesia geral.

Os fatores que determinarão a realização do tratamento odontológico sob anestesia no ambulatório ou hospital são as condições gerais, comportamentais e bucais do paciente. Além desses aspectos, devemos analisar a necessidade do tratamento naquele momento e a oportunidade, isto é, se o paciente encontra-se em condições para ser submetido ao tratamento odontológico ou se este deve ser protelado em decorrência de alterações sistêmicas que contraindicam momentaneamente o tratamento odontológico. Ainda quanto à oportunidade para a realização do atendimento odontológico, deverão ser analisados os aspectos quanto ao acesso ao consultório, importância que os familiares dispensam à saúde bucal, grau e tipo de comunicação a ser estabelecido com o paciente e, finalmente, os benefícios estético-funcionais que o tratamento trará ao paciente.

O estabelecimento de um planejamento clínico adequado e individualizado ao paciente com necessidades especiais requer conhecimento do profissional sobre a patologia do paciente e seus possíveis comprometimentos sistêmicos, adequando-o ao atendimento odontológico e considerando suas particularidades e limitações, independentemente se esse tratamento será realizado em ambulatório ou em ambiente hospitalar sob anestesia geral. Nessas situações, na maioria das vezes, esse tratamento será realizado conjuntamente com profissionais das áreas afins, principalmente médicos nas diferentes especialidades, obtendo dessa maneira melhores resultados dentro da própria patologia do indivíduo.

Deve-se observar que, de acordo com Hanes *et al.* (1994), os odontopediatras apresentam mais pacientes com condições especiais e problemas comportamentais do que os cirurgiões-dentistas clínicos gerais. Talvez esse fato tenha conduzido o cirurgião-dentista odontopediatra a desenvolver e aplicar as técnicas de abordagem psicológica e manejo comportamental.

A comunicação entre cirurgião e paciente é fundamental durante o atendimento odontológico. A abordagem do cirurgião-dentista quando do atendimento de pacientes com necessidades especiais, quer seja para resolver problemas comportamentais ou de ansiedade, representa um desafio para o profissional. Os indivíduos com necessidades especiais são um grupo de pacientes que muito se beneficia de todas as técnicas de gerenciamento comportamental, quer sejam elas não farmacológicas ou farmacológicas, para o estabelecimento da comunicação, controle da ansiedade, medo e dor. Alguns grupos se beneficiam por apresentar habilidades cognitivas imaturas no desenvolvimento, distúrbios neurológicos e motores, sendo incapazes de colaborar, e outros por apresentarem dificuldades sistêmicas devendo evitar situações de estresse intenso, comuns em indivíduos odontofóbicos. Um grande número de fatores que refletem atitudes pessoais e familiares, história e variações individuais contribui para determinar o comportamento dos indivíduos. A experiência prévia vivida em ambientes médicos e odontológicos também contribui significativamente para exacerbar ou reduzir comportamentos não colaboradores. Enquanto algumas pessoas estão abertas para novas experiências e informações e irão trabalhar com seus sentimentos, reações e atitudes, outros irão concentrar o foco de atenção nos estímulos estressantes e resistir a novas informações que visam direcioná-los para uma visão mais realista do problema. Portanto, o indivíduo deve ser avaliado como um todo, considerando todas as dificuldades comportamentais existentes, o grau de desenvolvimento do paciente e habilidades de compreensão, para que, como parte do plano de tratamento, o profissional possa definir quais técnicas de abordagem se aplicam melhor nas diferentes situações clínicas. As consultas devem ser, preferencialmente, curtas e não deixar que o paciente sinta dor, sem comprometer a qualidade técnica do trabalho.

O sucesso no atendimento odontológico não se define apenas na capacidade técnica de executar procedimentos clínicos, mas principalmente na habilidade do profissional em executá-los com qualidade e sem criar ou exacerbar o medo e a ansiedade nos pacientes. Antes de tudo, o profissional deve educar seus pacientes ajudando-o a lidar com suas ansiedades, ajustando-as em níveis apropriados, sem esquecer a individualidade inerente de cada indivíduo.

Muitas vezes os indivíduos com déficit intelectual são incapazes de cooperar totalmente, mas, quando bem estimulados e conduzidos, a maioria consegue seguir as instruções dadas. O condicionamento psicológico do paciente, a avaliação do relacionamento da família em relação ao paciente, bem como a estimulação de ambos ao tratamento são sem dúvida parte fundamental para o sucesso da intervenção odontológica. Os indivíduos também podem apresentar comportamento variado em diferentes consultas.

Como exemplo podemos citar os pacientes com deficiências neurológicas, que apresentam desenvolvimento cognitivo limitado, ficam atentos por pouco período de tempo e têm dificuldade em aprender por experiência. A abordagem comportamental profissional deve se valer de técnicas que usem não apenas a linguagem como forma de comunicação, mas também da comunicação não verbal, já que apresentam dificuldade em se adaptar e responder às estratégias convencionais de comunicação. Em algumas situações o profissional poderá se valer de técnicas farmacológicas (sedação e anestesia geral) para facilitar o tratamento odontológico para o paciente.

No passado, o tratamento odontológico de pacientes com necessidades especiais era realizado com muita frequência em ambiente hospitalar, sob anestesia geral. Atualmente, a indicação de tratamento sob anestesia geral deve ser realizada quando o paciente apresenta comprometimentos severos, falta de cooperação ou quando o tratamento odontológico for muito extenso.

Alguns cuidados devem ser mantidos quando do atendimento desses pacientes: visitas regulares devem se iniciar o mais precocemente possível (não ultrapassar 9-12 meses de vida); o profissional deve se familiarizar com o histórico do paciente e com suas condições médicas; a primeira consulta deve ser realizada sob condições satisfatórias, sem pressa.

Para a maioria dos pacientes é possível estabelecer algum tipo de comunicação, quer seja pelo toque, pelo olhar, pelo sorriso ou por movimentos corporais. Essa interação contribui para melhorar o comportamento dos pacientes. Uma dificuldade maior pode ser encontrada com pacientes autistas, que respondem pobremente a técnicas como dessensibilização ou modelagem (abordadas na sequência), entretanto respondem bem a técnicas de distração, principalmente musicoterapia.

Dentre as técnicas de manejo comportamental não-farmacológicas aplicadas em odontologia existem aquelas que se valem da comunicação linguística ou não, hipnose e acupuntura. Dentre as técnicas farmacológicas temos a sedação e a anestesia geral. Todas apresentam indicações precisas, e cabe a cada profissional selecionar aquelas das quais cada paciente melhor se beneficiaria, sem esquecer as próprias preferências individuais de acordo com suas habilidades técnicas, personalidade e experiência. Não existe uma regra-padrão em se definir até onde o profissional pode se valer de técnicas não farmacológicas e quando deve associar outras técnicas. Muitas vezes o grau de resistência do paciente em aceitar o tratamento, bem como a sua extensão também são fatores que podem guiar o profissional no sentido de definir quais estratégias aplicar.

É importante salientar que é opinião dos autores que os métodos não farmacológicos devem ser extensamente explorados, antes de se optar por técnicas farmacológicas, e que mesmo nessa situação o profissional ainda assim deve continuar a aplicá-los. O uso de sedação ou anestesia geral em situações específicas e criteriosamente selecionadas certamente trará resultados positivos se o profissional não esquecer que os pacientes apresentam sentimentos e que devem ser considerados como um todo.

TÉCNICAS DE ABORDAGEM NÃO FARMACOLÓGICAS

FALAR-MOSTRAR-FAZER

É uma técnica muito utilizada por odontopediatras para reduzir a ansiedade e o medo dos pacientes, apresentando o ambiente e os instrumentos odontológicos, de forma

que se familiarizem com a situação. A técnica envolve a explicação verbal do procedimento (falar) de acordo com o desenvolvimento cronológico e mental do paciente; demonstração do procedimento, nos aspectos visuais, táctil, olfatórios e auditórios (mostrar); e sem desviar a atenção da explicação e demonstração realizar o procedimento (fazer). É importante ajustar a linguagem àquela passível de ser entendida pelo paciente e apresentá-la de forma gradativa de acordo com a capacidade de absorção de cada indivíduo (Figs. 12.1 a 12.3).

REFORÇO POSITIVO

O reforço positivo é uma técnica que visa recompensar o bom comportamento e consequentemente estimular sua repetição. Reforços sociais incluem: modulação da voz, expressão facial, palavras positivas, apropriada demonstração física de afeto (toque, carinho). Reforços não sociais incluem brindes e brinquedos para premiação do bom comportamento. Estes não devem ser utilizados para "comprar" o paciente, mas sim reconhecer o esforço que o paciente demonstrou em colaborar com o tratamento. Pode ser utilizado em qualquer paciente.

IMOBILIZAÇÃO MÉDICA (CONTENÇÃO FÍSICA)

O conceito de imobilização médica, mais conhecido em Odontologia como contenção física, difere um pouco

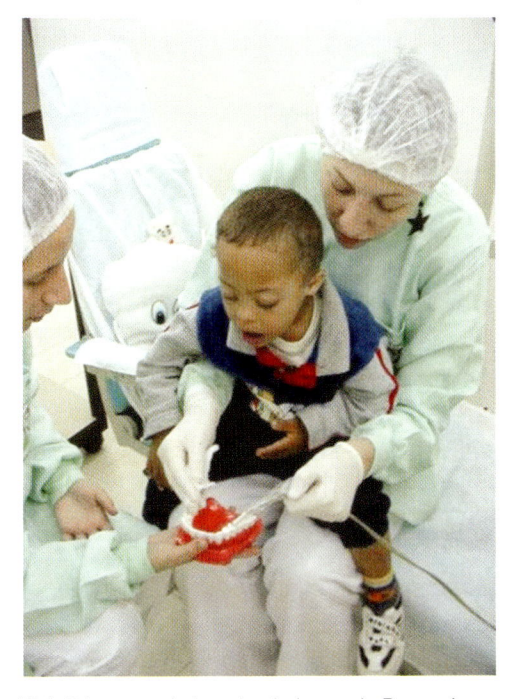

Fig. 12.1 Criança portadora de síndrome de Down observando atentamente os procedimentos clínicos no macromodelo.

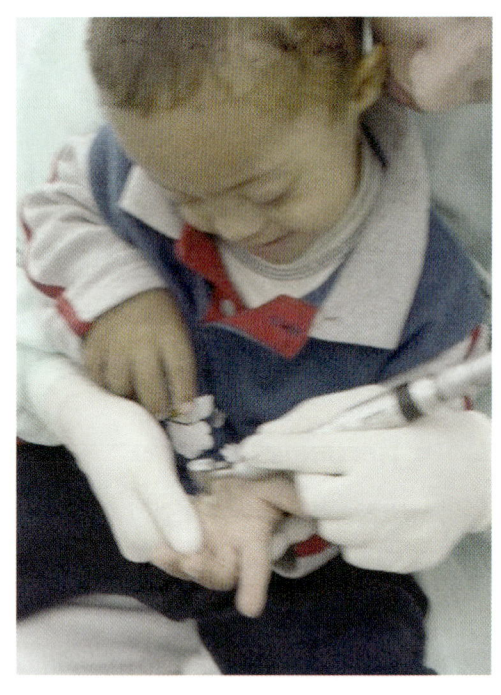

Fig. 12.2 Demonstração do procedimento odontológico na criança portadora de síndrome de Down.

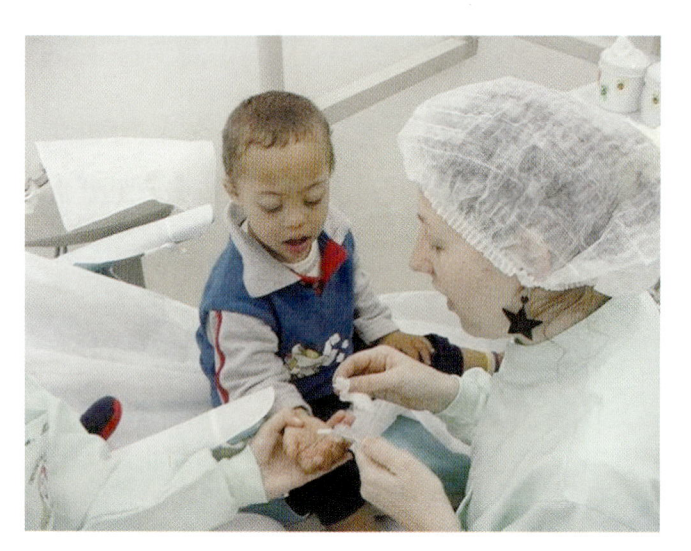

Fig. 12.3 Demonstração do procedimento odontológico na criança portadora de síndrome de Down com a técnica do "falar-mostrar-fazer".

daquele aplicado em psiquiatria ou outras especialidades médicas. Aqui, a manobra de contenção física dura pouco tempo; limita, mas não previne completamente os movimentos de cabeça, corpo e extremidades; previne lesões durante o procedimento odontológico e geralmente é bem tolerada pelos pacientes. Jamais deverá ser utilizada para punir o paciente não colaborador ou ser utilizada para conveniência da equipe de trabalho, e, ao ser aplicada, não poderá causar lesão física e deverá ser

o menos restritiva possível para alcançar os objetivos desejados. Esta somente será utilizada quando for absolutamente necessário.

Aqui se inclui o uso de contenção física ativa, com auxílio da assistente ou pais para conter os movimentos de braços, pernas e cabeça; e contenção física passiva com utilização de equipamentos especialmente desenvolvidos para esse fim, como abridores de boca ou alguns acessórios restritivos. Enquanto alguns profissionais preferem essa técnica, outros preferem técnicas farmacológicas para impedir movimentos reflexos ou de resistência ao tratamento. A necessidade de restrição física e sedação mantém uma relação inversa com o comportamento do paciente. Quando o comportamento do paciente melhora, a necessidade de utilizá-las diminui.

Pacientes com distúrbios neuromusculares, particularmente, se beneficiam da contenção física corporal, já que essa previne movimentos reflexos incontroláveis de braços e pernas.

Quando mal utilizados, os abridores de boca e dispositivos para contenção mecânica aumentam o estresse e ansiedade de alguns pacientes durante o atendimento odontológico. Portanto, é fundamental orientar os responsáveis e pacientes sobre seus objetivos, benefícios e riscos associados, sempre com uma linguagem condizente com o grau de entendimento do ouvinte.

Em qualquer situação que a imobilização médica for utilizada o profissional deve obter o consentimento informado do responsável (por escrito). Também é recomendado documentar no prontuário ou ficha clínica do paciente o porquê de sua utilização, duração e tipo de imobilização aplicada, bem como a reação do paciente frente a esse procedimento (Fig. 12.4).

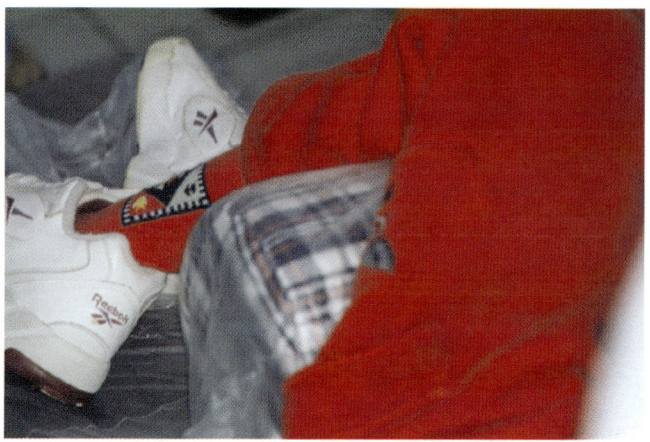

Fig. 12.4 Uso de imobilização médica em paciente portadora de síndrome de Rett.

Distração

Os procedimentos de distração são estratégias básicas que produzem relaxamento e redução da ansiedade, criando efeito na redução da dor.

O objetivo é mudar o foco de atenção do paciente para uma situação que não seja percebida como desprazerosa. Podem ser utilizadas conversas sobre assuntos diversos, histórias, música. O sucesso dessa técnica em alcançar os objetivos desejados dependerá da habilidade de cada profissional em manipular as expectativas e percepções do paciente, bem como suas habilidades cognitivas e neurológicas. Pode ser utilizado em qualquer paciente.

A música tem demonstrado ser um excelente coadjuvante para reduzir a ansiedade durante o atendimento odontológico. Os melhores resultados são alcançados quando o próprio paciente é capaz de escolher seu repertório musical. Estudos têm mostrado que a música instrumental parece ter melhor efeito em reduzir a ansiedade que a música vocal. De acordo com Davila e Menendes (1986), a música foi eficiente em reduzir a ansiedade e estresse durante o atendimento odontológico de crianças com deficiência mental. Pacientes com autismo se beneficiam muito da música para relaxamento durante o atendimento odontológico (Figs. 12.5 a 12.7).

DESSENSIBILIZAÇÃO

Com a técnica de dessensibilização, procura-se oferecer uma associação mais prazerosa com o estímulo de ansiedade provocado. Procura-se colocar o paciente na mesma situação vivida ou percebida como desagradável, mas preocupando-se em apresentá-la de forma positiva e sem dor. Seus resultados estão relacionados ao grau de deficiência mental, grau de entendimento, tipo de patologia e confiança adquirida pelo profissional. Pode ser utilizado em qualquer paciente.

MODELAGEM

Com a modelagem, o paciente aprende sobre a experiência odontológica observando, ao vivo ou em fitas de vídeo, outros indivíduos em tratamento. Devemos ressaltar as

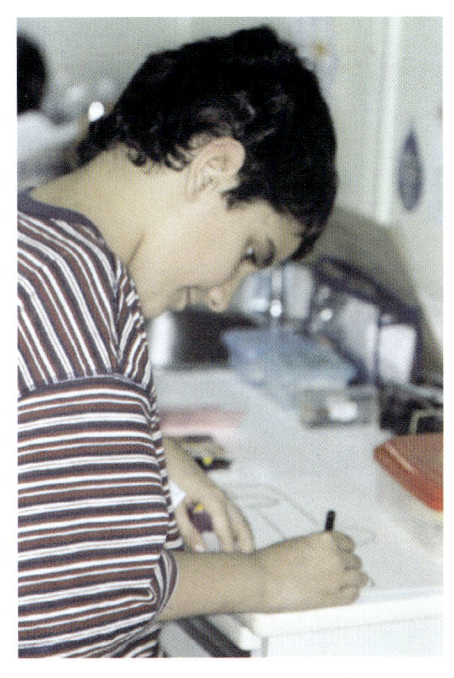

Fig. 12.5 Paciente portador de síndrome de Asperger realizando desenhos antes do atendimento odontológico como forma de distração.

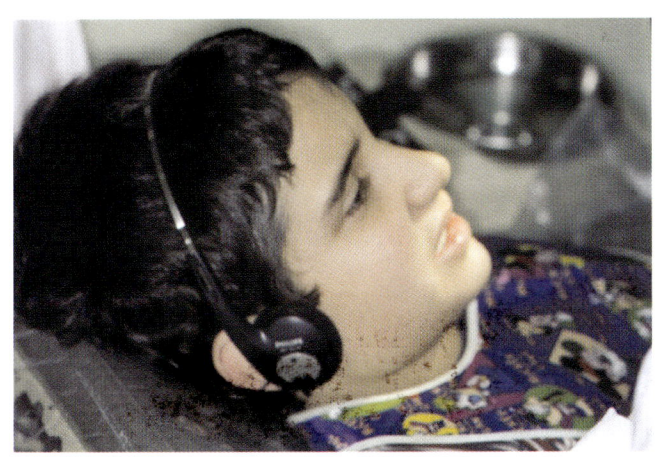

Fig. 12.6 O mesmo paciente portador de síndrome de Asperger sendo distraído com música durante o tratamento odontológico.

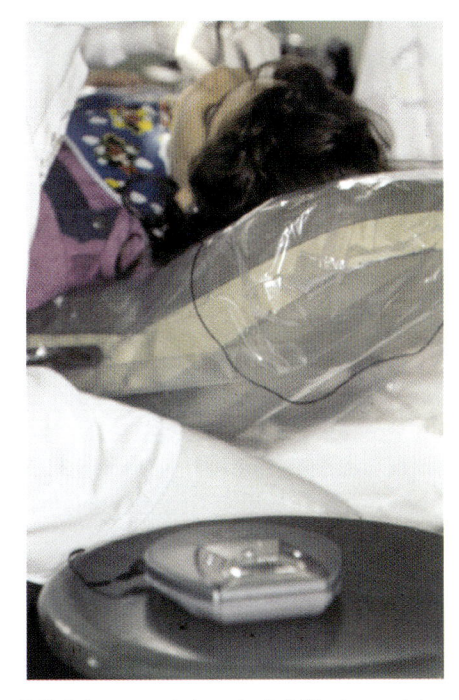

Fig. 12.7 Criança portadora de deficiência mental moderada tranquila durante o atendimento odontológico (distração com música).

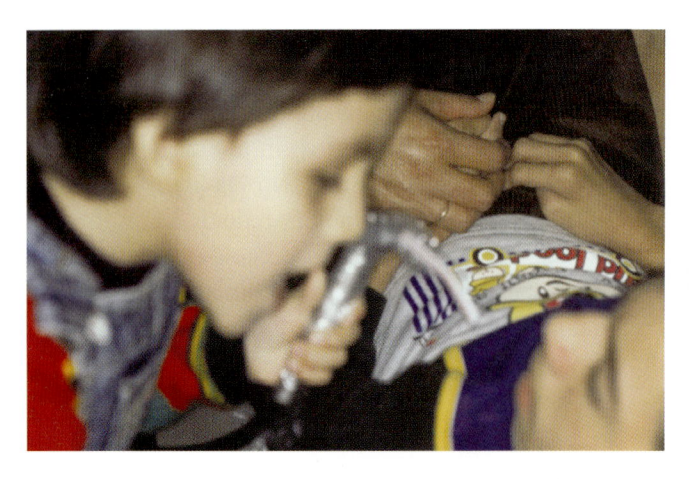

Fig. 12.8 Momento de descontração em que uma criança portadora de deficiência visual brinca com outra criança portadora de síndrome de Lens-Optiz, como se a estivesse tratando (técnica da modelagem).

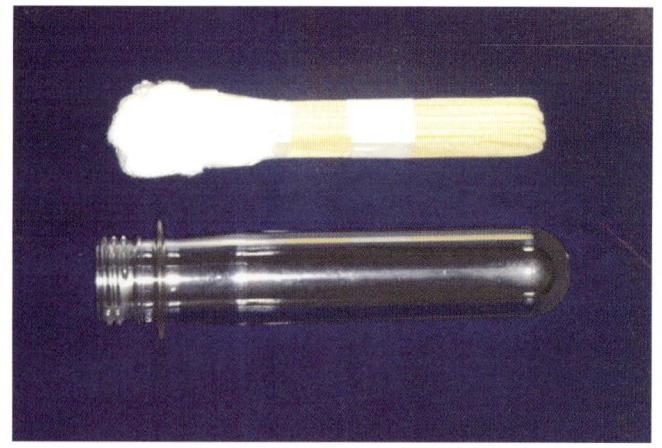

Fig. 12.9 Alguns tipos de abridores de boca que podem ser utilizados para a contenção física em pacientes especiais.

atitudes positivas e bom comportamento para estimulá-lo no paciente que requer tratamento, sempre dizendo que ele também será capaz de realizar os procedimentos odontológicos. Observar previamente o que será realizado pode reduzir o medo do desconhecido e, consequentemente, melhorar o comportamento do paciente. Pode ser utilizado em qualquer paciente (Fig. 12.8).

CONTROLE DE VOZ

O controle de voz é uma técnica que visa a obter atenção do paciente, mediante alteração controlada da voz, em seu volume, entonação e pausas. Isso não significa que o profissional deva estar descontrolado e comece a gritar; pelo contrário, ele deve estar calmo e seguro e buscar captar a atenção do paciente. Pode ser utilizado em qualquer paciente.

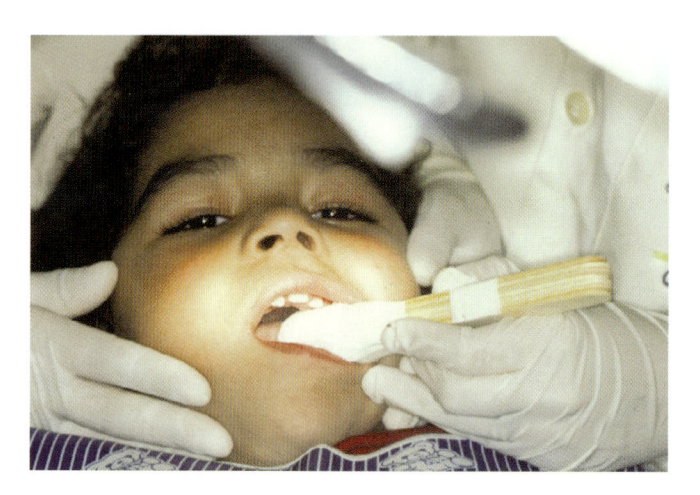

Fig. 12.10 Abridor de boca descartável em espátula e gaze sendo utilizado. Observar o posicionamento de cabeça para contenção de movimentos.

COMUNICAÇÃO NÃO VERBAL

A comunicação não verbal é um reforço que guia o comportamento do paciente através da postura, contato e expressão facial apropriadas do profissional. Uma expressão facial agradável, um sorriso nos lábios e gestos de carinho e atenção são percebidos pelos pacientes, mesmo que eles apresentem dificuldades em se expressar verbalmente, podem ser utilizados em qualquer tipo de paciente.

MÃO SOBRE A BOCA

O seu objetivo é ajudar a criança, já histérica, a recuperar o autocontrole. A citação dessa técnica neste capítulo é feita para apontar a posição dos autores no sentido de

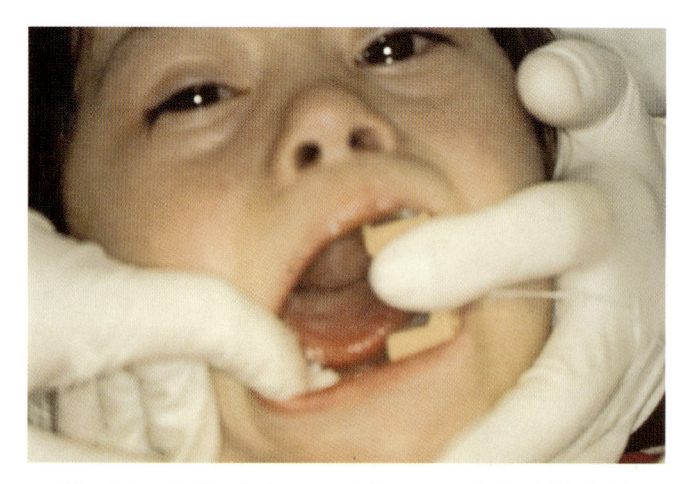

Fig. 12.11 Abridor de boca em silicone autoclavável (Markel®), sendo utilizado em criança portadora de síndrome de Down. Observar a presença de orifício para prender o fio dental, as ranhuras laterais que oferecem maior estabilidade e os recortes especiais na região lingual para melhor posicionamento.

serem completamente contra a sua aplicação, quer seja em crianças normorreativas, como em crianças com necessidades especiais. Além disso, a literatura aponta para a sua ineficiência quando da sua utilização em indivíduos com comprometimento neurológico e cognitivo.

POSIÇÃO DOS RESPONSÁVEIS DIANTE DE TÉCNICAS DE GERENCIAMENTO COMPORTAMENTAL

A opinião dos responsáveis (no caso de crianças ou indivíduos com comprometimento cognitivo, neurológico e motor) quanto às técnicas de gerenciamento comportamental utilizadas em pacientes com necessidades especiais deve ser considerada pelos profissionais antes de optar por essa ou aquela estratégia de trabalho. Esse assunto deve ser discutido na primeira consulta com os responsáveis como parte do planejamento clínico a ser proposto. As vantagens, desvantagens, riscos e benefícios das técnicas selecionadas devem ser explicadas e o profissional deve solicitar a assinatura do responsável pelo consentimento esclarecido, quando da utilização de técnicas como imobilização médica, sedação e anestesia geral. Todas as informações devem ser esclarecidas para que os responsáveis se sintam seguros durante o atendimento (Fig. 12.12).

De acordo com Brandes et al. (1995), os responsáveis de crianças normais ou com necessidades especiais não se comportam de maneira diversa quanto à aceitação das diversas técnicas de gerenciamento comportamental utilizadas em odontologia, com exceção do uso de contenção (imobilização), que recebeu maior aceitação entre pais de crianças com necessidades especiais.

Portanto, os pais ou responsáveis devem ser extensamente esclarecidos quanto ao uso de qualquer tipo de imobilização ou uso de fármacos no paciente, tanto para o sucesso do tratamento odontológico (instruções pré- e pós-operatórias, incluindo orientações dietéticas), pois assim estariam sendo preenchidos os aspectos éticos e legais desses procedimentos.

TÉCNICAS DE ABORDAGEM FARMACOLÓGICAS: SEDAÇÃO E ANESTESIA GERAL

Alguns métodos para o controle de dor e ansiedade podem ser obtidos com anestesia local (não elimina a ansiedade), sedação consciente leve e moderada (não elimina a sensibilidade dolorosa), sedação profunda e anestesia geral.

A sedação consciente é conceituada como um nível mínimo de depressão da consciência, que mantém a habilidade do paciente para manter a respiração independente e continuadamente e responder apropriadamente a estimulação física e comando verbal produzido por métodos farmacológicos e não-farmacológicos, isolados ou combinados (Rosenberg et al., 1991; ADA, 2001).

CONSENTIMENTO PARA IMOBILIZAÇÃO MÉDICA

Paciente: Idade:
Responsável:
Telefone:

A imobilização parcial ou completa do paciente, às vezes, se faz necessária para proteger o paciente e/ou a equipe de trabalho contra injúrias durante o tratamento odontológico. O objetivo da contenção será evitar ou reduzir a ocorrência de movimentos bruscos do paciente, podendo ser executada pelo cirurgião-dentista, auxiliares ou pais com ou sem auxílio de acessórios específicos para esse fim. Esse método está indicado para pacientes que necessitam de diagnóstico e/ou tratamento e são incapazes de cooperar por falta de maturidade, problemas físicos ou mentais e quando outras técnicas de controle de comportamento falharam. A imobilização médica será utilizada em situações absolutamente necessárias.
Eu,   após ter sido esclarecido(a) a respeito dos objetivos e indicações da contenção física, autorizo sua execução conforme as necessidades do tratamento. O paciente é incapaz de consentir legalmente; portanto, eu o autorizo.
Assinatura: ( ) pai   ( ) mãe   ( ) responsável legal

São Paulo,   de   de 200 .

Fig. 12.12 Exemplo de ficha para consentimento para contenção física.

A sedação profunda é um estado de depressão consciente, produzido por métodos farmacológicos ou não farmacológicos, acompanhada por perda parcial dos reflexos de proteção, incluindo a inabilidade de manter a respiração independente e continuadamente e de responder adequadamente aos comandos verbais.

Os pacientes que podem ser beneficiados pela sedação incluem crianças jovens, odontofóbicos, indivíduos que apresentam reflexo de vômito com anestesia local e indivíduos com comprometimentos comportamentais e médicos. Assim, os indivíduos com doença cardiovascular ou outras condições médicas podem ser beneficiados pela sedação para a redução do estresse. Os pacientes com necessidades especiais com desenvolvimento emocional alterado ou problemas comportamentais, pacientes adultos com deficiência mental grave/profunda ou outra desordem do SNC, e pacientes geriátricos com demência aguda também podem não ser capazes de cooperar com o cirurgião-dentista, tendo a indicação da sedação nos diversos níveis até a utilização da anestesia geral.

As vias de administração para a sedação podem ser:

- *Enteral:* qualquer técnica de administração em que o agente seja absorvido pelo trato gastrointestinal ou mucosa oral (por exemplo, via oral e sublingual).
- *Parenteral:* qualquer técnica de administração em que a droga passe pelo trato gastrointestinal (por exemplo, intramuscular, intravenoso, intranasal, submucosa, subcutânea, intraocular).
- *Transdermal/transmucosa:* qualquer técnica de administração em que a droga seja administrada por *patch* ou iontoforese.
- *Inalatória:* qualquer técnica de administração em que um agente gasoso ou volátil seja introduzido dentro da árvore pulmonar e que o efeito primário seja devido à absorção pulmonar (por exemplo, sedação por óxido nitroso).

Dessa maneira, deve-se observar que os níveis de sedação são obtidos em decorrência do tipo de droga, posologia e via de administração utilizada (ver Quadro 12.1 na página 507).

Pacientes com necessidades especiais podem não ser capazes de cooperar com o procedimento odontológico devido à incapacidade mental ou física, que limita sua habilidade para compreender todas as instruções. Além disso, algumas doenças crônicas podem sensibilizar o indivíduo com o ambiente médico/odontológico resultando em medo e pobre cooperação. Nesses casos, técnicas de sedação que incluem agentes inalatórios, sedativos hipnóticos, benzodiazepínicos, fenotiazinas ou narcóticos podem ser utilizadas.

Dessa maneira o cirurgião-dentista deve saber que não há apenas um agente ou uma combinação de drogas consideradas ideais para o manejo comportamental do paciente. A seleção e o uso de agentes farmacológicos isolados ou combinados não devem ocorrer sem o conhecimento e a familiaridade com os agentes envolvidos, com seu potencial para produzir efeitos adversos, familiaridade com a história, estado físico e tolerância do paciente. A habilidade do profissional e sua equipe de reconhecer e controlar uma complicação adequadamente também deve ser levada em consideração. Dessa maneira, o profissional deve estar informado das indicações, contraindicações, e precauções antes de usar qualquer uma das drogas que serão abordadas a seguir (ver Quadro 12.2 nas páginas 508 e 509).

SEDAÇÃO COM A MISTURA OXIGÊNIO/ÓXIDO NITROSO

Em um grande número de casos, a necessidade de uma anestesia geral pode ser significativamente reduzida quando se lança mão de técnicas de sedação consciente. Deve-se salientar que a resposta da sedação com óxido nitroso muitas vezes pode ser imprevisível. Ocasionalmente, o resultado é mais favorável do que se esperava, mas outras vezes, ainda que haja otimismo por parte do cirurgião-dentista, o tratamento pode ser impossível. Entretanto, como o emprego da anestesia geral para alguns pacientes especiais com grandes comprometimentos sistêmicos deve ser evitado devido aos riscos, desconfortos e custo associado a esse tipo de tratamento, a sedação com a mistura de oxigênio e óxido nitroso deve ser considerada (Fig. 12.13).

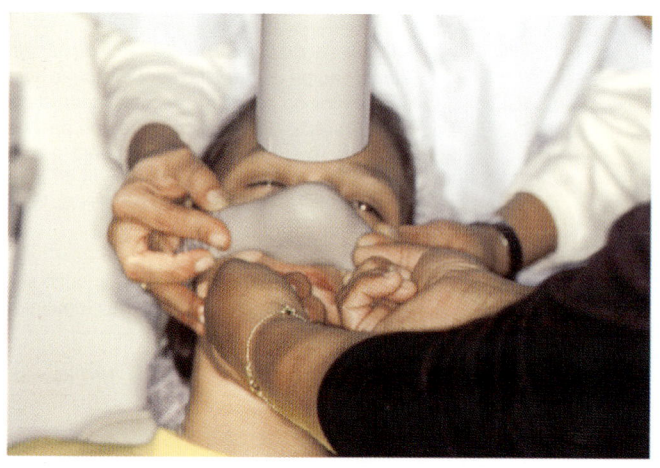

Fig. 12.13 Sedação consciente em paciente portador de deficiência mental moderada.

Quadro 12.1 Vias de administração de drogas para sedação (de acordo com Nathan, 2001)

Vias de administração	Indicações	Vantagens	Desvantagens	Precauções
Inalatória	1. Níveis de ansiedade moderada 2. Adjunto em outras vias de administração 3. Fornece analgesia para procedimentos breves, mas desconfortáveis 4. Pacientes sistemicamente comprometidos, com doenças cardiovasculares, respiratórias, hepáticas ou desordens neurológicas 5. Como alternativa à anestesia local para procedimentos simples de restauração (sem comprometimentos pulpares)	1. Ação rápida 2. Permite retirada imediata 3. Administrador tem controle sobre a ação clínica 4. Duração controlada 5. Rápida eliminação 6. Sem contraindicação absoluta	1. Potencial fraco 2. Necessita certo grau de cooperação do paciente 3. Dificilmente aplicado em indivíduos com graves problemas comportamentais	1. Usado sempre com no mínimo 30% de oxigênio 2. Contraindicações relativas: – pacientes com personalidades compulsivas (medo de perda de controle) – pacientes claustrofóbicos – pacientes com insuficiência respiratória
Oral	1. Níveis de sedação leve 2. Níveis de ansiedade médio, moderado ou severo (com restrições) 3. Procedimentos que requerem extensa cooperação 4. Quando a via parenteral não é possível	1. Aceitabilidade quase universal 2. Fácil administração 3. Menor incidência de reações adversas 4. Baixo custo 5. Mínimo treinamento da equipe 6. Longo tempo de trabalho	1. Resposta varia de paciente para paciente 2. Período de latência prolongado 3. Absorção não é previsível 4. Dificuldade em se determinar a dose 5. Não há agentes de reversão do processo em algumas drogas	1. Possibilidade de sobredosagem, com depressão cardíaca, e respiratória 2. Pessoas não treinadas em reanimação cardiovascular e respiratória não deveriam usar esta via de administração em sedações mais profundas. O profissional deve ser capaz de reconhecer e tratar as reações adversas
Retal	Crianças muito jovens ou incapazes de aceitar a via oral	Incidência e intensidade de efeitos colaterais é reduzida	1. Inconveniência da administração 2. Absorção variável no intestino 3. Dificuldade em determinar a dosagem 4. Limitados agentes disponíveis nesta via de administração	Mesmas precauções da via oral
Intramuscular, submucosa, subcutânea	Para crianças com graves problemas de controle e que não aceitam outras técnicas	1. Ação rápida 2. Absorção mais confiável 3. Necessita de pouca cooperação do paciente 4. Permite a administração de drogas em casos emergenciais, quando a via intravenosa não for possível	1. Habilidade limitada para reverter a ação da droga 2. Necessita de injeção 3. Duração prolongada 4. Possibilidade de injúria pela injeção 5. Necessita de muitos utensílios 6. Grande potencial de reações	**PARA TODAS AS VIAS PARENTERAIS:** 1. O administrador e equipe necessitam ser treinados adequadamente e reconhecerem qualquer reação adversa 2. Devem apresentar conhecimentos avançados de suporte de vida e treino avançado em anestesiologia
Intravenosa	Via preferível para procedimentos invasivos de curta duração	1. Via mais rápida 2. Porta aberta para drogas emergenciais 3. Menor incidência de náusea/vômito 4. Controle da secreção salivar	1. Necessita de muitos utensílios para ser usada 2. Difícil de ser usada em crianças pequenas 3. Complicações locais no lugar de punção 4. Alta incidência de reações adversas	1. Crianças abaixo de 6 anos 2. Pacientes com doença-hepática ou tireoide 3. Apenas anestesistas podem executá-la no Brasil

Quadro 12.2 Agentes sedativos mais usados (modificado de Nizzia et al., 1998 e Nathan, 2001)

Agente farmacológico	Forma disponível	Dosagem recomendada	Duração da ação	Indicações e benefícios	Precauções e limitações
Cloridrato de hidroxizina	25 mg/5cc comprimidos de 25, 50, 100 mg Frascos de 120 ml	50 mg/dia (adulto) 0,3-0,5 ml xarope/kg (infantil) 0,6-1 mg/kg (infantil) 25 mg (quando combinada a outros agentes) 25/50 mg (1 a 2 horas antes)	15-30/2-4 min/hora	Como um sedativo médio Potencializará o efeito de narcóticos e depressores do SNC, quando usado isoladamente, é mais efetivo em doses múltiplas divididas	Utilizado para níveis de ansiedade médio Frequentemente combinado com outros agentes, como por exemplo o hidrato de cloral, meperidina ou midazolam
Cloridrato de prometazina	Comprimidos de 12,5, 25 e 50 mg	Semelhante à hidroxizina		Semelhante ao anterior	Níveis de ansiedade leves quando usado isoladamente
Hidrato de cloral	500 mg/5 cc comprimidos de 500 mg	25 mg/kg para ansiedade leve 30-40 mg/kg para ansiedade moderada 50 a 70 mg/kg para ansiedade moderada a grave 1.500 mg para dose única máxima	20-60 minutos tempo de trabalho: 1-1,5 hora	Ansiedade média a grave e comportamento de resistência em crianças de 7 anos Tempo de trabalho aumentado para permitir o tratamento Altos níveis de segurança	Induz sono sem analgesia Não exceder 1.500 mg Frequentemente induz sono com 40-70 mg/kg Agitação é comum durante o período de latência Estudos recentes descrevem alta incidência de toxicidade no fígado e efeitos carcinogênicos em ratos
Clorpromazina	Comprimidos de 25 e 100 mg Frascos de 20 ml/40 mg/ml Ampolas de 5 ml com 5 e 25 mg/ml	1 mg/kg	30-60 min/2-3 horas	Geralmente é fornecida em combinação com Meperidina e Prometazina em problemas comportamentais severos	Menos popular que o hidrato de cloral Ausência de controle no contexto odontopediátrico
Midazolam	Comprimidos de 15 mg Ampolas de 1-5 mg/ml	0,5-1 comprimido de 15 mg (adultos) 0,07-0,1 mg/kg IM (adulto) 0,15-0,20 mg/kg IM (infantil)	Depende da via de administração	Atividade hipnótica potente, anticonvulsivante, relaxante muscular, ansiolítica 1,5-2 vezes mais potente que o Diazepan Benzodiazepínico mais lipofílico, de absorção rápida e metabolismo no trato gastrointestinal Curta duração da ação	Poucos trabalhos para verificar o efeito da dose oral em crianças Usado em procedimentos curtos Reversível através do Flumazenil (1 mg/10 ml)

Medicamento	Apresentação	Dose	Início/Duração	Indicações	Observações
Cloridrato de meperidina	50 mg/5 cc Comprimidos de 25-50 mg Ampolas de 100 mg	2-2,5 mg/kg para ansiedade grave	15-30 min/1-2 horas	Frequentemente usada em combinação com cloridrato de hidroxizina ou cloridrato de prometazina para procedimentos pouco invasivos. Hidrato de cloral e cloridrato de hidroxizina para ansiedades moderadas a graves, com grande periodo de cooperação (1-1,5 hora)	Absorção oral de 50%, comparada com a via parenteral. Não deve ser usada em crianças com deficiência pulmonar obstrutiva, hipotireoidismo e disfunção no fígado
Diazepam	Comprimidos de 5,10 mg	5-10 mg/dia (adulto) 2,5 mg: dose única (infantil)	10-15 min/24-48 horas	Agente relativamente seguro para ansiedade leve a moderada em crianças maiores que 6 anos. Boa alternativa para crianças menores que 6 anos. Absorção oral quase mais rápida que a via parenteral	Doses múltiplas divididas podem ser melhores para atingir sedação adequada em casos de ansiedade moderada. Usada para tratamentos curtos (exodontia de decíduos, reconstruções pequenas). Para tratamentos mais longos necessitam de um período de observação maior após o término do tratamento. O antagonista é o Flumazenil 1 mg/10 cc
Triazolam	0,125, 0,25 mg por comprimido	0,02 mg/kg para crianças 0,25-0,5 mg para adulto	15-30 min/2-3 horas	Excelente alternativa ao hidrato de cloral. Bem absorvido pela via oral. Qualidade anticonvulsivante, relaxante muscular e amnésia, além dos efeitos sedativos	Estudos insuficientes em odontopediatria que avaliem os efeitos de cada dose
Cloridrato de quetamina	10-50 mg/ml Apenas na forma injetável	6-10 mg/kg (intramuscular) 1-4,5 mg/kg (intravenosa)	10-20 min/1-1,5 hora	Risco moderado de depressão cardiovascular, respiratória ou do SNC. Analgésico potente. Deve ser evitado para procedimentos de curta duração	Pesquisas insuficientes para documentar segurança para o uso oral

A sedação com uso do óxido nitroso pode ser obtida em diversos níveis, dependendo da concentração utilizada. Assim podemos ter a sedação consciente leve, moderada e profunda.

Em pacientes com necessidades especiais, o uso da sedação consciente pode ser indicado em: adultos e crianças com comprometimento mental leve e limitada habilidade para cooperar; indivíduos com alteração comportamental ou odontofóbicos, assim como pacientes com comprometimentos físicos (Jakob et al., 1989). Outra indicação importante do óxido nitroso, em vez do uso da anestesia geral, é em pacientes sistematicamente comprometidos, como doenças cardiovasculares e cerebrovascular. Não são consideradas contraindicações do uso da sedação casos de pacientes com arritmias cardíacas ou pacientes hipertensos (Stach, 1995).

A habilidade do paciente para comunicar e cooperar é essencial para o sucesso da sedação consciente. Entretanto, essa comunicação pode estar ausente no uso do óxido nitroso em crianças jovens ou com pacientes especiais que não podem ou não conseguem respirar pelo nariz ou que não entendem direções ou comunicar o que estão sentindo.

A sedação é considerada mais flexível que a anestesia geral. Entretanto, algumas dificuldades são encontradas nos indivíduos com necessidades especiais como a cooperação, comunicação e habilidade cognitiva. Assim, um adulto com problema de comportamento pode não ser suficientemente cooperador para permitir a punção para administrar drogas intravenosas; uma pessoa com dificuldade grave de aprendizado pode não ser capaz de entender a necessidade de respirar continuamente com uma máscara e, finalmente, muitas vezes a comunicação verbal pode não ser possível como um sinal clínico na sedação (Manley et al., 2000).

A associação de óxido nitroso/oxigênio é usada para sedação consciente no consultório odontológico, podendo beneficiar pacientes que já tiveram experiência de ansiedade odontológica ou são comprometidos sistematicamente. Entretanto, há alguns pacientes em que a terapia de óxido nitroso não é uma alternativa ótima. O benefício é maior em pacientes moderadamente ansiosos para o tratamento odontológico. Os pacientes gravemente estressados ou fóbicos geralmente necessitam de intervenção com drogas mais potentes (Stach, 1995).

Os pacientes com doenças respiratórias necessitam de avaliação cuidadosa antes de o óxido nitroso ser usado, podendo ser usado em pacientes com asma brônquica. Em pacientes com doença pulmonar obstrutiva (enfisema, bronquite crônica) a sedação é contraindicada. Além disso obstrução crônica ou aguda do trato respiratório superior podem ser contraindicações na técnica de sedação. A presença de bloqueio nasal ou respiração bucal não permite

um efetivo uso da droga (Stach, 1995). Segundo Gumey (1971) e Jakobs et al. (1989), o uso do óxido nitroso pode também estar contra-indicado em pacientes com tuberculose, distrofia muscular ou esclerose múltipla.

Além dessas particularidades, com relação ao uso do óxido nitroso, ele pode estar contraindicado em pacientes com histórico de problemas na membrana do tímpano ou bloqueio da tuba de eustáquio. Da mesma forma, congestão sinusal ou bloqueio agudo ou crônico, pode aumentar a pressão e desconforto. A presença de distensão gastrointestinal é outra possibilidade de contraindicação, promovendo vômito em altas concentrações de óxido nitroso.

Para indivíduos com personalidades compulsivas que não gostam da sensação de "perda de controle", provavelmente a experiência com o óxido nitroso pode ser negativa e desagradável, como também nos pacientes claustrofóbicos, que podem achar a máscara nasal desagradável, e em pacientes com alguns tipos de desordens de personalidade, por apresentarem uma ausência da realidade. A contraindicação também existe nos casos de gestantes; entretanto, se houver a necessidade de tratamento para controle de ansiedade quando há dor, o óxido nitroso é o mais seguro e extremamente recomendável. Deve-se notar que não é o paciente, mas as pessoas que trabalham em sua volta que apresentam um risco ao óxido nitroso (Stach, 1995).

Para Davila (1990) existe uma relação inversa da necessidade da sedação e o manejo adequado do paciente. Caso o comportamento de um paciente melhore com o bom uso de técnicas de modificação do comportamento, a necessidade de sedação diminui ou até desaparece. Para um adequado manejo do paciente com comprometimento, a consulta odontológica deveria ser tão curta e indolor quanto possível sem comprometer a qualidade do trabalho.

Ainda que a morbidade e mortalidade da sedação e anestesia geral seja baixa nos pacientes indicados para tratamento odontológico, há uma pequena dúvida se poderia ser reduzida por um aumento no monitoramento. Esse monitoramento deve seguir um protocolo baseado no tipo de paciente (Classificação do tipo de ASA). Como rotina, devem ser usados oxímetro de pulso, oxigenação, monitoramento da ventilação (mediante ausculta do pulmão e movimento do balão na máquina de gás); aferição da pressão arterial antes e após a administração da medicação e temperatura corporal continuamente monitorada (Jakobs et al., 1989; Rosenberg et al., 1991).

Alguns autores relatam que 20% dos indivíduos com necessidades especiais necessitam de anestesia geral para o tratamento odontológico.

Malamed et al. (1989) avaliaram o uso do óxido nitroso associado à sedação intravenosa ou combinada com a sedação intramuscular, em 96 pacientes de 12 a 81 anos de idade e apresentando necessidades especiais (autismo, paralisia cerebral, deficiência mental, distrofia muscular, doença de Alzheimer e doença de Parkinson). Empregando o uso dessa técnica, o tratamento odontológico foi possível de ser realizado em 92 dos 96 pacientes (96%); e somente em quatro pacientes não foi possível ser realizado o tratamento odontológico, sendo, portanto, indicada a anestesia geral.

Nizzia et al. (1998) observaram que pacientes com deficiência mental apresentam alguma dificuldade comportamental para cooperar com o tratamento e, nesses casos, uma técnica simples como a inalação de óxido nitroso a 30% de concentração, misturado com oxigênio a 70%, pode ser usada não apenas em restaurações, mas também em outros procedimentos como nas terapias endodônticas, cirurgias periodontais mais complexas (gengivectomias, frenectomias, biópsias), com duração de no máximo 60 minutos. Uma melhora na indução anestésica pode ser obtida com uso intranasal de 0,2-0,3 mg/kg de midazolam 10 minutos antes da sedação, segundo os autores, e após essa administração até o paciente mais hostil aceita mais facilmente o posicionamento da máscara nasal e respira com um ritmo mais regular.

Devemos salientar que no Brasil recomenda-se que um anestesista esteja presente e que o procedimento seja realizado em ambiente hospitalar, quando houver associação de drogas com potencial sedativo.

ANESTESIA GERAL

A anestesia geral é produzida por drogas farmacológicas em que se observa um estado induzido de inconsciência acompanhada pela perda completa de reflexos de proteção, incluindo a incapacidade de manter as funções aspiratórias de forma independente e responder adequadamente à estímulo ou comando verbal (ADA, 2002).

No passado, o tratamento odontológico dos pacientes com necessidades especiais era realizado frequentemente sob anestesia geral, mas essa técnica apresenta inconveniente de que alguns procedimentos necessitam de visitas múltiplas.

De acordo com a OMS, aproximadamente 8% dos pacientes com necessidades especiais têm indicação de utilizar a anestesia geral; conforme esses dados, quase a totalidade dos indivíduos recebe tratamento odontológico em ambulatório ou consultório. Evidentemente esses números se baseiam para instituições que atendem a todos os tipos de indivíduos com necessidades especiais, pois, se consideramos os locais que atendam especificamente um único tipo de patologia, esses números podem variar

de acordo com o tipo de comprometimento do paciente (Corrêa et al., 2002).

De acordo com Manley et al. (2000), alguns autores relatam que 20% dos pacientes com necessidades especiais são submetidos à anestesia geral para tratamento odontológico.

Essa deverá ser administrada sempre por médico anestesista em ambiente hospitalar por apresentar recursos no caso de qualquer eventualidade. O Conselho Federal de Odontologia, por meio da Resolução 172/91, afirma em seus artigos 1º e 2º:

- Artigo 1º: "Poderá o cirurgião-dentista operar pacientes submetidos a qualquer um dos meios de anestesia geral desde que sejam atendidas as exigências cautelares recomendadas para o seu emprego, ou seja, a anestesia geral é feita pelo médico anestesista em ambiente hospitalar."
- Artigo 2º: "O cirurgião-dentista poderá executar trabalhos profissionais em pacientes sob anestesia geral quando a mesma for executada por profissional médico especialista em ambiente hospitalar que disponha das indispensáveis condições comuns ao ambiente cirúrgico."

As vias de administração para a anestesia geral podem ser a analatória e a parenteral, sendo que esta última representada principalmente pelas vias intramuscular e intravenosa. Indicações, vantagens, desvantagens e precauções já foram citadas.

A indicação da anestesia geral em Odontologia para pacientes com necessidades especiais baseia-se fundamentalmente naquelas que apresentam barreiras comportamentais, problemas de ordens geral e bucal.

A anestesia geral está indicada aos indivíduos com problemas comportamentais quando os outros procedimentos anteriormente citados não obtiveram sucesso. De maneira geral se utiliza a anestesia geral para tratamento odontológico em crianças ou adultos extremamente ansiosos, não cooperativos e que necessitam de tratamento extenso. São considerados não cooperativos determinados transtornos psiquiátricos, um grande número de pacientes com autismo, certas síndromes que apresentam alterações comportamentais semelhante ao autismo, como a síndrome do X frágil. Essa última, de acordo com Haddad (1999), apresenta a segunda síndrome de causa genética de maior incidência depois da síndrome de Down, apresentando, entre suas características clínicas, deficiência mental, distúrbios neuropsicomotores representado por alterações motoras, de fala e alteração comportamental com aspectos semelhantes ao autismo (hiperatividade, falta de atenção, pouco contato visual e alguns com automutilação). Essas características muitas vezes dificultam o tratamento odontológico ambulatorial, sendo indicada a anestesia geral. De acordo com esse estudo, os pacientes com a síndrome do X frágil apresentam alterações sistêmicas, entre elas manifestações de epilepsia em 11% dos casos e alterações cardíacas em 8% dos casos, as quais necessitam ser avaliadas no pré-operatório de tratamentos odontológicos.

Quanto às alterações de ordem geral, as indicações mais frequentes para o tratamento odontológico sob anestesia geral se prendem aos indivíduos que apresentam deficiência física grave ou deficiência mental do tipo grave ou profundo, tanto de causa inespecífica como aquela observada com uma das manifestações clínicas de diversas síndromes. Além dessas condições, pacientes com cardiopatias congênitas graves, enfermidades renais e discrasias sanguíneas, principalmente a hemofilia dos tipos A e B, têm indicação da anestesia geral para tratamento odontológico.

Outras vezes, a indicação da anestesia geral é feita nos pacientes com necessidades especiais quando de intervenções cirúrgico-odontológicas, como a remoção de dentes não irrompidos, cistos, hiperplasias extensas, entre outras.

A Sociedade Americana dos Anestesiologistas (American Society of Anesthesiologists – ASA) classifica os pacientes com indicações para a anestesia geral de acordo com o estado físico em:

- ASA I – paciente com saúde normal.
- ASA II – paciente com doença sistêmica moderada.
- ASA III – paciente com doença sistêmica grave.
- ASA IV – paciente com grave doença sistêmica, a qual representa uma constante ameaça de vida.
- ASA V – paciente moribundo, o qual não tem expectativa de sobrevida sem a intervenção.
- ASA VI – paciente com morte cerebral declarada, cujos órgãos serão removidos com o propósito de doação.
- E – operação de emergência de alguma variedade (usada para modificar uma das classificações anteriores, como, por exemplo, ASA III-E).

Os pacientes a serem submetidos à anestesia geral necessitam de uma avaliação de suas condições sistêmicas. Os indivíduos classificados como ASA I e II poderão ter uma simples revisão de sua história médica e da medicação que fazem uso no momento. Entretanto, indivíduos ASA III e IV necessitam de acompanhamento do médico especialista no sentido de observar os riscos do procedimento.

Alguns cuidados rotineiros são necessários antes da anestesia geral como a avaliação geral do paciente, principalmente do aparelho cardiorrespiratório, e a solicitação de alguns exames laboratoriais como hemograma, coagulograma, glicemia, urina tipo I, ureia, creatinina, Na e K (avalia função renal). A anestesia geral está momentaneamente contraindicada em casos não emergenciais, no caso de um desses estar alterado ou diante de estados gripais ou febris, crise asmática, insuficiência cardíaca descompensada, entre outros.

Entre os pacientes com necessidades especiais, Maranhão et al. (1988) fazem considerações aos indivíduos com síndrome de Down quando forem submetidos à anestesia geral, pois, por apresentarem pescoço relativamente curto e língua volumosa (hipotonia lingual) e protrusa, pode haver dificuldade nas manobras de intubação traqueal. Uma complicação pouco frequente (12%) é o deslocamento atlanto-occipital, podendo aumentar sua morbidade durante a laringoscopia e entubação traqueal. Considerando-se a intubação nasotraqueal em bebês com síndrome de Down quando comparados com bebês normais, apresentam uma maior incidência de atresia coanal e hipertrofia adenoide e tonsilar. Quanto à medicação pré-anestésica, os autores afirmam que pessoas com Síndrome de Down apresentam resposta exacerbada ao emprego de atropina, frequentemente fatal. Esses dados são contraditórios aos achados de Wark et al. (1983), os quais não encontraram diferenças estatisticamente significativas entre grupos de síndrome de Down e grupo-controle.

Para tratamento odontológico sob anestesia geral em pacientes com necessidades especiais, após o planejamento do tratamento, o cirurgião-dentista deverá comunicar ao anestesista a duração da intervenção. Entretanto, com muita frequência esses indivíduos não permitem avaliação pré-operatória completa do estado de saúde bucal, sendo que durante a anestesia geral é que os exames clínico e radiográfico odontológicos serão realizados com maior exatidão.

Outra dificuldade encontrada é que alguns pacientes especiais podem apresentar comportamento hostil, dificultando o exame de auscultação cardíaca e pulmonar realizada pelo médico e até aferir a pressão arterial durante a avaliação pré-anestésica (Leyman et al., 1999).

A conduta para a administração da anestesia geral pode ser dividida em três fases: medicação pré-anestésica, indução e manutenção anestésica.

A medicação pré-anestésica pode ser realizada no quarto do paciente e tem a finalidade de diminuir a ansiedade e promover relaxamento muscular. Em pacientes com necessidades especiais, do ponto de vista psicológico, é muito importante que os pais ou responsáveis estejam nesse momento e que ao retornar o paciente do centro cirúrgico ao seu quarto esteja tudo nas mesmas condições, pois assim o paciente geralmente não perceberá que sofreu uma intervenção.

Dessa forma, estaremos amenizando a possibilidade do surgimento de trauma hospitalar que muitos pacientes apresentam como medo do dano corporal do desconhecido, de abandono e da morte.

A medicação pré-anestésica poderá ser realizada com:

- *sedativo oral:* diazepínicos ou midazolam, os quais apresentam a vantagem de serem bem aceitos pelo paciente.
- *sedativo intranasal:* midazolam, o qual é efetivo em crianças, porém algumas vezes desconfortável.
- *sedativo intramuscular:* quetamina ou combinada com midazolam.

A medicação pré-anestésica com midazolam intranasal após a sua administração, poderá ser controlada com monitoramento. Já quetamina ou midazolam associada à quetamina administrada por via IM é muito utilizada em indivíduos não colaboradores e em pacientes com necessidades especiais.

Entretanto, o midazolam deverá ser administrado com cautela nos indivíduos que estão fazendo uso de medicamentos como do antibiótico eritromicina, pois poderá haver potencialização do seu efeito. Nesses casos, a dose do midazolam deverá ser reduzida em 50 a 75% da dose usual. Além deste, o midazolam também potencializa o efeito sedativo central dos neurolépticos, tranquilizantes, antidepressivos, indutores do sono, analgésicos e anestésicos.

A indução anestésica é realizada pelo anestesista em centro cirúrgico, e, juntamente com a fase de manutenção até o término da administração do agente anestésico, o paciente deverá ser monitorado. Esse procedimento compreende a observação clínica direta do paciente, controle da oxigenação (observação da coloração da pele e mucosa, oxímetro de pulso), ventilação, circulação (eletrocardiógrafo), temperatura, e todos esses dados deverão ser documentados.

A indução anestésica poderá ser realizada pelas técnicas inalatórias, intravenosa ou intramuscular com a administração de diferentes drogas, as quais perduram durante a fase de manutenção.

A técnica inalatória tem indicação para crianças e pacientes com necessidades especiais, e as drogas mais utilizadas são: enflutano (enflurano), fluotano (halotano), isotano e naropin (isoflurano), suprano (desflurano) e óxido nitroso.

Pela técnica intravenosa as drogas mais utilizadas são os tiobarbitúricos, quetamina, esteróides, metoexital (complementar com anestésico local).

As drogas mais utilizadas pela técnica intramuscular são a quetamina associada ou não a diazepínicos e neurolépticos. O diprivan (propofol) é um hipnótico de curta duração, utilizado por via IM ou IV indicado em procedimentos odontológicos de pequeno porte em pacientes com necessidades especiais.

É importante lembrar que a intubação, realizada ainda pelo anestesista, poderá ser orotraqueal (endotraqueal) ou nasotraqueal, sendo essa última de eleição em tratamentos odontológicos por permitir melhor visualização do campo operatório. Entretanto, em alguns tipos de pacientes especiais como nas fissuras labiopalatinas, síndrome de Down e algumas síndromes e deformidades craniofaciais, a intubação nasotraqueal pode ser difícil de ser obtida ou até ser contraindicada dependendo da gravidade do comprometimento das estruturas envolvidas.

O procedimento odontológico em pacientes com necessidades especiais sob anestesia geral, incluindo o tamponamento da orofaringe, não difere daquele realizado no indivíduo normal. Entretanto, é importante considerar as condições do paciente no sentido de planejar da melhor forma possível o tratamento radical ou conservador como ainda entre materiais restauradores estéticos em prejuízo de um outro com vida mais prolongada.

Wong *et al.* (1997) analisaram no hospital de permanência diária, em um período de 10 anos (1985-1995) em Londres, 586 crianças com até 17 anos de idade, entre as quais 350 apresentavam complicações médicas e/ou deficiência mental. O tratamento realizado constituiu-se de extrações e restaurações em dentes decíduos e permanentes. Esses pacientes tiveram um apoio preventivo posterior. A incidência de readmissão para novos tratamentos odontológicos diminuiu para 14%, sugerindo que há necessidade de serem instituídos novos centros de permanência diária para anestesia geral.

CONDIÇÕES PARTICULARES À SEDAÇÃO E ANESTESIA GERAL

Os pacientes com necessidades especiais podem não ser capazes de receber cuidado odontológico da maneira usual, principalmente em decorrência de sua cooperação que pode variar de precária até muito boa. Procedimentos simples como tomada radiográfica podem tornar-se complexos com pacientes não cooperativos ou pacientes fisicamente incapazes de cooperarem.

Deficiência mental

De acordo com a Associação Americana de Deficiência Mental, essa alteração refere-se a uma limitação substancial no funcionamento cerebral caracterizado pelo funcionamento intelectual abaixo da média (QI inferior a 70/75), existindo limitação em duas ou mais áreas de habilidade adaptativa. Dessa forma podemos encontrar níveis diferentes de comprometimento intelectual, isto é, leve, moderado, grave e profundo, o que, sem dúvida, irá delimitar o nível de colaboração durante o tratamento odontológico. Alguns pacientes com deficiência mental severa muitas vezes não cooperam e até são violentos, tendo indicação para o tratamento odontológico o uso da anestesia geral. O paciente apresenta limitação na habilidade social, comunicação, funções acadêmicas e trabalho, a qual se manifesta antes dos 18 anos de idade. Existe uma relação da deficiência mental (DM) com diversas síndromes, entre elas a síndrome de Down e síndrome do X Frágil. O grande obstáculo nos pacientes com DM é a história médica, pois muitas vezes uma outra pessoa não pertencente à família cuida do paciente, e portanto a história médica não é conhecida com exatidão.

Paralisia cerebral

A paralisia cerebral é comumente descrita como alterações do SNC não progressiva, determinando alterações na postura e movimento. Os fatores etiológicos podem ser genéticos, metabólicos ou traumáticos, frequentemente devido ao período pré-natal, mas a maior incidência ocorre por problemas durante o parto, como prematuridade, hemorragia intracraniana, infecção materna e trauma durante o parto. Como em muitos pacientes podem ocorrer refluxo gastroesofágico e pobre função na laringe/faringe, devendo-se preveni-lo com a aspiração durante a sedação ou anestesia geral.

Hiperatividade

O paciente hiperativo pode apresentar falta de atenção e impulsividade/hiperatividade. Na falta de atenção, o paciente é disperso, não ouve, não completa frases, é facilmente distraído ou esquece as coisas. Além disso, muitas vezes não senta adequadamente, anda muito, interrompe os outros e não consegue esperar sua vez. O tratamento desses pacientes sob anestesia pode ser difícil, e, de preferência, deve-se optar para que continue sua medicação e esteja acompanhado dos responsáveis.

Autismo

O autismo é uma desordem mental que apresenta três impedimentos sérios: interação social, comunicação e padrão de comportamento, sendo que a presença de deficiência mental pode existir ou não. Davila e Jensen (1988) descrevem o relato de caso de 10 anos de acompanhamento de um paciente autista do sexo masculino institucionalizado. Um achado importante nesse trabalho é a relação inversa entre o nível de sedação e a cooperação do paciente. A síndrome do autismo, descrita em 1943 por Kanner, apresenta alterações comportamentais variáveis e o tratamento do paciente através de drogas pode apresentar respostas diferentes. No trabalho, o mesmo paciente foi acompanhado por 10 anos, e uma variedade de medicações em diferentes combinações e doses foi administrada para o término do exame oral, tratamento preventivo e restaurador. Essas drogas variaram de agentes sedativos médios (com administração oral, como hidrato de cloral) até anestesia geral, e o paciente respondeu mais favorável ao hidrato de cloral do que aos sedativos mais pesados. Entretanto, para o tratamento restaurador foi necessário utilizar anestesia geral.

Transtornos psiquiátricos

Muitas vezes se observa nos pacientes com distúrbios psiquiátricos o uso de antidepressivos, incluindo os antidepressivos tricíclicos e inibidores da MAO. Deve-se observar que os efeitos colaterais anticolinérgicos dos antidepressivos tricíclicos possuem importantes implicações na cavidade bucal. Um desses efeitos ocorre com a redução do fluxo salivar, aumentando, desse modo, o risco da doença cárie, candidíase oral e anormalidades orais funcionais. Além disso, os agentes anticolinérgicos não devem ser administrados em combinação com antidepressivos tricíclicos, visto que os efeitos aditivos podem resultar em reações tóxicas (como confusão, agitação, hipertermia, taquicardia, retenção urinária, entre outros). O uso de agentes ansiolíticos, barbitúricos e outros sedativos devem ser cuidadosamente controlados em pacientes que fazem uso de antidepressivos tricíclicos em virtude dos efeitos depressores aditivos sobre o SNC.

Pacientes idosos

Como o número de idosos está aumentando, provavelmente o número de indivíduos procurando serviços com anestesia irá aumentar. Em atenção especial, os pacientes com doença de Alzheimer apresentam mudança no tratamento odontológico por não serem cooperativos. Deve-se observar que o paciente idoso apresenta-se como um grupo que faz uso de muitas medicações e, portanto, a história médica poderá afetar a indicação da sedação ou anestesia geral.

Doença de Alzheimer

Apresenta-se como a forma mais comum da demência senil. Ainda que afete aproximadamente 10% dos pacientes aos 65 anos, essa porcentagem pode chegar a 50% aos 85 anos. Essa doença resulta da degeneração do SNC. O paciente "perde" a personalidade, e a memória diminui. Atualmente, observa-se perda da habilidade para atividades diárias, inclusive a cooperação, além da presença de outras doenças sistêmicas. Nos estágios iniciais é possível que o paciente seja tratado sem o uso de anestesia geral. Entretanto, em alguns estágios, a doença progride e o paciente torna-se não cooperador e até hostil. Deve-se ter o cuidado pós-operatório para diminuir a chance de lesões por queda, muito comum nesses pacientes.

Doenças cardiovascular e pulmonar

A história cardíaca ou pulmonar do paciente deve ser avaliada cuidadosamente, pois poderá influir na decisão desde uma anestesia local no ambulatório até a indicação de sedação ou anestesia geral. O risco de infarto do miocárdio durante tratamento odontológico na população em geral é de 0,13%, e a história de um infarto prévio aumenta o risco de ocorrer em 5-6% após 6 meses. A falência congestiva do coração pode ter várias origens: infecção sistêmica, anemia, arritmia, endocardite infecciosa, doença cardíaca congênita e hipertensão. A falência congestiva do coração geralmente resulta da patologia cardíaca de longa duração, resultando na hipertrofia ou aumento do ventrículo afetado. As manifestações clínicas incluem dispnéia, ortopnéia, fadiga, e o tratamento varia do uso de diuréticos a glicosídeos cardíacos. Recomendam-se sedativos nesses pacientes com o intuito de diminuir o estresse durante o tratamento odontológico.

Riscos do trato respiratório que dificultam a sedação ou anestesia geral

As síndromes aumentam a necessidade de cuidados com as vias aéreas durante a anestesia, quer seja por desordens aéreas adquiridas ou congênitas. O exame físico é essencial. Entretanto, pode ser limitado pela inabilidade do paciente em cooperar. As anomalias mais importantes encontradas em um exame são: micrognatia, microstomia, sendo que em algumas anomalias craniofaciais os pacientes podem apresentar dificuldades maiores. Algumas desordens podem causar dificuldades no manejo das vias respiratórias, como, por exemplo:

- *Limitação extrínseca:* fratura da coluna cervical com fixação na cabeça.

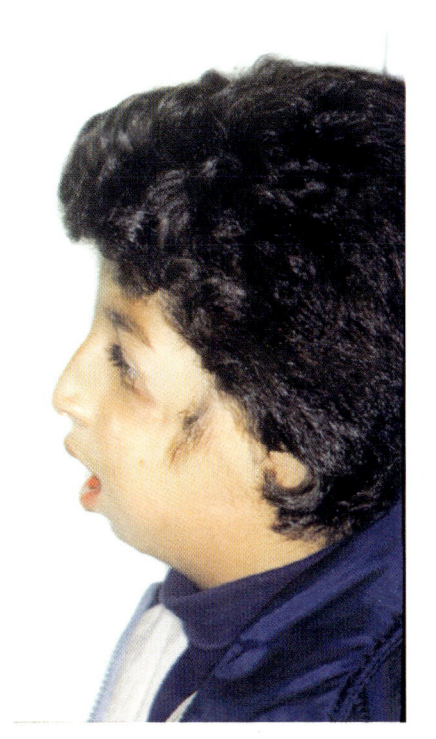

Fig. 12.14 Paciente portador de síndrome de Treacher-Collins com micrognatia mandibular.

- *Limitação intrínseca:* artrite reumatoide cervical.

Segundo Leyman et al. (1999), algumas síndromes congênitas também podem apresentar dificuldades no manejo respiratório, como, por exemplo:

- *Síndrome de Pierre Robin*; *síndrome Goldenhar*; *síndrome de Meckel:* apresentam micrognatia mandibular.
- *Microssomia hemifacial:* apresentam micrognatia unilateral.
- *Síndrome de Treacher Collins:* apresentam micrognatia mandibular e microstomia (Fig. 12.14).
- *Síndrome de Klippel-Feil:* apresentam restrição do movimento da cabeça.

Concluindo, o atendimento de pacientes com necessidades especiais pode ser realizado tanto em nível ambulatorial, como hospitalar. A decisão pela sua escolha deverá considerar o tipo de patologia de base e os riscos e os benefícios das técnicas.

BIBLIOGRAFIA

American Academy of Pediatric Dentistry. Clinical guideline on behaviour management. *Ped Dent* v. 23, n. 7 spec issue, 2001-2002, p. 41-52.

American Dental Association. Guidelines for the use of conscious sedation, deep sedation and general anesthesia for dentists. http://www.ada.org/prac/careers/csguide.html, 2002

Brandes DA, Wilson S, Preisch JW, Casamassimo PS. A comparison of opinions from parents of disabled and non-disabled children on behavior management techniques used in dentistry. *Spec Care in Dent,* 1995; *15*(3):119-23.

Boj JR, Davilla JM. Differences between normal and developmentally disabled children in a first dental visit. *J Dent Child,* 1995; *62*(1):52-56.

Corrêa MSNP, Ciamponi AL, Guare RO. A criança portadora de necessidades especiais – Aspectos psicológicos gerais. *In:* Corrêa MSNP. *Sucesso no atendimento odontopediátrico – aspectos psicológicos,* 2001, p. 529-33.

Corrêa MSNP, Sabbagh-Haddad A, Garcia LMV, Nahas CLR. Pacientes portadores de paralisia cerebral, condutas clínica, odontológica e psicológica. *In:* Corrêa MSNP. *Sucesso no atendimento odontopediátrico – aspectos* psicológicos, 2001, p. 541-552.

Davila JM. Restraint and sedation of the dental patient with developmental disabilities. *Spec Care in Dent,* 1990; *10*(6):210-12.

Davila JM, Jensen OE. Behavior and pharmacological dental management of a patient with autism. *Spec Care in Dent,* 1988; *8*(2): 58-90.

Fenton SK, Fenton LI, Kimelman BB *et al.* ADH ad hoc committee report: the use of restraints in the delivery of dental care for the handicapped-legal, ethical and medical considerations *Spec Care in Dent,* 1987; *7*(6):253-60.

Gurney BF. Nitrous oxide: part one. *Dent Digest,* 1971; 77(12):724-26.

Haddad A. Aspectos clínicos e radiográficos panorâmicos das manifestações bucais na síndrome do X frágil (síndrome de Martin-Bell). São Paulo, 1999. 112 f. Tese (Doutorado) Faculdade de Odontologia da Universidade de São Paulo.

Hanes CM, Myers DR, Davis HC. Dentist's perceptions of selected characteristics of their child patients. *Pediatr. Dent,* 1994; *16*(4): 268-271.

Haney KL, McWhorter AG, Seale NS. An assessment of the success of meperidine and promethazine sedation in medically compromised children. *J Dent Chil,* 1993; *60*(4-5):288-94.

Felpel LP. Psicofarmacologia: Antipsicóticos e antidepressivos. *In:* Yagiela JÁ, Neidle EA, Dowd F. *Farmacologia e Terapêutica para Dentistas.* 4 ed., Rio de Janeiro: Guanabara Koogan, 2000: 147-60.

Jakobs W, Lipp M, Daubländer M, Jakobs-Hannegrefs E. Dental treatment of handicapped patients with conscious sedation. *Anesth Prog,* 1989; *36*:144-45.

Klein A. Behavior management issues for pediatric patients. *JADA,* 1991; *122*(2):70-72.

Leyman J, Mashini M, Trapp LD, Anderson DL. Anesthesia for the elderly and special needs patient. *Dent Clin North Am,* 1999; *43*(2):301-319.

Malamed SF, Gottschalk HW, Mulligan R, Quinn CL. Intravenous sedation for conservative dentistry for disabled patients. *Anaesth Prog,* 1989; *36*:140-49.

Manley MCG, Skelly AM, Hamilton AG. Dental treatment for people with challeging behaviour: general anesthesia or sedation? *British Dent Jour,* 2000; *188*(7):358-60.

Maranhão MVM, Maranhão MHC, Coelho VV. Anestesia e síndrome de Down. *Ver Bras Anest,* 1988; *38*(5):351-54.

Nathan JE. Behavioral management strategies for young pediatric dental patients with disabilities. *J Dent Child,* 2001; *68*(3):89-101.

Nathan JE. Managing behaviour of precooperative children. *Dent Clin N Amer,* 1995; *39*(4):789-816.

Nizzia P, Pizzi S, Fazzi M. Sedation techniques in dental treatment of patients with mental disabilities. *Minerva Stomatol,* 1998; *47*(10):465-67.

Pinkham JR. Behaviour management of children in the dental office. *Dent Clin N Amer,* 2000; *44*(3):471-86.

Olsen RA. Hospital protocol for inpatients and outpatients. *Spec Care in Dent,* 1987; *7*(6):257-60.

Roberts GJ, Rosenbaum NL. *A Colours Atlas of Dental Analgesia & Sedation.* Aylesbury: Wolfe Publishing Ltd., 1991:86-87.

Rosenberg MB, Campbell RL, Mass B, Richmond V. Guidelines for intraoperative monitoring of dental patients undergoing conscious sedation, deep sedation, and general anesthesia. *Oral Surg Oral Med Oral Pathol,* 1991; *71*(1):2-8.

Stach DJ. Nitrous oxide sedation: understanding the benefits and riskis. *Am J Dent,* 1995; 8(1):47-50.

Swallow JN, Swallow BG. Dentistry for physically handcapped children in the international year of the children. *Int Dent J,* 1980; *30*(1):1-5.

Wark HJ, Overton JH, Marian P. The safety of atropine premedication in children with Down's sindrome. *Anesthesia,* 1983; *38*:871-874.

Willard DH, Novak AJ. Communicating with the family of the child with a developmental disability. *J Amer Dent Assoc,* 1981; *102*(5):647-50.

Wong FSL, Fearne JM, Brook AH. Planning future general anaesthetic services in paediatric dentistry on the basis of evidence: an analysis of childr treated in the Day Stay Centre at the Royal Hospitals NHS Trust, London, between 1985-95. *Inter Dent J* 1997; 47:285-92.

Yagiela JA. Making patients safe and confortable for a lifetime of dentistry: frontiers in office-based sedation. *J Dent Educ,* 2001; *65*(12):1348-56.

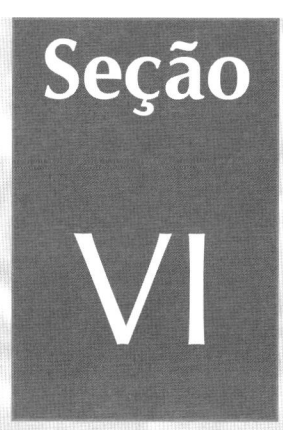

Seção VI

Urgências Traumatológicas Bucomaxilofaciais

O Envolvimento da Face na Violência Ocorrida na Cidade de São Paulo ao Longo do Século XX

Olga Maria Panhoca da Silva • Maria Lúcia Lebrão

Este capítulo foi elaborado segundo uma pesquisa que averiguou as lesões de face originadas em acidentes e atos de violência (causa externas) durante a expansão da Cidade de São Paulo. Para tanto, observaram-se os laudos de exames de corpo de delito do Instituto Médico-Legal de São Paulo (IML). A fonte utilizada, laudos de corpo de delito, manteve a forma e o conteúdo inalterados ao longo do século XX, proporcionando uma visão temporal inimaginável para outras fontes mais convencionais. Os laudos de corpo de delito relatam os vestígios observados pelo perito médico-legal. Neles aparecem a descrição do ofendido e do ferimento ou lesões existentes. Qualquer tipo de violência, seja física, química, biológica ou psicológica, que ofenda a integridade corporal ou a saúde de outrem configura-se como lesão corporal, crime autônomo previsto no art. 129 do Código Penal (Almeida Jr., 1965).

Os laudos de corpo de delito são feitos desde 1886, ano da fundação dos serviços de medicina legal no Brasil. Os laudos mantêm, desde 1911 (por observação deste trabalho, o autor não pode citar período anterior), forma e conteúdo padronizados. Esses laudos são executados quase na sua totalidade por médicos-legistas treinados para observar as lesões e, portanto, apresentam uma visão uniforme ao longo das décadas.

Os laudos dão respaldo ao sistema judiciário para a identificação da gravidade das lesões sofridas por ser humano vitimado por crimes contra a pessoa.

Realizou-se um estudo retrospectivo das lesões corporais periciadas, tendo como objeto os laudos de corpo de delito realizados pelo IML no Município de São Paulo, de 1911 até 1998.

Como a frequência anual de laudos é muito menor no início do século do que no final, optou-se por fazer a amostra segmentada por década para que não houvesse o risco de se ter amostra pouco representativa no período inicial.

A amostra foi obtida por meio de sorteio sistemático com intervalos amostrais calculados de acordo com o número total de exames da década, iniciando-se no primeiro exame do primeiro dia da década e, seguindo o sorteio, aplicando-se o intervalo do decênio. Para cada década foi desenhada uma amostra de 400 laudos de corpo de delito, perfazendo-se 9 amostras e um total de 3.600 laudos utilizados. Considerou-se a década de 10 do ano de 1911 até 1920, seguindo-se as demais. Em virtude da sistemática de arquivamento, as amostras incluíram todos os tipos de laudos de corpo de delito arquivados e não somente os laudos de lesões corporais.

Para a gravidade da lesão utilizou-se a classificação encontrada no laudo, que é normalizada pelo Código Penal

(Delmanto, 1958) em leve, grave e gravíssima. Para causa externa da lesão, adotou-se a classificação da CID-10, como: agressão, acidente de transporte, atropelamento, outros acidentes, lesões autoprovocadas e intervenção legal.

Considerou-se a face do ponto de vista do senso comum, ou seja, abaixo da linha que delimita o couro cabeludo, lateralmente incluindo as orelhas e, na porção inferior, o pescoço acima do osso hioide.

Para cálculo dos indicadores, utilizou-se a população anual total do Município de São Paulo, fornecida pela Fundação Seade.

Dos 3.594 exames observados – com exclusão das necropsias, os ilegíveis, HIV, verificação de contágio venéreo, verificação de idade, validez para o trabalho, abortos e embriaguez, por não contemplarem lesões corporais, e os exames complementares, por sobreposição de informação – sobraram 2.988 laudos com possibilidade de ocorrência de lesão corporal, os quais serão analisados sob o nome *exames de lesão* (Fig. 1.1).

O coeficiente de laudos por 1.000 habitantes mostra que, para todas as causas, ocorre uma diminuição de 1914 a 1918 e, a partir daí, há um aumento. Somente em 1929 o valor se aproxima do encontrado em 1911 e mantém-se acima de 5/1.000 para os anos de 1931, 1937 e 1938. Após 1948, atingem-se 5/1.000, e depois de 1968 superam-se 6/1.000. No final do século, os valores máximos, acima de 10/1.000, são para 1983 e os anos de 1991 a 1993. Os períodos de curva decrescente coincidem com as datas das duas grandes guerras mundiais e de 1994 até 1998.

Quanto às lesões causadas por agressão interpessoal (Quadro 1.1), pode-se considerar a faixa etária de 20 a 29 anos como a percentualmente mais expressiva em todas as décadas, seguida pela faixa de 30 a 39 anos. A partir da década de 1960, a faixa de 10 a 19 anos revela um aumento percentual até a década de 1990. Para esse período nota-se a diminuição das faixas etárias de 40-49 e de 30-39 anos. A participação das idades de 0 a 9 anos na década de 1990 retorna ao padrão encontrado na década de 1910. Os laudos com idade ignorada vêm aumentando a partir da década de 1960. O volume real dos casos de agressão é demonstrado nos Quadros 1.1 e 1.2.

Para todas as causas, com exceção da agressão, a faixa etária mais significativa até a década de 1950 é a de 10 a 19 anos, mas, a partir da década de 1960, a faixa de 20 a 29 anos passa a prevalecer. Para todas as décadas, a faixa de 0 a 9 anos contribui com, no máximo, 11% e a faixa etária de 30 a 39 anos tem valores para todas as décadas em torno de 16%. Nota-se que a partir da década de 1970 o percentual para os idosos acima de 70 anos supera os 2%.

O Quadro 1.3 descreve a gravidade da lesão para todas as causas juntas. As lesões leves representam para todas as décadas mais de 55% dos laudos e o percentual de exames graves decresce a partir da década de 1920. Os gravíssimos só ocorrem nas de 1960, 1970 e 1980, e em percentuais baixíssimos.

Os laudos com causa na agressão apresentam maior percentual de casos leves para todas as décadas – até, a década de 1950 com percentual acima de 78% – e o maior

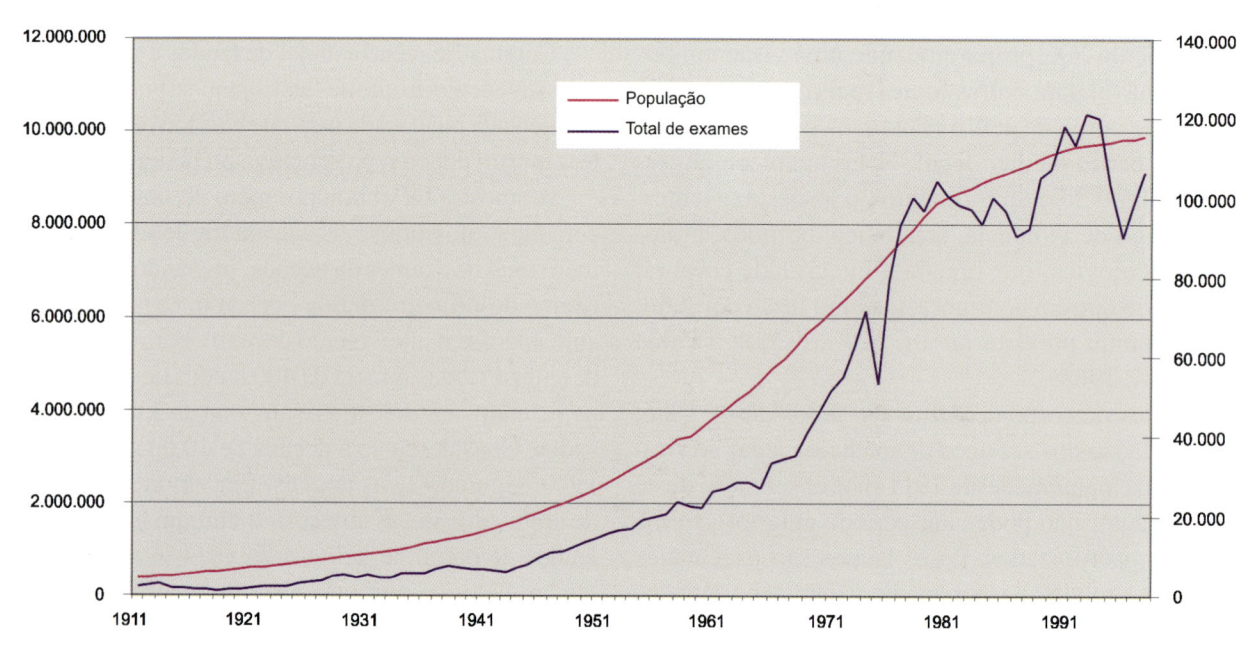

Fig. 1.1 População do Município de São Paulo e total de exames realizados pelo IML (1911 a 1998).

Quadro 1.1 Distribuição da amostra de laudos de agressão segundo faixa etária e década

Idade / Década	0 - 9 N°	0 - 9 %	10 - 19 N°	10 - 19 %	20 - 29 N°	20 - 29 %	30 - 39 N°	30 - 39 %	40 - 49 N°	40 - 49 %	50 - 59 N°	50 - 59 %	60 - 69 N°	60 - 69 %	70 e + N°	70 e + %	Indet/ N°	Indet/ %	Total N°
1910	7	3,3	31	14,5	64	29,9	52	24,3	35	16,4	13	6,1	8	3,7	3	1,4	1	0,5	214
1920	1	0,7	9	6,3	59	41,5	43	30,3	18	12,7	7	4,9	3	2,1	0	0,0	2	1,4	142
1930	2	1,5	10	7,4	52	38,2	35	25,7	22	16,2	8	5,9	5	3,7	0	0,0	2	1,5	136
1940	3	1,9	12	7,5	58	36,0	41	25,5	33	20,5	8	5,0	6	3,7	0	0,0		0,0	161
1950	0	0,0	17	10,4	66	40,2	46	28,0	25	15,2	4	2,4	4	2,4	1	0,6	1	0,6	164
1960	1	0,6	26	16,0	67	41,1	39	23,9	12	7,4	12	7,4	2	1,2	0	0,0	4	2,5	163
1970	2	1,6	19	15,6	45	36,9	26	21,3	15	12,3	9	7,4	1	0,8	0	0,0	5	4,1	122
1980	1	0,7	21	15,0	62	44,3	28	20,0	17	12,1	5	3,6	3	2,1	0	0,0	3	2,1	140
1990	4	2,8	23	15,9	46	31,7	32	22,1	14	9,7	5	3,4	0	0,0	3	2,1	18	12,4	145

Quadro 1.2 Estimativa do número total de casos de agressão examinados pelo IML do Município de São Paulo, segundo faixa etária e década do exame

Idade / Década	0 - 9	10 - 19	20 - 29	30 - 39	40 - 49	50 - 59	60 - 69	70 e +	Indet/	Total
1910	336	1.488	3.072	2.496	1.680	624	384	144	48	10.282
1920	83	747	4.897	3.569	1.494	581	249	0	166	11.806
1930	298	1.490	7.748	5.215	3.278	1.192	745	0	298	20.294
1940	690	2.760	13.340	9.430	7.590	1.840	1.380	0	0	37.070
1950	0	8.194	31.812	22.172	12.050	1.928	1.928	482	482	79.098
1960	818	21.268	54.806	31.902	9.816	9.816	1.636	0	3.272	133.394
1970	3.518	33.421	79.155	45.734	26.385	15.831	1.759	0	9.795	214.668
1980	2.453	51.513	152.086	68.684	41.701	12.265	7.259	0	7.359	343.500
1990	8.716	50.117	100.234	69.728	30.506	10.895	0	6.537	39.222	316.045

Quadro 1.3 Distribuição das lesões corporais segundo grau da lesão e década

Grau da lesão / Década	Leve	Grave	Gravíssimo	Indefinido	Exame negativo	Em branco	Total
1910	65,2	18,6	–	–	4,2	12,0	100
1920	56,6	29,4	–	–	0,9	12,9	100
1930	55,4	32,1	–	–	2,0	10,5	100
1940	55,5	35,3	–	–	1,4	7,8	100
1950	64,6	21,6	–	0,6	5,5	7,6	100
1960	64,5	20,5	0,3	2,9	4,5	7,4	100
1970	64,4	12,0	0,3	13,8	6,9	2,6	100
1980	63,5	10,9	0,3	17,0	6,1	2,2	100
1990	55,9	6,51	0,0	16,0	14,2	7,4	100

Quadro 1.4 Distribuição percentual das lesões corporais segundo grau da lesão e década

Década	Leve	Grave	Gravíssimo	Indefinido	Exame negativo	Em branco	Total
Agressão							
1910	86,9	13,1	0	0	0	0	100
1920	84,5	15,5	0	0	0	0	100
1930	80,9	19,1	0	0	0	0	100
1940	78,9	21,1	0	0	0	0	100
1950	90,9	9,1	0	0	0	0	100
1960	76,1	16,6	0	1,8	4,9	0,6	100
1970	77,9	6,6	0	9,8	5,7	0	100
1980	72,1	7,9	0	16,4	3,6	0	100
1990	72,4	6,2	0	13,1	6,9	1,4	100
Atropelamento							
1910	100	0	0	0	0	0	100
1920	36,4	63,6	0	0	0	0	100
1930	38,7	61,3	0	0	0	0	100
1940	28	72	0	0	0	0	100
1950	33,3	61,1	0	2,78	2,8	0	100
1960	55,6	38,9	0	3,7	1,8	0	100
1970	50,7	20,5	1,37	20,5	6,8	0	100
1980	60	20	0	15	2,5	2,5	100
1990	27,8	11,1	0	38,9	11,1	11,1	100
Acidente de transporte							
1920	46,2	53,8	0	0	0	0	100
1930	40	60	0	0	0	0	100
1940	0	100	0	0	0	0	100
1950	77,8	22,2	0	0	0	0	100
1960	71,4	22,2	0	6,35	0	0	100
1970	69,8	8,62	0	12,9	7,6	0,9	100
1980	65,2	10,1	0	19,1	5,6	0	100
1990	58,5	8,54	0	17,1	3,7	12,2	100

percentual de casos leves em relação à causa de acidentes de transporte e atropelamento (Quadro 1.4). Os casos indefinidos crescem a partir da década de 1960. Os atropelamentos são graves até a década de 1950 para a maioria dos casos. Além desse ano, 50% são leves.

O COMPROMETIMENTO DO CORPO E DA FACE NA VIOLÊNCIA

Para a análise do comprometimento do corpo, serão observados os exames que apresentam lesões, isto é, serão excluídos os exames negativos e os exames em branco, restando 2.603 laudos com lesões que podem ser identificadas.

Pode-se observar que ocorreram em média 1,76 parte corpórea lesada por laudo, para todas as causas externas, com comprometimento da face numa média de 49,3% dos casos observados. O Quadro 1.5 especifica por década a afirmação anterior. Nota-se pouca variação no número de porções corpóreas lesadas ao longo das décadas, mas, para comprometimento da face, existe um decréscimo claro, indo da década de 1910, com 57,7% dos casos, até a década de 1990, com 38,2% dos casos.

Para a localização anatômica da lesão, pode-se verificar, segundo o total de lesões, que percentualmente (Fig. 1.2 e Quadro 1.6) as lesões mantêm um padrão semelhante de localização anatômica do comprometimento para todo o século. Pode-se destacar uma variação percentual maior para cabeça, face, joelho, perna e ombro e braço. O comprometimento da cabeça e da face é semelhante, diminuindo percentualmente ao longo do século. A partir da década de 1950 ocorre um aumento do comprometimento do joelho e perna e ombro e braço. Isso também ocorre para o pescoço nas décadas de 1980 e 1990.

Quadro 1.5 Número de porções corpóreas lesadas por laudo e porcentagem de laudos com lesões na face para todas as causas segundo a década

Década	1910	1920	1930	1940	1950	1960	1970	1980	1990
Número de porções corpóreas lesadas por laudo com lesão	1,7	1,8	1,7	1,7	1,8	1,8	1,9	1,8	1,6
% de laudos com lesões na face	57,7	56,6	52	54,7	51,9	41,6	46,3	44,4	38,2

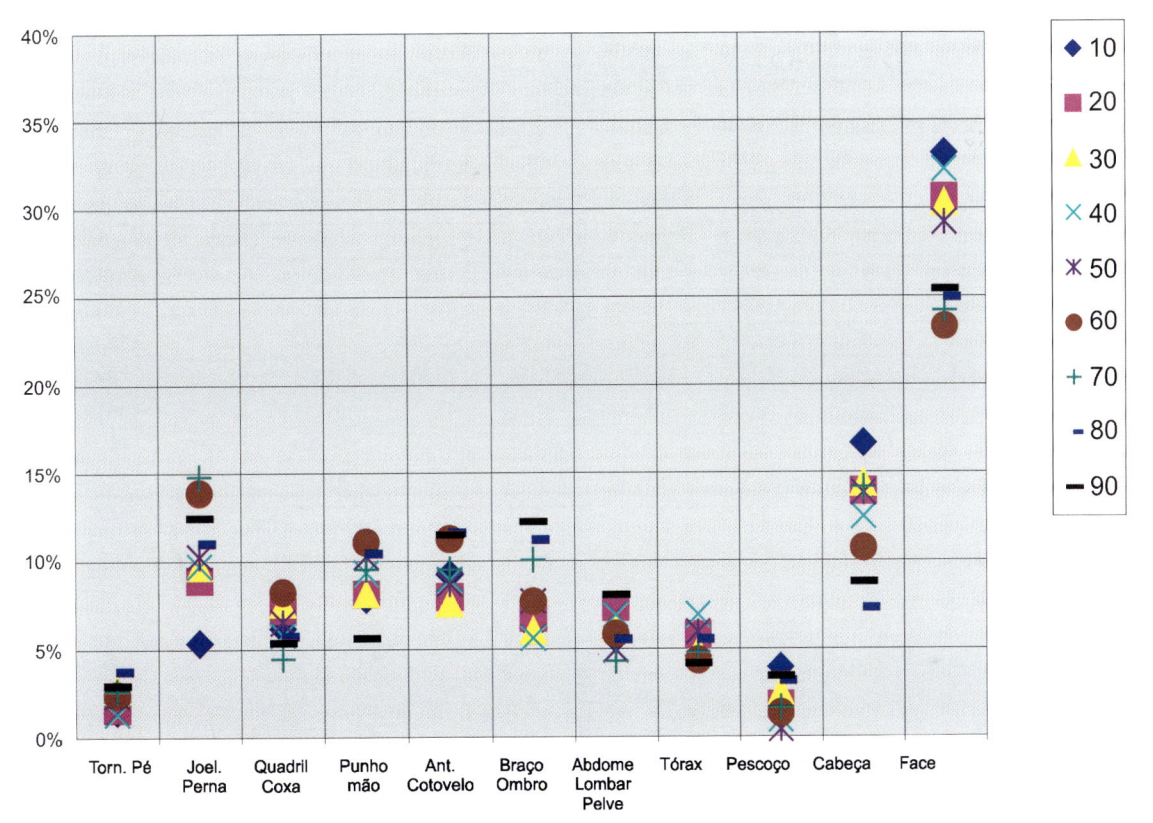

Fig. 1.2 Distribuição percentual das lesões corporais ocorridas por década e localização anatômica.

Quadro 1.6 Percentual de lesões segundo localização corpórea por década

Local / Década	Tornozelo Pé	Joelho Perna	Quadril Coxa	Punho Mão	Antebraço Cotovelo	Braço Ombro	Abdome Lombar Pelve	Tórax	Pescoço	Cabeça	Face	Todas as localizações
1910	1,4%	5,3%	6,2%	7,8%	9,3%	6,2%	5,6%	4,5%	3,9%	16,7%	33,1%	100,0%
1920	1,6%	8,9%	7,2%	8,2%	8,0%	6,8%	7,4%	5,8%	1,8%	13,9%	30,6%	100,0%
1930	2,7%	9,7%	7,6%	8,2%	7,6%	6,0%	6,2%	4,9%	2,5%	14,4%	30,3%	100,0%
1940	1,3%	9,7%	5,8%	9,3%	8,9%	5,6%	6,9%	6,9%	0,9%	12,5%	32,2%	100,0%
1950	2,4%	10,3%	6,5%	10,3%	8,7%	7,7%	4,9%	5,9%	0,4%	13,8%	29,2%	100,0%
1960	2,4%	13,9%	8,3%	11,1%	11,3%	7,7%	5,8%	4,3%	1,3%	10,7%	23,3%	100,0%
1970	2,6%	14,8%	4,4%	9,5%	9,5%	10,0%	4,3%	4,8%	1,6%	14,1%	24,2%	100,0%
1980	3,7%	11,0%	5,7%	10,4%	11,6%	11,2%	5,5%	5,5%	3,1%	7,3%	25,0%	100,0%
1990	2,9%	12,5%	5,4%	5,6%	11,5%	12,2%	8,1%	4,2%	3,4%	8,8%	25,4%	100,0%

Em números absolutos de lesões (Quadro 1.7 e Fig. 1.3), pode-se observar que a década de 1960 obteve mais de 100.000 casos de lesões em face, chegando na década de 1980 a mais de 300.000 casos. A década de 1970 ultrapassa os 100.000 casos para lesões na cabeça, mais de 100.000 casos braço e ombro, antebraço e cotovelo, punho e mão, joelho e perna. Para a década de 1980, os números de lesões aumentam para essas localizações, com exceção de joelho e perna.

O comprometimento facial (Quadro 1.8) pode ser evidenciado para todas as décadas, em percentual de lesões que atingiram a face. Quando se observam todas as cau-

sas, pode-se notar uma diminuição do comprometimento da face. Isso se torna mais evidente ao se observarem os casos de agressão, que, no início do século, apresentavam 60% de lesões em face e, a partir da década de 1960, a atingem em aproximadamente 40% das vezes. Para as outras causas, exceto agressão, o percentual permanece relativamente constante até a década de 1960, diminuindo a partir dessa fase.

As lesões de face se distribuem percentualmente segundo a causa externa (Quadro 1.9) para cada década, evidenciando a agressão como a maior causa das lesões. Os acidentes de transporte e atropelamentos somados, nas

Quadro 1.7 Número de lesões segundo localização corpórea por década

Local / Década	Tornozelo Pé	Joelho Perna	Quadril Coxa	Punho Mão	Antebraço Cotovelo	Braço Ombro	Abdome Lombar Pelve	Tórax	Pescoço	Cabeça	Face
1910	336	1.248	1.440	1.824	2.160	1.440	1.296	1.056	1.912	3.888	7.728
1920	664	3.735	2.988	3.403	3.320	2.822	3.071	2.407	747	5.810	12.782
1930	2.086	7.450	5.811	6.258	5.811	4.619	4.768	3.725	1.937	11.026	23.244
1940	1.610	11.960	7.130	11.500	11.040	6.900	8.510	8.510	1.150	15.410	39.790
1950	5.784	25.064	15.906	25.064	21.208	18.798	12.050	14.460	964	33.740	71.336
1960	10.634	60.532	35.992	48.262	49.080	33.538	25.358	18.814	5.726	46.626	101.432
1970	28.144	158.310	47.493	102.022	102.022	107.299	45.734	51.011	17.590	151.274	258.573
1980	46.607	137.368	71.137	130.009	144.727	139.821	68.684	68.684	39.248	90.761	311.531
1990	26.148	111.129	47.938	50.117	102.413	108.950	71.907	37.043	30.506	78.444	226.616

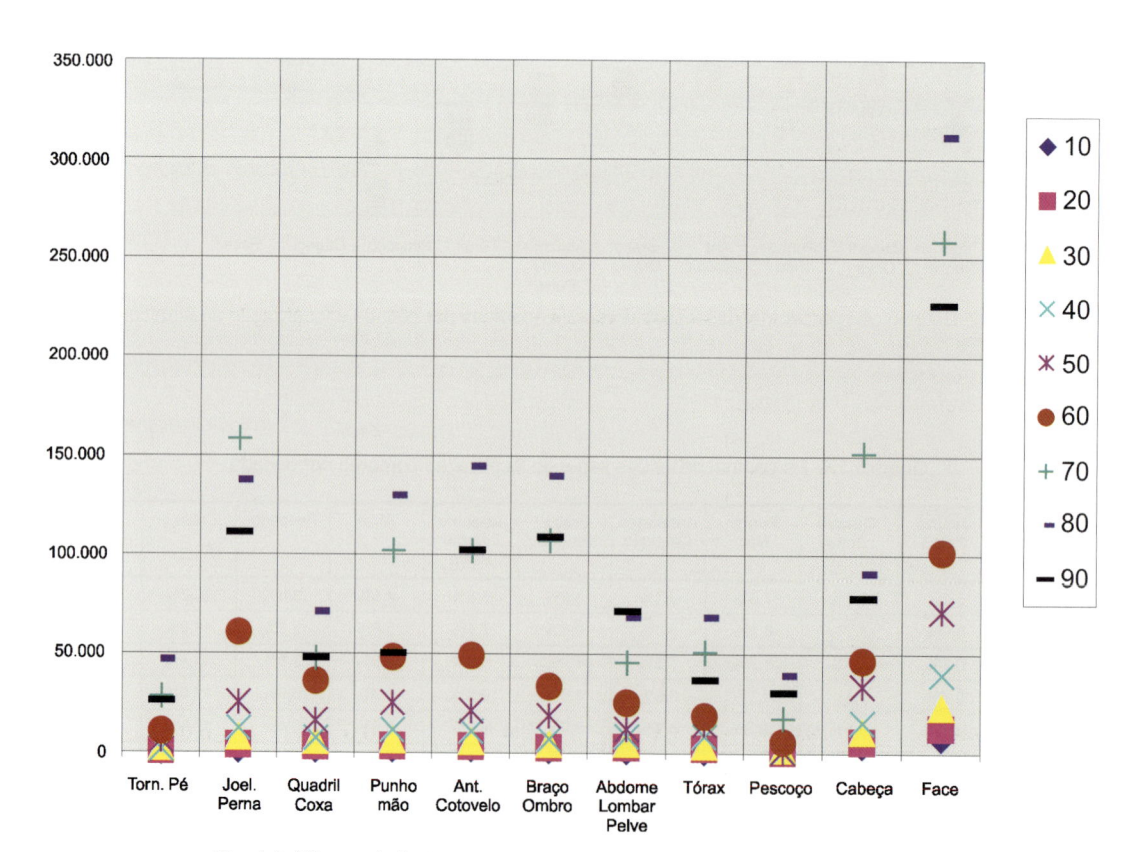

Fig. 1.3 Número de lesões corporais ocorridas segundo localização anatômica.

Quadro 1.8 Percentual de lesões em face para todas as causas, em situação de agressão e não-agressão segundo a década

Década	Todas as causas	Agressão	Não agressão
1910	58	62	45
1920	57	59	54
1930	52	60	45
1940	55	59	50
1950	52	55	47
1960	42	40	43
1970	46	49	45
1980	44	44	44
1990	38	40	36

décadas de 1970 e 1980, superam a agressão, mas, para 1990, o padrão anterior é retomado. Os acidentes em geral são importantes para as décadas de 1920, 1930 e 1940. Para a década de 1990, observou-se que as intervenções legais surgem como causa e, para 1980 e 1990, as lesões em face aparecem ligadas também a causas sexuais.

Das lesões de face geradas por agressão, a participação do sexo feminino vem aumentando, atingindo, na década de 1990, 43% dos casos (Quadro 1.10).

Entendendo-se a violência do ponto de vista da força física, identificada por meio de seus efeitos e observando-a de acordo com os danos à integridade física (Michaud, 1989), pode-se dizer que os registros do IML são uma fonte fundamental de pesquisa sobre a violência. Mesmo os laudos negativos e em branco indicam que, embora a pessoa objeto do laudo não apresentasse lesões aparentes, ela sofreu a violência a ponto de se indignar contra o ato e predispor-se a denunciá-lo (Odália, 1991).

Entende-se que o número de exames realizados pelo IML de São Paulo e a população do Município de São Paulo têm aumentos proporcionais ao longo do período observado e se correlacionam, ou seja, os crescimentos são proporcionais ao longo do período estudado, o que possibilitou a criação de indicadores que podem ser usados para se medir a violência.

Sobre os laudos, a relação de gênero encontrada tanto nas necropsias como nas lesões corporais evidencia por todo o século a maior participação do sexo masculino na violência. Pode-se notar que à medida que a mulher se emancipa e participa mais da vida econômica da cidade passa a sofrer mais lesões corporais, e as décadas de 1950 e 1960 mostram uma mudança no padrão de laudos em relação ao período anterior que coincide com a mudança do papel tradicional da mulher nessa sociedade.

Quanto à idade, nota-se que a faixa do adulto jovem é a que mais sofre a violência em todo o século. A partir da década de 1960, a violência aumenta o acometimento dos adolescentes e, na de 1990, aumenta a participação das crianças.

A análise dos determinantes causais da violência no século XX possibilita o entendimento da progressão e tendências para cada causa em particular e, no geral, a contabilização do impacto social.

Os acidentes de transporte e atropelamentos, em que a inovação tecnológica *carro* é incorporada pela população de modo inadequado, têm um incremento de lesões e mortes sem precedentes nas décadas de 1950, 1960 e 1970. Essa tecnologia chega à cidade junto com a grande migração nordestina, agravando os problemas urbanos,

Quadro 1.9 Distribuição percentual das lesões de face segundo causa externa e década

Década	Agressão	Transporte	Atropelamento	Acidente	Indeterminada	Intervenção legal	Lesão autoprovocada	Sexual	Total
1910	82,0	0,0	0,0	16,1	1,9	0,0	0,0	0,0	100,0
1920	54,5	5,2	16,9	21,4	1,9	0,0	0,0	0,0	100,0
1930	52,6	2,6	12,2	32,1	0,0	0,0	0,6	0,0	100,0
1940	54,9	1,2	9,2	30,1	2,3	0,0	2,3	0,0	100,0
1950	61,5	8,1	13,5	13,5	2,7	0,0	0,7	0,0	100,0
1960	50,4	24,4	19,5	3,3	2,4	0,0	0,0	0,0	100,0
1970	38,4	39,7	18,5	2,7	0,7	0,0	0,0	0,0	100,0
1980	47,2	34,6	11,0	1,6	2,4	0,0	0,8	2,4	100,0
1990	54,6	23,7	8,2	2,1	1,0	8,2	0,0	2,1	100,0

Quadro 1.10 Distribuição percentual das lesões de face geradas por agressão segundo o sexo

Década	Feminino	Masculino	Total
1910	26	74	100
1920	30	71	100
1930	18	82	100
1940	18	82	100
1950	33	67	100
1960	34	66	100
1970	38	63	100
1980	38	62	100
1990	43	57	100

causando uma verdadeira explosão de acidentes, podendo-se considerar que os dois problemas juntos se potencializam e tornam a cidade um verdadeiro caos. Essa tecnologia é digerida aos poucos e só na década de 1990 pôde ser controlada por meio de leis (Carvalho, 1990) e campanhas educativas. O automóvel legou aos cidadãos uma destruição brutal, contabilizando-se as lesões periciadas e as mortes.

As lesões por agressão, com um crescimento superior ao da população durante todo o século, tornam-se um desafio socioeconômico e institucional sem solução equacionada. Os números da agressão na década de 1910, que podem apontar para uma sociedade em estágio de barbárie e ser explicados pelos grandes conflitos sociais, pela precariedade econômica e pelo novo modelo social ainda desajustado, são reproduzidos a partir da década de 80 e continuam na de 1990.

A visão histórica e cultural se relaciona de maneira complexa ao todo da humanidade e pode ser observada e "sentida" nos dados de perícias legais de uma cidade. Dentro de um sistema social, aberto e complexo, a observação clareia mais os fatos do que possíveis explicações.

Para o século que se iniciou, essa análise sugere grandes perdas de recursos humanos e materiais ligados à agressão e ainda aponta, por meio do exemplo do automóvel na Cidade de São Paulo, para a necessidade do equacionamento do impacto ambiental na incorporação social de uma inovação tecnológica concomitante à sua implementação. Os casos de acidentes de transporte e atropelamentos geraram o maior percentual de lesões graves.

A face é, em números absolutos, a parte do corpo mais atingida durante todo o século. Sua participação cai de forma constante no período observado e decresce o seu acometimento dentro da agressão. Em termos de números absolutos, comprovam-se o aumento das lesões em face e a hipótese deste trabalho. Em termos percentuais, demonstra-se que o centro da agressão está sendo deslocado da face.

CONCLUSÃO

- Entende-se que o número de exames realizados pelo IML de São Paulo e o do total da população do Município de São Paulo se correlacionam e possibilitam a criação de indicadores que podem ser usados para se medir a violência.
- A relação de gênero encontrada tanto nas necropsias como nas lesões corporais evidencia a maior participação do sexo masculino na violência por toda a década.
- O percentual de lesões corporais para o sexo feminino aumenta a partir das décadas de 1950 e 1960.
- A faixa etária do adulto jovem é a que mais participa da violência em todo o século. A partir da década de 1960, a violência aumenta o acometimento dos adolescentes e crianças.
- As lesões por agressão têm um crescimento proporcionalmente superior ao da população durante o século, tornando-se um desafio socioeconômico e institucional ainda sem solução equacionada.
- A face é, em números absolutos, a parte do corpo mais atingida durante todo o século, e a participação percentual decresce com o transcorrer dos anos, década a década.

BIBLIOGRAFIA

Almeida Jr. A. *Lições de medicina legal*. 7ª ed. São Paulo: Companhia Editora Nacional, 1965.

Carvalho YMC. *Colonização, uma política?* Tese de Doutorado – FEA/USP. São Paulo: 1990. 452p.

Delmanto C. *Código penal anotado*. São Paulo: Saraiva, 1958.

Michaud Y. *A violência*. São Paulo: Ática, 1989.

Odália N. *O que é violência*. 6ª ed. São Paulo: Brasiliense, 1991.

Anatomia Cirúrgica da Face

Luiz Altruda Filho • Airton Knoll Júnior • Marcelo Trulha Valente Costa • Bruno König Júnior

Aos profissionais dedicados à cirurgia bucomaxilofacial da cabeça e do pescoço é imperativo o conhecimento aprofundado da anatomia das áreas correlatas, conhecimento esse tanto superficial como, principalmente, topográfico. Este capítulo se empenha em preencher eventuais lacunas observadas em tal estudo, visto que geralmente é dado ao estudante apenas o conhecimento básico da anatomia da face.

As estruturas anatômicas das diferentes regiões serão descritas segundo seus limites, seguidos da topografia. A sequência a ser observada será pele ou mucosa, tela subcutânea ou submucosa (fáscia muscular, quando for o caso), camada muscular, tecido ósseo ou cartilagíneo. No caso de a topografia iniciar-se na pele e terminar na mucosa, a sequência será definida da seguinte forma: pele, tela subcutânea, camada muscular, tecido ósseo, camada muscular, submucosa e mucosa.

Antes, porém, se faz necessária uma breve abordagem a respeito das fáscias e espaços faciais, tanto da cabeça como do pescoço. Esse assunto tem grande importância no que se refere às diferentes possibilidades de disseminação de infecções nessas regiões. Uma fáscia pode ser definida como uma lâmina de tecido conjuntivo fibroso, que apresenta variadas espessuras, localizada profundamente à pele e que envolve as mais variadas estruturas, desde músculos, vísceras etc. Elas são identificadas de acordo com as áreas do corpo que ocupam ou com as estruturas por elas envolvidas.

O sistema de fáscias do corpo divide-se em três partes: fáscia superficial (tela subcutânea), fáscia profunda e subserosa. A fáscia superficial é contínua por todo o corpo, entre a pele e o tecido fascial profundo, e é composta por duas partes: uma externa, gordurosa, e uma interna, fina e rica em tecido elástico. Entre elas localizam-se vasos e nervos superficiais.

A fáscia profunda corresponde a uma membrana de aspecto acinzentado, que recobre os músculos. A subserosa localiza-se no interior das cavidades corpóreas, revestindo e sustentando vísceras. Didaticamente, na cabeça e pescoço, dividem-se os espaços delimitados pelas fáscias em supra e infra-hioideos, a saber:

- *Espaço vestibular da maxila*: medialmente à mucosa gengival e à inserção do músculo bucinador e lateralmente ao processo alveolar da maxila.
- *Espaço vestibular da mandíbula*: idêntico ao anterior, porém relacionado à mandíbula.
- *Espaço do corpo da mandíbula*: compreende o corpo mandibular. Comunica-se com o espaço vestibular da mandíbula, bucal, submentual, submandibular e sublingual.

- *Espaço canino*: localizado profundamente aos músculos levantadores do lábio superior. Comunica-se com o espaço bucal.
- *Espaço bucal*: contém o corpo adiposo da bochecha. Comunica-se com os espaços canino, pterigomandibular e do corpo da mandíbula.
- *Espaço parotídeo*: contém a glândula parótida e não se comunica com espaços vizinhos.
- *Espaço submentual*: representado pelo trígono submentual, delimitado pelo osso hioide, ventre anterior do músculo digástrico e mandíbula. Comunica-se com os espaços submandibular, sublingual e com o corpo da mandíbula.
- *Espaço sublingual*: limitado superiormente pela mucosa oral, inferiormente pelo músculo milo-hióide, lateralmente pela mandíbula e medialmente pela língua. Comunica-se com os espaços do corpo da mandíbula, submandibular e submentual.
- *Espaço mastigador*: contém a mandíbula e os músculos da mastigação. É dividido em espaço *temporal*, compreendido entre o músculo temporal e sua fáscia, espaço *infratemporal*, na região da fossa infratemporal, espaço *pterigomandibular*, compreendido entre o músculo pterigóideo medial e a face medial do ramo da mandíbula e, finalmente, **espaço massetérico**, localizado entre o músculo masseter e o ramo da mandíbula. Todos se comunicam entre si e também com os espaços submandibular e laterofaríngeo.
- *Espaço perifaríngeo*: é dividido em três: o *retrofaríngeo*, posteriormente à faringe e comunicando-se com o espaço *laterofaríngeo*, este localizado lateralmente à faringe com comunicação infratemporal, bucal submandibular e retrofaríngeo; e, por último, o *submandibular*, contido no trígono submandibular, entre os dois ventres do músculo digástrico e a mandíbula. Comunica-se com os espaços infratemporal, submandibular, sublingual, laterofaríngeo e com o corpo da mandíbula.
- *Espaço pré-visceral*: é compreendido entre os músculos infra-hióideos e os tubos viscerais respiratórios do pescoço; comunica-se com o espaço laterofaríngeo.
- *Espaço retrovisceral*: contínuo ao retrofaríngeo da cabeça.
- *Espaço perigoso* (*danger space*): é delgado, localizado anteriormente aos corpos das vértebras, desde a base do crânio até o final da coluna vertebral.

Esses três últimos são os espaços infra-hióideos.

As regiões a serem descritas são as de interesse para a cirurgia em Odontologia:

- Regiões superficiais:
  - Medianas:
    - Frontal
    - Nasal
    - Labial (vestíbulo da boca)
    - Mentual

  - Laterais:
    - Da bochecha (vestíbulo da boca)
    - Parotideomassetérica
    - Zigomática
    - Temporal

- Regiões profundas:
  - Medianas:
    - Cavidade nasal
    - Cavidade própria da boca
    - Istmo das fauces (garganta)
    - Faringe

  - Laterais:
    - Infratemporal
    - Pterigopalatina
    - Espaço laterofaríngeo

REGIÕES SUPERFICIAIS

MEDIANAS

Frontal

A região frontal tem sua forma arredondada e convexa para anterior e para superior acompanhando a forma da escama do osso frontal. É ela que define o terço superior da face. Seus limites externos não são bem definidos, exceto o inferior, que corresponde à glabela, localizada entre os supercílios, e a margem supraorbital. Acima da glabela, localiza-se o seio frontal. Palpáveis e proeminentes são os seus túberes (porções mais superiores) e arcos superciliares. Seus limites laterais também são palpáveis e correspondem às linhas temporais e aos processos zigomáticos.

A topografia da região frontal compreende a pele, tela subcutânea, camada muscular, o periósteo e o osso. A pele é lisa e está intimamente relacionada ao músculo occipitofrontal com seus ventres occipital e frontal (Fig. 2.1), sendo esse último o relacionado diretamente à área. Quando o ventre frontal traciona a pele, ela apresenta rugas horizontais por quase toda a fronte, o que se deve à razão de a tela subcutânea ser constituída de tecido conjuntivo denso e suas fibras colágenas fazerem a inserção direta das fibras musculares na pele. Já profundamente à

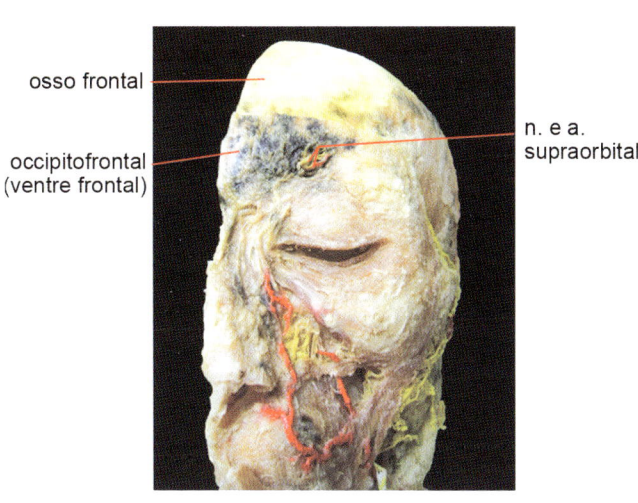

osso frontal

occipitofrontal
(ventre frontal)

n. e a.
supraorbital

Fig. 2.1 Região frontal.

camada muscular encontra-se tecido conjuntivo frouxo, que separa o músculo do periósteo. Essa camada se estende por toda a calvária e permite o deslizamento de todo o couro cabeludo (escalpo) sobre o periósteo. Se houver edema nessa camada, abrangerá toda a superfície periostal da cabeça (correspondente à calvária). Os vasos e os nervos da região percorrem as camadas conjuntivas; os nervos motores e os vasos musculares com seus nervos autônomos penetram a camada muscular e os nervos sensitivos e os vasos cutâneos penetram a camada subcutânea. Os nervos sensitivos da região correspondem aos ramos do nervo frontal, que, por sua vez, é ramo do oftálmico do trigêmeo. Atingem a fronte pela margem supraorbital. Como ramos do nervo frontal há o supraorbital (Fig. 2.1), com ramos lateral e medial e o supratroclear. Outro ramo do oftálmico que inerva uma pequena parte da região mediana da fronte é o nasociliar, que se distribui em sua maior parte na região nasal. Os nervos motores são ramificações do frontal, oriundos do sétimo par craniano e inervam o ventre frontal do músculo occipitofrontal.

Os vasos arteriais da região vêm da artéria oftálmica (ramo da artéria carótida interna), que se ramifica em supraorbital (Fig. 2.1), das palpebrais mediais, supratroclear e dorsal do nariz, e também podem vir de ramos de artérias nasais e etmoidais posteriores. É importante notar que no ângulo medial do olho há uma anastomose entre artéria angular (ramo da facial) e ramos mediais da artéria oftálmica, estabelecendo, portanto, uma comunicação entre as carótidas interna e externa. Ramificações da artéria temporal superficial também irrigam a região frontal. As veias drenam para a veia facial por meio dos afluentes angular, supratrocleares, supraorbital, palpebrais superiores e nasais externas, para a veia oftálmica superior por meio das veias nasofrontal, etmoidais e palpebrais e para a veia temporal superficial. Importante também é a comunicação

da veia angular com a oftálmica superior, que se abre no seio cavernoso, formando uma ligação entre veia facial e os seios da dura-máter, constituindo assim uma via aberta para a propagação de infecções às meninges. Os vasos linfáticos, justapostos às veias supratrocleares dirigem-se para linfonodos submandibulares médios e posteriores. Alguns podem dirigir-se lateralmente à órbita e seguir para linfonodos parotídeos.

Nasal

A região nasal tem forma cônica com a base voltada para baixo. A parte superior, mais estreita, denomina-se raiz, e a extensão, até o ápice, dorso do nariz. A base apresenta duas entradas separadas pelo septo e se denominam narinas. A base apresenta, ainda, externamente, duas dilatações laterais, as asas do nariz, que se separam da região da bochecha pelo sulco nasobucal ou nasogeniano, e do lábio superior pelo sulco nasolabial. Mediante palpação, pode-se perceber que a raiz e parte do dorso do nariz são formadas por estrutura óssea e o restante, por uma estrutura cartilagínea.

A topografia da região nasal compreende a pele, tela subcutânea, camada muscular, periósteo ou pericôndrio e o osso ou cartilagem. A parte interna do nariz é revestida por mucosa e submucosa. A pele desliza sobre o osso, porém está mais fixa à cartilagem. A mobilidade depende da quantidade de tecido conjuntivo frouxo que se encontra entre a camada periostal e/ou pericondral e a muscular.

Os músculos da região inseridos no subcutâneo compreendem o prócero, que se origina próximo à porção média da margem da sutura entre os ossos nasais, o levantador do lábio superior e da asa do nariz, que se origina na margem lateral do processo frontal da maxila, o músculo nasal com suas partes transversa e alar, que se origina próximo à margem lateral da curvatura inferior da abertura piriforme, e o músculo depressor do septo, que se origina nas margens da sutura intermaxilar, na porção média de sua extensão. Os nervos e vasos da região também caminham pela camada conjuntiva. Os nervos sensitivos vão para a camada subcutânea e submucosa e os motores penetram a musculatura. Os ramos sensitivos são ramos do trigêmeo, e os motores, do facial. Como nervos sensitivos, há os supra e infratrocleares, que se distribuem pela raiz e pela parte superior do dorso do nariz, e os ramos nasais externos do etmoidal anterior, que se distribuem no restante do dorso – a base e as asas do nariz. A asa é ainda inervada pelo ramos nasais do infraorbital, ramo do maxilar. A mucosa é inervada pelos ramos nasais internos do etmoidal anterior. A inervação motora é dada pelos ramos do nervo facial e desses, principalmente, pelos bucais.

A irrigação sanguínea é feita pelos ramos nasais laterais da artéria facial e há um ramo especial para o septo. A parte da raiz do nariz recebe ramos da artéria angular. Na região, observam-se anastomoses entre os lados direito e esquerdo, entre as artérias nasais anteriores e posteriores, além da anastomose da artéria angular citada anteriormente. As veias convergem para a veia facial pelas afluentes supratroclear e nasais externas, as quais constituem mais inferiormente a veia angular, que continua como facial. A drenagem linfática se faz por vasos justapostos às veias supratrocleares. Esses vasos recebem os vasos linfáticos nasais externos, seguem a via linfática justaposta à veia facial e vão para os linfonodos submandibulares posteriores e faciais, dispostos ao longo da veia facial.

Labial (vestíbulo da boca)

A região labial é dividida em duas: a superior e a inferior.

O lábio superior limita-se superiormente ao sulco nasolabial e sulco com a região da bochecha (labiobucal ou labiogeniano), que se continua lateralmente em direção ao ângulo da boca. O limite inferior é estabelecido pela rima da boca, espaço natural entre o lábio superior e o inferior. Na linha mediana, abaixo da região que corresponde ao septo do nariz, há uma escavação vertical que se dirige à zona vermelha do lábio. Trata-se do filtro do lábio superior que termina em uma saliência, o tubérculo do lábio superior. Os limites do lábio inferior compreendem superiormente a rima da boca, lateralmente duas paralelas que partem dos ângulos da boca e dirigem-se perpendicularmente à margem inferior da mandíbula e inferiormente à inserção da mucosa na gengiva vestibular inferior (demarcado internamente). Essa inserção do lábio inferior na face anterior do corpo da mandíbula pode marcar a pele externamente, formando o sulco mentolabial. Na zona vermelha do lábio inferior há um sulco na região mediana que corresponde à impressão deixada pelo tubérculo do lábio superior.

A topografia da região labial compreende a pele, tela subcutânea, a camada muscular, a submucosa e a mucosa que forma a parede anterior do vestíbulo da boca. A pele apresenta grande número de pêlos no homem e grande quantidade de glândulas sudoríparas. A camada subcutânea é bastante fibrosa e com uma aderência muito grande de fibras musculares. A camada muscular é caracterizada por musculatura que envolve a rima da boca e que se estende por toda a área dos lábios. Trata-se do músculo orbicular da boca (Fig. 2.2), com suas partes marginal e labial e para o qual convergem: músculo levantador da asa do nariz e do lábio superior, que se origina na parte medial da margem inferior e na parte inferior da margem

medial da abertura da órbita; levantador do lábio superior, que tem uma origem mais lateral que o anterior, na margem inferior da abertura da órbita; zigomático maior, que se origina no processo temporal do osso zigomático; zigomático menor, que se origina também na superfície externa do osso zigomático, porém mais medialmente que o maior; levantador do ângulo da boca, que se origina abaixo do forame infraorbital, na fossa canina; o risório que se origina na fáscia parotideomassetérica; o abaixador do ângulo da boca, que se origina abaixo do forame mentual, paralelamente à margem inferior da mandíbula; o abaixador do lábio inferior que tem sua origem acima e mais medialmente que o músculo anterior e o músculo transverso do mento, que tem sua origem próximo e paralelo à sínfise mentual. A origem periostal do músculo orbicular se dá em diferentes pontos, a saber: região alveolar dos dentes incisivo lateral e canino superiores e acima, abaixo e lateralmente à inserção do músculo transverso do mento. A submucosa tem tecido conjuntivo mais frouxo, e é rica em glândulas salivares do tipo serosa e constitui o grupo de glândulas salivares menores denominadas labiais. A mucosa é lisa, com saliências arredondadas correspondentes a grupos de glândulas salivares, e bastante vermelha. A zona vermelha dos lábios é uma transição da pele para a mucosa. A mucosa dos lábios apresenta na linha mediana uma prega, os frênulos dos lábios superior e inferior.

Os nervos sensitivos percorrem o subcutâneo e a submucosa. A inervação motora se dá pelo conjuntivo subcutâneo e penetra a musculatura, e é proveniente dos ramos bucais do facial. Convém destacar a grande quantidade de fibras nervosas autônomas da região, caracterizada pela grande quantidade de tecido glandular presente na região dos lábios. Os nervos sensitivos são ramos do trigêmeo e

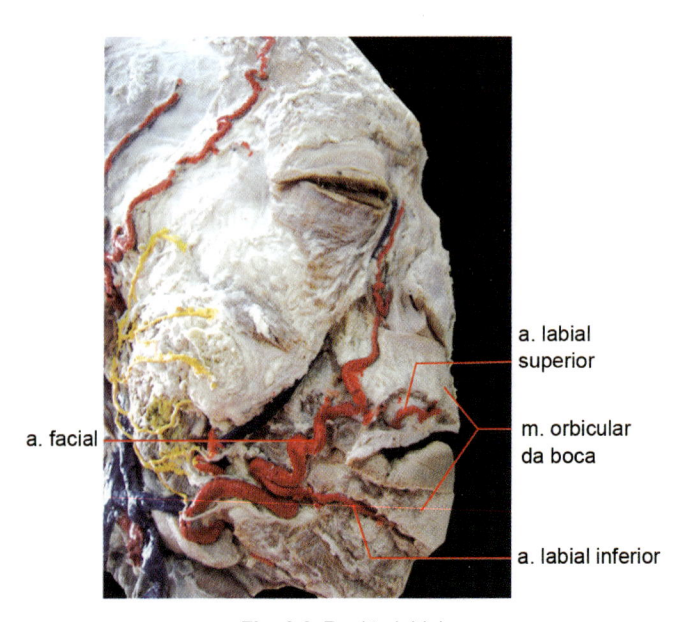

a. labial superior

m. orbicular da boca

a. facial

a. labial inferior

Fig. 2.2 Região labial.

provêm do infraorbital do maxilar, para o lábio superior (ramos labiais superiores), e do mentual do mandibular (ramos labiais inferiores), para o lábio inferior. A mucosa do lábio superior também recebe ramos dos alveolares superiores anteriores.

As artérias principais dos lábios são as labiais inferior e superior (Fig. 2.2), ramos da artéria facial. Há anastomoses laterais e também com artérias alveolares superiores anteriores e inferiores, ramos da mentual. As veias desembocam na facial e, como é grande o número de anastomoses, o sangue pode ser levado por diferentes vias que terminam na facial comum, e csta, na jugular interna. A drenagem linfática se faz em direção aos linfonodos submentuais e submandibulares anteriores.

Mentual

A região mentual compreende a superfície que vai desde a inserção do lábio inferior até a margem inferior da mandíbula e lateralmente é limitada pelas paralelas que passam pelo ângulo da boca e que se dirigem perpendicularmente à margem inferior do corpo da mandíbula. Palpável é a região que corresponde ao corpo da mandíbula.

A topografia da região mentual é bastante simples e compreende a pele, a tela subcutânea tomada pela camada muscular, o periósteo e o osso mandibular. A pele é lisa, aderente à camada muscular, e repleta de pelos no homem. Os músculos da região compreendem as origens dos músculos que se dirigem ao lábio inferior, já descritos. Os vasos e nervos (Fig. 2.3) constituem aqueles relacionados

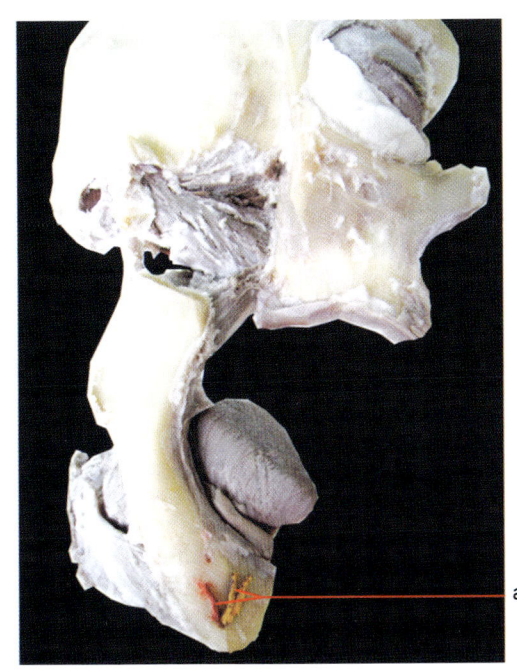

— a. e n. mentual

Fig. 2.3 Região mentual.

aos ramos mentuais. As fibras sensitivas vêm pelo nervo mentual ramo do nervo alveolar inferior responsável pela inervação da gengiva vestibular de pré-molares, canino e incisivos e as fibras motoras, do nervo facial, através de seu ramo marginal da mandíbula. As veias confluem para a labial inferior e para a submentual e a drenagem linfática é feita por vasos justavenosos que se dirigem para os linfonodos submentuais e submandibulares anteriores.

LATERAIS

Da bochecha (vestíbulo da boca)

A região da bochecha se estende do sulco nasolabial (e labiobucal ou labiogeniano), da linha perpendicular à margem inferior do corpo da mandíbula e tangente ao ângulo da boca, anteriormente, até a margem anterior do músculo masseter, posteriormente, e da margem inferior da órbita, superiormente, até a margem inferior do corpo da mandíbula, inferiormente. O limite anterior é visível, e os demais, palpáveis.

Topograficamente a região da bochecha compreende a pele, tela subcutânea, a camada muscular, a submucosa e a mucosa. A pele é lisa, aderente à musculatura da mímica e repleta de pêlos no homem, principalmente na parte inferior da região. A camada subcutânea é tomada pela musculatura quando próxima ao nariz e à boca e mais posteriormente vai sendo invadida por tecido adiposo até formar o corpo adiposo da bochecha. O principal músculo é o bucinador (Fig. 2.4), mas contém também a origem e parte dos músculos zigomático maior, zigomático menor (Fig. 2.5) e risório. A região é parcialmente atravessada pelo ducto parotídeo (Fig. 2.5) que perfura o músculo bucinador na altura do segundo molar superior para desembocar no vestíbulo da boca. No seu trajeto há um agrupamento glandular denominado por alguns glândula parótida acessória. A submucosa possui várias glândulas salivares menores cujas elevações na mucosa são perceptíveis. Essa camada é constituída de tecido conjuntivo frouxo que permite o deslizamento da mucosa sobre a superfície do músculo. A mucosa é bem avermelhada, e na altura do segundo molar superior encontra-se a papila do ducto parotídeo. Apresenta uma pequena corneificação no adulto que corresponde à linha de oclusão dental. Acima de sua inserção superior, abaixo da margem inferior da órbita encontra-se o forame infraorbital.

Os vasos e nervos percorrem as camadas conjuntivas e distribuem-se nas camadas teciduais. Os nervos sensitivos dirigem-se para a pele e a mucosa, e os ramos motores (Fig. 2.6) para a musculatura da mímica. Os ramos sensitivos para a pele vêm do infraorbital do nervo maxi-

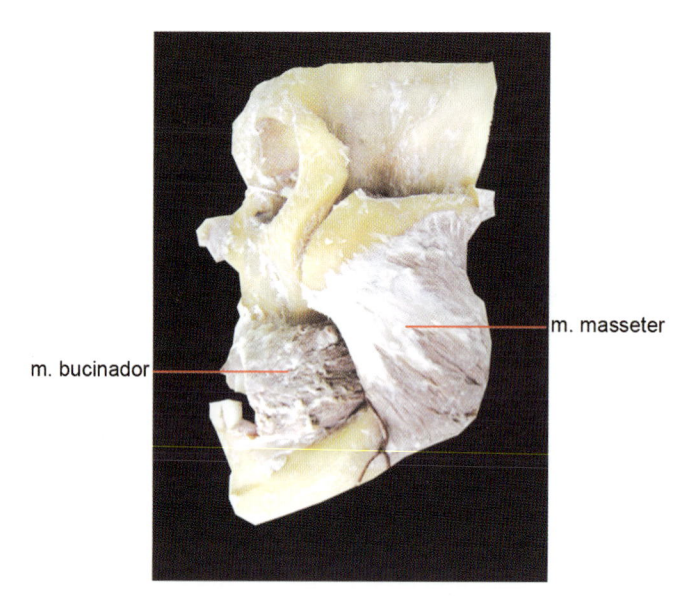

Fig. 2.4 Região da bochecha.

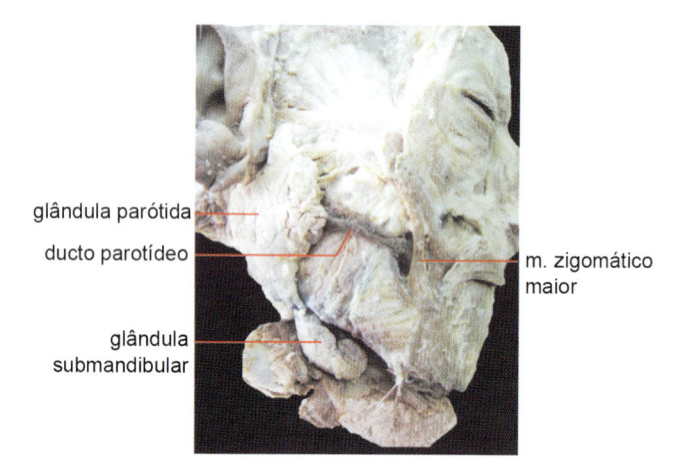

Fig. 2.5 Região parotideomassetérica.

lar e para a mucosa, do ramo bucal do nervo mandibular. A inervação motora se deve a ramos bucal e marginal da mandíbula do nervo facial. A irrigação sanguínea é feita por ramos da artéria facial como as labiais (Fig. 2.2) e pelo ramo bucal da artéria maxilar. Há formação de grande número de anastomoses nas quais também entram ramos da artéria infraorbital. Essas anastomoses são aumentadas pela presença da artéria transversa da face, ramo da temporal superficial. As veias drenam para as veias facial e retromandibular. A drenagem linfática, justavenosa, é feita em direção aos linfonodos submandibulares médios e posteriores e existe um linfonodo na altura do terceiro molar superior que recebe o nome de bucinador. Este drena para os linfonodos submandibulares posteriores. Sua região mais posterior pode drenar para linfonodos parotídeos.

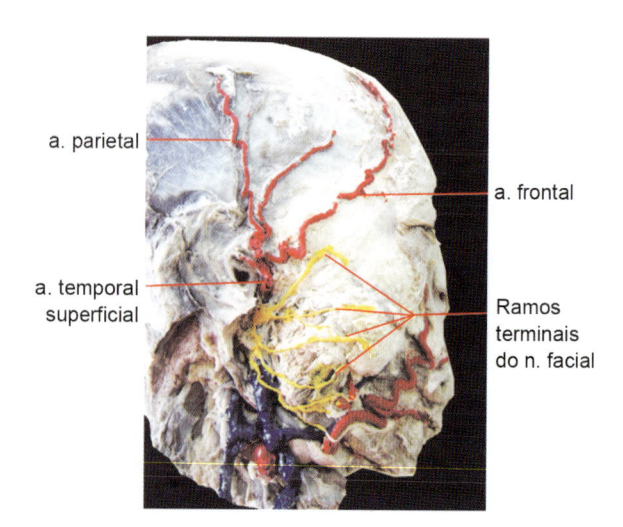

Fig. 2.6 Região parotideomassetérica. Glândula parótida removida.

Parotideomassetérica

Seus limites compreendem a margem inferior do arco zigomático e a margem inferior do corpo, ângulo e margem posterior do ramo da mandíbula. Abrange a extensão da origem e o limite inferior da inserção do músculo masseter. Anteriormente é limitada pela margem anterior do músculo masseter e posteriormente seus limites avançam para os limites da loja parotídea que também se infiltra medial e posteriormente à margem posterior do ramo da mandíbula. O limite medial dessa região somente pode ser constatado mediante dissecação. A loja da parótida e constituída por um revestimento fibroso (extensão da fáscia superficial do pescoço) que engloba toda a glândula e seu conteúdo.

A topografia da região parotideomassetérica compreende a pele, a tela subcutânea, as fáscias musculares (atenção na presença dessa fáscia) e parotídea e o ramo da mandíbula, revestido pelo seu periósteo. A pele é repleta de pêlos no homem. A camada subcutânea é constituída por tecido conjuntivo frouxo, o que permite o deslizamento da pele sobre a fáscia parotideomassetérica. Essa camada dá passagem ao canal parotídeo que atravessa superficial e lateralmente o músculo masseter em uma altura correspondente à arcada dental superior. Esse canal surge posteriormente, na margem anterior da glândula parótida, e avança lateralmente para a superfície do músculo masseter. Da margem anterior da parótida surgem ainda, dirigindo-se anteriormente, ramos do nervo facial e a artéria transversa da face e, vindo da face para a veia retromandibular, a veia com o mesmo nome. De inferior, vêm ramos do plexo cervical para levar sensibilidade da pele da região. A fáscia parotideomassetérica é bastante fibrosa e separa o músculo e a glândula da pele. A camada muscular é constituída pelo músculo masseter, com suas partes superficial e profunda, que se inserem em toda a extensão da face lateral do ramo da mandíbula ao deixar sua origem no arco zigomático. Na altura da incisura da mandíbula penetram os vasos e nervos desse músculo. A parótida (Fig. 2.4), glândula salivar de natureza acinar, portanto serosa, está envolta pela mesma fáscia que o músculo, e a parte que a envolve constitui a loja parotídea. Essa loja, além do tecido glandular, possui vasos e nervos.

Os nervos sensitivos são ramos do ramo anterior do nervo auricular magno que faz parte do plexo cervical e confere sensibilidade à pele da região. Os ramos motores para o músculo masseter vêm do ramo mandibular do trigêmeo e penetram o músculo em sua face medial ao atravessarem a incisura da mandíbula. Os ramos do nervo facial (Fig. 2.6), que surgem na margem anterior da glândula parótida, que se projetam lateralmente ao músculo masseter, atravessam a região lateral ao músculo masseter, dirigem-se para anterior e vão inervar a musculatura mímica da face. Dentro da loja da parótida, o nervo facial forma o plexo intraparotídeo e os ramos que passam pela região parotideomassetérica são de superior para inferior: ramificações inferiores dos ramos zigomáticos, ramos bucais e ramo marginal da mandíbula. A glândula parótida recebe ramos do sistema nervoso autônomo, porém, não do facial e sim do glossofaríngeo.

As artérias que passam pela loja da parótida são os ramos terminais da carótida externa, a maxilar e a temporal superficial. A artéria transversa da face, ramo da temporal superficial, também aparece na margem anterior da glândula parótida e dirige-se anterior e lateralmente ao músculo masseter. As veias convergem para a retromandibular, que desce posteriormente à margem posterior do ramo da mandíbula e para a veia jugular externa, que colhe ramos mais superficiais. A drenagem linfática se dá em direção aos linfonodos parotídeos superficiais e profundos, pré e pós-auriculares, que vão se comunicar com os linfonodos cervicais profundos superiores e linfonodos cervicais superficiais.

Zigomática

Essa região compreende a extensão ocupada pelo osso zigomático. Porção mais lateral da face, é constituída topograficamente de pele, tela subcutânea, camada muscular, tecido conjuntivo frouxo e osso. A pele é lisa e destituída de pêlos. Desliza livremente sobre a camada de tecido conjuntivo. A inervação e a vascularização da região são feitas por ramos de estruturas que por ela passam. A inervação sensitiva é garantida por ramos do auriculotemporal, ramo do mandibular e ramos do infraorbital e zigomaticofacial, ramos do maxilar. A inervação motora, para o

músculo orbicular do olho, vem de ramificações do ramo zigomático do facial.

A vascularização é feita pelos ramos zigomático-orbitais da artéria temporal superficial e veias zigomático-orbitais que afluem para a temporal superficial. A drenagem linfática se faz para os linfonodos parotídeos e bucal ou bucinador. Anterior e medialmente faz limites com as regiões palpebral inferior e infraorbial. A primeira não faz parte do assunto em pauta, e a segunda está incluída na região da bochecha.

Temporal

Seus limites abrangem a fossa temporal (Fig. 2.7). Anterior, superior e posteriormente é limitada pela linha temporal superior que é palpável, sendo o local de inserção da aponeurose temporal. O limite inferior também é palpável na margem superior do arco zigomático. É totalmente ocupada pelo músculo temporal que, ao sair da fossa, desce para a margem anterior, indo se inserir no processo coronóide e na margem anterior do ramo da mandíbula, atingindo o trígono retromolar. O músculo é totalmente revestido pela aponeurose que se origina na linha temporal superior e vai se inserir em duas lâminas, medial e lateral, na margem superior do arco zigomático. O espaço entre as duas lâminas é preenchido por tecido adiposo.

A topografia da região temporal é composta de pele, repleta de pelos (cabelos), camada subcutânea frouxa, que permite o deslizamento da pele sobre a aponeurose temporal e é abundante em glândulas sebáceas e sudoríparas. Medialmente à tela subcutânea há a aponeurose que reveste o músculo temporal, inserido no periósteo que reveste a região temporal. Superficialmente à aponeurose

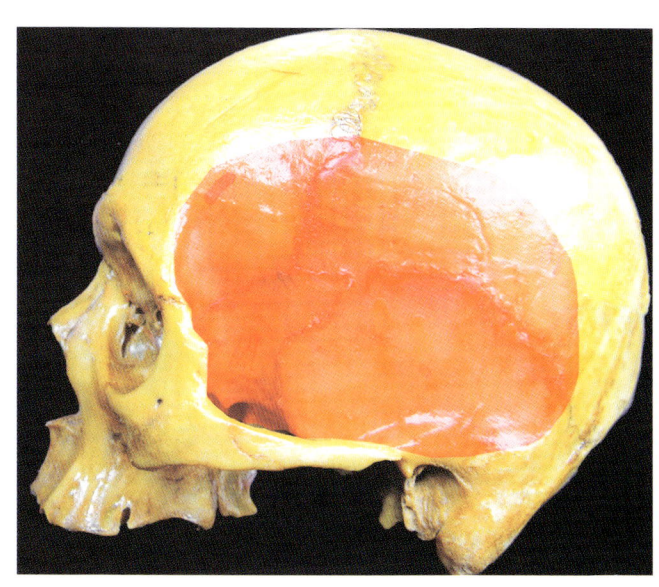

Fig. 2.7 Fossa temporal, delimitada em vermelho.

estão os músculos vestigiais auriculares anterior, superior e posterior.

Os vasos e os nervos correm na camada subcutânea ou no nível de periósteo. No subcutâneo, há a artéria e veia temporais superficiais e o nervo auriculotemporal. Para inervar os músculos auriculares vem um ramo do facial. Os ramos frontais do nervo facial atravessam essa região para dar motricidade ao músculo frontal. A artéria se ramifica na frontal e na parietal (Fig. 2.6) e o nervo, nos ramos temporais superficiais. No espaço entre o músculo e o periósteo atravessam as artérias e veias auriculares profundas e temporais profundas anterior e posterior. Os nervos correspondem aos temporais profundos, ramos do mandibular para o músculo temporal. Há ramos comunicantes do auriculotemporal com o nervo facial que trazem fibras autônomas do gânglio ótico para a glândula parótida. A drenagem linfática é feita pelas vias temporais anterior e média para os linfonodos parotídeos e pré-auriculares. A parte posterior da região temporal desce pela via linfática temporal posterior para os linfonodos pós-auriculares.

REGIÕES PROFUNDAS

MEDIANAS

Cavidade nasal

A cavidade nasal é limitada anteriormente pelo vestíbulo do nariz que corresponde à sua parte móvel. Internamente, o vestíbulo é limitado pela prega mucosa denominada limiar do nariz. O vestíbulo comunica-se para fora com o meio ambiente pela narina e o limiar é a continuação da entrada para a cavidade nasal. Essa corresponde a um espaço distendido sagitalmente com um soalho de cerca de 10 a 15 mm de largura, formado pelo palato duro, e um teto estreitado. Posteriormente, a cavidade nasal se abre para a nasofaringe pelos cóanos. A parede medial corresponde ao septo, estruturado em partes membranácea, cartilagínea e óssea e contém o órgão vomeronasal. A parede lateral é bastante irregular para aumentar a superfície de contato da mucosa com o ar. As estruturas que avançam medialmente para a cavidade nasal, a partir da parede lateral, recebem o nome de conchas e são três: superior, média e inferior. Em alguns casos pode aparecer uma suprema. Abaixo de cada concha encontra-se um meato (Fig. 2.8) que recebe o nome da concha que está acima dele.

A concha inferior constitui um osso isolado e é a maior. Inicia-se no limiar do nariz e estende-se posteriormente até o meato nasofaríngeo, atrás das conchas. Entre o septo e as conchas encontra-se o meato nasal comum. No meato infe-

rior desemboca o ducto lacrimonasal. A concha média está situada 1 a 2 cm posteriormente à inferior de tal maneira que anteriormente à concha há um espaço que se denomina de átrio do meato médio. A partir da concha média, abaixo do dorso do nariz, dirige-se para baixo e para diante uma elevação curva que corresponde à crista do nariz *(agger nasi),* que corresponde aos resquícios de uma concha independente.

No meato médio desemboca a maioria dos seios paranasais:

- Frontal, que desemboca no infundíbulo e no hiato semilunar.
- Maxilar, que desemboca diretamente no meato médio por meio de um óstio.
- Células anteriores e médias do etmoidal, que desembocam na bolha etmoidal.

A concha nasal superior é relativamente curta, está relacionada anteriormente com a concha média e limita superiormente o meato superior com o qual as células etmoidais posteriores se comunicam por meio de um ou dois forames. O recesso esfenoetmoidal (Fig. 2.8) é uma fenda que se situa posteriormente à concha nasal superior, abaixo da lâmina cribriforme. Nesse recesso desembocam os seios esfenoidais. O meato nasofaríngeo é constituído pelo espaço entre o limite posterior das conchas e os cóanos.

A cavidade nasal é ampliada pelos seios paranasais. Tanto a cavidade nasal como os seios paranasais são revestidos por uma mucosa do tipo respiratória (epitélio cilíndrico ciliado pseudoestratificado) bastante aderente, pois a sua submucosa é constituída de tecido conjuntivo bastante denso. As fibras desse conjuntivo fazem a ancoragem da mucosa no periósteo.

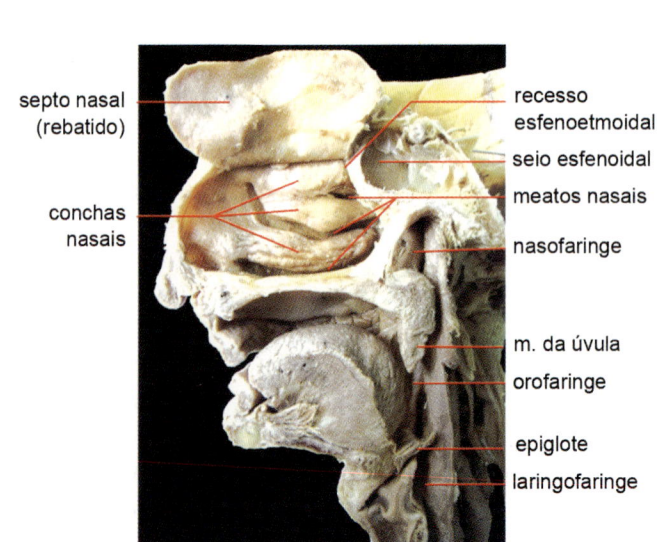

Fig. 2.8 Corte sagital da região nasal.

Todas as estruturas ósseas da cavidade nasal são bastante frágeis e, portanto, sujeitas a fraturas traumáticas. A região mais resistente é a de seu soalho, constituído pelos processos palatinos das maxilas e pelas lâminas horizontais dos ossos palatinos.

A topografia da cavidade nasal compreende uma mucosa acompanhada de submucosa aderente e uma camada óssea revestida pelo seu periósteo.

A artéria principal da cavidade nasal está em sua região posterior e é a esfenopalatina que envia ramos para a frente com o nome de artérias nasais posteriores laterais e ramos septais posteriores (artéria etmoidal posterior). As conchas e meatos ainda recebem anteriormente ramos da artéria etmoidal anterior. Todos esses ramos arteriais se ramificam inúmeras vezes, formando uma verdadeira camada contínua. A parte venosa é paralela à arterial e forma um plexo cavernoso, que, quando intumescido, estreita as vias respiratórias. O septo também recebe artérias na sua região anterior, as quais correspondem às septais nasais anteriores. A artéria que desce obliquamente na região inferior do septo e vai para o palato como artéria nasopalatina é a septal nasal posterior, ramo da esfenopalatina.

Quanto aos nervos, na parte do teto da cavidade nasal há a área olfatória onde se encontram as terminações do nervo olfatório que atravessam a lâmina cribriforme do etmóide. Posteriormente, o nervo esfenopalatino manda ramos nasais posteriores, superiores laterais e mediais que vão dar o nervo nasopalatino. O nervo palatino maior dá ramos nasais posteriores inferiores. A região anterior da parede lateral também recebe ramo do oftálmico, o etmoidal anterior do nervo nasociliar. O oftálmico ainda manda ramos nasais internos, com seus ramos laterais e mediais. Os ramos autônomos vêm do gânglio pterigopalatino, oriundos do nervo facial, e do plexo ao redor das artérias e controlam a atividade das glândulas mucosas.

A drenagem linfática se dá para os linfonodos cervicais laterais profundos, que constituem os linfonodos jugulares laterais e anteriores. A região anterior da cavidade nasal também drena para os linfonodos submandibulares.

Cavidade própria da boca

Topograficamente, a cavidade oral é subdividida em duas regiões separadas pelos arcos dentais. A área entre as bochechas e lábios e os arcos dentais é denominada vestíbulo da boca e a situada posterior e medialmente aos arcos dentais é denominada cavidade própria da boca (Fig. 2.9A).

O vestíbulo tem uma parede ântero-lateral constituída pelos lábios e pela bochecha, os quais constituem as regiões labiais e da bochecha, já descritas anteriormente nas regiões superficiais medianas e laterais da face. Os arcos dentais superior e inferior mostram sua face vestibular voltada para essa área. As coroas dentais continuam-se com as gengivas que também recebem o nome de vestibulares e são individualizadas em superior e inferior. A gengiva se delimita pela margem gengival, na altura dos colos dos dentes, pelas papilas gengivais (interdentais) e pelos sulcos gengivais. É aderente ao periósteo, pois sua submucosa é constituída de fibras colágenas que se dirigem da gengiva perpendicularmente ao periósteo. Os

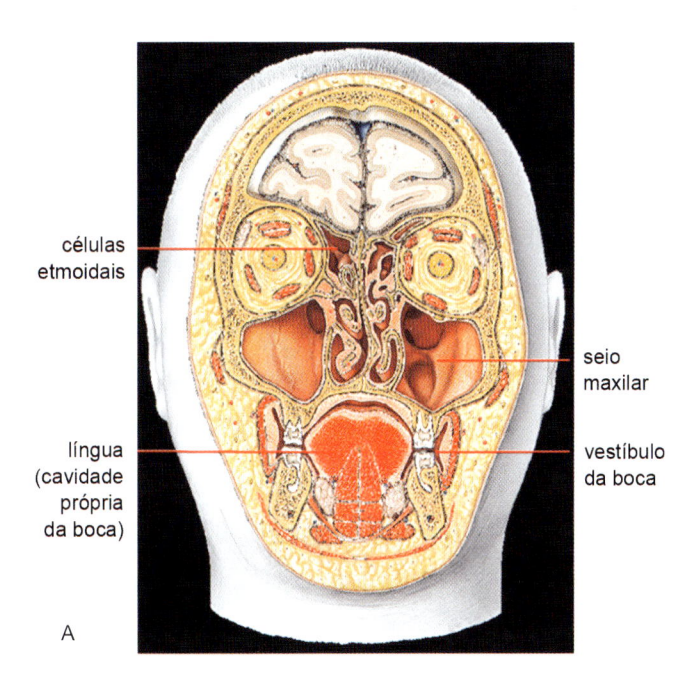

células etmoidais

seio maxilar

língua (cavidade própria da boca)

vestíbulo da boca

A

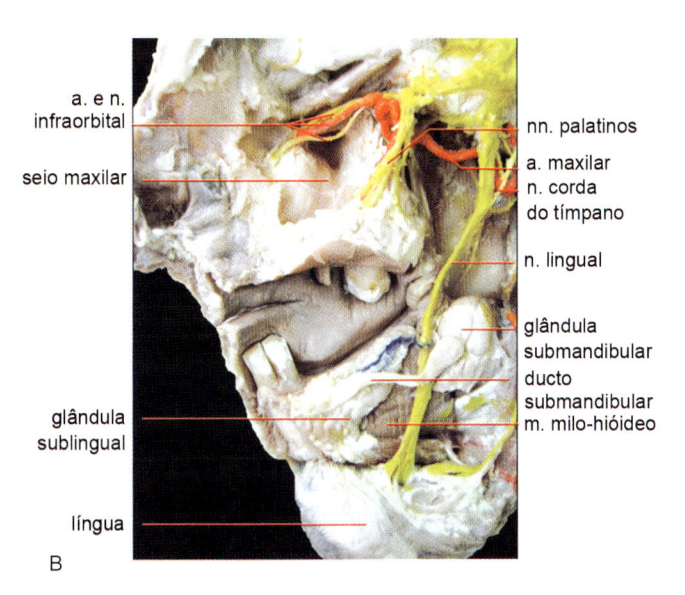

a. e n. infraorbital

nn. palatinos

a. maxilar
n. corda do tímpano

seio maxilar

n. lingual

glândula submandibular

ducto submandibular

m. milo-hióideo

glândula sublingual

língua

B

Fig. 2.9A Corte frontal da cabeça. **B** Cavidade oral.

feixes de fibras colágenas assim constituídos são os responsáveis pelo aspecto de "casca de laranja" da gengiva saudável. A gengiva termina aproximadamente na altura da metade do comprimento das raízes dentais, no sulco onde a mucosa se rebate para os lábios e a bochecha, denominado de fórnice da boca.

A riqueza vascular é evidenciada pela cor vermelha mais intensa em relação a qualquer outra região da mucosa do vestíbulo. A artéria maxilar manda ramos gengivais e alveolares através de seus ramos alveolares superiores posteriores, médios e anteriores. Recebe ramos, principalmente anastomóticos, de ramificações das artérias infraorbital, nasais anteriores e facial. A gengiva vestibular inferior anterior recebe ramos da artéria mentual, ramo da alveolar inferior, e a posterior, ramos da artéria bucal, ramo da maxilar.

A inervação da gengiva vestibular superior é feita pelos ramos alveolares superiores e pelos ramos do infraorbital, do maxilar do trigêmeo. A gengiva vestibular inferior dos molares recebe ramos sensitivos do ramo bucal e dessa região para diante, ramos do mentual, oriundos do ramo mandibular do trigêmeo.

A drenagem linfática é feita como descrito nas regiões labial e da bochecha.

A cavidade própria da boca tem forma cuboidal ou prismática de base quadrada e, portanto, seis paredes.

As paredes anterior e lateral são constituídas pelos arcos dentais que aqui mostram suas faces palatina (superior) e lingual (inferior). Estão inseridas na gengiva, que recebe a mesma denominação topográfica. As gengivas se continuam para a parede superior como mucosa do palato ou para a parede inferior como mucosa do soalho da boca. A parede posterior é virtual, mas limitada lateralmente pelos arcos palatoglossos, superiormente pela úvula palatina e inferiormente pelo dorso da língua, delimitando assim o istmo das fauces (ver Fig. 2.11). As gengivas também são firmemente inseridas no periósteo, como visto na gengiva vestibular. A parede superior, ou palato duro, também tem sua mucosa bem inserida no periósteo da maxila, nos seus dois terços anteriores, e no terço posterior, que corresponde em parte à lâmina horizontal do osso palatino, sua submucosa vai sendo preenchida por glândulas salivares menores (glândulas salivares palatinas). O soalho da cavidade própria da boca tem um tecido de sustentação muscular e corresponde aos milo-hióideos que formam como que um diafragma que separa a região oral da cervical. O diafragma é reforçado pela presença do músculo genioglosso. As glândulas salivares submandibulares (Fig. 2.9B) estão na região cervical, portanto abaixo do músculo milo-hióideo, e seu canal excretor avança posteriormente em direção à margem posterior do músculo, sobre a qual se dobra para mudar seu trajeto para anterior, indo atingir as carúnculas (direita e esquerda)

situadas lateralmente ao frênulo da língua. As glândulas sublinguais (Fig. 2.9B) estão acima do diafragma muscular, e seus canais de excreção dirigem-se às carúnculas ou formam canais secundários que desembocam independentemente no soalho da boca. A mucosa do soalho da boca é bastante fina e, por transparência, podem-se observar as veias. Próximo à inserção do milo-hióideo, na mandíbula, passa o nervo lingual, fácil de ser atingido. Sobre o soalho da cavidade própria da boca repousa a língua.

A língua é um órgão musculomucoso. Sua mucosa apresenta aspectos diferentes. É bastante fina e transparente na face inferior do órgão, apresenta dobras nas faces dorsal e laterais dos dois terços anteriores e elevações arredondadas no seu terço posterior. As dobras correspondem às papilas chamadas gustativas, pois sua superfície possui vários botões gustativos. A função das dobras parece ser a de ampliar a superfície da mucosa para aumentar o contato entre os botões gustativos (que, assim, podem distribuir-se em maior número) e o alimento. Essas dobras têm formas diferentes e, conforme sua morfologia, recebem a denominação de filiformes, fungiformes, folhadas, cônicas, lentiformes e circunvaladas (Fig. 2.10). A mucosa apresenta ainda sulcos: o mediano e o terminal. O terminal separa a região posterior, pós-sulcal, da anterior, pré-sulcal. No ponto central desse sulco terminal há o forame cego da língua do qual desce o ducto tireoglosso, fibrosado e reabsorvido no adulto. As papilas circunvaladas encontram-se adiante deste sulco; as folhadas, na parte posterior das margens laterais da língua, próximas aos pilares anteriores, e as demais distribuem-se pelo dorso da língua.

A vascularização da cavidade própria da boca se faz por várias artérias que formam inúmeras anastomoses. Na região do palato encontramos as artérias palatina maior (irriga o palato duro) e palatina menor (irriga o palato mole), ambas originárias da artéria palatina descendente

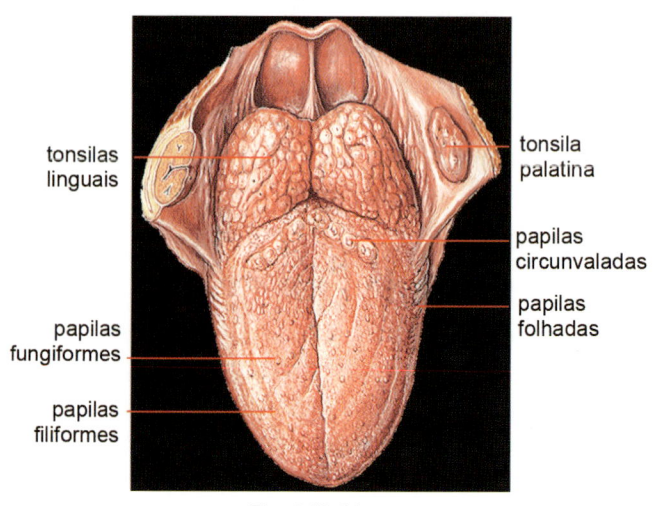

tonsilas linguais

tonsila palatina

papilas circunvaladas

papilas folhadas

papilas fungiformes

papilas filiformes

Fig. 2.10 Língua.

na fossa pterigopalatina. O palato mole ainda recebe sangue arterial proveniente da artéria palatina ascendente, que é um ramo cervical da artéria facial. Todas as artérias se anastomosam entre si e mandam ramos anastomóticos para o lado oposto. A gengiva lingual e o soalho da boca são irrigados pela artéria lingual, a qual se distribui também pela língua, pelos ramos dorsal da língua, artérias sublingual e profunda da língua. A gengiva e o soalho recebem vascularização do ramo milo-hióideo da alveolar inferior. A drenagem linfática vai para os linfonodos cervicais superiores profundos e submandibulares.

A inervação sensitiva da gengiva superior e do palato é feita anteriormente pelo nervo nasopalatino e posteriormente pelos nervos palatinos maiores e menores. A inervação simpática acompanha as artérias, e a parassimpática tem fibras pós-ganglionares do gânglio pterigopalatino. A inervação sensitiva do soalho da boca e língua (sensibilidade geral) é feita pelo nervo lingual com seus ramos sublingual e linguais. O nervo lingual traz também fibras autônomas pré-ganglionares, através do nervo corda do tímpano, para os gânglios submandibular e sublingual. A inervação da mucosa posterior da língua é feita por ramos do glossofaríngeo e vago, que também tem fibras gustativas. A sensibilidade gustativa dos dois terços anteriores da língua é levada pelo nervo corda do tímpano, ramo do facial. A inervação motora da língua é feita pelo nervo hipoglosso e a do milo-hióideo, por um ramo do alveolar inferior.

Istmo das fauces (garganta)

O istmo das fauces corresponde ao estreitamento que comunica a cavidade própria da boca à faringe. É limitado lateralmente pelos arcos anteriores (arco palatoglosso). Entre os arcos anteriores e posteriores situam-se a tonsila palatina e a fossa supratonsilar. Superiormente o istmo é limitado pelo palato mole e, inferiormente, pelo dorso da língua (Fig. 2.11).

Os arcos são constituídos de pregas mucosas e pode haver maior ou menor quantidade de fibras musculares, fato em que se baseia a denominação de músculos palatoglosso e palatofaríngeo (arco posterior). O palato mole também é uma prega musculomucosa, e a mucosa superior é revestida por tecido característico do aparelho respiratório (cilíndrico ciliado pseudoestratificado) e a inferior do aparelho digestório (pavimentoso estratificado). Ambas submucosas são repletas de glândulas. A camada muscular é constituída pelos músculos levantador e tensor do véu palatino e pelo músculo da úvula.

A irrigação é feita principalmente pelas artérias tonsilar, ramo da palatina descendente, e palatina ascendente que se anastomosam com ramos de artérias que irrigam a cavidade

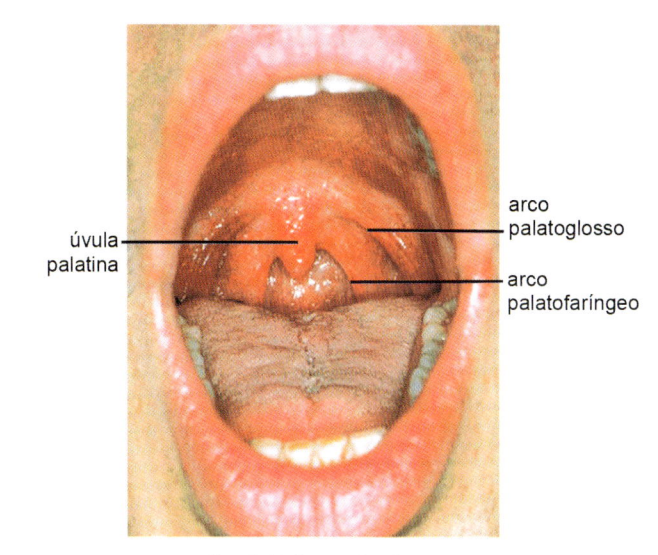

Fig. 2.11 Istmo das fauces.

própria da boca, a cavidade nasal e a faringe. A drenagem venosa se dá pela veia palatina externa e vai para a veia facial, que, por sua vez, drena para a veia jugular interna, e a linfática se faz por vasos que acompanham a artéria facial e vão para os linfonodos submandibulares e por vasos que se dirigem para linfonodos cervicais profundos.

A inervação sensitiva é garantida pelos ramos tonsilares e linguais do glossofaríngeo e ramos palatinos menores do maxilar. Ainda do glossofaríngeo partem fibras gustativas para as papilas circunvaladas, fibras sensitivas para o terço posterior da língua e fibras parassimpáticas para as glândulas linguais.

O nervo facial, por meio do ramo comunicante com o glossofaríngeo, manda fibras para os músculos estilofaríngeo e palatofaríngeo. O ramo lingual, inconstante, pode substituir o ramo comunicante.

O nervo mandibular do trigêmeo manda o ramo do músculo tensor do véu palatino que também pode ser uma ramificação do pterigóideo medial.

Faringe

A faringe compreende um tubo de estrutura muscular revestida internamente por mucosa. Divide-se em três partes: naso, oro e laringofaringe (Fig. 2.8). A separação entre a naso e a orofaringe se faz pelo palato mole quando projetado para trás, tocando a parede posterior do tubo faríngeo. A separação da oro com a laringofaringe ocorre na altura da epiglote. O teto da faringe está na altura da base do crânio, e o fundo continua-se com o esôfago na altura da cartilagem cricóidea da laringe. A parede posterior é côncava anteriormente e a parede anterior possui comunicações com a cavidade nasal (cóanos), com a cavidade própria da boca (istmo das fauces) e com a laringe (glote).

A nasofaringe tem seu teto na base do crânio, conforme mencionado, e forma a cúpula faríngea (fórnice da faringe). A parede dessa cúpula é formada de camada de tecido conjuntivo frouxo, fáscia e de uma mucosa. A tonsila faríngea está aderida à cúpula faríngea com a mucosa. A tonsila tubária compreende uma coleção de linfonodos ao redor do óstio faríngeo da tuba auditiva, na parede lateral da nasofaringe; e a tonsila lingual compreende a área do terço posterior da língua, dorso faríngeo, entre o sulco terminal e a epiglote, e já faz parte da orofaringe. A laringofaringe é limitada anteriormente pelo ádito laríngeo, e a epiglote evita que o alimento caia na traqueia. Lateralmente à epiglote há duas pregas faringoepiglóticas (relevo do músculo estilofaríngeo) que limitam os recessos piriformes. Topograficamente ainda é possível dividir a faringe em regiões cefálica e cervical, e o limite entre as duas se encontra na altura do ângulo da mandíbula. O espaço laterofaríngeo (parafaríngeo) é constituído pela fenda, que pode ser facilmente deslocada e que se situa nos lados da faringe, na altura da transição da faringe cefálica com a faringe cervical. Separa-se do espaço retrofaríngeo por prolongamentos da fáscia cervical média que envolve a faringe e embainha o feixe vasculonervoso que se dirige para a cabeça. O espaço laterofaríngeo também se estende até a base do crânio e para baixo, até o trígono carótico. Os espaços retro e laterofaríngeo constituem o espaço perifaríngeo, que está separado da coluna vertebral pela fáscia profunda do pescoço.

A musculatura da faringe constitui-se de três pares de músculos laminares, constritores e três pares de músculos elevadores da faringe, pouco desenvolvidos. Os constritores envolvem o espaço faríngeo e originam-se em grande parte da rafe da faringe que se fixa no tubérculo faríngeo da base do crânio. A musculatura constritora é distribuída de tal maneira que os músculos inferiores sobrepassam o mais acima com sua margem superior situada dorsalmente. Assim, o constritor inferior termina dorsalmente ao médio e o médio dorsalmente ao superior. O constritor superior tem inserções em elementos esqueléticos da cabeça; o médio, no osso hióide; e o inferior, na laringe. Os músculos elevadores são o palatofaríngeo, o salpingofaríngeo e o estilofaríngeo. Eles partem da aponeurose palatina, da tuba auditiva e do esqueleto cefálico como delgados feixes musculares para baixo e embricam-se com os constritores na parede da faringe cuja mucosa mostra dobras em virtude do relevo provocado por esses músculos.

A vascularização arterial é garantida pelos ramos da carótida externa, mais especificamente a faríngea ascendente, que se anastomosa com ramos nasais, palatinos e linguais da artéria maxilar. A drenagem venosa se dá pelo plexo tireóideo, pela laríngea inferior, pelas esofágicas e pela cervical profunda que vão para a braquiocefálica e faríngeas e laríngea superior que vão para a veia jugular interna. A drenagem linfática se faz para os linfonodos cervicais superiores profundos.

Quanto à inervação sensitiva, há ramos do plexo timpânico como: ramo tubário, ramos faríngeos, ramos tonsilares e ramos linguais do glossofaríngeo. Possui ramos comunicantes com o nervo corda do tímpano que leva fibras sensitivas da gustação. O vago forma o plexo faríngeo e tem ramos faríngeos diretos. Quanto à inervação motora, há um ramo do glossofaríngeo para o músculo estilofaríngeo e ramos faríngeos para a musculatura constritora.

LATERAIS

Infratemporal

A região infratemporal situa-se medialmente ao ramo da mandíbula (região parotideomassetérica) e lateralmente à face lateral da lâmina lateral do processo pterigoide e túber da maxila (Fig. 2.12A). É amplamente preenchida pelos músculos pterigóideos lateral e medial (Fig. 2.12B), que, com a tuberosidade da maxila e o músculo bucinador, formam um espaço piramidal, cujo ápice se volta para medial em direção à fossa pterigopalatina. O músculo pterigoideo lateral se origina na face lateral da lâmina lateral do processo pterigóide e na face infratemporal da asa maior do esfenoide, indo inserir-se no colo da mandíbula. O pterigóideo medial origina-se no túber da maxila, na fossa pterigóidea, entre as duas lâminas do processo e insere-se na face medial do ramo da mandíbula. O músculo bucinador (Fig 2.12B) origina-se na rafe pterigomandibular e nas regiões próximas da maxila e da mandíbula e embrica-se na musculatura do ângulo da boca. Na fenda conjuntiva entre os músculos (frequentemente também medial ao pterigoideo lateral), passa a artéria maxilar, profundamente em direção à fossa pterigopalatina. Nela também se estende o plexo venoso pterigóideo, envolvendo a artéria maxilar.

A vascularização da região em si é bastante reduzida, pois grande parte de tecido que preenche a fossa infratemporal é de natureza conjuntiva, mas dá passagem a ramos importantes da artéria maxilar (Fig. 2.12C), alguns deles de grande calibre. Topograficamente, divide-se o trajeto da ártéria em três partes: a primeira situa-se atrás do ramo da mandíbula, a segunda tem uma extensão variável entre a musculatura da mastigação, e a terceira encontra-se na fossa pterigopalatina. Os ramos da primeira parte, retromandibular, atravessam canais ósseos para a mandíbula, para a orelha, para a dura-máter e para os ossos da fossa média do crânio, e suas denominações dão idéia de sua topografia. Compreendem as artérias auricular profunda, timpânica anterior, alveolar inferior e meníngea média (Fig. 2.12C). Os

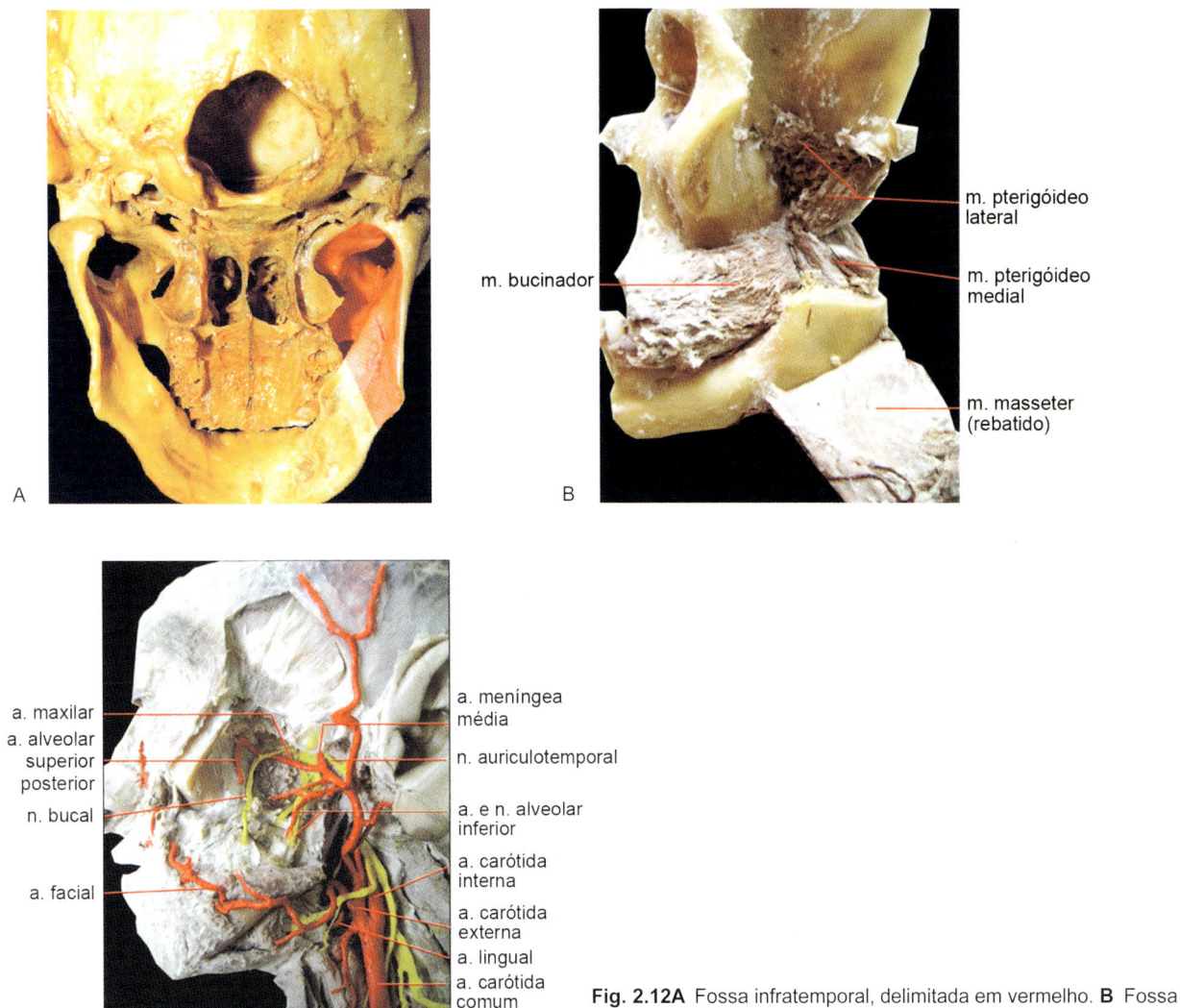

A

B

a. maxilar
a. alveolar superior posterior
n. bucal
a. facial

a. meníngea média
n. auriculotemporal
a. e n. alveolar inferior
a. carótida interna
a. carótida externa
a. lingual
a. carótida comum

m. bucinador

m. pterigóideo lateral
m. pterigóideo medial
m. masseter (rebatido)

Fig. 2.12A Fossa infratemporal, delimitada em vermelho. **B** Fossa infratemporal (mandíbula seccionada). **C** Região infratemporal.

ramos da parte intermuscular vão para os músculos mastigadores e para o músculo bucinador e compreendem artérias massetérica, temporais profundas anterior e posterior, pterigóideas medial e lateral e bucal. Anastomosam-se com as artérias facial e facial transversa. A drenagem venosa é bastante complexa, pois o plexo venoso pterigóideo é uma ligação importante entre veias superficiais e profundas da cabeça. O sangue é drenado para as veias maxilar, jugular externa, facial, bucal e retromandibular. O plexo venoso ainda tem anastomoses com o seio cavernoso por meio dos forames lacerado e oval. A drenagem linfática é feita pelos linfonodos cervicais superiores anteriores profundos.

Quanto à inervação, há a da musculatura mastigatória, isto é, a parte motora do ramo mandibular do nervo trigêmeo, que entra na região vindo da cavidade craniana (fossa média) passando pelo forame oval. Medialmente ao nervo mandibular situa-se o gânglio ótico. Os ramos sensitivos do mesmo ramo do trigêmeo passam pela região e compreendem o nervo bucal (Fig. 2.12C), que atravessa o músculo bucinador e vai para a mucosa da bochecha e a gengiva vestibular da região dos molares inferiores, o nervo auriculotemporal (Fig. 2.12C), que vai para a pele da região temporal e carrega fibras parassimpáticas do gânglio ótico para a glândula parótida, o nervo alveolar inferior e o nervo lingual, que também carrega fibras gustativas e parassimpáticas provenientes do nervo corda do tímpano e essas para as glândulas salivares submandibular e sublingual.

Pterigopalatina

Essa região está localizada medialmente à fossa infratemporal e seus limites são ósseos, delimitados pelo túber da maxila anteriormente e processo pterigóide do esfenoide posteriormente (Fig. 2.13). Como na região vista anteriormente, ela também dá passagem a estruturas importantes e é uma zona intermediária de muitas vias importantes.

Seu plexo venoso, embora presente, não é tão desenvolvido em sua densidade como o da fossa infratemporal,

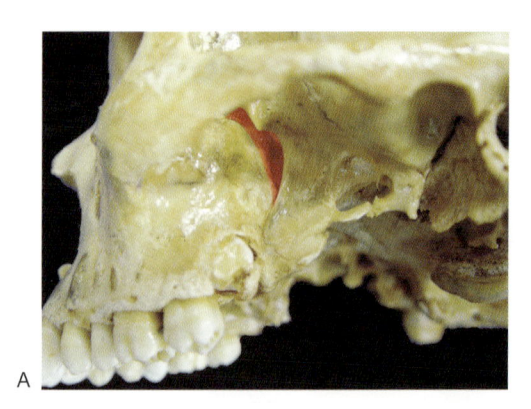
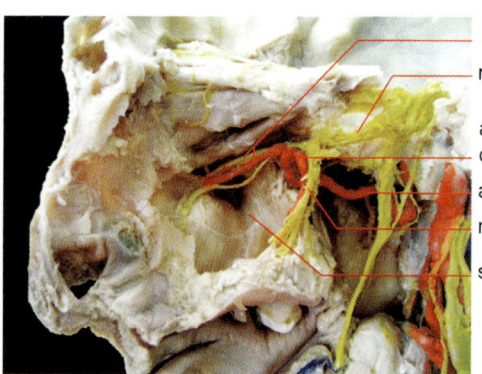

a. e n. infraorbital
n. maxilar
a. palatina descendente
a. maxilar
nn. palatinos
seio maxilar

Fig. 2.13A Fossa pterigopalatina, delimitada em vermelho. **B** Vista medial da fossa pterigopalatina.

e o tecido conjuntivo, bastante rarefeito, tem contingente adiposo. Os ramos da terceira parte da artéria maxilar situam-se posteriormente à tuberosidade maxilar e desdobram-se para as suas zonas de irrigação pelas comunicações anterior, medial, inferior e posterior da fossa pterigopalatina. A artéria alveolar superior posterior (ver Fig. 2.12C) origina-se, muitas vezes, com a artéria infraorbital ao nivel da tuberosidade da maxila e dirige-se para a porção média da face. A artéria do canal pterigopalatino manda um ramo para a faringe, a palatina descendente, vai para o palato e distribui-se nos ramos palatino maior e palatinos menores, e a artéria esfenopalatina, atravessando o forame esfenopalatino, distribui-se nas artérias nasais posteriores laterais e nos ramos septais posteriores. As veias drenam para o plexo pterigóideo, e a drenagem linfática tem como via principal os linfonodos cervicais anteriores profundos.

Na inervação, a fossa pterigopalatina é representada como via de acesso e de passagem do nervo maxilar, segundo ramo do nervo trigêmeo, sensitivo e relacionado com o sistema nervoso autônomo pelo gânglio pterigopalatino. O nervo maxilar (Fig. 2.13B), depois de enviar um ramo para a dura-máter, manda ramos para a pele da porção média da face, englobando pálpebra inferior e lábio superior; manda ramos para a mucosa da porção posterior da cavidade nasal, para a mucosa da faringe, para a mucosa dos seios maxilares, para a mucosa do palato e para os dentes superiores. O nervo maxilar vem da cavidade craniana para a fossa pterigopalatina atravessando o forame redondo e divide-se em seus ramos zigomático, infraorbital, pterigopalatino e alveolar superior posterior e faz conexão com fibras autônomas do nervo facial, a partir do gânglio pterigopalatino, dirigindo-se para glândulas nasais, palatinas e lacrimal

Laterofaríngeo

Já parcialmente descrito na região da faringe, o espaço laterofaríngeo faz parte do espaço perifaríngeo. Sua característica principal é a presença de um feixe vasculonervoso que comunica regiões do tronco e pescoço com a cabeça. Esse cordão (segundo Rauber/Kopsch – *GefäbNerven-Strang*), que contém a artéria carótida comum, sua bifurcação em artérias carótidas interna e externa, a veia jugular e o nervo vago, está envolvido por uma bainha fibrosa. Na sua porção mais superior, estão incluídos os nervos acessório e hipoglosso.

A artéria carótida interna situa-se medialmente e um pouco anterior à veia jugular interna, justaposta ao músculo constritor da faringe e ancorada na aponeurose estilofaríngea. O nervo vago passa posteriormente entre os dois vasos. O nervo laríngeo superior, que se ramifica do vago bem superiormente, cruza posteriormente a artéria carótida interna, desce pelo seu lado medial e forma um arco em direção à membrana tíreo-hióidea. O nervo acessório, logo ao sair do forame jugular, dirige-se para baixo e lateralmente para a face interna do músculo esternocleidomastoideo e acompanha um pouco a veia jugular interna e os seus linfonodos cervicais profundos. O nervo hipoglosso forma um arco e avança entre a veia jugular interna e a artéria carótida interna, e, ao atravessar o trígono supra-hióideo, vai em direção à língua.

BIBLIOGRAFIA

Benninghoff A. *Anatomie – Makroskopische und mikroskopische Anatomie des Menschen.* Miinchen, Wien, Baltimore: Verlag Urban & Schwartzenberg, 1995.

Braus H, Elze C. *Anatomie des Menschen.* Berlin Gottingen Heidelberg: Springer-Verlag, 1960.

Kuhne W. *Taschenatlas der Zytologie, Histologie und mikroskopischen Anatomie. Fur Studium und Praxis.* Stuttgart, New York: Georg Thieme Verlag, 1989.

Luiz AF, Paulo LC, Paulo RRL, Ediso AC. *Anatomia topográfica da cabeça e do pescoço.* Barueri, SP: Manole, 2005.

Schiebler TH, Schmidt W. *Anatomie.* Berlin, Heidelberg, New York: Springer-Verlag, 1991.

Terminologia Anatômica Internacional (afiliada ao Federative Comite on Anatomical Terminology). São Paulo: Manole, 2001.

Waldeyer A. 1. *Anatomie des Menschen.* Berlin, New Yark: De Gruyter-Verlag, 2003.

Abordagem Inicial do Traumatismo Maxilofacial no Traumatizado

3

Valdir Zamboni

INTRODUÇÃO

Qualquer cirurgião, com pelo menos mais de duas décadas de profissão, deve se lembrar nitidamente quando passava "noites inteiras em procedimentos de sutura de múltiplos ferimentos faciais...". Com efeito, a incidência de ferimentos dessa natureza, provenientes de acidentes automobilísticos, em que a cabeça era projetada contra o parabrisa dianteiro causando lacerações e fratura facial, era bastante comum. Felizmente, nos dias atuais, essas lesões passaram a ser bastante infrequentes, sobretudo em virtude da utilização do cinto de segurança (Fig. 3.1).

Embora com aspecto dramático, em virtude da rica rede vascular e do sangramento abundante das lesões lacerantes ou grandes hematomas, o médico assistente não pode deixar de observar o comprometimento mais grave, com risco imediato de perda de vida decorrente da obstrução das vias aéreas ou hemorragia exanguinante. Para tal é fundamental uma abordagem sistematizada no atendimento inicial, em sua fase primária, de modo a não perder tempo e instituir prontamente as manobras terapêuticas necessárias.

Em geral, os traumatismos maxilofaciais, quando não estão associados à obstrução de vias aéreas ou a sangramentos importantes, só devem ser tratados após completa estabilização do doente e quando as lesões que trazem risco de morte iminente estiverem totalmente controladas. O tratamento definitivo pode e deve ser postergado com segurança sem que, com isso, fique comprometida a reparação final, a critério do especialista.

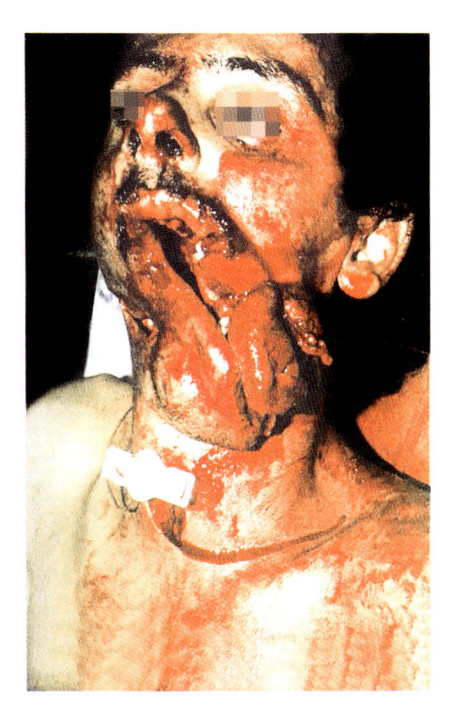

Fig. 3.1 Mecanismo de trauma e gravidade das lesões craniofaciais.

INCIDÊNCIA, ETIOLOGIA E SIGNIFICÂNCIA DAS LESÕES FACIAIS

Aproximadamente 70% a 80% dos pacientes com traumatismos cranianos podem apresentar lesões faciais associadas. Além dessas, em virtude do mecanismo de trauma que cursa com aceleração e desaceleração brusca, cerca de 8% a 10% dos pacientes podem apresentar lesões da coluna cervical. As etiologias mais comumente observadas são basicamente de duas naturezas: as *não intencionais*, decorrentes de acidentes envolvendo veículos automotores, tombo de bicicleta, queda pós-convulsões, atividades atléticas e outras, e as *intencionais*, como espancamentos, ferimentos penetrantes produzidos por projéteis de arma de fogo ou arma branca. As lesões faciais relacionadas a traumatismos penetrantes têm uma incidência relativamente menor quando comparadas a ferimentos contusos.

Aproximadamente 2/3 das lesões faciais envolvem somente a mandíbula e 1/4 delas se refere à maxila associada com ossos da face. Cerca de 10% das lesões envolvem ambos: mandíbula e complexo maxilar. O terço médio da face é envolvido em cerca de 1/3 das fraturas e os ossos nasais são fraturados em cerca de 1/4 dos traumas faciais. A significância no diagnóstico e tratamento reside fundamentalmente na necessidade de:

– salvar a vida;
– restaurar a função;
– prevenir sequelas e deformidades.

Deve-se lembrar que algumas fraturas maxilofaciais – por exemplo, fratura nasal, fratura sem desvio do arco zigomático e fraturas da rima orbitária – podem ser de difícil identificação durante as fases precoces do processo de avaliação. Portanto, é crucial que se realizem reavaliações frequentes.

TRANSPORTE E AVALIAÇÃO INICIAL DA VÍTIMA COM TRAUMATISMO FACIAL

De forma geral, três princípios regem o atendimento pré-hospitalar de vítimas traumatizadas: manutenção das vias aéreas, controle de hemorragias externas e imobilização adequada. A avaliação da permeabilidade das vias aéreas é prioritária, além, é claro, da oferta de oxigênio suple-

mentar. Mesmo manobras preliminares de acesso às vias aéreas com tração do mento e elevação da mandíbula podem levar a maior ou menor grau de instabilização da coluna cervical, que nessa fase deve permanecer adequadamente imobilizada com colar cervical, uma vez que as lesões cervicais são frequentes e podem oferecer certa dificuldade diagnóstica, principalmente no doente com trauma de crânio e rebaixamento do nível de consciência. Nesse ponto pode haver certa dificuldade, em virtude da necessidade de colocar-se o colar adequadamente, por causa da deformidade anatômica da mandíbula ou dos sangramentos externos, que devem ser controlados por compressão externa. Algumas situações podem exigir a necessidade de acesso cirúrgico às vias aéreas (cricotireoideostomia por punção ou cirúrgica, por meio da abertura do colar cervical).

O controle da hemorragia, via de regra, é obtido por compressão externa com ataduras; entretanto, muitas lesões de face, ligadas a sangramento de natureza arterial, podem constituir um desafio considerável para se obter seu controle. Lesões de artéria maxilar interna, por exemplo, podem determinar perdas sanguíneas incontroláveis.

ATENDIMENTO PRIMÁRIO

Na fase de atendimento hospitalar, cabe ao cirurgião o exame inicial, que deverá ser rápido, sistemático, com objetivo de identificar as lesões que põem em risco a vida do doente. Corpos estranhos como dentes, restos alimentares, sangue devem ser removidos prontamente com aspiradores adequados. Deformidade anatômica evidente, hematomas ou sangramentos, incluindo a região cervical, devem ser identificados de imediato.

Sinais evidentes de obstrução de vias aéreas indicam a necessidade imediata de via aérea definitiva e a colocação de uma cânula endotraqueal com *cuff* insuflado, posicionado adequadamente na traquéia. A via preferencial, geralmente, é a orotraqueal, uma vez que, com frequência, as fraturas de face que envolvem a placa cribriforme impõem risco considerável para a utilização da rota nasotraqueal ou mesmo passagem de sonda nasogástrica.

Deve-se lembrar, mais uma vez, da necessidade de se proteger a coluna cervical.

Caso não se obtenha a intubação (pescoço curto, artrose cervical, obesidade, sangramento orofaríngeo intenso ou deformidade laríngea relacionada ou não ao trauma direto cervical), pode haver necessidade de realizar-se o acesso cirúrgico por meio de cricotireoideostomia. Ela pode ser realizada por punção, quando

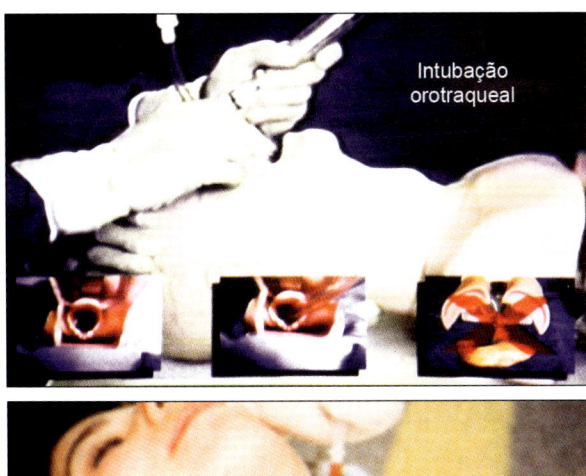
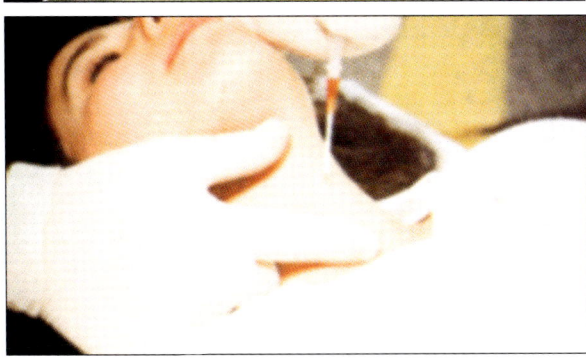
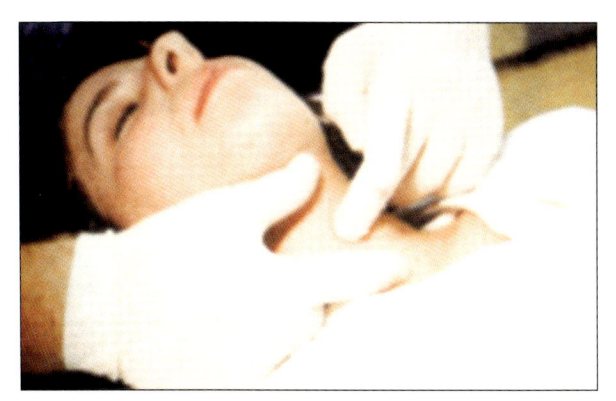
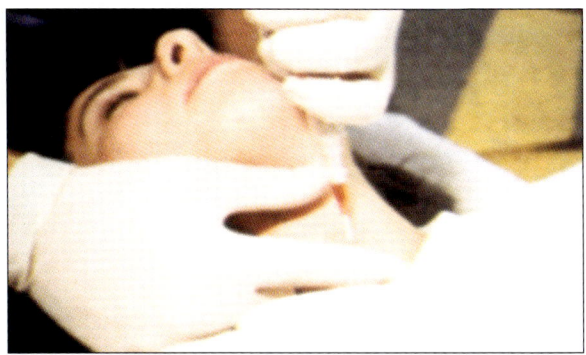

Fig. 3.2 Obtenção de via aérea definitiva.

em caráter emergencial, utilizando-se um Gelcoâ 14/16, puncionando-se a membrana cricotireóidea, caudalmente a 45%, conectando-se a agulha no sistema de oferta de O_2 a 100%, com dispositivo em Y, insuflando-se 1 segundo, a uma pressão de 40 a 50 PSI, e desinsuflando-se, a cada 4 segundos. É possível ventilar o paciente dessa forma, por cerca de 40 minutos, sem que haja retenção de dióxido de carbono significativamente, ganhando-se tempo para a realização de uma cricotireoideostomia cirúrgica formal, com cânula de traqueostomia de calibre adequado (Figs. 3.2 e 3.4).

As exceções a serem consideradas para a realização de cricotireoideostomia cirúrgica são em relação à criança pequena, na qual só é realizada por punção, e no trauma direto da laringe, por perda dos reparos anatômicos.

A imobilização do pescoço deve ser mantida, até que uma radiografia cervical de perfil com raios horizontais seja obtida e uma avaliação minuciosa, que pode incluir outros métodos de imagem como tomografia ou ressonância, possa ser realizada mediante análise complementar do especialista (Fig. 3.3).

> São frequentes o traumatismo craniano e a alteração do nível de consciência, dificultando o exame clínico (Fig. 3.5).

Salvo raras exceções, a hemorragia oriunda das lesões faciais não é causa de instabilidade hemodinâmica, assim como o próprio traumatismo craniano.

Desse modo, o sangramento pode e deve ser controlado com compressão ou ligaduras sob visão direta, tomando-se cuidado para evitar lesões de outras estruturas, como nervo facial, ducto parotídeo, saco lacrimal etc. Raramente, como comentado anteriormente, o paciente requer transporte para o centro cirúrgico, para que possa ser feita uma abordagem transantral, de modo a expor a artéria maxilar interna para ligadura e hemostasia definitiva.

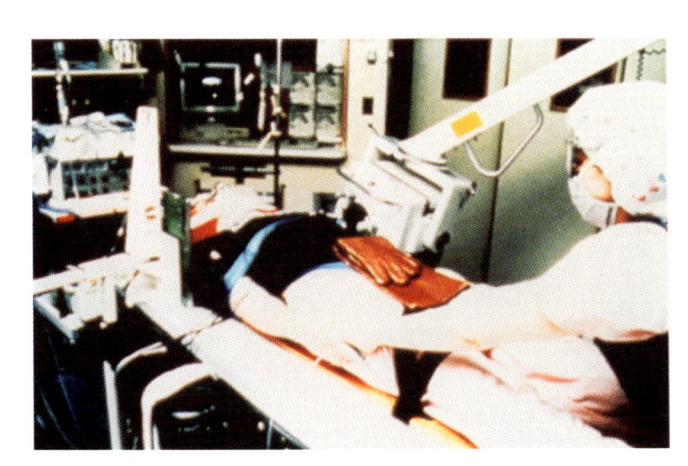

Fig. 3.3 Obtenção de uma radiografia cervical de perfil adequada.

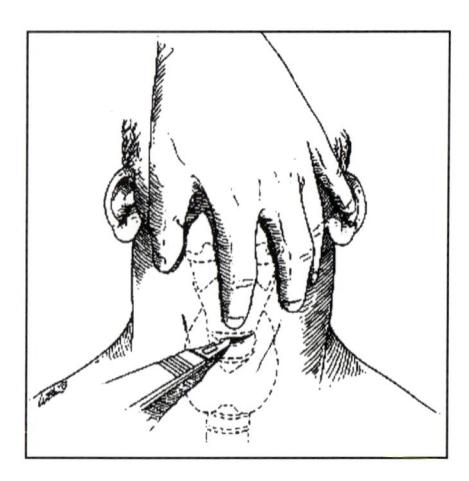

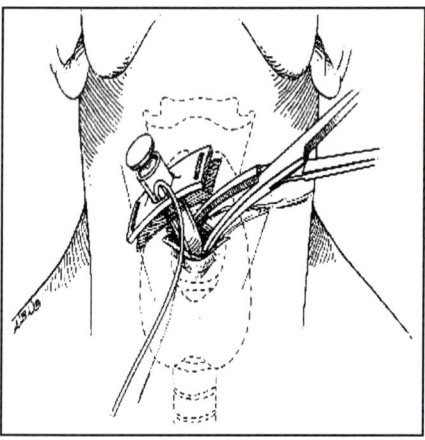

Fig. 3.4 Obtenção de via aérea cirúrgica (cricotireoideostomia).

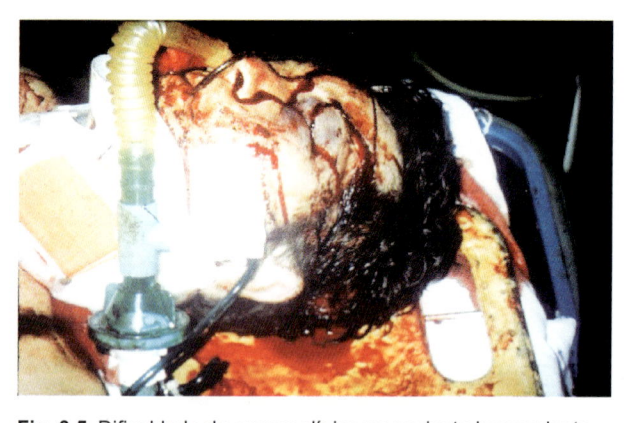

Fig. 3.5 Dificuldade do exame clínico no paciente inconsciente.

A obtenção de acesso venoso através de duas veias calibrosas e a administração de volume são prioritárias e devem ser feitas com a compressão e hemostasia dos vasos sangrantes além de realização da passagem de sonda vesical para monitoração do débito cardíaco, perfusão periférica e resposta à reanimação volêmica (Fig. 3.6).

EXAME SECUNDÁRIO OU COMPLEMENTAR

Nessa etapa da avaliação do traumatizado é que devem ser identificadas as lesões potencialmente mórbidas, que podem levar a sequelas, ou inaparentes, que podem passar despercebidas.

Um exame detalhado do segmento cefálico (craniomaxilofacial) é requerido e necessário. Deve ser realizado de modo sistemático, comparativamente, entre os dois lados, após a obtenção de uma história detalhada, buscando-se o mecanismo de trauma, dados do local do acidente, dados fornecidos pelo atendimento pré-hospitalar, passado de doenças, alergias, medicações, última refeição etc.

O exame físico obedece à sequência propedêutica habitual, iniciando-se pela inspeção. Observam-se ferimentos, hematomas ou equimoses, assimetrias, desvios, com especial atenção ao exame do nervo facial.

A palpação do esqueleto facial inicia-se na região frontal, avaliando-se a presença de afundamentos ou crepitação. Prossegue-se com a inspeção e palpação das rebordas orbitárias. Devem ser checadas precocemente perda de acuidade visual ou cegueira e a detecção de diplopia, principalmente nos pacientes conscientes. Tais alterações implicam a necessidade de avaliação do oftalmologista e a complementação de um exame de fundo de olho para detecção de hemorragias intravítreas ou deslocamento da câmara anterior. A avaliação das pupilas, a movimentação do globo ocular e o sistema lacrimal devem ser cuidadosamente checados.

A observação de rinoliquorragia (8%) ou otorragia é de fundamental importância para a suspeita de fratura de base de crânio, assim como a detecção do hematoma retroauricular (sinal de Battle).

Continua-se pelo nariz, malares e arcos zigomáticos, sempre comparativamente. Nesse ponto, deve ser pesquisada a região do nervo infraorbitário. Conclui-se a palpação pela borda mandibular.

Procede-se ao exame intraoral verificando-se lesões intra-orais, alterações da oclusão, dentes perdidos ou abalados etc. Realiza-se a apalpação bidigital da arcada den-

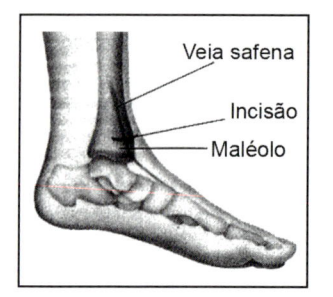

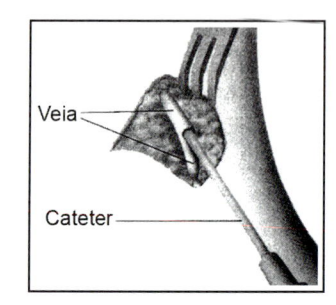

Fig. 3.6 Obtenção de acesso venoso adequado.

tária superior, analisando-se a movimentação em relação ao crânio e estabelecendo-se o nível de fratura da maxila (Le Fort I), fraturas de maxila e maciço facial (Le Fort II) ou disjunção craniofacial (Le Fort III).

> O exame clínico sistemático e bem realizado é capaz de diagnosticar a maioria das lesões, porém deve ser repetido e reavaliado com frequência.

A complementação da avaliação por meio de radiografias ou tomografias é de fundamental importância, tanto para confirmação de suspeitas clínicas como mesmo para a detecção de lesões de difícil diagnóstico clínico.

> Essas devem ser solicitadas com incidências adequadas, realizadas com técnica adequada e interpretadas de forma sistemática, para que não passem despercebidas as lesões.

As incidências que mais habitualmente são solicitadas pelo médico que realiza o primeiro atendimento, desde que, é claro, as condições do doente permitam, são:

– Ântero-posterior, perfil e Waters (naso-mento-placa): rotina no traumatizado facial, pois permite a avaliação dos ossos faciais;
– Waters em posição reversa, com inclinação de 30°;

– Towne: ramo ascendente e côndilos mandibulares;
– perfil de nariz;
– Caldwell: seios frontais e arcadas orbitárias superiores;
– panorâmica da mandíbula ou pantomográfica: ideal para o exame da mandíbula ou maxila, especialmente os côndilos mandibulares;
– radiografias oclusais (especiais para determinados casos).

> Quando solicitada a avaliação do especialista, em geral há uma divisão didática em fraturas: nasais, malares, mandibulares e maxilares.

Trata-se de lesões frequentemente associadas a traumatismos de crânio, requerendo uma avaliação multidisciplinar que deve ser realizada após estabilização e observação de uma ordem de prioridades.

Cabe ao médico que presta o atendimento inicial a ressuscitação adequada do doente, bem como a suspeita das lesões faciais e a solicitação da avaliação do especialista para o tratamento definitivo no momento oportuno.

BIBLIOGRAFIA

Birolini D, Utiyama E, Steiman, E. *Cirurgia de emergência.* 1ª ed. Rio de Janeiro: Atheneu, 1993.

Suporte avançado de vida no trauma. São Paulo: Atlas. 6ª ed., 1997.

Zuidema G, Rutherford R, Ballinger W. *The management of trauma*, 3rd ed.; W. B. Saunders Company, 1979.

Urgências em Traumatologia Bucomaxilofacial

Waldyr Antônio Jorge • Basilio de Almeida Milani

A dinâmica que a tecnologia impôs à atualidade propiciou à especialidade que se dedica às lesões traumáticas dos ossos da face benefícios para seu desenvolvimento e aprimoramento técnico-científico.

A área de atuação bucomaxilofacial compreende a região anatômica do espancnocrânio, crânio visceral, região facial de fundamental importância biofisiológica e estética dos seres humanos.

É uma região relativamente pequena, pela qual o indivíduo expressa todos os seus sentimentos, quer pela voz, olhar, por onde se alimenta, respira; enfim, é uma região importante, senão a mais nobre do corpo humano, em que o comprometimento não se limita somente à fisiologia e às funções, mas envolve a emoção e a estética.

Há pois que se ter competência, habilidade, acuidade e respeito ao tratarmos lesões traumáticas bucomaxilofaciais.

Traumatologia bucomaxilofacial faz parte da especialidade cirúrgica que se dedica ao tratamento das lesões traumáticas, maxilofaciais, provocadas pelos mais diversos agentes e suas possíveis implicações.

O objetivo da atuação da traumatologia bucomaxilofacial é devolver ao paciente a sua bionormalidade, atuando sobre as funções estéticas e funcionais alteradas pelo trauma.

Nos traumatismos bucomaxilofaciais é fundamental que a primeira conduta seja voltada à preservação da vida e ao conforto do paciente; deve haver perfeito entrosamento entre o cirurgião-dentista bucomaxilofacial e os demais especialistas da equipe multidisciplinar de socorristas.

Aspectos estéticos muitas vezes também devem ser considerados, pois a desarmonia facial e a carga emocional decorrente dessa dificultarão notavelmente, para o resto

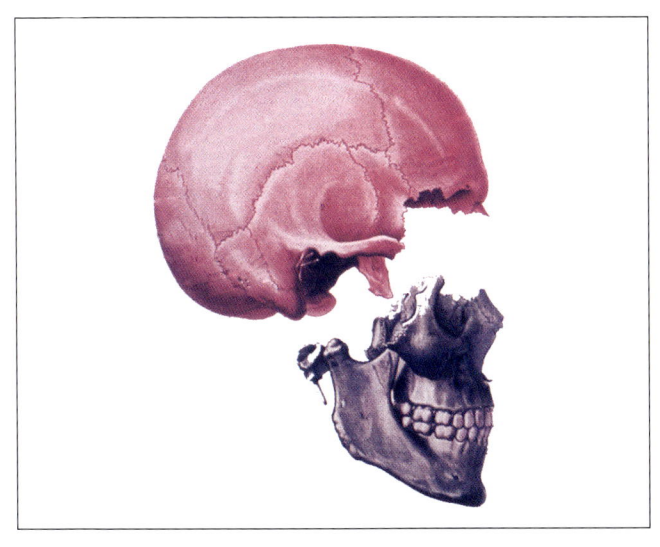

Fig. 4.1 Visão esquemática da cabeça (crânio e face). Estruturas ósseas e oclusão dental. Região de atuação bucomaxilofacial.

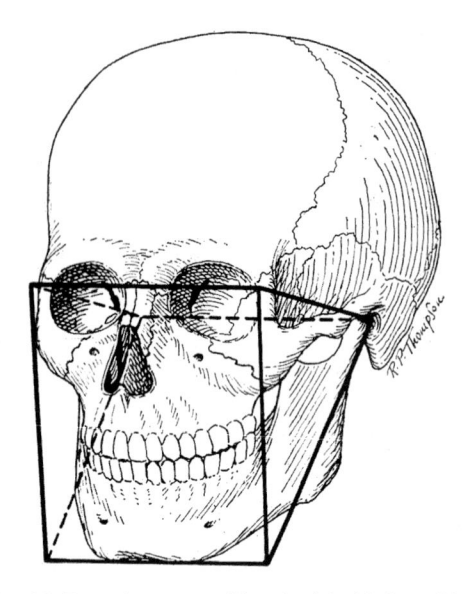

Fig. 4.2 Desenho esquemático da pirâmide invertida de Chiarugi mostrando as áreas anatômicas limitrofes da atuação bucomaxilofacial.

da vida, as atividades sociais, educacionais, culturais e profissionais do paciente, provocando-lhe alterações fisiológicas das estruturas faciais, as quais com frequência agravam o problema.

Essas possíveis sequelas reforçam a necessidade de se adotarem princípios de técnica cirúrgica no tratamento precoce dos traumatizados faciais, com escolha de fios, anti-sepsia e técnica de sutura, para que se consiga o melhor resultado funcional e estético.

Somente após o atendimento inicial de urgência, visando à manutenção da vida, com avaliação sistemática e completa do estado geral do paciente, é que se irá determinar a prioridade de tratamento das lesões.

A quantidade, a variedade e a complexidade dos problemas suscitados pelo tratamento dos politraumatizados desencorajam os menos capazes e atemorizam os mais tímidos.

Esquematicamente devem ser objetivados:

* Repor a função normal maxilomandibular.
* Restaurar a oclusão dental normal, na presença de desvios (pois a oclusão é referencial de padrão de normalidade).
* Evitar desfiguração e alteração da simetria facial.
* Devolver precocemente o paciente às suas atividades normais.

É no pronto-socorro que o cirurgião dentista habituado à cirurgia e à traumatologia bucomaxilofacial tem vasto campo de atuação, onde, mediante sua participação isolada ou associada a uma equipe multiprofissional, poderá oferecer seus recursos de terapêutica, propiciando dessa

forma elevação do padrão de atendimento ao politraumatizado, quando houver envolvimento da região anatômica correlata à especialidade.

Assim, tanto do ponto de vista unitário como global, o cirurgião-dentista bucomaxilofacial não deve deixar fragmentar sua atuação na atenção e na competência limitada à sua especialidade. A unidade "doente" deve sempre ser respeitada e integrada à especialidade, de forma a não se desfazerem os elos biofisiopatológicos, evitando-se grave desobediência às hierarquias terapêuticas.

Para que essa meta seja alcançada, deve-se instituir ao traumatizado facial adequado tratamento o mais rápido possível, excetuando-se contraindicações específicas; por exemplo: traumas cranianos, torácicos, pacientes em estado de choque etc., que devem ser tratados prioritariamente, pois há risco de morte para o paciente.

A oportunidade da instituição da terapêutica está diretamente vinculada à sua indicação e ao estado geral do paciente.

O tratamento pode ser imediato ou mediato. A princípio, o ideal será o atendimento imediato para que se evitem consolidações ósseas viciosas, cicatrizes deformantes etc.

a) *Imediato:* quando as condições físicas do paciente permitirem, ocorre logo após o trauma em até 12 horas depois do acidente.
b) *Mediato:* ocorre em até 8 dias após a existência do trauma. Observam-se nesses casos um perfeito exame clínico e complementar e um apurado estudo das condições locais e gerais do paciente, visando a adequá-lo ao ato cirúrgico, para que se possa levar a bom termo o tratamento proposto.
c) *Tardio:* ocorre quando o paciente não foi adequadamente tratado ou nos casos de trauma cranioencefálico (TCE), indicando-se um longo período de permanência na UTI, quando então fraturas faciais consolidam-se viciosamente, o que requer novos tempos operatórios cirúrgicos visando às refraturas.

De acordo com as estatísticas, a mandíbula ocupa o segundo lugar na ordem de ocorrência das fraturas da face e o décimo de todo o esqueleto, sendo que 80% das fraturas mandibulares devem-se a contendas e acidentes automobilísticos. A maxila, por seu turno, é o quarto osso da face na mesma ordem de importância traumatológica geral. Ocupam o primeiro e o terceiro lugares, respectivamente, os ossos nasais e os arcos zigomáticos.

O homem, por força da natureza de muitas de suas atividades, está mais sujeito que a mulher a fraturas maxilomandibulares. Quanto à faixa etária, a maior incidência verifica-se entre 18 e 40 anos de idade.

As fraturas maxilomandibulares são, geralmente, produzidas por traumatismos acidentais ou intencionais. Entre os primeiros, há acidentes esportivos (boxe, futebol, basquete etc.), acidentes de locomoção (bicicletas, motocicletas, automóveis, trens, aviões etc.), acidentes cirúrgicos (fratura da protuberância da maxila durante a remoção do terceiro molar superior, fratura de mandíbula nas exodontias de dentes retidos-inclusos, fraturas parciais alveolares nas exodontias múltiplas).

Entre os traumatismos intencionais há as agressões físicas (socos, chutes, espancamentos, pauladas, ferimentos por armas brancas e por arma de fogo etc.).

Ressalta-se que do atendimento de urgência dos fraturados faciais depende, na maioria dos casos, o sucesso ou fracasso do tratamento. Deve-se possibilitar a imobilização do osso fraturado dentro das primeiras seis horas, período ideal para a intervenção nos ossos da face.

Teoricamente, pode-se dividir o atendimento do traumatizado em três fases distintas, quais sejam: tratamento de emergência, tratamento imediato, urgências absolutas, relativas e tratamento definitivo. O tratamento de urgência torna-se importante, pois muitas vezes por si só completa as atitudes terapêuticas do caso.

Ressalva-se que procedimentos desastrosos, pelos quais fraturas faciais são frequentemente tratadas, são muitas vezes causa de disfunção permanente e de profundas alterações estéticas, o que requer correções e, quase sempre, tempo cirúrgico adicional de tratamento.

Nas lesões faciais, o correto restabelecimento da função é tão importante quanto o resultado estético. Imobilização em posição não funcional acarreta uma consolidação viciosa, advindo má oclusão e sintomatologia da articulação temporomandibular e dos músculos faciais, com surgimento da síndrome dor-espasmo-dor. Assim sendo, todos os cuidados devem ser tomados, a fim de que o tratamento de urgência não prejudique mais do que auxilie a obter-se um resultado satisfatório.

Quando se examina pela primeira vez um paciente com grave traumatismo facial, deve-se fazer uma avaliação geral imediata para decidir se é necessário tratamento de urgência. Hemorragia, choque, lesão da medula espinhal, parada cardíaca ou obstrução da passagem de ar podem causar a morte antecipada. Muitas vezes a única oportunidade de salvar a vida do paciente ou de evitar um dano irreparável repousa na sala de emergência. Antes que o paciente seja encaminhado ao exame radiográfico ou iniciado algum tratamento definitivo da lesão facial, deve haver uma decisão inteligente sobre a prioridade do tratamento. Deve-se avaliar o efeito do traumatismo sobre o paciente. Se for vantajosa a ajuda de outro especialista, o tratamento de urgência deve ser encetado enquanto se completa o exame.

Equilibrando-se o estado do paciente, deve-se estabelecer e manter uma livre passagem de ar, controlar a hemorragia abundante e tratar imediatamente o paciente durante o choque. Assim o socorrista deve seguir os princípios do ATLS (Advance Trauma Life Support), priorizando o atendimento e estabelecendo a hierarquização dos procedimentos. As medidas mandatórias são:

- manutenção da permeabilidade das vias aéreas.
- combate ao choque (hemorrágico, neurogênico, séptico).
- imobilização provisória da(s) fratura(s).
- limpeza do ferimento.
  a) (*Airways*) – abrir as vias aéreas.
  b) (*Breathing*) – boca-a-boca – Respiração artificial (RA).
  c) (*Circulation*) – controle da hemorragia – circulação MCE – Massagem cardíaca externa.
  d) (*Disordens*) – distúrbios neurológicos.
  e) (*Expossure*) – exposição do paciente.

Todo o cuidado possível deve ter o cirurgião bucomaxilofacial na manipulação que envolva a região crânio-cervicofacial do paciente traumatizado facial. Assim é mandatória a colocação prévia do colar cervical (colar de Minerva), precauções especiais que visam a evitar lesões neurológicas permanentes ou mesmo a morte e que darão maior segurança ao cirurgião na busca do diagnóstico e estabelecimento da terapêutica. A cirurgia imediata pode ser necessária para controle de grave hemorragia da cavidade abdominal ou um sério problema intracraniano, não obstante as lesões associadas. Às vezes uma grande fratura recebe prioridade. Outras vezes, com um paciente incontrolável ou toxemiado, impõe-se o adiamento da reparação facial. Somente depois de um tratamento de urgência e uma avaliação sistemática e completa do estado do paciente pode ser fixada a prioridade de tratamento de todas as lesões. Assim é importante estabelecer a hierarquia de procedimentos que visam à preservação/manutenção da vida do paciente. O socorrista deve ter em mente a sequência do protocolo de prioridades que norteará sua conduta, a qual se baseará na manutenção das vias aéreas superiores, na coibição das hemorragias externas, no combate à dor e à infecção.

Apesar da gravidade de uma lesão facial, o paciente pode estar em bom estado geral e ser restaurado prontamente. Isto é certo, principalmente se não houver grande perda de sangue ou séria interferência na ventilação. Todavia, não se deve ceder a várias pressões ou ficar aflito em demasia para precipitar o tratamento de uma óbvia lesão facial antes de uma completa avaliação. Ao contrário, uma lesão associada insignificante não deve servir como justificativa para a demora no tratamento da face. Somente uma pequena porcentagem de lesões faciais apresenta lesões associadas que necessitam de delonga no tratamento. Se o tratamento cirúrgico da lesão facial deve ser adiado, isso necessariamente não significa que deve ser esquecido completamente. A irrigação deficiente da ferida e a aplicação de um curativo estéril, por exemplo, são raramente contraindicadas e podem ser fatores importantes para impedir a infecção.

Muitas lesões faciais podem ser reparadas sob anestesia local, permitindo assim um maior espaço para a cirurgia imediata. O tecido de duvidosa vitalidade somente pode sobreviver graças a uma reparação rápida da ferida. As lesões dos tecidos moles devem ser tratadas, sempre que exequível, dentro de seis a oito horas ou mais cedo. Quando necessário, é possível completar uma reparação primária, mesmo depois de um ou dois dias, principalmente se foi ministrado um tratamento adequado e sistêmico. Com o adiamento, a ressecção conservadora de uma ferida marginal adquire adicional importância. Se viável, as fraturas faciais devem ser tratadas no momento da reparação do tecido mole, sendo feitas inicialmente a redução e a imobilização da fratura. Caso haja uma justificada demora no tratamento das fraturas, não deve exceder de cinco a sete dias no máximo. Com a demora, as fraturas faciais tendem a se consolidar em má posição, a redução pode se tornar difícil e a consolidação viciosa, um problema a mais.

EXAME DO PACIENTE

A terapêutica ao paciente com afecção traumática bucomaxilofacial está diretamente relacionada ao grau de gravidade da lesão.

Quando da entrada do politraumatizado no pronto-socorro, deve o cirurgião-dentista bucomaxilofacial realizar imediata e completa avaliação do paciente quanto à sua área de atuação, traçando plano ordenado e sequencial nas prioridades de tratamento. O profissional não pode hesitar em alterar ou retardar o tratamento em vista de situações clínicas concernentes ao caso.

A atuação do profissional irá se basear, de início, na aferição e informação aos demais integrantes da equipe dos danos regionais do caso, propondo efetuar tratamento em função da eficiência de seus resultados, considerando o dano total ocorrido no paciente.

É de fundamental importância, para que o tratamento seja bem-sucedido, que o exame do paciente seja o mais apurado e minucioso possível. A anamnese visará a co-

lher do paciente, se possível, ou de seus familiares e ou de testemunhas as informações das causas do traumatismo, dos antecedentes físicos, de doenças anteriores ou atuais que ele apresente. Deve-se procurar obter o maior número de informações que poderão auxiliar no tratamento a ser instituído.

As informações concernentes às lesões devem ser obtidas do paciente ou, se necessário, de uma testemunha do acidente. Averiguar a natureza exata da força causadora, bem como a que distância o paciente caiu ou foi atirado pelo impacto. Verificar se houve perda de consciência no momento ou depois do acidente, se ele está consciente, contatando, se está em estado torporoso ou até inconsciente; se o acidente foi em uma área relativamente limpa ou altamente contaminada, como uma rua ou no campo. Registrar se houve vidro quebrado no acidente (parabrisa despedaçado ou óculos). Perguntar sobre algum tratamento anterior, especialmente acerca de medicação narcótica, e também a respeito do tipo de curativo empregado. Procurar saber se o paciente usa prótese dental, para que se possa concluir se foi quebrada ou se um fragmento foi possivelmente aspirado ou deglutido.

O estado de imunização determinará o emprego de um toxóide ou de antitoxina. É muito importante esse procedimento. Assim, deve-se indagar sobre os antecedentes médicos do paciente. Anote qualquer problema sistêmico crônico, como cardiopatias, endocrinopatias ou históricos de AVC.

Deve-se especificar qualquer sensibilidade a medicamentos (especialmente penicilina), bem como qualquer passado alcoólatra, epilepsia ou vício a drogas. Às vezes esses fatos fornecerão diretrizes seguras quanto à etiologia da lesão e, por certo, ajudarão no tratamento.

O cuidadoso interrogatório do paciente auxiliará a localização rápida de uma parte traumatizada, que às vezes somente oferece dados objetivos insuficientes. Dor ao abrir a boca ajuda o diagnóstico de uma fratura mandibular. Um distúrbio funcional, como a impossibilidade de abrir a boca, pode ser devido a uma fratura mandibular ou se originar do processo coronóide ao se chocar com a fratura e o afundamento do arco zigomático. Adormecimento do lábio superior, da asa do nariz e incisivos centrais superiores pode resultar no comprometimento do nervo infraorbitário nas fraturas maxilares. Queixas de diplopia ou manchas visuais podem ser originárias da fratura do complexo malar zigomático – assoalho da órbita. Além do mais, o interrogatório do paciente ajudará na avaliação de sua capacidade de orientação e vivacidade, que é um dos fatores que o neurocirurgião ou cirurgião-geral aplica na obtenção e qualificação da escala de coma de Glasgow.

Resposta motora de 1 a 6;

1. Sem resposta
2. Extensão à dor (descerebração)
3. Flexão anormal (decorticação)
4. Flexão normal (inespecífico)
5. Localiza a dor
6. Obedece a comando verbal

Resposta verbal de 1 a 5:

1. Sem resposta
2. Sons
3. Palavras inapropriadas
4. Confuso
5. Orientando

Abertura ocular de 1 a 4:

1. Sem resposta
2. Dor
3. Ordem verbal
4. Espontânea

SITUAÇÕES DE URGÊNCIA

As situações urgentes que exigem tratamento imediato são obstrução da passagem de ar, hemorragia, choque e parada cardiorrespiratória. Essas situações são as mais importantes, pois caracterizam os estados emergenciais em que há risco de morte do paciente.

LESÕES ASSOCIADAS AO TRAUMA FACIAL

TCE – CF
(TRAUMA CRANIOENCEFÁLICO – CERVICOFACIAL)

Nos traumatismos faciais de qualquer natureza, deve-se suspeitar de lesão intracraniana, mormente se houve perda da razão ou da consciência depois do trauma. A observação inteligente e a vigilância aos sinais de concussão, contusão e hemorragia são muito importantes quando o paciente é examinado pela primeira vez. Pupilas desniveladas ou que deixam de reagir à luz podem indicar comprometimento cerebral. Todavia, na maioria dos casos, isso se deve a um trauma direto sobre o olho. Pode haver náusea, vômito, forte dor de cabeça ou alteração na lucidez. As lesões intracranianas também podem se manifestar quando existe corrimento de líquido cerebroespinhal pelo nariz ou pelo ouvido.

Quando se desconfia de uma lesão cerebral ou hemorragia intracraniana, deve-se providenciar a assistência imediata de um neurocirurgião. Não cabe ao cirurgião bucomaxilofacial diagnosticar ou propor terapêutica neurológica, mas cabe a ele suspeitar dela e solicitar a participação do neurocirurgião para se estabelecer a hierarquia dos procedimentos a serem instituídos.

Ter conhecimento da resposta neurológica a alguns testes simples e vitais é mandatório ao cirurgião-bucomaxilofacial, para se evitarem posturas inadequadas e impertinentes que põem em risco a vida do paciente.

Assim, devem ser realizados o teste de Babinski e a avaliação pupilar (é comum nos pacientes traumatizados de face a associação de traumatismo cranioencefálico. É importante que o cirurgião bucomaxilofacial esteja apto a reconhecer alguns sinais patognomônicos, como nível de consciência e orientação, indicativos de déficits neurológicos que permitam suspeitar de lesão cranioencefálica, e assim solicitar a imediata avaliação do neurocirurgião, pois muitas vezes a única oportunidade de salvar a vida do paciente ou de se evitar dano irreparável está no atendimento efetuado na sala de emergência. A diferença na alteração pupilar, pupilas dilatadas e não fotorreagentes (midriáticas) e a ausência de reflexo oculocerebral são sinais que devem ser pesquisados e são indicativos de comprometimento neurológico). Avaliação do nível da escala de coma de Glasgow (de 0 a 15) com resultado crescente favorável à normalidade, estado de consciência e direção são sinais que qualquer socorrista deve mandatoriamente conhecer e são determinantes em uma eventual oportunidade cirúrgica bucomaxilofacial, observando e respeitando o binômio *indicação* versus *oportunidade*.

O pulso do paciente, a respiração e a pressão sanguínea devem ser verificados frequentemente. O paciente deve ser despertado periodicamente a fim de que se possa avaliar o seu grau de percepção e orientação. Qualquer alteração na lucidez, forte cefaléia, inquietação anormal ou vômito devem ser relatados imediatamente. Em uma suspeita de lesão intracraniana, essa frequente observação deve ser realizada durante dois ou três dias pelo menos e às vezes por mais tempo.

Em uma possível lesão cerebral, a cabeceira da cama deve ser levantada para ajudar a diminuir o edema intracraniano e a tendência à hemorragia. Deve-se limitar a ingestão de líquidos. Analgésicos não narcóticos podem ser administrados, contudo drogas como a morfina devem ser definitivamente abolidas, porque deprimem mais o paciente. A sedação profunda também logo mesclará o reconhecimento de sinais importantes. Não se administra nenhum anestésico geral para tratamento de lesões associadas, a menos que seja inteiramente mandatório. Deve-se repetir periodicamente o exame neurológico a fim de se descobrirem quaisquer mudanças expressivas que possam indicar a necessidade de intervenção cirúrgica intracraniana vital e urgente.

Deve-se avaliar totalmente o estado dos nervos cranianos, com especial menção aos nervos ótico e facial. Qualquer prova de comprometimento de nervo deve ser registrada no mapa e o paciente ou algum membro da família precisa saber disso antes de qualquer intervenção cirúrgica.

LESÃO CERVICAL

Nos traumatismos faciais, deve-se verificar cuidadosamente a coluna cervical para a descoberta de alguma lesão. Isso é especialmente indicado nos acidentes de automóvel com choque por um impacto na traseira, denominado "chicote".

Também o exame detalhado é obrigatório em pacientes nos quais se verifica qualquer lesão do tecido mole do pescoço. Nas lesões cervicais de qualquer resultado, a assistência de um ortopedista e de um neurocirurgião deve ser imediatamente providenciada.

Às vezes, uma séria lesão cervical pode manifestar-se meramente por um ligeiro desconforto local (especialmente no movimento) ou pela pressão delicada. O inchaço, a contusão ou abrasão do pescoço podem ser verificados. Nas lesões graves, são frequentemente evidentes o espasmo muscular e os transtornos neurológicos.

Na suspeita de qualquer lesão cervical, a cabeça e o pescoço devem ser imediatamente imobilizados com colar cervical. É preciso realizar estudos completos de raio X, tomografias das vértebras cervicais e um exame neurológico cuidadoso. Deve-se advertir ao paciente para evitar quaisquer movimentos repentinos ou exagerados com a cabeça. A enfermagem e a equipe pertinente ao hospital devem ser instruídas a apoiar cautelosamente a cabeça e o pescoço do paciente ou utilizar o colar cervical quando transportá-lo. Um respectivo aviso deve ser afixado à sua cama. Essas medidas podem impedir grave ou irreparável lesão da medula espinhal e, talvez, a morte repentina.

Recomenda-se, como leitura complementar, o Capítulo 6, Seção VI.

Lesões da região ocular

Quando houver lesões da região ocular, é importante saber o que deve ser feito imediatamente e, em particular,

o que deve ser adiado para tratamento pelo oftalmologista. Às vezes, a menos que se dê um adequado tratamento de urgência, o resultado final pode ser desastroso. Felizmente, na maioria das lesões em volta da órbita, não há dano apreciável ao olho, visto que o osso e as pálpebras atuam como uma eficiente barreira. Muitas vezes, o olho escapará de uma lesão milagrosamente, mesmo em lesões faciais muito graves.

Deve-se realizar um cauteloso exame do olho, utilizando boa luz e instrumentos apropriados. Geralmente, são observados, mesmo com um ligeiro trauma da região orbitária, edema periorbital e descoloração das pálpebras, bem como hemorragia subconjuntival. Isolados, esses achados não têm grande importância. Todavia, é essencial ainda um exame completo, porque esses sinais podem ser a única manifestação externa de uma grave situação, exigindo tratamento oftalmológico urgente, como ocorre numa ruptura subjacente do olho. Isso se descobre por um evidente amolecimento do globo ocular, que é prontamente notado na comparação com o olho oposto. É preciso verificar o nível exato e o movimento completo dos olhos. Deve-se avaliar cuidadosamente a visão com referência especial à diplopia, manchas visuais ou cegueira. Ao examinar a visão, cubra sempre um olho enquanto se examina o outro; depois, examine os dois juntos. Essa conduta é geralmente negligenciada no exame ocular apressado, que é realizado com ambos os olhos abertos, mormente na agitação ou pressa ao tratar de lesões múltiplas. Assim, um defeito visual sério em um olho pode passar despercebido. Isso é especialmente exato se o paciente recebeu sedação ou possui uma lesão craniana associada. Devem ser examinados o tamanho das pupilas, a sua uniformidade e a reação à luz. A obstrução ou a divisão do canal lacrimal pode se evidenciar por um excessivo lacrimejamento. Verifica-se a obstrução pela irrigação cautelosa, para se concluir se o líquido corre livremente na cavidade nasal ou na faringe. Pode-se passar uma sonda muito delicada, com o cuidado de não complicar a lesão por uma manobra intempestiva. Para completar a inspeção, é sempre necessário um exame de fundo de olho. Antes de qualquer intervenção cirúrgica, todos os achados oculares anormais devem ser registrados e relatados ao paciente ou a um membro responsável de sua família.

A maioria dos corpos estranhos em liberdade no olho pode se removida com segurança por uma delicada irrigação, com solução salina normal ou solução com detergente brando, bacteriostático, isotônico e suavizante. Se necessário, mechas de algodão úmido podem ser empregadas delicadamente. Quando houver corpo estranho no olho, é eficaz uma solução de pantoicaína a 0,5% como anestesia tópica. Se for necessário emprego de instrumental para a remoção de um corpo estranho agarrado, isso deve ser realizado somente por oftalmologista.

Nas lesões diretas do globo ocular, com fuga de líquido e possível prolapso da íris, é mandatório um oculista examinar logo que possível o paciente. Todavia, é essencial o tratamento de emergência local até que o paciente seja examinado pelo oftalmologista ou possa ser encaminhado a um serviço especializado. Um exame ocular detalhado não deve ser empreendido por um não especialista, porque isso pode causar danos irreparáveis ou mesmo a cegueira. Deve-se aplicar no olho uma solução antibiótica tópica e administrar antibióticos por via sistêmica. Mechas estéreis se aplicam em ambos os olhos para permitir o máximo de repouso ao olho lesado, com o cuidado de evitar qualquer pressão que seja. Deve-se sedar o paciente, e a sua remoção se executa com delicadeza. Essas medidas lhe darão adicional proteção até que seja examinado pelo oftalmologista. Sem dúvida, nessas lesões deve-se dar um prognóstico cauteloso.

Mesmo que uma lesão ocular pareça "trivial", deve-se providenciar a assistência de um oftalmologista de modo que a visão do paciente receba a máxima proteção. Embora o olho se apresente "normal", é possível uma situação grave, como retina descolada ou hemorragia no corpo vítreo. Além disso, mesmo a um exame relativamente equilibrado pode escapar um corpo estranho intraocular com um ponto de entrada pequeno.

Recomenda-se, como leitura complementar, o Capítulo 8, Seção VI.

ETIOPATOGENIA DAS FRATURAS DO ESQUELETO OSSEOFACIAL

O tratamento das fraturas osseofaciais, de um modo geral, depende em grande parte do atendimento inicial bem orientado para que os resultados a serem obtidos sejam os melhores possíveis, procurando restabelecer as estruturas lesadas em suas funções fisiológicas e estéticas adequadas.

Os agentes traumáticos são aqueles capazes de agir com rapidez e grande intensidade, de tal forma que geram lesões, chamadas traumáticas, nas estruturas orgânicas atingidas.

Quando o(s) agente(s) traumático(s) atingir(em) ao mesmo tempo diferentes territórios orgânicos, o resultado será o politraumatizado.

O politraumatizado poderá ter lesões penetrantes (ferimentos) ou não-penetrantes (contusões) de uma ou várias cavidades orgânicas, e ainda membros fraturados, isto associado com lesões nervosas, vasculares etc. Em suma, a complexidade das lesões irá conduzir a uma terapêutica também complexa para a recuperação do paciente.

A seguir, a etiologia dos agentes traumáticos, capazes de gerar um politraumatizado facial:

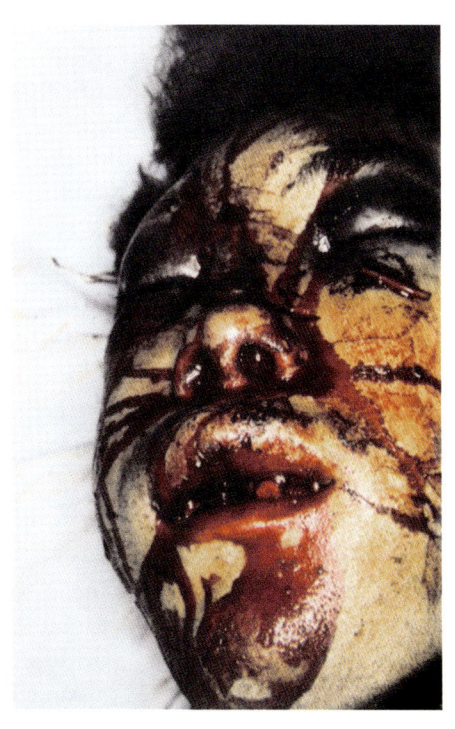

Fig. 4.3 Trauma facial grave, com fraturas múltiplas. Presença de intenso edema facial com hematoma periorbital.

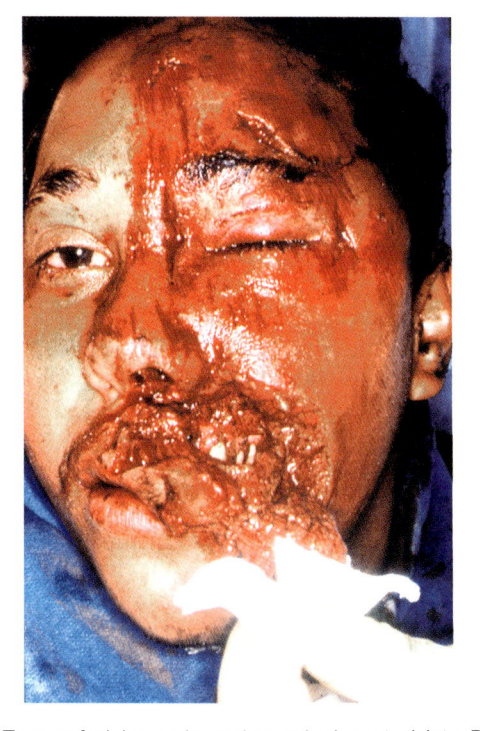

Fig. 4.4 Trauma facial por origem de queda de motocicleta. Presença de ferimentos lacerantes FLC, com exposição da região intrabucal.

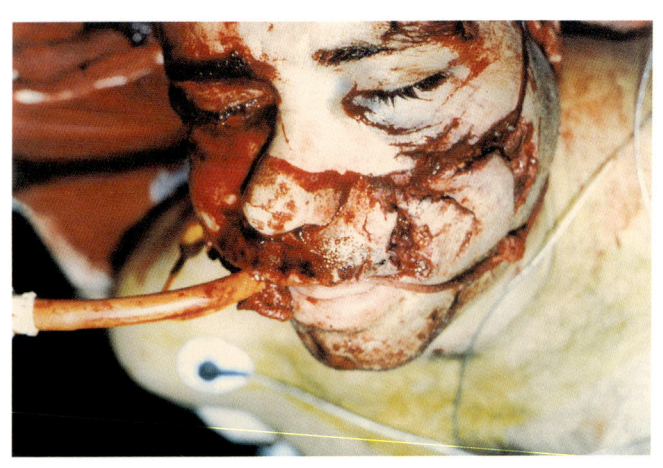

Fig. 4.5 Trauma facial com ferimento perfurocontuso FCC na região da maxila e do complexo malarzigomático.

1. *Quanto à causa:* sempre agentes mecânicos.
2. *Quanto ao tipo de trauma:* podem ser *ferimentos* ou contusões.

Ferimento é uma solução de continuidade dos tecidos e pode ser classificado em perfurantes (punctórios), transfixantes, lacerantes, abrasivos e perfurocontusos.

Contusão é a lesão produzida nos tecidos por choque, sem rompimento dos tecidos de revestimento. Os agentes contusos podem provocar compressão, contusão, esmagamento (*crush injury*) e concussão (rotura) pneumática (*blast injury*). Não sendo penetrantes e não

provocando solução de continuidade externa, podem passar sem a devida análise, o que, entretanto, não lhes diminui a gravidade. Na prática, tanto os ferimentos como as contusões se apresentam combinados.

3. *Quanto à solução de continuidade:* provocada pelos agentes vulnerantes, podem gerar traumatismos abertos (expostos) e traumatismos fechados. A isso se acrescenta que resultam lesões contaminadas, infectadas ou não.
4. *Quanto aos tecidos lesados:* podem ser de partes moles (pele, tecido muscular, vasos etc.), partes ósseas e articulares.
5. *Quanto à profundidade:* as lesões traumáticas podem ser superficiais (de partes moles parietais, extracavitárias) ou profundas (cavitárias e/ou viscerais), acompanhadas ou não de corpo estranho livre na cavidade, ou na intimidade dos tecidos, lesando, assim, vísceras ocas ou parenquimatosas (maciças).

Quanto à direção do agente traumático, seja ele de ação direta ou indireta, pode ter trajeto craniocaudal, caudocranial, sagital, frontal, lateral etc., dependendo se o agente atinge o paciente ou ele é projetado contra um objeto estático ou animado de força viva.

6. *Quanto à sintomatologia:* podem resultar sintomas locais e/ou gerais, imediatos ou tardios, de acordo com o tipo de lesão.

EXAME DO TRAUMATIZADO FACIAL

Sem considerar as causas de morte súbita no local, causadas pelas grandes hemorragias, destruição de centro vital, asfixia etc., há a possibilidade de atendimento que se caracteriza por algumas medidas salvadoras.

As medidas salvadoras são representadas por:

1. Manter a permeabilidade das vias aéreas, seja fazendo tração de língua, colocando a cabeça em posição adequada (em hiperextensão e lateralização, que retifica a traquéia e evita a aspiração de vômitos), mobilizando fragmento do maxilar fraturado, removendo corpo estranho, secreção, material de vômito etc.

Quando o serviço de urgência hospitalar estiver devidamente aparelhado, poderá ser introduzida cânula orofaríngea, improvisação da aspiração de pneumotórax asfixiante (com agulha e seringa), feitura de traqueotomia e, na impossibilidade, punção com agulha calibrosa da membrana cricotireóidea, que permite restabelecer a aeração da via aérea superior obstruída

2. Interrupção de hemorragia externa, colocando torniquete e tamponando com pano, fazendo compressão digital e, mesmo, ligando o vaso, se houver à mão

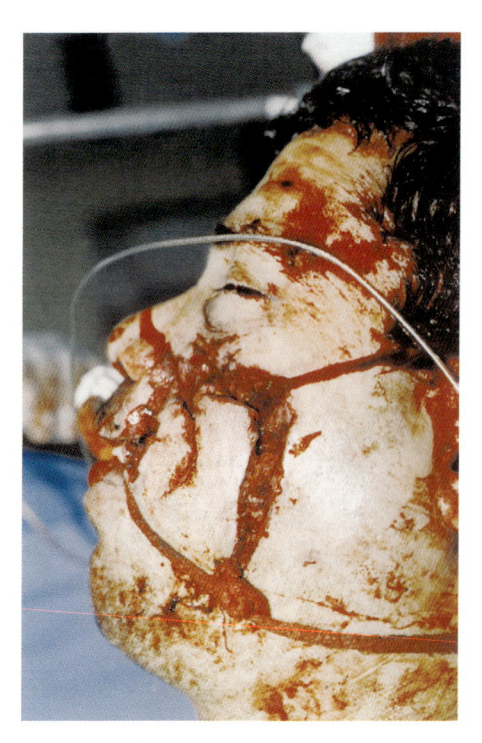

Fig. 4.6 Trauma facial apresentando ferimento cortocontuso FCC, na região da maxila e do complexo malarzigomático (vista lateral).

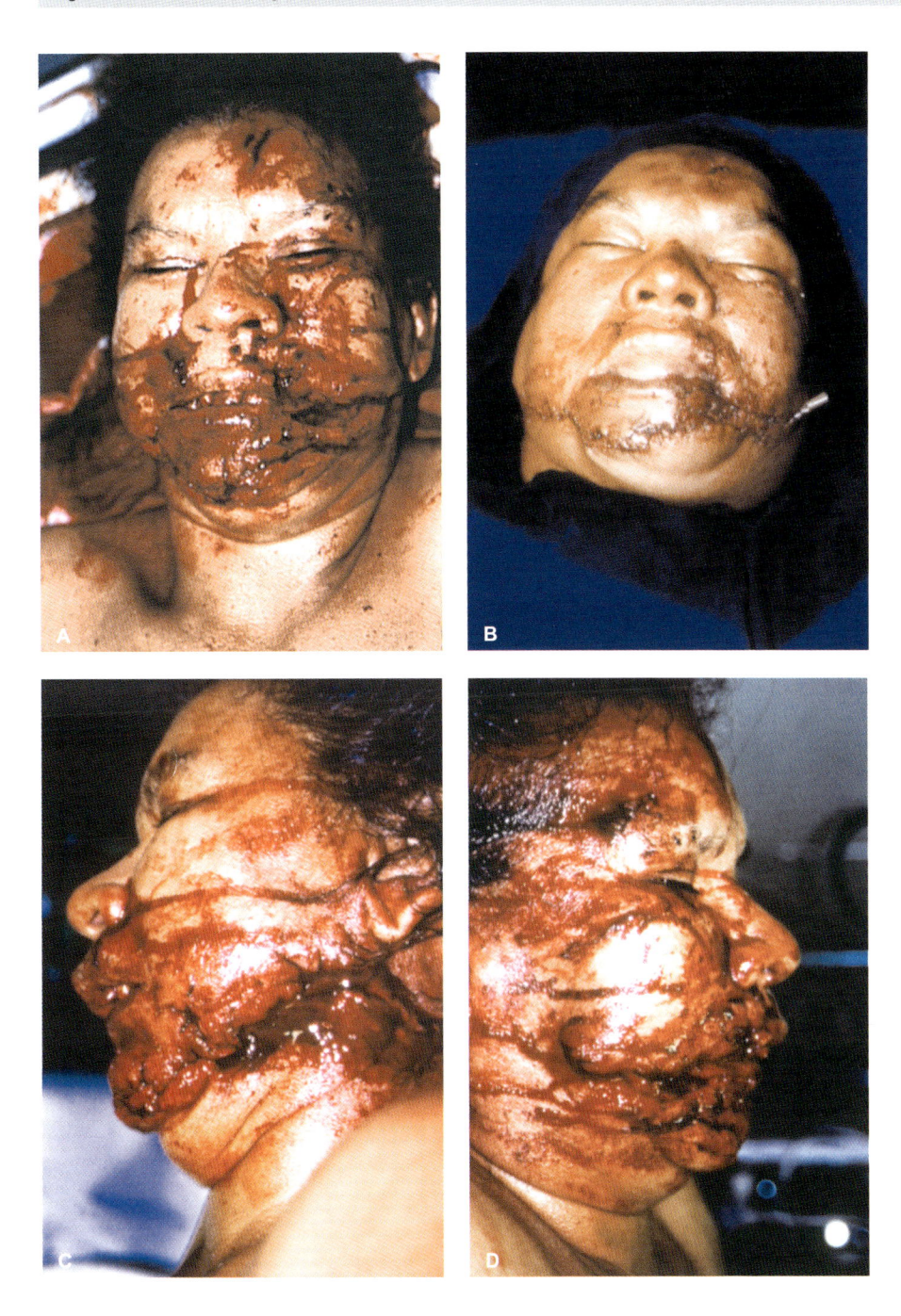

Fig. 4.7 A. Vista frontal de face, apresentando ferimento cortocontuso. **B.** Vista frontal. Pós-operatório imediato de trauma de face. Presença de edema facial. **C** e **D.** Vista lateral de face, apresentando em ambos os lados ferimentos cortocontusos importantes.

material de sutura. Pode-se ainda facilmente improvisar um garrote com pedaço de tecido ou cinto etc.

3. É da maior importância para a sobrevivência do paciente o diagnóstico imediato de parada cardíaca ou parada respiratória, para as quais devem ser iniciadas de imediato as manobras de respiração artificial e massagem cardíaca, pois, acima de três minutos, podem ser instaladas lesões irreversíveis no tecido cerebral. Existem vários métodos de respiração artificial, e o método boca-a-boca é o mais recomendável, na maioria dos casos de parada respiratória, devendo ser realizado nos casos de traumas faciais com o uso do ambu, pois a respiração boca-a-boca não é possível

dada a presença de hemorragias, de hipersalivação e de fragmentos ósseos e dentais. A respiração artificial deve ser iniciada imediatamente no local do acidente, se não houver fumaças ou gases. O movimento de insuflação de ar deve ser repetido 12 a 16 vezes (adulto) e 20 vezes (criança) por minuto.

Também para a parada cardíaca existem diversas técnicas, porém em todas o princípio se baseia em comprimir o coração entre o osso externo e a coluna vertebral, colocando-se o paciente sobre uma superfície rígida. Os movimentos de compressão devem ser repetidos 60 a 80 vezes por minuto, no adulto, e de 80 a 100 vezes, na criança.

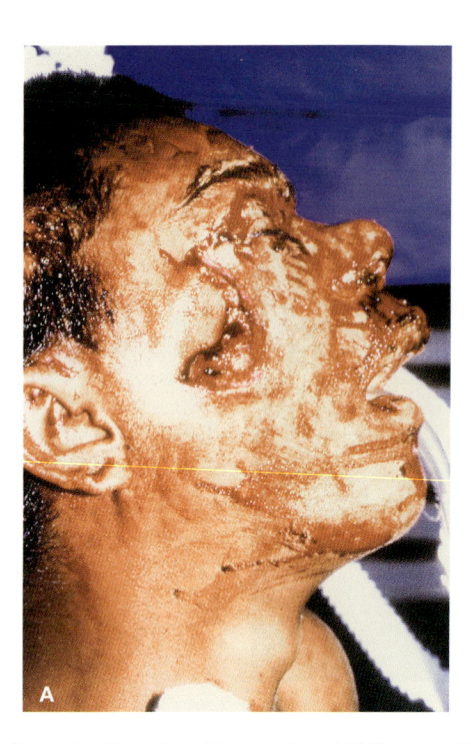
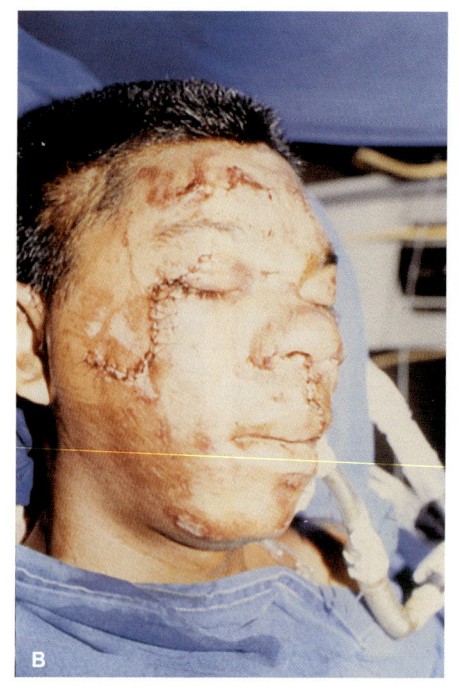

Fig. 4.8 A. Paciente vítima de acidente automobilístico com FCC na região maxilar e fratura do complexo malar zigomático.
B. Pós-operatório imediato da redução do complexo malar zigomático e suturas de tegumentos.

Deve-se sempre respeitar a hierarquia de procedimentos, uma vez que é mandatório nos traumas faciais descartar a possibilidade de trauma torácico e, se ele ocorreu, solicitar o recurso do especialista cirurgião geral. Outras vezes, torna-se necessário combinar a massagem cardíaca com a respiração artificial (com o uso de ambu). Nesse caso, deve-se insuflar o ar na boca do paciente e depois fazer 5 a 6 movimentos de compressão, repetindo o ciclo 12 vezes por minuto.

4. Toda fratura deve ser imobilizada, pois isso evita a dor, que pode levar o paciente ao choque neurogênico, ou ainda agravar um estado de choque preexistente.

Essa imobilização deve ser feita no local do acidente, com o material que se tenha à mão: talas de madeira, pedaços de tecido, cinto etc. Entretanto, não se deve esquecer jamais de que quanto menos manipulação, melhor para a vítima.

TRATAMENTO DAS LESÕES DENTAIS

Importante meio de diagnóstico clínico nas lesões maxilofaciais dos politraumatizados faciais são as alterações na articulação dental, especialmente no posicionamento dos dentes, que podem encontrar-se avulsionados, mal posicionados, fraturados na coroa, enfim indicando um diagnóstico de traumatismo maxilofacial.

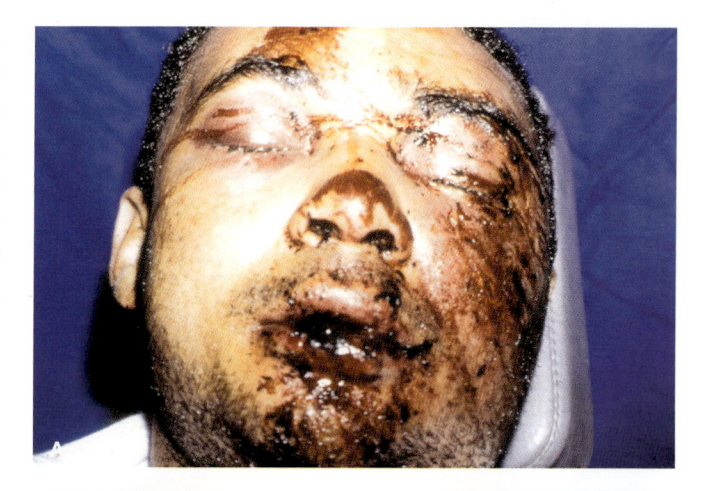
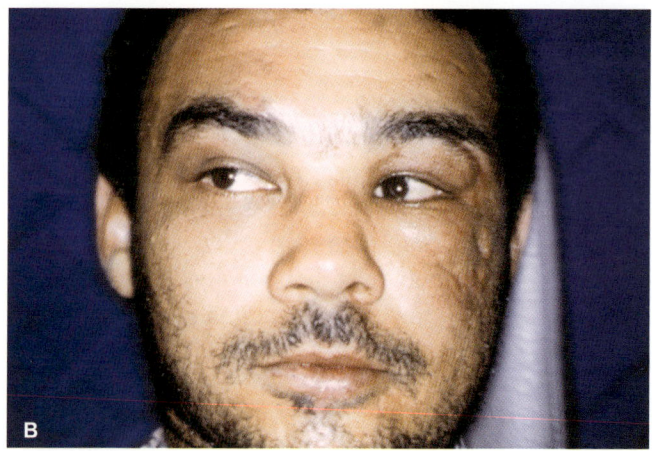

Fig. 4.9 A. Trauma de face com fratura de EFF, esqueleto fixo da face; FCC e presença de edema facial característico desses traumas.
B. Pós-operatório tardio mostrando ausência de sequela ocular.

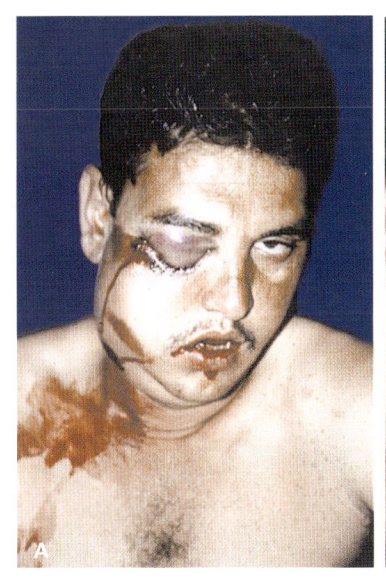
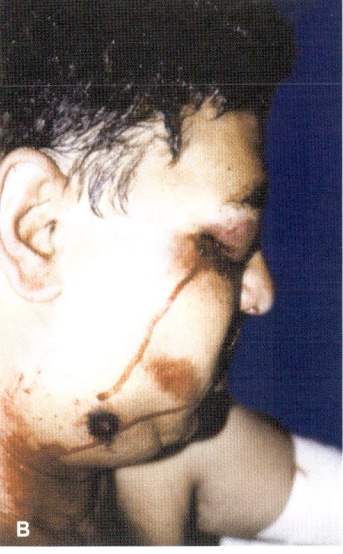
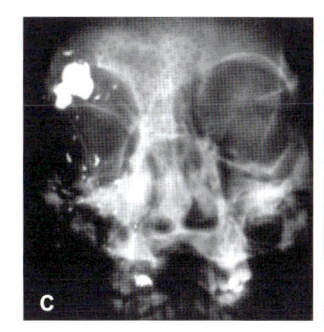
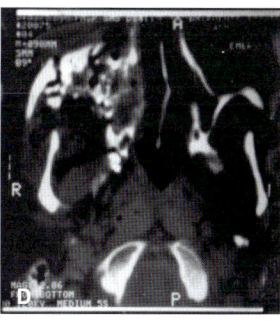

Fig. 4.10 A. Vista frontal de paciente de FAF (ferimento por arma de fogo) na região facial. Presença de edema, hematoma periorbital. **B.** Vista lateral de paciente de FAF. Detalhe de orifício de entrada de projétil balístico. **C.** Radiografia mostrando projétil alojado na região supraorbitária. **D.** Tomografia mostrando fraturas cominutas dos ossos da face.

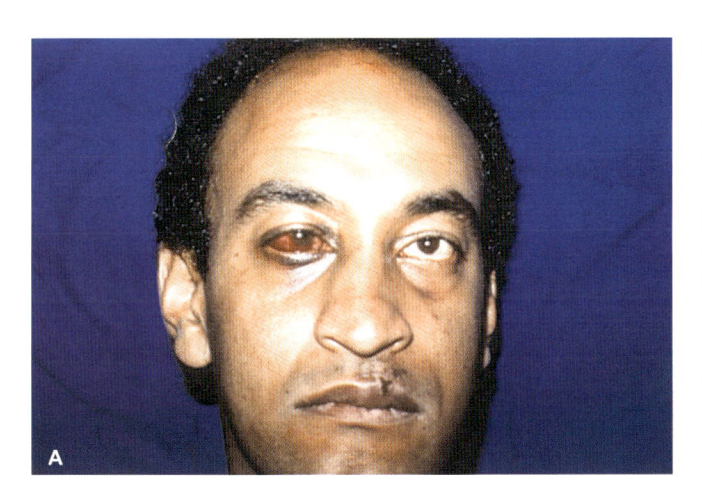
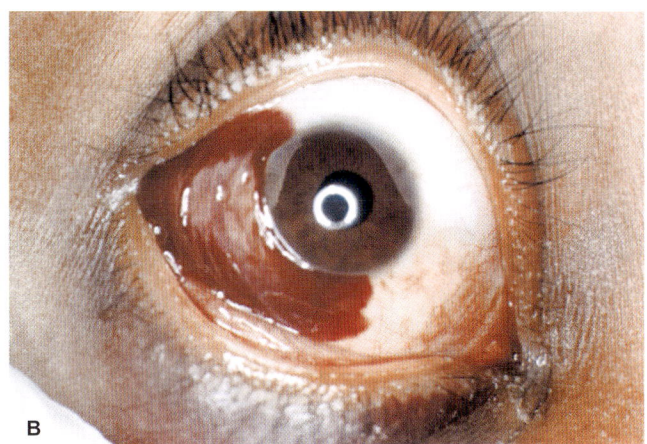

Fig. 4.11 A. Vista frontal de paciente portador de fratura dos OPN e CMZ, com presença de hematoma periorbital e hemorragia conjuntival. **B.** Detalhe da hemorragia conjuntival, comum em presença de fraturas de CMZ.

TRATAMENTO DAS LESÕES DOS TECIDOS MOLES

Os tecidos moles, tanto aqueles de planos superficiais (derme-epiderme), como profundos (músculos, nervos), devem ser convenientemente tratados, isto é, devem ser cuidadosamente lavados com substâncias neutras, eliminados os tecidos mortos e suturados por planos.

CONTENÇÃO PROVISÓRIA DAS FRATURAS MAXILOMANDIBULARES

A contenção nas fraturas maxilomandibulares pode ser efetuada de forma provisória; assim, há os chamados

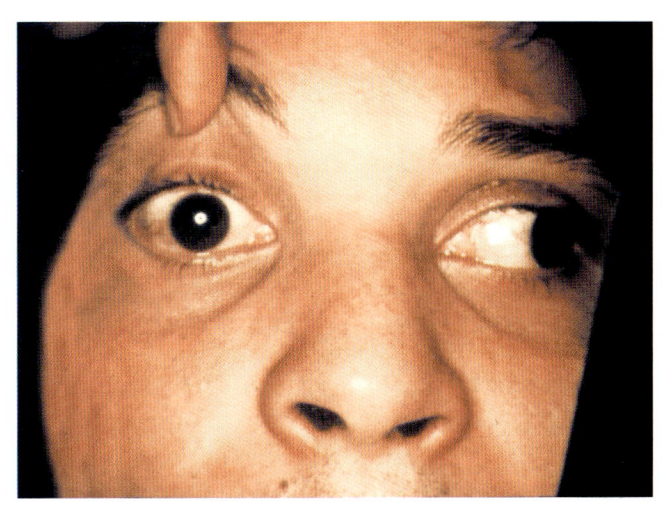

Fig. 4.12 Presença de oftalmoplegia originária de trauma de face.

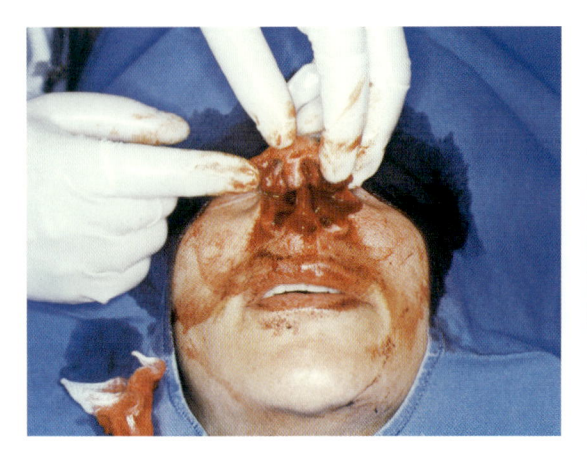
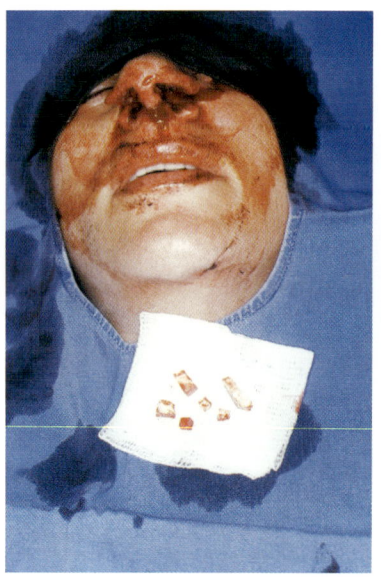
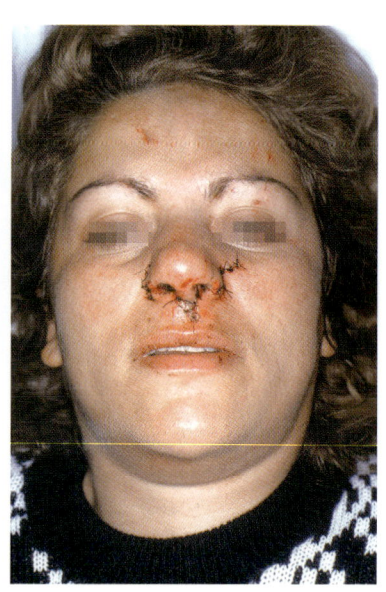
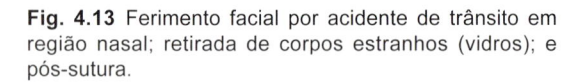

Fig. 4.13 Ferimento facial por acidente de trânsito em região nasal; retirada de corpos estranhos (vidros); e pós-sutura.

apoios pericranianos, bandagens, que têm por finalidade imobilizar os fragmentos de maneira temporária, até que se possa instituir um tratamento definitivo. Isso é importante para que não se agravem as lesões existentes, proporcionando conforto ao paciente.

Dieta do Traumatizado

A dieta do traumatizado deve ser considerada sob dois aspectos fundamentais:

a) A dificuldade que o politraumatizado tem em se alimentar em virtude das lesões em si, especialmente para os traumatizados maxilofaciais, tornando-se necessária a alimentação líquida por meio de sondas (nasogástricas ou a administração de vitaminas, soros, por via endovenosa, como suplemento da alimentação).
b) A maior necessidade que o politraumatizado tem de receber uma dieta completa, rica em vitaminas, proteínas e sais minerais, para propiciar uma melhor e mais rápida recuperação dos tecidos lesados.

Recomenda-se, como leitura complementar, o Capítulo 10, Seção VI.

Higiene Bucal do Traumatizado

A perfeita higiene bucal deve ser feita logo após a ingestão de alimentos líquidos ou sólidos, com substâncias líquidas desodorizantes e antissépticas, sendo injetadas sob pressão, na boca, por meio de seringas do tipo Luer ou aparelhos mais sofisticados. A higiene bucal é importante para

a rápida recuperação dos traumatizados, especialmente os maxilofaciais, evitando-se a proliferação ou quebra do ecossistema da flora bacteriana bucal.

BIBLIOGRAFIA

Andreasen JO, Andreasen FM. *Essentials of Traumatic Injuries of the Teeth*. Copenhagen, Munksgaard, 1990.

Andreasen JO, Andreasen FM. *Textbook and Color Atlas of Traumatic Injuries of the Teeth*. Copenhagen, Munksgaard, 1994.

Archer WH. *Oral and Maxillofacial Surgery*. Philadelphia; Saunders. 1973.

Barros JJ. *Princípios de Cirurgia Odontológica e Bucomaxilo*. São Paulo: Artes Médicas, 1979.

Barros JJ, Souza LCM. *Traumatismo Bucomaxilofacial*. 2 ed. São Paulo: Roca, 2000.

Basrani E, Colabe DNR, Colabe GPR. *Endodoncia y traumatologia*. Buenos Aires: Editorial Científica Interamericana, 1994.

Carvalho I. *Politraumatizado. Considerações acerca do diagnóstico e conduta terapêutica*. São Paulo: Procienx, 1962.

Charles C, Donald BO. *Maxillofacial trauma*. Philadelphia: Lea & Febiger, 1988.

David DJ, Simpson DA. *Craniomaxillofacial Trauma*. London; 1994, Churchill Livingstone.

Dingman RO, Nativig P, Levanon Y. *Cirurgia das Fraturas Faciais*. São Paulo: Santos Junior, 1983.

Douglas DM. *Wound healing and management a monograph for surgeons*. Livingstone: Edinburgh, 1963.

Emshoff R, Schoning H, Rothler G, Waldhart E. Trends in the incidence and cause of sport-related mandibular fractures: a retrospective analysis. *J Oral Maxillofac Surg* 1997; 55(6):585-92.

Fonseca RJ, Walker RV. *Oral and Maxillofacial Trauma 1-11*. Philadelphia: Saunders, 1991.

Fonseca RJ, Wolker RV. *Oral and maxillofacial surgery*. Philadelphia: W. B. Saunders, vol. 2, 2000.

Graziani M. *Cirurgia Bucomaxilofacial*. Rio de Janeiro: Guanabara Koogan, 1986.

Haug RH. Selecting the appropriate setting for management of maxillofacial trauma. *J Oral Maxillofac Surg,* 1999; 57(8):983-9.

Hausamen JE. The scientific development of maxillofacial surgery in the 20th century and an outlook into the future. *J Craniomaxillofac Surg,* 2001; 29(1):2-21.

Hohlrieder M, Hinterhoelzl J, Ulmer H, Lang C, Hackl W, Kampfl A, Benzer A, Schmutzhard E, Gassner R. Traumatic intracranial hemorrhages in facial fracture patients: review of 2,195 patients. *Intensive Care Med* 2003; 29(7):1095-100. Epub 2003; 24.

Jorge WA. As urgências em traumatologia Bucomaxilofacial. *In: Manual de Cirurgia do Hospital Universitário da USP. Diagnóstico e Tratamento.* Erasmo Magalhães Castro Tolosa e Colab. São Paulo: Atheneu, 2002: 337-61.

Jorge WA. Estudo clínico das fraturas mandibulares. *Revista Instituto Ciências Saúde* 1991; 7(2):13-8.

Jorge WA et al. Amarrias em fraturas mandibulares. *Revista APCD,* 1982; 36(3) 352-9.

Jorge WA. Complicações das fraturas mandibulares. *RGO,* 1989; 37(4)274-8.

Jorge WA. Dentes envolvidos em traço de fratura seu prognóstico. *Revista Paulista de Odontologia,* 1990; XII(2):30-6.

Jorge WA. Tratamento ortopédico funcional das fraturas de côndilo mandibulares em crianças. Relato de casos. *Revista RPG da Faculdade de Odontologia – USP,* 1995; 2(4):224-30.

Jorge WA. Traumas do osso malar. *Revista Brasileira Cirurgia Prot. e Traumatologia Bucomaxilofacial* 1983; 1(1), 15:21.

Jorge WA. Urgências bucomaxitofaciais no Hospital Universitário: análise dos últimos 5 anos. *Revista Médica do Hospital Universitário – USP,* 1994; 4(1/2):69-72.

Jorge WA, Cabezas NT. Diagnóstico e Tratamento das fraturas do complexo malar zigomático. *Revista Médica do Hospital Universitário – USP* 1991; 1(1):62-6.

Jorge WA, Campanellal E. Propedêutica das fraturas de rebordo alveolar. *RGO,* 1996; 34(2):135-40.

Jorge WA, Gouveia MM. Correção cirúrgica de consolidação viciosa de fratura de mandíbula. *Revista Instituto Ciências Saúde, 1991;* 7(2):19-23.

Kirkaldi WWH, Wood AM. Principies of the treatment of trauma. Livingstone: Edinburgh, 1962.

Kruger E, Schilli W. *Oral and Maxilofacial Traumatology* I-II. Chicago; 1986, Quintessence.

Kruger GO. *Cirurgia Bucomaxilofacial.* Buenos Aires; 5a Edição, Mundi, 1982.

Le BT, Holmgren EP, Holmes JD, Ueeck BA, Dierks EJ. Referral patterns for the treatment of facial trauma in teaching hospitais in the United States. *J Oral Maxillofac Surg,* 2003; 61(7):857.

Manson PN. Progress toward an international journal of craniomaxilofacial trauma. *J Craniomaxillofac Trauma,* 1999 Winter; 5(4):5.

Mead SV. *Oral Surgery.* 4a ed. Saint Louis: Mosby, 1954.

Nardi P, Acocella A, Acocella G. [Sequelae of zygomatic-orbito-maxillary fractures. Report of 70 cases and review of literature] *Minerva Stomatol,* 2003; 52(6):261-6.

Nicholoff TJ Jr, Dei Castillo CB, Velmonte MX. Reconstructive surgery for complex midface trauma using titanium miniplates: Le Fort I fracture of the maxilla, zygomatico-maxillary complex fracture and nasomaxillary complex fracture, resulting from a motor vehicle accident. *J Philipp Dent Assoc,* 1998-1999; 50(3):5-13.

Peterson LJ, Ellis E, Hupp JR, Tucker MR. *Contemporary Oral and Maxillofacial Surgery.* Missouri: Mosby, 1993.

Rowe J, Willians JL. *Maxillofacial Injuries I-II.* London: Churchill Livingstone, 1994.

Shires GT. *Care of the trauma patient.* New York: Blakiston Division, 1966.

Stocchetti N, Canavesi K, Longhi L, Magnoni S, Protti A, Pagan F, Colombo A. [How to quantify the severity of brain injury during intensive care after adult head trauma] *Minerva Anestesiol,* 2003; 69(4):232-6.

Topazian RG, Goldberg MH. *Infecções Maxilofaciais e Orais.* São Paulo: Santos, 1997.

Wade PA. *Surgical treatment of trauma.* New York: Grune & Stratton, 1901.

Manutenção das Vias Aéreas Superiores

Waldyr Antônio Jorge • Eduardo Lerner • Henrique Camargo Bauer

TRAQUEOSTOMIA

É uma manobra cirúrgica que visa à manutenção das vias aéreas respiratórias de forma invasiva, quando o paciente, em casos emergenciais, corre risco de morte.

Não se trata de um procedimento de rotina ou primeira opção em odontologia, sendo mais indicado nos casos emergenciais de choques anafiláticos.

Mesmo nesses casos, pode o clínico cirurgião-dentista mais experiente utilizar procedimentos não invasivos, como a cânula de Guedel em seus vários tamanhos, que substituiria e evitaria a obstrução das vias aéreas superiores pela presença de edema de glote, resguardando o cirurgião dentista de um procedimento invasivo altamente perigoso que, para quem não possui a experiência de vida, evitaria as suas inerentes complicações.

Não deve o cirurgião-dentista clínico geral considerar a manobra da traqueostomia como de rotina, mesmo também porque ela não o é também para médicos clínicos gerais.

Diferentemente, o médico-cirurgião ou o cirurgião-dentista bucomaxilofacial devem ter conhecimento da técnica cirúrgica para a realização da traqueostomia, pois ela faz parte das habilidades necessárias na prática de suas especialidades.

INDICAÇÕES DA TRAQUEOSTOMIA NO CAMPO ODONTOLÓGICO

Em casos emergenciais:

1. Traumas faciais que provocam a obstrução das vias aéreas superiores. Exemplo: traumas faciais associados a traumas cranioencefálicos cervicofaciais (TCECF) e presença da fragmentação – cominuição do osso mandibular e liberação das estruturas anatômicas dos músculos abaixadores da língua com consequente glossoptose. Quando é dificultosa a intubação oronasoendotraqueal no ato anestésico geral emergencial.
2. Nos choques anafiláticos, quando dada a premência de tempo ou inexperiência do profissional não foi possível fazer a colocação da sonda de Guedel.
3. Quando na aspiração de corpos estranhos, em que eles se encontram alojados nas vias aéreas superiores e, por algum motivo, não foi possível expirá-los a tempo (manobras de Heimlich).

Traqueostomia é uma manobra cirúrgica emergencial cuja execução não deve ser realizada por profissionais inexperientes. É uma manobra extrema e radical

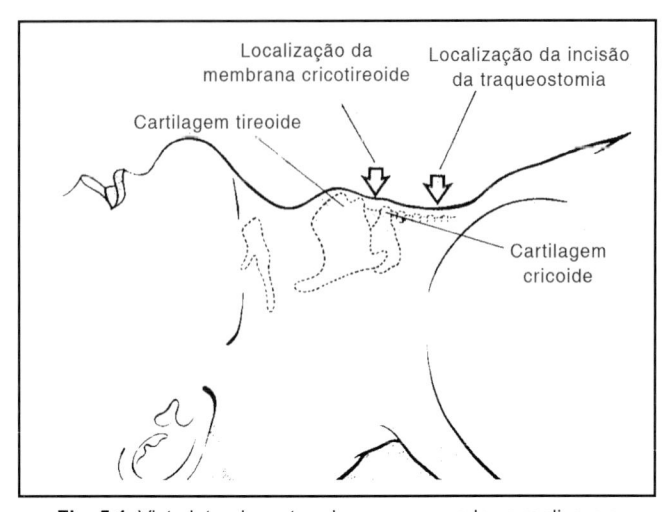

Fig. 5.1 Vista lateral mostrando esquema onde se realizam a coniotomia e a traqueostomia.

que busca a manutenção da vida do paciente e quem a realiza deve ter conhecimento anatômico, técnica cirúrgica e experiência para sua realização. Pode ser substituída pela coniotomia, técnica cirúrgica de realização mais simples, que é utilizada por profissionais menos experientes, dada a simplicidade da localização da membrana cricotireoide. Consiste na realização emergencial da passagem do ar, em casos extremos, em que a respiração está impedida cujas causas podem variar do trauma, paradas cardiorrespiratórias, choque, edema de glote, obstrução aérea das vias superiores por corpos estranhos etc.

A coniotomia se realiza abaixo da cartilagem tireoide e acima da cartilagem cricoide, na membrana cricotireoide.

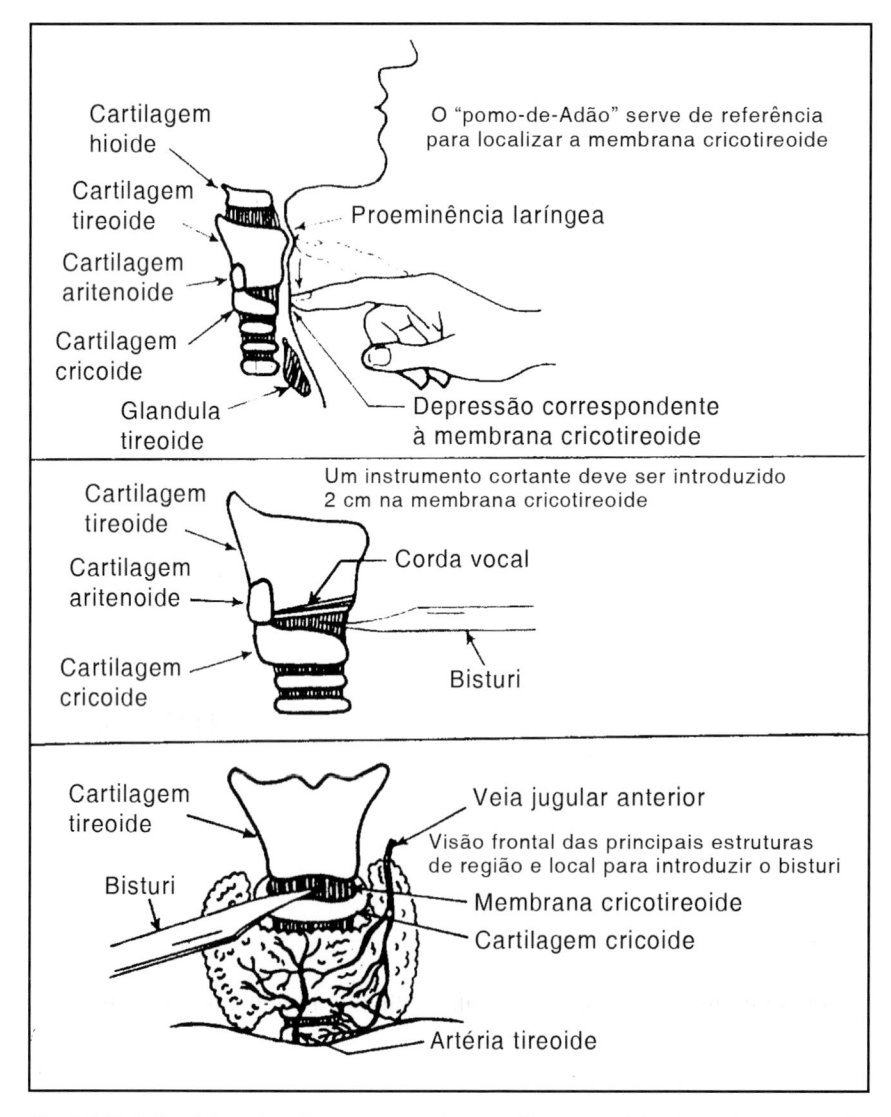

Fig. 5.2 Vista frontal mostrando esquema onde se realizam a coniotomia e a traqueostomia.

TÉCNICAS DA TRAQUEOSTOMIA

1. Localização da traqueia na região anterior do pescoço.
2. Hiperextensão da cabeça.
3. Anestesia infiltrativa.
4. Incisão horizontal segundo a anatomia dos anéis traqueais. Próximo do 3º anel traqueal.

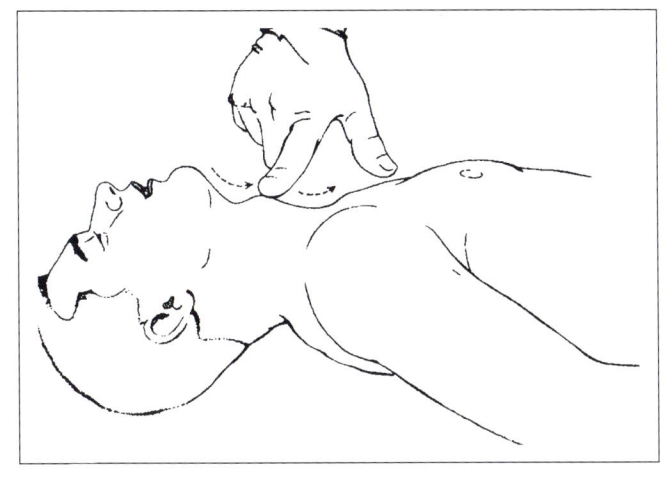

Fig. 5.3 Vista perfil, palpitação e identificação da região traqueal externa.

5. Divulsão por planos. Pinçagem e ligadura de vasos.
   Cuidados com a artéria tireoide.
   Cuidados com a veia jugular anterior.
6. Identificação da cartilagem e membrana da traqueia.
7. Incisão em x da membrana endotireoide.
8. Aspiração e cuidados de incluir corpos estranhos na traqueia.
9. Escolha e colocação de cânula e insuflação do *cuff*.
   Fixação da alça ao redor do pescoço.

INTUBAÇÃO SUBMANDIBULAR NOS TRAUMAS FACIAIS

Durante os procedimentos cirúrgicos maxilofaciais, há diversas particularidades de grande importância, principalmente no que se refere à anestesia geral. Sempre o cirurgião maxilofacial deve estar em sincronia com o médico anestesista para que ocorra a seleção da melhor técnica anestésica, não comprometendo a segurança da anestesia, assim como o resultado do ato operatório.

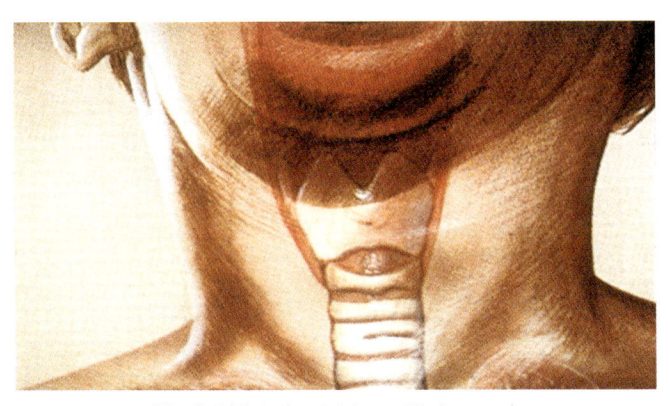

Fig. 5.4 Vista frontal da região traqueal.

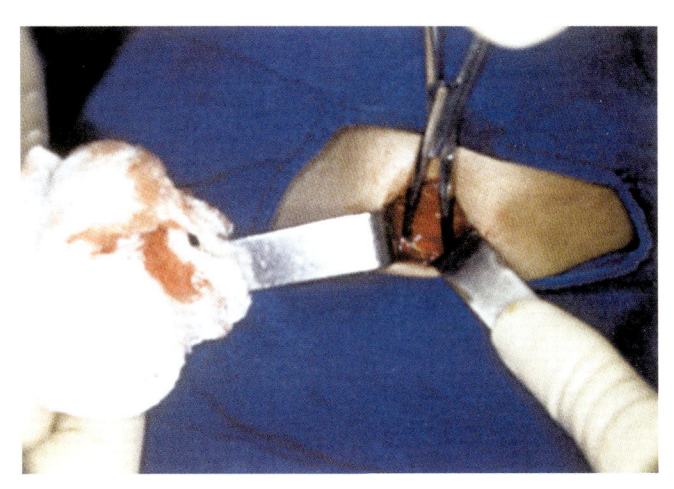

Fig. 5.6 Divulsão por planos até membrana cricotireoide.

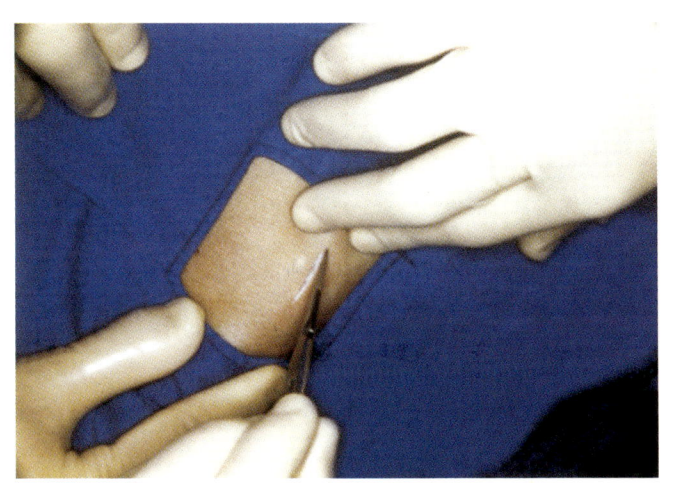

Fig. 5.5 Incisão: início da manobra cirúrgica da traqueostomia.

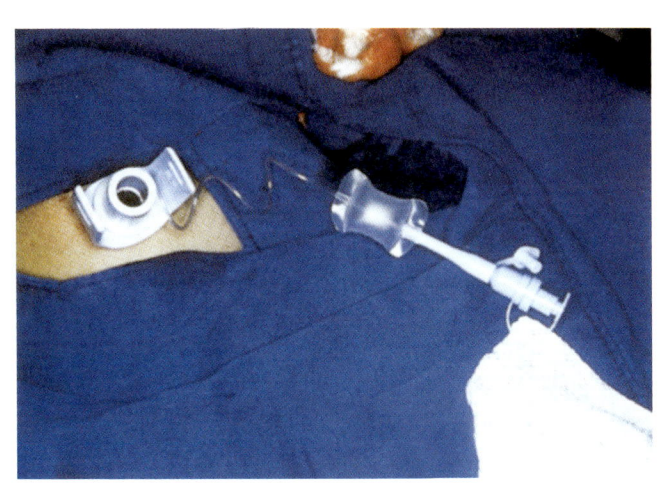

Fig. 5.7 Traqueostomia realizada com *cuff* insuflado.

No tratamento das fraturas do terço médio da face, local em que invariavelmente ocorre o comprometimento dos ossos nasais, há a necessidade do bloqueio maxilomandibular (BMM), mesmo que somente no transcirúrgico. Essa era uma das indicações da traqueostomia pré-anestésica para que houvesse uma via livre, segura e desimpedida de ventilação durante todo o procedimento. Também significava um aumento da morbidade do ato operatório, pois a traqueostomia não é um procedimento livre de complicações, sendo que as infecções pulmonares são as mais frequentes, geralmente por germes multirresistentes de difícil tratamento.

O principal parâmetro para a correta redução das fraturas maxilofaciais são as intercuspidações dentárias, isto é, a inter-relação dos dentes superiores com os dentes inseridos na mandíbula; mesmo quando utilizamos placas e parafusos (fixação interna rígida) como método de osteossíntese existe essa necessidade. Esse relacionamento dentário é obtido mediante o bloqueio maxilomandibular (BMM) realizado durante a fixação das fraturas faciais; logo, é indispensável ter a via bucal desempedida (sem nenhuma sonda). A intubação nasotraqueal está contraindicada, pois, como descrevemos anteriormente, os ossos nasais invariavelmente também estão fraturados, necessitando algum método de redução.

Para solucionar esses problemas e diminuir o risco de complicações inerentes à traqueostomia, existe uma técnica de intubação submandibular descrita a seguir.

TÉCNICA CIRÚRGICA

A técnica cirúrgica para a obtenção da intubação submandibular não apresenta muita dificuldade, porém requer muitos cuidados durante o procedimento. O primeiro passo é dialogar com o médico anestesista, enfatizando a necessidade dessa derivação e solicitando ao mesmo alguns cuidados especiais:

a) O médico anestesista realiza a intubação orotraqueal utilizando sempre uma sonda aramada (sonda em que não ocorre o colabamento de sua luz), indicada para paciente portador de trauma facial (Fig. 5.8).
b) A sonda aramada dever ser suturada na comissura labial, para que não haja o risco de extubar o paciente durante o acesso cirúrgico submandibular (Fig. 5.9).
c) Antes de qualquer procedimento cirúrgico visando à reparação das fraturas faciais, devemos realizar, por meio de incisão submandibular paralela a 1 cm do bordo mandibular, o acesso ao assoalho bucal. É muito

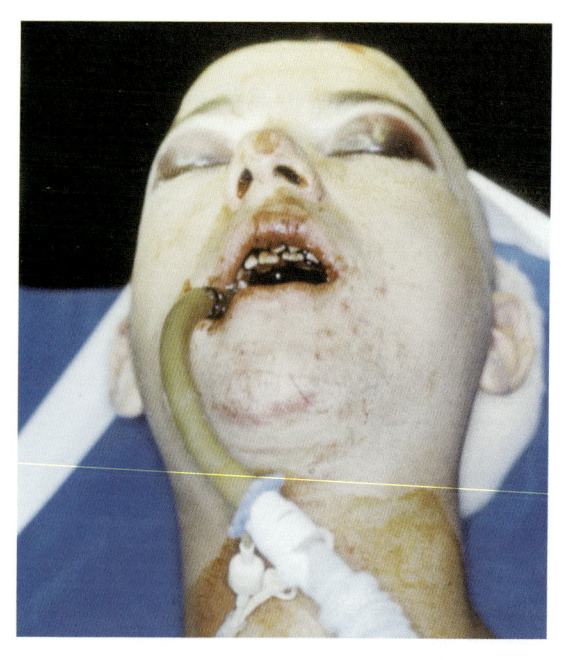

Fig. 5.8 Paciente será submetido à redução cruenta de fraturas do terço médio da face, sob anestesia geral. Realizadas a indução anestésica e a intubação orotraqueal com sonda aramada nº 8.

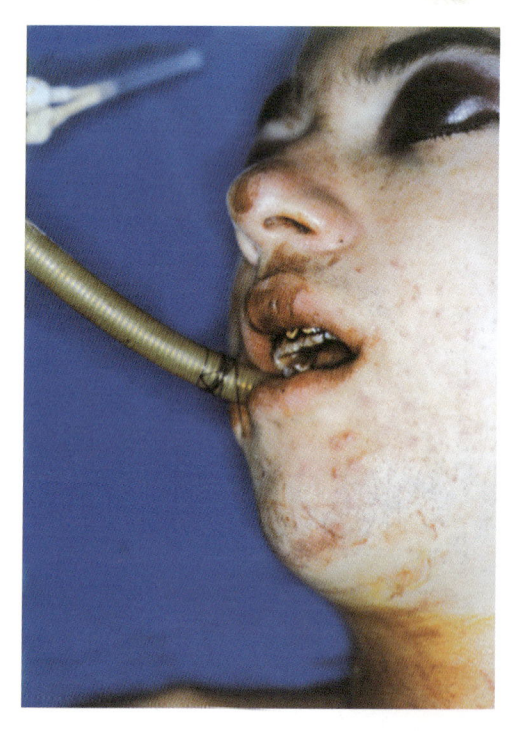

Fig. 5.9 Detalhe da sutura da sonda aramada orotraqueal na região da comissura labial com fio de náilon 3-0.

importante, durante a divulsão por planos, certificar-se de que estamos contornando a face interna do corpo mandibular na região parassinfisária, tornando assim esse descolamento muito seguro, sem possibilidade de lesionar estruturas anatômicas nobres. A extensão dessa incisão é de no máximo 2 cm (Fig. 5.10).

d) Com a supervisão do médico anestesista, a sutura da sonda aramada na comissura labial é removida e a sonda desconectada do ventilador mecânico, rapidamente, e com a ajuda da pinça Kelly, deixada no trajeto cirúrgico, derivamos a sonda para a região submandibular, reconectando-a imediatamente ao ventilador mecânico. Essa manobra deve ser cuidadosa, para não ocorrer a extubação do paciente ou tornar a intubação "seletiva" (Fig. 5.11).

e) A cirurgia maxilofacial deve ser realizada, tendo agora a possibilidade de realizar o BMM transcirúrgico. Após o término da cirurgia fazemos a manobra inversa, descrita anteriormente, retornando à intubação orotraqueal (Figs. 5.12 e 5.13).

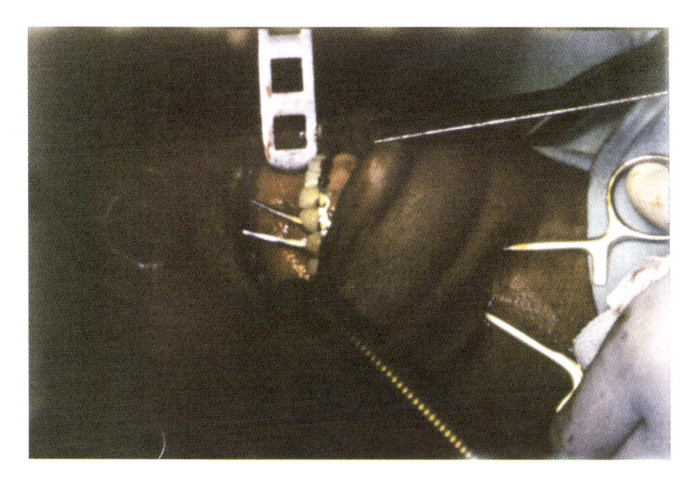

Fig. 5.10 Após verificação da permeabilidade deste trajeto, introduzimos uma pinça Kelly, da região submandibular ao assoalho bucal, com a intenção de realizar a derivação da sonda de intubação aramada.

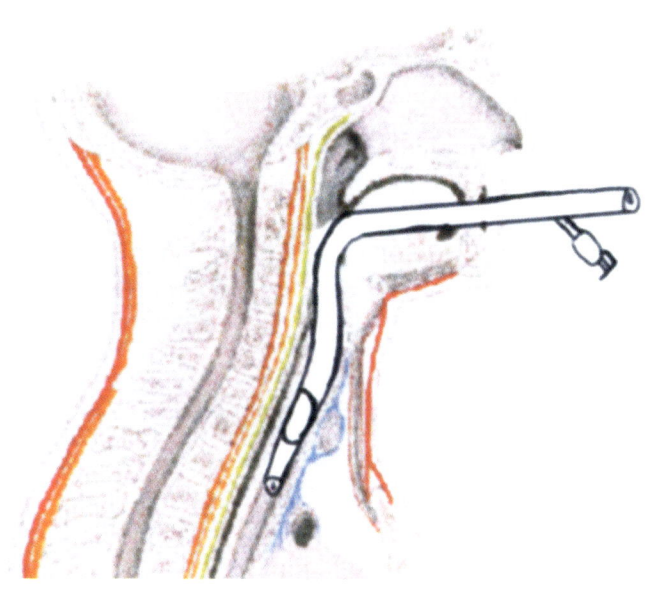

Fig. 5.12 Esquema demonstrando o trajeto da intubação orotraqueal.

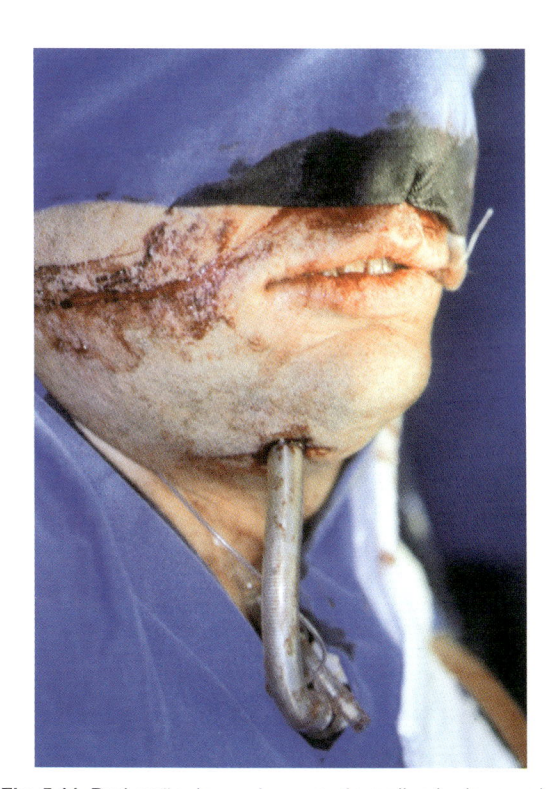

Fig. 5.11 Derivação da sonda aramada realizada de maneira rápida e eficiente. Devemos solicitar ao médico anestesista auscultar o tórax do paciente para confirmação do posicionamento correto da sonda. Confirmado o posicionamento, a sonda deve ser suturada na borda à incisão.

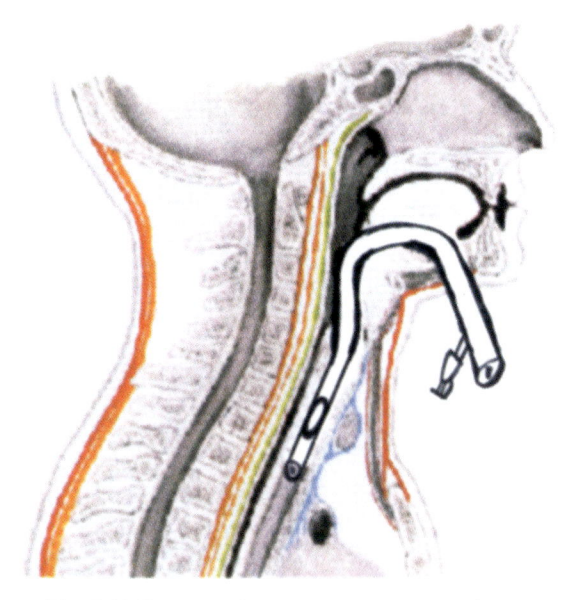

Fig. 5.13 Esquema demonstrando o trajeto após a derivação submandibular.

Quadro 5.1 Tabela comparando as complicações decorrentes da utilização da técnica de intubação submandibular com a traqueostomia

Intubação submandibular	Traqueostomia
Lesão de glândula salivar	Estenose de traquéia
Infecção da ferida cirúrgica	Fístula traqueoesofágica
Lesão do ducto da glândula submandibular	Sequela cicatricial
Fístula salivar	Infecção da ferida cirúrgica
	Infecção pulmonar
	Lesão de cordas vocais

COMPLICAÇÕES DA TÉCNICA DE INTUBAÇÃO SUBMANDIBULAR

As complicações dessa técnica são raras e, quando ocorrem, são de fácil tratamento. As mais comuns são a lesão da glândula salivar sublingual ou submandibular e a infecção pós-operatória da ferida cirúrgica. Tais complicações são de baixa morbidade, se comparadas com as relacionadas à traqueostomia. (Quadro 5.1)

BIBLIOGRAFIA

Spiessl B., Schroll K. Gesichtsschadel. *In: Spezielle Frakturen – und Luxationslehre*, Vol. 1, Thieme, Struttgart, 1972.

Theriot BA, Van-Sickels JE, Triplett RG, Nishioka GJ. Intraosseous wirw fixation verus rigid osseus fixation of mandibular fractures: a preliminary report. *J Oral Maxilofac Surg,* 1982; 45:577-82.

Zulian MA, Chisum JW, Mosby EL, Hiatt WR. Extubation Criteria for oral maxillofacial surgery patients. *J Oral Maxilofac Surg,* 1989; 47:616-20.

Traumatismo Cranioencefáico

Paulo Geraldo Dorsa Oliveira

INTRODUÇÃO

Com o advento da motorização, o índice de politraumatizados aumentou assustadoramente. A incidência de trauma cranioencefálico (TCE) por acidente automobilístico é muito alta. A difusão do uso de motocicletas contribuiu para o aumento da estatística de forma dramática.

Apesar do uso de preventivos, como cinto de segurança e capacetes, as lesões tornam-se frequentes e atingem uma faixa etária caracterizada pela alta produtividade, com índice de mortalidade e morbidade que gera problemas socioeconômicos importantes, além do sofrimento dos familiares.

Este capítulo não é dirigido ao especialista da área neurológica, mas sim aos profissionais que trabalham em serviços de urgência e necessitam sistematizar o atendimento ao paciente com esse tipo de patologia, tendo uma visão básica desse assunto.

ATENDIMENTO AOS PACIENTES

No atendimento ao politraumatizado com TCE, há que se considerar que o método empregado deve ser usado rotineiramente, de maneira eficaz. Desde os primeiros socorros no local do acidente até a intervenção da equipe especializada na sala de cirurgia, se for o caso, várias etapas precisam ser obedecidas progressiva e rigidamente, a fim de que o resultado final seja o melhor possível.

Assim, nos serviços especializados nesse tipo de atendimento, as normas a seguir devem ser observadas.

ATENDIMENTO NO LOCAL DO ACIDENTE

O atendimento no local do acidente quase sempre não é correto. A forma de manusear a vítima às vezes piora o quadro de comprometimento neurológico inicial. O ideal é comunicar o ocorrido aos meios de transporte de vítimas acidentadas com especialização nesse tipo de procedimento.

O despreparo da população nesse tipo de atendimento contribui para a ineficácia do socorro, o que faz ressaltar a necessidade de ampla divulgação de procedimentos básicos em primeiros socorros em escolas e locais de trabalho. O simples movimento de lateralização da cabeça da vítima, com vômitos no local do acidente, pode salvar-lhe a vida.

TRANSPORTE DO PACIENTE

Como no item anterior, o transporte do paciente também nem sempre é feito por equipe especializada. A acomodação da vítima em bancos, cadeiras, colos, na maioria das vezes não a deixa em condições de respirar com facilidade. O ideal seria o transporte rápido por paramédicos sob orientação de um médico, com funções de assistir o paciente nas partes ventilatória e circulatória.

Em inúmeros países, o uso de helicópteros e equipe treinada tem diminuído muito a mortalidade das vítimas.

ATENDIMENTO INICIAL NO HOSPITAL

Deve ser feito obedecendo a cuidados rigorosos, desde a passagem da vítima para a maca até o momento do contato direto com os especialistas. Nessa fase, convém salientar a importância de uma estrutura previamente preparada, com equipe treinada e local adequado, onde a facilidade de movimentação do pessoal médico seja a máxima possível, com os diversos materiais de atendimento sempre à disposição, desde uma simples seringa até material de pequena cirurgia.

O paciente deve ser avaliado inicialmente por um cirurgião geral, a fim de que sejam afastadas possibilidades de sangramentos internos. A intubação orotraqueal ou nasotraqueal deve ser realizada sempre que houver insuficiência respiratória. A traqueostomia pode ser necessária em casos de traumatismos que dificultem a intubação.

Após estabilização hemodinâmica e ventilatória, outros especialistas são requisitados. Entenda-se que não há, na realidade, uma sequência rigorosa no atendimento da vítima pela equipe médica, apenas uma escala de prioridades de cuidados, embora possam estar vários especialistas juntos.

A avaliação do neurocirurgião deve ser dirigida para:

- *História:* deve ser cuidadosamente tomada, quando possível, visando à obtenção de dados sobre o tempo decorrido entre o trauma e a chegada ao hospital, o modo do trauma, a ocorrência de perda da consciência e o tempo, a ocorrência de vômitos e, principalmente, se houver algum quadro ictal (convulsões) após esse trauma. A ocorrência de intoxicação exógena deve ser investigada.
- *Lesões externas:* o couro cabeludo deve ser inspecionado de forma que a presença de lesões como escoriações, ferimentos cortantes, cortocontusos, perfurantes ou contusos forneça dados no sentido de evidenciar a forma do trauma. No caso de ferimentos cortantes, a pesquisa de desnivelamento ósseo ou perda de substância deve ser realizada. Mais uma vez, a movimentação da cabeça da vítima deve ser feita cuidadosamente.

A presença de ferimento em região do queixo, testa ou região occipital pode indicar uma agressão ao segmento cefálico, no sentido ântero-posterior, necessitando de particular atenção à coluna cervical, em virtude da possibilidade de flexão forçada ou hiperextensão.

- *Sinal de Battle:* trata-se de aparecimento de equimose sobre a mastóide, geralmente associada à fratura de base do crânio (rochedo).
- *Sinal de Guaxinim:* ocorrência de hemorragia periorbital e nas pálpebras superior e inferior, que pode ser causada por trauma direto ou estar relacionada à fratura do andar anterior do crânio.
- *Rinorragias ou otorragias:* comuns nos traumas cranioencefálicos com fraturas na base do crânio. Deve ser sempre avaliada pensando-se nessa possibilidade. A avaliação do otorrinolaringologista é necessária para determinar o tipo de sangramento.
- *Rinoliquorréia ou otoliquorréia:* consiste na saída de líquido cefalorraquidiano pelas narinas ou conduto auditivo externo do paciente, significando laceração da dura-máter da base do crânio por fratura. É facilmente identificada pelo examinador e, na maioria das vezes, vem acompanhada de sangue.

Exame do paciente em coma

- *Pupilas:* o tamanho das pupilas e sua resposta à luz são muito importantes no exame do paciente em coma. O sinal precoce de uma herniação uncal com consequente compressão do tronco cerebral é a dilatação unilateral das pupilas e a sua reação à luz. Uma miose bilateral pode corresponder ao estágio inicial de herniação centroencefálica. A dilatação pupilar bilateral arreativa à luz pode ser resultado de uma perfusão vascular cerebral inadequada. Essa situação pode ser decorrente de uma hipotensão secundária por perda sanguínea ou elevação da pressão intracraniana, que impede a circulação cerebral levando à isquemia do parênquima e à morte cerebral. Pupilas midriáticas ou mióticas bilateralmente podem ser devidas à intoxicação exógena. A dilatação pupilar unilateral pode ser causada por trauma direto e, nesses casos, a correlação clínica é extremamente importante.
- *Movimento ocular:* serve para avaliar a atividade funcional da formação reticular do tronco cerebral. Nos pacientes conscientes, a motilidade ocular pode ser facilmente obtida. Nos pacientes inconscientes, as manobras dos "olhos de boneca" e a resposta oculovestibular podem ser obtidas tanto pela movimentação lateral da cabeça para um lado e para o outro como pela estimulação calórica em conduto auditivo externo com água gelada ou quente, após afastar lesão timpânica.

- *Função motora:* cada extremidade é examinada e o grau de alteração motora pode ser marcado em uma escala variável de 1 a 5:

Força muscular conservada 5
Déficit motor moderado 4
Déficit motor severo 3
Contração muscular 2
Paralisia 1

O aparecimento de déficits motores localizados indica lesão cerebral vigente e requer investigação radiológica imediata.

- *Escala de coma de Glasgow:* em 1974, Teasdale e Jennet, estudando pacientes com comprometimento de consciência pós-trauma cranioencefálico, desenvolveram essa escala. A simplicidade dela permite que a equipe paramédica ou outros especialistas possam facilmente avaliar o paciente e, consequentemente, fornecer possibilidades de melhor avaliação da evolução do quadro.

Quadro 6.1 Escala de coma de Glasgow

Abertura ocular
    Espontânea 4
    Ao som 3
    À dor 2
    Sem reação 1

Resposta motora
    Obedece a comandos 6
    Localiza dor 5
    Flexão normal 4
    Flexão anormal (decorticação) 3
    Extensão 2
    Sem resposta 1

Resposta verbal
    Orientado 5
    Confuso 4
    Palavras inapropriadas 3
    Sons incompreensíveis 2
    Sem resposta 1

A variação de Escala de Glasgow situa-se entre o valor 3 para os pacientes arreativos e 15 para os pacientes conscientes e reativos.

Exames complementares

- *Radiografia de crânio:* de grande importância na evidência de lesões ósseas do crânio. Embora nem sempre a fratura possa ser notada em toda a sua extensão, esse exame complementar, pela sua facilidade de obtenção, é extremamente útil.

A presença de pneumoencéfalo traumático pode ser notada na radiografia simples do crânio, levando à descoberta de laceração de dura-máter e à consequente penetração de ar. O desvio da glândula pineal, quando calcificada, na incidência ântero-posterior, pode significar presença de massa expansiva contralateral, requerendo intervenção imediata. Em alguns casos, a evidência de fratura e a piora do paciente autorizam a intervenção cirúrgica sem que outros exames complementares sejam realizados. Entretanto, deve-se ter sempre cuidado com esse tipo de procedimento, visto que contusões por contragolpe e básculas de tronco cerebral dão falsos sinais de localização. Normalmente, as incidências solicitadas são AP, perfil, Towne, Stenvers e Hirtz. A incidência de Towne visa ao estudo da região occipital. A incidência de Stenvers estuda a mastóide.

- *Radiografia da coluna cervical:* devem ser sempre solicitadas nas duas incidências clássicas, Ap e perfil, nos traumas de crânio. Nos casos de suspeita de lesão de coluna cervical, além dessas incidências, podem ser solicitadas posições em oblíquas direita e esquerda, assim como estudo dinâmico da coluna, em flexão e extensão, vistos no perfil.
- *Tomografia computadorizada:* em 1972 surgiu a tomografia computadorizada. Esse exame, que revolucionou os meios diagnósticos existentes, foi introduzido entre nós em 1976 e, a partir desse momento, seu uso acentuou-se. O diagnóstico de processo expansivo em pacientes assintomáticos tornou-se comum.

Infelizmente nem todos os serviços podem contar com tal exame. A facilidade do uso e a rapidez diagnóstica facilitam sobremaneira a conduta do especialista, até mesmo na detecção de pequenas massas que passariam despercebidas na angiografia cerebral, exame muito utilizado na era pré-tomografia.

A possibilidade de diferenciação de contusão cerebral com infiltrado hemorrágico e hematomas intracerebral ou extracerebral torna a tomografia um exame praticamente indispensável em serviços de atendimento de urgência.

- *Monitorização da pressão intracraniana:* apesar dos riscos de infecção que traz a instalação da medida contínua da pressão intracraniana, é inegável a sua utilidade. Nos pacientes em coma, o seu uso é indicado rotineiramente e, por meio do seu gráfico, com observação da variação de suas ondas, há condições de se diagnosticarem precocemente o aumento da pressão intracraniana e, consequentemente, o momento exato de intervir. Modernamente, o sistema mais usado nos pacientes com trauma craniano é aquele em que o sensor é colocado no espaço subdural.

- *Potencial evocado:* registra as respostas do cérebro a estímulos específicos extracranianos. É de difícil realização no trauma cranioencefálico e deve sempre ser feito em pacientes em terapia intensiva.
- *Eletroencefalograma:* de difícil realização em virtude do estado geral em que chegam os pacientes com trauma de crânio. Os ferimentos de couro cabeludo e o estado agitacional tornam impraticável sua realização. De qualquer forma, não há indicação para sua realização na fase aguda do trauma.
- *Líquido cefalorraquidiano:* nunca deve ser realizado na fase aguda do trauma de crânio. A realização da colheita do LCR pode desencadear os cones de pressão intracranianos, levando ao agravamento imediato do paciente e à consequente morte.
- *Gasometria:* é indispensável a sua realização em todas as fases do atendimento ao paciente com trauma cranioencefálico. O ideal é manter o PO_2 em torno de 160 mmHg e o PCO_2 entre 25 e 35 mmHg, para melhor controle do edema cerebral.
- *Laboratoriais:* sempre solicitados, principalmente hemograma completo, glicemia, Na, K e ureia.

TRATAMENTO

Pode ser dividido em clínico e cirúrgico.

TRATAMENTO CLÍNICO

Após a entrada do paciente na unidade de emergência e após os exames clínico-neurológicos, caso os exames complementares não indiquem patologia cirúrgica, adota-se a seguinte conduta:

– Pacientes conscientes, com história pregressa de perda da consciência por alguns minutos e vômitos, sem fraturas na radiografia de crânio, são medicados com sintomáticos e após breve repouso são dispensados.
– Pacientes conscientes com fratura de crânio, com história pregressa ou não, devem permanecer sob observação no mínimo por 24 horas. A medicação deve ser sintomática.
– Pacientes com comprometimento da consciência, mas não em coma, com ou sem fratura, devem ser sempre observados. Devem ser realizadas tomografia, gasometria e, quando possível, hibernação e intubação com respiração assistida. O uso de corticóide é discutível; de qualquer forma, a dose empregada é de 16 a 24 mg/dia fracionadas em 4 a 6 tomadas, com a metade dessa dose sendo usada como dose de ataque. O uso de manitol na dose de 0,1 a 0,4 g/kg, em dose rápida e direta, via

venosa, dividida de 4/4 h é orientado à monitorização intracraniana, à hibernação, à gasometria, a manitol, a anticonvulsivantes, sempre em unidade de terapia intensiva.

TRATAMENTO CIRÚRGICO

Quando, após a realização de exames, evidencia-se a patologia cirúrgica, pode-se atuar de maneira variada, dependendo dessas patologias.

- *Hematoma extradural:* geralmente associado a fraturas lineares, principalmente na região temporal, com ruptura da artéria meníngea média. Pode também ser formado por sangramento venoso e na fossa posterior. É extremamente grave e requer cirurgia imediata, com bom prognóstico para o paciente. Pode ser encontrado na história do paciente um intervalo lúcido em que, após perda inicial da consciência, há recuperação e posterior piora progressiva, levando-o ao coma, a déficits motores e aniscoria. O tratamento é feito através de craniotomia na região do hematoma e hemostasia do vaso sangrante, após drenagem do hematoma.
- *Hematoma subdural:* é aquele formado por coleção de sangue abaixo da dura-máter. São divididos em agudos, subagudos e crônicos. Segundo Makissock, o hematoma subdural agudo aparece até 3 dias após o trauma craniano; o subagudo aparece entre o 4º e o 20º dia e o crônico, após esse período.

  O hematoma subdural agudo está sempre associado à contusão e à laceração cerebral, o que o torna extremamente lesivo ao tecido nervoso. O prognóstico é grave e o índice de mortalidade situa-se entre 70% e 80%, com alto índice de morbidade.

  O tratamento pode ser feito com drogas antiedema cerebral e cirurgia descompressiva que permita a retirada do hematoma. Deixa-se o local da craniotomia sem o *flap* ósseo, e a dura-máter é fechada com enxerto.
- *Hematoma subdural crônico:* é comum nos recém-natos e pessoas idosas. Os alcoólatras portadores de distúrbios de coagulação são mais suscetíveis a essa patologia. A sintomatologia é multiforme e as mais variadas manifestações podem ocorrer, desde alterações psíquicas até hipertensão intracraniana e déficits motores. A história de trauma craniano pode durar vários meses. O tratamento cirúrgico consiste em trepanação e aspiração do hematoma. Apresenta bom prognóstico.
- *Hematoma intraparenquimatoso:* geralmente está acompanhado de laceração e contusão cerebral, podendo ter tamanho reduzido, mesmo nos traumas cranianos

graves. Às vezes passa despercebido nas angiografias cerebrais, sendo evidenciado na tomografia. O tratamento, quando não há grande efeito de massa, é conservador.

- *Ferimentos perfurantes do crânio:* ferimentos que levam à laceração do tecido cerebral e com alto risco de infecção posteriormente. A grande incidência é de ferimento por projétil de arma de fogo, e a cirurgia deve ser feita de forma que proporcione uma boa limpeza do orifício de entrada e saída do projétil, quando houver. Geralmente é realizada craniectomia do orifício, com debridamento da região e plástica de dura-máter. Medicação antiedema, anticonvulsivantes e antibióticos são necessários no pós-operatório.

- *Afundamento ósseo:* na realidade, o afundamento ósseo é uma patologia relativamente benigna, por si só, pois a fratura e o afundamento absorvem parte da energia provocada pelo impacto.

Quando o afundamento é acompanhado de ferimento do couro cabeludo, o risco de infecção é alto. A cirurgia deve ser feita de modo a proporcionar uma boa limpeza da área afetada e a retirada de fragmentos ósseos por meio de craniectomia.

Em todos os casos de cirurgias cranianas, é obrigatória a terapia intensiva no pós-operatório. A monitorização da pressão intracraniana deve sempre ser feita. A manutenção da medicação de suporte, cuidados de equipe paramédica, fisioterapia adequada e uma boa assistência ventilatória poderão proporcionar uma recuperação pós-operatória com índices de mortalidade e morbidade reduzidos.

BIBLIOGRAFIA

1. Almeida GGM, Cruz R. *Urgência de neurocirurgia. Traumatismo cranioencefálico.* São Paulo: Sarvie, 1980.
2. Fischer CM. *The neurological examination of the comatose patient.* 1969; *45*(36):1-56.
3. Macnaly DE, Plum F. *Brainstem dysfunction with supra tentorial mass lesion,* 1962; 7:10-32.
4. Schibuola CT, Plese JPP, Pereira WC. Lesões cerebromeníngeas traumáticas. *In:* Alípio Corrêa Neto. *Clínica cirúrgica.* Vol. I, 1974.

Abordagem Ortopédica do Politraumatizado

Laura Fernanda Alves Ferreira • Carlos Stape

Alguns conceitos básicos são fundamentais antes da abordagem ortopédica do politraumatizado propriamente dita. O universo de atuação do ortopedista engloba os membros inferiores, os superiores e a coluna vertebral, com seus ossos, articulações, músculos, tendões, nervos e vasos sanguíneos.

De acordo com a intensidade e o mecanismo do trauma, as lesões ortopédicas subdividem-se em lesões exclusivamente de partes moles e lesões que afetam também o tecido ósseo.

LESÕES DE PARTES MOLES

CONTUSÃO

A contusão é uma lesão fechada, resultante de impacto direto de uma força mecânica sobre um tecido. A intensidade e a gravidade do trauma dependem fundamentalmente do agente causador, da resistência tecidual da zona atingida e das relações dessa com os tecidos adjacentes. Por exemplo, a contusão de um nervo apoiado em partes moles deverá apresentar uma sintomatologia transitória, ao passo que, se apoiado em plano ósseo, o quadro resultante será mais dramático, podendo até haver a ruptura do nervo.

O tratamento de uma contusão deve ser feito com repouso da área afetada e medicação analgésica e antiinflamatória. Nos casos mais graves, em que há ruptura de um tecido (vascular, nervoso ou músculo tendíneo), pode ser necessária a reparação cirúrgica.

ENTORSE

A entorse é uma lesão periarticular, resultante de um movimento além dos limites fisiológicos de uma articulação, superando a resistência dos ligamentos que a estabilizam. Portanto, como resultado de uma entorse teremos graus variáveis de lesão ligamentar.

- *Entorse grau I:* ocorre quando há apenas estiramento das fibras de um ligamento, sem ruptura delas. Clinicamente haverá dor local à palpação, discreto edema e função articular preservada. O tratamento consiste em aplicação de gelo local, repouso da articulação durante alguns dias e uso de anti-inflamatórios.
- *Entorse grau II:* nesse caso existe ruptura parcial e variável das fibras de um ligamento. O quadro clínico é mais exuberante; observam-se, além da dor e do edema, a presença de equimose e prejuízo da função articular. O tratamento varia de acordo com a articulação acome-

tida e a intensidade da lesão. Na maioria dos casos, a articulação deve permanecer imobilizada, em repouso, por período de até três semanas, seguido de fisioterapia até o completo restabelecimento da função articular.

- *Entorse grau III:* nesse caso existirá ruptura completa das fibras do ligamento, acarretando instabilidade e perda da função articular, além de dor intensa, edema e equimose presentes no trajeto do ligamento lesado. Nesses casos dificilmente haverá um resultado satisfatório se não for feita a reparação ligamentar cirúrgica, seguida de imobilização e posterior fisioterapia.

LUXAÇÃO

De etiologia traumática em sua grande maioria, a luxação é a perda total da congruência articular. É caracterizada por deformidade, limitação funcional completa e dor de grande intensidade, que melhora agudamente após a redução. O exame cuidadoso das condições vasculonervosas da extremidade afetada é imperativo. O exame radiológico é sempre necessário para o diagnóstico do tipo de luxação e para a determinação da existência ou não de fraturas associadas. As luxações são de tratamento ortopédico de urgência, geralmente incruento, por meio de manobras específicas para cada articulação, sob analgesia, seguida de imobilização. Se, por interposição de partes moles ou fragmentos ósseos ou outro motivo, a redução por manipulação não for obtida, a redução cruenta poderá tornar-se necessária.

LESÕES TRAUMÁTICAS DOS OSSOS

CONTUSÃO

A contusão óssea determina extravasamento sanguíneo com hematoma subperiostal, sem comprometimento da estrutura óssea. Sua ocorrência é mais comum em ossos superficiais sem revestimento muscular, como a face anterior da tíbia. O hematoma subperiostal é palpável e bastante doloroso. O repouso do membro afetado e o uso de anti-inflamatórios podem ser úteis. Lentamente, o hematoma vai sendo substituído por tecido ósseo e, após a cura do processo, observam-se rugosidades na região do foco traumático.

FRATURAS

A fratura de um osso é definida como perda de sua continuidade. O estudo das fraturas vem ganhando impor-

tância crescente em nosso meio pelo aumento cada vez maior de sua incidência, decorrente da violência da vida moderna. O diagnóstico das fraturas é clínico, caracterizado por dor, deformidade e impotência funcional do membro afetado. A confirmação deve ser feita pelo exame radiológico. Quando ao exame físico há suspeita de fratura, não confirmada pelo exame radiológico, a tomografia computadorizada deve ser realizada para elucidação diagnóstica.

A classificação das fraturas obedece aos seguintes critérios:

- Quanto à integridade do osso afetado, as fraturas podem ser traumáticas, quando acometem um osso saudável, ou patológicas, quando causadas por trauma banal em um osso debilitado por doença preexistente (tumores, osteoporose, doenças osteometabólicas etc.).
- Quanto ao estado das partes moles que envolvem o osso, as fraturas podem ser classificadas em expostas e fechadas. A fratura é exposta quando o foco de fratura tem comunicação com o meio externo.
- Quanto ao mecanismo de ação do agente vulnerante, as fraturas podem ser causadas por trauma direto (projétil de arma de fogo, por exemplo) ou por trauma indireto (queda sobre a mão causando fratura do úmero).
- Quanto ao posicionamento dos fragmentos, a fratura pode ser:
  - *subperiostal:* característica de ossos em crescimento. Não há ruptura do periósteo.
  - *incompleta:* não há ruptura óssea completa nem desvio dos fragmentos.
  - *completa:* a linha de fratura atinge toda a circunferência do osso, podendo haver desvio dos fragmentos.
  - *impactada:* um dos fragmentos penetra o outro, "amassando" o osso no foco de fratura.
- Quanto à localização, as fraturas podem ser diafisárias, metafisárias, epifisárias extra-articulares e epifisárias intra-articulares, sendo essas últimas as de prognóstico mais reservado por envolverem a superfície articular.
- Quanto ao número de fragmentos, as fraturas podem ser:
  - *simples:* quando há apenas um traço de fratura e dois fragmentos,
  - *duplas ou segmentares:* quando há dois traços de fratura e três fragmentos,
  - *cominutivas:* quando há mais de dois traços de fratura.
- Quanto à direção do traço de fratura, haverá as transversas, oblíquas e espiraladas.
- Quanto ao tipo de desvio nas fraturas completas: desvios rotacionais, angulares, de lateralidade, cavalga-

mento dos fragmentos e diástase ou afastamento entre os fragmentos do foco de fratura.

Os princípios fundamentais no tratamento das fraturas são redução, imobilização e recuperação da função do membro afetado.

A redução das fraturas pode ser feita por meio de manobras incruentas que variam para cada tipo de fratura, mas que, de modo geral, visam a levar o fragmento distal ao proximal mediante tração, combinada com os movimentos contrários aos causadores da fratura. Após a redução da fratura, o membro afetado é devidamente imobilizado, com um aparelho gessado envolvendo uma articulação distal e uma articulação proximal ao foco de fratura; assim, por exemplo, nas fraturas do antebraço, o punho e o cotovelo e, nas fraturas dos ossos da perna, o tornozelo e o joelho devem estar incluídos na imobilização. Em seguida, um controle radiológico é realizado para verificar se o tratamento foi bem-sucedido. Nas fraturas em que a redução por meio da manipulação incruenta não é satisfatória ou a manutenção da redução não é viável com o uso de imobilização gessada, o tratamento cirúrgico se faz necessário.

Em muitas ocasiões está indicada a redução cruenta como tratamento primário por proporcionar melhores resultados e não apenas nos casos em que houve fracasso no tratamento conservador.

Cabe salientar que a indicação de tratamento cruento vem sendo ampliada em nosso meio em virtude dos avanços tecnológicos dos materiais de síntese, tornando o procedimento cirúrgico cada vez mais seguro e proporcionando condições para um retorno mais precoce do paciente às suas atividades habituais.

ABORDAGEM INICIAL DO POLITRAUMATIZADO

O paciente politraumatizado que chega à sala de emergência de um hospital deve ser encarado como um indivíduo previamente hígido que, vítima da ação de um agente extrínseco violento, apresenta perturbações anatômicas e funcionais em mais de um segmento de seu corpo.

Portanto, esse paciente deve ser avaliado de forma sistêmica e generalizada, priorizando-se sempre os órgãos vitais e as lesões que apresentam potencial risco de morte.

Na abordagem inicial, os sinais vitais, frequência respiratória, pulso e pressão arterial, são determinados, e os cuidados para sua normalização devem ser imediatos. Simultaneamente, o paciente é completamente despido e, mediante rápida inspeção, as lesões mais evidentes são

identificadas. Os objetos penetrantes encontrados nessa fase do atendimento não devem ser retirados, pois podem estar tamponando um local de hemorragia.

A manipulação do doente deve ser feita com extremo cuidado, sobretudo naqueles que apresentam lesões no segmento encefálico, pelo risco de instabilidade da coluna cervical. Lesões medulares irreversíveis podem ser causadas pela manipulação descuidada de um paciente com coluna instável. Muitos casos de lesão medular em qualquer segmento têm grande potencial de recuperação que é maximizado por uma imobilização apropriada da coluna. O politraumatizado deve ser mantido em decúbito dorsal numa superfície firme e bem acolchoada. A cabeça deve estar sempre em posição neutra, com o pescoço protegido por um colar cervical eficiente. Nenhuma parte da coluna deve ser fletida ou rodada.

AVALIAÇÃO ORTOPÉDICA

Salvo nos casos em que há perda sanguínea oculta por fraturas causando choque hipovolêmico e na presença de traumatismo cervical alto, as lesões musculoesqueléticas raramente constituem uma ameaça à vida do paciente politraumatizado. No entanto, elas podem estar associadas a outras lesões que o são e que requerem solução prioritária. O objetivo do ortopedista na fase inicial do atendimento nem sempre é o tratamento definitivo, e sim a estabilização das lesões por meio de cuidados adequados para posterior resolução. A avaliação ortopédica consta de história do trauma, exame físico e exame radiológico.

Sempre que possível, devem-se obter informações sobre as circunstâncias em que ocorreu o trauma com o paciente ou com testemunhas. Esses dados são muito importantes, pois há associação frequente de determinados tipos de fratura com traumas específicos. O cirurgião bucomaxilofacial, por atuar no segmento cefálico, deve estar sempre atento aos pacientes vítimas de acidente automobilístico e de ferimentos por projétil de arma de fogo, pelo risco de lesões em coluna cervical nesses casos, além das lesões da face. Há sempre a possibilidade de lesão medular em pacientes com traumatismo em segmento cefálico e também naqueles com déficit neurológico associado a lesões penetrantes no pescoço, no tórax e no abdome.

Quando o paciente puder colaborar, perguntar quais os locais dolorosos e se há perda de sensibilidade ou motricidade dos membros. Vale lembrar que a ausência desses sinais não elimina a possibilidade de lesão vertebral.

O exame físico ortopédico inicia-se com a inspeção dos quatro membros e da coluna vertebral. Observar se existem ferimentos, deformidades, edemas ou equimose. Em seguida, mediante palpação, localizar os pontos dolorosos e verificar pulsos e sensibilidade periféricos. A palpação de um foco de fratura óbvio é desnecessária. Todas as articulações devem ser examinadas e sua estabilidade, testada por meio de manobras específicas. Observar que os pacientes com comprometimento medular apresentam alterações da sensibilidade distalmente ao nível da lesão, podendo, portanto, não apresentar queixa de outras lesões coexistentes.

Após o exame físico, todas as áreas em que há suspeita de lesões osteoarticulares devem ser radiografadas. Os locais nos quais a lesão é óbvia devem ser imobilizados antes do raios X. O exame radiológico deve constar de duas posições no mínimo. Se necessário, outras posições devem ser solicitadas. Nos pacientes inconscientes, vítimas de trauma significativo, toda a coluna deve ser radiografada. É importante salientar que um raios X normal de coluna não exclui a presença de lesão medular, resultante de luxação espontaneamente reduzida, por exemplo. Logo, nos casos em que há suspeita, o exame físico neurológico cuidadoso é essencial para a avaliação completa do paciente.

TRATAMENTO ORTOPÉDICO DE EMERGÊNCIA

Na sala de emergência do pronto-socorro, a função do ortopedista pode ser resumida em três itens fundamentais: primeiro, corrigir as deformidades resultantes de fraturas com desvio ou de luxações articulares; segundo, tratar das fraturas expostas transformando-as em fechadas, por meio da lavagem cirúrgica e do fechamento do foco; e, finalmente, terceiro, imobilizar as áreas afetadas.

Correção das deformidades

As deformidades resultantes de fraturas com desvio ou de luxações devem ser corrigidas o quanto antes, a fim de minimizar os efeitos lesivos provocados pelo estiramento dos tecidos. A intervenção precoce, enquanto ainda não existem a retração muscular nem a formação de aderências nas proximidades da lesão, é fundamental para o procedimento ser bem-sucedido. Se não houver contraindicações, a redução deverá ser feita sob analgesia.

A maioria das fraturas anguladas pode ser satisfatoriamente alinhada com tração manual ao longo do eixo do osso fraturado, com o cuidado de se corrigirem os desvios rotacionais. A redução definitiva das fraturas pode ser feita posteriormente pelo ortopedista em condições e ambiente adequados para tal.

A redução das luxações é quase sempre incruenta, realizada por meio de manobras específicas para cada articulação. Quando, por interposição de partes moles ou

fragmentos ósseos, a redução incruenta não pode ser obtida, está indicada a cruenta.

Tratamento das fraturas expostas

Quando houver solução de continuidade entre um foco de fratura e o meio externo permitindo a contaminação bacteriana, estaremos diante de uma fratura exposta. A gravidade da lesão é proporcional à extensão da ferida, ao tipo de fratura e ao tempo decorrido entre o acidente e o tratamento definitivo. É considerada contaminada toda fratura exposta com até 6 horas de exposição e infectada após esse período. O germe mais frequentemente encontrado nos casos de infecção óssea é o estafilococo.

As fraturas expostas podem ocasionar sérias complicações de ordens local e geral, em particular de etiologia infecciosa, tais como gangrena gasosa, tétano, infecção piogênica aguda e osteomielite crônica pós-traumática, colocando em risco a vida do paciente e a integridade anatomofuncional do membro afetado.

O diagnóstico de uma fratura exposta é feito mediante visualização direta do ferimento em comunicação com o foco de fratura. Quando houver dúvida, considerar a fratura como exposta. Fraturas causadas por projétil de arma de fogo são consideradas como expostas e devem ser tratadas como tais. O exame radiológico deve ser feito para completa avaliação da fratura.

Quanto ao tratamento, a primeira providência diante de uma fratura exposta é proteger o ferimento com compressas e faixas de crepe estéreis. Nas feridas com presença abundante de corpos estranhos, como terra, asfalto, madeira, tecido etc., é recomendável uma limpeza sumária prévia com soro fisiológico. Se houver lesão vascular óbvia com perda sanguínea abundante, o vaso sangrante deve ser ligado antes da colocação do curativo. A finalidade dessa proteção à ferida é evitar sua contaminação adicional e proporcionar hemostasia por compressão externa. Enquanto aguarda ser encaminhado ao centro cirúrgico, o paciente deve ser hemodinamicamente compensado, receber profilaxia antitetânica e antibioticoterapia endovenosa.

A lavagem da fratura exposta deve ser realizada em centro cirúrgico com todas as condições de assepsia, o paciente anestesiado e o cirurgião devidamente paramentado. Inicialmente, com o ferimento protegido por compressas estéreis, todo o membro deve ser tricotomizado e exaustivamente lavado com água e sabão. Com o membro já limpo, a ferida deve ser lavada com soro fisiológico em abundância e sabão neutro. Todas as partes da ferida, até mesmo as extremidades dos fragmentos ósseos, devem ser expostas e cuidadosamente lavadas, com a retirada de corpos estranhos encontrados. Terminada a lavagem, são trocados os campos, os aventais e as luvas da equipe cirúrgica e feita a antissepsia do membro. Inicia-se, então, o debridamento da ferida com o objetivo de remover todo o tecido desvitalizado, pequenos fragmentos ósseos soltos e corpos estranhos remanescentes, a fim de reduzir a contaminação bacteriana e criar um ambiente apenas com tecidos sãos, capazes de resistir à ação bacteriana. Em seguida, se possível, a fratura deve ser reduzida e estabilizada.

A estabilização da fratura é de extrema importância na recuperação tecidual, porém quando o risco de infecção é grande não se deve usar material de síntese. Nessas ocasiões, o uso de fixadores externos é de grande auxílio. O fechamento da pele deve ser realizado sem tensão e, caso isso não seja possível, a ferida deve ser deixada aberta. É importante, porém, realizar uma cobertura eficiente dos tecidos ósseo e cartilaginoso, se necessário mediante rotação de retalhos. Após a sutura e o curativo, se não foi possível estabilizar a fratura com fixação interna ou externa, o membro deve ser imobilizado.

Imobilização da área afetada

A imobilização tem como finalidade aliviar a dor estabilizando a área afetada. Deve ser feita o mais rápido possível, sempre antes do exame radiológico, a fim de evitar a manipulação desnecessária de uma região traumatizada.

Existem inúmeras maneiras de se obter a imobilização, as mais utilizadas na prática ortopédica diária são:

*   *Enfaixamento:* feito com ataduras de crepe, após a proteção da região a ser imobilizada com malha e algodão ortopédico. Sua utilização é frequente no tratamento das fraturas e luxações da cintura escapular.
*   *Talas metálicas moldáveis:* oferecem uma superfície resistente e acolchoada para repouso do membro afetado. São fixadas com ataduras de crepe. Em virtude da facilidade e rapidez na aplicação, as talas são de muita utilidade na imobilização provisória de um politraumatizado. Nas entorses, luxações e fraturas dos dedos das mãos, as talas metálicas podem ser utilizadas como tratamento definitivo.
*   *Goteiras gessadas:* feitas com aplicação de talas de gesso envolvendo aproximadamente três quartos da circunferência do membro. São geralmente utilizadas como imobilização provisória, mas em algumas fraturas estáveis podem ser usadas como definitivas.
*   *Aparelho gessado:* na maioria das vezes, destina-se à imobilização definitiva de uma fratura, devendo incluir uma articulação acima e outra abaixo do foco. Ao se confeccionar um aparelho gessado, a pele deve estar limpa, sem lesões, protegida por malha tubular e algodão ortopédico, principalmente nas saliências ósseas. A aplicação do gesso deve ser feita pelo médico ortopedista treinado, a fim de minimizar a incidência das complicações por compressão que podem advir deste procedimento.
*   *Tração:* técnica bastante usada em ortopedia, consiste em submeter um segmento do membro afetado a estiramento contínuo e prolongado. Por meio da tração, podem-se obter repouso e diminuição da tensão tecidual na área lesada. Dessa maneira, além de imobilizar, a tração é de grande valia no auxílio das reduções de fraturas e luxações do aparelho locomotor. Quanto à técnica de aplicação, há trações cutâneas e transesqueléticas.

Existem ainda órteses especiais pré-fabricadas para cada segmento do sistema musculoesquelético. São de fácil aplicação, confortáveis, porém dispendiosas, o que limita sua utilização.

Na impossibilidade de aplicação dos métodos citados, a imobilização pode ser improvisada com qualquer material que proporcione uma superfície resistente de apoio à área traumatizada, como madeiras, lençóis, jornais etc.

Depois de instituído o tratamento, conservador ou cirúrgico, os cuidados para a preservação da função dos membros afetados devem ser iniciados e mantidos até a recuperação funcional satisfatória.

A reabilitação constitui etapa fundamental na abordagem terapêutica de um paciente politraumatizado e não deve ser negligenciada.

BIBLIOGRAFIA

Alms M. Fracture mechanics. *J Bone Joint Surg,* 1961; *43*-B:162-166.

Camargo FP. Fusco EB, Carazzato JG. *Técnicas de Imobilização.* Instituto de ortopedia e traumatologia (IOT) da FMUSP. 1977.

Colégio Americano de Cirurgiões, Comitê de Trauma. *ATLS – SAVT.* 1997.

Crenshaw AH. *Campbell's operative orthopaedics.* St. Louis: Mosby Year Book Inc., 1992.

Epps CH, Adans JP. Wound management in open fractures. *Amer Surg* 1961; 27:766-9.

Gustilo RB. Simpson L, Nixon R, Ruiz A, Indeck W. Analysis of 511 open fractures. *Clin Orthop,* 1969; 66:148-54.

Jones R. An Ortthopaedic view of treatment of fractures. *Amer J Orthop Surg,* 1913; *11*:314-35.

Patzakis M. Harvey JIP, Ivler D. The role of antibiotics in the management of open fractures. *J Bone Joint Surg,* 1974; 56A:532-41.

Rockwood CA, Wilkins KE, King RE. *Fractures.* JB. Lippincott Com., 1996.

Watson-Jones R. *Fractures and joint injuries.* Baltimore, Williams & Wilkins, 1952.

Aspectos Oftalmológicos do Trauma de Face (Trauma Ocular em Trauma de Face)

Roberto Battistella

INTRODUÇÃO

O globo ocular exige especial atenção por sua diferenciação funcional e por ser particularmente sensível a agressões. Trauma ocular deve ser uma preocupação constante para os profissionais em todos os níveis da área médica, pois, além de muito comum, representa perigo iminente de dano, às vezes irreversível, devendo ser diagnosticado e tratado com precisão, requerendo abordagem metódica e disciplinada.

As estimativas sobre a incidência de trauma ocular variam amplamente. A maioria dessas lesões acomete indivíduos jovens e ativos, muitas vezes levando à perda visual definitiva, causando redução de produtividade e perda de qualidade de vida, além de maior utilização de recursos da saúde.

Sabe-se que 10% dos pacientes com ferimentos em face e 25% daqueles com ferimentos palpebrais têm ferimento perfurante ocular (FPO). Portanto, é preciso manter um alto nível de suspeita de comprometimento oftalmológico diante dessas situações. Seguindo-se as recomendações do ATLS (Advanced Trauma Life Support), uma vez estabilizadas as condições gerais de um paciente politraumatizado, pode-se proceder a um exame ocular para avaliar a hipótese de FPO e tomar as providências necessárias para a proteção do olho, dando-se então continuidade à avaliação dos anexos oculares, das órbitas e da face.

Todo paciente com traumatismo ocular ou de anexos oculares deve ser referido ao oftalmologista para investigação e tratamento de inúmeras possíveis consequências de um trauma ocular.

AVALIAÇÃO OFTALMOLÓGICA INICIAL NO TRAUMA DE FACE

O objetivo do exame é, com a história, avaliar o olho traumatizado por completo, de maneira a determinar a integridade e estabilidade das estruturas oculares e a necessidade de uma intervenção imediata, exames complementares e tratamentos subsequentes. Segundo uma perspectiva oculocêntrica, a preocupação principal é a de excluir a possibilidade de ruptura do globo ocular.

Pacientes em condição de emergência podem ser pouco colaborativos em virtude da dor, da ansiedade e, muitas vezes, por estarem sob a influência de álcool e drogas. Por vezes, podem se tornar combativos e impedir o exame. Nessas situações, o examinador deve despender o tempo necessário para que o paciente relaxe, de forma a cooperar. É contraprodutivo ameaçar o paciente discutindo consequências do trauma ocular em uma tentativa de obter sua colaboração ou restringi-lo para proceder ao exame. O princípio *primum non nocere* é especialmente aplicável ao trauma ocular, ou seja, mais danos devem ser prevenidos, evitando-se técnicas de exame inapropriadas.

No paciente com suspeita de FPO, precauções especiais devem ser tomadas a fim de prevenir aumento da pressão intraocular e extrusão de conteúdo intra-ocular. Nenhuma pressão externa deve ser colocada sobre o globo. Proteção ocular é imprescindível. Recomenda-se, até mesmo, evitar a sutura e manipulação dos ferimentos da face e fazer um curativo oclusivo não compressivo ou usar uma concha protetora durante o atendimento inicial até que se tenha a certeza de que o olho está íntegro, pois pressão inadvertida exercida sobre um olho perfurado causa aumento da pressão intraocular com extrusão de conteúdo intraocular e piora do prognóstico visual. O paciente deve ser apropriadamente medicado para náuseas, a fim de prevenir vômitos. Não se utilizam pomadas ou colírios em um olho com suspeita de FPO até que essa condição seja excluída.

As pálpebras devem ser inspecionadas à procura de lacerações e afastadas com delicadeza, sem exercer pressão sobre o olho. Edema e equimose das pálpebras são comuns e podem dificultar o exame. Nesses casos retratores os espéculos palpebrais são úteis. Em circunstâncias especiais, como crianças e adultos não cooperativos, deve ser realizado o exame sob sedação ou mesmo anestesia geral. Examinam-se conjuntiva e córnea com atenção à procura de lacerações, uma vez que elas podem indicar perfuração ocular. Pigmentação anormal da conjuntiva pode ser indicativo da presença de um corpo estranho ou FPO (pigmento da íris sob a conjuntiva). Extensas áreas hemorrágicas podem ocultar perfurações e corpos estranhos. Os fundos de saco conjuntivais devem ser cuidadosamente inspecionados. Documentam-se o formato e a localização da pupila. Excentricidade e irregularidade desta podem ser indicativos de danos a estruturas intra-oculares ou perfuração de córnea ou esclera com hérnia da íris. O sangue deve ser limpo das pálpebras com muito cuidado e, na suspeita de FPO, coágulos não devem ser removidos de dentro do olho até a avaliação do oftalmologista, uma vez que podem ser facilmente confundidos com íris herniada através do ferimento e, dessa maneira, se retirada, tracionará outras estruturas intraoculares. Anomalias de posicionamento do globo ocular e das pálpebras, como proptose, enoftalmia e ptose, devem ser observadas e documentadas.

Seguindo-se a inspeção geral, a visão deve ser testada e documentada pelo examinador em cada olho separadamente. Em uma situação de urgência, o intuito é obter a estimativa mais objetiva possível da função visual. Essa documentação é importante, mesmo que de início seja imprecisa, pois servirá como parâmetro. Embora testar a acuidade visual na sala de emergência possa ser difícil, muitos examinadores possuem uma tabela de leitura para perto ou a sala tem uma tabela de leitura para longe. Quando testes não padronizados forem realizados, os detalhes do método usado devem ser cuidadosamente documentados. Se não houver testes padronizados disponíveis e o paciente não puder ser removido para uma sala de exame oftalmológico, pode-se pedir a ele que, com cada olho separadamente, conte os dedos da mão do examinador a distâncias de poucos centímetros a 4 metros. Caso a visão seja baixa e o paciente não consiga contar os dedos, verifica-se se existem movimentos de mão: agita-se uma das mãos no sentido vertical ou horizontal em frente a cada um dos olhos a distâncias de poucos centímetros a 4 metros. Os resultados devem ser registrados na ficha do paciente, por exemplo: olho direito com conta de dedos a 3 metros e olho esquerdo com movimentos de mão a 1 metro. Se o paciente não conseguir perceber movimentos de mão, deve-se pesquisar com uma lanterna se há percepção de luz e registra-se, por exemplo, olho direito com percepção luminosa e olho esquerdo sem percepção luminosa.

Após a avaliação inicial, havendo a certeza ou persistindo a suspeita de FPO, o olho deve ser protegido com um curativo oclusivo não compressivo ou concha protetora e o paciente orientado a permanecer em repouso e em jejum, pois, se houver FPO, a sutura deverá ser realizada sob anestesia geral.

Uma vez protegido o olho adequadamente, pode-se então dar continuidade à investigação de outras consequências de um trauma craniofacial, tomando-se muito cuidado com a manipulação do paciente. Intervenções em crânio e face, dependendo da sua gravidade, devem ser postergadas até a correção de um possível FPO.

O profissional não oftalmologista, após tomar todos esses cuidados iniciais, persistindo ou não a suspeita de FPO, deve solicitar a avaliação do especialista que irá investigar todas as possíveis consequências de um trauma ocular.

CONSEQUÊNCIAS DO TRAUMA OCULAR NÃO PENETRANTE

Nos casos de traumas contusos, as forças concussivas podem ser absorvidas pelos tecidos moles da órbita e, com frequência, são acompanhados por fraturas orbitárias. Abrasões resultam de lesão da epiderme e derme superficial e devem ser cuidadosamente irrigadas e limpas de todo material estranho e tecido necrótico, reduzindo a possibilidade de infecção e tatuagem traumática. Edema e equimose palpebrais são comuns e podem ser muito intensos a ponto de interferirem no exame do globo ocular por não permitirem uma abertura satisfatória das pálpebras. Edema da órbita sem hemorragia significativa é autolimitado. Proptose, aumento da tensão retro-orbitária, quemose (edema conjuntival) e congestão vascular conjuntival podem ser percebidos. Edema da órbita pode até resultar em limitação da motilidade ocular, que pode ser confundida com encarceramento muscular. Hemorragias retrobulbares são tratadas de forma conservadora, a menos que ameacem a visão. Enfisema orbitário é visto comumente em associação com fraturas da órbita, especialmente aquelas envolvendo assoalho e seio etmoidal. Proptose, ar subconjuntival e crepitação cutânea serão encontrados. Ptose pode ser mecânica e transitória por edema e hemorragia palpebral ou resultar de deiscência do músculo elevador da pálpebra superior. Limitações da motilidade ocular podem ocorrer após trauma contuso por edema, hemorragia, enfisema, lesões de nervos oculares motores, contusão muscular, encarceramento de músculo, gordura e tecido conectivo orbitário na fratura ou fístula carotidocavernosa.

As fraturas da órbita são frequentemente associadas com lesões agudas do globo ocular e anexos. Sinais imediatos de fraturas orbitárias incluem restrição mecânica dos movimentos oculares, enoftalmo, deformidades ósseas orbitais e danos a neurovasculatura do globo ocular e órbita. Manifestações tardias podem incluir remodelação óssea, formação de abscessos secundários, fistulização externa por corpo estranho retido, cistos hemáticos persistentes subperiostais ou ósseos, fístula carotidocavernosa, malformações arteriovenosas e aneurismas.

As fraturas do teto da órbita podem representar uma ameaça à vida por lesão direta do sistema nervoso central, corpo estranho intracraniano ou a presença de rotura dural com saída de liquor. Pneumocéfalo e abscesso cerebral ou meningite infecciosa podem se desenvolver em associação com fratura do teto orbitário. Portanto, uma avaliação neurocirúrgica deve ser requerida nesses casos. A fratura da lâmina papirácea do etmóide é comum nas fraturas da parede medial. Na grande maioria dos casos, os sinais e sintomas das fraturas da parede etmoidal ficam limitados a epistaxe e enfisema de órbita. Fraturas do assoalho podem ser classificadas como diretas ou indiretas. As primeiras resultam de trauma na rima orbital inferior de força suficiente para fraturar os ossos relativamente espessos que formam essa rima. A fratura indireta ou tipo *blowout* resulta de trauma contuso não penetrante que causa aumento da pressão intraorbitária, seguido de descompressão aguda da órbita ao haver a fratura do assoalho, podendo ou não

haver prolapso e encarceramento de tecidos orbitários na área fraturada. As fraturas que se estendem além dos limites da órbita são frequentemente assimétricas e complexas, sendo categorizadas pela classificação de Le Fort, discutidas em outro capítulo deste livro.

A conjuntiva constitui uma das primeiras linhas de defesa do olho e é envolvida em muitos casos de trauma ocular. Portanto, os achados de sangramento ou ar sob a conjuntiva são comuns. Uma hemorragia subconjuntival (Fig. 8.1) (hiposfagma) tem o aspecto de sangue "vivo" sob a conjuntiva e, embora alarmante para o paciente, não acarreta consequências intrínsecas e só requer observação, assegurando-se ao paciente que pode espalhar-se pelo espaço subconjuntival e, a seguir, será gradual e espontaneamente reabsorvida em poucos dias ou semanas. Edema conjuntival (quemose) é frequente e pode ser amenizado com o uso de compressas frias. Enfisema subconjuntival (ar sob a conjuntiva) pode ser distinguido pela aparência cística de ar loculado sob a conjuntiva e por crepitação à palpação. Esse achado é normalmente secundário a fraturas de seios periorbitários.

A córnea é muito rica em inervação sensitiva e, portanto, lesões corneanas são dolorosas e causam olho vermelho com variável fotofobia, lacrimejamento, redução de visão e sensação de corpo estranho. Abrasões superficiais da córnea são normalmente encontradas em traumas menores e resultam em defeitos epiteliais de variável extensão. O diagnóstico acurado é feito após exame pelo oftalmologista na lâmpada de fenda. O tratamento de rotina pode incluir a realização de curativo oclusivo com pomada antibiótica ou somente o uso de colírios e pomadas antibióticas, sem oclusão, seguido de monitoramento até que a reepitelização tenha ocorrido e o potencial de infecção não mais exista.

Corpos estranhos únicos ou múltiplos embebidos na conjuntiva ou na córnea são comuns tanto em acidentes ocupacionais menores como em traumas mais severos,

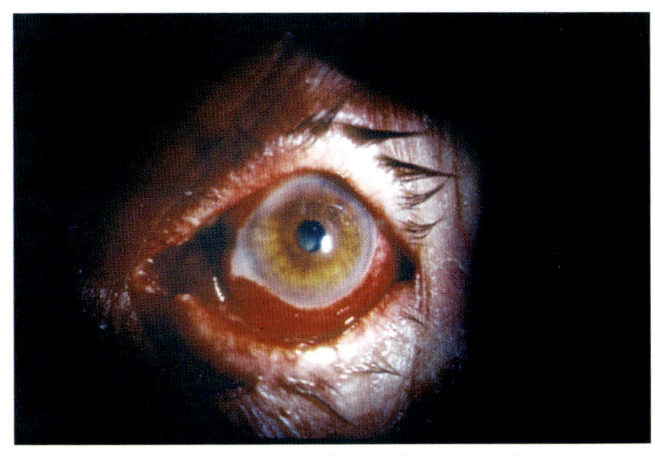

Fig. 8.1 Hiposfagma + laceração da conjuntiva.

como acidentes automobilísticos ou explosões. Corpos estranhos não penetrantes provocam inicialmente problemas irritativos e dolorosos, sendo, porém, importante vê-los como potenciais indicadores de corpos estranhos intra-oculares ou intraorbitários concomitantes, dependendo do mecanismo do trauma. Portanto, a inspeção de todo o globo ocular à procura de ferimento perfurante é mandatória. A retirada do corpo estranho deve ocorrer o mais rapidamente possível, para que se evitem complicações infecciosas, e é feita pelo oftalmologista sob visualização direta na lâmpada de fenda ou a olho nu, dependendo da sua localização, seguida de curativo oclusivo com pomada antibiótica ou apenas antibiótico tópico sem oclusão. O paciente é seguido até ocorrer a epitelização e o potencial de infecção não mais existir.

Outras lesões do segmento anterior do olho decorrentes de traumas contusos podem resultar de deformação anatômica momentânea que ocorre durante o impacto. Assim que a córnea e a esclera anterior são subitamente deslocadas posteriormente há uma expansão forçada compensatória da equador do olho, causando tração e ruptura de tecidos. Traumas oculares contusos podem acometer a íris de diversas maneiras, embora o hifema (Fig. 8.2) (sangramento na câmara anterior do olho) seja a manifestação mais significativa do trauma iriano. Inflamações da íris (irite traumática) também ocorrem com frequência. Ruptura do esfíncter da íris (músculo localizado na borda da pupila, inervado pelo parassimpático e responsável pelo fechamento pupilar) causa midríase (pupila dilatada), pupila irregular e pouco reativa à luz, além da anisocoria (diferença do tamanho entre as pupilas direita e esquerda). Outras lesões da periferia da íris (iridodiálise) e do corpo ciliar (recessão angular) podem resultar em glaucoma traumático (elevação da pressão intraocular) ou hipotonia ocular. O cristalino pode-se tornar opacificado, originando uma catarata (Fig. 8.3), e ainda pode-se romper dentro

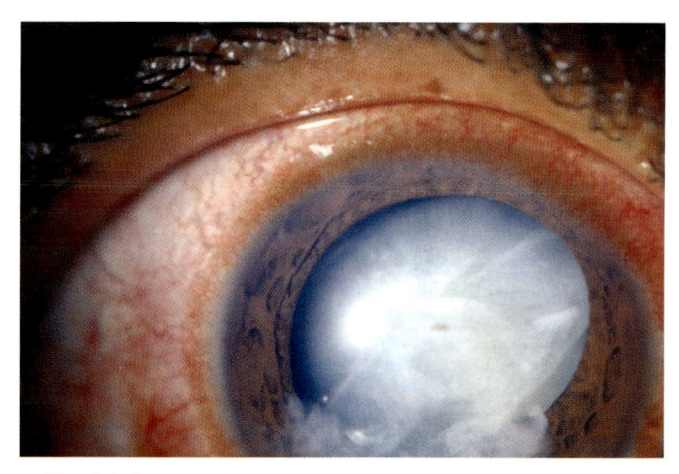

Fig. 8.3 Catarata traumática com ruptura da cápsula anterior do cristalino.

do olho ou ser total ou parcialmente deslocado (luxação e subluxação). Áreas periféricas da retina podem se romper (diálise de retina) e evoluir para descolamento de retina. O nervo óptico pode ser direta ou indiretamente traumatizado, originando uma neuropatia óptica traumática. Os sinais e sintomas de cada uma dessas últimas condições são muito variáveis e o tratamento de urgência de algumas é objeto de muita discussão entre a própria comunidade oftalmológica, com diferentes e controversos pontos de vista, razão pela qual não serão aqui aprofundados.

CONSEQUÊNCIAS DO TRAUMA OCULAR PENETRANTE

As lacerações palpebrais (Fig. 8.4) podem ser parciais ou de espessura total. A presença de gordura prolapsando através de um ferimento lacerante palpebral implica perfuração do septo orbitário e levanta a suspeita de que o agente causador pode ter penetrado mais profundamente na órbita. Lesões que seccionam a margem palpebral por definição são de espessura total e, nesses casos, o oftalmologista começa a sutura por esse local, restaurando-se a anatomia mediante o alinhamento, por meio de suturas, que aproximam pontos anatômicos da margem da pálpebra que servem como referência. Particular ênfase deve ser dada às lacerações que envolvem a porção nasal das pálpebras, pois podem resultar em dano das vias lacrimais e do tendão cantal medial, bem como em ferimentos da margem temporal, pois podem envolver tendão cantal lateral e glândula lacrimal.

Lacerações conjuntivais podem ocorrer em situações de trauma envolvendo materiais cortantes e pontiagudos. Os sinais clínicos são visíveis ao exame externo ou na lâmpada de fenda como um defeito na superfície conjuntival.

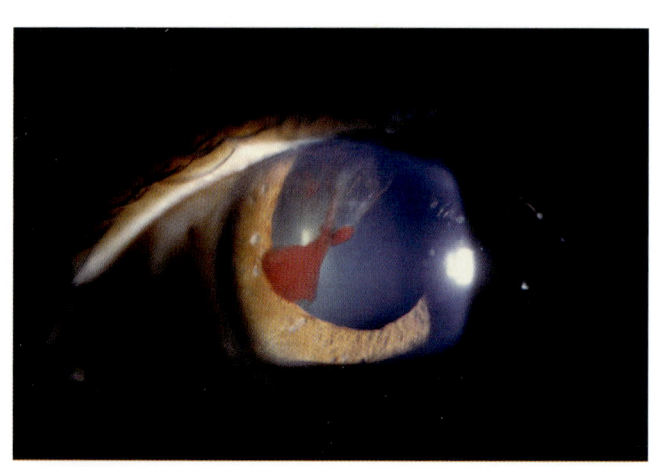

Fig. 8.2 Sangramento na câmara anterior de olho (hifema).

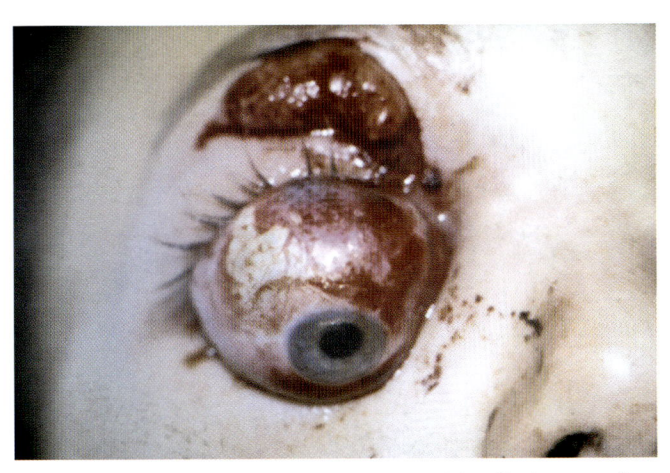

Fig. 8.4 Extensa laceração de espessura total da pálpebra superior; luxação do globo ocular e áreas de hemorragia subconjuntiva (hiposfagma).

Hiposfagma pode estar presente e obscurecer o defeito. Deve-se sempre afastar a possibilidade de FPO e corpos estranhos. Na ausência de perfuração do globo ocular, lacerações pequenas (menores que 1 cm) não requerem reparo cirúrgico. Defeitos maiores que 1 cm podem ser suturados com fio absorvível pelo oftalmologista com auxílio do microscópio cirúrgico. Com ou sem intervenção cirúrgica, é administrado antibiótico tópico e o paciente, seguido ambulatorialmente.

Lacerações corneoesclerais de espessura total são tratadas cirurgicamente. O objetivo primário é sempre o de obter um completo fechamento da lesão penetrante com restauração da integridade estrutural e das relações anatômicas normais. Técnicas de reconstrução dos segmentos anterior e posterior do olho são muito variadas, assim como as estratégias de reabilitação visual posterior.

Apesar dos recentes avanços em cirurgia do segmento anterior e cirurgia vitreorretiniana, enucleação ou evisceração podem ser necessárias em muitos casos, sendo esse último o procedimento preferido pelos oftalmologistas. Enucleação é a remoção cirúrgica de todo o globo ocular e uma porção do nervo óptico retrobulbar. Evisceração é a remoção cirúrgica do conteúdo intraocular e, algumas vezes, da córnea, deixando esclera e nervo óptico intactos. Um implante orbitário é normalmente colocado para preencher o volume da órbita e, após cicatrização, uma prótese ocular é adaptada.

As indicações para enucleação ou evisceração não são mutuamente exclusivas ou absolutas. Olhos com cegueira total após trauma penetrante ou não penetrante podem ser candidatos a esses procedimentos. Porém, mesmo naqueles com extensa perfuração e extrusão de material intraocular, deve-se tentar o reparo cirúrgico primário sempre que possível. A decisão de eviscerar ou enuclear é sempre difícil e só é tomada após minuciosa discussão entre o cirurgião, o paciente e sua família e mediante consentimento informado. A evisceração demonstra vantagens como menores danos e distorções para a anatomia da órbita e melhor resultado cosmético. Apresenta desvantagem em virtude do pequeno risco (menor do que 1%) de oftalmia simpática (inflamação granulomatosa que pode surgir no olho contralateral não traumatizado, chamado olho simpatizante, de causa desconhecida).

BIBLIOGRAFIA

Eliott D, O'Brien TP. Trauma. *In*: Varma, R. *Essentials of eye care*: The Johns Hopkins Wilmer Handbook. Philadelphia, Lippincott-Raven, 1997.

Kanski JJ. *Clinical ophthalmology*. Oxford: Butterworth, 1994.

Moreira JR, Freitas D, Kikuta NS. *Trauma ocular*. Rio de Janeiro: Cultura Médica, 1997.

Roper-Hall M. *Eye emergencies*. Edinburgh: Churchill Livingstone, 1987.

Shingleton BJ, Hersh PS, Kenyon KR. *Eye trauma*. St. Louis: Mosby Year Book, 1991.

Considerações sobre as Alterações Metabólicas em Decorrência de Trauma Cirúrgico

Waldyr Antônio Jorge • Eduardo Lerner • Márcia Angéllica Delbon Atiê Jorge

INTRODUÇÃO

O organismo humano está apto a diversas adaptações em decorrência de adversidades. A tendência do organismo a manter-se constante e equilibrado, não apenas em relação ao meio interno, mas também em relação ao meio ambiente, foi denominada por Cannon "homeostasia".

Um exemplo clássico de homeostasia é manter a temperatura corpórea constante, isto é, em temperaturas altas, quer do ambiente ou em decorrência de exercícios físicos, o suor excretado tem como finalidade diminuir a temperatura, pois nossas enzimas (proteínas) têm reações ideais em temperatura entre 36,5°C e 37,8°C. Acima desses níveis pode ocorrer desnaturação protéica, comprometendo o equilíbrio orgânico.

A importância deste capítulo não se deve somente ao fato de se conhecerem as consequências ao organismo inerentes ao ato operatório, mas também de se conhecerem as que se sucedem após uma agressão física de apreciável intensidade. Isso faz com que o ensino de cirurgia não se limite à transmissão dos conhecimentos básicos de anatomia, fisiologia, complementados com os princípios de técnica cirúrgica indicada em determinada patologia que acomete um organismo. O cirurgião deve ser capaz de raciocinar por si só diante do doente operado e de decidir a melhor conduta a ser tomada ante um distúrbio funcional, tornando-se não somente um artesão (técnico), mas um verdadeiro e completo profissional.

Em virtude de uma agressão, que pode ser traumática, biológica, térmica ou química, ocorrem estímulos liberando hormônios como mediadores, para manter a homeostasia. Os estímulos provenientes de uma agressão, seja ela traumática, infecciosa ou cirúrgica, deflagram resposta endócrina, através de fibras que alcançam o hipotálamo. O hipotálamo, estimulado, secreta fator liberador de corticotrofina (CRF), que, por sua vez, estimula a hipófise e secreta o hormônio adrenocorticotrófico (ACTH). Este hormônio atua nas suprarrenais, que irão produzir cortisol, hormônio fundamental na resposta ao trauma. Ele é responsável por um efeito catabólico que ocorre mediante a mobilização de aminoácidos a partir da musculatura. Esses servirão de combustível para síntese hepática de glicose (gliconeogênese), além de constituir substrato para a cicatrização das feridas. O cortisol também estimula a lipólise, que proverá novo substrato para a gliconeogênese.

As adrenais também liberam epinefrina, cuja principal função é promover a vasoconstrição para proteger o organismo de perdas volêmicas, além de estimular o glicogenólise (degradação do glicogênio hepático em glicose), a lipólise e a gliconeogênese. O ACTH tam-

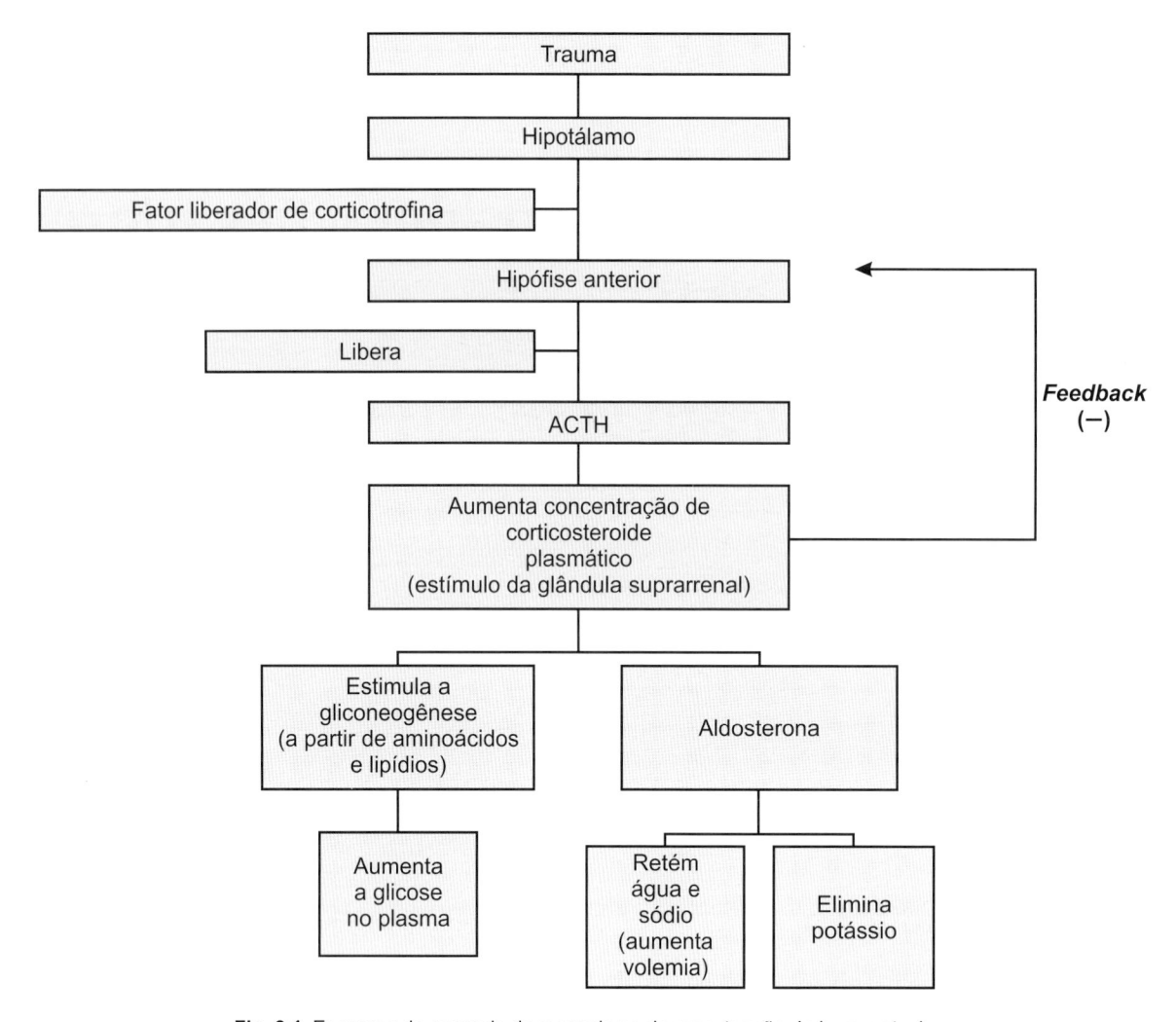

Fig. 9.1 Esquema de exemplo de mecanismo de manutenção da homeostasia.

bém pode ativar o sistema renina-angiotensina-aldosterona. A aldosterona, produzida pelas adrenais, tem como principal função preservar o volume intramuscular à custa de retenção de sódio e água e da eliminação de potássio.

A resposta endócrina inclui também um hormônio de grande importância, o ADH (hormônio antidiurético ou vasopressina). Ele é produzido no hipotálamo e é armazenado na neuro-hipófise. Sua liberação é provocada por alterações na osmolaridade plasmática na volemia (10% ou mais), por estímulos da ferida cirúrgica, entre outros fatores. Sua principal função é promover a reabsorção de água e também estimular a glicogenólise e gliconeogênese.

Podemos concluir, portanto, que o organismo, ante a agressões de diversas naturezas, consegue manter a homeostase graças a esses diversos mecanismos endócrino-metabólicos que procuraram manter a oferta energética adequada para os diversos órgãos e sistemas.

A PARTE QUE CABE AO CIRURGIÃO

Existem vários fatores que levam à espoliação do paciente e, para minimizá-los, cabem ao cirurgião simples e primorosas condutas que propiciem menores exigências por parte dos mecanismos compensatórios e, portanto, diminuam a morbidade cirúrgica.

Em relação aos aspectos ligados à nutrição, sabe-se que ocorre um catabolismo protéico e lipídico logo após o trauma, assim como há interrupção da alimentação do doente por via oral no pré e pós-operatório. Não podemos esquecer o fato de que o jejum no pré e no pós-operatório pode prejudicar a evolução do paciente.

O jejum prolongado no pós-operatório por orientação do cirurgião pode causar mobilização desnecessária das reservas energéticas glicídicas, protéicas e lipídicas do paciente. Como subproduto do catabolismo lipídico e protéico ocorre a produção de água endógena; nos casos mais graves, em que há a necessidade de um controle mais

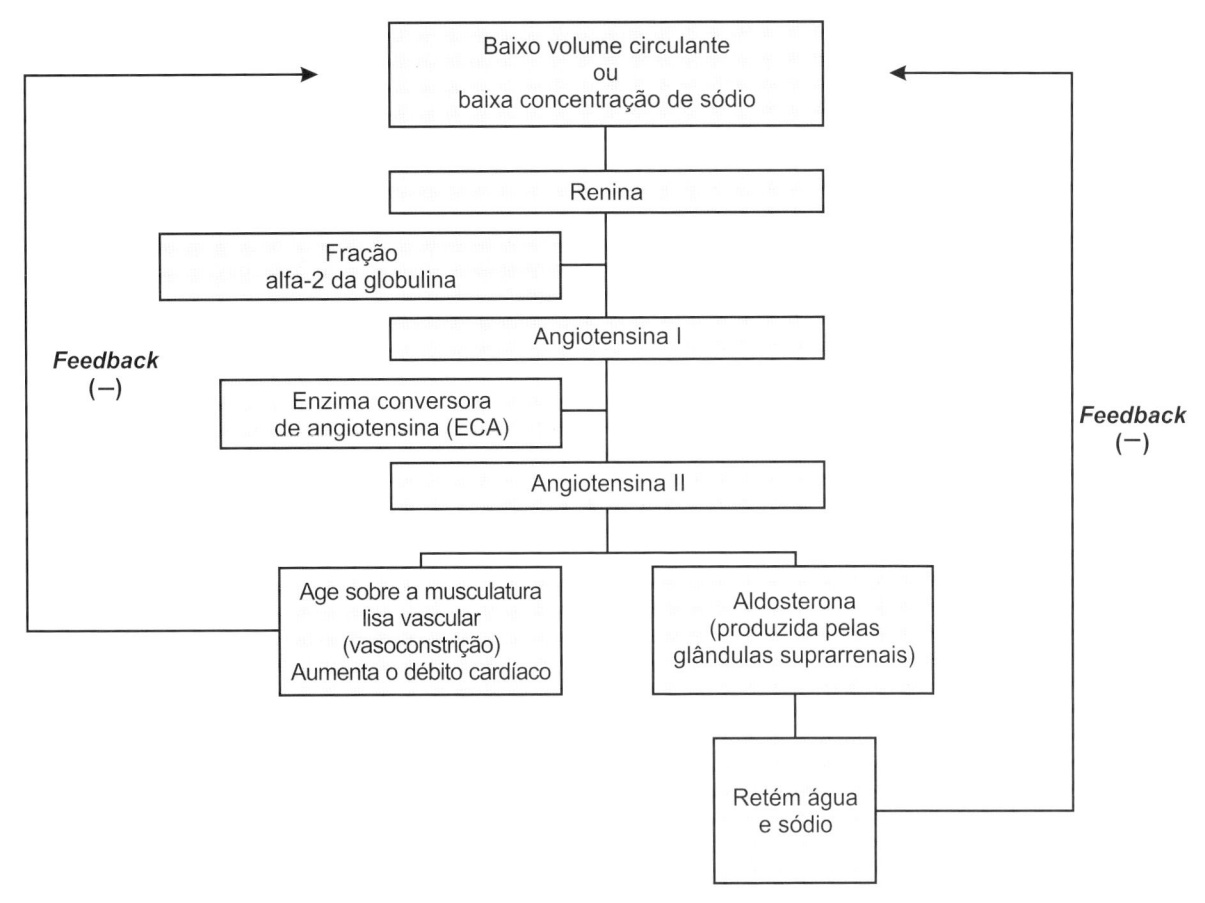

Fig. 9.2 Esquema demonstrando o sistema renina-angiotensina-aldosterona.

rigoroso, esse fator deve ser considerado. A atitude mais adequada e racional, por parte do cirurgião, é estimular e retomar a nutrição o mais fisiológica e brevemente possível, isto é, se possível, dieta por via oral e, quando não possível, com sondagem nasogástrica, nasoentérica e, se não houver outra possibilidade, instituir precocemente nutrição parenteral intravascular.

A imobilidade do paciente cirúrgico aumenta o catabolismo protéico e eleva a excreção de compósitos nitrogenados. Deve-se estimular a movimentação precoce do paciente operado, mesmo porque essa movimentação não perturbará a cicatrização da ferida cirúrgica. Além do benefício da redução do catabolismo protéico, mobilizar o paciente operado também diminui as complicações pulmonares, evitando a estase de secreções pulmonares e diminuindo a incidência de uma das piores complicações e de extrema importância, a TVP (trombose venosa profunda), além do TEP (tromboembolismo pulmonar) e da pneumonia.

O cirurgião deve causar a menor agressão possível; portanto, deve realizar o ato operatório com uma técnica cirúrgica atraumática, realizando uma dissecção cuidadosa das estruturas, o pinçamento isolado dos vasos que devem ser seccionados, evitando ligadura em massa ou o empre-

go impróprio da eletrocoagulação, o manuseio delicado das vísceras, assim como uma perfeita síntese dos tecidos, repondo-os por planos anatômicos sem criar espaços mortos que retêm exsudatos, hematomas e edema traumático, tornando o pós-operatório o mais fisiológico possível. Também deve ter um rigor muito grande ao realizar uma técnica cirúrgica asséptica, pois infecções podem agravar os desvios da normalidade no pós-operatório. As infecções pós-operatórias são de difícil tratamento, geralmente levando ao agravamento do estado geral do paciente.

ALTERAÇÕES DO METABOLISMO HIDROELETROLÍTICO

As alterações do metabolismo hidrossalino que ocorrem no pós-operatório se devem principalmente à redução do volume extracelular (intravascular), consequente à destruição de tecidos associada à agressão cirúrgica ou representadas por perdas pela sondagem gástrica, diarréia, vômitos e o próprio sangramento, por exemplo. O organismo humano possui grande quantidade de água em sua composição. No indivíduo adulto, 60% a 70% do peso corpóreo são compostos de água, sendo 40% dela distribuídos no leito intracelular e os outros 20%, no leito extracelular. Aproximadamente 5% da água que se localiza no leito extracelular encontram-se no plasma circulante e os outros 15%, no meio intersticial.

Um paciente adulto de 70 kg apresenta uma perda diária fisiológica de água de 1.800 ml a 2.900 ml; a diurese é responsável por aproximadamente 1.000 ml a 1.500 ml, a respiração, por 500 ml a 800 ml, e, na transpiração, a espoliação de água vai de 200 ml a 300 ml. Lembrar ainda que para cada grau celsius > 38°C ocorre uma perda de 100 ml/hora de água e de 100 ml/hora também para cada frequência respiratória > 28 incursões respiratórias por minuto. A reposição dessa perda hídrica ocorre mediante a ingestão de 1.000 ml a 1.200 ml na alimentação (750 ml) e na oxidação dos alimentos (300 a 400 ml/dia). Em um paciente que foi agredido cirurgicamente, portanto com redução do volume extracelular no pós-operatório, devem ser considerados no cálculo da reposição hídrica o volume perdido no intraoperatório e as necessidades hídricas básicas.

A avaliação exata do volume do líquido sequestrado na área traumatizada é difícil, sendo, entretanto, importante a sua reposição adequada durante o ato cirúrgico e no período pós-operatório imediato. Caso de hipotensão arterial, taquicardia, oligúria e aumento do hematócrito são sinais indicativos de reposição insuficiente do líquido sequestrado na área traumatizada. A hiper-hidratação pode ser medida pela PVC (pressão venosa central) e deve ser suspeitada na ocorrência de edema periférico, mas principalmente pulmonar. Ela demonstra um débito cardíaco tão elevado que a bomba cardíaca não consegue dar conta, levando ao "refluxo" de sangue para o átrio esquerdo e, deste, para os pulmões. A fisiopatologia de edema periférico está mais relacionada à hipoproteinemia dilucional, que leva à "fuga" da água para o interstício, graças ao efeito osmótico.

Não se pode esquecer que durante a agressão cirúrgica, além de água, há perda de eletrólitos, oligoelementos conhecidos como solutos. Os eletrólitos podem ser classificados em cationtes ou aniontes. Os principais cationtes são sódio, potássio, cálcio e magnésio, e os aniontes são cloro, fosfatos, sulfatos, proteínas e bicarbonatos (Quadro 9.1).

O desequilíbrio dos valores de normalidade dos eletrólitos pode causar agravamento do estado geral do doente. Na hipernatremia, isto é, alta concentração plasmática de sódio, há sensação de sede e secreção do hormônio antidiurético, o que provoca retenção de água e passagem de fluido do espaço intra para o extracelular (trata-se de uma situação comum na chamada desidratação observada em náufragos e em indivíduos perdidos em regiões de situações de privação de água).

Na hiponatremia, ou seja, baixa concentração de sódio, surgem sintomas de intoxicação aquosa, caracterizada por perturbação sensorial, crises convulsivas e inconsciência. Das alterações do potássio, a hipopotassemia (hipocalemia) é a mais frequente, sendo os principais sintomas poliúria, perda da força nas extremidades, paralisia flácida e fraqueza muscular, que atinge também os músculos respiratórios e o miocárdio, levando a distúrbios ventilatórios e arritmias cardíacas importantes, que podem levar ao óbito (hipercalemia). A hiperpotassemia ocorre quase que exclusivamente quando há insuficiência renal, como acontece na fase oligúrica da insuficiência renal crônica,

Quadro 9.1 Relação dos aniontes e cationtes: padrões normais de eletrólitos presentes intravascular e intracelular

Eletrólitos		
Cationtes	**Intravascular**	**Intracelular**
Sódio	132 a 142 mEq/l	10 mEq/l
Potássio	3,5 a 5,0 mEq/l	150 mEq/l
Cálcio	4,5 a 5,5 mEq/l	–
Magnésio	1,5 a 2,0 mEq/l	40 mEq/l
Aniontes	**Intravascular**	**Intracelular**
Cloretos, fosfatos, sulfatos	2 a 5 mEq/l	150 mEq/l
Proteínas	15 a 25 mEq/l	40 mEq/l
Bicarbonatos	–	10 mEq/l

em que o transtorno metabólico atinge o sistema neuromuscular e o coração, quando então arritmias são frequentes e a morte sobrevém por parada cardíaca sempre que níveis superiores a 9 mEq/l são atingidos.

Para diminuir o risco de uma transfusão sanguínea no pós-cirúrgico e portanto riscos imunológicos e de transmissão de viroses a ela associada, indica-se a hemodiluição aguda em pacientes jovens nos períodos intra e pós-operatório. A principal alteração provocada pela hemodiluição aguda é a queda da capacidade de transporte de oxigênio pelo sangue (queda do hematócrito). O organismo procura uma compensação mediante o aumento do débito cardíaco e do consumo periférico de oxigênio. A hemodiluição ainda causa a hipocoagulabilidade sanguínea, decorrente da diluição dos fatores de coagulação, e a perda de parte da capacidade tampão da hemoglobina.

Em pequeno e médio portes cirúrgicos, a necessidade de expansão do volume extracelular é menos imperiosa, sendo compensada pela administração parenteral de cristalóides (água e eletrólitos). A administração de potássio depois da cirurgia merece uma consideração adicional no controle das alterações hidroeletrolíticas pós-cirúrgicas. Sendo o potássio um íon eminentemente intracelular, é de fácil compreensão o achado de níveis elevados de potássio plasmático no período pós-operatório em decorrência da lesão tecidual. Portanto, a oferta desse íon não é realizada senão a partir do terceiro dia pós-operatório. Lembrar que, quando se fizer necessária a reposição de eletrólito, ela deve ser criteriosa, respeitando-se os limites de concentração no prazo de 24 horas (ex.: máximo 12 mEqNa em 24 horas) para evitar complicações.

Não existe uma regra universal para a estabilização das alterações metabólicas em decorrência do trauma cirúrgico. Cada paciente é um caso a ser estudado detalhadamente, utilizando-se de todas as manobras semiotécnicas, assim como dos exames complementares laboratoriais e do conhecimento hemodinâmico com a finalidade de reduzirmos ao máximo a agressão ao doente que sofreu cirurgia.

REPOSIÇÃO VOLÊMICA

Durante um procedimento cirúrgico, assim como em casos de pacientes politraumatizados, o cirurgião deve estar familiarizado com métodos de restabelecimento da perfusão adequada. O volume sanguíneo de um indivíduo adulto normal corresponde a, aproximadamente, 7% do seu peso corpóreo. Portanto, um indivíduo de 70 kg apresenta cerca de 5 litros de sangue circulante. Dependendo da quantidade de sangue perdido, há a indicação da forma mais adequada da reposição volumétrica; classicamente, para perdas iguais a ou maiores que 1 litro, indicar-se-ia a reposição por meio da transfusão de sangue total; porém, a transfusão sanguínea representa vários riscos ao receptor. O Colégio Americano de Cirurgiões propõe uma classificação didática das perdas sanguíneas (Quadro 9.2).

CLASSE I

É exemplificada pela condição do doador de uma unidade de sangue, isto é, perda de até 15% do volume sanguíneo. Apresenta mínimos sintomas clínicos, não ocorrem

Quadro 9.2 Classes de choque hemorrágico

	Classe I	Classe II	Classe III	Classe IV
Perda sanguínea (ml)	Até 750	750 a 1.500	1.500 a 2.000	>2.000
Perda sanguínea (% de volume sanguíneo)	Até 15%	15 a 30%	30 a 40%	>40%
Frequência de pulso (bpm)	<100	>100	>120	>140
Pressão arterial	Normal	Normal	Diminuído	Diminuído
Frequência respiratória	14 a 20	20 a 30	30 a 40	>35
Diurese (ml/h)	>30	20 a 30	5 a 15	Desprezível
Estado mental	Levemente ansioso	Moderadamente ansioso	Confuso	Letárgico
Reposição volêmica	Cristaloide	Cristaloide	Cristaloide e sangue	Cristaloide e sangue

alterações mensuráveis na pressão arterial, na pressão de pulso e na frequência respiratória. Pacientes saudáveis não necessitam de reposição.

CLASSE II

É exemplificada por uma perda de sangue não complicada, mas sendo necessária a reposição de cristaloides (são repostos, para cada ml de sangue perdido, 3 ml de solução cristaloide). Corresponde à perda de 15% a 30%. Em um indivíduo de 70 kg, a perda varia de 750 ml a 1.500 ml. Os sinais mais frequentes são taquicardia (frequência cardíaca acima de 100 batimentos por minuto no adulto), taquipneia e pouca alteração da pressão arterial, ansiedade, medo e hostilidade. O débito urinário é usualmente de 20 a 30 ml/h no adulto.

CLASSE III

É uma hemorragia grave em que é necessária a reposição de cristalóides e, possivelmente, de sangue. Corresponde a 30% a 40% da perda do volume total sanguíneo, isto é, aproximadamente 2.000 ml no adulto. Nessa situação, o paciente apresenta os sinais clássicos de perfusão inadequada, taquicardia acentuada, taquipneia, alterações significativas do estado mental, queda da pressão sistólica (esse é o menor volume de perda de sangue que provoca queda de pressão sistólica; portanto, quando constatado, o paciente já está em choque hipovolêmico). Quase sempre há a necessidade de transfusão sanguínea. A decisão é baseada na resposta do doente à reposição de cristaloi-

des (repostos a cada ml de sangue perdido 3 ml de solução cristaloide) e no estado da perfusão e da oxigenação tecidual.

CLASSE IV

É considerado um evento pré-terminal, e medidas agressivas devem ser tomadas, pois constitui ameaça imediata à vida. Trata-se de perdas maiores que 40% do volume total circulante. Os sinais são taquicardia acentuada, queda da pressão sistólica e presença de uma pressão de pulso esmagada (ou de pressão diastólica não mensurável), o débito urinário é desprezível, o nível de consciência está deprimido e a pele encontra-se fria e pálida. Esses doentes necessitam de transfusão imediata. Perdas volumétricas superiores a 50% determinam inconsciência, ausência de pulso e de pressão arterial.

O valor do hematócrito (relação do volume de elementos figurados sobre o volume de sangue total) nas perdas sanguíneas rápidas não é alterado, não servindo de referência para estimar essas perdas. A alteração dessa proporcionalidade só ocorre após a redistribuição dos líquidos extravasculares – portanto, em aproximadamente 8 horas após a perda.

BIBLIOGRAFIA

Goffi FS. Técnica cirúrgica. *Bases anatômicas, fisiopatológicas e técnicas da cirurgia.* Vol. 1. 3 ed. São Paulo: Atheneu, 1986.
Prado FC, Ramos JA, Valle JR. Atualização terapêutica. *Manual prático de diagnóstico e tratamento.* 15 ed. São Paulo: Artes Médicas, 1991.

Capítulo

10

Nutrição no Paciente Cirúrgico

Paulo César Ribeiro

AVALIAÇÃO DA COMPOSIÇÃO CORPÓREA

A mensuração da composição corpórea pode auxiliar tanto na avaliação nutricional inicial como na avaliação da eficácia do suporte nutricional ao longo do tempo.

Vários métodos podem ser utilizados. Os mais efetivos são geralmente sofisticados e não participam da rotina clínica diária, além de não serem aplicáveis à beira do leito; portanto. pouco úteis para o doente grave. Os métodos mais práticos, factíveis à beira do leito, mostram-se muito pouco precisos em função principalmente das alterações de distribuição hídrica apresentadas pelo doente grave.

Por exemplo, os métodos antropométricos, que incluem medidas de altura, peso, prega cutânea do tríceps e circunferência do braço, têm sérias limitações no grupo de doentes em questão, em função da distribuição alterada de água nos diversos compartimentos do corpo, frequentemente em excesso no compartimento extracelular.

O peso costuma apresentar variações consideráveis que agudamente significam apenas ganho ou perda de água. É útil apenas quando comparado com o peso pré-mórbido ou quando determinações seriadas podem ser feitas. Vale lembrar que, mesmo em pacientes acima do peso ideal, a perda de peso durante processo mórbido agu-

do grave representa perda de massa magra, colocando-os em risco de desnutrição calórico-protéica.

A expressão mais comumente usada para cálculo do peso relacionado à altura é o Índice de Massa Corpórea (IMC) = Peso(kg)/Altura(m)^2, que correlaciona a quantidade de tecido adiposo melhor do que o peso isoladamente, porém frequentemente classifica como obesos indivíduos com excesso de água, que é o caso dos doentes em questão.

A bioimpedância elétrica mede a resistência oferecida pelos tecidos à passagem de uma corrente elétrica de 50 KHz de frequência e 500 a 800 mA de amplitude, dado esse que, colocado em fórmulas matemáticas com a altura e a idade, permite estimar a água corpórea. A massa magra corpórea e a água corporal total são bons condutores, enquanto a gordura corpórea é má condutora. No entanto, nos doentes agudamente graves, as alterações na distribuição hídrica e nas concentrações eletrolíticas prejudicam muito a acuidade do método, tornando-o pouco útil. Vários outros métodos são descritos, como DEXA (medida de absorção de dupla energia de raios X), hidrodensitometria (medida do peso subaquático), diluição de isótopos como o deutério (H^2) e o trítio (H^3), e ainda os que utilizam métodos de imagem como a tomografia computadorizada e a ressonância magnética. A sofisticação, o alto custo e as dificuldades de utilização à beira do leito

591

tornam essas formas de avaliação pouco úteis no doente agudamente grave.

Métodos laboratoriais como a dosagem da creatinina urinária ou mesmo sanguínea, no intuito de avaliar a massa muscular e a contagem de linfócitos no sangue periférico, frequentemente se deparam com alterações desses parâmetros causadas pelo próprio processo mórbido, carecendo, portanto, de utilidade. O balanço nitrogenado, calculado por meio da dosagem da uréia urinária excretada em 24 horas, permite a estimativa do catabolismo protéico e do impacto da terapêutica nutricional.

Tem ganho popularidade a avaliação funcional mediante medidas relativamente simples, como a força de preensão manual, a força muscular e a respiratória, e a taxa de relaxamento muscular. Infelizmente, no grupo em questão, são muito frequentes a alteração do nível de consciência e o uso de sedativos e miorrelaxantes, dificultando a avaliação funcional (Quadro 10.1).

AVALIAÇÃO DO GASTO ENERGÉTICO

O primeiro passo ao se iniciar um suporte nutricional é quantificar o gasto energético do paciente, uma vez que tanto a subnutrição como a hiperalimentação podem ser prejudiciais. Consensualmente, a calorimetria indireta é o método de referência para cálculo do gasto energético, medindo-se o consumo de oxigênio e a produção de gás carbônico durante a troca de gases respiratórios. Pode ser realizada permitindo-se que o indivíduo respire ar do ambiente (método aberto), enquanto o ar expirado é coletado para medida volumétrica e para calcular-se o oxigênio

Quadro 10.1 Técnicas de determinação da composição corpórea

Métodos à beira do leito

MÉTODO	VANTAGENS	DESVANTAGENS
Antropometria	Estima gordura e massa muscular regional Barato Inócuo Medidas rápidas e frequentes	Erro do observador Baixa precisão no obeso Erros interindividuais
Impedância	Estimação do volume do fluido corpóreo Barato Inócuo Medidas rápidas e frequentes	Erros pelo grau de hidratação e edema Contribuição desproporcional de vários segmentos corpóreos Pode não ser válida para obesos
Interactância por infravermelho	Barato Inócuo	Pode não ser válida para obesos Medida isolada não reflete a gordura total

Métodos de referência

MÉTODO	VANTAGENS	DESVANTAGENS
Densidade	Estima massa magra e gordura Relativamente barato Inócuo Medidas frequentes	Densidades constantes para gordura e massa magra Exige cooperação do doente Alterações com a hidratação
Técnicas de diluição	Estima os volumes de fluidos corpóreos Vários marcadores	Exposição à radiação Amostra de sangue A precisão da análise depende do marcador
Contagem de potássio	Estima o K corpóreo total Inócuo Medidas frequentes	Caro e restrito Requer calibragem acurada Lento
Absormetria por raios X	Estima gordura, massa magra, mineral ósseo Requer mínima cooperação	Caro Exposição à radiação Limitado Difícil para obesos

consumido e o dióxido de carbono produzido. É o método mais utilizado. No sistema fechado, o paciente respira dentro de um reservatório, e o decréscimo do volume do gás no sistema fechado relaciona-se com a taxa de consumo de O_2, a partir da qual a taxa metabólica é calculada.

Por meio da equação de Weir e com a medida do O_2 consumido e do CO_2 produzido, calcula-se o gasto energético como segue:

- GEB = {[3,796 × VO_2] + [1,214 × VCO_2]} × 1440.
- Onde GEB = gasto energético basal; VO_2 = consumo de O_2; e VCO_2 = CO_2 produzido.

Atualmente, há softwares que permitem a medida instantânea da calorimetria indireta de pacientes em respiração espontânea ou em suporte ventilatório, à beira do leito.

O consumo de oxigênio pode também ser calculado por meio de medidas feitas por cateter colocado em artéria pulmonar (cateter de Swan-Ganz), naqueles pacientes que já alberguem o cateter por outros motivos. Por meio da equação de Fick é possível chegar ao gasto energético do paciente. No entanto, o método de Fick sistematicamente subestima o gasto energético quando comparado com métodos de referência.

Uma série de fórmulas tem sido descrita com o intuito de calcular-se o gasto energético basal, sem a necessidade de qualquer instrumento mais sofisticado.

A mais antiga delas e ainda muito utilizada é a de Harris-Benedict, descrita em 1919. Ao gasto energético basal soma-se uma série de fatores de ajuste à gravidade da doença, grau de atividade etc., para obter-se o gasto energético total. Tais fatores, no entanto, são muito difíceis de determinar com precisão, principalmente em doentes graves, o que torna o cálculo do gasto energético total muito pouco preciso. A equação de Harris-Benedict geralmente hiperestima o gasto energético total dos doentes.

Modificações têm sido feitas por vários autores a fim de que as fórmulas se tornem mais precisas, mas, ainda assim, possuem um valor limitado no doente grave. No intuito de se evitar a hiperalimentação, há a proposta de se utilizar a fórmula de Harris-Benedict no doente grave de UTI, sem levar em conta os fatores de gravidade.

O Quadro 10.2 traz exemplos de diferentes fórmulas para cálculo do gasto energético.

Para regimes de manutenção do estado nutricional, recomenda-se administrar o gasto energético medido ou calculado (GE) (kcal/dia) × 1 a 1,1; para regimes de repleção, recomenda-se o GE × 1,3 a 1,5.

É interessante ressaltar que vários estudos recentes mostram claramente que o gasto energético diário do pa-

Quadro 10.2 Equações para cálculo do gasto energético

Autor	Equação
Harris-Benedict	Homens: 66,47 + 13,75 × P + 5 × A – 6,76 × I Mulheres: 655,1 + 9,56 × P + 1,85 × A – 4,68 × I
Ireton-Jones	Com respirador: 1925 – 10 × I + 5[P + 281 (sexo)] + 292 (trauma) + 851 (queimado) Sem respirador: 629 – 11 × I + 25 × P + 609 (obesidade)
Liggett	CO × Hb × (SaO$_2$ – SvO$_2$) × 95,18

P = peso (Kg); A = altura (cm) I = idade (anos).
Obesidade, trauma, queimado: Sim = 1; Não = 0.
Sexo: Masculino = 1; Feminino = 0.
CO = débito cardíaco (L/min); Hb = hemoglobina (g/dl).
SaO$_2$ = saturação arterial de oxigênio.
SvO$_2$ = saturação venosa de oxigênio.

ciente grave típico das UTIs dificilmente ultrapassa 20 a 30 kcal/kg (peso "seco"). Portanto, é perfeitamente justificável usar esse valor como referência para a maioria dos doentes em terapia intensiva.

RESPOSTA METABÓLICA A AGRESSÃO

Sabe-se claramente que determinadas situações como infecção, hipoperfusão tecidual prolongada, grande inflamação ou destruição tecidual podem desencadear uma resposta hipermetabólica generalizada, denominada, hoje em dia, de SIRS (Sistemic Inflammatory Response Syndrome), quando não relacionada a um processo infeccioso, ou sepse, diretamente relacionada a infecção.

Tal resposta é produto, em parte, da liberação de hormônios que se opõem à ação da insulina (principal hormônio anabólico), promovendo ampla mobilização de reservas energéticas e catabolismo protéico. Dentre eles está o glucagon, que age primariamente no fígado estimulando a gliconeogênese e a captação hepática de aminoácidos, e ainda, conjuntamente, com o cortisol, aumentando o catabolismo protéico, garantindo o fornecimento de aminoácidos para a gliconeogênese e para oxidação direta. O cortisol isoladamente estimula a gliconeogênese, contribuindo para a hiperglicemia e aparente resistência à insulina observada nesse grupo de doentes.

As catecolaminas são as primeiras a se elevarem, favorecendo a gliconeogênese e a glicogenólise e, portanto, a hiperglicemia. Epinefrina e GH (hormônio do crescimento) podem estar envolvidos no aumento da lipólise.

Sabe-se hoje que a resposta metabólica à agressão associa-se a inúmeras entidades químicas diferentes, inicialmente chamadas de mediadores inflamatórios e, mais modernamente, de citocinas. São proteínas ou glicoproteínas produzidas por células das três linhagens embriológicas, principalmente células inflamatórias (monócitos, macrófagos ou linfócitos) como parte de sua resposta normal à agressão, ou liberadas diretamente dos tecidos agredidos para o espaço extracelular; podem então atuar nas células adjacentes por meio de diferentes receptores e iniciar ou regular processos celulares. Tem ação parácrina e autócrina. Inúmeras citocinas têm sido descobertas, todas agindo em rede, onde uma citocina pode tanto induzir a síntese de outra como potencializar sua ação. Torna-se difícil, portanto, a tarefa de relacionar uma determinada citocina a ações específicas. Essa identificação é crucial para que se possa modular a resposta inflamatória, reduzindo suas sequelas e dando suporte a seus componentes benéficos. O Quadro 10.3 traz algumas das citocinas mais bem estudadas e suas ações respectivas no metabolismo nutricional.

Provavelmente muitos fatores de crescimento recentemente descobertos, como o fator estimulador de colônias, o fator de crescimento derivado das plaquetas e o *insulin-like growth factor* participam da resposta metabólica e celular à agressão, com papéis a serem definidos mais claramente em um futuro próximo.

Em resumo, a resposta metabólica à agressão caracteriza-se por uma rede complexa de hormônios, citocinas, mediadores lipídicos e fatores de crescimento, contribuindo direta ou indiretamente para as alterações na utilização e no requerimento dos substratos nutricionais.

ALTERAÇÕES METABÓLICAS RELATIVAS À GLICOSE

Há, de maneira geral, um aumento na oxidação de glicose, embora sua participação no total de calorias obtidas esteja diminuída. Tanto a gliconeogênese como a síntese de glicose, a partir do lactato, no ciclo de Cori estão aumentadas. Observa-se uma diminuição na captação hepática de glicose (resistência central à insulina) e periférica (resistência periférica à insulina). Portanto, a hiperglicemia é uma característica do doente agudamente grave, tanto por redução da captação como pela produção excessiva por meio da gliconeogênese e pela ativação do ciclo de Cori.

ALTERAÇÕES RELATIVAS AOS LIPÍDIOS

Há aumento na oxidação de lipídios de cadeias longa, média e curta com redução da concentração plasmática

Quadro 10.3 Citocinas e sua ação no metabolismo nutricional

Citocinas	Ação
TNF	Catabolismo protéico Aumento do gasto energético
IL-1	Sinergismo com TNF Aumento de insulina Aumento de glucagon Aumento de ACTH
TNF-α	Diminuição da captação de lipídios
IL-1β	Diminuição da capitação de lipídios
IL-2	Aumento da lipólise
IL-6	Síntese hepática de proteínas de fase Aguda

de ácido linoléico e araquidônico e elevação na de ácido oléico. Os níveis plasmáticos de triglicerídeos se elevam rapidamente porque a síntese de VLDL (lipoproteínas de peso molecular muito baixo) está aumentada e há redução no clareamento plasmático desses por menor ação da enzima lipase de lipoproteína. Algumas citocinas como TNF, IL-1 e IL-6 medeiam a maioria dessas alterações.

A mobilização de triglicerídeos tem a função provável de manter a utilização dos estoques energéticos periféricos; no entanto, estudos recentes mostram que lipoproteínas e quilomícrons aderem-se às endotoxinas, inativando-as e facilitando sua metabolização e eliminação. Concomitantemente, as lipoproteínas impedem a ativação de monócitos e macrófagos pela endotoxina, reduzindo a secreção de citocinas pró-inflamatórias.

ALTERAÇÕES METABÓLICAS REFERENTES ÀS PROTEÍNAS

Caracterizam-se por indubitável catabolismo protéico. Aminoácidos são mobilizados da musculatura periférica, ao tecido conectivo e dos intestinos (em repouso) para a cicatrização de feridas, como substrato para gliconeogênese e para a síntese de proteínas ditas de fase aguda, indispensáveis para a manutenção da vida durante a agressão. Assim, há efluxo importante de aminoácidos das regiões mencionadas e afluxo importante para a região visceral prioritária, representada principalmente pelo fígado. Há ainda aumento na utilização extra-hepática de aminoácidos, frequentemente os de cadeia ramificada, para obtenção de energia.

A anorexia contribui para o processo, mas o fornecimento de energia e proteínas não impede a perda de nitrogênio, fundamentalmente da musculatura esquelética, causando fraqueza muscular, alterações na função da membrana celular e aumento na síntese e efluxo da glutamina.

Os fatores hormonais e inflamatórios que regulam o catabolismo protéico muscular são razoavelmente conhecidos e parece claro que a mobilização protéica excessiva é benéfica porque garante a oferta de aminoácidos para a síntese de proteínas de fase aguda, que são vitais. No entanto, não está claro por que essa resposta tem como resultante uma perda real de nitrogênio, levando à importante desnutrição, quando prolongada. Uma hipótese para esse fato é a de que os processos ativados na SIRS tenham necessidades específicas de determinados aminoácidos, presentes em concentrações pequenas na musculatura esquelética.

Estudos recentes da sequência genética das principais proteínas de fase aguda mostram que, coletivamente, seu padrão de aminoácidos difere significativamente daquele das proteínas musculares. A síntese das proteínas de fase aguda requer muitos aminoácidos aromáticos, como triptofano, fenilalanina e tirosina. Portanto, a grande necessidade de aminoácidos aromáticos traduz-se na mobilização desproporcionalmente grande de proteínas musculares e os aminoácidos não utilizados são catabolizados. A síntese de proteínas de fase aguda (PFA) pode ser expressiva, chegando a representar 1,5 g/kg; calcula-se que a diferença entre as composições das referidas PFA e das proteínas musculares contribua para aproximadamente 60% da perda nitrogenada no auge da resposta metabólica.

De maneira simplista, podem ser resumidas as alterações metabólicas no tocante aos aspectos nutricionais como:

- Obtenção de energia mediante a oxidação compulsória de substratos diversificados, como carboidratos, lipídios e proteínas, e, ao mesmo tempo, limitação metabólica em utilizá-los.
- Importante mobilização protéica do compartimento periférico para o central, tendo como resultante uma perda real de nitrogênio que só se atenua quando é possível controlar a causa da resposta hipermetabólica (drenagem de abscessos, antibioticoterapia adequada etc.). Acredita-se que essa "devastação" proteica, quando prolongada, esgote as reservas protéicas de diversos órgãos e seja um cofator relevante para o desenvolvimento da insuficiência orgânica múltipla.

ADMINISTRAÇÃO DE NUTRIENTES

Quando se planeja a nutrição de um doente grave agudamente enfermo, é importante lembrar quais as metas factíveis; entre elas há duas facilmente atingíveis e que representam o ganho real da humanidade em relação ao suporte nutricional até o momento: prevenir a inanição e a deficiência de nutrientes específicos; outras, como dar suporte à resposta inflamatória, modificá-la por meio de doses farmacológicas de nutrientes específicos e implementar a função da barreira intestinal, são possíveis, mas são limitados os estudos sérios que demonstrem vantagens no prognóstico do doente.

Enquanto os estudos em animais de laboratório trazem evidências sólidas da importância da nutrição e da utilização farmacológica de nutrientes na SIRS e na sepse, os trabalhos bem desenhados realizados em seres humanos são escassos e trazem conclusões variáveis. É provável que nutrir o doente grave de UTI seja realmente importante e que a manipulação nutricional farmacológica tenha sentido, porém é difícil provar isso em uma população em que tantas variáveis dificultam a interpretação dos resultados obtidos.

Viu-se anteriormente que o requerimento energético nos doentes típicos das unidades de terapia intensiva geralmente situa-se entre 20 e 30 kcal/kg/dia.

A glicose, representando os carboidratos, permanece como a primeira fonte calórica nos doentes hipermetabólicos; vale lembrar, no entanto, que a taxa máxima de oxidação de glicose é de 5 mg/kg/min, ou seja, 7,2 g/kg/dia, e que, no grupo em questão, parte dessa carga máxima tolerável de glicose é fornecida pela gliconeogênese. Portanto, a administração de glicose em quantidade superior a 5 g/kg/dia frequentemente leva à hiperglicemia, hiperosmolaridade, esteatose hepática e aumento na produção de CO_2 e do trabalho respiratório.

Na realidade, hoje há maior preocupação em relação à hiperalimentação, que pode ser tão desastrosa como a subalimentação. A hiperglicemia (glicemia acima de 200 mg%) é uma complicação cada vez mais temível porque, além de causar alterações metabólicas graves como hiperosmolaridade, diurese osmótica, desidratação e alterações eletrolíticas, implica sérios distúrbios das defesas antiinfecciosas, aumentando consideravelmente a ocorrência de infecção.

Sugere-se que não se nutra o paciente acima de suas necessidades energéticas e que se utilize sempre uma fonte calórica mista, onde a glicose contribua com aproximadamente 60% das calorias não-proteicas e os lipídios com o restante. É claro que essa proporção pode ser alterada em função da tolerância do paciente, desde que se tome o cuidado de não ultrapassar as doses máximas recomendadas.

Os lipídios devem ser ingeridos diariamente, não só para prevenir a deficiência de ácidos graxos essenciais, mas como requerimento energético, uma vez que a oxidação de glicose está limitada. Também eles, dados em excesso, acarretam alterações indesejáveis, como bloqueio do sistema retículo endotelial e prejuízo da imunidade, citotoxicidade por peroxidação lipídica, formação de radicais livres, aumento do consumo de vitamina E, antiagregação plaquetária, hiperlipidemia, hipoxia, pela redução da capacidade de difusão do O_2, e alterações na relação ventilação/perfusão. As duas últimas alterações relacionam-se à administração endovenosa de emulsões lipídicas em excesso ou muito rapidamente.

A dose recomendada é de, no máximo, 1,5 g/kg/dia, e, se administrada por via endovenosa, que o seja lentamente por 20 a 24 horas; não se aconselha o uso de doses superiores a 109 g em 24 horas. É útil que a emulsão lipídica faça parte da própria fórmula final da nutrição parenteral, quando possível. Tem-se preconizado o uso de lipídios como parte expressiva das calorias totais (45% a 55%) em doentes com insuficiência respiratória, com o objetivo de reduzir a produção de CO_2 pela oxidação da glicose e poupar o trabalho respiratório; no entanto, publicações mais recentes mostram que o aumento na produção de CO_2 relaciona-se mais com uma oferta calórica exagerada do que com as quantidades relativas de hidrato de carbono ou de gordura administradas. Há alguns estudos emergentes que sugerem que nos pacientes agudamente muito graves, mesmo nas doses recomendadas, a administração intravenosa de lipídios ocasione prejuízo da imunidade, no entanto carecem de confirmação. Além disso, é importante lembrar que a administração de lipídios torna-se necessária para reposição de ácidos graxos essenciais; portanto, até que dados mais convincentes venham à luz, as emulsões lipídicas devem ser parte das calorias diárias. O uso de triglicerídeos de cadeia média (TCM) permite um clareamento plasmático mais fácil e rápido porque sua metabolização é mais ágil, visto que não depende da carnitina para entrar na mitocôndria. Consequentemente, leva à menor alteração da função de neutrófilos e do sistema retículo endotelial. Entretanto, quando o nível plasmático de triglicerídeos não ultrapassa 300 mg/dl, mesmo se usando triglicerídeos de cadeia longa (TCL), as alterações da função de neutrófilos são desprezíveis. É provável que as diferenças de ação entre TCM e TCL, no tocante à imunidade, se devam mais ao nível de trigliceridemia. Não está determinada a relação ideal entre TCM e TCL a ser administrada, mas o que se preconiza atualmente é uma mistura de 50% de TCM e 50% de TCL.

Quando um doente perde 10% de seu peso corpóreo, as proteínas administradas direcionam-se para a cicatrização de feridas. Quando a perda de peso é de 20% do peso original, as proteínas dadas serão tanto para a cicatrização de feridas como para reposição muscular. Quando a perda de peso oscila em torno de 30%, as proteínas dadas são utilizadas para restabelecimento protéico da massa muscular que passa a competir com as feridas. É por essa razão que doentes desnutridos não cicatrizam adequadamente. É importante reconhecer que nutrição, cicatrização de feridas e infecção caminham juntas e que a reposição protéica é fundamental. As necessidades protéicas do doente hipercatabólico são grandes e o balanço nitrogenado é o parâmetro nutricional isolado mais consistentemente associado à melhora do prognóstico. Embora o catabolismo protéico não responda à infusão de proteínas e calorias, a taxa de síntese protéica responde à infusão de aminoácidos que darão suporte a tais necessidades, enriquecendo o fornecimento de matéria-prima.

A proteína não age como substrato unitário independente; a incorporação proteica é uma resposta sinergística à administração de energia (lipídios e carboidratos), nitrogênio e eletrólitos, como sódio, fósforo e potássio. Aminoácidos ou proteínas devem ser dados em quantidade suficiente para se atingir um balanço nitrogenado positivo; no entanto, no doente hipercatabólico, isto é bastante difícil, e, não raro, contenta-se em minimizar o balanço negativo, zerá-lo ou torná-lo levemente positivo (de 4 a 6 g). O fornecimento de proteínas acima da capacidade de síntese não melhora o balanço nitrogenado e ocasiona alterações indesejáveis, como azotemia e aumento do gasto energético basal. A quantidade recomendada de proteínas para esses doentes é de 1,5 a 2,0 g/kg/dia, mas muitos estudos mostram que a faixa de suprimento protéico que mais se relaciona com a melhora do balanço nitrogenado está em torno de 1,25 a 1,5 g/kg/dia.

Muitas vezes não se consegue atingir as recomendações anteriores por indisponibilidade do próprio doente que apresenta frequentemente fatores limitantes, como insuficiência renal, grande intolerância à glicose ou lipídios, ou mesmo limitações na oferta de volume, exigindo adaptações.

NUTRIENTES ESPECÍFICOS
ÁCIDOS GRAXOS POLI-INSATURADOS

In vitro, a composição lipídica ofertada às células inflamatórias influencia sua composição, as propriedades físicas de sua membrana e sua função. Assim, é possível influenciar células inflamatórias pela dieta. *In vivo*, a expressão desse fato é muito menos sentida pela complexa interação celular-hormonal. Os ácidos graxos poliinsaturados do tipo ômega-6, como o ácido linoleico, levam a uma maior produção de ácido araquidônico, ativando a cascata que redunda na formação de mediadores inflamatórios como a prostaglandina E2, o leucotrieno B4 e o tromboxano A2, que, além de imunossupressores, são muito ativos quanto a fenômenos inflamatórios, como broncoconstrição, agregação plaquetária, etc. Os ácidos graxos poli-insaturados do tipo ômega-3, como o ácido linolênico, levam à produção de mediadores como prostaglandinas, tromboxanos e leucotrienos das séries 3 e 5, que são menos imunossupressores e muito mais brandos quanto a fenômenos inflamatórios. Portanto, a administração de uma mistura de ômega 3 e 6 parece ser o ideal, embora a relação exata esteja ainda para ser definida. A utilização de emulsões lipídicas que contenham óleo de peixe (rico em ácidos graxos do tipo ômega-3) tem mostrado benefícios como redução da sensibilidade às citocinas, diminuição da quimiotaxia, da aderência endotelial, menor produção de mediadores inflamatórios, redução da peroxidação, aumento da fagocitose e morte intracelular de microrganismos. Benefícios clínicos têm sido observados como melhora das funções cardíaca e renal.

A utilização de fórmulas enterais enriquecidas com ácidos graxos ômega 3 e antioxidantes tem mostrado benefícios palpáveis nos pacientes com lesão aguda pulmonar, reduzindo o processo inflamatório, os dias sob ventilação mecânica, os dias de internação na UTI e a incidência de falência de múltiplos órgãos.

GLUTAMINA

A glutamina é o aminoácido (aa) mais abundante do organismo, representando 20% do total de aa plasmáticos e 60% dos aa da massa muscular periférica. Sua concentração intracelular no músculo esquelético é muito alta (15 a 20 mmol/l) e muito baixa em células como enterócito, linfócito, macrófago, sugerindo que ela seja constantemente produzida no músculo a partir de outros aa e consumida nesses tecidos. Realmente, parece que o pulmão e, principalmente, o músculo periférico liberam glutamina para o *pool* plasmático e que ela representa fonte importante de energia e substrato para síntese protéica em células de alta replicação como as do intestino (mucosa intestinal) e células inflamatórias. Estima-se que 50% do requerimento energético do intestino sejam supridos pela glutamina e que ela aja como doador importante de nitrogênio para síntese de purinas e pirimidinas. É compreensível, portanto, que em situações de sepse ou de SIRS, em que há atividade máxima de células inflamatórias e a integridade da parede intestinal é muito importante para a imunidade global, que a necessidade de glutamina esteja aumentada e que sua administração seja crucial. Há estudos que

mostram redução drástica dos níveis de glutamina no plasma e nos músculos de doentes sépticos, assim como vários trabalhos em animais e humanos suportam o fato de que a suplementação de glutamina melhora a função imune, o balanço nitrogenado, favorece a manutenção da integridade e a função da parede intestinal (importante na preservação da imunidade local e sistêmica). É imputada à glutamina, ainda, a capacidade de alterar a resposta endógena ao estresse, reduzindo a citotoxicidade, aumentando a habilidade para expressar a interleucina 10 (reconhecidamente anti-inflamatória), amplificando a capacidade de secreção de leucotrienos menos tóxicos, melhorando a intolerância à glicose. Na verdade, em relação ao intestino, pelo menos, é possível que o grande substrato energético e protéico seja o glutamato e que a glutamina tenha importância como seu precursor, mas isso carece ainda de confirmação. As doses recomendadas são de 20 a 30 g diárias, muito superiores às contidas nas dietas comuns.

A captação da glutamina pelo intestino é de 60% a 80% em uma primeira passagem, quando ela é administrada por via enteral, sugerindo um melhor aproveitamento intestinal por essa via; no entanto, vários trabalhos mostram benefícios intestinais conferidos pela administração endovenosa da glutamina, embora a resposta hormonal seja distinta, dependendo da via utilizada (a glutamina por via enteral estimula a liberação de glucagon, o que não acontece por via endovenosa).

Mais recentemente, alguns estudos sugerem a superioridade de ação da glutamina por via endovenosa em pacientes agudamente graves de UTI. Pacientes de UTI que utilizaram nutrição parenteral (NPP) enriquecida com glutamina tiveram redução da mortalidade, dos custos e da permanência hospitalar comparados aos doentes pareados que receberam NPP sem glutamina. Especula-se que talvez a proliferação exagerada de bactérias no intestino leve ao consumo da glutamina, ou que haja limitações enzimáticas para a sua absorção, ou que simplesmente a glutamina não atinja a porção do intestino que permita sua absorção. No entanto, essas afirmações devem ser tomadas com cautela e, até que as evidências sejam concretizadas, a via enteral é considerada adequada para a administração de glutamina no doente grave de UTI. A glutamina é muito instável em solução e sua administração por via parenteral se faz de maneira mais segura, usando-se dipeptídeos como a alanil-glutamina ou a glicil-glutamina. Outra preocupação é com os seus metabólitos – glutamato e amônia – que podem ser tóxicos, mas vários estudos têm comprovado a segurança de se administrar a glutamina tanto por via enteral como parenteral nas doses recomendadas. Fazem-se restrições em relação à possibilidade de crescimento tumoral e à toxicidade para pacientes com lesão cerebral por trauma, uma vez que a glutamina pode ser um aminoácido excitatório para os neurônios.

NUCLEOTÍDEOS

Os nucleotídeos da dieta (DNA e RNA) são importantes fatores para a manutenção da imunidade normal. Dietas isentas de nucleotídeos levam à diminuição da hipersensibilidade tardia, supressão seletiva dos linfócitos T auxiliares, redução das enzimas necessárias à maturação dos linfócitos T e à redução da barreira intestinal. A suplementação da dieta com 0,25% de nucleotídeos previne as alterações referidas. Em animais, o enriquecimento de soluções de NPP com nucleotídeos melhora a imunidade e a barreira intestinal, quando comparados com animais que receberam NPP sem nucleotídeos. Deve-se lembrar que as dietas feitas com alimentos *in natura*, contendo células, são ricas em DNA e RNA.

ARGININA

A arginina é um aminoácido não essencial, mas que pode ser considerado condicionalmente essencial em certas circunstâncias, como crescimento, recuperação de trauma etc.

Várias ações são imputadas à arginina:

- *No trauma:* ganho de peso pós-trauma, com melhora da retenção nitrogenada; melhora da cicatrização de feridas por aumento na produção de colágeno, aumentando a resistência cicatricial.
- *No sistema imunológico:* aumento da replicação e resposta linfocitária, aumento de CD4, regulação da secreção de interleucina-2, aumento na rejeição de enxertos cutâneos, melhora da fagocitose bacteriana.
- *No sistema endócrino:* aumenta a liberação de GH, insulina, glucagon.

É o único precursor conhecido para a formação de óxido nítrico.

Aumento da síntese proteica.

Transporte, processamento e excreção de nitrogênio.

Síntese de poliaminas, via ornitina. As poliaminas são cátions de baixo peso molecular, importantes no crescimento celular.

Síntese de agmatinas, produtos que desempenham importante papel na fisiologia renal e que, antigamente, se acreditava não existirem na espécie humana.

O metabolismo da arginina envolve vários órgãos. O rim é o único que sintetiza arginina para o resto do corpo, embora alguns órgãos possam produzir arginina para uso local. O intestino delgado é essencial para a síntese de arginina e ela deve ser suplementada na síndrome do intestino curto.

A suplementação de arginina em doses farmacológicas (10 vezes superior à fisiológica) no doente agudo grave se apóia em algumas evidências experimentais e clínicas.

Há estudos que mostram maior sobrevida de ratos à peritonite quando suplementados com arginina e melhor evolução de queimados que recebem arginina, desenvolvendo menos infecções de feridas, menor permanência hospitalar e menor mortalidade. Há, sem dúvida, melhor cicatrização de feridas e aumento de linfócitos T auxiliadores. No entanto, há algumas apreensões, por exemplo, quanto à produção excessiva de óxido nítrico (ON) a partir da arginina. Em indivíduos sadios parece não haver aumento na produção de ON, mas há um estudo japonês que relata a ocorrência de hipotensão arterial; embora haja preocupação quanto a uma possível toxicidade pelo excesso de ON ou outros componentes, os estudos são encorajadores; porém, os dados até agora são inconclusivos quanto ao equilíbrio dos efeitos benéficos e potencialmente maléficos da administração farmacológica da arginina.

A dose recomendada diária é de 2% da carga calórica total, aproximadamente 30 g para uma adulto de 70 kg. Doses acima de 4% da carga calórica total levam à perda dos efeitos benéficos tanto imunológicos como de retenção nitrogenada, aumentando a mortalidade na sepse.

Há atualmente sérias dúvidas quanto ao papel de dietas imunoestimulantes de primeira geração em doentes sépticos. Metanálises recentes mostram pior evolução dos grupos que usaram esse tipo de fórmula enteral.

É difícil imputar-se tal efeito a um único nutriente, mas, em razão de a arginina ser um precursor importante do ON, vê-se hoje com cautela seu uso nessa população específica.

ANTIOXIDANTES

Radicais livres são moléculas altamente reativas formadas pelo organismo como subprodutos normais da respiração celular e seu metabolismo. Entre eles há as espécies reativas do oxigênio (ERO) e as reativas do nitrogênio (ERN). Os oxidantes das ERO podem ser radicais como o superóxido O_2, a hidroxila OH, o peroxil O_2, o alcoxil O_2 e o hidroxiperoxil HO_2, e não radicais como o peroxil hidrogênio H_2O_2, o ácido hipocloroso e a ozona O_3. Os oxidantes das ERN, da mesma forma, podem ser radicais, como o óxido nítrico e o dióxido de nitrogênio N_2O_2, ou não radicais, como o ácido nitroso HNO, o tetróxido dinitrogênio N_2O_4, o trióxido dinitrogênio N_2O_3, o peróxido nitrito $ONOO^-$ e o cátion nitronium $(NO_2)^+$.

Os radicais livres iniciam, propagam e regulam vários aspectos da resposta inflamatória, sendo úteis em diversos eventos biológicos, tais como o metabolismo do ácido araquidônico, a transcrição do gene da citocina e a morte intracelular de microrganismos. Em alguns estados patológicos, no entanto, como SIRS, sepse, trauma, etc., há produção excessiva de oxidantes, que passam a ter efeitos lesivos como desativação de proteínas e peroxidação lipídica (levando à lesão da membrana celular), liberação de citocinas pelos macrófagos e indução de aderência leucocitária ao endotélio causando trombose microvascular.

Normalmente o organismo possui defesas antioxidantes naturais que evitam o acúmulo lesivo dos oxidantes, perpetuando assim um equilíbrio salutar. Essas defesas podem ser não enzimáticas, representadas pelas vitaminas C, E e A, e betacaroteno, taurina, cisteína e glutation (GHS), que estão no compartimento aquoso e agem absorvendo diretamente os oxidantes dos espaços intra e extracelulares, ou enzimáticas, como glutationa-peroxidase, superóxido-dismutase e catalase, que metabolizam os oxidantes, impedindo seu acúmulo intracelular. As enzimas dependem do suprimento adequado de oligoelementos, como selênio, zinco, cobre e manganês para sua função. A vitamina E (alfatocoferol) é o mais importante antioxidante da membrana celular, prevenindo o início e a propagação da peroxidação lipídica pelos oxidantes, preservando assim sua integridade. Teoricamente, em situações em que há excessiva produção de oxidantes, a administração de agentes que os neutralizem ou repletem o organismo com defesas antioxidantes poderia conferir proteção contra a lesão tecidual e a disfunção orgânica.

É importante saber que as defesas enzimáticas e as não enzimáticas estão intimamente ligadas formando uma rede na qual a glutationa (GHS) desempenha papel central. Quando as vitaminas C e E, por exemplo, absorvem um radical livre, elas se tornam um radical livre e têm que ser recicladas; a vitamina C pode reciclar a vitamina E, e a glutationa pode reciclar ambas. Provavelmente, fornecer uma combinação de antioxidantes seja, portanto, mais efetivo do que a administração isolada deste ou daquele agente.

A terapêutica antioxidante baseia-se em fornecer agentes antioxidantes (vitaminas A, C, E) e seus precursores (a glutamina, o glutamato e, principalmente, a cisteína são importantes precursores da glutationa) em circunstâncias em que se prevê a formação excessiva de oxidantes. Muitos trabalhos em biologia molecular e ensaios clínicos têm demonstrado a ação benéfica dos antioxidantes em situações especiais; queimados têm melhor evolução quando recebem grandes doses de vitamina C – 1 g/hora nas primeiras 12 horas do evento, a administração de N-acetilcisteína beneficia a função renal, reduz a necessidade de fluidos e o edema tecidual na SIRS, além de favorecer o prognóstico na falência hepática fulminante e na síndrome da angústia respiratória do adulto.

Deve-se lembrar, entretanto, que:

- As doses de antioxidantes no indivíduo doente e nas diferentes doenças não estão estabelecidas
- O equilíbrio entre os antioxidantes e sua relação com os minerais e oligoelementos não são plenamente familiares. Por exemplo, vitaminas C e E podem ser altamente pró-oxidantes em circunstâncias especiais ou quando há desequilíbrio de oligoelementos e cofatores.
- As necessidades de oligoelementos na saúde e, principalmente, nos estados patológicos são pouco conhecidas e o excesso de antioxidantes e oligoelementos pode ser muito prejudicial, desviando o equilíbrio orgânico.
- Os antioxidantes na dieta são equilibrados bioquimicamente, o que não ocorre na suplementação farmacológica.

Embora se saiba que as necessidades de micronutrientes no doente agudo grave estejam aumentadas e que sua administração possa ser benéfica, as doses não estão ainda estabelecidas e qualquer regime adotado é infelizmente empírico.

OLIGOELEMENTOS

O grande órgão controlador da concentração plasmática de oligoelementos é o intestino. As taxas de absorção intestinal variam de um oligoelemento para outro e para um mesmo oligoelemento, de acordo com os níveis séricos. As doses recomendadas para administração diária baseiam-se na absorção intestinal e as necessidades para os doentes agudamente graves não estão definidas.

Sabe-se pouco sobre o papel dos oligoelementos na SIRS e na sepse (Resposta de Fase Aguda – RFA).

Em relação ao ferro (Fe), por exemplo, o padrão encontrado na RFA é Fe diminuído no plasma, aumento da ferritina, redução da transferrina e da capacidade total de ligação do Fe (CTLFe). O baixo Fe plasmático se deve, provavelmente, a um clareamento maior do Fe pelos tecidos não hematopoiéticos e pode ser benéfico por diminuir a disponibilidade de Fe para microrganismos invasores que dependem do Fe para seu crescimento, como, por exemplo, *yersinia* e *listeria*.

O Fe catalisa processos oxidativos e peroxidativos que levam à formação de oxidantes; portanto, quando há menos Fe disponível, poderá haver menor formação de radicais livres.

É difícil, portanto, a avaliação dos parâmetros bioquímicos de maneira absoluta. O que se preconiza é a reposição de Fe no doente agudo grave apenas quando há sinais claros de deficiência de Fe, ou seja, quando há Fe baixo associado à ferritina também baixa e aumento da CTLFe, ou sempre que houver perda aguda importante (hemorragia).

O nível sérico de zinco (Zn) está diminuído na RFA porque há maior captação tecidual, mas faltam estudos sobre sua absorção no doente agudo grave. Não se sabe se há benefícios nos baixos níveis plasmáticos de Zn nessas situações. Presume-se que sua suplementação seja importante dada a sua ação na imunidade e cicatrização de feridas, além do que o hormônio de crescimento (GH) não age adequadamente em situações de baixas concentrações de Zn. Por outro lado, há estudos que mostram aumento da RFA associado à suplementação de Zn, demonstrado por febre mais alta e duradoura e aumento da liberação de interleucina-1 beta. A orientação empírica é que nos doentes catabólicos se reponham 7 a 10 mg ao dia, a menos que haja grandes perdas sensíveis, como por fístulas digestivas ou sonda gástrica (repor 12 a 17 mg por litro de débito).

Não há conhecimento sobre o comportamento do selênio na RFA. Recomenda-se empiricamente a reposição de 40 a 80 µg ao dia, devendo-se reduzir a dose na insuficiência renal.

É óbvio que a participação dos micronutrientes na evolução do doente agudo grave torna-se relevante à medida que o conhecimento evolui, mas o grande número de nutrientes, muitos deles tóxicos quando administrados em excesso, as interações nutriente/nutriente e drogas/nutrientes, assim como as alterações genéticas e individuais, dificultam muito as conclusões em humanos, requerendo ainda muito tempo e trabalho para que condutas sólidas possam ser traçadas.

Uma série de novas perspectivas vem surgindo, como a administração de uma flora probiótica (lactobacilos), ingredientes recondicionadores da mucosa intestinal, como novos surfactantes, pseudomuco e fibras, mas seu valor precisa ainda ser constatado com o decorrer do tempo.

QUANDO INICIAR

Há poucos dados concretos disponíveis sobre quando deva ser iniciado o suporte nutricional. A literatura não é conclusiva a respeito dos benefícios da alimentação precoce, embora estudos recentes como os de Moore e Kudsk sugiram que a alimentação enteral precoce leve a uma melhor evolução dos doentes quanto à morbidade infecciosa. Consensualmente acredita-se, no entanto, que quanto antes se inicie o suporte nutricional, melhor, principalmente nos doentes previamente desnutridos ou em que se prevê desnutrição rápida e importante, como o doente em SIRS.

Cabem, porém, algumas considerações:

Em doentes muito instáveis do ponto de vista metabólico, com alterações hidroeletrolíticas pronunciadas, hiperglicemia de difícil controle, hiperosmolaridade, acidose metabólica importante etc., a introdução, por exemplo, de nutrição parenteral pode representar mais um fator de desequilíbrio e seria, então, mais sensato retardar-se o suporte nutricional por 24 a 48 horas até que se atinja uma situação metabólica mais estável.

Em doentes hemodinamicamente muito instáveis, pelo menos 30% do fluxo sanguíneo esplâncnico são desviados para a irrigação de territórios mais nobres; a circulação intestinal é muito sensível à angiotensina e a drogas como a norepinefrina. Portanto, naqueles pacientes com instabilidade hemodinâmica importante, necessitando de grandes quantidades de drogas vasopressoras, principalmente norepinefrina, e mesmo dopamina em doses superiores a 15 µg/kg/min, o fluxo sanguíneo intestinal está reduzido a um valor limítrofe, e a introdução de suporte nutricional enteral pode desencadear necrose intestinal, visto que não há possibilidade de aumento do fluxo intestinal em resposta à introdução do alimento. Embora seja uma complicação infrequente (1 em cada 500 ou 1.000 doentes), advoga-se o início da nutrição enteral apenas quando o doente esteja convenientemente ressuscitado do ponto de vista volêmico. A dificuldade está em se determinar quando isso acontece. A dosagem de lactato sérico seria uma possibilidade, mas sujeita às limitações do método. Hoje, até mesmo, põe-se em dúvida a acuidade da tonometria gástrica para aferir o fluxo esplâncnico. É provável que métodos como a quantificação de compostos altamente energéticos na mucosa intestinal (ATP) sejam mais fidedignos em aferir o fluxo sanguíneo visceral, mas necessitam ser desenvolvidos para a prática clínica.

Enquanto não parece haver dúvidas que em situações de hipovolemia absoluta, como no choque hemorrágico, o fluxo visceral está muito diminuído (50% a 70%), discute-se se na sepse ou SIRS o que exista realmente é um aumento de fluxo visceral ou uma dificuldade da célula intestinal em extrair o O_2, analogamente ao que ocorre no restante do organismo.

Há, ainda, uma corrente de autores que estuda os benefícios da introdução precoce da nutrição enteral como fator que protege a mucosa intestinal da isquemia, em situações de fluxo sanguíneo limítrofe. Segundo eles, os nutrientes, em seu processo de absorção, levam obrigatoriamente a uma vasodilatação mucosa, protegendo-a da isquemia, e auxiliando a manutenção da barreira intestinal. Alguns trabalhos bem desenhados usando modelos de sepse em animais mostram efeitos protetores impressionantes da nutrição enteral precoce na preservação do fluxo esplâncnico, o que poderia representar menor incidência de insuficiências orgânicas. Outro fator que frequentemente retarda a introdução de suporte enteral precoce é a falta de acesso jejunal. Pacientes graves em pós-operatório imediato, geralmente com paresia gástrica, deveriam chegar à UTI já com acesso jejunal, definido no intraoperatório, para nutrição precoce. Quando isso não acontece, o acesso ao jejuno tem que ser obtido por meio de métodos endoscópicos ou fluoroscópicos que retardam o início do suporte enteral, além de aumentarem os custos.

VIAS DE ADMINISTRAÇÃO

Via Enteral

O uso da via enteral como a preferencial apóia-se em várias premissas: é mais barata, mais fisiológica, mais segura, mantém a morfologia e função do trato gastrointestinal, previne a translocação bacteriana e propicia melhor evolução.

Custo

Realmente a nutrição pela via enteral é mais barata, custando 50% menos do que pela via parenteral. Há que considerar algumas vezes, no entanto, os gastos com procedimentos que visam a obter um acesso jejunal como colocação de sondas por endoscopia, gastrostomias e jejunostomias endoscópicas ou cirúrgicas propriamente ditas, que elevam os custos finais do suporte nutricional enteral.

Segurança

Em que pesem problemas relacionados à entubação inadvertida das vias respiratórias por sondas nasoentéricas e a consequente aspiração de dieta ou alterações relativas à permanência prolongada de sondas nasoenterais, como sinusites, rinites, lesões esofágicas ou ainda complicações advindas da colocação e manutenção de vias para alimentação enteral, como gastrostomias e jejunostomias, a via enteral mostra-se mais segura, uma vez que não rompe barreiras de defesa importantes, como faz a parenteral,

e mantém o principal sistema regulador da absorção e metabolismo dos nutrientes – o trato gastrointestinal e o fígado. Por essa mesma razão é mais fisiológica.

Manutenção da morfologia e função do trato gastrointestinal

Há evidências incontestáveis em animais de laboratório de que o jejum e a nutrição parenteral relacionam-se com atrofia da parede intestinal (diminuição da altura dos microvilos) e consequente alteração de sua função expressa em aumento da permeabilidade a alguns solutos, como o manitol e a lactulose, e diminuição das dissacaridases, alterações essas reversíveis com a introdução de suporte nutricional enteral. Quando transpostos para o homem, os estudos mostram evidências menos convincentes de que, a curto prazo, o jejum ou a nutrição parenteral levem a alterações significativas na estrutura e função da parede intestinal. Sabe-se, porém, que a presença intraluminar de alguns nutrientes específicos é relevante para a manutenção do trofismo e da função da parede intestinal. São exemplos a glutamina (ou talvez mais precisamente o glutamato), importante substrato para oxidação da energia e síntese protéica na parede do intestino delgado, os ácidos graxos de cadeia ultracurta, como os ácidos butírico e valérico, exercendo papel de destaque como fonte de energia para o colonócito auxiliando a manutenção do trofismo e da função absortiva da parede do cólon.

Prevenção da translocação bacteriana

A permeabilidade seletiva da parede intestinal está diretamente relacionada à sua integridade. Nos doentes agudamente graves, alterações na permeabilidade da parede intestinal podem levar à translocação bacteriana, explicando a persistência de um quadro séptico na ausência de foco infeccioso definido. Em animais de laboratório, mais uma vez consegue-se relacionar com clareza as alterações estruturais e funcionais com a presença de translocação bacteriana. No homem, a relação jejum/alteração estrutural e funcional/translocação bacteriana não é tão clara.

Melhor evolução

Existem inúmeros trabalhos comparando a evolução de doentes graves de acordo com o suporte nutricional que recebem, se enteral ou parenteral. Entre eles, os mais recentes e bem estruturados são unânimes em mostrar que os doentes graves em nutrição enteral apresentam índices de infecção muito menores do que os que recebem nutrição parenteral. Tal benefício é mais evidente nos pacientes mais graves, com suporte nutricional precoce, não parece depender de menor translocação bacteriana e é responsável pela melhor evolução do grupo. Apesar de o grupo alimentado enteralmente ter recebido menos nutrientes (por intolerância digestiva) do que o grupo parenteral, isso não parece ter influenciado sua melhor evolução. Que outro fator poderia estar influenciando a melhor evolução infecciosa nesses pacientes?

Praticamente 50% do sistema retículo endotelial e das células imunológicas são oriundos do intestino; 80% das imunoglobulinas são produzidas no intestino; 50% dos linfócitos T *helper* circulantes com receptores D14 para endotoxinas vêm do intestino. O tecido linfoide intestinal funciona como um braço aferente imunológico. Linfócitos B sensibilizados por estímulo antigênico saem das placas de Peyer, circulam pelo corpo aumentando a defesa da mucosa local e sistêmica mediante o aumento na produção de IgA na lâmina própria; a IgA passa à mucosa e, daí, para a luz, onde se aglutina com microrganismos, facilitando sua eliminação (reduz a aderência bacteriana). Há evidências cada vez maiores de que a manutenção da massa tecidual linfóide do intestino preserve a imunidade local e sistêmica.

Estudos como os de Cerra têm mostrado uma correlação positiva entre nutrição enteral e aumento do número de linfócitos T circulantes, aumento da imunidade intestinal e respiratória. Os nutrientes intraluminares favorecem a preservação do sistema nervoso intestinal, que é um adjuvante importante na manutenção do trofismo do trato gastrointestinal.

A nutrição enteral relaciona-se ainda a uma maior produção de colecistocinina, que, por sua vez, aumenta o Ca nos linfócitos. O cálcio é um cofator para a multiplicação dos linfócitos, que regula a produção de mediadores inflamatórios nos monócitos e aumenta a produção de IgA intraluminar.

A aderência bacteriana à mucosa é um pré-requisito para a invasão e o evento inicial da infecção. É mediada por adesinas – estruturas presentes na camada externa das bactérias que se ligam a receptores específicos nas células epiteliais do hospedeiro. Inúmeras circunstâncias aumentam a formação de adesinas bacterianas, como alterações do pH, osmolaridade, perfusão, temperatura etc. A falta de nutrientes na luz intestinal, como ocorre no suporte nutricional exclusivamente parenteral ou na administração de dietas elementares que são absorvidas no jejuno proximal, aumenta a expressão das adesinas, fazendo com que a aderência bacteriana seja mais importante com o intuito de extrair alimento das camadas mais profundas da parede intestinal. Portanto, aumenta a virulência bacteriana.

A detoxificação hepática é um mecanismo importante que transforma produtos metabólicos, toxinas etc. em produtos hidrossolúveis, menos tóxicos e passíveis de excreção pela urina ou bile. Consiste em duas fases:

- Fase I – depuração de substâncias mediante reações de oxidação, hidrólise ou redução.
- Fase II – depuração mediante reações de conjugação.

Em muitas circunstâncias, os produtos formados após a fase I são mais tóxicos que os produtos originais e sua detoxificação só será completa após a fase II. Isso significa que é necessário um equilíbrio entre as duas fases. Tanto a fase I como a II dependem de uma série de nutrientes, como bioflavonóides, e de alguns aminoácidos, como cisteína, N-acetilcisteína, taurina, glutamina, frequentemente ausentes nas soluções mais comuns para suporte nutricional parenteral e mesmo em algumas fórmulas de nutrição enteral. Nas situações de sepse ou SIRS, em que há formação de muitas substâncias tóxicas para o organismo, a suplementação desses nutrientes parece importante.

Pneumonia nosocomial relacionada à nutrição enteral

Acredita-se que nos doentes graves que frequentemente recebem antiácidos e/ou antagonistas da histamina para alcalinização gástrica como prevenção da hemorragia digestiva alta, a manutenção do pH gástrico em níveis acima de 4,0 facilite a proliferação bacteriana na luz do estômago, favorecendo a ocorrência de pneumonia por ascensão bacteriana à orofaringe e às vias respiratórias. O papel do pH gástrico na patogênese da pneumonia nosocomial é controvertido. Em dois estudos por metanálise recentemente publicados, o uso de sucralfato, que protege a parede gástrica sem elevar o pH, para prevenção da hemorragia digestiva alta, levou a menores índices de pneumonia do que o uso de antiácidos isolados ou em combinação com antagonistas da histamina; no entanto, é discutível se o uso isolado de antagonistas da histamina relaciona-se com maiores índices de pneumonia nosocomial. Contudo, não só o pH intraluminar, mas também o volume gástrico deve ser considerado como fator de risco para aspiração e consequente pneumonia, e o suporte nutricional enteral, quando por via gástrica, atua elevando o pH e o volume gástrico, contribuindo para a ocorrência de pneumonias, seja por aspiração, seja por ascensão bacteriana.

O impacto do suporte nutricional enteral na aspiração considera vários fatores:

- *Posição do paciente:* o decúbito elevado, por volta de 30°, é de extrema importância na redução do refluxo gastroesofágico e deve ser a norma para todo doente que receba nutrição enteral.

- *Via de administração:* embora alguns estudos não mostrem diferença significativa nos índices de aspiração entre a alimentação gástrica ou jejunal, há os que demonstrem que a via gástrica associa-se a aspirações mais frequentes, o que parece lógico, uma vez que a pressão do esfíncter esofágico inferior (PEEI) diminui tanto pela presença de sondas gástricas (principalmente de grosso calibre) como pela distensão do estômago. Montecalvo, estudando doentes graves, demonstrou que a via gástrica relaciona-se com níveis mais altos de intolerância e de pneumonia nosocomial.

- A alimentação jejunal, com a sonda localizada além da terceira porção do duodeno, deve ser a escolha para pacientes com alto risco para aspiração, como aqueles com paresia ou intolerância gástrica (diabéticos, sedação profunda, elevação da pressão intracraniana etc.), alteração da função do esfíncter esfágico inferior, ou com episódios prévios de aspiração associados à nutrição enteral. A via gástrica pode e deve ser usada naqueles que tenham alterações da deglutição de diversas causas, alterações de motilidade esofágica, falta de iniciativa para se alimentar etc.

- Lembrar que a participação do estômago na digestão e, portanto, no aproveitamento dos alimentos é importante, não devendo ser desprezada a menos que necessário. A gastrostomia percutânea ou convencional parece relacionar-se com índices mais baixos de aspiração, pelo menos a médio prazo, e pode ser uma alternativa nos doentes em que a permanência de sondas naso ou orogástricas seja um problema. O posicionamento da sonda enteral em posição jejunal é muito mais eficiente quando se usa a endoscopia ou a fluoroscopia, ou quando ele é feito no intraoperatório pelo cirurgião. O posicionamento na UTI auxiliado apenas pelo decúbito lateral direito e por drogas que estimulem o peristaltismo costuma ser decepcionante. Nos doentes com paresia gástrica importante e prolongada ou com vômitos de difícil controle é possível a nutrição enteral por meio de uma sonda de duplo lúmen: o primeiro que se abre no estômago, drenando-o, e o segundo, menos calibroso, que se abre no jejuno, possibilitando a nutrição e a drenagem gástrica simultaneamente. A passagem dessa sonda é feita por endoscopia ou durante um procedimento cirúrgico abdominal.

- *Modo de administração:* a administração intermitente parece ser mais fisiológica, mas, quando o estômago é utilizado, aumenta rapidamente o volume gástrico, o que poderia favorecer a aspiração. No entanto, há estudos que mostram não haver diferença na frequência de aspiração segundo a administração intermitente ou contínua. A administração contínua no estômago mantém o pH luminar constantemente alto, o que favoreceria a pneumonia, a menos que se utilizasse uma pausa noturna para acidificar o estômago ou se acidificasse o alimento administrado. A administração contínua de dieta por via jejunal, em geral, aumenta a tolerância, não se relaciona com elevação do pH gástrico e deve ser a norma, sempre que se opta por essa via, utilizando-se, de preferência, de bomba de infusão.

Via Parenteral

A possibilidade de nutrir adequadamente um indivíduo, mesmo com o trato digestivo absolutamente inutilizável, representa, sem dúvida, o grande avanço da ciência e da tecnologia no campo do suporte nutricional. Esse degrau foi galgado há trinta anos quando se tornou realidade prática a nutrição parenteral.

Mesmo que atualmente as evidências ressaltem a importância e os benefícios da nutrição enteral, é importante lembrar que a nutrição parenteral, principalmente no universo do doente grave, em muitas situações é não só muito útil, como imperativa. Esse grupo de enfermos frequentemente apresenta intolerância total ou parcial à nutrição enteral, ou, por catástrofes abdominais, não pode utilizar o trato digestivo, ou apresenta instabilidade hemodinâmica importante que coloca em risco a viabilidade intestinal, ou necessita de suplementação parenteral para atingir seus requerimentos nutricionais; seja qual for o motivo, a nutrição parenteral representa na UTI o suporte nutricional total ou parcial de 40% dos doentes.

Independentemente de seu inestimável valor, algumas desvantagens podem ser apontadas.

Sabe-se que a nutrição parenteral reduz as complicações não-infecciosas, mas inequivocadamente aumenta a morbidade infecciosa dos doentes; em parte, pela não-utilização do trato alimentar como exposto anteriormente, em parte por alguns fatores inerentes a ela própria. Alguns estudos mostram índices de infecção 2,2 vezes superiores nos doentes que recebem nutrição parenteral quando comparados com os que recebem nutrição enteral. No doente alimentado diretamente na veia, a intolerância é menos perceptível para o profissional pouco atento do que no suporte nutricional enteral, em que há distensão abdominal, diarreia ou vômito. Portanto, é mais comum a hiperalimentação quando se usa a nutrição parenteral e isso significa excesso de glicose, de lipídios e suas consequências indesejáveis relativas à diminuição das defesas anti-infecciosas.

Alguns aminoácidos condicionalmente essenciais, como a glutamina e a cisteína, precursores da glutationa, podem ser administrados com razoável segurança por via parenteral, porém, como são instáveis em solução, são utilizados na forma de dipeptídeos como a alanil-glutamina, a glicil-glutamina ou, ainda, a alanil-cisteína, o que aumenta a estabilidade em solução. A administração parenteral desses nutrientes condicionalmente essenciais atenua a atrofia e ajuda a manter a barreira intestinal.

Atualmente já se dispõe da arginina para via parenteral; no entanto, nutrientes como nucleotídeos, importantes para a imunidade, ou ácidos graxos de cadeia ultracurta, geralmente oriundos do metabolismo de fibras na luz intestinal e fundamentais para o trofismo da parede colônica, não estão ainda disponíveis por via endovenosa.

As vitaminas podem sofrer alterações pelo pH e temperatura da solução de NP ou mesmo inativação pela entrada de ar no frasco (vitamina A). Com a tendência atual de se humanizarem as UTIs, não são incomuns aquelas unidades que permitem a entrada de luz solar. Algumas vitaminas como a E e A sofrem degradação importante de até 80% quando em contato com a luz solar, o que não acontece à luz fluorescente. Recipientes formados por várias camadas filtram a luz solar e impedem a entrada de O_2, prevenindo as referidas alterações.

A absorção intestinal de oligoelementos varia muito em função do oligoelemento em questão e ainda para um mesmo oligoelemento, aumentando ou diminuindo de acordo com sua concentração plasmática. Portanto, a concentração plasmática depende de um órgão controlador, que é o intestino, que está ausente na via parenteral como agente protetor contra a administração em excesso desses nutrientes.

O suporte nutricional parenteral exige, na maioria das vezes, acesso venoso central, o que favorece a ocorrência de infecção pela presença do cateter. Nos doentes sépticos, com a utilização do cateter central tanto para monitorização como para administração de medicamentos, nutrição etc., a taxa de infecção por cateter costuma ser maior do que quando se utiliza o cateter isoladamente para NP (1% a 2%). A utilização de cateteres de múltiplos lúmens independentes, cada um usado para uma finalidade, ao contrário do que se pensava, cursa com índices de infecção superiores aos dos cateteres de luz única, da ordem de 13%, segundo alguns estudos, provavelmente por excesso de manipulação, que é o principal fator determinante de contaminação.

BIBLIOGRAFIA

Bacrin AS, Niederman MS. Prevention of ventilator associated pneumonia. *Clinics in Chest Medicine,* 1995; *16*(1):195-208.

Barton RG. Nutrition support in critical illness. *Nutr Clin Pract,* 1994; 9(4):127-39.

Bengmark S, Gianotti L. Nutritional support to prevent and treat multiple organ failure. *World J Surg,* 1996; *20*:474-81.

Brennan MF, Pisters PWT, Posner M. A prospective randomized trial of total parenteral nutrition after major pancreatic resection for malignancy. *Ann Surg,* 1994; *220*:436-44.

Chumlea WC, Roche AF, Steinbaugh MF. Estimating stature from knee height for persons 60 to 90 years of age. *J Am Geriatr Soc* 1985; *33*:116-20.

Clark-Christoff N, Watters VA, Sparks W. Use of triple lumen subclavian catheters for administration of total parenteral nutrition *JPEN* 1992; *16*(5):403-7.

Cook DJ *et al.* Nosocomial pneumonia and the role of gastric pH: A meta-analysis. *Chest,* 1990; *100*:7-13.

Crim M, Munro H. Proteins and amino acids. *In*: Shils ME, Olson LA, Shike M. (eds.). *Modern nutrition in health and disease.* Philadelphia: Lea and Febiger, 1994: 3-35.

Cukier C. Ácidos graxos ômega-3. *Rev Bras Nutr Clin,* 1998; *13*:286-93.

Feingold KR, Funk JL, Moser AH. Rate of circulating lipoproteins in protection from endotoxin toxicity. *Infect Immun,* 1995; *63*:2041-46.

Finn PJ, Plank LD, Clark AB. Progressive celular dehydration and proteolysis in critically ill patients. *The Lancet,* 1996; *347*:654-6.

Groeneveld ABJ, Vervloet M, Kolkman JJ. Gastric tonometry in the fed or fasting state? *Crit Care Med,* 1998; *26*:1937-39.

Harris JA, Benedict FG. Biometric studies of basal metabolism in man. *Carneghie Institution of Washington,* publication nº 270, 1919.

Hbsch AP, Caras AT, Doran JE. Protective effects of reconstituted high-density lipoprotein inrabbit G- bacteremia models. *J Lab Clin Med,* 1995; *126*:548.

Heymsfield SB; Tighe A, Wang ZM. Nutritional assesment by anthropometric and biochemical methods. *In*: Shils ME, Olson LA, Shike M. (eds.). *Modern nutrition in health and disease.* Philadelphia: Lea and Febiger, 1994: 812-41.

Hill GL. Body composition research: Implications for the practice of clinical nutrition. *JPEN,* 1992; *16*:197-218.

Inoue Y, Espat NJ, Frohnapple DJ. Effect of total parenteral nutrition on amino acid and glucose transport by the human small intestine. *Ann Surg,* 1993; *217*:604-17.

Ireton-Jones CS, Turner WW, Liepa GU. Equations for estimation of energy expenditures in patients with burn with special references to ventilatory status. *J Burn Care Rehab,* 1992; *13*:330-33.

Jacobs S *et al.* Continuous enteral feeding: A major cause of pneumonia among ventilated ICU patients. *JPEN,* 1990; *14*:353-56.

Kazamias P *et al.* Influence of enteral nutrition-induced splanchnic hyperemia on the septic origin of splanchnic ischemia. *World J Surg,* 1998; *22*:6-11.

Kinney J. Metabolic response of the critically ill patient. *Crit Care Clin,* 1995; *11*:569-85.

Klemm K, Moody FG. Regional intestinal blood flow and nitric oxide synthase inhibition during sepsis in the rat.

Know T, Whitelow MN. The use of arm span in nutricional assesment of the elderly. *J Am Geriatr Soc,* 1991; *39*:492-6.

Kudsk KA, Li J, Renegar KB. Loss of upper respiratory tract immunity with parenteral feeding. *Ann Surg,* 1996; *223*(6):629-38.

Li J, Kudsk KA, Gocinsky B. Effects of parenteral and enteral nutrition on gut associated lymphoid tissue. *J Trauma,* 1995; *39*(1): 44-52.

Long CL, Schaffel N, Ghiger JW. Metabolic response to injury and illness: Estimation of energy and protein needs from indirect calorimetry and nitrogen balance. *JPEN,* 1979; *3*:452-6.

Marik PE. Total splanchnic resuscitation, SIRS, and MODS. *Crit Care Med,* 1999; *27*:257-58.

Marshall JC. An intensivist's dilemma: Support of the splanchnic circulation in critical illness. *Crit Care Med,* 1998; *26*:1637-38.

McClave SA, Snuder HL. Use of indirect calorimetry in clinical nutrition. *Nutr Prac,* 1992; *7*(5):208-21.

Mitchell CO, Lipshitz DA. Arm length measurement as an alternative to height in nutritional assesment of the elderly. *JPEN,* 1982; *6*:226-29.

Montecalvo MA *et al.* Nutrition outcome and pneumonia in critical care patients randomized to gastric versus jejunal tube feeding. *Crit Care Med,* 1992; *20*:1377-87.

Moore FA, Moore EE, Kudsk KA. Clinical benefits of an immune-enhancing diet for early post injury enteral feeding. *J Trauma* 1994; *37*:607-15.

Murphy JM *et al.* Proline is sinthesized from glutamate during intragastric infusion but not during intravenous infusion in neonatal pigs. *J Nutr,* 1996; *126*:878-86.

Nevière R *et al.* Dobutamine improves gastrointestinal mucosal blood flow in a porcine model of endotoxic shock. *Crit Care Med,* 1997; *25*:1371-77.

NIH Technol. Assess. Statement 1994 Dec 12-14. Bioelectrical impedance analysis in body composition measurement. *Am J Clin Nutr* 1996; *64*:524S-32S.

Read TE, Grunfeld C, Kumwenda Z. Triglycerids-rich lipoproteins improve survival when given after endotoxin in rats. *Surgery* 1995; *117*:62-67.

Reeds PJ, Fjeld CR, Jahoor F. Do the differences between the amino acids compositions of acute-phase and muscle proteins have a bearing on nitrogen loss in traumatic states? *J Nutr* 1994; *124*:906-10.

Roth E, Schulz F. Amino acid concentration in plasma and skeletal muscle of patients with acute haemorrhagic necrotizing pancreatitis. *Clin Chem,* 1985; *31*:1305-9.

Stock MC, Ryan ME. Oxygen consumption calculated from the Fick Equation has limited utiltity. *Crit Care Med,* 1996; *24*(1).

Tryba M. Sucralfate versus anti-acids or H2 antagonists for stress ulcer prophylaxis. A meta-analysis on efficacy and pneumonia rates. *Crit Care Med,* 1991; *19*:942-49.

VanderMeer TJ, Wang H, Fink MP. Endotoxemia causes ileal mucosal acidosis in the absence of mucosal hypoxia in a normodynamic porcine model of septic shock. *Crit Care Med,* 1995; *23*:1217-26.

Ziegler TR, Wilmore DW. Safety and metabolic effects of L-glutamine suplementation in man. *JPEN,* 1990; *14*:1375-465.

Exame Clínico Bucomaxilofacial no Trauma Facial

11

Waldyr Antônio Jorge

EXAME CLÍNICO FÍSICO

O exame clínico do traumatizado facial consiste inicialmente em pesquisar os sinais vitais do paciente: nível de consciência, orientação no tempo e espaço, descartando complicações neurológicas, hemodinâmicas e de ventilação.

O exame físico voltado à participação do cirurgião dentista bucomaxilofacial consiste de início na inspeção da cavidade bucal, com atenção para detecção na inspeção de anormalidades, tais como avulsões, luxações, giroversões dentais, focos de sangramento, lacerações, perda de relação central, alteração da dimensão da oclusão interdental, mordida aberta anterior, mordida em dois tempos, equimoses etc.

Quando o socorrista examina pela primeira vez o paciente com grave traumatismo facial, deve realizar avaliação geral para decidir sobre a necessidade de tratamento de emergência.

Podem causar morte súbita:

- Obstrução das vias aéreas superiores.
- Parada cardíaca.
- Lesão de medula espinhal (coluna dorsal).
- Choque.
- Hemorragias.

Após o exame efetuado pelo cirurgião-dentista bucomaxilofacial e antes que o paciente seja encaminhado a exame radiológico ou indicado algum tratamento definitivo da lesão facial, deve-se decidir quanto às prioridades no tratamento a ser instituído.

É comum o portador de trauma facial ser também portador de trauma cranioencefálico. Daí a importância da participação do neurocirurgião, que definirá a aplicação dos binômios indicação *versus* oportunidade, riscos *versus* benefícios, da terapêutica a ser instituída. Deve-se contar com a participação de outros especialistas, e o tratamento de urgência deve ser encetado enquanto se completa o exame.

Muitas vezes a única oportunidade de salvar a vida do paciente ou evitar dano irreparável reside no atendimento efetuado na sala de emergência. Recuperar o equilíbrio hemodinâmico do paciente, garantir a função respiratória, controlar hemorragia e tratar de imediato o paciente em estado de choque são as atitudes preliminares e fundamentais a serem instituídas pelo socorrista.

Nos traumatizados bucomaxilofaciais é de vital importância que as ameaças à vida sejam rapidamente reconhecidas e afastadas, visto que o tratamento não respeita os limites de qualquer especialidade, e que o cirurgião dentista bucomaxilofacial não seja envolvido pela maioria das lesões aparentes ou centralize a terapêutica unicamente na sua especialidade.

O cirurgião-dentista deve recorrer livremente aos serviços de qualquer outro profissional que contribua para a terapêutica a ser instituída.

O exame clínico do traumatismo facial consiste primeiro em se realizar, quando possível, a anamnese do paciente e das causas que provocam o trauma. Nos casos de perda de consciência, as informações preliminares e elementares da anamnese podem ser pesquisadas com parentes e/ou acompanhantes, embora nos casos de risco de vida (obstrução das vias aéreas superiores, choque, parada cardíaca, hemorragia etc.) tais indagações possam ser desprezadas de imediato para serem efetuadas posteriormente.

No tratamento de urgência de um traumatizado maxilofacial, a primeira providência é salvar a vida do paciente, e as manobras a serem realizadas serão priorizadas para conseguir esse objetivo de acordo com a seguinte ordem:

1. Estabelecer a liberação das vias aéreas.
2. Garantir a ventilação adequada do paciente.
3. Estabilizar hemodinamicamente o paciente mediante o controle de hemorragias abundantes e a reposição de fluidos.

Seguir os princípios da ATLS:

a. Abrir vias aéreas.
b. Respiração: manutenção da ventilação.
c. Circulação: combate à hemorragia.
d. Desordens neurológicas.
e. Exposição do paciente.

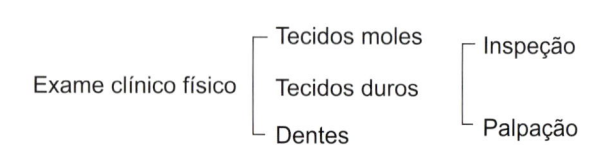

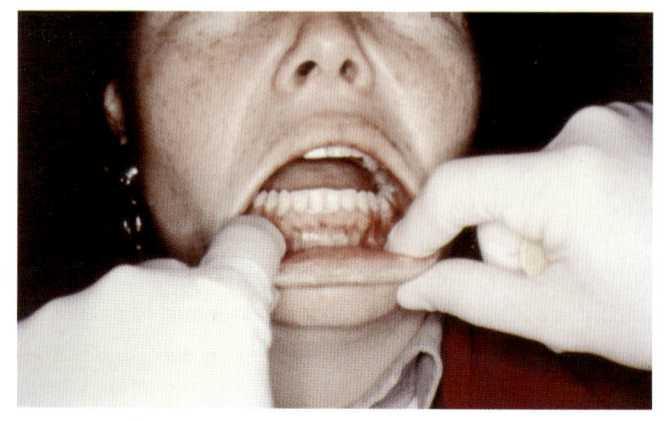

Fig. 11.1 Exame clínico retrobucal com visualização da região anterior da mandíbula.

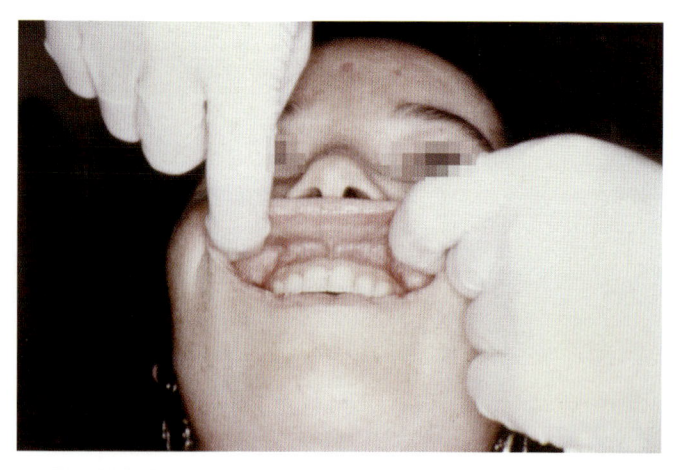

Fig. 11.2 Exame clínico retrobucal com visualização da região anterior da maxila.

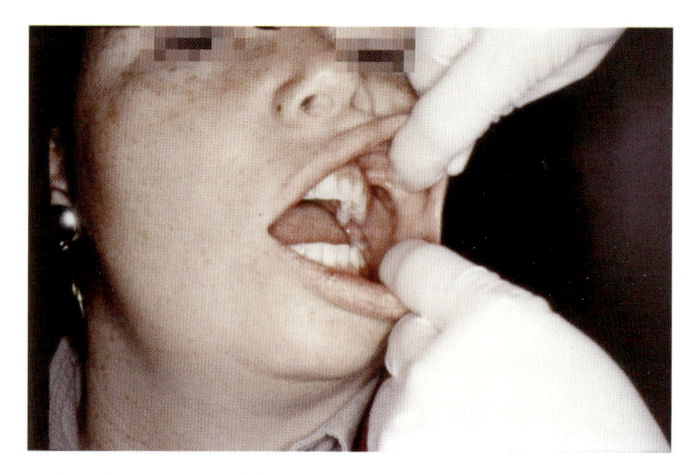

Fig. 11.3 Exame clínico retrobucal com visualização da região posterior de ambos os lados.

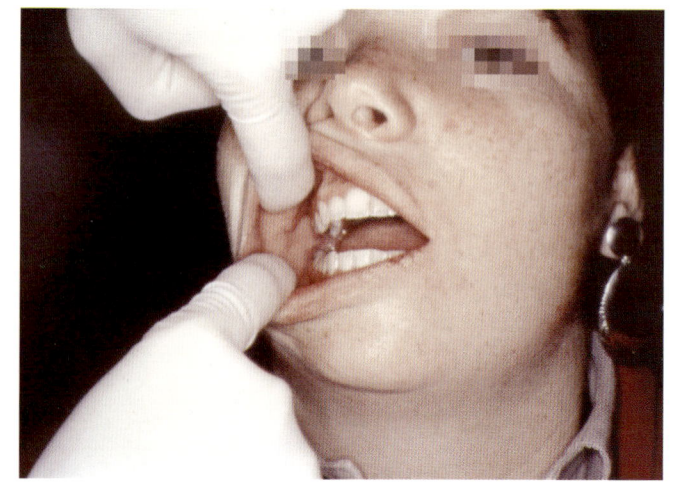

Fig. 11.4 Exame clínico retrobucal com visualização da região posterior de ambos os lados.

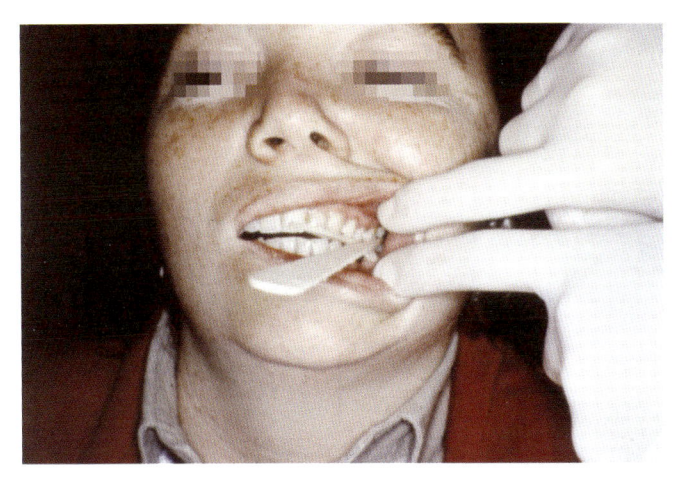

Fig. 11.5 Colocação da espátula de madeira no plano oclusal.

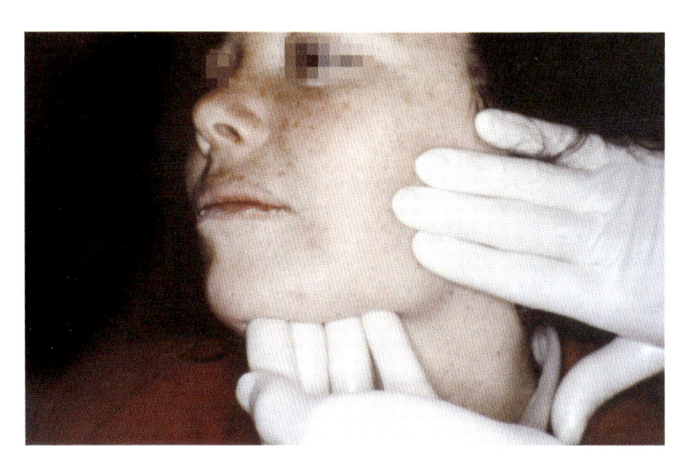

Fig. 11.8 Palpação digital da região lateral da mandíbula para verificação da presença de degrau e depressões.

Visualmente, procurar-se-á detectar desvios ou assimetrias faciais relacionadas ou não com o traumatismo, realizando um exame clínico físico intra e extrabucal.

TECIDOS MOLES

Verifica-se a presença de contusões, enfisemas, lacerações, ferimentos dos segmentos faciais (FCC – ferimento cortocontuso; FLC – ferimento lacerocontuso; FPC – ferimento perfurocontuso), perda de substâncias, presença de edema e hematoma, que são limitantes para a realização de um bom exame clínico físico.

TECIDOS DUROS

Inspeção

Realiza-se a inspeção da fáscia procurando detectar a presença de afundamentos, desvios, cavalgamento dos fragmentos, trismo, crepitação, mobilidade, assimetrias faciais e fraturas.

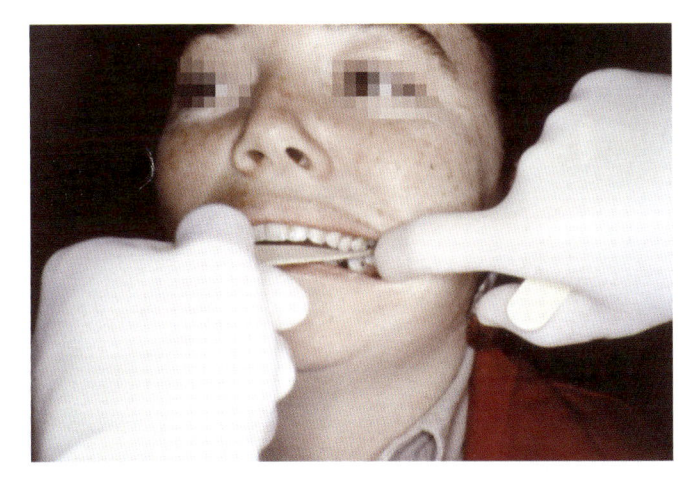

Fig. 11.6 Torsão da espátula de madeira para detectar a presença da fratura em região mandibular.

Palpação

Intra e extrabucal, onde se perceberão, mediante toque, discrepâncias ou alterações do posicionamento ósseo, até mesmo pela mobilidade, crepitação ou depressões comumente presentes nas fraturas ósseas.

DENTES

Os dentes são balizadores oclusais da bionormalidade que se produz na estética e harmonia faciais. Dessa forma, procura-se verificar:

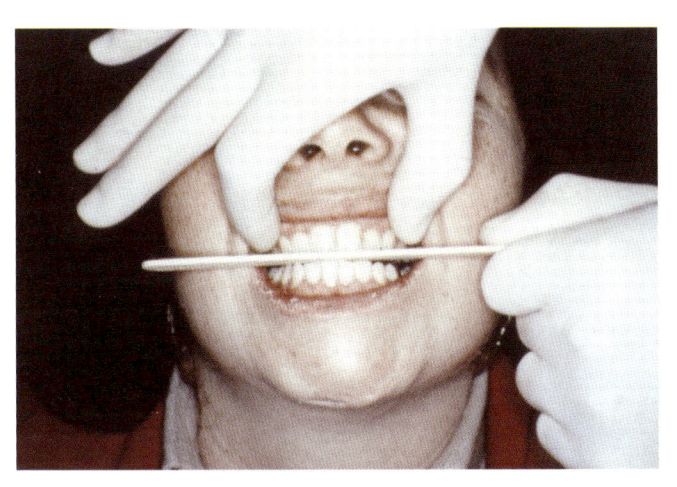

Fig. 11.7 Colocação de espátula de madeira na região incisal anterior maxilomandibular.

- Perda da oclusão.
- Avulsão, luxação, giroversão, intrusão.

- Fraturas coronárias e/ou radiculares.
- Afundamento de todo o segmento alveolar, caracterizando fratura alveolodental.

Deve-se realizar imediatamente um rápido exame clínico-físico para se descobrir alguma motivação para tratamento de urgência. Como sempre, é obrigatório o cuidado total do paciente. Em certas situações de urgência, esforços concomitantes rápidos de mais de um especialista, quando possível, permitirão um exame completo enquanto se procura o tratamento de emergência. O exame de um indivíduo traumatizado deve ser sempre concluído de um modo ordenado e completo. Isso evitará o perigo da omissão de um traumatismo grave, que a princípio pode não ser muito claro. O exame físico deve ser repetido sempre que as condições do paciente exigirem.

Primeiramente, o paciente deve ser examinado cuidadosamente sob boa luminosidade. Faz-se um exame visual de presença de edema, hematoma, contusões, abrasões, dilacerações ou assimetria da face. Hemorragia do nariz, da boca ou do conduto auditivo pode ser importante; este último é um sinal patognomônico de envolvimento em trauma cranioencefálico envolvendo a base de crânio.

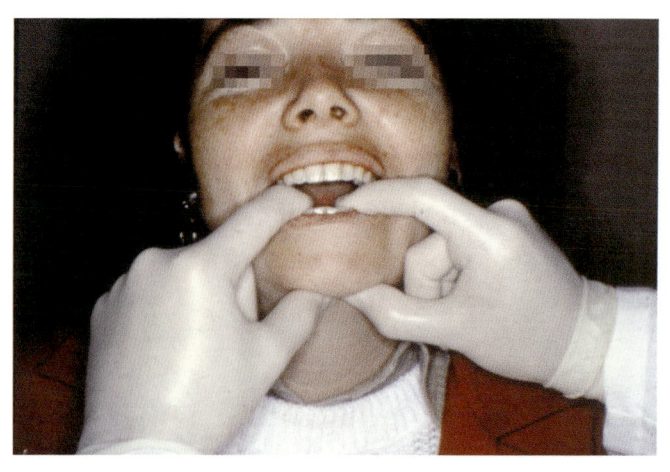

Fig. 11.11 Inspeção infraextrabucal da região anterior da mandíbula.

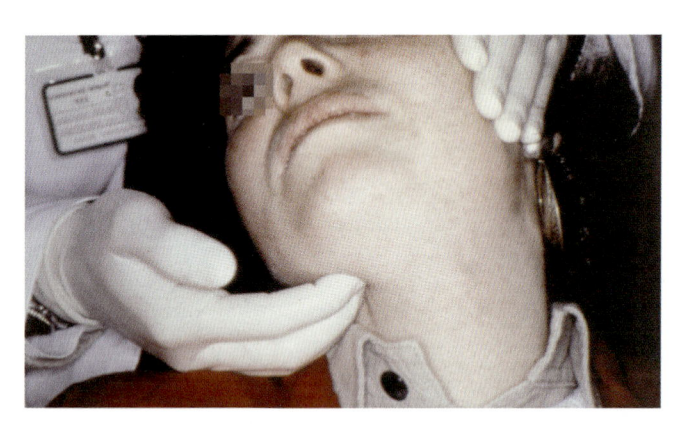

Fig. 11.9 Palpação digital da região submandibular para verificação da presença de degraus e depressões.

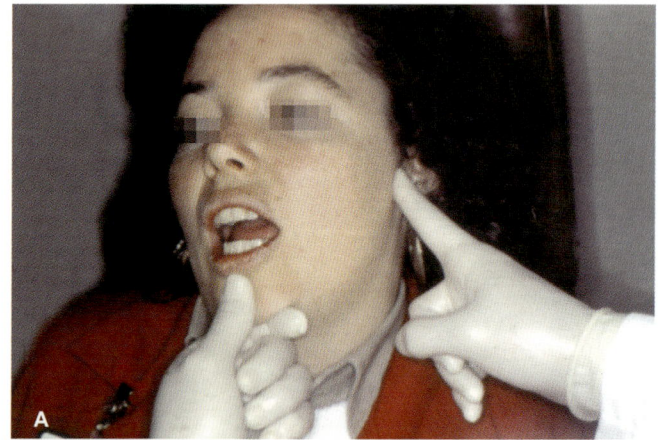

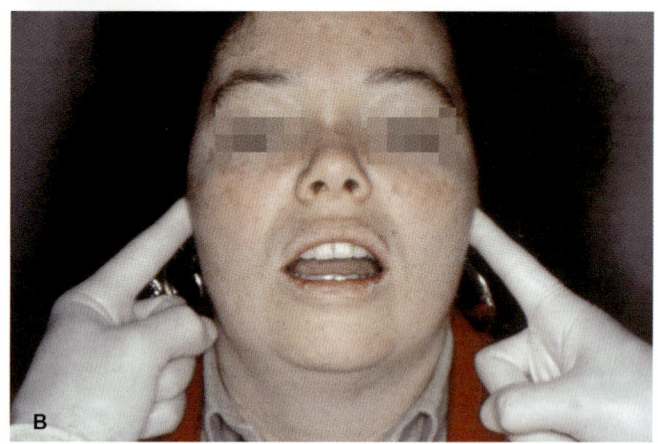

Fig. 11.12 A. Abertura e fechamento da boca e grau digital anterior somente e posterior da região condilar. **B.** Digitação bicondilar na pesquisa de limitação e fratura.

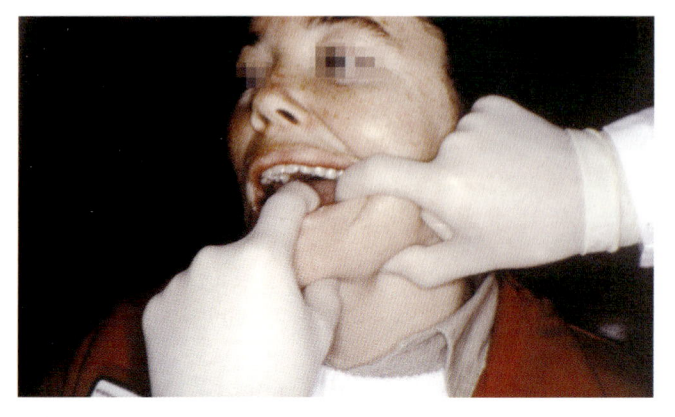

Fig. 11.10 Inspeção infraextrabucal da região lateral da mandíbula para verificar presença de desvio/crepitação dos fragmentos.

Deve-se observar desalinhamento ou má oclusão dos dentes. Investigar algum fluxo de líquido cerebroespinhal pelo nariz ou ouvido. Verificar a paralisia de algum músculo. Deve ser realizada cuidadosa inspeção das lesões. Se ela for muito dolorosa, adiar o exame mais detalhado até que se possa aplicar um anestésico. Posteriormente,

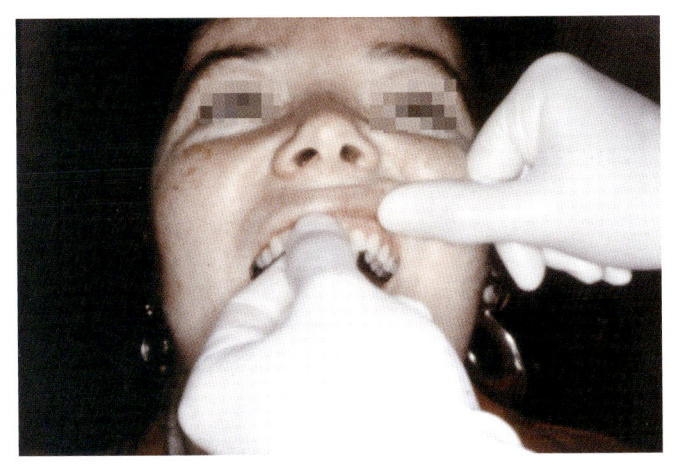

Fig. 11.13 Inspeção da região anterior da maxila.

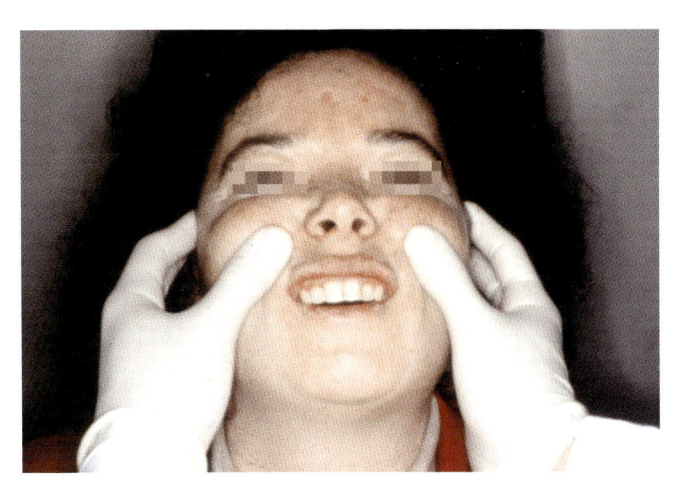

Fig. 11.15 Palpação extraoral da região anterior da maxila.

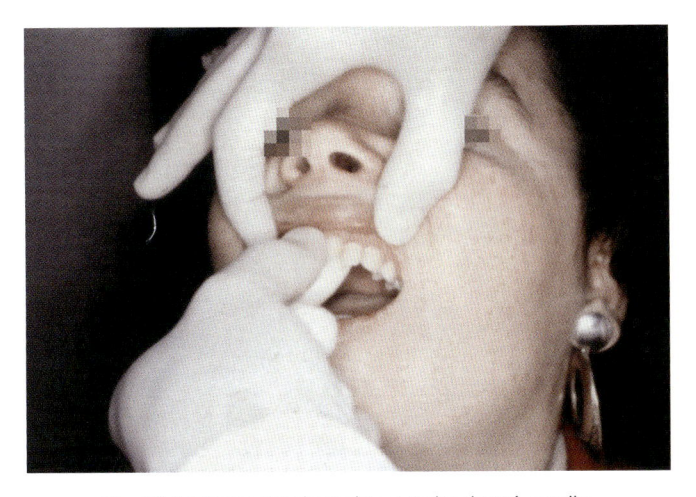

Fig. 11.14 Inspeção da região anterior da pré-maxila.

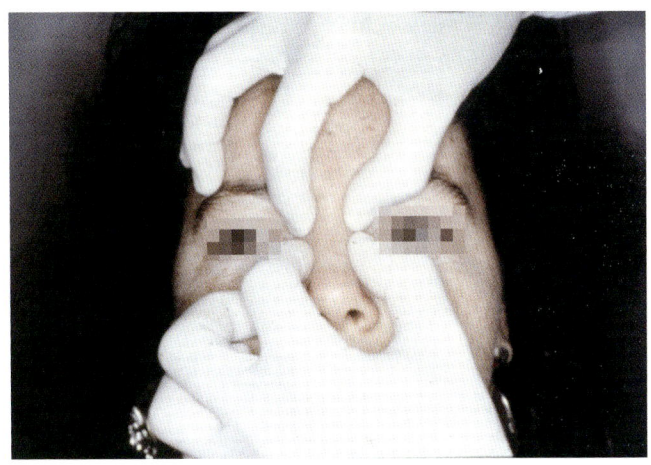

Fig. 11.16 Palpação da região dos ossos próprios do nariz.

adicionar qualquer outro informe de uma investigação mais meticulosa às informações averiguadas pelo exame inicial. A irrigação das lesões e a hemostasia ajudarão também na identificação de estruturas anatômicas para um diagnóstico preciso.

Os ossos faciais proporcionam uma boa avaliação pela palpação cuidadosa. Ambos os lados da face devem ser examinados simultaneamente, de modo que qualquer modificação será mais facilmente descoberta. Os rebordos orbitários, os arcos zigomáticos, os ossos nasal, maxilar e a mandíbula podem ser apalpados prontamente. A fratura pode ser diagnosticada pela irregularidade óssea ou mobilidade anormal, bem como pela crepitação ou pelo enfisema. Flacidez local ou espasmo muscular em uma área podem ser indicação de fratura. A região cervical, pela sua importância, deve ser cuidadosamente examinada. Distúrbios na visão ou alteração na função do nervo facial devem ser especificamente verificados e esses dados transmitidos à família o mais cedo possível. Deve-se

avaliar cuidadosamente a audição do paciente. Também se deve observar perda ou diminuição dos sentidos do olfato e paladar.

Somente após uma avaliação completa de todos os informes, um plano satisfatório em todos os sentidos, pode ser formulado para a reparação inicial e, possivelmente, para uma planejada cirurgia secundária.

FRATURAS DO ESQUELETO OSSEOFACIAL

A delimitação facial anatomotopográfica é feita segundo um plano horizontal que passa pela sutura frontonasal, incluindo os ossos lacrimais (direito e esquerdo), segue pela fenda esfenomaxilar, pela sutura frontozigomática, excluindo o arco zigomático, desce por uma linha, adiante do meato auditivo externo, e irá passar sob a mandíbula. Para Reneé Le Fort, a delimitação seria um plano que passaria pela sutura frontonasal e que estaria acima do osso hióide e à frente da faringe.

Portanto, do ponto de vista da traumatologia, é a parte ântero-inferior da cabeça, que fica localizada abaixo de um plano, que passa sobre os processos supraorbitários; um plano inferior, que passa sob o mento de um plano vertical, que passa adiante do meato auditivo externo.

Esse conjunto de ossos forma, segundo Chiarugi, uma pirâmide de ápice truncado e base retangular.

Classicamente, a face divide-se em três porções, mas, para melhor compreender a sua atuação, será dividida em duas porções: segmento superior e segmento inferior. O limite é dado por um plano paralelo ao plano oclusal.

O segmento superior é composto de 17 ossos e, o inferior, pela mandíbula.

Brito Vianna foi o pioneiro em chamar o segmento superior de EFF (esqueleto fixo da face), sendo seu limite o rebordo supraorbital até o plano oclusal maxilomandibular.

CONCEITO DE FRATURA

Conceitualmente, fratura é a solução de continuidade de um ou mais ossos sob a ação de um traumatismo.

CONCEITO DE DISJUNÇÃO

É a ruptura esquelética, segundo as junturas (suturas) ósseas, com ou sem comprometimentos satélites.

A etiologia das fraturas faciais pode ser dividida em dois grupos:

Causas predisponentes

De origem local e geral.

- *Locais:* cistos, osteomielite, infecções periapicais, tumores benignos ou malignos, osteorradionecroses etc.

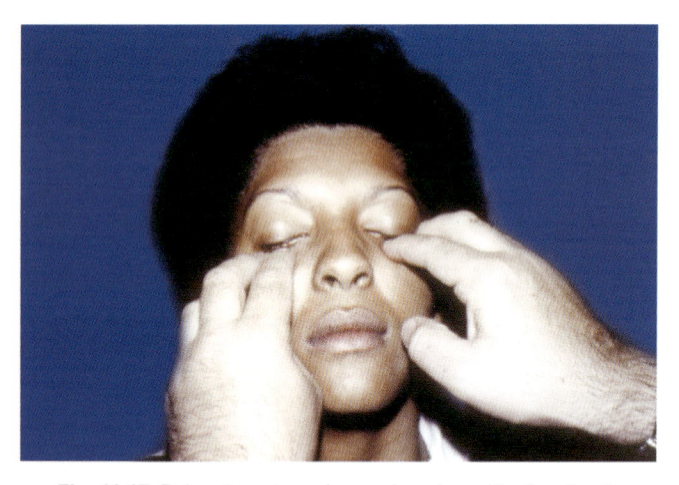

Fig. 11.17 Palpação extraoral pesquisando região do rebordo infraorbitário.

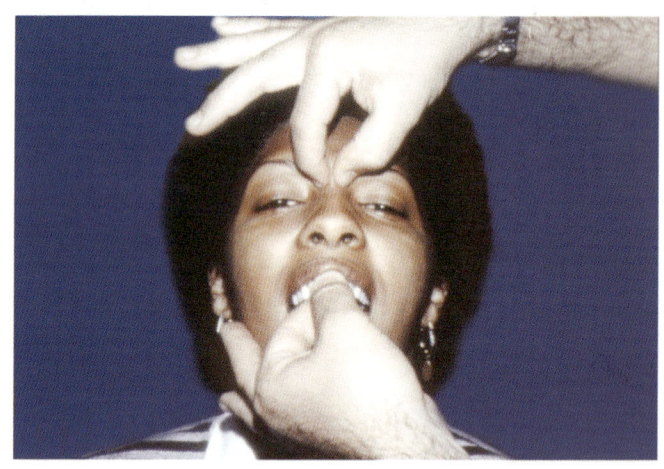

Fig. 11.19 Pesquisa de presença de mobilidade da região da sutura frontonasal.

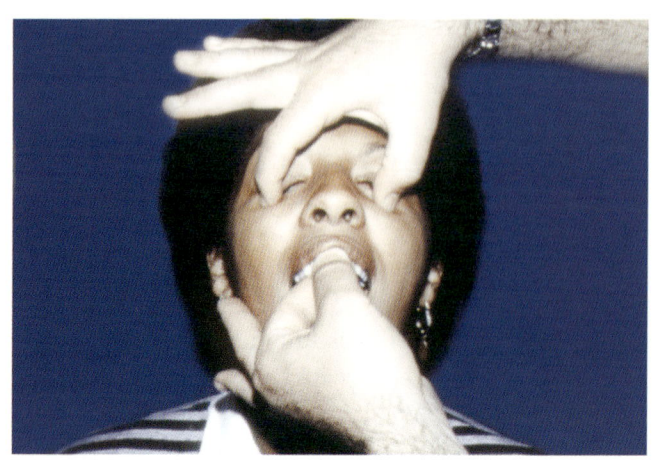

Fig. 11.18 Pesquisa de presença de mobilidade da maxila.

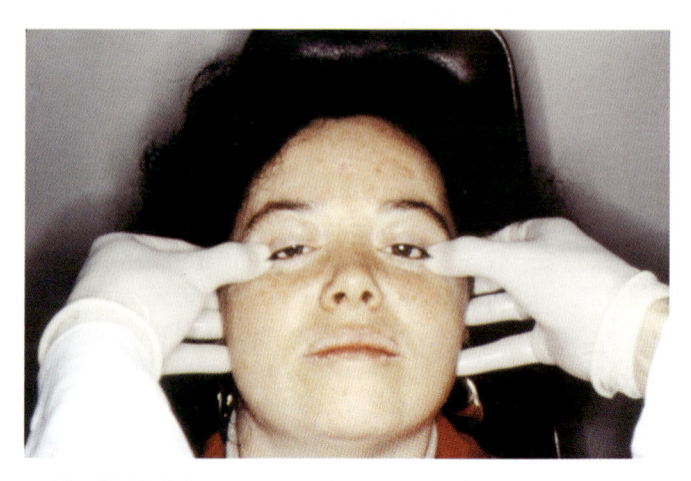

Fig. 11.20 Palpação extraoral criptação da região de sutura do frontozigomático.

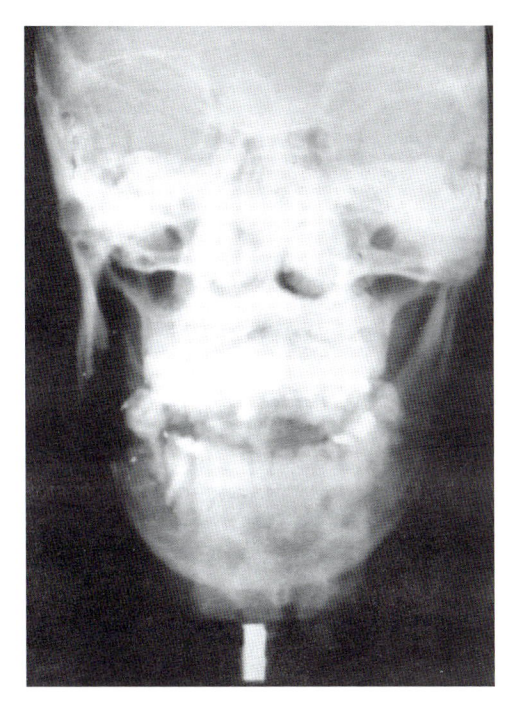

Fig. 11.21 Radiografia PA mostrando fratura de mandíbula por arma de fogo.

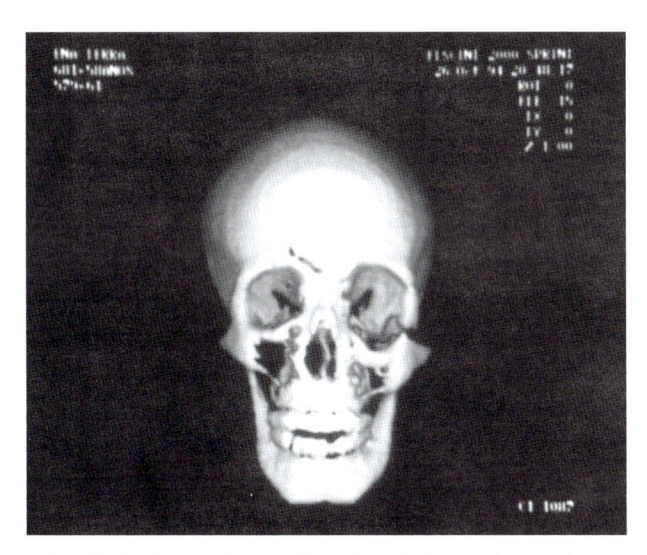

Fig. 11.22 Tomografia em 3D mostrando fratura do complexo malarzigomático envolvendo assoalho de órbita por explosão de panela de pressão.

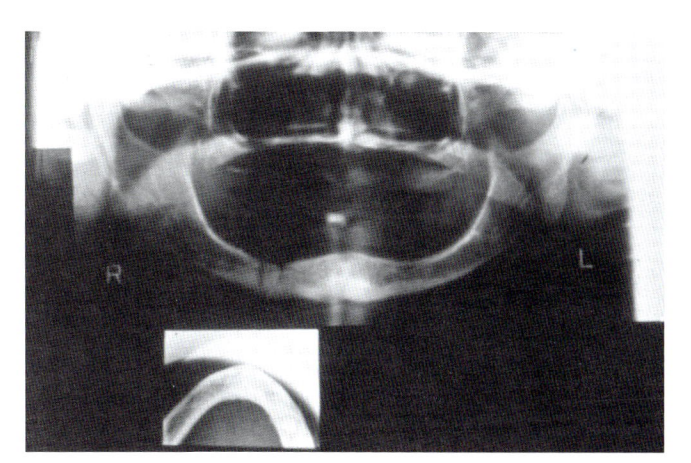

Fig. 11.23 Radiografia mostrando fratura de mandíbula em paciente edêndulo.

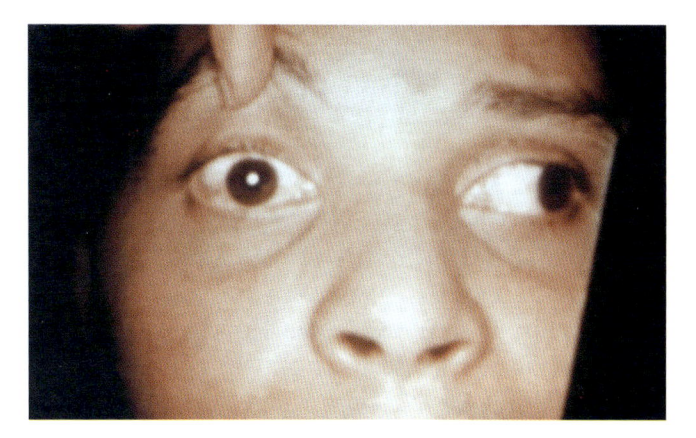

Fig. 11.24 Paciente vítima de fratura de face com presença de oftalmoplegia.

FRATURAS DO ESQUELETO FIXO DA FACE (EFF) OU TERÇO MÉDIO DA FACE

Recomenda-se a leitura complementar no Capítulo 14, Seção VI.

CLASSIFICAÇÃO DAS FRATURAS

a. Quanto ao traço de fraturas, podem ser:
- *Simples:* presença de 1 traço de fratura.
- Múltiplas: presença de 2 ou mais traços de fratura.
- Cominutivas: presença de incontáveis traços de fratura.

b. Quanto à localização:
- *Diretas ou parciais:* fraturas dos processos alveolar, abóbada palatina, processo ascendente, seios maxilares, arco zigomático e ossos nasais.
- *Indiretas ou totais:* são as fraturas de Le Fort, dos tipos I, II e III, a disjunção intermaxilar e as fraturas do osso malar.

- *Gerais:* raquitismo, osteoporose, endocrinopatias, doença de Hodgkin, de Paget, intoxicações ocupacionais, radioatividade, alterações metabólicas do Ca e P.

Causas eficientes

Traumatismos propriamente ditos, acidentais ou cirúrgicos, agindo com intensidade capaz de provocar fraturas diretas ou indiretas.

Cominutivas

Estão condicionadas principalmente aos traumatismos balísticos ou agentes etiológicos de grande intensidade, em que há o chamado *blow in* e *blow out,* ou explosão, havendo comprometimento do assoalho da órbita, que se reduz em muitos fragmentos. Um dos sinais e sintomas mais característicos é a queda do globo ocular atingido, acarretando diplopia.

Enfocar-se-á mais particularmente as fraturas do tipo indiretas ou totais, que são as mais comuns em termos de ocorrência.

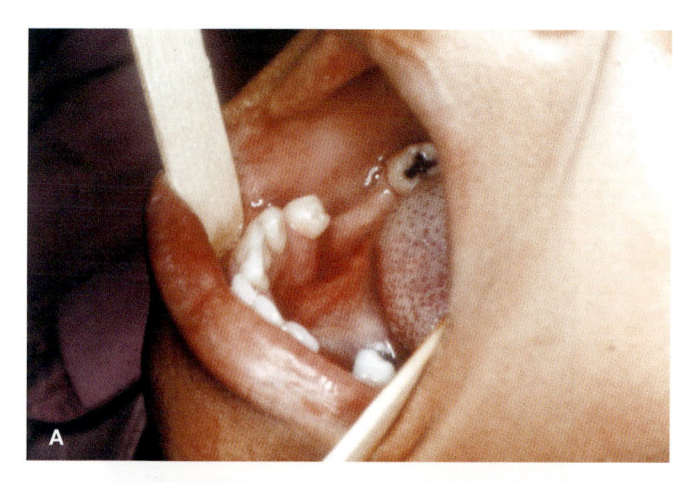

Fratura de Le Fort I, Guérin ou Transversa do Maxilar

As linhas de fratura correm da margem lateral da abertura nasal anterior, passam pela fossa canina, correm pela parede lateral do seio maxilar, prosseguem pela tuberosidade da maxila, indo atingir a fissura pterigomaxilar, fraturando a apófise pterigoide do esfenoide.

Quanto aos sinais e sintomas desse tipo de fratura, encontra-se edema na região do lábio superior. A porção dentoalveolar da maxila está completamente móvel, o paciente geralmente apresenta a boca aberta para fugir da dor em oclusão para acomodar o fragmento ósseo e todos os problemas de ferimentos em tecidos moles.

Verificam-se também desvio da linha mediana da maxila, equimose no sulco vestibular e provável dilaceração de tecidos moles na região. Os dentes superiores apresentam ressonância à percussão.

As fraturas de Le Fort I podem ser unilaterais ou bilaterais.

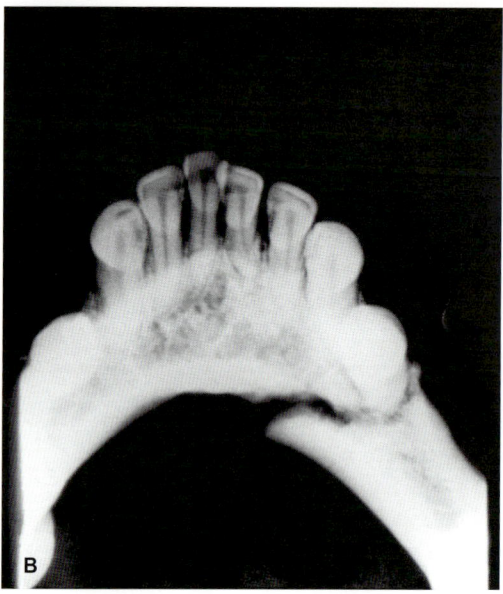

Fratura de Le Fort II, Piramidal, Disjunção Craniofacial Incompleta ou Subzigomática

A linha de fratura ocorre, a partir da linha mediana dos ossos nasais, para baixo, mediante o processo frontal da maxila, através dos ossos lacrimais, para baixo e para frente, lateralmente, atravessando a margem infraorbital, prolongando-se pela parede lateral do seio maxilar, atravessando o arco zigomático pela sutura maxilar, indo fraturar a apófise pterigoide do osso esfenoide.

Quanto aos sinais e sintomas desse tipo de fratura, encontram-se grande área edematosa, tecido macerado, equimose circum-orbital e equimose subconjuntival. Um dos sinais mais evidentes é o alongamento da face, também denominado *horse face*. Há também retroposição dos

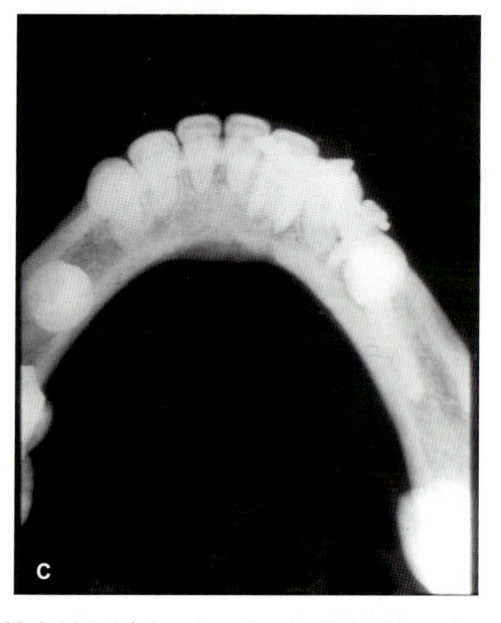

Fig. 11.25 A. Vista infrabucal mostrando sinais clínicos da presença de fratura da região mandibular. **B.** Radiografia oclusal mostrando fratura de mandíbula com desvio dos fragmentos. **C.** Radiografia oclusal mostrando pós-operatório da consolidação óssea de tratamento da fratura de mandíbula.

incisivos superiores, mordida aberta anterior, mobilidade do arco zigomático, diplopia, mobilidade da área piramidal do meio da face, a qual pode ser demonstrada pela palpação bimanual entre o palato e a sutura frontonasal. Geralmente é bilateral.

FRATURA DE LE FORT III, DISJUNÇÃO CRANIOFACIAL COMPLETA OU SUPRAZIGOMÁTICA

Inicia-se próxima à sutura frontonasal, atinge os ossos nasais e lacrimais, corre através da fina lâmina orbitária do etmóide, abaixo e lateralmente para a região mediana da fissura orbital, desce pela região mais posterior da maxila através da fissura pterigomaxilar e fratura a apófise pterigoide do esfenoide.

Quanto aos sinais e sintomas desse tipo de fratura, são encontrados grande edema facial, hematoma periorbital, faces de "guaxinim", deformação nasal, face alongada *horse face* ou cara de prato *dish face*, diplopia, equimose bilateral, equimose subconjuntival bilateral, deslocamento dos ossos nasais, mobilidade dos ossos zigomáticos, mobilidade do esqueleto médio facial, que na inspeção e palpação tem-se a impressão de liberação total da face em relação ao crânio, retroposição dos incisivos superiores, mordida aberta anterior e incapacidade de abrir e fechar a boca. É sempre bilateral.

DISJUNÇÃO INTERMAXILAR

É a separação da maxila ao nível da abóbada palatina. Existe uma linha de fragilidade natural entre os dois processos palatinos dos maxilares, e não raro há um grau variável de fissura da abóbada palatina.

A separação da maxila medianamente provém das lesões em fenda, de cima, no plano sagital, ou ainda por um golpe severo, por baixo da mandíbula.

A linha de separação tende a ser mais ampla na sua parte anterior e, amiúde, termina no bordo superior do palato.

FRATURAS DO COMPLEXO MALAR-ZIGOMÁTICO

Ocorre geralmente a disjunção das suturas maxilomalar, frontomalar e zigomaticomalar (temporal), verificando-se muitas vezes o afundamento do osso malar.

Quanto aos sinais e sintomas, há equimose periorbital pelo travamento do processo coronoide da mandíbula, equimose subconjuntival, estrabismo, diplopia, difi-

culdade para abrir e fechar a boca, presença de degrau à palpação da região que circunda a órbita e diferença de altura dos globos oculares. Pode verificar-se também a existência de rotação dos globos oculares quando a sutura frontomalar for afastada. Recomenda-se como leitura complementar o Capítulo 15, desta seção.

SINAIS E SINTOMAS OBSERVADOS NAS FRATURAS DO EFF

Quanto à fácies

a) *Assimétrica:* geralmente no caso de fraturas unilaterais de Le Fort I.
b) *Alongada:* geralmente nos casos de fraturas de Le Fort II.
c) *Achatada:* geralmente nos casos de fraturas de Le Fort III.
d) Nariz em sela.

Quanto aos dentes

a) Perda da relação central, por deslocamento dos fragmentos.
b) Mordida em dois tempos, em virtude de os fragmentos se acharem em diferentes níveis; pode também ocorrer mordida aberta anterior.
c) Avulsão, luxação e fraturas dentais.
d) Ressonância à percussão (som surdo).

Quanto ao tecido ósseo

a) Mobilidade dos fragmentos.
b) Crepitação, sinal patognomônico de fratura. É a sensação de aspereza, quando duas superfícies irregulares são atritadas entre si. É geralmente perceptível nas fraturas do corpo da mandíbula, ramo ascendente, mais raramente nas fraturas condilianas e, ainda, nas fraturas maxilares.

Quanto aos tecidos moles

a) Depressões.
b) Contusões.
c) Enfisemas.
d) Lacerações.
e) FCC e FLC.

Transtornos nervosos

a) Dor, geralmente aguda, agravada ao menor movimento e que pode ser sentida no local da fratura, por movimento em outra parte da fratura.

b) Anestesia traumática.

c) Parestesia.

d) Perturbações oculares, como diminuição ou perda da visão, diplopia, midríase etc.

Transtornos circulatórios

a) Edema e hematoma.

b) Equimose.

c) Hemorragia.

d) Flictemas gengivais, ou seja, laceração da gengiva frequentemente encontrada no local da fratura, muitas vezes acompanhada de hemorragia profusa.

DIAGNÓSTICO

O diagnóstico é feito fundamentalmente pelo exame clínico coadjuvado pelos exames radiográfico e tomográfico, que nessa região se caracteriza pela dificuldade de leitura, em virtude da profusa sobreposição de imagens. Atualmente é indicada a utilização de ressonância magnética e tomografias em 3-D, obviamente nos serviços que tiverem essas condições. Deverão ser considerados, ao se realizar o exame clínico, os seguintes fatores:

a) Fácies, quanto ao alongamento, ao achatamento e à assimetria.

b) Afundamentos.

c) Diplopia.

d) Parestesia.

e) Movimento dos fragmentos.

f) Oclusão dental.

EXAME RADIOGRÁFICO

Deve ser feito em várias posições e incluir todas as tomadas radiográficas do crânio. Geralmente é difícil demonstrar fraturas maxilares radiograficamente com precisão, mas uma pequena solução de continuidade ou irregularidade no contorno do seio maxilar em rebordo infra-orbitário será frequentemente notada.

Opacificação do seio maxilar por hematossinus também poderá ocorrer.

As tomadas radiográficas indicadas para a região do terço médio da face (EFF) são PA para seios maxilares Water's, Hirtz, PA de face e Towne, perfil para OPN.

Fraturas do arco zigomático serão mais bem diagnosticadas por radiografia vertical da cabeça, Hirtz invertida. Recomenda-se, como leitura complementar, o Capítulo 6, Seção II.

FRATURA 1/3 MÓVEL DA FACE
FRATURAS DE MANDÍBULA

Recomenda-se, como leitura complementar, o Capítulo 13, Seção VI.

A mandíbula é o único segmento ósseo que, à custa de músculos potentíssimos da face – masseter temporal pterigóideos laterais –, contradiz a natureza, fazendo com que a boca esteja permanentemente procurando manter-se fechada.

CLASSIFICAÇÃO

Quanto ao meio exterior

As fraturas podem ser expostas, não expostas ou fechadas. Esses termos se relacionam à condição de o foco de fratura se comunicar ou não com o meio exterior.

Quanto ao traço

a) *Parciais:* fraturas do processo coronoide e do rebordo alveolar, que, por si só, não interrompem a solução de continuidade da mandíbula.

b) *Totais:* podem ser *simples*, *múltiplas* e *cominutivas*. As simples apresentam um plano de fratura e as múltiplas, dois ou mais planos de fraturas bem definidos. As cominutivas possuem vários fragmentos, muito comuns nas fraturas originárias por ferimentos por arma de fogo (FAF).

c) *Incompletas:* são aquelas que não interrompem a solução de continuidade. São chamadas, na prática, de "fraturas em galho verde" e estão muito mais relacionadas com as crianças que com os adultos.

Quanto ao mecanismo

Podem ser diretas e indiretas. As diretas ocorrem no ponto de incidência do agente traumático e as indiretas, à distância do ponto de incidência do agente traumático; por exemplo, a incidência ocorre na região anterior da mandíbula e essa fratura ocorre na região do côndilo (cabeça de mandíbula) ou ângulo da mandíbula.

EXAME CLÍNICO SINTOMATOLÓGICO

Informações complementares no Capítulo 13, Seção VI.

Grupo anterior

a) *Medianas:* podem ocorrer com ou sem desvio e com ou sem perda de substância. Uma fratura terá perda de substância quando o agente traumático for suficientemente forte e comprometer a substância óssea, a qual necessitará ser retirada. Com relação ao desvio, o que se deseja conhecer é por que ele ocorre. Os desvios ocorrem em função das inserções e da tração muscular. Assim sendo, é bom lembrar que o músculo milióideo traciona para baixo e para a linha mediana, o masseter eleva a mandíbula e os músculos pterigóideos tracionam para o lado. Se ocorrer fratura que favoreça o desvio (deslizamento de um fragmento sobre o outro), haverá uma fratura favorável ao desvio. O masseter, por ser mais potente, leva para cima e para dentro o fragmento posterior, e o milióideo traciona para baixo e para o lado, em função da sua direção de tração, o fragmento anterior. Um exemplo seria uma fratura mediana, sem perda de substância e sem desvio: nada praticamente ocorre sob o ponto de vista clínico. Caso se observe intraoralmente, não se visualizarão grandes discrepâncias no nivelamento à altura da borda incisal, isso em virtude das forças de tração do milióideo. Assim sendo, quer seja mediana, paramediana ou outro local, para verificar a presença de fratura é necessário realizar um exame de palpação para constatar a mobilidade dos fragmentos. Por outro lado, nas fraturas medianas ou paramedianas em que ocorre favorabilidade ao desvio, ou seja, o plano de fratura é inclinado, é biselado, de tal forma que possa ocorrer um deslizamento dos fragmentos, observar-se-á clinicamente uma diminuição do diâmetro transversal da mandíbula, o que na realidade ocorre, e não haverá intercuspidação normal tanto no lado direito como no esquerdo; os dentes inferiores estarão mais para dentro em relação aos dentes superiores.

b) *Paramedianas:* podem ser uni e bilaterais. Quando é unilateral, poderá ser com ou sem cavalgamento (com ou sem desvio). A seguir será citado um caso de fratura paramediana bilateral. Antes, porém, devem ser lembradas as inserções musculares dos músculos genioióideo e do genioglosso. Isso é muito importante sob o ponto de vista de urgência em traumatologia, apenas para se ter uma noção do comprometimento sob o ponto de vista respiratório. Imagine uma mandíbula com uma fratura paramediana bilateral, na qual surja um fragmento intermediário. Ora, se o genioglosso e o genioióideo, mais o ventre anterior do digástrico tendem a tracionar esse fragmento intermediário para trás, conforme o biselamento que a fratura apresenta, poderá haver dois aspectos clínicos: a vestibularização do fragmento intermediário, porque houve tração inferior, e a movimentação da língua para trás, em virtude da inserção do genioglosso – o paciente terá obstrução das vias aéreas e, consequentemente, sua sobrevida comprometida.

Grupo lateral

Compreende o estudo da região do corpo e do ângulo da mandíbula. Um plano de fratura de baixo para cima e de trás para a frente condiciona um tipo de desvio, enquanto um plano de fratura de cima para baixo e de trás para a frente condiciona uma coaptação natural dos fragmentos. Isso é importante sob o ponto de vista do tratamento. Imagine uma fratura favorável ao desvio na região do corpo ou do ângulo: o masseter tende a levar o fragmento posterior para cima e clinicamente se observarão prematuridade de contato nos dentes posteriores e a presença de mordida aberta anterior. Isso é chamado de "mordida em dois tempos". A mordida aberta anterior caracteriza ou pode caracterizar uma fratura na região do ângulo. Se, contudo, ocorrer uma fratura que seja desfavorável ao desvio, clinicamente não se observa a "mordida em dois tempos".

Grupo posterior

Compreende a região do ramo, do côndilo e do processo coronóide. As inserções dos músculos pterigóideos externo e interno e de uma parte do masseter vão condicionar, principalmente, os pterigóideos externos, o desvio que a cabeça da mandíbula irá sofrer perante uma fratura de colo do côndilo. Em relação às fraturas do processo coronoide, há que se considerar apenas um músculo, o temporal, que aí se insere. Em uma fratura total do processo coronoide, haveria uma tendência de ele subir e se projetar para trás em virtude da tração exercida pelo músculo temporal. As fraturas do colo de côndilo (cabeça de mandíbula) ou subcondilianas são as que podem apresentar maiores complicações. Podem ser uni ou bilaterais. A posição que a cabeça da mandíbula pode assumir relaciona-se com inserção muscular, direção do agente traumático e sua intensidade. Se um indivíduo sofrer um pequeno impacto na região do mento que provoque uma fratura do colo e essa fratura não for suficientemente grande em função do agente traumático para condicionar um grande desvio, na região da fratura surgirá um edemaciamento externo. Mas, se o impacto for muito grande, tenderá a levar a cabeça da mandíbula para cima, de encontro à cavidade glenoide. Podem ocorrer duas situações: o côndilo perfura a cavidade glenóide e penetra no neurocrânio, provocando problemas neurológicos gravíssimos, ou então haverá fratura na região do colo, condicionando o posicionamento da cabeça da mandíbula, que pode ser para dentro ou para fora, para trás ou para a frente.

A posição da cabeça da mandíbula dependerá da tração exercida pelo pterigóideo externo, e o paciente apresentará os seguintes sinais: *limitação funcional* – o paciente não consegue abrir a boca convenientemente, quer por interferência dos fragmentos, quer por otalgia; *desvio de linha mediana* – no movimento de abertura e fechamento da boca; *edema* – na região onde esteja ocorrendo a fratura ou em função do agente traumático. O sinal mais importante de fratura de colo de côndilo é a prematuridade de contato dos dentes posteriores e a mordida aberta anterior. Apesar dos sinais clínicos, o exame deve ser complementado por radiografia.

EXAME FÍSICO COM PRESENÇA DE FRATURA DA MANDÍBULA

Inicialmente, com referência aos dentes, nota-se perda da relação central, mordida em dois tempos, avulsão, luxação e ressonância à percussão. A ressonância à percussão é diferente no dente que está no foco de fratura daquele que se encontra a distância. Sob o ponto de vista de tecidos moles, podem ocorrer contusões, feridas e enfisemas. Em relação ao tecido ósseo, sob o ponto de vista de inspeção, notar-se-ão mobilidade, crepitação e desvios. A crepitação às vezes não deve ser provocada, para não haver o risco de lesão do feixe vasculonervoso que pode estar presente, parcialmente lesado, e nessa manobra ser totalmente lesado. Alguns autores costumam denominar a mobilidade e a crepitação de sinais patognomônicos de uma fratura. O exame à palpação de fraturas do grupo anterior é feito com os dedos indicadores apoiados nas superfícies incisais e os polegares na região do mento. Para o grupo lateral, pode-se apalpar externamente. A presença dos degraus será pesquisada percorrendo-se a borda da mandíbula com o dedo polegar ou indicador.

Os sintomas são marcantes e, com exceção das fraturas do ramo ascendente, o diagnóstico é imediato, na base de um articulado anormal.

Nas fraturas do ramo ascendente, poderão ocorrer inabilidade para fechar a boca, sialorréia, edema e equimose.

Nas fraturas do ângulo, também pode se apresentar o trismo, pelo comprometimento do masseter ou do pterigóideo interno.

Nas fraturas bicondilianas com desvio, os dentes anteriores não se encontram, apresentando o paciente a clássica aparência do *mordex apertus*.

Na inspeção, podem ser notadas:

a) Perda da relação central.
b) Mordida em dois tempos.
c) Avulsões e luxações dentais.
d) Ressonância dental à percussão (som surdo).

e) Lesões de tecido mole, como depressões, contusões, enfisemas, feridas, hematomas etc.
f) Lesões ósseas, como mobilidade, crepitação e desvio.

EXAME RADIOGRÁFICO

a) *Radiografia lateral em 45° direita e esquerda:* detecta fraturas do ramo ascendente, do ângulo e do corpo da mandíbula.
b) *Radiografia em projeção póstero-anterior (PA):* revelará qualquer deslocamento lateral ou mediano de qualquer tipo de fratura mandibular.
c) *Radiografia oclusal intraoral:* para demonstração de desvios no sentido horizontal, desde que as condições do paciente permitam a tirada de tal tipo radiográfico.
d) TOWNE.
e) As tomografias estão indicadas como meios auxiliares diagnósticos.

Recomenda-se, como leitura complementar o Capítulo 6, Seção II.

BIBLIOGRAFIA

Andreasen JO, Andreasen FM. *Essentials of Traumatic Injuries of the Teeth.* Copenhagen, Munksgaard, 1990.
_____. *Textbook and Color Atlas of Traumatic Injuries of the Teeth.* Copenhagen: Munksgaard, 1994.
Archer WH. *Oral and Maxillofacial Surgery.* Philadelphia: Saunders, 1973.
Barros JJ. *Princípios de Cirurgia Odontológica e Bucomaxilo.* São Paulo: Artes Médicas, 1979.
Barros JJ, Souza LCM. *Traumatismo Bucomaxilofacial.* 2. ed. São Paulo: Roca, 2000.
Basrani E, Colabe DNR, Colabe GPR. *Endodoncia y traumatologia.* Buenos Aires: Editorial Científica Interamericana, 1994.
Carvalho I. *Politraumatizado. Considerações acerca do diagnóstico e conduta terapêutica.* São Paulo: Procinex, 1962.
Charles C, Donald BO. *Maxillofacial trauma.* Philadelphia: Lea & Febiger, 1988.
David DJ, Simpson DA. *Craniomaxillofacial Trauma.* London: Churchill Livinstone, 1994.
Dingman RO, Nativig P, Levanon, Y. *Cirurgia das Fraturas Faciais.* São Paulo: Santos Junior, 1983.
Douglas DM. *Wound healing and management a monograph for surgeons.* Edinburgh: Livingstone, 1963.
Emshoff R, Schoning H, Rothler G, Waldhart E. Trends in the incidence and cause of sport-related mandibular fractures: a retrospective analysis. *J Oral Maxillofac Surg,* 1997; 55(6):585-92.
Fonseca RJ, Walker RV. *Oral and Maxillofacial Trauma I-II.* Philadelphia: Saunders, 1991.
Fonseca RJ. *Oral and maxillofacial surgery.* Philadelphia: WB Saunders, Vol. 2. 2000.
Graziani M. *Cirurgia Bucomaxilofacial.* Rio de Janeiro: Guanabara Koogan, 1986.
Haug RH. Selecting the appropriate setting for management of maxillofacial trauma. *J Oral Maxillofac Surg,* 1999; 57(8):983-9.

Hausamen JE. The scientific development of maxillofacial surgery in the 20th century and an outlook into the future. *J Craniomaxillofac Surg,* 2001; *29*(1):2-21.

Hohlrieder M, Hinterhoelzl J, Ulmer H, Lang C, Hackl W, Kampfl A, Benzer A, Schmutzhard E, Gassner R. Traumatic intracranial hemorrhages in facial fracture patients: review of 2,195 patients. *Intensive Care Med,* 2003; *29*(7):1095-100. Epub 2003; 24.

Jorge WA. As urgências em traumatologia bucomaxilofacial. In: Erasmo Magalhães Castro Tolosa e cols. *Manual de Cirurgia do Hospital Universitário da USP. Diagnóstico e Tratamento.* São Paulo: Atheneu, 2002: 337-61.

_____, Campanella E. Propedêutiuca das fraturas de rebordo alveolar. *RGO,* 1996; *34*(2):135-40.

_____, Cabezas NT. Diagnóstico e tratamento das fraturas do complexo malar-zigomático. *Revista Médica do Hospital Universitário – USP,* 1991; *I*(1):62-6.

_____, Amarrias em fraturas mandibulares. *Revista APCD* 1982; *36*(3):352-9.

_____, Complicações das fraturas mandibulares. *RGO* 1989; *37*(4):274-8.

_____, Dentes envolvidos em traço de fratura sem prognóstico. *Revista Paulista de Odontologia* 1990; *XII*(2):30-5.

_____, Traumas do osso malar. *Revista Brasileira Cirurgia Prot. e Traumatologia Bucomaxilofacial* 1983; *I*(1):15-21.

_____, Tratamento ortopédico funcional das fraturas de côndilo mandibulares em crianças. *Relato de casos. Revista RPG da Faculdade de Odontologia – USP.* 1995; *2*(4):224-30.

_____, Urgências bucomaxilofacial no Hospital Universitário: análise dos últimos 5 anos. *Revista Médica do Hospital Universitário – USP,* 1994; *4*(1/2):69-72.

_____, Estudo clínico das fraturas mandibulares. *Revista Instituto Ciências Saúde.* Edição Ago 1991. 1989; *7*(2):13-8.

Jorge WA, Gouveia MM. Correção cirúrgica de consolidação viciosa de fratura de mandíbula. *Revista Instituto Ciências Saúde.* Edição Ago, 1991. 1989; *7*(2):19-23.

Kirkaldi WWH, Wood AM. Principles of the treatment of trauma. Edinburgh: Livingstone. 1962.

Kruger E, Schilli W. Oral and maxillofacial traumatology I-II. Chicago: Quintessence. 1986.

Kruger GO. Cirurgia bucomaxilofacial. Buenos Aires: Mundi. 5 ed. 1982.

Le BT, Holmgren EP, Holmes JD, Ueeck BA, Dierks EJ. Referral patterns for the treatment of facial trauma in teaching hospitals in the United States. *J Oral Maxillofa Surg,* 2003; *61*(7):857.

Manson PN. Progress toward an international journal of craniomaxillofacial trauma. *J Craniomaxillofac Trauma,* 1999; *5*(4):5.

Mead SV. *Oral Surgery.* Saint Louis. Mosby. 4ª ed. 1954.

Nardi P, Acocella A, Acocella G. [Sequelae of zygomatic-orbito-maxillary fractures. Report of 70 cases and review of literature] *Minerva Stomatol,* 2003; *52*(6):261-6.

Nicholoff TJ Jr, Del Castillo CB, Velmonte MX. Reconstructive surgery for complex midface trauma using titanium miniplates: Le Fort I fracture of the maxilla, zygomatico-maxillary complex fracture and nasomaxillary complex fracture, resulitng from a motor vehicle accident. *J Philipp Dent Assoc* 1998/1999; *50*(3):5-13.

Peterson LJ, Ellis E, Hupp JR, Tucker MR. *Contemporary Oral and Maxillofacial Surgery.* Missouri: Mosby, 1993.

Rowe J, Willians JL. *Maxillofacial Injuries I-II.* London: Churchill Livingstone. 1994.

Shires GT. *Care of the trauma patient.* New York: Blakiston Divison, 1966.

Stocchetti N, Canavesi K, Longhi L, Magnoni S, Protti A, Pagan F, Colombo A. [How to quantify the severity of brain injury during intensive care after adult head trauma] *Minerva Anestesiol.* 2003; *69*(4):232-6.

Topazian RG, Goldberg MH. *Infecções Maxilofaciais e Orais.* São Paulo: Santos, 1997.

Wade PA. *Surgical treatment of trauma.* New York: Grune & Stratton, 1901.

Traumatismo Dentoalveolar

Márcia Maria de Gouveia • Waldyr Antônio Jorge

Entre as lesões traumáticas faciais, as dentoalveolares são as mais comuns, englobando desde as fraturas coronárias e radiculares, passando pelas alterações da posição dental, até as fraturas complexas do osso alveolar e lesões de partes moles correlatas.

As lesões mais frequentes ocorrem na pré-maxila, tendo como etiologia precípua as quedas acidentais, as atividades esportivas, as agressões e os acidentes de trânsito (automobilísticos, motociclísticos e atropelamentos), que variam de incidência em função da faixa etária com a qual se trabalha. Além desses mencionados, pacientes que sofrem crises convulsivas tônico-clônicas, qualquer que seja o distúrbio neurológico, fazem parte de um grupo de risco, assim como indivíduos portadores de protrusão maxilar.

ETIOLOGIA E PREVALÊNCIA

As lesões dentoalveolares, antes do primeiro ano de vida, são raras em função da resistência do osso alveolar e do pequeno comprimento dos elementos dentais, além da espessa camada de tecido adiposo facial e da maior projeção do osso frontal em relação à face. À medida que a criança aprende a dar os primeiros passos, maior é a sua suscetibilidade ao trauma, pelas quedas constantes, pois entre 1 e 4 anos de idade a criança não tem o senso do medo e do perigo aguçado para sua proteção, bem como equilíbrio e reflexos neuromusculares desenvolvidos. A agressão infantil também está relacionada como agente etiológico em crianças menores de 3 anos de idade.

Na vida escolar, com o aumento das atividades físicas e da sua complexidade, a incidência ganha outros fatores etiológicos, em que a bicicleta e os brinquedos dos *playgrounds* assumem a liderança etiológica. O atropelamento também contribui para o aumento da casuística.

Na adolescência, a atividade esportiva é a maior responsável por lesões dentoalveolares, sendo sobrepujada pelos acidentes de trânsito já na fase juvenil, principalmente os acidentes automobilísticos e motociclísticos (Fig. 12.1). A agressividade entre os jovens, com traumas frontais diretos, também corrobora para o aumento da incidência nessa faixa etária.

Existem indivíduos que são classificados como pertencentes a um grupo de risco, propensos a sofrerem lesões maxilofaciais. Entre eles, incluem-se os indivíduos portadores de deficiências severas motoras e mentais, pacientes epiléticos, toxicômanos, alcoólatras e aqueles portadores de classes I e II de Angle que possuem protrusão de maxila e incompetência labial.

Iatrogenia proveniente de manobras de intubação endotraqueal também é causa relativamente comum no trauma dentoalveolar.

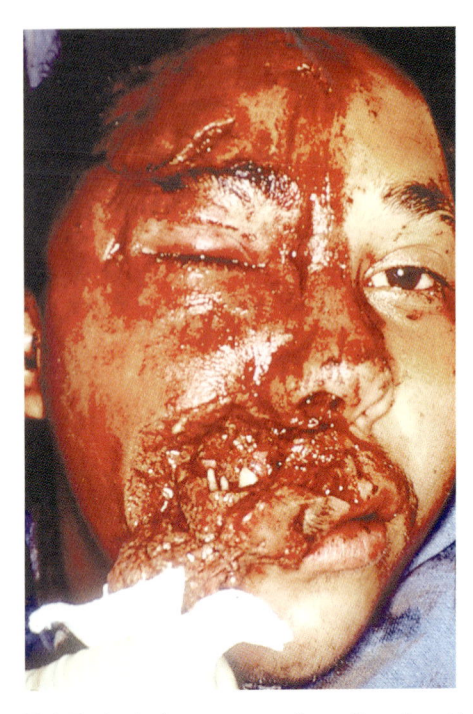

Fig. 12.1 Paciente do sexo masculino, vítima de acidente automobilístico com politrauma facial severo.

Quanto à prevalência, de um modo geral, é bastante elevada. Entretanto, em função do grau da lesão, muitos dos traumas dentoalveolares são atendidos em centros ambulatoriais ou clínicas particulares, não existindo um centro de referência ou centros especializados para tal, o que leva a um levantamento estatístico não representativo.

Quanto ao sexo, existe uma discreta prevalência do masculino, em virtude das atividades mais agressivas em geral, a que esse grupo está sujeito.

EXAME CLÍNICO E DIAGNÓSTICO DAS LESÕES DENTOALVEOLARES

A anamnese deve ser concisa e objetiva, a fim de que o diagnóstico seja rápido, definida uma conduta terapêutica em menor tempo possível, uma vez que ele é um fator preponderante na determinação do prognóstico.

A história do trauma pode revelar a natureza da lesão e alterações na oclusão normal do paciente, e também o reconhecimento prévio de alterações funcionais oclusais existentes antes do trauma, como mordida aberta, sobremordida, mordida cruzada e outros distúrbios oclusais. O tipo de trauma pode orientar, no exame clínico, quanto à possibilidade da presença de trauma cranioencefálico ou lesões associadas. O local em que ocorreu o acidente pode orientar quanto à instituição da profilaxia do tétano e/ou antibioticoterapia. O intervalo de tempo entre o

acidente e o pronto-atendimento influencia sobremodo o prognóstico.

Um exame clínico minucioso dos tecidos craniomaxilofaciais, após lavagem de toda a área, deve ser realizado, mediante a inspeção e palpação, objetivando a avaliação da gravidade e extensão das lesões, além de procurar coibir qualquer processo hemorrágico presente, dentro das orientações das manobras de primeiros socorros (Fig. 12.2).

A seguir, com igual minúcia, os tegumentos faciais e orais devem ser examinados, buscando lacerações, ferimentos, abrasões, equimoses, hematomas e porções hemorrágicas, além da observância de corpos estranhos (fragmentos dentários, espículas ósseas, restos de lama asfáltica, folhas, fragmentos de árvores e plantas) que possam estar imersos ou não nas feridas (Fig. 12.3).

Com respeito à inspeção das estruturas dentais, devem ser observados fraturas coronárias, perda de substância, exposição pulpar, coloração da coroa dentária, aspectos

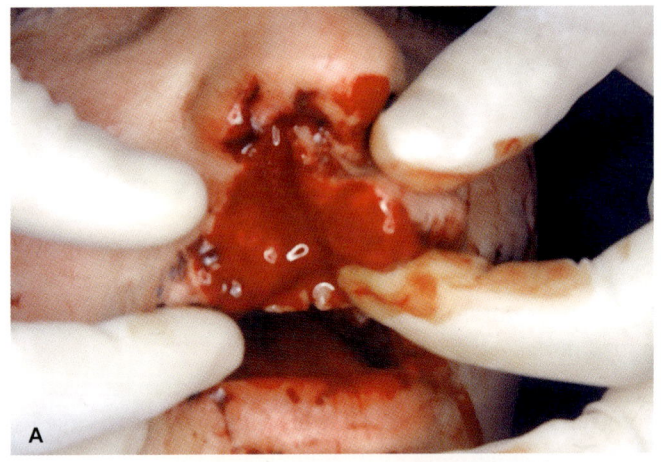

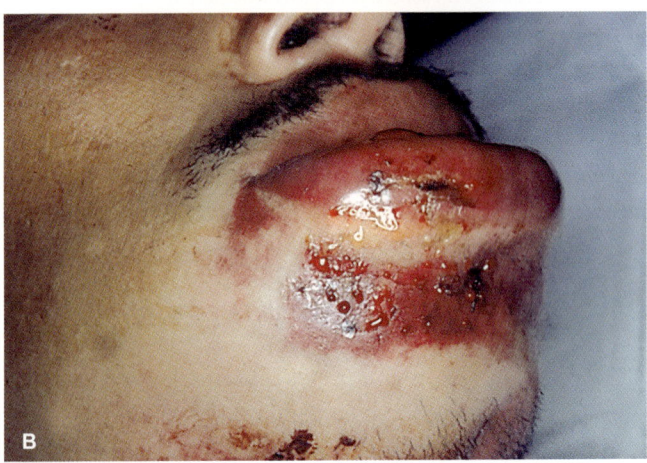

Fig. 12.2 A. Avaliação da extensão e da gravidade das lesões faciais e das estruturas envolvidas (comprometimento da região labiogeniana, lado direito, com exposição do arco dental maxilar) em adulto do sexo feminino, vítima de acidente automobilístico. **B.** Aspecto clínico após trauma imediato, mostrando hematoma e edema severo na região mentolabial.

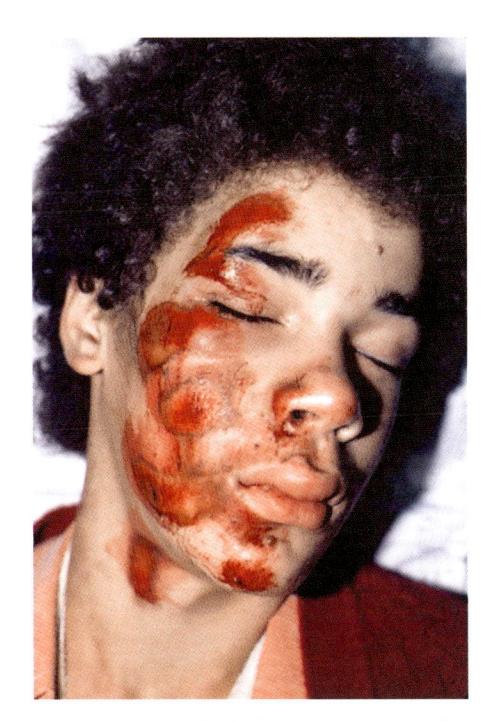

Fig. 12.3 Aspecto facial, pós-limpeza e remoção de corpos estranhos. Presença de severa escoriação facial.

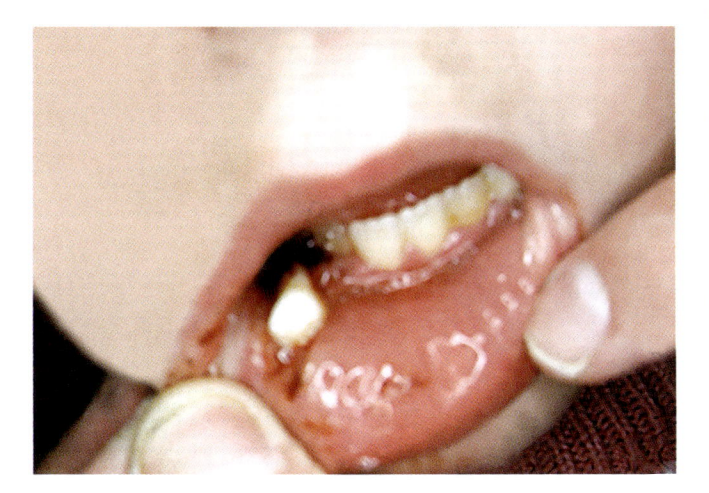

Fig. 12.4 Fragmento dentário, implantado em labio inferior, pós-trauma em adolescente, sexo feminino, que resultou de fratura dental e imersão dos fragmentos na mucosa bucal.

oclusais, alinhamento dental com seu alvéolo, deslocamento e avulsões, assim como a suspeita de aspiração e/ou deglutição de algum fragmento ou elemento dentário, quando a sua localização não for determinada. Após essa inspeção detalhada, a palpação se faz necessária na avaliação da presença de corpos estranhos no interior das feridas ou na orofaringe, da estabilidade dos dentes e estruturas ósseas alveolares e maxilofaciais (Fig. 12.4).

Cabe salientar a preocupação em relação aos elementos dentais não encontrados, em função do risco de aspiração, deglutição ou o seu deslocamento para o interior

dos tecidos labiais, do mento, do assoalho bucal, do pescoço, da cavidade nasal ou do seio maxilar, o que torna imprescindível a tomada de radiografias para a face, o pescoço, o tórax e o abdome, descartando a presença de corpos estranhos em alguma dessas áreas.

A alteração da coloração dental, embora nem sempre presente, indica alteração da vitalidade pulpar.

A manobra da percussão também é recurso diagnóstico efetivo, uma vez que, sendo reagente, sugere lesões do ligamento periodontal, tanto pela sintomatologia dolorosa como pelo som produzido, podendo indicar subluxação ou extrusão parcial.

Quanto ao teste de vitalidade pulpar, sua aplicação imediata ao trauma é controversa, pois tem como princípio a condução do estímulo aos receptores sensoriais pulpares e seu registro neles. Nessas condições, as respostas esperadas serão escassas e pouco confiáveis.

O exame radiográfico é importante na avaliação do estágio de formação radicular, do deslocamento quantitativo do dente, da presença de fratura radicular, da presença de fratura alveolar, da condição de espaço periodontal, da extensão do traço de fratura ao processo alveolar e aos ossos maxilares. Em geral, uma incidência oclusal e três incidências periapicais, a fim de se visualizar e localizar tridimensionalmente o traço de fratura, são suficientes. O exame radiográfico também é importante na localização de corpos estranhos no interior dos tecidos moles orofaciais. Tomadas radiográficas extraorais podem ser recurso diagnóstico importante na confirmação da hipótese de fratura dos ossos maxilares ou quando há suspeita de aspiração, deglutição ou deslocamento dentário para os espaços anatômicos (como seio maxilar, fossa nasal), para a sua localização.

CLASSIFICAÇÃO E DIAGNÓSTICO

O trauma dentoalveolar pode produzir lesões sobre os tecidos mucogengival, periodontal e do osso alveolar. Vamos nos ater à classificação e ao diagnóstico dos dois últimos, de acordo com a classificação prescrita por Andreasen 1981.

1. *Concussão:* lesão menor do ligamento periodontal, por impacto frontal de pequena a média intensidade, sem ocasionar mobilidade ou deslocamento dental, com sensibilidade dolorosa à percussão e à mastigação, resultante de hemorragia e edema no espaço periodontal. Clinicamente, o dente permanece no alvéolo, uma vez que não houve lesão das fibras ligamentares e não existe hemorragia no sulco gengival. O feixe vasculonervoso se mantém íntegro.

2. *Subluxação:* também um quadro de lesão menor do ligamento periodontal, de maior impacto, ocasionando mobilidade dental, sem deslocamento de seu alvéolo, por ruptura de algumas fibras ligamentares e ligeira hemorragia do sulco gengival (Fig. 12.5).

3. *Luxação intrusiva:* deslocamento dental para o interior do alvéolo, resultante de impacto axial, acompanhado de cominuição alveolar e extensos danos ao feixe vasculonervoso e ao ligamento periodontal. Há perda de mobilidade, de sensibilidade e o elemento dental encontra-se em infraoclusão. A percussão é recurso diagnóstico importante, principalmente nos pacientes entre 5 e 8 anos de idade, uma vez que a infraoclusão, clinicamente, assemelha-se às fases iniciais de erupção dental, reproduzindo um som metálico alto e seco, diferente do som surdo na erupção.

4. *Luxação extrusiva:* desarticulação parcial dental de seu alvéolo, resultante de forças oblíquas, com este sendo mantido por algumas fibras gengivais. Há ruptura do feixe vasculonervoso, resultando em percussão assintomática e de som oco, pelo aumento do espaço periodontal.

5. *Luxação lateral:* deslocamento ântero-posterior da coroa dental e consequente deslocamento póstero-anterior do ápice radicular, por impacto horizontal sobre a coroa dental, levando à fratura das paredes alveolares e à laceração da mucosa gengival adjacente. Clinicamente, o dente encontra-se impactado em nova posição, com zonas de compressão e ruptura do ligamento periodontal, além da ruptura do feixe vasculonervoso. A percussão produz, também, som metálico agudo (Figs. 12.7 e 12.8).

6. *Avulsão:* exarticulação dental do seu alvéolo, resultado de impactos horizontais de pequena intensidade, asso-

ciados a predisposições anatômicas como rizogênese incompleta e periodonto bastante resiliente, frequentes na dentição jovem (7 a 10 anos de idade) (Fig. 12.6).

Sobre o processo alveolar, as lesões podem ser do tipo:

• *Cominutiva:* por compressão ou alargamento, envolvendo as luxações lateral e intrusiva, respectivamente;
• *Fratura da parede alveolar:* relacionada ao deslocamento de um ou mais elementos dentais;
• *Fratura do processo alveolar:* com ou sem o envolvimento do alvéolo propriamente dito (Fig. 12.9);
• *Fratura da mandíbula e da maxila:* em que o trauma extrapola os limites de resistência do processo alveolar, comprometendo outras estruturas.

LESÕES NA DENTIÇÃO DECÍDUA

A dentição decídua está sujeira a todos os traumas dentoalveolares, geralmente levando à luxação dental, em

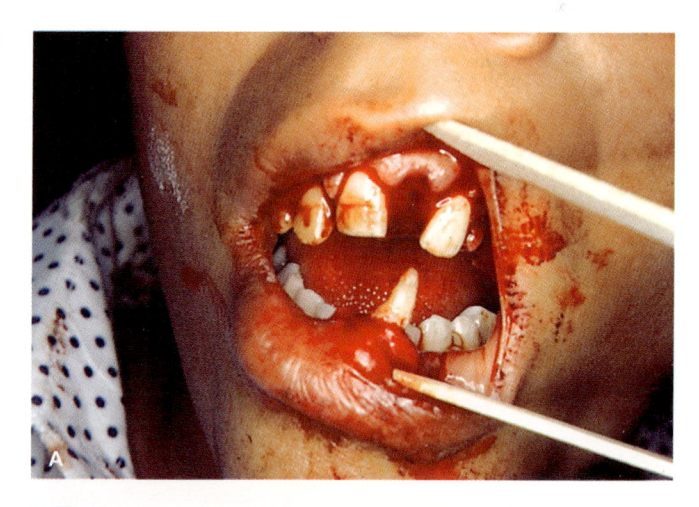

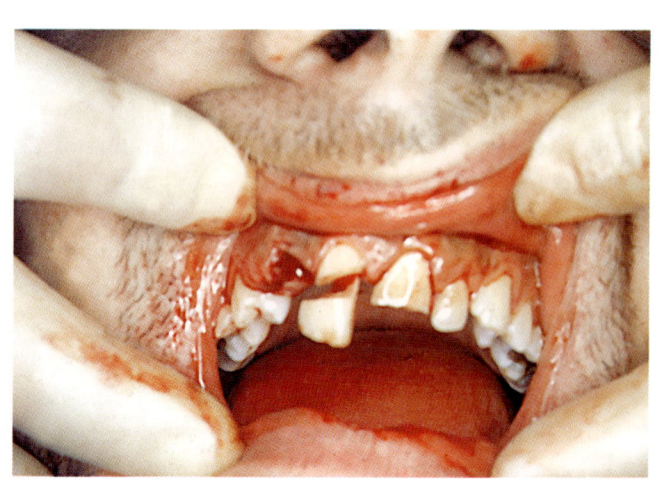

Fig. 12.5 Fratura de dente, região da coroa dental com raiz e região apical permanecendo no alvéolo.

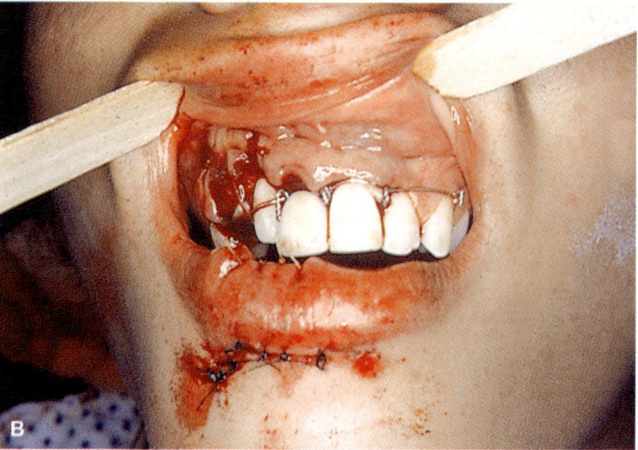

Fig. 12.6 A. Luxação extrusiva com implantação dental em mucosa labial. **B.** Imagem de dente reimplantado com imobilização com amarria tipo Ivy e sutura extraoral (em região infralabial).

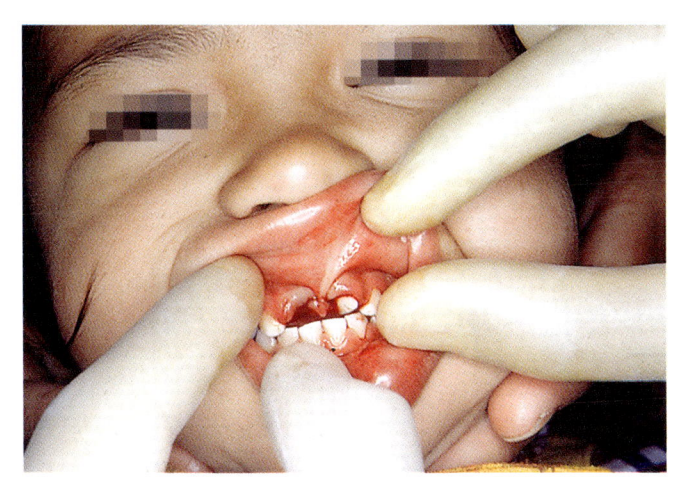 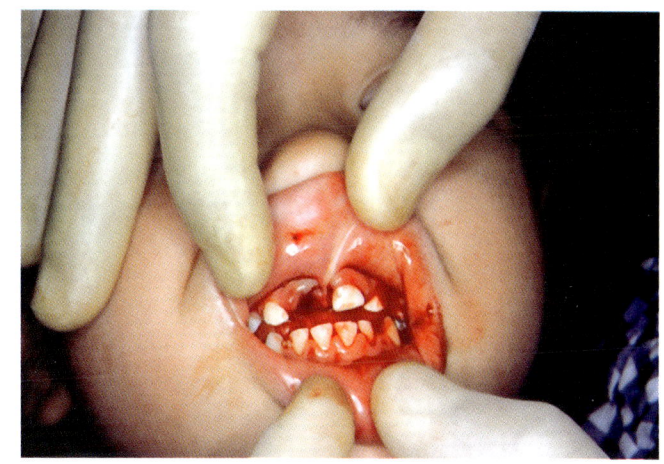

Fig. 12.7 e **12.8** Avulsão de decíduo (incisivo central direito) e luxação mais giroversão de incisivo central esquerdo e pós-redução em posição.

função da resiliência do tecido ósseo que circunda os dentes decíduos.

A proposta terapêutica sempre deve visar à manutenção da saúde da dentição permanente. Em razão da proximidade das estruturas, o impacto agudo pode ser transmitido ao germe em desenvolvimento, pelo deslocamento do decíduo, podendo ocasionar deslocamento desse germe, assim como lesão em qualquer estrutura sua que esteja desenvolvendo-se. Além disso, a luxação intrusiva do decíduo, por si só, pode levar à infecção dos tecidos internos, até mesmo do germe, em função da má higienização da coroa dentária. As sequelas aos germes e, consequentemente, aos dentes permanentes são imprevisíveis.

Os exames clínico e radiográfico são importantes na definição do grau de lesão causado aos folículos pelo deslocamento dos decíduos. De um modo geral, a luxação intrusiva é a lesão que requer maior acuidade técnica diagnóstica.

Radiograficamente, duas condições devem ser avaliadas: a dimensão radiográfica do decíduo intruído e a orientação simétrica dos folículos dentários. Quanto à primeira condição, se um folículo é invadido pelo decíduo deslocado, significa que ele se afastou da fonte de radiação e terá imagem alongada. Do contrário, se a intrusão é vestibular ao folículo, portanto mais próxima da fonte de radiação, então sua imagem será reduzida. Na segunda condição, se o folículo foi deslocado, a distância entre a borda incisal e o início da mineralização do germe será menor que aquela do germe homólogo.

Nas concussões e subluxações, a conduta é expectante, só sintomática, orientando o responsável quanto à dieta pastosa, quanto à não-utilização de chupetas e mamadeiras e quanto à higienização oral adequada, a fim de permitir a reinserção das fibras periodontais gengivais que não ocorrerá em presença de placa bacteriana e inflamação gengival.

A luxação lateral é a lesão de maior frequência nas contusões dos decíduos, não requerendo redução e estabilização nos deslocamentos menores; entretanto, pela pressão da língua, a redução torna-se inevitável pelo período de 1 a 2 meses. Além disso, raramente ocorre um deslocamento apical para o lado palatino, o que poderia lesar algum folículo dentário. Esse tipo de lesão pode ocorrer com trauma intenso em região mentoniana que induz o fechamento forçado da boca, levando à oclusão traumática e ao deslocamento vestibular da coroa e do palatino da raiz dos decíduos superiores. Nessa situação, a redução está contra-indicada, removendo-se o dente luxado.

Havendo mobilidade acentuada, o dente é reduzido e estabilizado por meio de ferulização vestibular, com resina composta, aos dentes vizinhos. Essa contenção deve ser mantida por sete dias, período suficiente para que haja restauração das fibras periodontais gengivais, que passarão a funcionar como contensoras e estabilizadoras do elemento dental.

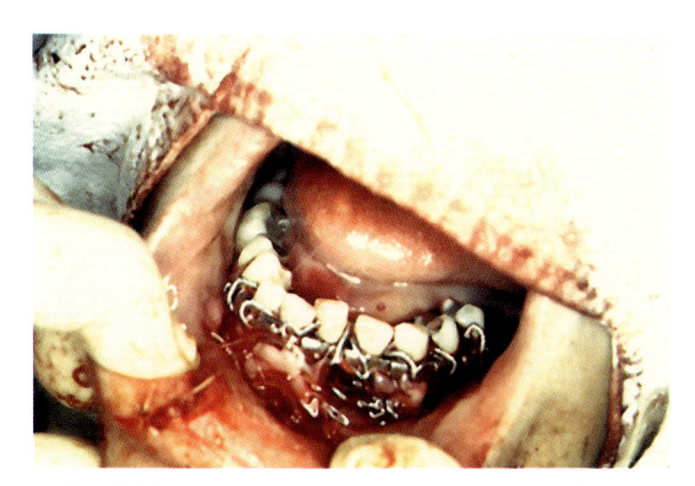

Fig. 12.9 Fratura do processo alveolar. Redução e imobilização executada em Barra de Erich e fios metálicos de aço 1-0, técnica mais modernamente substituída por uso de resina fotopolimerizável.

A luxação intrusiva exige maior atenção diagnóstica. Pela posição vestibular da raiz em relação ao folículo, com um trauma axial, o dente tende a deslocar-se pela parede vestibular, aguardando-se sua reerupção espontânea, em um período de 2 a 4 meses. Dessa situação podem advir duas consequências: a primeira e mais imediata é a infecção decorrente da contaminação dos tecidos internos pela coroa dental, preconizando-se drenagem, antibioticoterapia e exodontia; a segunda é a não-reerupção por anquilose radicular à tábua óssea, o que exige procedimento cirúrgico o mais atraumático possível, sem lesar muito a estrutura óssea, a fim de que o germe dentário não perca sua orientação de erupção (Fig. 12.7).

Se o deslocamento apical penetrar no folículo, é imprescindível que o decíduo seja removido, de modo atraumático, sem a utilização de alavancas, evitando-se deslocamento ou danos maiores ao folículo comprometido.

Ocasionalmente, um elemento decíduo pode ser reimplantado, quando de sua avulsão, desde que o processo de rizogênese não se tenha iniciado. Ponderando-se riscos e benefícios, os decíduos poderão ser reimplantados com a finalidade de estimular o processo de crescimento alveolar e permitir trajeto favorável à erupção do permanente. O risco ocorre pela frequente necrose pulpar, pela possibilidade de forçar o coágulo contra o folículo, durante o reimplante, deslocando o folículo, e pela predisposição à anquilose dentária. Ao assumir riscos, a criança deve ser preservada até a erupção dos permanentes. Ao mínimo sinal de infecção ou de reabsorção radicular (processo diferente do processo de rizólise) ou de alteração no desenvolvimento do germe dentário e/ou de sua erupção, o decíduo deve ser removido (Fig. 12.8).

A perda prematura do decíduo geralmente produz retardo na erupção do permanente, assim como um desvio mais para vestibular do elemento sucessor. Quando a perda ocorre em uma fase avançada do desenvolvimento, pode haver erupção precoce. Além disso, pode ocorrer deslocamento dos dentes vizinhos. Esses distúrbios, contudo, não requerem, em geral, a utilização de mantenedores de espaço ou tratamento ortodôntico, principalmente na região anterior. O mantenedor de espaço, nas perdas acentuadas, estaria justificado na prevenção de posturas atípicas e viciosas da língua, que conduziriam a distúrbios de fonação, deglutição e mastigação, gerando, por sua vez, distúrbios de desenvolvimento maxilomandibular.

As lesões sobre os folículos, provenientes de traumas às estruturas decíduas, estão diretamente relacionadas à fase evolutiva em que se encontram e podem incluir desde descolorações do esmalte e hiplopasia, passando por dilacerações coronárias e radiculares, até alteração na direção e no tempo (retrógrado ou prematuro) de erupção

e sequestração do germe dentário, essa última decorrente de processos infecciosos com fístula gengival, nas intrusões mal resolvidas. Sobretudo nas idades de 1 a 3 anos, o traumatismo nos dentes decíduos pode ser prejudicial à dentição permanente.

LESÃO PERIODONTAL DOS DENTES PERMANENTES

1. A concussão e a subluxação dentais não requerem manipulação, exceto pela realização de desgaste seletivo do elemento dentário antagonista, a fim de promover o alívio oclusal, sem a necessidade de imobilização. O paciente deve ser orientado quanto ao tipo de dieta (líquida e pastosa, progressivamente), por suas semanas. Testes de vitalidade pulpar serão realizados 1 e 2 meses após o trauma. Em ambas as situações, o prognóstico é bastante favorável (Fig. 12.10).

2. A cicatrização posterior à luxação extrusiva ou à extrusão depende de uma adequada redução, a fim de que a revascularização e a cicatrização ocorram como no reimplante dentário. Se a redução for incompleta, a revascularização na polpa e no ligamento periodontal será postergada. Em um dente em formação radicular, o processo de rizogênese cessa em função do dano irreversível da bainha radicular epitelial de Hertwig.

Após a anestesia local, com pressão apical lenta e constante (para deslocamento gradual cervical do coágulo), associada a uma imobilização (condicionamento ácido/resina composta fotopolimerizável ou autopolimerizável, ou com bráquetes e fio ortodônticos), a imobilização está mantida por 2 a 3 semanas, consegue-se instituir o tratamento, que deverá ser acompanhado

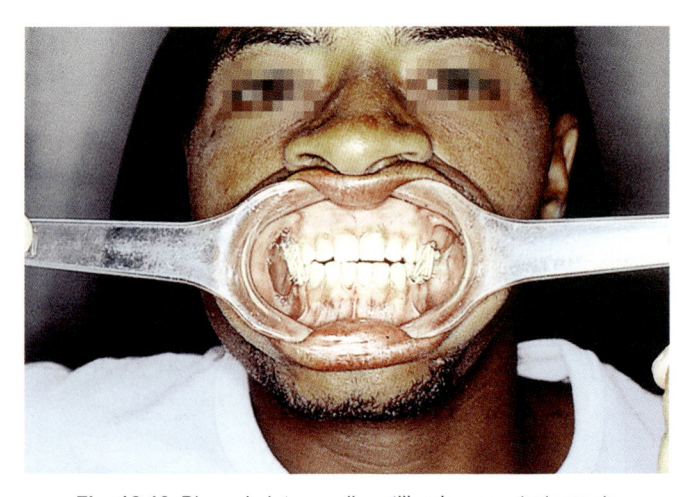

Fig. 12.10 Bloqueio intermaxilar utilizado como tratamento conservador. Indicado em fraturas sem desvio e também para imobilização da arcada dental nos casos de reimplantes dentais nas situações que não há disponibilidade do uso de materiais estéticos.

por controles radiográficos periódicos. Se, ao exame radiográfico, houver imagem sugestiva de reabsorção inflamatória radicular e/ou óssea, o tratamento endodôntico deverá ser instituído de imediato (já perceptível na primeira semana pós-operatória). Ao término do período de imobilização, ela deverá ser removida a fim de que o elemento dental entre em função com carga mastigatória progressiva.

3. Na luxação lateral, a cicatrização depende do complexo-padrão cicatricial inerente às lesões pulpar e periodontal combinadas, podendo promover desde regeneração até infecção e necrose pulpares, reabsorção radicular externa e perda da aderência gengival.

Sua reposição deve ser com a aplicação de força mínima, retirando, bidigitalmente, o dente de sua prévia impacção na lâmina óssea vestibular, por meio do tracionamento cervical, seguido de reposicionamento com ação digital para apical. Em seguida e/ou simultaneamente, é realizada a redução da lâmina óssea fraturada ou luxada. Depois da redução, é confeccionada a contenção (condicionamento ácido/resina composta fotopolimerizável ou autopolimerizável, ou com bráquetes e fio ortodônticos, ou, ainda, arco de Erich e fios de aço), que será mantida por três semanas (Figs. 12.11A e B e 12.12A, B, C, D e E).

Em função da extensão do trauma, pode ocorrer atividade osteoclástica acentuada, levando à rarefação óssea periodontal e à consequente mobilidade, tornando-se necessária a manutenção da contenção por 2 meses. O acompanhamento radiográfico se faz necessário perante a possibilidade de lesão pulpar. Havendo indício de reabsorção radicular externa, endodontoterapia com curativo de demora à base de hidróxido de cálcio, para estimular deposição dentinária, será realizada.

4. A cicatrização após luxação intrusiva ou intrusão é delicada, em vista da severa lesão periodontal que pode levar à reabsorção radicular externa progressiva e à anquilose, ao mesmo tempo em que o dano pulpar pode gerar reabsorção radicular interna. O tratamento consiste na minimização ou eliminação das duas complicações ou objetiva aquelas. Além disso, depende totalmente do estágio de formação radicular: se incompleto, a reerupção espontânea pode ocorrer e demorar de 2 a 4 meses. Em função desse tempo, é importante o controle da vitalidade pulpar, a fim de se realizar qualquer procedimento endodôntico que impeça as respostas cicatriciais indesejáveis previamente descritas. Ao se desenvolverem radiolucência periapical ou reabsorção radicular inflamatória, institui-se endodontoterapia com hidróxido de cálcio como curativo

de demora. É importante mencionar que a necrose é um achado comum, após episódios de intrusão dental, independentemente do estágio de desenvolvimento radicular.

Quando a raiz estiver completamente formada, a reerupção espontânea é imprevisível, requerendo-se o tracionamento elástico ortodôntico imediato, em um processo que dure de 2 a 3 semanas, respeitando o tempo de reparação óssea periférica, além de ser um período de tempo compatível com o tratamento endodôntico prévio a qualquer resposta de reabsorção radicular inflamatória. A exposição cirúrgica com o reposicionamento imediato do elemento dental intruído leva à perda de porção da estrutura de suporte ósseo, não sendo, portanto, a técnica mais indicada. Ela será utilizada quando, pelo envolvimento do osso margi-

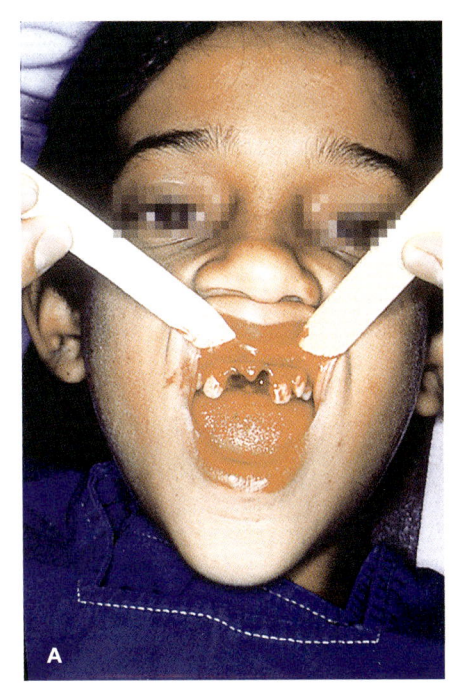

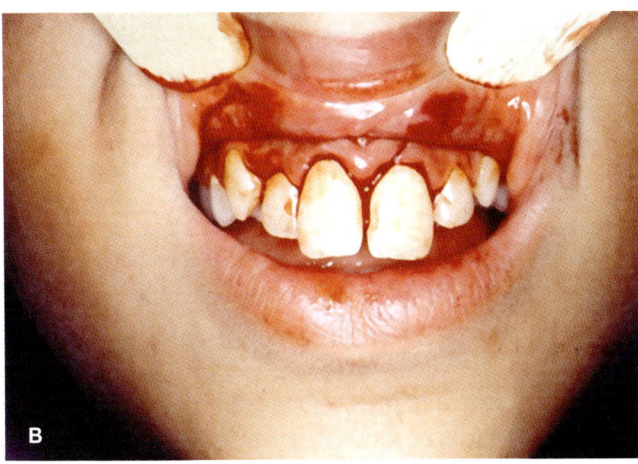

Fig. 12.11 A e **B.** Avulsões dos incisivos centrais superiores e reimplante imediato.

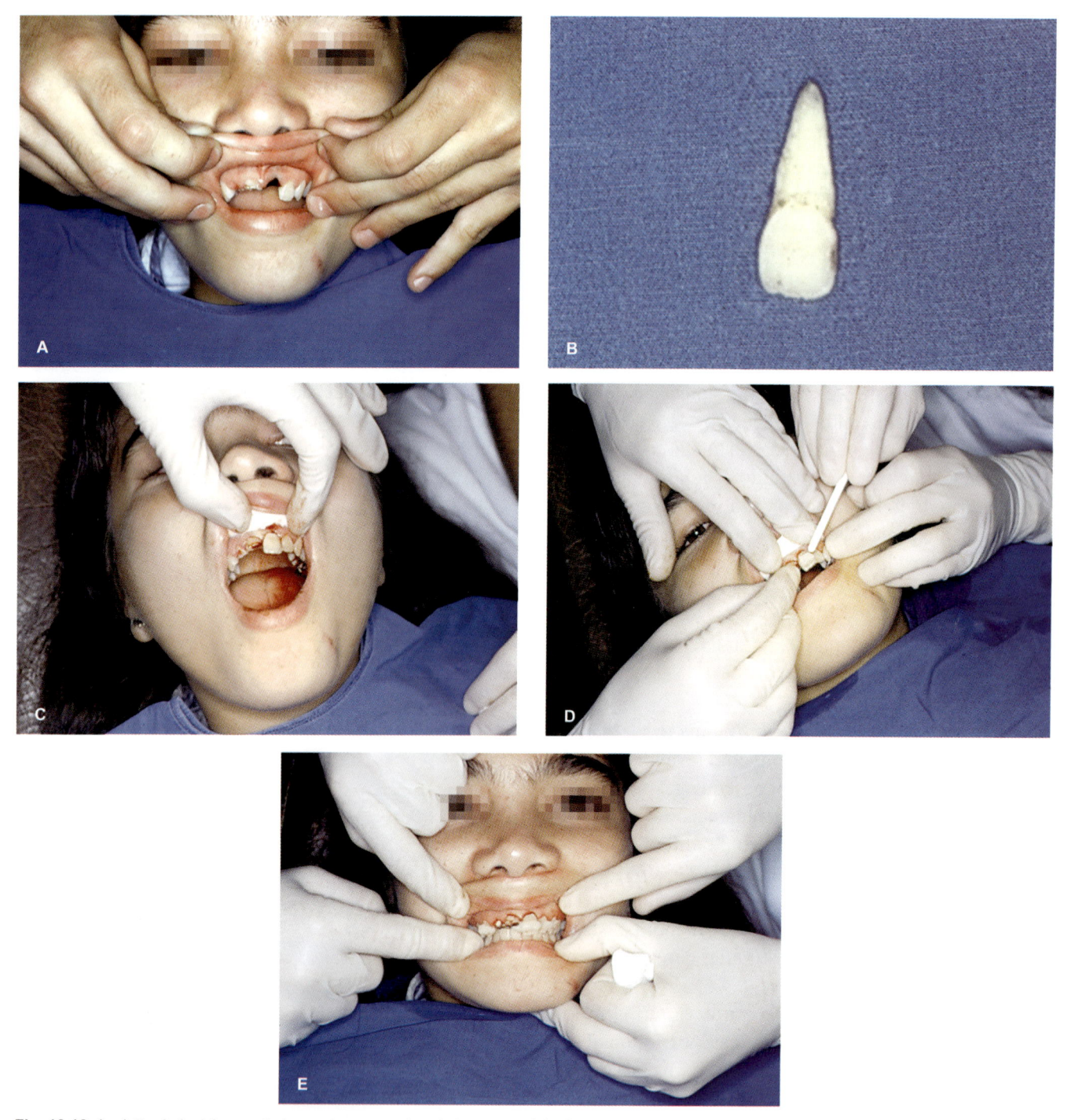

Fig. 12.12 Avulsão do incisivo central superior esquerdo e fratura coronária do incisivo central superior direito. **A.** Aspecto pós-trauma imediato. **B.** Dente avulsionado. **C.** Dente reimplantado. **D.** Fixação e imobilização com resina composta. **E.** Aspecto final da redução e imobilização.

nal alveolar, ocorrer formação de bolsas periodontais ameaçando o suporte dos dentes adjacentes, o que requererá o posicionamento imediato do dente intruído (Figs. 12.13 A e B).

Em função da presença de necrose pulpar na totalidade dos casos de intrusão dos dentes com ápice radicular formado e fechado, há indicação de pulpectomia profilática.

O dente pode não reerupcionar por anquilose, como resultado da calcificação do ligamento periodontal ou da reabsorção radicular por substituição, ficando o dente em infraoclusão por hipodesenvolvimento do rebordo alveolar, que não será estimulado pela ação de tração/compressão das fibras ligamentares, durante os movimentos dentários, não acompanhando o crescimento ósseo adjacente.

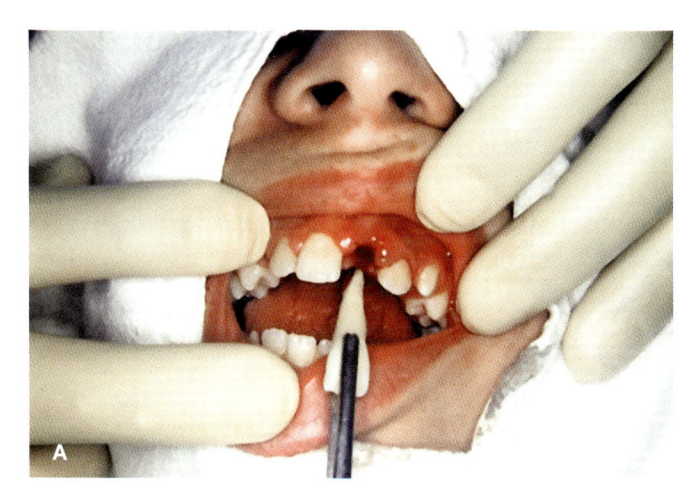

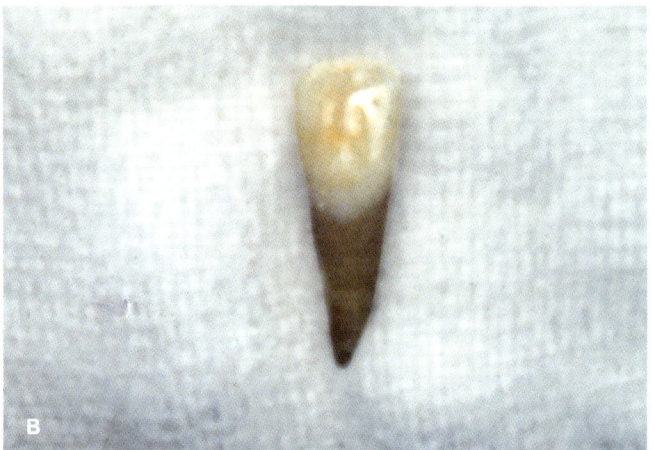

Fig. 12.13 A e **B.** Dente avulsionado pós-trauma. Aspecto do dente a ser reimplantado.

O grau de intrusão dental pode ser severo, a ponto de provocar epistaxe pela introdução do elemento dental, parcial ou totalmente, na cavidade nasal. Ao exame do assoalho nasal, a mucosa nasal encontrar-se-á sobrelevada ou lacerada.

De um modo geral, procura-se adotar conduta terapêutica que restitua o dente à posição original, sem dispensar, para tanto, terapêuticas agressivas ou mais invasivas, quando houver necessidade e indicação.

A frequência de necrose pulpar na dentição permanente pela luxação pode ser elevada, em que o tipo de luxação é o fator de maior influência, com maior número nas intrusões, seguidas das extrusões laterais e, por fim, as subluxações. Além disso, são frequentes nos dentes com rizogênese completa. Em geral, seu desenvolvimento é assintomático, sendo observado com o auxílio dos testes de vitalidade pulpar e achados clínicos (descoloração, fístulas, translucidez coronária diminuída) e radiográficos (aumento da área pericementária ou outra lesão periapical ou periodontal).

O paciente deverá receber dieta líquida e pastosa por um período de 3 semanas, enquanto a imobilização for mantida. Deve-se insistir com a higienização oral rigorosa, importante na prevenção da infecção e na reinserção das fibras periodontais gengivais aos dentes luxados.

Um *splint* acrílico de confecção laboratorial pode ser utilizado, apresentando a desvantagem do hiato criado entre redução e imobilização. Sua indicação está relacionada à utilização em arcos dentários com espaços protéticos, sendo estes preenchidos pelo aparelho, a fim de se evitarem as extrusões dentárias dos antagonistas. Sua fixação pode ser obtida por cimentação ou por amarrias nos molares.

Após a remoção da contenção, em um período que pode variar entre 2 e 3 semanas, a vitalidade pulpar deverá ser testada e o tratamento endodôntico executado, se necessário for.

5. A avulsão ou exarticulação dos incisivos permanentes é frequente na infância e na adolescência, por eles apresentarem raízes incompletas e cônicas expulsivas, pelo tipo de atividade a que estão expostos (jogos, esportes, agressões, bicicletas), pela maior exposição dos elementos dentais anteriores superiores, em relação ao esqueleto facial, pela resiliência e pelo pequeno comprimento radicular, comparativamente ao sistema de suporte, estando sujeitos a impactos horizontais de pequena intensidade. Pode estar associada a fraturas de parede alveolar e a lesões labiais.

Um reimplante bem-sucedido está diretamente relacionado ao período extra-alveolar e ao meio de conservação do elemento dental, durante esse período extra-alveolar. Para que haja uma ótima cicatrização pulpar e periodontal, o dente deve permanecer por um período mínimo fora de seu alvéolo e ser conservado em um meio fisiológico, com controle, minimização ou redução da contaminação, mediante antibioticoterapia. Se essas condições existirem, poderão ser observados os seguintes passos na reparação cicatricial dos tecidos: revascularização do ligamento periodontal rompido, união das fibras de Sharpey rompidas, formação de nova adesão gengival e revascularização e reinervação pulpares. A adesão epitelial na porção gengival ocorrerá no período inferior a 7 dias (razão pela qual a higienização bucal é sumamente importante), com união das fibras gengivais rompidas. As fibras periodontais intra-alveolares serão revascularizadas também nesse período, quando se inicia a união, atingindo o ligamento periodontal do dente, após 2 semanas, restaurando dois terços de sua força de adesão original. Enquanto isso, a revascularização pulpar se processa, a partir do 4º dia, completando-se entre o 30º e o 40º dia.

Quando a raiz é incompleta e o ápice radicular, amplo, o dente deverá ser reimplantado em um período não superior a 2 horas, com um prognóstico favorável à revascularização, à reinervação e à continuidade do processo de rizogênese (formação radicular). Quando o dente em questão difere das características favoráveis anteriormente apresentadas, especialmente quando o período da lesão é superior a 30 minutos, o seu prognóstico é ruim, aguardando-se a reabsorção radicular, que poderá ser lenta ou veloz.

À medida que as condições iniciais de tempo e de conservação se distanciam do ótimo, acumulam-se distúrbios pulpoperiodontais variantes e irreversíveis, decorrentes da contaminação bacteriana ou do dano físico nas estruturas. Eles levam a três tipos de modalidades reparacionais do periodonto:

1. Muitas fibras periodontais acabam sofrendo necrose, ocasionando reabsorção por macrófagos e osteoclastos, o que produz escavação na superfície radicular ou lacunas. Depois de algumas semanas, essas lacunas serão reparadas por novo cemento e novas fibras de Sharpey. Esse processo é autolimitante. Radiograficamente, essas lacunas podem ser observadas na superfície radicular.

2. Ocorrendo uma lesão moderada no ligamento periodontal e infecção pulpar e/ou dos canalículos dentinários associada, as lacunas podem expor túbulos infectados que fornecerão toxinas bacterianas, potencializando o processo de reabsorção, com invasão de tecido de granulação. O processo de reabsorção em escavação da superfície radicular deixa de ser autolimitante, por ser retroalimentado pelo tecido pulpar em necrose e/ou infectado. Nos elementos dentais jovens, a reabsorção é mais rápida, possivelmente pela espessura dentinária e amplitude dos túbulos dentinários. O processo pode ser limitado e até revertido, por meio do tratamento endodôntico, permitindo reparação cementária e reorganização das fibras de Sharpey.

3. Se a lesão ao tecido periodontal mais interno for moderada a severa, haverá um processo competitivo de cicatrização entre as células do osso alveolar adjacente e as células do ligamento periodontal vizinho, tentando invadir e reparar a área lesada. Partes do tecido ósseo vão sendo formadas entre o osso alveolar e as lacunas, gerando anquilose. Esse processo anteriormente descrito tem seu início 2 semanas após o trauma. A reversibilidade desse processo está intimamente relacionada à extensão da lesão e à manu-

tenção de alguma atividade fisiológica do dente que permita a quebra das pontes ósseas. Quanto maior a quantidade de osso formado, menor a possibilidade de indução de osteoclasia efetiva por meio da função. Então, o dente será progressivamente reabsorvido e substituído por osso, como processo de remodelação óssea inerente a esse tecido. Esse processo é bastante acelerado nas crianças e mais lento nos adultos. Clinicamente, o dente anquilosado assume posição infraoclusal, por não induzir o crescimento alveolar, não acompanhando os outros elementos dentais. À percussão, promove um som metálico seco, agudo; não apresenta mobilidade alguma e, radiograficamente, o espaço periodontal desaparece, não sendo discernida a lâmina dura. Esses sinais serão observados 6 a 8 semanas após o reimplante.

Quanto à conduta terapêutica, propriamente dita, reafirma-se aqui a importância do período extra-alveolar e do meio de conservação do elemento dental envolvido. Sabe-se que determinados meios fisiológicos, como solução salina fisiológica de cloreto de sódio a 0,9%, sangue, leite e saliva, apresentam um equilíbrio osmótico com os tecidos pulpoperiodontais, o que permite a permanência do dente nestes e por uma hora, à exceção do meio salivar, cujo período não deve exceder a 30 minutos, em função da sua hipotonicidade em relação aos tecidos dentários e das bactérias presentes que podem levar à sua contaminação mais acentuada, interferindo na cicatrização.

Quanto à limpeza da superfície dentária, ela deve ser copiosa, rigorosa e delicada, a fim de serem removidos corpos estranhos e bactérias que estimularão resposta inflamatória exacerbada. Essa limpeza deverá ser realizada com solução salina de cloreto de sódio a 0,9%, por meio de jatos de média intensidade, sem manipulação da raiz.

O alvéolo também deverá ser preparado, no sentido de remover corpos estranhos, deslocar o coágulo formado, uma vez que a manutenção deles no interior do alvéolo acentuaria o processo de anquilose, devendo ser removidos, também, com jatos de solução salina.

Previamente ao reimplante, fraturas alveolares devem ser pesquisadas, no intuito de serem reduzidas antes que o dente seja reintroduzido ao seu alvéolo. Com pressão intrusiva mínima, o dente será reposicionado em seu alvéolo, acompanhado de contenção semirrígida, pelo período de sete dias, se não houver complicações associadas, como fratura de tábua óssea, fratura de rebordo alveolar, que exigirão períodos maiores de contenção. As imobilizações rígidas induzem um maior processo de reabsorção radicular, assim como a permanência delas leva à hipoatividade dentária e ao consequente aumento da superfície de anquilose periodontal, pela ausência do estímulo de quebra das trabéculas ósseas criadas.

Esse período de 7 dias é suficiente para que ocorra a reparação das fibras gengivais e reconstrução da aderência epitelial, fornecendo certa estabilidade à estrutura dentária. Imediatamente após o reimplante, antibioticoterapia deverá ser instituída, assim como a profilaxia do tétano.

A manipulação endodôntica extra-alveolar está contraindicada nos casos em que se optou pelo reimplante imediato, uma vez que ela propicia aumento do período extraalveolar dental, promove danos às fibras remanescentes do ligamento periodontal pelo mecanismo de filtragem dos materiais obturadores através do forame apical, induzindo o processo inflamatório pelo material em si e pela necrose nos tecidos periodontais do elemento reimplantado.

Dentes com ápice radicular incompleto (forame apical com diâmetro maior do que um milímetro) têm possibilidade de revascularização pulpar, sendo preservados clínica e radiograficamente nas 12 primeiras semanas, para a detecção precoce de necrose pulpar, reabsorção radicular e osteíte, visto serem processos de rápida evolução. Ao primeiro sinal de anormalidade, a endodontia será instituída. No entanto, nos dentes com formação radicular completa (forame apical com diâmetro menor do que um milímetro), a endodontoterapia terá indicação imediata ao reimplante, antes da remoção da contenção, ou seja, uma semana após o reimplante ou previamente a esse período.

O tratamento endodôntico é convencional, mantendo-se, como curativo de demora, a preencher o espaço intraradicular, a solução de hidróxido de cálcio pró-análise (puro), material esse comprovadamente efetivo na indução da formação de uma barreira de tecido apical duro e reparação periapical.

O hidróxido de cálcio, como material de preenchimento do conduto radicular, determina a reorganização do processo inflamatório periapical, possivelmente por sua ação antibacteriana cáustica (pH elevado). Além disso, seu contato com o tecido conjuntivo vivo na zona apical promove um efeito semelhante àquele produzido quando em contato com a polpa coronária, de indução de tecido dentário, com formação de barreira apical de tecido duro semelhante a cemento. Quando ela estiver formada, num período de 6 a 12 meses, o dente poderá ser obturado e restaurado.

Quando o elemento dental permanece no meio extraalveolar por mais de 1 hora, em ambiente seco, ocorre a lesão irreversível das fibras do ligamento periodontal e da polpa radicular. O reimplante, nessas condições, é condenável, se não houver um preparo do elemento dental. Preventivamente, preconizam-se a remoção da polpa e o subsequente tratamento endodôntico e do ligamento

perodontal, por meio de raspagem radicular, removendo os focos de necrose tecidual e precursores da reabsorção radicular. Após a raspagem radicular e o início do preparo endodôntico (limagem das paredes intrarradiculares), o dente é submerso em solução acidulada (pH 5,5) de fluoreto de sódio a 2,4%, durante 20 minutos. Esse preparo visa a aumentar a resistência da superfície, diminuindo os riscos de reabsorções radiculares interna e externa. Após esse banho, o dente é irrigado copiosamente com solução salina, e o tratamento endodôntico é concluído (obturação convencional do conduto). O alvéolo é preparado com

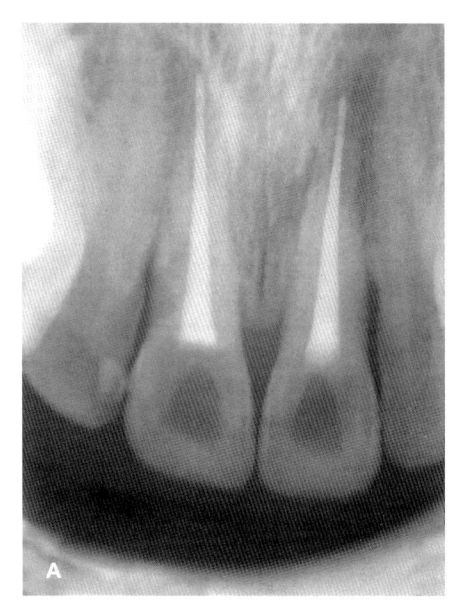

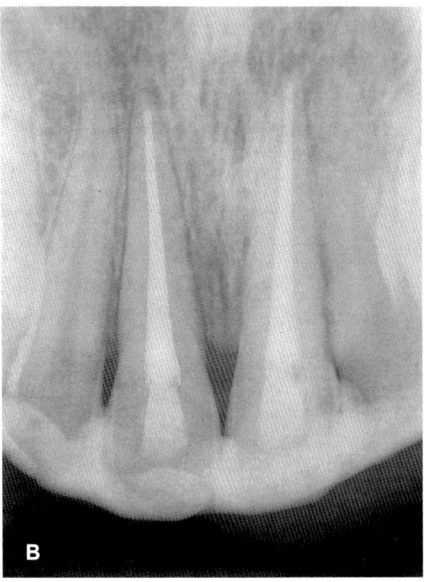

Fig. 12.14 A. Aspecto radiográfico de reimplante tardio dos incisivos centrais superiores, em dentes tratados com banho de hidróxido de cálcio pró-análise. P.O. de duas semanas (contenção de resina fotopolimerizável observada nas incisais dos elementos dentais). **B.** Aspecto radiográfico de P.O. de 28 meses. Observam-se áreas de reabsorção radicular externa lenta, principalmente na região periapical, sucedida pela deposição óssea (fenômeno de anquilose dental progressiva).

remoção de corpos estranhos; averiguação da higidez das tábuas ósseas e, se fraturadas, a sua redução; irrigação copiosa para remoção do coágulo e raspagem delicada das superfícies ósseas. Por fim, o dente é reimplantado e confeccionada contenção, a ser mantida por período de 6 semanas, permitindo a resposta cicatricial desejada, perante a ausência de ligamento periodontal, que é a anquilose.

Atualmente, tem-se usado a calcitonina associada ao tratamento medicamentoso de canais radiculares de dentes traumatizados, em especial por sua capacidade em diminuir a atividade osteoclástica e a indução da atividade osteoblástica. A calcitonina endógena possui funções reguladoras de cálcio participando na estrutura esqueleticomuscular e em outros sistemas. Sua ação principal é regular o metabolismo cálcico, prevenindo reabsorções ou excesso de neoformação. Em situações de esforço, a calcitonina protege os reservatórios naturais de cálcio no organismo (ossos e dentes), interferindo diretamente na inibição dos osteoclastos. Estudos realizados em odontologia, com dentes de cães submetidos à avulsão dentária, mostraram que os espécimes imersos em calcitonina apresentaram 13,6% de área reabsorvida quando comparados aos espécimes mantidos em leite (14,6%) e em soro fisiológico (21,5%). Com base nesses estudos, observou-se um bom nível de controle da reabsorção radicular externa com o emprego da calcitonina. Em dentes permanentes jovens e com rizogênese incompleta, após o preparo químico-mecânico do canal, este deverá ser completamente seco, utilizando-se cânulas de pequeno calibre e cones de papel absorventes, antes do preenchimento com calcitonina (Miacalcic 100 UI/mL). A medicação deverá permanecer por, no mínimo, 10 minutos com o intuito de permear o sistema endodôntico até próximo ao cemento radicular. O excesso é aspirado e uma pasta de hidróxido de cálcio pró-análise veiculada em anestésico deve ser colocada e deixada como medicação de demora. A observação por meio de radiografia da presença de áreas radiolúcidas no interior do canal indica o momento da troca da medicação. Em dentes com rizogênese completa, a calcitonina pode ser empregada mesmo antes do PQC. Nessas situações, após os procedimentos de abordagem, a calcitonina deve ser colocada no interior do canal e deixada até a próxima consulta. Uma vez realizado o PQC, manipula-se uma pasta utilizando-se calcitonina associada ao hidróxido de cálcio pró-análise, deixando-se como medicação de demora por 7 a 10 dias, efetuando-se, assim, a sua troca. A utilização do polietilenoglicol 400 como veículo oferece um tempo maior de atuação do medicamento, podendo-se efetuar as trocas a cada 15 a 20 dias. Com isso, tenta-se prevenir contra uma possível e/ou provável reabsorção radicular externa inflamatória em dentes traumatizados, em especial naqueles que sofreram avulsão total.

Em nossa clínica diária, adotamos uma variação da técnica apresentada por Andreasen para os reimplantes tardios, com a substituição da solução acidulada de fluoreto de sódio a 2,4% pelo pó de hidróxido de cálcio pró-análise (10 g), veiculado à solução fisiológica de cloreto de sódio a 0,9% (20 mL). O elemento dental é imerso nessa solução pelo período de 30 minutos, seguido da lavagem copiosa e dos restantes procedimentos preconizados.

Entendemos que as propriedades bactericidas e alcalinizantes do hidróxido de cálcio pró-análise, em função de seu pH elevado, e anti-inflamatórias, por sua ação antifagocitária, propriedades essas utilizadas nos princípios de utilização do produto como curativo de demora intra-radicular, podem ser adotadas para estabelecer superfícies radiculares externa e interna mais resistentes às reações adversas a corpo estranho decorrentes do reimplante tardio, o que permite a resposta tecidual desejada, a anquilose dental.

As propriedades do hidróxido de cálcio, derivadas da dissociação iônica em íons cálcio e íons hidroxila, explicam suas propriedades biológicas e antimicrobianas.

O grupo hidroxil, por promover o ambiente alcalino, estimula a calcificação ativa, evitando ou minimizando a dissolução dos componentes minerais pelo ácido lático, produto dos osteoclastos que chegam ao sítio da lesão, além de ativar a fosfatase alcalina, enzima que estimulará a produção de tecido conjuntivo e consequente fornecimento de células totipotentes que, em vista do quadro alcalino dos tecidos, estimulará a transformação em osteoblastos, garantindo, assim, a deposição de material mineralizado.

Os íons cálcio, por sua vez, além de formarem uma barreira mecânica aos fluidos intercelulares pela diminuição da permeabilidade dentinária e cementária, ativam o Sistema Complemento na reação imunológica, favorecendo a ação anti-inflamatória e antimicrobiana. Além disso, estimula a atividade da enzima ATPase (Adenosina Trifosfatase) cálcio dependente, também associada à formação de tecido mineralizado.

De um modo geral, a preservação do elemento reimplantado deve basear-se nas possíveis fases em que os problemas poderão iniciar-se. Sendo assim, os controles radiográficos, após 3 semanas, poderão indicar reabsorções radiculares e distúrbios periapicais. A anquilose poderá ser observada, precocemente, no período de 6 a 8 semanas. Os 12 primeiros meses são críticos quanto ao surgimento de qualquer resposta cicatricial indesejável. A sobrevida do tecido pulpar em um dente com forame apical estreito é nula e rara, se comparada àquela nos dentes com forame apical não completamente formado. Além disso, a necrose pulpar leva à exacerbação do processo de reabsorção radicular. A sua extirpação (da polpa dental) e o tratamento endodôntico adequado subsequente, acompanhados do preenchimento radicular com hidróxido de cálcio, poderão limitar e estabilizar o processo.

Se houver a perda do elemento permanente, pela possibilidade de migração dos dentes adjacentes ou antagonistas, próteses provisórias devem ser preparadas, até que se complete o desenvolvimento ósseo.

Nos processos de anquilose em pacientes jovens, o crescimento do rebordo alveolar pode ser comprometido, resultando em infraoclusão do dente anquilosado e movimentos migratórios dos dentes adjacentes, acompanhados de maloclusão. Dessa forma, sua remoção está indicada tão logo possa ser executada. Nos pacientes mais idosos, a manutenção do dente anquilosado permitirá a manutenção parcial da altura do rebordo, favorável à reconstrução protética posterior.

A *reabsorção radicular* é complicação tardia das luxações e avulsões, podendo ser interna e externa:

1. Na *reabsorção radicular externa*, a etiologia e a patologia são as mesmas daquela ocasionada pelo reimplante dentário, após sua exarticulação, podendo ser identificados três tipos:
   a) *Reabsorção de superfície* decorrente de respostas a lesões localizadas do ligamento periodontal, com reposição do tecido cementário. É uma lesão autolimitante, mostrando restauração espontânea. Radiograficamente, podem ser imperceptíveis, de acordo com o ângulo de penetração dos feixes de raios X. Limitadas à superfície radicular, podem atingir cemento e dentina. Geralmente, podem ser observadas nas superfícies laterais e apicais.
   b) *Reabsorção por substituição* com união direta entre osso e cemento, ou dentina radiculares, em que há substituição progressiva dos tecidos dentários por osso.
   c) *Reabsorção inflamatória com formação lacunar* no cemento e na dentina, associada a processo inflamatório dos tecidos periodontais adjacentes. Inicia-se como reabsorção radicular de superfície, induzindo a um processo persistente por alimentação da comunicação (via canalículos expostos pela reabsorção de superfície) com tecido pulpar necrótico ou tratamento endodôntico inadequado, enviando toxinas pulpares ou bactérias que desencadeiam o processo inflamatório periodontal (por contaminação).

Os dois últimos processos são frequentes após intrusões e avulsões. O grau e a agressividade da reabsorção estão ligados ao período entre o trauma e a redução (terapêutica), sendo reduzidos, quanto menor for este período.

2. A *reabsorção radicular interna* é bastante rara e não deve ser confundida com aquela da parede alveolar vestibular ou lingual/palatina que se sobrepõe à raiz, radiograficamente, podendo induzir diagnóstico errôneo. Projeções radiográficas com várias angulações devem ser realizadas.
   a) Reabsorção de substituição interna, com aumento gradual da câmara pulpar, onde o tecido pulpar sofre metaplasia em osso poroso, com substituição de tecido dentinário por tecido ósseo.
   b) Reabsorção interna inflamatória, em que há aumento de câmara pulpar, com transformação de tecido pulpar normal em tecido de granulação com células polimorfonucleares que reabsorvem a dentina. Em uma situação coronal a esse tecido de granulação, encontra-se uma camada de polpa necrosada, possivelmente mantenedora do processo inflamatório.

Tendo-se em mente que a reabsorção interna mantém-se pela presença de polpa, a endodontia deve ser iniciada tão logo seja detectada a reabsorção radicular.

A perda de suporte ósseo é consequência frequente das intrusões e luxações laterais (em menor escala), podendo ser temporário ou permanente. Há formação de uma bolsa periodontal que, não raro, se infecta, com drenagem de pus e formação de tecido de granulação no sulco gengival. Após o período de 6 a 8 semanas, a reparação periodontal é observada, com neoformação do osso lesado reabsorvido e inserção do ligamento periodontal.

TIPOS DE CONTENÇÃO DENTOALVEOLAR

A contenção deve ser de rápida confecção e de fácil manipulação, não lesando os tecidos de suporte, promovendo fixação adequada durante todo o período de imobilização, sem alterar a oclusão e possibilitar o acesso para tratamento endodôntico, se necessário for. Além disso, o material de eleição depende do recurso disponível em cada serviço (seja ambulatorial, seja hospitalar). A forma de contenção mais utilizada em nosso serviço é a ferulização com o sistema condicionamento ácido/resina fotopolimerizável ou autopolimerizável, aplicado na face vestibular – bordo incisal dos dentes pilares e dos dentes comprometidos, ferulizando-os em posição reduzida. Associado à resina, um fio de aço número dois de reforço, colocado entre o dente e a resina, pode ser aplicado.

A resina não deve atingir a porção cervical coronária, a fim de não alterar ou interromper a reparação das fibras gengivais, assim como não invadir a face incisal ou oclusal dos dentes, para não interferir na oclusão, a menos que haja mordida aberta prévia.

Outro método eficaz, rápido, fácil e que tem excelente indicação é a utilização de bráquetes ortodônticos, ligados entre si por fio ortodôntico ou por resina composta fotopolimerizável ou autopolimerizável. Entretanto, nem todos os serviços podem dispor ou dispõem desse excelente recurso, como referido previamente.

Outro recurso eficaz e pouco dispendioso é a barra de Erich ou símile, adaptada ao arco dentário por meio de fios de aço número zero ou um que abraça os dentes, ligando-se à barra. A contraindicação relaciona-se à expulsividade da coroa dentária, na fase de dentição mista e no início da erupção dentária, dificultando sua adaptação. Além disso, a conicidade radicular dos dentes incisivos, com esse sistema de contenção, predispõe à extrusão dentária, perdendo-se a redução obtida no transoperatório.

Amarrias interdentais também têm sua indicação e aplicação, embora restrita, em função de sua pouca estabilização e rigidez na imobilização.

O tipo de imobilizador indicado por Pfeifer, onde é confeccionado um *splint* ou casquete de resina acrílica ativada quimicamente, imediato, é adaptado sobre a superfície dos dentes lesados. Um rolete de resina acrílica é preparado e pressionado contra as superfícies vestibular, incisal (oclusal) e palatina (lingual) dos dentes já reduzidos e os hígidos sadios, aguardando o início de sua reação final de polimerização, cujo processo findará fora da cavidade oral. O casquete é, então, ajustado, removendo-se os excessos, com acabamento e polimento subsequentes cimentando a peça aos dentes. A sua indicação refere-se a envolvimento de vários elementos dentais. A estabilização desse casquete pode requerer as suspensões (circunzigomática e piriforme) e/ou cerclagem perimandibular.

LESÕES NO OSSO DE SUSTENTAÇÃO

As fraturas da parede do alvéolo geralmente ocorrem na região de incisivos superiores, atingindo vários dentes simultaneamente, e associam-se a luxações com deslocamento e avulsões dentárias. São frequentes em idades mais avançadas, não só atingindo a região anterior, como a região de canino e pré-molar, podendo envolver o alvéolo ou não. Extrusões e luxações laterais e fraturas radiculares são achados comuns. Seu diagnóstico é fácil por ocorrer mobilidade do conjunto.

Radiograficamente, as linhas de fraturas são de difícil visualização, com tomadas intra e extra-orais, variando a angulação para permitir a não sobreposição de estruturas que levem a falsos diagnósticos (como a projeção do contorno nasal sobre o rebordo alveolar da pré-maxila, dando a falsa impressão de fratura).

As fraturas da parede alveolar, geralmente associadas ao deslocamento dentário, têm por tratamento a anestesia local, seguida de redução da luxação dentária bidigitalmente, com um dedo pressionando o ápice radicular, enquanto o outro apoia-se à face contralateral, na coroa, realizando um movimento contrário de pressão, até que o dente se encaixe na posição e, em consequência, a parede alveolar fraturada, que será remodelada bidigitalmente. Os tecidos lacerados são suturados e a contenção realizada (imobilização) segundo metodologia previamente descrita. Se houver fratura exposta cominutiva, os fragmentos soltos não inseridos ao periósteo serão removidos. Embora toda a tábua vestibular possa ser perdida, ainda restará tecido de suporte suficiente para a estabilidade dentária. Pelo rápido processo de reparação óssea na criança, ao adquirir estabilidade dos dentes e osso alveolar, a ferulização pode ser omitida na dentição decídua, com orientação rigorosa quanto à dieta e à higienização oral. O prognóstico é bom e favorável; entretanto, pode ocorrer reabsorção radicular dos dentes envolvidos em um período posterior.

Para as fraturas do processo alveolar, o tratamento é a redução e a imobilização sob anestesia local. Os princípios de redução, quando há envolvimento dentário, são os mesmos descritos anteriormente, assim como os meios de fixação e imobilização utilizados para os casos de luxação dentária. A fixação intermaxilar raramente é solicitada, desde que o *splint* se apresente estável e rígido. São necessárias 4 a 6 semanas para a reparação óssea. Nas crianças, esse período pode ser de 3 semanas. Os dentes de um fragmento alveolar podem estar condenados, sendo mantidos até que se processe a reparação óssea, a fim de não desestabilizar o fragmento todo e removê-lo em conjunto, durante manobras de exérese precoce deles. Na dentição decídua, a imobilização pode dificultar a terapêutica em função da pouca retentividade das coroas decíduas. Por meio de fixações esqueléticas, como cerclagem perimandibular e suspensões circunzigomáticas, o problema poderá ser contornado. Por outro lado, se o fragmento na posição reduzida for bastantre estável, a imobilização poderá ser suspensa.

No entanto, essa redução pode ser tão simples, uma vez que fragmentos ósseos ou germes dentários podem penetrar ou fazer parte do traço de fratura. Além disso, na dependência da intensidade do trauma, o bloco pode encontrar-se firmemente impactado.

A redução aberta não encontra indicação, pois pode levar à perda precoce de substância (em geral, há cominuição principalmente nas proximidades e áreas dos alvéolos) ou ao comprometimento da vascularização dos fragmentos fraturados. Os fragmentos ósseos soltos, se revestidos por tecido mole, comportam-se com enxerto.

A redução e a estabilização podem ser obtidas por meio de *splints* de rápida confecção ou pré-fabricados.

No período de imobilização (monomaxilar ou maxilomandibular), a criança deverá receber dieta pastosa e/ou líquida e a higienização oral rigorosamente mantida.

Outros métodos ou dispositivos de imobilização de confecção mais simples poderão ser utilizados, tais como amarria de Gilmer, desde que haja um número suficiente de elementos dentais sem diastemias e com retentividade coronária satisfatória; amarria de Joy, sujeita às mesmas exigências para a referida continuidade; arcos pré-fabricados (Erich, Winter, entre outros) também têm sua indicação.

O prognóstico das fraturas dos processos alveolares é favorável. Raramente há sequestração óssea e/ou dentária. Além disso, necrose pulpar e inflamação periapical podem ocorrer, também bastante relacionadas ao intervalo maior entre a lesão e a redução e imobilização. Obliteração pulpar, reabsorção radicular e perda de osso de sustentação são complicações esperadas.

Nas fraturas altas do processo alveolar ou fraturas em rebordos parcialmente edêntulos, a redução aberta com fixação interna rígida (placas e parafusos de 1,5 mm a 2,0 mm de diâmetro) pode ser requerida para a resolução do trauma, observando-se as estruturas dentárias e aquelas nobres (feixes vasculonervosos mentoniano e alveolar inferior). Para as crianças menores de 9 anos de idade, em razão da presença dos germes dentários, essa técnica está contraindicada, mesmo que sejam utilizados parafusos monocorticais.

Nas fraturas maxilomandibulares, entretanto, a utilização de implantes para fixação interna rígida é cada vez mais preconizada, em função do desenvolvimento de materiais mais delicados e mais precisos, desde que sua posição seja bem analisada, em se tratando de pacientes pediátricos.

Como considerações finais, cabe salientar que qualquer área traumatizada (elemento dental ou osso de sustentação) que tenha em sua estrutura doença prévia (dental ou periodontal), descaracteriza as condições ideais para se instituírem as terapêuticas até então preconizadas. Quando há lesão prévia dessas estruturas, está contraindicada a redução das luxações, assim como se o elemento dental envolvido estiver com grande destruição coronária, por processo infeccioso, consequentemente seu alvéolo estará alterado, em detrimento das agressões infecciosas constantes.

BIBLIOGRAFIA

Andreasen J. O. *Atlas de reimplante e transplante de dentes.* São Paulo: Panamericana, 1994: 69.

Andreasen J. *Classification, etiology and epidemiology.* In: *Traumatic injuries of the teetch.* Copenhagen: Munksgaard, 1981: 19-69.

Andreasen J. O. Andreasen, M. *Traumatismo dentário. Soluções clínicas.* São Paulo: Panamericana, 1991: 168.

Atualização na clínica odontológica. Vol. 1. Módulos de atualização, 2000: 76-78.

Baart J, Vander Kwast N. Fractures and luxation of teeth and the alveolar process. *In:* Kruger E, Schilli W, Worthington P. *Oral and maxillofacial traumatology.* Chicago: Quintessence, 1986: 173-209.

Bhat M, LI S. Consumer product-related tooth injuries treated in hospital emergency rooms: United States, 1979-1987. *Community dent oral epidemiol;* 1990; *18*:133-8.

Berkowitz R, Ludwig S, Johnson R. Dental trauma in children and adolescents. *Clin Pediatric (Phila),* 1980; *19*:166-71.

Bocca M *et al.* I traumi alvéolo dentari in esà pediátrica. *Minerva ortognatod,* 1990; *8*:131-4.

Castaldi C. Prevention of craniofacial injuries in ice hockey. *Dent Clin North Am,* 1991; *35*:647-56.

Dehen M, Mrzilek M, Paling T. Modified acrylic cap splint for dentroalveolar fractures. *Int J Oral Maxillofac Surg,* 1989; *18*:85-6.

Dierks E. Management of associated dental injuries in maxillofacial trauma. *Otolaryngol Clin North Am,* 1991; *24*:165-78.

Dufresne C, Manson P. Pediatric facial trauma. *In:* Mc Carthy J. *Plastic surgery.* Philadelphia: Saunders, 1990: 1142-87.

Esberard RM, Consolaro A. Tratamento das reabsorções radiculares. *Odontologia Clínica,* 1998; *8*(1):19-25.

Hunter M *et al.* Traumatic injury to maxillary incisor teeth in a group South Wales school children. *Endod dent traumatol,* 1990; *6*:260-4.

James D. Maxillofacial injuries in children. In: Rowe, N.; Williams, J. *Maxillofacial injuries.* Edinburgh: Churchill Livingstone, 1985: 538-58.

Kruger E. Fracture of the facial bones in children. In: Kruger, E., Schilli, W., Worthington, P. *Oral and maxillofacial traumatology.* Chicago: Quintessence, 1986: 259-96.

Kruger E, Worthington P. Reimplantation of teeth and treatment of luxations and fractures of teeth. In: Kruger, E.; Worthington, P. *Oral surgery in dental practice.* Chicago: Quintessence, 1981: 255-63.

Leonardo M, SILVA L. Tratamento endodôntico de dentes com rizogênese incompleta. In: *Endodontia: Tratamento de canais radiculares.* São Paulo: Panamericana, 1991: 495-514.

Lockhart P *et al.* Dental complications during and after tracheal entubation. *J Am Dent Assoc,* 1989; *18*:85-6.

Manson P. Facial injuries. *In:* Mc Carthy J. *Plastic surgery.* Philadelphia: Saunders, 1990: 867-1141.

Pfeifer G. Direct acrylic splinting of alveolar process fractures and dislocations in the primary dentitions. *Fortsch Kiefer-u. Gesichtschr,* 1959; 5:328.

Powers M. Diagnosis and management of dentoalveolar injuries. *In:* Fonseca R, Walker R. *Oral and maxillofacial trauma.* Philadelphia: Saunders, 1991: 323-58.

Ranta R, Ylipaavalniemi P. The effect of jaw fractures in childres on the development of permanent teeth and the occlusion. *Proc Finn Dent Soc,* 1973; 69:99-104.

Roberts G. Avulsed teeth. *Br Mede J,* Sept 2, 2000.

Rowe N, Winter G. Traumatic lesions of the jaws and teeth. In: Mustardé, J. *Plastic surgery in infancy and childhood.* Edinburgh: Livingstone, 1979: 163-186.

Tronstad L, Andreasen JO, Hasselgren G, Kristerson L, Riis I. pH changes in dental tissues after root canal filling with calcium hydroxide. *J Endod,* 1981; 7:17-21.

Wiens J. Acquired maxillofacial defects from motor vehicle accidents: Statistics and prosthodontic considerations. *J Prosthet Dent,* 1990; 63:172-81.

Estudo Clínico e Tratamento das Fraturas Mandibulares

Waldyr Antônio Jorge

A mandíbula constitui o próprio terço móvel da face. É um segmento ósseo único que, à custa do tônus da potente musculatura mastigatória – masseter, temporal, pterigóideo lateral – se mantém fechado com desoclusão interdental de aproximadamente 2 mm, permitindo o selamento dos lábios.

CLASSIFICAÇÃO (INFORMAÇÕES COMPLEMENTARES CAPÍTULO 11 — SEÇÃO VI)

As fraturas mandibulares clinicamente podem ser classificadas quanto ao meio exterior, quanto ao traço e quanto ao mecanismo.

QUANTO AO MEIO EXTERIOR

Podem ser expostas e não expostas ou fechadas. Esses termos se relacionam à condição de o foco de fratura se comunicar ou não com o meio exterior.

QUANTO AO TRAÇO

Parciais

São aquelas fraturas do processo coronóide e do rebordo alveolar às quais por si só não interrompem a solução de continuidade do arco mandibular que se estende de um côndilo a outro (Fig. 13.1).

Totais

Podem ser simples, múltiplas e cominutivas. As simples apresentam um traço de fratura; as múltiplas apresentam dois ou mais traços de fraturas bem definidos; as cominutivas são aquelas que possuem vários fragmentos, as vezes incontáveis, muito comuns nas fraturas originárias por ferimentos por arma de fogo (FAF).

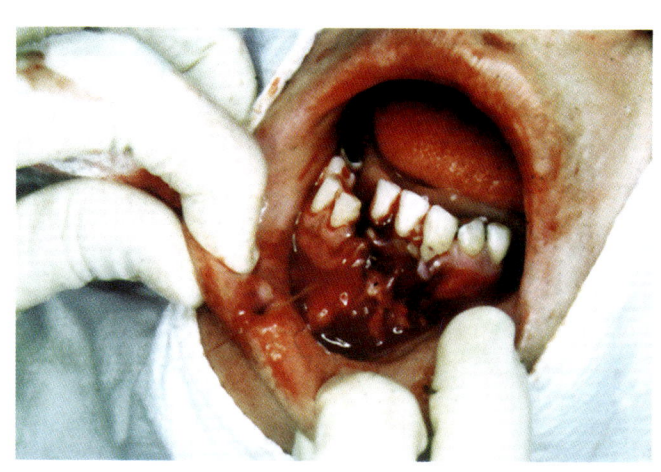

Fig. 13.1 Aspecto clínico de fraturas de rebordo alveolar em mandíbula.

Incompletas

São aquelas que não promovem a solução de continuidade. São chamadas na prática de "fraturas em galho verde" e estão muito mais relacionadas com as crianças do que com os adultos (Fig. 13.2).

QUANTO AO MECANISMO

Podem ser diretas e indiretas. As diretas são aquelas que ocorrem no ponto de incidência do agente traumático; as indiretas são aquelas que ocorrem à distância do ponto de incidência do agente traumático; por exemplo, a incidência ocorre na região anterior da mandíbula e fratura está presente na região do côndilo ou ângulo da mandíbula.

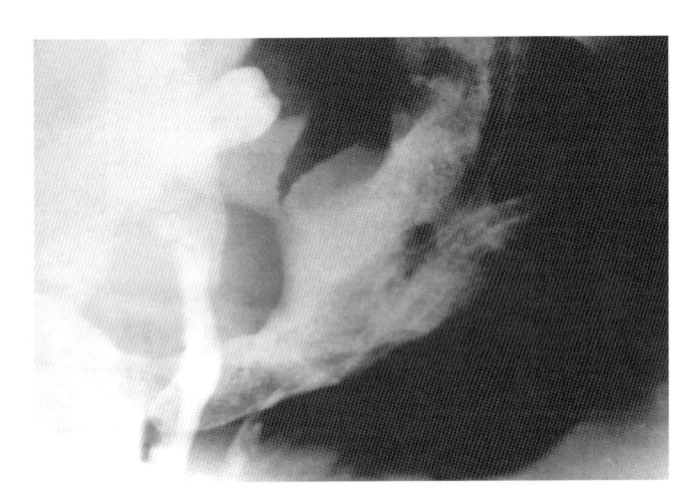

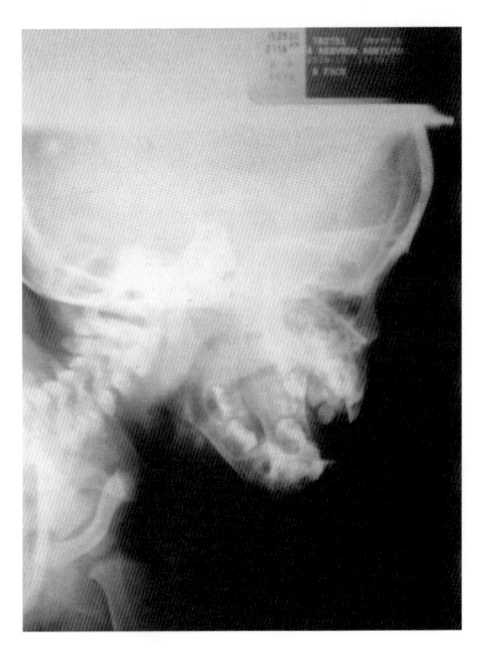

Fig. 13.2 Imagens radiográficas de fraturas do processo coronoide e corpo de mandíbula, ambas em galho verde.

ESTUDO CLÍNICO

O terço inferior da face compreende o osso único mandibular.

Estatisticamente a mandíbula é o segundo osso mais fraturado na face, só perdendo para os ossos próprios do nariz. A porcentagem de locais de mandíbula atingidos por fraturas possui a seguinte sequência de ocorrência: côndilo, ângulo, corpo, sinfisiárias anteriores, rebordo alveolar, ramo ascendente e apófise coronoide.

INFLUÊNCIA DOS MÚSCULOS

Os músculos que se originam na face externa da parte anterior da mandíbula e que se inserem na pele não exercem nenhum efeito sobre o deslocamento dos fragmentos que sucedem a fratura.

Os músculos que se inserem na face interna da mandíbula (miloioide, geni-hióideo, ventre anterior do digástrico e genioglosso) exercem seu efeito de forma centrípeta. Portanto, na presença de uma fratura, os músculos tendem a deslocar os fragmentos posterior ou medialmente, podendo também o côndilo sofrer deslocamento de sua posição (Fig. 13.3).

Os músculos inseridos nas regiões laterais externa e interna do ramo ascendente e da apófise coronoide são elevadores e, existindo fratura da região do ângulo, há movimento para cima do ramo (Fig. 13.4).

Havendo fratura do colo do côndilo, o músculo pterigóideo externo provoca deslocamento anterior e mediano, podendo também sofrer rotação lateral (Fig. 13.5).

De um modo geral, pode concluir que a parte anterior da mandíbula (passando-se uma linha através do bordo anterior dos músculos masseteres) se acha influenciada pelo grupo de músculos depressores, enquanto o ramo ascendente está submetido à ação do grupo dos músculos elevadores.

EXAME CLÍNICO SINTOMATOLÓGICO

GRUPO ANTERIOR

Medianas

Podem ocorrer com ou sem desvio e com ou sem perda de substância. Uma fratura terá perda de substância quando o agente traumático for suficientemente forte que pulverize ou comprometa o tecido ósseo, havendo necessidade

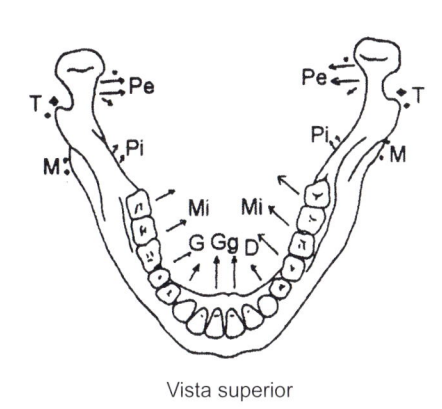

Vista superior

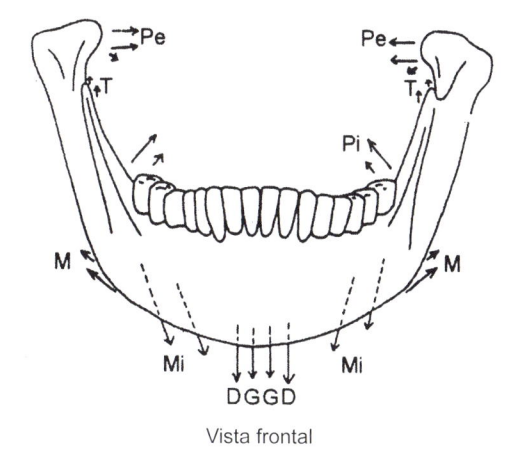

Vista frontal

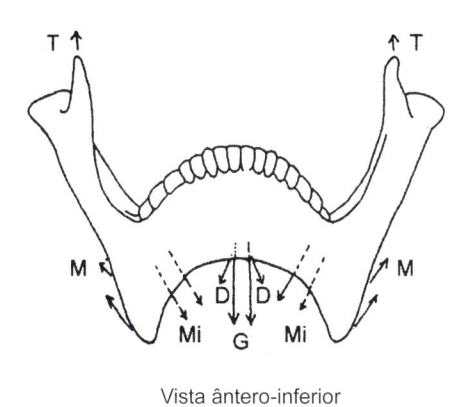

Vista ântero-inferior

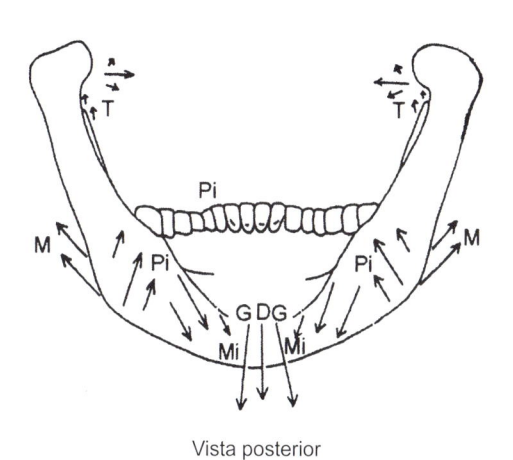

Vista posterior

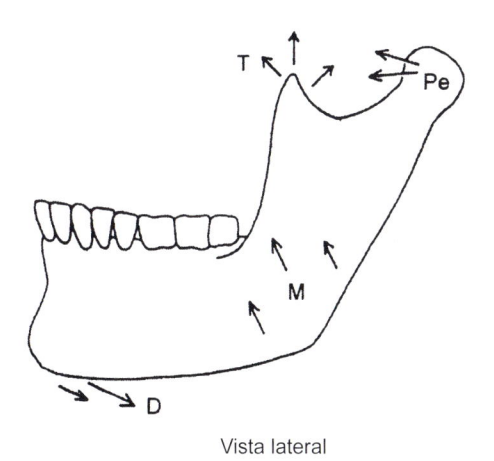

Vista lateral

M – Masseter
T – Temporal
Pi – Pterigóideo interno
Pe – Pterigóideo externo
Mi – Miloioide
G – Geni-hióideo
D – Digástrico (ventre anterior)
Gg – Genioglosso

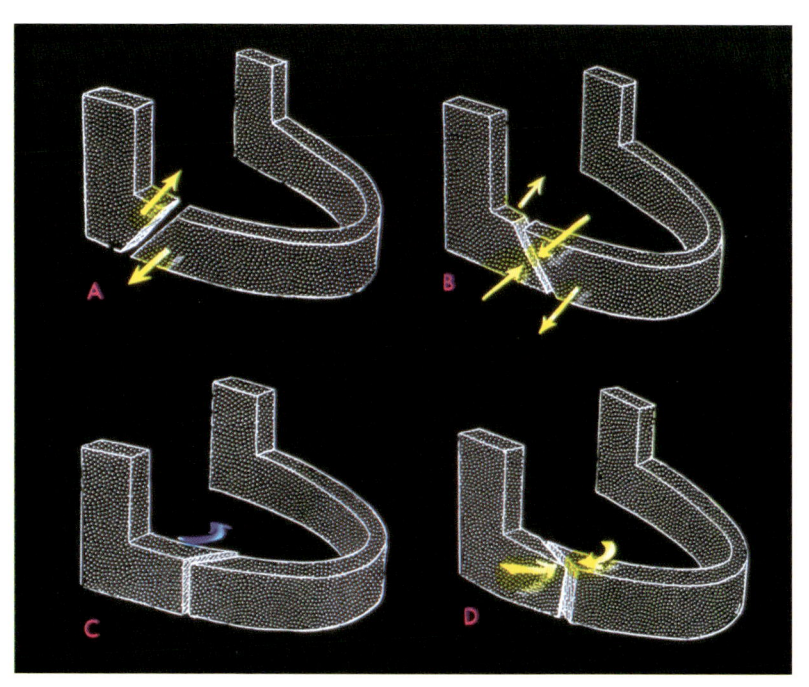

Fig. 13.3 Ações das forças musculares que influenciam o descolamento das fraturas mandibulares.

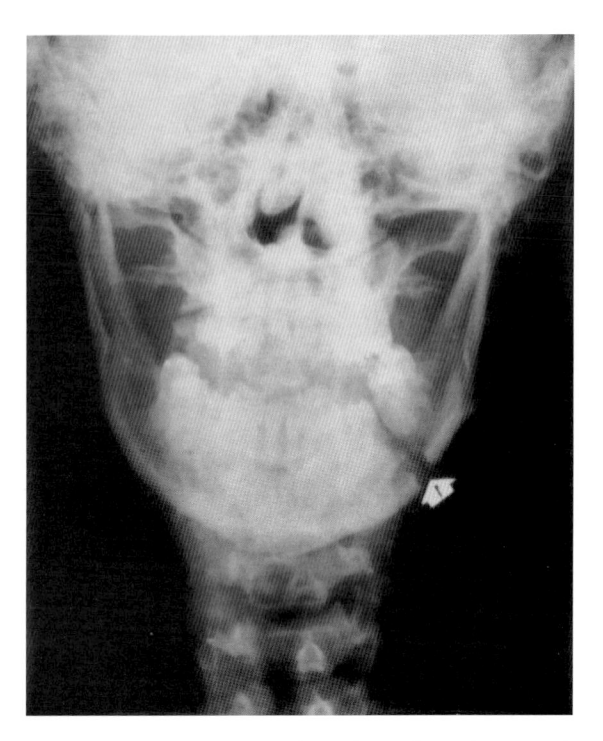 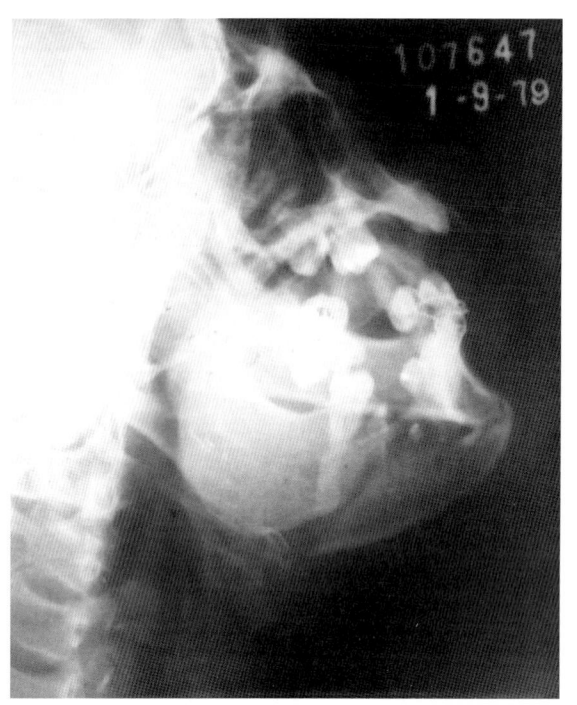

Fig. 13.4 Imagem radiográfica e PA de face e lateral oblíqua 45° mostrando fratura de corpo de mandíbula com desvio.

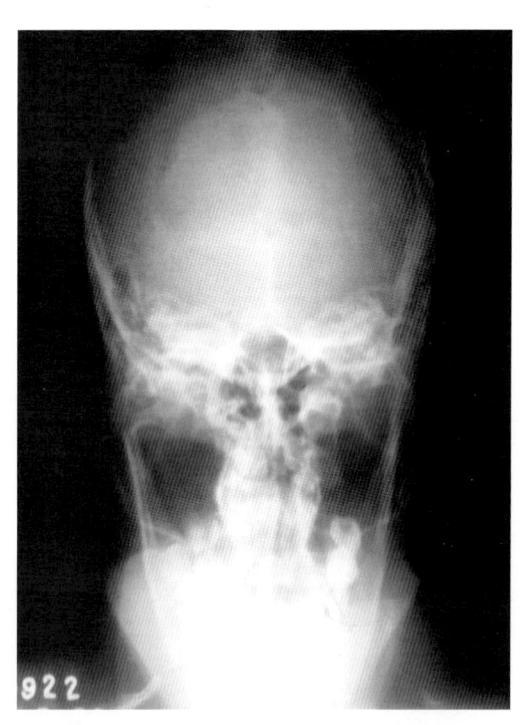

Fig. 13.5 Imagem radiográfica de tomada de Towne mostrando fratura do côndilo do lado direito com tração do músculo pterigóideo lateral para axial.

de ser retirada. Um exemplo de uma fratura mediana, sem perda de substância e sem desvio: nada praticamente ocorre sob o ponto de vista clínico. Caso se observe intraoralmente, não se visualizarão grandes discrepâncias

no nivelamento da altura da borda incisal, isso em virtude das forças de tração do miloióide. Assim sendo, quer seja mediana, paramediana, para se verificar a presença de fratura, é necessário um exame de palpação e inspeção para constatação da mobilidade dos fragmentos. Por outro lado, nas fraturas medianas ou paramedianas em que ocorre favorabilidade ao desvio, ou seja, o plano de fratura é inclinado, é biselado, de tal forma que possa ocorrer um deslizamento dos fragmentos, observar-se-ão clinicamente: uma diminuição do diâmetro transversal da mandíbula, o que na realidade ocorre, e não haverá intercuspidação normal tanto no lado direito como no esquerdo; os dentes inferiores estarão mais para dentro em relação aos dentes superiores (Fig. 13.6).

Paramedianas

Podem ser uni e bilaterais. Quando é unilateral, pode ser com ou sem cavalgamento (com ou sem desvio). As unilaterais se comportam exatamente como as medianas e a avaliação clínica depende, portanto, da favorabilidade do traço ao desvio e da eventual perda de substância. Já nas fraturas bilaterais, pode ocorrer uma urgência traumatológica decorrente do aparecimento de um fragmento intermediário. Antes, porém, deve-se lembrar as inserções musculares dos mm. geni-hióideo e do genioglosso. Isso é muito importante sob o ponto de vista de urgência em traumatologia, apenas para se ter uma ideia do compro-

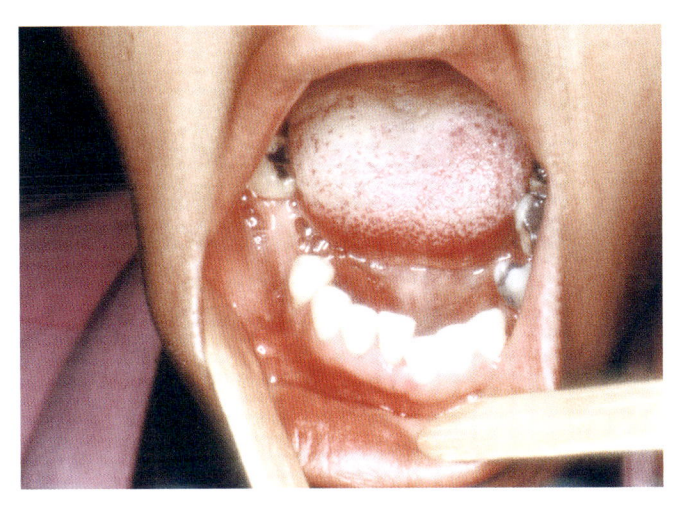

Fig. 13.6 Vista clínica da fratura em região mediana de mandíbula.

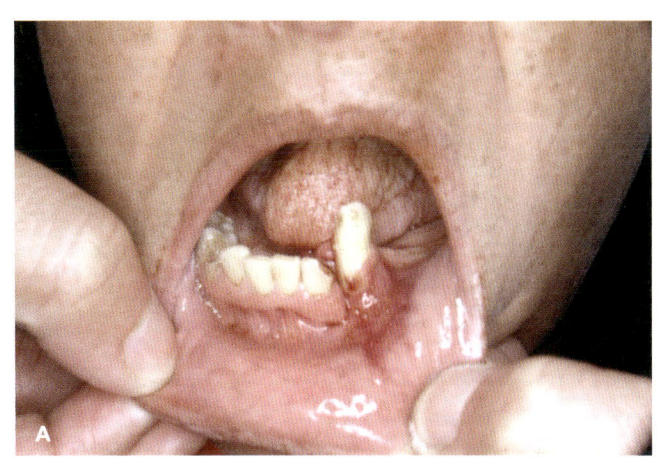

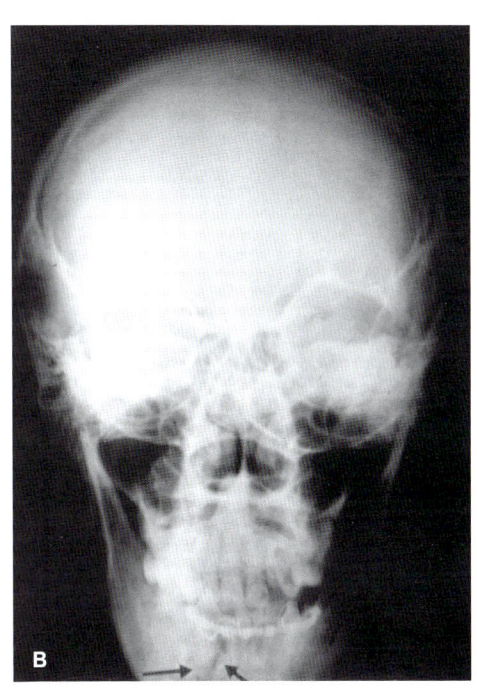

metimento respiratório. Imagine uma mandíbula com uma fratura paramediana bilateral em que há um fragmento intermediário. Ora, se o genioglosso, o geniioídeo, mais o ventre anterior do digástrico tendem a tracionar esse fragmento intermediário para trás, glossoptose conforme o biselamento que a fratura apresenta, pode-se ter dois aspectos clínicos: um que seria a vestibularização do fragmento intermediário porque houve tração inferior e outro que seria a movimentação da língua para trás, glossoptose, em virtude da inserção do genioglosso, e o paciente terá uma obstrução das vias aéreas, tendo então sua sobrevida comprometida (Figs. 13.7 e 13.8).

GRUPO LATERAL

Fig. 13.7A. Aspecto clínico. B. Imagem radiográfica de fratura paramediana unilateral de mandíbula.

Compreende o estudo da região do corpo e do ângulo da mandíbula. Um plano de fratura de baixo para cima e de trás para a frente condiciona um tipo de desvio, enquanto um plano de fratura de cima para baixo e de trás para a frente condiciona uma coaptação natural dos fragmentos. Isso é importante sob o ponto de vista de tratamento. Imagine uma fratura favorável ao desvio na região do corpo ou do ângulo; o masseter tende a levar o fragmento posterior para cima e clinicamente se observarão uma prematuridade de contato nos dentes posteriores e a presença de mordida aberta anterior. Isso é chamado de "mordida em dois tempos". A mordida aberta anterior caracteriza ou pode caracterizar uma fratura na região do ângulo. Se, contudo, ocorrer uma fratura que seja desfavorável ao desvio, clinicamente não se observará a "mordida em dois tempos".

Os desvios ocorrem em função das inserções e da tração muscular associada à orientação do traço da fratura.

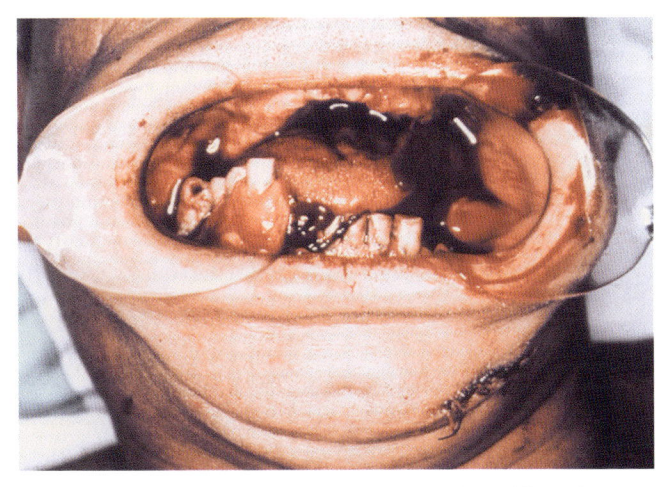

Fig. 13.8 Aspecto clínico de fratura paramediana bilateral em mandíbula.

Assim sendo, é bom lembrar que o músculo miloioide traciona para baixo e para a linha mediana, o masseter eleva a mandíbula e os músculos pterigóideos tracionam para o lado. Se ocorrer uma fratura que favoreça o desvio (deslizamento de um fragmento sobre o outro), esta será favorável ao desvio. O masseter, por ser mais potente, leva para cima e para dentro o fragmento posterior e o miloioide traciona para baixo e para o lado, em função da sua direção de tração, o fragmento anterior.

GRUPO POSTERIOR

Compreende a região do ramo, do côndilo e do processo coronoide. As inserções dos mm. pterigóideos internos de uma parte do masseter e, principalmente, os pterigóideos externos vão condicionar os desvios que o côndilo da mandíbula irá sofrer perante uma fratura de colo do côndilo. Em relação às fraturas do processo coronóide, há que se considerar apenas um músculo, que é o temporal que aí se insere. Em uma fratura total do processo coronoide haveria uma tendência de ele subir e se projetar para trás em virtude da tração exercida pelo músculo temporal.

As fraturas do colo de côndilo ou subcondilianas são as que podem apresentar maiores complicações. Podem ser uni ou bilaterais (ver Fig. 13.5). A posição que a cabeça do côndilo pode assumir relaciona-se, além da inserção muscular, com a direção do agente traumático e a sua intensidade. Se um indivíduo sofre um pequeno impacto na região do mento que provoque uma fratura do colo e essa fratura não seja suficientemente grande em função do agente traumático para condicionar um grande desvio, na região da fratura aparece um edemaciamento externo. Se o impacto for muito grande, tenderá a levar o côndilo da mandíbula para cima, de encontro à cavidade glenoide. Pode ocorrer de o côndilo perfurar a cavidade glenoide e penetrar no neurocrânio, provocando problemas neurológicos graves. Na maioria dos casos haverá fratura na região do colo, condicionando o posicionamento da cabeça da mandíbula que pode ser para dentro ou para fora, para trás ou para a frente. A posição da cabeça do côndilo dependerá da tração exercida pelo pterigóideo externo, e o paciente apresenta os seguintes sinais: *limitação funcional* – o paciente não consegue abrir a boca convenientemente, quer seja por interferência dos fragmentos, quer por dor na movimentação dos cotos da fratura; *desvio de linha mediana* – no movimento de abertura e fechamento da boca; *edema* – na região onde esteja ocorrendo a fratura ou em função do agente traumático. O sinal mais importante de fratura de colo de côndilo é a *prematuridade de contato dos dentes posteriores e mordida*

aberta anterior. Apesar dos sinais clínicos, o exame deve ser complementado por radiografia.

EXAME CLÍNICO-FÍSICO COM PRESENÇA DE FRATURA DA MANDÍBULA (INFORMAÇÕES COMPLEMENTARES CAPÍTULO 11, SEÇÃO VI)

Inicialmente, com referência aos dentes, notam-se perda da relação central, mordida em dois tempos, avulsão, luxação e ressonância à percussão. A ressonância à percussão é diferente no dente que se acha no foco de fratura em relação àquele que se encontra a distância. Sob o ponto de vista de tecidos moles, deve-se considerar que podem ocorrer contusões, feridas e enfisemas. Em relação ao tecido ósseo, sob o ponto de vista de inspeção, haverá *mobilidade*, *crepitação* e *desvios*. A crepitação às vezes não deve ser provocada para não haver o risco de lesão do feixe vasculonervoso que pode estar presente, parcialmente lesado, e nessa manobra ser totalmente lesado. Alguns autores costumam denominar a mobilidade e a crepitação de sinais patognomônicos de uma fratura. O *exame à palpação* de fraturas do grupo anterior é feito com os dedos indicadores apoiados nas superfícies incisais e os polegares, na região do mento. Para o grupo lateral, pode-se apalpar externamente. A presença dos degraus será pesquisada percorrendo-se a borda da mandíbula com o dedo polegar ou indicador.

Os sintomas são marcantes e, com exceção das fraturas do ramo ascendente, o diagnóstico é imediato, na base de um articulado dental anormal.

Nas fraturas do ramo ascendente, poderá haver inabilidade para fechar a boca, sialorreia, edema e equimose.

Nas fraturas do ângulo, também pode ocorrer trismo pelo comprometimento do masseter ou do pterigóideo interno.

Nas fraturas bicondilianas com desvio, os dentes anteriores não se encontram, apresentando o paciente a clássica aparência do *mordex apertus*.

Na inspeção, podem ser notadas:

a) Perda da relação central.
b) Mordida em dois tempos.
c) Avulsões e luxações dentais.
d) Ressonância dental à percussão (som surdo).
e) Lesões de tecido mole, como depressões, contusões, enfisemas, feridas, hematomas etc.
f) Lesões ósseas, como mobilidade, crepitação e desvio

EXAME RADIOGRÁFICO

a) *Radiografias laterais oblíquas em 45° direita e esquerda:* detectam fraturas do ramo ascendente, do ângulo e do corpo da mandíbula.

b) *Radiografia em projeção póstero-anterior (PA):* revelará qualquer região sinfisária e parassinfisária, deslocamento lateral ou mediano de qualquer tipo de fratura mandibular.

c) *Radiografia oclusal intraoral:* para demonstração de desvios no sentido horizontal, desde que as condições do paciente permitam a tirada de tal tipo radiográfico.

d) Towne para côndilo também usada em neurocirurgia para suspeita de fraturas de base de crânio.

e) As tomografias são os meios mais modernos e estão indicadas como meios auxiliares de diagnóstico.

TRATAMENTO DAS FRATURAS MANDIBULARES

CONCEITO

São as manobras e os métodos que se utilizam para reintegrar anatômica e funcionalmente a mandíbula na face do indivíduo.

O tratamento das fraturas mandibulares não difere, grosso modo, das fraturas de outros ossos do esqueleto. O princípio consiste em auxiliar o trabalho da natureza, imobilizando essa fratura, por um tempo suficientemente longo, para que haja a formação e maturação do calo ósseo.

Fratura é a solução de continuidade sofrida de um ou mais ossos sob a ação de um traumatismo.

TRATAMENTO INCRUENTO

Como o próprio nome diz, é um tratamento sem a necessidade de cirurgia. Compreende uma técnica fechada, em que se manipula a fratura, promovendo o alinhamento dos fragmentos seguido de uma imobilização. O tratamento incruento consiste na redução e imobilização por meio de BIM (bloqueio intermaxilar).

Redução

É indicada nas fraturas em que há desvio ou cavalgamento dos fragmentos.

Redução é a manobra pela qual se procura alinhar os fragmentos ósseos. Para isso, utilizam-se vários dispositivos e técnicas.

Um dos tipos de redução é a manual, em que com as mãos se procura alinhar os fragmentos por digitação manual; a redução ortopédica ou ortognática, com a utilização de força contínua, é aplicada em casos de fraturas antigas (com mais de 10 dias), em que se procura reduzir com força contínua a fibrose com elásticos e amarrias.

É importante salientar que o parâmetro para redução das fraturas mandibulares é sempre a oclusão dental, ou seja, certifica-se de que a fratura esteja reduzida quando o paciente apresenta oclusão satisfatória.

Contenção

Contenção, também chamada de fixação em traumas faciais, é a manobra pela qual se imobilizam os fragmentos, não devendo confundir-se com imobilização, pois esse termo refere-se à imobilização total da mandíbula à maxila. A contenção permite aguardar determinado prazo de tempo, enquanto há formação de calo ósseo.

Imobilização

A imobilização dos fragmentos é realizada à custa dos aparelhos de contenção por consequência de um bloqueio maxilomandibular.

A mobilização dos fragmentos pode ser:

a) *Protética:* com aparelhos intrabucais, como goteiras de acrílico.

b) *Protético-cirúrgica:* amarrias verticais ou horizontais, à custa de barra de Erich e fios de aço, como amarria Ivy, Hipocrática, Gilmer Sauer e outros.

c) *Ortodôntica:* à custa das bandas ortodônticas (Figs. 13.9, 13.10 e 13.11).

TRATAMENTO CRUENTO

Tratamento em que há necessidade de via de acesso cirúrgico. Penetra-se através dos tecidos moles até chegar ao local da fratura.

O tratamento cirúrgico geralmente está indicado em fraturas expostas ou em fraturas em que o tratamento incruento não foi bem-sucedido na manobra de redução.

O tratamento cirúrgico deve seguir todas as normas de técnica cirúrgica, desde os padrões estabelecidos de assepsia e antissepsia, passando pela abordagem cirúrgica das manobras, fundamentais até a terapêutica medicamentosa.

Não se deve esquecer que em casos de fraturas mandibulares expostas realizam-se em primeiro lugar a limpeza

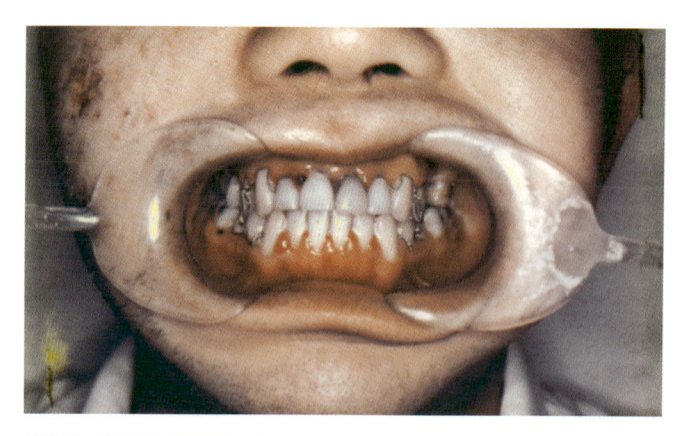

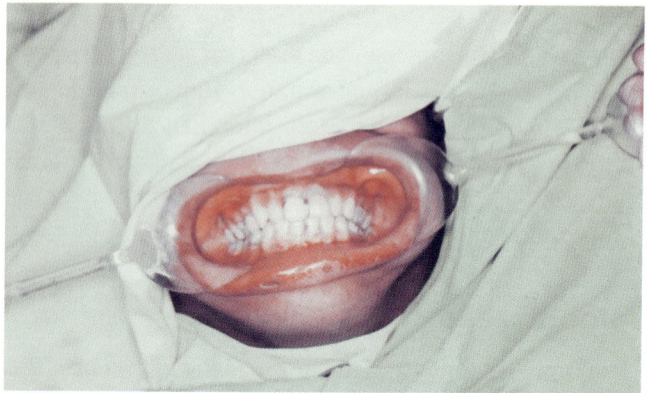

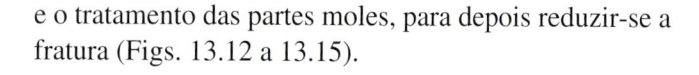

Fig. 13.9 Aspecto clínico intrabucal de contenção e imobilização por BIM (bloqueio intermaxilar) ou BMM (bloqueio maxilomandibular) à custa de amarria do tipo Ivy.

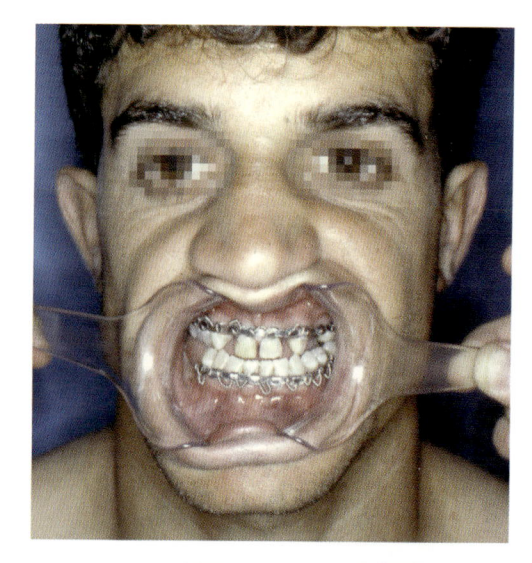

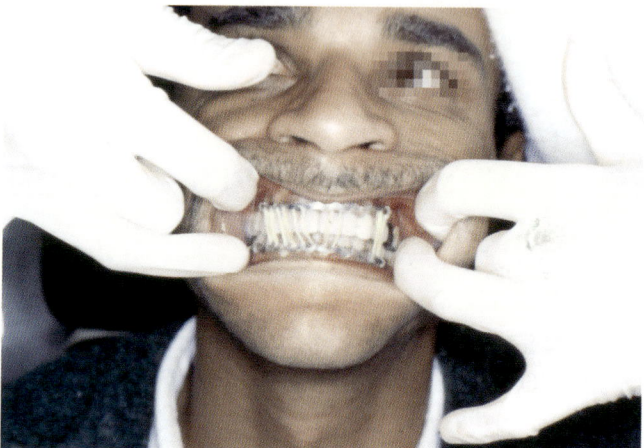

e o tratamento das partes moles, para depois reduzir-se a fratura (Figs. 13.12 a 13.15).

Fig. 13.10 Aspecto clínico intrabucal de contenção e imobilização por BIM (bloqueio intermaxilar) ou BMM (bloqueio maxilomandibular) à custa de amarria de Gilmer Sauer realizada com barra de Erich, fio de aço e bloqueio elástico.

Osteossíntese

É a sutura do osso. Essa sutura pode ser feita com fios metálicos ou com placas metálicas, por meio de fixação interna rígida (FIR).

Fio metálico

Perfura-se sob irrigação com soro fisiológico o osso com broca, sendo uma perfuração em cada fragmento. Devem-se evitar duas perfurações em cada fragmento para não interferir nos ápices dentais e no canal mandibular. Para evitar que os fragmentos se movimentem, utilizam-se principalmente um ou dois tipos de laços com fio de aço: o tipo "8" ou o tipo em "U", desenhos procurando-se introduzir o restante do fio torcido para dentro do orifício feito no osso, a fim de não traumatizar os tecidos moles. A deficiência desse método pode estar não na aproximação, e sim na total imobilização de fragmentos fraturados (Figs. 13.16 e 13.17).

A utilização de fio de aço como dispositivo de fixação é controverso na literatura. O fio de aço é uma fixação se-

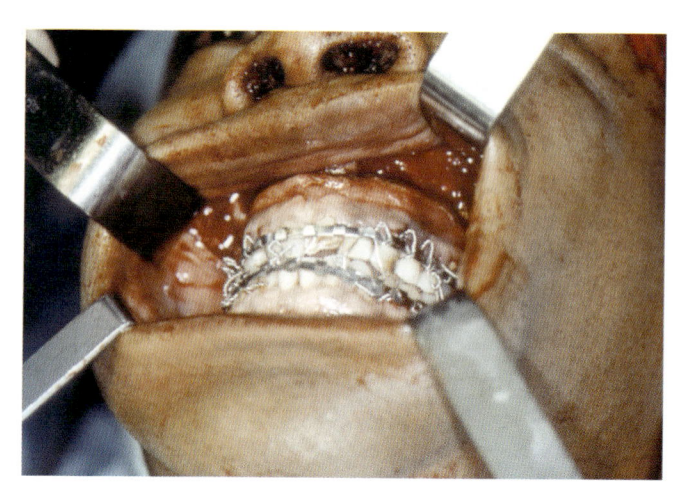

Fig. 13.11 Aspecto clínico do acesso cirúrgico para maxila com BIM/ BMM e amarria de Gilmer Sauer.

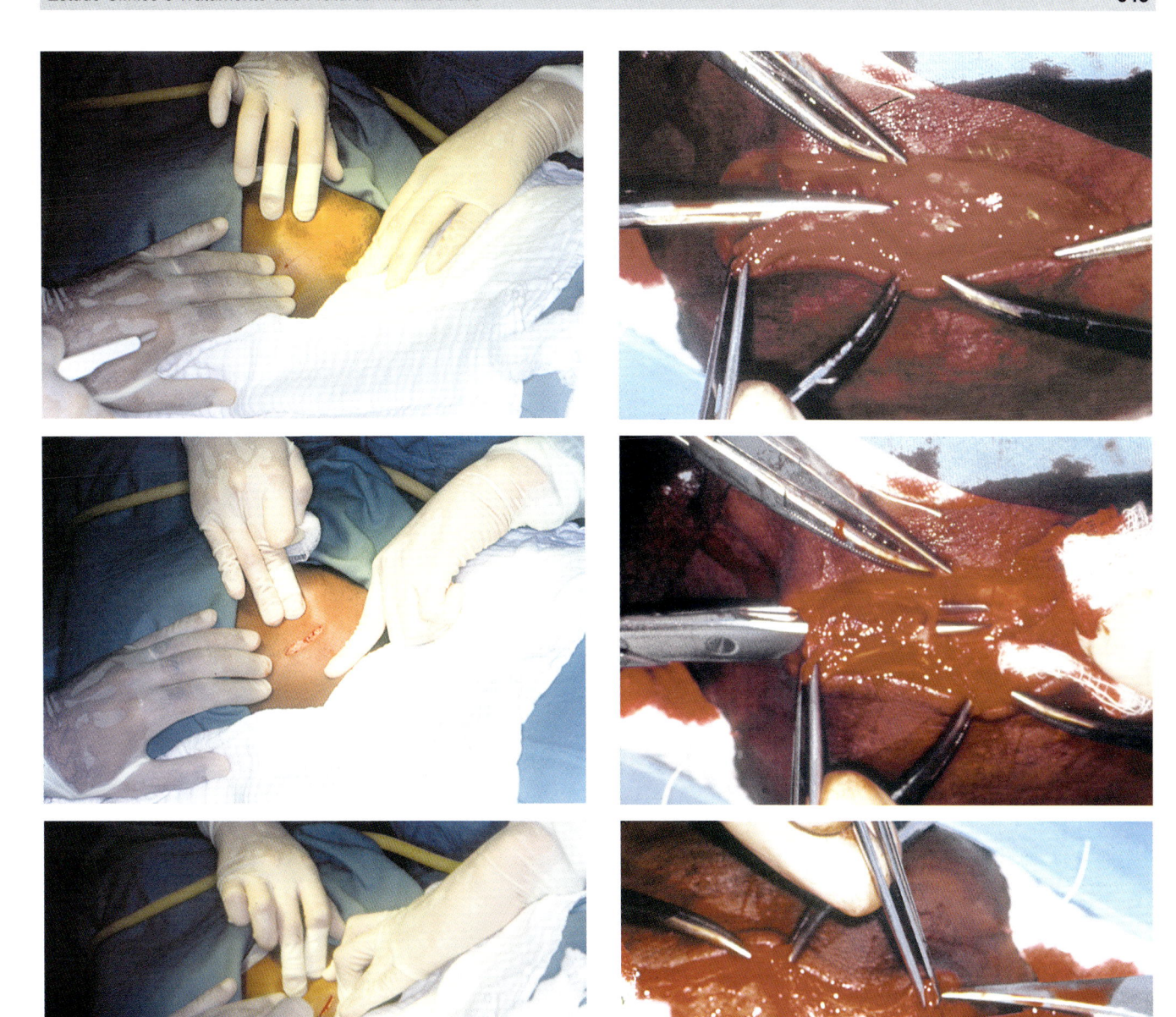

Fig. 13.12 Sequência de acesso cirúrgico para redução e osteossíntese de fratura da região de corpo de mandíbula. Acesso extraoral.

Fig. 13.13 Sequência da divulsão cirúrgica até o sítio de fratura. Abordagem extraoral.

mirrígida, sendo necessário utilizá-lo associado a outros dispositivos para se conseguir a estabilização, como, por exemplo, a imobilização maxilomandibular BIM (bloqueio intermaxilar) (Figs. 13-10 e 13-11).

Fixação interna rígida (FIR)

A fixação interna rígida é possível de ser realizada tanto em reduções, fixações e osteossínteses em mandíbula como em qualquer região do esqueleto ósseo facial: maxila, ossos próprios do nariz, complexo malar zigomático.

Após o advento das placas metálicas na década de 1970, com os trabalhos de Champy, que estudou os movimentos mandibulares e determinou a linha ideal da osteossíntese, a terapêutica cirúrgica avançou sobremaneira propiciando à propedêutica das osteossínteses faciais uma nova realidade.

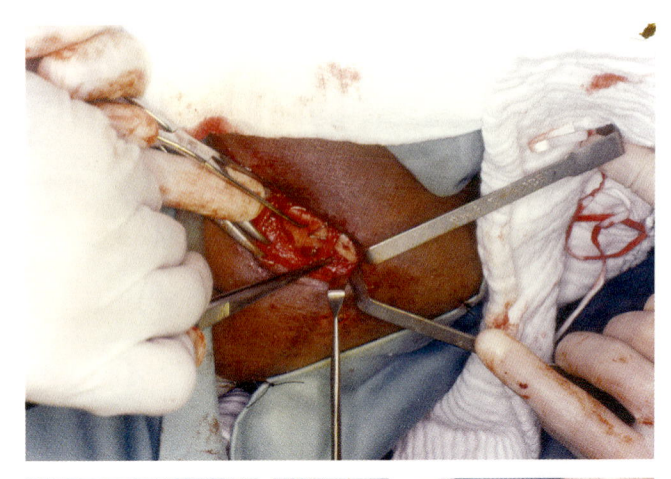

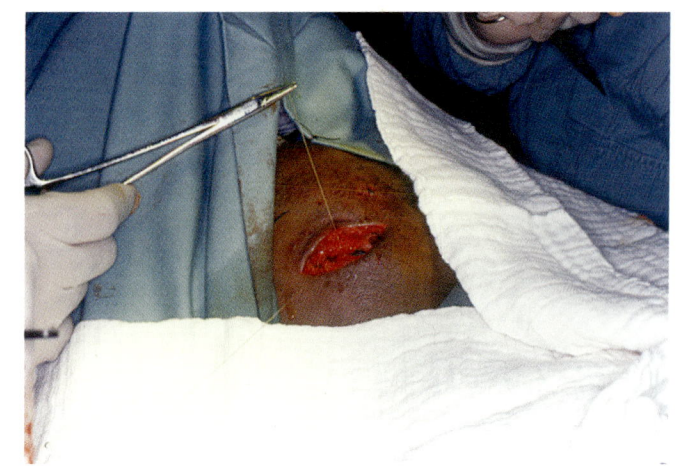

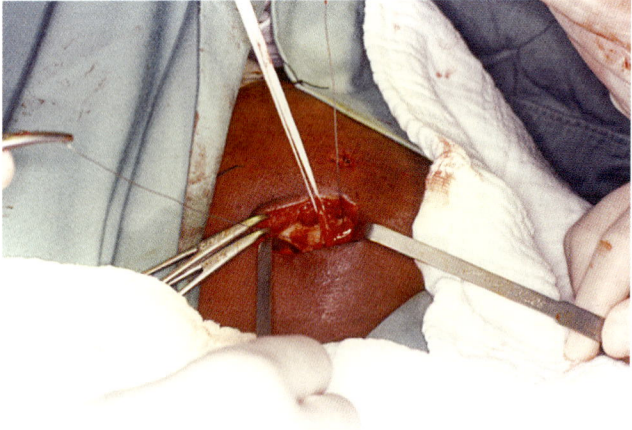

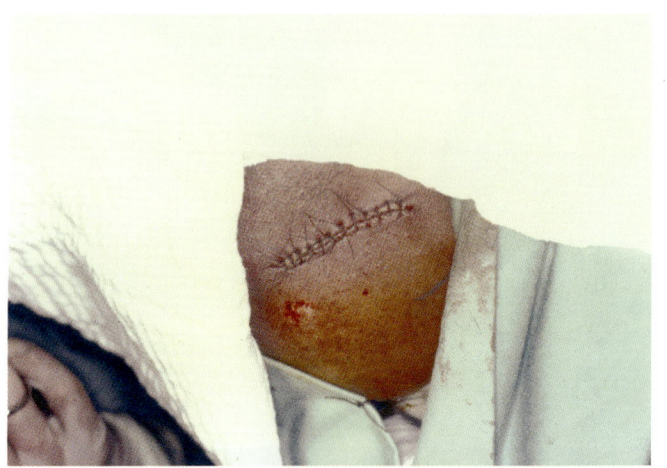

Fig. 13.14 Transcirúrgico mostrando artéria facial dissecada e afastado por fita cardíaca.

Nas décadas de 1980 e 1990, com o *boom* da fixação interna rígida por meio das placas de titânio, a sinonímia sofreu muitas variáveis em que cada fabricante, ao especificar seu produto que variava em relação à dimensão da placa, espessura dos parafusos com suas características de compreensão, passou a denominá-lo pelas siglas:

*   ERDCP – Placas de reconstrução com compressão dinâmica excêntrica.
*   EDCP – Placas de compressão dinâmica excêntrica.
*   DCP – Placas de compressão dinâmica.
*   Placa de reconstrução mandibular sistema AO – ASIF.
*   Mini, microplacas, placas de reconstrução etc.

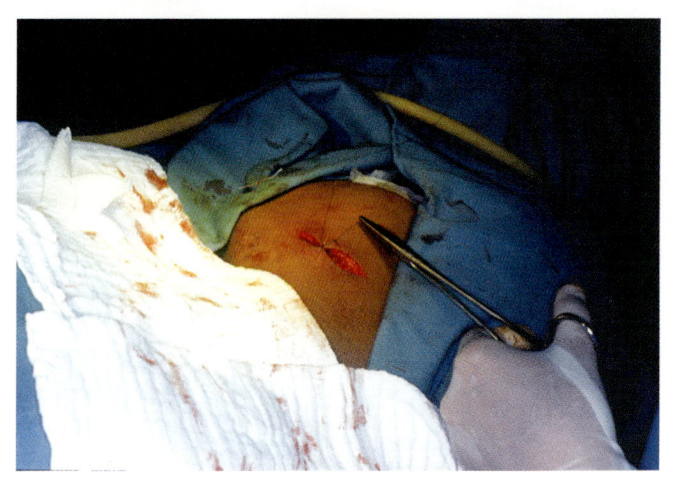

Fig. 13.15 Sequência da síntese cirúrgica. Abordagem extraoral.

Atualmente, a tendência dos cirurgiões bucomaxilofaciais é a simplificação na utilização das fixações internas rígidas (FIR), passando a nominativa a ser designada pela espessura e pelo diâmetro dos parafusos (Fig. 13-18). Assim, a classificação utilizada varia pelo diâmetro, sendo mais usual chamar de microplacas as que utilizam parafusos de 1,5 mm ∅ ou menos; miniplacas de 2,0 mm ∅; placas reconstrutivas de 2,4 mm ∅ ou mais. No entanto, ainda muitos fabricantes mantêm a sinonímia de microminiplacas, embora as características de espessura e diâmetro

sejam muitas vezes iguais com nomes diferentes, variando a nomenclatura de acordo com os sistemas utilizados.

CERCLAGEM

Embora em desuso, por ser uma técnica superada pelas novas abordagens cirúrgicas, pode ainda ter sua utilização

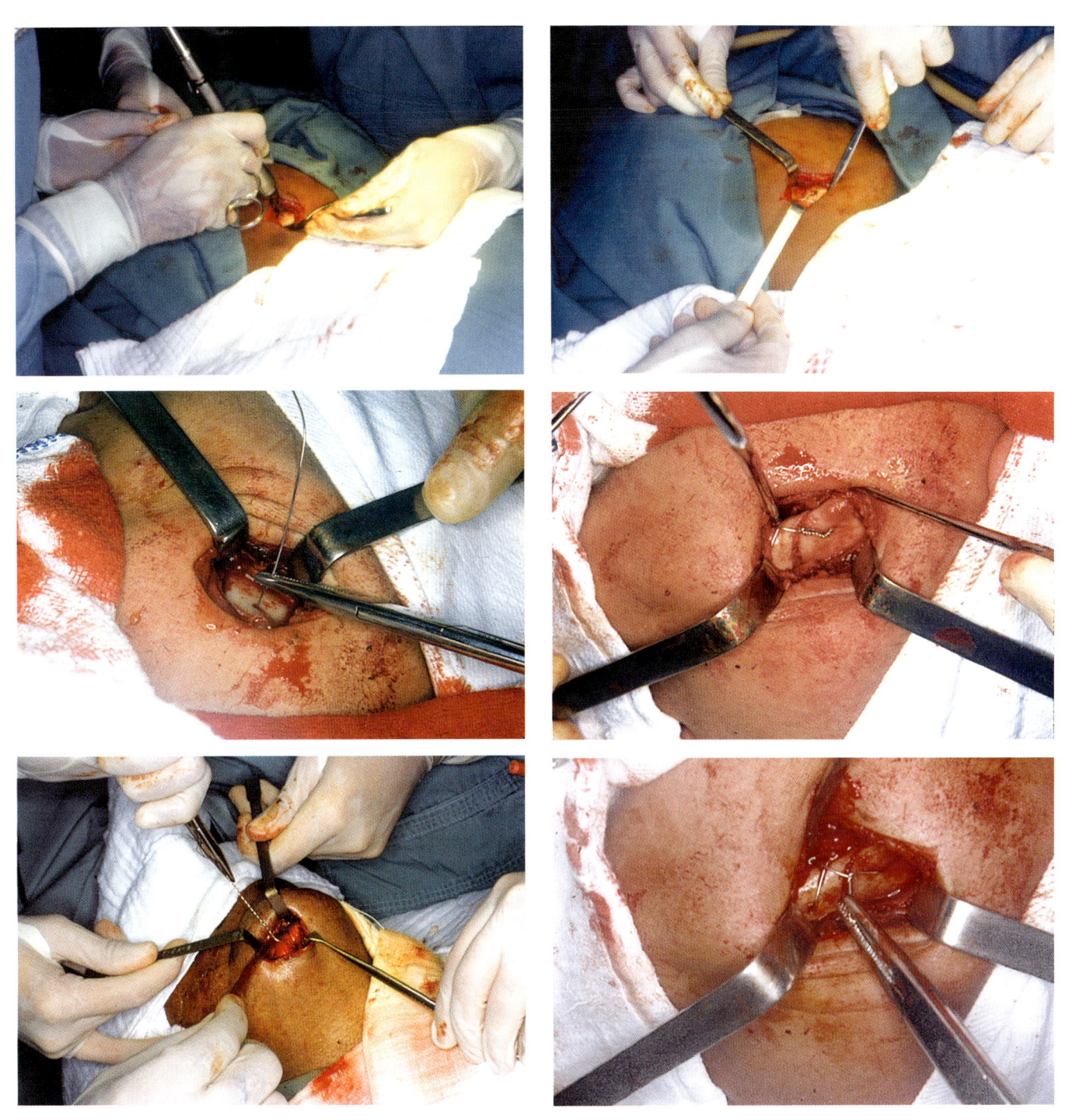

Fig. 13.16 Sequência de osteossíntese a fio metálico. Perfuração óssea, passagem e torção, fio de aço. Técnica cirúrgica indicada na ausência de condições de se realizar a FIR.

Fig. 13.17 Sequência de osteossíntese a fio metálico. Redução e imobilização dos fragmentos ósseos com evaginação do fio para dentro de um dos orifícios. Técnica cirúrgica indicada na impossibilidade de se realizar a FIR.

a exemplo dos fios de aço na falta de material de síntese mais atualizado nas fixações internas rígidas.

É a técnica pela qual se passa um fio de aço em torno da mandíbula. Utilizando-se de agulha de Kelsey-Fry ou agulha hipodérmica nº 18, utilizadas nos bloqueios raquidianos ou peridurais, e fios de aço flexível tipos nos

1 e 2, realiza-se a cerclagem da seguinte forma: faz-se a punctura cutânea com a agulha, fugindo das entidades anatômicas nobres, penetrando pela borda inferior da mandíbula, pelo lado lingual em direção à cavidade bucal. Insere-se o fio de aço, ancorando-o na ponta da agulha, e retorna-se com ele até a borda inferior da man-

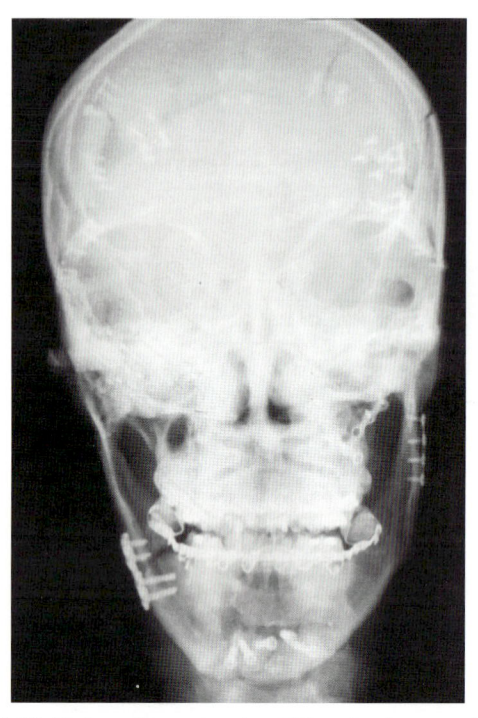

Fig. 13.18 Radiografia mostrando a FIR realizada em região de ramo (E), ângulo e corpo (D) e fixação com parafuso *Lag Screw* em região anterior da mandíbula.

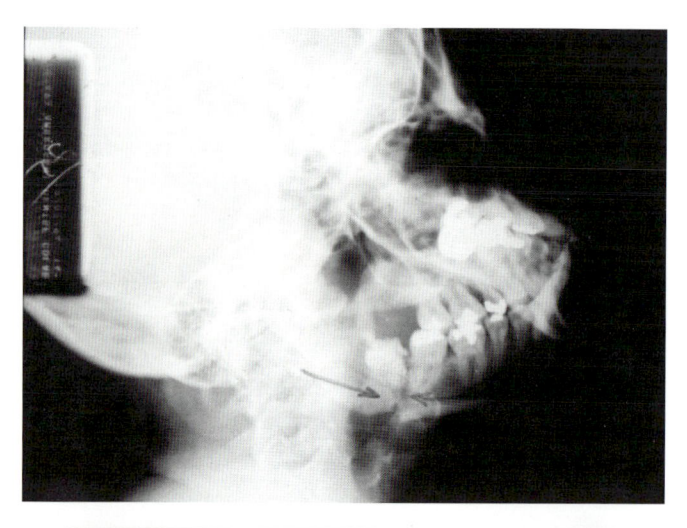

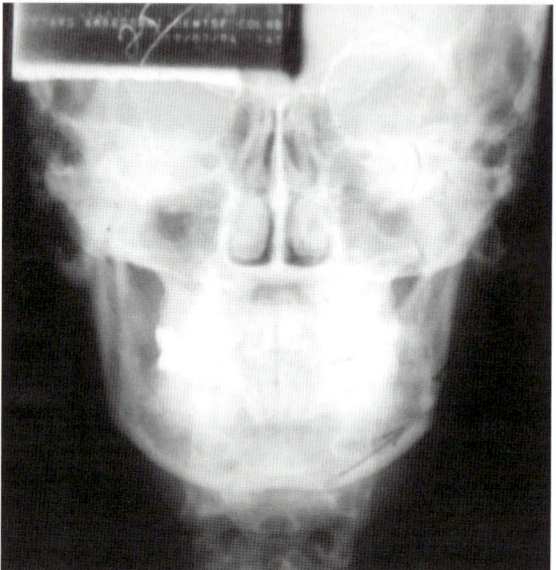

Fig. 13.20 Imagem radiográfica de fratura de corpo de mandíbula por tentativa de exodontia malsucedida.

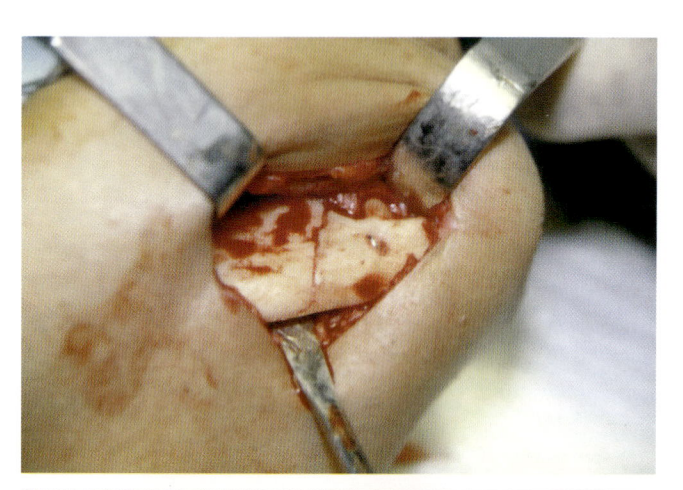

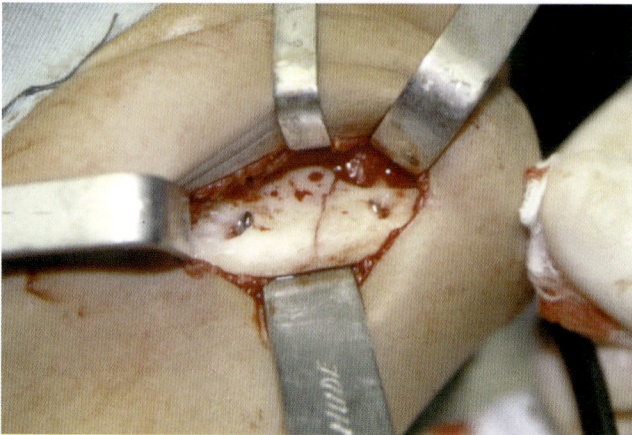

Fig. 13.19 Fratura de mandíbula com fixação com parafuso Lag Screw.

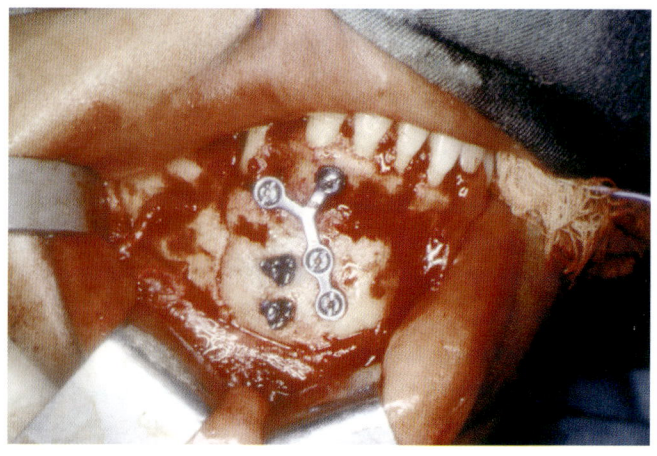

Fig. 13.21 Redução de fratura paramediana de mandíbula com Lag Screw e FIR.

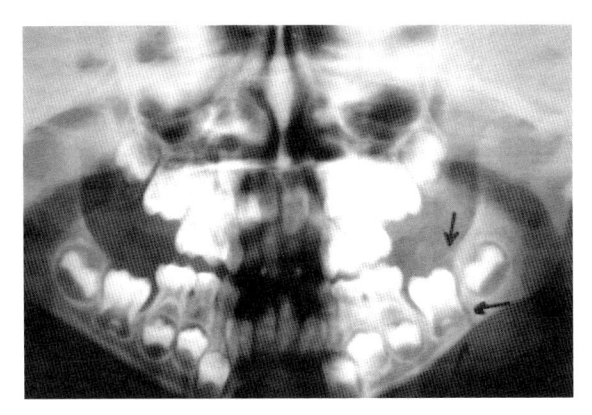

Fig. 13.22 Fratura de mandíbula em dentição mista.

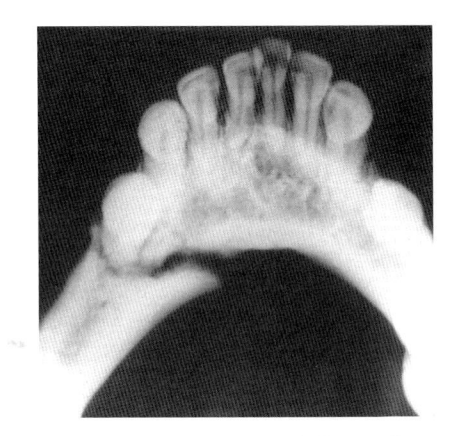

Fig. 13.23 – Radiografia oclusal mostrando fratura de mandíbula com presença de desvio dos fragmentos.

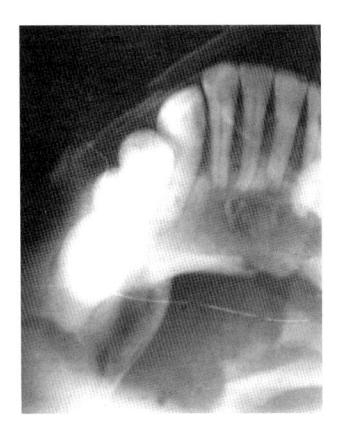

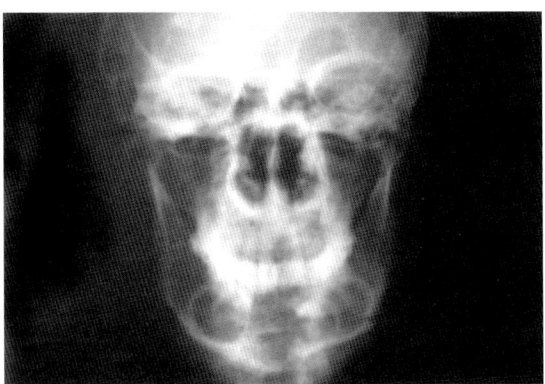

Fig. 13.24 – Imagem radiográfica de tomada oclusal e PA de face mostrando fratura patológica (ameloblastoma) em mandíbula.

díbula, sem retirá-lo totalmente, e reintroduz-se agora por vestibular, até a ponte de agulha atingir à cavidade bucal. Tem-se assim um fio em forma de U, cujas pontas retorcidas sobre a prótese de que o paciente é portador ou sobre uma goteira previamente construída imobilizam o traço da fratura.

Procedendo-se dessa forma, em três pontos diferentes, no contorno mandibular, retorcem-se em seguida os fios em forma de U, promovendo dessa forma a imobilização dos fragmentos de encontro à goteira.

As cerclagens foram indicadas nos aprofundamentos de sulco, em pacientes com ausência de rebordo alveolar, necessitando de prótese total inferior. Atualmente essa técnica é pouco utilizada dados os avanços da implantodontia.

BIBLIOGRAFIA

Andreasen JO, Andreasen FM. *Essentials of Traumatic Injuries of the Teeth.* Copenhagen: Munksgaard, 1990.

Andreasen JO, Andreasen FM. *Textbook and Color Atlas of Traumatic Injuries of the Teeth.* Copenhagen: Munksgaard, 1994.

Archer WH. *Oral and Maxillofacial Surgery.* Philadelphia: Saunders, 1973.

Barros JJ. *Princípios de Cirurgia Odontológica e Buco Maxilo.* São Paulo: Artes Médicas, 1979.

Barros JJ, Souza LCM. *Traumatismo Buco-maxilo-facial.* 2. ed. São Paulo: Roca, 2000.

Basrani E, Colabe DNR, Colabe GPR. *Endodoncia y traumatologia.* Buenos Aires: Editorial Científica Interamericana, 1994.

Carvalho I. *Politraumatizado.* Considerações acerca do diagnóstico e conduta terapêutica. São Paulo: Procienx, 1962.

Charles C, Donald BO. *Maxillofacial trauma.* Philadelphia: Lea & Febiger, 1988.

David DJ, Simpson DA. *Craniomaxillofacial Trauma.* London: Churchill Livingstone, 1994.

Dingman RO, Nativig P, Levanon Y. *Cirurgia das Fraturas Faciais.* São Paulo: Santos Junior, 1983.

Douglas DM. *Wound healing and management a monograph for surgeons.* Livingstone: Edinburgh, 1963.

Emshoff R, Schoning H, Rothler G, Waldhart E. Trends in the incidence and cause of sport-related mandibular fractures: a retrospective analysis. *J Oral Maxillofac Surg,* 1997; *55*(6):585-92.

Fonseca RJ, Walker RV. *Oral and Maxillofacial Trauma I-II.* Philadelphia: Saunders, 1991.

Fonseca RJ. *Oral and maxillofacial surgery.* Philadelphia: W. B. Saunders, 2000. V.2.

Graziani M. *Cirurgia Bucomaxilofacial.* Rio de Janeiro: Guanabara Koogan, 1986.

Haug RH. Selecting the appropriate setting for management of maxillofacial trauma. *J Oral Maxillofac Surg* 1999; *57*(8):983-9.

Hausamen JE. The scientific development of maxillofacial surgery in the 20th century and an outlook into the future. *J Craniomaxillofac Surg,* 2001; *29*(1):2-21.

Hohlrieder M, Hinterhoelzl J, Ulmer H, Lang *et al.* Traumatic intracranial hemorrhages in facial fracture patients: review of 2,195 patients. *Intensive Care Med,* 2003; *29*(7):1095-100. Epub 2003 May 24.

Jorge WA. As urgências em traumatologia bucomaxilofacial. *In*: Manual de Cirurgia do Hospital Universitário da USP. Diagnóstico e Tratamento. Erasmo Magalhães Castro Tolosa e Colab. São Paulo:

Atheneu, 2002: 337-61.

_____, Estudo clínico das fraturas mandibulares. *Revista Instituto Ciências Saúde*, 1989; *7*(2):13-8. Edição Ago 1991.

Jorge WA, Campanella E. Propedêutica das fraturas de rebordo alveolar. *RGO*, 1996; *34*(2):135-40.

Jorge WA, Cabezas NT. Diagnóstico e Tratamento das fraturas do complexo malar zigomático. Revista Médica do Hospital Universitário – USP. 1991, I(1):62-6.

Jorge WA, *et al*. Amarrias em fraturas mandibulares. *Revista APCD* 1982; *36*(3):352-9.

_____, Complicações das fraturas mandibulares. *RGO* 1989; *37*(4):274-8.

_____, Dentes envolvidos em traço de fratura seu prognóstico. *Revista Paulista de Odontologia*, 1990; *XII*(2):30-6.

_____, Traumas do osso malar. Revista Brasileira Cirurgia Prot. e Traumatologia Bucomaxilofacial, 1983; *I*(1):15:21.

_____, Tratamento ortopédico funcional das fraturas de côndilo mandibulares em crianças. Relato de casos. *Revista RPG da Faculdade de Odontologia – USP* 1995; *2*(4):224-30.

_____, Urgências bucomaxilofaciais no Hospital Universitário: análise dos últimos 5 anos. *Revista Médica do Hospital Universitário – USP* 1994; *4*(1/2):69-72.

Jorge WA, Gouveia MM. Correção cirúrgica de consolidação viciosa de fratura de mandíbula. *Revista Instituto Ciências Saúde* Edição Ago 1991. 1989; *7*(2):19-23.

Kirkaldi WWH, Wood AM. *Principles of the treatment of trauma*. Livingstone: Edinburgh, 1962.

Kruger E, Schilli W. *Oral and Maxillofacial Traumatology I-II*. Chicago: Quintessence, 1986.

Kruger GO. *Cirurgia Bucomaxilofacial*. Buenos Aires: 5 ed, Mundi, 1982.

Le BT, Holmgren EP, Holmes JD, Ueeck BA, Dierks EJ. Referral patterns for the treatment of facial trauma in teaching hospitals in the United States. *J Oral Maxillofa Surg*, 2003; *61*(7):857.

Manson PN. Progress toward an international journal of cranio-maxillofacial trauma. *J Craniomaxillofac Trauma* Winter, 1999; *5*(4):5.

Mead SV. *Oral Surgery*. Saint Louis; 4ª Edição, Mosby, 1954.

Nardi P, Acocella A, Acocella G. [Sequelae of zygomatic-orbito-maxillary fractures. report of 70 cases and review of literature] *Minerva Stomatol*, 2003; *52*(6):261-6.

Nicholoff Jr. TJ, Del Castillo CB, Velmonte MX. Reconstructive surgery for complex midface trauma using titanium miniplates: Le Fort I fracture of the maxilla, zygomatico-m axillary complex fracture and nasomaxillary complex fracture, resulting from a motor vehicle accident. *J Philipp Dent Assoc* 1998 Dec-1999 Feb; *50*(3):5-13.

Peterson LJ, Ellis E, Hupp JR, Tucker MR. *Contemporary Oral and Maxillofacial Surgery*. Missouri: Mosby, 1993.

Rowe J, Willians JL. *Maxillofacial Injuries I-II*. London: Churchill Livingstone, 1994.

Shires GT. *Care of the trauma patient*. New York: Blakiston Division, 1966.

Stocchetti N, Canavesi K, Longhi L, Magnoni S, Protti A, et al. [How to quantify the severity of brain injury during intensive care after adult head trauma] *Minerva Anestesiol* 2003; *69*(4):232-6.

Topazian RG, Goldberg MH. *Infecções Maxilofaciais e Orais*. São Paulo: Santos, 1997.

Wade PA. *Surgical treatment of trauma*. New York: Grune & Stratton, 1901.

Estudo Clínico e Tratamento das Fraturas da Maxila (Esqueleto Fixo da Face)

Waldyr Antônio Jorge

A delimitação facial anatomotopográfica é feita segundo um plano horizontal que passa pela sutura frontonasal, incluindo os ossos lacrimais (direito e esquerdo), segue pela fenda esfenomaxilar, pela sutura frontozigomática, excluindo o arco zigomático, desce por uma linha, adiante do meato auditivo externo, e vai passar sob a mandíbula. Para Reneé Le Fort, a delimitação seria um plano que passaria pela sutura frontonasal e que estaria acima do osso hióide e à frente da faringe.

Portanto, do ponto de vista da traumatologia bucomaxilofacial, é a parte ântero-inferior da cabeça, que fica localizada abaixo de um plano, que passa sobre os processos supraorbitários; um plano inferior, que passa sob o mento, e um plano vertical, que passa adiante do meato auditivo externo.

Esse conjunto de ossos forma, segundo Chiarugi, uma pirâmide de ápice truncado e base retangular.

Classicamente, a face divide-se em três porções, mas para a compreensão de atuação clínica é dividida em duas porções: segmento superior e segmento inferior. O limite é definido por um plano, paralelo ao plano oclusal da arcada dental.

O segmento superior é composto de 17 ossos e o inferior, pela mandíbula.

Brito Vianna foi o pioneiro a chamar o segmento superior de esqueleto fixo da face (EFF), sendo seu limite superior o rebordo supraorbital e o inferior, plano oclusal maxilomandibular. O esqueleto fixo da face é composto de 17 ossos:

a) Maxilar (1);
b) Processo zigomático dos ossos temporais (2);
c) Nasais (2);
d) Malarzigomáticos (2);
e) Palatinos (2);
f) Lacrimais (2);
g) Etimoide (1);
h) Vômer (1);
i) Apófise pterigoide do esfenoide (2);
j) Conchas inferiores (2).

CONCEITO DE FRATURA

Conceitualmente fratura é a solução de continuidade sofrida de um ou mais ossos sob a ação de traumatismo.

CONCEITO DE DISJUNÇÃO

Disfunção é a ruptura esquelética, ocorrida nas junturas (suturas) ósseas, com ou sem comprometimentos-satélites.

A etiologia das fraturas faciais válidas, tanto para o EFF como para a mandíbula, pode ser dividida nos dois grupos a seguir.

CAUSAS PREDISPONENTES

De origem local e geral.

- *Locais:* cistos, osteomielite, infecções periapicais, tumores benignos ou malignos, osteorradionecroses etc.
- *Gerais:* raquitismo, osteoporose, endocrinopatias, doença de Hodgkin, de Paget, intoxicações ocupacionais, radioatividade, alterações metabólicas do cálcio e do fósforo.

CAUSAS EFICIENTES

São os traumatismos propriamente ditos acidentais ou cirúrgicos, agindo com intensidade capaz de provocar fraturas diretas ou indiretas.

FRATURAS DO ESQUELETO FIXO DA FACE (EFF) OU TERÇO MÉDIO DA FACE

CLASSIFICAÇÃO

Simples

- *Diretas ou parciais:* fraturas do processo alveolar, abóbada palatina, processo ascendente da maxila, parede anterior dos seios maxilares, arco zigomático e ossos nasais.
- *Indiretas ou totais:* fraturas Le Fort, dos tipos I, II e III, disjunção intermaxilar e fraturas do osso malar (Figs. 14-1 a 14-4).

Cominutivas

Estão condicionadas principalmente aos traumatismos balísticos ou agentes etiológicos de grande intensidade, onde há o chamado *blow in* e *blow out*, ou explosão, ha-

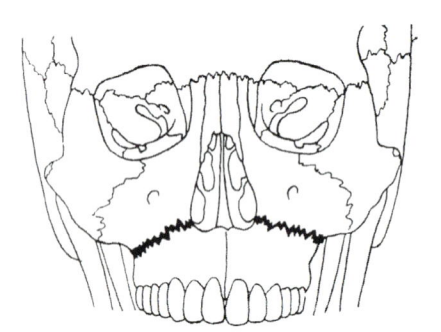
Fig. 14.1 Fratura Le Fort I ou Guérin.

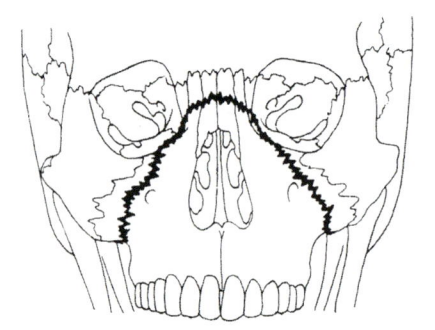
Fig. 14.2 Fratura Le Fort ou subzigomática.

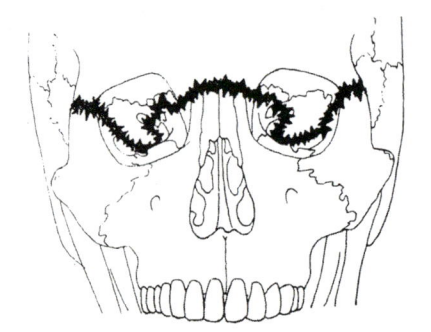
Fig. 14.3 Fratura Le Fort ou suprazigomática.

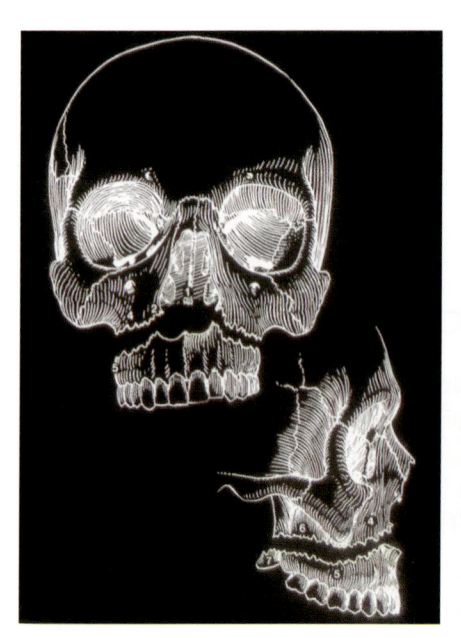
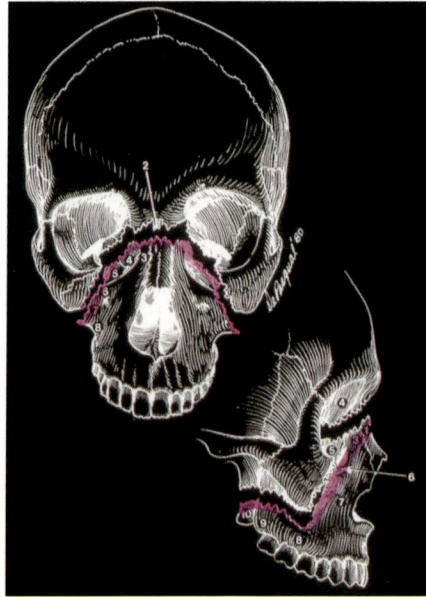
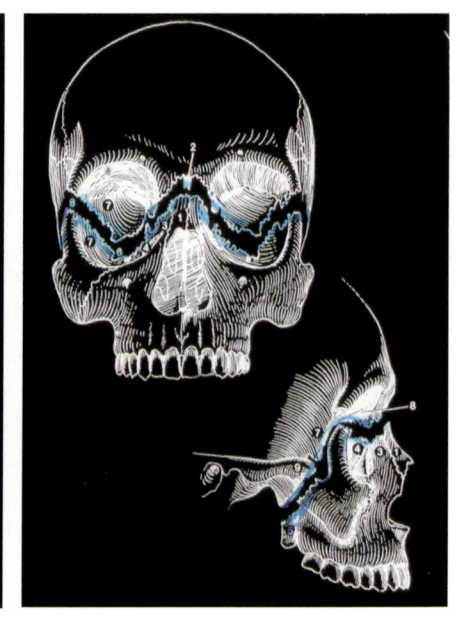

Fig. 14.4 Desenho esquemático das fraturas dos tipos Le Fort I, II e III de frente e perfil.

vendo comprometimento do assoalho da órbita, que se fratura em muitos fragmentos. Um dos sinais e sintomas mais característicos é a queda do globo ocular atingido, acarretando diplopia.

Enfatizar-se-ão mais particularmente as fraturas do tipo indiretas ou totais, que são as mais comuns em termos de ocorrência.

FRATURAS DA MAXILA

Classicamente ainda é adotada a classificação segundo Renée Le Fort. Seu estudo no início do século XX se baseou na análise anatomotopográfica em cadáveres após receberem vários tipos de impactos. Após um século, ainda é adotada a nomenclatura estabelecida pelo anatomista, destacando-se na realidade nos dias atuais, que dado o avanço tecnológico da humanidade e a etiopatogenia ter encontrado várias outras modalidades de agressões é menos comum serem encontradas fraturas clássicas do tipo Le Fort, sendo mais presente nos prontos-socorros hospitalares o politrauma facial com inúmeros traços de fraturas maxilar e facial.

FRATURA DE LE FORT I, GUÉRIN OU TRANSVERSA DO MAXILAR

As linhas de fratura correm da margem lateral de abertura piriforme, passam pela fossa canina, correm pela parede lateral do seio maxilar, prosseguem pela tuberosidade da maxila, indo atingir a fissura pterigomaxilar, fraturando a apófise pterigoide do esfenoide.

Quanto aos sinais e sintomas desse tipo de fratura, observam-se edema na região do lábio superior, porção dentoalveolar da maxila completamente móvel, paciente geralmente apresenta a boca aberta para "fugir" da dor em oclusão e para acomodar o fragmento ósseo e todos os problemas de ferimentos em tecidos moles.

Verificam-se também desvio da linha mediana da maxila, equimose no sulco vestibular e provável dilaceração de tecidos moles na região. Os dentes superiores apresentam ressonância à percussão.

As fraturas de Le Fort I podem ser unilateral ou bilateral (Figs. 14.1 e 14.4).

FRATURA DE LE FORT II, PIRAMIDAL, DISJUNÇÃO CRANIOFACIAL INCOMPLETA OU SUBZIGOMÁTICA

A linha de fratura ocorre, a partir da linha mediana dos ossos nasais, para baixo, através do processo frontal da maxila, através dos ossos lacrimais, para baixo e para a frente, lateralmente, atravessando a margem infraorbital, prolongando-se pela parede lateral do seio maxilar, atravessando o arco zigomático pela sutura maxilar e indo fraturar a apófise pterigoide do osso esfenóide.

Quanto aos sinais e sintomas desse tipo de fratura, observam-se edema em toda região facial, tecido macerado, equimoses periorbitária e subconjuntival. Um dos sinais mais evidentes é o alongamento da face, também denominado *horse face*, nariz em sela. Há também retroposição dos incisivos superiores, mordida aberta anterior, mobilidade do arco zigomático, diplopia, mobilidade da área piramidal do meio da face, a qual pode ser demonstrada pela palpação bimanual entre o palato e a sutura frontonasal. Geralmente é uma fratura bilateral (Figs. 14.2 e 14-4).

FRATURA DE LE FORT III OU DISJUNÇÃO CRANIOFACIAL COMPLETA OU SUPRAZIGOMÁTICA

Começa próximo à sutura frontonasal, atinge os ossos nasais e lacrimais, corre através da fina lâmina orbitária do etmóide, abaixo e lateralmente para a região mediana da fissura orbital, desce pela região mais posterior da maxila, através da fissura pterigomaxilar e fratura a apófise pterigóide do esfenóide na sutura frontomalar.

Quanto aos sinais e sintomas desse tipo de fratura, observam-se grande edema facial, hematoma periorbitário com aparência de faces de "guaxinim", deformação nasal, face alongada (*horse face*) ou de prato (*dish face*), diplopia, equimose bilateral, equimose subconjuntival bilateral, deslocamento dos ossos nasais, mobilidade dos ossos zigomáticos, mobilidade do esqueleto médio facial, que na inspeção e palpação tem-se a impressão de liberação total da face em relação ao crânio, retroposição dos incisivos superiores, mordida aberta anterior e incapacidade de abrir e fechar a boca, caracterizando a disjunção craniofacial completa. É sempre bilateral, podendo haver combinações de fraturas Le Fort II e III (Figs. 14-3 e 14-4).

DISJUNÇÃO INTERMAXILAR

É a separação da maxila ao nível da abóbada palatina. Existe uma linha de fragilidade natural entre os dois processos palatinos dos maxilares, em que ocorreu a fusão dos arcos embrionários.

A separação da maxila medianamente provém das lesões em fenda, de cima para baixo, no plano sagital, ou ainda por um golpe severo por baixo da mandíbula.

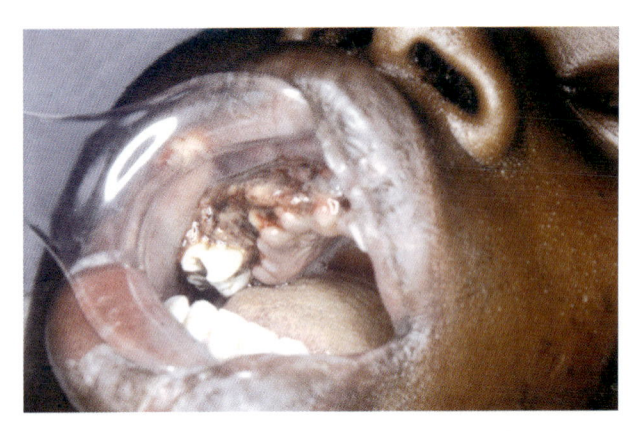

Fig. 14.5 Aspecto clínico da fratura Lanelongue 4 + Lanelongue (hemimaxila) com avulsão dental.

A linha de separação tende a ser mais ampla na sua parte anterior e, amiúde, termina no bordo superior do palato. Outras fraturas da maxila também foram diagnosticadas e nominadas pelos seus autores:

• Fratura de Walther, ou dos quatros fragmentos, disjunção intermaxilar, Le Fort I e fratura vertical ou horizontal de cada lado, na região dos pré-molares.
• Fratura de Richet, disjunção de um só maxilar com característica clínica na palpação de fragmento extremamente móvel.
• Fratura de Huet, com traço de fratura isolada, na região do bloco incisivo canino, que sobe ao longo do ramo ascendente do processo piriforme da maxila.
• Fratura de Bassereau, ou três fragmentos, fratura do tipo A Guérin conservando o fragmento médio em bloco com incisivos.
• Fratura de Lanelongue (hemimaxila) (Fig. 14-5).

FRATURAS DO COMPLEXO MALAR-ZIGOMÁTICO

Recomenda-se Capítulo 15, Seção VI.

RESUMO DOS SINAIS E SINTOMAS OBSERVADOS NAS FRATURAS DO EFF

Quanto aos fácies

a) Assimétrica, geralmente no caso de fraturas unilaterais Le Fort I.
b) Alongada, geralmente nos casos de fraturas de Le Fort II (Figs. 14-6 e 14-7).
c) Achatada, geralmente nos casos de fraturas de Lee Fort III (Figs. 14-8 a 14-11 A e B).
d) Nariz em sela (Fig. 14-6).

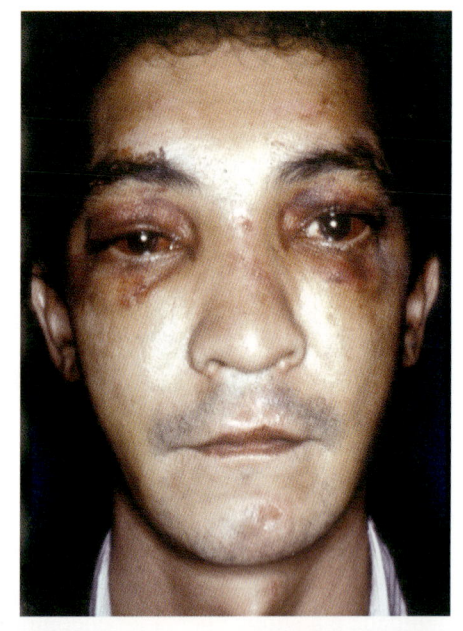

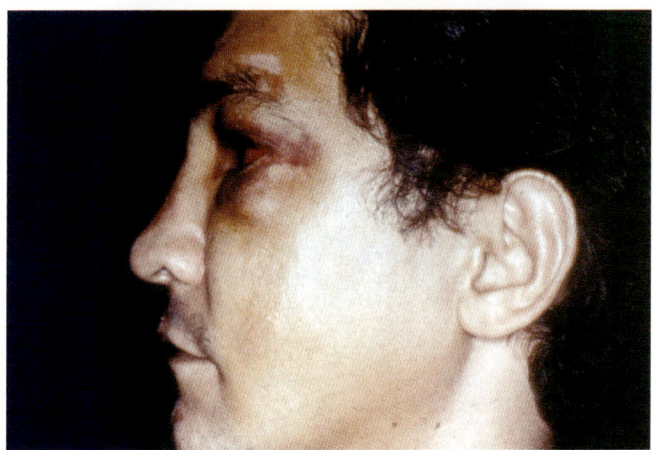

Fig. 14.6 Aspecto clínico alongado (horse face), característico de fratura do tipo Le Fort II, com nariz em sela.

Quanto aos dentes

a) Perda da relação central, por deslocamento dos fragmentos (Fig. 14-5).
b) Mordida em dois tempos, em virtude de os fragmentos se encontrarem em diferentes níveis; pode também ocorrer mordida aberta anterior.
c) Avulsão, luxação e fraturas dentais.
d) Ressonância à percussão (som surdo).

Quanto ao tecido ósseo

a) Mobilidade dos fragmentos.
b) Crepitação, sinal patognômico de fratura. É a sensação de aspereza, quando duas superfícies irregulares são atritadas entre si. É geralmente perceptível nas fraturas do corpo da mandíbula, ramo ascendente, mais

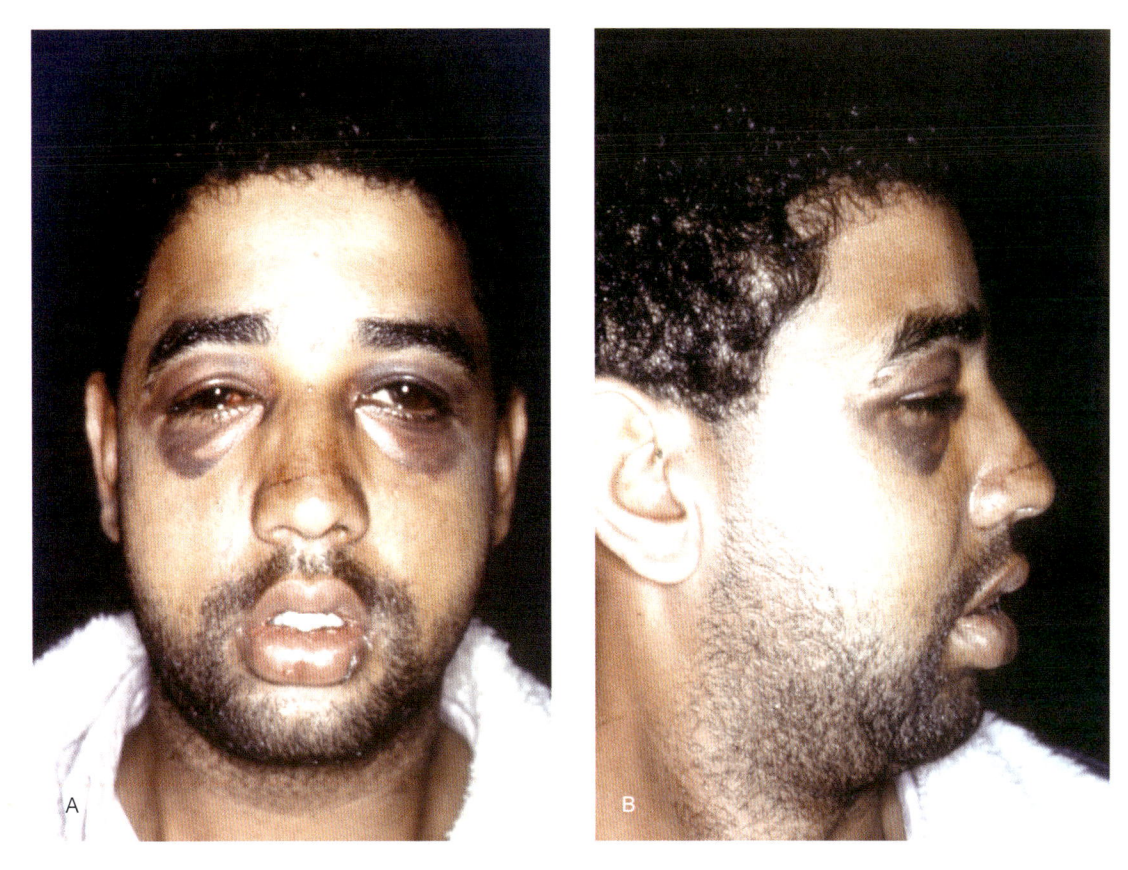

Fig. 14.7 Aspecto clínico achatado (*dish face*), característico de fratura do tipo Le Fort II e hematoma periorbital bilateral.

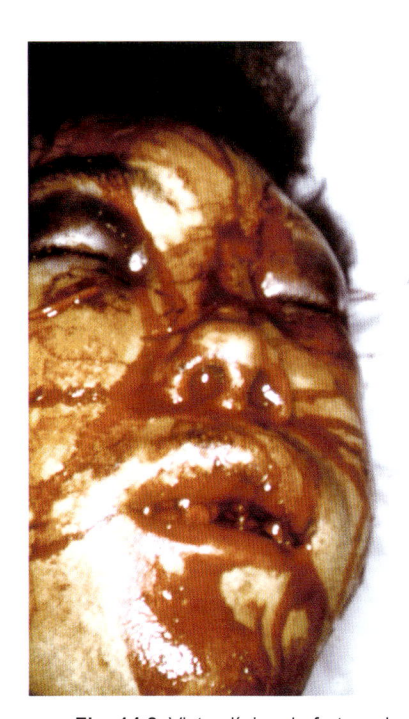 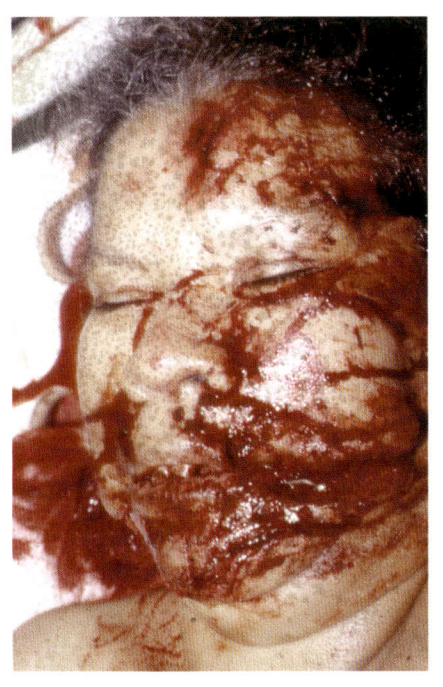 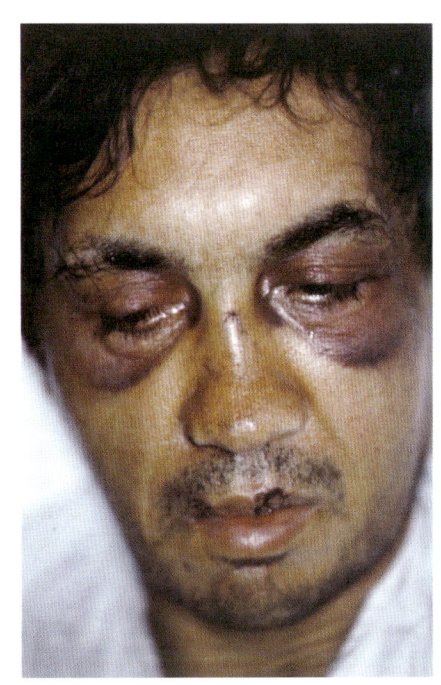

Fig. 14.8 Vista clínica da fratura do esqueleto ósseo facial (Md + EFF). Presença de hemorragia, edema facial e hematomas periorbitais. Aspecto clínico fácies achatado (*dish face*)

Fig. 14.9 Fratura de face com presença de fratura do tipo Le Fort III com laceração dos tegumentos faciais.

Fig. 14.10 Aspecto clínico de fratura do tipo Le Fort III. Hematomas periorbitais bilaterais + fácies achatado (*dish face*).

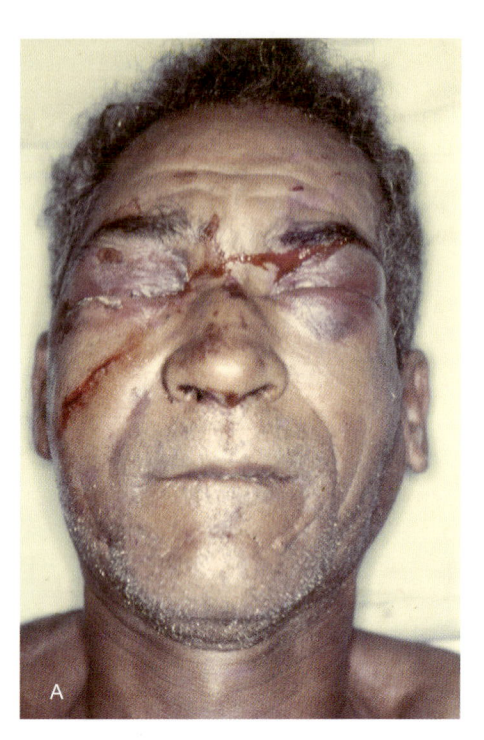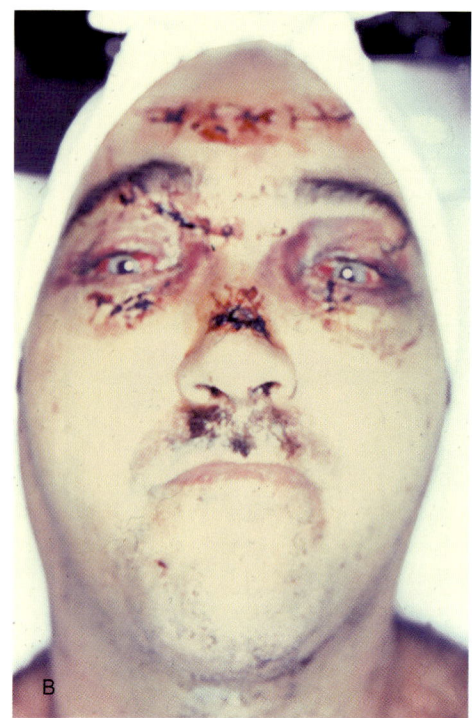

Fig. 14.11A Aspecto clínico de trauma facial com fratura Le Fort III e presença de edema e hematoma periorbital e facial. **B.** Aspecto clínico de trauma de maxilo tipo Lefort III e presença de hemorragia conjuntival e hematoma periorbital mais edema facial.

raramente nas fraturas condilianas e mais ainda nas fraturas maxilares.

Quanto aos tecidos moles

a) Depressões.
b) Contusões.
c) Enfisemas.
d) Lacerações.
e) Ferimentos FCC e FLC.
f) Edema.
g) Equimose/hematoma

Transtornos nervosos

a) Dor, geralmente aguda, agravada pelo menor movimento e que pode ser sentida no local da fratura, por movimento em outra parte da fratura.
b) Anestesia traumática.
c) Parestesia.
d) Perturbações oculares, como diminuição ou perda da visão, diplopia, midríase, distopia, exoftalmo, enoftalmo e oftalmoplegias.
e) Fístula liquórica com liquorinorreia.

Transtornos circulatórios

a) Edema e hematoma.
b) Equimose.
c) Hemorragia (Figs. 14-8 e 14-14).
d) Flictenas gengivais, ou seja, laceração da gengiva, frequentemente encontrada no local da fratura, muitas vezes acompanhada de hemorragia profusa.

DIAGNÓSTICO

O diagnóstico é feito fundamentalmente pelo exame clínico auxiliado pelos exames radiográfico e tomográfico, que, nessa região, caracterizam-se pela dificuldade de leitura, em virtude da profusa sobreposição de imagens. Atualmente se indica a utilização de ressonância magnética e tomografias em 3D, obviamente nos serviços nos quais elas estiverem disponíveis (Figs. 14-16 e 14-17 A a C). Deverão ser considerados, ao se realizar o exame clínico, os seguintes fatores:

a) Fácies, quanto ao alongamento, ao achatamento e à assimetria.
b) Afundamentos.
c) Diplopia e transtornos oculares como exoftalmo, enoftalmo e oftalmoplegias.
d) Parestesia.

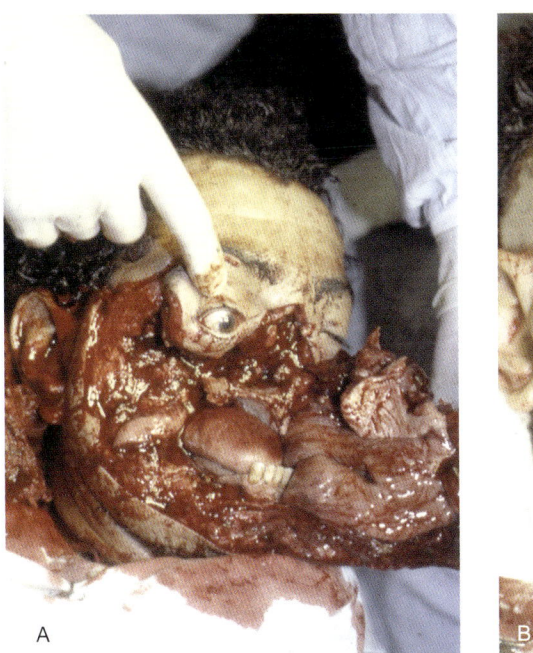
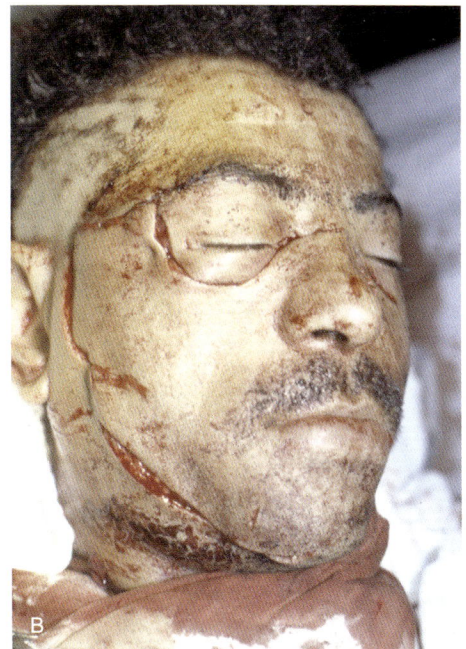

Fig. 14.12 Ferimento lacerante de face com rotação de todo o terço médio do esqueleto fixo da face e sua redução pós-operatória imediata.

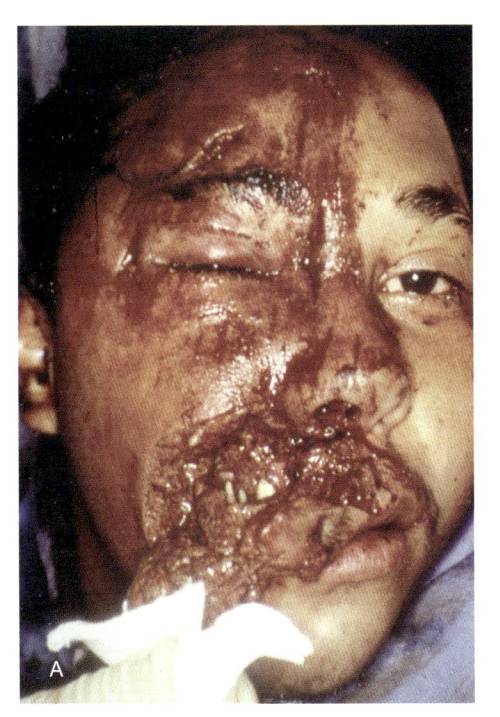
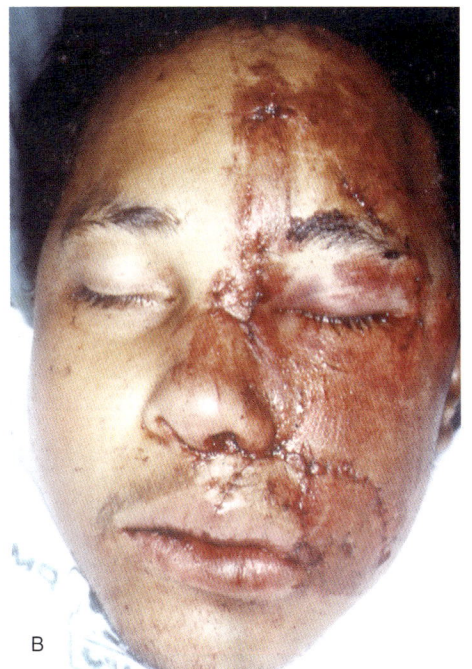

Fig. 14.13 Paciente vítima de acidente motociclístico com abrasão facial + fraturas de maxila e ferimentos lacerocortantes e PO imediato.

e) Movimento dos fragmentos.

f) Oclusão dental.

EXAME RADIOGRÁFICO

Deve ser feito em várias incidências, e elas devem incluir todas as tomadas radiográficas do crânio e face. Geralmen-

te é difícil demonstrar fraturas maxilares radiograficamente com precisão, mas uma pequena solução de continuidade ou irregularidade no contorno do seio maxilar, do rebordo infraorbitário, será frequentemente notada.

Opacificação do seio maxilar por *hematosinus* também poderá ocorrer.

As tomadas radiográficas indicadas para a região do terço médio da face (EFF) são PA para seios maxilares

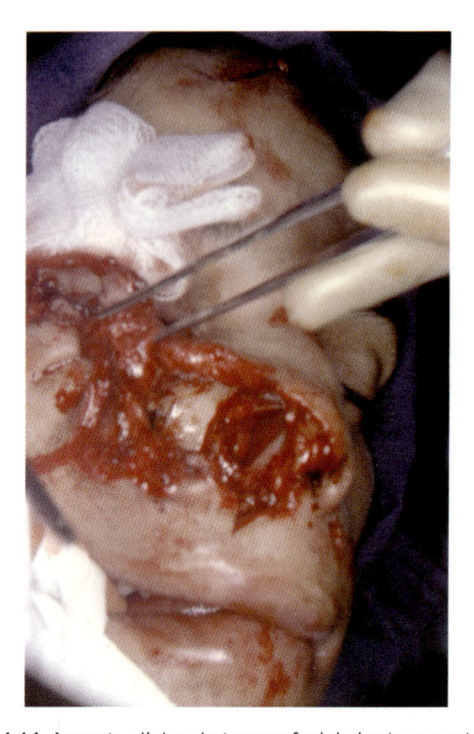

Fig. 14.14 Aspecto clínico de trauma facial aberto exposto com fraturas Le Fort dos tipos II e III.

Water's, Hirtz, PA de face (Fig. 14-18 A e B) e Towne, e perfil para OPN.

Fraturas do arco zigomático serão mais bem diagnosticadas por radiografia vertical da cabeça, Hirtz invertida (Figs. 14-19 e 14-20).

Recomenda-se leitura do Capítulo 6, Seção II.

TRATAMENTO DAS FRATURAS E DISJUNÇÕES DO ESQUELETO FIXO DA FACE

Muitas vezes, o tratamento das fraturas é relegado a um segundo plano em casos de emergência, pois em primeiro lugar deve-se atentar para a desobstrução das vias aéreas, permitindo a passagem de ar, estancar hemorragias, evitar o choque e tratar as feridas de tecidos moles, para posteriormente partir para a redução e contenção dos ossos fraturados. Outras vezes, os traumas faciais estão associados a traumas cranioencefalicocervicais que são impeditivos da atuação imediata do cirurgião bucomaxilofacial, que

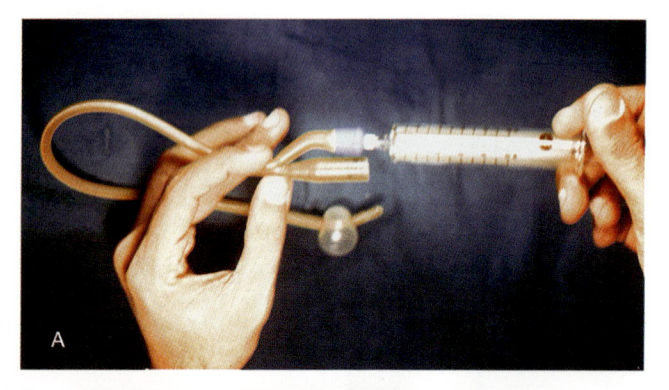

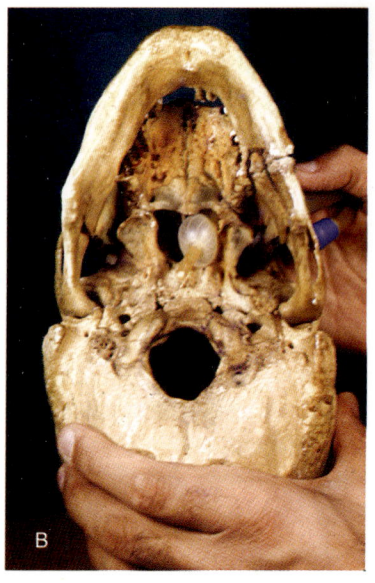
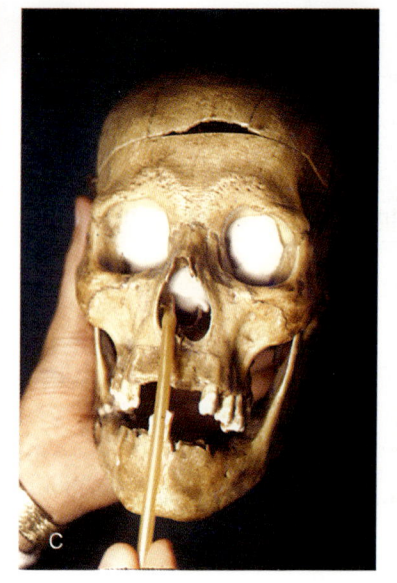
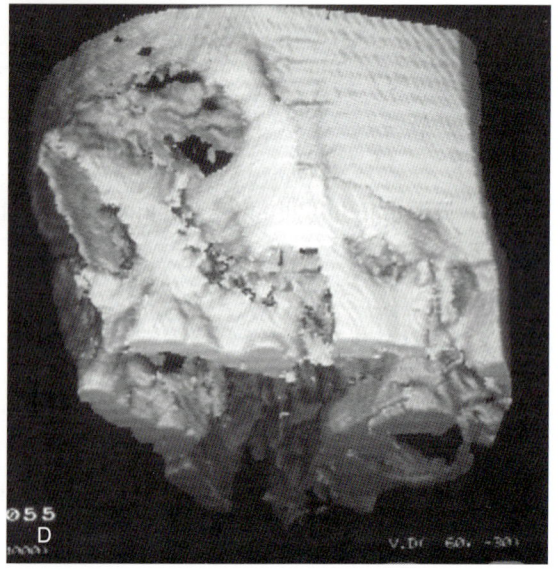

Fig. 14.15 A a C Utilização da sonda de Folley para a realização da manobra de hemostasia posterior em crânio seco. D. Tomografia em 3 D. Fratura de maxilo tipo Lefort III.

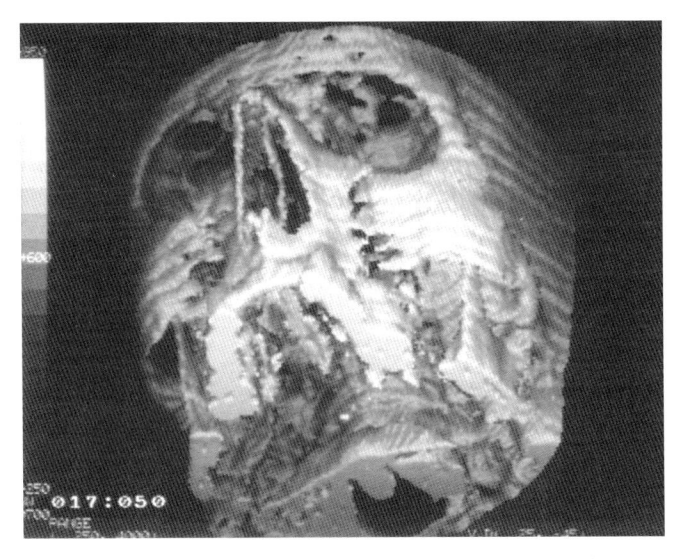

Fig. 14.16 Tomografia em 3D. Fratura Le Fort do tipo II.

dependerá da pré-avaliação e liberação do neurocirurgião, considerando a escala de Glascow e a TC de crânio.

O princípio a ser seguido no tratamento das fraturas do esqueleto fixo da face é aquele de que cada segmento fraturado deve ser fixado em um ponto imediatamente superior que não tenha sido fraturado ou já esteja reduzido e contido. Isso é válido de uma maneira geral, porém existem exceções, como as fraturas do nariz e do complexo malar zigomático.

O objetivo do tratamento é devolver ao paciente, da melhor forma possível, a função estética alterada pelo trauma. Para que essa meta seja alcançada, deve-se instituir um tratamento do traumatizado maxilofacial o mais rápido possível, excetuando-se as contraindicações específicas, já mencionadas como traumatismos cranianos, toráxicos etc. que devem ser tratados prioritariamente, pois envolvem riscos para a sobrevivência do paciente.

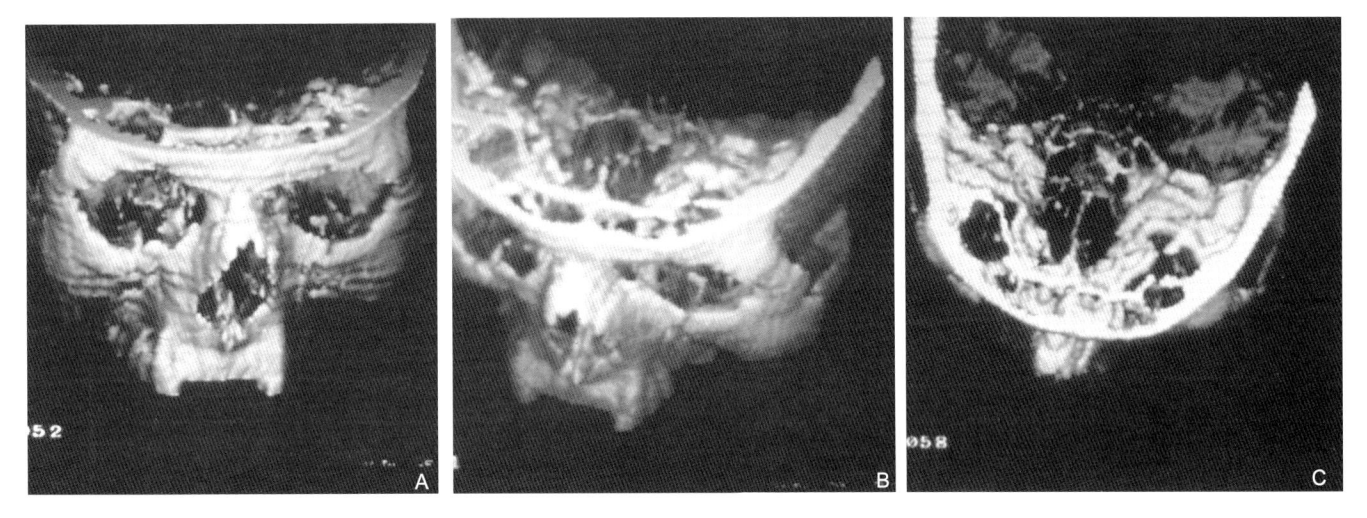

Fig. 14.17A a C Imagem tomográfica em 3D mostrando fraturas Le Fort dos tipos II e III.

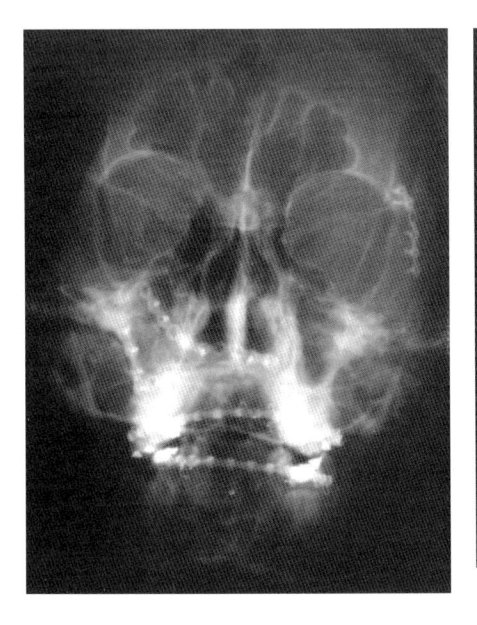

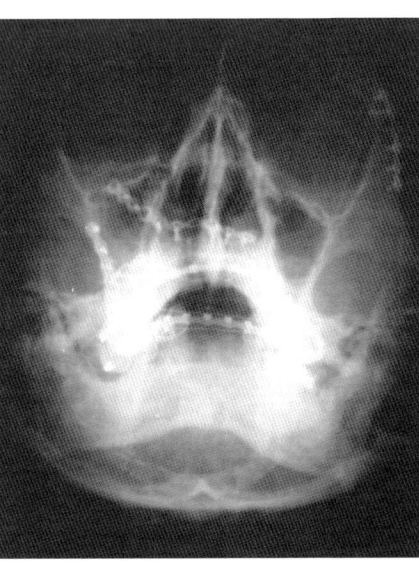

Fig. 14.18A e B Imagem radiográfica pós-redução e FIR de fraturas Le Fort II + OPN + malar-zigomática.

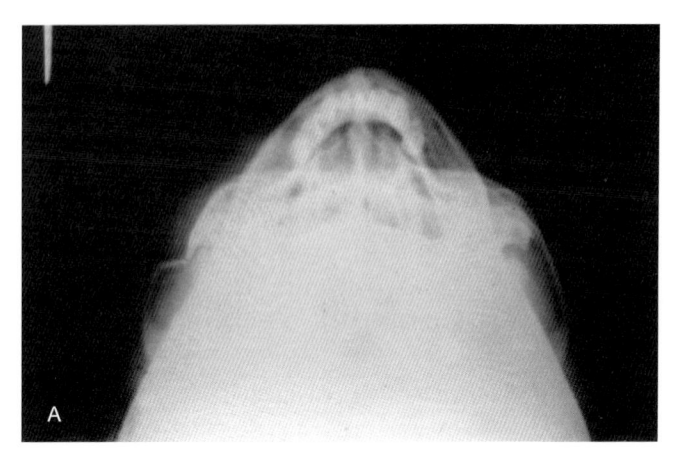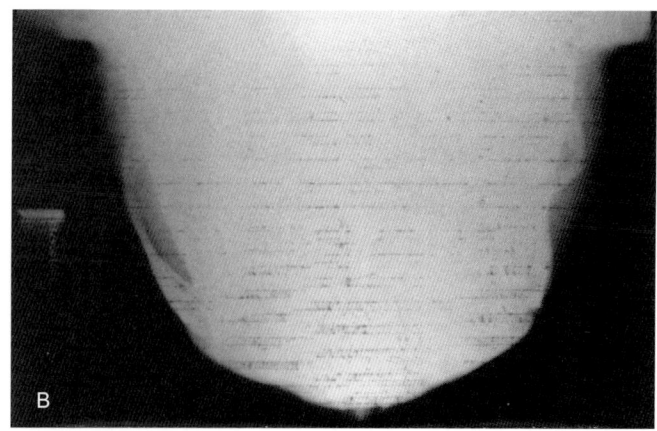

Fig. 14.19 Radiografia mostrando fraturas do arco zigomático. Pré e pós-redução.

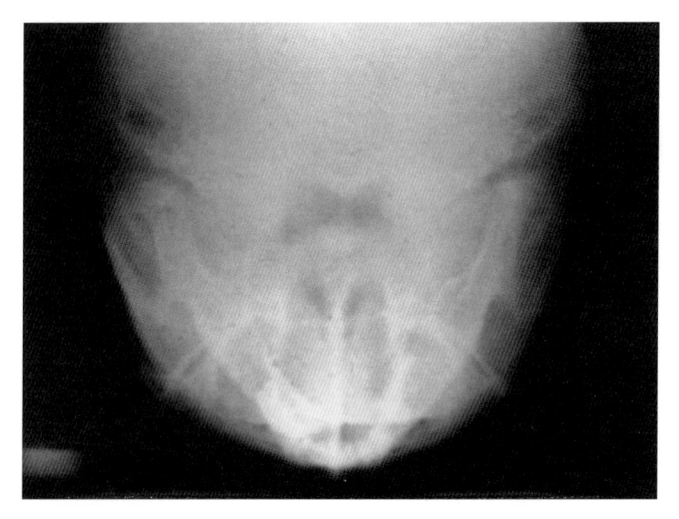

Fig. 14.20 Radiografia do pós-operatório após redução do arco zigomático.

O tratamento pode ser imediato ou mediato. O ideal será o atendimento imediato para que se evitem sequelas, consolidações ósseas viciosas e cicatrizes deformantes. Porém, nem sempre isso é possível em virtude de outras intercorrências que devem ser tratadas prioritariamente; por exemplo, TCE, choque etc., sendo postergado o tratamento para um segundo tempo operatório mediato com todas as dificuldades que irão se apresentar, tais como as refraturas tardias.

Os princípios do tratamento seguem a máxima ortopédica: *redução*, *contenção* e *imobilização*:

- Redução consiste no alinhamento dos fragmentos ósseos fraturados.
- Contenção consiste na manutenção dos fragmentos reduzidos em posição à custa de material de síntese, fios de aço e placas de fixação interna.

- Imobilização consiste na manutenção da redução e contenção por um determinado tempo, até que se estabeleça biofisiologicamente a formação do calo, ósseo no processo reparacional tecidual.

TRATAMENTO DAS FRATURAS NASAIS

Recomenda-se ver o Capítulo 16, Seção VI.

Diagnosticada a fratura, pela crepitação e mobilidade dos ossos nasais, além dos sinais característicos encontrados nos segmentos faciais, como edema, equimose e hemorragia conjuntival, para se obter uma redução correta e uma fixação estável, os traumatismos nasais devem ser tratados rapidamente, evitando edema, que dificultará a colocação correta dos ossos em seus respectivos lugares. Além disso, em virtude da excelente irrigação sanguínea local, a cura ocorre prontamente. Portanto, se o tratamento for adiado por 1 semana ou mais, pode provocar consolidação em má posição.

Em algumas oportunidades a associação das fraturas dos OPN com a maxila desencadeia intensas hemorragias posteriores em que o tamponamento posterior deve ser indicado e também servirá para estabilizar precariamente o terço médio da face.

Os ossos nasais são reduzidos com uma manobra combinada de manipulação e modelagens interna e externa, empregando o fórceps de Walsham ou de Alsh, e/ou uma pinça Kelly curva com as hastes recobertas de borracha, e utilizando os dedos externamente como vetor de orientação da redução.

O instrumento para a manipulação interna é introduzido na parte posterior ou no meio dos ossos fraturados, com o cuidado de não colocá-lo muito alto, contra o segmento intacto dos ossos nasais. Em seguida faz-se pressão com o instrumento, empregando a orientação digital externa. Assim os ossos fraturados são reparados e reduzidos à sua posição original.

Uma vez reduzidas, a maioria das fraturas nasais tende a se consolidar e permanecer na posição, uma vez que não há inserções musculares que possam desestabilizar a fratura. Isso é exato, especialmente em um deslocamento lateral. Outras fraturas, como aquelas com grande cominuição ou deslocadas posteriormente com envolvimento da apófise frontal da maxila, são extremamente instáveis. A maioria das fraturas exige alguma forma de imobilização como amparo para manter sua posição durante o período de consolidação. A imobilização inicialmente é interna, ou seja, de dentro para fora, constando de um tubo de borracha (tubo de Nelaton) envolto em gaze vaselinada, para tamponar e imobilizar a fratura; quando houver suspeita de liquornorréia, não se deve realizar o tamponamento nasal anterior (TNA). Externamente, para evitar pressões, coloca-se Micropore em tiras sobrepostas umas às outras, para fortalecer, exercendo o papel de goteira, ou

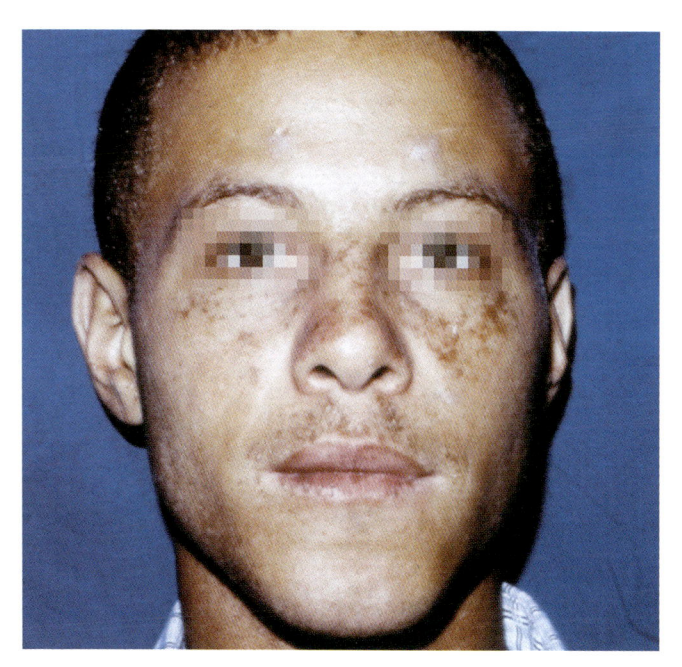

Fig. 14.23 Vista frontal após redução de fratura OPN.

gaze gessada, formando uma goteira, que pode ser fixada com esparadrapo especial do tipo bindoplast.

Nos ossos nasais não está indicada a osteossíntese. As Figs. 14-21, 14-22 e 14-23 mostram o pré e pós-operatório da fratura dos ossos próprios do nariz.

TRATAMENTO DAS FRATURAS E AFUNDAMENTO DO COMPLEXO MALAR-ZIGOMÁTICO E ARCO ZIGOMÁTICO

(Recomenda-se ver o Capítulo 15, Seção VI) (Figs. 14-11A e B, 14-14, 14-24 a 14-27 do presente capítulo).

TRATAMENTOS DAS FRATURAS DE LE FORT

Tratamento imediato

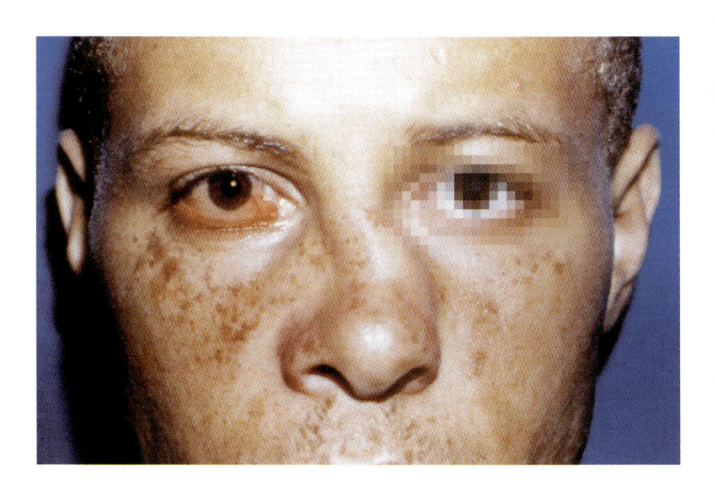

Fig. 14.21 Vista frontal de fratura OPN.

a) *Desimpacção:* indicada nas reduções das fraturas clássicas do tipo Le Fort, a qual é feita com o auxílio de dois fórceps de Walsham ou com o fórceps de Rowe, introduzido por ambas as narinas e pela boca, prendendo-se no palato. Tomando o fórceps com as duas mãos e posicionando-se o operador atrás do paciente, promovem-se a movimentação dos fragmentos ósseos e sua recolocação na posição correta, ou refraturar se for necessário, dependendo do caso em questão. Isso é feito para as fraturas Le Fort I e II. A posição correta dos fragmentos é verificada quando se atinge a oclusão correta do paciente.

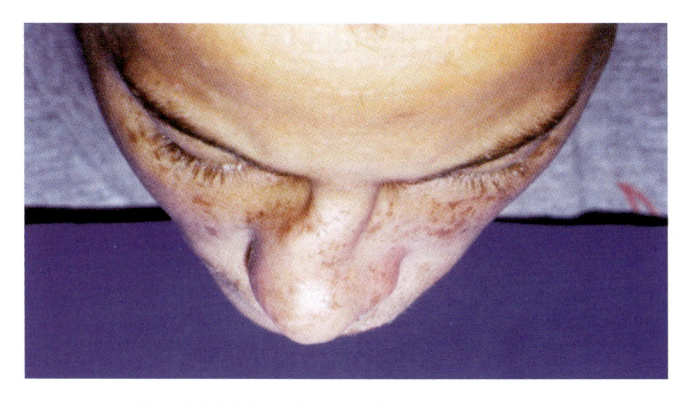

Fig. 14.22 Vista súpero-inferior de fratura OPN.

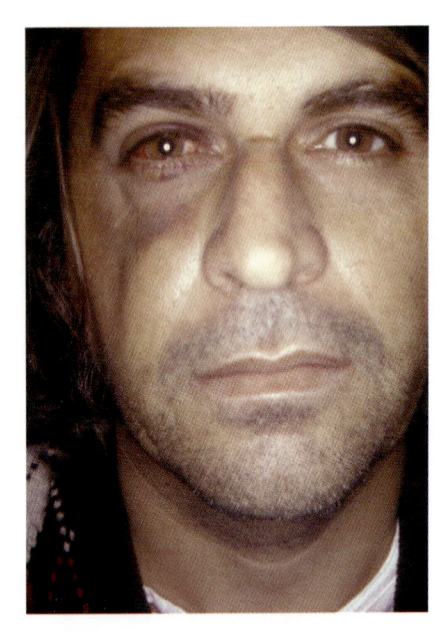

Fig. 14.24 Aspecto clínico mostrando afundamento do osso malar com presença de hemorragia conjuntival.

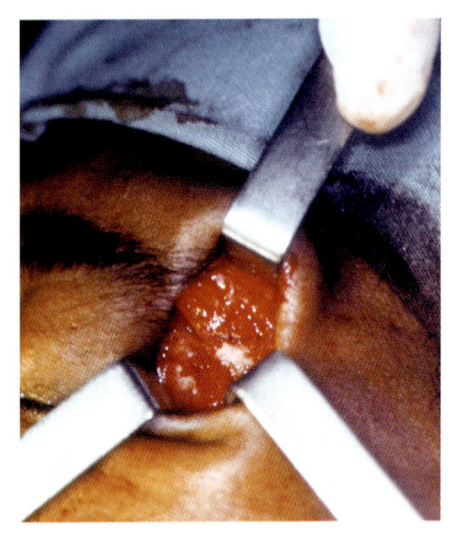

Fig. 14.25 Aspecto do acesso cirúrgico para a região frontomalar.

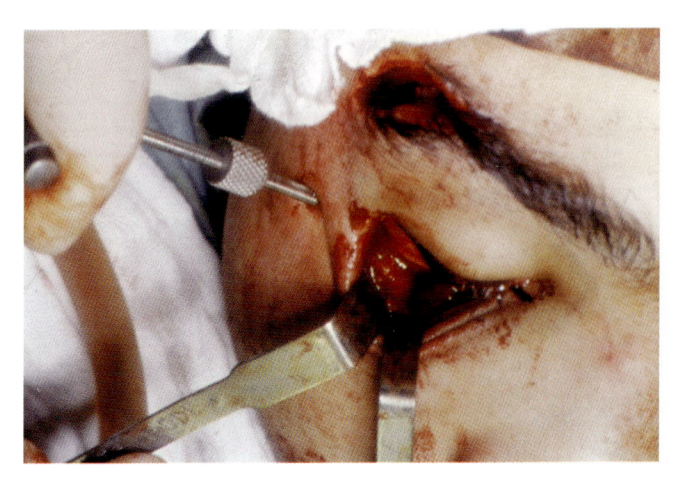

Fig. 14.26 Aspecto cirúrgico da redução do osso malar na região frontomalar, utilizando-se parafuso de Byrd.

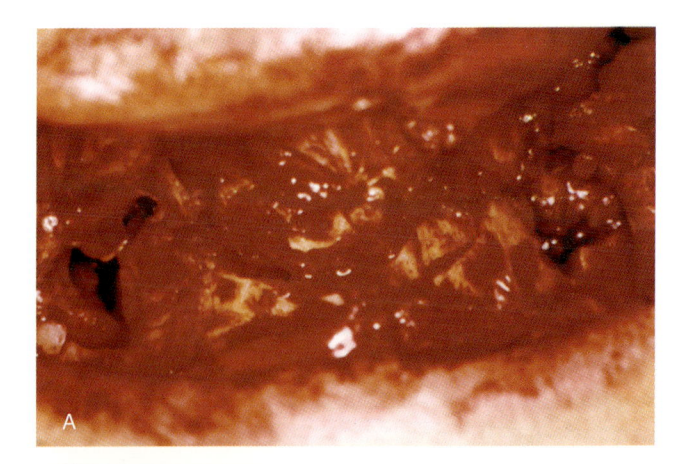

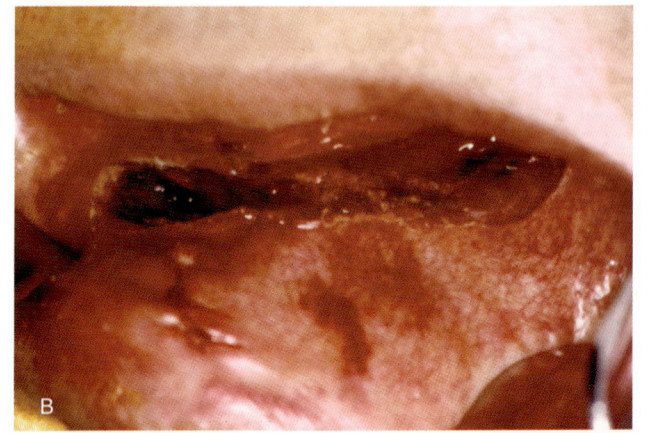

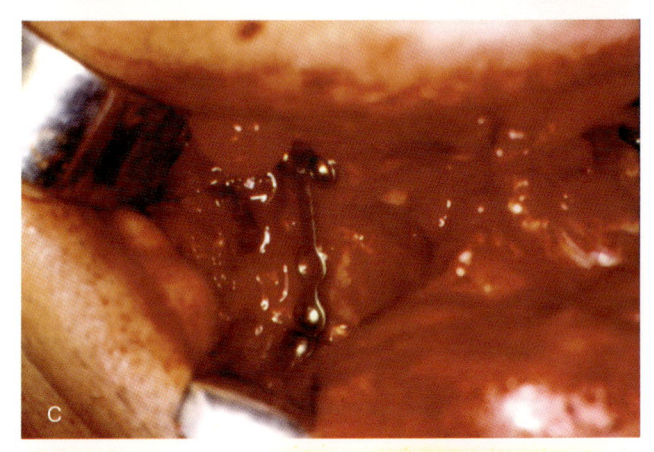

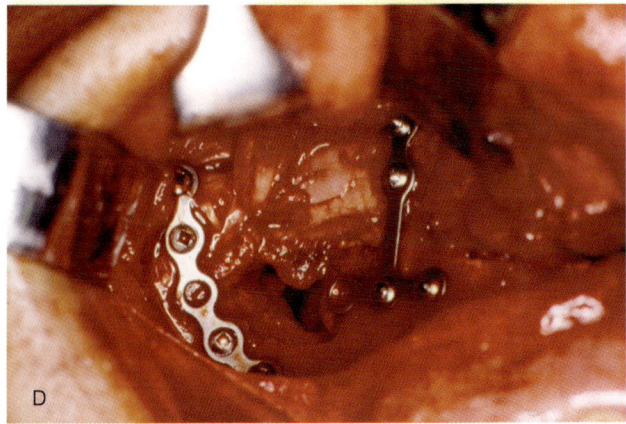

Fig. 14.27A a **D** Sequência da incisão intrabucal até fixar a fratura de maxila Le Fort tipo II

No caso de fraturas do tipo Le Fort III, primeiramente se reduzem os ossos do complexo malar-zigomático, elevando-os para, posteriormente, com o fórceps de Rowe, reduzir as fraturas de Le Fort I e II, pois geralmente em casos de fraturas Le Fort III há também fraturas Le Fort I e II. Posteriormente reduzem-se as fraturas nasoetmoidais (Figs. 14-28A-D e 14-29).

b) *Osteossíntese:* para as fraturas do tipo Le Fort I, o melhor método de imobilização são minimicroplacas de titânio, seguidas das fixações à fio de aço, quando na impossibilidade de uso de fixação interna rígida. É realizada ao nível da crista zigomático-alveolar e do pilar canino. Para as Le Fort II, a osteossíntese é feita ao nível das suturas, zigomaticomaxilares e crista zigomático alveolar, enquanto para as do tipo Le Fort III, na altura das suturas frontozigomáticas, zigomático-maxilares e crista zigomático-alveolar (Figs. 14-6, 14-7 e 14-30 a 14-40).

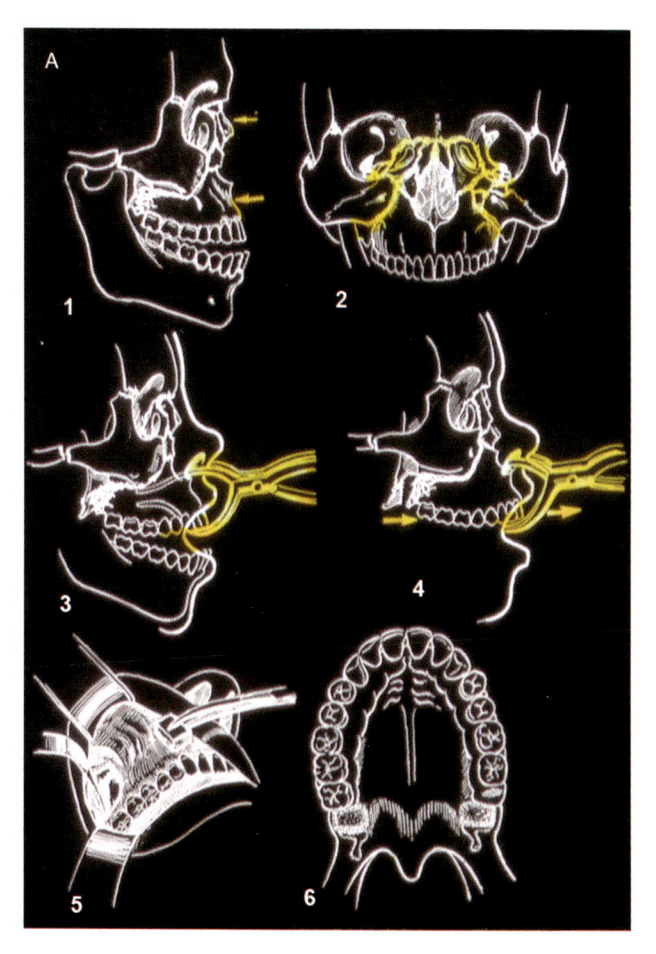
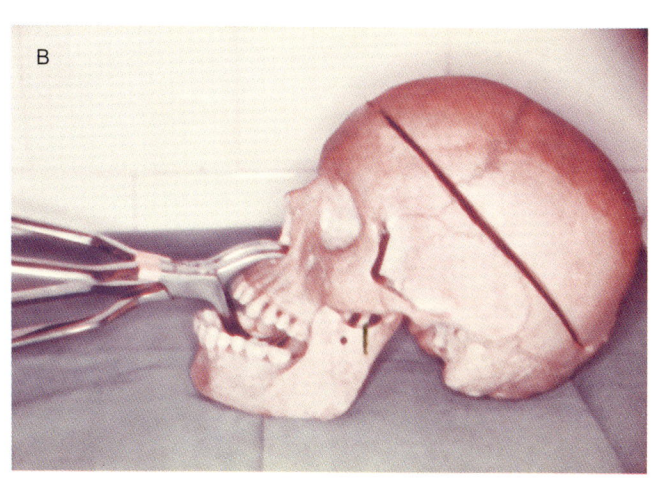
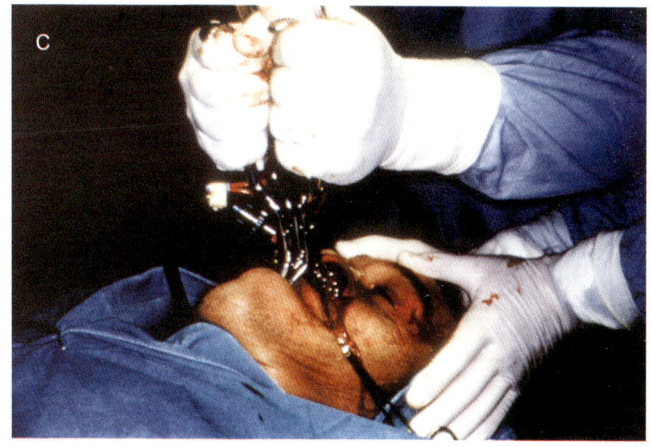
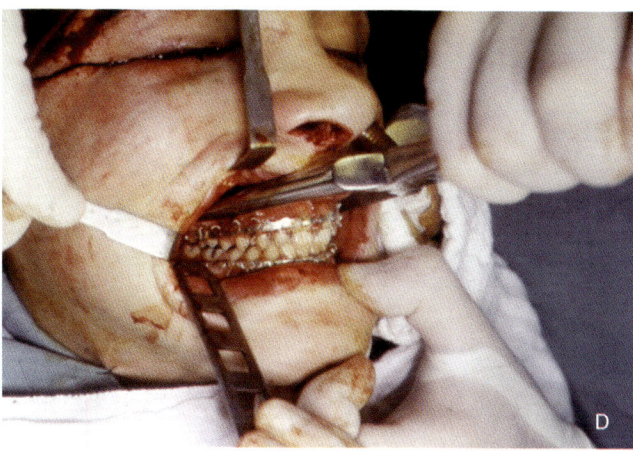

Fig. 14.28A a **D** Sequência de desimpacção. **A.** Esquema gráfico. **B.** Crânio seco e em paciente. **C.** Detalhe, o assistente amparando a movimentação da cabeça. **D.** Aspecto clínico da redução da fratura do tipo Le Fort III com fórceps de Rowe.

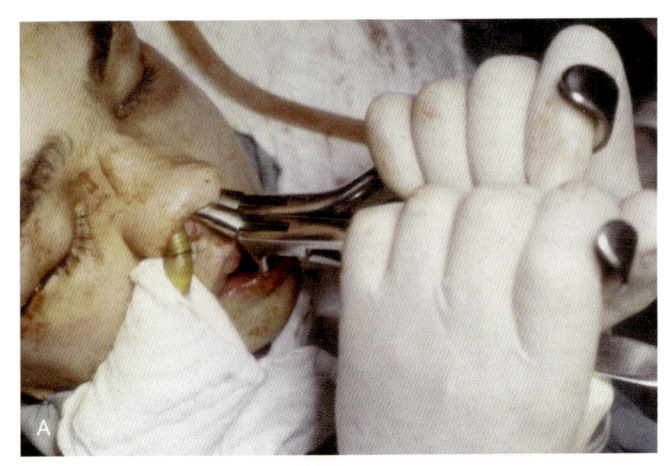

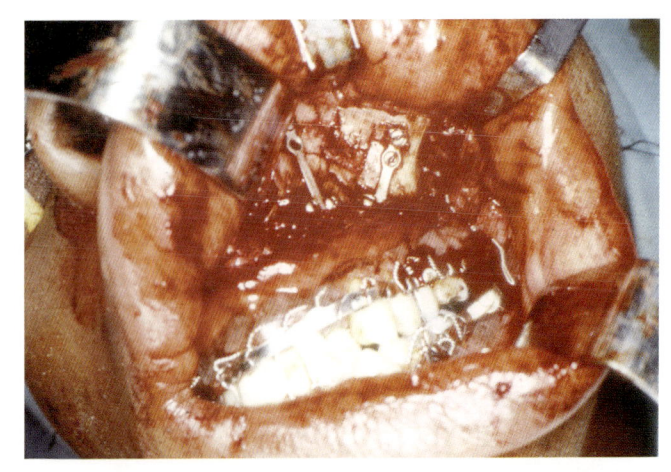

Fig. 14.31 Vista clínico-cirúrgica da redução FIR e contenção dos fragmentos em fraturas de maxila com imobilização via BIM.

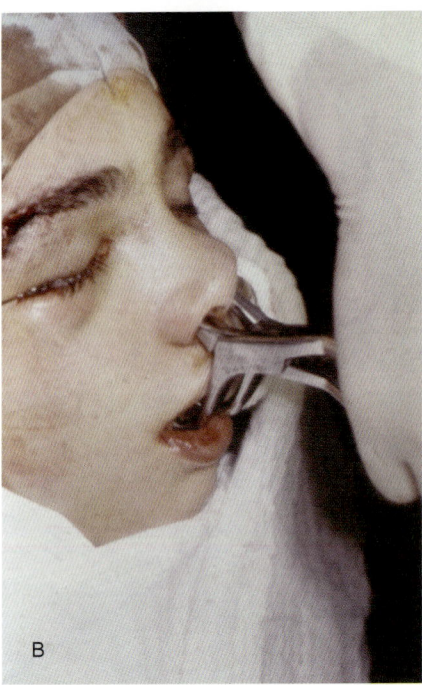

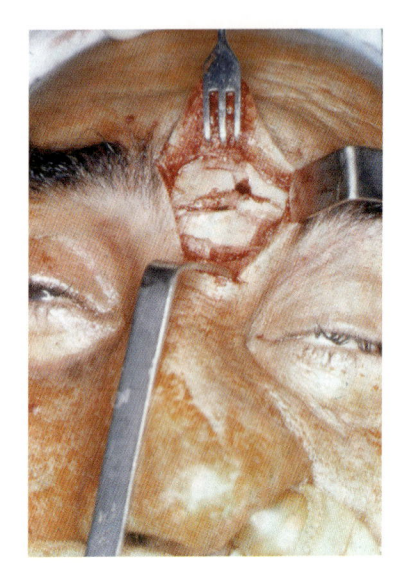

Fig. 14.32 Vista cirúrgica de fratura em região frontonasal envolvendo seio frontal.

Fig. 14.29A e B Aspecto clínico da redução da fratura do tipo Le Fort III com fórceps de Rowe via nasofaríngea.

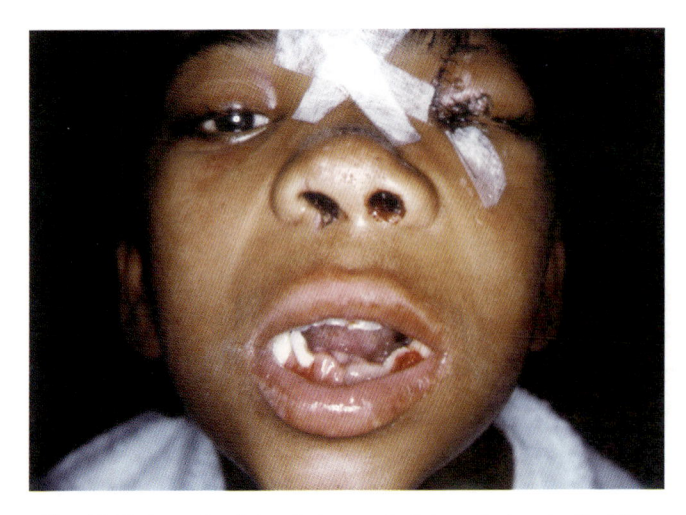

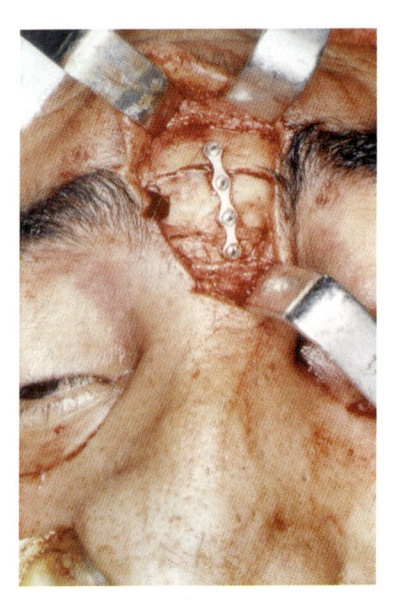

Fig. 14.30 Aspecto clínico de trauma facial com fratura Le Fort III – agente traumático: tanque de lavar roupa (de cimento).

Fig. 14.33 Vista cirúrgica da redução e contenção dos fragmentos com FIR na região frontonasal.

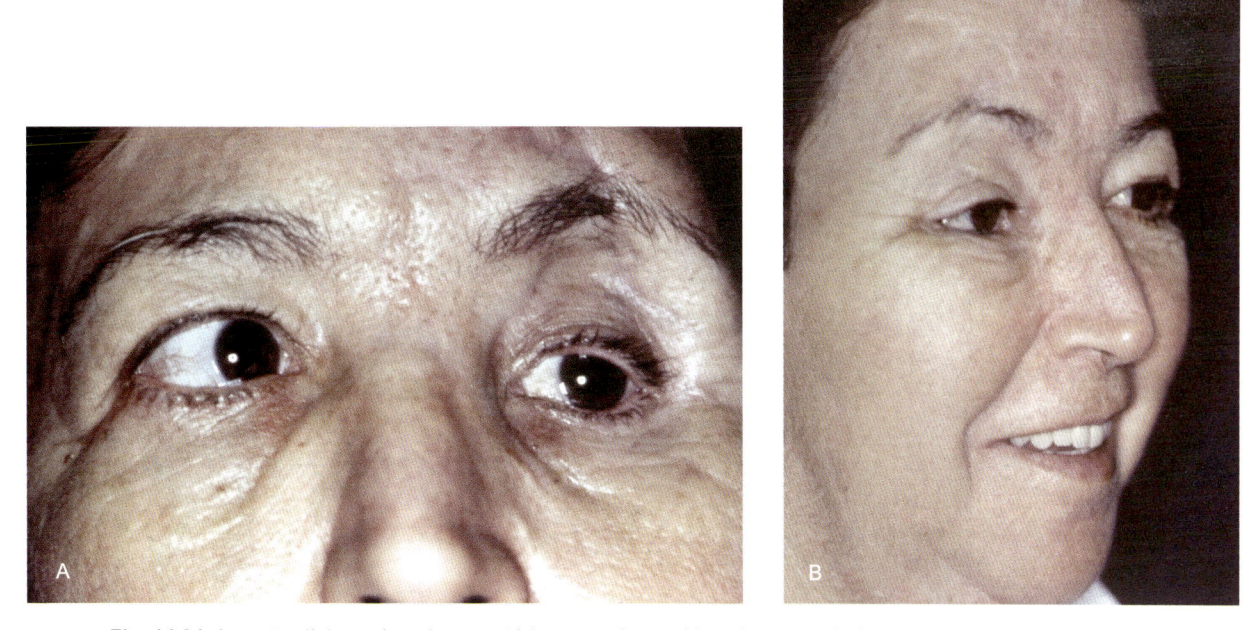

Fig. 14.34 Aspecto clínico pré e pós-operatório em paciente vítima de trauma facial com sequela na região orbital.

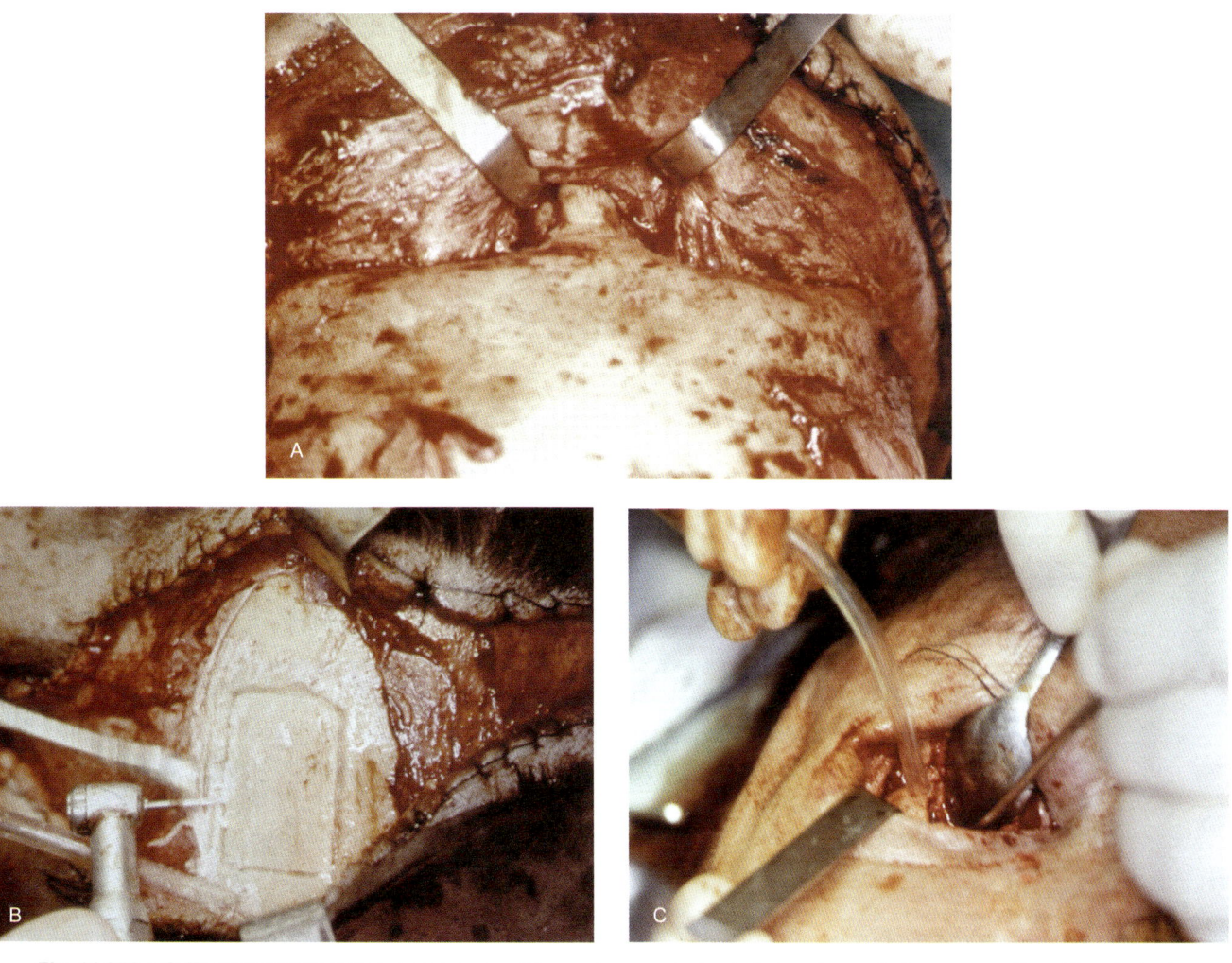

Fig. 14.35A a **C** Transoperatório cirúrgico com acesso bicoronal para redução de fratura + enxerto ósseo na região orbitopalpebral.

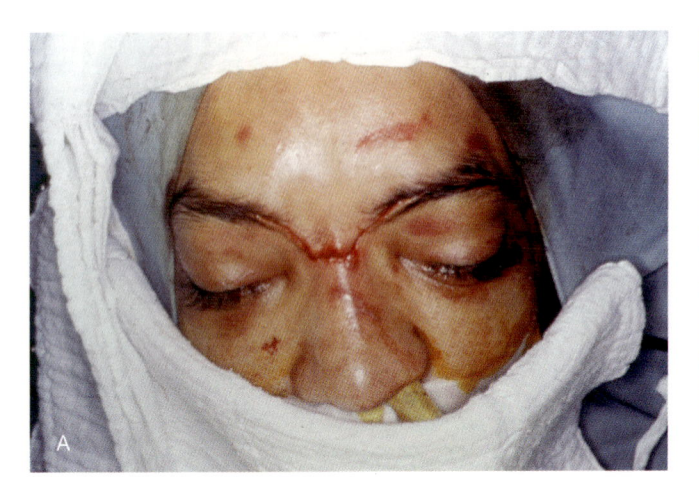 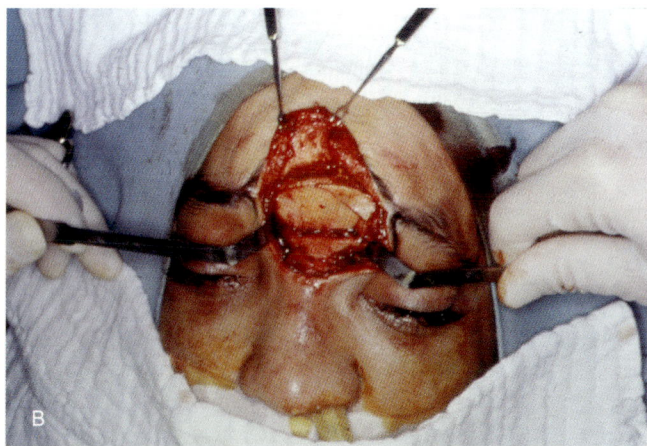

Fig. 14.36A e B Aspecto clínico da incisão supranasal e transoperatória da redução de fratura do tipo Le Fort, envolvendo região frontal.

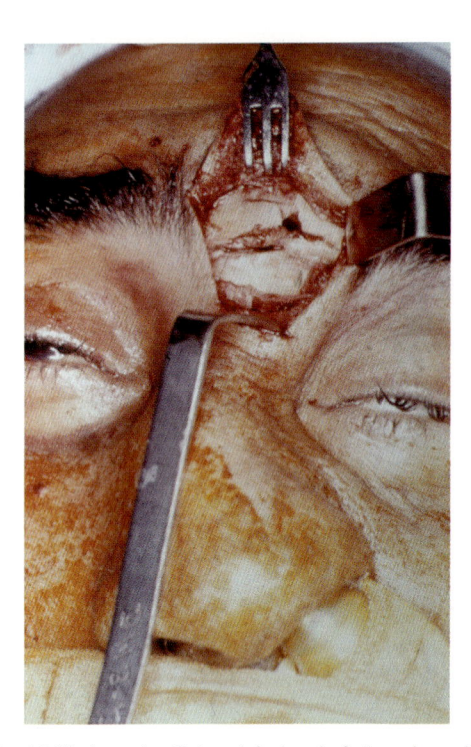

Fig. 14.37 Aspecto clínico-cirúrgico de fratura de região frontonasal envolvendo seio frontal.

c) *Suspensões:* podem ser nasais, frontais ou zigomáticas, feitas com o auxílio de um instrumento delicado, do tipo agulha de Reverdan ou Kelsy Fry, com o qual se introduz um fio de aço pelo fundo de saco, saindo pela cavidade nasal, auxiliado pelas amarrias intermaxilares. Podem ser aplicadas para as fraturas Le Fort I e II, não se aplicando às fraturas Le Fort III.

As suspensões só estão indicadas nos casos da impossibilidade de não se terem placas para a fixação interna rígida.

Foi uma técnica cirúrgica longamente utilizada antes do advento das fixações internas rígidas (FIR).

Tratamento tardio

a) *Refratura:* pode ser feita com o auxílio do fórceps de Rowe (Fig. 14.28 A-D), a fim de fazer uma nova redução e imobilização quando o calo ósseo ainda é imaturo. Nesses casos, planeja-se a cirurgia como se fosse o paciente portador de deformidades dentofaciais, a exemplo de cirurgias ortognáticas.

b) *Tração contínua:* com transfixação e tração contínua por meio de dispositivos especiais.

A transfixação à custa de fios de Kirschner e a tração contínua à custa de capacetes pericranianos estão em desuso, sendo as técnicas cirúrgicas modernas indicadas associadas à FIR precedida pelo planejamento cirúrgico semelhante a correções cirúrgicas ortognáticas.

BLOQUEIOS MAXILOMANDIBULARES

Os bloqueios intermaxilares (BIM) ou bloqueios maxilomandibulares (BMM) são indicados nos casos da impossibilidade de usar a fixação interna rígida (FIR) nas placas de fixação.

Foi por longo período utilizado em traumatologia bucomaxilofacial até o advento da FIR, quando então se utilizavam os fios de aço como método de contenção dos fragmentos fraturados reduzidos.

Dada a exígua estabilidade que os fios de aço propiciavam às contenções, recorria-se à imobilização pelos bloqueios maxilomandibulares.

O BMM ou o BIM são realizados com a utilização de várias técnicas, entre outras os fios de aço, das barras de Erich, que servem para se ancorar nos dentes, bandando-os as arcadas dentais, o que possibilita a amarria rígi-

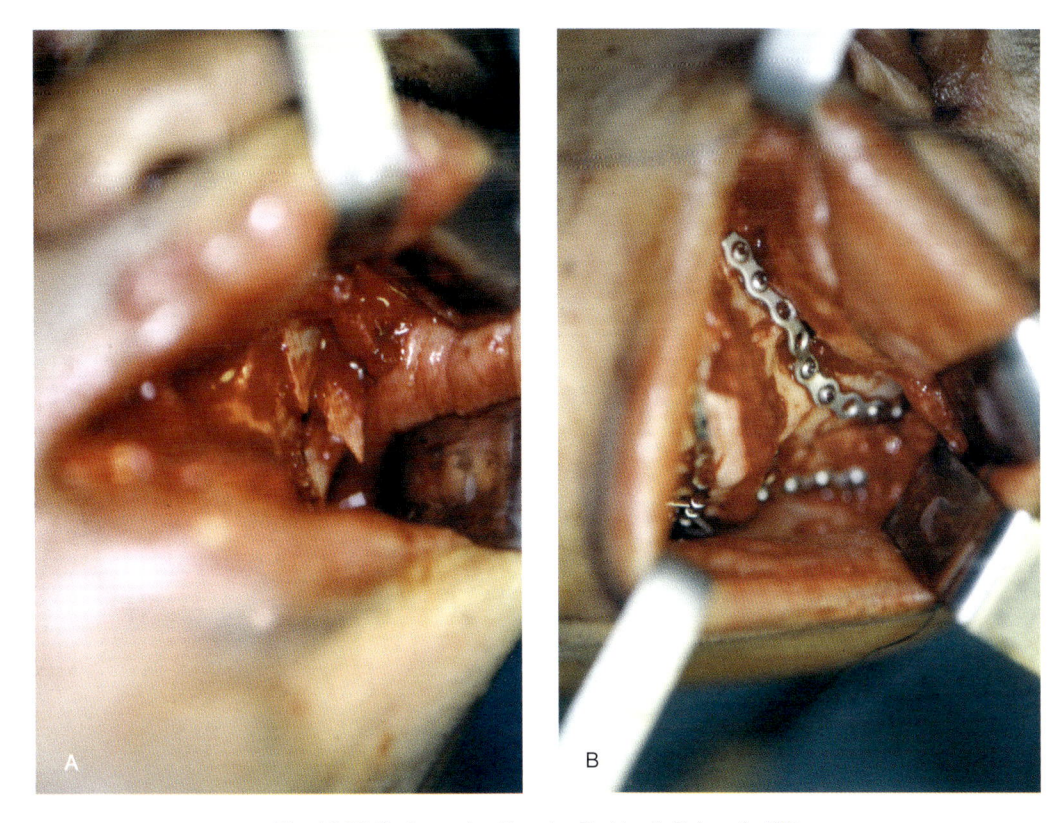

Fig. 14.38 Fraturas dos tipos Le Fort I e II. Pré e pós-FIR.

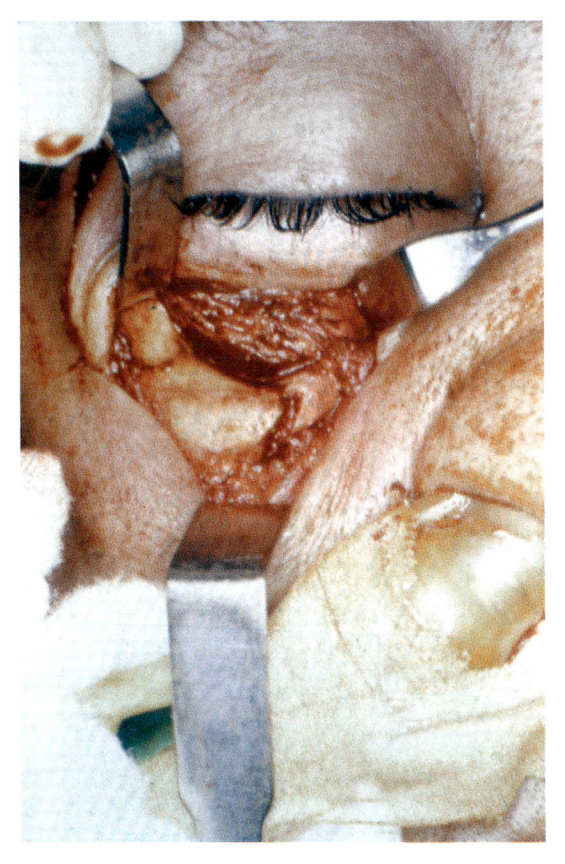

Fig. 14.39 Vista cirúrgica da fratura do complexo malar-zigomático. Acesso cirúrgico infrapalpebral.

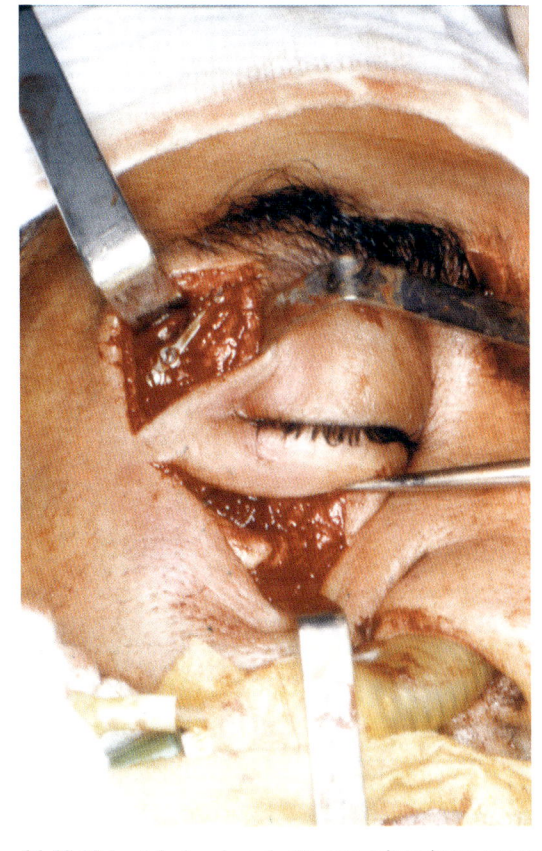

Fig. 14.40 Vista cirúrgica da redução com microplacas em região frontomalar e maxilomalar.

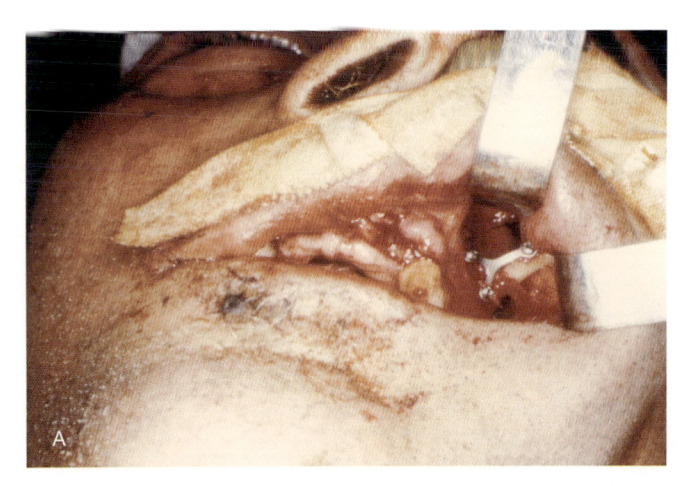

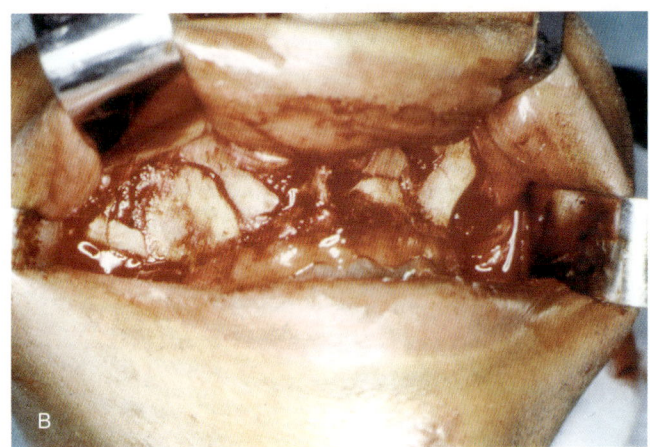

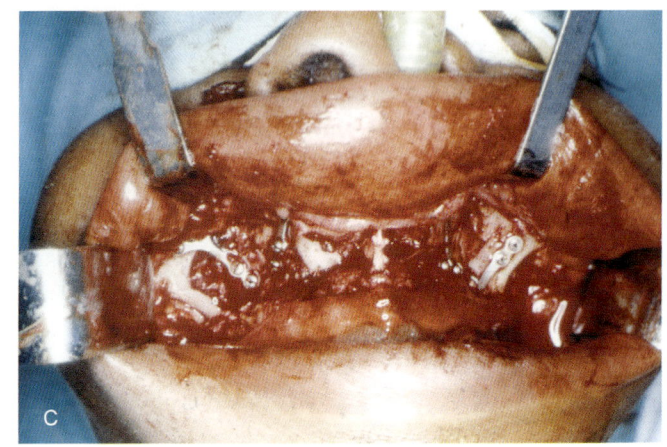

Fig. 14.41A Vista cirúrgica da redução e fixação do pilar em região de maxila, envolvendo complexo malar-zigomático. **B.** Vista cirúrgica da presença de fraturas dos tipos Le Fort I e II. **C.** Redução e fixação com microplacas em fraturas dos tipos Le Fort I e II.

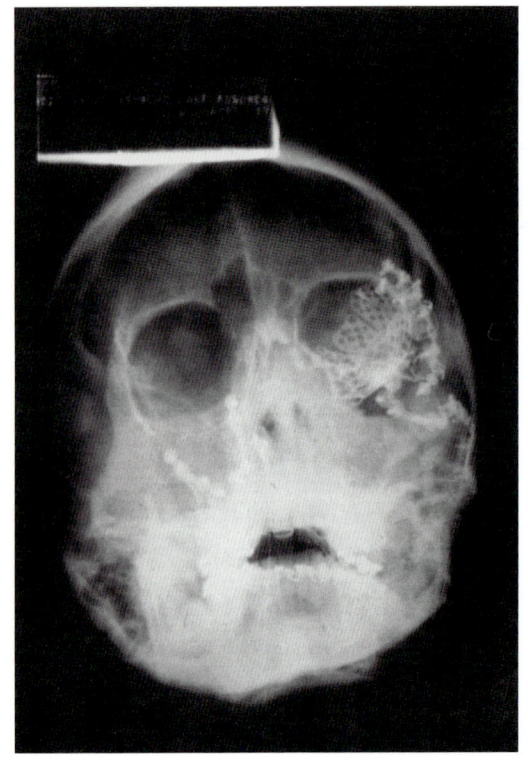

Fig. 14.42 Imagem radiográfica no pós-operatório com colocação de tela de titânio e FIR em fratura Le Fort III.

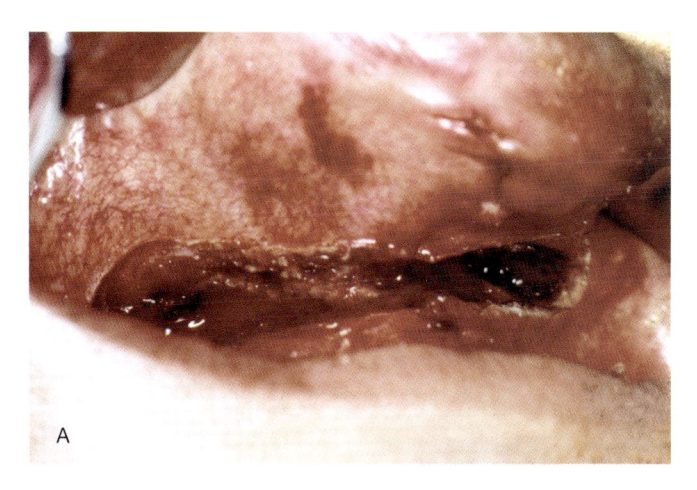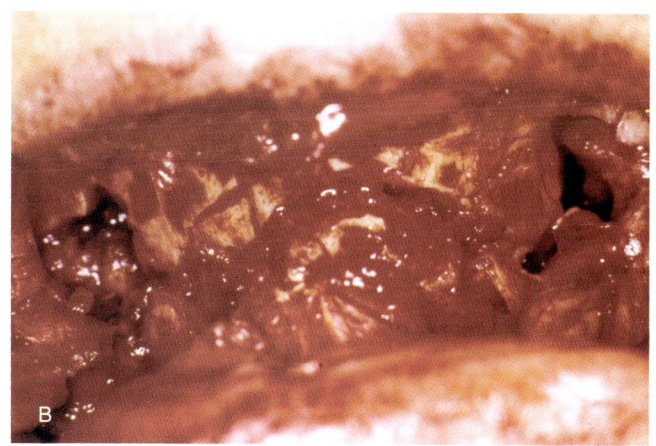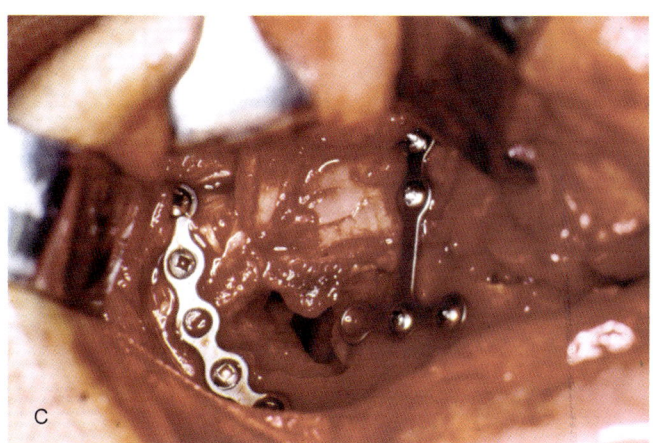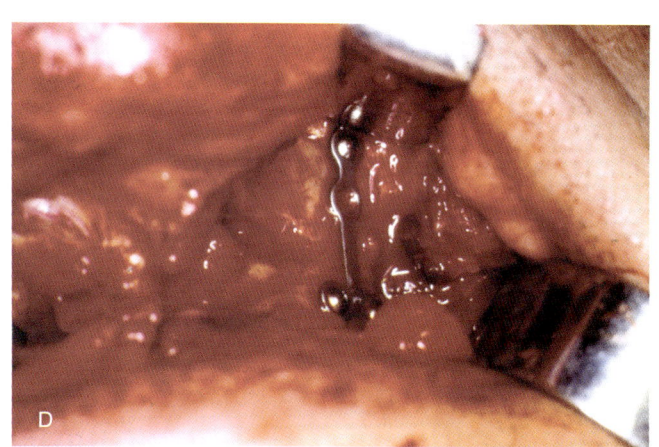

Fig. 14.43 Sequência da incisão intrabucal até fratura de maxilo tipo Lefort III.

da entre a maxila e a mandíbula, conseguindo-se então a imobilização.

É evidente que essas técnicas, hoje ultrapassadas, ainda podem ser utilizadas em situações peculiares pela falta da FIR.

Claro também que essas imobilizações provocavam desconforto aos pacientes pelo seu bloqueio por períodos não menores de 25 a 30 dias acontecendo grandes dificuldades nos hábitos alimentares e de higiene bucal.

Nos bloqueios maxilomandibulares, utilizam-se as técnicas conhecidas das amarrias do tipo IVY, Hipocrática (escada) e Gilmer Sauer, mediante barra de Erich e fios de aço nos 1 e 0.

BIBLIOGRAFIA

Andreasen JO, Andreasen FM. *Essentials of traumatic injuries of the teeth.* Kopenhagen: Munksgaard, 1990.

Andreasen JO, Andreasen FM. *Textbook and color atlas of traumatic injuries of the teeth.* Kopenhagen: Munksgaard, 1994.

Archer WH. *Oral and maxillofacial surgery.* Philadelphia: WB Saunders, 1973.

Barros JJ. *Princípios de cirurgia odontológica e buco maxilo.* São Paulo: Artes Médicas, 1979.

Barros JJ, Souza LCM. *Traumatismo buço-maxilo-facial,* 2ed., São Paulo: Roca, 2000.

Basrani E, Colabe DNR, Colabe GPR. *Endodoncia y traumatologia.* Buenos Aires: Editorial Científica Interamericana, 1994.

Carvalho I. *Politraumatizado. Considerações acerca do diagnóstico e conduta terapêutica.* São Paulo: Procienx, 1962.

Charles C, Donald BO. *Maxillofacial trauma.* Philadelphia: Lea & Febiger, 1988.

David DJ, Simpson DA. *Craniomaxillofacial trauma.* London: Churchill Livinstone, 1994.

Dingman RO, Nativig P, Levanon Y. *Cirurgia das fraturas faciais.* São Paulo: Santos Junior, 1983.

Douglas DM. *Wound healing and management a monograph for surgeons.* Edinburgh: Churchill Livingstone, 1963.

Emshoff R, Schoning H, Rothler G, Waldhart E. Trends in the incidence and cause of sport-related mandibular fractures: a retrospective analysis. *J Oral Maxillofac Surg,* 1997; 55(6):585-92.

Fonseca R, Walker RV. *Oral and maxillofacial trauma I-II.* Philadelphia: WB Saunders, 1991.

Fonseca RJ. Oral and maxillofacial surgery. Vol. 2. Philadelphia: WB Saunders, 2000.

Graziani M. *Cirurgia buco-maxilo-facial.* Rio de Janeiro: Guanabara Koogan, 1986.

Haug RH. Selecting the appropriate setting for management of maxillofacial trauma. *J Oral Maxillofac Surg,* 1999; 57(8):983-9.

Hausamen JE. The scientific development of maxillofacial surgery in the 20th century and an outlook into the future. *J Craniomaxillofac Surg,* 2001; 29(1):2-21.

Hohlrieder M, Hinterhoelzi J, Ulmer H *et al.* Traumatic intracranial hemorrhage in facial fracture patients: review of 2,195 patients. *Intensive Care Med* 2003; *29*(7):1095-100. Epub 2003, May 24.

Jorge WA. As urgências em traumatologia bucomaxilofacial. *In:* Tolosa EMC *et al. Manual de cirurgia do Hospital Universitário da USP. Diagnóstico e tratamento.* São Paulo: Atheneu, 2002: 337-61.

Jorge WA, Campanella E. Propedêutica das fraturas de rebordo alveolar. *RGO,* 1996; *34*(2):135-40.

Jorge WA, Cabezas NT. Diagnóstico e tratamento das fraturas do complexo malar zigomático. *Rev Med Hospital Universitário – USP,* 1991; *I*(1):52-6.

Jorge WA *et al.* Amarrias em fraturas mandibulares. *Revista APCD* 1982; *36*(3):352-9.

Jorge WA *et al.* Complicações das fraturas mandibulares. *RGO* 1989; *37*(4):274-8.

Jorge WA *et al.* Dentes envolvidos em traço de fratura sem prognóstico. *Rev Paul Odontol,* 1990; *XII*(2):30-6.

Jorge WA *et al.* Traumas do osso malar. *Rev Bras Cirur Prot e Traumatol Bucomaxil,* 1983; *I*(1):15-21.

Jorge WA *et al.* Tratamento ortopédico funcional das fraturas de côndilos mandibulares em crianças. Relato de casos. *Ver RPG Faculdade de odontologia – USP,* 1995; *2*(4):224-30.

Jorge WA *et al.* Urgências bucomaxilofaciais no Hospital Universitário: análise dos últimos 5 anos. *Rev Med Hospital Universitário – USP* 1994; *4*(1/2):69-72.

Jorge WA, Gouveia MM. Correção cirúrgica de consolidação viciosa de fratura de mandíbula. *Rev Instituto Ciências Saúde,* 1989; *7*(2):19-23. Edição Ago 1991.

Jorge WA. Estudo clínico das fraturas mandibulares. *Rev Instituto Ciências Saúde,* 1989; *7*(2):13-8. Edição Ago 1991.

Kirkaldi WWH, Wood AM. Principles of the treatment of trauma. Edinburgh: Churchill Livingstone, 1962.

Kruger E, Schilli W. *Oral and maxilofacial traumatology I-II.* Chicago: Quintessence, 1986.

Kruger GO. *Cirurgia bucomaxilofacial.* 5 ed., Buenos Aires: Mundi, 1982.

Lê BT, Holmgren EP, Holmes JD, Ueeck BA, Dierks EJ. Referral patterns for the treatment of facial trauma in teaching hospitals in the United States. *J Oral Maxilofacial Surg,* 2003; *61*(7):857.

Manson PN. Progress toward an international journal of craniomaxillofacial trauma. *J Craniomaxillofac Trauma,* 1999; *5*(4):5.

Mead SV. *Oral surgery.* 4 ed., Saint Louis: Mosby, 1954.

Nardi P, Acocella A, Acocella G. Sequelae of zygomatic-orbito-maxillary fractures: report of 70 cases and review of literature. *Minerva Stomatol,* 2003; *52*(6):261-6.

Nicholoff Jr. TJ, Del castillo CB, Velmonte MX. Reconstructive surgery for complex midface trauma using titanium miniplates: Lê Fort I fracture of the maxilla, zygomatico-maxillary complex fracture and nasomaxillary complex fracture, resulting from a motor vehicle accident. *J Philipp Dent Assoc,* 1998; *50*(3):5-13.

Peterson LJ, Ellis E, Hupp JR, Tucker MR. Contemporary oral and maxillofacial surgery. Missouri: Mosby, 2003.

Rowe J, Willians JL. *Maxillofacial injuries I-II.* London: Churchill Livingstone, 1994.

Shires GT. Care of the trauma patient. New York: Blakiston Division, 1966.

Stocchetti N, Canavesi K, Longhi L *et al.* How to quantify the severity of brain injury during intensive care after adult head trauma. *Minerva Anestesiol,* 2003; *69*(4):232-6.

Topazian RG, Goldberg MH. *Infecções maxilofaciais e orais.* São Paulo: Santos, 1997.

Wade PA. *Surgical treatment of trauma.* New York: Grune & Stratton, 1901.

Estudo Clínico e Tratamento das Fraturas do Complexo Zigomático

Eduardo Lerner • Waldyr Antônio Jorge

INTRODUÇÃO

O complexo zigomático é o principal componente responsável pela estética facial, constituindo a proeminência da bochecha (maçã do rosto). A posição e os contornos do osso zigomático tornam-no altamente suscetível à fratura após traumas faciais.

O complexo zigomático é formado pelo osso zigomático e o arco zigomático. O osso zigomático, antigamente chamado de osso malar, possui a forma de um quadrilátero com uma face externa convexa, uma face interna côncava e quatro apófises, articulando-se com os ossos frontal, maxilar, temporal e com a asa maior do osso esfenóide. É responsável pela formação da maior parte do assoalho e parede lateral da órbita, e nele se insere o ligamento palpebral lateral, explicando assim os relatos de diplopia nas fraturas de malar com deslocamentos.

No osso zigomático inserem-se vários músculos, entre eles o masseter, o zigomático maior e o menor. Apresenta em seu corpo pequenos forames por onde passam os nervos zigomático-temporal e infraorbitário, responsáveis por fornecer inervação sensorial aos tecidos moles e a pele das bochechas sobre a proeminência zigomática, a gengiva e os dentes ântero-superiores.

Com o aumento da intensidade e agressividade dos traumas, é cada vez mais raro encontrar fraturas puras do complexo zigomático, pois elas geralmente estão associadas a outras fraturas dos ossos da face. As fraturas zigomáticas têm sinais e sintomas característicos em virtude do seu relacionamento com estruturas anatômicas vizinhas.

Os principais sinais da fratura do complexo zigomático são aplainamento da proeminência facial, edema periorbitário, equimose palpebral, hemorragia subconjutival (hiposfagma), hematoma na região de fundo de sulco vestibular na altura da crista zigomático-alveolar, distopia (desalinhamento da linha interpupilar), oftalmoplegia (alteração na movimentação ocular), enoftalmo (globo ocular retroposicionado na cavidade orbitária) ou exoftalmia (extrusão do globo ocular), enfisema palpebral, epistaxe unilateral, trismo mandibular (principalmente nas fraturas do arco zigomático) e crepitação óssea. Como principais sintomas o paciente refere parestesia do nervo infra-orbitário, diplopia (visão dupla) e, às vezes, dor (Figs. 15.1 e 15.2).

DIAGNÓSTICO

Para um diagnóstico preciso é necessário um exame completo do paciente, começando com a história detalhada do trauma, qual o agente agressor, direção do impacto,

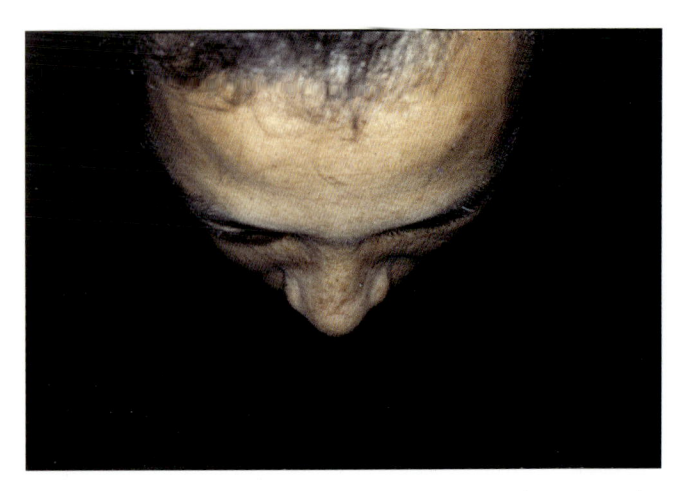

Fig. 15.1 Paciente portador de fratura do osso zigomático esquerdo em uma vista axial, onde se pode perceber o aplainamento da eminência zigomática.

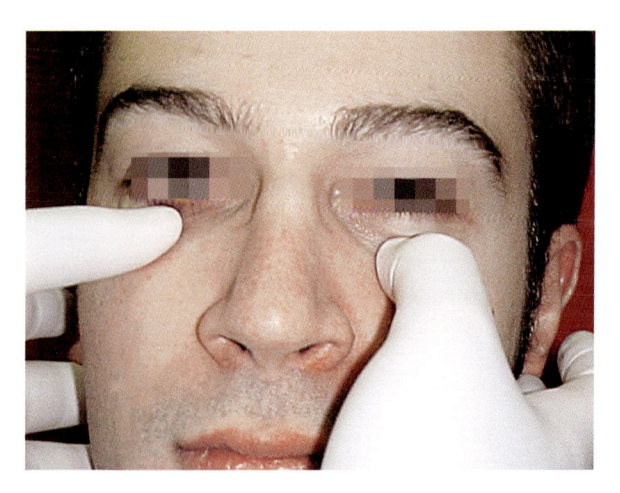

Fig. 15.3 Método utilizado para palpar o rebordo infraorbitário, sempre o comparando com o lado sadio.

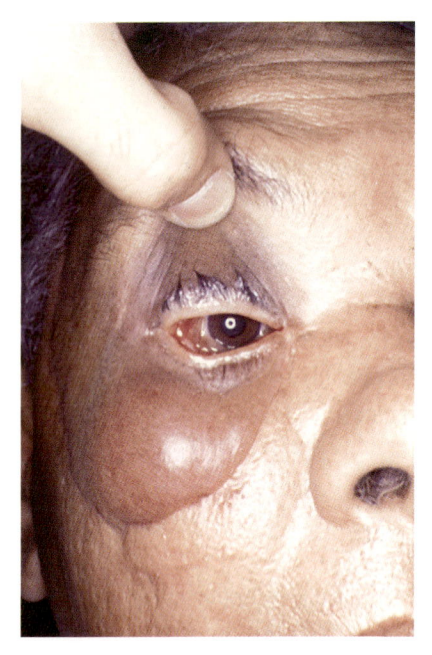

Fig. 15.2 Paciente portador de fratura do osso zigomático em vista frontal, onde se pode notar a presença de distopia, equimose periorbitária e hiposfagma.

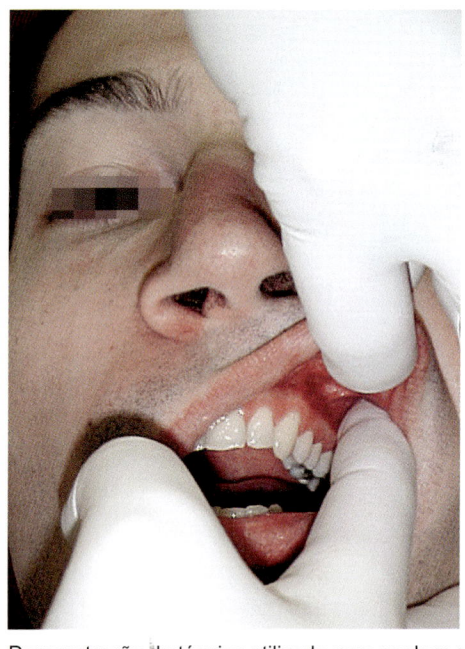

Fig. 15.4 Demonstração da técnica utilizada para apalpar a crista zigomático-alveolar interior e oralmente.

velocidade estimada em caso de acidente automobilístico. O exame clínico inicia-se com a inspeção verificando a presença ou não de aplainamento da "maçã do rosto", distopia (podendo ser à custa do deslocamento do ligamento palpebral lateral), equimose periorbitária, edema periorbitário e epistaxe unilateral. Devem-se palpar todas as áreas que compõem o osso zigomático, verificando a presença de crepitação óssea, dando principal atenção às áreas do rebordo infraorbitário, da sutura frontomalar e à crista zigomático-alveolar, sempre as comparando com o lado contralateral sadio (Figs. 15.3 e 15.4).

Os pacientes portadores de fratura do osso zigomático, com frequência, referem parestesia do lábio superior, da pálpebra inferior e da região nasal lateral do lado fraturado. Isso é resultante de lesão do nervo infraorbitário.

A confirmação diagnóstica é obtida por meio de exames complementares de imagem. O exame radiográfico indicado é a radiografia de Waters (mento-naso-placa) e a Hirtz invertida (Figs. 15.5 e 15.6), pois podem ser identificados com certa facilidade o rebordo supraorbitário, o rebordo infraorbitário, o seio maxilar, a crista zigomático-

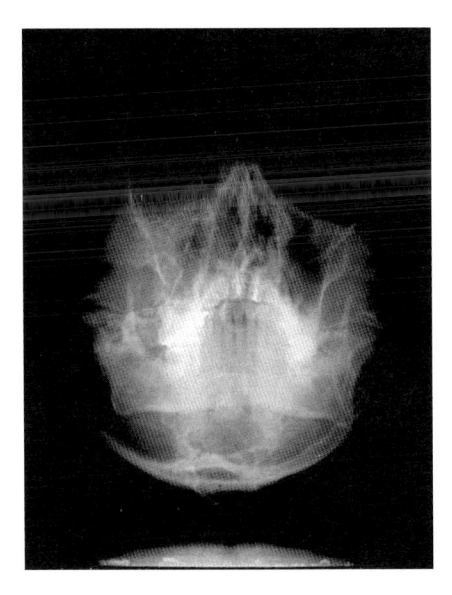

Fig. 15.5 Radiografia de Waters conhecida também como mento-naso-placa.

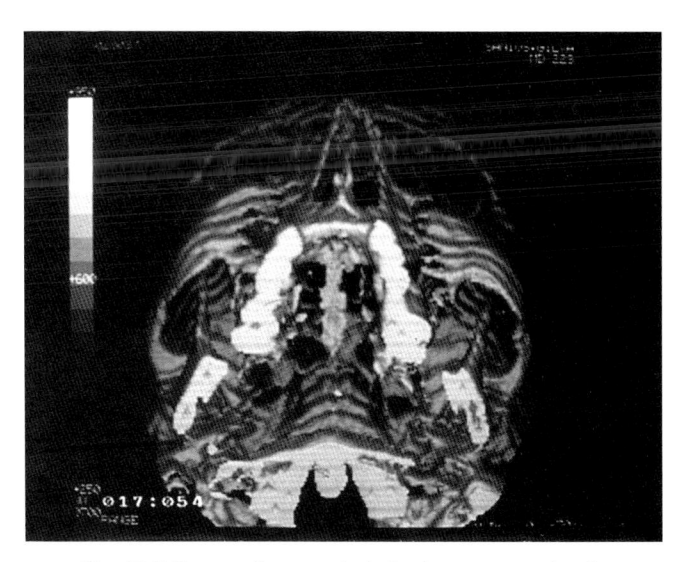

Fig. 15.7 Tomografia computadorizada com reconstrução tridimensional, auxiliando no diagnóstico e planejamento cirúrgico.

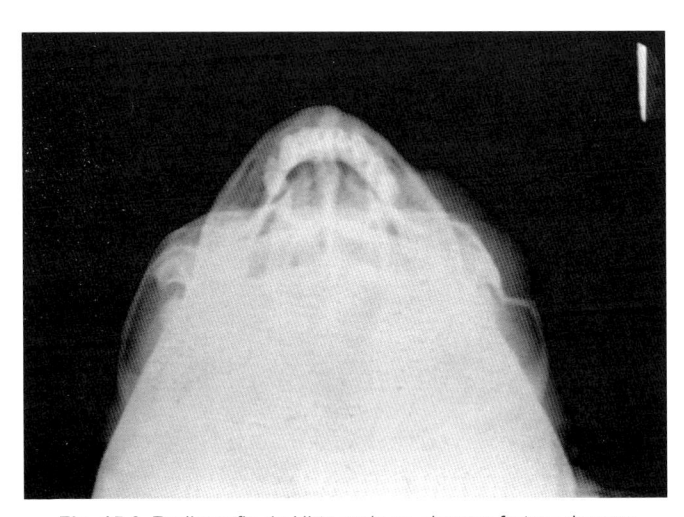

Fig. 15.6 Radiografia de Hirtz onde se observa fratura de arco zigomático direito.

alveolar, a sutura frontozigomática e, no caso da técnica de Hirtz, o arco zigomático.

Nos casos em que as fraturas são associadas a outras fraturas faciais, ou de grande complexidade, solicitam-se tomografias computadorizadas que podem ser complementadas com a reconstrução tridimensional, auxiliando tanto no diagnóstico como no planejamento cirúrgico (Fig. 15.7).

CLASSIFICAÇÃO

Para facilitar a identificação, definir futuros prognósticos e eleger o método de tratamento mais adequado, vários autores preocuparam-se em propor um critério classificatório, levando-se em consideração o grau de cominuição e o desvio das fraturas do complexo zigomático. A classificação mais antiga, portanto a mais difundida na literatura, é a de Knigth e North (1961), os quais classificaram as fraturas do complexo zigomático nos seguintes seis grupos:

GRUPO 1

Fratura do osso zigomático sem deslocamento significativo (Fig. 15.8).

Geralmente não se encontram com facilidade as evidências clínicas de deslocamento; por isso o tratamento é conservador, isto é, com acompanhamento radiográfico.

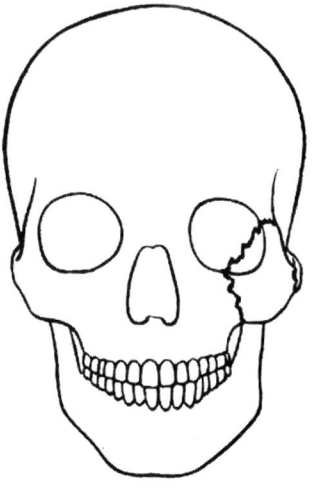

Fig. 15.8 Esquema mostrando as fraturas do zigomático do grupo 1.

GRUPO 2

Fraturas do arco zigomático (Fig. 15.9).

Fraturas puras do arco zigomático, relacionado com um golpe direto sobre o arco, não envolvendo a órbita ou o seio maxilar, caracteristicamente há três linhas de fratura e dois fragmentos. É muito comum a presença de trismo e, após redução total das fraturas, são estáveis, não necessitando de meios de fixação.

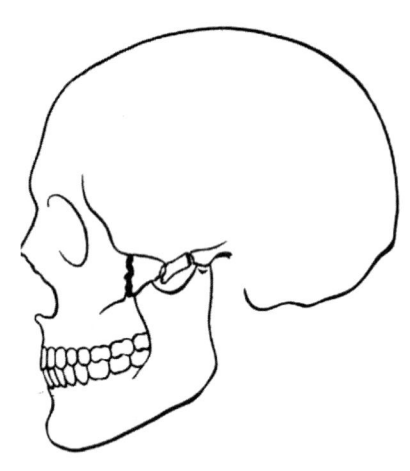

Fig. 15.9 Esquema mostrando as fraturas do complexo zigomático do grupo 2. Apresenta a colisão com a apófise coronoide da mandíbula, explicando o trismo.

GRUPO 3

Fraturas do corpo do osso zigomático sem rotação no sentido laterolateral (Fig. 15.10).

Causadas por um trauma direto na eminência zigomática e deslocamento do fragmento fraturado para o interior do seio maxilar, portanto com um desvio para trás, para dentro e ligeiramente para baixo, ocorrendo aplainamento da "maçã do rosto". À palpação, observa-se degrau no bordo infraorbitário.

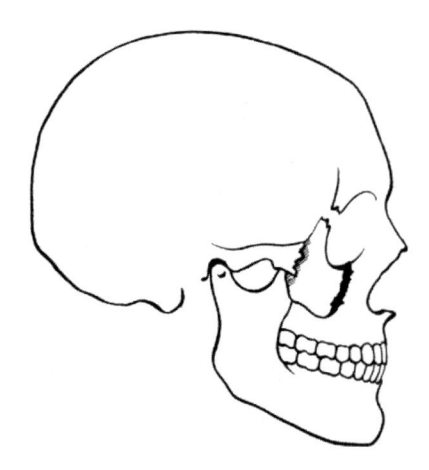

Fig. 15.10 Esquema mostrando as fraturas do osso zigomático do grupo 3.

GRUPO 4

Fraturas do corpo do osso zigomático, com rotação medial, que podem ser:

a) Para fora da proeminência zigomática (Fig. 15.11).
b) Para dentro da sutura zigomático-frontal (Fig. 15.11).

Essas fraturas são decorrentes de um trauma na eminência zigomática acima do seu eixo horizontal; portanto, o deslocamento é para trás, para dentro e para baixo. Observando-se de frente, há a impressão de que o osso está girado no sentido anti-horário, nas fraturas do lado esquerdo. Já nas fraturas do lado direito, aparentemente se nota um desvio no sentido horário. No tipo A, o deslocamento é para fora da proeminência zigomática, e no tipo B, o deslocamento é para dentro da sutura zigomático-frontal.

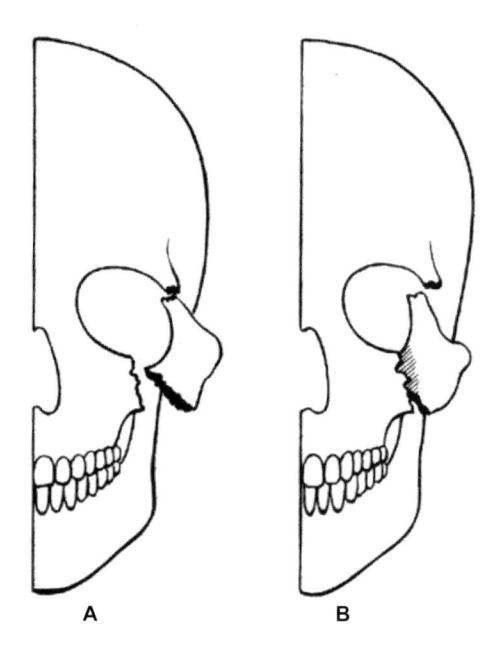

A   B

Fig. 15.11 Esquema mostrando as fraturas do osso zigomático do grupo 4 dos tipos A e B.

GRUPO 5

Fraturas do corpo do osso zigomático, com rotação lateral, que podem ser:

a) Acima da margem infraorbitária (Fig. 15.12).
b) Para fora da sutura zigomático-frontal (Fig. 15.12).

Estão relacionadas a um trauma abaixo do eixo horizontal do osso zigomático, sendo deslocado para dentro

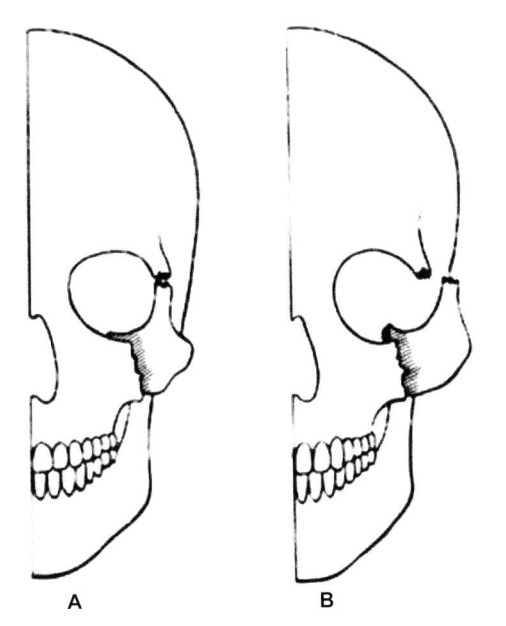

Fig. 15.12 Esquema mostrando as fraturas do osso zigomático do grupo 5 dos tipos A e B.

e para trás. Quando observado de frente, aparentemente ocorre o deslocamento no sentido horário nas fraturas do lado esquerdo e anti-horário (para fora) no lado direito. Ocorre tipo A, quando há deslocamento para dentro da eminência zigomática e para cima, no bordo infraorbitário, e tipo B, para fora da sutura zigomático-frontal.

GRUPO 6

Fraturas complexas do osso zigomático (Fig. 15.13).

Essas são todas as fraturas que apresentam linhas de fraturas adicionais. Atualmente, correspondem ao maior número das fraturas do osso zigomático, são mais complexas no tratamento e podem deixar piores sequelas.

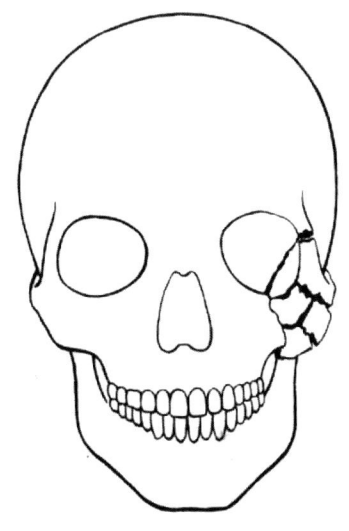

Fig. 15.13 Esquema demonstrando as fraturas complexas das fraturas do osso zigomático.

TRATAMENTO

O tratamento deve ser definido após um exame clínico e radiográfico minucioso, verificando-se a classificação da fratura, o grau de fragmentação e a existência de desvios. O princípio do tratamento de qualquer fratura facial é a redução e a fixação dos fragmentos fraturados até que ocorra a total consolidação. Nas fraturas do complexo zigomático, dependendo dos traços de fraturas, não há a necessidade de fixação, pois após uma redução bem realizada ocorre estabilidade dos fragmentos, mais frequentemente nas fraturas do grupo 2 (fratura de arco zigomático).

O tratamento inadequado ou precário das fraturas do complexo zigomático pode ocasionar diversas sequelas de difícil tratamento, tais como diplopia (visão dupla), enoftalmia, oftalmoplegia, assimetria facial, sinusopatia do seio maxilar, osteomielite, perda da acuidade visual, anquilose extracapsular, entre outras.

A redução do complexo zigomático fraturado pode ser realizada a céu aberto ou incruentemente. Há instrumentais específicos para tal procedimento, como gancho de Ginest, parafuso de Bird, alavanca de Bristol-Rowe, entre outros. Os acessos cirúrgicos utilizados para redução cruenta dessas fraturas podem ser realizados mediante a associação das incisões infraciliar, transconjuntival, infrapalpebral, incisão na sutura frontozigomática, incisão bicoronal, incisão em fundo de sulco vestibular na região da crista zigomático-alveolar, acesso de Cadwell Luc e acesso de Gilles.

No osso zigomático ocorre a inserção do músculo masseter, sendo o responsável pelo deslocamento das fraturas reduzidas, porém não fixadas adequadamente. No tratamento incruento das fraturas do osso zigomático que apresentam desvio, há grandes possibilidades de "perda" da redução no pós-operatório tardio. Nos casos em que não se realizam meios de fixação, deve-se sempre que possível fazer osteossíntese com fio de aço ou utilizando placas e parafusos de titânio (fixação interna rígida).

Davidson et al. (1990), em seus estudos, descreveram as melhores regiões de realização das osteossínteses nas fraturas do osso zigomático. Comparando-se o grau de estabilidade após a fixação, sabe-se que quanto maior o número de regiões fixadas, maior é a estabilidade da fixação da fratura, não importando muito o tipo de osteossíntese utilizada (Figs. 15.14 a 15.16).

Conclui-se que para obter ótima estabilidade fixam-se três pontos de fratura (frontozigomática, rebordo infraorbitário, crista zigomático-alveolar) utilizando fixação interna rígida. Ao se misturar o uso de placas e fio de aço, ocorre uma redução da estabilidade proporcionalmente à quantidade de fixação com fio realizada (Figs. 15.17 a 15.27).

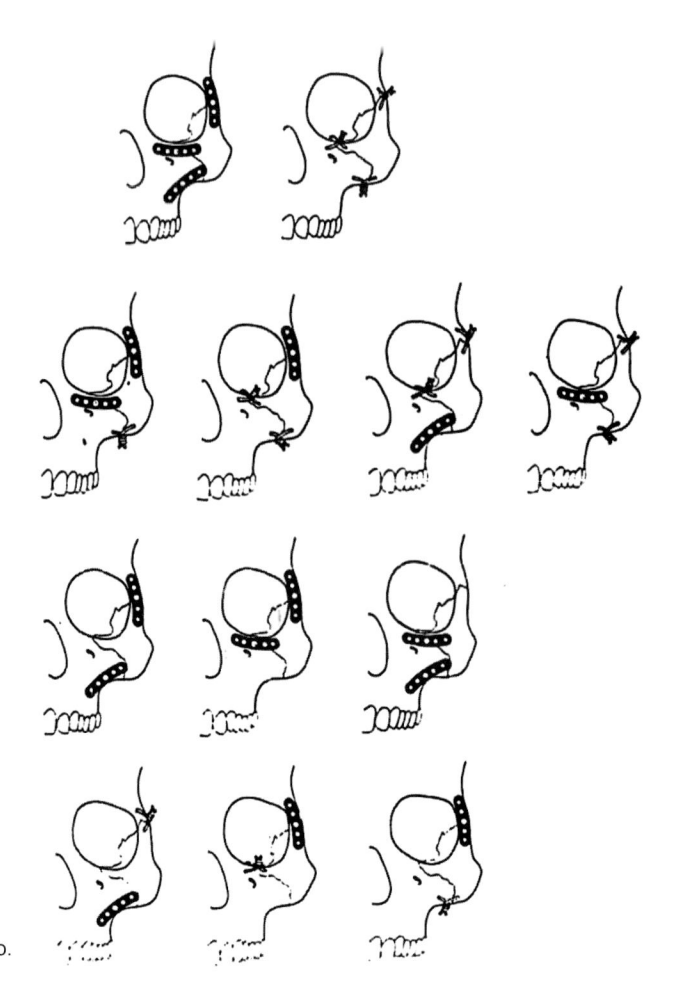

Fig. 15.14 Esquema demonstrativo dos tipos de osteossíntese que têm maior estabilidade de fixação.

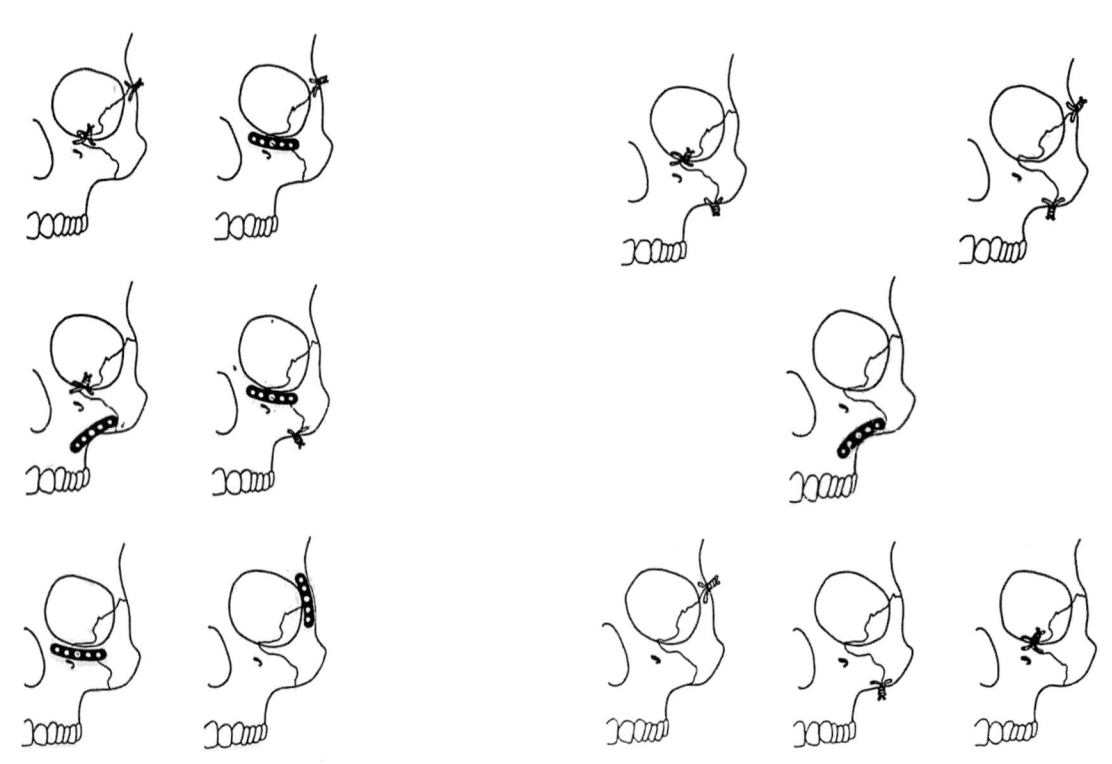

Fig. 15.15 Esquema demonstrativo dos tipos de osteossíntese que têm estabilidade mediana de fixação.

Fig. 15.16 Esquema demonstrativo dos tipos de osteossíntese que têm menor estabilidade de fixação.

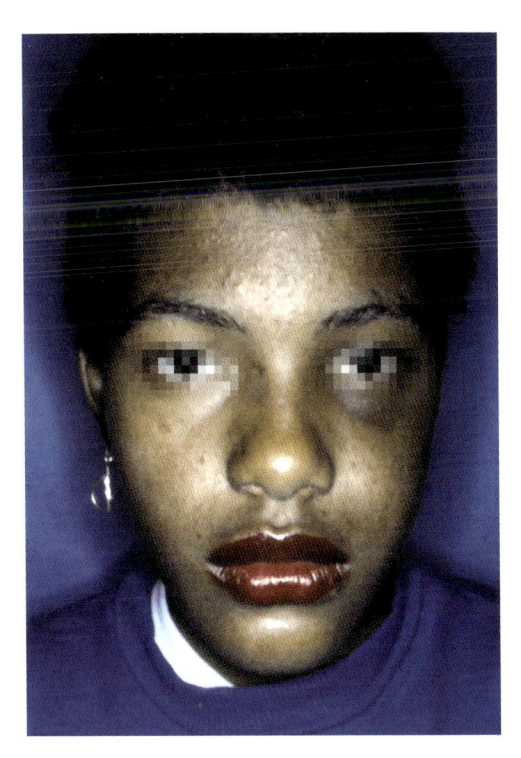

Fig. 15.17 Paciente melanoderma, vítima de agressão física, apresentando fratura do osso zigomático direito. Vista frontal onde se percebe o aplainamento da maçã do rosto direito.

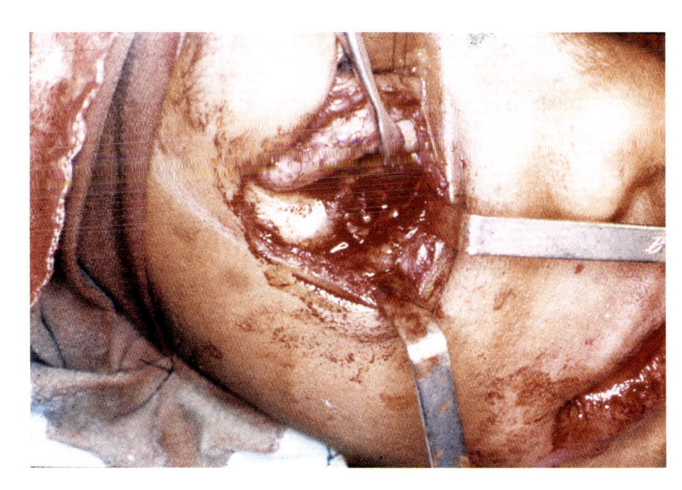

Fig. 15.19 Acesso infraciliar direito, com rebatimento do retalho identificando o traço de fratura no rebordo infraorbitário, apresenta discreta perda de substância.

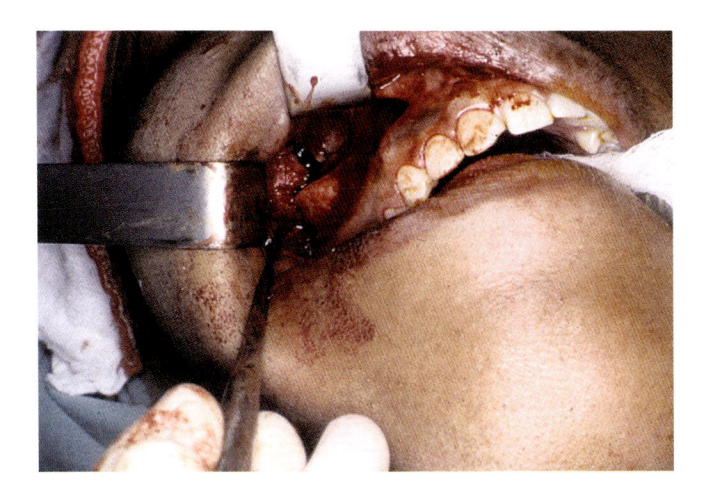

Fig. 15.20 Acesso intrabucal expondo a crista zigomático-alveolar fraturada.

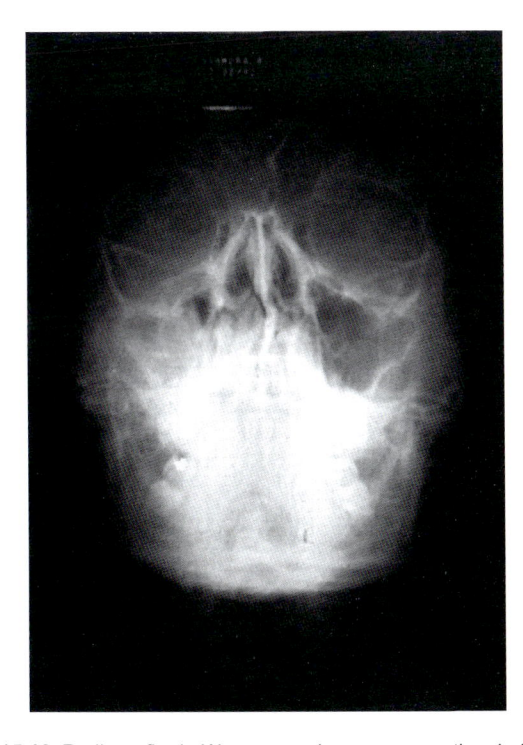

Fig. 15.18 Radiografia de Waters com imagem sugestiva de fratura do osso zigomático direito. Notem o velamento sinusal direito e a solução de continuidade do rebordo infraorbitário na crista zigomático-alveolar e na região frontomalar.

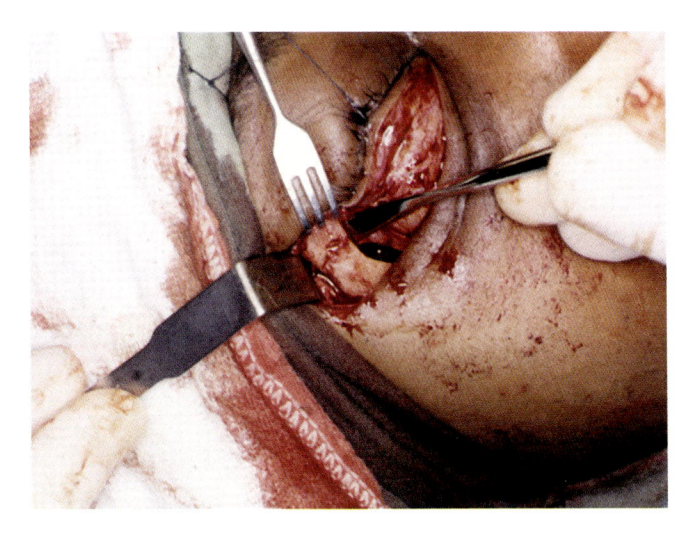

Fig. 15.21 Acesso na região frontomalar direita com exposição do foco de fratura.

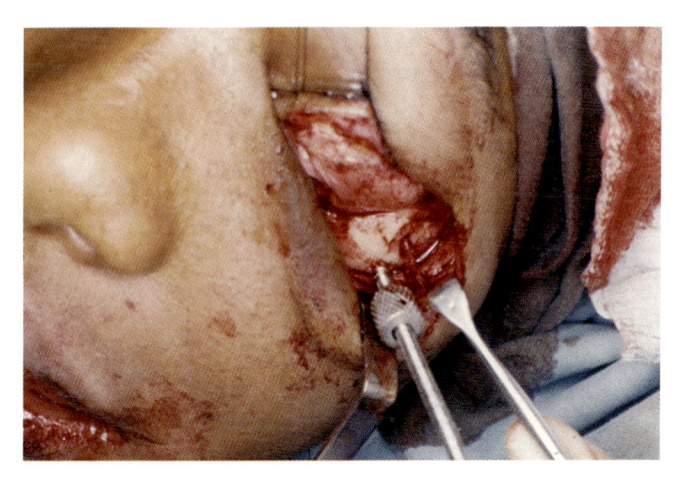

Fig. 15.22 Após exposição de todos os focos de fratura, com instrumento adequado é realizada a redução da fratura (parafuso de Bird).

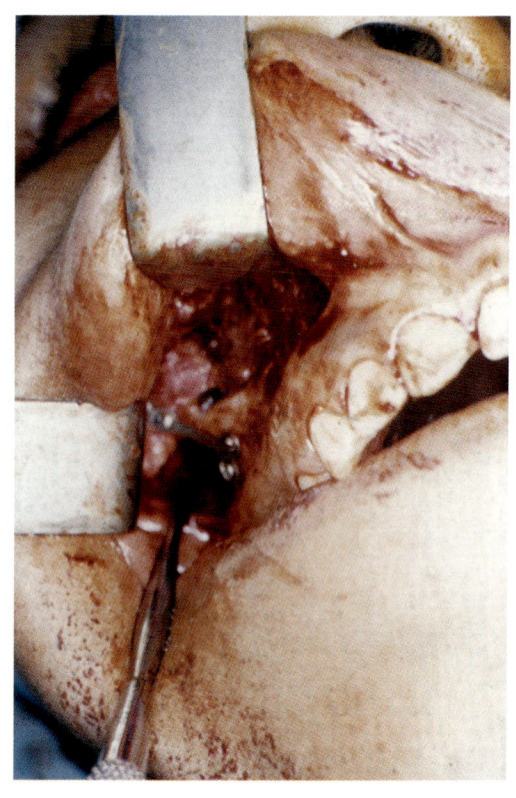

Fig. 15.25 Aspecto da região da crista zigomático-alveolar após a fixação com placa e parafusos.

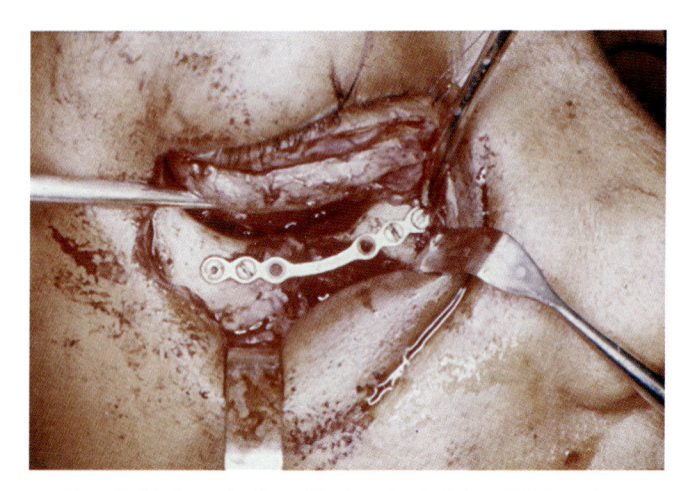

Fig. 15.23 Aspecto da região do rebordo infraorbitário após a fixação com placa e parafusos.

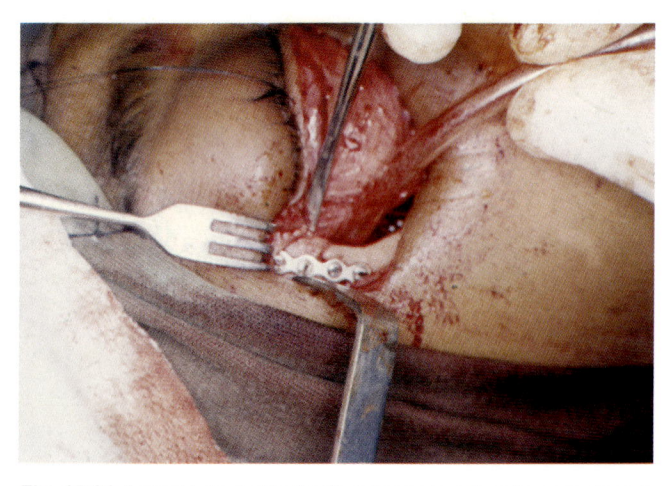

Fig. 15.24 Aspecto da região frontomalar após a fixação com placa e parafusos.

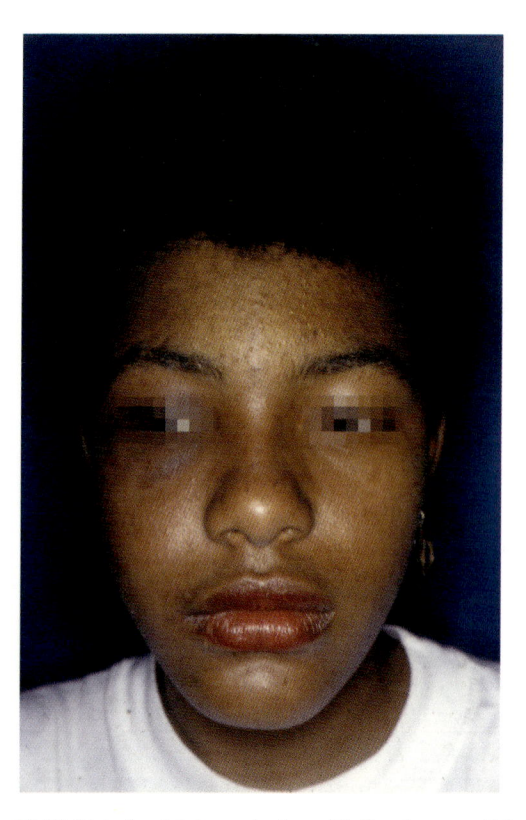

Fig. 15.26 Vista frontal da paciente no 7º dia pós-operatório.

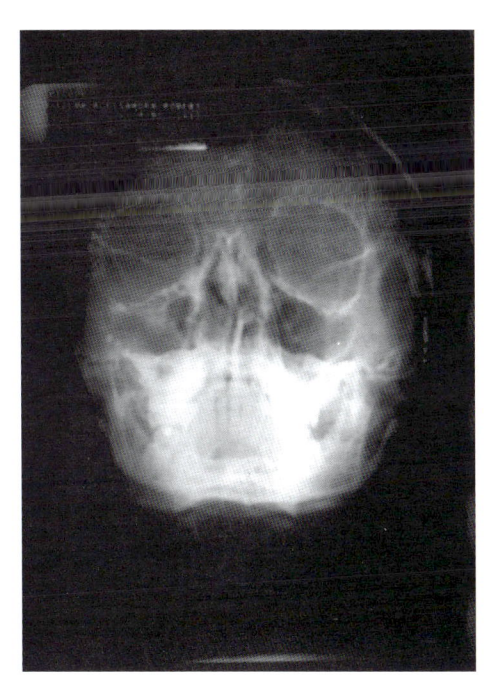

Fig. 15.27 Imagem radiográfica pós-operatória, onde se identificam os três pontos de fixação através de placas e parafusos.

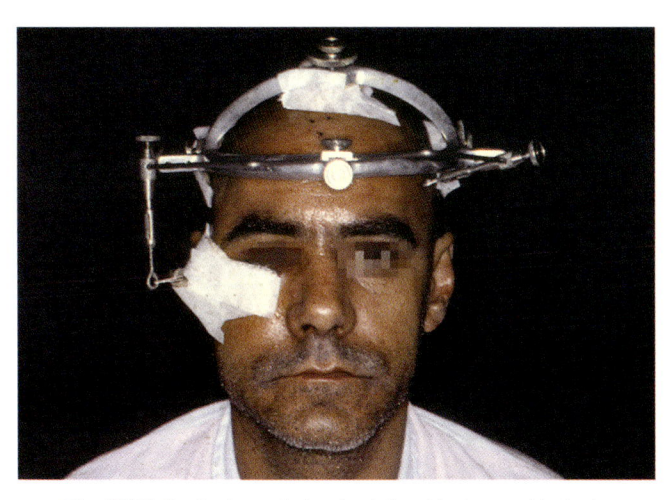

Fig. 15.28 Paciente portador de deformidade em virtude da consolidação viciosa de fratura do osso zigomático, sendo tratado à custa de tracionamento esquelético. Metodologia hoje superada pelo uso das FIR. Valor histórico.

Existem vários tipos de osteossíntese, tais como fio de aço, placas e parafusos de titânio de 1,1 ou 1,5 de diâmetro, placas e parafusos reabsorvíveis. A escolha do diâmetro do parafuso depende principalmente da localidade onde será realizada a osteossíntese; portanto, na crista zigomático-alveolar, utilizam-se parafusos de 1,5 de diâmetro. No rebordo infraorbitário, por haver uma grande possibilidade de sentir a placa durante a palpação da região, optou-se por placas e parafusos do sistema 1,1 de diâmetro ou placas reabsorvíveis.

Atualmente as fraturas tardias com consolidação viciosa do osso zigomático são tratadas cruentamente, sendo refraturadas e fixadas com placas e parafusos de diâmetros que variam de 1,1 a 1,5 milímetro. Antigamente era realizado tracionamento esquelético, por meio de casquete gessado, que, além de ocasionar um grande desconforto, restringia o paciente ao convívio social, obtendo-se resultados escassos (Fig. 15.28).

BIBLIOGRAFIA

Ash DC, Mercuri LG. External fixation of the unstable zygomatic arch fracture. *J Oral Maxillofac Surg,* 1984; *42*(9):621-2.

Bos RRM *et al.* Resorbable poly(L-lactide) plates and screws for the fixation of zygomatic fractures. *J Oral Maxillofac Surg,* 1987; *45*(9):751-3.

Brandies EF, Dielert E. Treatment of isolated lateral midface fratures. *J Maxillofac Surg,* 1984; *12*(3):103-6.

Davidson J, Nickerson D, Nickerson B. Zygomatic fractures: Comparison of methods of internal fixation. *Plast And Recons Surg* 1990, *86*(1):25-32.

Dingman RO, Nativig P. Cirurgia das fraturas faciais, 1ª ed. São Paulo: Santos, 1983; 211-243.

Duchert LG, Boies LR. Stabilization of comminuded zygomatic fractures with external suspension apparatus. *Arch Otoryngol,* 1977; *103*(7):381-2.

Fadini P, Elias FM, Melo ES, Jorge WA. Avaliação da estabilidade de fixação interna rpigida (FIR) em fraturas do complexo zigomático *Rev Pos Grad Fousp,* 2004; *11*(3):277.

Jorge WA, Tenório N. Diagnóstico e tratamento das fraturas do complexo malar-zigomático. *Rev Med H U-USP* 1991; *1*(1):62-6.

Jorge WA, Crivello O, Procópio ASF. Traumas do osso molar. Considerações gerais. *Rev Bras Cirurgia PTBMF,* 1983; 1(1):15-21.

Knight JS, North JF. The classification of malar fractures: An analysis of displacement as a guide to treatment. *Br J Plast Surg,* 1961. *13*:325.

Ogden GR. The gilles method for fractured zygomas: An analysis of 105 cases. *J Oral Maxillofac Surg,* 1991; *49*(1):23-5.

Schroeder H, Albanese SI. Fractures of zygoma. *Facial Plast Surg* 1990; *7*(3):167-75.

Stanley RB. Rigid fixation of fractures of maxillary complex. *Facial Plast Surg,* 1990; *7*(3):176-84.

Estudo Clínico e Tratamento das Fraturas dos Ossos Próprios do Nariz

Guilherme C. Sampaio Corrêa • Fernando Simões Morando • Waldyr Antônio Jorge

INTRODUÇÃO

O nariz, além do seu aspecto ostensivo e de suas conexões com o ato respiratório e função do olfato, revela-se também um órgão da expressão de diversos aspectos da personalidade humana. Por ocupar uma posição central e proeminente na face é frequentemente atingido nos traumas faciais. As deformidades nasais oriundas desses traumas podem vir a resultar em grandes perdas estéticas e incapacidades funcionais.

A fratura nasal, independentemente dos ossos próprios ou do septo, quando tratada imediatamente apresenta resultados satisfatórios na maioria das vezes, porém, as fraturas tardias podem resultar em uma deformidade de difícil tratamento, determinando distúrbios funcionais importantes na fisiologia respiratória.

Assim, deve-se realizar, sempre que possível, minucioso exame nos traumas faciais para que não haja negligência em relação às fraturas nasais, ocasionando ao paciente sérios problemas estéticos e, principalmente, funcionais.

ANATOMIA

O nariz externo possui a forma de uma pirâmide triangular, relacionando a região frontal, a labial superior e as regiões oculares e maxilares.

A sua face anterior é contínua até o ápice ou raiz dessa pirâmide. Tem como limite inferior uma linha transversal imaginária que liga as regiões mais laterais das asas nasais; como limites laterais, duas linhas oblíquas que se estendem dos ângulos internos dos olhos até os pontos mais externos das asas nasais.

O nariz externo é constituído por uma porção óssea e outra cartilaginosa, sendo revestido pelos seguintes planos: pele, celular subcutâneo, músculos, vasos, nervos, periósteo e pericôndrio.

Internamente, a cavidade nasal é dividida pelos septos ósseo e cartilaginoso, formando duas cavidades denominadas narinas, tendo como limite inferior o septo nasal móvel ou columela.

A porção óssea do nariz é constituída pelos ossos nasais, formando a parte superior da estrutura nasal.

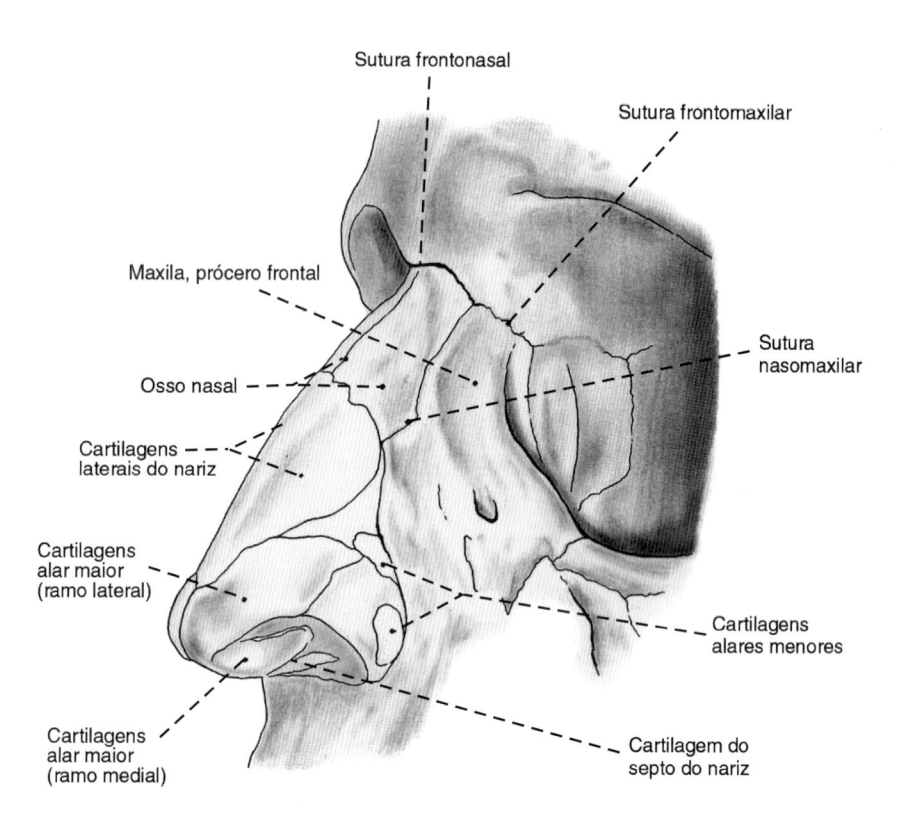

Fig. 16.1 Esqueleto do nariz. Vista lateral (90%).

Estes se articulam superiormente com o osso frontal, constituindo a sutura frontonasal. Lateralmente, articulam-se com os processos frontais das maxilas, constituindo as suturas maxilonasais. A articulação dos ossos próprios do nariz entre si constitui a sutura intermaxilar.

A porção cartilaginosa é composta de cartilagens triangulares ou laterais, alares, além das sesamóides, nem sempre presentes (Fig. 16.1).

A divisão da cavidade nasal, como citado anteriormente, se dá pelo septo nasal. A sua parte óssea é formada pela lâmina perpendicular do etmóide e vômer, localizando-se na parte mais posterior dessa. Na porção mais anterior está presente a cartilagem septal ou quadrangular (Fig. 16.2).

Em cada narina existem três cornetos, superior, médio e inferior, que são lâminas ósseas alargadas, tendo a função de proteger os mechos, ou seja, os orifícios de saída dos seios paranasais para o nariz (Figs. 16.3 e 16.4).

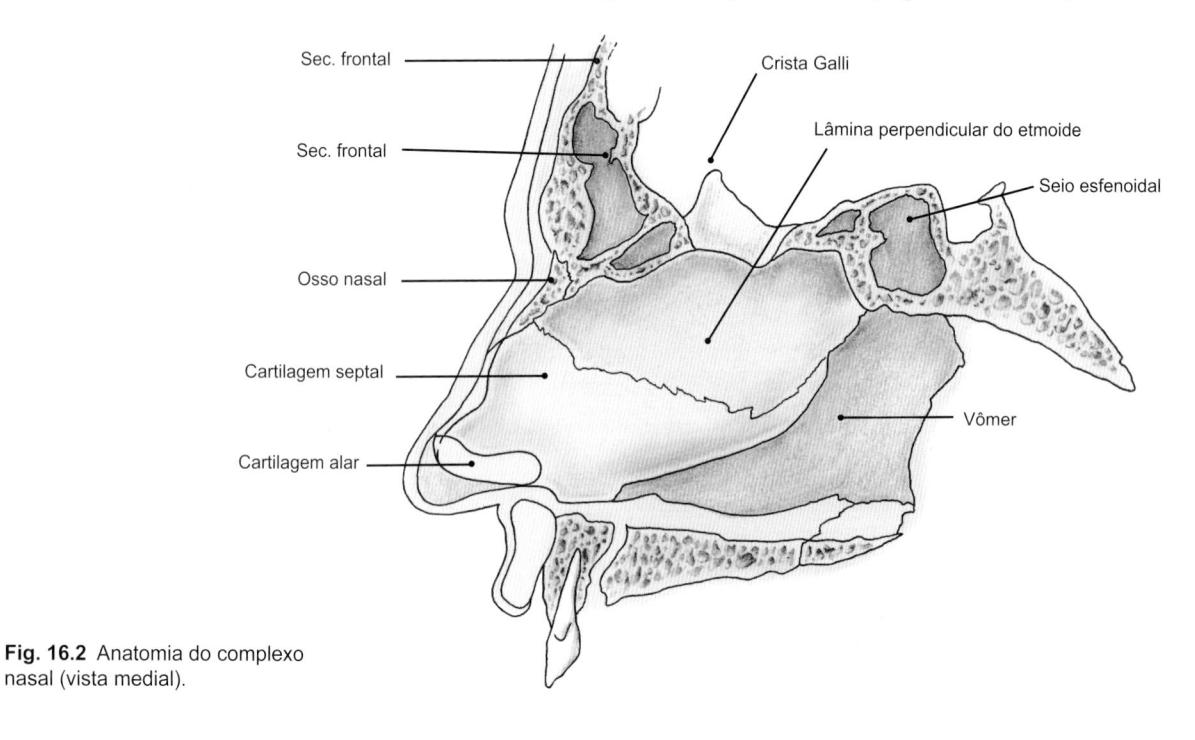

Fig. 16.2 Anatomia do complexo nasal (vista medial).

Fig. 16.3 Anatomia do complexo nasal (vista lateral).

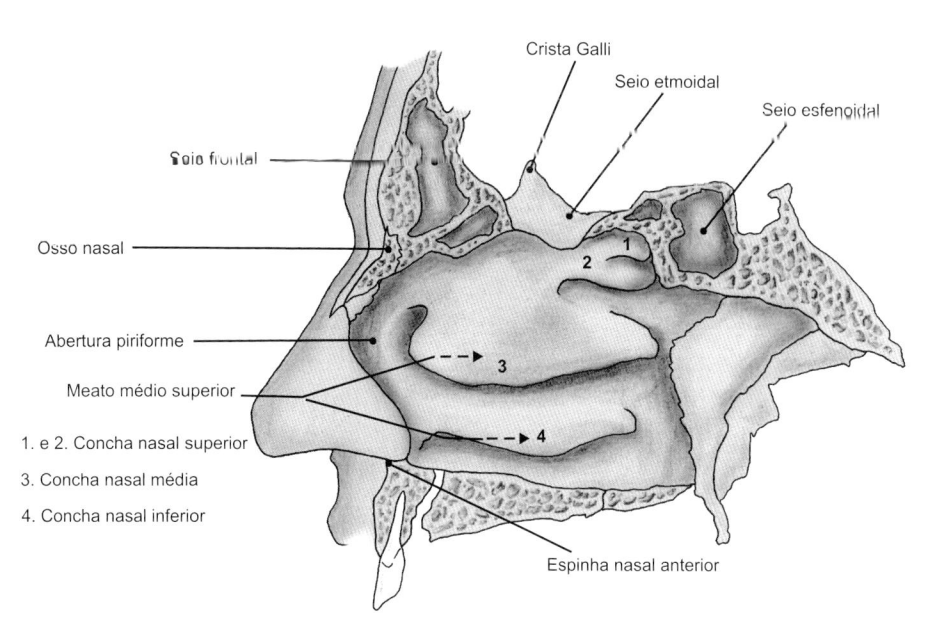

Fazem parte da musculatura que compõe a região nasal o músculo prócero, localizado na raiz nasal, que põe em tensão a parte média da fronte e provoca rugas na região superciliar, e o músculo nasal, localizado na região de bossa canina, contornando o ápice nasal e dividindo-se nas porções alar e transversa. Durante sua contração, deprime a asa nasal e comprime a narina. O músculo elevador do lábio superior e da asa do nariz, que possui a função de dilatar as narinas, se localiza lateral e superiormente ao lábio superior. Por fim, o músculo depressor do septo, que compreende a zona externa do músculo orbicular dos lábios, diminui ou fecha as narinas.

Em resumo, as principais funções da musculatura nasal são dilatar ou diminuir a luz das narinas e enrugar a pele na região, consequentemente aumentando ou diminuindo a entrada de ar no nariz, e complementar a mímica facial.

A irrigação arterial da região se dá, na sua parte externa, principalmente pela anastomose da artéria maxilar externa com ramos da artéria oftálmica e infraorbitárias. Na sua parte externa realiza-se principalmente pela artéria esfenopalatina.

As veias formam um plexo que converge para a veia facial anterior através da veia angular.

Os vasos linfáticos formam plexo na altura do lóbulo, asas e septo móvel do nariz, convergindo para as linfoglândulas submandibulares.

Em relação à inervação, a parte motora é realizada por ramos terminais do nervo facial e, a parte sensitiva, por ramos do trigêmeo.

A inervação será mais detalhada a seguir.

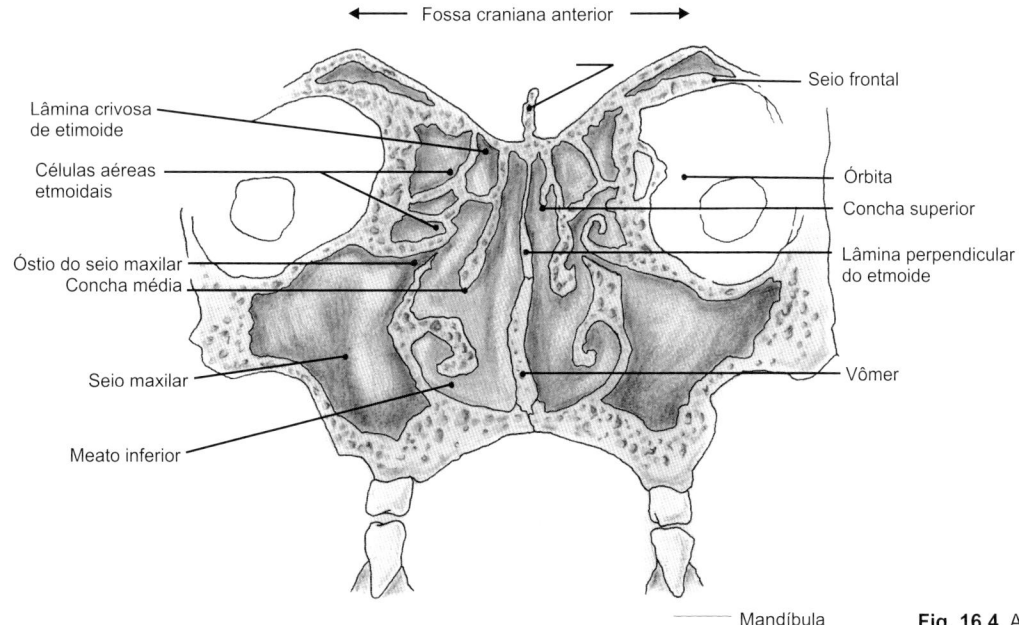

Fig. 16.4 Anatomia do complexo nasal.

CLASSIFICAÇÃO DAS FRATURAS NASAIS

Os tipos e as extensões das fraturas nasais apresentam grande variação e dependem do agente, direção e força do impacto.

A fratura mais simples e comum na região é aquela ocorrida entre a porção superior e inferior dos ossos nasais, geralmente com deslocamento lateral e fratura de septo associada. Isso se deve a um impacto lateral de média ou baixa intensidade e ao fato de a porção superior dos ossos nasais ser mais espessa em relação à porção inferior, sendo ainda muito aderida ao osso frontal.

Além desse tipo de fratura citado, um impacto lateral, porém de grande intensidade, pode causar fraturas e afundamentos dos ossos nasais, com presença de cominuição ou não. O osso que recebeu o impacto diretamente será deslocado medialmente, e o lado oposto, lateralmente, quando fraturado.

As fraturas mais graves são determinadas, geralmente, por impactos frontais, podendo originar fraturas com afundamento nasal concomitantemente com fraturas no processo frontal da maxila, ossos lacrimais, sacos e ductos nasolacrimais, septo nasal, ligamentos mediais, seio frontal e etmoidal, além de fossa craniana anterior.

Nas fraturas em crianças, nos casos mais graves oriundas de impactos frontais, geralmente há afundamento nasal com comprometimento septal, com abertura do ângulo entre os ossos nasais, sendo denominada fratura em livro aberto. Já nos adultos, geralmente ocorre afundamento nasal com comunicação entre os ossos nasais e comprometimento septal (Figs. 16.5 e 16.6).

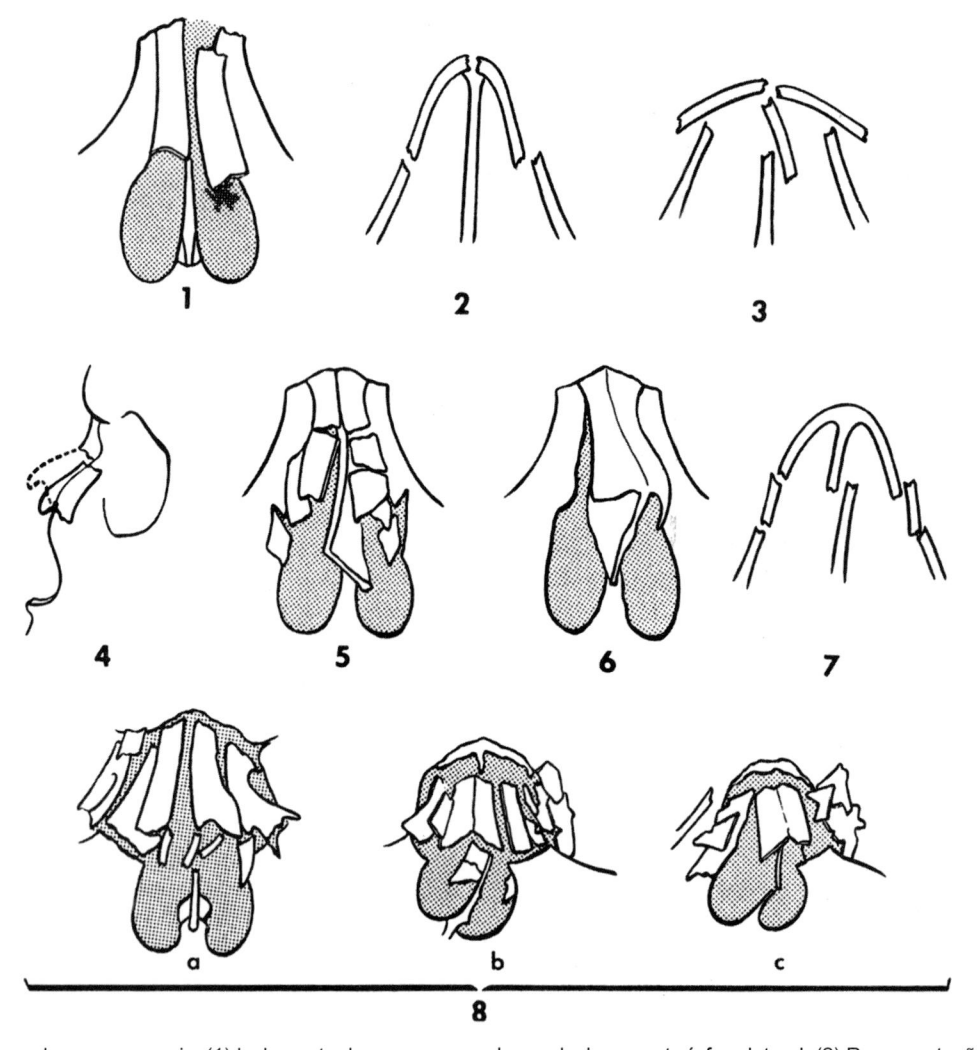

Fig. 16.5 Fraturas dos ossos nasais. (1) Isolamento de um osso nasal com deslocamento ínfero-lateral. (2) Representação diagramática da secção horizontal, mostrando separação dos ossos nasais na linha média e da apófise frontal da maxila, com septo nasal intacto. (3) A fratura do septo ocasiona achatamento e espalhamento dos ossos nasais, fratura em livro aberto. (4) Fratura dos dois ossos nasais com deslocamento póstero-inferior. (5) Fratura cominutiva dos ossos nasais e das partes anteriores das apófises frontais e do septo nasal; o deslocamento, na maioria das vezes, ocorre para baixo e para trás. (6) Fratura do septo nasal com separação de ossos da apófise frontal da maxila e com elevação do dorso do nariz. (7) Diagrama em secção cruzada de uma fratura similar à de nº 6. (8) Três exemplos de fraturas com esmagamento do nariz e comprometimento do espaço infraorbitário.

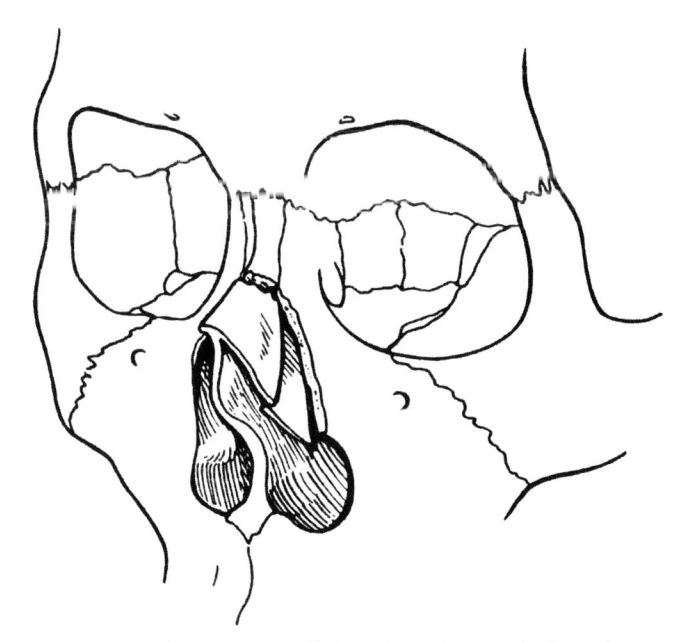

Fig. 16.6 Fratura da parede lateral nasal, com afundamento.

PROPEDÊUTICA DAS FRATURAS DOS OSSOS PRÓPRIOS DO NARIZ

SINAIS E SINTOMAS

Hematoma e edema em região nasal

Os sinais clássicos das fraturas nasais são caracterizados, respectivamente, por descoloração negra ou azulada em região nasal, podendo se estender para região periorbital e até subconjuntival, e aumento de volume, significativo ou não, na região afetada.

Epistaxe

Sinal caracterizado por sangramento nasal.

Deformidade, desvio e/ou crepitação nasal

Sinais observados durante inspeção e palpação local.

Sensibilidade e dor em região nasal

Sintoma que pode ser de curta ou longa duração e baixa ou grande intensidade.

Obstrução parcial ou total de uma ou duas narinas

Sintoma caracterizado pela diminuição ou ausência de passagem de ar pelas narinas.

Desvio de septo

Sintoma observado em exames de inspeção local ou radiográfico.

DIAGNÓSTICO

O diagnóstico é basicamente clínico, embora os exames complementares não possam ser desprezados.

Após realizar detalhada anamnese, parte-se para o exame clínico por meio de inspeção e palpação. É importante salientar que, durante a anamnese, deve-se questionar o paciente em relação a traumas nasais anteriores, com a finalidade de descartar qualquer eventual erro no diagnóstico atual, uma vez que tais traumas poderiam apresentar sequelas locais anteriores. Além disso, não se esquecer de arguir sobre direção, intensidade e agente traumáticos.

Durante o exame clínico, devem ser observados se o nariz está simétrico e bem modelado, o alinhamento e a posição do septo, além de equimoses, edemas, sangramentos, obstruções nas narinas, dilacerações, deformidades, coágulos sanguíneos, hematomas e telecanto traumático.

Para melhor observação da região septal e intranarinária pode-se utilizar um espéculo nasal.

Como exames complementares, podem ser realizadas radiografias, tomografias computadorizadas, tomografias 3D e ressonância magnética. As mais usuais são as radiografias específicas, exames simples e rápidos, utilizadas principalmente em caráter de urgência. As mais indicadas para região são perfil mole para ossos próprios do nariz e Waters reversa.

Por fim, depois de realizados todos os exames necessários e descartando a possibilidade de fraturas nasais, deve-se avaliar a necessidade de rinoscopia para detectar eventuais lesões septais, lacerações e ferimentos em mucosa narinária, que, caso não tratados, poderão originar futuras sequelas.

TRATAMENTO

Assim como qualquer outro tipo de fratura no esqueleto humano, a conduta perante uma fratura nasal baseia-se na redução dos cotos fraturados, reposição anatômica e imobilização da região durante a fase de consolidação óssea, ressaltando-se que, quanto mais cedo instituída a terapêutica, melhores serão os resultados alcançados.

O período para tratamento na fase aguda pode variar entre 5 e 14 dias. Nas fraturas nasais se convencionou a imobilização local de 7 a 10 dias, uma vez que não há força muscular na região. A fibrose instalada nesse período é suficiente para manter em posição os fragmentos.

A redução de uma fratura nasal poderá ser fechada ou aberta.

Com exceção das fraturas cominutas, o ideal é que se realizem a redução e contenção da fratura logo após o trauma. Porém, uma vez que houve instalação de edema, a manipulação imediata se torna contraindicada, pois se torna muito complicado e difícil sentir pelo tato os contornos ósseos e a mobilidade dos cotos fraturados. Nesses casos é importante salientar que não se deve ultrapassar o período de 7 a 10 dias para manipulação local, porque a região, passado esse tempo, apresentará intensa fibrose, dificultando muito os passos cirúrgicos.

Técnica

Para manipulação de uma fratura nasal pode-se lançar mão de anestesia local ou geral.

As anestesias locais são mais utilizadas em fraturas nasais em adultos, cuja redução poderá ser fechada.

As anestesias gerais devem ser utilizadas nos casos de fraturas nasais em crianças e naquelas fraturas em adultos que exijam uma redução aberta pela sua complexidade, além das expostas.

No caso da anestesia local, em um paciente sem patologia de base e não sendo gestante, pode-se utilizar qualquer anestésico local, de preferência associado a um vasoconstritor. O bloqueio anestésico infiltrativo para região nasal se dá mediante o bloqueio dos nervos infra-orbitários, infratrocleares e terminações nervosas localizadas na região de columela. Enquanto se realiza anestesia extranarinária, deve-se deixar gaze ou rolete de algodão embebido em anestésico tópico nas regiões interiores das narinas.

A técnica utilizada para redução fechada da fratura é a mesma, independentemente de o procedimento ser realizado sob anestesia local ou geral.

A redução é realizada bimanualmente, em que, com instrumentos apropriados introduzidos dentro das narinas, se exerce força contrária ao impacto recebido pelo paciente. Com a outra mão, digitalmente, auxilia-se na modelagem e no novo posicionamento dos fragmentos nasais. Após redução da fratura, deve-se, invariavelmente, inspecionar o interior do nariz para verificar se a manobra foi realizada com sucesso.

Geralmente o septo fraturado é recolocado em posição concomitantemente com a redução dos ossos nasais.

Caso se verifique, durante a inspeção, que o septo ainda se encontra fora de posição, deve-se recolocá-lo novamente no lugar com instrumental adequado.

Os instrumentos próprios para esses procedimentos são as pinças de Asch e Walsham. Caso estes não estejam disponíveis, podem ser utilizados instrumentais como Kelly curva, espátula de Freer etc. O importante é que se proteja a região do instrumento que entrará em contato com a mucosa intranarinária, utilizando gaze ou tubo de borracha, evitando lesões maiores na região a ser manipulada.

Após redução da fratura, deve-se imobilizar a região para manter a redução anatômica e funcionalmente corretas. Na região intranarinária se utiliza gaze vaselinada ou embebida em soro, introduzindo-a delicadamente nas narinas, indo até a região localizada sob os ossos nasais, impedindo que os cotos ou fragmentos reduzidos caiam novamente no interior da cavidade. Além disso, esse tampão impedirá a formação de sinéquias endonasais. Na parte externa, o mais utilizado é o curativo gessado, mantendo os fragmentos em posição. Podem ser utilizados também placas maleáveis de alumínio ou simplesmente micropore.

O tamponamento nasal anterior deve ser mantido em posição e retirado no período de 36 a 48 horas. Caso haja necessidade de se manter o tamponamento nasal anterior por mais tempo, deve-se realizar, delicadamente, sua troca diária.

Na redução aberta, podem ser utilizados eventuais ferimentos na região para acessar os ossos nasais ou técnicas de incisão local, como, por exemplo, via exorrino na região de columela e rimas narinárias.

Sendo viável, pode-se utilizar fixação interna rígida ou semi-rígida. No caso das fixações rígidas, o tamponamento nasal anterior tem apenas a função de evitar a formação de sinéquia ou septo hematoma.

Atualmente, apesar de muito pouco utilizadas, é válido ressaltar que ainda existem placas de metal, acrílico ou silicone empregadas na estabilização de fraturas reduzidas, assim como utilizam-se capacetes cranianos.

Complicações

Como complicações imediatas, a mais frequente é a epistaxe pós-operatória. Esse é um dos motivos pelo qual se adota o tamponamento nasal anterior. Caso seja necessário, pode-se realizar tamponamento nasal posterior.

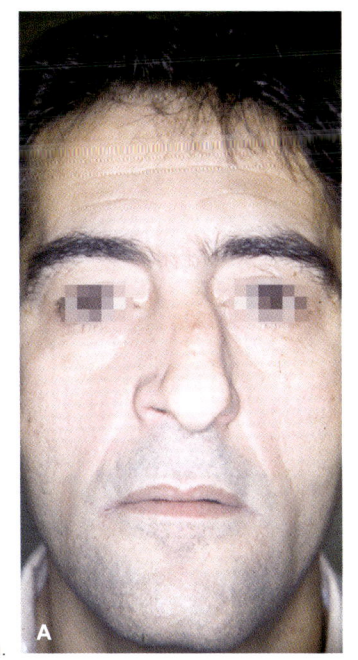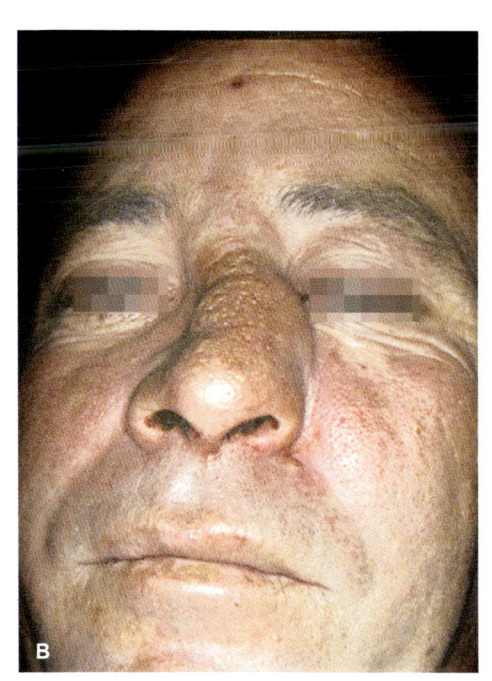

Fig. 16.7A e **B** Aspecto clínico. Fratura dos OPN.
Com claro desvio da linha mediana. Fratura fechada.

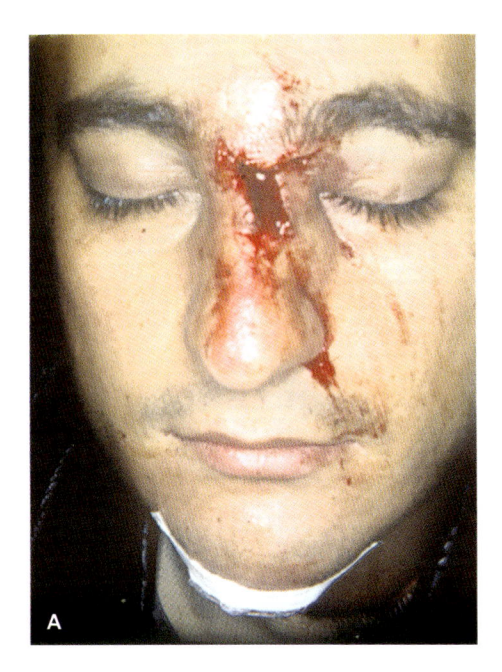

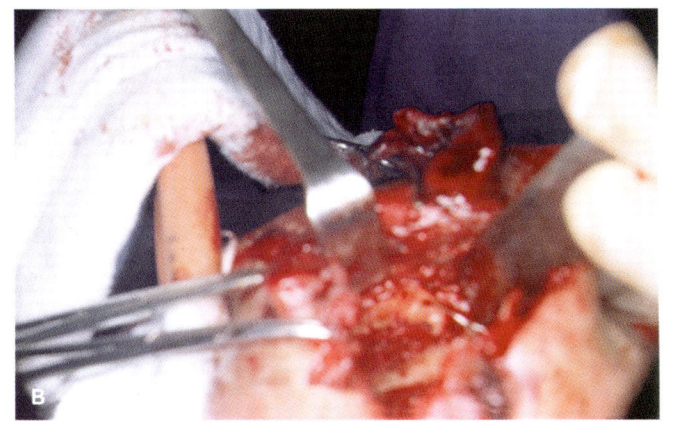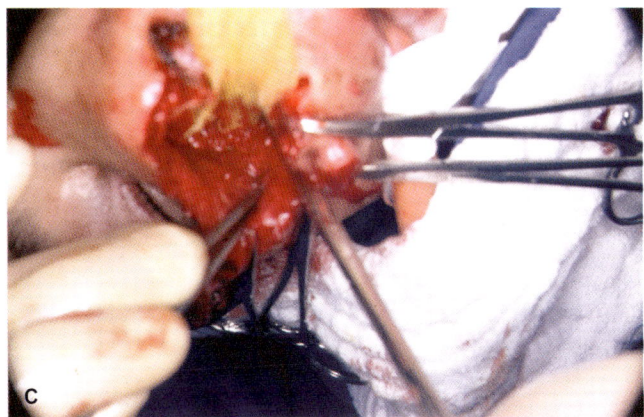

Fig. 16.8A a **C** Aspecto clínico. Fratura dos OPN, aberta com menor e maior gravidade, associada à fratura da maxila.

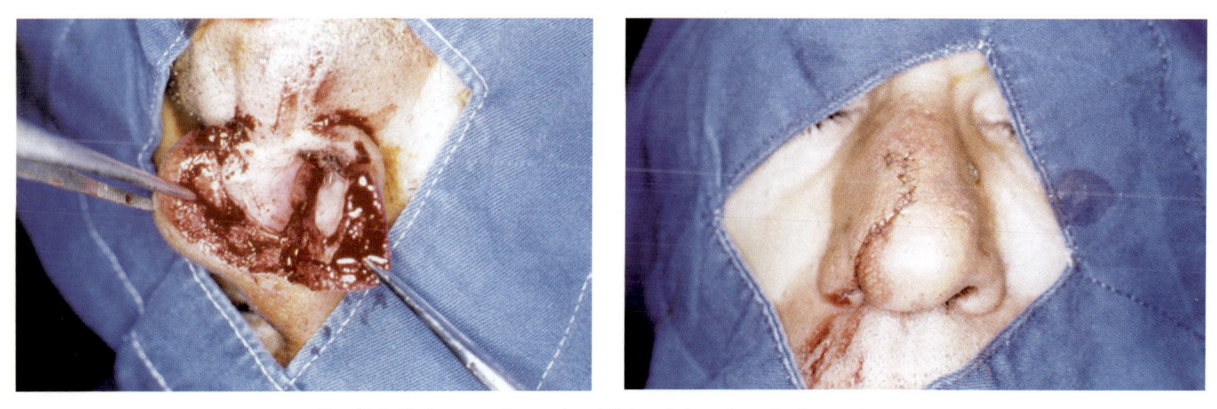

Fig. 16.9 Fratura nasal exposta e PO imediato após redução e sutura.

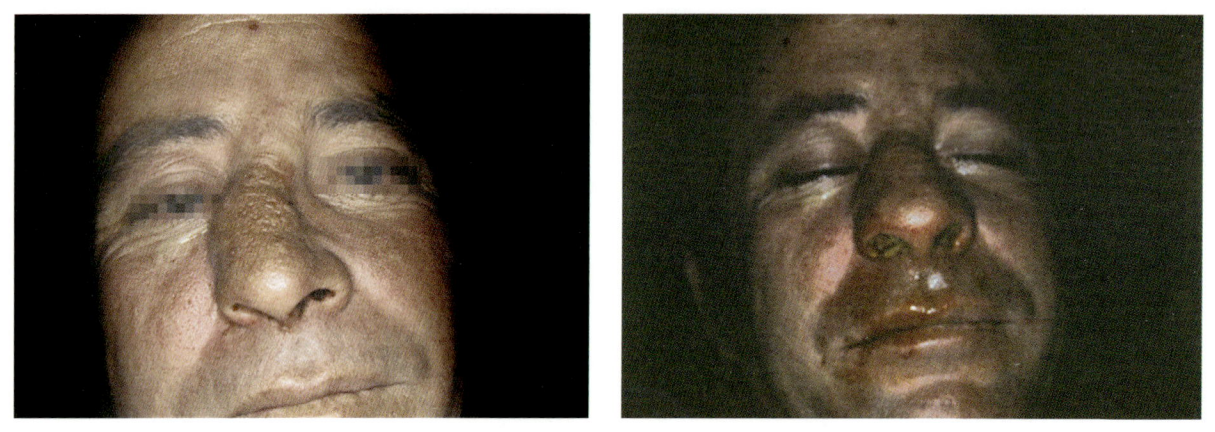

Fig. 16.10 Pré e PO imediata de fratura OPN após redução.

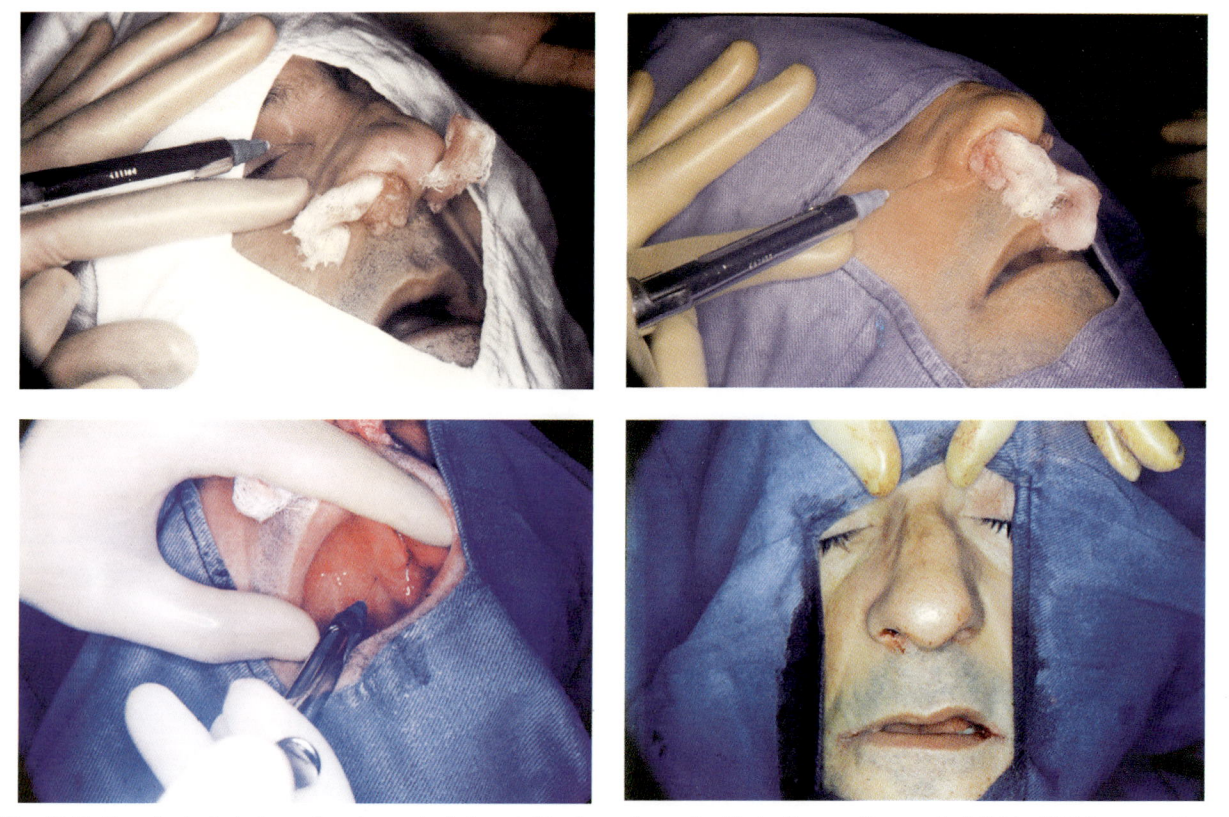

Fig. 16.11 Sequência de tratamento sob anestesia local infiltrativa e de carréa. Redução com fórceps de ASCH e Walsham curativos.

(continua)

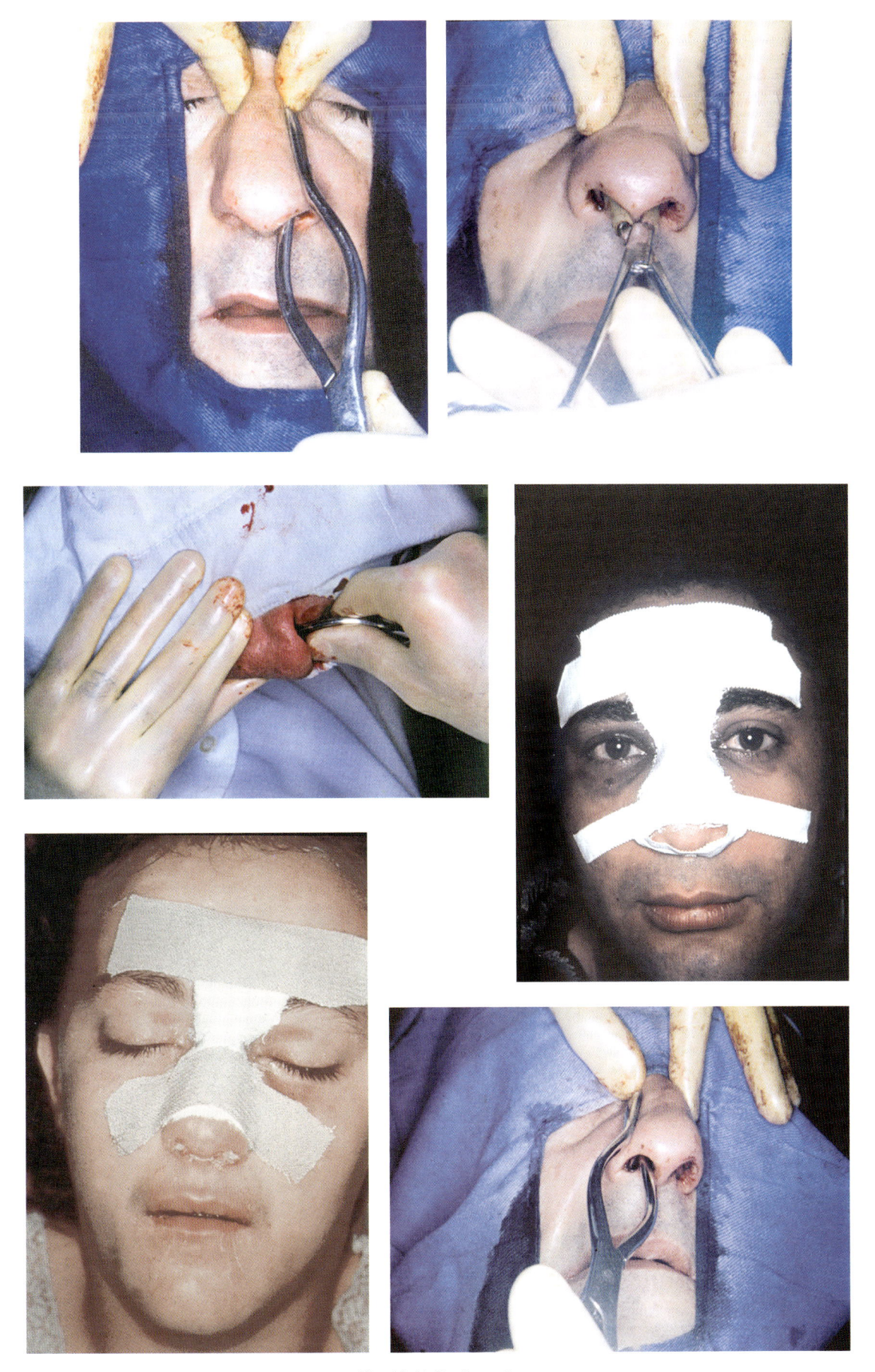

Fig. 16.11 *Continuação.*

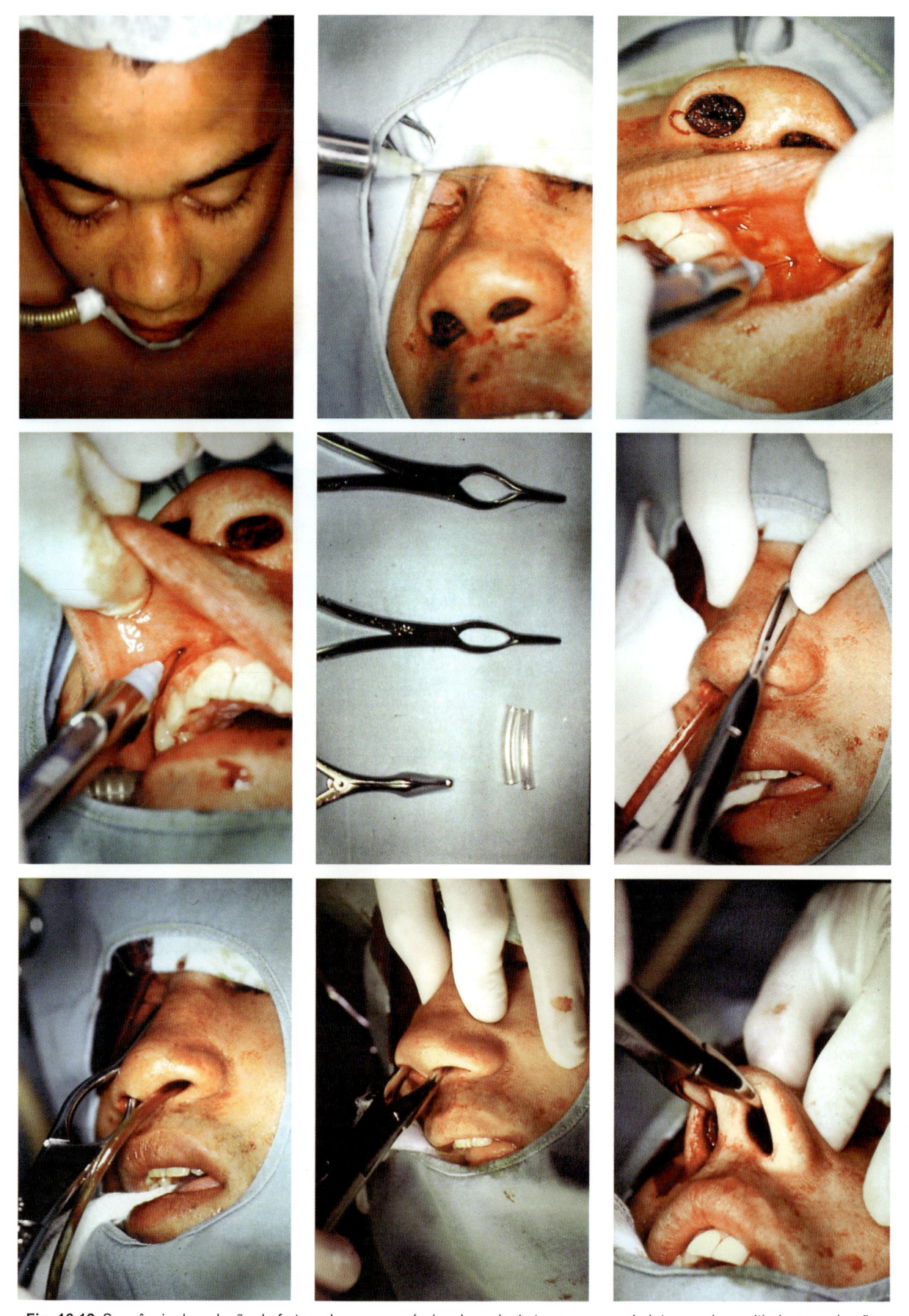

Fig. 16.12 Sequência de redução da fratura dos ossos próprios do nariz de torre com sonda intranasal permitindo a respiração.

(*continua*)

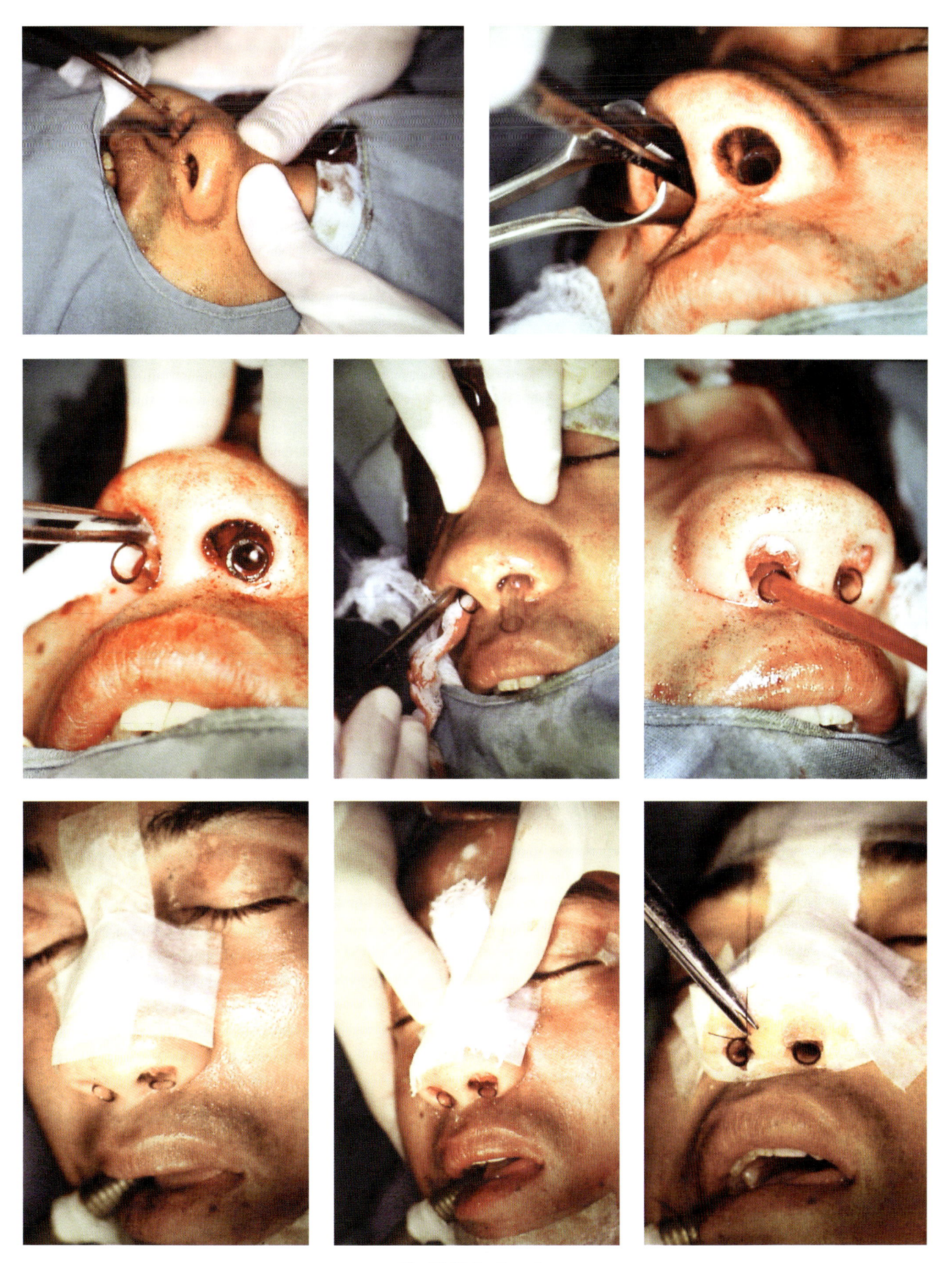

Fig. 16.12 *Continuação.*

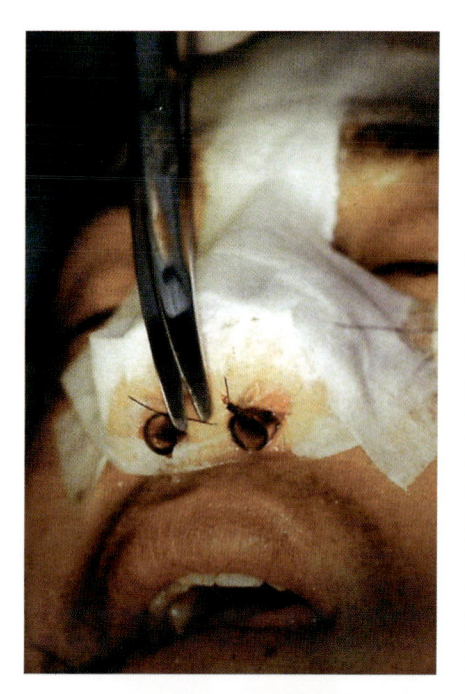
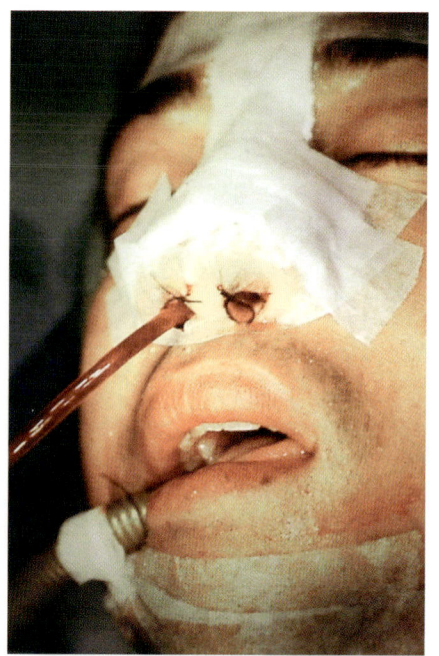
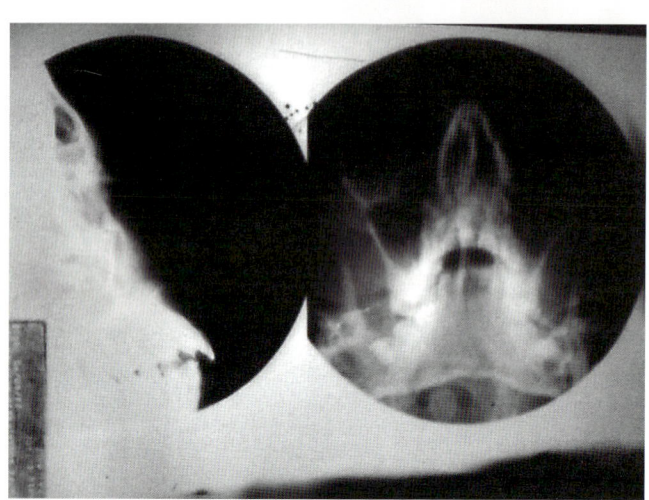
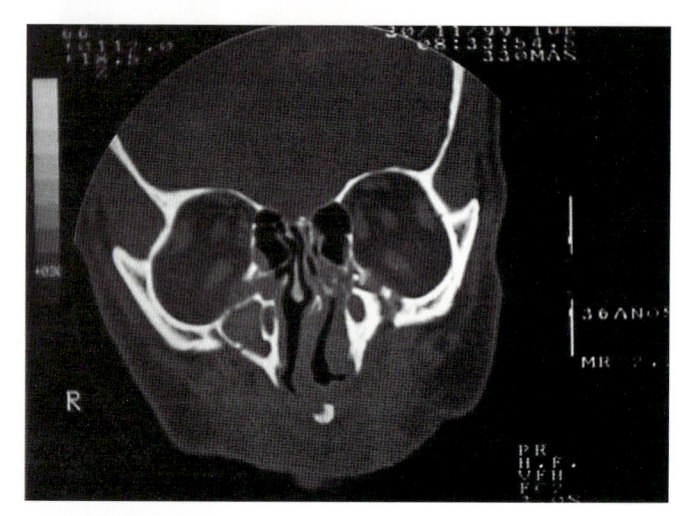
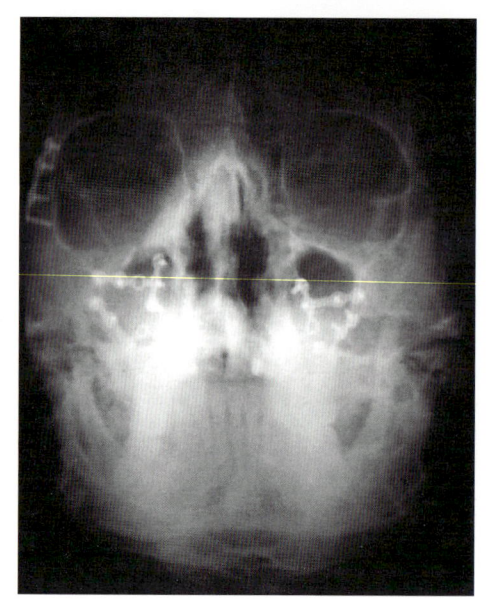

Fig. 16.12 *Continuação.*

O tamponamento nasal posterior é utilizado nos casos de epistaxes intensas, incontroláveis caso se empregue apenas o tamponamento nasal anterior. Para realização do tamponamento posterior, utiliza-se um tampão feito com gaze ou até mesmo uma sonda vesical, onde se bloqueará o sangramento tamponando a região das coanas.

Menos comum são as infecções locais, tratadas classicamente com drenagem e antibioticoterapia.

Podem-se, ainda, ter pequenas intercorrências pósoperatórias com edemas, equimoses, dor etc.

Como complicação tardia ou sequela, pode-se ter uma fratura consolidada em má posição, originando, entre outros problemas, desvios de septo, dificuldade na passagem de ar durante ato respiratório, comprometimento estético etc.

BIBLIOGRAFIA

Dingman RO, Nativig P. Surgery of facial fractures. Philadelphia, W. B. Saunds, 1976.

Fonseca JR, Walker RV. *Oral and maxillofacial trauma*. Philadelphia, London, Toronto, Montreal, Sydney, Tokyo. 1991.

Keith D. *Marcout brace*. Tovanovich, Inch. Philadelphia, London, Toronto, Montreal, Sydney, Tokyo. 1992.

Raymond J. Fonseca and Robert V. Walker. Oral and maxillofacial trauma. Philadelphia, London, Toronto, Montreal, Sydney, Tokyo. Vol I. 1991; 529-535 e 735-738.

Rone and Williams. *Maxillofacial injuries*. Churchil Livingstone, Ediburg, London, Madri, Milbourne, New York, Tokyo, 1994.

Tesbut JO. Anatomia topográfica. Barcelona: Salvat, 1977.

Fraturas Maxilomandibulares com Dentes Presentes no Traço de Fratura

Waldyr Antônio Jorge • Henrique Camargo Bauer

INTRODUÇÃO

O objetivo do cirurgião bucomaxilofacial em face de fraturas maxilomandibulares é o restabelecimento da forma e da função desses ossos de maneira rápida e sem complicações. A presença de elementos dentários na mandíbula e na maxila e as inter-relações anatomofuncionais desses ossos entre si e com a articulação temporomandibular são os principais fatores anatômicos que fazem essas fraturas serem distintas de qualquer outra em outros ossos do corpo, necessitando, dessa forma, de cuidados específicos.

Durante a redução de fraturas maxilomandibulares de pacientes dentados é absolutamente necessário determinar a oclusão dentária original e restaurá-la. Essa oclusão é um mecanismo delicado e equilibrado em que qualquer alteração pode acarretar redução da eficiência mastigatória e desconforto importantes. Assim sendo, a restauração da oclusão é um dos primeiros cuidados no

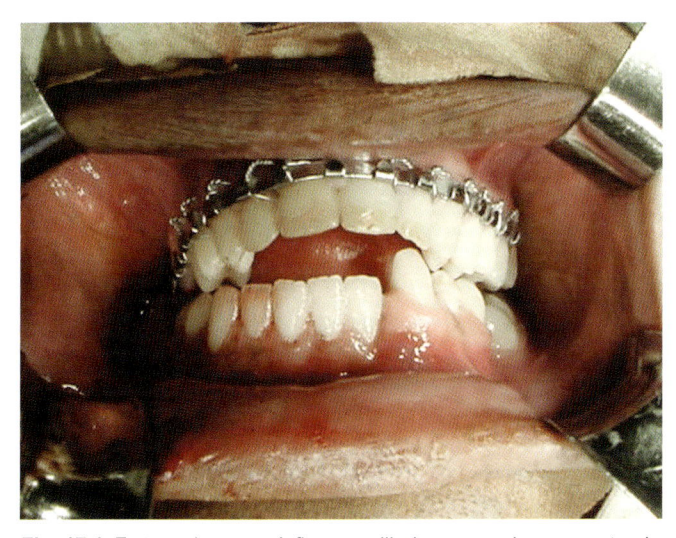

Fig. 17.1 Fratura de parassínfise mandibular esquerda apresentando dente incisivo lateral inferior no traço de fratura e deslocamento importante dos segmentos ósseos.

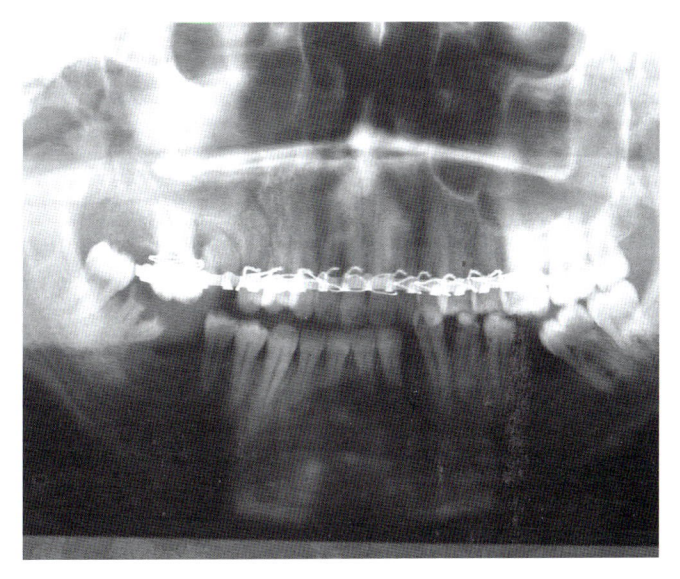

Fig. 17.2 Radiografia panorâmica do caso mencionado.

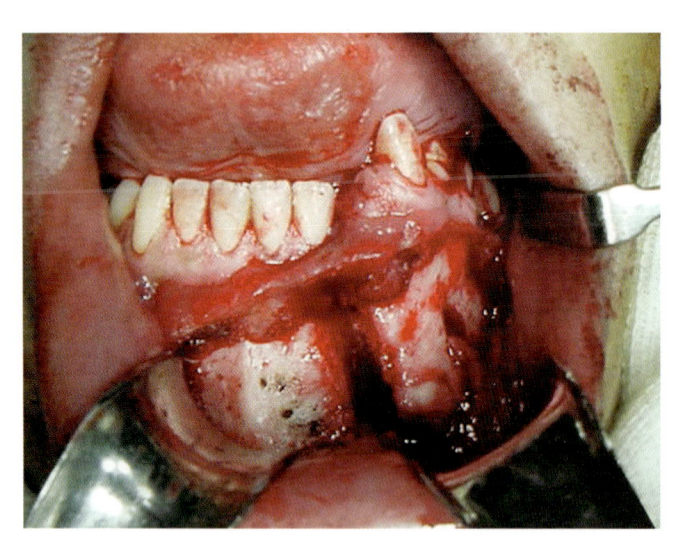

Fig. 17.3 Transoperatório do caso da Fig. 17.2. Exposição cirúrgica do traço de fratura através de acesso intraoral evidenciando o distanciamento dos segmentos ósseos.

tratamento dessas fraturas, e, para conseguir tal intento, devemos fazer uso de referências clínicas: chave de oclusão de molares, guia canino, desgastes oclusais etc. Da mesma forma, em pacientes edentados, também é de suma importância restabelecer a relação maxilomandibular original, evitando sequelas estético-funcionais e desarranjos articulares. *Pequenos desníveis entre os fragmentos ósseos*, aceitáveis sem maiores consequências em outras localizações do esqueleto, *são inaceitáveis no complexo maxilomandibular*.

Dessa maneira, somente quem conhece a anatomia dentária, a inter-relação dos dentes nas arcadas e a dinâmica funcional da mastigação pode tratar as fraturas maxilomandibulares. As sequelas decorrentes de consolidação viciosa ou do tratamento inadequado dessas fraturas, em que não foram considerados esses parâmetros, resultando em alterações da mordida, são de difícil tratamento, necessitando na maioria dos casos de cirurgia corretiva.

Os princípios básicos para o tratamento das fraturas maxilomandibulares são os mesmos aplicados a qualquer tipo de fratura óssea e não se alteram desde que foram definidos por Hipócrates há mais de 25 séculos e são: *redução e imobilização da fratura*. Ou seja, a reposição dos segmentos ósseos em suas posições anatômicas originais e a imobilização desses fragmentos, condição indispensável para a formação do caso ósseo e a cicatrização do osso fraturado. Para alcançarem esses propósitos, inúmeras técnicas foram sendo desenvolvidas através dos tempos. Modernamente, muitos são os tratamentos disponíveis para as fraturas maxilomandibulares, cada um com suas indicações, contraindicações e relações de custo e benefício, e podem ser divididos genericamente em

dois grandes grupos: tratamentos incruentos ou fechados, usando bloqueio maxilomandibular para a imobilização da fratura e tratamentos cruentos ou por redução aberta, expondo cirurgicamente a fratura e fixando-a com algum tipo de material para esse fim, como osteossíntese a fio de aço, fixação com fios de Kirschner, fixação externa com aparelhos de fixação óssea externos; atualmente, essas técnicas foram substituídas pela fixação interna rígida (FIR) com placas e parafusos de diversos materiais, diâmetros, comprimentos e desenhos etc.

Todavia, embora vasto material tenha sido e ainda venha sendo publicado sobre vários aspectos relacionados ao tratamento dessas fraturas, alguns pontos ainda permanecem cercados de grande controvérsia; um dos pontos principais dessa falta de consenso na literatura é a conduta a ser tomada pelo cirurgião bucomaxilofacial diante de elementos dentários em traços de fraturas maxilomandibulares. Paradoxalmente à falta de consenso entre os autores o assunto é de suma importância, merecendo atenção especial por dois motivos principais:

- A alta ocorrência dessa condição no dia-a-dia do cirurgião bucomaxilofacial. Fraturas completas de corpo, parassínfise e sínfise mandibular de pacientes dentados necessariamente envolvem as raízes ou membranas periodontais de dentes adjacentes ao traço de fratura e, raramente, este passa através do osso interradicular somente.
- A grande importância da manutenção do elemento dentário no arco dental e as complicações que a sua remoção pode trazer para o paciente, imediatamente, pela perda

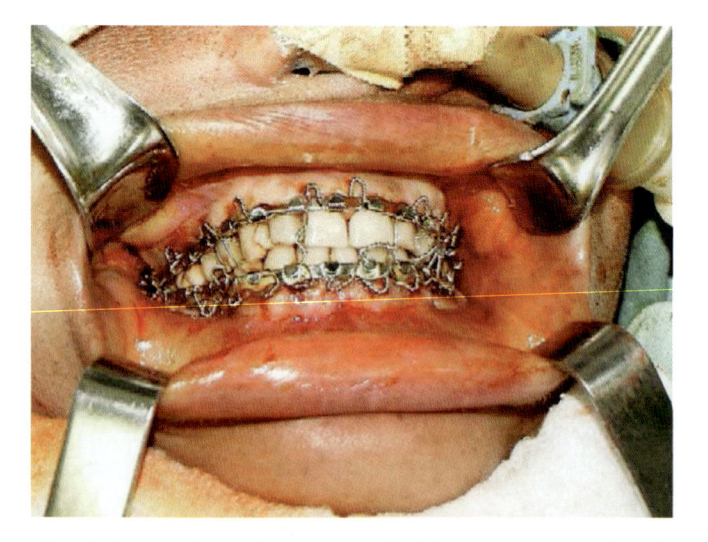

Fig. 17.4 Bloqueio maxilomandibular (BMM) com barras de Erich. O BMM tem três finalidades: (1) Tratamento urgencial para redução e imobilização da fratura. (2) Manutenção transoperatória da oclusão original durante cirurgia de fixação dos segmentos ósseos em caso de tratamento cruento. (3) Tratamento definitivo quando se opta por tratamento incruento.

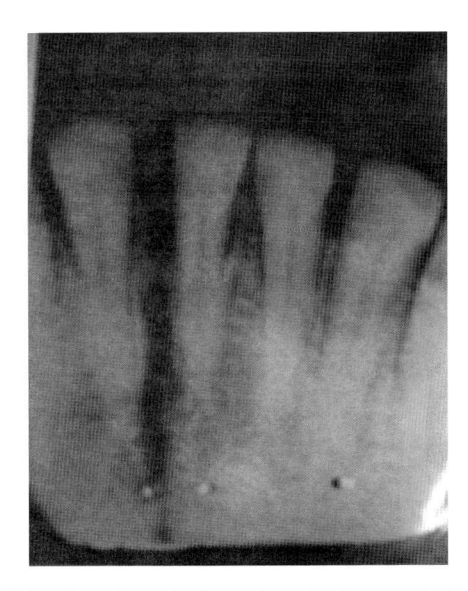

Fig. 17.5 Radiografia periapical evidenciando traço de fratura em sínfise mandibular envolvendo incisivos centrais.

dos parâmetros oclusivos para a redução das fraturas e perda de elementos para fixação e contenção interdental e bloqueio maxilomandibular e, tardiamente, promovendo importantes alterações negativas na fisiologia do aparelho estomatognático, mediante alteração da oclusão, da função normal da articulação temporomandibular (ATM), da fonética, da deglutição e alterações estéticas.

CONSIDERAÇÕES SOBRE FRATURAS MAXILOMANDIBULARES COM DENTES PRESENTES NO TRAÇO DE FRATURA

Se, de um lado, a presença de dentes é fator extremamente auxiliador na redução e fixação das fraturas maxilomandibulares e, conforme mencionado, é um parâmetro fundamental para a restauração da oclusão original do paciente, por outro lado, um dente na linha de fratura pode agir como porta de entrada para microrganismos e promover infecção da fratura. Toda fratura que envolve a área dentada é classificada como uma fratura exposta e, portanto, mais suscetível a infecção, o que se comprova clinicamente pela maior taxa dessa complicação em áreas dentadas, quando comparadas a fraturas localizadas em áreas sem a presença de dentes, como o ramo mandibular e fraturas de pacientes edêntulos. Tal fato, contudo, não deve ser superestimado, porque, notoriamente, os maxilares têm uma resistência natural em relação a possíveis infecções causadas por microrganismos próprios da cavidade bucal; portanto, uma exposição intrabucal não inspira os mesmos cuidados que

uma exposição através da pele, e com cobertura antibiótica adequada essas fraturas expostas intrabucalmente podem ser tratadas como não expostas, com relação à urgência e às técnicas de redução e fixação.

A presença do elemento dentário no traço de fratura pode acarretar a ele lesão endodôntica, e das suas estruturas de suporte, de gravidade variável, dependendo da lesão provocada, o periodonto e a polpa dental podem se recuperar da injúria, não provocando nenhum efcito deletério sobre a cicatrização do osso fraturado. Mesmo quando há mortificação pulpar, o dente, normalmente, permanece assintomático, sem causar complicações durante o tempo que a fratura vai levar para se consolidar clinicamente em geral, entre 30 e 40 dias após o que o tratamento endodôntico pode ser realizado ou o dente removido. De qualquer forma, um acompanhamento odontológico, clínico e radiográfico, por longo período de tempo dos dentes envolvidos em traços de fratura, é uma conduta sempre necessária.

Embora existam muitos trabalhos na literatura de autores relatando aumento da morbidez quando foram deixados dentes no traço de fratura e que, portanto, tendem a optar, com maior frequência, por uma conduta mais radical, ou seja, a exodontia profilática (Thaller SR, Mabourakh S, 1994; Stone et al., 1993; Hamill JP, 1971), outros autores, por outro lado, não notaram em sua casuística essa morbidez e preconizam uma conduta mais conservadora, deixando o dente no traço de fratura *in situ*, na maioria dos casos, procedendo a sua remoção somente na ocorrência de complicações (Amaratunga N, 1987; Shetty V, Freymiller E, 1990; Maloney PL et al., 1991; Kahnberg KE, 1979; Ellis E, Walker L, 1997). Assim como no trabalho desses autores, há uma clara tendência na maioria das publicações recentes que envolvem esse assunto para optar por esse tipo de conduta, mais conservadora e expectante em relação a dentes em traço de fratura.

Chuong et al., em um estudo retrospectivo de 327 fraturas mandibulares publicado em 1988, concluíram que não há diferença significativa na porcentagem de complicações entre os casos tratados com extração ou conservação dos dentes nos traços de fratura. Existindo, naturalmente, ainda segundo os autores, diferenças fundamentais na natureza dos dois tipos de ocorrência, os dentes no traço de fratura que interfiram na redução ou fixação das fraturas devem ser extraídos.

Na maioria dos casos de fratura no ângulo da mandíbula, o traço envolve o dente terceiro molar, erupcionado, incluso ou a cripta do elemento em formação. Segundo Williams JL (1989) se não tiver ocorrido infecção até o momento do tratamento, nenhuma tentativa de se remover

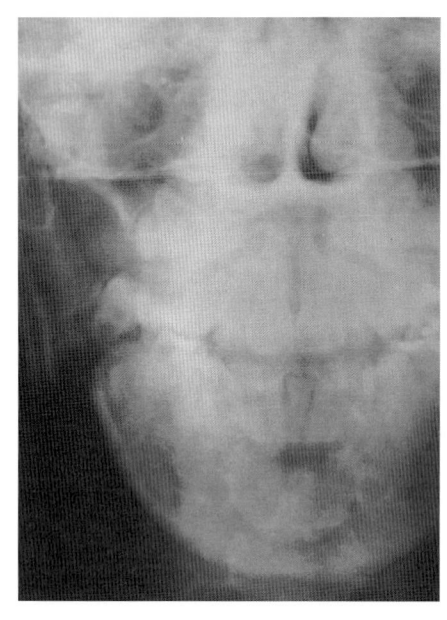

Fig. 17.6 Radiografia PA de mandíbula mostrando terceiro molar envolvido em traço de fratura.

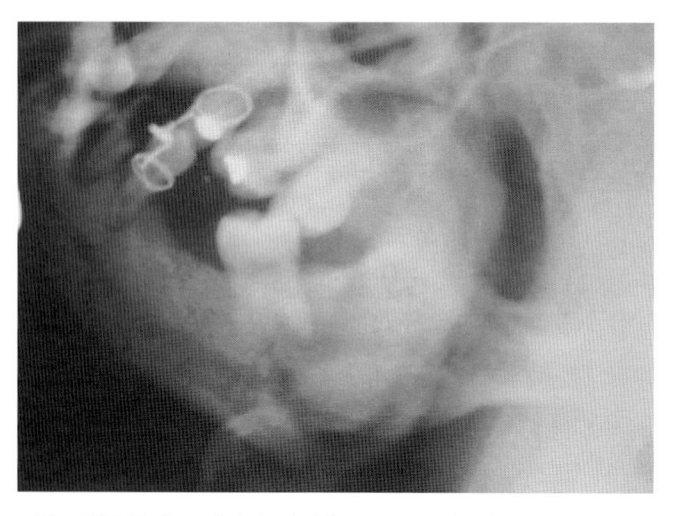

Fig. 17.7 Radiografia lateral oblíqua mostrando elemento terceiro molar envolvido em traço de fratura.

o dente deve ser feita, a remoção imprudente pode resultar na conversão de uma fratura com mínimo deslocamento, de tratamento relativamente simples, em uma fratura com deslocamento severo, com maior lesão de tecidos moles e tratamento mais dificultoso e complexo, aumentando o risco de complicações. Ainda segundo o autor, se a fratura do ângulo mandibular está associada a uma fratura do dente terceiro molar não irrompido e a fratura não é composta, a sua experiência tem mostrado que o risco imediato de infecção é remoto, devendo-se, contudo, adotar uma conduta expectante, removendo o dente em caso de infecção ou após firme união de a fratura ter ocorrido. Barros (2000) preconizava nas fraturas de ângulo mandibular com envolvimento do dente terceiro molar e sendo a fratura simples,

sem cominuição, proceder à abordagem intraoral para remoção do dente e fixação das fraturas.

Shetty V e Freymiller R (1990) concluíram que o tratamento precoce e a conservação dos dentes, inclusive os terceiro molares retidos, resultaram na mais baixa incidência de infecção.

Em um estudo retrospectivo para avaliar fatores que contribuíram para a não-união de fraturas de mandíbula que abrangeu 906 pacientes tratados entre 1994 e 1998, Mathog et al. encontraram uma incidência de 25 casos de não-união (2,8%), e em apenas 8 (0,9%) desses casos havia dentes no traço de fratura, e ainda, em nenhum desses casos, foi possível responsabilizar isoladamente o dente no traço como motivo da não união. Os autores classificaram a ocorrência de dentes em traço de fratura como fatores que podem contribuir para que ocorra não-união da fratura, redução e estabilização inadequadas, falhas na antibioticoterapia, retardo no tratamento, abuso de álcool e drogas e inexperiência do cirurgião; além disso, em todos os casos foram encontrados sempre mais de um desses fatores associados; por fim, em relação aos dentes no traço de fratura os autores preconizam a remoção do dente somente se ele apresentar grande mobilidade, patologia periapical ou periodontal ou ainda cárie extensa.

Campanella (1990), estudando fraturas maxilomandibulares de pacientes que procuraram o Serviço de Traumatologia Bucomaxilofacial do Hospital Universitário da Universidade de São Paulo, apresentando dentes permanentes envolvidos em traços de fratura, concluiu que, quanto mais rápido for realizada a imobilização e contenção dos fragmentos ósseos e consequentemente do dente envolvido no traço de fratura, maiores serão as chances de manutenção desse dente em seu alvéolo durante a consolidação dessa fratura, e que os dentes envolvidos em traço de fratura com tratamento incruento apresentam melhor prognóstico e devem ser mantidos.

A complicação mais comum relacionada à presença de dentes no traço de fratura é a ocorrência de infecção. Essa complicação deve ser tratada com antibioticoterapia e remoção do foco infeccioso. Algumas vezes, infelizmente, esse quadro infeccioso, ou por tratamento inadequado ou por condições locais ou sistêmicas especiais, pode evoluir para complicações de maior gravidade e de tratamento mais complexo, como, por exemplo, não-união da fratura, infecções de difícil controle, causadas por microrganismos resistentes, osteomielite, disseminação da infecção por espaços fasciais etc. O tratamento dessas complicações, na maioria dos casos, compreende antibioticoterapia específica após cultura e antibiograma, limpeza cirúrgica para remoção dos focos infecciosos (dentes e/ou sequestros ósseos) e drenagem cirúrgica das coleções purulentas.

CONDUTA DIANTE DO DENTE PRESENTE EM TRAÇO DE FRATURA MAXILOMANDIBULAR

De acordo com o que já foi dito, vale a pena ressaltar que, na ocorrência de fratura maxilomandibular, o tratamento dessa fratura, de forma rápida, segura e sem complicações é prioridade e, portanto, se o elemento dental presente nessas fraturas oferecer risco ao tratamento e consequentemente à saúde do paciente, sua exodontia deve ser realizada sem hesitação, apesar da importância do dente para o paciente.

De acordo com nossa experiência a decisão entre a remoção ou a manutenção de um dente em traço de fratura deve ser tomada após a observação de critérios em relação ao dente, em relação à fratura e em relação ao paciente para a avaliação do risco que esse elemento dentário possa oferecer ao tratamento.

Critérios em Relação ao Dente Propriamente Dito

- Estado de conservação do dente.
- Presença ou não de fratura radicular.
- Grau de luxação.
- Presença de patologias periapical e/ou periodontal.
- Terceiro molar, erupcionado ou incluso, com indicação prévia de exodontia.

A manutenção de dentes no traço de fratura em péssimo estado de conservação, com destruições coronária e/ou radicular, assim como dentes que apresentem fratura radicular, não traz nenhum benefício ao paciente, sendo, por outro lado, focos infecciosos em potencial e fatores de risco para o tratamento da fratura, devendo, portanto, ser removidos.

Dentes com grande luxação, além de não servirem como parâmetros para o restabelecimento oclusal, para fixação e contenção interdental ou bloqueio maxilomandibular, ainda promovem com sua movimentação no local percolação continuada de bactérias para a fratura, podendo promover infecção, devendo também ser removidos.

Mesmo em assunto tão controverso quanto este é quase consenso entre os autores que dentes que apresentem aos exames clínico e/ou radiográfico patologia periapical e/ou periodontal grave sejam focos de infecção em potencial e devam ser profilaticamente removidos. Quanto às patologias periapicais, alguns autores preconizam a realização de tratamento endodôntico prévio ao tratamento da fratura, na tentativa de salvar o elemento dentário no traço. Acreditamos que esta é uma conduta de relação custo × benefício duvidosa, pois, a nosso ver, a manipulação endodôntica de dente em traço de fratura é um procedimento de risco, devido a três fatores principais:

- Retardo na promoção imediata dos princípios básicos para o tratamento das fraturas, redução e imobilização, fator sabidamente relacionado ao aumento da ocorrência de complicações.
- A manipulação de patologia infecciosa no traço de fratura é um procedimento que também aumenta as chances de complicações.
- As dificuldades técnicas da terapia endodôntica em paciente com fratura maxilomandibular, fazendo com que os resultados possam não ser satisfatórios e confiáveis, podendo comprometer o tratamento da fratura.

Como mencionado, na maioria dos casos de fratura no ângulo da mandíbula, o traço frequentemente envolve o dente terceiro molar, erupcionado, incluso ou a cripta do elemento em formação e nesses casos nossa experiência mostra que não há necessidade da remoção do dente, pois o risco imediato de infecção é remoto, devendo-se adotar uma conduta expectante. Contudo, as indicações habituais para remoção cirúrgica dos dentes terceiros molares, como falta de espaço nas arcadas, obstrução do irrompimento de outros dentes, indicações ortodônticas, presença de degeneração cística do saco pericoronário, história ou clínica de pericoronarite, condição esta, aliás, que é referida na literatura como a mais sujeita a infecção etc., devem ser levadas igualmente em consideração no planejamento cirúrgico das fraturas de ângulo mandibular que apresentem tal situação.

Critérios em Relação à Fratura

- Fratura com dente impossibilitando sua redução anatômica.
- Fratura com infecção instalada.
- Tipo da fratura.

Se, de qualquer forma, durante as manobras para realinhar os fragmentos ósseos da fratura em sua posição original, o dente no traço impossibilitar a perfeita redução ou ainda deixar as fraturas instáveis, *o dente deve ser removido* mesmo estando íntegro.

Se o local da fratura apresentar infecção, por exemplo, demora na instituição de terapia, é contraindicado manter

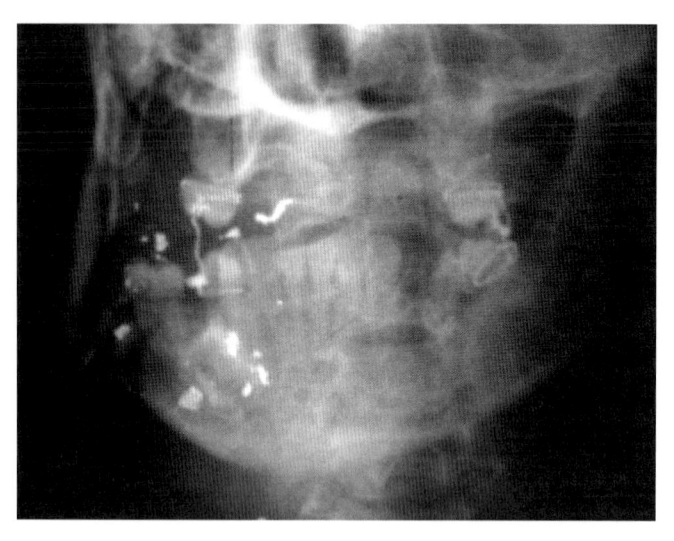

Fig. 17.8 Terceiro molar envolvido em traço de fratura mandibular cominutiva causada por ferimento de arma de fogo.

o dente no traço de fratura, pois ele serve, depois da infecção instalada, como seu fator de manutenção.

Outra variável que também deve ser considerada é o tipo de fratura e consequentemente o tratamento proposto, cruento ou incruento. Assim, em fraturas complexas ou cominutivas, como, por exemplo, as resultantes de ferimentos por arma de fogo, nas quais se opta por tratamento conservador, a exodontia pode ser contraindicada se puder resultar em maior deslocamento e/ou lesão dos fragmentos ósseos, aumentando o risco de complicações.

Critérios em Relação às Condições Sistêmicas do Paciente

- Diabetes.
- Desnutrição.
- Hepatopatia.
- Nefropatia.
- Doença cardiovascular.
- Discrasias sanguíneas (agranulocitose, anemia aplásica, leucemia etc.).
- Câncer e uso de quimioterapia e radioterapia.
- Uso crônico de álcool e/ou drogas.
- Aids.
- Distúrbios das glândulas suprarrenais (hiperfunção, síndrome de Cushing).

Pacientes que apresentem condições sistêmicas predisponentes a complicações no tratamento das fraturas, como o risco maior de infecção e retardo na cicatrização, devem receber atenção especial e avaliação criteriosa,

baseando-se na real condição clínica do paciente, quanto a relação risco × benefício de manter o dente.

Muitas condições sistêmicas, patologias de base e pacientes submetidos a terapia medicamentosa podem afetar negativamente a resposta do organismo à infecção, deixando o doente mais suscetível. Essas condições podem diminuir a capacidade do paciente de localizar as bactérias patogênicas, suprir a área de infecção com número adequado de leucócitos e consequentemente incompetência para eliminar o agente infeccioso.

Quanto ao diabetes, por exemplo, pacientes com bom controle metabólico e seguimento médico estável sem história de complicações podem ser considerados de baixo risco a complicações causadas por essa doença. No entanto, pacientes com controle metabólico deficiente, múltiplas complicações relacionadas à doença, por outro lado, podem ser considerados pacientes com alto risco de complicação no tratamento da fratura.

Pacientes que apresentam quadro de desnutrição, doença hepática, renal, cardiovascular ou neoplasia maligna e uso de radioterapia e quimioterapia, usuários crônicos de álcool e drogas e imunodeprimidos, como, por exemplo, pacientes com distúrbios das suprarrenais e pacientes com Aids, de modo similar têm maior risco de infecção; portanto, qualquer fator complicante, como um elemento dental com potencial infeccioso, deve ser superestimado.

Em síntese, o objetivo primeiro do cirurgião bucomaxilofacial ante a fratura maxilomandibular é tratar dessa fratura de forma segura e eficiente. A ocorrência de elemento dental no traço de fratura pode ser um fator auxiliador ou complicador no tratamento dessa fratura, dependendo das avaliações clínica e radiográfica, de acordo com os critérios antes expostos. Considerando-se o elemento dental um fator de complicação potencial para a fratura e consequentemente para a saúde do paciente, ele deve ser removido rapidamente. A perda do elemento dentário, apesar de sua importância estética e funcional, é um problema menor em relação ao tratamento da fratura óssea. Se não é possível ao cirurgião estimar com precisão se o elemento dental no traço de fratura é ou não um fator de risco imediato ao tratamento da fratura, pode-se optar por uma conduta conservadora, mantendo-se o dente. Nesses casos, porém, é imperativo fazer um estreito acompanhamento clínico e radiográfico do paciente, com consultas ambulatoriais semanais por, pelo menos, o tempo necessário para a consolidação clínica do osso fraturado, aproximadamente 45 dias. Após esse período de controle mais rigoroso, aconselhamos um acompanhamento odontológico periódico semestral ou anual, dependendo do caso, dos dentes envolvidos no traço fratura.

BIBLIOGRAFIA

Amaratunga N. The effect of teeth in the line of mandibular fractures on healing. *J Oral Maxillofac Surg,* 1987; *45*:312.

Campanella E. Manutenção de dentes permanentes envolvidos em traços de fratura maxilomandibulares durante tratamento da fratura óssea. Contribuição ao estudo. Tese de Mestrado. Área de concentração em Traumatologia Maxilo Facial. Faculdade de Odontologia da Universidade de São Paulo. 1990. Orientador: Waldyr Antônio Jorge.

Chuong R, Donoff B, Guralnic W. A retrospective analysis of 327 mandibular fractures. *J Oral Maxillofac Surg,* 1998; *41*:305.

Dingman RO, Natvig P. *Cirurgia das Fraturas Faciais.* Editora Santos, 1995.

Ellis E, Walker L. Treatment of mandibular angle fractures using two noncompression mini-plates. *J Oral Maxillofac Surg,* 1973; *1*:248.

Hamill JP. The treatment of fractures of mandible. *J Oral Surg,* 1971; *29*:107-9.

Kahnberg KE. Extraction of teeth involved in the line of mandibular fractures. *Swed Dent J,* 1979; *3*:27.

Maloney PL, Welch TB, Doku HC. Early immobilization of mandibular fractures: A retrospective study. *J Oral Maxillofac Surg* 1991; *49*:698.

Mathog RH, Toma V, Clayman L, Wolf S. Nonuncion of the mandible: Na analysis of contributing factors. *J Oral Maxillofac Surg* 2000; *58*:7.

Neal DC, Wagner W, Alpert B. Morbidity associated with teeth in the line of mandibular fractures. *J Oral Surg,* 1978; *36*:859.

Shetty V, Freymuller R. Teeth in the line of fracture. A review. *J Oral Maxillofac Surg,* 1990; *47*:1303.

Sonis ST, Fazio RC, Fang L. *Princípios e Prática de Medicina Oral.* 2 ed., Rio de Janeiro: Editora Guanabara Koogan, 1995.

Stone IE, Dobson TB, Bays RH. Risk factors for infection following operative treatment of mandibular fractures. A multivariant analysis. *Plast Reconstr Surg,* 1993; *91*:64.

Thaller SR, Mabourakh S. Teeth located in the line of mandibular fracture. *J Craniofac Surg,* 1994; *5*:16.

Topazian RG, Golberg MH. *Infecções Maxilofaciais e Orais.* 3ed., Editora Santos, 1997.

Williams JL. Teeth in mandibular fracture line. *J Oral Maxillofac Surg,* 1989; *47*:1303.

Fraturas Patológicas

Rodrigo Foronda • Fernando Melhem Elias • Waldyr Antônio Jorge

INTRODUÇÃO

As fraturas patológicas são as que ocorrem em um osso previamente enfraquecido por alguma doença, após um traumatismo de baixa intensidade. Cerca de 0,47% a 5% de todas as fraturas mandibulares são patológicas (Ézsiás e Sugar, 1994; Gerhards et al., 1998) e costumam ocorrer durante a mastigação. As doenças ósseas que predispõem a mandíbula a fraturas patológicas podem ser de ordem geral ou local. As de ordem geral são condições sistêmicas que diminuem a massa e a resistência óssea não somente da mandíbula, como também de outros ossos. As de ordem local são condições que acometem exclusivamente a mandíbula, causando seu enfraquecimento em virtude da reabsorção e da remodelação patológica do tecido ósseo (Quadro 18.1).

DIAGNÓSTICO

A hipótese diagnóstica de fratura patológica deve ser aventada sempre que o paciente apresentar-se com queixa súbita de má oclusão ou alteração funcional do sistema estomatognático, geralmente precedidas por um estalo durante a mastigação ou por um traumatismo externo de pequena intensidade. A confirmação diagnóstica é feita por meio de exames radiológico convencional e tomográfico, quando se observa, além da fratura, alteração patológica da estrutura óssea.

Quadro 18.1 Causas de fraturas patológicas

Gerais	Locais
Osteoporose	Atrofia
Osteogênese imperfeita	Cistos
Doença de Paget	Osteomielite
Hiperparatireoidismo	Osteorradionecrose
Osteomalacia	Displasia fibrosa
Má nutrição	Neoplasias

TRATAMENTO

As fraturas patológicas apresentam algumas particularidades de tratamento, em virtude da falha estrutural e da consequente fragilidade do osso acometido. Assim, deve-se prever a necessidade de condutas especiais nos casos de mandíbulas atróficas, edêntulas ou osteoporóticas, com irrigação sanguínea inadequada, neoplasias, cistos e infecções (Banks, 1991; Lew et al., 1987). Neste capítulo serão descritas as doenças mais comumente associadas às fraturas patológicas, com as particularidades de tratamento nos casos de osteomielite, osteorradionecrose, mandíbula atrófica, cistos e neoplasias.

OSTEOMIELITE

A osteomielite é um processo inflamatório dos espaços medulares ou superfícies corticais do osso, geralmente causado por uma infecção bacteriana. Do ponto de vista terapêutico, para a indicação de antibioticoterapia e cirurgia, devem ser distinguidas as osteomielites agudas das que apresentam um curso crônico. Nos quadros agudos, a inflamação se espalha pelos espaços medulares e o tecido ósseo não tem tempo hábil de reação. Nos quadros crônicos, a resposta defensiva leva à produção de tecido de granulação e esclerose óssea, não permitindo acesso adequado para as drogas antimicrobianas. O tempo de evolução geralmente usado para diferenciar a osteomielite aguda da crônica é de 30 dias.

Quando uma fratura mandibular ocorrer em uma área previamente acometida por osteomielite, dependendo de fatores como a extensão da área infectada, a presença ou ausência de dentes, a idade e as condições sistêmicas do paciente, pode-se optar por tratamento conservador ou cirúrgico.

Conservador

O tratamento conservador compreende imobilização dos segmentos ósseos por meio de bloqueio intermaxilar e antibioticoterapia por longos períodos. O antibiótico de eleição é a clindamicina, em virtude de seu tropismo pelo tecido ósseo e eficácia contra a maioria dos microrganismos causadores das osteomielites dos maxilares. Outros antimicrobianos poderão ser utilizados, dependendo de testes de sensibilidade e da evolução do caso (ver Capítulo 4, Seção III). Se abscessos forem formados, deverão ser drenados precocemente. Sequestros ósseos bem delimitados radiograficamente deverão ser removidos por meio de abordagem cirúrgica o menos invasiva possível. Na presença de fístulas ou deiscência de sutura, deve-se instituir irriga-

ção contínua com solução fisiológica, objetivando limpeza mecânica. A oxigenoterapia hiperbárica pode ser indicada como coadjuvante do tratamento conservador, aumentando bastante as possibilidades de cura. Sua utilização é particularmente útil nos casos de acometimento extenso da mandíbula pelo processo infeccioso, na tentativa de evitar ressecções extensas de tecido ósseo.

Cirúrgico

Embora o tratamento conservador possa ser eficaz no tratamento das fraturas patológicas em mandíbulas com osteomielite, em grande parte dos casos não levará à cura completa da infecção e à reparação óssea. Assim, será necessária complementação cirúrgica para remoção completa dos sequestros e do tecido ósseo infectado, fixação interna rígida da mandíbula e reconstrução com enxertos. Geralmente, duas ou mais cirurgias são necessárias, a primeira para erradicar a infecção, e as demais, para reconstrução funcional e estética.

No *primeiro tempo*, ao contrário do tratamento conservador, não somente os sequestros deverão ser removidos, mas sim todos os tecidos infectados e desvitalizados. Após debridamento, o tecido ósseo deverá exibir características de vitalidade, principalmente sangramento. Os tecidos moles deverão fornecer leito vascularizado para que a reparação possa ocorrer mais facilmente. Para tanto, poderá haver necessidade de rotação de retalhos de língua, platisma e esternocleidomastóideo. Um princípio básico para que a infecção possa ser debelada é a contenção adequada dos segmentos fraturados e/ou resultantes do debridamento. Essa contenção geralmente é obtida com a utilização de placas reconstrutivas de titânio, fixadas com no mínimo três ou quatro parafusos em cada um dos segmentos distal e proximal. Deve-se esperar que essa contenção seja estável por alguns meses, até que o paciente apresente condições locais e gerais para a reconstrução. Esta é realizada em um *segundo tempo,* na ausência absoluta de infecção, por meio de enxertos ósseos livres de ilíaco, ou microvascularizados, geralmente de fíbula ou ilíaco. A opção pelo tipo de enxerto depende principalmente da extensão do defeito ósseo. Não devem ser utilizados enxertos livres, bloco, para defeitos muito extensos, pois aumentam as possibilidades de insucesso. Nessas situações, enxertos livres particulados, misturados com osso liofilizado ou hidroxiapatita, são uma boa opção, desde que permaneçam imóveis no leito receptor, acomodados em uma malha de titânio. Já os enxertos microcirúrgicos, removidos de regiões distantes e anastomosados nos vasos da face, são a alternativa em defeitos muito extensos ou quando outros métodos não lograram êxito.

OSTEORRADIONECROSE

A maioria dos casos relatados na literatura de fraturas patológicas da mandíbula relaciona-se com a osteorradionecrose (Gerhards, 1998), uma complicação da irradiação do tecido ósseo que, embora objetive o tratamento de neoplasias malignas, pode causar obliteração das arteríolas e diminuição do afluxo sanguíneo regional, com aumento da suscetibilidade do osso a infecção e necrose.

O tratamento das fraturas patológicas causadas por osteorradionecrose assemelha-se ao dispensado às decorrentes de osteomielite, já que a osteorradionecrose não deixa de ser uma osteomielite. Alguns autores indicam tratamento radical com a ressecção da região fraturada e da comprometida pela radioterapia. Devido à pobre qualidade do remanescente tecidual, a reparação costuma ser prejudicada. Por isso, pode-se indicar oxigenoterapia hiperbárica no pré e no pós-operatório. Nos casos em que não houver fístulas e exposição óssea, métodos conservadores para a redução e contenção da fratura podem ser tentados, sempre que possível associados à oxigenoterapia hiperbárica. Nos casos mais graves, pode ser necessária a utilização de enxertos microvascularizados ou de retalhos miocutâneos (Figs. 18.1 a 18.4).

MANDÍBULA ATRÓFICA

No tratamento de fraturas em mandíbulas atróficas, devem ser considerados dois aspectos principais: o grau de atrofia óssea e a condição sistêmica do paciente. Em mandíbulas muito atróficas, a intervenção cirúrgica e o descolamento do periósteo podem diminuir muito a nutrição óssea e causar necrose ou reabsorção. Já nos pacientes muito idosos, a cirurgia pode estar contraindicada devido às condições sistêmicas, sendo a terapia conservadora a única possibilidade. Nesses casos, pode-se chegar ao extremo de indicar dieta líquida e pastosa por longos períodos, esperando que a falta de união óssea seja bem tolerada pelo paciente.

Conservador

A exemplo das demais fraturas da mandíbula, as fraturas patológicas em mandíbulas atróficas podem ser tratadas por métodos conservadores e cirúrgicos. Os conservadores incluem redução e fixação incruentas com o auxílio das próprias próteses dos pacientes. São utilizados em condições favoráveis, quando o desvio dos fragmentos for mínimo, e o paciente, colaborativo.

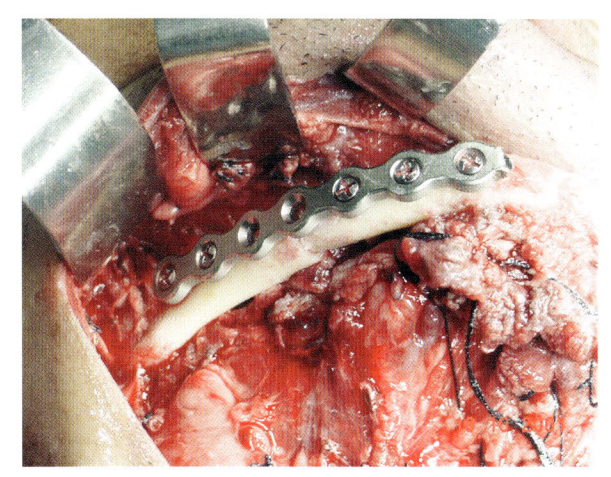

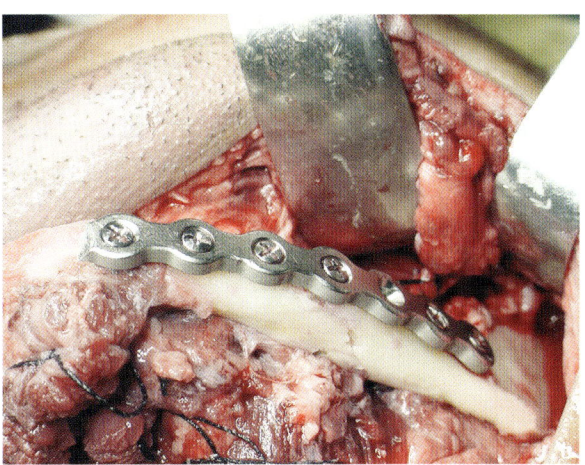

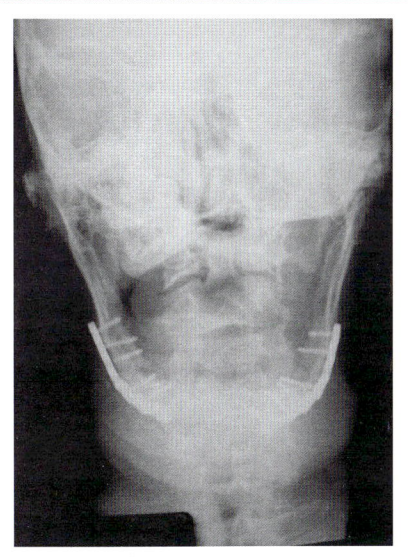

Fig. 18.1 Mandíbula apresentando osteorradionecrose com fratura patológica. (Caso cedido pela Profa. Dra. Marina G. Magalhães, disciplina de Patologia Bucal).

Cirúrgico

Nos casos de desvio e ausência de contato entre os cotos da fratura indicam-se cirurgia e fixação rígida. Nessas situações, o tipo de abordagem cirúrgica depende do grau de atrofia óssea, considerando que pequenas áreas de contato

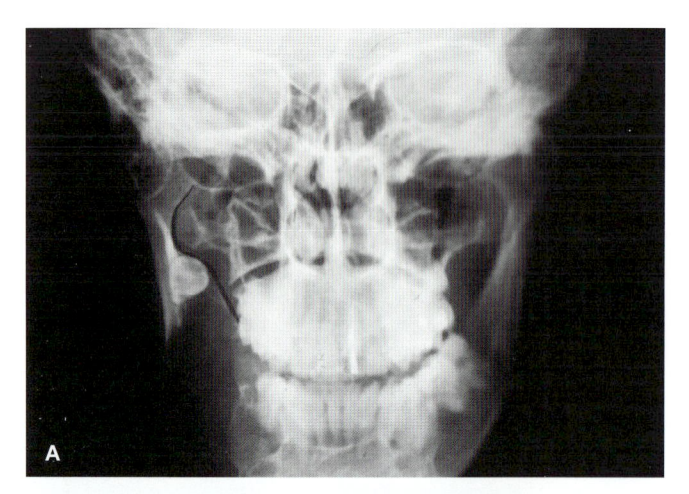

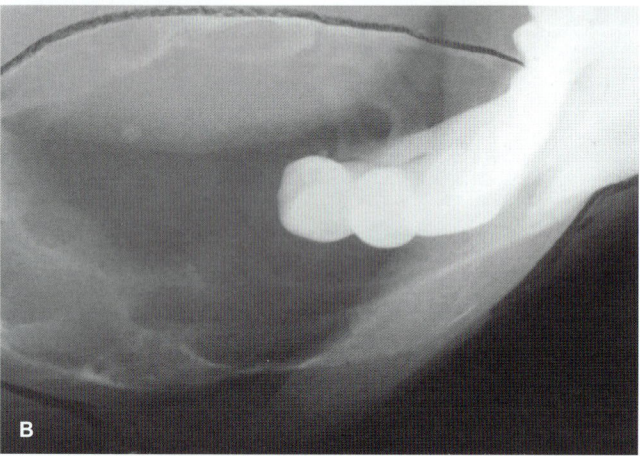

Fig. 18.2 Imagem radiográfica. **A.** PA de mandíbula e
B. Oclural mostrando aureoloblastoma.
(Caso operado pelo Professor Waldyr Antônio Jorge.)

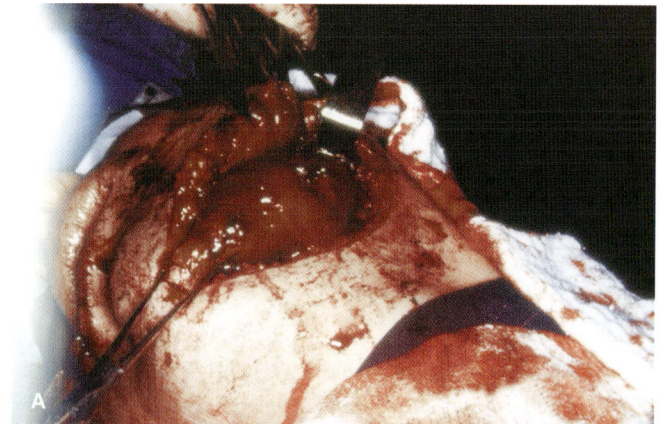

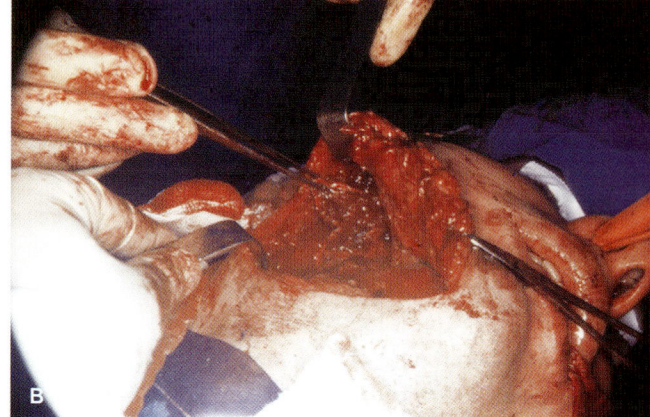

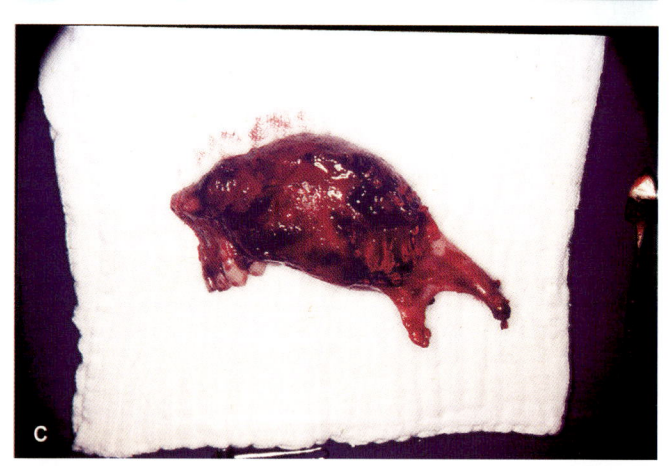

Fig. 18.3 Tempos cirúrgicos. **A.** Sítio da lesão. **B.** Loja cirúrgica
ressecada. **C.** Hermimandíbula ressecada. (Caso operado pelo
Professor Waldyr Antônio Jorge.)

ósseo em mandíbulas com osso denso, esclerótico e pouco vascularizado estão associadas a retardo na reparação e união fibrosa. Assim, nas atrofias em que a altura do remanescente ósseo da mandíbula girar em torno de 15 mm, costuma-se indicar abordagem extraoral e contenção com placas de reconstrução, aplicadas diretamente sobre o tecido ósseo (Fig. 18.5). Já nos casos de atrofias graves inferiores a 10 mm, a placa de reconstrução deve ser fixada diretamente sobre o periósteo, sem que ele seja descolado, evitando assim reabsorção óssea por falta de irrigação. Nos pacientes mais jovens, com condição sistêmica favorável, pode-se realizar enxerto ósseo no mesmo tempo em que a fratura for fixada, facilitando assim a reparação e possibilitando a reabilitação com implantes.

Cistos e Neoplasias Benignas

A incidência de fraturas decorrentes da reabsorção óssea causada por cistos odontogênicos é relativamente baixa, se comparada às demais doenças relacionadas às fraturas patológicas. Isso se deve ao crescimento lento dessas lesões, que possibilita neoformação óssea. Os cistos mais sujeitos a originarem fraturas são os que acometem a região de ângulo e corpo da mandíbula, principalmente os dentígeros e queratocistos. Já as neoplasias benignas mais associadas às fraturas patológicas são as que apresentam crescimento localmente invasivo, como o ameloblastoma e o mixoma.

O princípio de tratamento de cistos associados a fraturas é a enucleação da lesão e posterior estabilização da

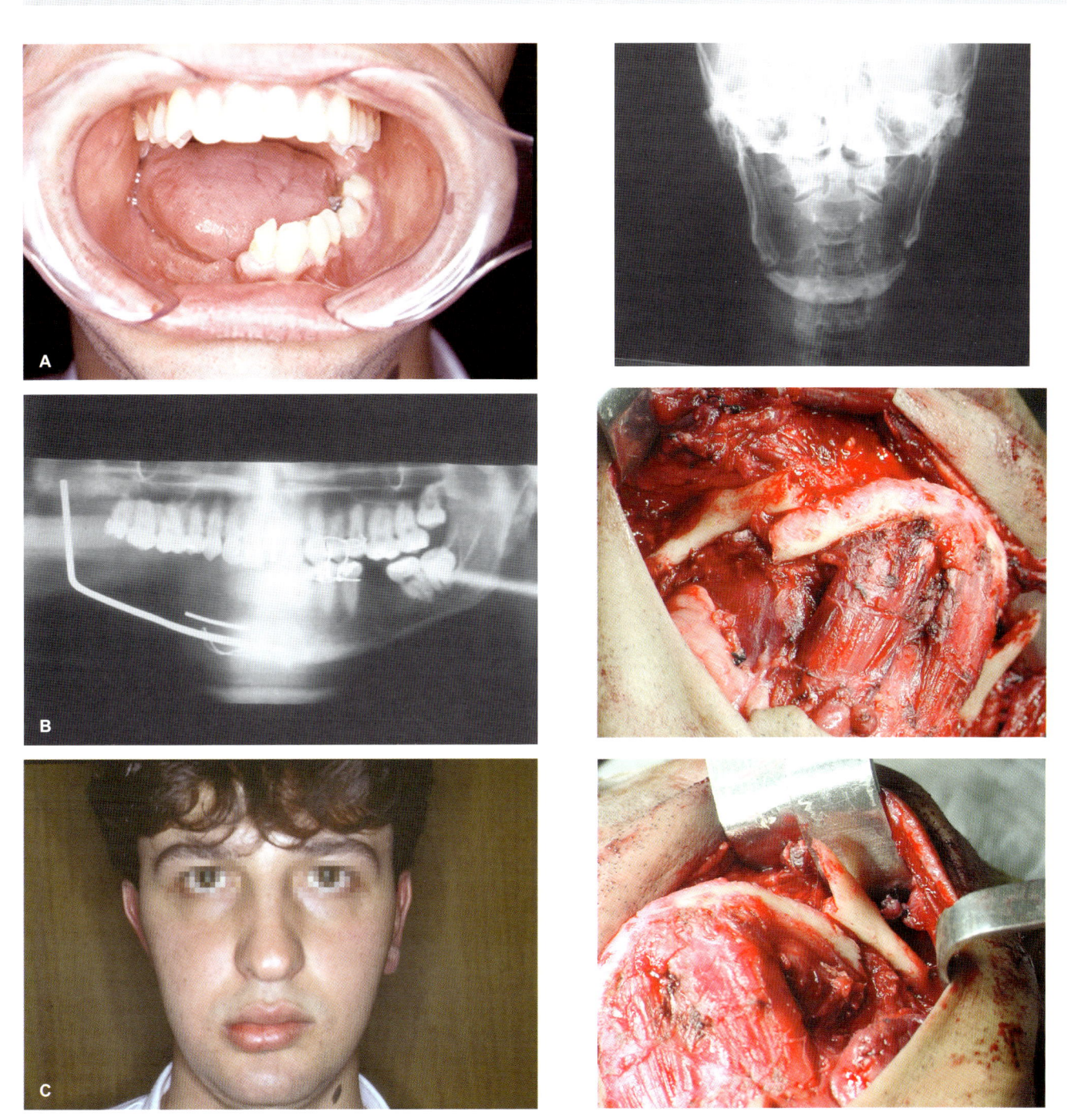

Fig. 18.4 A. Pós-operatório intrabucal. **B.** Radiográfico e **C.** Aspecto final do paciente. (Caso operado pelo Professor Waldyr Antônio Jorge.)

Fig. 18.5 Paciente portador de osteogênese imperfeita apresentando mandíbula frágil com risco de fratura.

fratura com placas reconstrutivas. Quando a perda óssea for muito grande, o uso de enxertos ósseos estará indicado. Em caso de crianças que apresentam cistos e fraturas posicionadas, podem ser utilizadas técnicas mais conservadoras, como a descompressão ou marsupialização, associadas a dieta líquida e supervisão constante. Nesses casos, mesmo sem bloqueio maxilomandibular, há grande chance de consolidação óssea.

Quando a fratura estiver associada a lesões mais agressivas, como os queratocistos e as neoplasias odontogênicas localmente invasivas, indicam-se cirurgia específica para a remoção total da lesão e reconstrução mandibular com enxertos e fixação interna rígida.

Nem toda a fratura patológica necessita da remoção da lesão para tratamento. Gerhards et al. (1998) relataram um caso de fratura bilateral de mandíbula em paciente com displasia fibrosa. A completa remoção da lesão levaria a uma ressecção subtotal da mandíbula em uma jovem de 19 anos de idade. Optou-se pelo uso de bloqueio intermaxilar e redução aberta com o uso de miniplacas. Foi verificada a união óssea 2 meses após, sem necessidade de intervenção cirúrgica posterior.

NEOPLASIAS MALIGNAS

O carcinoma epidermoide é a neoplasia maligna mais comum da cavidade oral. Apesar de ter a sua origem em tecidos moles, seu caráter invasivo leva à infiltração e destruição óssea, que radiograficamente se apresenta como uma imagem radiolúcida com as margens mal definidas.

É relatada na literatura a presença de fraturas patológicas na presença de neoplasias malignas primárias e metastáticas. O tratamento dessas fraturas depende da condição sistêmica do paciente e tem por objetivo melhorar a qualidade de vida, preservando a função e controlando a dor. Quando estiver planejada ressecção da neoplasia, devem ser estabilizados os fragmentos com placas reconstrutivas de titânio. Geralmente, a reconstrução óssea deverá ser postergada para um segundo tempo, após a radioterapia, passado o período crítico de recidiva e quando as condições sistêmicas do paciente assim permitirem.

BIBLIOGRAFIA

Azumi T *et al*. Pathologic fracture of the mandible resulting from osteomyelitis: report of cases. *J Oral Surg*, 1980; *38*:525-33.

Banks P. *Killey's fractures of the mandible*. 4 ed. Butterworth: Heinemann, 1991.

Barak S *et al*. Treatment of osteoradionecrosis combined with pathologic fracture ond osteomyelitis of the mandible with eletromagnetic stimulation. *Int J Oral Max Surg*, 1988; *17*:253-6.

Califano L, Zupi A, Maremonti P. Pathological fracture of the mandible treated with diphosphonates. *Britsh J Oral Max Surg*, 1998; *36*:319.

Ciola B. Pathologic fractures of the mandible following invasive oral carcinomas. *Oral Surg*, 1978; *46*(5):725-31.

Ézsiás A, Sugar AW. Pathological fractures of the mandible: A diagnostic and treatment dilemma. *Britsh J Oral Max Surg*, 1994 *32*:303-6.

Fonseca RJ, Walker RV. *Oral and maxillofacial trauma*. Philadelphia: WB Saunders Company, 1991; 378.

Gerhards F, Kuffner HD, Wagner W. Pathological fractures of the mandible. A review of the etiology and treatment. *Int J Oral Max Surg*, 1998; *27*:186-90.

Hudson JW. Osteomyelitis of the jaws: A 50-year perspective. *J Oral Maxillofac Surg*, 1993; *51*(12):1294-1301.

James DR. Atrophy of the mandible: Reconstruction following fracture. *Britsh J Oral Surg*, 1976; *14*:156-62.

Kelly DE, Harrigan WF. An unusual bilateral pathological fracture. *J Oral Surg*, 1977; *35*(1):48-50.

Lew D *et al*. The use of freeze-dried rib and hydroxylapatite in the treatment of a fracture occuring in a patient with familial facial osteodystrophy. *Oral Surg*, 1987; *64*(1):15-21.

Magboo UC, Grosby JS, Goldstein MA. Odontogenic tumor involving the left mandibular ramus, accompanied by a traumatic pathological fracture. *J Oral Med*, 1968; *23*(4):149-52.

Mark RE. A new concept in the treatment of osteorradionecrosis. *J Oral Max Surg*, 1983; *41*:351-7.

Matise JL *et al*. Pathologic fracture of the mandible associated with simultaneous ocurred of an odontogenic keratocysts and traumatic bone cyst. *J Oral Max Surg*, 1987; *45*:69-71.

Moriconi ES, Popowich LD. Plasma cell myeloma: Management of a mandibular fracture. *Oral Surg*, 1983; *55*(5):454-6.

Neville BW *et al*. Oral & maxillofacial pathology. 1 ed. Philadelphia: W. B. Saunders Company, 1995.

Silbermann M, Maloney PL, Doku CH. Spontaneous healing of a large osteomyelitic defect in the mandible: Report of a case. *J Oral Surg* 1972. 30:821-3.

Van Merkesteyn JPR *et al*. Hyperbaric oxygen treatment of osteorradionecrosis of the mandible with repeated pathological fracture: Report of a case. *Oral Surg*, 1994; *77*:461-4.

Zachariades N *et al*. Fractures of the facial skeleton in the edentulous patient. *J Max-Fac Surg*, 1984; *12*:262-6.

Ferimentos Faciais Causados por Projéteis de Armas de Fogo

Fernando Melhem Elias • Faber Neves Santos • Alexandre Machado Torres

Shajadi Carlos Pardo Kaba • Waldyr Antônio Jorge

INTRODUÇÃO

Os disparos de armas de fogo contra a face podem causar ferimentos graves e, muitas vezes, ameaçadores à vida, cujo tratamento requer a atuação conjunta de diversas especialidades médicas e odontológicas. Muitas vezes, a despeito da complexidade dos procedimentos terapêuticos empregados, os resultados são apenas satisfatórios e as sequelas, uma realidade cruel para o paciente e seus familiares. A participação do cirurgião bucomaxilofacial no atendimento do paciente vítima de ferimento por arma de fogo (FAF) na face é fundamental para que melhores resultados estéticos e funcionais possam ser obtidos. Por isso, ele deve estar afeito às possíveis complicações imediatas e tardias dessas lesões para que possa realizar um primeiro atendimento de maneira adequada, informando as demais especialidades sobre possíveis lesões craniofaciais associadas.

Os FAFs são comuns durante a guerra e, em diversos países, também durante a época de paz. Na Guerra do Vietnã, de todos os ferimentos que acometeram a região maxilofacial, 38% foram causados diretamente por armas de fogo, 52%, por estilhaços, e 10%, por outras armas. No Brasil, apesar da não existência de uma guerra civil declarada, evidenciam-se números significativos de FAFs, até mesmo na face. Santos et al. (2000) realizaram

um estudo epidemiológico de 2 anos, no Hospital Geral de Vila Penteado Dr. José Pangella (HGVP), da Secretaria de Estado da Saúde de São Paulo, e observaram que cerca de 40 (13,37%) de 299 fraturas da mandíbula, acometendo 255 pacientes, foram provocadas por disparos de armas de fogo.

Esses percentuais são variáveis na cidade de São Paulo, de acordo com a região estudada onde se realizam os procedimentos e o atendimento emergenciais.

Assim, no trabalho de levantamento realizado no Hospital Universitário da USP, no período de 1990 a 1994, esse percentual de ferimentos faciais por origem por arma de fogo ficou aquém dos 10%. Contudo, o mesmo levantamento e metodologia aplicada no Hospital do Campo Limpo, Dr. Fernando Mauro Pires de Camargo, realizado em 2004, mostrou um alto índice, próximo de 21%, de ferimentos faciais provocados por arma de fogo. Isso mostra que o local de atendimento tem forte significado nos números finais de atendimento.

Com a incidência crescente dos FAFs, torna-se importante para os cirurgiões bucomaxilofaciais a familiarização com certos conceitos de balística para que possam melhor avaliar a severidade do traumatismo e instituir o tratamento mais adequado, melhorando o prognóstico do caso. A importância desses conhecimentos deve-se aos FAFs diferirem na dependência de alguns fatores, entre eles o tipo de projétil, o tipo de arma utilizada e a distância entre a arma e a vítima.

HISTÓRICO

As armas de fogo foram introduzidas na Europa durante o século XIV. Diferentemente dos ferimentos penetrantes conhecidos na época, que eram relativamente limpos e com trajetos previsíveis, os FAFs eram contaminados e o trajeto dos projéteis no interior dos tecidos, nem sempre era identificável. Durante grande parte dos séculos XV e XVI, acreditou-se que os projéteis eram por si só responsáveis pela destruição e infecção dos tecidos, motivo pelo qual deveriam sempre ser removidos. Essa idéia permaneceu até a metade do século XVI, quando os cirurgiões assumiram que o dano tecidual era decorrente da capacidade destrutiva das armas, diretamente relacionada com a energia cinética dos projéteis, e não com a sua permanência nos tecidos. Assim, abandonou-se a conduta de removê-los a qualquer custo.

No fim do século XIX foram criados os rifles e os projéteis de alta velocidade, com enorme capacidade destrutiva. Concomitantemente, a descoberta da penicilina permitiu o combate e controle das infecções, aumentando o número das vítimas que sobreviviam à fase aguda do trauma. Dessa forma, os cirurgiões passaram a enfrentar o desafio de tratar sequelas nunca vistas.

A partir de 1945, com o final da Segunda Guerra Mundial, começaram a ser desenvolvidos os princípios da fixação interna rígida e surgiram publicações a respeito das experiências relativas ao tratamento de ferimentos por arma de fogo na face. Ainda após a Segunda Grande Guerra e durante as guerras da Coreia e Vietnã foram desenvolvidos os princípios de reparo de grandes vasos, enxertos vasculares e retalhos microvascularizados, permitindo um novo panorama no tratamento e na reconstrução de todo tipo de traumatismo, incluindo os causados por disparos de armas de fogo.

CLASSIFICAÇÃO DOS FERIMENTOS POR ARMA DE FOGO

Geralmente, os FAFs são classificados em perfurantes, transfixantes ou avulsivos, de acordo com o aspecto dos tecidos acometidos, ou causados por projéteis de baixa ou de alta velocidade.

FERIMENTOS PERFURANTES

São geralmente provocados por projéteis de baixa velocidade, que ficam retidos no interior dos tecidos em virtude

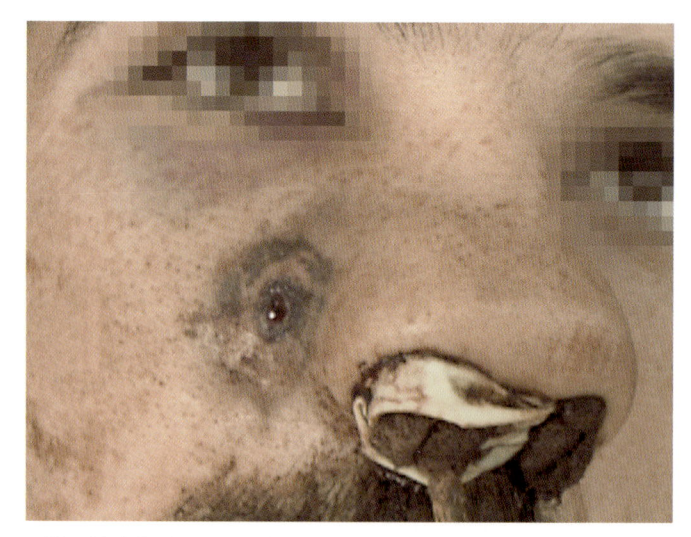

Fig. 19.1 Ferimento perfurocontuso causado por projétil de arma de fogo disparado contra a face e a curta distância. Os tecidos adjacentes à perfuração apresentam queimaduras causadas pela detonação da pólvora.

da dissipação de suas energias cinéticas. Apresentam apenas orifício de entrada, de aparência irregular e tamanho reduzido, sem orifício de saída (Fig. 19.1).

FERIMENTOS TRANSFIXANTES

São provocados por projéteis com maior velocidade e apresentam orifício de entrada e de saída, podendo este último ser maior que o primeiro. Nesses ferimentos, os tecidos absorvem apenas parcialmente a energia cinética transmitida pelo projétil, com exceção dos casos em que ocorre impacto com os tecidos duros. Se no seu trajeto o projétil chocar-se contra ossos, eles se tornarão projéteis secundários que poderão aumentar a destruição tecidual e a largura do ferimento de saída (Fig. 19.2).

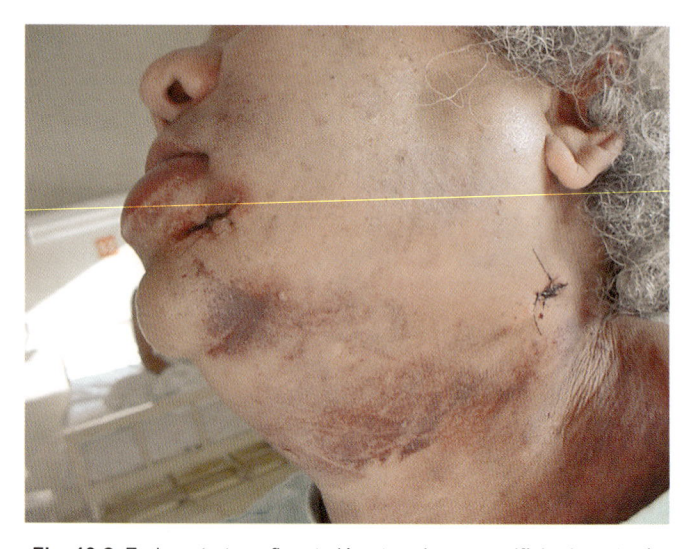

Fig. 19.2 Ferimento transfixante já suturado, com orifício de entrada em região mentoniana e saída em região retromandibular.

FERIMENTOS AVULSIVOS

São causados por projéteis de alta velocidade, que tendem a causar avulsão de tecidos. Semelhantemente aos ferimentos transfixantes, apresentam orifício de entrada pequeno e orifício de saída extenso. Geralmente são provocados por armas de grande calibre, minas, granadas ou bombas. Algumas armas modernas podem causar avulsão tecidual em virtude da desintegração de seus projéteis no interior dos tecidos, sem que necessariamente promovam a formação de um orifício de saída (Fig. 19.3).

FERIMENTOS CAUSADOS POR PROJÉTEIS DE BAIXA VELOCIDADE

Os projéteis de baixa velocidade (até 600 m/segundo) são geralmente disparados por revólveres e pistolas. Seu impacto causa uma cavidade temporária 5 a 6 vezes maior do que o seu diâmetro. O poder destrutivo desses ferimentos limita-se à região atingida e varia de acordo com o material e a forma dos projéteis (Fig. 19.4).

FERIMENTOS CAUSADOS POR PROJÉTEIS DE ALTA VELOCIDADE

Os projéteis de alta velocidade (acima de 600 m/segundo) são disparados por fuzis e armas de caça e possuem grande poder destrutivo, geralmente causando lesões de estruturas distantes, avulsão de tecidos e formação de projéteis secundários. Seu impacto causa uma cavidade temporária de até 40 vezes o seu diâmetro, associada a uma pressão negativa, responsável pela sucção de ar e tecidos adjacentes, o que aumenta o risco de infecção (Fig. 19.5).

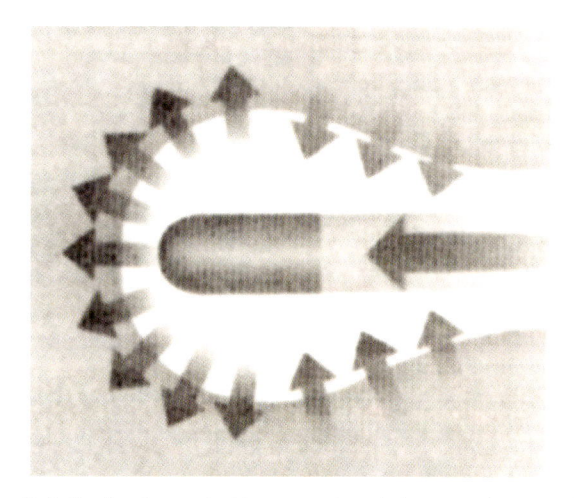

Fig. 19.4 Cavitação nos tecidos causada pelo impacto de um projétil de baixa velocidade. A onda de choque provoca áreas de pressão positiva e negativa. (Extraído de ATLS, 1997.)

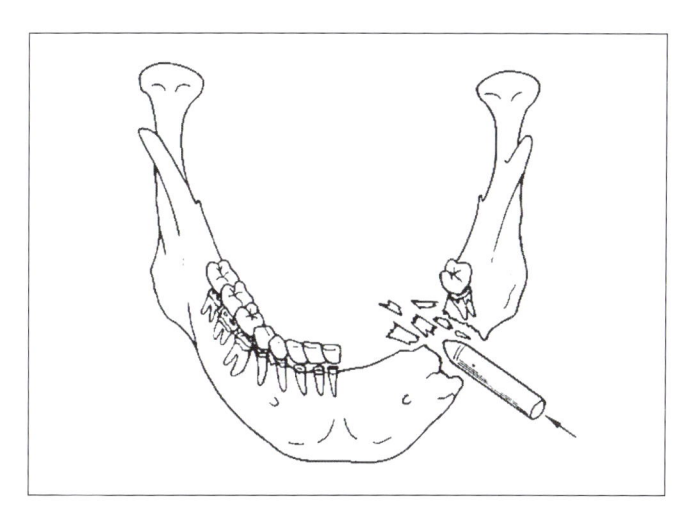

Fig. 19.5 Cominuição óssea causada por projétil de alta velocidade. (Extraído de Rowe & Williams, 1985.)

DIAGNÓSTICO

Obedecidas as prioridades diagnósticas e terapêuticas em um paciente vítima de FAF na face, devem ser observadas as características do ferimento, importantes para a condução adequada do caso. Assim, uma vez mantida a via aérea e assegurado o controle hemodinâmico, deve-se proceder à anamnese, ao exame físico e complementá-los com métodos imagenológicos.

TRAJETÓRIA DO PROJÉTIL

O exame físico locorregional deverá ser direcionado para a identificação das possíveis trajetórias dos projéteis. A presença de duas perfurações pode indicar o impacto de

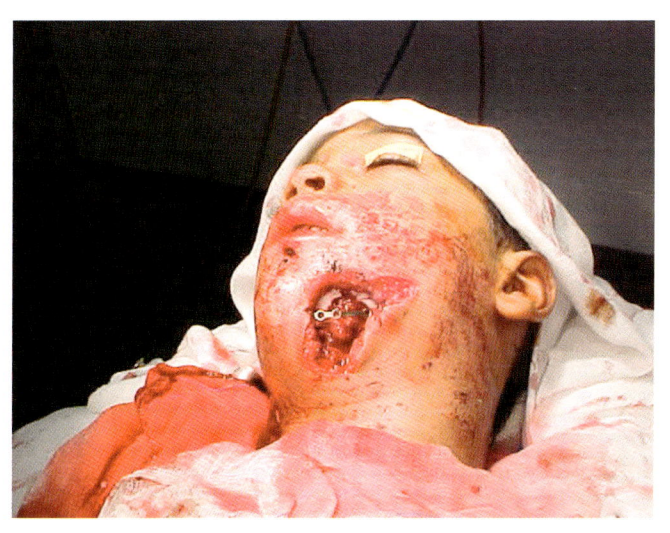

Fig. 19.3 Ferimento avulsivo. O acesso para fixação da fratura foi realizado por meio do próprio ferimento.

dois projéteis ou os orifícios de entrada e saída de um único projétil, sugerindo assim o possível trajeto desse dentro do corpo.

A trajetória do projétil relaciona-se com a gravidade das lesões. Trajetórias mais profundas podem causar lesões das órbitas, globos oculares, seios da face e estruturas ósseas, nervosas e vasculares do segmento craniocervical. O projétil principal ou os secundários podem ainda ser direcionados para a cavidade craniana, causando lesões no encéfalo. Essa possibilidade deve ser aventada mesmo nos casos de ferimentos com orifícios de entrada e saída bem definidos, localizados somente nos tecidos faciais, já que fragmentos ósseos e do próprio projétil podem ser direcionados superiormente.

De modo geral, a região do orifício de entrada torna-se mais profunda em relação à dos tecidos adjacentes, em virtude da direção das ondas de choque no local de impacto. Pelo mesmo motivo, sob o orifício de saída não se costuma encontrar tecido celular subcutâneo. As armas mais comumente utilizadas por civis provocam um orifício de entrada oval ou arredondado, que pode apresentar área escurecida, especialmente nos disparados a curta distância. Já os orifícios de saída costumam ter um aspecto recortado, estrelado e irregular, resultante da ruptura e laceração dos tecidos (Fig. 19.6).

Em alguns casos, a trajetória dos projéteis pode ser bem definida mediante a observação em radiografias de frente e perfil de um "rastro", formado por partículas de chumbo e tecidos mineralizados (Fig. 19.7).

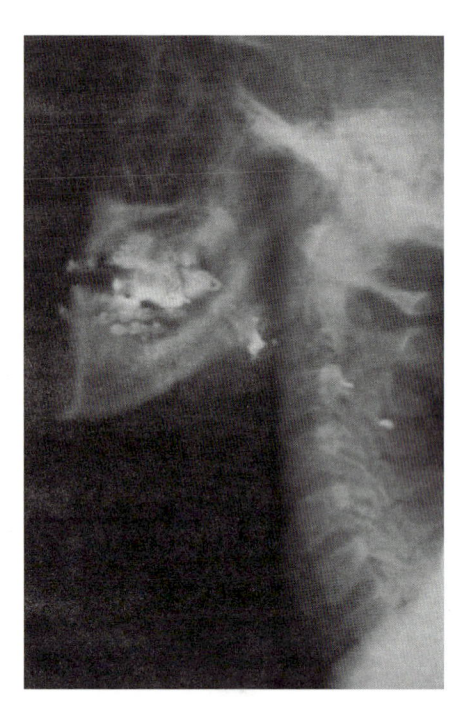

Fig. 19.7 Rastro formado pela fragmentação do projétil no interior dos tecidos, após impacto direto sobre o osso.

LESÕES VASCULARES

Qualquer suspeita de lesões de vasos maiores da região maxilofacial deve ser verificada com extrema cautela. O trajeto do projétil pode causar lesão da túnica vascular sem que ocorra sangramento na fase aguda, mas com formação de um pseudoaneurisma, que poderá romper-se durante a manipulação das fraturas. Ultrassonografia e angiografia das carótidas poderão ser úteis para o diagnóstico de lesões vasculares, devendo ser solicitadas por especialistas implicados com o seu tratamento (Fig. 19.8).

LESÕES DE TRAQUEIA, ESÔFAGO E COLUNA CERVICAL

A exemplo das lesões vasculares, as lesões de traqueia, esôfago e coluna cervical podem colocar em risco a vida do paciente. Portanto, sempre devem ser descartadas, por meio do exame físico e complementar, seja ele por endoscopia, radiografias ou tomografias, solicitado pelo cirurgião geral, ou por especialidade envolvida no tratamento dessas lesões (Fig. 19.9).

LESÕES ÓSSEAS

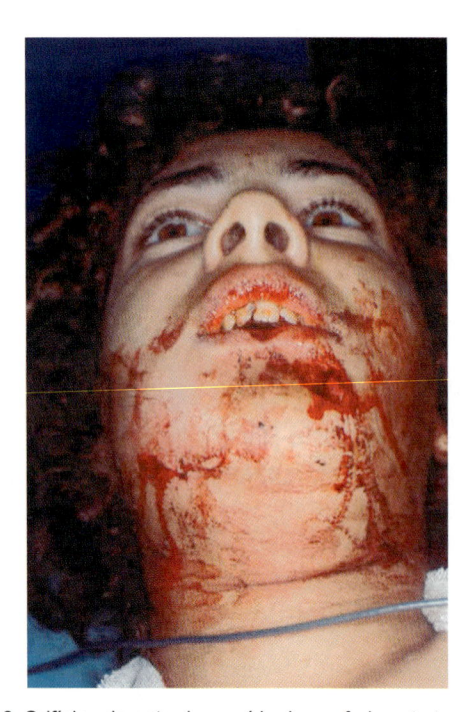

Fig. 19.6 Orifícios de entrada e saída de um ferimento transfixante, respectivamente em região de sínfise e corpo mandibular.

As fraturas dos maxilares e das estruturas ósseas adjacentes costumam ser diagnosticadas pelos exames físico e

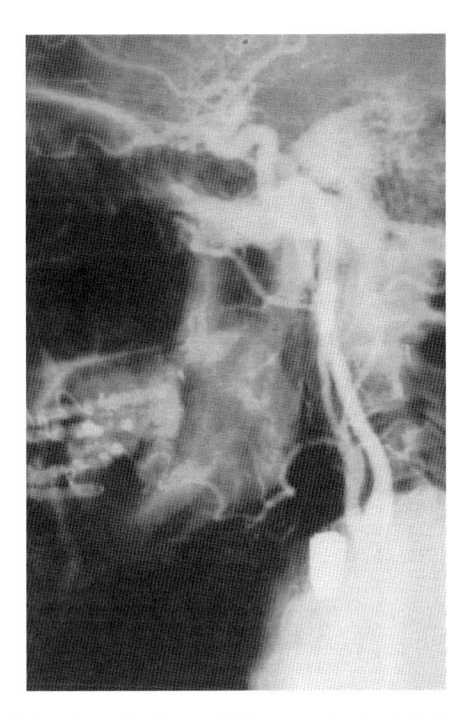

Fig. 19.8 Arteriografia das carótidas e ausência de lesão arterial.

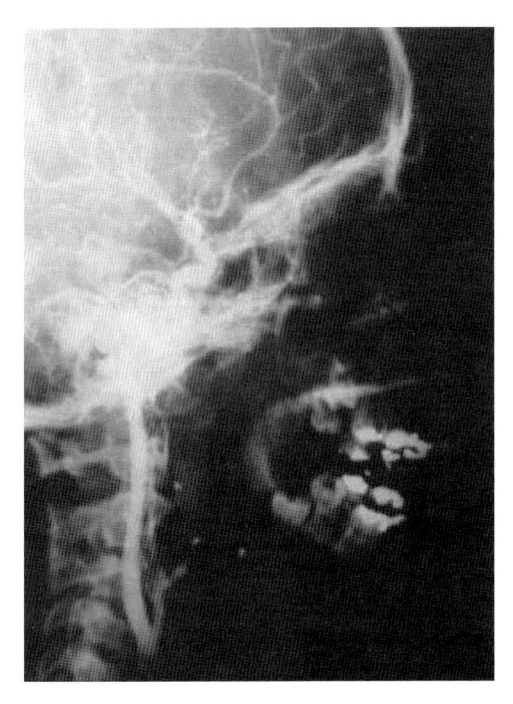

Fig. 19.9 Lesão da artéria corótida externa, que se apresenta
tamponada por trombo. Em casos semelhantes, a exploração
cirúrgica poderá revelar lesões de esôfago ou traqueia.

radiológico, com a utilização de radiografias e tomografias
computadorizadas. O diagnóstico preciso com esses exames
é de extrema importância para a indicação do melhor
tratamento, principalmente quando se prevê a necessidade
de enxerto ósseo, considerando que as fraturas causadas
por projéteis de arma de fogo costumam ser cominutivas
e com perda de substância óssea (Fig. 19.10).

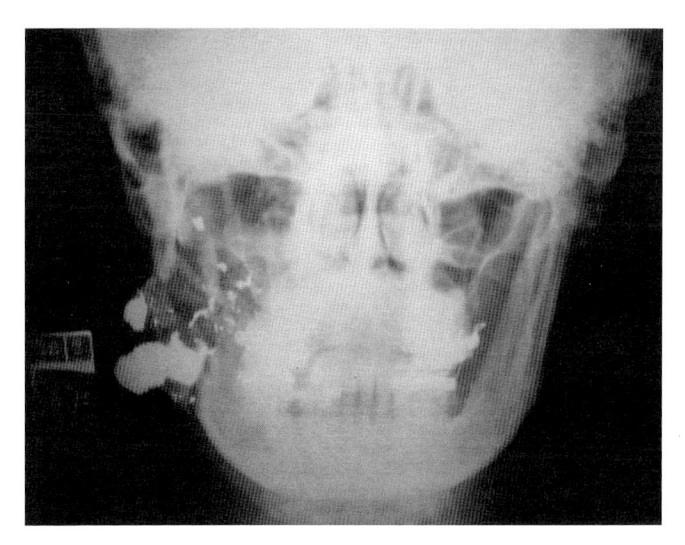

Fig. 19.10 Cominuição óssea decorrente do impacto do projétil
contra a mandíbula.

TRATAMENTO

O tratamento dos ferimentos por projéteis de armas de
fogo e de suas complicações é um grande desafio para o
cirurgião bucomaxilofacial, pois exige grande conhecimento técnico e versatilidade. A presença de lacerações
de tecidos moles, destruição óssea e infecção muitas vezes implica diferentes tempos cirúrgicos até a obtenção
de um resultado aceitável.

Visando a uma sistematização do atendimento a pacientes com fraturas causadas por disparos de armas de
fogo, pode-se dividir o tratamento em três fases: a primária, a intermediária e a reconstrutiva.

FASE PRIMÁRIA

A primeira fase é a do atendimento inicial, sendo direcionada pelos princípios básicos de atendimento dos politraumatizados. Pacientes com lesões orofaciais por arma de
fogo devem ser avaliados quanto à necessidade de intubação orotraqueal ou traqueostomia para se impedir obstrução de vias aéreas por hemorragia, hematoma sublingual,
corpo estranho, edema ou ptose da língua, decorrente de
fratura cominutiva da sínfise mandibular (Fig. 19.11).

Para melhor visualização das lesões, o cirurgião deve
aspirar a cavidade oral e inspecioná-la, procurando fragmentos ósseos, dentários ou de próteses. A hemostasia
deve ser obtida pelas manobras usuais de compressão,
ligadura e sutura. Na cavidade nasal, pode-se realizar o
tamponamento nasal anterior ou posterior com gaze ou
sonda do tipo Folley (Fig. 19.12).

Na presença de trajeto cervical do projétil e a critério da cirurgia geral, vascular ou de cabeça e de pescoço,

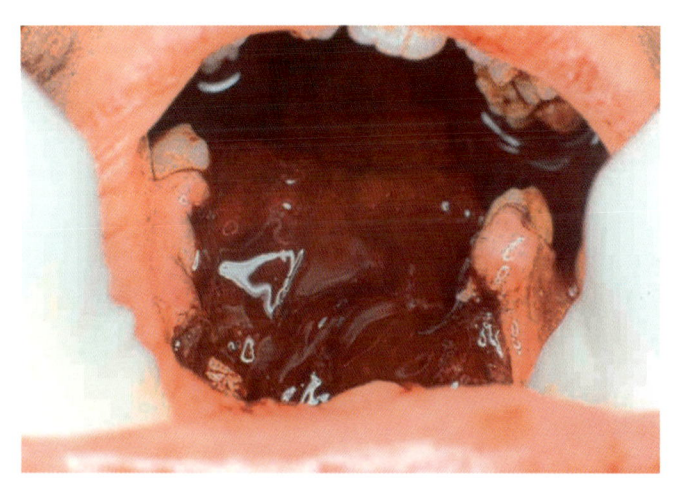

Fig. 19.11 Hemorragia e ptose de língua decorrentes da destruição da sínfise por projétil transfixante.

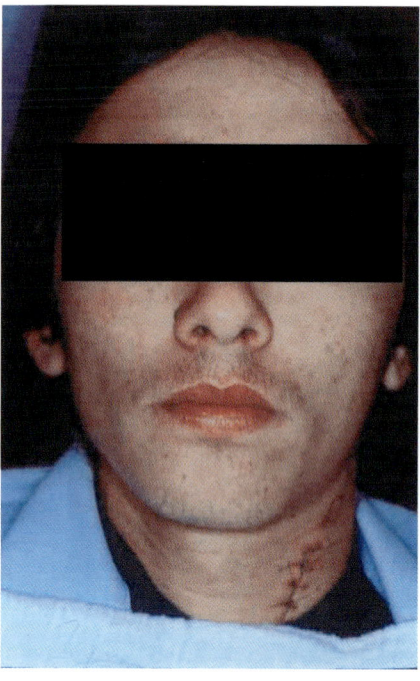

Fig. 19.13 Pós-operatório de cervicotomia exploradora por meio de acesso anterior ao músculo esternocleidomastóideo.

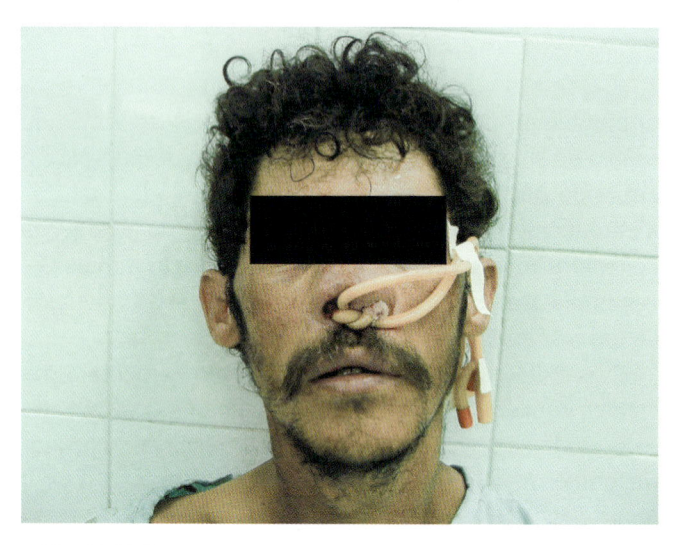

Fig. 19.12 Tamponamento nasal posterior bilateral com sonda de Folley. O balão da sonda, insuflado com cerca de 15 ml de solução fisiológica obstrui a região das coanas e facilita a hemostasia.

pode-se indicar cervicotomia exploradora para diagnóstico e tratamento de lesões que, se não tratadas prioritariamente, podem ocasionar hemorragias, obstrução respiratória ou infecções, todas com potencial fatal (Fig. 19.13).

Uma vez que as vias aéreas foram mantidas, as hemorragias mais graves, coibidas, e as demais lesões prioritárias, tratadas, os esforços devem ser concentrados no tratamento do ferimento em si, incluindo as possíveis fraturas. Nessa fase, deve-se realizar debridamento e remover os tecidos moles e duros não viáveis. Os fragmentos acessíveis dos projéteis também devem ser removidos, porém os localizados mais profundamente geralmente não necessitam de remoção. Finalmente, as fraturas devem ser estabilizadas e os tecidos moles fechados primariamente, sempre sob antibioticoterapia endovenosa.

Cabe salientar que no tratamento imediato das fraturas do esqueleto facial, deve-se utilizar o método de contenção mais simples e direto possível, já que, em fraturas severamente cominutivas e nas feridas contaminadas, o trauma provocado por um procedimento cirúrgico extenso pode exceder a habilidade fisiológica dos tecidos de se reparar. Por esse motivo, a maioria das fraturas pode ser tratada nessa fase apenas por meio de bloqueio maxilomandibular rígido, seja com uso de barras de Erich ou de goteiras, para que seja assegurada a cicatrização óssea primária, mantendo-se a maior parte dos fragmentos ósseos possíveis (Figs. 19.14 e 19.15). No entanto, em casos de fraturas cominutivas e perda de segmentos ósseos, pode-se realizar um tratamento mais invasivo, que consiste na utilização de placa de reconstrução para estabilizar os cotos ósseos, assegurando a manutenção do perímetro do arco mandibular (Figs. 19.16 e 19.17).

Outro recurso que pode ser utilizado para o tratamento de fraturas de face por armas de fogo são os fixadores externos. Esses dispositivos, embora menos utilizados atualmente, são úteis na prevenção da perda do perímetro do arco mandibular, bem como na manutenção da estabilidade da fratura. Estariam indicados principalmente nos pacientes impossibilitados de serem submetidos a procedimento cirúrgico sob anestesia geral, especialmente nos internados em unidades de terapia intensiva, já que podem ser instalados sob anestesia local e acesso cirúrgico mínimo.

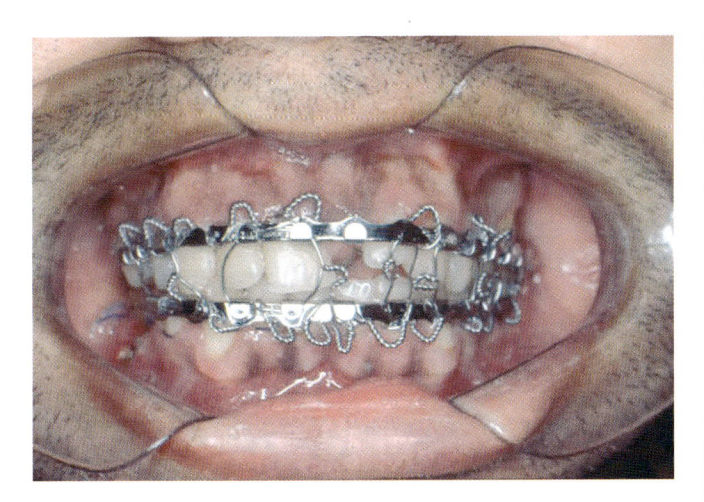

Fig. 19.14 Bloqueio maxilomandibular (BMM) com barras de Erich em fratura cominutiva da mandíbula por projétil de arma de fogo.

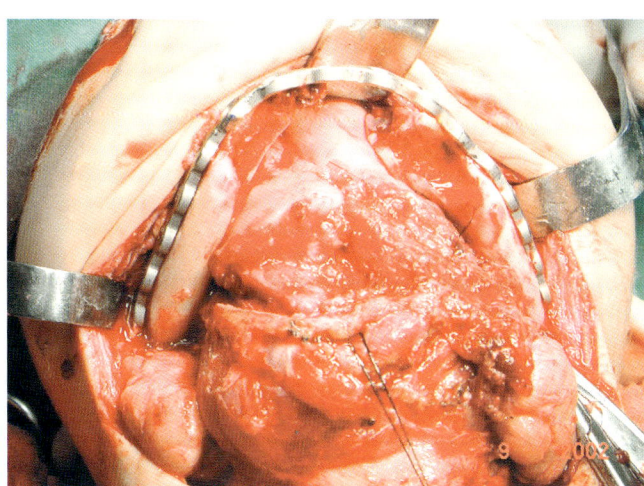

Fig. 19.16 Manutenção do perímetro mandibular com placa de reconstrução mandibular Osteomed® em grande perda de substância óssea na região da sínfise causada por projétil de arma de fogo.

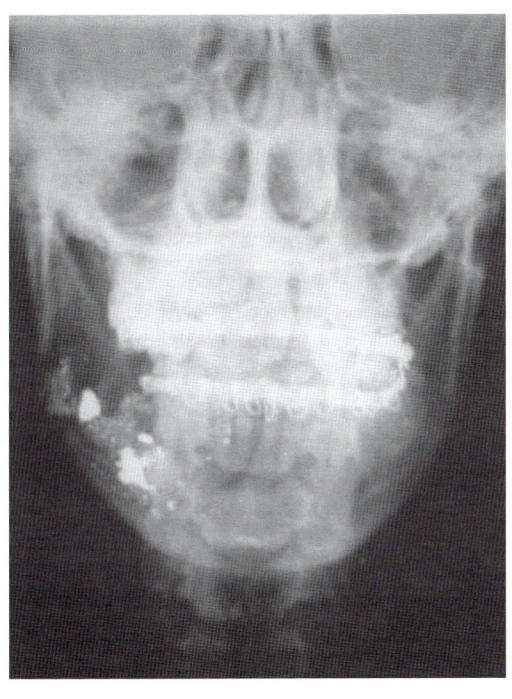

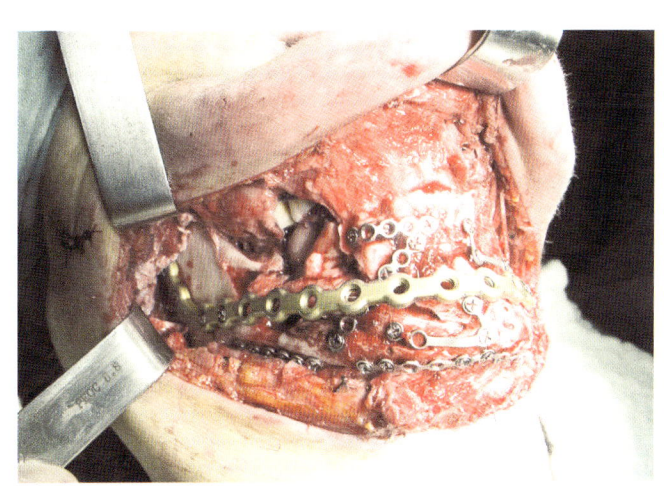

Fig. 19.17 Manutenção do perímetro mandibular com placa de reconstrução mandibular Osteomed® do sistema *unilock* aplicada de ângulo a ângulo da mandíbula. Antes da adaptação da placa de reconstrução, os vários fragmentos fraturados foram reduzidos e fixados com miniplacas de titânio Osteomed®. No sistema *unilock*, uma rosca adicional na cabeça do parafuso permite o travamento deste à própria placa, aumentando sua estabilidade.

Fig. 19.15 Aspecto radiográfico da fratura cominutiva a que se refere a Fig. 19.14.

FASE INTERMEDIÁRIA

Essa fase inclui cuidados de suporte, prevenção e tratamento das complicações, principalmente das infecções, com formação de abscessos e sequestros ósseos. O suporte geral ao paciente é dado com a administração de fluidos, eletrólitos e controle do estado nutricional. A dieta por sonda nasogástrica é útil nos primeiros dias pós-trauma, facilitando a alimentação e impedindo que os alimentos entrem em contato com os tecidos bucais recém-suturados (Fig. 19.18).

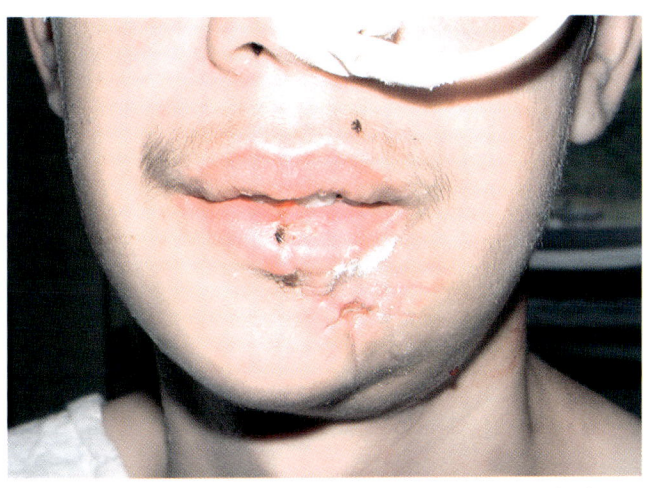

Fig. 19.18 Nutrição por sonda nasoenteral em posição gástrica durante a reparação dos tecidos moles.

Outro aspecto importante dessa fase é o suporte psicológico que deve ser dado ao paciente e seus familiares, por meio de sessões com psicólogos, assistentes sociais e até mesmo psiquiatras. A necessidade real de reconstrução, já informada na época do primeiro atendimento, deverá ser enfatizada, assim como os riscos de não realizá-la, como afrouxamento dos parafusos das placas reconstrutivas com decorrente perda da função mandibular e estética facial.

FASE RECONSTRUTIVA

Essa última fase de tratamento envolve apenas aqueles pacientes que foram submetidos às duas fases anteriores e ainda possuem algum defeito ósseo residual. São os pacientes vítimas de ferimentos com grandes perdas ósseas e de tecidos moles ou complicações infecciosas.

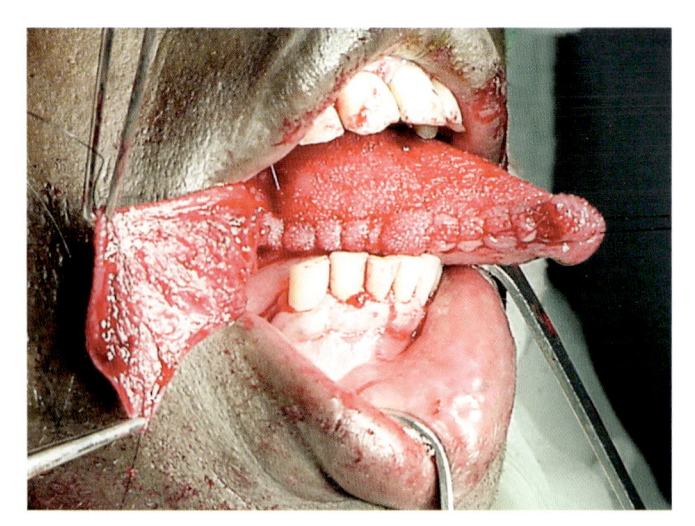

Fig. 19.20 Preparo do retalho pediculado da borda lateral da língua para fechamento da fístula apresentada na figura anterior.

A fase reconstrutiva é geralmente direcionada ao reparo de deformidades de tecidos moles, fechamento de fístulas, reconstruções ósseas e finalmente reabilitação da oclusão. A reconstrução dos tecidos moles pode representar uma tarefa altamente desafiadora para a equipe cirúrgica e de extrema importância para o retorno do paciente ao convívio social. As deformidades dos tecidos moles da face são geralmente tratadas com rotação de retalhos ou enxertos de pele de espessura parcial ou total. Somente após essa reconstrução é que os enxertos ósseos poderão ser realizados, à medida que tiverem um bom leito receptor (Figs. 19.19 a 19.22).

A reconstrução óssea pode ser realizada mediante o uso de diversos tipos de enxertos. O osso autógeno continua sendo o material preferido pelo seu potencial osteoindutor e osteocondutor, tendo como fator negativo a

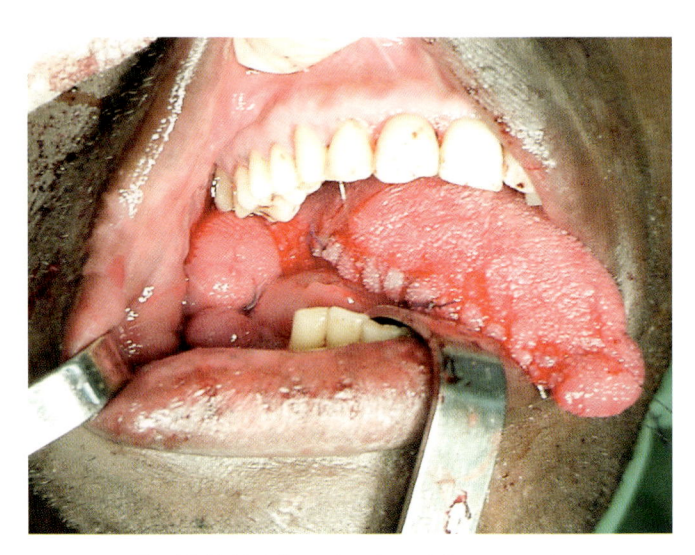

Fig. 19.21 Retalho suturado ao leito preparado, fechando a porção intraoral da fístula.

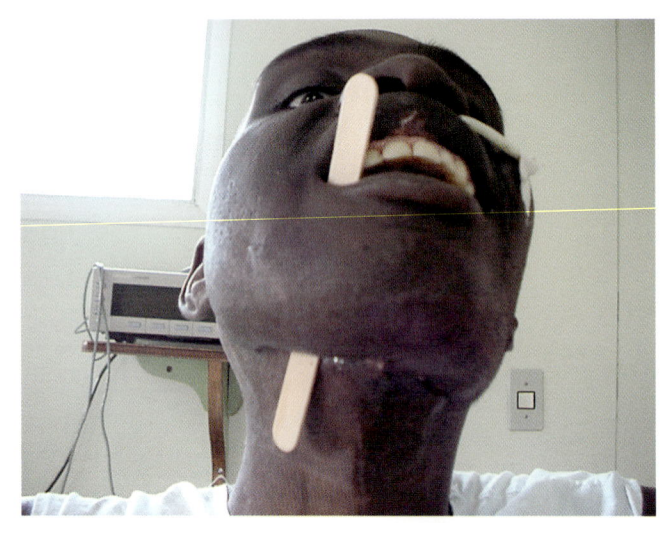

Fig. 19.19 Presença de fístula bucocutânea, ligando o assoalho da boca ao meio externo.

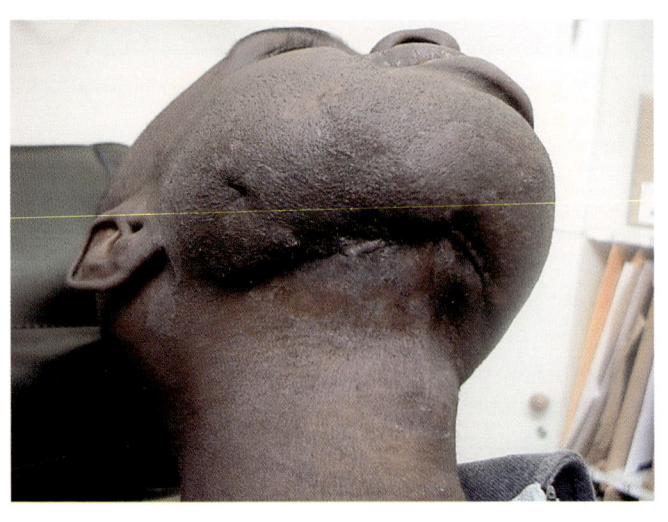

Fig. 19.22 Aspecto pós-operatório extraoral, evidenciando fechamento da superfície cutânea à custa de retalho avançado da periferia do defeito.

necessidade de área doadora. Pode ser retirado da costela, fíbula, calota craniana e crista ilíaca. O enxerto de crista ilíaca, segundo a maioria dos autores, é o mais utilizado principalmente pela sua baixa morbidade e por ser o que fornece a maior quantidade de osso em volume, incluindo ossos cortical e medular (Figs. 19.23 a 19.26).

O osso autógeno utilizado como enxerto tem a função de devolver o contorno e o volume ósseos, possibilitando o tratamento reabilitador, com a colocação de implantes osteointegrados.

No planejamento da reconstrução óssea devem ser considerados alguns princípios. O paciente deve estar em boas condições de saúde e o leito receptor do enxerto deve estar livre de infecção. Além disso, para que haja integração do enxerto ao leito receptor há necessidade

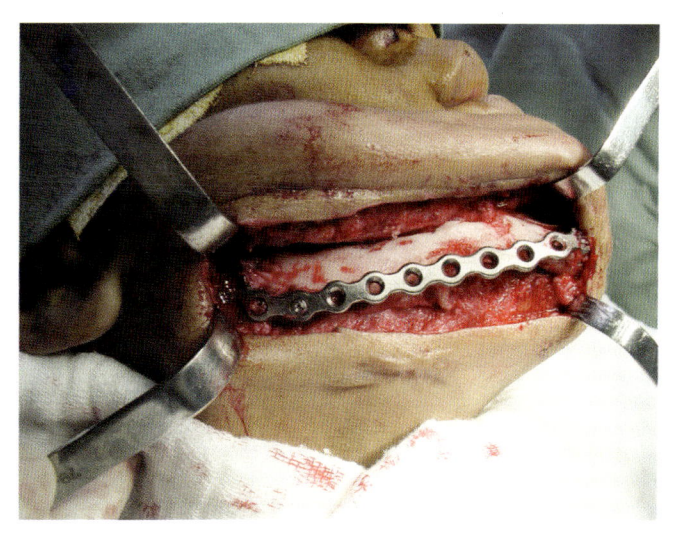

Fig. 19.25 Reabertura após integração do enxerto.

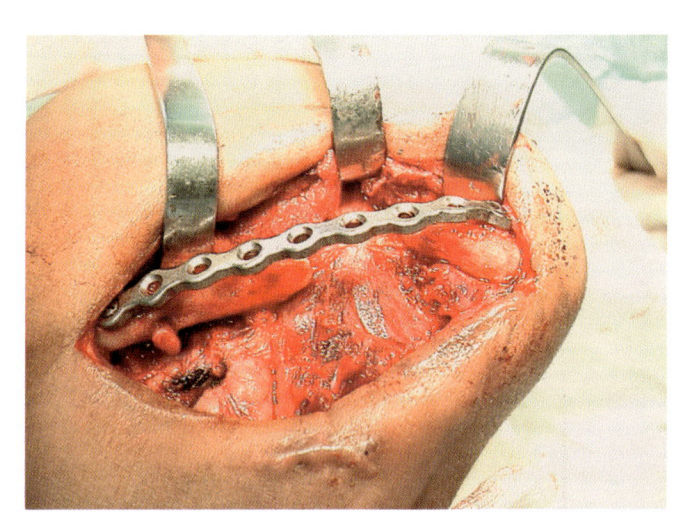

Fig. 19.23 Defeito ósseo decorrente de fratura cominutiva causada por projétil de arma de fogo.

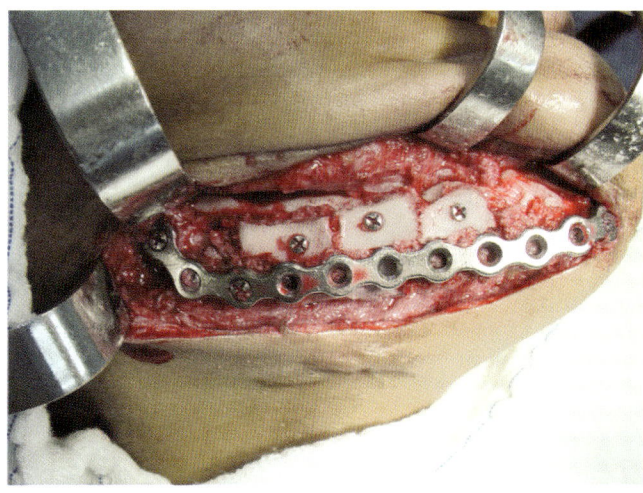

Fig. 19.26 Realização de novo enxerto para ganho de espessura e altura, visando à reconstrução com implantes osseointegráveis. Entre os enxertos corticais, realizou-se preenchimento com enxerto

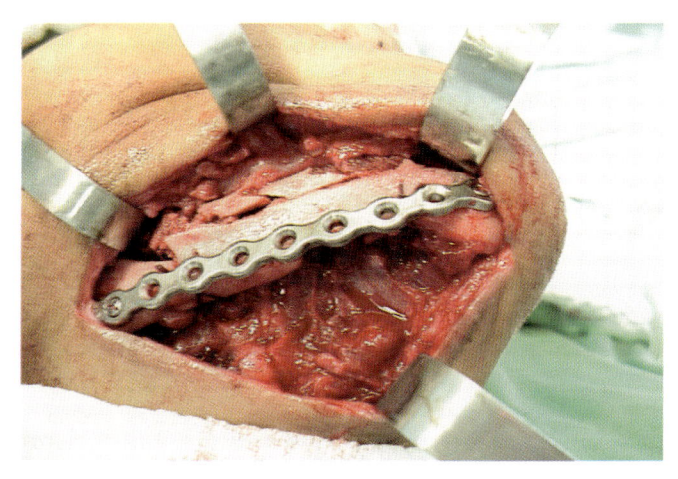

Fig. 19.24 Enxerto da crista ilíaca adaptado ao defeito apresentado na figura anterior.

de imobilização, obtida com utilização de placas e parafusos. A oxigenoterapia hiperbárica pode ser um coadjuvante para melhorar a qualidade do aporte sanguíneo ao leito receptor.

Quanto maiores os defeitos ósseos, maiores as dificuldades reconstrutivas. Defeitos muito extensos necessitam de recursos adicionais para que haja integração do enxerto, como a utilização de enxertos vascularizados. Após a fase reconstrutiva, o paciente não estará livre de complicações, podendo ocorrer exposição do enxerto e até mesmo sua perda completa por necrose e infecção. Nessa situação, indicam-se limpeza cirúrgica e nova tentativa de reconstrução, somente na ausência total de infecção.

CASOS CLÍNICOS

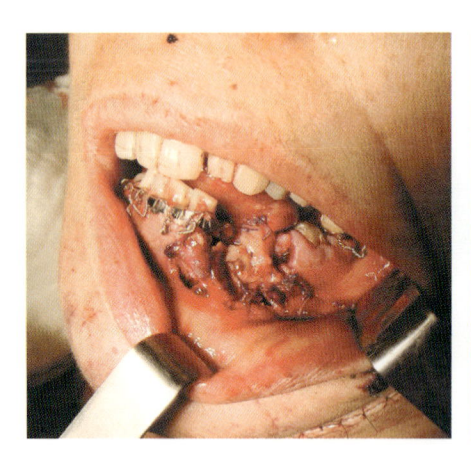
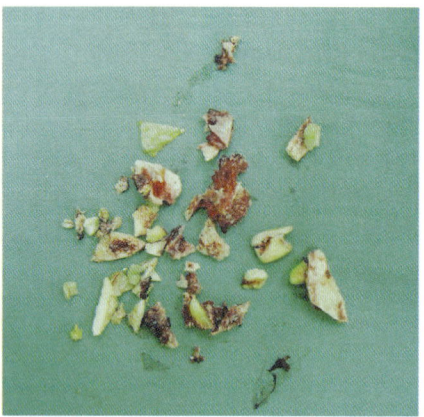
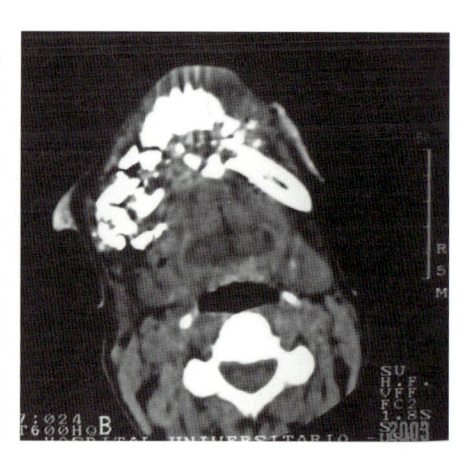

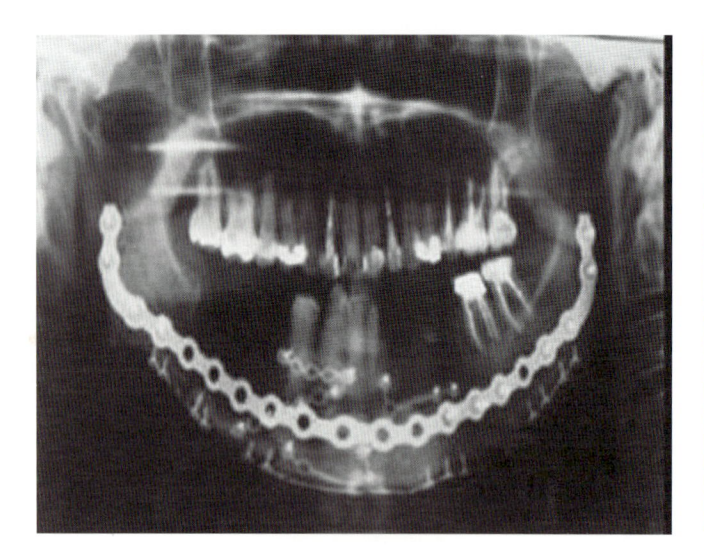
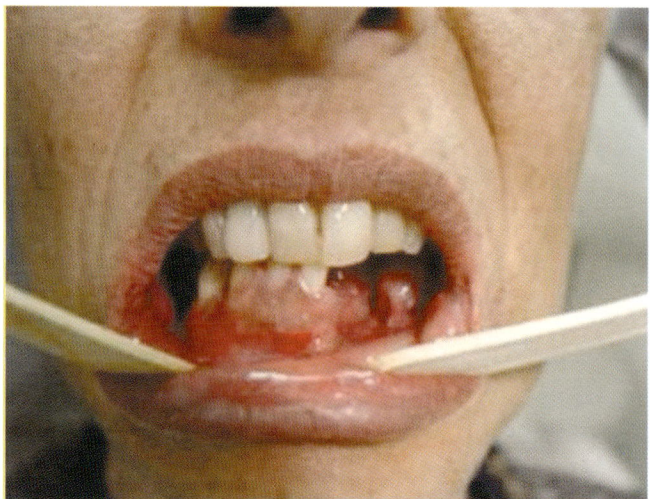

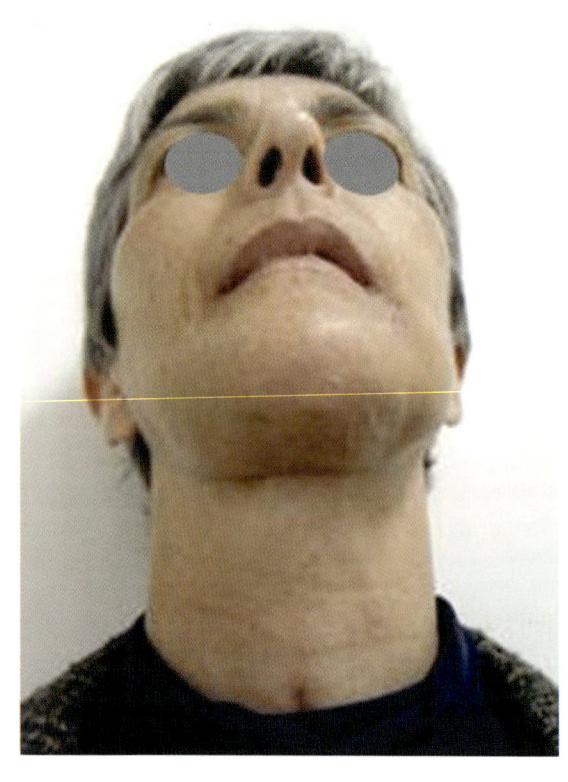
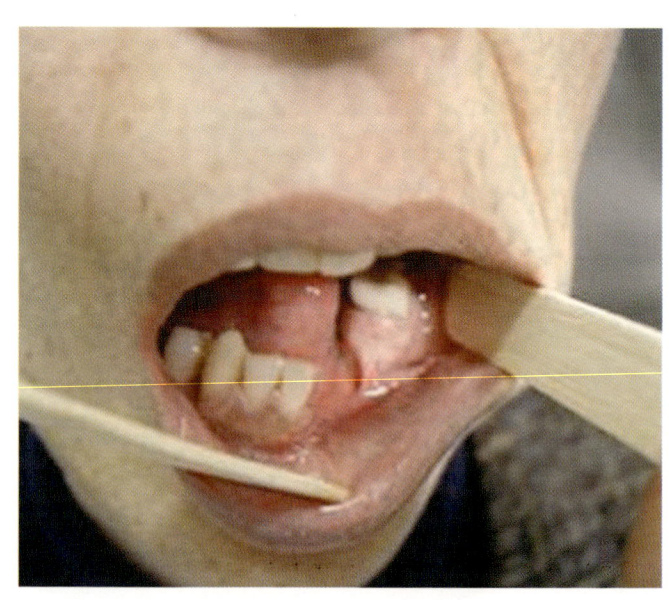

Fig. 19.27 Sequência de atendimento desde a entrada no pronto-socorro. Vários tempos operatórios cirúrgicos até enxerto ósseo mandibular e colocação de implante dentário. (Caso operado pelo Professor Waldyr A. Jorge e equipe.)

(continua)

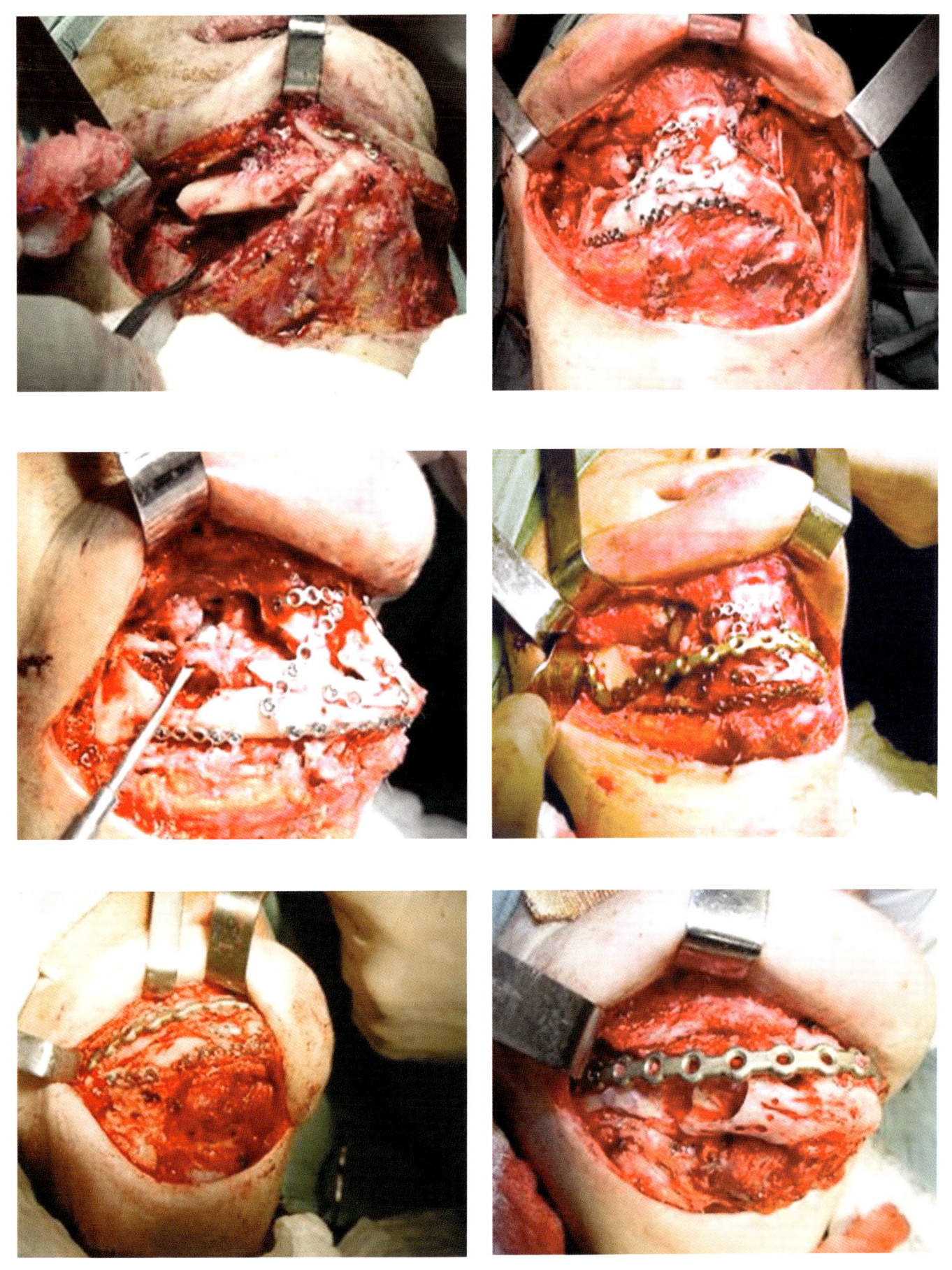

Fig. 19.27 *Continuação.*

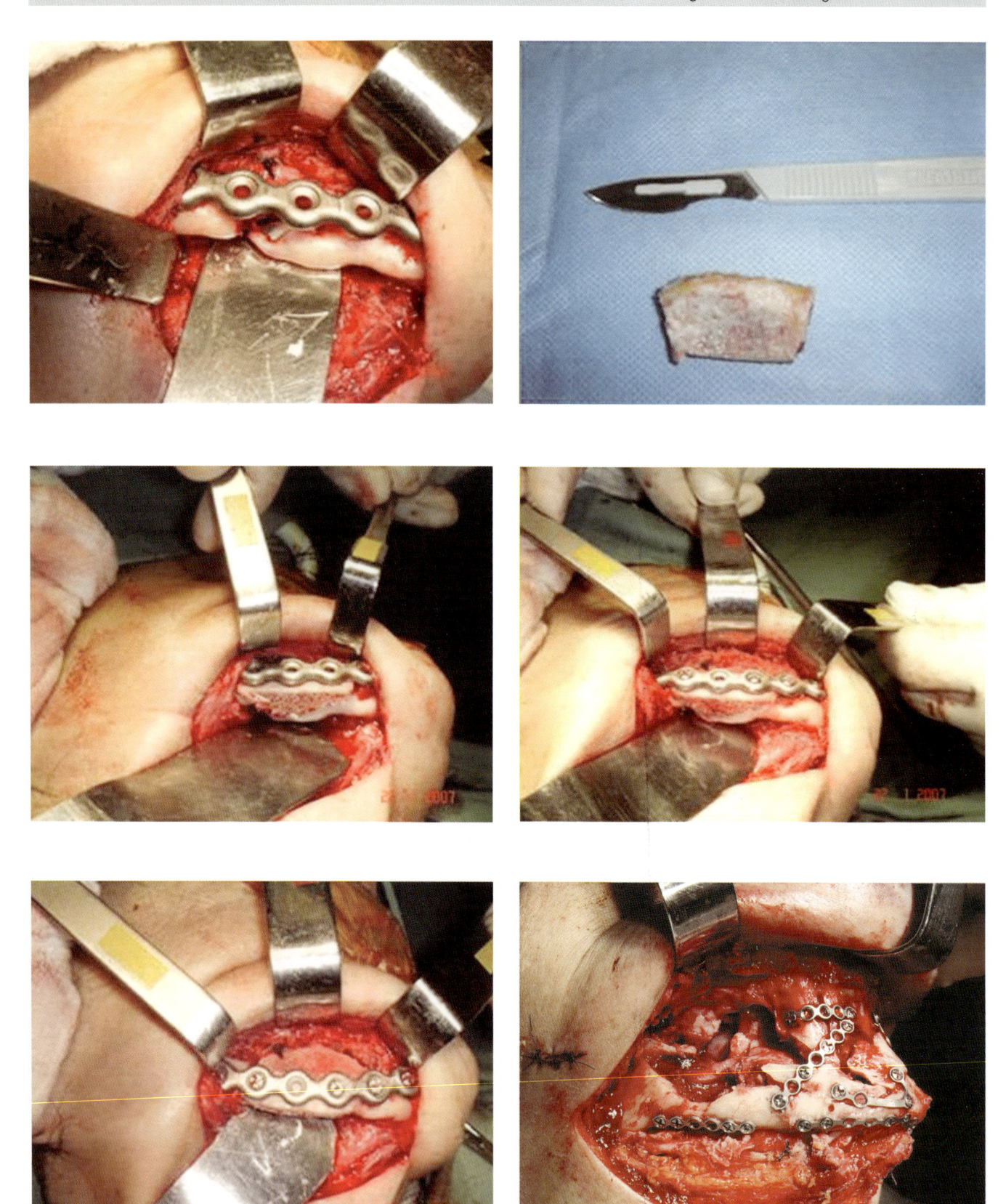

Fig. 19.27 *Continuação.*

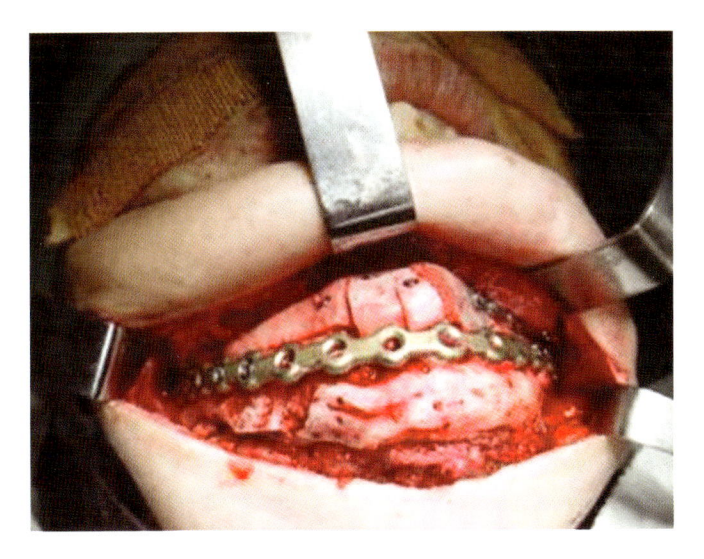
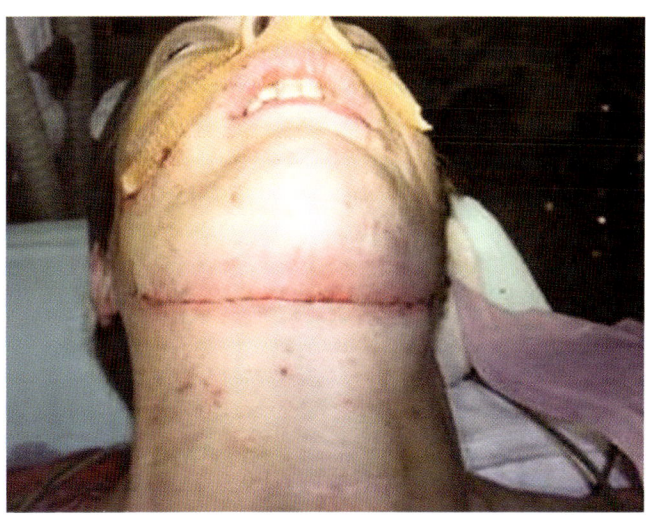
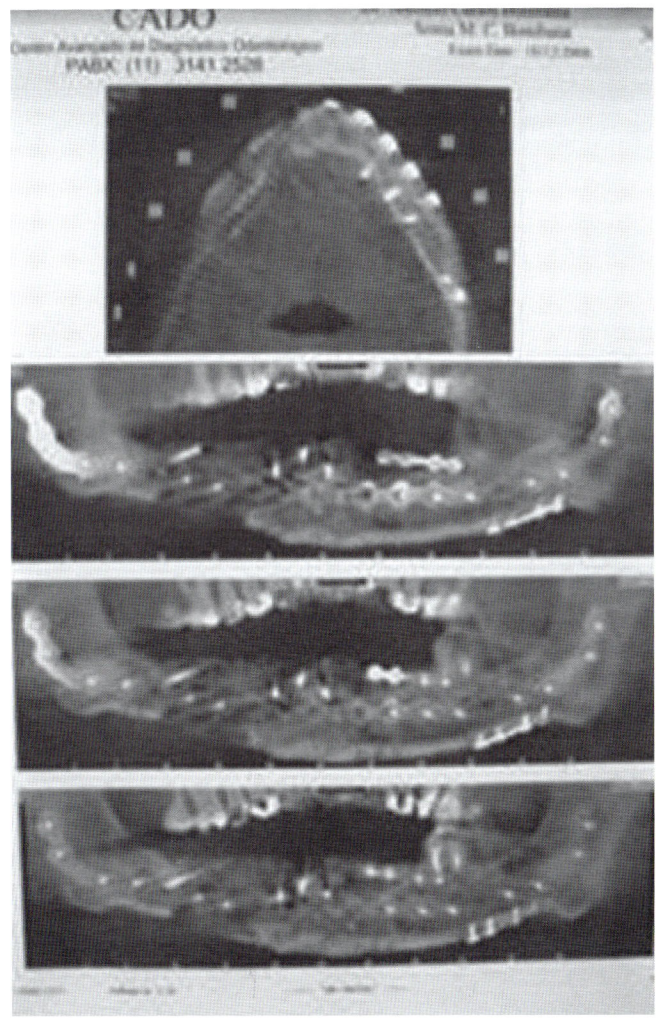
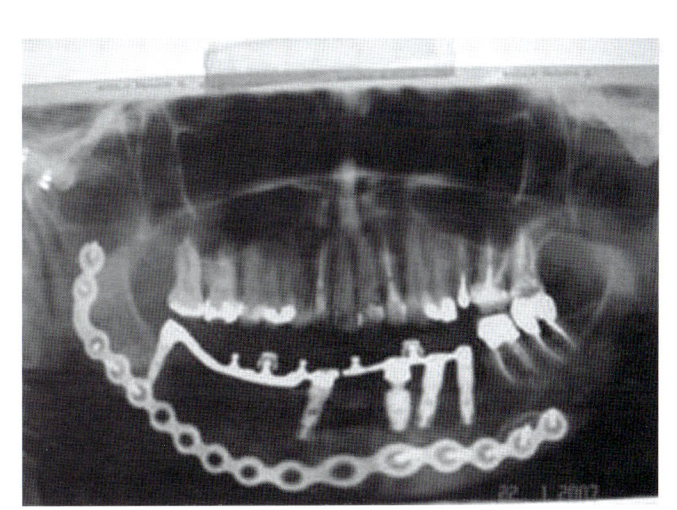
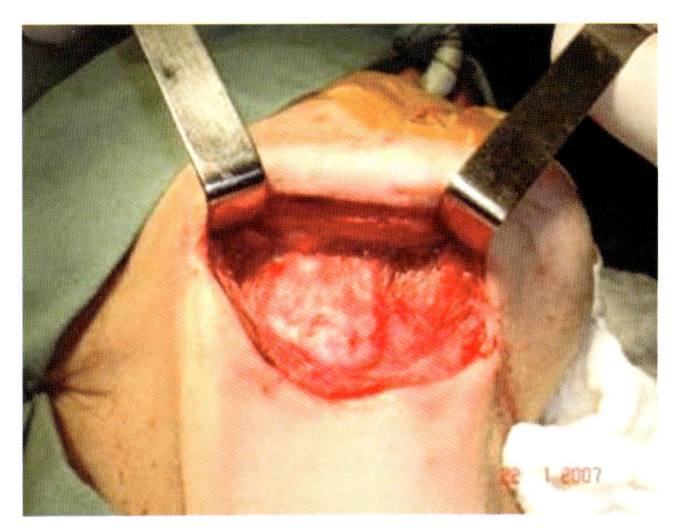

Fig. 19.27 *Continuação.*

BIBLIOGRAFIA

Ammoto JJ, Rich NM. Temporary cavity effects in blood vessel injury by high velocity missiles. *J Cardiovasc Surg,* 1972; *13*:147-155.

ATLS. Biomecânica do trauma. *Suporte avançado de vida no trauma,* 1997; *2*:345-66.

Calhoun KH *et al.* Surgical care of submental gunshot wounds. *Arch Otolaryngol Head Neck Surg,* 1988; *114*(5):513-519.

Clark N *et al.* High-energy ballistic and avulsive facial injuries: Classification, patterns, and an algorithm for primary reconstruction. *Plast Reconstr Surg,* 1996; *98*(4):583-601.

Dolin J *et al.* The management of gunshot wounds to the face. *J Trauma* 1992; *33*(4):508-514.

Fandl W, Borbely L, Karcher H. Up-to-date reconstruction of gunshot wounds of the face. *Fogorv Sz,* 1994; *87*(6):173.

Gruss JS *et al.* Early definitive bone and soft-tissue reconstruction of major gunshot wounds of the face. *Plast Reconstr Surg,* 1991; *87*(3):436-450.

Jorge WA, Gouveia MM. Correção cirúrgica de consolidação viciosa de fratura de mandíbula. *Rev Inst Ciências da Saúde* 1989; 7(2):19-23.

Jorge WA, Pitta MC, Soares MM, Martins R. Considerações sobre as urgências traumatológicas bucomaxilofaciais. *Rev Med do HU-USP* 1992; 2(1):24-29.

Jorge WA, Albano RS, Nosé FR. Urgências bucomaxilofaciais no Hospital Universitário dos últimos cinco anos. *Rev Med do HU-USP,* 1994; *4*(1):69-72.

Kesley Fry W. History of the Second World War. *Surgery,* 1953; 360.

Khalil AF. Civilian gunshot injuries to the face and jaws. *Br J Oral Surg,* 1980; *18*:205-11.

Kreutz RW, Bear SH. Selective emergency arteriography in cases of penetrating maxillofacial trauma. *Oral Surg Oral Med Oral Pathol* 1985; *60*:18-22.

Meyer JP *et al.* Mandatory vs seletive exploration for penetraing neck trauma. *Arch Surg,* 1987; *122*:592-97.

Olding M, Winski FV, Aulisi E. Emergency free flap reconstruction of a facial gunshot wound. *Ann Plast Surg,* 1993; *31*(1):82-6.

Osbon DB. Intermediate and reconstructive care of maxillofacial missile wounds. *J Oral Surg,* 1969; *31*:429-37.

Rowe NL, Williams JL. *Maxillofacial injuries.* Vol. 2. Edinburgh: Churchill-Livingstone, 1985.

Santos FN. Epidemiologia das fraturas mandibulares: análise de 255 pacientes com 299 fraturas (Painel científico), no 5º Congresso Paulista de Cirurgia e Traumatologia Bucomaxilofacial (COPAC), em Santos – SP, de 5 a 7 de outubro de 2000.

Thoresby FP, Darlow HM. The mechanisms of primary infections of bullet wounds. *Br J Surg,* 1967; *54*:359-61.

Vasconez HC, Shockley ME, Luce EA. High-energy gunshot wounds to the face. *Ann Plast Surg,* 1996; *36*(1):18-25.

Yengpruksowan A *et al.* Localization and retrieval of bullets under ultrasound guidance. *Arch Surg,* 1987; *122*:1082-4.

Capítulo

Sequelas e Tratamento das Consolidações Viciosas

20

Eduardo Augusto Aragão • Sandra de Lucas Aragão • Waldyr Antônio Jorge

INTRODUÇÃO

Trauma maxilofacial, quando tratado precocemente e com uma aplicação apropriada dos princípios básicos de cirurgia, muitas vezes não é associado com deformidades ósseas ou do tecido mole significa tivas.

As exceções comuns são para as lesões mais severas, envolvendo avulsão de tecido e aquelas complicações por estabilização inadequada, infecção ou a combinação desses fatores. As lesões maxilofaciais são, ocasionalmente, deixadas sem tratamento, em virtude da presença de algum outro tipo de lesão que esteja causando um risco de morte iminente, sendo realizados apenas os procedimentos emergenciais. As lesões severas associadas que impedirão tratamento precoce, tais como as que ocasionem risco de morte ao paciente, incluem aquelas envolvidas com esqueleto facial ou as associadas ao sistema nervoso central: traumas severos no crânio e nas vísceras, como uma ruptura de aorta.

Podem passar semanas ou até meses até que as lesões maxilofaciais sejam efetivamente tratadas. Má união, má posição e não-união das lesões do esqueleto podem ser observadas.

Um cirurgião inexperiente irá realizar um diagnóstico inadequado e, consequentemente, um tratamento também inapropriado, levando a uma sequela.

Um exemplo comum é a combinação de fratura bilateral subcondilar associada a uma fratura de parassínfise. Essa combinação de lesões, especialmente em conjunto com a interrupção da continuidade do arco maxilar em virtude da ruptura palatina ou da cominuição e avulsão dentoalveolar, representa uma das mais difíceis lesões maxilofaciais em termos de reestabilização da forma e função. Esses pacientes podem ter uma história de insucessos múltiplos de tentativas de redução e fixação das fraturas.

Quando um clínico presencia um paciente que exige tratamento pós-trauma tardio, os esforços devem ser direcionados no sentido de desenvolver um conhecimento da natureza inicial da lesão, que pode ser facilitado pelo conhecimento das circunstâncias sob as quais ocorreu o trauma.

As deformidades pós-traumáticas dos tecidos moles são diversas e podem incluir, deste modo, algumas áreas. como a órbita, o nariz, os lábios e a pele facial.

No decorrer do capítulo, discutir-se-ão as principais sequelas e tratamentos das consolidações viciosas da mandíbula, da maxila, do complexo do arco zigomático e do nariz.

DEFORMIDADES DA MANDÍBULA

Uma perfeita avaliação do paciente deve ser acompanhada da história e do exame clínico, adicionada de estudos radiográficos, de modelos dentais e fotografias.

A história obtida deve ser a mais completa possível, incluindo o mecanismo da lesão, quando a lesão ocorreu, o período imediatamente após a lesão e a natureza do tratamento realizado.

O mecanismo da lesão pode ser importante – lesões de desaceleração, tais como acidentes automobilísticos, frequentemente causam lesões diferentes daquelas que ocorrem por impacto de objetos.

Por exemplo, lesões de desaceleração são mais frequentemente associadas com cominuição e grandes deslocamentos das estruturas ósseas, bem como grandes lesões de tecidos moles, em virtude da grande quantidade de energia dispensada no momento relativamente curto do impacto. Ferimentos por arma de fogo podem envolver extensas lesões de tecido mole ou avulsões, dependendo do tipo do projétil.

Ferimentos de alta velocidade são mais comumente associados a avulsões ou a lesões extensas de tecido mole que os de baixa velocidade. Ferimentos de projéteis de alta velocidade são caracterizados por orifícios de entrada pequenos e de saída extensos, com avulsão, e ferimentos de baixa velocidade são caracterizados por orifícios de saída pequenos ou até mesmo sua ausência.

O exame clínico deve priorizar a simetria, as proporções faciais e a presença de tecidos moles, e duros, deficientes. A deficiência do tecido mole pode envolver quantidade ou qualidade dos tecidos moles faciais ou intraorais. As lesões avulsivas podem ser associadas com perda de tecido mole, que pode impedir a reconstrução óssea. A deficiência do tecido duro pode ocorrer sob a forma de perda óssea, estruturas dentárias ou de ambos. Deficiências ósseas devem ser avaliadas em três dimensões, com um cuidadoso exame clínico e palpação, que considerem a presença de má união, pseudartrose ou assimetria. As deficiências funcionais, se presentes, podem incluir limitação da abertura da mandíbula, deficiências motoras envolvendo a língua, os músculos da expressão facial ou os músculos da mastigação (Fig. 20.1). É comum que as deficiências neurossensoriais associadas com a segunda ou terceira divisão do nervo trigêmio estejam presentes.

Um exame cuidadoso da dentição é importante. A presença de fratura, mobilidade anormal ou perda dentária deve ser observada. Devem ser avaliados defeitos da parte alveolar, com consideração dada aos dentes adjacentes para eventual reabilitação protética e contorno facial (Fig. 20.2A e B).

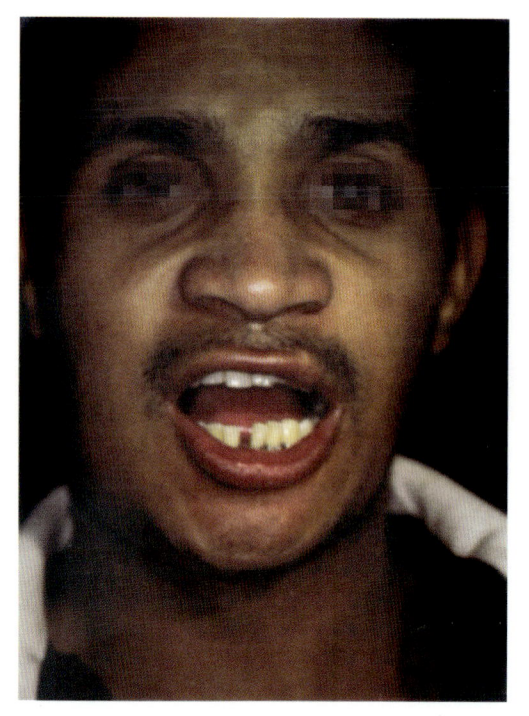

Fig. 20.1 Limitação da abertura bucal.

A análise cuidadosa da oclusão deve ser realizada para avaliar se a presença de uma má oclusão é pós-traumática. Essas más oclusões podem variar desde deslocamentos muito pequenos, ou deslizamentos da oclusão em virtude de fraturas subcondilares, até más oclusões grosseiras, envolvendo degraus do corpo da mandíbula criados por defeitos de descontinuidade, por má união ou não união.

Defeitos na arcada dentária podem estar presentes, tanto na vertical como na horizontal, ou apresentar um simples espaço anormal entre os dentes.

Em alguns casos, a análise cuidadosa da oclusão é um nítido indício de que a anormalidade estava presente antes da lesão traumática, como, por exemplo, mediante a avaliação do desgaste das facetas de um dente.

Assimetria facial deve ser cuidadosamente avaliada no empenho para determinar se a causa da assimetria é decorrente de mudanças no tecido mole, tecido duro, ou ambos.

Frequentemente, a mudança do contorno pode ser bilateral, como uma rotação no plano horizontal da mandíbula em virtude de fraturas bilaterais; por exemplo, uma fratura no corpo da mandíbula e uma fratura no ângulo da mandíbula contralateral, com um deslizamento medial de um lado e um deslizamento lateral de outro.

Deficiências no tecido mole, fibrose ou edema podem também produzir uma assimetria significativa.

As sequelas das lesões mandibulares mais importantes são má união, união retardada ou pseudartrose, distúrbios da articulação temporomandibular, problemas tardios com

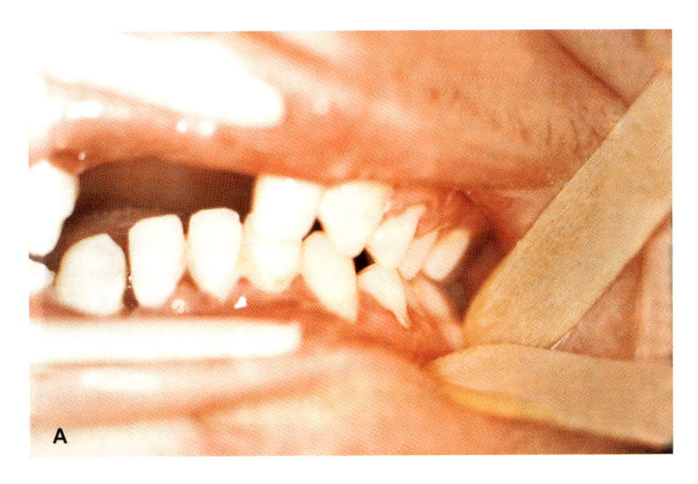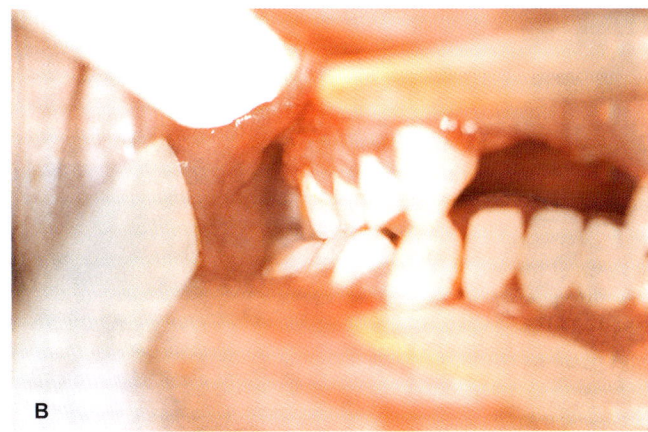

Fig. 20.2 **A.** Alteração da oclusão, lado direito. **B.** Alteração de oclusão, lado esquerdo.

fios transósseos e placas, sequestro ósseo e limitação dos movimentos da mandíbula.

MÁ UNIÃO

As causas de má união podem relacionar-se à osteossíntese instável e ao tratamento conservador mal-indicado.

As radiografias pós-redução devem sempre ser realizadas, porque podem revelar um mau posicionamento inaceitável dos fragmentos, que deve ser corrigido o mais rápido possível por meio de outra operação, se necessário.

Quando a fixação é removida, não pode haver oclusão instável.

Porém, se a fixação for removida no estágio de união clínica, quando o calo ósseo ainda está mole, as pequenas discrepâncias da oclusão comumente se corrigem à medida que o paciente começa a usar a mandíbula novamente. O processo de reajuste pode ser auxiliado pelo desgaste oclusal seletivo.

Ocasionalmente, há casos em que a redução inadequada resulta em grande desorganização da oclusão e deformidade da face. Essa situação também pode ocorrer quando o paciente não é submetido a nenhum tratamento da fratura da mandíbula, seja porque não procurou atendimento na ocasião da lesão ou porque lesões mais graves impediram o tratamento ou diagnóstico. A mandíbula tem a impressionante capacidade de se consolidar e, desde que haja algum contato ósseo, o surgimento da má união é mais provável que a pseudartrose.

O paciente pode ter falhado por não ter seguido adequadamente as orientações pós-operatórias: comida sólida pode causar fraturas da placa ou fraturas dos ossos ao redor dos parafusos (Fig. 20.3A e B). Reoperar é necessário em cada caso, mas nova redução da fratura e fixação

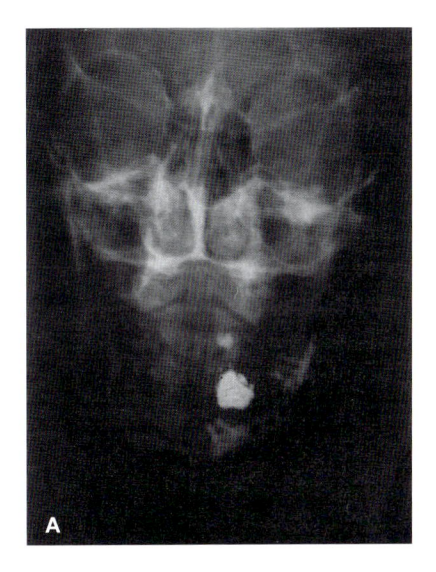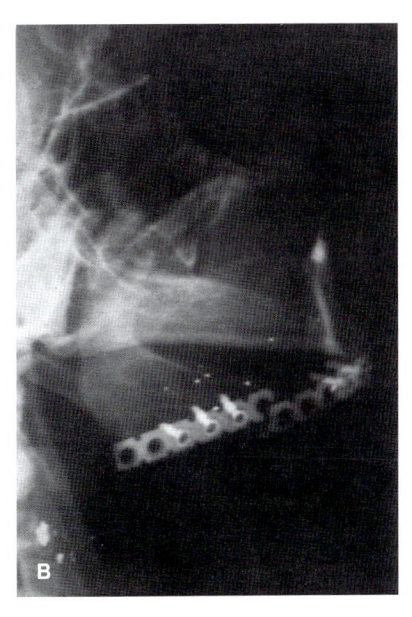

Fig. 20.3 **A.** Radiografia póstero-anterior de face de paciente vítima de ferimento de arma de fogo apresentando fratura de placa de titânio. **B.** Vista lateral oblíqua de mandíbula.

são mais difíceis. Se o osso já estiver unido, no sentido verdadeiro, a osteotomia pode ser necessária para uma correta oclusão. A oclusão correta é mantida pelo bloqueio intermaxilar e fixação com parafusos e placas para estabilizar a redução.

PSEUDARTROSE

Pseudartrose significa que a fratura não só não está unida como também não irá unir-se sozinha. Clinicamente, expressa-se com mobilidade vertical dos cotos ósseos. A instabilidade, além de propiciar neurose proximal e facilitar a implantação de infecção, pode levar à má consolidação ou à pseudartrose.

As radiografias mostram arredondamento e esclerose das extremidades ósseas.

A pseudartrose pode ocorrer em várias circunstâncias, sendo algumas delas evitáveis. As causas teoricamente evitáveis de pseudartrose são as seguintes:

1. Infecção do local da fratura (osteomielite).
2. Imobilização inadequada.
3. A posição insatisfatória das extremidades ósseas com interposição de tecido mole.
4. Coaptação imperfeita – distância entre fragmentos.
5. Reação a fios, placas e pinos.
6. Desuso.

As causas restantes de pseudartrose podem ser impossíveis ou muito difíceis de superar e são as seguintes:

1. Alteração senil.
2. Perda óssea e de tecido mole como resultado de trauma grave – por exemplo, lesão com projéteis.
3. Suprimento sanguíneo inadequado no local da fratura – por exemplo: pós-radioterapia.
4. Presença de patologia óssea – por exemplo: neoplasia maligna.
5. Patologia generalizada – por exemplo: osteoporose, deficiência nutricional.

Tratamento

Uma demora moderada na união é tratada com o prolongamento do período de imobilização. Uma vez que a pseudartrose é aceita e se as extremidades ósseas ainda estiverem aproximadas, a linha de fratura deve ser explorada cirurgicamente e qualquer impedimento óbvio à consolidação, como sequestro ou dente comprometido, é removido.

No tempo cirúrgico é removido o material de síntese e realizada a curetagem do foco fraturário.

Os casos tardios infectados exigem dois tempos cirúrgicos de tratamento. No primeiro tempo cirúrgico são realizadas a limpeza do foco, a remoção do material da síntese e a antibioticoterapia. Após o controle clínico local, é realizado o segundo tempo cirúrgico, com enxertia óssea, obtida de osso esponjoso autógeno da crista ilíaca, importado ao redor do local da fratura.

DISTÚRBIO DA ARTICULAÇÃO TEMPOROMANDIBULAR

O tratamento conservador do processo condilar fraturado frequentemente deixa um estado de má união no local da fratura.

A anquilose representa a limitação total ou parcial do movimento articular decorrente da união óssea ou fibrosa entre as superfícies articulares. É lesão articular importante, que pode comprometer a fonação, a mastigação, causando danos à nutrição e à higiene bucal, com repercussões dentais e periodontais. Leva a alterações na matriz funcional e na atividade muscular, resultando em distúrbios de crescimento quando ocorre em crianças (Fig. 20.4A a D).

A principal causa de anquilose é o trauma. Essa complicação é rara, ocorrendo em apenas 0,4% das fraturas do processo condilar.

A patogenia da anquilose da ATM ainda não está bem definida. Podem ser identificados os seguintes fatores predisponentes:

a) Idade: a maior incidência está abaixo dos 10 anos.
b) Tipo de lesão: esmagamento intracapsular do processo condilar.
c) Dano no disco articular.

O exame radiográfico é vital para a confirmação diagnóstica e para a análise da extensão da lesão.

O tratamento da anquilose da ATM é cirúrgico. É importante lembrar o valor dos cuidados pós-operatórios na obtenção de resultados satisfatórios.

PROBLEMAS TARDIOS COM FIOS TRANSÓSSEOS E PLACAS

Os fios transósseos no rebordo superior podem causar sintomas, particularmente se cobertos por uma prótese total. O fio, em geral, é facilmente removido com anestesia local. Os fios de margem inferior às vezes originam dor e desconforto se a pele sobrejacente for fina. Nessas circunstâncias, devem ser removidos.

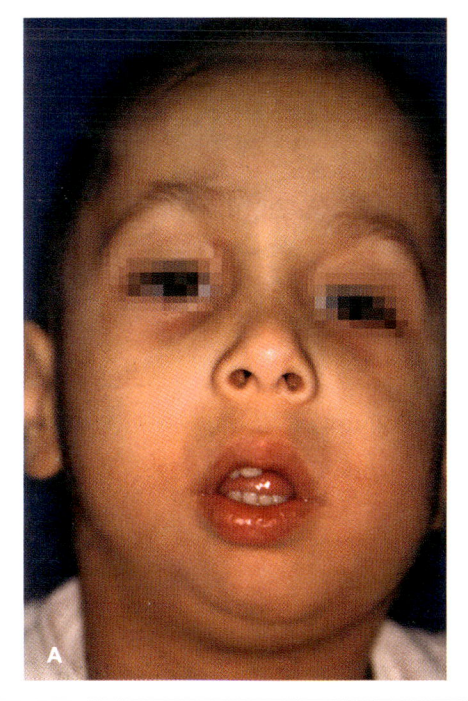
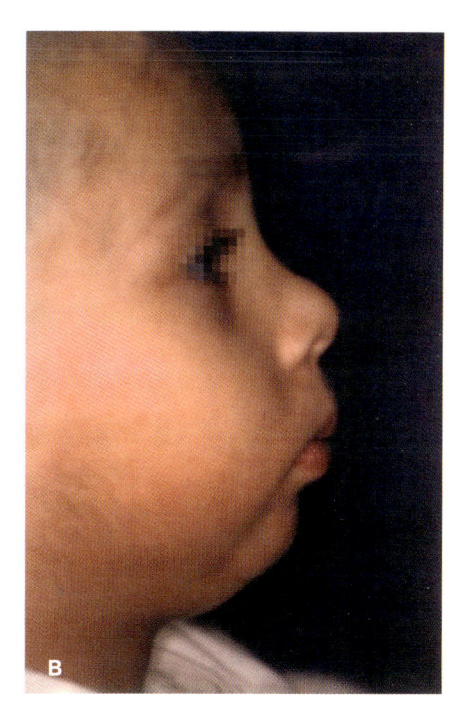
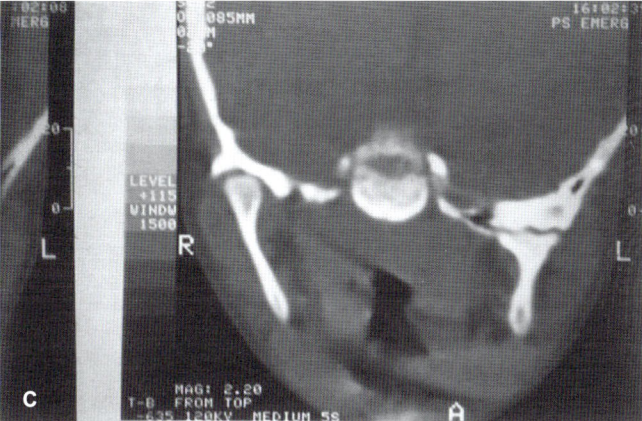
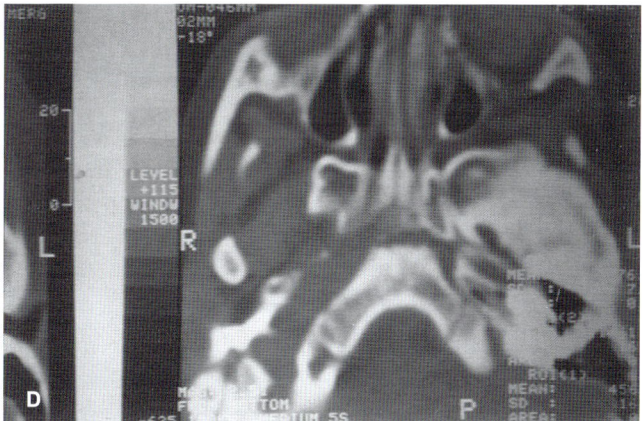

Fig. 20.4 A. Paciente com conquilose de ATM esquerda (vista frontal). **B.** Retrognatismo (vista perfil). **C.** Tomografia computadorizada (corte coronal). **D.** Tomografia computadorizada (corte axial).

A exposição da miniplaca pode ocorrer em virtude de uma técnica operatória deficiente na sutura da mucosa ou trauma pós-operatório, como, por exemplo, o uso excessivo da escova dental sobre a mucosa antes da total cicatrização (Fig. 20.5).

Caso não ocorra nenhum outro problema, a placa deve permanecer no local até sua completa cicatrização em 6 semanas.

Sequestro Ósseo

As fraturas cominutivas da mandíbula, particularmente as causadas por projéteis, podem ser complicadas pela formação de sequestros ósseos. Um sequestro pode ser causa de união demorada, mas frequentemente a fratura consolida satisfatoriamente e o sequestro permanece como uma fonte real ou potencial de infecção. Os sequestros serão expelidos espontaneamente na boca, com sintomas mínimos, mas, às vezes, forma-se um abscesso localizado, e a remoção cirúrgica do osso morto torna-se necessária, devendo a infecção ser tratada com antibióticos.

Cicatrizes

Muitas fraturas mandibulares apresentam lesões de tecidos moles associados e, desde que as feridas sejam cuidadosamente limpas e suturadas, deixam cicatriz mínima. No início, todas as cicatrizes tendem a ficar vermelhas e duras ao toque, mas, durante o primeiro ano, elas amolecem e desaparecem. Ocasionalmente, ocorre a cicatrização hi-

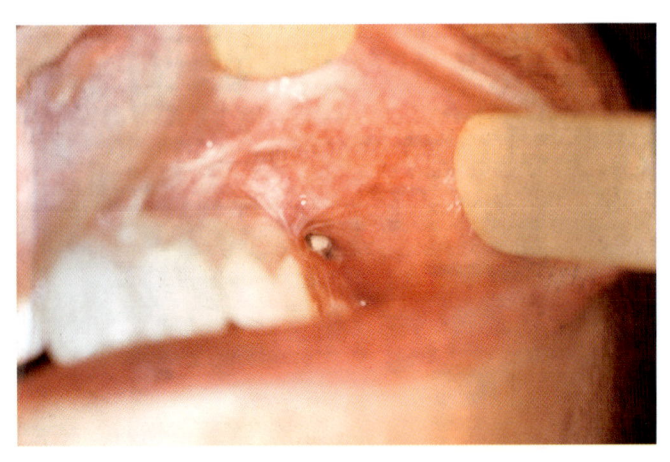

Fig. 20.5 Exposição intraoral de placa na região da crista zigomático-alveolar.

pertrófica ou quelóide. Toda a linha cicatricial sofre maior ou menor grau de retração, o que depende de sua forma, localização e eventuais complicações advindas de falhas técnicas. Quando sua forma é complexa, o sentido de retração será consequência de uma resultante.

DEFORMIDADES DA MAXILA

Com tratamento apropriado, fraturas recentes da maxila geralmente não mostram tendência de deslocamentos após 2 a 3 semanas e, dessa forma, a fixação intermaxilar pode ser dispensada passado esse período. Com base nisso, fraturas com deslocamento não tratadas do terço médio e da maxila podem ser consideradas "velhas" após 2 a 3 semanas do trauma. Depois desse período, uma cicatrização rápida interfragmentária e a formação do calo ósseo normalmente podem impossibilitar a reposição da mobilidade original da maxila sem o uso do fórceps de Rowe ou de outro instrumento.

Deformidades pós-traumáticas da maxila devem ser avaliadas de maneira similar à de outras deformidades ósseas faciais. Um exame clínico básico da estrutura óssea da maxila deve ser feito, avaliando-se simetria, estabilidade, plano oclusal, perda ou fratura dentária e anormalidade do contorno ósseo, bem como a relação da maxila com outras estruturas ósseas, como o arco zigomático, a abertura piriforme e as estruturas de tecido mole, tais como nariz e lábio superior. A presença ou ausência de distúrbios neurossensoriais dos nervos infraorbitário ou palatino maior podem indicar a extensão ou posição da deformidade. A perda da simetria é um fator importante na avaliação da deformidade pós-traumática.

Uma avaliação radiográfica da maxila pós-trauma tardio deve incluir radiografia cefalométrica lateral, panorâmica e Waters. Uma avaliação adicional das estruturas adjacentes está indicada: radiografia dos ossos próprios do nariz, radiografia cefalométrica póstero-anterior ou radiografia submental do vértice.

Estudos tomográficos oferecem uma descrição detalhada da deformidade, especialmente a reconstrução em três dimensões (Fig. 20.6). Embora esses estudos realizem o diagnóstico muito facilmente, não são absolutamente necessários. É possível, geralmente, desenvolver um diagnóstico e plano terapêutico usando apenas as radiografias e a tomografia computadorizada convencionais. Um estudo completo das radiografias periapicais pode ser necessário, desde que a deformidade pós-traumática da maxila possa estar associada com a perda da vitalidade dental.

Uma avaliação cuidadosa das radiografias cefalométricas lateral e póstero-anterior deve ser realizada quando a deformidade maxilar pós-traumática for avaliada, desde que mudanças do plano oclusal nas dimensões horizontal ou médio-lateral estejam presentes.

O exame fotográfico também possui importantes aspectos. Devem ser tiradas fotos de vista anterior, perfil bilateral, visão ínfero-superior, da oclusão anterior e de ambos os lados, do palato, do assoalho da boca e outras projeções que sejam necessárias. Fotografias do paciente antes da lesão podem ser úteis no planejamento do tratamento, sendo importante enfatizar ao paciente e sua família que a fotografia pregressa irá auxiliar no planejamento do tratamento, para que não ocorra a expectativa de que o resultado final seja igual ao da fotografia.

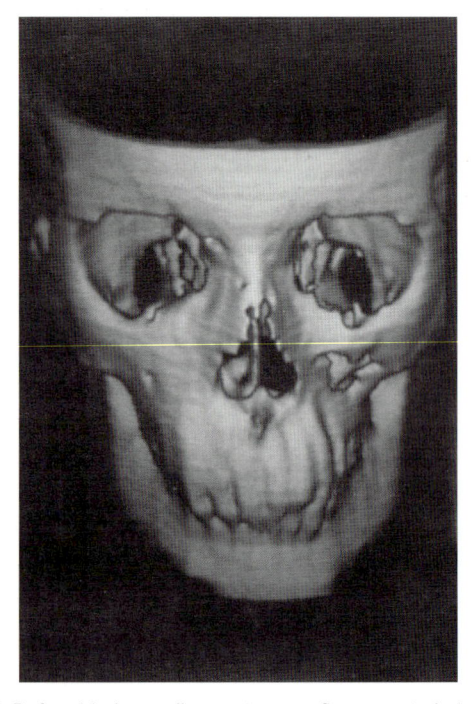

Fig. 20.6 Deformidade maxilar em tomografia computadorizada (3D).

As informações obtidas por meio de exame clínico, radiografias e estudo dos modelos serão usadas para formular o plano de tratamento. Pequenos níveis de deslocamento maxilar que resultam em má união podem ser corrigidos com osteotomia Le Fort I, contudo uma linha de fratura irregular preexistente pode provocar alteração na posição usual da osteotomia e fazer com que provavelmente necessite de enxertos ósseos.

O uso de *splints* confeccionados de acordo com as cirurgias no modelo é obrigatório para obter um estudo predictivo. O *splint* é similar ao utilizado em cirurgia ortognática, mas realizado com outros objetivos.

O tipo de fixação utilizada para correção de deformidades pós-traumáticas deve ser analisado com cuidado antes da cirurgia. Quando a região inteira do terço médio da face, incluindo a margem inferior da órbita e zigomático, está comprometida, a osteotomia Le Fort III está indicada, bem como descrita para as malformações craniofaciais. Se somente metade da face é afetada, a osteotomia unilateral Le Fort III é refraturada da região do processo alveolar e reorganizada de acordo com a análise do modelo.

Para o tratamento de malformações craniofaciais de fraturas cominutivas do terço médio é ocasionalmente necessário conduzir uma osteotomia Le Fort I adicionada de uma osteotomia Le Fort III durante a mesma cirurgia. Se isso não for feito, será praticamente impossível obter uma oclusão correta em casos preexistentes de fraturas do terço médio não tratado. Na tentativa de simplificar o procedimento cirúrgico do complexo do terço médio inteiro da face, primeiro mobiliza-se uma osteotomia Le Fort II, e somente então é produzida a osteotomia Le Fort I.

DEFORMIDADES DO COMPLEXO ZIGOMÁTICO

DIAGNÓSTICO E AVALIAÇÃO DAS SEQUELAS

A interação humana é feita, principalmente, mediante o "olho no olho". Consequentemente, a região periorbital é o centro do interesse quando há comunicação com outra pessoa. Assim sendo, um distúrbio estético em virtude de assimetria do terço médio da face ou deformidade do osso de suporte da órbita pode causar embaraço para o paciente e despertar sentimentos de inferioridade. Tanto a deformidade facial quanto a má função ocular podem ser o resultado de uma fratura do complexo zigomático má unida.

Sabe-se também que, nas últimas três décadas, a incidência de fraturas do terço médio da face tem aumentado mais do que a de mandíbula.

As consolidações viciosas do arco zigomático são consideradas após 10 semanas de fratura.

No caso de trauma no complexo zigomático, ossos podem ser quebrados ou deslocados.

Os sinais clínicos e sintomas das deformidades da porção lateral do terço médio são semelhantes àqueles das fraturas agudas:

a) Assimetria facial e disformismo.
b) Deslocamento do globo ocular.
c) Diplopia.
d) Parestesia do nervo infraorbitário.
e) Limitação do movimento mandibular.

Assimetria do terço médio lateral da face pode ser causada por alterações do tecido mole (assim como um ligamento cantal lateral rompido) ou por má posição do osso zigomático, do arco zigomático ou de fragmentos da rima orbital.

Um distúrbio da estética da face é, às vezes, a única razão para que o paciente consulte o cirurgião, e uma destruição óssea da rima orbital isolada pode, por si só, ser a razão de uma correção cirúrgica. Em alguns casos, contudo, é difícil avaliar a assimetria óssea pós-traumática da proeminência malar, visto que a face humana não é completamente simétrica.

Deslocamento do globo ocular é uma outra sequela de fratura do complexo zigomático orbitário com um aumento da cavidade orbitária (por exemplo, deslocamento do assoalho ósseo) ou perda do conteúdo orbital (por exemplo, deslocamento do tecido mole ou necrose). Depois do tratamento dessas fraturas usando fios de aço, um deslocamento discreto do globo ocular pode ocorrer em mais de 15% dos casos. Enoftalmia é mais bem mensurada quando se compara a distância entre a córnea e a margem lateral orbital (no plano sagital) nos dois lados. Verifica-se deslocamento inferior do globo ocular ao se determinar a diferença dos níveis das pupilas (Fig. 20.7A e B).

Diplopia pode ser causada por um severo deslocamento do globo ocular, mas também frequentemente é consequência de trauma dos nervos cranianos, encarceramento dos músculos inferiores extraoculares ou prolapso do tecido mole orbitário.

Parestesia ou anestesia na área de distribuição do nervo infraorbitário é consequência da compressão ou dilaceração do nervo dentro do canal infraorbital.

A limitação do movimento mandibular pode ser resultado do deslocamento do arco zigomático que irá impedir a livre excursão do processo coronoide; assim sendo, o paciente não é capaz de abrir a boca completamente, mas há até casos de incapacidade de fechamento da boca.

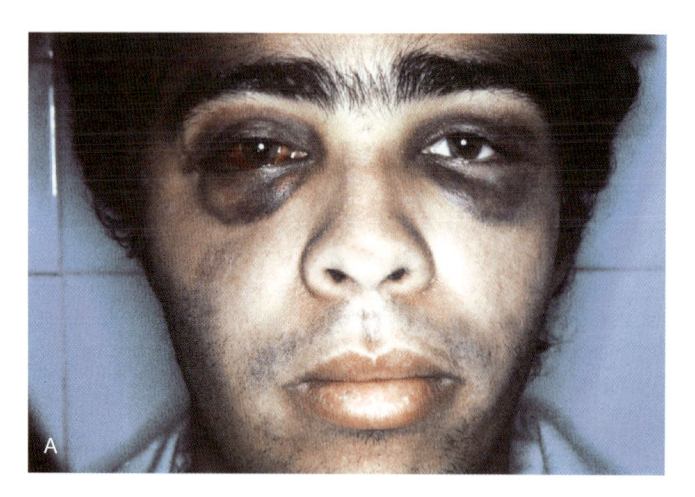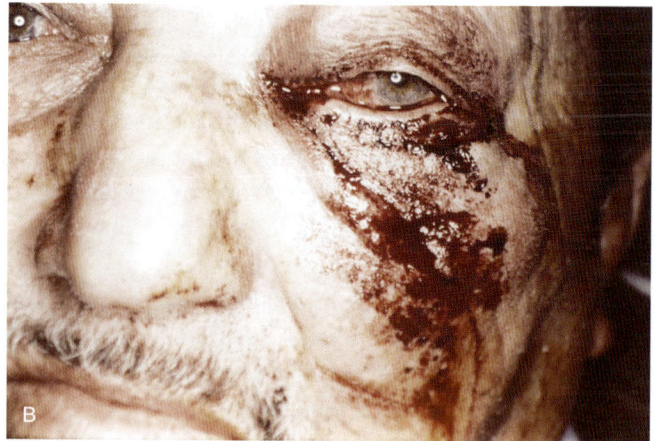

Fig. 20.7A e B Deslocamento do ligamento palpebral devido à fratura do bordo orbitário lateral.

A seguir, os exames radiográficos mais importantes para verificar a má união do complexo do arco zigomático:

a) Incidência occipitomental (Waters) para examinar sutura frontozigomática, rima orbital inferior e seio maxilar.

b) Incidência póstero-anterior da órbita para o estudo da rima e do assoalho da órbita.

c) Incidência verticossubmental para avaliar o arco zigomático.

d) Tomografia computadorizada para avaliar o assoalho da órbita e, em alguns cortes, o espaço entre o processo coronóide e o arco zigomático.

A ressonância nuclear magnética pode ser útil na visualização do conteúdo orbital, mas para demonstrações das irregularidades ósseas não é o exame de primeirea escolha, sendo as melhores opções radiografias ou tomografia computadorizada.

TRATAMENTO

Alguns ou todos os sinais e sintomas das sequelas das fraturas do complexo do arco zigomático podem ser encontrados individualmente no paciente. Os critérios para o tratamento cirúrgico são mencionados a seguir:

a) Alteração estética óssea grave ou assimetrias severas da rima orbital e diferenças patológicas entre as duas proeminências malares.

b) Diplopia não causada por dano muscular ou neural isolado, com ou sem deslocamento inferior do globo ocular, com mais de 3 mm em virtude do deslocamento do assoalho orbital.

c) Parestesia do nervo infraorbitário que persiste mais de 12 meses após a reposição cirúrgica dos fragmentos ósseos.

d) Depressão do arco zigomático que radiologicamente produza um obstáculo ósseo à livre excursão da mandíbula.

e) Tratamento cirúrgico na enoftalmia é feito, preferencialmente, quando associado com o deslocamento inferior do globo ocular ou ptose.

Recomenda-se ver capítulo que trata das fraturas do Complexo Malar-Zigomático.)

SEQUELA DAS FRATURAS NASAIS

Os ossos nasais são os mais frequentemente fraturados no esqueleto facial, sendo as estruturas mais atingidas o processo ascendente da maxila e o septo nasal.

Constituído por delgadas lâminas ósseas, o arcabouço nasal consolida-se muito rapidamente, e o melhor momento para o tratamento bem-sucedido das fraturas nasais inclui as primeiras duas ou três horas após a ocorrência da lesão, antes que o verdadeiro estado da lesão tenha sido mascarado por edema, hematoma e obstrução da via respiratória. Após o exame clínico, solicitam-se radiografias para fraturas da região (Water's e perfil para ossos próprios do nariz). Nesses casos, contudo, é o exame clínico que irá orientar o planejamento cirúrgico, uma vez que as radiografias oferecem poucos subsídios, e em casos mais complexos pode-se utilizar tomografia computadorizada.

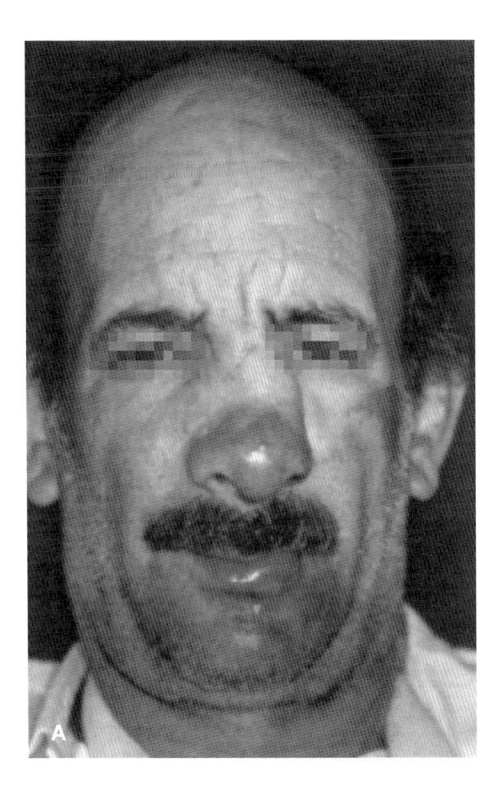

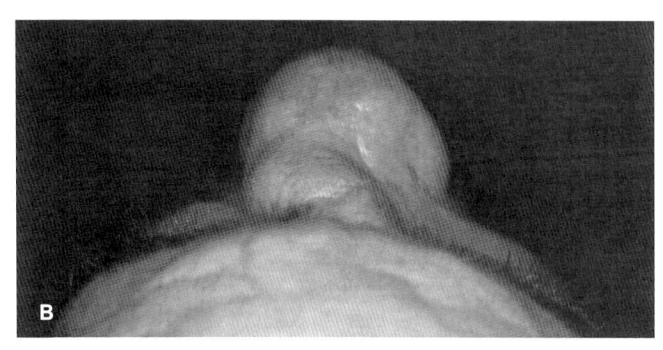

Fig. 20.8 A. Paciente apresentando sequela de fratura nasal associado a trauma recente da face (vista frontal). B. Vista súpero-inferior.

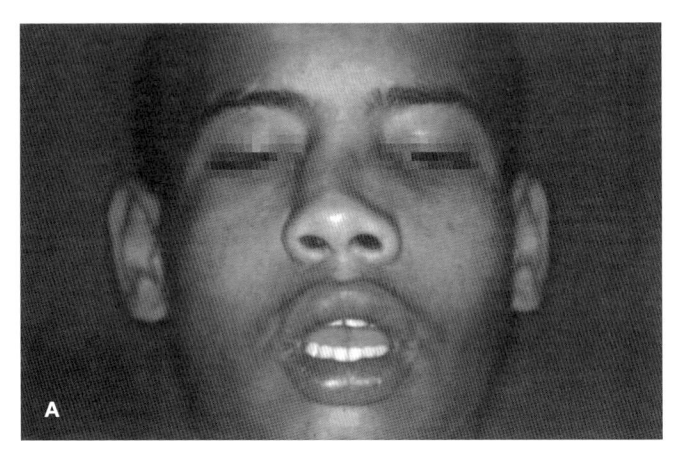

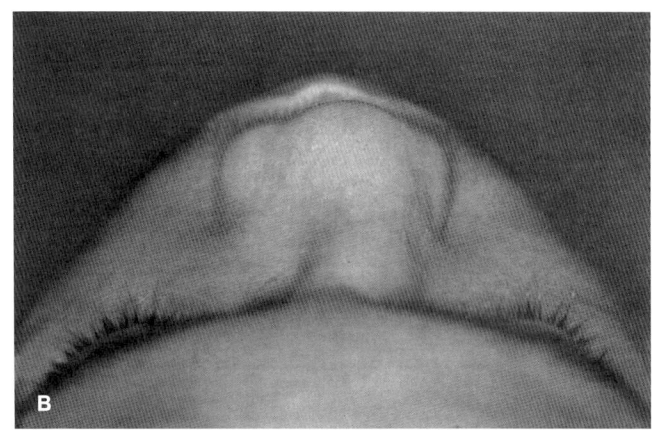

Fig. 20.9 A. Sequela de fratura nasal não tratada (vista frontal). B. Vista súpero-inferior.

A obstrução nasal uni ou bilateralmente, a deformidade nasal nas suas diferentes modalidades e a maioria das fraturas simples do nariz podem ser corrigidas com simples pressão do polegar, mas essa manobra reduz somente a fratura na qual o osso foi empurrado para fora, não tendo qualquer ação no lado deprimido pela fratura.

Se a sequela estética for um desvio do dorso nasal, indicam-se a osteotomia nos processos ascendentes da maxila e a osteotomia nasal para reposicionamento do dorso. Essa intervenção deve ser feita, no mínimo, 3 meses após o trauma, quando a consolidação óssea está completa. A osteotomia antes desse prazo pode levar a fraturas cominutivas, com péssimo resultado estético.

Se a deformidade for um nariz em sela, indica-se um enxerto ósseo ou cartilaginoso, ou mesmo de gálea aponeurótica, no dorso.

As cirurgias para correção de desvios do septo nasal são feitas o mais precocemente possível; a mucosa septal deve ter aspecto rígido, para que seja indicada a cirurgia funcional. A operação realizada logo após o acidente, com a mucosa edemaciada, estará sujeita a um sangramento bem maior.

Fraturas com má união originam deformidades nasais externas e deformidades do septo que podem necessitar de processos reconstrutivos posteriores, mesmo sob o mais habilidoso tratamento e os cuidados mais meticulosos.

Algumas fraturas graves requerem procedimentos secundários para correção definitiva.

As deformidades podem estar associadas em graus variados e será conveniente obter um diagnóstico claro para um tratamento adequado. Entre elas, há lesões envolvendo o dorso nasal ou regiões nasomaxilares, lesões do ângulo naso-orbital e região nasoetmoide-maxilar, lesões associadas com ângulo nasofrontal; lesões complexas envolvendo o complexo nasoetmóide-frontal.

Deformidades do dorso nasal são fraturas que envolvem, em primeiro lugar, os ossos nasais, em segundo, o processo frontal da maxila e, em terceiro, o septo cartilaginoso.

Caso não sejam tratados ou reduzidos adequadamente, os fragmentos deslocados irão sofrer algum grau de reabsorção associada com uma união fibrosa ou, muitas vezes, apresentarão uma má união por meio da formação de um calo ósseo (Fig. 20.8A e B).

Em casos tardios, o perfil irá depender da direção e do ponto de impacto da lesão inicial. O componente de força em direção lateral irá resultar em um desvio da pirâmide nasal (dorso e parede lateral) contralateral (Fig. 20.9A e B).

O esqueleto do dorso nasal e das partes laterais combinadas constitui um nariz com um formato particular e uma importância estética primordial na composição individual da face. Qualquer alteração que resulte em um processo traumático com uma deformidade extremamente desagradável é de difícil aceitação pelo paciente, principalmente no caso de mulheres e jovens.

Recomenda-se leitura do Capítulo 16, Seção VI.

BIBLIOGRAFIA

Banks P, Killey's. *Fraturas da mandíbula*. São Paulo: Santos, 1994.

Bell WH. *Modern practice in orthognathic and reconstructive surgery*. 3v. Philadelphia: Saunders, s.d. 1989, p 230-39.

Brandão LGS, Ferraz AR. *Cirurgia de cabeça e pescoço*. Vol. II. São Paulo: Roca, 1989.

Colombini NEP. *Cirurgia maxilofacial*. São Paulo: Pancast, 1991.

David DJS, Simpson DA. *Craniomaxillofacial trauma*. Churchill Livingstone, 1995.

Dingman TMS, Natvig AC. *Cirurgia das fraturas faciais*. São Paulo: Santos, 1983.

Kruger ES, Schilli W. *Oral and maxillofacial traumatology*. Vol. I. Quintessence Books, 1982.

Manganello de Souza LCS, Barros JJ. *Traumatismo bucomaxilofacial*. São Paulo: Roca, 1993.

Rowe NL, William JL. *Maxillofacial Injuries*. Edinburgh: Churchil Livingstone, 1985.

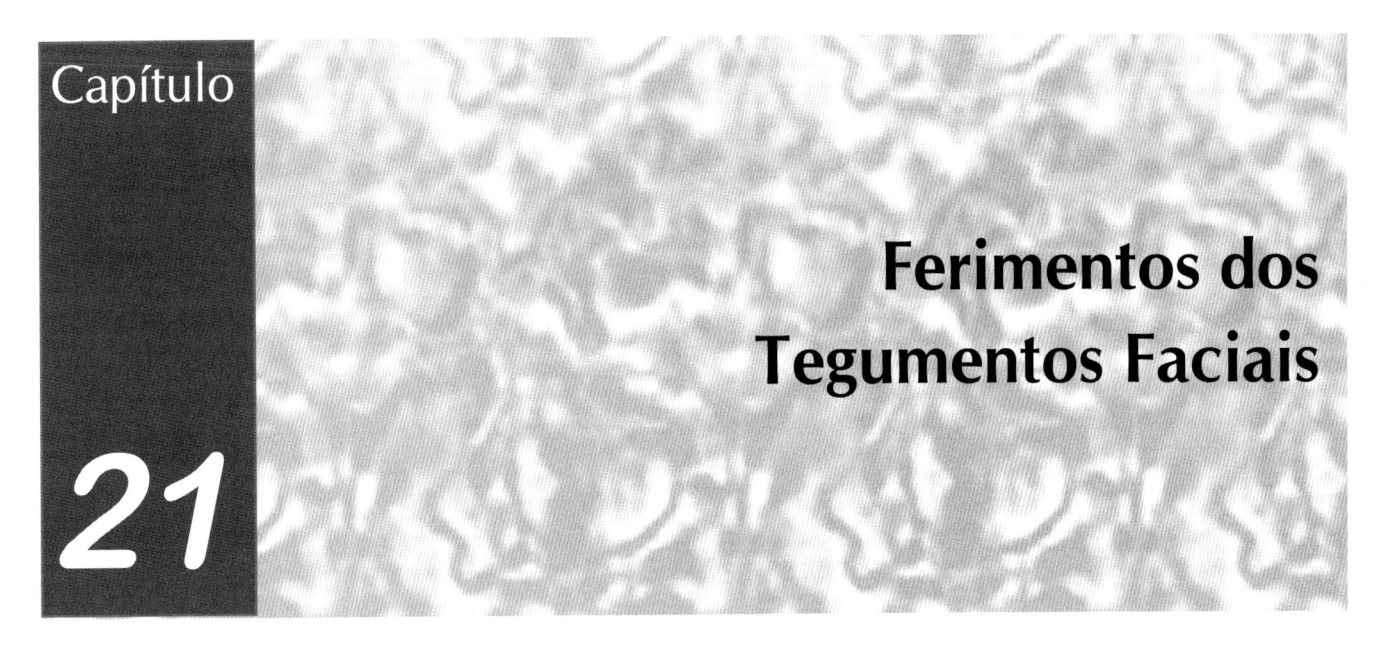

Capítulo 21

Ferimentos dos Tegumentos Faciais

Fernando Melhem Elias • Renata Pinheiro Rezende • Fernanda Lodi Turella
Waldyr Antônio Jorge

INTRODUÇÃO

A face é uma região de extrema importância para a sobrevivência do indivíduo. É por meio dela que funções vitais, como a respiração e a digestão, se iniciam e que os mais diversos sentimentos são expressos. Portanto, não é de se admirar que qualquer lesão que altere sua integridade anatomofuncional seja encarada pelo paciente como grave ou, no mínimo, preocupante, principalmente se a possibilidade de sequelas for evidente, como ocorre no caso dos ferimentos de seus tegumentos ou tecidos moles. Nesses casos, para que os melhores resultados terapêuticos estéticos e funcionais sejam alcançados, além de saber lidar com a ansiedade do paciente, deve o cirurgião observar os princípios gerais de tratamento das lesões traumáticas e os princípios específicos inerentes à face, dos quais trata este capítulo.

Dificilmente os traumatismos faciais por si só induzem ao paciente risco imediato de morte. Porém, em alguns casos, podem ocorrer obstrução respiratória e hemorragia grave, sendo necessário tratamento emergencial. Por mais desfigurante que um ferimento facial possa parecer, levando à crença de que seu tratamento deva ser iniciado imediatamente, sempre é prudente a avaliação geral do paciente, buscando detectar outras lesões que merecem atenção prioritária, incluindo os traumatismos cranioencefálicos, torácicos e abdominais. Uma vez realizada a avaliação inicial do paciente, deve o cirurgião concentrar-se no diagnóstico e tratamento das lesões faciais.

CONCEITO E CLASSIFICAÇÃO

Os ferimentos dos tegumentos faciais são aqueles infligidos aos tecidos moles por algum agente físico externo, geralmente de modo súbito. Podem ser classificados segundo diversos critérios, incluindo o grau de contaminação e a manutenção ou não do epitélio de revestimento.

CLASSIFICAÇÃO QUANTO AO GRAU DE CONTAMINAÇÃO

Essa classificação leva em consideração o aspecto macroscópico dos ferimentos ou das feridas cirúrgicas quanto à presença de contaminação ou infecção. As chamadas feridas limpas são produzidas exclusivamente em ambiente cirúrgico, desde que os sistemas respiratório, digestório e geniturinário não tenham sido manipulados. As demais feridas podem ser decorrentes de traumatismos, sendo sua classificação de importância na tomada de condutas terapêuticas. Neste capítulo, reserva-se o termo *ferimento* para as lesões de origem traumática, cuja classificação quanto ao grau de contaminação é descrita a seguir.

Ferimentos limpocontaminados

São os que não apresentam contaminação grosseira, sendo o exemplo mais comum os produzidos por uma faca de cozinha.

Ferimentos contaminados

São os que apresentam algum grau de contaminação, reação inflamatória ou que tenham permanecido mais de 6 horas sem tratamento. Incluem as lesões que entraram em contato com terra e as mordeduras humanas ou de animais.

Ferimentos infectados

São os que apresentam secreção purulenta, material fecal ou muito tecido desvitalizado em seu interior (ver Fig. 21.40).

CLASSIFICAÇÃO QUANTO À MANUTENÇÃO DO EPITÉLIO DE REVESTIMENTO

De acordo com a manutenção da integridade do epitélio de revestimento, os ferimentos podem ser agrupados em fechados ou abertos. Os fechados ou contusões são os que ocorrem sem solução de continuidade da pele ou mucosa e os abertos são os que apresentam solução de continuidade. Esses últimos podem ser agrupados de acordo com seu aspecto, relacionado diretamente com o objeto que os ocasionou. Podem ainda ser considerados superficiais, quando acometem pele e subcutâneo ou mucosa e submucosa, e profundos, quando envolvem fáscias, músculos, vasos, nervos e periósteo.

Contusões

São causadas pelo impacto de objeto rombo e caracterizam-se pela presença simultânea ou não de edema, equimose e hematoma. O edema é decorrente do acúmulo de líquido inflamatório transudado para os tecidos, em virtude da maior permeabilidade capilar. Carateriza-se por um aumento de volume uniforme e de extensão geralmente proporcional à intensidade do trauma (Fig. 21.1 A e B). A equimose é causada pelo extravasamento de sangue de pequenos vasos para o tecido subcutâneo ou submucoso, o que causa uma mancha arroxeada difusa, sem aumento de volume localizado. Tal mancha pode migrar em virtude da ação da gravidade e assumir coloração amarelo-esverdeada, à medida que a hemoglobina for sendo degradada e absorvida (Fig. 21.2 A e B). O hematoma é formado pelo

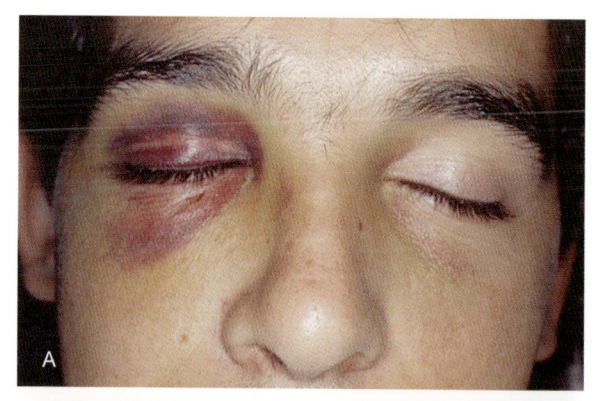

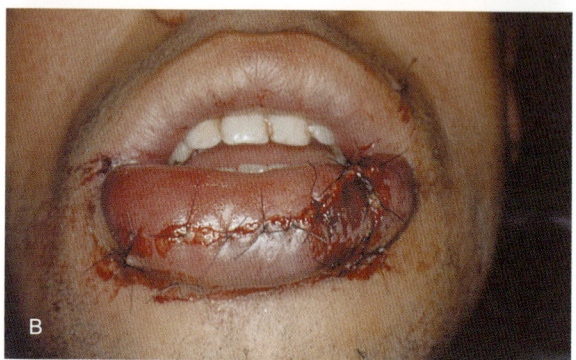

Fig. 21.1A. Equimose palpebral. B. Edema labial.

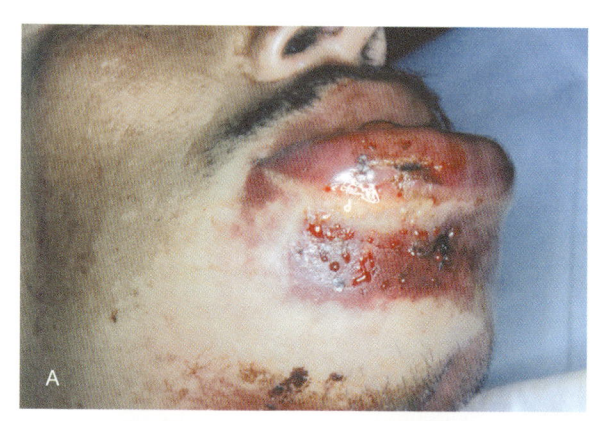

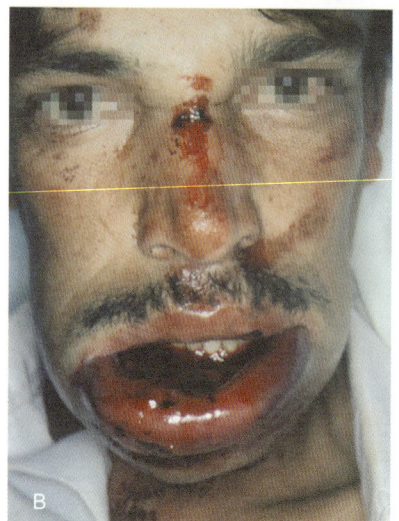

Fig. 21.2A e B. Presença de edema e hematoma translabial por acidente de trabalho. (Caso do Prof. Waldyr A. Jorge.)

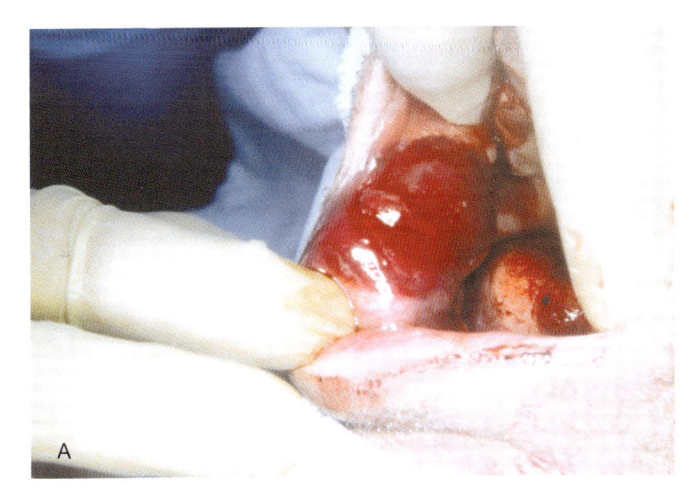

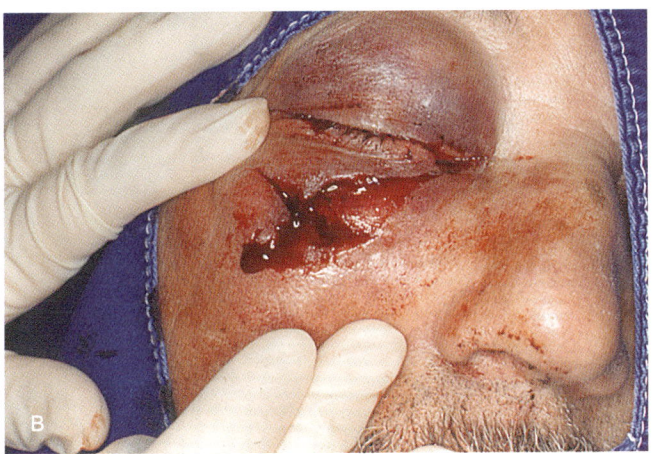

Fig. 21.3A. Hematoma intrabucal por trauma em região de comissura labial. **B.** Hematoma palpebral e ferimento lacerocontuso. (Caso do Prof. Waldyr A. Jorge.)

acúmulo localizado de sangue, extravasado após ruptura de vasos sanguíneos de maior calibre, que geralmente causa abaulamento. Seus limites são mais definidos em virtude da formação de uma loja com quantidade variável de sangue (Fig. 21.3 A e B).

Escoriações ou abrasões

As escoriações ou abrasões são ferimentos decorrentes do atrito de uma superfície áspera com a pele ou mucosa, arrancando camadas de células de revestimento. Com a perda do epitélio, ocorrem sangramento, exsudação de plasma e deposição de fibrina, que sofrem ressecamento em contato com o ar, originando a crosta. São bastante dolorosas, visto que um grande número de terminações nervosas pode ser exposto ao meio externo. O sangramento geralmente é de pequena intensidade e autolimitante, exceção feita aos casos de lesões mais profundas. Nesses casos de acometimento de planos teciduais subjacentes à derme, a reparação poderá ocorrer com a formação de cicatrizes (Fig. 21.4 A e B).

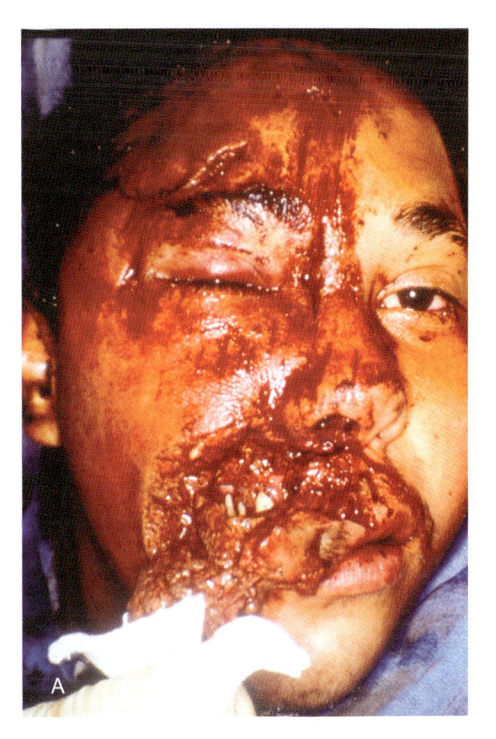

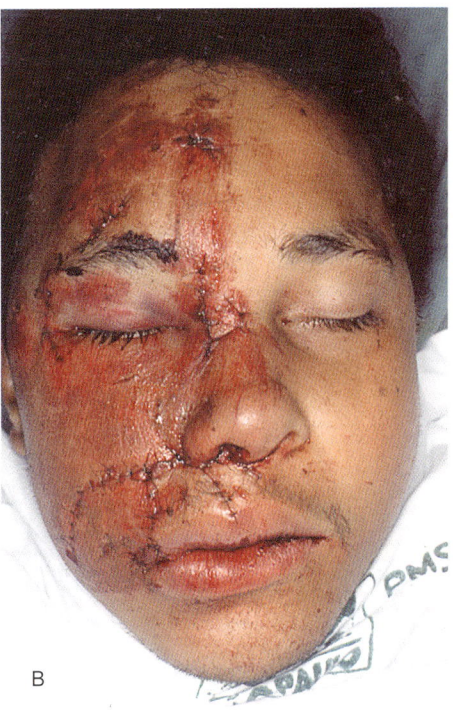

Fig. 21.4A. Aspecto extrabucal com intenso edema e hematoma labial. **B.** Escoriações decorrentes do atrito com o asfalto e ferimento lacerocontuso suturado (Caso do Prof. Waldyr A. Jorge.)

Ferimentos incisos

Os ferimentos incisos ou cortantes são causados pela ação de objetos afiados. Apresentam o comprimento maior que a largura e os bordos definidos e regulares. Mais frequentemente são causados por armas brancas (facas, canivetes), vidro ou linhas mantidas sob tensão (Fig. 21.5 A).

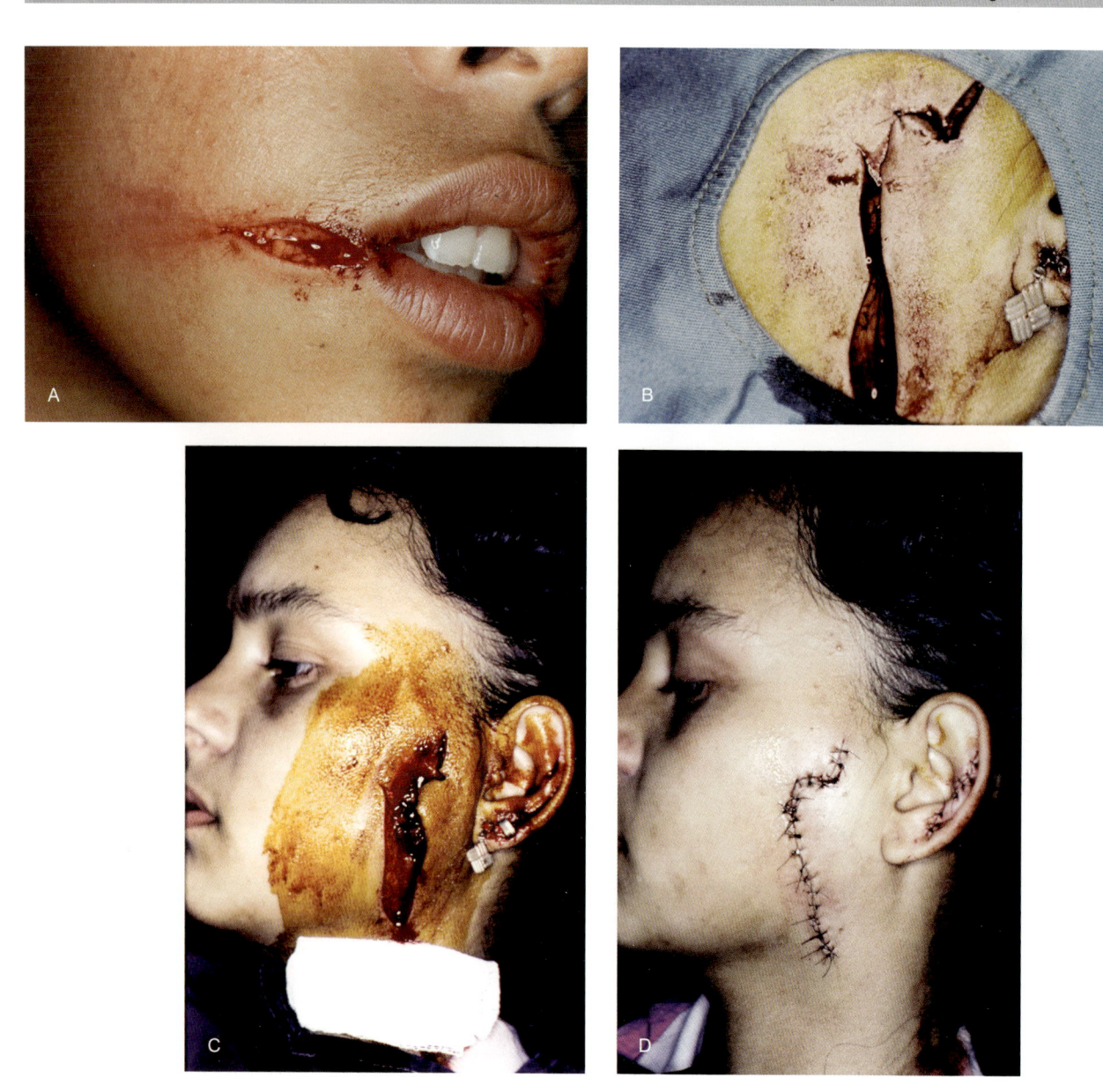

Fig. 21.5 A. Ferimento inciso causado por linha de empinar pipas. **B, C** e **D.** Ferimento facial causado por vidro em região lateral da face. Detalhe ou coragem de sutura e sutura fina. (Caso do Prof. Waldyr A. Jorge.)

Ferimentos cortocontusos

Os ferimentos cortocontusos são causados pelo impacto de objeto rombo, porém com intensidade suficiente para romper a continuidade tecidual. Seus bordos costumam ser irregulares (Fig. 21.6).

Ferimentos perfurantes

São os que apresentam profundidade maior que sua extensão. Quando decorrem do impacto de objetos rombos com alta velocidade, como certos projéteis de armas de fogo, recebem a denominação de perfurocontusos. Quando causados por instrumentos cortantes, são denominados perfuroincisos. Quando penetram cavidades naturais, como a torácica, são chamados de ferimentos penetrantes (Fig. 21.7 A-C).

Ferimentos transfixantes

São aqueles que possuem um orifício de entrada e outro de saída ou que comunicam a cavidade oral com o meio externo, através da mucosa e pele. São comuns na região dos lábios e do palato mole, principalmente nas crianças que caem com canetas e outros objetos na boca (Fig. 21.8).

Ferimentos lacerantes

Os ferimentos lacerantes ou dilacerantes são caracterizados por ruptura e levantamento dos tecidos epitelial e

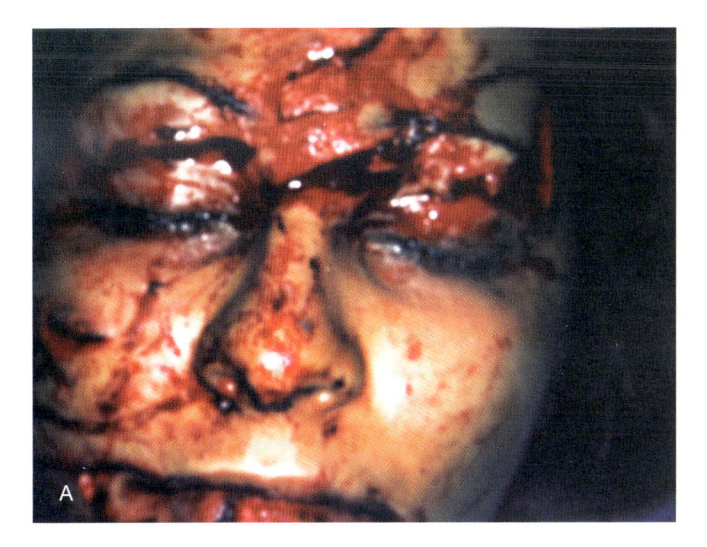

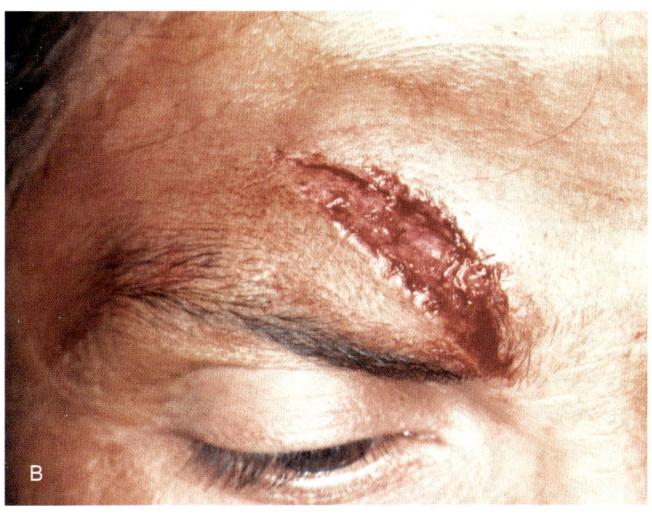

Fig. 21.6 A e **B.** Ferimento cortocontuso decorrente de acidente automobilístico. (Casos do Prof. Waldyr A. Jorge.)

subcutâneo ou submucoso, resultando em um ou vários retalhos de bordas irregulares. Quando decorrentes do impacto de objetos rombos, são denominados lacerocontotusos. São ferimentos de difícil tratamento, muitas vezes induzindo a formação de cicatrizes antiestéticas (Figs. 21.9 e 21.10).

Ferimentos descolantes

Também conhecidos como desenluvamentos (*degloving*), caracterizam-se por descobrimento e exposição da superfície óssea ao meio externo (Fig. 21.11 A-D).

Ferimentos avulsivos

São ferimentos nos quais há perda de substância tecidual, geralmente em virtude da ação de traumatismos lacerantes. Os tecidos avulsionados perdem contato com seu leito natural e ficam privados de circulação (Fig. 21.12 A e B).

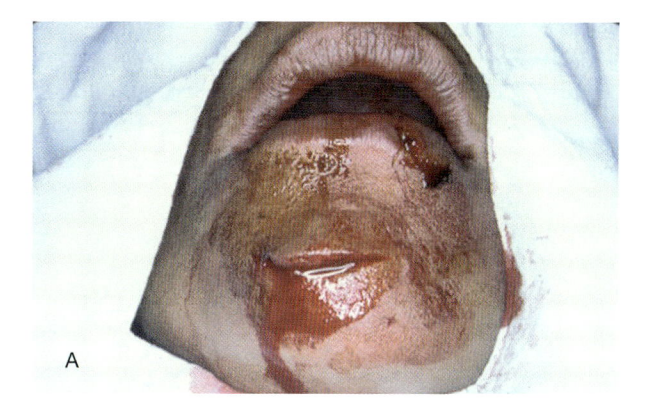

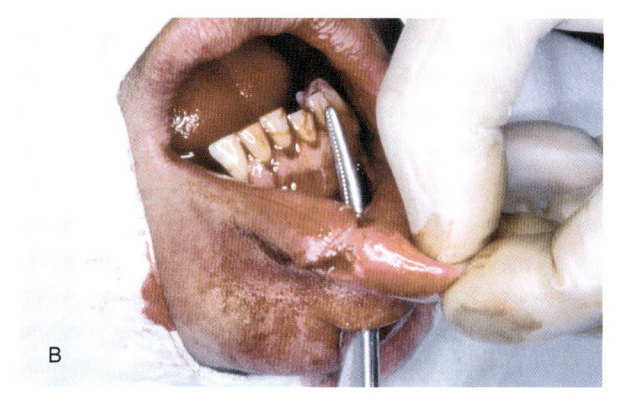

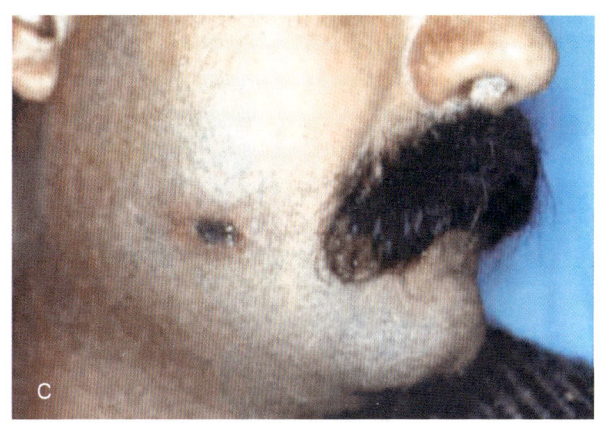

Fig. 21.7A e **B.** Ferimento perfurocontuso. **C.** FPC causado por projétil de arma de fogo.

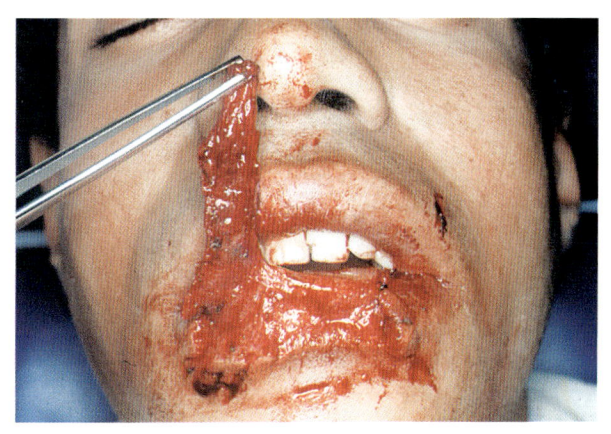

Fig. 21.8 Ferimento transfixante em lábio inferior, causado pelo impacto dos tecidos moles contra os dentes.

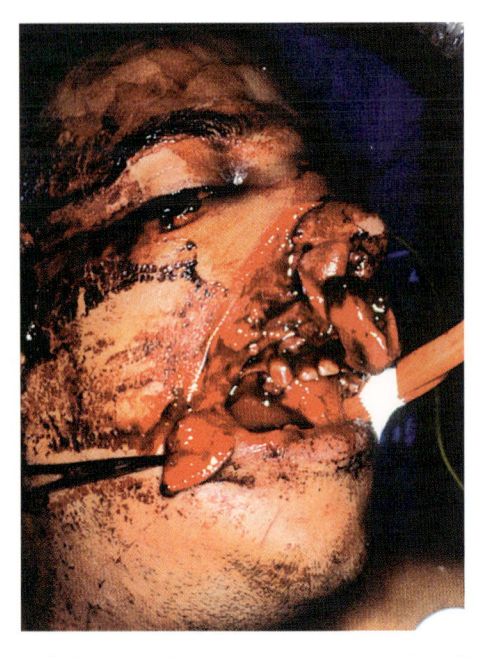

Fig. 21.9 Ferimento lacerocontuso decorrente de acidente motociclístico.

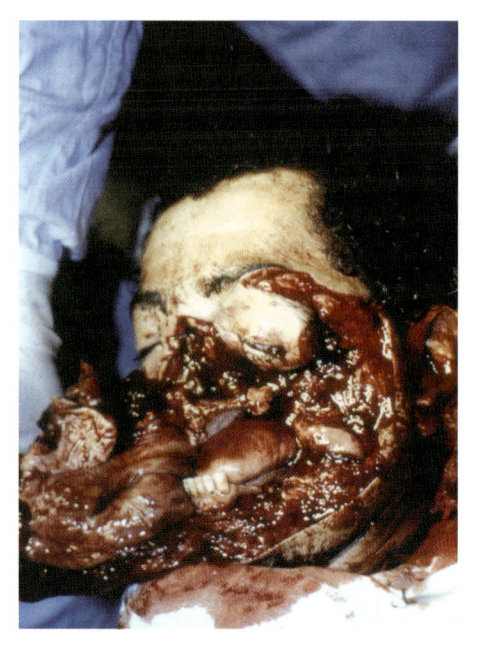

Fig. 21.10 Ferimento lacerocontuso decorrente de acidente com vagão de metrô. (Caso do Prof. Waldyr A. Jorge.)

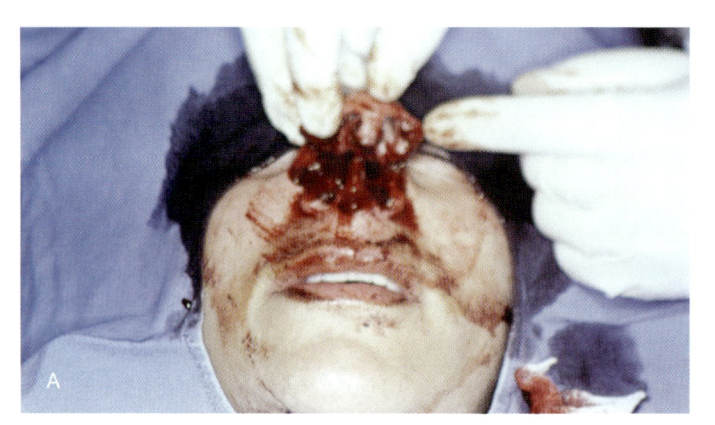

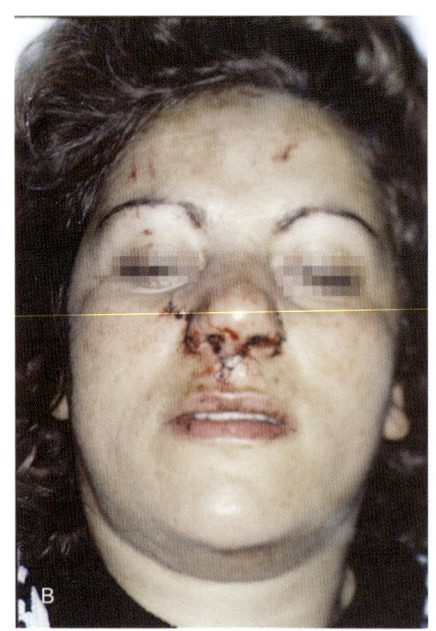
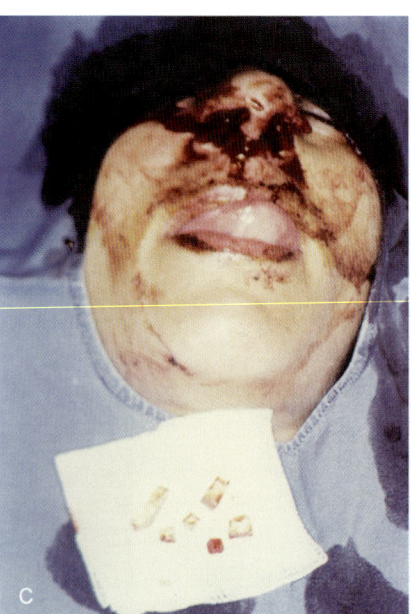
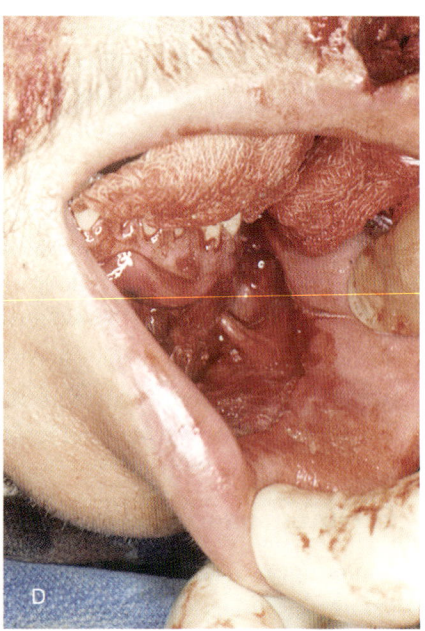

Fig. 21.11A, **B** e **C.** Ferimento lacerante da região nasal com presença de corpos estranhos (vidros) imperceptíveis ao RX.
D. Ferimento descolante em fundo de sulco vestibular inferior, com exposição do nervo mentoniano, decorrente de acidente motociclístico.

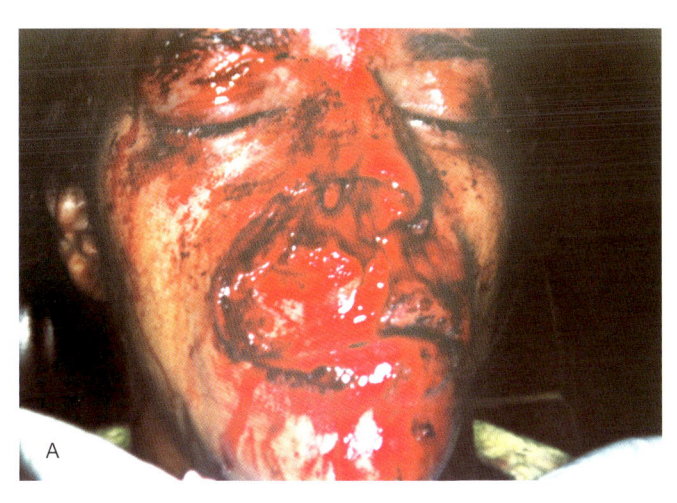

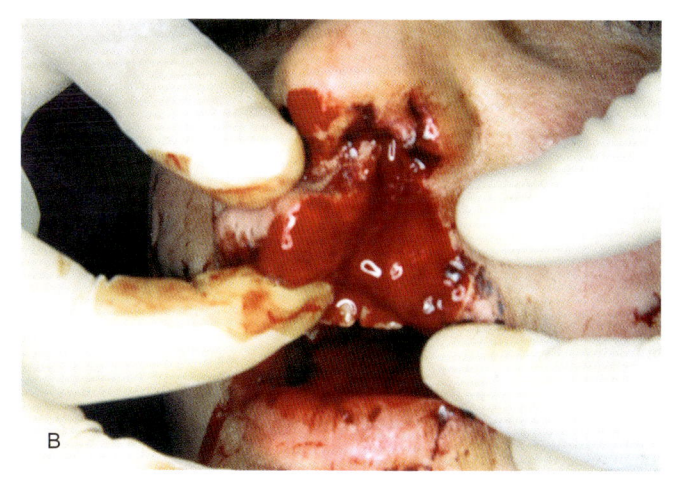

Fig. 21.12 Ferimento avulsivo do lábio inferior em paciente politraumatizado. **A.** Ferimento avulsivo de maxila por acidente automobilístico. **B.** Ferimento cortocontuso (FCC) que atinge lábio e osso nasal. (Casos do Prof. Waldyr A. Jorge.)

Esmagamentos

São decorrentes da compressão violenta dos tecidos e raramente ocorrem na face. São mais comuns nos membros.

Queimaduras

São ferimentos causados por calor, frio, fricção, radiação e substâncias químicas, entre outros agentes. Geralmente são resultantes de incêndio em automóvel, explosões e agressões por arma de fogo. O paciente queimado também

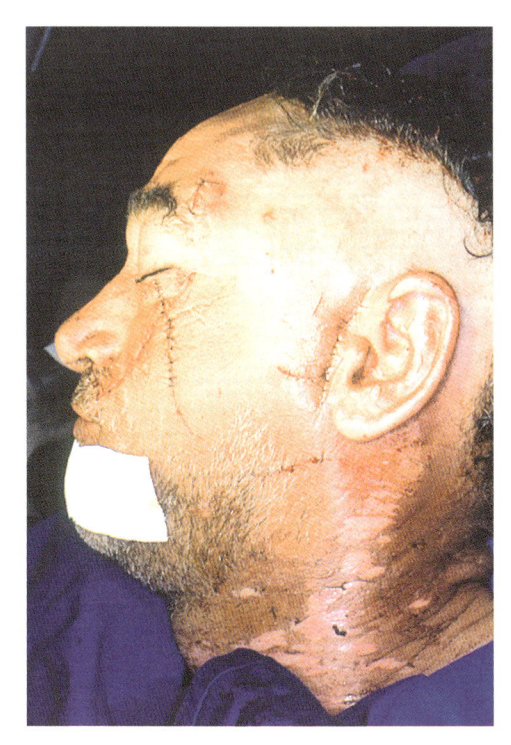

Fig. 21.13 Queimadura de 2º grau no pescoço, causada por água fervente

pode ter inalado gases quentes e monóxido de carbono, o que piora o prognóstico. Portanto, é importante saber as circunstâncias nas quais as queimaduras ocorreram e as substâncias que provocaram ou alimentaram as chamas. A extensão da área queimada é que determina sua gravidade quanto à sobrevida. No caso da face e pescoço, além da instalação rápida e intensa de edema, principalmente nas pálpebras, a possibilidade de retração cicatricial e alteração funcional faz com que essas queimaduras sejam sempre consideradas graves, mesmo quando em pequena extensão.

Quanto à profundidade e ao acometimento tecidual, as queimaduras podem ser agrupadas em de primeiro, segundo e terceiro graus. As queimaduras de primeiro grau envolvem somente a epiderme, causando eritema e dor. As queimaduras de segundo grau envolvem a epiderme totalmente e a derme parcialmente, causando eritema, dor, edema e formação de vesículas. As queimaduras de terceiro grau envolvem toda a espessura da derme, atingindo subcutâneo e músculos. Apresentam superfície ressecada e pouco sensível. As feridas resultantes desse tipo de queimadura necessitam de abordagem cirúrgica para reparação adequada (Fig. 21.13).

PRINCÍPIOS DE TRATAMENTO

FECHAMENTO PRIMÁRIO, PRIMÁRIO RETARDADO E POR SEGUNDA INTENÇÃO

O *fechamento primário* dos tecidos, logo após o traumatismo, apresenta melhores resultados, visto que a incidência de infecção é menor e a reparação se processa por primeira intenção. Porém, nos ferimentos contaminados ou infectados pode-se indicar fechamento primário retardado. Nessa modalidade de tratamento, a ferida é lavada e debridada, são administrados antibióticos, realizados curativos locais e a síntese efetuada após 2 ou mais dias, se não houver infecção. Em casos com infecção que dura diversos dias, não havendo condições locais de síntese, prefere-se aguardar o fechamento por segunda intenção, que ocorre à custa de contração tecidual e formação de cicatriz exuberante.

No caso específico da face, as sequelas estéticas e funcionais decorrentes da reparação por segunda intenção ou mesmo do fechamento primário retardado justificam a sutura do ferimento mesmo decorridas mais de 6 horas do traumatismo, sabendo-se que a intensa vascularização regional contribui para que essa conduta seja bem-sucedida. Logicamente, cada caso deve ser avaliado individualmente, observando-se principalmente as características dos tecidos. Nos casos sem infecção extensa, tecidos com aspecto de desvitalização devem ser removidos antes da síntese, que deve ser realizada por planos da maneira habitual. A aproximação apenas dos planos superficiais da ferida, além de aumentar a formação de lojas e hematomas, contribuindo para a perpetuação da infecção, induz cicatriz fibrosa que prejudica a reparação.

Sequência de Condutas Fundamentais

No tratamento específico das lesões traumáticas dos tecidos moles, o cirurgião deverá concentrar-se na aplicação sequenciada de condutas básicas, que incluem as manobras de antissepsia, anestesia, hemostasia e síntese. Dependendo do tipo de ferimento, algumas condutas podem ser suprimidas, porém sua sequência sempre permanecerá inalterada.

Antissepsia

Inicialmente, o ferimento deve ser lavado abundantemente com jatos de soro fisiológico. Seguem-se a antissepsia nos tecidos íntegros adjacentes à lesão, utilizando-se antisséptico aquoso à base de iodo ou clorexidina, e colocação de campos estéreis.

A iodopovidona é um composto estável formado por meio da reação da polivinil-pirrolidona com o iodo, ativo contra todas as formas bacterianas não esporuladas. Apresenta as mesmas propriedades antissépticas do iodo, sendo menos alergênico e irritante. Deve ser aplicado à pele ou à mucosa com compressas de gaze e seu excesso removido somente após 10 minutos para que o efeito seja máximo.

A clorexidina é um antisséptico de amplo espectro, com ação bactericida contra microrganismos Gram-po-sitivos e negativos, fungos e leveduras. A solução de digluconato de clorexidina a 0,12% é utilizada nas mucosas e a 2%, na pele.

O peróxido de hidrogênio e as soluções alcoólicas não devem ser utilizados, pois desidratam as bordas da ferida, dificultando a reparação. Além disso, o peróxido de hidrogênio não apresenta potencial antimicrobiano satisfatório.

Anestesia

O tipo de anestesia deve ser indicado de acordo com a extensão, gravidade e localização das lesões e idade do paciente. Nos queimados e crianças, pode haver necessidade de sedação ou anestesia geral. Porém, na maioria dos casos indica-se anestesia local com a associação de vasoconstritores, sempre se observando as doses máximas permitidas. A infiltração deve ser realizada em todos os planos teciduais, sendo preferível o bloqueio anestésico, visto que requer menor quantidade de anestésico.

Limpeza

Após a anestesia, os tecidos podem ser manipulados sem dor ou desconforto, o que facilita os procedimentos para limpeza. Sempre que necessário, a lavagem e a antissepsia são repetidas e os campos estéreis trocados, até que se obtenham condições ideais para o procedimento.

Na limpeza da ferida, corpos estranhos são retirados com pinças e jatos de soro fisiológico. Estilhaços de vidro podem ser identificados pelo ruído característico que emitem ao serem tocados com instrumentos metálicos. Sempre que houver dúvida, o exame radiográfico pode auxiliar na localização de vidro e outros corpos estranhos radiopacos. Em ferimentos sujos que apresentam resíduos de terra, graxa ou outras substâncias, os tecidos já anestesiados devem ser esfregados com uma escova macia.

Durante o debridamento, tecidos inviáveis são removidos até que as bordas da ferida apresentem-se regulares e com características de vitalidade. A ressecção de tecidos macerados e a regularização de feridas com formas desfavoráveis devem ser realizadas sem receio, desde que não acarretem suturas com tensão exagerada ou alterem a anatomia da região.

Hemostasia

Quando houver necessidade, deve-se realizar a hemostasia de acordo com o calibre dos vasos sangrantes e as características da hemorragia, quer por meio de compressão local, eletrocoagulação, pinçamento, ligadura ou suturas

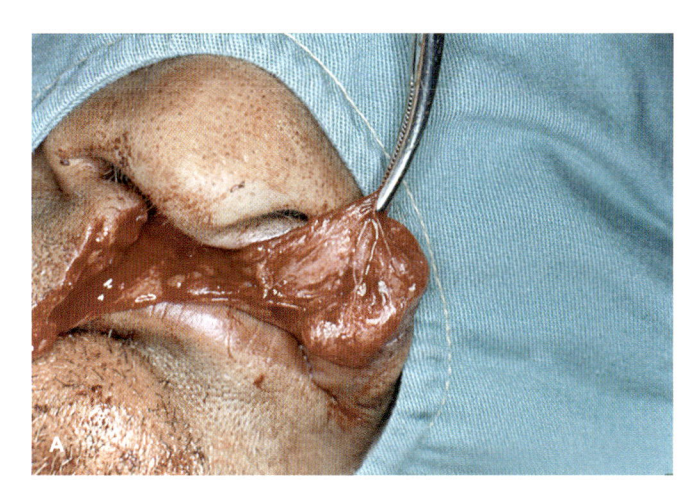 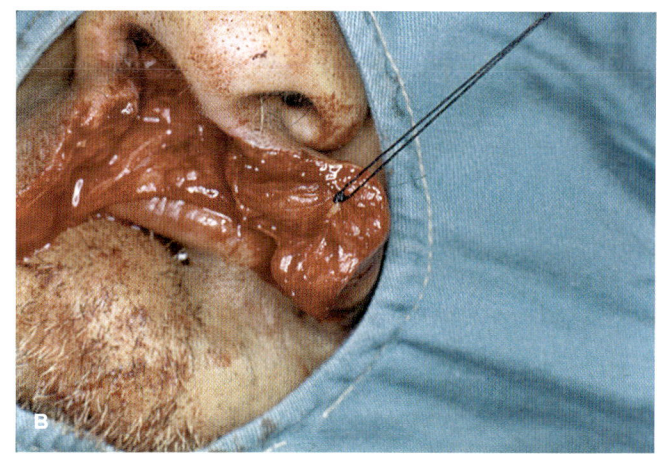

Fig. 21.14 Sequência de manobras para ligadura da artéria labial superior. **A.** Pinçamento. **B.** Execução do nó.

em massa. É importante que a hemostasia seja efetiva para que não ocorra formação de hematoma, o que facilita a instalação de infecção e dificulta a reparação, induzindo formação de fibrose (Fig. 21.14).

Reposicionamento e síntese dos tecidos

O reposicionamento e a síntese têm o objetivo de devolver a integridade anatômica dos tecidos lesados pelo traumatismo, mediante a aproximação de seus vários planos e coaptação das bordas da ferida, de maneira a evitar a formação de lojas e espaços que possam acumular sangue e exsudato potencialmente infectáveis.

Nessa fase do tratamento, torna-se importante identificar pontos anatômicos de referência que orientarão o reposicionamento tecidual. São eles a linha de transição entre o vermelhão do lábio e a pele, a margem ciliar, a asa do nariz, o trago, a concha, a hélix e a anti-hélix do pavilhão auricular, o sulco nasolabial, as rugas frontais e a sobrancelha. Essa última nunca deverá ser raspada antes da sutura, pois, além de a ausência de seus pelos dificultar o correto reposicionamento anatômico dos tecidos, ela é extremamente antiestética. Nos ferimentos extensos e irregulares, esses pontos de referência devem ser aproximados antes de se iniciar a sutura profunda e suturados tão logo ela esteja completa. Os demais pontos dividirão os espaços restantes simetricamente (Fig. 21.15).

Nos ferimentos profundos, a síntese deve ser realizada por planos, obedecendo à sequência mucosa, músculo e pele. Dependendo de sua espessura, o subcutâneo pode ser suturado ou somente aproximado (Fig. 21.16).

Sempre que necessário, após o debridamento os tecidos devem ser divulsionados para que as bordas da ferida sejam aproximadas sem tensão, principalmente no plano cutâneo, já que a tensão na linha de sutura resulta em cicatriz alargada. Pontos subdérmicos com nós invertidos, direcionados para a profundidade dos tecidos, favorecem a sutura em pele sem tensão. Nos casos em que há per-

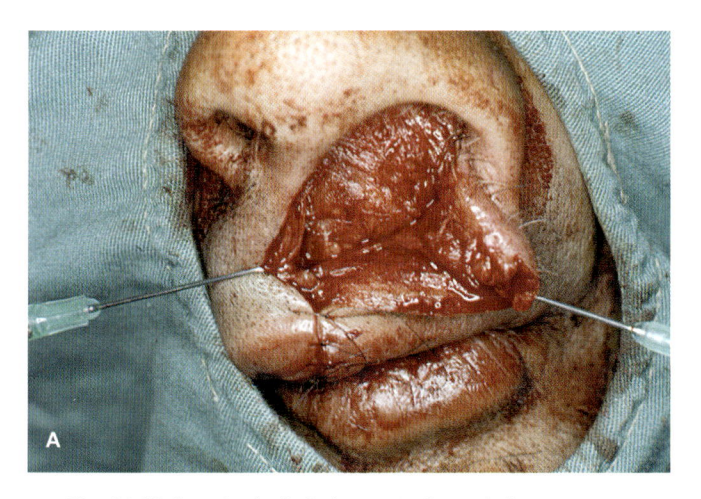 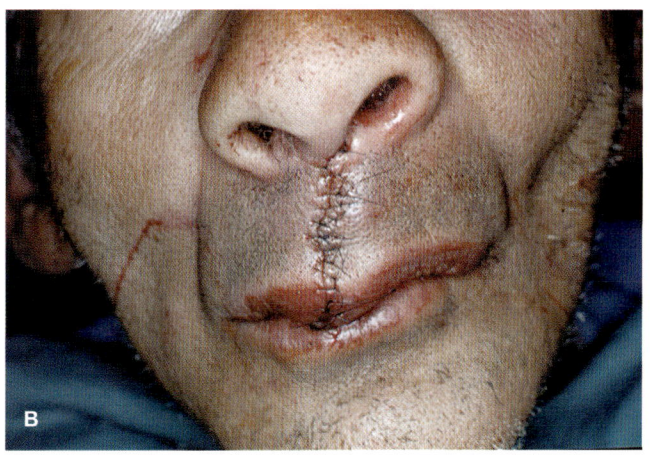

Fig. 21.15 Sequência de fechamento de um ferimento cortocontuso envolvendo o vermelhão do lábio. **A.** Ponto de reparo na transição mucocutânea. **B.** Sutura terminada.

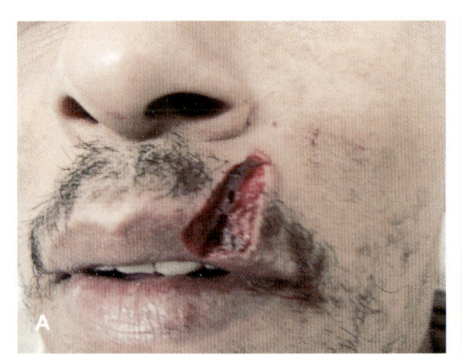 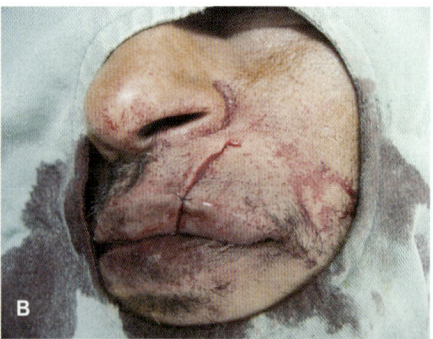 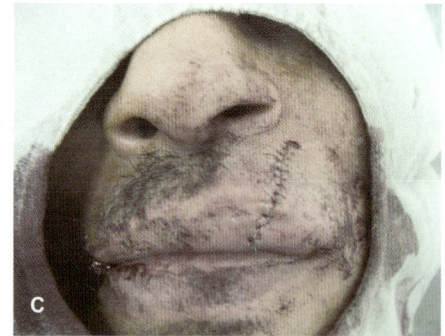

Fig. 21.16 Reconstrução labial realizada por planos. (Extraído de Cook J, Sankaran B, Wasunna AEO. Tratamento básico dos ferimentos do rosto. *In*: Cook J, Sankaran B, Wasunna AEO. *Cirurgia Geral no Hospital de Emergência*. 1 ed. Tradução: Lauro Blandey. São Paulo: Editora e Livraria Santos, 1989; 47-50.)

da tecidual, a utilização de enxertos ou retalhos pode ser necessária.

Na síntese dos ferimentos faciais, costuma-se utilizar os fios reabsorvíveis 3-0 ou 4-0 para a mucosa oral e planos profundos, e os inabsorvíveis 5-0 ou 6-0 para a pele. Dos absorvíveis, o categute simples deve ser utilizado somente em pequenos ferimentos de mucosa, livres de tensão, visto que sua reabsorção pode ser acelerada pelos fluidos bucais, resultando em deiscência da sutura e afastamento precoce das bordas da ferida. Em ferimentos de mucosa mais extensos e nos planos profundos, dá-se preferência aos fios absorvíveis de poliglactina ou ácido poliglicoico, cujos tempos de reabsorção são suficientes para a união dos tecidos. Na mucosa oral, se esses fios permanecerem por mais de 7 ou 14 dias, deverão ser removidos. Para a sutura da pele, costuma-se utilizar o fio de náilon, inabsorvível e monofilamentar, que tem as vantagens de ser inerte nos tecidos e não acumular resíduos ou bactérias. Sua remoção deve ser realizada por volta do quinto ou sétimo dia, observando que, se por um lado a remoção muito precoce pode ser a causa do afastamento das bordas da ferida, a remoção tardia deixa cicatrizes nas perfurações feitas pela agulha de sutura.

Nos ferimentos traumáticos, costuma-se suturar a pele com pontos simples e equidistantes, próximos à borda da ferida. Esse tipo de sutura permite que eventuais secreções purulentas drenem por entre os pontos, evitando a formação de abscessos. A quantidade de pontos e a tensão dos nós deverão ser suficientes para coaptação das bordas e hemostasia. Excesso de pontos e nós apertados pode causar isquemia dos tecidos, resultando em necrose, deiscência, retardo na reparação, formação de cicatriz hipertrófica e comprometimento estético.

Curativo

O curativo com gaze e fita adesiva microporosa protege a área manipulada, promove repouso biológico e absor-

ção de secreções, combate a dor por isolamento de terminações nervosas, diminui a perda de líquidos, previne a infecção e não permite lesão de tecidos adjacentes. O chamado "curativo de Converse", confeccionado com fitas adesivas microporosas estéreis *(Steri strip – 3 M)*, posicionadas perpendicularmente ao ferimento, diminui a tensão da sutura em pele e pode ser utilizado em todas as fases do tratamento, até mesmo após a remoção da sutura (Fig. 21.17).

Durante as primeiras 24 ou 48 horas, o curativo convencional deve ser trocado sempre que acumular secreções. Após esse período, estando o ferimento seco, pode ser mantida somente uma fita adesiva microporosa. A per-

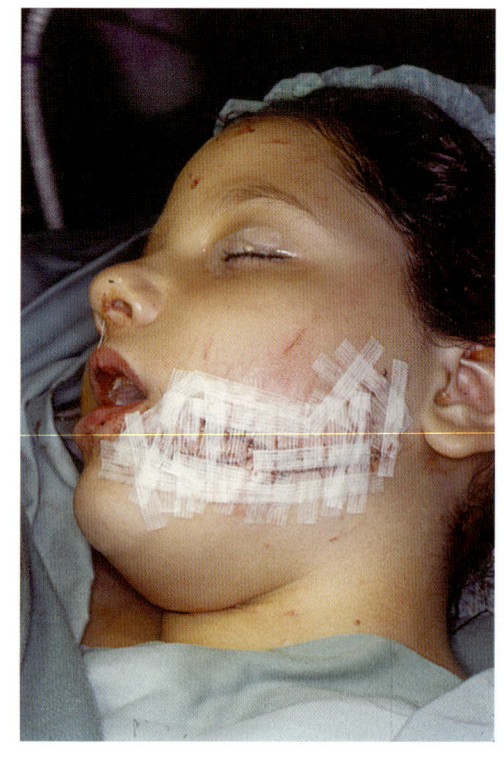

Fig. 21.17 Curativo de Converse buscando diminuição da tensão da sutura no plano cutâneo. (Caso do Prof. Waldyr A. Jorge.)

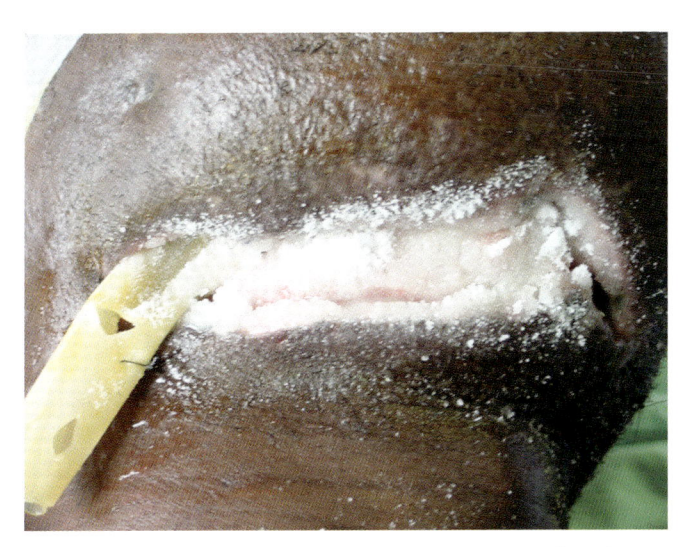

Fig. 21.18 Curativo com açúcar em ferida cirúrgica infectada, que não respondeu à ressutura. (Caso do HGVP – Dr. Shajadi C. P. Kaba.)

manência de curativos por tempo demasiadamente longo favorece o acúmulo de exsudato e facilita a infecção. A primeira camada do curativo deve ser de gaze bem tecida ou raiom. A utilização de gaze comum na segunda camada é útil para absorver as secreções. Em áreas cruentas ou sobre enxertos de pele, dá-se preferência ao raiom em vez de gaze vaselinada, já que exerce efeito impermeabilizante, impossibilitando a absorção ou evaporação de secreções, levando à maceração da pele e, ocasionalmente, à proliferação bacteriana.

Além das pomadas, eventualmente o açúcar também pode ser colocado sobre alguns ferimentos cruentos e infectados. O açúcar atua combatendo a infecção local e estimulando a granulação e a epitelização das lesões. Seu efeito bactericida é devido à osmose e à desidratação que induz na célula bacteriana (Fig. 21.18).

CONDUTAS ESPECÍFICAS

Dependendo do tipo de ferimento, certas condutas específicas devem ser instituídas. A seguir, são discutidas as particularidades relativas a cada tipo de ferimento.

Contusão

A aplicação de compressas frias durante as primeiras 48 horas promove vasoconstrição, diminuindo o edema e o extravasamento de sangue do leito vascular, além de ter efeito analgésico. Após 72 horas, a aplicação de calor induz vasodilatação e reabsorção mais rápida do edema, equimose e hematoma.

A expansão muito rápida e intensa dos tecidos contundidos pode ser decorrente de sangramento ativo e consequente formação de hematoma. Na face, geralmente os hematomas são autolimitantes e não necessitam de intervenção para seu controle. Em situações excepcionais, pode haver necessidade de punção e compressão local ou exploração cirúrgica, drenagem do hematoma e hemostasia. Porém, a conduta mais indicada é a conservadora, com compressão local e compressas frias. Isso porque a introdução de instrumentais na cavidade do hematoma pode inocular microrganismos e causar infecção.

Associados à terapia local, anti-inflamatórios e analgésicos sistêmicos podem ser úteis para controlar a resposta inflamatória. Quando houver descontinuidade da superfície dos tecidos moles, principalmente em associação a hematoma extenso, antibióticos podem ser indicados na prevenção de infecção.

Escoriações ou abrasões

Deve ser realizada limpeza cuidadosa com soro fisiológico, seguida da colocação de curativo com raiom e gaze, se houver necessidade de hemostasia. Quando houver presença de corpos estranhos e restos de terra ou asfalto, deve-se anestesiar a região e remover os resíduos que poderiam causar pigmentação local e tatuagem da pele (Fig. 21.19). Em lesões extensas, duas ou mais trocas diárias de curativo devem ser realizadas para a remoção de sangue, plasma e fibrina extravasados, responsáveis pela formação da crosta da ferida. É importante ressaltar que a negligência na troca de curativos causa acúmulo de secreções e, inevitavelmente, infecção.

Como coadjuvante no tratamento de escoriações mais graves, indicam-se pomadas cicatrizantes que promovem debridamento químico ou enzimático, removendo tecidos necróticos e estimulando a granulação, possibilitando assim a epitelização sem formação de crostas volumosas. Elas são compostas basicamente de papaína, colagenases, fibrolisinas e peptidases, entre outras enzimas, podendo ser encontradas em associação a antibióticos. Exemplos dessas pomadas são o Iruxol® (cloranfenicol e colagenase) e a Fibrase® (cloranfenicol, fibrinolisina e desoxirribonuclease). Embora a utilização desses medicamentos seja rotineira, deve-se ressaltar que a aplicação tópica de antibióticos pode mais facilmente induzir alergia, selecionar cepas microbianas resistentes ou até mesmo, segundo alguns, não ser eficaz.

As pomadas devem ser aplicadas por toda a lesão, que deve ser coberta com gaze umedecida em água destilada ou soro fisiológico. O curativo deve ser trocado no mínimo duas vezes ao dia, de acordo com a meia-vida das pomadas. Todo tecido necrótico deve ser removido. Se o curativo não for trocado frequentemente, funcionará como

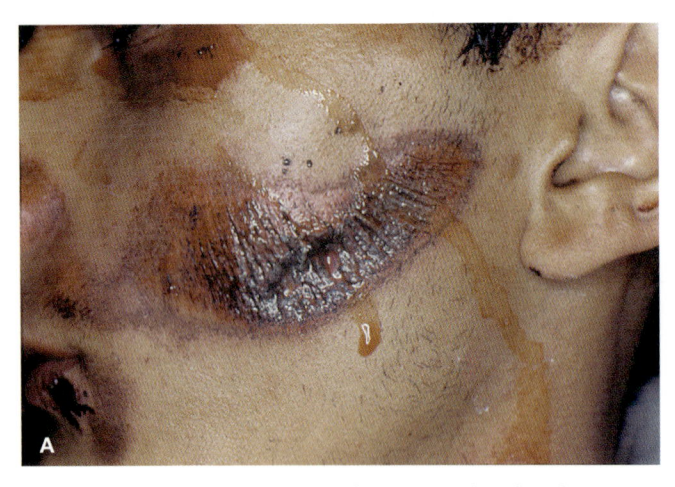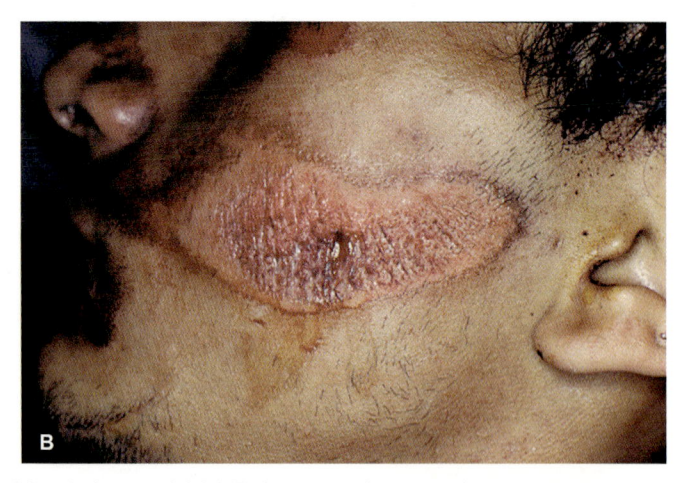

Fig. 21.19 Limpeza de escoriação causada pela atrição com o asfalto. **A.** Aspecto inicial. **B.** Aspecto após anestesia e escovação cuidadosa para remoção de resíduos.

um meio de cultura. Por isso, se não há possibilidade de seguimento do paciente, é melhor orientá-lo quanto à higiene local, porém sem utilização de curativos, deixando que ocorra formação de crosta e a natureza se encarregue da reparação.

Após a epitelização da pele, o paciente não deve se expor ao sol, em virtude da possibilidade de alteração da cor da pele (discromia), com escurecimento da cicatriz. Se a exposição solar for inevitável, cremes com fator de proteção acima de 30 devem ser utilizados.

Ferimentos incisos

Se o ferimento tiver sido causado por objeto afiado e limpo, poderá ser realizada sutura contínua ou com pontos intradérmicos, visto que a possibilidade de infecção é pequena. Se houver dúvida quanto à presença

de contaminação, como abordado anteriormente, pontos simples devem ser realizados (Fig. 21.20).

Ferimentos cortocontusos

Se as bordas irregulares desses ferimentos forem suturadas sem serem regularizadas, o efeito estético poderá não ser satisfatório. Por isso, sempre que possível, um ferimento cortocontuso deve ser transformado em um inciso, por meio de sua regularização com bisturi ou tesoura. Assim, o aspecto da cicatriz será melhorado (Fig. 21.21).

Ferimentos perfurantes

Em ferimentos puramente puntiformes, sem laceração da pele ou mucosa, o objetivo da sutura será somente o de hemostasia. Se não houver sangramento, a sutura não deverá ser realizada, já que diminui a aeração dos tecidos, favorecendo o desenvolvimento do tétano e prejudicando drenagem de eventual coleção purulenta (Fig. 21.22).

Ferimentos transfixantes

Devem ser tratados seguindo os princípios básicos de sutura. Na região do palato mole, em virtude da dificuldade de acesso e cooperação dos pacientes, na maioria crianças, pequenos ferimentos podem ser deixados sem sutura e observados até que a reparação por segunda intenção ocorra. Ferimentos maiores podem necessitar de intervenção sob anestesia geral (Fig. 21.23).

Ferimentos lacerantes

Nos ferimentos lacerantes, um ou mais retalhos de pele podem ser formados, permanecendo irrigados por meio de seus pedículos. Portanto, é importante avaliar se o flu-

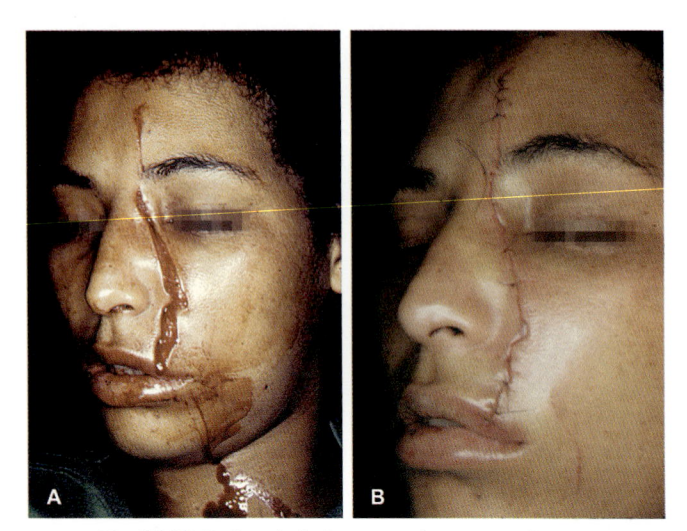

Fig. 21.20 Ferimento inciso causado por arma branca. **A.** Aspecto inicial. **B.** Sutura final. (Casos do Prof. Waldyr A. Jorge.)

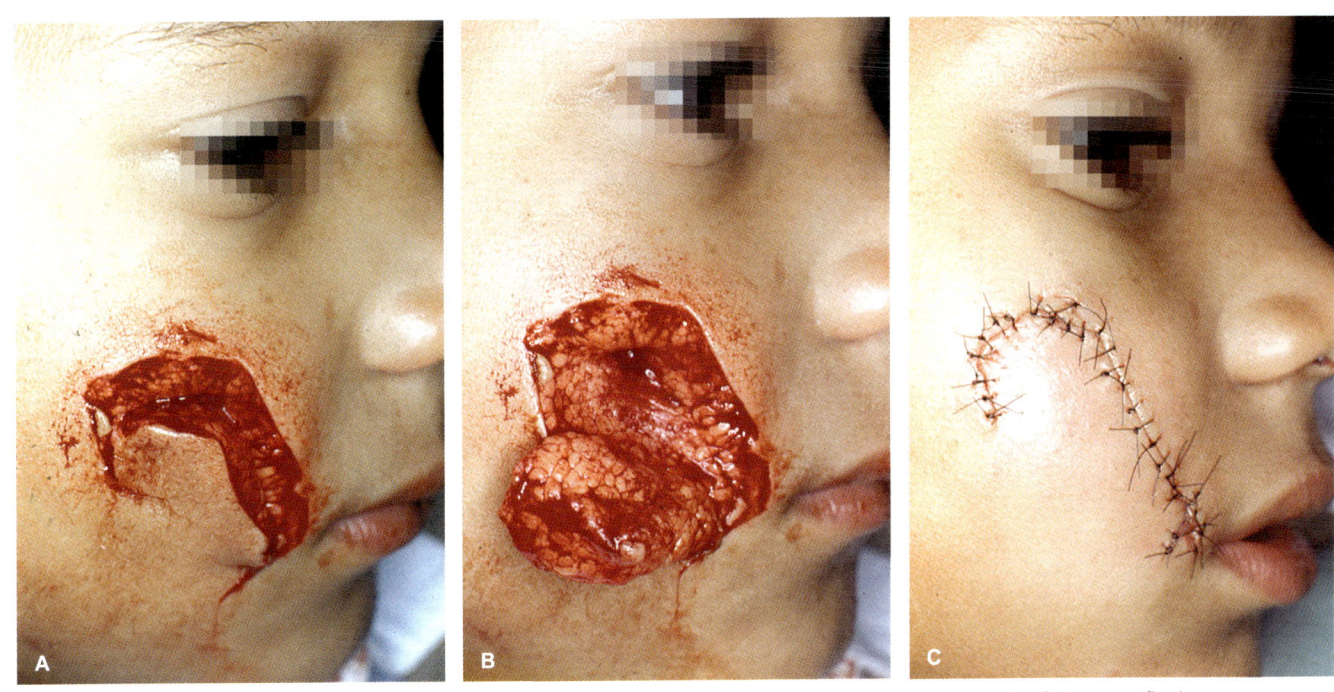

Fig. 21.21 Ferimento cortocontuso. **A.** Aspecto inicial. **B.** Aspecto após lavagem e antissepsia. **C.** Aspecto final.

xo sanguíneo proveniente de um pedículo é suficiente ou não para a nutrição do respectivo retalho. A pele sem irrigação adequada pode apresentar-se pálida, em virtude de isquemia, ou arroxeada, em virtude de congestão venosa. Nesse último caso, a interrupção do retorno venoso causa edema que, por compressão, costuma comprometer o afluxo arterial.

Havendo suprimento sanguíneo adequado, devem ser regularizadas as bordas do retalho, reposicioná-lo e suturá-lo. Caso o retalho esteja demasiadamente comprometido, e sendo ele de pequena espessura, realizam-se a ressecção do pedículo, a retirada do tecido subcutâneo aderido à pele e o reposicionamento desta sobre a área cruenta, como um enxerto livre. Mesmo não havendo

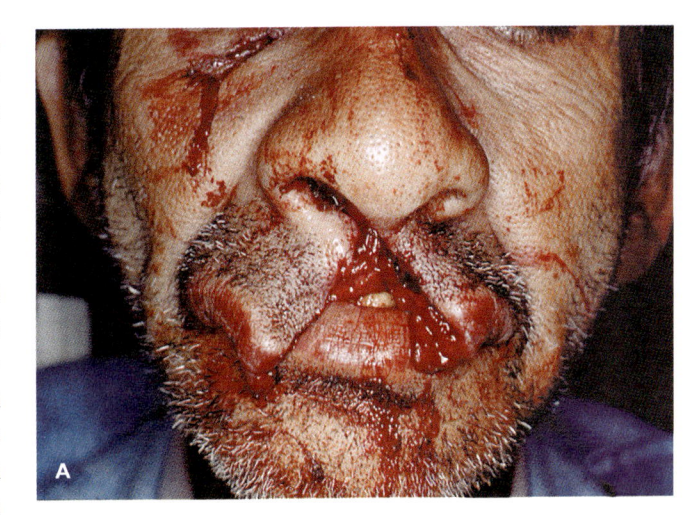

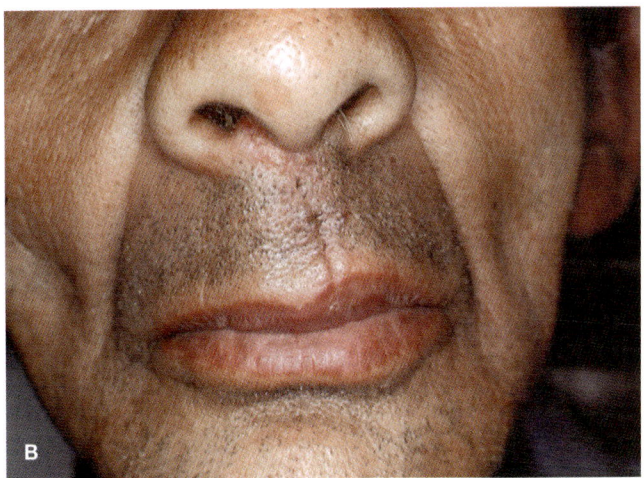

Fig. 21.23 Ferimento transfixante. **A.** Aspecto inicial. **B.** Sutura por planos terminada.

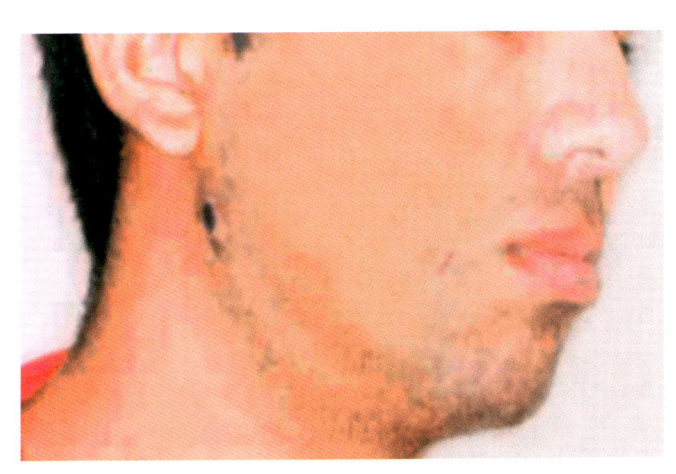

Fig. 21.22 Ferimento perfurante.

integração do enxerto de pele, ele funcionará como um curativo biológico, dando melhores condições para a epitelização da ferida. Se enxertos de outras áreas forem indicados, eles podem ser realizados imediatamente, se as condições locais forem ótimas, ou após 48 horas, quando já é possível observar presença de tecido de granulação ou infecção. Se ela ocorrer, posterga-se a reconstrução até que seja oportuna.

Quando for realizado enxerto de pele, a imobilização necessária para integração do tecido pode ser obtida com auxílio do "curativo de Brown", no qual os próprios fios utilizados na sutura são cortados mais longos e amarrados entre si, de maneira a comprimir compressas de gaze colocadas sobre a região enxertada (Fig. 21.24).

Ferimentos descolantes

Esses ferimentos são tratados com reposicionamento dos tecidos sobre o osso exposto e sutura por planos. A realização de curativo compressivo contribui para que a formação de hematomas subperiostais seja reduzida (Fig. 21.25).

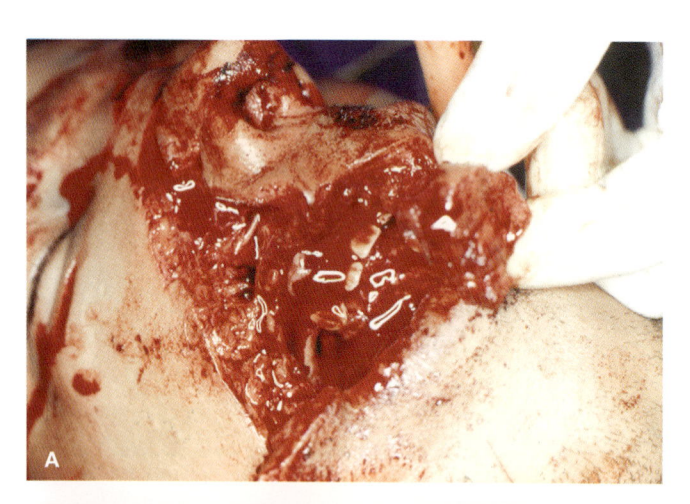

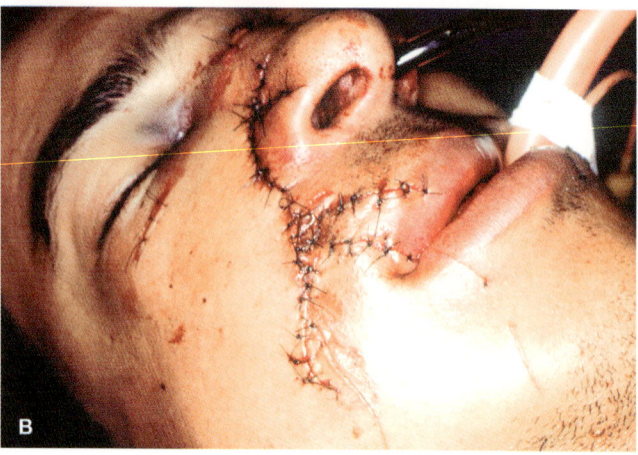

Fig. 21.24 Ferimento lacerocontuso. **A.** Aspecto inicial. **B.** Reconstrução por planos.

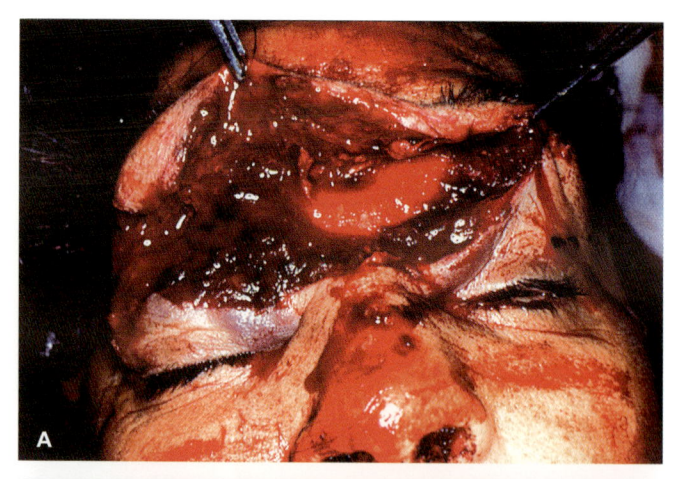

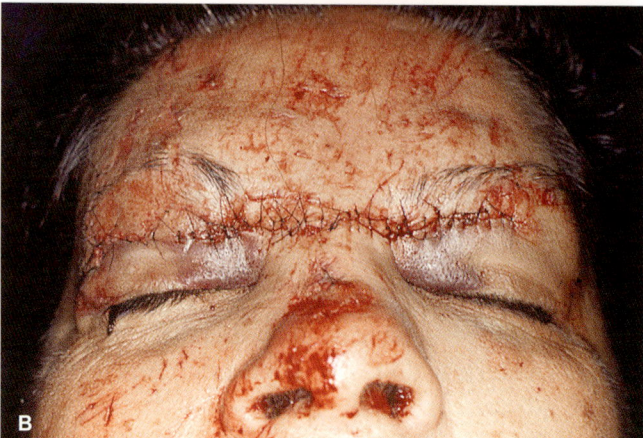

Fig. 21.25 Ferimento descolante. **A.** Aspecto inicial. **B.** Aspecto final.

Ferimentos avulsivos

O tratamento segue o mesmo princípio utilizado para ferimentos lacerantes com pedículos inviáveis. Em pequenas perdas de substâncias, podem ser realizados retalhos de avanço, por meio do descolamento da mucosa ou pele adjacentes. Quando a perda tecidual for de maior extensão, deve-se avaliar a possibilidade de reconstrução microcirúrgica, realizada por meio da anastomose dos vasos do próprio segmento avulsionado com os do leito receptor, ou com retalhos distantes, geralmente em um segundo tempo (Fig. 21.26).

Esmagamentos

Quando possível, realiza-se sutura para coaptação dos bordos da ferida. Dependendo do local e da extensão da lesão, indica-se rotação de retalhos ou reconstrução microcirúrgica.

Queimaduras

O tratamento local das queimaduras em face e pescoço consiste na limpeza com solução fisiológica, seguida da

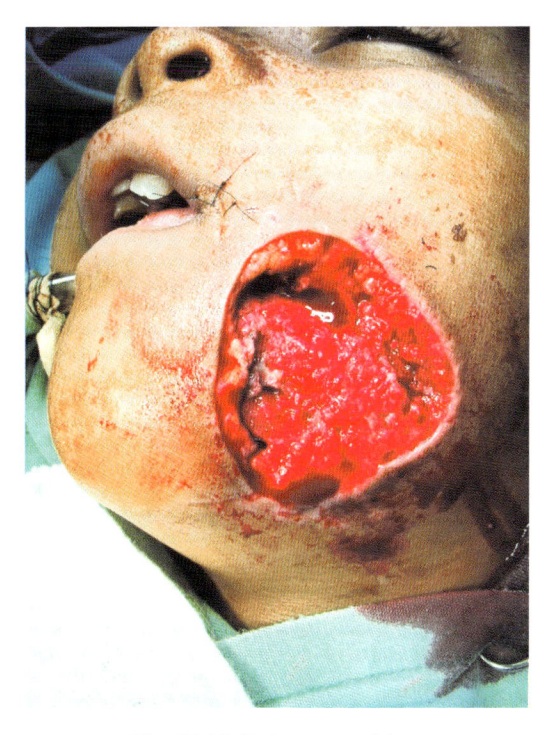

Fig. 21.26 Ferimento avulsivo.

aplicação de pomadas e curativos expostos, somente com compressas, mas sem enfaixamento. Na prevenção de infecção local, costumam-se utilizar nos curativos substâncias antimicrobianas, entre as quais a mafenida a 10% e a sulfadiazina argêntica a 1% (Fig. 21.27).

A reparação tecidual nas queimaduras de 2° e 3° graus normalmente ocorre com contração e formação de cicatriz hipertrófica, levando a sequelas estéticas e funcionais. Por esse motivo, devem ser realizados debridamentos precoces por unidade anatômica, como a dos lábios e a das pálpebras, seguidos de enxertos de pele total.

PARTICULARIDADES DE TRATAMENTO

A face é formada por estruturas de complexidade anatomofuncional. Por esse motivo, sua reconstrução deve preferencialmente ser realizada por profissional espe-

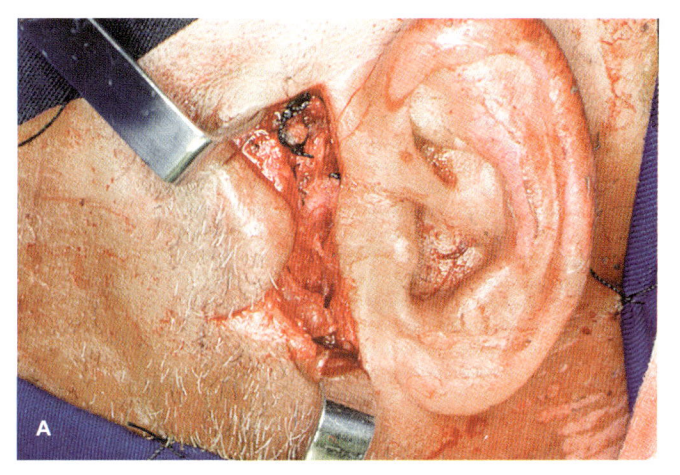

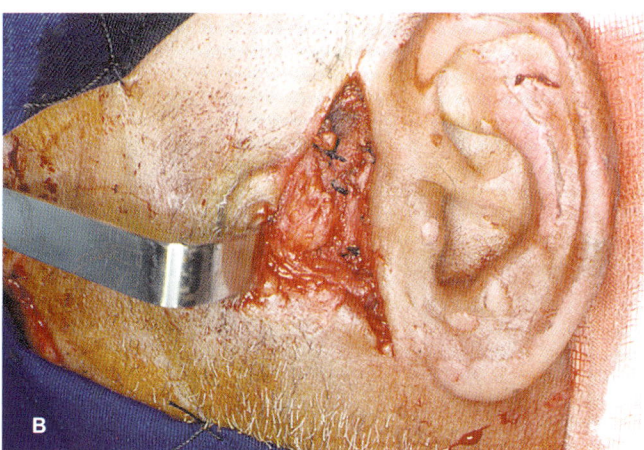

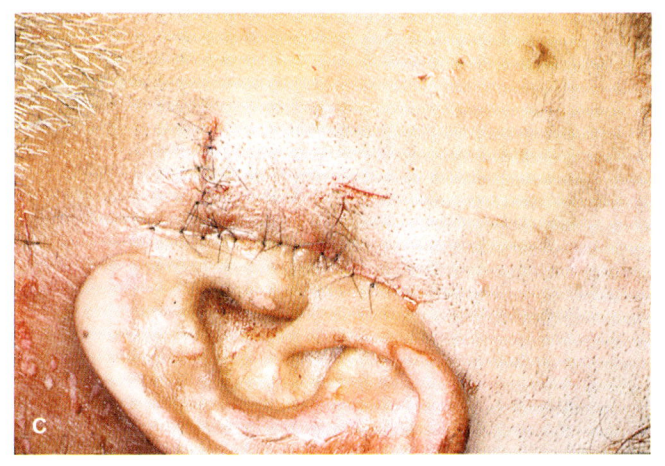

Fig. 21.27 Queimadura de segundo grau associada a ferimento inciso, causado por agressão física. **A.** Aspecto inicial. **B.** Hemostasia com ligadura da artéria temporal superficial e sutura profunda. **C.** Sutura da pele, que foi seguida da aplicação de curativo com raiom e compressas.

cializado, destacando-se o cirurgião bucomaxilofacial, o cirurgião plástico e o oftalmologista. Para um melhor resultado estético e funcional, em casos específicos, podem esses profissionais atuar conjuntamente, já que possuem experiência e habilidades próprias.

Geralmente, as particularidades que diferenciam o tratamento das lesões dos tecidos moles da face do de outras regiões relacionam-se com a região acometida e com a idade do paciente. A seguir, alguns pontos diferenciais no tratamento dessas lesões serão abordados.

Lesões Oculares

Lesões do globo ocular podem ocorrer concomitantemente a ferimentos dos tecidos moles da face. Eventualmente, podem passar despercebidas em um primeiro exame, principalmente quando o edema palpebral impedir o paciente de abrir os olhos espontaneamente. Por esse motivo, as pálpebras devem ser abertas cuidadosamente para um exame inicial. Se houver suspeita de lesão ocular, avaliação oftalmológica deve ser solicitada (Fig. 21.28).

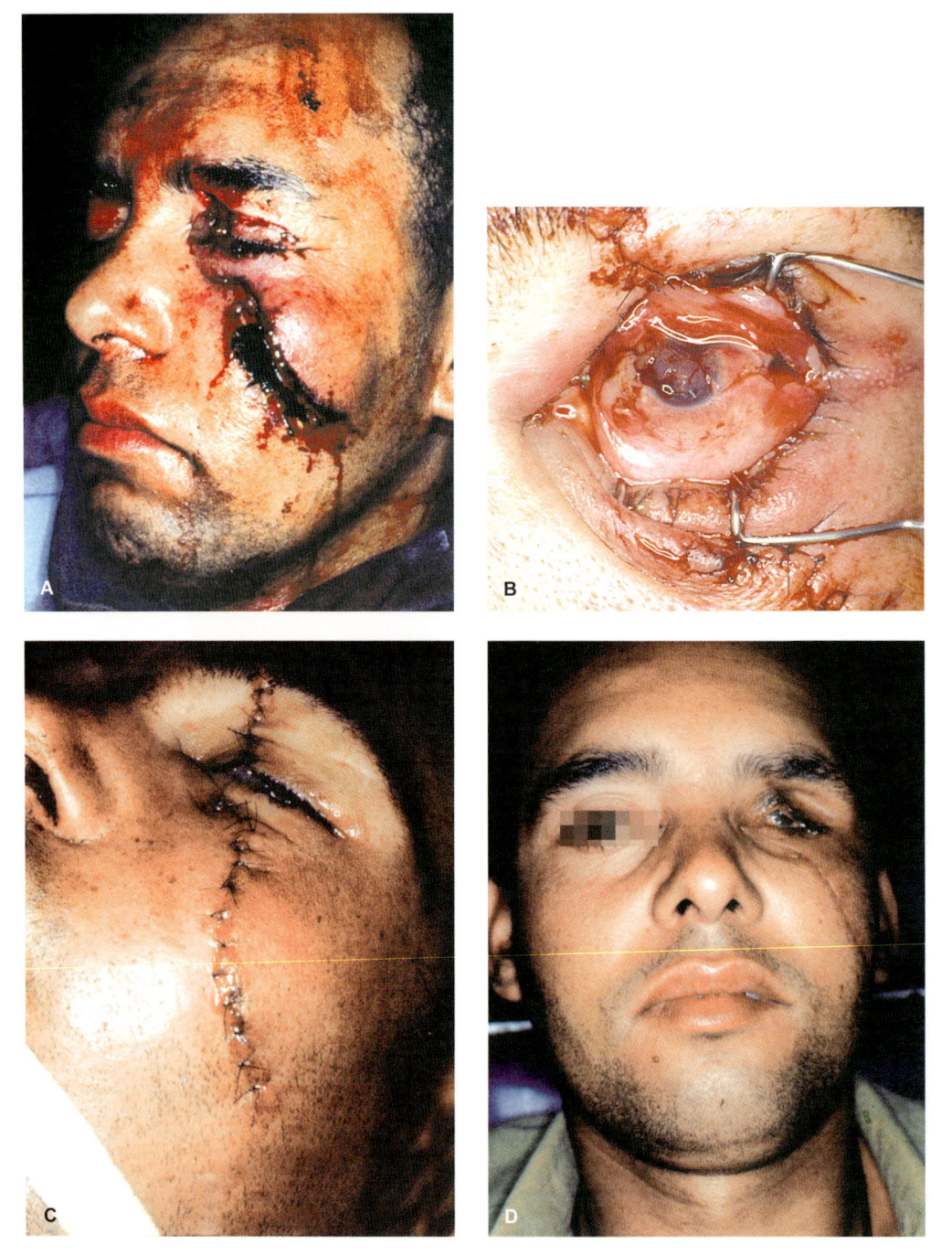

Fig. 21.28 Lesão do globo ocular causada por fragmento de lixa rotatória. **A.** Aspecto inicial. **B.** Globo ocular após remoção do disco de lixa. **C.** Sutura do ferimento cortocontuso. **D.** Pós-operatório de 20 dias, evidenciando necessidade de reabilitação com prótese ocular.

LESÕES PALPEBRAIS

Podem ser parciais, envolvendo somente a pele, ou transfixantes, envolvendo pele e conjuntiva. Em ambos os casos, o debridamento deve ser o mais conservador possível, visto que a abundante circulação palpebral costuma favorecer a reparação mesmo em lacerações extensas. Nas lesões de supercílio, não se deve realizar tricotomia das sobrancelhas, nem inverter a pele durante a sutura, causando aprisionamento de pêlos no interior da ferida.

Nos ferimentos transfixantes, a sutura deverá ser feita preferencialmente nos planos subconjuntival, muscular e cutâneo. Se a conjuntiva for suturada e os nós ficarem em contato com a esclera, ulcerações de córnea serão inevitáveis. Quando a laceração incluir a margem da pálpebra, o tarso deve ser cuidadosamente alinhado e mantido por meio de um ponto com fio reabsorvível 6-0. A sutura do músculo orbicular é importante para evitar herniação gordurosa e formação de bolsa palpebral. A pele das pálpebras deve ser suturada com fio de náilon 6-0 (Figs. 21.29 e 21.30).

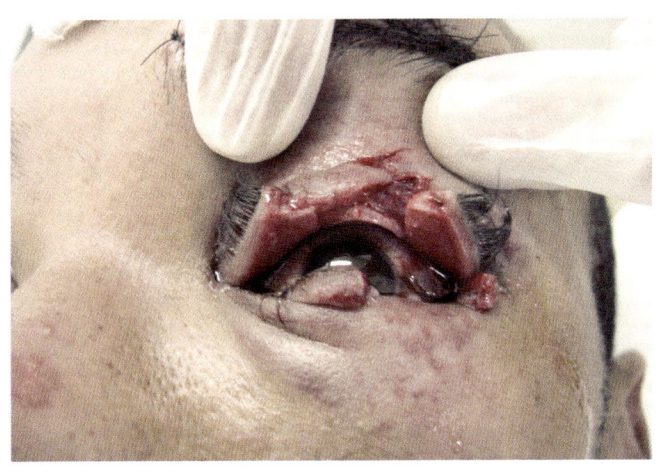

Fig. 21.29 Ferimento cortocontuso em pálpebras superior e inferior.

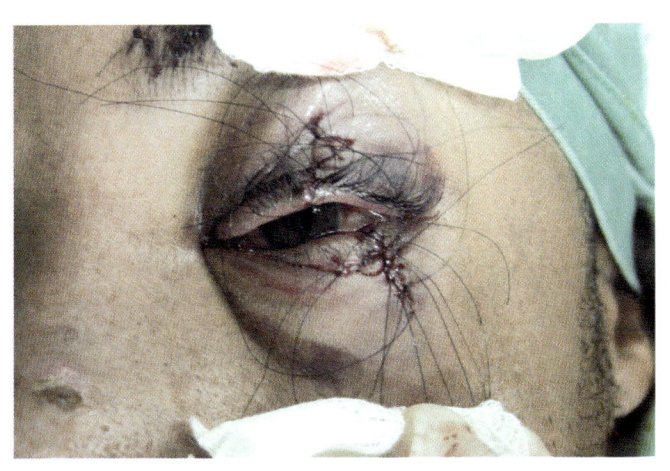

Fig. 21.30 Sutura de ferimentos papebrais. Os fios são deixados longos e posteriormente fixados à pele com fita microporosa para não ulcerarem a córnea.

LESÕES DOS CANALÍCULOS LACRIMAIS

A ocorrência de lesão dos canalículos lacrimais deve ser suspeitada sempre que houver ferimentos no canto interno das pálpebras. A drenagem da lágrima para o saco lacrimal através do canalículo lacrimal superior ocorre em menor quantidade do que através do inferior. Por isso, lesões do canalículo lacrimal inferior são mais graves, devendo a cirurgia reconstrutiva ser realizada no primeiro tempo cirúrgico. Lesões não tratadas inicialmente costumam acarretar epífora de difícil tratamento. A reparação do canalículo lesado deve ser realizada mediante a sua cateterização com fio de silicone ou náilon, a partir do *punctum* lacrimal, passando pelo interior da lesão, até sua extremidade medial e saco lacrimal. Procede-se então à sutura da pálpebra por planos.

LESÃO DO NERVO FACIAL

As lesões de ramos principais devem ser reparadas por meio de microcirurgia, com a realização de sutura perineural com náilon 10-0. Não havendo possibilidade de reparação imediata, devem ser individualizados os cotos com fio inabsorvível, para uma abordagem futura. As lesões de ramos terminais devem ser tratadas com o reposicionamento adequado do retalho e acompanhamento neurológico e fisioterápico.

LESÕES DOS MÚSCULOS DA MÍMICA

Sempre que possível, os músculos da mímica ou expressão facial devem ser identificados e suturados. Se a sutura direta não for possível, o reposicionamento correto da pele contribuirá para o restabelecimento funcional, já que esses músculos encontram-se intimamente ligados à estrutura cutânea.

LESÕES DO NARIZ

Os ferimentos nasais podem ser transfixantes e envolver pele, cartilagem e mucosa. A sutura deve ser realizada por planos, sendo a mucosa suturada com fios absorvíveis. Geralmente, a aproximação cuidadosa da pele reposiciona adequadamente a cartilagem alar lesada. Quando houver lesão do septo nasal e formação de hematoma submucoso, este deve ser drenado, diminuindo assim a possibilidade de infecção com destruição septal ou cicatrização fibrosa com alteração funcional (Figs. 21.31 a 21.34).

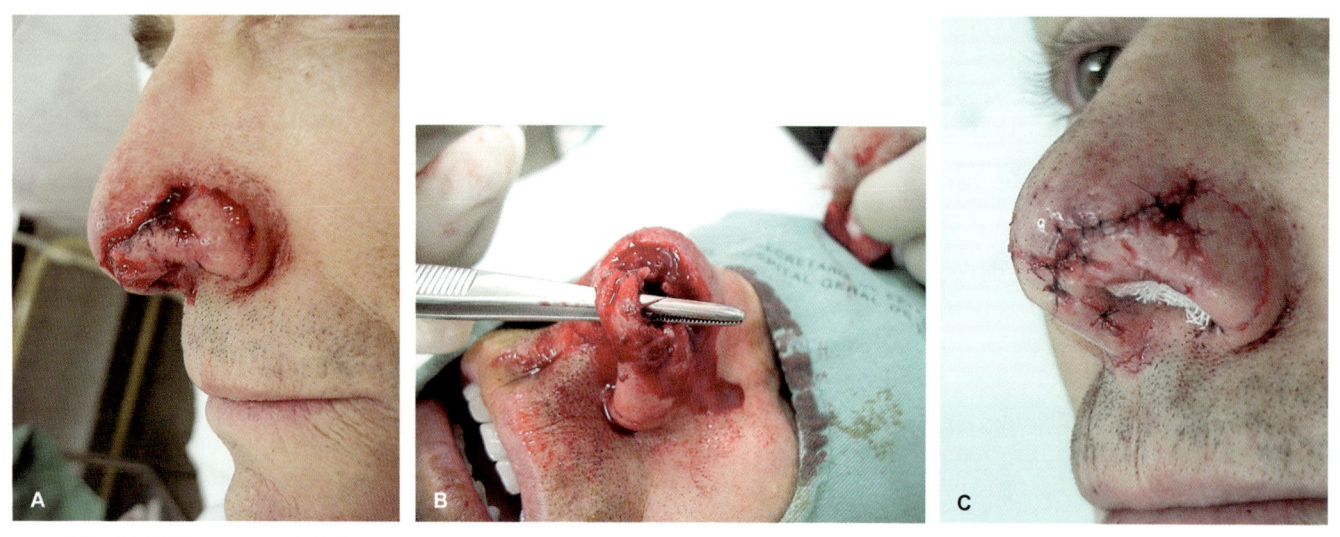

Fig. 21.31 Tratamento de ferimento palpebral com lesão de canalículo lacrimal. **A.** Ferimento no canto interno da pálpebra inferior. **B.** Cateterização do canalículo lacrimal com fio de náilon 5-0 a partir do *punctum* lacrimal até o saco lacrimal. **C.** Sutura da pálpebra por planos.

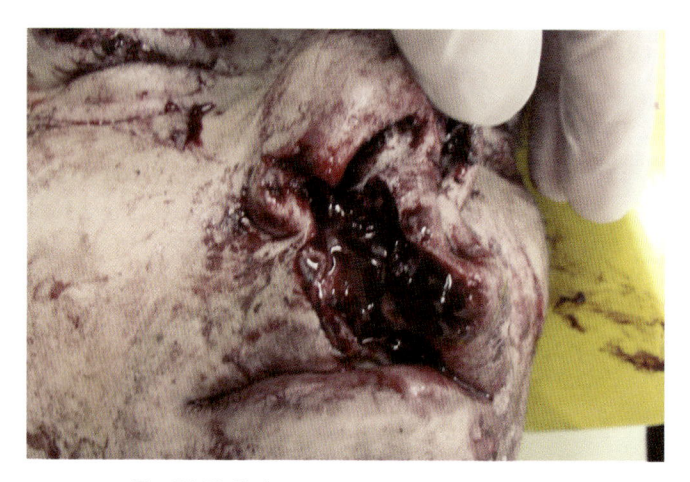

Fig. 21.32 Ferimento extenso em dorso nasal.

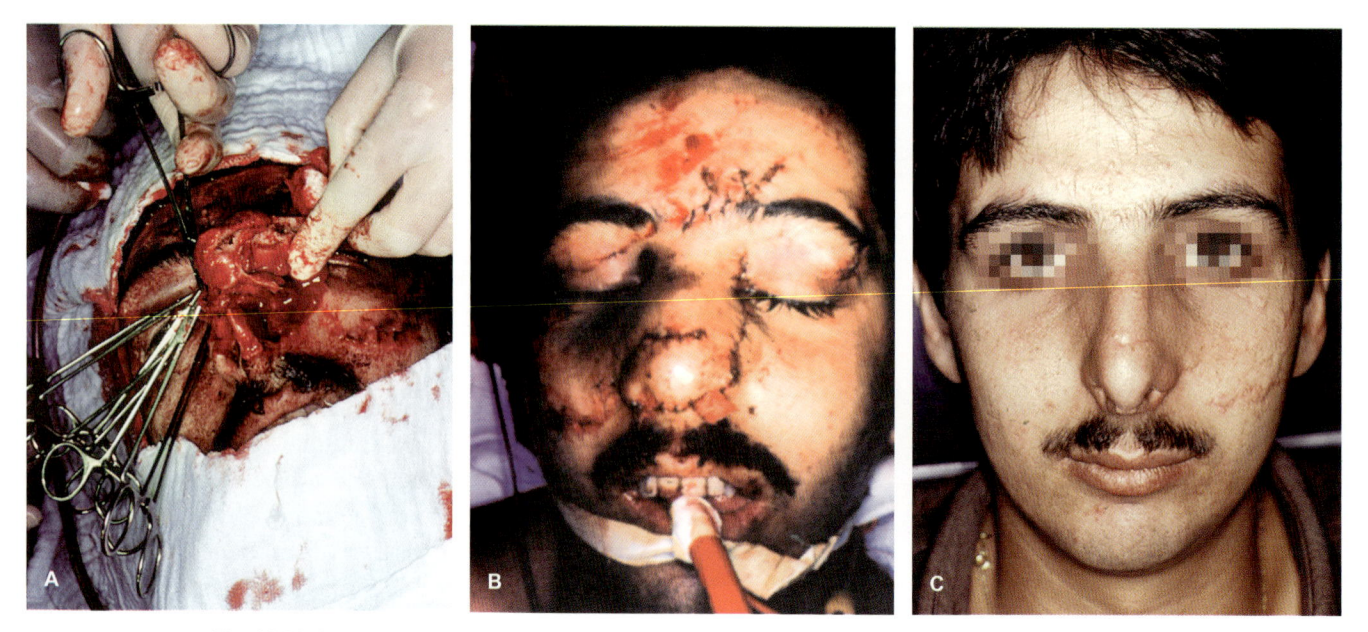

Fig. 21.33 Ferimento lacerocontuso do nariz associado à fratura óssea e cartilaginosa. **A.** Hemostasia. **B.** Reposicionamento e sutura. **C.** Aspecto após 4 meses.

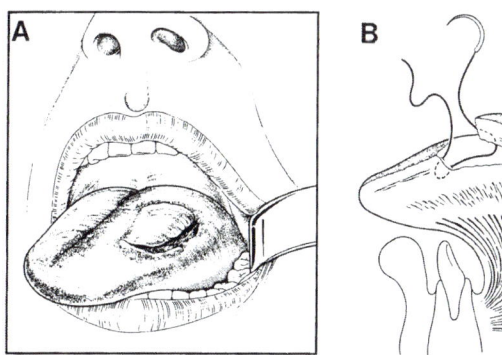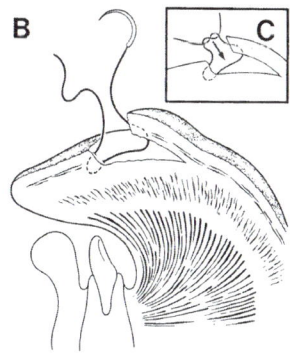

Fig. 21.34 Ferimento lacerocontuso em língua. **A.** Aspecto inicial. **B.** Sutura com nó invertido. (Extraído de Cook J, Sankaran B, Wasunna AEO. Tratamento básico dos ferimentos do rosto. *In*: Cook J, Sankaran B, Wasunna AEO. *Cirurgia Geral no Hospital de Emergência*. 1 ed. Tradução: Lauro Blandey. São Paulo: Editora e Livraria Santos, 1989; 47-50.).

Lesões da Mucosa Oral

Pequenos ferimentos da mucosa podem não necessitar de sutura, desde que haja boa coaptação das bordas e ausência de sangramento. Nesses casos, a reparação por segunda intenção costuma ser rápida e sem sequelas. O paciente deve ser orientado quanto aos cuidados locais de higiene para evitar complicações infecciosas.

Quando o ferimento ocorrer na língua, a sutura deve ser realizada com fio absorvível 3-0 ou 4-0, de preferência com pontos invertidos ou embutidos. Para auxílio na ex-

posição do ferimento, pode-se tracionar a língua com um reparo de fio 2-0, transfixado no seu ápice (Fig. 21.34).

Lesões da Parótida e Ducto Parotídeo

Geralmente, lesões do parênquima da glândula parótida apresentam prognóstico favorável, evoluindo para a reparação até mesmo sem tratamento específico. Já o seccionamento do ducto parotídeo é mais complexo quanto ao tratamento.

Quando ocorrer ferimento na topografia do ducto parotídeo, deve-se realizar sua cateterização retrógrada pela via intraoral, com sonda de silicone de pequeno calibre. Se houver lesão, a sonda surgirá no interior da ferida. Sempre que possível, a identificação da porção proximal do ducto é feita com o auxílio de substâncias ácidas, como gotas de limão, que estimulam a secreção salivar. Após cateterização de ambos os cotos, distal e proximal, realiza-se sutura com fio absorvível de poliglactina 6-0 ou 7-0. O cateter deve ser fixado na mucosa oral e removido após cerca de 2 ou 3 semanas.

Quando não for possível identificar o segmento proximal do ducto, nos casos de lacerações logo antes da emergência do ducto da glândula, podem ser tentadas exploração e reconstrução microcirúrgica ou manutenção de uma sonda direcionada para o interior da cavidade bucal, com o intuito de formar uma fístula salivar (Fig. 21.35).

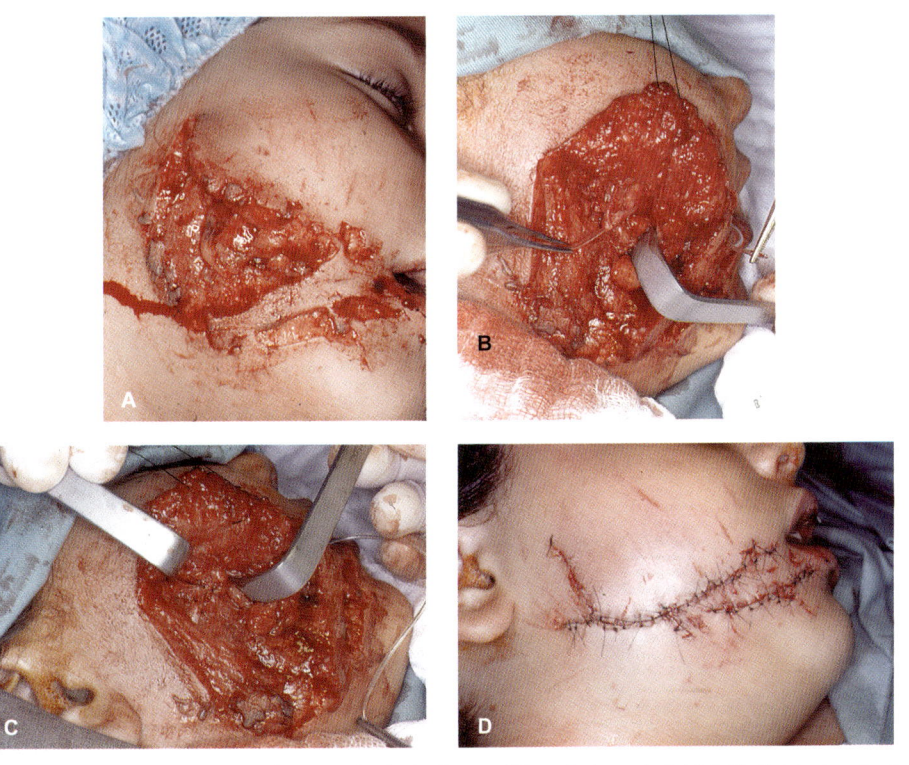

Fig. 21.35 Ferimento lacerocontuso som seccionamento de ducto parotídeo. **A.** Aspecto inicial. **B.** Cateterização dos segmentos distal e proximal do ducto. **C.** Sutura do ducto. **D.** Aspecto final da sutura em pele. (Caso do Prof. Waldyr A. Jorge.)

LESÕES DA ORELHA

Nos ferimentos do pavilhão auricular, a aproximação da pele geralmente restabelece o arcabouço cartilaginoso. Referências como o trago, a concha, a hélix e a anti-hélix são essenciais para o correto alinhamento anatômico. Nos casos com avulsão de pequenos segmentos, geralmente em forma de triângulo com vértice voltado para o trago, podem ser realizadas suturas primárias. Nas perdas de segmentos maiores, os resultados do reposicionamento e da sutura são desfavoráveis em virtude da pequena superfície de contato entre a margem amputada e o coto de amputação. Nesses casos, a cartilagem livre de aderências cutâneas pode ser preservada para um segundo tempo reconstrutivo, mediante seu sepultamento na região retroauricular do paciente.

Após a sutura, o curativo deve ser realizado de forma compressiva para reduzir a formação de hematomas, ficando a orelha apoiada em ambos os lados por algodão úmido ou gaze. A prescrição de antibióticos é importante para a prevenção de condrite e necrose da cartilagem (Figs. 21.36 a 21.38).

FERIMENTOS EM CRIANÇAS

Na infância, a pele apresenta um grau máximo de elasticidade e distensão. Dessa forma, ferimentos cortocontusos ou lacerantes muitas vezes apresentam aspecto de perda de substância. No entanto, quando se tracionam as bordas da ferida, nota-se que elas podem ser coaptadas normalmente, sempre se observando os pontos de reparo

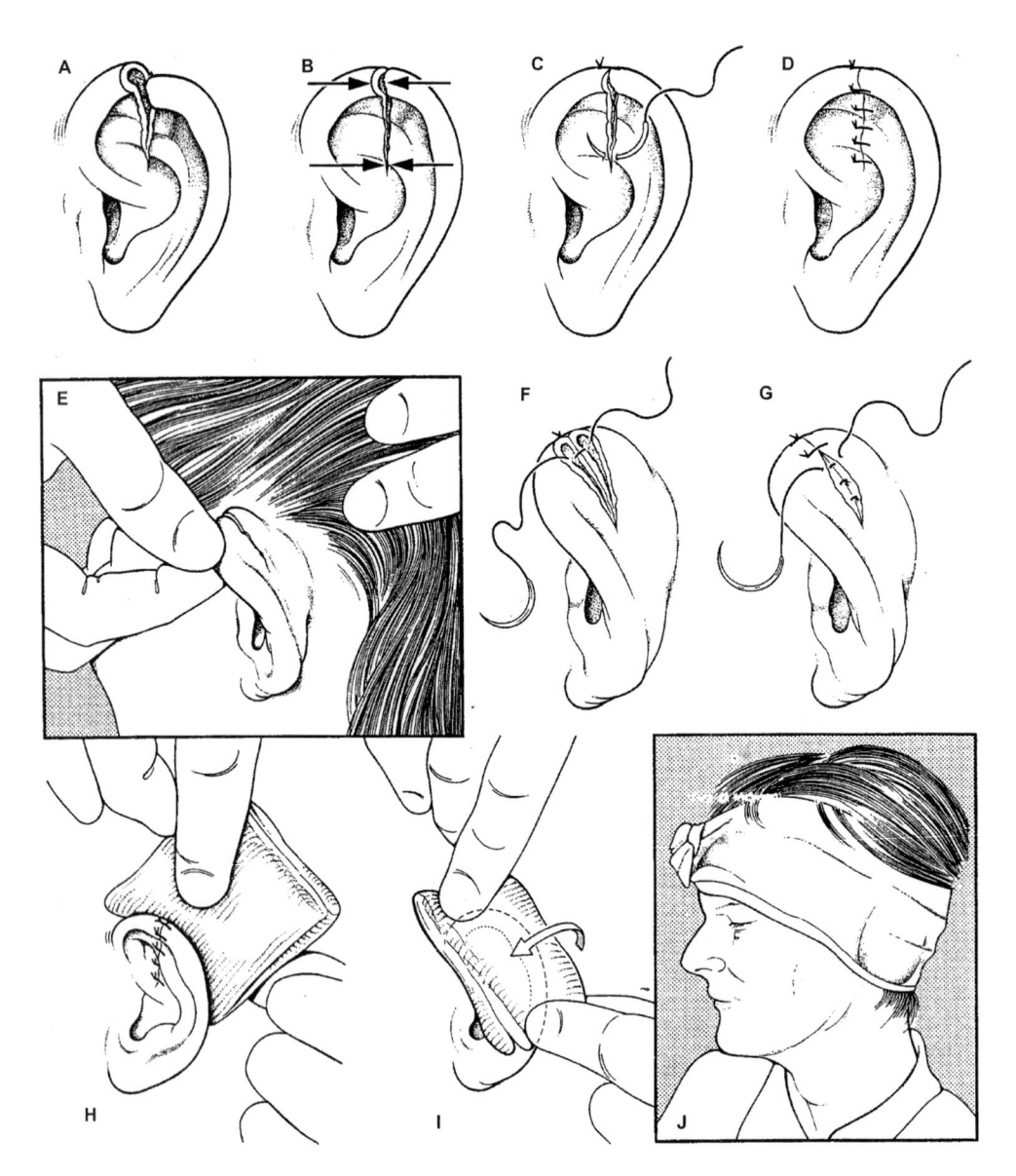

Fig. 21.36 Sequência para fechamento de um ferimento transfixante da orelha. Os pontos de referências como o trago, a concha, a hélix e a anti-hélix são essenciais para restabelecer o alinhamento anatômico da estrutura. (Extraído de Cook et al., 1989.)

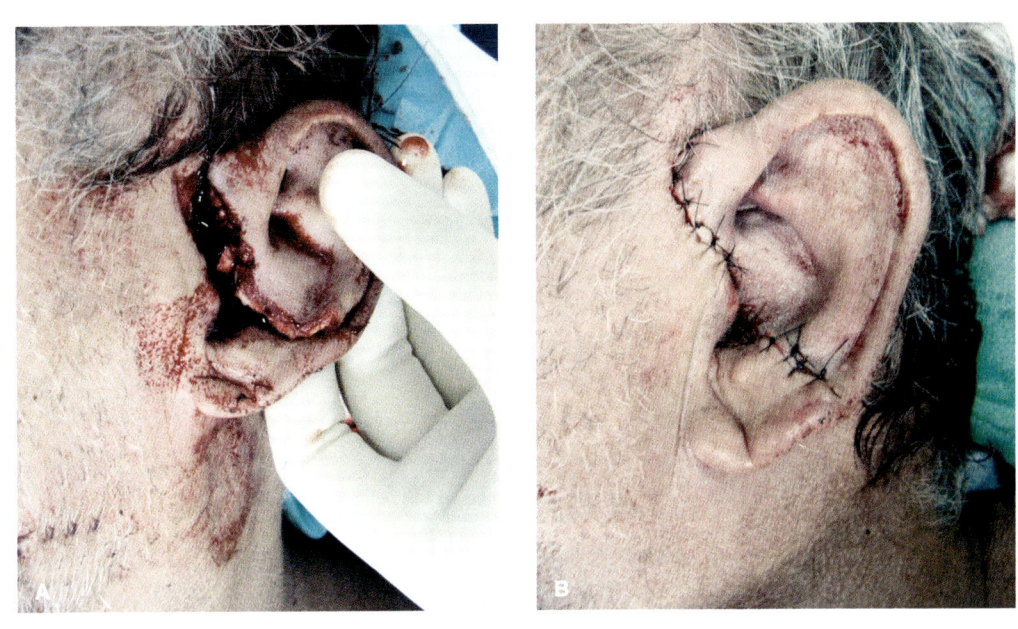

Fig. 21.37 Ferimento lacerocontuso em orelha. (Caso do HGVP.) **A.** Aspecto inicial. **B.** Aspecto final.

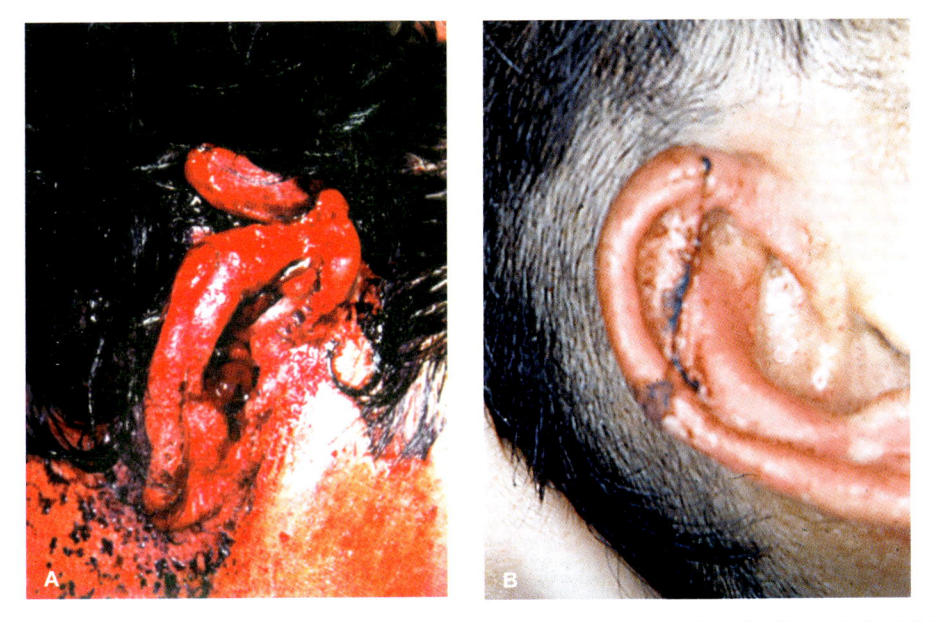

Fig. 21.38 A e **B.** Ferimento de orelha e no 7º PO com fixação do pedículo da orelha reimplantado. (Caso do Prof. Waldyr A. Jorge.)

anatômico. Em relação às suturas, devem ser realizadas de maneira que possibilitem fácil remoção, já que geralmente a criança se apresenta intolerante nessa fase do tratamento (Fig. 21.39).

PROFILAXIA DA INFECÇÃO PÓS-OPERATÓRIA

INFECÇÃO LOCAL

De maneira geral, não há indicação para o emprego de antibioticoprofilaxia nas feridas limpocontaminadas e de pequena extensão, tanto da pele como da mucosa oral. As exceções na região da face são os ferimentos com comprometimento circulatório local, os casos de pacientes debilitados e locais de junção mucocutânea, em que a presença constante de secreções favorece a infecção.

Já nas feridas contaminadas e infectadas, incluindo lacerações extensas e avulsões, costuma-se prescrever antibióticos em posologias terapêuticas. Nesses casos, as drogas betalactâmicas são a primeira escolha, destacando-se as cefalosporinas de primeira geração e a amoxicilina/clavulanato, em virtude da ação contra estreptococos, estafilococos e anaeróbios. Nos casos extremamente

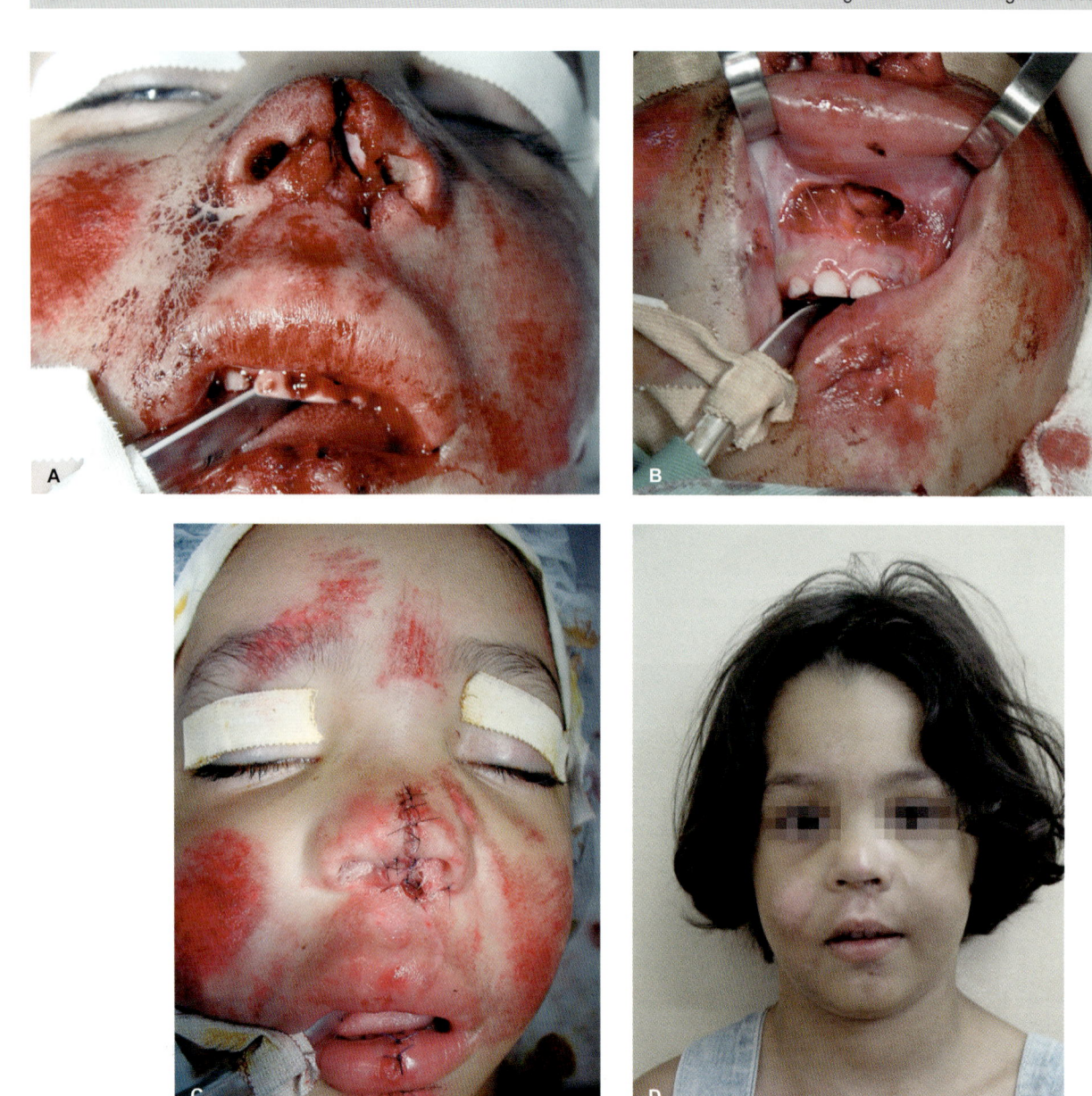

Fig. 21.39 Ferimento lacerocontuso em criança. (Caso do HGVP.) **A.** Aspecto inicial. **B.** Ferimento descolante intraoral. **C.** Sutura terminada. **D.** Aspecto pós-operatório recente.

graves, cefalosporinas de segunda ou até terceira geração podem ser indicadas.

TÉTANO

O tétano é uma doença infecciosa causada pelo *Clostridium tetani,* um bacilo Gram-positivo, esporulado, estritamente anaeróbio. É encontrado na terra, nos vegetais, em metais enferrujados, na saliva e fezes de animais e até de humanos. Sua potente exotoxina age sobre as células motoras do sistema nervoso central, induzindo hipertonia da musculatura estriada, que atinge principalmente os músculos da mastigação, da nuca, da parede anterior do abdome, dos membros e da região paravertebral. Morte pode ocorrer em virtude de complicações respiratórias e cardiovasculares, entre outras.

Havendo contaminação por meio de um ferimento, o tétano geralmente se manifesta após um período de incubação que pode variar de 1 dia a vários meses, com média de 3 a 10 dias. Quanto mais cedo surgirem os sintomas, pior o prognóstico da doença, que é fatal em grande número dos casos. O tratamento do doente visa a atenuar os distúrbios funcionais, possibilitando sua recuperação. Para isso, devem ser instruídos, além de terapia de suporte, debridamento do foco, antibioticoterapia, soroterapia, sedação e relaxamento muscular.

A imunização básica contra o tétano é feita usando-se a vacina tríplice (DPT) aos 2, 4 e 6 meses de vida, com dose de reforço aos 18 meses. Outra dose de reforço da tríplice é ministrada aos 5 anos de idade. A partir desse momento, recomenda-se dose de reforço com o toxóide tetânico (TT) ou preferencialmente com a vacina dupla adulto contra tétano e difteria (dT), a cada 10 anos. Para crianças com mais de 7 anos que não tomaram a vacina tríplice, adolescentes e adultos não vacinados, indicam-se três doses como esquema básico: as duas primeiras com intervalo de 60 dias (mínimo de 30 dias) e a terceira 6 meses após a segunda dose. Segue-se então dose de reforço a cada 10 anos.

Para a profilaxia do tétano após ferimentos, indica-se imunização ativa ou passiva, dependendo do tipo de ferimento e estado de imunização prévia do paciente. A administração isolada de antibióticos não constitui medida profilática segura, mesmo sendo o *Clostridium tetani* sensível a vários antimicrobianos.

Embora qualquer ruptura da pele ou mucosa possa ser a porta de entrada para o *Clostridium tetani,* há maior risco de desenvolvimento da doença em alguns tipos de ferimentos considerados tetanogênicos, como os contaminados por terra, poeira, saliva ou fezes de animais (até mesmo do homem), mordeduras de animais ou do homem, fraturas expostas, esmagamentos, queimaduras, ferimentos puntiformes, penetrantes, lacerantes, com corpos estranhos, causados por projéteis, com tecido desvitalizado ou com mais de 6 horas de duração. Nessas situações, não devem ser menosprezadas as condutas de limpeza e debridamento, não devendo os ferimentos puntiformes ser suturados (Quadro 21.1)**.**

Quanto à condição imunitária do paciente, que em conjunto com o tipo de ferimento ditará a conduta a ser seguida, podem ocorrer as seguintes situações:

1. Se a condição imunitária do paciente em relação ao tétano for ótima, ou seja, se o paciente tiver recebido imunização básica com três doses de toxoide há menos de 1 ano ou dose de reforço há no máximo 5 anos, não se indica imunoprofilaxia na ocasião do ferimento. Pequena parcela dos indivíduos que receberam dose de reforço há mais de 5 anos poderá ter concentração sérica da antitoxina inferior ao nível protetor de 0,01 UI/ml, o que justifica a preocupação de se considerar o período de 5 anos o limite de segurança.

2. Quando o estado imunitário do paciente contra o tétano não for ótimo, mas se o paciente tiver recebido no passado três doses da vacina antitetânica ou dose de reforço há mais de 5 e menos de 10 anos, indica-se imunoprofilaxia ativa com dose de toxoide tetânico via intramuscular. Nessas situações, a resposta imunológica é rápida e em poucos dias a concentração sérica de imunoglobulina alcança nível protetor. Porém, se o ferimento tiver ocorrido há mais de 24 horas, alguns autores indicam também imunoprofilaxia passiva com soro antitetânico (SAT), via intramuscular na dose de 5.000 UI, ou imunoglobulina humana antitetânica (IGHAT), via intramuscular na dose de 250 UI. A análise individual de cada caso, o bom senso e, eventualmente, a colaboração do infectologista indicarão a melhor conduta profilática nesses casos. O SAT está relacionado com a ocorrência de reações alérgicas e anafiláticas, motivo pelo qual se prefere a IGHAT. Porém esta tem a desvantagem de apresentar maior custo. Qualquer que seja a opção, SAT ou IGHAT, a administração deverá ser realizada simultaneamente ao toxoide tetânico, mas em grupos musculares distintos.

3. Se o paciente não for vacinado contra o tétano ou tiver recebido menos de três doses no passado, indica-se imunoprofilaxia passiva (SAT ou IGHAT), aproveitando-se a oportunidade para iniciar esquema vacinal.

O Quadro 21.2 ilustra de maneira simplificada a recomendação adotada para a profilaxia do tétano após ferimentos.

Quadro 21.1 Classificação dos ferimentos quanto ao potencial de desenvolvimento de tétano

Características do ferimento	Tetanogênico	Não tetanogênico
Tempo decorrido do traumatismo	> 6 horas	< 6 horas
Configuração	Lacerante ou avulsivo	Linear
Profundidade	> 1 cm	< 1 cm
Mecanismo do traumatismo	Projéteis, esmagamento, queimadura	Superfície afiada
Tecido desvitalizado	Presente	Ausente
Contaminantes (sujeira, saliva)	Presente	Ausente

Quadro 21.2 Indicações do toxóide tetânico (TT) e da imunoglobulina humana antitetânica (IGHAT), ou soro antitetânico (SAT), na imunoprofilaxia do tétano após ferimentos, de acordo com o número de doses de toxóide tetânico (TT) aplicadas anteriormente e a característica do ferimento

Número de doses de TT aplicados anteriormente	Ferimentos superficiais e limpos		Ferimentos tetanogênicos	
	TT	IGHAT ou SAT	TT	IGHAT ou SAT
Menos de três ou incerta	Sim	Não	Sim	Sim
Três ou mais, última dose há menos de 5 anos	Não	Não	Não*	Não
Três ou mais, última dose entre 5 e 10 anos	Não	Não	Sim	Não**
Três ou mais, última dose há mais de 10 anos	Sim	Não	Sim	Não**

* dT poderá ser indicada como reforço se o ferimento tiver mais de 24 horas
** IGHAT (ou SAT) poderá ser indicada se o ferimento tiver ocorrido há mais de 24 horas

Obs.: 1 – Se o paciente for criança e tiver tomado as três doses do esquema básico, aproveitar a ocasião para ministrar a dose de reforço da tríplice (DPT), se o ferimento ocorrer próximo aos 18 meses de idade
2 – Para crianças abaixo de 7 anos, utilizar tríplice (DPT) ou dupla do tipo infantil (DT) se o componente pertússis for contraindicado. A partir dos 7 anos, usar preferencialmente dupla do tipo adulto (dT) em vez de toxóide tetânico (TT)

COMPLICAÇÕES

INFECÇÃO

Os ferimentos faciais manejados de forma adequada raramente apresentam complicações infecciosas. Porém, quando ocorrem, devem ser tratadas agressivamente, já que podem induzir risco de morte, além de sequelas estéticas e funcionais. Um exemplo de complicação grave que coloca em risco a vida do paciente é a celulite orbitária, que pode evoluir para trombose séptica do seio cavernoso, fatal em grande parte dos casos.

Diante de infecção clinicamente restrita a pequenas regiões do ferimento suturado, alguns pontos devem ser removidos para permitir a drenagem de secreção purulenta e a coleta de material para exame bacteriológico (bacterioscópico, cultura e antibiograma). Nos casos mais graves, independentemente do regime antibiótico adotado, devem ser removidas as suturas e explorar a ferida, realizando drenagem e debridamento. No pós-operatório, os curativos devem ser trocados constantemente, a ferida, lavada e debridada, e pomadas antimicrobianas, aplicadas.

Para a escolha do melhor antimicrobiano para cada caso, devem ser avaliados o tipo de traumatismo e as características clínicas da infecção. Dessa forma, pode-se estabelecer antibioticoterapia empírica e racional, até que os exames laboratoriais estejam disponíveis. De maneira geral, devem ser indicados antimicrobianos ativos contra *Staphylococcus aureus*, estreptococos do grupo A e anaeróbios. Assim, nos casos de infecções leves a moderadas, sem outras complicações, podem-se utilizar cefa-

losporinas de primeira geração, amoxicilina/clavulanato, azitromicina ou clindamicina. Já nos casos de infecções mais severas, apresentando-se o paciente com febre e toxemiado ou sepse, indica-se como antibioticoterapia empírica amoxicilina/clavulanato ou amoxicilina/sulbactam, ou piperacilina/tazobactam ou ticarcilina/clavulanato ou oxacilina, em associação com imipenem e ciprofloxacina. Outro esquema possível é a associação de clindamicina com ceftriaxona. Nos casos de infecção com o paciente internado, deve-se suspeitar de infecção hospitalar e o infectologista deve ser consultado, sendo conduta frequente a introdução de vancomicina (Fig. 21.40).

DEISCÊNCIA DE SUTURA

A deiscência de sutura e consequente abertura da ferida podem resultar da influência de diversos fatores, incluindo infecção, deficiência de técnica operatória, deficiência de nutrição dos tecidos, uso de corticóides e diabetes. Seu tratamento depende da condição dos tecidos. Se não houver infecção, deve-se suturar novamente o ferimento e, se possível, corrigir o fator desencadeante. No caso de infecção, a nova sutura só deverá ser realizada após cura clínica do quadro infeccioso e presença na ferida de tecido de granulação sadio (Fig. 21.41A).

CICATRIZ ANTIESTÉTICA

Após qualquer tipo de ferimento traumático, deve-se esperar sequela cicatricial. Na face, esse tipo de sequela torna-

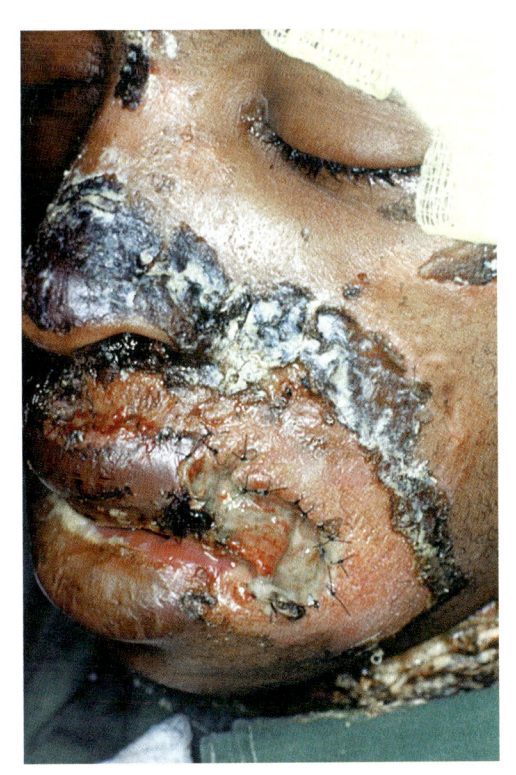

Fig. 21.40 Infecção em ferimento facial após 7 dias da sutura. O formato do retalho lacerocontuso contribui para a diminuição da irrigação local e predisposição à infecção. Caso encaminhado de outro hospital. (Caso do Prof. Waldyr A. Jorge.)

se mais importante devido à importância estética dessa região. Portanto, no tratamento de um ferimento facial, o cirurgião deve se esforçar para que a cicatriz apresente-se o mais estética possível, sem alargamento, hipertrofia, retração ou formação de queloide.

A prevenção de uma cicatriz antiestética depende inicialmente da técnica cirúrgica aplicada no primeiro atendimento (Fig. 21.41 B). A preocupação em reposicionar os tecidos lesados à sua condição prévia favorece nitidamente a diminuição da incidência de cicatrizes desfavoráveis. Também é relevante o conhecimento das causas de cicatrizes antiestéticas, para que essas possam ser corrigidas ou amenizadas durante a reconstrução da região lesada, mediante a regularização de tecidos e rotação de retalhos. Em geral, feridas localizadas paralelas às linhas de menor tensão da pele ou às linhas de expressão apresentam reparação com resultado estético melhor, sendo suas cicatrizes às vezes imperceptíveis. Entretanto, as cicatrizes posicionadas perpendicularmente às linhas de expressão ou de menor tensão da pele apresentam-se bastante evidentes, podendo sofrer alargamento e hipertrofia. Ademais, as cicatrizes retilíneas apresentam apenas um vetor de retração, o que favorece seu aspecto estético. Já as cicatrizes semicirculares apresentam vários vetores de retração, cuja resultante direciona-se para o centro do semicírculo. Dessa forma, durante a reparação e a retração cicatricial, há constrição do tecido compreendido entre o tecido cicatricial e o centro do semicírculo, originando a chamada cicatriz em alçapão, cujo aspecto estético é ruim (Figs. 21.42 a 21.44).

O tratamento inicial de cicatrizes hipertróficas pode ser realizado com fitas adesivas compressivas associadas a corticóide tópico (Drenison oclusivo®). A infiltração de corticóide (triancinolona) no interior da ferida apresenta resultados satisfatórios, porém é dolorosa. Nos casos de quelóides que não evoluem com resultados após infiltração de corticóides, pode-se realizar excisão intralesional seguida de betaterapia. Particularmente nas crianças, as cicatrizes hipertróficas são comuns. Entretanto, não necessitam de tratamento devido à sua involução no decorrer do desenvolvimento.

A correção de cicatrizes hipertróficas ou com retração deve ser realizada no mínimo após 6 meses do trauma, devido a processo inflamatório residual ainda existente nesse período. É considerável a melhora do aspecto cicatricial da

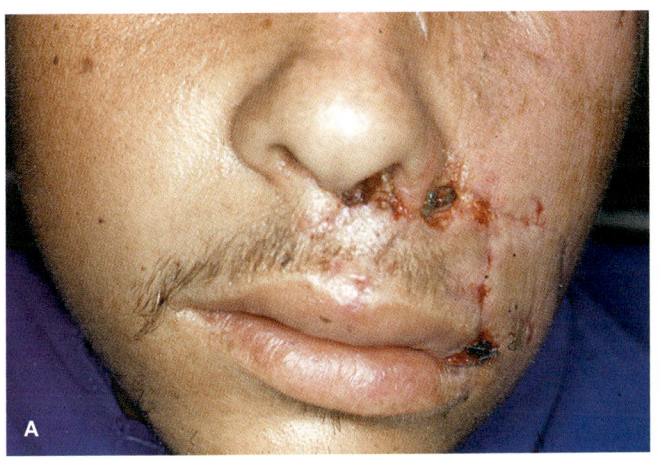
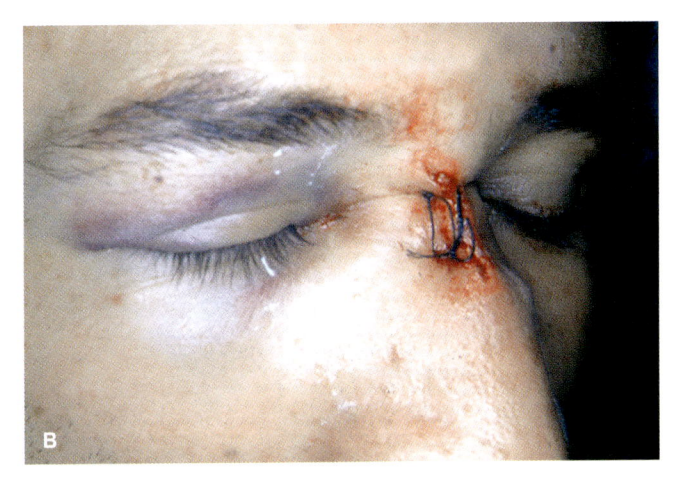

Fig. 21.41A Deiscência de sutura em ferimento lacerocontuso. **B.** Sutura de Donatti realizada em região frontonasal; contraindicada na região facial. Encaminhado de outro centro hospitalar. (Caso do Prof. Waldyr A. Jorge.)

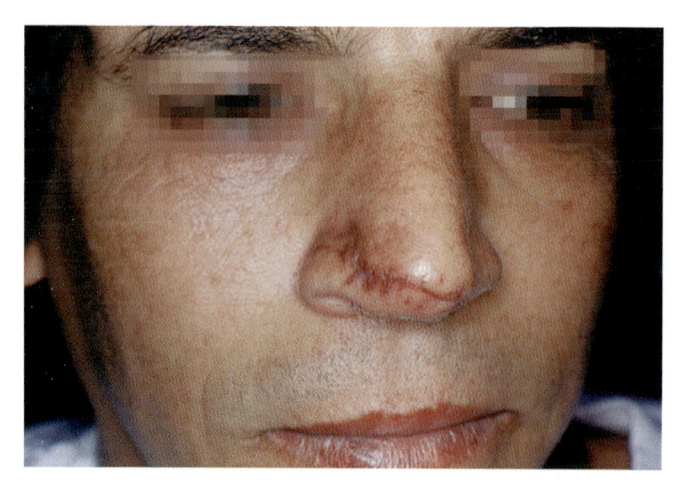

Fig. 21.42 Cicatriz hipertrófica.

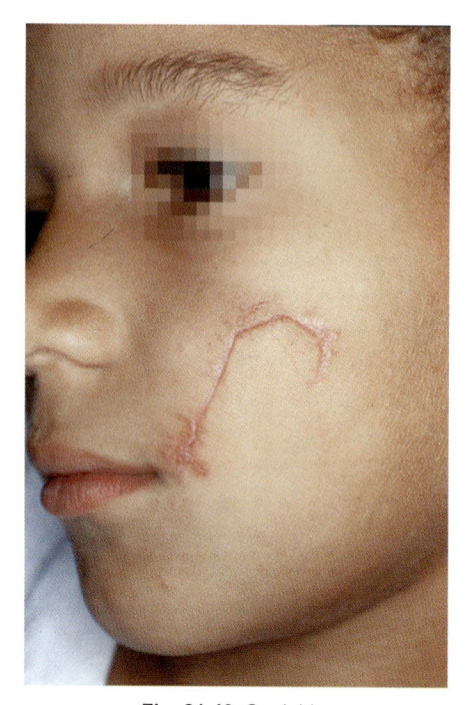

Fig. 21.43 Queloide.

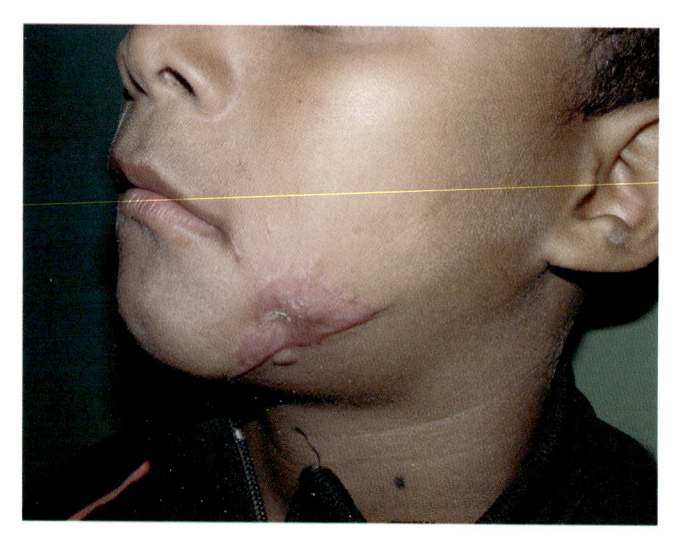

Fig. 21.44 Cicatriz em alçapão.

lesão após o primeiro semestre e, se ainda houver necessidade de ressecção da cicatriz, os resultados serão melhores.

A neutralização da retração cicatricial pode ser obtida com a mudança da direção da cicatriz (linha quebrada). Esse princípio é bastante utilizado nas zetaplastias, cujo objetivo é promover o alongamento cicatricial por meio da rotação de retalhos triangulares, induzindo menor tendência à retração cicatricial da ferida. O alongamento da cicatriz depende do ângulo formado entre as incisões dos retalhos, podendo variar entre 30º, 45º e 60º. Um alongamento de 75% do comprimento inicial da cicatriz pode ser obtido com incisões a 60º. A zetaplastia é bastante utilizada na correção de cicatrizes retilíneas retráteis, nas semicirculares e em algumas cicatrizes deprimidas.

ECTRÓPIO E ENTRÓPIO

O ectrópio e o entrópio são sequelas cicatriciais que podem envolver as pálpebras e causar alterações estéticas e funcionais importantes. No ectrópio, ocorrem retração da pálpebra inferior e exposição da conjuntiva, induzindo conjuntivite crônica, abrasão corneana e epífora. Seu tratamento compreende excisão da cicatriz palpebral retraída, seguida de deslizamento de retalho ou enxerto livre de pele total (enxerto cutâneo livre dermoepidérmico), cujas áreas doadoras podem ser a pálpebra superior ou a pele da região retroauricular.

No entrópio, ocorrem inversão da margem palpebral causada principalmente pela contração cicatricial da conjuntiva palpebral e distorção do tarso ou pela perda de parte da lâmina tarsal. Com a tração do músculo elevador da pálpebra, a borda ciliar do tarso é inclinada posteriormente, invertendo-se. Entre as várias técnicas, a correção do entrópio pode ser efetuada por dissecção completa entre a cicatriz conjuntival e o tecido fibroso subconjuntival, seguida de enxerto conjuntival livre de mucosa.

BIBLIOGRAFIA

Andrade ED. Uso dos antimicrobianos. *Terapêutica medicamentosa em odontologia: procedimentos clínicos e uso de medicamentos nas principais situações da prática odontológica.* 1 ed. São Paulo: Artes Médicas, 1998; 65-92.

Barbosa H. *Controle clínico do paciente cirúrgico.* 5 ed. São Paulo: Atheneu, 199?; 497-501.

Barros E *et al.* Antimicrobianos profiláticos. *In: Antimicrobianos. Consulta rápida.* 2 ed. Porto Alegre: Artes Médicas, 1996; 41-9.

Collin JRO. *Manual de cirurgia de pálpebra.* Rio de Janeiro: Rio Medi, 1994; 99-108.

Cook J, Sankaran B, Wasunna AEO. Tratamento básico dos ferimentos do rosto. *Cirurgia geral no hospital de emergência.* 1 ed. Tradução: Lauro Blandey. São Paulo: Santos, 1989; 47-50.

Elias FM, Schulz AF, Jorge WA. Tratamento dos ferimentos faciais causados por mordedura de cão. *Rev Méd HU-USP*, 1999; *9*(1):5-14.

Ellis III, E.; Assael, L. A. Traumatismo dento-alveolar e dos tecidos moles. In: Peterson, L. J. *et al*. Cirurgia oral e maxilofacial contemporânea. 2ª ed. Rio de Janeiro: Guanabara Koogan, 1996. p. 388-400.

Erazo GAC, Pires MTB. *Manual de urgências em pronto-socorro*. 3 ed. São Paulo: Medsi, 1990; 18-32.

Farina R. *Cirurgia plástica e reparadora*. São Paulo: Gráfica São José, 1965; 38-42.

Ferreira LM, Castilho HT, Duarte IS. *Manual de tratamento das feridas da face*. São Paulo: Universidade Federal de São Paulo – Unifesp. Escola Paulista de Medicina, 1996. 26p.

Gilbert DN, Moellering Jr. RC, Sande MA. *The Sanford guide to antimicrobial therapy*. 31 ed. Hyde Park: Antimicrobial Therapy Inc., 2001.

Gomella LG, Lefor AT. *Plantão em cirurgia*. Trad. Laura Maria B. C. Ramos Mariano da Rocha. Porto Alegre: Artes Médicas, 1992.

Gomes AP, Gouvêa EF, Siqueira-Batista R. Tétano. *Rev Bras Méd* 1999; *56*(9):902-10.

Grabb CG, Smith JW. *Técnicas fundamentais em cirurgia plástica*. Cirurgia plástica. Barcelona: Salvat Editores, 1977; 3-93.

Groessl SA, Sires BS, Lemke BN. An anatomical basis for primary acquired nasolacrimal duct obstruction. *Arch Ophthalmol,* 1997; *115*:71-74.

Hall MJR. Pálpebras e cirurgia reconstrutiva (Plástica). *In*: Hall MJR. *Cirurgia oftalmológica de Stallard*. Trad. Terezinha Oppido. 7 ed. São Paulo: Santos, 1989; 66-132.

Ishizuka MMA. Princípios gerais em cirurgia plástica. *In*: Ferreira LM. *Manual de cirurgia plástica*. São Paulo: Atheneu, 1995; 1-12.

Jorge WA, Albano RS, Nosé FR.Urgências bucomaxilofaciais no Hospital Universitário nos últimos cinco anos. *Rev Med HU-USP* 1994; *4*(1):69-72.

Jorge WA, Pitta MC, Soares MM. Considerações sobre as imagens traumatológicas bucomaxilofaciais. *Rev Med HU-USP* 1992; *2*(1):24-9.

Lavery KM. Basic principles of treatment. *In*: Willians JL. *Rowe and Willians' Maxillofacial injuries*. London: Churchill Livingstone, 1994. p. 51-64.

Manual de suporte avançado de vida no trauma – ATLS. 5 ed. Brasil: Ministério da Saúde, 1996. Documentos de referência. 414p.

McCarthy JG. *Plastic surgery*. W. B. Saunders Company, 1990; *2*:1784.

Mélega JM, Zanini SA, Psillakis JM. *Cirurgia plástica reparadora e estética*. 2 ed. Rio de Janeiro: Medsi, 1992.

Peterson LJ. Infecções odontogênicas complexas. *In*: Peterson LJ *et al*. *Cirurgia oral e maxilofacial contemporânea*. 2 ed. Rio de Janeiro: Guanabara Koogan, 1996; 388-400.

Pigossi N, Tariki JY, Manganello de Souza LC. Trauma de partes moles. *In*: Barros JJ, Manganello de Souza LC. *Traumatismo buco-maxilofacial*. São Paulo: Roca, 1993; 87-160.

Rösing CK. Controle de infecção. Antissépticos e desinfetantes. *In*: Wannmacher L, Ferrreira MBC. *Farmacologia clínica para dentistas*. 1 ed. Rio de Janeiro: Guanabara Koogan, 1995; 137-40.

Smit TJ, Mourits MP. Monocanalicular lesions. To reconstruct or not. *Ophthalmology,* 1999; *106*(7):1310-12.

Suzuki S *et al*. Versatility of modified planimetric Z-pasties in the treatment of scar with contracture. *Br J Plast Surg,* 1998; *51*(5):363-69.

Vasconcelos AM. Semiologia. *Queimaduras. Novos conceitos e problema social*. 1 ed. São Paulo: Medisa, 1980; 28-32.

Ferimentos Faciais Causados por Mordeduras de Animais

Fernando Melhem Elias • Waldyr Antônio Jorge

INTRODUÇÃO

Traumatismos faciais causados por mordeduras de animais são relativamente frequentes em nosso meio, principalmente nas crianças. Segundo uma pesquisa realizada no Hospital Universitário da Universidade de São Paulo, entre 1997 e 1999, cerca de 78% dos indivíduos atacados na face por cães possuíam menos de 11 anos de idade (Elias et al., 1999). Isso pode ser explicado pela tendência de a criança aproximar a face à boca do cão durante o convívio mútuo, quando brincadeiras e provocações não intencionais geralmente induzem o ataque do animal (Fig. 22.1).

Além de complicações locais, as mordeduras de animais podem causar doenças sistêmicas graves, principalmente a raiva e o tétano. Por isso, no atendimento inicial da vítima, deve-se sempre avaliar a necessidade de medidas profiláticas contra essas doenças. Com relação à raiva humana, a profilaxia é praticamente considerada a única maneira de se evitar a morte de indivíduo contaminado. Porém, ela também pode provocar reações adversas, que variam desde dor local e linfadenite satélite até acidentes neuroparalíticos, devendo portanto ser muito bem indicada. Da mesma forma, a profilaxia do tétano também pode causar complicações, principalmente hiperimunizição e reações anafiláticas, respectivamente, pelo uso indiscriminado de toxóide tetânico e administração de soro de

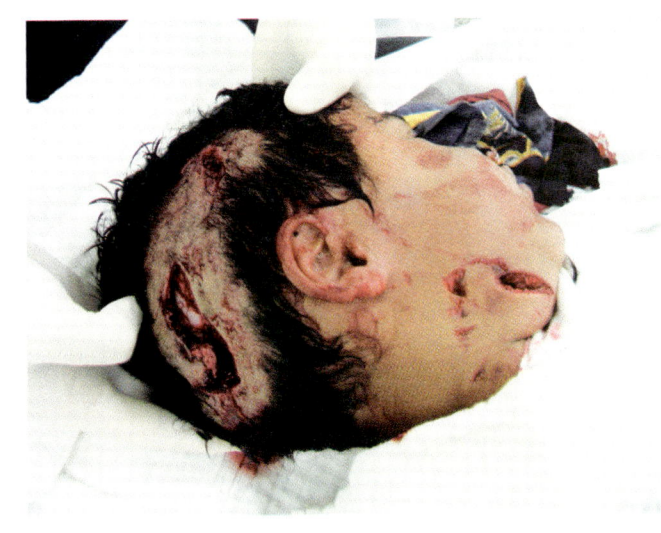

Fig. 22.1 Ferimentos lacerantes em couro cabeludo e face de uma criança vítima de ataque de cão.

origem animal. Por isso, também não deve ser instituída indiscriminadamente.

DIAGNÓSTICO

A avaliação inicial dos ferimentos faciais causados por mordedura de animais deve seguir os princípios observados nos demais ferimentos dessa região. Particular atenção deve ser dada à anamnese, objetivando determinar a espécie e condição do animal agressor, se vacinado, sadio ou doente; a possibilidade de sua observação por 10 dias ou de seu sacrifício para exame laboratorial, a circunstância da agressão, se espontânea ou provocada; a situação da raiva na área geográfica de ocorrência do acidente, se controlada ou não, e, finalmente, a história de imunização anterior da pessoa agredida.

TRATAMENTO

INDICAÇÃO DE FECHAMENTO PRIMÁRIO

O fechamento primário dos ferimentos causados por mordedura de animais é assunto controvertido. Para alguns, a sutura pode inocular profundamente o vírus da raiva ou facilitar a infecção local, motivo pelo qual só deve ser realizada em lesões muito extensas, com o objetivo de aproximar as bordas da ferida. Outros acreditam que, se houver necessidade de sutura, a administração de soro antirrábico, se indicada, deverá ser feita pelo menos 30 minutos antes do fechamento dos tecidos. Outros ainda relatam estudos nos quais os ferimentos suturados, independentemente da região, infectaram menos do que os deixados abertos. No caso da face, as sequelas estéticas e funcionais decorrentes de lesões não suturadas e a baixa incidência de complicações infecciosas, diretamente relacionada à rica vascularização regional, fazem com que a maioria dos autores preconize sutura em grande parte dos casos. Indica-se sutura dos ferimentos corto e lacerocontusos, não suturando os perfurocontusos. Somente a aproximação dos planos superficiais da ferida, além de aumentar a formação de lojas e hematomas, contribuindo para infecção pós-operatória, induz cicatriz fibrosa que prejudica a reparação da delicada musculatura da mímica e de nervos sensitivos e motores. Por isso, indica sutura por planos, da mesma forma que nas demais feridas traumáticas.

ANESTESIA

Na maioria das vezes, o tratamento de urgência das lesões da face por mordedura de animais é passível de ser executado sob anestesia local, do tipo infiltrativa terminal ou bloqueio regional. Mesmo a sutura dos ferimentos mais extensos e a estabilização de urgência de fraturas podem ser realizadas com esse tipo de anestesia, principalmente nos pacientes adultos. Nas crianças, somente se costuma indicar anestesia geral nos casos de lesões mais graves, particularmente nas crianças não colaborativas. Nesses casos, após lavagem dos ferimentos com solução fisio-

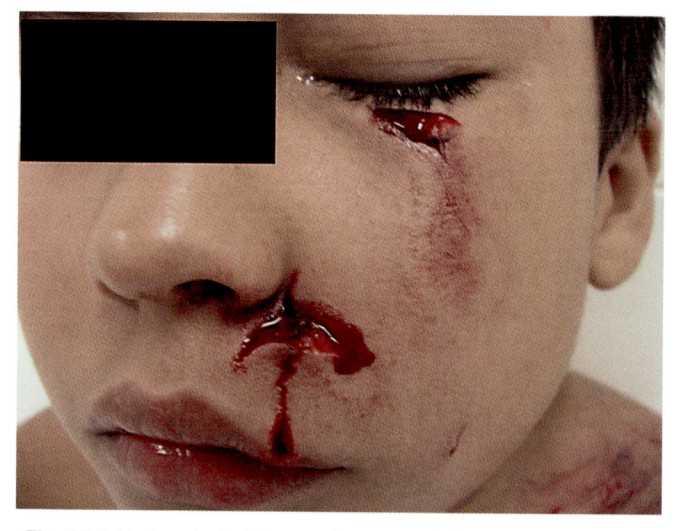

Fig. 22.2 Ferimento facial causado por mordedura de cão, suturado sob anestesia local.

lógica e curativo, deve-se consultar o anestesista quanto à possibilidade de submeter o paciente à anestesia geral, levando-se em conta o tempo decorrido da agressão e o tempo ideal de jejum, cuidando para que ele não seja demasiadamente longo, de maneira a contribuir para infecção da ferida e desenvolvimento de tétano (Fig. 22.2).

ANTISSEPSIA

Sob anestesia local ou geral, devem ser realizadas lavagem e antissepsia da pele e das mucosas com solução fisiológica e antisséptico aquoso iodado. Essas manobras devem ser repetidas quantas vezes forem necessárias.

DEBRIDAMENTO

Sempre que houver presença de tecido desvitalizado ou sofrimento por falta de irrigação deve-se realizar debridamento. A maioria dos autores ressalta a importância da realização adequada desse passo antes da sutura, como medida essencial para reduzir a possibilidade de infecção pós-operatória.

SÍNTESE

A síntese dos tecidos deve ser realizada com fios de sutura inabsorvível de náilon 5-0 ou 6-0 para a pele e fio absorvível de ácido poliglicoico ou poliglactina 3-0 ou 4-0 para os planos profundos, a mucosa oral e a nasal. Se ocorrer perda de substância, com o domínio de técnicas cirúrgicas reparadoras, retalhos deslizantes de vermelhão podem ser realizados no primeiro atendimento. Porém, se a reconstrução não for possível no primeiro tempo, as margens da pele e

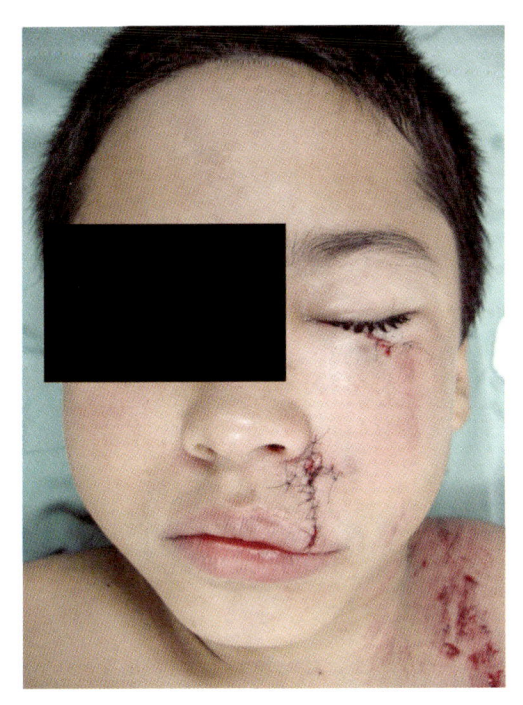

Fig. 22.3 Pós-operatório imediato do paciente da Fig. 22.2, após a síntese dos tecidos.

mucosa devem ser aproximadas e o paciente encaminhado a profissional habilitado para o procedimento. Vários autores concordam que a realização de retalhos e enxertos no primeiro tempo contribui para minimizar as sequelas estéticas e funcionais decorrentes dos ferimentos (Fig. 22.3).

CURATIVO

Curativos com gaze e fita adesiva microporosa são mantidos sobre os ferimentos suturados no máximo por 24 horas, quando então são substituídos somente por uma camada de fita adesiva microporosa. Nos casos tratados sem internação, os pacientes devem retornar inicialmente após 48 horas para que se avaliem a presença de infecção e a necessidade de nova intervenção. Infecções superficiais são tratadas com a remoção de alguns pontos para a drenagem de secreção. Infecções mais graves podem exigir internação e nova intervenção cirúrgica para drenagem e debridamento.

MEDIDAS PROFILÁTICAS

INFECÇÃO PÓS-OPERATÓRIA

Sabendo-se que a infecção da ferida pode ocorrer não só pela ação dos microrganismos presentes na boca do animal, mas também pela dos que habitam a pele e as mucosas da vítima, e tendo em vista a diversidade de gêneros e espécies que pode ser encontrada é de esperar que não exista um antimicrobiano que isoladamente seja eficaz na prevenção

dessa complicação em todos os casos. Por isso, as manobras locais de lavagem, antissepsia e debridamento são de grande importância para esse fim. Como medida coadjuvante, indica-se administração terapêutica de antimicrobianos, por no mínimo 5 a 7 dias, já que as feridas por mordeduras de animais são consideradas contaminadas (Fig. 22.4).

Mordeduras de cão

Na saliva do cão, vários gêneros e espécies de bactérias podem ser cultivados, incluindo estreptococos, estafilococos, coliformes, proteus, enterococos, bacteróides, veilonelas, fusobactérias, pseudomonas e clostrídios. Em ferimentos infectados, principalmente em celulites iniciadas 24 a 48 horas após a mordedura, frequentemente se cultiva um cocobacilo Gram-negativo anaeróbio facultativo, a *Pasteurella multocida*. Enquanto a infecção dos ferimentos por mordedura de cão é por alguns considerada frequente em outras regiões do corpo, ocorrendo em até 47% dos casos, na face ela é incomum, principalmente em virtude da rica vascularização regional. Por isso, mesmo nos ferimentos graves suturados, quando as condutas terapêuticas e profiláticas são empregadas adequadamente, complicações infecciosas não ultrapassam 6% dos casos.

Os antimicrobianos mais utilizados após mordedura de cão são os derivados da penicilina, uma vez que são ativos contra a maioria dos microrganismos da boca do cão, até mesmo *Pasteurella multocida*. Particularmente, a amoxicilina é mais ativa contra esse microrganismo do que a

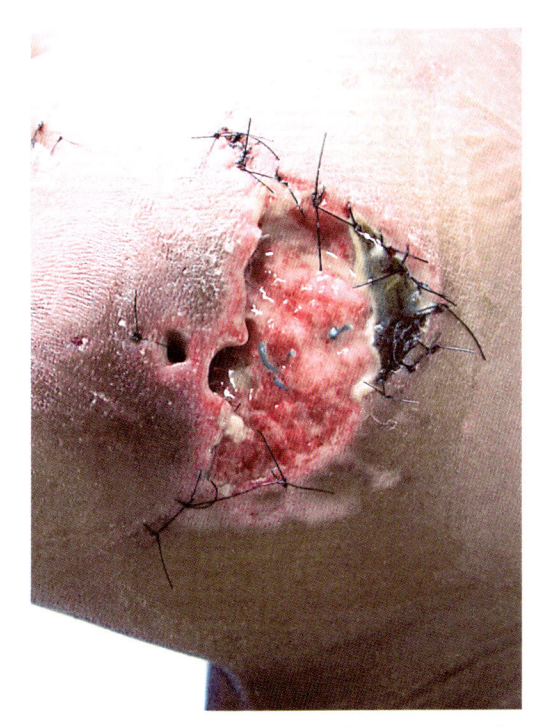

Fig. 22.4 Infecção pós-operatória de ferimento causado por mordedura de cão. (Caso do HGVP.)

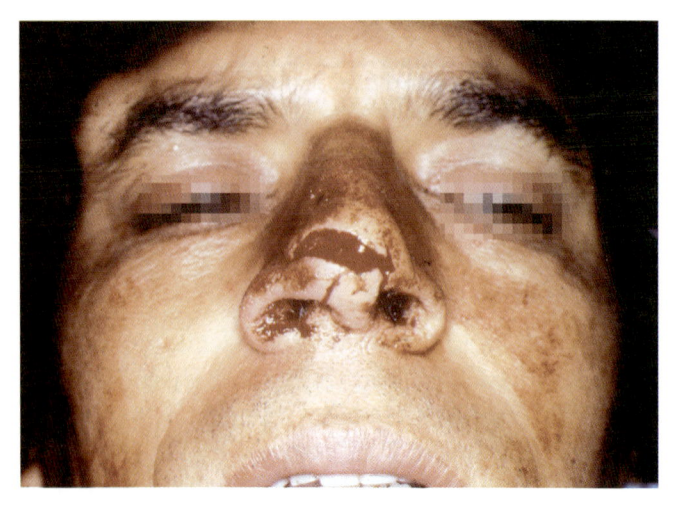

Fig. 22.5 Mordida de cão na região nasal. (Caso do Prof. Waldyr A. Jorge.)

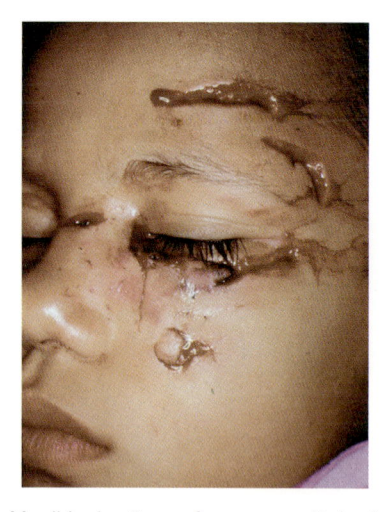

Fig. 22.6 Mordida de cão em face com multiplos ferimentos. (Caso do Prof. Waldyr A. Jorge.)

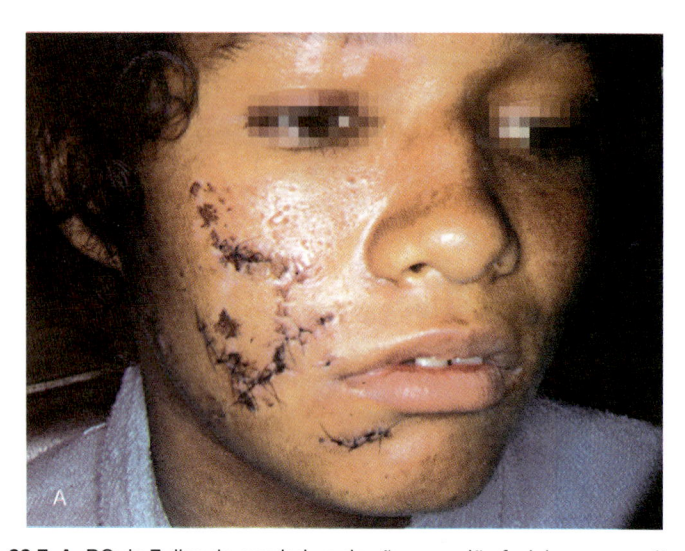

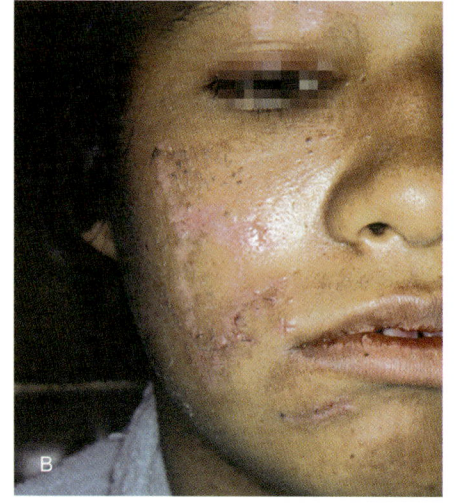

Fig. 22.7 **A.** PO de 7 dias de mordedura de cão na região facial com suspeita de quiloide. **B.** PO de 15 dias com discretas marcas de hipertrofia. (Caso do Prof. Waldyr A. Jorge.)

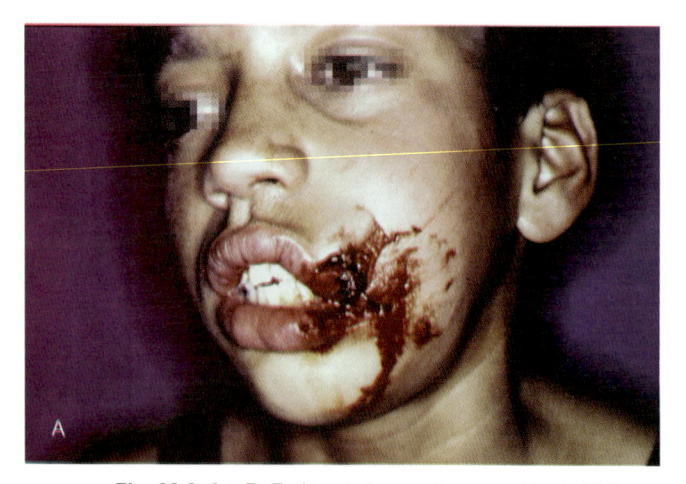

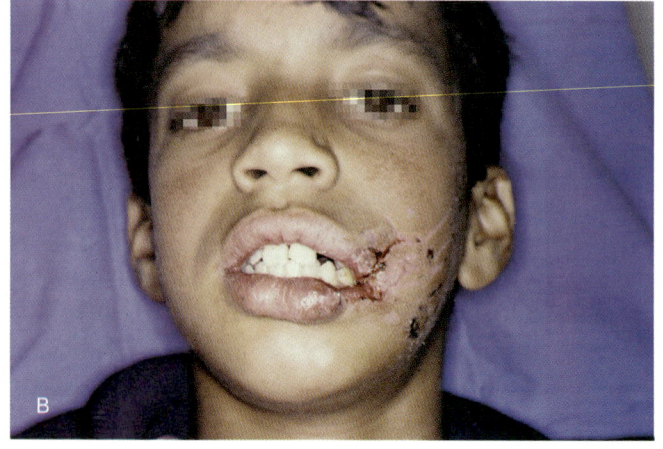

Fig. 22.8 **A** e **B.** Ferimento lacerante em região de lábio e comissura labial com perda de substância por mordedura de cão. (Caso do Prof. Waldyr A. Jorge.)

cefalexina e as penicilinas resistentes às penicilinases. Assim, como primeira escolha no caso de mordedura de cão, opta-se pela associação amoxicilina/clavulanato. Como já foram isoladas cepas resistentes de *Pasteurella multocida,* pode-se eventualmente indicar para os pacientes adultos a associação de clindamicina e fluorquinolona. No caso das crianças, se houver sensibilidade às penicilinas ou às cepas resistentes, pode-se indicar a associação trimetroprima/sulfametoxazol ou cefalosporinas de segunda geração.

Mordeduras de gato

De maneira geral, as mordeduras de gato infectam mais do que as de cão, sendo os principais agentes etiológicos a *Pasteurella multocida* e o *Staphylococcus aureus.* Como primeira escolha antibiótica, a exemplo do cão, deve-se optar por amoxicilina/clavulanato. Outras opções são as cefalosporinas de segunda geração, a doxiciclina e as associações clindamicina/fluorquinolona e amoxicilina/sulbactama. É importante ressaltar que a cefalexina é pouco ativa nesses casos e não deve ser utilizada. Também é de importância clínica o conhecimento de que a arranhadura do gato pode inocular uma bactéria, a *Bartonella henselae,* e causar a doença por arranhadura de gato, caracterizada pelo aumento e eventual supuração de linfonodos.

Mordeduras de porco

As mordeduras de suínos são mais comuns na zona rural e geralmente causam infecção de maior gravidade, de etiologia polimicrobiana, com a participação de cocos Gram-positivos, bacilos Gram-negativos, anaeróbios e espécies de pasteurela. Enquanto os casos menos graves podem ser medicados com amoxicilina/clavulanato, os mais severos devem receber cefalosporinas de terceira geração, ticarcilina/clavulanato, amoxicilina/sulbactama ou imipenem.

Mordeduras humanas

As infecções nos casos de mordeduras humanas são polimicrobianas, causadas por estreptococos do grupo *viridans,* prevotelas, porfiromonas, estafilococos, corinebactérias, peptoestreptococos e eikenelas. Portanto, antibióticos de amplo espectro devem ser administrados, sendo a amoxicilina/clavulanato a primeira escolha nos casos que ainda não apresentam infecção. Como alternativa, pode-se administrar azitromicina ou clindamicina associada com ciprofloxacina. Nos casos de infecções mais graves, podem ser administradas cefalosporinas de segunda geração e amoxicilina/sulbactama, entre outros antimicrobianos, de acordo com os resultados das culturas e dos antibiogramas e a evolução do paciente (Fig. 22.9A e B).

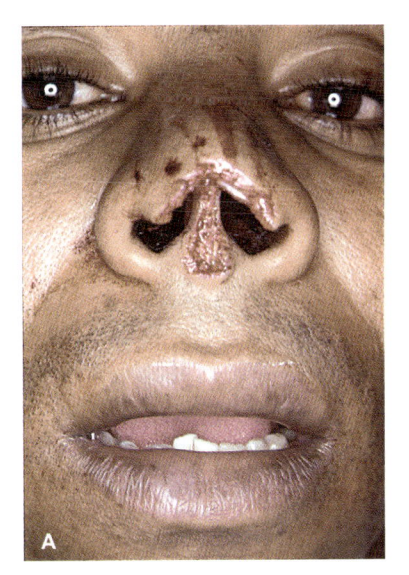

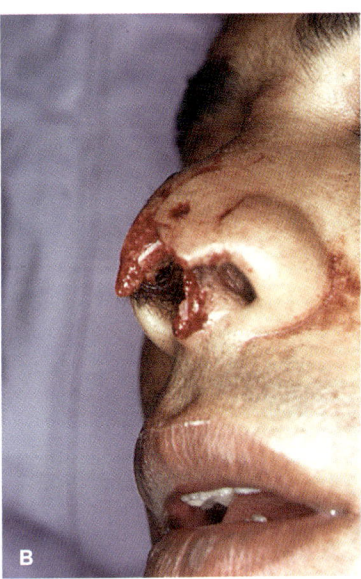

Fig. 22.9 A e **B** Ferimento avulsivo causado por mordedura humana em região de columela e ápice nasal. (Caso do Prof. Waldyr A. Jorge.)

Mordeduras de primatas não humanos

As mordeduras dos símios também podem causar infecções polimicrobianas, devendo o paciente receber os mesmos antimicrobianos utilizados para as mordeduras humanas. Vale ressaltar que alguns macacos podem carregar o *Herpesvirus simiae,* causador de encefalomielites fatais em humanos. Portanto, o Centro de Controle de Zoonoses da região onde ocorreu o ataque deve ser consultado para que se indique profilaxia com drogas antivirais.

Mordeduras de animais silvestres, morcegos e roedores urbanos

Nos casos de mordeduras desses animais, costuma-se administrar amoxicilina/clavulanato, amoxicilina/sulbactama, cefalosporinas de segunda geração, doxiciclina ou a associação de clindamicina e fluorquinolona.

TÉTANO

O *Clostridium tetani,* bacilo causador do tétano, pode estar presente na boca de grande parte dos animais, incluindo o homem. Portanto, a profilaxia da doença está indicada em todos os casos.

RAIVA HUMANA

O vírus da raiva, pertencente à família Rhabdoviridae e ao gênero *Lyssavirus,* pode ser encontrado nos mamíferos, tanto selvagens como domésticos. Os principais reservatórios da raiva no Brasil são o morcego e o cão, respectivamente responsáveis pela transmissão da doença na zona rural e na urbana. A transmissão da raiva para o homem quase sempre ocorre após a mordedura desses animais, quando infectados. No entanto, a arranhadura e a lambedura de mucosa ou pele lesada também podem transmitir a doença. O aparecimento do vírus da raiva na saliva de cães e gatos geralmente ocorre 2 a 3 dias antes das ma-

nifestações clínicas da doença, porém excepcionalmente esse período pode ser de 5 a 10 dias. Nos morcegos infectados, o vírus é excretado na saliva, urina, fezes e leite durante os 6 meses que precedem as manifestações clínicas da raiva, o que explica a presença do vírus em suspensão no ar, no interior de cavernas. A inalação dessas partículas virais eventualmente pode resultar em infecção.

No cão, o período de incubação da raiva varia entre 10 dias e 8 meses, sendo geralmente de 21 a 60 dias. Após um período prodrômico com alteração de conduta, anorexia, aumento da temperatura e das micções, a doença pode se manifestar sob duas formas. Na forma furiosa, que dura 5 a 7 dias, ocorrem deglutição difícil, inquietação, nervosismo, tendência a atacar, descoordenação da marcha, crises convulsivas, paralisia e morte. Na forma paralítica, há ausência de nervosismo e tendência ao ataque, preferindo o cão se ocultar em lugares escuros. Nessa forma, ocorrem paralisia progressiva e morte após um curso de 3 ou 4 dias.

No homem, o período de incubação médio varia de 20 a 90 dias, embora existam casos raros descritos de aparecimento da doença após 4 dias e 19 anos da mordedura. Essas diferenças parecem estar relacionadas com a severi-

Quadro 22.1 Profilaxia da raiva humana após contato potencialmente infectante ou mordedura (São Paulo, 1996) (SAR= soro antirrábico; HIRG= imunoglobulina humana anti-rábica)

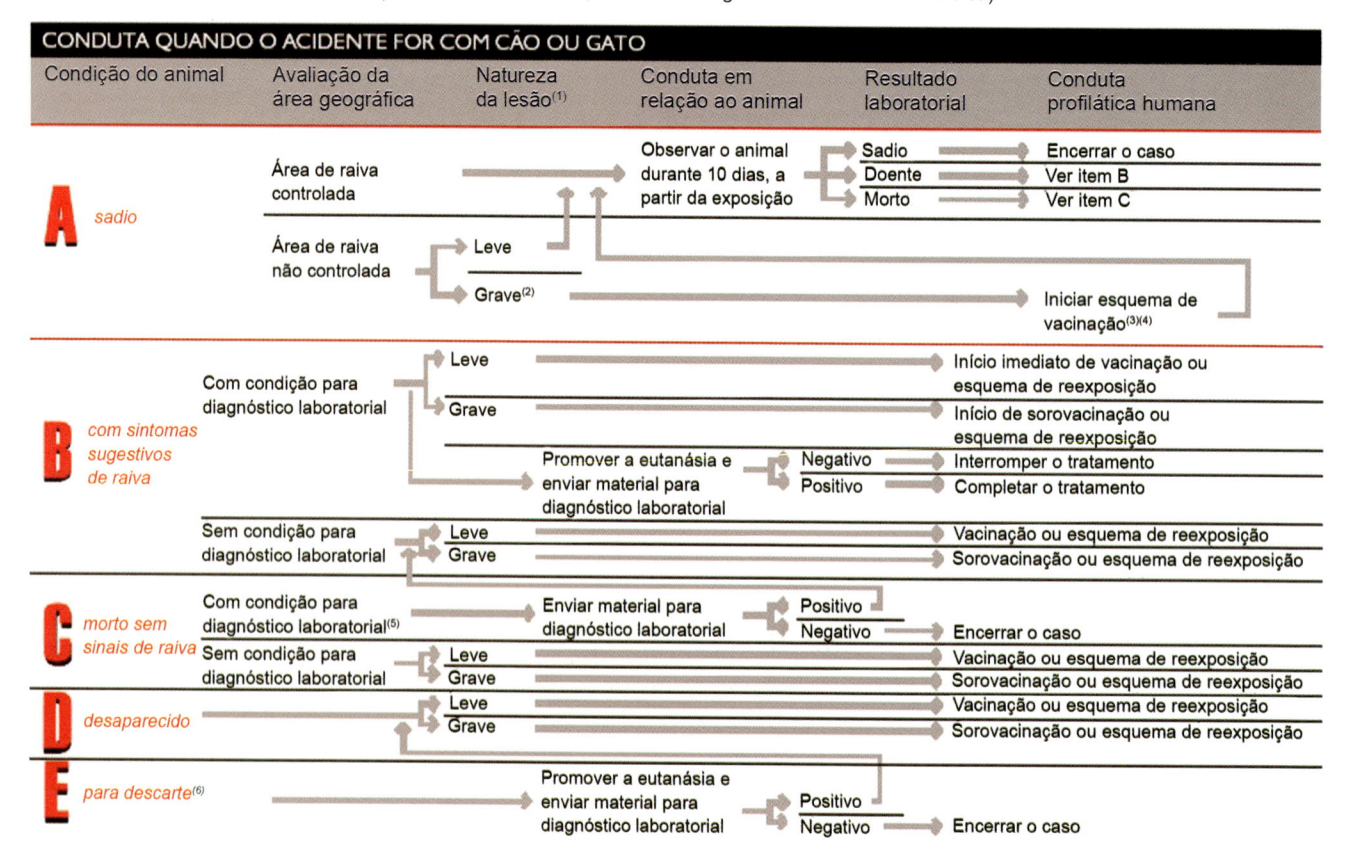

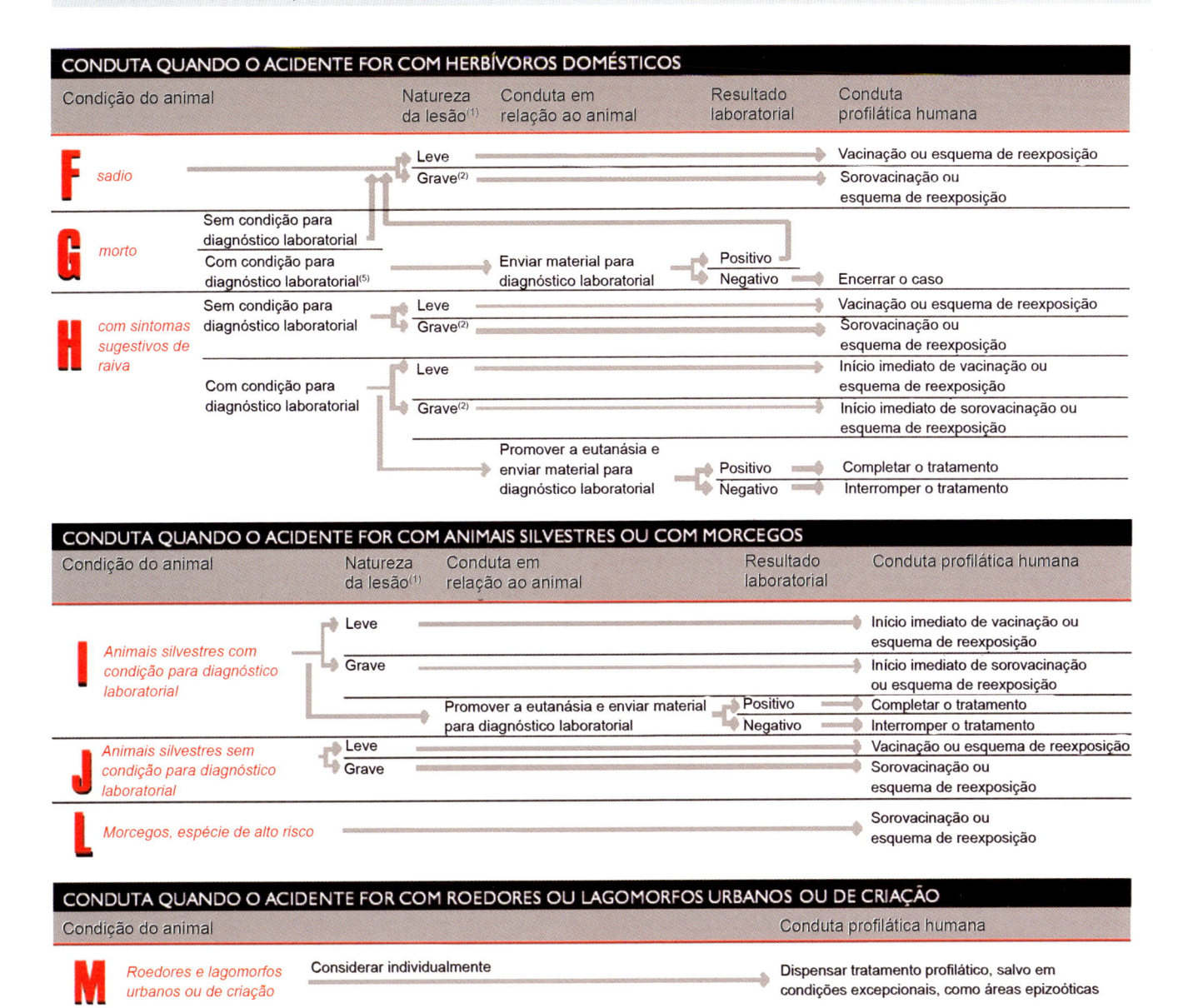

CONDUTA QUANDO O ACIDENTE FOR COM HERBÍVOROS DOMÉSTICOS

CONDUTA QUANDO O ACIDENTE FOR COM ANIMAIS SILVESTRES OU COM MORCEGOS

CONDUTA QUANDO O ACIDENTE FOR COM ROEDORES OU LAGOMORFOS URBANOS OU DE CRIAÇÃO

Observações dos quadros de condutas para profilaxia humana

(1) É considerada grave a exposição decorrente de:

– ferimentos ou lambeduras de ferimentos, nas mucosas, no segmento cefálico, nas mãos e nos pés, locais que têm maior concentração de terminações nervosas, facilitando a exposição do SNC ao vírus;
– lambedura de mucosas, que são permeáveis ao vírus mesmo quando intactas e também porque as lambeduras podem abranger áreas extensas.

Nas demais regiões anatômicas, são consideradas graves a exposição decorrente de ferimentos e lambedura de ferimentos:

– múltiplos ou extensos, porque aumentam o risco de exposição de tecido nervoso ao vírus;
– profundos, mesmo que puntiformes, porque oferecem maior risco de inoculação do vírus e dificuldade para assepsia. São consideradas leves as exposições em troncos e membros, exceto mãos e pés, decorrentes de lambeduras de lesões superficiais causados por mordedura ou arranhadura.

(2) É necessário avaliar as circunstâncias da agressão e as condições de comportamento do animal agressor. Podem ser dispensados do tratamento os indivíduos agredidos por cães ou gatos domiciliados e, com certeza, de baixo risco, cuja agressão tenha ocorrido por algum motivo justificável, como defesa própria ou do território, proteção do alimento ou da ninhada, reação a estímulos dolorosos ou maus-tratos etc. Nos casos em que houver dúvidas, indicar a vacinação.

(3) Quando houver necessidade de passar do esquema de vacinação e observação do animal para o outro esquema, prescrever o soro, se indicado, e as doses de vacina que faltarem.

(4) Nos casos que o SAR ou a HRIG não forem administrados no dia zero, dia do início da vacinação, podem ser administrados em qualquer momento, desde que seja até o 7º dia do início do tratamento. Após esse período, o seu emprego não é mais indicado (o organismo já está produzindo seu próprio anticorpo).

Pacientes que previamente receberam tratamento completo para prevenção da raiva não devem receber SAR ou HIRG.

(5) O cérebro do animal morto deve ser encaminhado para imunofluorescência direta para diagnóstico da raiva. O resultado negativo permite a dispensa do tratamento profilático do paciente. O resultado pode ser aguardado por até 48 horas após o acidente, desde que o animal não apresente sinais sugestivos da raiva. Se o resultado não puder ser obtido nesse período, o tratamento deve ser iniciado e posteriormente suspenso, caso seja negativo.

Esse procedimento não é indicado para equinos, morcegos e outras espécies silvestres. Para esses animais, a exclusão da doença só pode ser feita com o resultado da prova biológica, que pode demorar até 45 dias.

(6) Animal para descarte: animal errante ou cujo proprietário autorize a eutanásia.

dade e proximidade do ferimento de terminações nervosas e do próprio sistema nervoso central, quantidade de vírus inoculada e condições imunológicas da vítima. Os ferimentos da face, cabeça, pescoço e polpas digitais estão associados a períodos de incubação mais curtos.

Os sintomas iniciais da raiva humana são inespecíficos, como cefaléia, anorexia e prostração. Podem ocorrer irritabilidade, nervosismo, insônia, dor abdominal, diarreia e vômitos. Após esse período prodrômico de 2 a 10 dias, iniciam-se as manifestações decorrentes do comprometimento do sistema nervoso central, com crises de hiperatividade, intercaladas com períodos de relaxamento. Durante as crises, os pacientes apresentam hidrofobia, aerofobia, hiperventilação, hipersalivação e convulsões. Após 4 a 10 dias do início dos sintomas, ocorre agravamento do quadro neurológico, ocorrendo óbito no máximo após 25 dias nos pacientes que receberam suporte intensivo. Embora exista relato na literatura de cura da raiva humana, desenvolvida mesmo após profilaxia, a doença continua sendo considerada sempre fatal. Ainda não há tratamento específico para a doença, sendo a profilaxia o único meio de salvar um indivíduo contaminado, desde que oportunamente realizada, antes do aparecimento dos sintomas. Estando esses presentes, a terapia fica restrita a aliviar o sofrimento decorrente das complicações neurológicas, pulmonares e cardíacas, entre outras.

De importância para a profilaxia da raiva humana é o diagnóstico laboratorial da raiva animal, realizado por meio do exame de imunofluorescência do cérebro do animal agressor sacrificado. Resultados negativos fornecidos por laboratórios credenciados permitem a dispensa ou suspensão do esquema profilático. Em São Paulo, os laboratórios de referência para a raiva são o Centro de Controle de Zoonoses, o Instituto Pasteur e o Instituto Biológico da Secretaria da Agricultura. Os laboratórios e as instituições credenciadas para o diagnóstico da doença são o Laboratório Regional de Presidente Prudente, Laboratório Regional de Araçatuba, Laboratório Regional de Pindamonhangaba, Laboratório Regional de São José do Rio Preto, a Faculdade de Medicina Veterinária (Araçatuba – Unesp) e a Faculdade de Medicina Veterinária e Zootecnia (Botucatu – Unesp).

No Brasil, o esquema preventivo da raiva humana deve estar em concordância com as diretrizes estabelecidas pelo Programa Nacional de Profilaxia da Raiva do Ministério da Saúde. A vacina desenvolvida por Fuenzalida e Palácios é a rotineiramente utilizada em nosso meio. O soro antirrábico, constituído de imunoglobulinas purificadas, pode ser obtido a partir de equinos (soro heterólogo) ou humanos (soro homólogo), sendo esse último uma alternativa para casos de hipersensibilidade ao de origem animal. Na indica-

ção desse tratamento, é importante que se avaliem os riscos de raiva na área geográfica do acidente, o de transmissão de raiva pela espécie agressora e o papel epidemiológico dessa espécie na região, a condição do animal agressor, a possibilidade de observá-lo após a agressão, a disponibilidade de diagnóstico laboratorial e o tipo e a região do ferimento. O Município de São Paulo, por exemplo, é tido como região de raiva controlada, uma vez que possui serviços de profilaxia que realizam campanhas anuais de vacinação e desenvolvem medidas de vigilância e controle, estando preparados para estabelecer diagnóstico laboratorial, sendo a frequência de resultados positivos extremamente baixa. Felizmente, no próprio Estado de São Paulo, a incidência de raiva é baixa. Entre 1994 e 1997, ocorreram somente três casos de raiva humana, todos transmitidos pelo cão. Mais recentemente, dois novos casos ocorreram também no interior de São Paulo, um deles causado por um gato que havia contraído a doença após brigar com um morcego e o outro provavelmente contraído em outro Estado, por mecanismo indefinido.

Em condições favoráveis como a do Estado de São Paulo, dificilmente se indica a profilaxia da raiva humana após mordedura de cão ou gato, devendo o animal agressor ser observado por 10 dias. Se ele ficar doente ou morrer nesse período, então a profilaxia da raiva humana pode estar indicada. Já nas regiões de raiva não controlada, onde não há conhecimento da epidemiologia da doença, onde as ações de profilaxia da raiva animal quase não existem, onde não há possibilidade de diagnóstico clínico e muito menos laboratorial dos animais agressores, ou ainda quando há alta incidência da raiva em cães e gatos (área epizoótica), indica-se a profilaxia da raiva humana, podendo ela ser suspensa após observação do animal por 10 dias. A possibilidade de sacrificar o animal para diagnóstico laboratorial, se resultado negativo for obtido em até 48 horas, não torna necessária a profilaxia da doença. Considerando as variáveis que devem ser analisadas para se indicar a profilaxia da raiva humana, até mesmo as relacionadas com a região onde ocorreu o ataque, é prudente encaminhar a vítima de mordedura de cão ou outro animal para serviço especializado para informação em raiva, orientando os envolvidos para que, se possível, o animal agressor seja mantido em cativeiro e isolado de outros indivíduos e animais. No Quadro 22.1, encontram-se descritas as informações que devem ser consideradas para se indicar a profilaxia da raiva humana após contato potencialmente infectante (arranhadura ou lambedura de mucosa ou pele não íntegra) ou mordedura de animais, de acordo com Norma do Programa de Imunização do Centro de Vigilância Epidemiológica Prof. Alexandre Vranjak, da Secretaria do Estado da Saúde de São Paulo.

BIBLIOGRAFIA

Amato Neto V, Baldy JLS, Silva LJ. *Imunizações*. 3 ed. São Paulo: Sarvier, 1991; 63-74.

Amato Neto V, Pasternak J. Lapsos na prevenção da raiva. *Jornal da USP*, 2001; (*15*) 567(2).

August JR. Dog and cat bites. *J Am Vet Med Assoc* 1988; *193*(11): 1394-8.

Callaham M. Dog bites wounds. *JAMA* 1980; *244*(20):2327-8.

Demetriades D. Human and animal bites. *S Afr J Surg* 1989; *27*:185-7.

Elias FM, Schulz AF, Jorge WA. Tratamento dos ferimentos faciais causados por mordedura de cão. *Rev Med HU-USP* 1999; *9*(1):5-14.

Gilbert DN, Moellering Jr. RC. Sande, M. A. *The Sanford guide to antimicrobial therapy*. 31 ed. Hyde Park, Antimicrobial Therapy Inc., 2001; 35-6.

Goldstein EJC. Management of human and animal bite wounds. *J Am Acad Dermat*, 1989; *21*(6):1275-9.

Hattwick MAW *et al*. Recovery from rabies. A case report. *Ann Intern Med*, 1972; *76*(6):931-42.

Lackmann GM *et al*. Surgical treatment of facial dog bite injuries in children. *J Craniomaxillofac Surg* 1992; *20*(2):81-6.

Morgan III JP, Haug RH, Murphy MT. Management of facial dog bite injuries. *J Oral Maxillofac Surg*, 1995; *53*(4):435-41.

Paisley JW, Lauer BA. Severe facial injuries to infants due to unprovoked attacks by pet ferrets. *JAMA*, 1988; *259*(13):2005-6.

Palmer J, Rees M. Dog bites of the face: a 15 year review. *Br J Plast Surg*, 1983; *36*(3):315-8.

Pasternak J. Tétano e outras doenças causadas por clostrídios.*In*: Amato Neto V, Baldy JL. *Doenças transmissíveis*. 3 ed. São Paulo: Sarvier, 1989; 811-21.

Pinckney LE, Kennedy LA. Traumatic deaths from dog attacks in the United States. *Pediatrics*, 1982; *69*(2):193-6.

Podberscek AL, Blackshaw JK, Nixon JW. The incidence of dog attacks on children, treated at a city hospital. *Aust Vet J*, 1990; *67*(2):79-80.

Podberscek AL, Blackshaw JK. Dog attacks on children: report from two major city hospitals. *Aust Vet J*, 1991; *68*(7):248-9.

Rayan GM, A comparison of human and animal mouth flora. *J Okla State Med Assoc*, 1991; *84*(10):510-5.

Rengell FS. Raiva (hidrofobia). *In*: Veronesi R. *Doenças infecciosas e parasitárias*. 7 ed. Rio de Janeiro: Guanabara Koogan, 1987; 110-24.

Sacks JJ, Sattin RW, Bonzo SE. Dog biterelated fatalities from 1979 through 1988. *JAMA*, 1989; *262*(11):1489-92.

São Paulo. Secretaria de Estado da Saúde. Centro de Vigilância Epidemiológica. *Raiva: manual de normas técnicas; profilaxia da raiva em humanos*. 2 ed. São Paulo, 1996.

Schultz RC, Macmaster WC. The treatment of dog bites injuries, especially those of the face. *Plast Reconstr Surg*, 1972; *49*(5):494-500.

Snook R. Dog bites man [Letter]. *Br Med J*, 1982; *284*:293-4.

Veronesi R. *Doenças infecciosas e parasitárias*. 7 ed. Rio de Janeiro: Guanabara Koogan, 1987; 455-75.

Winkler WG. Human deaths induced by dog bites, United States, 1974-75. *Publ Health Rep*, 1977; *92*(5):425-9.

Fixação Interna Rígida (FIR)

Capítulo **23**

Fernando Interlandi Ferreira de Souza • Leandro dos Santos Calderon • Waldyr Antônio Jorge

INTRODUÇÃO

Anatomia, função e estética são fatores essenciais que devem ser restabelecidos por completo quando do tratamento das fraturas faciais. Diversas são as modalidades de tratamento utilizadas com o objetivo de restaurar a normalidade à área fraturada, e todas elas compreendem a redução e a contenção dos fragmentos fraturados para que seja possível a consolidação óssea. Entre essas modalidades, podem ser citados o bloqueio maxilomandibular (BMM), as osteossínteses com a utilização de fios metálicos, as cerclagens e suspensões, e a fixação interna rígida, realizada com a utilização de placas e/ou parafusos.

Quando se conceituam as fraturas, não se deve entendê-las como um comprometimento ósseo isolado, mas sim como um quadro patológico de maior complexidade associando osso, músculos e articulações de forma direta ou indireta.

Uma vez que o tempo necessário para a reparação de cada uma das diferentes estruturas envolvidas na patologia das fraturas é diferente, e sabendo que as lesões musculares tratadas com imobilização evoluem muitas vezes com restrição de movimentos, fibrose, atrofia e dor, deve-se considerar errôneo o conceito clínico que estabelece a imobilização dos músculos e articulações visando à estabilidade da redução do foco de fratura.

Assim, a mobilidade ou funcionalidade se constitui como fator de grande importância para que ocorra uma reparação ideal das estruturas comprometidas pela fratura sob função, o que é permitido pela FIR.

HISTÓRICO

O primeiro relato histórico da contenção de fraturas agindo diretamente sobre o osso data de 1847, quando um autor chamado Buck tentou realizar a contenção de uma mandíbula edêntula fraturada por meio de uma amarria interóssea. Há ainda alguns outros relatos datando do final do século XIX, porém essas tentativas não foram encorajadoras em virtude da utilização de fios metálicos não resistentes à corrosão, da não disponibilidade de drogas antimicrobianas e do desconhecimento da mecânica dos processos infecciosos nos ossos faciais. Porém, o grande aumento no número de casos de fraturas faciais e o desenvolvimento tecnológico dos materiais e das ciências médicas levaram ao desenvolvimento de novas técnicas de contenção por amarrias interósseas a partir de 1920.

As amarrias interósseas são hoje realizadas com fios de aço inoxidável de aproximadamente 0,4 mm de diâmetro – fio de aço número 1 –, tendo a função de manter os segmentos ósseos reduzidos. Entretanto, essa redução obtida pela amarria interóssea muitas vezes não é suficiente para que a reparação óssea ocorra adequadamente, principalmente na mandíbula, uma vez que as amarrias interósseas devem ser colocadas na região mais inferior da mandíbula – evitando assim danos a estruturas dentais ou nervosas – e as forças musculares que agem nos ossos da face são capazes de produzir movimentações que não permitem a consolidação da fratura, culminando em uma união fibrosa ou não união óssea. Por isso, sempre que se realiza a contenção de fraturas utilizando as amarrias interósseas é mandatória a imobilização dos ossos por meio de amarrias intermaxilares até que a reparação óssea tenha se completado, período que dura em torno de 30 a 45 dias em pacientes adultos.

As amarrias interósseas realizam-se com fios de aço que passam por furos realizados nos dois cotos ósseos da fratura. Após o fio de aço ser passado, suas pontas são então torcidas juntas até que seja atingida uma tensão que aproxime os cotos da fratura e os deixe relativamente estáveis. Nesse momento são importantes o bom senso e a experiência do cirurgião para que a tensão adequada seja atingida sem que o fio se frature. Após a torção, as pontas são então aparadas e o remanescente é introduzido em um dos furos.

Os fios de aço podem ser colocados em diversas disposições, através de um ou dois pares de furos na margem inferior da mandíbula. As conformações mais comuns de amarrias interósseas são (Fig. 23.1):

1. Simples.
2. Forma de "oito".
3. Simples e "oito" combinadas.
4. Dupla.
5. Cruzada ou em "xis".
6. Circunferencial.
7. Triangular.

Muitas outras combinações de amarrias podem ser feitas, dependendo de cada situação clínica. As amarrias que apresentam maior resistência às forças de tração e torção têm a seguinte ordem: amarria simples e "oito" combinada, amarria dupla e amarria em forma de "oito".

Em 1913, o cirurgião belga Lambotte, pela primeira vez, introduziu o tratamento cirúrgico das fraturas ortopédicas com a intenção de reduzir as consequências da então conhecida "doença das fraturas". Já nessa época, notava-se que o tratamento fechado com a simples imobilização das fraturas causava progressiva perda do tecido mineralizado, risco de não união, diminuição da força e da massa muscular e perda de mobilidade articular. A imobilização do paciente ortopédico também resultava em altas

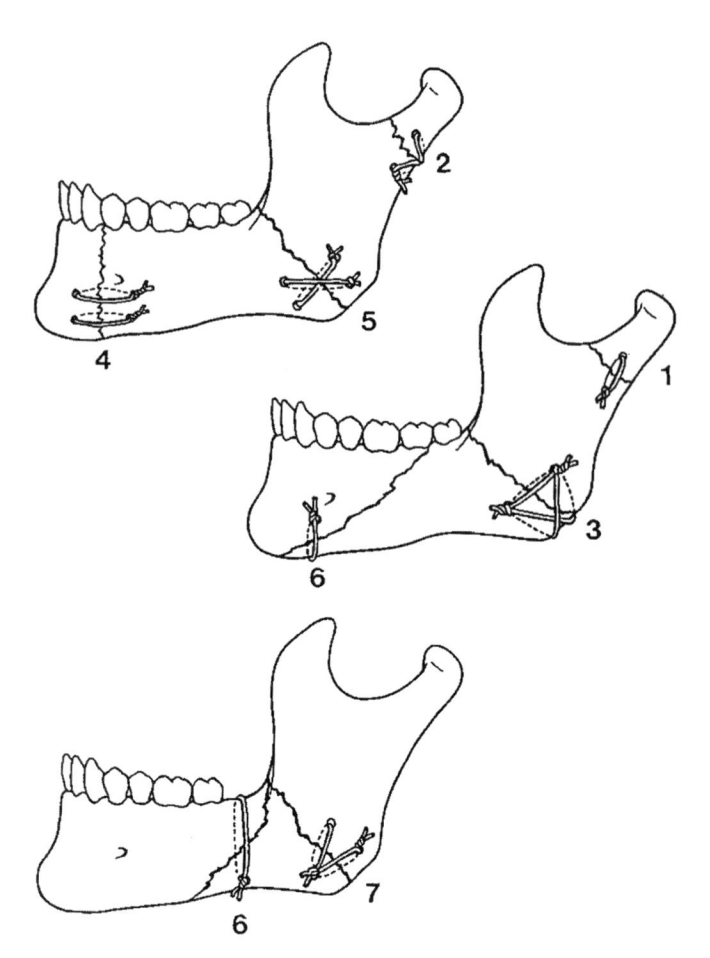

Fig. 23.1 Amarrias interósseas: simples (1); oito (2); simples e oito combinadas (3); dupla (4); cruzada ou "x" (5); circunferencial (6) e triangular (7).

incidências de infecção, pneumonia e outras complicações sistêmicas. Finalmente, após o advento da Segunda Guerra Mundial, o tratamento cirúrgico das fraturas emergiu com o desenvolvimento de dispositivos que permitiam a fixação interna estável das lesões ortopédicas. Esses avanços foram resultado, em parte, do desenvolvimento na área da anestesia, da profilaxia e do tratamento das infecções, e do desenvolvimento tecnológico do material utilizado.

Com a intenção de estabelecer os princípios gerais para as abordagens das fraturas, visando assim à perfeita reparação do tecido ósseo, foi fundada em 1958 a Association for the Study of Internal Fixation (ASIF), a qual representa grupo da escola AO (Arbsitsgemeinschaft fur Osteosynthesefragen). Os engenheiros e cirurgiões da ASIF/AO introduziram os métodos e os conceitos que se tornaram, a partir dessa época, as bases para os tratamentos das fraturas por meio da fixação interna rígida, sendo posteriormente adotados na área da cirurgia maxilofacial.

Nos primórdios da utilização da fixação interna rígida, na segunda década do século XX, não houve encorajamento, por parte dos cirurgiões, para a sua utilização no tratamento das fraturas da mandíbula em virtude dos maus resultados obtidos. Porém em 1964, Roberts adaptou placas ortopédicas miniaturizadas para o uso em mandíbula, momento que se considera o início da fixação interna rígida.

A fixação por meio do uso de parafusos interfragmentários compressivos (*lag screws*) foi introduzida por Brons e Boering em 1970. Mas, foi Bernd Spiessl que, em 1972, introduziu os conceitos para a utilização da fixação interna rígida na área maxilofacial, com a introdução do uso de placas de compressão e parafusos, sendo seus conceitos aceitos até os dias atuais.

Em 1973, Michelet et al. idealizaram um sistema de miniplacas sem compressão para uso em fraturas da face, principalmente em terço médio e superior, e também descreveram a abordagem intraoral para a colocação de parafusos. Logo após, Champy et al., em 1975/76, estudando as forças incidentes sobre a mandíbula, determinaram as áreas ideais para a osteossíntese perfeita, introduzindo a utilização das placas de fixação monocortical miniaturizadas colocadas ao longo das áreas de tensão da mandíbula mediante abordagem intraoral.

Recentes estudos, análises médico-econômicas, novos dispositivos, instrumentais e materiais, e o refinamento técnico continuam a modificar os conceitos do tratamento cirúrgico das fraturas, tornando, dessa forma, necessária a constante atualização, tanto técnica como científica, do cirurgião bucomaxilofacial e da sua equipe.

MATERIAIS DOS IMPLANTES ATUAIS

A utilização das técnicas de fixação interna rígida para o tratamento das lesões do esqueleto maxilofacial é, hoje em dia, uma prática rotineira do cirurgião bucomaxilofacial.

Apesar de ainda existirem publicações demonstrando altas taxas de complicações decorrentes da utilização da FIR, a maioria dos autores concorda que a experiência e a habilidade do cirurgião e o respeito aos princípios biomecânicos aos quais as estruturas faciais são submetidas, assim como a escolha correta do material e dos implantes (placas e parafusos) a serem utilizados em determinada fratura, podem diminuir consideravelmente as taxas de complicações.

Um dos fatores mais importantes a ser considerado é a biocompatibilidade do implante. Um material biocompatível é aquele que permanece em contato com os tecidos sem causar nenhuma reação de intolerância tecidual e sem sofrer alterações estruturais, tal como corrosão.

A osteointegração é a característica que determinado implante metálico tem em promover uma união biológica dos tecidos ósseos adjacentes à superfície do implante. Atualmente o único metal que apresenta essa particularidade é o titânio puro. Entretanto, os implantes utilizados para FIR na área maxilofacial não necessitam obrigatoriamente apresentar osteointegração, que é o objetivo principal quando se trata da colocação de implantes dentais. Aliás, em alguns casos, quando se torna necessária a retirada do material de osteossíntese por algum motivo, um implante osteointegrado apresentará grande dificuldade para ser removido, principalmente se existir integração dos parafusos ao osso, havendo grande risco de fratura desses parafusos.

Enquanto na década de 1980 o foco das pesquisas parecia estar direcionado para a maximização do tamanho das placas e da força de fixação, na década de 1990 os estudos se concentraram nos refinamentos técnicos e na introdução de implantes menores com a experimentação de meios alternativos de fixação.

METÁLICOS

O metal de escolha adotado por muitos cirurgiões e fabricantes para as placas e parafusos utilizados na área maxilofacial é o titânio e algumas de suas ligas. Outros materiais estão ainda sendo experimentados, porém com menor frequência do que no passado.

A seguir, os materiais metálicos mais utilizados.

Aço inoxidável

A maioria dos fabricantes não mais utiliza o aço inoxidável como componente na fabricação dos sistemas de placas maxilofaciais, exceto para o sistema de miniplacas de Champy. Apesar de sua resistência e certa maleabilidade, o risco de corrosão e sua potencial toxicidade levaram a maioria dos fabricantes a aderirem à utilização do titânio e suas ligas.

Vitallium

Este é o nome comercial para uma liga composta de cobalto, crômio e molibdênio utilizada na confecção do sistema de placas Luhr pelo fabricante Howmedica. Sua resistência à tração é superior à do titânio e apresenta boa biocompatibilidade. Entretanto, não promove osteointegração.

Por apresentar grande resistência à tensão, tem a vantagem de permitir a fabricação de implantes, com aplicações similares menores do que os de titânio. Entretanto essa mesma resistência faz com que o cirurgião leve mais tempo para modelar as placas, resultando em um material de difícil utilização.

Titânio

A melhor resistência à corrosão e à biocompatibilidade é apresentada pelo titânio puro. Entre os três metais mais utilizados, apresenta a maior maleabilidade e é o menos resistente às forças de tensão, o que não chega a ser um grande problema, uma vez que ainda possui um módulo de elasticidade significativamente superior ao do osso. Essas características conferem ao titânio uma ótima compatibilidade com as indicações de fixação interna rígida na região maxilofacial.

É um material que permite fácil manuseio graças à sua maleabilidade e, em comparação com os outros metais, o titânio apresenta pouca interferência nos exames tomográficos e na ressonância magnética.

NÃO METÁLICOS

Placas e parafusos para osteossíntese confeccionados com materiais absorvíveis vêm sendo pesquisados por mais de trinta anos, porém o material ideal para esses tipos de implante ainda permanece como um objetivo no campo da investigação científica.

Materiais absorvíveis

Várias combinações de poliésteres degradáveis utilizados na confecção de fios de sutura têm sido estudadas, e os implantes utilizados atualmente são combinações dos copolímeros ácido poliglicólico e do ácido polilático. Numerosos fatores influenciam as características de absorção e resistência desses materiais, incluindo os métodos de fabricação e as formas de esterilização empregadas. Um dos problemas intrínsecos que ocorre com esses polímeros é que quanto maior a tensão aplicada ao implante, mais rapidamente ele se degradará. Essa característica vai de encontro àquilo de que se necessita para que se satisfaçam os requerimentos biológicos, no período de reparação óssea, em que uma maior força é necessária por longo período nas áreas onde o osso fraturado – ou submetido à osteotomia – sofre maiores tensões.

Uma vez que esses tipos de implante são muito menos resistentes do que os implantes metálicos, as placas necessariamente deverão ser maiores do que as de titânio utilizadas com as mesmas indicações.

INSTRUMENTAL

A diversidade do instrumental utilizado para a execução das técnicas de fixação interna rígida é enorme, uma vez que existem muitos fabricantes e vários sistemas disponíveis. Entretanto, a correta execução das técnicas de fixação interna rígida e o sucesso do tratamento dependerão da utilização precisa do instrumental de cada sistema de fixação.

Dada a grande variedade dos instrumentos existentes, serão expostos a seguir os mais comumente utilizados.

INSTRUMENTOS DE REDUÇÃO E COMPRESSÃO

Esses instrumentos são designados para ajudar na manipulação dos fragmentos ósseos, visando a uma boa redução da fratura e mantendo essa redução estável para a correta fixação com os implantes selecionados. A seguir, os mais comuns instrumentos.

Pinça de redução

Instrumento semelhante a uma pinça Bakaus. Utilizado para manter unidos os fragmentos ósseos em preparação para a osteossíntese. Mais usado em situações em que haja sobreposição dos fragmentos (Fig. 23.2).

Fórceps de redução e compressão

Esses fórceps são especificamente designados para utilização em mandíbula, proporcionando uma redução estável da fratura e exercendo uma pré-compressão dos cotos ósseos previamente à colocação de placas compressivas. Atuam fixados por parafusos na base da mandíbula. Exercem compressão na zona de pressão da fratura (basal) e, se adaptados com rolamentos acessórios, também exercem compressão na zona de tração (rebordo alveolar), o que é ideal em situações em que não há possibilidade de colocação de banda de tensão, como, por exemplo, nos pacientes desdentados (Fig. 23.3).

PINÇAS PARA POSICIONAMENTO DAS PLACAS

Podem ser quaisquer instrumentos que permitam a manutenção da placa posicionada no osso até a colocação dos parafusos. Pelo menos uma das pontas desses instrumentos deve ser romba, de modo que se apóie sobre um dos furos da placa (Fig. 23.4).

BROCAS

As brocas se apresentam em vários tamanhos e são utilizadas de acordo com o parafuso que será implantado. O furo feito no osso para a colocação do parafuso deverá ter sempre um diâmetro menor do que o do parafuso. Devem

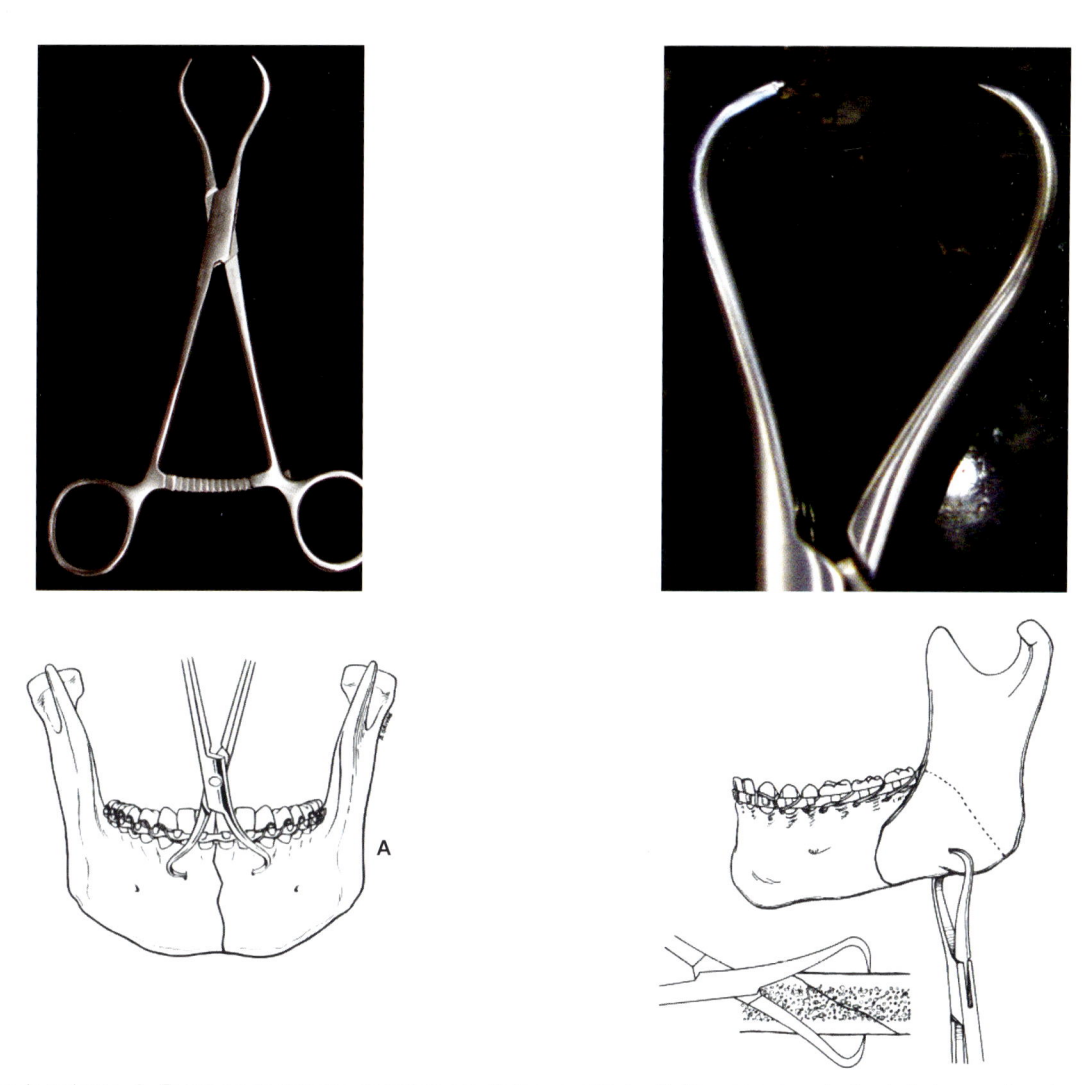

Fig. 23.2 Pinça de redução. **A.** Esquema de redução da fratura em sínfise mandibular. **B.** Esquema de redução de fratura em ângulo mandibular.

ser acopladas a motores de baixa rotação e todo furo deve ser executado com refrigeração (irrigação) abundante.

As brocas podem ter diâmetros e comprimentos variáveis, dependendo da sua utilização. Brocas com a parte ativa mais longa são utilizadas para fazer furos bicorticais e brocas com o corpo mais longo são utilizadas com trocartes para realizar perfurações percutâneas (Fig. 23.5).

A seguir, alguns dos diâmetros de brocas e de seus respectivos parafusos (Quadro 23.1):

GUIAS DE PERFURAÇÃO

Os guias de perfuração, além de protegerem os tecidos adjacentes à região onde o furo deverá ser executado, tornam a perfuração mais precisa, literalmente guiando a broca em seu trajeto no osso, evitando vibrações da região anterior da broca e irregularidades no formato do furo. As brocas devem se adaptar perfeitamente ao guia, ou seja, o diâmetro do guia deve permitir a entrada da broca sem folgas para que o guia não perca sua função.

Existem guias designados para guiar perfurações cêntricas (neutras) e outros para perfurações excêntricas em relação ao furo da placa (furos elípticos). Uma perfuração excêntrica ao furo proporciona melhores resultados na obtenção das forças de compressão (Fig. 23.6).

MEDIDORES DE PROFUNDIDADE

Têm a finalidade de mensurar a profundidade do furo no osso para que o comprimento ideal do parafuso seja determinado. A medição deve ser efetuada posteriormente à execução do furo. No caso de um sistema que necessite da obtenção da rosca após o uso da broca, a profundidade do furo deve ser mensurada antes da utilização do promotor de rosca ("macho").

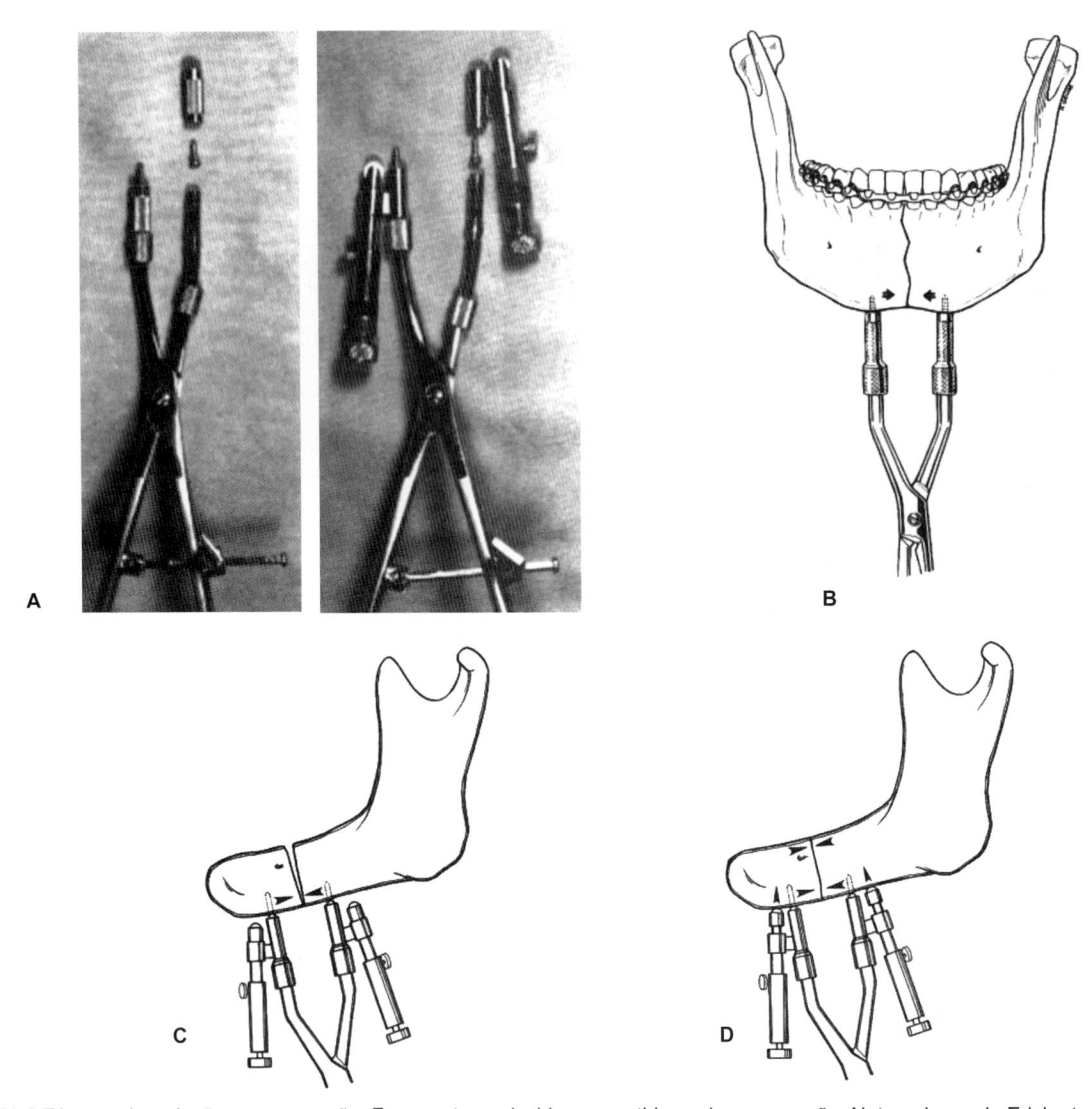

Fig. 23.3 Fórceps de redução e compressão. Fragmentos reduzidos e mantidos sob compressão. Notar a barra de Erich atuando como banda de tensão. Redução mantendo compressão na basal mandibular. Com a compressão basal, o rebordo alveolar tende a se afastar. A atuação dos rolamentos acessórios na basal mandibular resulta em forças de compressão no rebordo alveolar.

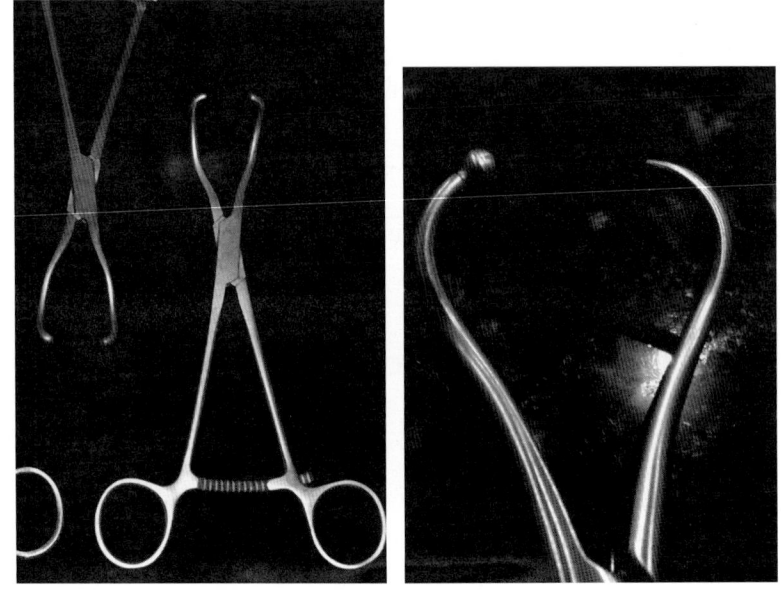

Fig. 23.4 Pinças para posicionamento de placas.

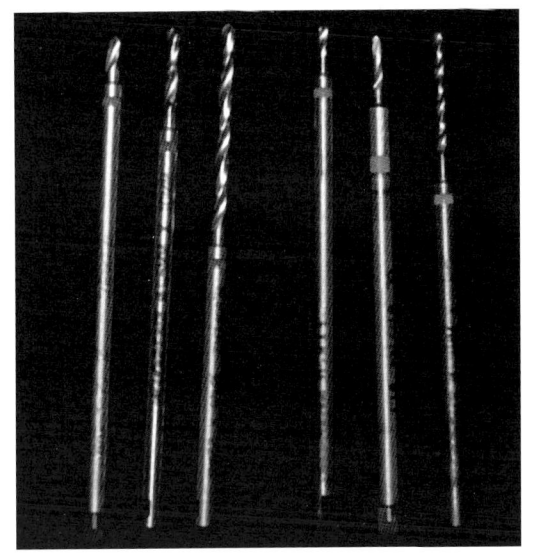

Fig. 23.5 Brocas mono e bicorticais.

Quadro 23.1 Diâmetro das brocas e seus respectivos parafusos

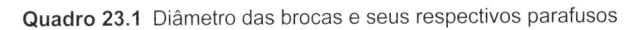

Diâmetro do parafuso	Diâmetro da broca
1,0 mm	0,6 – 0,8 mm
1,2 mm	1,0 mm
1,5 mm	1,1 mm
1,7 mm	1,3 mm
2,0 mm	1,5 mm
2,4 mm	1,8 mm
2,7 mm	2,0 mm
3,5 mm	2,7 mm
4,0 mm	3,0 mm

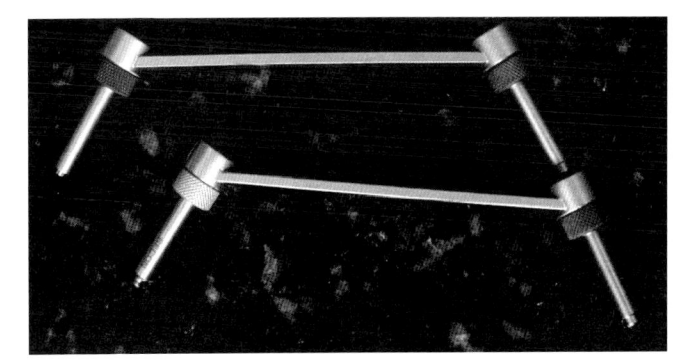

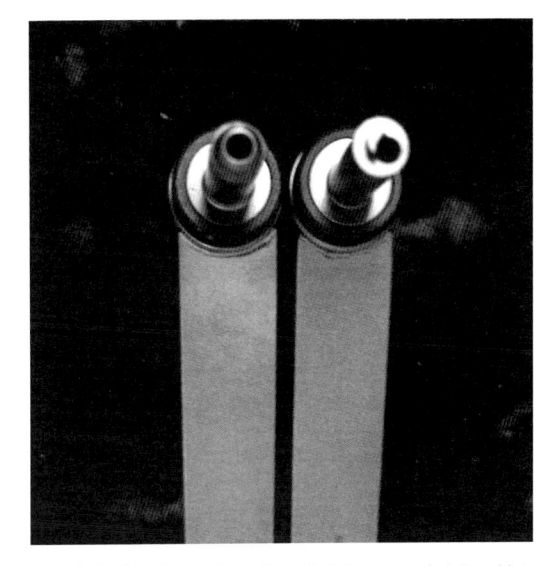

Fig. 23.6 Guias de perfurações cêntrica e excêntrica. Note a diferença no alinhamento dos furos.

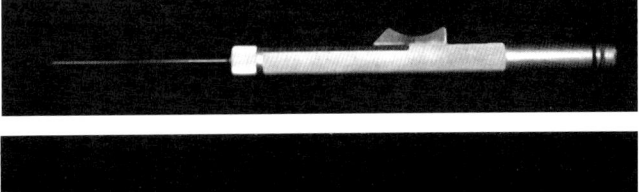

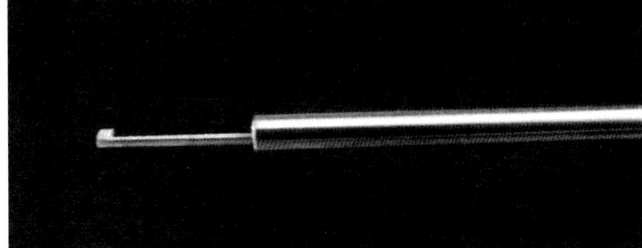

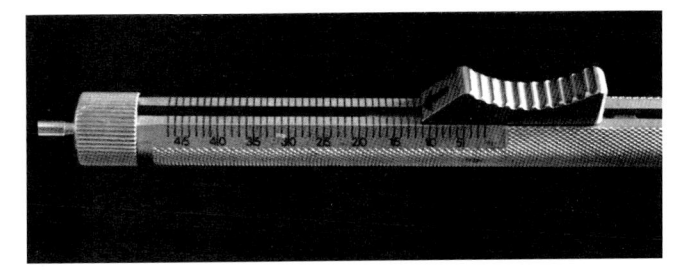

O medidor apresenta uma angulação na sua extremidade que permite o seu travamento na cortical oposta. Após o travamento, a profundidade do furo é obtida por meio da escala numérica do instrumento (Fig. 23.7).

PROMOTORES DE ROSCA

O principal objetivo da utilização dess es dispositivos é permitir que o parafuso se adapte perfeitamente à rosca do furo, proporcionando contato ósseo em toda a super-

Fig. 23.7 Profundímetro.

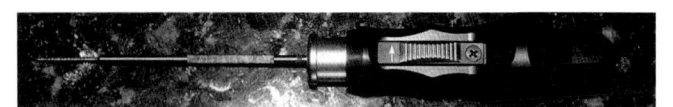

Fig. 23.8 Promotor de rosca conhecido como "macho".

fície rosqueada do parafuso, garantindo assim maior estabilidade.

Uma má relação entre o tecido ósseo e o parafuso permitirá a mobilidade do parafuso, o que poderá ocasionar reabsorção óssea local, aumentando a instabilidade e as chances de infecção (Fig. 23.8).

Escarificador

Utilizado como uma broca para promover a adaptação da cabeça do parafuso à superfície óssea cortical, o que normalmente deve ser feito quando a cabeça do parafuso irá se assentar diretamente sobre o osso, como ocorre na realização da técnica dos parafusos interfragmentários compressivos (*lag screws*).

Chaves

Cada chave tem um formato e tamanho específico, dependendo do sistema utilizado, e só deverá ser utilizada com os parafusos do mesmo conjunto. Em virtude da existência de vários desenhos das cabeças dos parafusos (hexagonal, fenda, em cruz, estrelar etc.), teremos uma grande variedade de modelos de chaves (Fig. 23.9).

Instrumentos para Colocação Transcutânea de Parafusos

Esses instrumentos são designados para possibilitar a perfuração, a medição do furo, a obtenção da rosca (quando necessária) e a colocação do parafuso através dos tecidos moles, evitando acessos cirúrgicos muito amplos e/ou possibilitando a FIR por meio de acesso intra-oral.

Fazem parte desses instrumentos o trocarte, os guias e os retratores (Fig. 23.10).

Instrumentos para Modelagem de Placas

São também específicos para cada sistema de fixação. Vários modelos de instrumentos possibilitam o dobramento da placa em várias direções. Apresentados como alavancas e alicates em diversos formatos, sendo cada tipo de

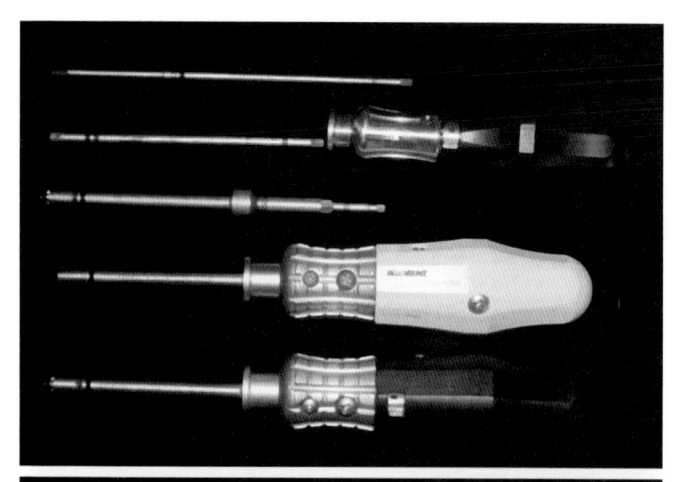

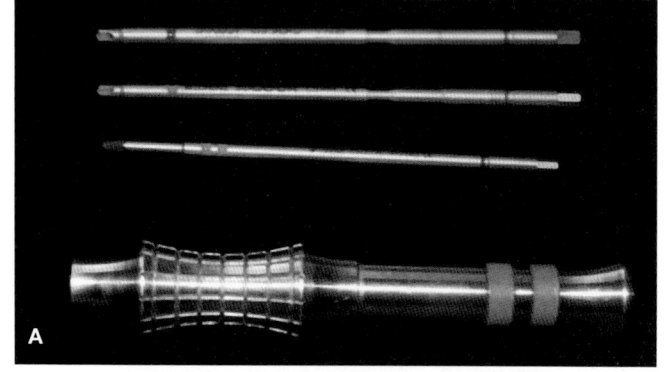

A

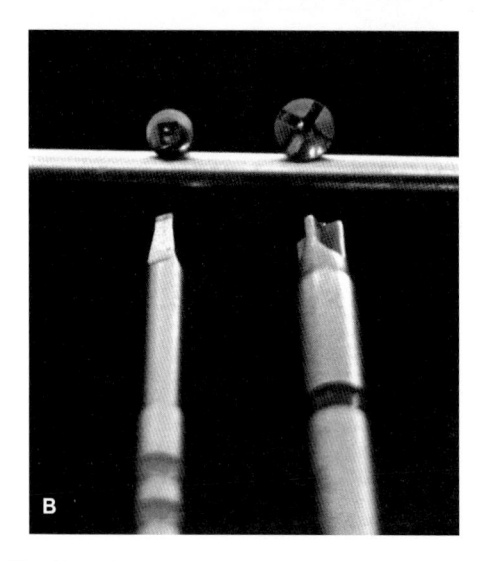

B

Fig. 23.9 Chaves. Encaixe da chave no parafuso: hexagonal e em cruz.

instrumento designado para obter determinada ação sobre a placa (Fig. 23.11).

Cortadores de Placa

Qualquer instrumento capaz de cortar uma placa. Dependendo do tamanho e do material de fabricação da placa, necessita-se de um cortador mais ou menos robusto.

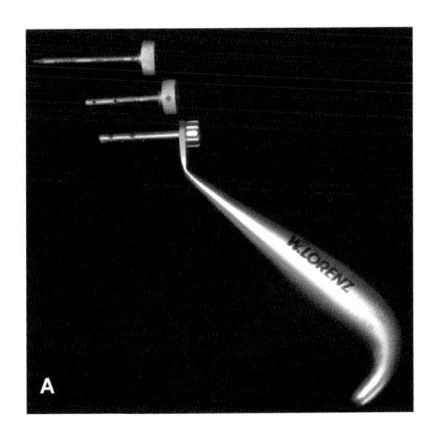

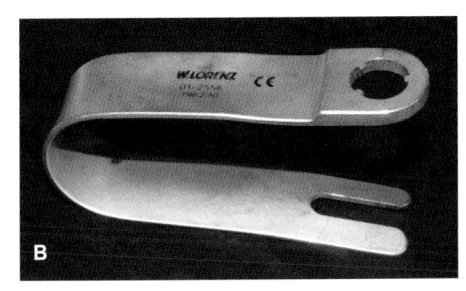

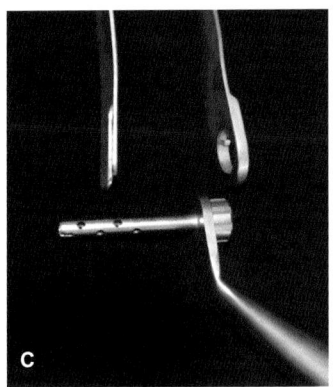
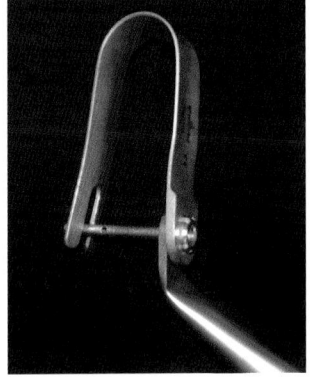

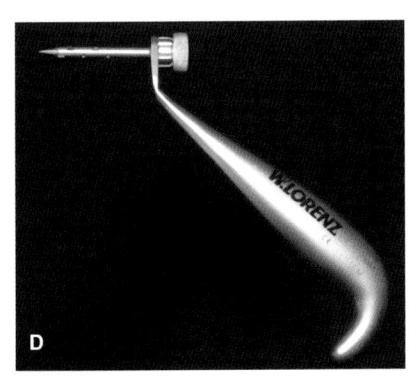

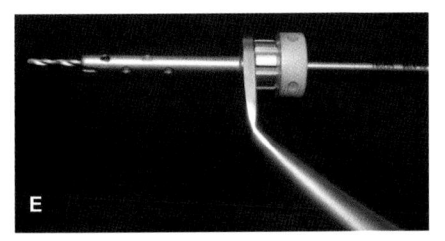

Fig. 23.10 **A.** Trocarte e guias. **B.** Retrator. **C.** Montagem do retrator no trocarte. **D.** Trocarte com guia de introdução. **E.** Trocarte com guia de perfuração e broca posicionados.

Devem servir apenas para executar o corte das placas, não sendo tecnicamente aconselhável o corte dos parafusos de implante (Fig. 23.12).

TEMPLATES

Os templates funcionam como simuladores do formato final da placa e facilitam o processo de modelagem das placas mandibulares. São fabricados em metal maleável, em vários formatos e tamanhos.

O template deve ser dobrado (adaptado) sobre o osso na localização onde deverá ser fixada a placa, removido com cuidado para não se deformar e utilizado como modelo para o dobramento do implante (Fig. 23.13).

IMPLANTES

Os implantes incluem os parafusos, as placas e as malhas metálicas, entre outros. Como visto anteriormente, podem ser fabricados a partir de diversos tipos de metais e ligas ou outros materiais não metálicos. É extremamente importante que sejam tomados os devidos cuidados para que não se misturem materiais diferentes. É imprescindível a utilização de placas e parafusos feitos do mesmo metal ou liga para que sejam evitadas interações iônicas, pois essas podem levar à corrosão e à possível formação de toxinas. Mesmo que confeccionados pelo mesmo fabricante, os parafusos de um jogo de placas e parafusos não devem nunca ser utilizados associados a placas de outro jogo (Fig. 23.14).

PLACAS

As placas utilizadas em fixação interna rígida são apresentadas em diversos tamanhos e possuem diferentes funções, significando que o uso de cada tipo de placa deverá sempre ser determinado por suas indicações.

A escolha do material de síntese para utilização no esqueleto fixo da face não apresenta grandes controvérsias; entretanto, para a FIR mandibular, a escolha do material correto e da técnica utilizada deve considerar imprescindivelmente os aspectos biomecânicos aos quais o esqueleto móvel da face está sujeito.

Uma vez estabelecido que as placas grandes e robustas eram capazes de proporcionar a fixação adequada para a mandíbula sob função, o passo seguinte foi reduzir o tamanho das placas e observar se poderia ser obtido êxito semelhante. De fato, a utilização das miniplacas mandibulares de 2,0 mm (com 1,0 mm de espessura e não 0,6 mm, que é a espessura das placas utilizadas no terço médio da face) produziu taxas bem-sucedidas similares quando comparadas com as placas compressivas de 2,7 mm. Para a sínfise e a região do ângulo mandibular, isso geralmente significa o uso de duas miniplacas de 2,0 mm, e uma única placa de 2,7 mm poderia ser utilizada. Ao mesmo tempo, os defensores dos sistemas de placas compressivas voltaram sua visão aos dispositivos menores, culminando com a introdução do sistema de placas compressivas para mandíbula de 2,4 mm, hoje defendido pela escola AO para a fixação das fraturas mandibulares.

Ainda novos modelos de placas vêm substituindo tanto as placas compressivas como as miniplacas no tra-

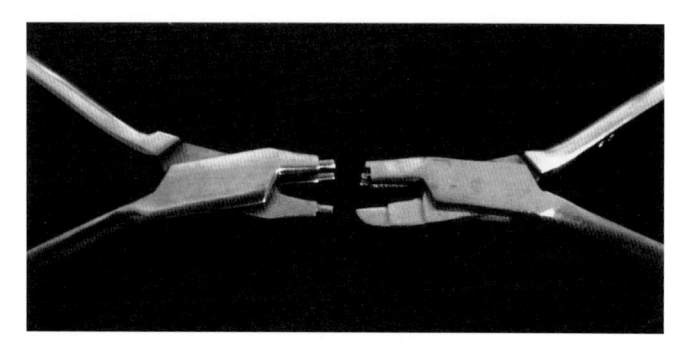

Dobradores para miniplacas (1).

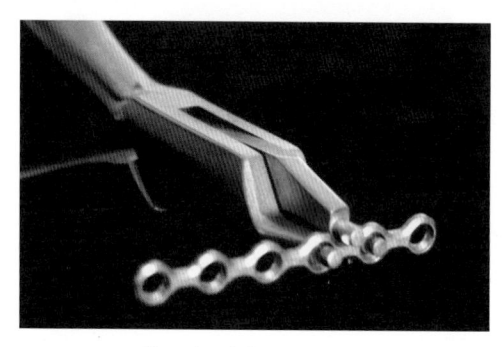

Uso dos dobradores (1).

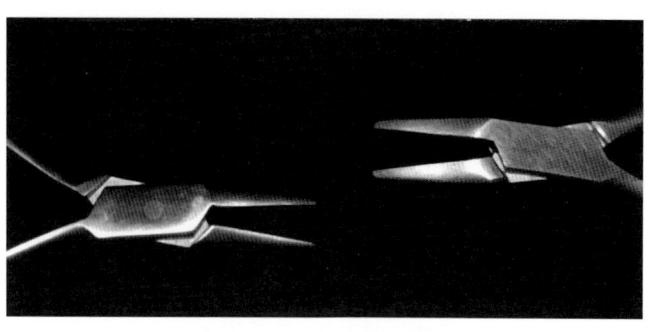

Dobradores para miniplacas (2).

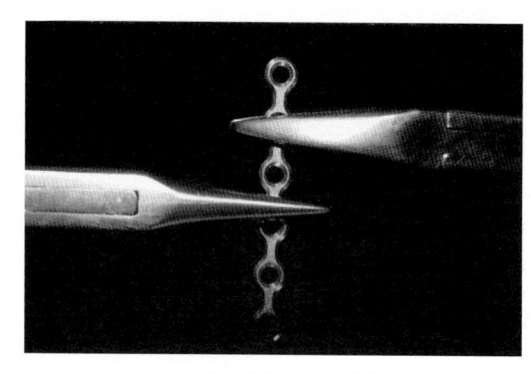

Uso dos dobradores (2).

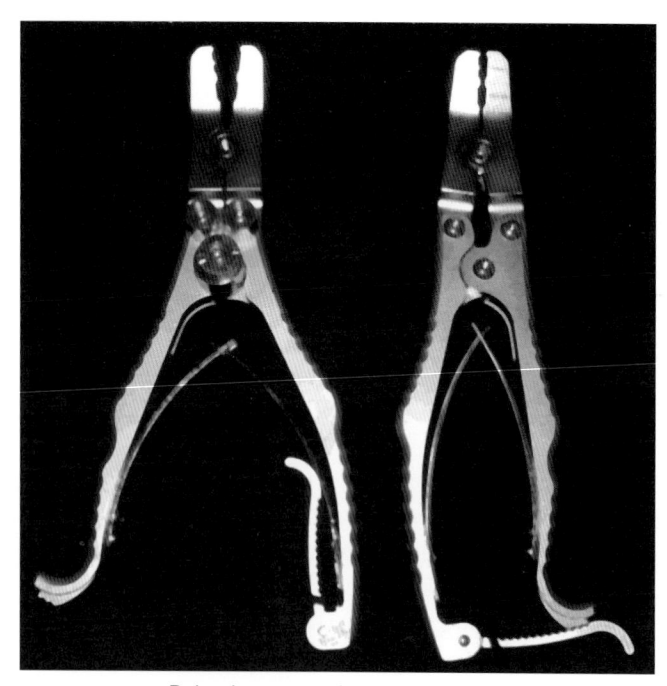

Dobradores para placas robustas (3).

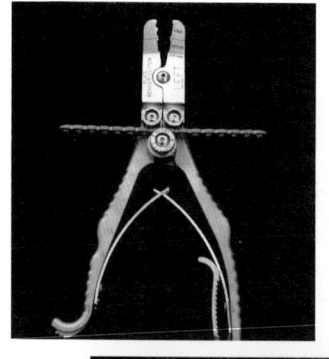

Uso dos dobradores (3).

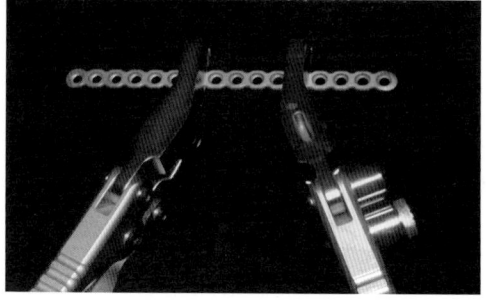

Uso dos dobradores (3).

Fig. 23.11 Instrumentos para modelagens de placas.

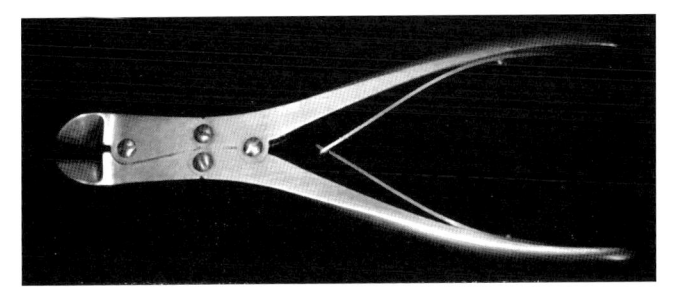

Fig. 23.12 Cortador de placa.

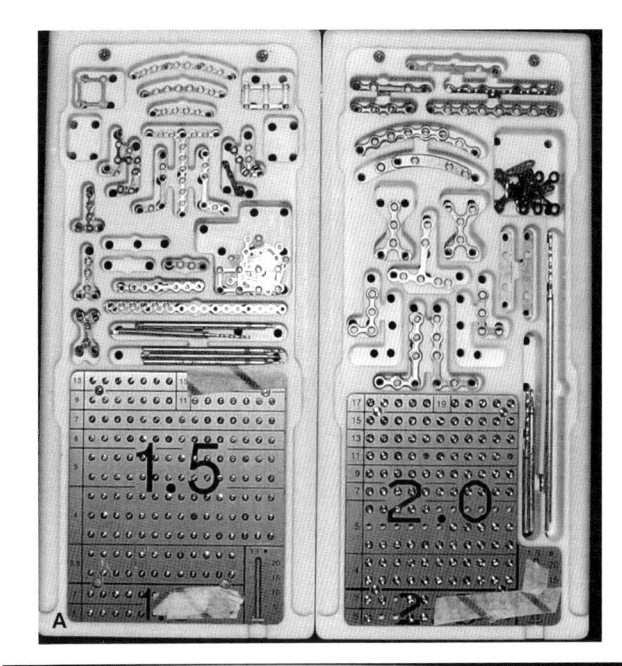

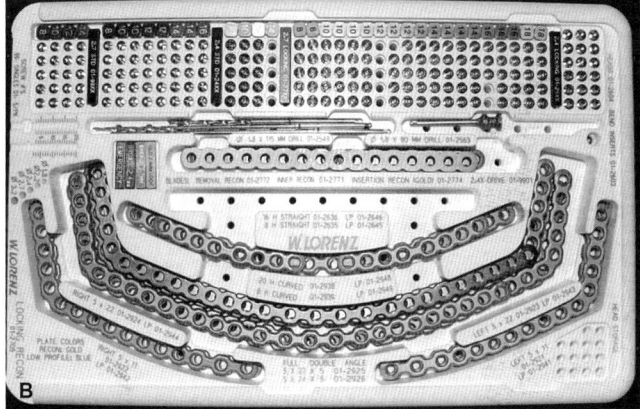

Fig. 23.14 A. Jogo de miniplacas e parafusos. **B.** Jogo de placas de reconstrução e parafusos.

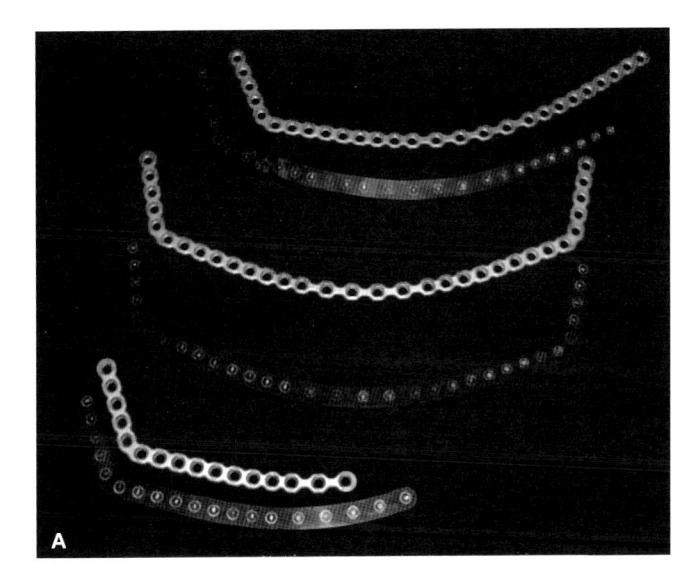

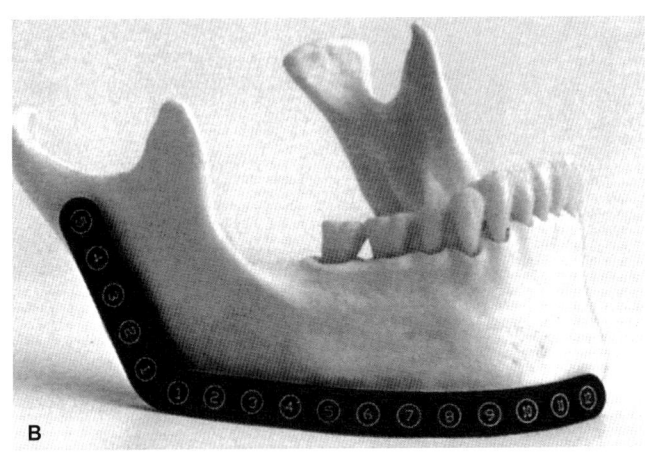

Fig. 23.13 Templates e placas de reconstrução. Template adaptado ao contorno mandibular.

tamento das fraturas mandibulares. Placas com treliças (vigas transversais) para promover maior resistência têm sido introduzidas e também são conhecidas por "placas 3-D" ou "placas suporte". Essas placas do sistema de 2,0 mm parecem funcionar como duas miniplacas, embora os suportes entre os furos proporcionem maior resistência à torção.

Nos terços médio e superior da face, novas variedades e tamanhos de placas têm sido acrescidos ao armamentário cirúrgico. O que por um lado é vantajoso, no sentido do maior número de alternativas das quais o cirurgião pode utilizar-se no planejamento e execução de determinada cirurgia, por outro é uma desvantagem, pois a quantidade superior de opções de placas e parafusos pode permitir algumas vezes que placas, parafusos, brocas e outros componentes dos jogos de fixação sejam trocados ou utilizados incorretamente por um cirurgião novato.

Pode-se, para simplificar e facilitar a compreensão do leitor, dividir as placas em placas de reconstrução mandibular, placas mandibulares compressivas, miniplacas mandibulares, miniplacas para terço médio e superior da face, e microplacas.

As placas compressivas são usadas quando se deseja obter compressão entre os cotos fraturados, e essa compressão é proporcionada graças ao formato dos orifícios elípticos da placa e da cabeça do parafuso do mesmo sistema.

As placas que não promovem compressão são designadas de placas neutras e estas apresentam seus orifícios circulares.

A seguir, os vários tipos de placas.

Placas para reconstrução mandibular

Como o próprio nome especifica, esses tipos de placas deverão reconstruir áreas de fraturas cominutivas severas e de perdas ósseas mandibulares, devendo preservar o perímetro mandibular correto e podendo servir, desde que a indicação permita, como suporte para fixação de enxertos. Essas placas serão submetidas a esforços acentuados provenientes da funcionalidade mandibular e, portanto, devem ser fortes o bastante e longas o suficiente para que permitam uma fixação, em tecido ósseo saudável, de no mínimo três parafusos em cada coto ósseo.

As placas de reconstrução mandibular são apresentadas em várias formas e tamanhos, dependendo da preferência do fabricante, e também podem ser confeccionadas no formato e tamanho predefinidos pelo cirurgião para determinado caso (dependendo do fabricante) (Fig. 23.15).

As placas de reconstrução mais comuns utilizam parafusos de 2,4 mm de diâmetro, embora existam versões de placas para reconstrução mandibular que empregam parafusos de 2,7 mm. Os furos dessas placas são, em alguns casos, no formato elíptico, possibilitando tanto o efeito compressivo como a colocação de parafusos neutros. Outras placas apresentam ambos orifícios neutros (circulares) e elípticos.

Novos avanços no *design* desses tipos de placas vêm as tornando mais efetivas e mais fáceis de serem manipuladas. O sistema conhecido como *locking screw* foi um avanço significativo em relação às primeiras placas reconstrutivas. Esse sistema permite a fixação da cabeça do parafuso à placa, fazendo com que a estabilidade dos parafusos não dependa do contato da cabeça deles com o osso e também reduzindo os riscos de infecção provenientes de uma possível perda de estabilidade de determinado parafuso, uma vez que, mesmo havendo perda de substância óssea ao redor do parafuso, ele não apresentará mobilidade. A mais recente geração desse sistema conta com a introdução de uma placa de reconstrução onde o orifício possui rosca, permitindo o aparafusamento da cabeça do parafuso à placa, eliminando a necessidade da utilização de parafusos de travamento ao mesmo tempo. Para a perfuração do osso, o guia de perfuração pode ser rosqueado em cada orifício da placa, assegurando o direcionamento correto de cada furo. Uma desvantagem desse sistema é a necessidade da utilização de insertos nos furos, anteriormente ao dobramento da placa, para que a rosca da placa não se deforme e permita a correta adaptação do parafuso, o que torna a utilização desse sistema um pouco mais complexa (Fig. 23.16).

O advento de placas de reconstrução que são mais fáceis de dobrar e fixar vem proporcionando o uso mais frequente dessas placas em uma variedade de fraturas mandibulares. As placas de reconstrução são indicadas para áreas de cominuição e áreas de defeito ósseo. Seu uso no tratamento de osteomielite mandibular não era aceito em larga escala anteriormente, porém, graças aos dispositivos mais modernos, tem-se demonstrado, por meio de experimentos recentes, serem bem-sucedidas.

Quando do uso de uma placa de reconstrução no tratamento de uma mandíbula que apresenta infecção, é de importância crítica que todo o osso "doente" seja adequadamente debridado e que uma placa mais longa seja utilizada, evitando, assim, que algum parafuso possa ser posicionado em uma região de osso necrótico.

Existem ainda dispositivos que se adaptam às placas de reconstrução com a função de próteses condilares. Entretanto o seu uso é fator de controvérsia, uma vez que podem ocasionar fraturas de base craniana em virtude de algum impacto sofrido na região anterior da mandíbula reconstruída. Porém, o uso de próteses de condilares que possuam também um elemento para reconstrução da fossa articular minimiza esse risco (Fig. 23.17).

Placas mandibulares compressivas

São placas que promovem compressão entre os cotos fraturados. Requerem, assim como as placas reconstrutivas, a utilização de parafusos bicorticais. Existem sob vários

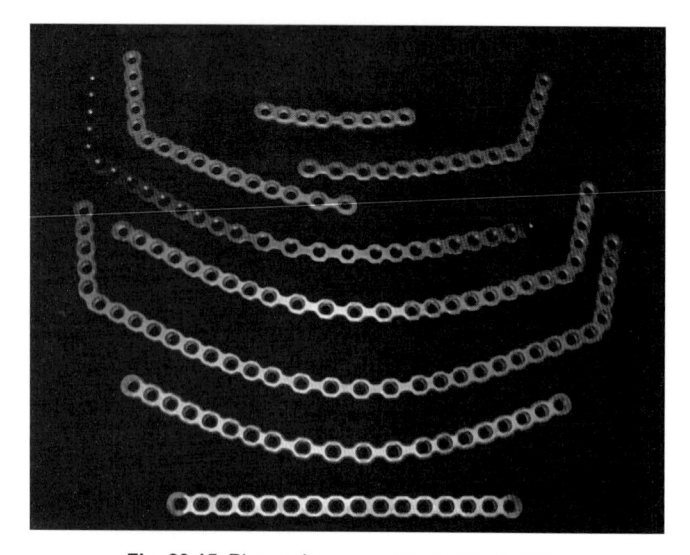

Fig. 23.15 Placas de reconstrução mandibular.

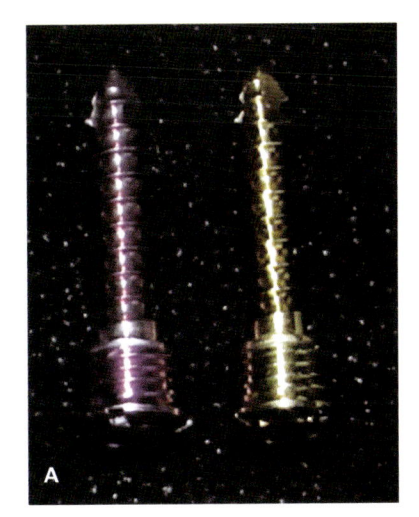

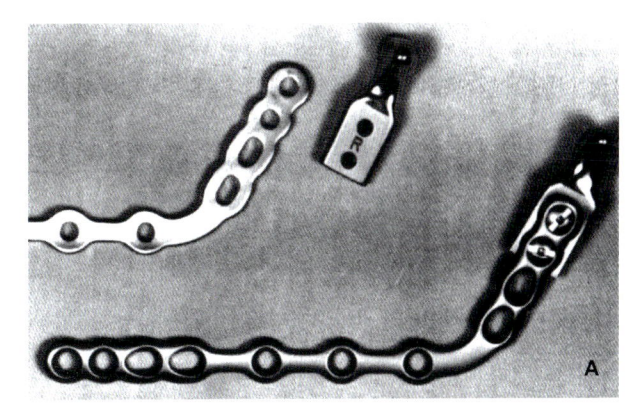

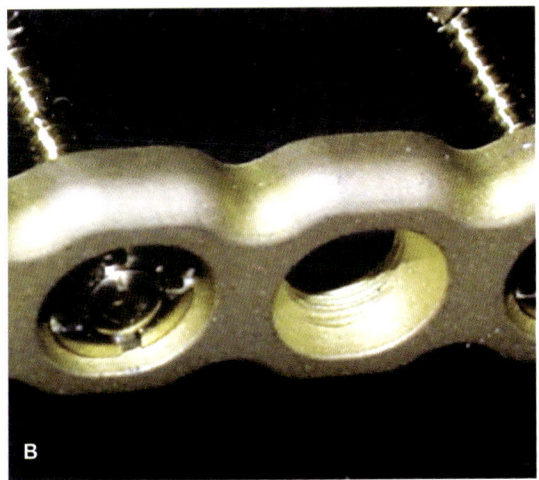

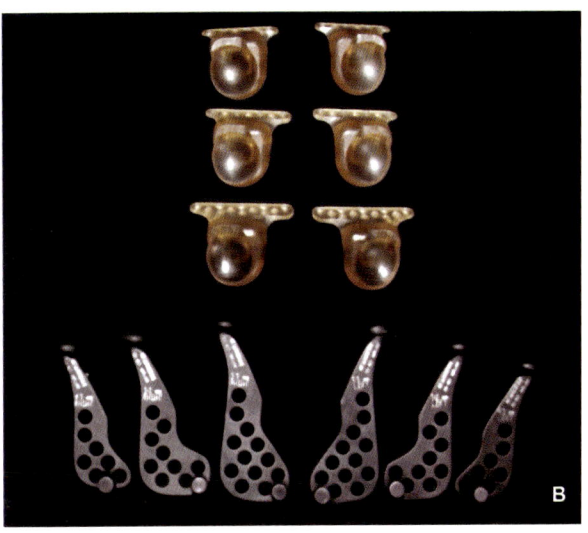

Fig. 23.17 A. Placa reconstrutiva com prótese condilar. **B.** Sistema de prótese de côndilo e fossa articular.

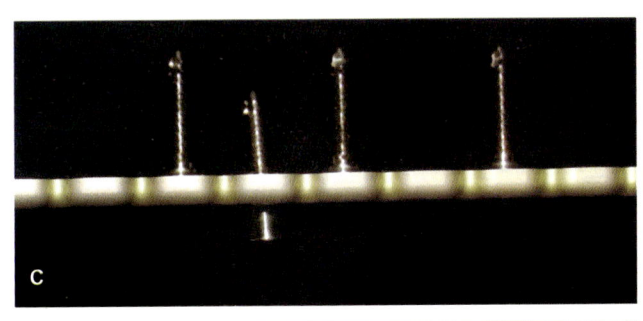

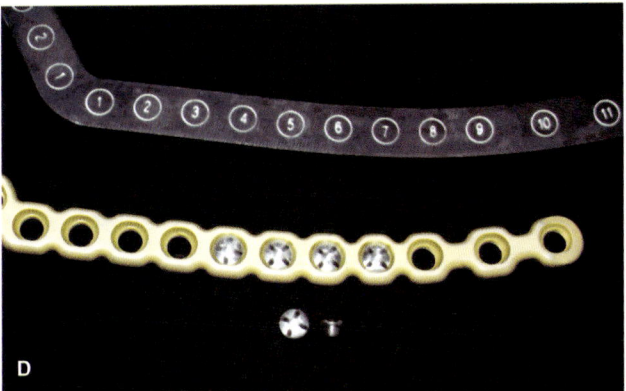

Fig. 23.16 A. Parafusos do sistema *locking screw*: note as espiras nacabeça do parafuso. **B.** Placa do sistema *locking screw*: note as roscas no orifício da placa. **C.** Parafusos sendo rosqueados à placa. **D.** Sistema de insertos para modelagem da placa sem deformar os furos.

desenhos e também variam entre as que utilizam parafusos de 2,7 mm, 2,4 mm e 2,0 mm.

As placas compressivas são representadas pelas placas DCP (Dinamic Compression Plate), que exercem sua função do lado de pressão (basal mandibular), e pelas placas EDCP (Excentric Dinamic Compression Plate), que atuam tanto no lado de pressão como no lado de tração (rebordo alveolar) do local fraturado. As placas reconstrutivas com sistema de compressão são conhecidas por ERDCP (Fig. 23.18).

O efeito compressivo é obtido graças aos formatos da cabeça do parafuso e do furo da placa que promove um efeito de rampa no momento do aperto do parafuso, exercendo uma força de deslocamento da placa, o que promove a compressão no foco da fratura (Figs. 23.19 e 23.20).

Miniplacas mandibulares

São placas de 2,0 mm designadas especificamente para o uso em mandíbula, tendo uma espessura maior (1,0 a 1,2 mm), enquanto as placas de 2,0 mm para uso em terço

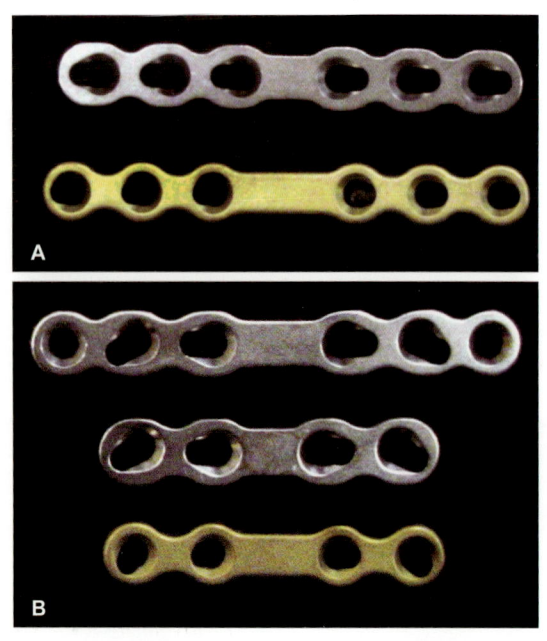

Fig. 23.18 A. Placas DCP. **B.** Placas EDCP.

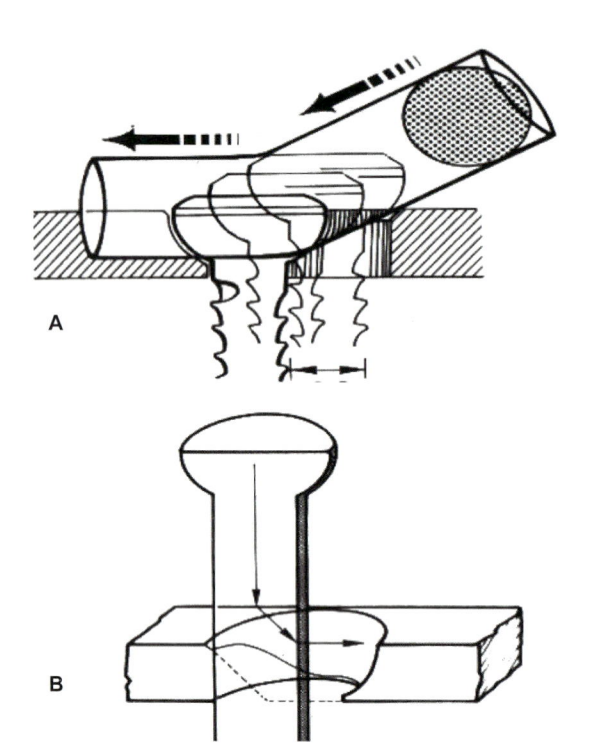

Fig. 23.19 A. Um cilindro apresentando determinada curvatura permite o deslizamento em seu interior de uma esfera. Anteriormente à curvatura a esfera desliza em direção inclinada e sentido descendente. Após a curvatura do cilindro, o movimento descendente da esfera é transformado em movimento horizontal. A esfera não se pode mover lateralmente. **B.** A forma básica da cabeça do parafuso é a de uma semiesfera e o formato do orifício da placa é hemicilíndrico, correspondendo à seção da curvatura do cilindro modelo. As setas indicam o trajeto percorrido pelo parafuso durante o seu aperto, primeiramente em direção descendente e depois horizontal. Estando o parafuso fixo ao fragmento ósseo, quando este recebe aperto, sua cabeça desliza no furo da placa, promovendo o deslocamento horizontal do osso em relação à placa. Esse efeito dinâmico proporcionado pela placa é o que torna possível a compressão dos fragmentos ósseos tratados.

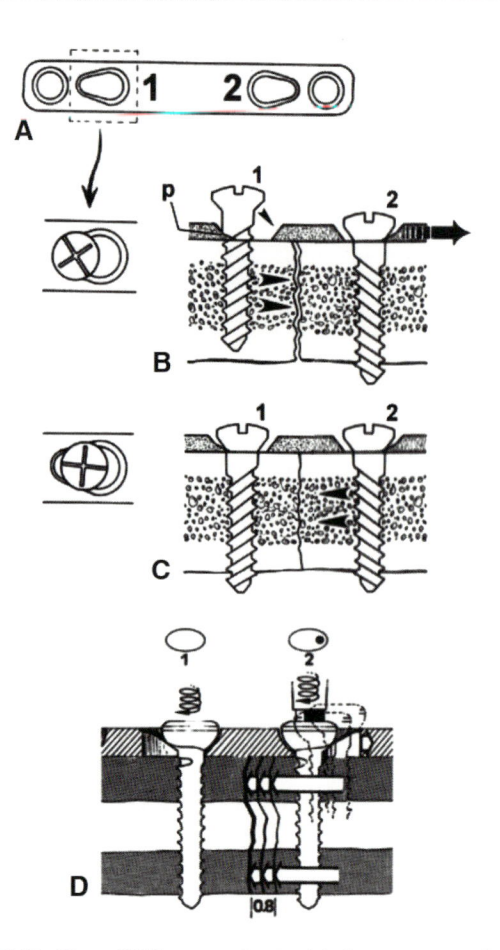

Fig. 23.20 Placa DCP apresentando dois furos compressivos (1 e 2) e dois neutros (externos). Os furos compressivos são usados primeiro para efetuar a compressão e os neutros são posteriormente colocados para aumentar o suporte e a estabilidade. A ação de uma placa DCP ocorre em duas fases. Na primeira (fase de adaptação), o parafuso 1 é colocado sem aperto; então, é colocado o parafuso 2 e apertado firmemente, provocando deslocamento da placa para a direita até ela encontrar resistência na cabeça do parafuso 1 (p). Nesse momento, o fragmento da esquerda é movido na mesma direção (setas) que a placa (para a direita), o que resulta na aparência de apenas uma "linha" de fratura. A partir desse momento, estabelece-se a fase segunda (de compressão), com o aperto do parafuso 1 firmemente, o que promove o deslocamento do fragmento da direita para a esquerda (setas) produzindo a compressão final. As placas DCP permitem um deslocamento fragmentário de até 0,8 mm proporcionado pelos furos compressivos individualmente, permitindo ótima compressão.

médio são menos espessas (0,6 mm). Algumas placas de 2,0 mm têm o mesmo formato, independentemente da sua espessura. Portanto, muito cuidado deve ser tomado para que se evite o uso da placa errada, pois isso fatalmente resultará em uma falha como resultado da estabilidade biomecânica inadequada. Os sistemas de miniplacas são designados para a utilização com parafusos monocorticais autorrosqueáveis.

As placas tridimensionais (2,0 mm), citadas anteriormente, são basicamente apresentadas em formas geométricas (triângulos ou quadrados) que proporcionam maior resistência à placa (Fig. 23.21).

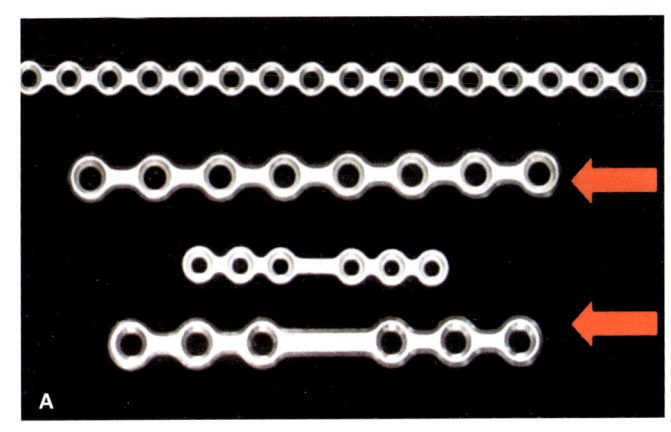

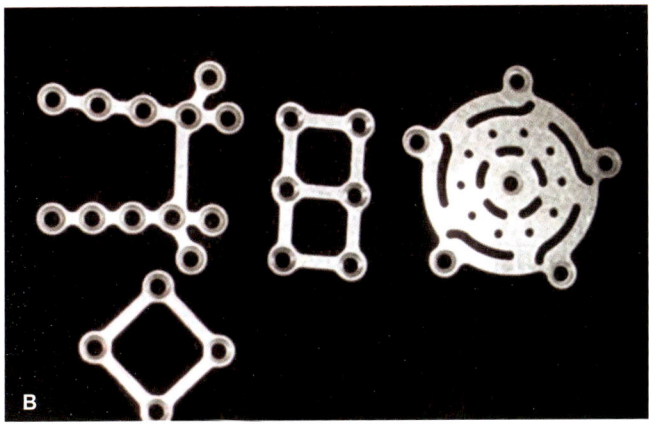

Fig. 23.21 **A.** Miniplacas mandibulares. **B.** Placas tridimensionais.

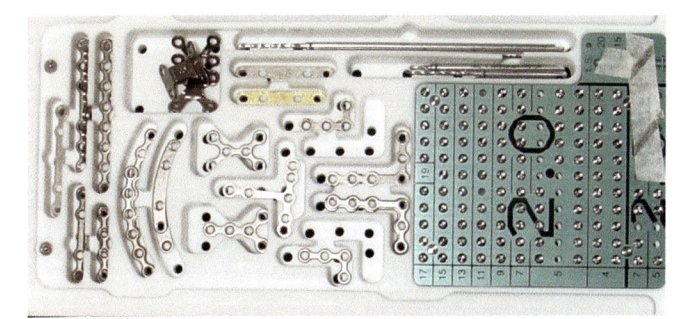

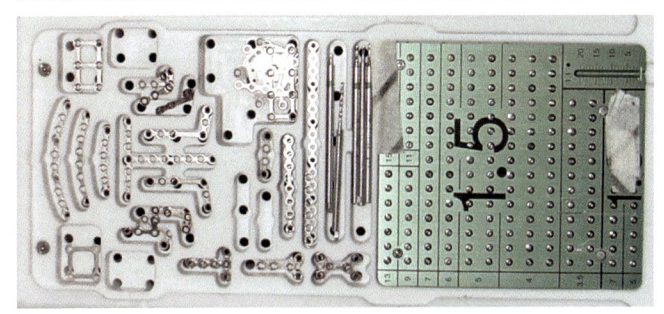

Fig. 23.22 Jogos de miniplacas e parafusos para terço médio e superior da face.

Miniplacas para terço médio e superior da face

Essas placas são apresentadas em uma grande variedade de tamanhos e formatos. Podem ser utilizadas com parafusos de diâmetro que pode variar de 1,2 até 2,0 mm. Os parafusos utilizados com essas placas são em sua maioria autorrosqueáveis, embora alguns sistemas de 2,0 mm utilizem o promotor de rosca para permitir a inserção do parafuso (Fig. 23.22).

Microplacas

Com o intuito de reduzir o tamanho dos implantes, a quantidade de material implantado e a possível visualização e/ou palpação desses materiais através da pele em regiões onde ela se apresenta menos espessa, muitos fabricantes continuam a diminuir os tamanhos das placas e parafusos desses sistemas. Há, atualmente, sistemas que utilizam parafusos em tamanhos que variam de 1,0 a 0,8 mm. Os parafusos desses sistemas são todos autorrosqueáveis e, em virtude de sua fragilidade, decorrente de sua espessura reduzida, podem quebrar durante o seu aperto ou, se não forem tomados os devidos cuidados, quando utilizados em osso mais compacto.

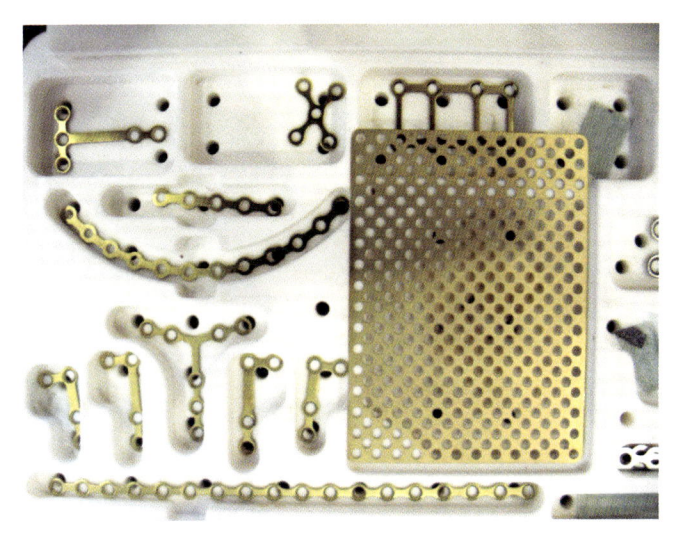

Fig. 23.23 Jogo de microplacas.

Os formatos dessas placas são semelhantes aos das miniplacas e também existem em formatos geométricos (como as placas 3-D de 2,0 mm) para aumentar a resistência dos dispositivos (Fig. 23.23).

PARAFUSOS

Os parafusos utilizados como implantes maxilofaciais são apresentados em diversos tamanhos (referentes ao tamanho do dispositivo placa-parafusos), com formatos diferentes de suas "cabeças" e no tipo de rosca (auto-rosqueantes ou não) (Fig. 23.24).

Os parafusos autorrosqueantes são dispositivos que permitem um ganho de tempo cirúrgico em comparação aos parafusos que requerem a execução da rosca em um passo separado.

Para simplificar mais ainda o processo de colocação do parafuso no osso, recentemente foram introduzidos os parafusos autoperfurantes que dispensam a utilização de brocas. Entretanto, a força axial necessária para colocar esses parafusos ainda permanece como significativa preocupação.

Em alguns casos selecionados podem ser utilizados parafusos para o bloqueio maxilomandibular, não dispensando por completo o uso de barras de Erich. São parafusos que apresentam um furo nas cabeças, permitindo a passagem do fio metálico para o bloqueio. Em casos de fraturas mandibulares em que há a necessidade de uma banda de tensão (posteriormente discutido neste capítulo)

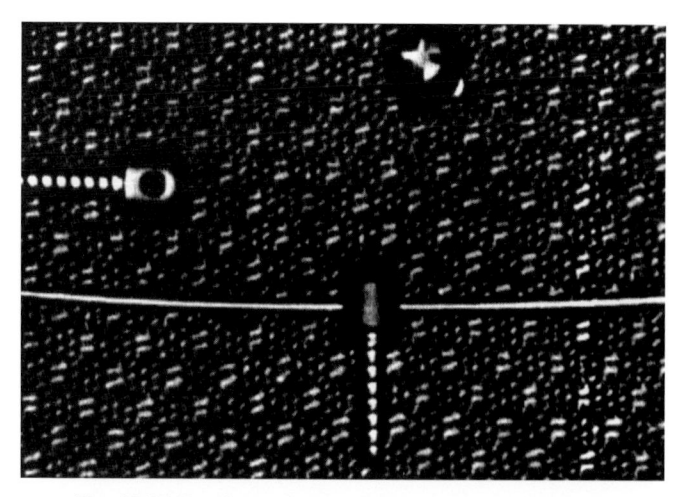

Fig. 23.25 Parafusos designados para o uso em bloqueio maxilomandibular. Notar o tamanho aumentado da cabeça do parafuso apresentando um orifício para a passagem do fio.

para a fixação mandibular apropriada, não pode ser dispensada a instalação de um segmento de barra de Erich na região da linha fraturaria, mesmo quando da utilização desses parafusos para o BMM (Fig. 23.25).

PARAFUSO INTERFRAGMENTÁRIO COMPRESSIVO

Conhecidos como *lag screws*, os parafusos de compressão interfragmentária são normalmente independentemente utilizados, dispensando o uso de placas, podendo, entretanto, ser utilizados por meio dos sistemas de placas. Exercem sua ação no sentido de aproximação dos cotos fraturados, tendo sua indicação precisa nas fraturas em bisel. O efeito aproximativo e compressivo desses parafusos se deve à sua colocação precisa em relação ao traço de fratura e às perfurações no osso feitas de forma correta, de maneira que o parafuso deverá apenas se rosquear na cortical interna. A realização da técnica do parafuso interfragmentário compressivo pode ser obtida de duas maneiras: pela utilização de parafusos específicos, os quais possuem uma parte do corpo do parafuso lisa, tendo espiras apenas na região mais próxima à ponta do parafuso, ou pela utilização dos parafusos normais, porém realizando uma perfuração de diâmetro superior ao diâmetro externo do parafuso na cortical externa e uma perfuração normal na cortical interna. Essa segunda técnica se realiza fazendo duas perfurações, a primeira abrangendo as corticais externa e interna, e a segunda, de diâmetro superior ao do parafuso a ser utilizado, atuando apenas sobre a primeira cortical, somadas à escarificação da cortical externa para maior acomodação da cabeça do parafuso, obtendo, assim, uma força de aproximação dos cotos (Fig. 23.26).

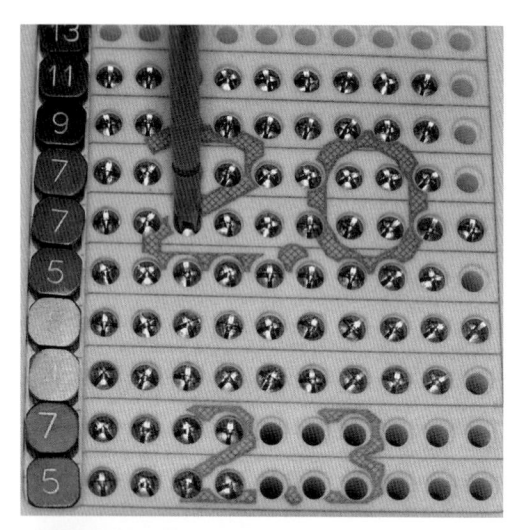

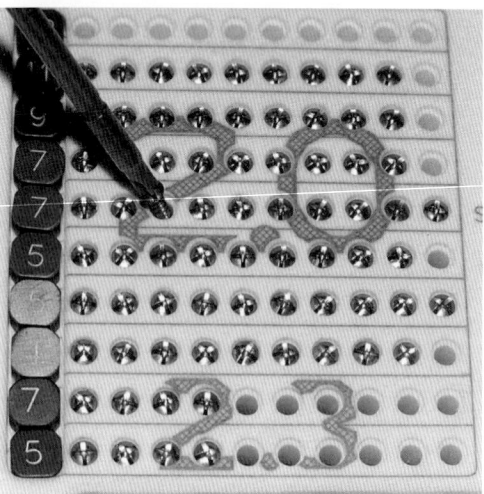

Fig. 23.24 Disposição dos vários comprimentos de parafusos em uma caixa e retirada de um parafuso com a chave por sistema de pressão.

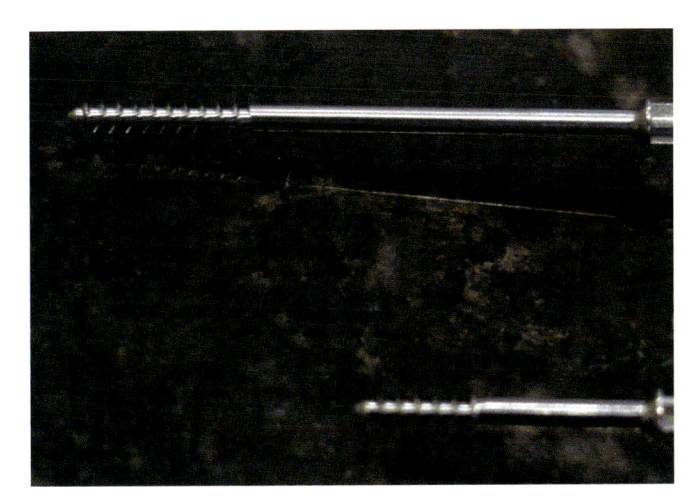

Fig. 23.26 Parafusos designados para a realização da técnica de *lag screw*.

A compressão interfragmentária obtida por meio da correta utilização desses parafusos atinge o mais alto valor de compressão óssea.

Os parafusos utilizados como *lag screws* podem ser de 2,7, 2,0 ou 1,5 mm e são parafusos mais longos, porém, como já descrito, muitas vezes são os mesmos parafusos dos sistemas de placas normalmente utilizados.

Esses parafusos apresentam a vantagem de conseguir a melhor compressão e estabilidade com o mínimo de material de implante, o que significa uma redução significativa nos custos do procedimento.

Na mandíbula, tem havido um aumento da utilização do *lag screw* para a fixação das fraturas. Somando-se às indicações clássicas para fragmentos ósseos oblíquos (fraturas biseladas), esses parafusos são atualmente utilizados com frequência para a fixação de fraturas de sínfise mandibular. Essa fixação é possível graças à acentuada curvatura mandibular nessa região.

Alguns dispositivos vêm sendo introduzidos para facilitar a colocação dos parafusos. Entre eles encontram-se guias de perfuração e medidores de profundidade em um simples instrumento e brocas com dois tamanhos de diâmetro em uma única peça, dispensando a perfuração em dois passos. A técnica e a descrição da utilização desses parafusos serão apresentadas posteriormente neste capítulo.

MALHAS OU TELAS

As malhas ou telas de titânio são fabricadas em vários tamanhos (Fig. 23.27). Podem ser usadas como infra-estruturas para a reparação de áreas de defeito. Uma tela de titânio pode facilmente servir como suporte para um enxerto ósseo, mantendo-o em posição por meio da fixação com parafusos da tela ao osso sólido às margens do

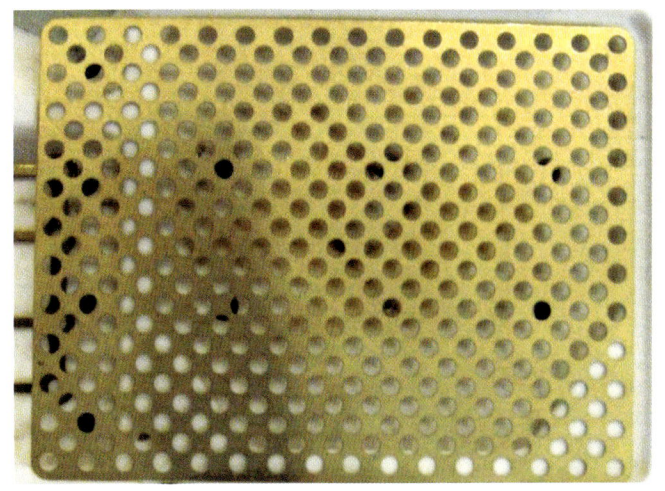

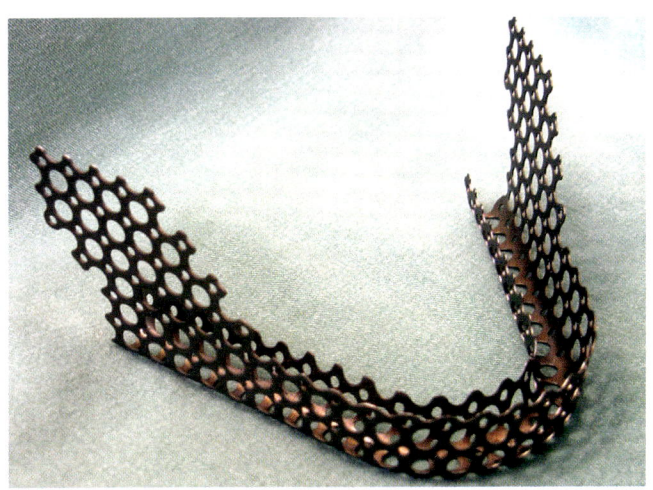

Fig. 23.27 Malhas de titânio.

defeito. Também podem ser utilizadas com algum substituto ósseo ou outro tipo de implante.

PLACAS E PARAFUSOS ABSORVÍVEIS

O uso dos implantes absorvíveis na fixação de fraturas e osteotomias da região maxilofacial é um assunto relativamente novo. Existem atualmente muitos sistemas de placas e parafusos em desenvolvimento e alguns já liberados para uso e, dentre esses sistemas, ainda há muitas diferenças nos materiais, pois não há ainda hoje um consenso na literatura.

Os materiais absorvíveis disponíveis apresentam diferenças tanto nas suas composições como também nas características físico-químicas, na geometria do sistema e no método de utilização. Os sistemas atualmente existentes são em sua maioria compostos por copolímeros do ácido poligalático e do ácido poliglicólico.

Existem sistemas em que os parafusos são inseridos com chaves comuns (fenda, Philips etc.), assim como há sistemas com chaves específicas, nas quais o parafuso possui um prolongamento na cabeça que se encaixa na chave para a inserção, sendo o prolongamento então fraturado após a inserção do parafuso. Outra diferença existente entre os sistemas é quanto à modelagem das placas. Alguns sistemas possibilitam a modelagem das placas com o uso dos dobradores convencionais, enquanto outros sistemas são termoplásticos, devendo, portanto, as placas ser modeladas após um aquecimento obtido por meio de bolsas térmicas (Fig. 23.28).

Os implantes absorvíveis são mais robustos que os equivalentes metálicos, em virtude da menor resistência apresentada pelos materiais dos quais são fabricados.

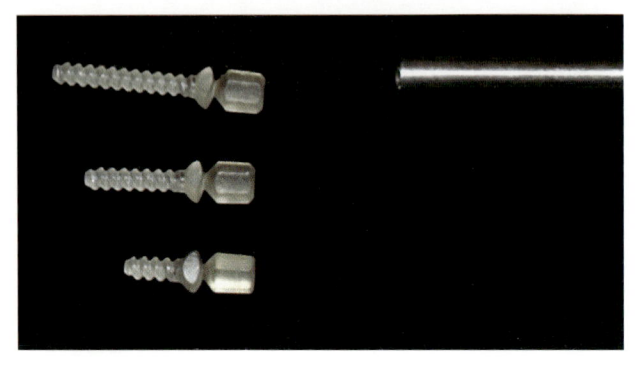
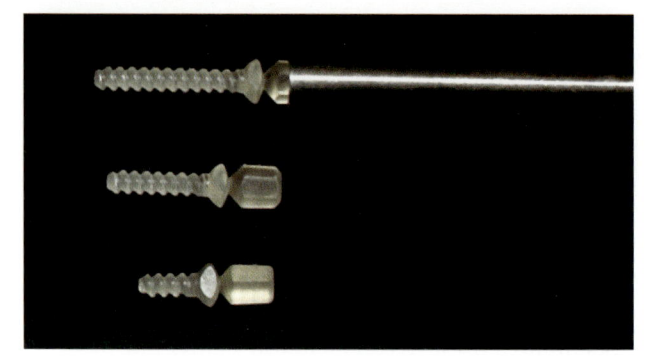

Sistema de parafusos absorvíveis com prolongamento na cabeça.

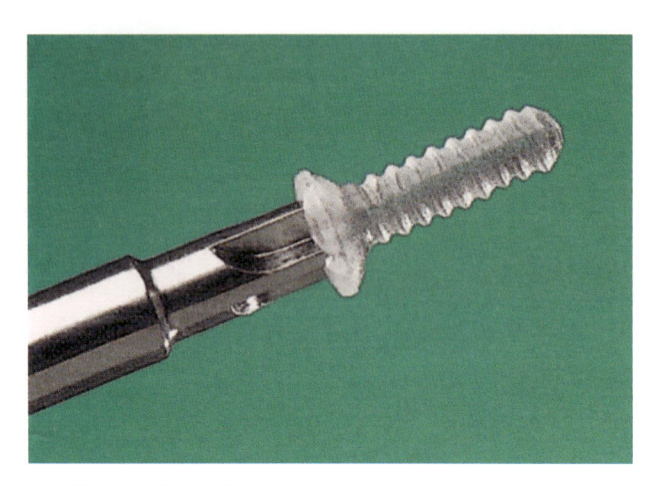

Sistema de parafusos absorvíveis com encaixe em cruz.

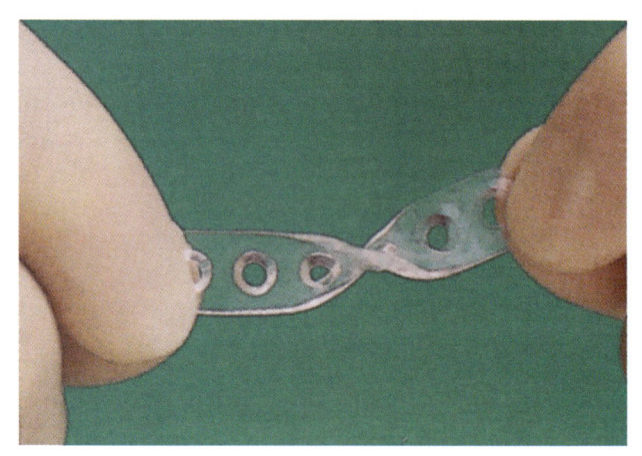

Sistema de placas absorvíveis dobráveis a frio.

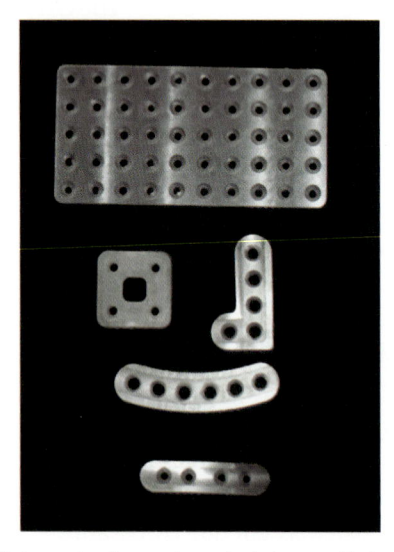

Sistema de placas absorvíveis termoplásticas.

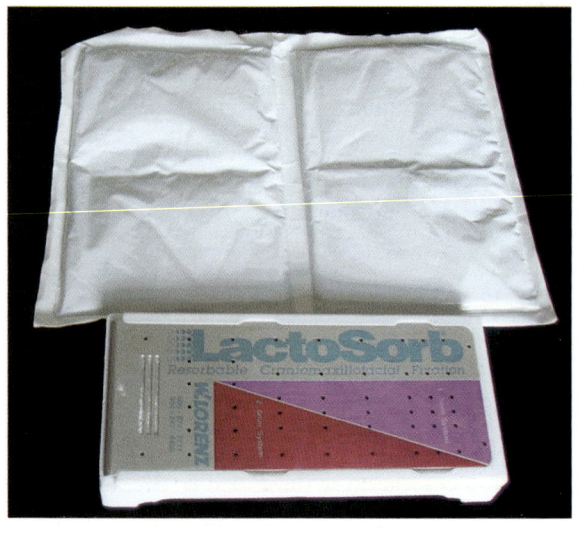

Bolsas térmicas para aquecimento das placas.

Fig. 23.28 Apresentação de sistema de placas e parafusos absorvíveis.

A utilização desses implantes absorvíveis tem sido bem-sucedida em fraturas do terço médio facial e também em pacientes pediátricos, porém sua eficácia para fraturas e osteotomias mandibulares ainda não foi estabelecida.

PRINCÍPIOS DA FIXAÇÃO INTERNA RÍGIDA

A fixação interna rígida tem seus princípios estabelecidos pela Association for the Study of Internal Fixation (ASIF) há mais de quatro décadas.

Podem ser citadas como algumas das vantagens da utilização da FIR: reparação primária do osso, quando há contato íntimo e imobilização rígida; maior estabilidade e função mecânica; redução anatômica direta e precisa; e menor morbidade, pois não há necessidade de bloqueio maxilomandibular, o que propicia um retorno rápido à função com ganho mais rápido da massa corporal perdida, melhor higienização oral e menor desconforto pós-operatório.

O objetivo final da utilização da FIR é a pronta mobilização funcional, sem dor e sem retardo no processo de reparação óssea. Para que seja atingido esse objetivo, alguns princípios devem ser seguidos:

- Redução anatômica precisa.
- Estabilização absoluta dos fragmentos.
- Técnica cirúrgica envolvendo minuciosa proteção dos tecidos.

REDUÇÃO ANATÔMICA PRECISA

O deslocamento das fraturas pode depender da direção do impacto, da direção das linhas de fratura e das inserções musculares. Na área maxilofacial, devem ser consideradas as diferentes situações existentes quando da ocorrência de fraturas do esqueleto fixo da face (EFF) e de fraturas do esqueleto móvel, que compreende a mandíbula. O EFF não sofre desvio significativo resultante da ação muscular quando comparado aos desvios que podem estar associados às fraturas da mandíbula. Entretanto, os desvios apresentados pelo EFF serão sempre proporcionais à força, à velocidade e à superfície do agente traumatizante. Como exceção, podem apresentar desvios importantes provenientes da ação muscular as fraturas cominutivas de arco zigomático e, em alguns casos específicos, as fraturas isoladas de maxila.

No esqueleto móvel da face, a ação muscular é muito significativa e tem como consequência resultantes de força diferentes sobre o mesmo osso. As principais forças atuantes na mandíbula são as forças de tração (localizadas ao nível do rebordo alveolar), de compressão (porção basal), torção (sínfise) e de cisalhamento (côndilo).

A precisa redução anatômica deverá, no caso da mandíbula, enfatizar o reposicionamento basal e oclusal.

Reposicionamento basal

O reposicionamento da zona basal será favorecido quando houver uma correta intercuspidação dentária por meio de BMM, permitindo a exata redução dos fragmentos sem o risco de alteração do posicionamento oclusal. Quando da presença da banda de tensão, poderá ser mantida uma redução basal sob compressão graças à utilização de pinça adequada, o que implicará maior força de compressão axial na região basal antes da colocação da placa.

Reposicionamento oclusal

O restabelecimento da oclusão dental tem grande importância quando da redução de determinada fratura e poderá ser um passo estabelecido previamente à cirurgia ou durante o seu transcorrer, previamente à fixação dos implantes. Portanto, mesmo quando da utilização da fixação interna rígida, não se pode deixar de utilizar o bloqueio maxilomandibular transoperatoriamente. O arco metálico utilizado para o bloqueio poderá atuar como banda de tensão na região alveolar da mandíbula fraturada (para compensar as forças de tração), dispensando a utilização de implante com essa mesma função, lembrando que no caso de paciente edentado deverá ser obtida a banda de tensão mediante a colocação de placa na zona do rebordo ou utilização de placa de compressão excêntrica na zona basal.

ESTABILIDADE ABSOLUTA

A fixação interna rígida é um método que visa a uma osteossíntese totalmente estável por meio de placas e parafusos aplicados diretamente ao osso. Essa estabilidade significa uma ausência total de qualquer movimentação entre os fragmentos ósseos. O perfeito contato ósseo entre os cotos, mediante redução anatômica, e a fixação estável permitirão a reparação óssea de forma primária, isto é, sem a formação de calo ósseo ao redor do sítio fraturado.

Compressão e estabilidade

O conceito de compressão interfragmentária deve sempre estar relacionado ao princípio da estabilidade em FIR, que por sua vez é baseada em um efeito de fricção. Quando ocorre a compressão interfragmentária, é produzida uma força de fricção (pode ser entendida como atrito), que será diretamente proporcional à força compressiva. Ao nível da fratura, a compressão significa o "encaixe" milimétrico entre as espículas ósseas dos cotos fraturados (embricamento ósseo), que por sua vez torna maior a resistência da região de fratura aos esforços de torção e cisalhamento provenientes da função mandibular, uma vez que o osso fraturado é exposto às mesmas forças que atuam sobre o osso intacto.

Banda de tensão e placa de estabilização

A banda de tensão se baseia no princípio de que uma força flexural é reduzida ou anulada, uma vez que haja uma contraforça. No caso da mandíbula, a banda de tensão deverá ser utilizada para reduzir ou neutralizar as forças de tração da zona alveolar da mandíbula, enquanto a placa de estabilização promoverá a compressão na região basal mandibular. A banda de tensão poderá tanto ser proveniente da odontossíntese com barra como de placa que exerça essa função.

Consolidação óssea primária

Trabalhos de Muller et al. (1979) e Perren et al. (1975), entre outros, demonstraram que a reparação das fraturas sob uma fixação interna completamente estável e submetidas à função total não apresentava formação de calo ósseo no local fraturado e complicações uma vez associadas às fraturas tratadas por simples imobilização.

Essa consolidação óssea obtida sem a formação de calo ósseo é conseguida graças à compressão entre os cotos da fratura. Esse íntimo contato entre as superfícies impede a interposição e formação de tecidos entre os cotos

e permite a proliferação de vasos e células osteogênicas e, por meio dos condutos harversianos, ocorrem a reabsorção de tecido ósseo necrótico (sem haver perda de compressão) e a pronta formação de tecido ósseo, promovendo a união primária por meio da formação direta de osso lamelar. Qualquer mobilidade que exista poderá contribuir para a formação de tecidos fibrosos entre as superfícies que podem necrosar-se em virtude da movimentação e provocar perda de compressão e até infecção.

A reparação óssea por meio da consolidação primária é uma intenção da FIR. A reparação ocorre de forma diferente nas outras formas de tratamento das fraturas, em que se observa a formação do calo fibroso e ósseo (Quadro 23.2).

Esse princípio da estabilidade é inerente à fixação interna rígida e deve sempre ser analisado em cada caso. No tratamento das fraturas mandibulares, pela atuação multifuncional da mandíbula e pelos grandes esforços aos quais ela é constantemente submetida, torna-se clara a necessidade da utilização de placas mais robustas do que no terço médio da face, uma vez que além de manterem o posicionamento ósseo livre de qualquer movimentação deverão resistir aos esforços produzidos pelo osso em função.

A compressão promovida pela placa cai a zero quando o sistema ósseo harversiano está totalmente refeito.

Há que esclarecer nesse ponto as duas diferentes filosofias existentes a respeito do tratamento das fraturas mandibulares. Spiessl e o grupo AO/ASIF introduziram o uso das placas rígidas com parafusos bicorticais de 2,7 mm em 1972, atualmente defendendo a utilização de placas com parafusos de 2,4 mm. Já Champy, em 1975, introduziu a utilização das miniplacas com parafusos monocorticais de 2,0 mm.

Durante a função mandibular, as tensões provocadas podem ser observadas como forças compressivas na zona basal e como forças de tração na zona alveolar.

Quadro 23.2 Comparação da reparação em relação ao método de tratamento utilizado

Reparação óssea	
Método de fixação instável ou tratamento incruento	*Fixação interna rígida*
Coagulação do hematoma	Coagulação do hematoma
Organização do coágulo	Organização do coágulo
Calo fibroso cartilaginoso	Calo ósseo lamelar
Calo ósseo e fibras entrecruzadas	Reestruturação harversiana
Calo ósseo lamelar	
Reestruturação harversiana	

Na região da sínfise mandibular, forças torcionais produzem uma combinação de forças de tração e compressão. A osteossíntese será sempre mais efetiva quando executada diretamente sobre a zona de tração. Na mandíbula, entretanto, a presença de dentes e do nervo alveolar inferior pode impedir que a colocação das placas seja executada nas regiões ideais.

O sistema de placas desenvolvido por Spiessl descreve a aplicação da placa na borda inferior da mandíbula, que seria o local menos favorável. Entretanto, os orifícios "deslizantes" dessas placas foram designados para promover uma compressão dinâmica das placas e parafusos, que dá perfeita estabilidade aos segmentos fraturados. A estabilidade do local de fratura é aumentada pela justa aproximação e pelas superfícies de contato geradas pelas forças compressivas. A reparação óssea primária ocorrerá quando a compressão axial promover a justa aproximação dos fragmentos no local de fratura. Esse tipo de consolidação primária que ocorre sem a formação do calo externo acarretará diminuição do tempo de remodelação e consolidação óssea.

O sistema de miniplacas de 2,0 mm defendido por Champy descreve a aplicação da placa próxima à zona de tração mandibular. Em virtude da presença dentária e do nervo alveolar, os parafusos devem ser monocorticais. Champy afirma que esse sistema apresenta suporte e estabilidade suficiente aos fragmentos ósseos, permitindo a função imediata.

Existe também uma significativa diferença entre os tipos de abordagem cirúrgica. Na maioria das situações, as miniplacas podem ser colocadas por meio de incisão intraoral. Isso evita dois importantes inconvenientes da fixação rígida, que são as lesões do nervo marginal mandibular (ramo do VII par craniano) e a cicatriz na face. Graças ao avanço de instrumental e técnica, a possibilidade da colocação transbucal das placas vem se tornando cada vez maior.

Kuriakose et al., em estudo comparando a fixação das fraturas mandibulares tratadas de acordo com o protocolo AO/ASIF e com a utilização de miniplacas, concluíram que:

- Ambos os sistemas foram bem-sucedidos na restauração da oclusão funcional;
- As placas rígidas normalmente requerem abordagem extraoral;
- A incidência de infecção e remoção de placas foi maior no grupo das miniplacas;
- A melhor forma de tratamento para as fraturas de ângulo e cominutivas foi observada com as placas rígidas.

INDICAÇÕES E CONTRAINDICAÇÕES

A FIR é geralmente indicada nos casos de:

- Fraturas compostas;
- Fraturas com deslocamento fragmentário importante;
- Fraturas em edentados;
- Fraturas com deslocamento do ângulo associadas ou não à fratura do côndilo;
- Pacientes politraumatizados;
- Eletivamente por opção como método de tratamento;
- Nas fraturas do esqueleto fixo da face com deslocamento;
- Cirurgia ortognática;
- Reconstruções mandibulares pós-cirurgia de tumores.

Como contraindicações podem ser citadas:

- Fraturas contaminadas, em virtude do alto risco de infecção, acarretando a retirada do material de síntese;
- Fraturas cominutivas, pois há dificuldade de colocação das placas nos múltiplos fragmentos;
- Fraturas compostas nas quais a cobertura pelos tecidos moles imediata ou completa não é possível;
- Patologias ósseas;
- Pacientes pediátricos, nos quais a presença de múltiplos elementos dentais não erupcionados cria problemas para a colocação dos parafusos.

Vale ressaltar que muitas vezes as contra-indicações são relativas, cabendo ao cirurgião decidir se o risco da contra-indicação compensa o benefício que a FIR trará ao paciente.

NECESSIDADE DE BLOQUEIO MAXILOMANDIBULAR

Lembrando que o bloqueio maxilomandibular transoperatório será sempre necessário para a correta redução das fraturas, em algumas situações a sua manutenção poderá ocorrer:

- Quando houver fraturas condilares associadas que não foram diretamente fixadas;
- Fraturas do terço médio de face não fixadas internamente;
- Demora no tratamento de fraturas em que não é possível uma redução precisa: a tração elástica pode ser utilizada para alinhar os fragmentos.

COMPLICAÇÕES

Como complicações decorrentes da utilização da FIR, podem ser encontrados:

- *Infecção.*
- *Deiscência de sutura:* fraturas de ângulo com a colocação da placa sob incisão da mucosa sobre a linha oblíqua, demora no tratamento e escassa higiene oral.
- *Má oclusão:* fraturas condilares associadas, placa de compressão (a placa compressiva colocada na borda inferior pode causar maloclusão em alguns casos quando não instalada corretamente).
- *Distúrbios sensoriais:* colocação de parafuso na região de canal mandibular; afastamento tecidual (podendo causar parestesias temporárias em virtude da intensidade do afastamento).
- *União tardia ou não-união.*

Muitas falhas podem também ocorrer em virtude dos seguintes fatores:

- Inexperiência do operador que acarreta deficiência de técnica.
- Demora no tratamento.
- Fadiga do material de síntese, levando à perda de parafusos ou fratura da placa.
- Deiscência e exposição que pode levar à necessidade de remoção do material.

Remoção do Material de Síntese

A remoção das placas e parafusos é ainda hoje controversa, podendo se basear em indicações clínicas, radiográficas e teóricas. Alguns autores sempre recomendam a remoção de alguns tipos de placa. Entretanto, com a utilização dos materiais biocompatíveis, muitas vezes a necessidade de retirada do material de síntese não mais existe.

Clinicamente é indicada a remoção do material quando na presença de deiscência de sutura e infecção e nos casos de dor ou desconforto. Radiograficamente a remoção pode ser indicada quando ocorrerem reabsorção óssea, perda de placas ou parafusos ou fratura de placas.

O grupo AO, mediante a observação de casos, afirma não haver alterações ósseas significativas e funcionais que indiquem a remoção das placas e dos parafusos interfragmentários.

TÉCNICAS DE FIXAÇÃO INTERNA RÍGIDA

Como já dito, há duas escolas com pensamentos distintos a respeito da FIR da mandíbula. Algumas defendem a fixação por meio de placas adaptáveis e parafusos monocorticais, enquanto outras defendem a fixação com placas compressivas e parafusos bicorticais, como meio para vencer as forças funcionais incidentes sobre a mandíbula. A utilização de uma ou de outra técnica é uma questão de treinamento e experiência pessoal. Ambos os sistemas atuam igualmente bem, embora o sistema compressivo requeira maior exposição cirúrgica com possibilidade de maior tempo cirúrgico.

Miniplacas Mandibulares

Champy et al. (1976) elaboraram um modelo experimental da mandíbula no qual foram estabelecidas as linhas ideais de osteossíntese. Colocando-se a placa na região da mandíbula biomecanicamente mais favorável (ao longo da zona de tração), ela poderia ter sua espessura reduzida a um mínimo e ainda ser forte o bastante para vencer as forças de deslocamento. Os parafusos só mantêm sua fixação na cortical externa.

Estresses fisiológicos da mandíbula:

- Forças de tração: rebordo alveolar.
- Forças de compressão: borda inferior.
- Forças de torção: sínfise mandibular.
- Forças de flexão: corpo da mandíbula mais forte na região de ângulo e mais fraca na região pré-molar.

Técnica para a fixação das placas

- Abordagem intraoral e/ou transbucal.
- Adaptação passiva da placa ao contorno ósseo mandibular.
- Fixação monocortical de parafusos com o mínimo de dois parafusos de cada lado da linha de fratura.
- Fraturas mais posteriores requerem a colocação das placas em um nível mais alto, enquanto as fraturas mais anteriores requerem a colocação da placa próxima à borda inferior da mandíbula.
- Em mandíbulas edentadas atróficas e em fraturas cominutivas extensas, para evitar a desvitalização óssea, a placa deverá ser colocada sobre o tecido periosteal.

Placas Compressivas

São os sistemas de placas AO/ASIF. Utilizadas na mandíbula para reconstrução após ressecções e no tratamento das fraturas com compressão. No terço médio da face, as placas utilizadas pela escola AO não apresentam compressão, são adaptáveis e têm parafusos monocorticais (2,0 mm).

O funcionamento das placas compressivas depende da geometria dos furos da placa e da cabeça dos parafusos. Os parafusos possuem a cabeça em forma de semiesfera e os furos compressivos possuem as margens inclinadas, o que faz com que, quando a cabeça do parafuso toque a margem do furo, o parafuso deslize sobre a placa. Quando corretamente posicionados, os parafusos deverão deslizar sobre a placa de modo que o coto ósseo no qual o parafuso está preso seja levado de encontro ao outro coto ósseo, promovendo compressão no traço de fratura.

As placas de compressão dinâmica (DCP) devem utilizar parafusos bicorticais e, para que eles sejam colocados sem que haja prejuízo a dentes ou ao nervo alveolar inferior, essas placas deverão ser colocadas próximas à margem inferior da mandíbula. Porém, pelo efeito compressivo, se essas placas forem utilizadas nessa região, haverá uma tendência de abertura do traço de fratura na região alveolar, o que é indesejável. Portanto, quando se utilizam as placas de compressão dinâmica, deve-se possuir um método de contenção da região alveolar que não permita sua abertura quando for feita compressão na região basal.

Os métodos de contenção da região alveolar podem ser amarrias interdentais ou barras de Erich, que devem ser mantidas mesmo após a fixação rígida, nos pacientes dentados. Porém, se o paciente for edentado ou parcialmente dentado, de forma que a contenção alveolar não seja estável com amarrias interdentais ou barras de Erich, deve-se então utilizar uma miniplaca na região alveolar – chamada "banda de tensão" –, com pelo menos dois parafusos inseridos de cada lado da fratura. Vale lembrar que, por estar posicionada na região próxima aos dentes e ao canal mandibular, os parafusos deverão ser monocorticais.

Algumas vezes, principalmente em pacientes edentados, a colocação de uma placa alveolar como banda de tensão é contraindicada em virtude da interferência que pode causar nos aparelhos protéticos do paciente, podendo levar à exposição intraoral dessa placa. Nesses casos, pode-se lançar mão de uma placa que realiza por si só a compressão tanto na região basal como na região alveolar, chamada placa de compressão dinâmica excêntrica. Essas placas possuem um par de furos que promove a compressão na linha da fratura, como as DCPs; entretanto, têm um outro par de furos que são inclinados em relação ao longo eixo da placa, fazendo com que, quando forem colocados os parafusos nesses furos, seja gerada uma resultante no osso subjacente que comprimirá a margem alveolar do traço de fratura. Deve-se lembrar que a colocação dessas placas deve-se iniciar pela compressão cêntrica, para aí então se realizar a colocação dos parafusos nos furos excêntricos.

BIBLIOGRAFIA

Ardary WC. Plate and screw fixation in the management of mandible fractures. *Clin Plast Surg.* 1989; *16*(1):61-7.

Dodson TB, Perrot DH, Kaban LB, Gordon NC. Fixation of mandibular fracture: a comparative analysis of rigid internal fixation and standard fixation techniques. *J Oral Maxillofac Surg.* 1990; *48*(4):362-6.

Ellerbe DM, Frodel JL. Comparison of implant materials used in maxillofacial rigid internal fixation. *Otolaryngol Clin North Am.* 1995; *28*(2):365-72.

Ellis E 3rd. Rigid skeletal fixation of fractures. *J Oral Maxillofac Surg.* 1993; *51*(2):163-73. Review.

Ellis E 3rd. Treatment methods for fractures of the mandibular angle. *Int J Oral Maxillofac Surg* 1999; *28*(4):243-52. Review.

Ellis E 3rd, Dean J. Rigid fixation of mandibular condyle fractures. *Oral Surg Oral Med Oral Pathol* 1993; *76*(1):6-15. Review.

Ezsiás A, Sugar AW. Pathological fractures of the mandible: a diagnostic and treatment dilemma. *Br J Oral Maxillofac Surg.* 1994; *32*(5):303-6. Review.

Fasola AO, Obiechina AE, Arotiba JT. Fractures of the mandible in children. *East Afr Med J.* 2001; *78*(11):616-8.

Hobar PC. Methods of rigid fixation. *Clin Plast Surg.* 1992; *19*(1):31-9. Review.

Iizuka T, Lindqvist C. Rigid internal fixation of mandibular fractures. An analysis of 270 fractures treated using the AO/ASIF method. *Int J Oral Maxillofac Surg.* 1992;*21*(2):65-9.

Jensen J, Sindet-Pedersen S, Christensen L. Rigid fixation in reconstruction of craniofacial fractures. *J Oral Maxillofac Surg* 1992; *50*(6):550-4.

Kallela I, Söderholm AL, Paukku P, Lindqvist C. Lag-screw osteosynthesis of mandibular condyle fractures: a clinical and radiological study. *J Oral Maxillofac Surg* 1995; *53*(12):1397-404; discussion 1405-6.

Kassan AH, Lalloo R, Kariem G. A retrospective analysis of gunshot injuries to the maxillo-facial region. *SADJ.* 2000; *55*(7):359-63.

Kearns GJ, Perrott DH, Kaban LB. Rigid fixation of mandibular fractures: does operator experience reduce complications? *J Oral Maxillofac Surg* 1994; *52*(3):226-31; discussion 231-2.

Kellman RM, Tatum SA. Internal fixation of maxillofacial fractures: indications and current implant technologies and materials. *Facial Plast Surg.* 1998; *14*(1):3-9.

Koury ME, Perrott DH, Kaban LB. The use of rigid internal fixation in mandibular fractures complicated by osteomyelitis. *J Oral Maxillofac Surg.* 1994; *52*(11):1.114-9.

Kuriakose MA, Fardy M, Sirikumara M, Patton DW, Sugar AW. A comparative review of 266 mandibular fractures with internal fixation using rigid (AO/ASIF) plates or miniplates. *Br J Oral Maxillofac Surg* 1996; *34*(4):315-21.

Kushner GM, Alpert B. Open reduction and internal fixation of acute mandibular fractures in adults. *Facial Plast Surg.* 1998; *14*(1):11-21.

Peled M, Ardekian L, Abu-el-Naaj I, Rahmiel A, Laufer D. Complications of miniplate osteosynthesis in the treatment of mandibular fractures. *J Craniomaxillofac Trauma.* 1997 Fall; *3*(2):14-7.

Raveh J, Vuillemin T, Lädrach K, Roux M, Sutter F. Plate osteosynthesis of 367 mandibular fractures. The unrestricted indication for the intraoral approach. *J Craniomaxillofac Surg.* 1987; *15*(5):244-53.

Stevens MR, Heit JM, Kline SN, Marx RE, Garg AK. The use of osseointegrated implants in craniofacial trauma. *J Craniomaxillofac Trauma.* 1998; Spring; *4*(1):27-34.

Strelzow W, Friedman WH. Dynamic compression plating in the treatment of mandibular fractures. Early experience. *Arch Otolaryngol.* 1982; *108*(9):583-6.

Suuronen R, Haers PE, Lindqvist C, Sailer HF. Update on bioresor-bable plates in maxillofacial surgery. *Facial Plast Surg.* 1999; *15*(1)61-72. Review.

Van Sickels JE, Nishioka GJ. Rigid fixation of maxillary osteotomies: a review of treatment results. *Oral Surg Oral Med Oral Pathol.* 1988; *66*(1)2-7.

Welch TB, Doku HC. Stabilization of osseous segments for rigid internal fixation. *J Oral Maxillofac Surg.* 1991; *49*(12):1354-5. No abstract available.

Winzenburg SM, Imola MJ. Internal fixation in pediatric maxillofacial fractures. *Facial Plast Surg.* 1998; *14*(1):45-58. Review.

Wong L, Richtsmeier JT, Manson PN. Craniofacial frowth following rigid fixation: suture excision, miniplating, and microplating. *J Craniofac Surg.* 1993; *4*(4):234-44; discussion 245-6.

Zachariades N, Papademetriou I, Rallis G. Complications associated with rigid internal fixation of facial bone fractures. *J Oral Maxillofac Surg.* 1993; *51*(3):275-8.

Estudo Epidemiológico da Traumatologia Bucomaxilofacial no Município de São Paulo

24

Olga Maria Panhoca da Silva • Maria Lúcia Lebrão

Preâmbulo

Waldyr Antônio Jorge

A dinâmica empreendida pelos seres humanos por constante busca de realização fez com que nesses últimos 50 anos os homens tornassem seus próprios algozes. Como consequência dessa busca incessante de conquistar nos tornamos testemunhas, senão agentes de nossa própria destruição.

A constância da violência por meio de várias formas – agressões físicas e acidentes de trânsito principalmente – aumentou de tal forma que se fez necessária uma nova formulação na atuação do cirurgião, através de um estudo epidemiológico e de técnica de abordagem a esses politraumatizados faciais.

O presente capítulo traz à tona dois enfoques principais: o tipo de agente causador e a incidência que ocorre na face.

Sabendo ser um assunto inesgotável e de constante atualização, ao convidar os eméritos autores não tivemos a intenção de fazer um anuário estatístico superatualizado, mas sim chamar a atenção de nossos alunos leitores que mesmo havendo diferenças de cidades e países, de agentes e regiões corpóreas atingidas, a região traumatizada da face toma um carater especial dados a sua complexidade e o envolvimento no caráter individual de todo ser humano *per si*.

Agradeço às professoras Olga Maria e Maria Lúcia pela dedicação e competência ao contribuírem com este capítulo, que vem ilustrar e endossar nossa visão da especialidade como uma das mais importantes por se tratar da região facial, uma das áreas mais atingidas pelos mais diversos agentes causadores de trauma ao ser humano.

INTRODUÇÃO

A violência é um problema mundial e pode ser observada mesmo nos países onde a segurança coletiva é combatida veementemente; está presente em meio aos torcedores de estádios, nas lutas separatistas, é propagada por *serial killer* e *bombersmen* (Casswell et al., 1982). Em nossa sociedade, o modo de vida proporciona as diversas manifestações da violência, ora explícita, demonstrada com uma briga de bar resultando em lesão facial, ora implícita, como a queda de uma criança que brinca em cima da laje da casa inacabada. A violência urbana não pode ser reduzida à agressão, nem seus agentes podem ser confundidos exclusivamente com assaltantes e marginais. Abarca também o que alguns estudiosos chamam de "violência branca", que pode ser resumida por uma série de acidentes que ocorrem por falta de condições habitacionais, de segurança no trabalho, de práticas esportivas violentas, lazer inadequado, enfim um modo de vida desorganizado e agressivo. Esses acidentes, fatos que sem intenção produzem lesão corporal ou morte, são também acontecimentos violentos e, assim como os suicídios, fazem parte das causas externas. São chamadas externas porque não se originam no organismo da pessoa, como as doenças de maneira geral, e não são reações do organismo humano a estímulos externos. São atos ou acontecimentos externos que determinam lesões e estados patológicos em pessoas.

Em toda a América Latina, as mortes, traumatismos e incapacidades ocorridos por causas externas estão aumentando em ritmo alarmante. No Brasil, estudos de mortalidade mostram que as mortes por causas violentas representaram, em 1996, 10,8% delas, aumentando para 11,9% em 1980 e 14,2% em 1990. Os acidentes e violências em 1995 foram responsáveis por 75% do total de óbitos de jovens do sexo masculino e por 40% do sexo feminino e apresentam uma tendência de crescimento (Melo Jorge, 1998).

A odontologia deve e pode estar preparada para se defrontar com essa metrópole violenta, verificando o que lhe é de direito nesse contexto, que é a traumatologia bucomaxilofacial. É seu dever entender, atender e prevenir.

As unidades de atendimento devem dar conta, nos prontos-socorros, dos problemas que se caracterizam como emergências, aliviando a expectativa do ponto de vista do paciente ferido, mas, nem por isso, deixam de ter a sua determinação clara do ponto de vista epidemiológico. A emergência na área odontológica, embora não envolva risco de morte, é prontamente valorizada pela presença de dor, pela perda de função que impossibilita a alimentação e a fala ou pelo comprometimento estéti-

co. A atenção aos traumatismos bucomaxilofaciais exige uma retaguarda tecnológica adequada e um perfil especializado de recursos que devem estar contemplados em alguns serviços.

A face é a chave de reconhecimento, o centro da atenção e nenhuma pessoa fica mais severamente marcada por trauma do que aquela cuja face fica desfigurada (Defilippi Novoa e Sagastume, 1967). A finalidade do tratamento é a manutenção das relações anatômicas funcionais, que incluem a restauração da oclusão dental funcional, assim como a restauração da simetria e da beleza intrínseca do semblante (Digman e Nativig, 1983; Gandelmann e Cortezzi, 1986).

A doença pode ser estudada, tanto do ponto de vista clínico como do social, sob vários aspectos, dependendo do objetivo do pesquisador e das condições existentes para o estudo. Sob o aspecto epidemiológico, observam-se não os traumatismos bucomaxilofaciais, mas a morbidade gerada por eles. Nenhuma doença pode ser totalmente explicada, e constata-se a morbidade por causas externas na população, intrincada por inúmeros fatores (variáveis) dinâmicos e é com certeza muito difícil de se quantificar e qualificar (Lebrão, 1993).

A morbidade por traumatologia bucomaxilofacial pode, sob a óptica da formação dos recursos humanos em odontologia, encontrar-se com a especialidade de "cirurgia e traumatologia bucomaxilofacial" e, do ponto de vista didático, deve estudar os procedimentos da área como cirurgias orais maior e menor, em que se encontram as extrações dentárias agrupadas no item *Cirurgias Menores* e as reduções de fraturas agrupadas no item *de Cirurgias Maiores*.

O que se observa na prática é um atendimento complexo, em que não se pode efetuar essa precisa divisão, pois cirurgias maiores e menores podem ser realizadas em uma pessoa em determinada situação, além do que as cirurgias menores podem complicar a ponto de se transformarem em maiores. Portanto, sob a óptica da organização dos serviços, encontra-se a "emergência odontológica e a cirurgia e traumatologia bucomaxilofacial" como uma unidade.

Esse enfoque vai ao encontro do próprio desenvolvimento da medicina que se estruturou na relação entre a experiência e a assistência, em que os socorros e o saber se constroem concomitantemente. É preciso situar o doente em um espaço coletivo e tempo determinado, em que, a partir dessa fixação de variáveis, se torna a doença uma entidade homogênea e só, então, é possível realizar um diagnóstico. O coletivo, no sentido do conhecimento dos padrões sadios e patológicos, deve ser buscado para o enquadramento da patologia por meio de uma classificação preestabelecida.

Os estudos de morbidade e mortalidade são enquadrados dentro de uma sociedade e delimitados no tempo (Foucalt, 1994). Apesar da complexidade de sua determinação, podem-se esboçar descrições mediante o estudo de algumas de suas variáveis. Esses estudos são delimitados principalmente pelas fontes de dados que são escassos.

Quando se enfoca o tema deste livro, *A Traumatologia Bucomaxilofacial*, a situação se agrava porque se passa a ter como determinante o hábitat da população. Cada variável observada não pode isolar-se de todos os fatores socioeconômicos, culturais e políticos que a permeiam, sendo, portanto, variáveis contextualizadas no tempo e em cada lugar. Pode-se afirmar que, do ponto de vista epidemiológico, a traumatologia bucomaxilofacial é um problema de saúde pública no Município de São Paulo.

A população deste estudo é composta de cerca de 40.000 primeiros atendimentos realizados, estimada com base em um questionário aos profissionais responsáveis pelo atendimento de traumatologia bucomaxilofacial no Município de São Paulo. Com a finalidade de garantir estabilidade às estimativas de incidência de diagnósticos segundo as diversas variáveis a serem observadas nessa população, optou-se pelo estudo de, pelo menos, 2.000 atendimentos distribuídos proporcionalmente entre as instituições referidas.

A MORBIDADE DA FACE SEGUNDO A LOCALIZAÇÃO DA LESÃO

As informações coletadas permitiram o reconhecimento de uma amostra de 2.134 atendimentos distribuída entre as 21 instituições estudadas compatível com a proposta de amostragem, e a distribuição dos atendimentos, segundo os dias da semana, foi considerada homogênea. Desses atendimentos, 1.098 (51,4%) foram de pessoas do sexo masculino, 1.011 (47,4%), do feminino, e para 25 atendimentos não foi descrito o sexo. Essa análise possibilita afirmar que lesões, envenenamento e algumas outras consequências de causas externas representam 32% a 37% dos casos odontológicos gerais.

Os diagnósticos encontrados estão agrupados segundo a classificação da CID-10. Verifica-se uma concentração de 1.269 atendimentos (59,5%) na categoria de doenças do aparelho digestivo, seguida pela categoria de lesões, envenenamento e algumas outras consequências de causas externas, com 734 casos (34,4%), tendo-se para os demais grupos apenas 6,1% dos atendimentos.

Ao se estimar, por meio da amostra observada, a demanda geral por emergência odontológica em hospitais, dentro do município, percebe-se uma população de 42.680 casos, ou seja, um coeficiente geral de atendimento de 4,2 por 1.000 habitantes.

Quanto à idade, vê-se, por meio do coeficiente de atendimento, uma concentração de casos para os adolescentes e adultos jovens de até 40 anos, declinando-se ao avançar da idade, e as crianças se mantêm em um patamar intermediário. A literatura aponta sempre um acúmulo de casos de atendimento de emergência na faixa etária do adulto jovem, mas difere desses achados no que diz respeito às crianças e aos adolescentes.

Podem-se observar os diagnósticos de lesões, envenenamento e algumas outras consequências de causas externas, classificados pela CID-10, no Quadro 24.1. Esses casos concentram-se nos agrupamentos de fratura do crânio e dos ossos da face, com 270 atendimentos; ferimento da cabeça, 170 atendimentos; traumatismo superficial da cabeça, 136 atendimentos; outros traumatismos da cabeça e os não especificados, 74; e luxação, entorse ou distensão das articulações e dos ligamentos da cabeça, 51.

Esses traumatismos se distribuem em 65,8% dos casos para o sexo masculino e em 33,3% dos casos para o feminino. Langer (1996), ao escrever sobre os problemas

Quadro 24.1 Frequência absoluta e relativa dos principais diagnósticos de lesões, envenenamento e algumas outras consequências de causas externas, segundo agrupamentos da CID-10 (Município de São Paulo, 1999)

Grupos de diagnósticos de traumatismos da cabeça	Nº de casos	%
Fratura do crânio e dos ossos da face	270	36,8
Ferimento da cabeça	170	23,2
Traumatismo superficial da cabeça	136	18,5
Outros traumatismos da cabeça e os não especificados	74	10,0
Luxações, entorse ou distensões das articulações e ligamentos da cabeça	51	6,9
Outros	33	4,6
Total	734	100

de saúde das mulheres latino-americanas, mostrou que, com exceção das agressões domésticas, as mulheres apresentam um estilo de vida protetor para a violência, sendo, portanto, menos suscetíveis a esses agravos.

O coeficiente de atendimento para a traumatologia bucomaxilofacial (Fig. 24.1) apresenta-se bastante diferenciado para os dois sexos e elevado na faixa de 20 a 29 anos, assim como para os adolescentes até 19 anos do sexo masculino, o que confirma outros estudos em que se enfocaram a morbidade geral e a mortalidade por causas externas no Brasil (Travassos e Lebrão, 1998; Mello Jorge, 1998).

A Fig. 24.1 estabelece um coeficiente elevado nas crianças de até 4 anos, em que as lesões por causas externas compõem mais de 80% do atendimento odontológico geral para a mesma faixa etária, decaindo para os meninos de 5 a 9 anos, em que são vistos 66,5%, e, nas meninas dessa faixa etária, com 54,5%. Essa relação é importante após os 70 anos, quando surge um padrão acima de 50%.

A concentração dos casos de traumatologia bucomaxilofacial ocorre no sexo masculino entre os adolescentes e adultos até 29 anos. Para as mulheres, o coeficiente se apresenta baixo, assim como para as pessoas acima de 40 anos.

Embora possa parecer que os casos de traumatismos superficiais devam ser os mais comuns em uma população, o mais frequente neste estudo são as fraturas, seguidas pelos ferimentos (Fig. 24.2), isso porque se está estudando a demanda atendida, e as pessoas só buscam um serviço para serem atendidas quando sentem a necessidade diante da gravidade da lesão. Essa percepção de gravidade passa por determinantes específicos em cada comunidade, tendo

componentes culturais e respostas de resolubilidade do atendimento (Almeida Filho, 1992; Bobadilla, 1993).

Para melhor elucidar o enquadramento dos diagnósticos nos grupos da CID, em ferimentos da cabeça e em traumatismos superficiais, salienta-se que no primeiro grupo estão incluídos os cortes, ferimentos perfurantes, lacerações e mordidas de animais; nos traumatismos superficiais estão as abrasões, bolhas (não em virtude do calor), contusões (incluindo equimose e hematoma), picada de inseto não venenoso e traumatismos por corpo estranho superficial sem ferimentos (OMS, 1996). Pela Fig. 24.2, percebe-se para o sexo feminino que o número de atendimentos se equivale nos três grupos principais de lesões, enquanto para o sexo masculino o número de casos cresce com a gravidade dos grupos. Sessenta por cento (60%) dos casos foram de fraturas e ferimentos, que são as lesões mais graves desse grupo. Reafirmando essa distribuição, vê-se destacado pela Organização Mundial da Saúde que as pequenas lesões (traumatismos superficiais) são negligenciadas nas pesquisas, pois raramente chegam aos hospitais e esses estabelecimentos são a fonte principal de dados sobre a morbidade (Monciaux e Romer, 1991).

As lesões estão fortemente ligadas com sua causa externa (Almeida Filho, 1992; Santos, 1997), podendo-se citar que, em um acidente automobilístico, pela velocidade do veículo, a face do motorista é arremessada contra uma superfície, o que provocará lesões de autoimpacto, ocorrendo esmagamento e fraturas específicas. A queda de uma bicicleta, em que a face se choca contra o chão, mostrará lesões por esmagamento geralmente mais bran-

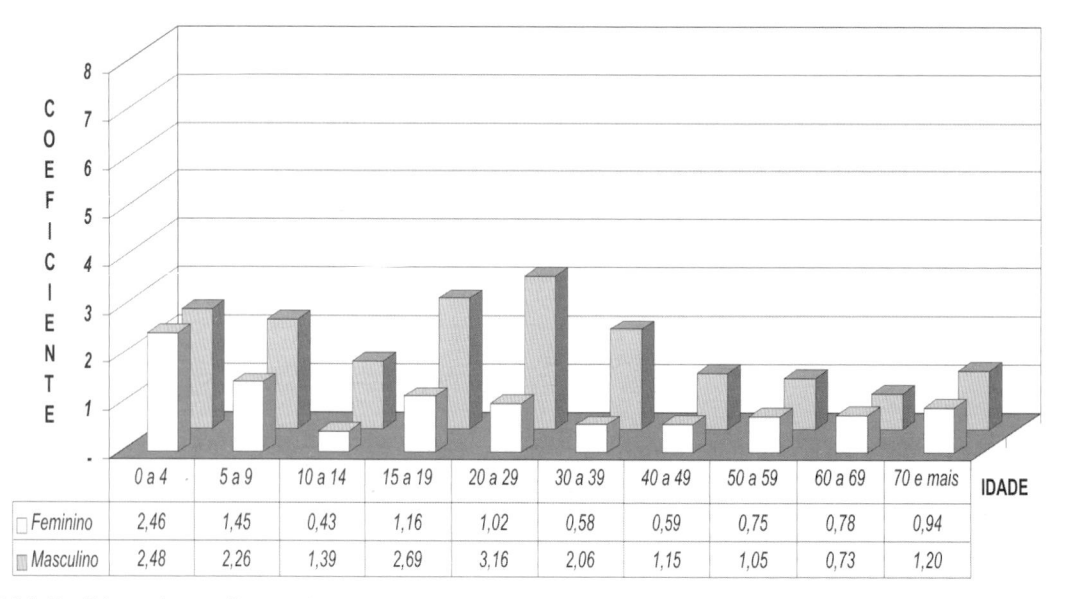

	0 a 4	5 a 9	10 a 14	15 a 19	20 a 29	30 a 39	40 a 49	50 a 59	60 a 69	70 e mais
Feminino	2,46	1,45	0,43	1,16	1,02	0,58	0,59	0,75	0,78	0,94
Masculino	2,48	2,26	1,39	2,69	3,16	2,06	1,15	1,05	0,73	1,20

Fig. 24.1 Coeficiente de atendimento de traumatologia bucomaxilofacial (por 1.000 hab. da idade) segundo faixa etária e sexo (Município de São Paulo, 1996/1997)

DIAGNÓSTICOS

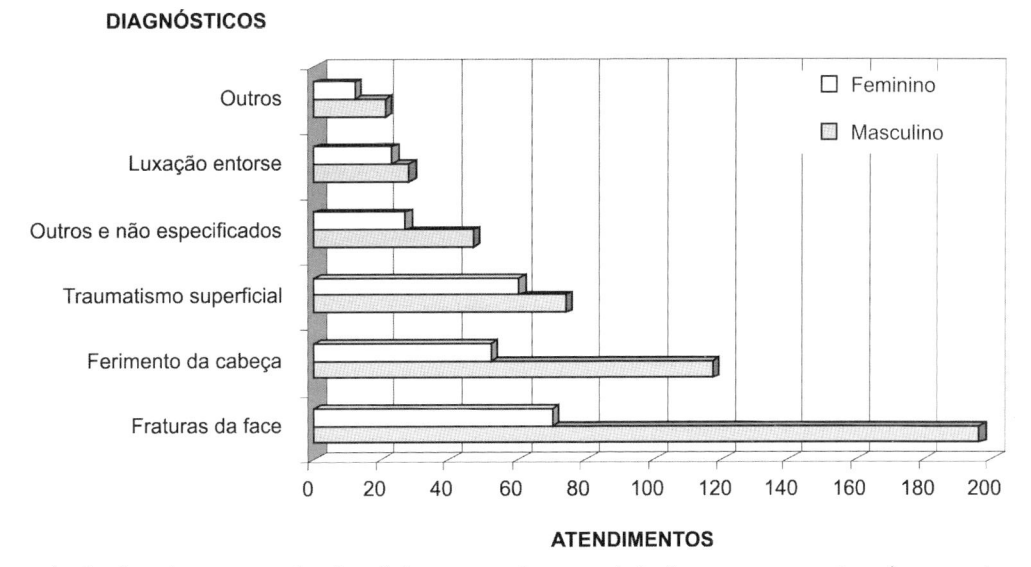

ATENDIMENTOS

Fig. 24.2 Número de atendimentos por sexo dos diagnósticos agrupados segundo lesões, envenenamento e algumas outras consequências de causas externas, segundo a CID-10 (Município de São Paulo, 1996/1997)

das que a anterior, diferindo ainda de uma facada, que é contundente e penetra em profundidade na intimidade dos tecidos moles e duros. Uma arma de fogo, que tem suas peculiaridades dependendo do calibre e da velocidade do projétil, provocará na face lesões intrínsecas ao seu porte. Enfim, as lesões de face são resultado da causa externa que as originou, estando essa causa ligada à cultura e ao ambiente onde essas populações vivem (Walker e Frame, 1986; Berrone, 1989; Timoney et al., 1990; Dimitroulis e Eyre, 1992).

Ao se detalhar os ferimentos da cabeça, como era de esperar, verifica-se que o maior grupo é o de ferimentos na boca e no lábio. Seguem-se os ferimentos não espe-

cificados e os do nariz (Fig. 24.3). Deve-se salientar que as informações contidas nas fichas e prontuários eram de baixa especificidade ou eram anotados apenas os procedimentos no campo de diagnóstico. Portanto, os ferimentos de face não especificados são o segundo maior grupo dessas lesões, mantendo esse destaque também para o grupo de traumatismos superficiais. Essa falta de detalhamento na descrição das lesões, permitindo classificação somente em grupos gerais, é confirmada por outros autores que também alertam para a má qualidade das anotações hospitalares.

No grupo de traumatismos superficiais, evidenciaram-se mais casos para o nariz do que para os lábios e

DIAGNÓSTICOS

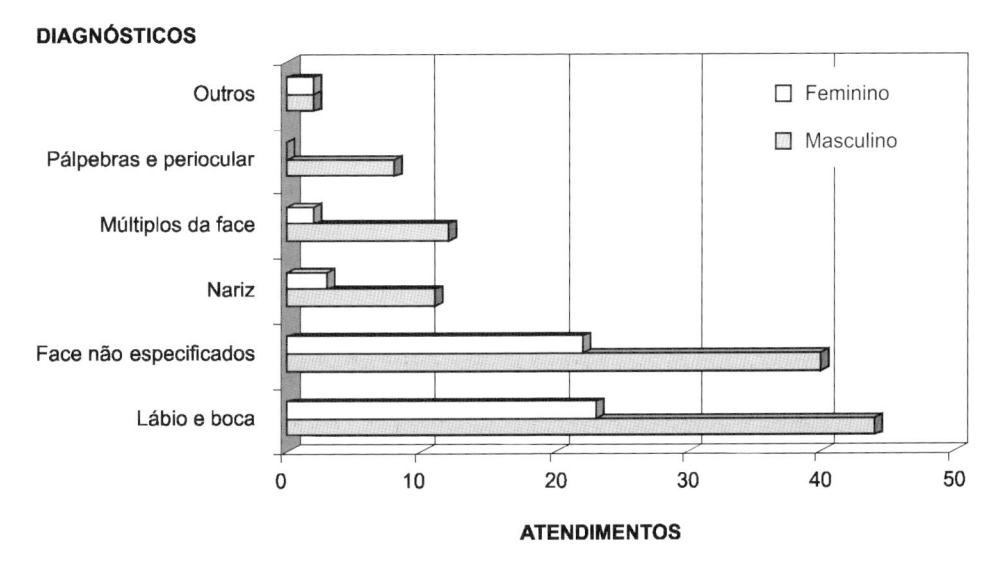

ATENDIMENTOS

Fig. 24.3 Número de atendimentos dos diagnósticos de ferimento da cabeça classificados pela CID-OE segundo o sexo (Município de São Paulo, 1996/1997).

cavidade oral, tendo-se a certeza de que o cirurgião-dentista atua em ferimentos da face como um todo, não se limitando somente à boca.

Nos grupos de lesões de traumatismos superficiais e ferimentos da cabeça, a distribuição por sexo se mostra mais equitativa do que no grupo de fraturas da face. A discussão sobre a gravidade da lesão e a relação de gênero aparece também mais adiante, dentro do detalhamento das fraturas, e sugere que os homens são mais vítimas de lesões e de lesões mais graves quando comparados com as mulheres.

As fraturas dos ossos da face representam 12,6% do atendimento odontológico geral e podem ser agrupadas, segundo a CID-10, em: fraturas de mandíbula, 33,7% dos casos; fraturas dos ossos nasais, 27,4%; fraturas dos ossos malares e maxilares, 20%; e fraturas múltiplas envolvendo os ossos do crânio e da face, 11,5% (Quadro 24.2).

As fraturas mais comuns são as mandibulares e as nasais, que, por determinação anatômica, ficam mais expostas que as demais áreas dos ossos da face, evidenciando-se que o nariz é extremamente frágil. A combinação de anatomia com forças impactantes determina o tipo de lesão em tecido mole e o local e trajeto da fratura.

As fraturas nasais e mandibulares podem resultar em importante incapacidade estética e funcional. Em casos de lesão aguda, a restauração da aparência e a da função são mais bem alcançadas pelo pronto tratamento das fraturas e dos deslocamentos cartilaginosos. Todos os golpes severos no nariz devem levantar suspeitas acerca de possíveis fraturas ou deslocamentos. O tratamento desses dois tipos de fraturas é relativamente fácil e geralmente satisfatório quando executado em PS. A demora para o atendimento ou a negligência no diagnóstico das fraturas

de ossos nasais podem resultar numa deformidade difícil ou impossível de corrigir.

No grupo de lesões por causas externas há uma concentração de casos para o sexo masculino, com 78% de fraturas nasais para esse sexo, 77,3% de fraturas do malar e maxilar e 71,95% para mandíbula (Fig. 24.4). Ao se discutir essa relação para fraturas múltiplas, que geralmente são casos gerados em acidentes automobilísticos e não em golpes específicos, vê-se que a relação é de 67,7% para os homens.

As fraturas dentais aparecem com menor frequência (Fig. 24.4) e, assim como o grupo de luxação, entorse e distensão, devem ser atendidas em PS odontológicos e serviços ambulatoriais ou, ainda, não ser atendidas.

Na infância, o diagnóstico da fratura de ossos da face é muito dificultado pela presença da dentição permanente intraóssea. Alguns autores relatam baixa incidência desses casos até os 16 anos (Thaller e Huang, 1992; Lavorgna et al., 1994). No Japão constatou-se que 14,7% dos atendimentos foram feitos para crianças de até 13 anos (Tanaka et al., 1993) e as fraturas alveolares nelas têm como sequela mais frequente a maloclusão.

Digman e Natvig (1983), ao citarem uma observação mundial para as fraturas de todo o corpo humano, afirmaram que as fraturas nasais são as segundas em ocorrência, vindo depois das fraturas de clavícula e do punho. Para São Paulo, essa afirmação deve ser contestada, uma vez que a mandíbula é o maior achado.

Pode-se ainda especificar a localização das fraturas nas regiões da mandíbula e do malar segundo a CID-OE (Fig. 24.5), ocorrendo nova divergência: o côndilo e a região subcondilar aparecem com maior frequência nas fra-

Quadro 24.2 Frequência absoluta e relativa dos principais diagnósticos de fratura do crânio e dos ossos da face, classificados pela CID-10 (Município de São Paulo, 1996/1997)

Diagnóstico	N° de casos	%
Fraturas de mandíbula	91	33,7
Fraturas dos ossos nasais	74	27,4
Fraturas dos ossos malares e maxilares	54	20,0
Fraturas múltiplas envolvendo os ossos da face	31	11,5
Fraturas de dentes	10	3,7
Outras fraturas do crânio e dos ossos da face	5	1,8
Fraturas de crânio ou ossos da face em parte não especificada	3	1,1
Fratura da base do crânio	1	0,4
Fratura do assoalho orbital	1	0,4
Total	270	100

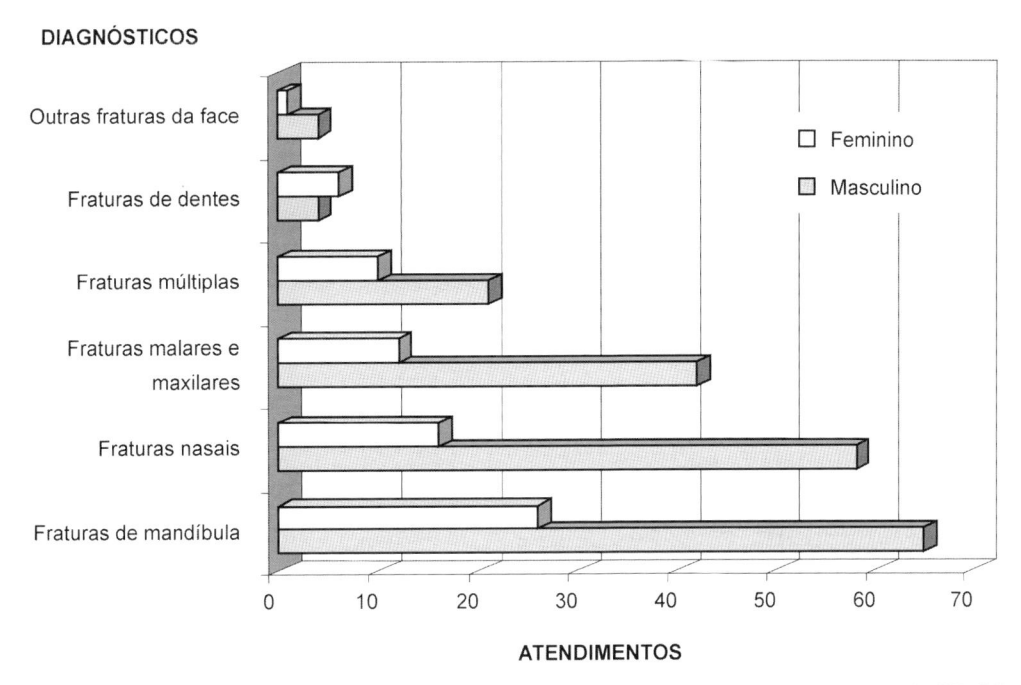

Fig. 24.4 Número de diagnósticos de fratura do crânio e dos ossos da face por tipo de fratura classificada pela CID-OE, segundo o sexo (Município de São Paulo, 1996/1997).

turas de mandíbula para Martucci e Hill (1989). Emshoff et al. (1997) concluíram que a causa externa determina a localização da fratura na mandíbula. Portanto, para cada causa aparecerão lesões específicas e localização de traços peculiares.

A robustez da mandíbula também varia consideravelmente conforme a presença ou ausência de dentes. Com o

envelhecimento, a perda de dentes e a reabsorção do osso alveolar originam uma diminuição da dimensão vertical da mandíbula, tornando-a mais sujeita às fraturas, e o adelgaçamento do ângulo da mandíbula também predispõe a fraturas nessa região. Goldschmidt et al. (1995), ao estudarem os idosos com mais de 60 anos e os adultos, descreveram que em 49,5% dos idosos existiam fatores que agravavam

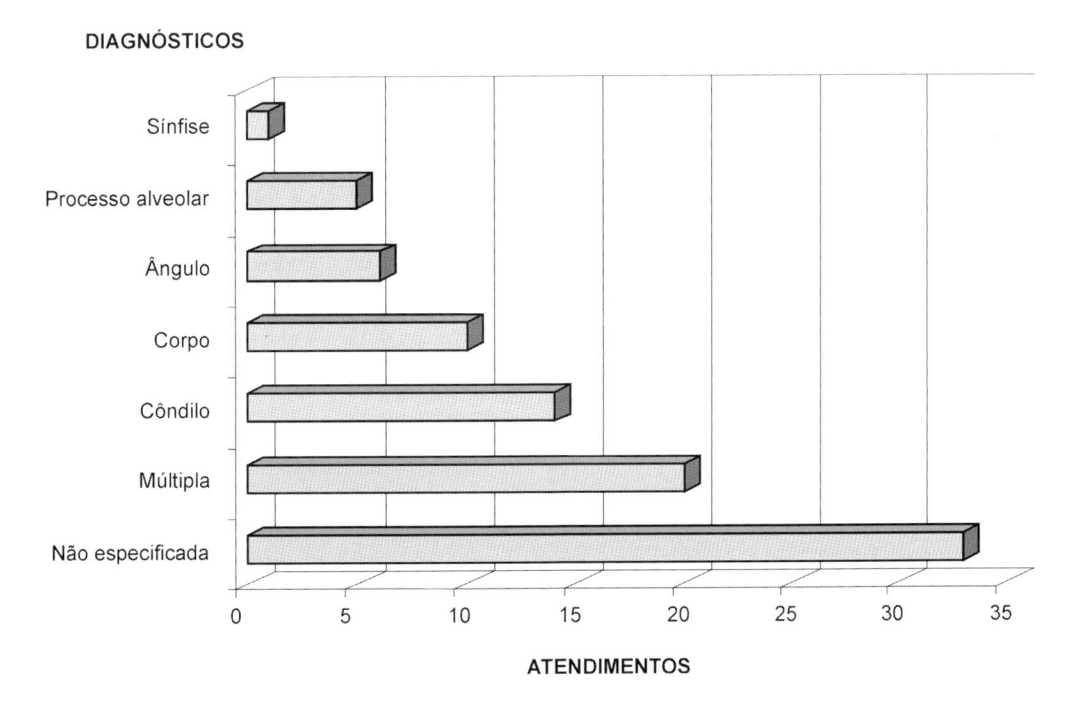

Fig. 24.5 Números de diagnósticos de fraturas de mandíbula, segundo localização anatômica, classificados pela CID-OE (Município de São Paulo, 1996/1997)

o quadro da fratura, como diabetes, osteoporose, distúrbios articulares, doenças respiratórias, cardiovasculares e neurológicas; ainda 13% desses idosos tinham história de abuso de álcool. Esses dois componentes levam a uma média de permanência maior na internação dos idosos em comparação com os adultos.

Para as fraturas de ossos da face, as comparações acabam ocorrendo sem levar em consideração as diferenças socioculturais, devendo-se, pois, estudar a relação de causa externa e o tipo de fratura e ainda o meio ambiente vivenciado pela população e a causa externa. Cada comunidade tem seu perfil de lesões por causa externa diferindo de outra comunidade, dependendo se essa é mais envolvida com acidentes, violência doméstica, violência esportiva, lazer inadequado etc. Ainda pode alterar as conclusões a composição da população por idade e sexo. Como exemplo, citar-se-á uma sociedade que ao se desenvolver em tecnologia para o uso de automóveis implanta normas de segurança para os automóveis e para o trânsito, verificando-se consequente diminuição das fraturas múltiplas de face.

A Fig. 24.5 mostra que, para as fraturas de mandíbula, a maioria dos casos descritos é de fraturas múltiplas e, em menor número, de fraturas de côndilo; entretanto, essa análise é prejudicada pela escassez das anotações, uma vez que a maioria dos atendimentos não oferecia detalhamento da localização anatômica.

As fraturas do rebordo alveolar podem ocorrer independentemente da fratura completa da mandíbula. Isso geralmente ocorre como resultado de golpe sobre os dentes, mas pode ocorrer também por força direcionada ao rebordo alveolar. Grandes segmentos do osso alveolar se rompem levando os dentes a fragmentar-se ou causando avulsões. Essas fraturas podem ser classificadas separadamente das outras fraturas de mandíbula, mas, pela falta de detalhamento dos dados, podem-se observar poucos casos como esses. Tais tipos são mais comuns na região anterior da mandíbula, onde os segmentos ósseos podem ser fraturados, ficando quatro a seis dentes solidamente ligados ao fragmento alveolar. Em alguns casos, os segmentos fraturados podem conter raízes ou dentes quebrados ou severamente afetados, exigindo reabilitação complexa.

As fraturas da maxila e zigomático estão relacionadas a grandes impactos, como os sofridos por esmagamento facial, ocorridas em colisões de automóveis e aviões. São difíceis de ser diagnosticadas e muito complexas, sendo objeto de estudos especializados. A terminologia *lesão por esmagamento* foi empregada no Papiro de Smith, que data dos antigos egípcios e descreve com detalhes essas lesões. A maxila é capaz de absorver forças consideráveis que são transmitidas aos ossos articulados adjacentes.

Essa absorção de impactos torna-se um fator de proteção do crânio e, portanto, da vida.

Para os casos de fraturas dos ossos malares e maxilares, tem-se que 79,2% são fraturas de arco zigomático, achado esse que caracteriza a fragilidade dessa porção do osso (Fig. 24.4). Raramente a separação ocorre exatamente na linha de sutura e pode envolver vários ossos, o que levou Gerrie e Lindsay, em 1953, a proporem a denominação de fraturas do complexo zigomático-maxilar.

Em virtude dessa relação complexa dos ossos da face, há, ainda, as fraturas múltiplas de ossos da face, que, associadas às anteriores, demandam procedimentos complexos e retaguarda hospitalar.

Existe uma grande diferença para a incidência de fraturas de face no mundo todo, mas os homens são sempre os mais atingidos. Hitchin e Shuker, na Inglaterra (1973), constataram 74,9% e, na Finlândia, 87,5% dos casos ocorrem no sexo masculino. Na Itália, em 1996, Miotti et al. verificaram 69,3% e Martucci et al., 82,7% em 1988. No Japão, Tanaka et al. constataram 76,4% em 1994.

A MORBIDADE DA FACE SEGUNDO A CAUSA EXTERNA DA LESÃO

Ao se analisar a morbidade atendida por traumatismos bucomaxilofaciais no Município de São Paulo, verifica-se que essas equipes devem trabalhar intensamente perante a quantidade e a complexidade dos casos observados.

É importante salientar que, segundo regras internacionais (OMS/CID-10), os diagnósticos de causas externas a serem codificados nos registros de morbidade devem dar ênfase à natureza da lesão. Esses diagnósticos são codificados como causa principal, e o tipo de acidente ou violência que causou essa lesão será o diagnóstico secundário (Lebrão, 1993). Essas duas abordagens em conjunto darão a noção exata do acontecimento, permitindo o uso dessas informações não só para as questões administrativas, mas também para as ações de prevenção (World Health Organization (WHO), 1991). Dessa forma, é importante que, ao se fazer o registro dos atendimentos, sejam anotados o que aconteceu ao paciente e também como e onde o fato ocorreu.

Muitas vezes o clínico, por não saber a utilidade da informação, considera irrelevantes as anotações de um modo geral, tanto na identificação do paciente atendido quanto nos diagnósticos e na descrição da história do acidente, tornando-se consequentemente inútil um dado que seria de alto valor para se planejarem ações voltadas para a prevenção e a organização da cidade. A grande maioria dos casos com descrição de causa externa não oferecia detalhes da história do acidente/violência de maneira que pudessem ser classificados adequadamente, ficando sempre nos agrupamentos residuais, tais como exposição a outros fatores e aos não especificados ou nas descrições como queda sem outra especificação.

Ao se considerarem os 550 casos, pode-se ver que 363 (66,0%) foram do sexo masculino. A principal causa dos traumatismos foi queda, com 37% dos casos, seguida pelas agressões e os acidentes de trânsito (Fig. 24.6). Dos atendimentos com causa externa de queda, 55,2% ocorrem até os 10 anos e 12,6% acima de 60 anos. Para Schwartz (1994), neste estudo a distribuição das quedas por sexo na infância é equilibrada, uma vez que se originam no aprendizado da motricidade, igual para ambos os sexos (Fleming et al., 1991). A partir dos 5 anos, já se nota a prevalência da superioridade numérica para o sexo masculino (Quadro 24.4).

Ao se observarem os casos de quedas, pode-se pensar na terceira informação necessária para se desenvolverem ações preventivas, que é o local onde a causa externa deu origem à lesão (WHO, 1992). Infelizmente esse dado não apareceu nos registros encontrados, e até mesmo o tipo de queda não era definido.

Para os idosos, verifica-se uma inversão na relação de gênero, 11 casos para o sexo feminino e 5 para o masculino, confirmando os relatos que demonstram ser as mulheres idosas as mais atingidas por lesões faciais. Em números absolutos, as mulheres serão a maioria (Chew e Edmondson, 1996), mas, quando se observam os coeficientes, essa constatação equivocada se desfaz. Para a Cidade de São Paulo, a partir da faixa etária de 15 a 19 anos, as mulheres passam a ser a maioria e essa diferença aumenta ao longo do envelhecimento dessa população, chegando para o grupo de 80 anos e/ou mais a ser o dobro da porcentagem da população masculina (Seade, 1996). Esses dados acabam distorcendo as análises de morbidade que, na literatura consultada, utilizam-se do número absoluto de casos e não dos coeficientes por faixa etária e sexo.

As quedas, embora em maior número de casos, são menos graves, pois causam mais ferimentos e traumatismos superficiais do que fraturas, e representam a principal causa das luxações dentárias (Quadro 24.5). As fraturas por quedas incidem prioritariamente na mandíbula, seguida pelo complexo zigomático-maxilar, causando menos de 1% de fraturas múltiplas (Quadro 24.6).

Das 100 pessoas (18,2% dos casos com causa descrita) que tiveram como causa agressão, 67% são homens e, destes, 48% tiveram fraturas, enquanto 21,2% das mulheres agredidas sofreram fraturas, podendo-se pensar que as mulheres são menos agredidas que os homens e, quando o são, isso ocorre de uma maneira menos grave.

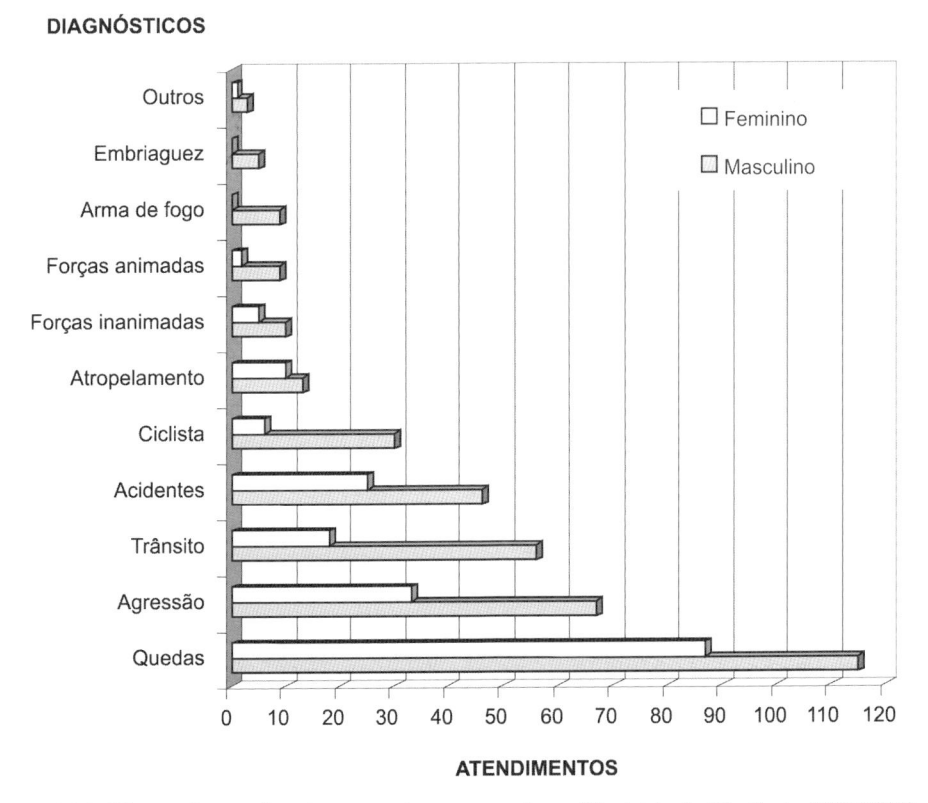

Fig. 24.6 Número de atendimentos segundo a causa externa (Município de São Paulo, 1996/1997)

Recomenda-se atualmente que a expressão *vítima de agressão* seja substituída nos textos por *participante de agressão*, pois o termo *agredido* pode dar a impressão de passividade, fato que raramente ocorre. Baron e Richardson (1994) relataram que, mesmo em assaltos, as pessoas que agem com calma raramente são feridas, enquanto as pessoas que agridem, mesmo que por gestos ou palavras, tornam-se alvo mais fácil de lesões (Quadros 24.3 e 24.4).

Os acidentes de trânsito aparecem como a terceira causa de traumatismos de face, levando a pensar que a Cidade de São Paulo ainda não resolveu seus problemas de urbanismo e educação para o trânsito.

Dos atendimentos por atropelamento, 61,9% foram do sexo masculino, assim como dos acidentes automobilísticos, 67,1% ocorreram também para esse sexo, fato que está de acordo com as mortes por causas externas, que são mais prevalentes no sexo masculino (Gotlieb, 1977; Mello

Quadro 24.3 Número de atendimentos por traumatismos bucomaxilofaciais no sexo masculino, segundo a faixa etária e a causa externa (Município de São Paulo, 1996/1997)

Causa externa	Idade em anos para o sexo masculino																		
	0-4		5-9		10-14		15-19		20-29		30-39		40-59		60 e +		Desc.		Total	
	N	%	N	%	N	%	N	%	N	%	N	%	N	%	N	%	N	%	N	%
Quedas	33	28,7	22	19,1	6	5,2	7	6,1	9	7,8	22	19,1	10	8,7	5	4,3	1	0,9	115	100,0
Agressão	1	1,5	1	1,5	5	7,5	12	17,9	23	34,3	16	23,9	8	11,9	0	0,0	1	1,5	67	100,0
Trânsito	1	1,8	6	10,7	3	5,4	8	14,3	21	37,5	8	14,3	7	12,5	1	1,8	1	1,8	56	100,0
Acidentes	0	0,0	2	4,3	2	4,3	7	15,2	22	47,8	5	10,9	6	13,0	1	2,2	1	2,2	46	100,0
Ciclista	1	3,3	3	10,0	8	26,7	6	20,0	7	23,3	3	10,0	2	6,7	0	0,0	0	0,0	30	100,0
Atropelamento	0	0,0	0	0,0	0	0,0	0	0,0	6	46,2	4	30,8	2	15,4	0	0,0	1	7,7	13	100,0
Força inanimada	1	10,0	1	10,0	1	10,0	1	10,0	2	20,0	3	30,0	0	0,0	1	10,0	0	0,0	10	100,0
Arma de fogo	0	0,0	0	0,0	0	0,0	3	33,3	4	44,4	1	11,1	1	11,1	0	0,0		0,0	9	100,0
Forças animadas	0	0,0	0	0,0	1	11,1	2	22,2	6	66,7	0	0,0	0	0,0	0	0,0	0	0,0	9	100,0
Embriaguez	0	0,0	0	0,0	0	0,0	0	0,0	2	40,0	1	20,0	1	20,0	1	20,0	0	0,0	5	100,0
Outros	0	0,0	1	33,3	0	0,0	1	33,3	1	33,3	0	0,0	0	0,0	0	0,0	0	0,0	3	100,0
Todas as causas	37	10,2	36	9,9	26	7,2	47	12,9	103	28,4	63	17,4	37	10,2	9	2,5	5	1,4	363	100,0

Quadro 24.4 Número de atendimentos por traumatismos bucomaxilofaciais no sexo feminino, segundo faixa etária e causa externa (Município de São Paulo, 1996/1997)

Causa externa	Idade em anos para o sexo feminino																		
	0-4		5-9		10-14		15-19		20-29		30-39		40-59		60 e +		Desc.		Total	
	N	%	N	%	N	%	N	%	N	%	N	%	N	%	N	%	N	%	N	%
Quedas	31	35,6	17	19,5	3	3,4	3	3,4	6	6,9	6	6,9	9	10,3	11	12,6	1	1,1	87	100,0
Agressão	0	0,0	2	6,1	1	3,0	8	24,2	12	36,4	5	15,2	5	15,2	0	0,0	0	0,0	33	100,0
Acidentes	0	0,0	0	0,0	1	4,0	2	8,0	11	44,0	5	20,0	2	8,0	3	12,0	1	4,0	25	100,0
Trânsito	5	27,8	1	5,6	1	5,6	3	16,7	1	5,6	3	16,7	4	22,2	0	0,0	0	0,0	18	100,0
Atropelamento	0	0,0	2	20,0	2	20,0	2	20,0	0	0,0	0	0,0	3	30,0	1	10,0	0	0,0	10	100,0
Ciclista	2	33,3	1	16,7	1	16,7	1	16,7	0	0,0	1	16,7	0	0,0	0	0,0	0	0,0	6	100,0
Forças inanimadas	2	40,0	1	20,0	0	0,0	0	0,0	0	0,0	1	20,0	1	20,0	0	0,0	0	0,0	5	100,0
Forças animadas	0	0,0	0	0,0	0	0,0	2	100	0	0,0	0	0,0	0	0,0	0	0,0	0	0,0	2	100,0
Outros	0	0,0	0	0,0	0	0,0	0	0,0	0	0,0	0	0,0	1	100	0	0,0	0	0,0	1	100,0
Todas as causas	40	21,4	24	12,8	9	4,8	21	11,2	30	16,0	21	11,2	25	13,4	15	8,0	20	10,7	187	100,0

Quadro 24.5 Atendimento por traumatismos bucomaxilofaciais segundo a causa externa e a natureza da lesão (Município de São Paulo, 1996/1997)

Tipo de lesão / Causa externa	Fraturas		Ferimentos		Traum. superf.		Outros		Luxações		Todas as lesões	
	N	%	N	%	N	%	N	%	N	%	N	%
Quedas	46	22,3	57	27,7	49	23,8	30	14,6	24	11,7	206	100,0
Agressões	55	55,0	19	19,0	21	21,0	4	4,0	1	1,0	100	100,0
Trânsito	43	51,8	14	16,9	9	10,8	13	15,7	4	4,8	83	100,0
Acidentes	31	41,9	15	20,3	18	24,3	5	6,8	5	6,8	74	100,0
Ciclistas	17	47,2	8	22,2	7	19,4	3	8,3	1	2,8	36	100,0
Atropelamento	11	52,4	2	9,5	4	19,0	4	19,0	0	0,0	21	100,0
Forças animadas	4	26,7	7	46,7	3	20,0	0	0,0	1	6,7	15	100,0
Arma de fogo	5	50,0	3	30,0	1	10,0	1	10,0	0	0,0	10	100,0
Embriaguez	0	0,0	4	80,0	1	20,0	0	0,0	0	0,0	5	100,0
Todas as causas	212	38,5	129	23,5	113	20,5	60	10,9	36	6,5	550	100,0

Jorge, 1998). Na vida urbana, a mulher apresenta menor risco de sofrer lesões por essas causas do que o homem.

As agressões, acidentes de transporte e atropelamentos causam fraturas em mais de 50% das pessoas atingidas em cada grupo. As agressões geram fraturas que incidem em 50,1% dos casos no nariz e, aproximadamente, 20% na mandíbula e complexo zigomático-maxilar, enquanto os acidentes de trânsito geram fraturas em mandíbula e múltiplas.

Os acidentes (10% dos casos) são um grupo pouco especificado e seguem mais a distribuição das agressões do que a distribuição das quedas, levando-se a suspeitar da veracidade dessa causa acidental. Shepherd (1989) alertou para a camuflagem da causa real nos registros hospitalares de países desenvolvidos, salientando-se que as fraturas do complexo zigomático e da mandíbula encobrem surras e violência doméstica e são informadas como "acidentes", e o abuso de álcool e mulheres espancadas aparecem citados como quedas.

A distribuição dos acidentes por faixa etária no sexo feminino se mostra relativamente uniforme, enquanto para o sexo masculino existe uma concentração para as idades que vão de 20 a 29 anos.

Os ciclistas envolvidos em acidentes são, na maioria, homens, assim como nas lesões causadas por arma de fogo e embriaguez. Lesões ligadas ao uso de arma de fogo estão tomando vulto crescente na Inglaterra e nos Estados Unidos, causando grande preocupação na saúde pública, pois são lesões graves que dilaceram a face (Walker e Frame,

1986; Pellerin *et al.*, 1980). No Município de São Paulo, há 9,6% dos casos registrados por essa causa, todos para o sexo masculino, ou seja, atende-se um caso a cada dois dias dentro do município. Novamente a anotação que se refere a "ferimento por arma de fogo" não informa se esse fato é deliberado ou acidental.

O envolvimento do sexo masculino nas lesões por causa externa se evidencia até nos acidentes esportivos, em que 86,7% dos casos atendidos eram relativos a homens e, destes, 92,3% apresentaram fraturas da face. Haug et al. (1994) mostraram que, para as fraturas faciais nos EUA, a proporcionalidade de homens nas lesões por causa externa diminuiu de 1984 para 1990, e dessa data para 1993, e a gravidade da lesão também decaiu. Em New Jersey (EUA), a principal causa de fraturas faciais é o atropelamento (Andrew, 1992) e, na Nigéria, constataram-se os acidentes de transporte, que estão relacionados às estradas sem manutenção, seguidos pelas agressões (Oji, 1996).

Em relação aos casos com causa externa descrita, para as mulheres a queda representa 47% dos atendimentos, enquanto para os homens, 31,6%. A agressão gira, para ambos os sexos, em torno de 18% de casos, ocorrendo uma concentração para o sexo feminino dos 15 aos 29 anos, enquanto para o sexo masculino observa-se dos 20 aos 39 anos. Pode-se afirmar que a mulher, por causa de seu "modo de vida protetor", expõe-se menos às lesões por causas externas, mas a distribuição proporcional por categorias de causas é muito semelhante à do homem.

Quadro 24.6 Atendimento por fraturas dos ossos da face segundo a localização anatômica e a causa externa (Município de São Paulo, 1996/1997)

Localização anatômica / Causa externa	Mandíbula		Nariz		Maxila/ zigomático		Múltipla		Dente		Outras		Toda a face	
	N	%	N	%	N	%	N	%	N	%	N	%	N	%
Agressões	12	22	28	51	9	16	5	9,1	1	1,8	0	0	55	100
Queda	18	39	8	17	12	26	2	4,3	3	6,5	3	6,52	46	100
Trânsito	18	42	7	16	5	12	11	26	1	2,3	1	2,33	43	100
Acidentes	8	26	13	42	6	19	2	6,5	0	0	2	6,45	31	100
Ciclista	9	53	0	0	3	18	2	12	1	5,9	2	11,8	17	100
Atropelamentos	3	27	2	18	3	27	3	27	0	0	0	0	11	100
Armas de fogo	2	40		0	3	60		0	0	0		0	5	100
Forças animais	1	25	2	50	1	25		0		0		0	4	100
Todas as causas	71	33	60	28	42	20	25	12	6	2,8	8	3,77	212	100

Causa externa / Localização	Agressões		Queda		Trânsito		Acidentes		Ciclista		Atropela-mentos		Armas de fogo		Forças animais		Todas as causas	
	N	%	N	%	N	%	N	%	N	%	N	%	N	%	N	%	N	%
Mandíbula	12	17	18	25	18	25	8	11	9	13	3	4,2	2	2,8	1	1,4	71	100
Nariz	28	47	8	13	7	12	13	22	0	0	2	3,3		0	2	3,3	60	100
Maxila/zigo	9	21	12	29	5	12	6	14	3	7,1	3	7,1	3	7,1	1	2,4	42	100
Múltiplas	5	20	2	8	11	44	2	8	2	8	3	12		0		0	25	100
Dente	1	17	3	50	1	17	0	0	1	17	0	0	0	0		0	6	100
Outras	0	0	3	38	1	13	2	25	2	25	0	0		0		0	8	100
Toda a face	55	26	46	22	43	20	31	15	17	8	11	5,2	5	2,4	4	1,9	212	100

Os ferimentos e os traumatismos superficiais têm como principal causa as quedas e as agressões. As fraturas múltiplas são geradas principalmente por acidentes de trânsito e as fraturas do complexo zigomático-maxilar, pelas quedas. O nariz é fraturado principalmente nos atos de agressão (50% das fraturas nasais são por agressões), enquanto a mandíbula aparece fraturada por acidentes de trânsito, quedas e apenas secundariamente por agressões.

Hitchin e Shuker (1973) e Adi (1990) citaram as agressões como a maior causa de fraturas de face na Inglaterra e como segunda causa apontaram as quedas. Esses autores afirmam que os traumatismos bucomaxilofaciais causados por brigas estão aumentando, enquanto os causados por acidentes de tráfego estão diminuindo na Cidade de Lon-

dres, que adotou medidas concretas com essa finalidade (Dimitroulis e Eyre, 1992). Na Finlândia, as agressões representam apenas 5% dos casos de fraturas na face, enquanto para este estudo representam 25,9%. As brigas são também a mais frequente causa das fraturas de mandíbula estudadas na Escócia (Hitchin e Shuker, 1973), onde 87,5% dos que apresentam essa lesão são homens. Lamberg et al. (1975) relataram que a tendência de lesões por agressões foi constantemente crescente desde 1972 até 1975.

Shepherd (1989), em uma revisão de bibliografia, enfocou os componentes da agressão e relatou uma crescente violência, em que lesões específicas se originaram do espancamento de crianças e, muitas vezes, a causa passa despercebida para o profissional que as atende, caso não seja alertado. Para esse autor, as brigas são consideradas as causas mais comuns de fraturas faciais isoladas, principalmente onde os problemas de trânsito estão controlados.

Os atropelamentos afetam a face de modo uniforme e as fraturas múltiplas são tão comuns quanto as demais.

Há uma relação entre lesões na face e violência nos bares, discotecas e ruas de intenso movimento relacionado ao lazer noturno, principalmente entre as 22 horas e as 3 horas (Ramsay, 1982; Ashley, 1984; Shepherd, 1987). Para a cidade de São Paulo, esses fatos são constatados nos jornais, mas não aparecem como uma preocupação fundamentada em registros oficiais e estudos epidemiológicos. A literatura não é unânime quanto à associação da violência com o consumo de álcool e, para isso, o registro imediato do fato deve ocorrer de forma correta, com a descrição da lesão e de sua causa associada à embriaguez. Esse diagnóstico é de difícil obtenção, pois deve ser feito enquanto os efeitos do álcool são evidentes, o que requer treinamento específico das equipes de atendimento.

Embora existam alguns relatos de fraturas de face relacionadas à prática de esportes, não foi essa uma causa comum neste trabalho, talvez por ser o público-alvo a população pobre e ela não ter acesso a essas práticas. Os acidentes ciclísticos levam a 50% de fratura, a maioria situadas na mandíbula (Quadro 24.6), ocorrendo em homens dos 10 aos 29 anos, enquanto as forças animadas (na maioria mordidas de cão) levam mais a ferimentos do que a fraturas.

Algumas medidas preventivas podem contribuir para a diminuição dessas lesões, como, por exemplo, a fiscalização do limite de velocidade em zona urbana, sinalização adequada para pedestres, uso de cinto de segurança para todos os passageiros, conscientização do perigo das crianças dentro das cozinhas, tampas adequadas contra fogo para garrafas de líquidos combustíveis, uso de equipamento de proteção para a prática de esportes etc. Em muitos países, essas práticas vêm demonstrando sua validade, mas para os casos de brigas e agressões as medidas de prevenção são difíceis de ser elaboradas, muito mais quando esse comportamento está associado a países e regiões pobres.

Para o Município de São Paulo, a identificação da causa externa é um fator preponderante para se poder pensar em medidas preventivas e delineamento de políticas voltadas para a promoção da segurança da população. Na data atual, a causa deve ser buscada nos boletins policiais, e as lesões, nos relatos médicos e assim dissociadas, não atingem o seu objetivo epidemiológico e preventivo, para prejuízo da saúde pública.

BIBLIOGRAFIA

Adi M *et al*. An analysis of mandibular fractures in Dundee, Scotland. *Br J Oral Maxillofac Surg*, 1990; *28*:194-9.

Andrew CT *et al*. Is routine cervical spine radiographic evaluation indicated in patients with mandibular fractures? A*m Surg* 1992; *58*:369-72.

Ashley KM. A study of disorderly behaviour in Sunderland town centre. Newcastle: Northumbria police (on line).

Baron RA, Richardson DR. *Human aggression*. 2 ed. New York, Plenum, 1994.

Berrone S *et al*. Rapporto fra dinamica del trauma e sede di frattura del massiccio facciale. *Minerva Stomatol*, 1989; *38*:161-72.

Bobadilla CQ. O papel da mídia nos serviços de saúde. In: Centro de Pesquisas das Doenças Materno-Infantis de Campinas. *Ciências sociais e medicina: atualidades e perspectivas latino-americana*. Campinas, Cemicamp, 1993; 293-314.

Casswell A *et al*. Bombs for kicks. *Practioner*, 1982; *226*:111-9.

Chew DJ, Edmondson HD. A study of maxillofacial injuries in the elderly resulting from falls. *J Oral Rehabil*, 1996; *23*:505-9.

Defilippi Novoa ECA, Sagastume JM. *Tratado de traumatologia médico-legal*. Buenos Aires, Martinez de Murguia, 1967.

Digman TM, Natvig AC. *Cirurgia das fraturas faciais*. São Paulo: Santos, 1983.

Dimitroulis G, Eyre J. A 7-year review of maxillofacial trauma in a Central London Hospital. *Br Dent J*, 1992; *170*:300-2.

Emshoff R *et al*. Trends in the incidence and causes of sport-related mandibular fractures: a retrospective analysis. *J Oral Maxillofac Surg*, 1997; *55*:585-92.

Fleming P *et al*. Analysis of na emergency dental service provided at a children's hospital. *Int J Paediatr Dent*, 1991; *1*:25-30.

Foucault M. *O nascimento da clínica*. 4 ed. São Paulo, Forense Universitária, 1994.

Fundação Seade. *Anuário estatístico do Estado de São Paulo*. São Paulo, 1996.

Gandelmann IHA, Cortezzi W. Incidência e tratamento das lesões traumáticas à mandíbula, maciço facial e às estruturas dentárias na cidade do Rio de Janeiro. *Rev Bras Odontol* 1986; *43*:32-9.

Goldschmidt MJ *et al*. Craniomaxillofacial trauma in the elderly. *J Oral Maxillofac Surg*, 1995; *53*:1145-9.

Gotlieb SLD. Mortalidade diferencial por causas – São Paulo, 1970: tábua de vida de múltiplo incremento. São Paulo,1977. [Tese de doutorado – Faculdade de Saúde Pública da USP]

Haug RH *et al*. Cranial fractures associated with facial fractures: a review of mechanism, type, and severity of injury. *J Oral Maxillofac Surg*, 1994; *52*:729-33.

Hitchin AD, Shuker ST. Sociological aspects of maxillofacial injuries in the east of Scotland. *Soc Med*, 1973; *66*:699-700.

Lamberg MA *et al*. Maxillo-facial fractures caused by assault and battery. Victims and their injuries. *Proc Finn Dent Soc*, 1975; *71*:162-75.

Langer A. Condicion de la mujer y salud reproductiva en Mexico. *In*: Centro de Pesquisas das Doenças Materno-Infantis de Campinas. *Ciencias sociais e medicina: atualidades e perspectivas latino-americanas*. Campinas, Cemicamp, 1993; 21-42.

Lavorgna G *et al*. Le fratture dello scheletro maxillo-facciale in età pediatrica. *Minerva Stomatol*, 1994; *43*:343-9.

Lebrão ML. *Utilização da classificação internacional de doenças em informações de morbidade*. São Paulo, Centro Colaborador da OMS para a Classificação de Doenças em Português, 1993. (Série Divulgação, 8)

Martucci E *et al*. Revisione clinico-statistica su 388 pazienti con fratture maxillo-facciali. *Minerva Stomatol*, 1988; *37*:869-74.

Mello Jorge MHP. Investigação sobre mortalidade por acidentes e violência na infância. São Paulo, 1988. [Tese de Livre-Docência – Faculdade de Saúde Pública da USP]

_____. Como morrem nossos jovens. *In*: Comissão Nacional de População de Desenvolvimento. *Jovens acontecendo nas trilhas das políticas públicas*. Brasília, CNPD, 1998; 209-89.

Miotti A *et al*. Studio statistico-epidemiologico dei traumi cranio-maxillo-facciali nella regione Friuli Venezia Giulia. *Minerva Stomatol*, 1996; *45*:149-56.

Monciaux M, Romer CJ. *Accidents childhood and adolescence, the role of research*. Geneva, World Health Organization, 1991.

Oji C. Maxillofacial injuries. *Plast Reconstr Surg*, 1996; *97*:866-8.

Organização Mundial da Saúde. *Classificação internacional de doenças em odontologia e estomatologia*. 3 ed. São Paulo: Santos, 1996.

_____. *Classificação estatística internacional de doenças, lesões e causas de óbito. 10ª revisão*. São Paulo, Edusp, 1997.

Pellerin YD *et al*. Particularités des plaies de la face par balle a basse vélocité. *Ann Chir Plast*, 1980; *25*:347-50.

Ramsay MN. City centre crime: the scope for situational prevention. Research and planning, unit paper 10. London: home office. (on line)

Santos L. O poder regulamentador do Estado sobre as ações e os serviços de saúde. *In*: Fleury, S. (org.). *Saúde e democracia: a luta do Cebes*. São Paulo: Lemos Editora, 1997; 241-80.

Schwartz S. A one year statistical analysis of dental emergencies in a pediatric hospital. *Scan Dent Assoc*, 1994; *60*:959-68.

Shepherd JP. Surgical, socio-economic and forensic aspects of assault: a review. *Br J Oral Maxillofac Surg*, 1989; *27*:89-98.

Tanaka N *et al*. Maxillofacial fractures in children. *J Craniomaxillofac Surg*, 1993; *21*:289-93.

Thaller SR, Huang V. Midfacial fractures in the pediatric population. *Ann Plast Surg*, 1992; *29*:348-52.

Timoney N *et al*. A compartive study of maxillo-facial trauma in Bristol and Bordeaux. *J Craniomaxilofac Surg*, 1990; *18*:154-7.

Travassos C, Lebrão ML. Morbidade hospitalar nos jovens. In: Comissão Nacional de População de Desenvolvimento. *Jovens acontecendo nas trilhas das políticas públicas*. Brasília, CNPD, 1998; 165-96.

Walker RV, Frame JW. Civilian maxillo-facial gunshot injuries. *Int J Oral Surg*, 1984; *13*:263-77.

World Health Organization (WHO). *The epidemiology of accident traumas and resulting disabilities*. Copenhagen, 1982.

Tratamento Ortodôntico-Cirúrgico das Deformidades Dentofaciais

25

Celso Luiz Ferraz • Marco Antônio de Lima

Preâmbulo

Waldyr Antônio Jorge

Bom chefe é como bom pai, quando procura e faz seu filho ser autossuficiente e melhor que ele próprio. O professor que ensina de maneira honrada confia no aluno para que ele o supere. Chega o momento em que discípulo alça vôo. Quando o professor intui "este jovem poderá me superar e será melhor do que eu, vai me ultrapassar", acredite, esta é a recompensa suprema ver o filho tal qual o discípulo conquistar tal vitória.

Um dos capítulos que requer do autor não só o conhecimento teórico, mas principalmente vivência clínica, cirúrgica é este que trata da terapêutica cirúrgica dos portadores de deformidades de origem dentofaciais.

A especialidade é uma porta que se abre por dentro e não por fora. Tivemos, ao longo do tempo, a ímpar oportunidade de contribuir na formação de inúmeros colegas cirurgiões, hoje profissionais reconhecidos nacionalmente, como Marcos César Pitta, Henrique Camargo Bauer, Fernando Melhem Elias, Basílio de Almeida Milani, Fernando Simões Morando, Carlos Veloso Salgado, Ri-

cardo Martins, Marcelo M. Soares, Gabriel Franchini Hadad e tantos outros 84 especialistas e 46 residentes por nós formados.

Celso Luiz Ferraz e Marco Antônio de Lima são os autores deste capítulo, os quais, assim como os outros citados colegas, representam os competentes cirurgiões e formadores também de cirurgiões, na esteira da história cirúrgica iniciada pelo ilustre professor e cirurgião. Prof. Benedicto Augusto de Freitas Montenegro, fundador da FOUSP-1934 e criador de uma linhagem acadêmica profissional de uma das mais respeitadas *escolas* de cirurgia do mundo, hoje identificada não só mais com a Faculdade de Medicina da USP, mas com quase toda a coletividade de cirurgia médica de São Paulo.

A escolha do Celso se embasou na persistência, abnegação e dedicação na busca de seu constante aprimoramento no campo da cirurgia ortognática, em se associando ao Dr. Marco Antonio Lima, ortodontista que com uma metodologia clínica permitiu implementar no planejamento, bem como com a execução do ato cirúrgico, uma maior segurança e precisão, promovendo resultados altamente seguros com refinado detalhamento, cujo cerne é o conhecimento de olcusão e a relação com a articulação temporomandibular.

Quando parabenizo o capítulo escrito pelos autores, especialmente o Celso, faço-o de forma a ressaltar seu caráter e sua persistência na busca do progresso técnico-científico-profissional, tomando a liberdade de estender a todos os membros da equipe que de alguma forma contribuíram no resultado final, que é este belíssimo capítulo, o qual engrandecerá sobremaneira a literatura já existente.

Sinto-me honrado de ver um dos nossos discípulos ter as condições de realizar tão hercúleo trabalho.

Ninguém faz um indivíduo ser o que ele nunca foi na vida, mas quando ele já vem intimamente preparado pela sua formação moral e familiar torna-se mais fácil torná-lo um vencedor.

O verdadeiro vencedor fica tranquilo da missão cumprida quando teve a oportunidade e formou vencedores.

O conceito e a filosofia do nosso grupo de trabalho se resumem nesta frase: Quanto mais você dá, mais multiplica sua riqueza espiritual, que é a única, real e eterna riqueza do ser humano. Não se trata de descobrir e percorrer sozinho uma única trilha, mas de traçar e concluir para uso de muitos uma larga estrada.

INTRODUÇÃO

As redefinições dos objetivos do tratamento ortodôntico exigiram novos métodos auxiliares de diagnóstico, que, colocados à disposição dos ortodontistas, propiciaram maior precisão nessa tarefa. A estética facial, dentária, a saúde periodontal e articular, a estabilidade e a oclusão funcional avaliada gnatologicamente são os objetivos do tratamento, que passaram a ser cobrados, com maior rigor, pelos colegas de outras especialidades e também pelos pacientes. Embora esses últimos não sejam peritos, são críticos contumazes da estética facial e dentária. Além disso, a hipótese diagnóstica de distúrbios temporomandibulares tem sido levantada por profissionais da área médica, quando procurados por pacientes portadores de cefaléias frequentes, zumbidos nos ouvidos, fadiga dos músculos mastigatórios etc. A vinculação da mordida com esses distúrbios coloca a maioria dos cirurgiões-dentistas numa posição difícil, uma vez que não estão preparados para uma abordagem oclusal adequada.

As novas metas mencionadas modificaram as estatísticas das indicações dos casos ortodôntico-cirúrgicos e convidaram os ortodontistas a tomarem ciência de suas limitações, mudando suas atitudes e obrigando-os a formar uma equipe multidisciplinar para resolução dos problemas mais complexos.

Sabe-se que a correção da oclusão dentária nem sempre enseja, concomitantemente, uma estética facial compatível. As oclusões estáticas perfeitamente corrigidas também não são sinônimas de uma oclusão funcional adequada. A relação da oclusão dentária com os distúrbios temporomandibulares (DTMs) é polêmica, confundindo os estudiosos. Mesmo que se deixem para uma outra oportunidade as discussões sobre o tema, cabe salientar a importância que a posição mandibular possui no diagnóstico dos casos ortodônticos e ortodôntico-cirúrgicos, uma vez que ela é uma das variáveis mais importantes do diagnóstico.

A responsabilidade profissional dos casos cirúrgico-ortodônticos recai sobre ambos profissionais, o que exige interação. É imprescindível a formação de uma equipe de trabalho com a divisão das tarefas e responsabilidades.

A inexistência de um curso regular que prepare tanto o cirurgião quanto o ortodontista transforma a cirurgia ortognática num mistério para ambas especialidades, dificultando o acesso dos pacientes.

Muitas vezes cabe ao ortodontista, que recebe o paciente para o preparo ortodôntico inicial, a árdua tarefa de realizar um diagnóstico ortodôntico-cirúrgico sem ter conhecimentos alicerçados nessa área. Por outro lado, é o cirurgião quem indica o ortodontista, orientando-o para um alinhamento e nivelamento, porém sem o devido conhecimento ortodôntico para avaliar a questão dos espaços, a discrepância cefalométrica, a influência da posição dentária no perfil etc.

A orientação inicial deve ser compartilhada entre os profissionais; o cirurgião deveria acompanhar o caso, orientando e ouvindo o ortodontista. A escassez de tempo e falta de disposição para discutir e planejar dificultam e, às vezes, passam a ser o fator determinante do insucesso. Deveria existir cumplicidade entre os componentes da equipe, que visam a atender às expectativas do paciente. O ortodontista deve informar o cirurgião das limitações que possui e este deve auxiliar o cirurgião, desta forma ambos poderão planejar com excelência, aumentando as possibilidades de êxito da equipe.

É importante que o ortodontista se interesse em participar do ato cirúrgico e que o cirurgião possibilite essa participação. A importância dessa conduta reside no fato de o ortodontista passar a conhecer as dificuldades que o cirurgião enfrenta, além de reconhecer procedimentos pré-operatórios facilitadores do ato cirúrgico. Deve-se salientar que as facilidades ou dificuldades do refinamento da oclusão no pós-operatório dependem da oclusão que for montada e do posicionamento condilar no ato cirúrgico. Se um bom preparo ortodôntico foi realizado e se a cirurgia transcorreu sem problemas, a oclusão obtida ao final será facilmente refinada pelo ortodontista. As placas finais de intercuspidação cirúrgicas são dispensáveis nessas circunstâncias.

É preciso ressaltar que o cirurgião e o ortodontista devem ser cúmplices no diagnóstico inicial, na mecânica empregada no preparo, no traçado preditivo, na cirurgia de modelos, na confecção do *splint* cirúrgico, na cirurgia, no pós-cirúrgico, no refinamento ortodôntico, na remoção dos aparelhos, no ajuste oclusal e, finalmente, no acompanhamento do caso ao longo dos anos. Essa cumplicidade só é conseguida quando a relação profissional se fundamenta na confiança mútua. É preciso enfatizar que não existem fases mais importantes que outras.

O processo de formação da equipe ortodôntico-cirúrgica é fundamental para o êxito cada vez maior de nossas especialidades e felicidade de nossos pacientes. "A melhor maneira de pensar em si é, sem dúvida, pensar em todos."

HISTÓRICO

DESENVOLVIMENTO HISTÓRICO DA CIRURGIA ORTOGNÁTICA

A origem da cirurgia ortognática se deu no século XIX, nos Estados Unidos, e estava limitada à cirurgia mandibular. O primeiro procedimento para correção de maloclusão foi feito por Hullihen em 1849. Saint-Louis é considerado o berço da cirurgia ortognática. Nessa cidade, o ortodontista Edward Angle e o cirurgião Vilray Blair trabalhavam juntos. Não existem dúvidas de que Blair dominou a cirurgia ortognática no início da sua existência. Após muitas tentativas e erros, Angle e Blair chegaram a resultados aceitáveis por meio de osteotomia de ramo, que, descrita em detalhes, ficou conhecida como cirurgia Saint-Louis. Após a publicação da técnica, um cirurgião de Chicago reivindicou-a como sendo de sua autoria, mas os méritos couberam mesmo a Blair e Angle. Este episódio ficou conhecido como "Battle of Priority".

Em 1907, Blair descreveu muitos métodos para a correção das deformidades dentofacias no artigo Operações no osso mandibular (*Operations on the jaw bone and face*), enfatizando a importância de considerar as diferenças étnicas no planejamento cirúrgico, para conseguir uma face harmônica. Ele também foi o primeiro a dividir as deformidades em cinco classes (prognatismo mandibular, retrognatismo mandibular, protrusões alveolares mandibular e maxilar, e mordida aberta) e a reconhecer os benefícios com a inter-relação entre ortodontista e cirurgião, recomendando essa cooperação.

Após a Primeira Guerra Mundial, Blair estabeleceu com Robert Ivy inúmeros centros de tratamento das lesões da face e dos ossos gnáticos. Posteriormente ocorreu um decréscimo do desenvolvimento da cirurgia ortognática nos EUA.

Na Europa do século XIX, não existem relatos significativos de cirurgias que envolvam os ossos maxilofaciais, com exceção do relato de Berger, em 1897, em Lyon, França, em que disserta sobre a osteotomia condilar para correção do prognatismo. Em 1959, Mouly e Dufourmontel relataram ótimos resultados utilizando essa técnica. Bruhn e Lindemann, em 1921, na Alemanha, descreveram uma técnica idêntica à desenvolvida por Blair em 1907. Essa osteotomia é horizontal no ramo mandibular entre a chanfradura sigmoide e o forame mandibular.

Com resultados muito insatisfatórios dessas duas técnicas de osteotomia do ramo (horizontal e condilectomia), como a mordida aberta em virtude de pouco contato ósseo entre os cotos e a tração muscular, houve um aumento das publicações sobre osteotomias mandibulares de 1920 a 1940. Mesmo assim não houve, neste período, um progresso significativo da cirurgia ortognática nos EUA e na Europa. Somente Kazanjian, em 1932, e Dingman, em 1944, divulgaram novas técnicas significativas de osteotomias para correção de deformidades mandibulares.

Após 1950, a cirurgia ortognática começou a ser um verdadeiro sucesso no mundo todo. O novo berço da cirurgia ortognática estava agora na Europa, particularmente em Viena, Graz, Berlim e Hamburg. Trauner inaugurou vários procedimentos da cirurgia ortognática, mas ficou famoso por treinar cirurgiões como Heinz Köle e Hugo Obwergeser. Esse último teve atuação decisiva no progresso da cirurgia ortognática. Wassmund, em Berlim, desenvolveu a osteotomia anterior em maxila, em 1927, e foi o primeiro a realizar osteotomia total em maxila. Seu pupilo Karl Schuchardt desenvolveu a osteotomia posterior em maxila e a osteotomia sagital do ramo da mandíbula. Entretanto, os responsáveis por introduzirem essa última na cirurgia ortognática foram Köle e Obwergeser. Köle desenvolveu ainda o *the intraoral sagittal split of the jaw*, método aperfeiçoado por Dal-Pont em 1958, que abriu novas perspectivas para a cirurgia mandibular.

Em 1960, Obwergeser iniciou as cirurgias maxilares totais e, em 1969, apresentou uma série de osteotomias Le Fort I. Nas décadas de 1960 e 1970, muitos cirurgiões maxilofaciais de todo o mundo iam a Zurique para aprimorar suas técnicas em cirurgia ortognática. No período do desenvolvimento da cirurgia ortognática, nos EUA, John Marquis Converse publicou inúmeros artigos, até 1965, sobre correções de deformidades dentofacias e frisou a importância do trabalho conjunto entre o ortodontista e o cirurgião. Outro avanço importante da cirurgia ortognática foi a cirurgia bimaxilar iniciada por Köle em 1959.

Obwergeser, em 1970, fez a primeira osteotomia total mandibular associada com a total maxilar, e nessa época a osteotomia de Le Fort I já era rotina. As vantagens dessa combinação eram a diminuição da recidiva e a maior harmonia na estética facial, com a nova relação óssea.

Nas décadas de 1970 e 1980, resultante da força da sociedade americana de cirurgia oral e maxilofacial, o eixo da cirurgia ortognática voltou para os Estados Unidos e houve inúmeros cirurgiões-dentistas com formação em cirurgia maxilofacial, contribuindo de maneira incisiva para tirar a cirurgia ortognática do relativo empirismo e trazê-la à luz da ciência moderna e da precisão. Os trabalhos de Willian Bell sobre revascularização da maxila osteotomizada, as modificações sugeridas na osteotomia sagital por Epker e depois por Wolford, os questionamentos quanto às técnicas laboratoriais para confecção dos guias cirúrgicos e de passos operatórios específicos a fim de realmente obter-se precisão entre aquilo que se planeja e aquilo que se executa (Ellis III), os estudos antropométricos faciais e as mudanças ocorridas nos tecidos moles após essas osteotomias (Arnett) são gratificantes exemplos de como essa sociedade científica contribuiu para a contemporânea conceituação da cirurgia ortognática.

Ainda nessas décadas, o aperfeiçoamento das técnicas cirúrgicas anestésicas e de métodos de fixação (fixação interna rígida) em muito contribuiu para o desenvolvimento da cirurgia ortognática, entre outras especialidades, e possibilitou que as cirurgias bimaxilares fossem rotineiras nos dias de hoje.

Enfim, o centro do desenvolvimento da cirurgia ortognática vem se alternando nos últimos 100 anos entre Estados Unidos e Europa. Os conceitos específicos mais atuais dessas técnicas tiveram contribuição decisiva de menbros da sociedade americana de cirurgia oral e maxilofacial, tornando-a quase que uma especialidade dentro da cirurgia bucomaxilofacial.

DEFINIÇÃO

Quando se deseja definir um procedimento, é necessário ter uma visão holística dele. Diferentemente do que se pode pensar, a cirurgia ortognática não é simplesmente um conjunto de osteotomias da face que visa a "encaixar os dentes" e melhorar a estética facial. Ele é mais bem definida como um conjunto de osteotomias da face que objetiva posicionar, com precisão milimétrica tridimensional, os maxilares em locais predeterminados por extensiva análise facial, cefalométrica e funcional individualizada para cada caso, a fim de proporcionar ou otimizar as funções, e melhorar ou preservar a estética facial, o que somente se torna possível

com o correto preparo ortodôntico pré-cirúrgico, confecção de guias cirúrgicos construídos por meio de cirurgias de modelo, executadas com precisão milimétrica, igualmente tridimensional e com referências coincidentes com as usadas no traçado preditivo. Essa definição mais complexa talvez desperte no leitor o vasto conhecimento necessário para a executabilidade responsável desses tratamentos.

OBJETIVOS DE TRATAMENTO

Um fator importante a se considerar para a resolução dos casos depende do estabelecimento adequado de objetivos gerais de tratamento que deveriam ser comuns a todos os casos, pois fazem parte dos anseios de todos os pacientes. Embora possam ser identificados e listados com dificuldade em virtude da complexidade técnica dos elementos envolvidos, são metas implícitas em todas as abordagens ortodônticas ou ortodôntico-cirúrgicas que, do ponto de vista dos pacientes, se traduzem como bem-estar e solução das queixas inicialmente apresentadas.

Quando o clínico é procurado para solucionar uma queixa ou mesmo para realizar uma avaliação, pais e pacientes estão desejosos de informações técnicas sobre a situação clínica em questão. As arguições básicas são:

1. Quais os problemas existentes?
2. Qual a complexidade do caso? Em outras palavras, quais as dificuldades ou limitações técnicas que o profissional encontra para atingir os objetivos satisfatoriamente?
3. Caso o paciente não se submeta ao tratamento, quais os riscos futuros?
4. A época da abordagem é apropriada ou pode-se aguardar sem comprometimento da qualidade dos resultados?

As quatro perguntas acima se referem ao diagnóstico e ao prognóstico.

Sem objetivos bem definidos é impossível responder satisfatoriamente a tais interrogações. Dessa forma, antes mesmo de se formular o diagnóstico, é preciso que se tenham em mente os objetivos do tratamento.

Como o resultado final será julgado pelo paciente, ele fará sua avaliação tendo em conta a sua satisfação com o tratamento e esse fato está diretamente ligado a três aspectos: estética facial, estética dentária e ausência de sintomatologia. Essa tríade se inter-relaciona de modo que não se pode alcançar um desses aspectos em detrimento de outro. Esse relacionamento será abordado no decorrer do texto, uma vez que é parte do quebra-cabeça que deve ser montado para formar a folha de diagnóstico.

Roth (1981a) traduz o bem-estar do paciente ortodôntico-cirúrgico mediante a listagem dos seguintes objetivos de tratamento: estética facial, estética dentária, saúde articular e periodontal, oclusão funcional avaliada gnatologicamente, estabilidade e atendimento às expectativas do paciente. Esses objetivos gerais devem ser perseguidos no planejamento e durante a execução do tratamento, respeitando, entretanto, as dificuldades e limitações impostas pelos casos em particular.

PLANEJAMENTO EM CIRURGIA ORTOGNÁTICA

Para o correto atendimento aos objetivos de tratamento e às expectativas do paciente, uma sequência detalhada de procedimentos deve ser estabelecida. Isto se torna factível com a organização sistemática inicial, ou seja, na primeira consulta, os seguintes itens devem ser respeitados.

- *Anamnese:* não cabe no momento discutir profundamente os itens contidos na anamnese, mas salientar alguns aspectos importantes para a cirurgia ortognática.

Tendo em mente os objetivos gerais de tratamento, os pré-requisitos para os registros essenciais ao diagnóstico, o conhecimento profundo para interpretar tais registros, só nos resta colocar à frente do paciente e, antes de tudo, ouvi-lo. Para a consulta inicial, deve ser reservado um tempo de, aproximadamente, 60 minutos, dos quais cerca de 20 a 30 são para que ouçamos e anotemos as queixas, a história pregressa, enfim tomemos conhecimento dos desejos do paciente, das suas expectativas com relação a um eventual tratamento.

É fundamental ter consciência da importância da avaliação das expectativas e motivações de nossos candidatos a pacientes. Entre os fatores geradores de conflitos está, em primeiro lugar, a falta de entendimento ou a má interpretação por parte do profissional dos anseios do paciente. É fator estratégico conhecer nossas limitações em solucionar queixas e avaliar os riscos inerentes ao tratamento, além de serem fatores decisivos que concorrem para o êxito do trabalho.

Arnett et al. (1999) sugerem um questionário de motivação ao tratamento. Tal questionário subdivide-se em problemas dentários, faciais e sintomatologia. O paciente responde ao questionário na sala de espera e, antes mesmo de conhecê-lo, o cirurgião-dentista toma conhecimento de sua queixa principal ou o motivo da visita, dos seus anseios e sintomas. A ficha de anamnese é elaborada de forma a que o paciente responda sim ou não. Assim sendo, o profissional ao visualizar a ficha irá deter-se somente onde a resposta for sim e, quando o paciente adentrar a sala de consultas, esses itens serão esmiuçados pelo profissional. A queixa principal que em boa porcentagem não é posta na ficha pelo paciente consiste na mais importante informação a ser tomada; dessa forma, assim que ele se assentar na cadeira, toda astúcia será pouca para tirarmos o maior proveito dessa informação.

Adiante, apresentamos os modelos de fichas sugeridos para utilização na clínica.

QUESTIONÁRIO DE ANAMNESE

O presente questionário tem a finalidade de ajudar seu dentista a conhecer os aspectos de sua saúde geral que podem influir no seu tratamento ou na sua medicação a ser receitada. Essas informações são confidenciais.

Identificação

Data de nascimento: sexo: estado civil:
Endereço:

1. Queixa principal ou motivo da visita?
2. Responda sim (S) ou não (N):
( ) Tem dificuldade na mastigação?
( ) Tem algum dente sensível?
( ) Já utilizou algum tipo de aparelho? Qual?
( ) Sua gengiva sangra com facilidade?
( ) É difícil abrir a boca com a extensão que gostaria?
( ) Sua mandíbula estala quando mastiga?
( ) Sua mandíbula emite algum som quando mastiga?
( ) Tem sinusite?
( ) Tem dores na garganta?
( ) Tem dificuldade para engolir?
( ) Costuma ter dores na cabeça?
( ) Costuma ter dores no ouvido?
( ) Tem problemas com a audição?
( ) Tem problemas com o equilíbrio?
( ) Costuma ter zumbidos nos ouvidos?
( ) É uma pessoa estressada?
( ) Costuma apertar os dentes?
( ) Costuma ranger os dentes?
( ) Está em tratamento médico no momento? Se está, por quê?
( ) Está tomando algum medicamento? Qual?
( ) Já sofreu de alguma doença grave?
( ) Já passou por alguma cirurgia?
( ) Sofreu alguma fratura? Caso afirmativo, como foi sua recuperação?
( ) É alérgico(a)?
( ) Tem problemas cardíacos?

( ) Tem problemas de tireoide?
( ) Tem problemas de paratireoide?
( ) Já teve menarca? Quando?
( ) Fez algum tratamento com hormônios?
( ) Usa pílula anticoncepcional?
( ) Costuma ter febre sem causa aparente?
( ) Possui alguma desordem sanguínea, tal como anemia?
( ) Quando se fere, como é a cicatrização?
( ) Tem sangramento abundante quando se fere?
( ) Possui algum outro problema julgado importante?
( ) Está grávida?
( ) É responsável nos estudos?
( ) Relaciona-se bem com seus familiares?

Declaro que o respondido anteriormente é verdadeiro. Assinatura do(a) paciente ou responsável.

QUESTIONÁRIO DE MOTIVAÇÃO AO TRATAMENTO

Os pacientes geralmente desejam modificar sua mordida ou a face e/ou se desvencilharem de dores ou desconforto. Por favor, ajude-nos a entender seu problema, dando-nos as informações a seguir. Por gentileza, seja específico(a) (circule as palavras: mais, menos, para frente, para trás, comprido, curto etc.).

Dentes

Se seus dentes pudessem ser mudados, como você gostaria que eles mudassem?
( ) Alinhamento dos dentes "da frente" superiores/inferiores
( ) Alinhamento dos dentes "de trás" superiores/inferiores
( ) Tornar os dentes superiores mais curtos/longos
( ) Mover os dentes superiores para frente/para trás
( ) Mover os dentes inferiores para frente/para trás
( ) Mover os dentes superiores/inferiores para a direita/esquerda
( ) Outros_____

Face

Se a sua aparência facial pudesse ser mudada, o que você mudaria?
( ) Mover o queixo para frente/para trás
( ) Mover o queixo para a direita/para a esquerda em relação ao centro da face.
( ) Mover o lábio inferior para a frente/para trás

( ) Mover o lábio superior para a frente/para trás
( ) Mover a área ao redor do meu nariz para a frente/para trás
( ) Tornar o nariz mais curto/mais longo, ponta para cima/para baixo
( ) Tornar o nariz mais largo/mais estreito
( ) Mover a área abaixo dos meus olhos para a frente/para trás
( ) Tornar minhas bochechas mais largas/mais estreitas
( ) Mostrar mais/menos dentes/gengivas quando eu sorrio
( ) Tornar meus lábios mais fechados/juntos/distantes quando meus dentes os tocam
( ) Reduzir a tensão em meu queixo/lábios quando eu toco meus lábios
( ) Tornar minha face mais estreita/mais larga
( ) Reduzir a largura/encher a minha mandíbula atrás (gônio)

Torna-se óbvio que por meio dessa anamnese dirigida poderemos nos deparar com situações de pacientes que tecnicamente podem ter seu caso tratado apenas com ortodontia sem, contudo, terem suas expectativas supridas. Um exemplo seria um paciente com oclusão em classe I, mas apresentando como queixa principal um sorriso gengival.

ANÁLISE CEFALOMÉTRICA E ANÁLISE FACIAL

O diagnóstico e o planejamento ortodôntico tiveram grande desenvolvimento com o advento do cefalostato idealizado por Broadbent (1931) e da cefalometria, em que alguns ortodontistas, como Tweed (1954), Downs (1948) e Steiner (1953), se valiam de amostras com boa oclusão e face agradável para padronizar medidas cefalométricas, acreditando que a beleza facial e a oclusão eram interdependentes e teorizando que o correto alinhamento dos dentes, somado ao posicionamento das bases apicais cefalometricamente dentro dos padrões preestabelecidos, resultaria em estética facial ótima. Com essa premissa, o ortodontista tinha por objetivo dirigir a mecânica ortodôntica no sentido de enquadrar o paciente, ao final do tratamento, o mais próximo possível dos padrões cefalométricos preestabelecidos.

As discussões envolvendo as análises cefalométricas se estendem desde o posicionamento correto da cabeça do paciente no cefalostato até a utilização dos planos de referência cranial utilizados nas diversas análises. O somatório dos erros inseridos no método transforma os objetivos cefalométricos em anedota. Interlandi (2001) dividiu o recente desenvolvimento histórico do diagnóstico cefalométrico em dois períodos: um, que segue a premissa anterior, em que, por exemplo, havia a exigência, como a da escola tweediana, a posicionar os incisivos inferiores em um ângulo quase que invariável com o plano de Frankfort, e, de um segundo, em que o roteiro da análise ortodôntica toma o caminho inverso, isto é, em vez de partir da análise morfológica para posterior avaliação da estética facial dá-se prioridade à análise tegumentar deixando a análise morfológica do posicionamento dentário das bases apicais num segundo plano. Como, atualmente, essa avaliação de fora para dentro, isto é, primeiro dos tecidos moles e depois dos tecidos duros, vem sendo de aceitação geral, os objetivos cefalométricos deram lugar à estética facial, que exige uma avaliação clínica e fotográfica da face, além da tele em norma lateral e frontal.

Como salientado por Arnett (1993) e discutido anteriormente, são pré-requisitos dos registros essenciais para uma correta análise facial considerar a posição natural da cabeça, a posição mandibular de relação cêntrica e a dos lábios relaxados.

Com o paciente nessas condições, podem-se iniciar as considerações quanto aos objetivos da estética facial. Como a beleza é um conceito subjetivo que pode variar dentro das diferentes culturas, torna-se imperativo basear-se em ideais de estética para a avaliação antropométrica. A preocupação com esse assunto não é recente. Hipócrates, em 460-375 a.C., foi o pioneiro da antropologia física e deixou numerosas descrições das variações anatômicas na forma dos crânios. Leonardo da Vinci estudou as proporções do crânio e da face com o objetivo de reproduzir a beleza humana. A divina proporção desenvolvida pelos matemáticos gregos, em que a maior parte é 1,61803 vez maior que a menor parte. Em 1509, Luca Pacioli (*apud* Jacobson) publicou um trabalho com o desenho de uma face em perfil, orientada na posição natural da cabeça e inscrita num triângulo e num retângulo com as proporções de ouro. Ricketts (1968) foi o primeiro na recente história a expor com detalhes a proporção divina e as séries de Fibronacci; ele relatou a face em norma lateral e frontal. Arnett e Bergman (1993) afirmam que a habilidade para reconhecer a beleza da face é inata, mas traduzir essas características em ideais de tratamento é problemático. A percepção da beleza segue critérios individuais e tendências culturais; além disso, regras que ensaiam explicar o porquê da beleza dessas faces não são entendidas nem requeridas para afirmar o belo. Artistas e profissionais da saúde têm tentado definir e recriar ideais, visto que reconhecem a beleza, ainda que objetivos padronizados sejam um obstáculo.

O advento da cefalometria trouxe muitas análises que fazem uso de linhas e ângulos para tentar definir padrões de beleza. Holdaway afirmou que a linha H (do pogônio mole até o ponto mais proeminente do lábio superior) deve ter um ângulo que pode variar de 7° a 9° com a linha NB, mas esse valor sofre a influência da posição do N, não sendo fidedigno para análise. Linhas descritas por Steiner, Ricketts e outros autores têm sido recomendadas com o fim de medir a estética facial. Essa cefalometria normativa vem sendo utilizada para identificar e guiar o diagnóstico e a decisão de movimentação dos dentes. Ayala et al. (2000) afirmam que os sistemas de planejamento baseados nas análises cefalométricas de tecidos duros e na utilização de planos de referência e parâmetros intracranianos induzem os clínicos a um diagnóstico equivocado. Esse sistema induz o profissional a realizar o planejamento baseado em padrões cefalométricos que muitas vezes não traduzem as reais deficiências do caso. A subordinação do exame facial ao cefalométrico tem-se mostrado inconsistente com os ideais estéticos. Muitas são as explicações para o fato de que nem sempre a cefalometria de tecidos duros é adequada e precisa para compor o diagnóstico de tecidos moles. A discussão sobre o tema pode se estender desde as deficiências embutidas na utilização dos planos intracranianos, já discutidas parcialmente no texto, até o fato de os tecidos moles nem sempre serem compatíveis com o arcabouço ósseo por possuírem consistência própria e individual como espessura e tensão, que podem influenciar, por exemplo, num sulco facial, evidenciando-o. Além disso, não se pode esquecer que a correção da mordida nem sempre enseja uma estética facial compatível; aliás, em algumas circunstâncias, pode até prejudicá-la. A análise dos modelos pode indicar que a correção da mordida é necessária. A análise facial deveria ser utilizada para identificar traços positivos e negativos e como a correção da mordida deveria ser realizada de maneira a salientar os traços positivos e corrigir os negativos.

O sistema de planificação apresentado é descrito por Ayala et al. (2000) e segue uma análise dos tecidos moles para o planejamento de mudanças nos tecidos duros, de modo a obter os ideais de estética facial. Para essa análise, empregam-se medições lineares traçadas a partir de uma linha horizontal verdadeira (LHV), que tem demonstrado ser uma referência mais confiável quando comparada com os planos intracranianos. A obtenção dessa linha pode ser por meio de uma telerradiografia em norma lateral posicionando o paciente na posição natural da cabeça (PNC) ou mediante a transferência da vertical verdadeira para o cefalograma por meio de uma foto. Para registrar-se a posição natural da cabeça é necessário fotografar o paciente nessa posição em filme de papel, para poder traçar uma linha no dorso do nariz e medir o ângulo formado entre a vertical verdadeira e essa linha. Esse ângulo poderá ser transferido para a telerradiografia nos dando a posição

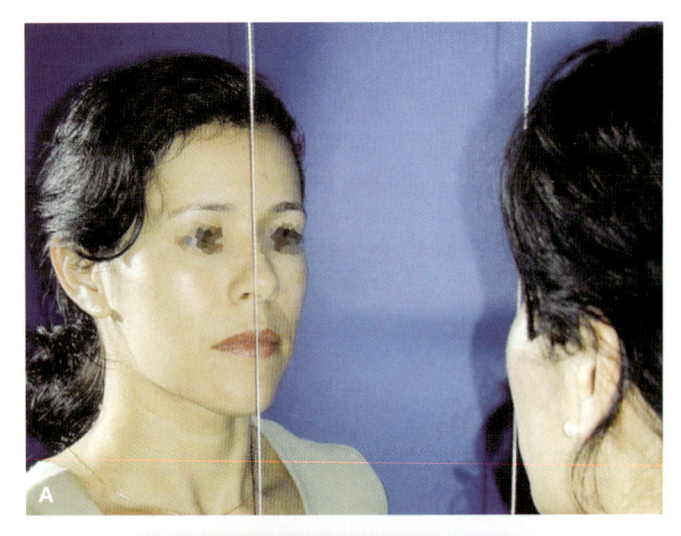

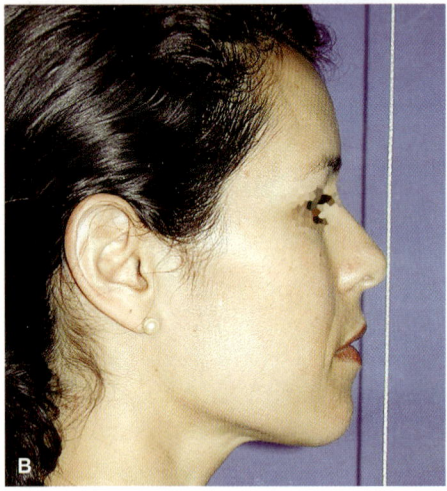

Fig. 25.1 A e **B.** Fio de plumo colocado à frente do paciente, para fazermos foto, que nos auxiliará na determinação da horizontal

correta da linha de plumo na telerradiografia. A posição natural da cabeça é obtida quando orientamos o paciente a caminhar em direção a um espelho com um fio de plumo instalado a uns 20 cm de sua superfície. Dessa maneira, o paciente deve posicionar-se diante dele mirando-se no reflexo de seus olhos e, nessas condições, é realizada uma foto de perfil onde o fio de plumo deve, evidentemente, aparecer (ver Fig. 25.1A e B).

O passo seguinte para se iniciar uma avaliação estética é definir um conceito de norma estética. Como já discutido, a harmonia e o equilíbrio facial não podem ser relacionados com um conjunto de normas baseadas em medidas morfológicas do tecido duro. Outro aspecto a ser considerado é a face dos indivíduos do meio artístico, como os modelos que possuem consagrada beleza. Desta forma, os ortodontistas e cirurgiões devem ter claros em suas mentes os objetivos estéticos, para se obter uma aparência facial ótima. Ayala sugere que o planejamento seja iniciado com os seguintes questionamentos por parte do profissional:

1. Quais as características faciais do paciente?
2. Que características da face deveriam ser mantidas e quais modificadas?
3. Quais as expectativas do paciente?

Essas questões devem ser respondidas após estabelecermos um critério estético mensurável que possibilitará avaliar o tecido mole tanto clínico como por meio da telerradiografia em norma lateral. Para tanto, necessitamos rever as definições dos pontos cefalométricos de tecido mole (Fig. 25.2).

1. *Esquema tecido mole (G'):* ponto posicionado mais anteriormente na região frontal, no plano sagital mediano ao nível dos rebordos supraorbitários.
2. *Násio tecido mole (Na'):* situado na maior profundidade da concavidade na sutura frontonasal.
3. *Pronasal (PN):* ponto mais proeminente da ponta do nariz.
4. *Subnasal (Sn):* situado na confluência da columela do nariz com o lábio superior; é o ponto mais profundo da curva que une o nariz com o lábio.
5. *Esquema superior (Stms):* ponto mais anterior do lábio superior.
6. *Esquema inferior (Stmi):* ponto mais anterior do lábio inferior.
7. *Mentoniano mole (Me'):* ponto mais inferior do contorno do mento mole é obtido a partir da projeção do mentoniano do tecido duro através de uma vertical verdadeira.
8. *Lábio superior (LS):* ponto mais anterior do lábio superior.
9. *Lábio inferior (LI):* ponto mais anterior do lábio inferior.
10. *Pogônio mole (Pog'):* ponto mais anterior do mento mole no plano sagital mediano.

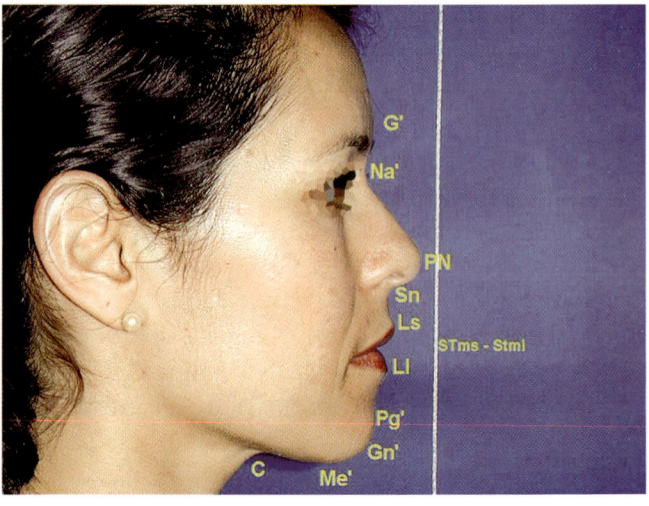

Fig. 25.2 Descrição dos pontos cefalométricos de tecido mole.

11. *Cervical (C):* ponto de encontro do contorno submandibular com o pescoço. É o ponto situado na maior profundidade da curva que une o contorno submandibular com o contorno anterior do pescoço.

12. *Gnácio cefalométrico de tecido mole (Gn'):* situado na intersecção da linha que une o ponto subnasal (Sn) com o pogônio mole (Pog') [Sn – Pog'], com a tangente ao contorno submandibular traçada desde o ponto cervical (C).

Por meio desses pontos se estabelecem linhas de referência que permitem efetuar medições lineares e compor proporções com o fim de obter os parâmetros de avaliação a seguir:

Análise sagital (Fig. 25.2)

- Distância LS a SnV (subnasal vertical) LS – SnV = + 2 a + 4 mm.
- Distância LI a SnV. LI – SnV = 0 a + 2 mm
- Distância Pg' a SnV. Pg' – SnV = 0 a 4 mm
- Proporção da altura facial inferior com longitude mentocervical. (Sn – Gn'): (C – Gn') = 1: 0,8
- Projeção nasal: Sn a PN = 16 a 20 mm. Relação de Goode = 0,55 a 0,60

Análise vertical (Fig. 25.3)

- Proporção entre a metade superior e inferior da face. (G' – Sn): (Sn – Me') = 1: 1
- Proporção entre o terço médio e o terço inferior. Na' – Sn = 43% Sn – Me' = 57%
- Proporção vertical entre lábio superior e inferior. (Sn – Stms): (Stms – Me') = 1: 2. Obs.: nesta medida se inclui a distância interlabial ou "Gap".
- Distância interlabial ou "Gap". Stms – Stmi = 0 a 3 mm
- Exposição dos incisivos superiores com os lábios em repouso. Stms a Is = 3 a 5 mm

Na análise vertical (Fig. 25.3), metade superior (A) de G'a Sn deve manter uma relação de 1: 1 com a metade inferior (B) traçada de Sn a Me'. A proporção vertical entre lábio superior (C) medido de Sn a Stms e lábio inferior (D) de Stmi – Me' deve ser de 1: 2. A separação interlabial (E) de Stms a Stmi tem um valor normal de 0 a 3 mm.

O critério estético proposto possui 11 ideais de estética ocidentais; estes poderiam ser resumidos da seguinte forma:

1. Proporção entre o terço médio e inferior da face (1:1). Figs. 25.3 e 25.4.
2. Harmonia entre a altura e a largura da face (1,3: 1) nas mulheres (1,35: 1) e nos homens (Fig. 25.5).

3. Relação vertical entre lábio superior e inferior de (1: 2) (Fig. 25.6)
4. Exposição dos incisivos superiores com lábios relaxados, de 3 a 5 mm (Fig. 25.7).

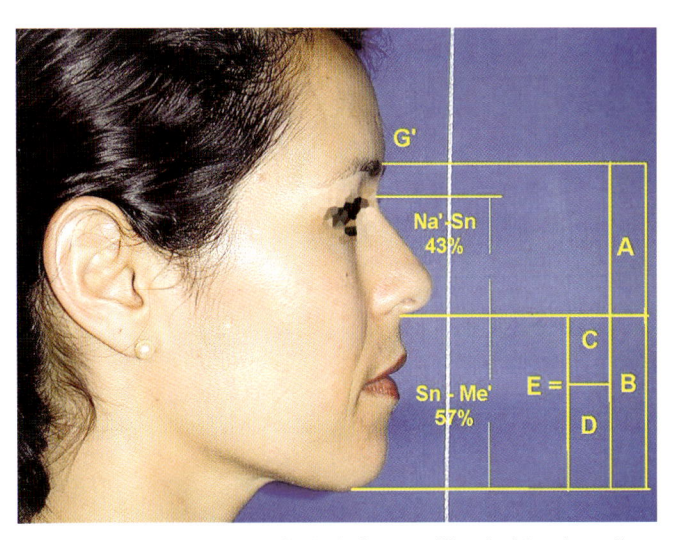

Fig. 25.3 Proporções verticais da face equilibrada (vista lateral).

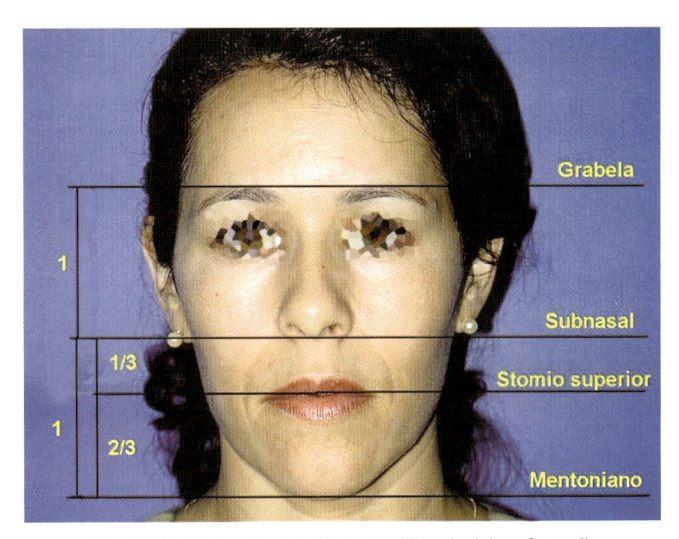

Fig. 25.4 Proporções da face equilibrada (vista frontal).

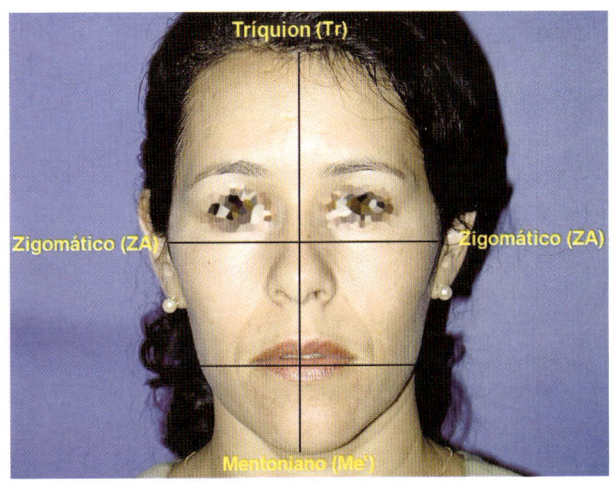

Fig. 25.5 Observa a posição do ponto zigomático.

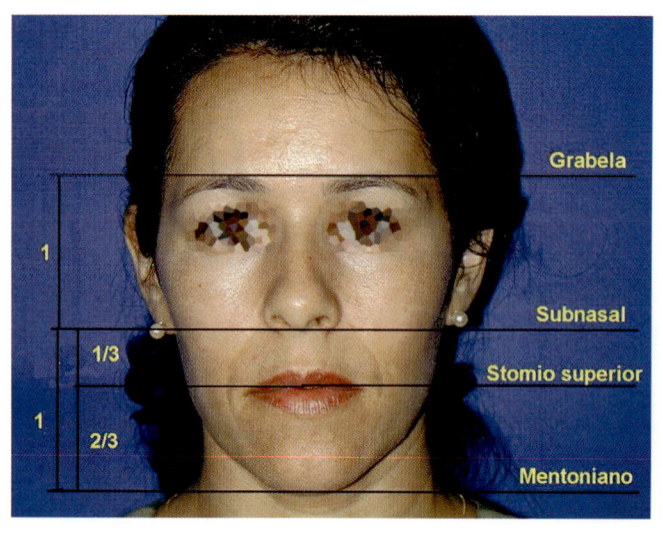

Fig. 25.6 Proporção entre o terço médio e o inferior da face.

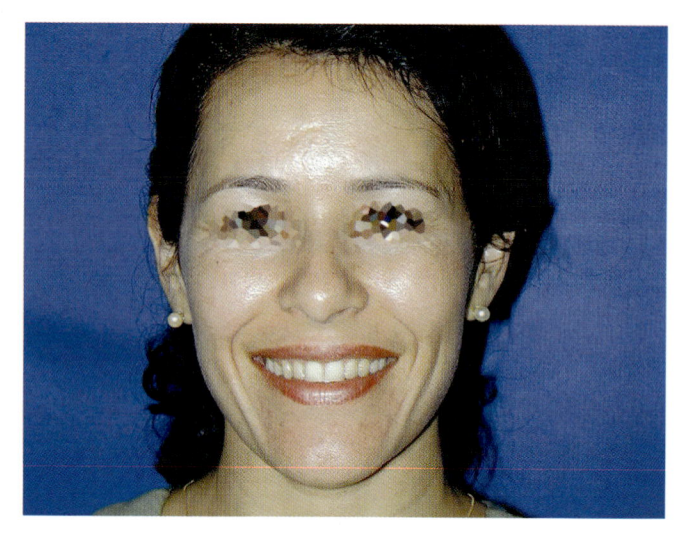

Fig. 25.8 Sorriso amplo.

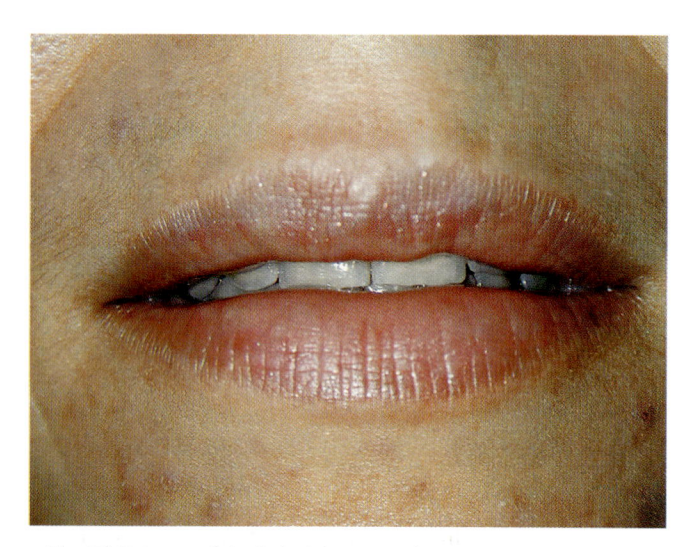

Fig. 25.7 A superfície de incisivos superiores que se expõe com o lábio em repouso pode ser de até de 5 mm.

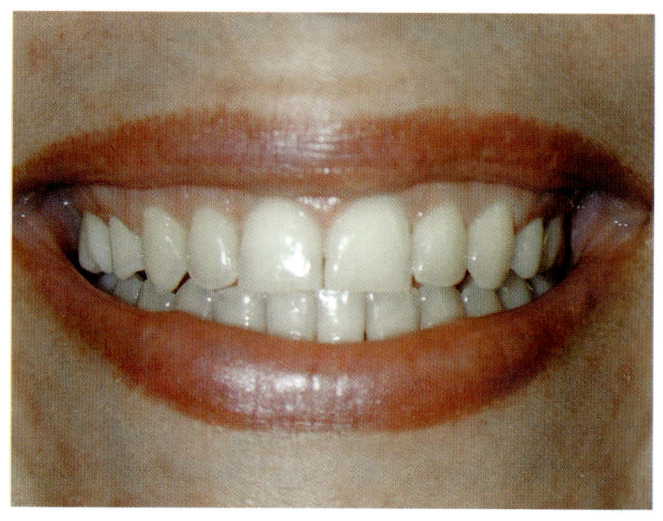

Fig. 25.9 Sorriso amplo em detalhe.

5. Exposição total da coroa dos incisivos superiores com mostra de até 2 mm de gengiva inserida em sorriso amplo (Figs. 25.8 e 25.9).
6. Fechamento não forçado dos lábios (Fig. 25.10).
7. Projeção nasal medida de subnasal à ponta do nariz, entre 16 mm e 20 mm (Fig. 25.11). A relação entre a base e o dorso, segundo Goode (*apud* Ayala) é de 0,55 a 0,60 (Fig. 25.12).
8. Uma convexidade anterior da bochecha entre malar e a base do nariz (Fig. 25.13).
9. Lábio superior ligeiramente curvado à frente (Fig. 25.14).
10. Perfil onde o lábio superior, o lábio inferior e o mento tangenciam uma linha suavemente inclinada para trás. O lábio superior e o inferior com uma profundidade suave (Fig. 25.15).

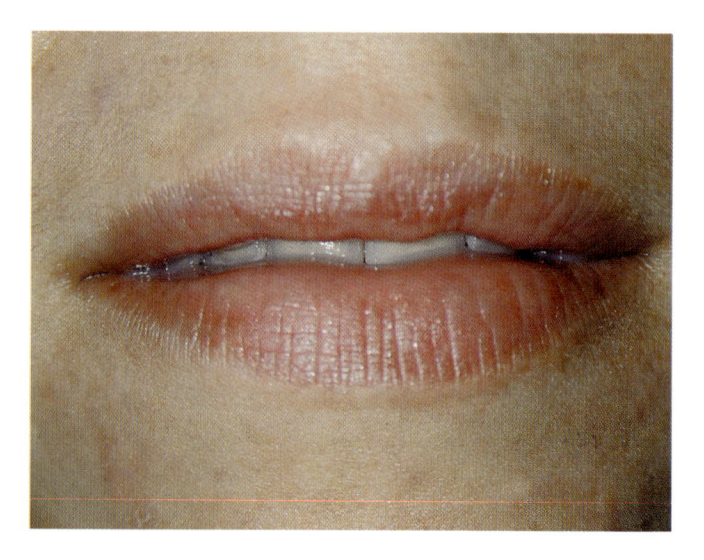

Fig. 25.10 Hipertonia da musculatura pode mascarar a quantidade de superfície exposta do incisivo com o lábio em repouso.

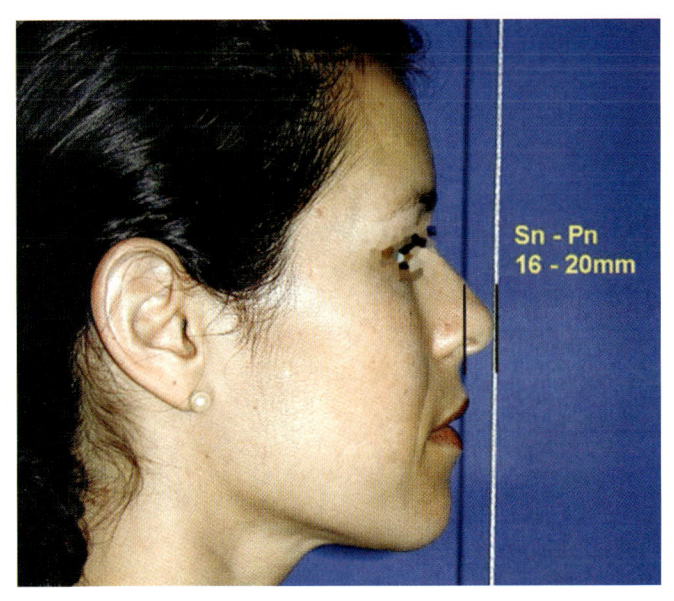

Fig. 25.11 Projeção inadequada do nariz pode indicar rinoplastia associada.

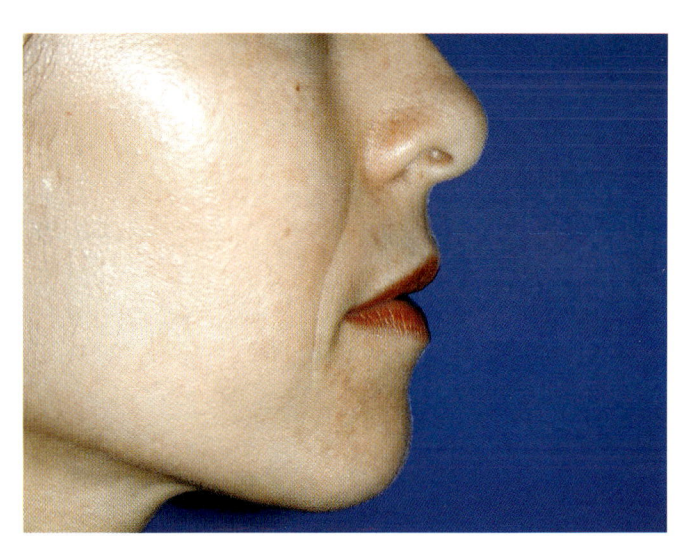

Fig. 25.14 Curvatura correta do lábio superior.

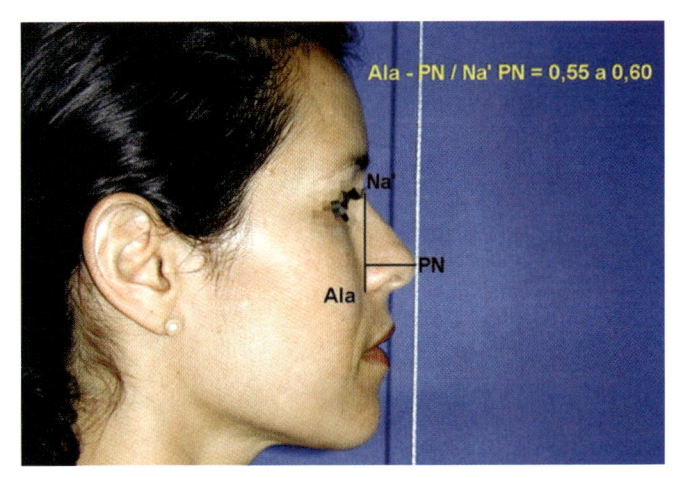

Fig. 25.12 Proporção entre comprimento e altura nasal pode ser avaliada nesta situação.

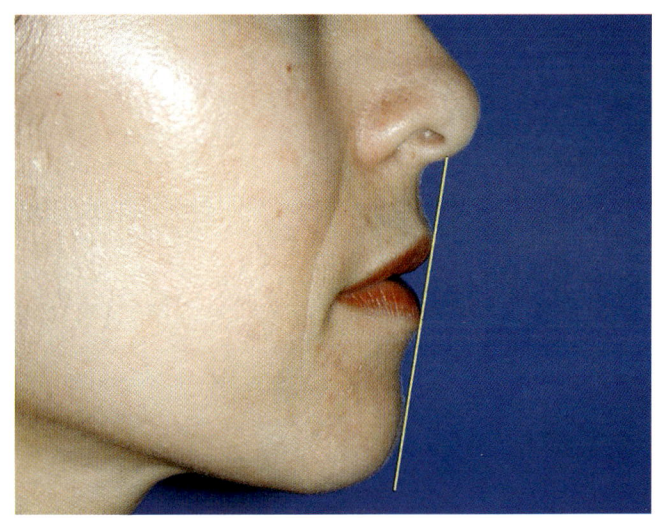

Fig. 25.15 Posicionamento do lábio superior, inferior e o mento.

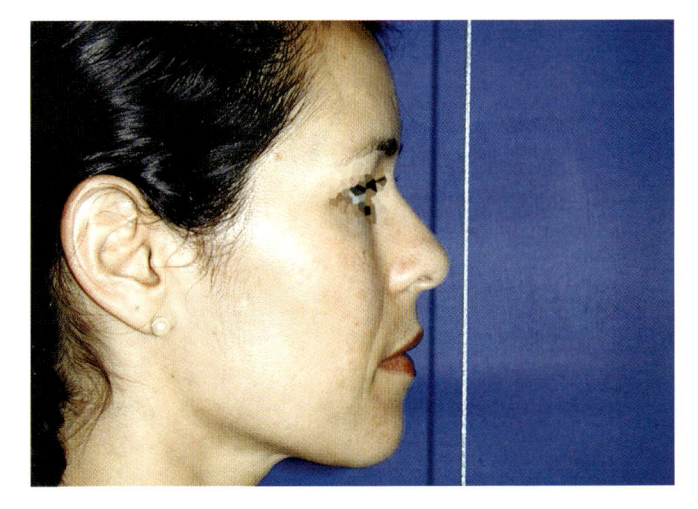

Fig. 25.13 A convexidade anterior da bochecha nos orienta a diagnosticarmos a correta posição da maxila e do osso zigomático.

11. Contorno submandibular bem definido e não menor que 80% da altura do terço inferior. Ângulos goníacos tendendo aos 90° (Fig. 25.16).

Tendo sido estabelecidos os ideais de estética facial, pode-se dar início ao planejamento ortodôntico-cirúrgico.

É necessário salientar que pode haver duas situações: uma, em que o paciente procura o ortodontista para correção ortodôntica, visando à cirurgia ortognática. Nessas circunstâncias, o ortodontista deve estudar e planejar o caso com uma mecânica que vise a preparar as arcadas do paciente para uma correção futura mediante movimentos esqueletais a serem realizados pelo cirurgião. Para tal, o ortodontista pode utilizar-se de traçados preditivos ortodônticos (TPO), seguidos do traçado preditivo cirúrgico

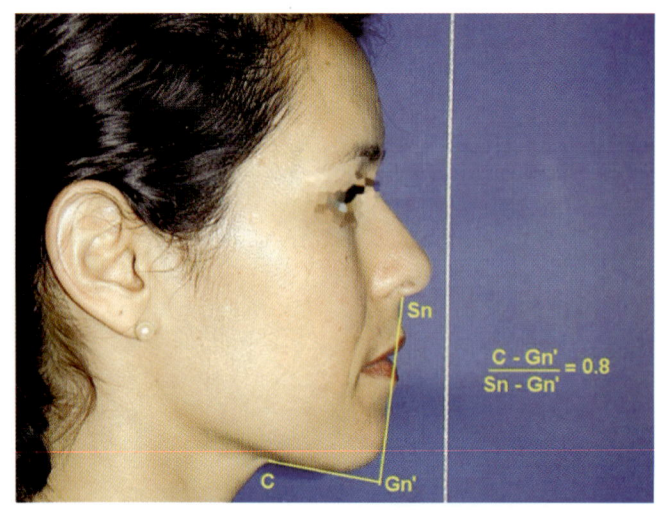

Fig. 25.16 Contorno mandibular.

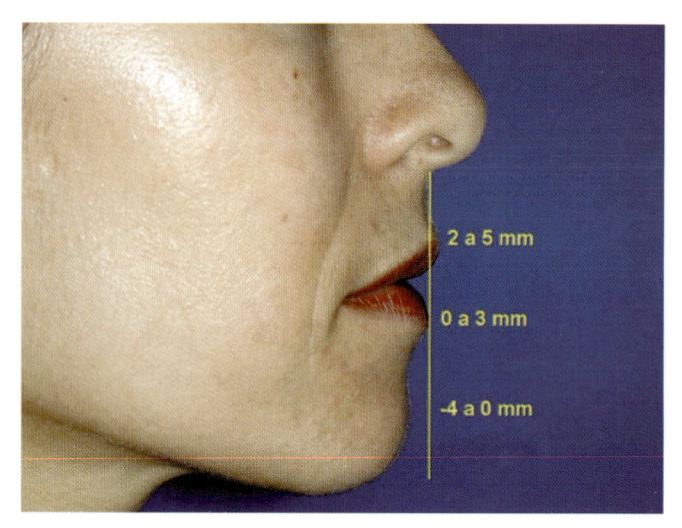

Fig. 25.17 Distâncias aceitáveis entre os lábios superior e inferior e a linha vertical subnasal.

(TPC). Este procedimento encontra respaldo no fato de que durante o preparo ortodôntico cabe ao ortodontista posicionar adequadamente os dentes em suas bases apicais, removendo eventuais compensações. Há situações em que a descompensação não é regra, como os casos preparados com arcos segmentados na maxila, onde os incisivos devem ser vestibularizados para que, com a cirurgia, seja dado um torque lingual nos incisivos posicionando-os corretamente após o ato cirúrgico. Nesse momento inicial é prudente que o ortodontista recomende ao paciente uma consulta ao cirurgião de sua preferência. Com os registros iniciais, o cirurgião poderá endossar o planejamento ou sugerir uma modificação na abordagem, orientando o ortodontista para uma mecânica alternativa adequada ao caso. De qualquer forma é fundamental que o ortodontista esteja a par do caso e de suas alternativas de tratamento, pois somente assim estará apto a discutir com o cirurgião a melhor abordagem a ser adotada para o paciente. Outra situação em que o paciente procura o ortodontista por indicação do cirurgião e a conduta do ortodontista não pode ser diferente: analisar e inteirar-se do caso e discutir outras possibilidades de tratamento que devem ser analisadas com o cirurgião antes de se iniciar a mecânica ortodôntica. Não se pode esquecer que a responsabilidade pelo planejamento e execução é da equipe ortodôntico-cirúrgica.

Para uma avaliação estética do perfil facial, deve-se escolher um plano que esteja próximo ao terço inferior da face, que não sofra interferência de eventuais mudanças no tamanho e na posição das estruturas adjacentes.

Para preencher esses requisitos foi escolhida a linha sub nasal que é perpendicular à horizontal verdadeira passando pelo ponto subnasal. Essa linha servirá de referência para análise da posição sagital do lábio superior, do lábio inferior e do pogônio mole. Na Fig. 25.17, evidenciam-se os valores normais para ambos os sexos. Para os homens os lábios tendem a ficar um pouco mais retraídos quando comparados com os valores ideais para as mulheres.

A importância da posição do lábio superior, salientada por muitos autores, coloca-o em primeiro plano para o planejamento da sua posição ideal. A nova posição do lábio guiará as decisões de posicionamento do arco dentário superior e da maxila.

ANÁLISE DAS ARTICULAÇÕES TEMPOROMANDIBULARES

A posição mandibular é crítica no diagnóstico, quer seja ortodôntico, quer cirúrgico. O traçado preditivo parte da telerradiografia para a cirurgia de modelos; portanto, toda a precisão cirúrgica fica comprometida se o planejamento cirúrgico partir de uma posição mandibular onde os côndilos estejam fora da fossa mandibular do osso temporal. A Fig. 25.18A a D ilustra a diferença entre oclusão cêntrica (OC) e relação cêntrica (RC).

Além da posição dos côndilos na fossa, deve-se considerar a situação dos discos articulares, os inúmeros tipos de desarranjos internos e suas possíveis respostas aos tratamentos ortodônticos e, principalmente, ortodôntico-cirúrgicos. Schellhas et al. (1993), para relacionarem o efeito dos desarranjos internos em articulações de crianças e o seu efeito no desenvolvimento facial, utilizaram uma amostra de 128 crianças (103 meninas e 25 meninos) com, no máximo, 14 anos, avaliando-as por meio de ressonância magnética nuclear e radiografias. Os resultados mostraram apenas 16 indivíduos sem desarranjos internos, dentre os quais 12 não possuíam deformidades faciais,

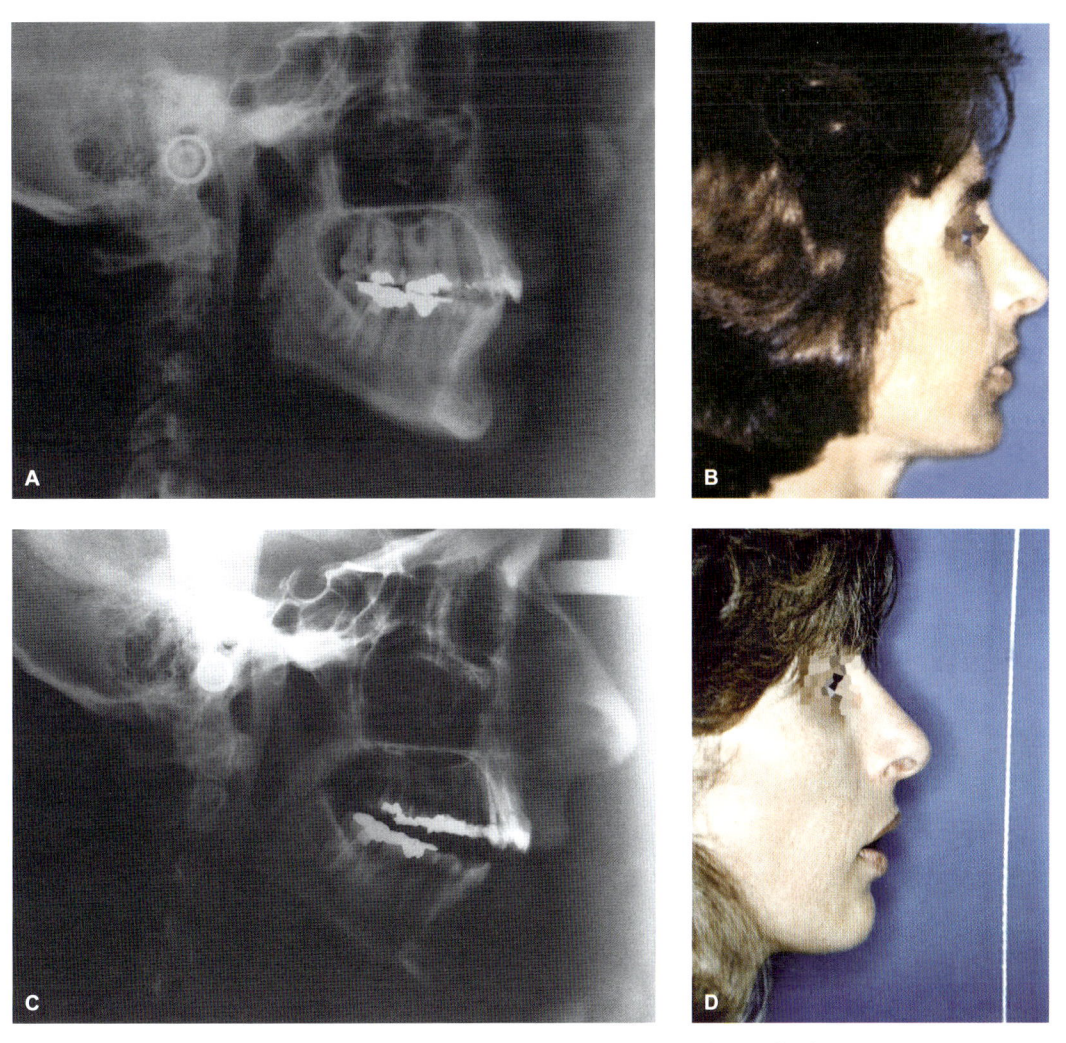

Fig. 25.18 A a **D** Diferença entre a oclusão e relação cêntricas.

2 eram prognatas e 2 sensivelmente retrognatas; 112 indivíduos com DI (desarranjo interno) em, pelo menos, uma articulação; 85 indivíduos com DI em ambas ATMS; dos 60 pacientes retrognatas, 56 tinham DI (93,6%). O estudo concluiu que os desarranjos internos são comuns e que podem contribuir com a retrognatia em muitos casos. Tasaki et al. (1996), em trabalho de classificação e prevalência de deslocamento de disco em pacientes e voluntários livres de sintomas, constataram em uma amostra de 243 pacientes e 57 voluntários oito tipos diferentes de deslocamentos, sendo observado deslocamento unilateral ou bilateral em 82% dos pacientes e em 30% dos voluntários livres de sintomas. Ribeiro et al. (1997), em estudo epidemiológico, evidenciaram 34% dos indivíduos assintomáticos com deslocamento do disco articular em, pelo menos, uma das articulações; já nos sintomáticos, a porcentagem foi de 86%. Este é um fator complicador, pois sem o disco a posição de RC, como definida, deixa de existir.

Diante do exposto, parece lícito concluir que tanto o ortodontista quanto o cirurgião necessitam de regis-

tros precisos para o diagnóstico, sendo de fundamental importância um exame completo das articulações temporomandibulares. Para isso, além de um exame clínico minucioso, podem-se utilizar exames complementares, como ressonância magnética nuclear, tomogramas e/ou exames axiográficos, para nos informar o estado de funcionalidade da articulação.

Na ressonância magnética nuclear (RMN), com a boca fechada, podem ser observados o formato do côndilo e sua relação com o disco articular e com a fossa (Fig. 25.19).

Na RMN de boca aberta (Fig. 25.20), podem ser observadas a amplitude do movimento condilar, a eventual existência de aderências e a existência de deslocamentos de disco com ou sem redução. Além dessas informações, o sinal de ressonância dará uma noção da resiliência do disco articular, isto é, o conteúdo líquido existente no disco. A importância da análise do sinal relaciona-se ao fato de que discos com hipossinal (pouco resilientes) têm um pior prognóstico quanto à possibilidade de interferência do disco nos movimentos do côndilo em relação à fossa

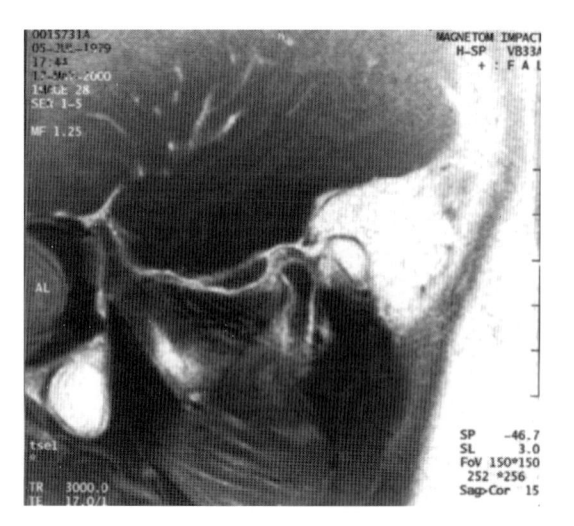

Fig. 25.19 Sequência 1.

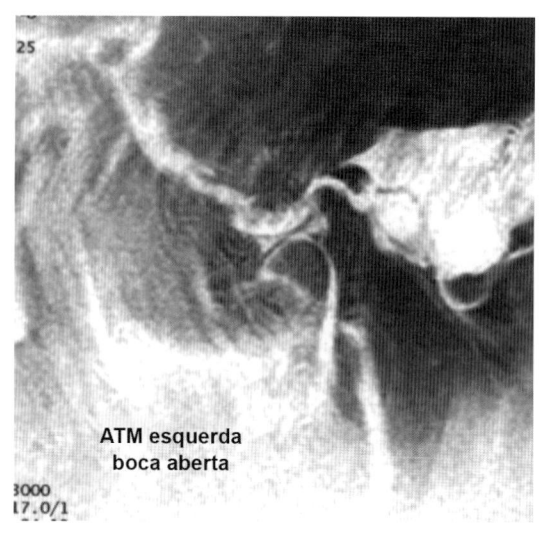

Fig. 25.21 Sequência 3. Observar perfuração do disco com a excursão condilar.

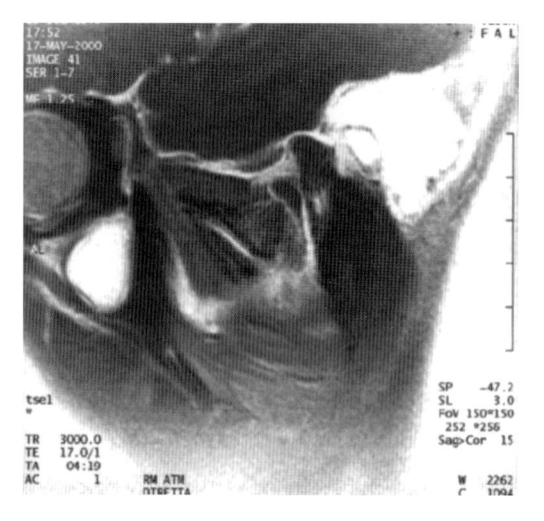

Fig. 25.20 Sequência 2.

articular. Perfurações do disco, embora difíceis de serem detectadas, também podem ser vistas neste exame (Fig. 25.21).

Deve-se lembrar que em qualquer cirurgia, seja de mandíbula, de maxila ou bimaxilar, o objetivo no ato cirúrgico é posicionar os côndilos na porção mais ântero-superior da cavidade articular do osso temporal, sendo fundamental antes desse momento ter-se conhecimento da posição dos discos articulares em relação aos côndilos, o seu formato e a presença de osteófitos e/ou achatamentos.

Tais fatores, se não considerados, podem comprometer a funcionalidade do sistema estomatognático, que eventualmente possa ter funcionado de maneira satisfatória até o momento em questão. O comprometimento funcional pode ser traduzido por limitações ou impedimento dos movimentos, dor intra-articular ou aumento dos "estalos" ou degeneração das articulações.

A compreensão desses fatos passa por uma análise funcional do sistema articular quando os discos articulares não estão interpostos adequadamente e/ou quando os côndilos estão com seu formato alterado em virtude de patologias articulares.

Deve-se conhecer antecipadamente como se comportará o côndilo em sua nova posição; saber de antemão qual será a resposta dos tecidos retrodiscais a uma pressão aumentada repentinamente sobre esses tecidos, principalmente se os côndilos apresentarem um volume menor, com área de contato diminuída e com consequente aumento da pressão intra-articular, predispondo à perfuração dos tecidos retrodiscais, fato predisponente de uma maloclusão progressiva por degeneração das articulações e diminuição da altura do ramo mandibular. Arnett et al. (1996) descreveram em dois artigos, a *Retrusão mandibular progressiva* e a *Reabsorção condilar idiopática*, essa situação. Os autores enfatizam as características funcionais de uma articulação normal como sendo:

1. Habilidade de as superfícies articulares moverem-se umas sobre as outras na ausência de dor e dentro dos parâmetros bordejantes.
2. Apropriada distribuição da pressão através da articulação.
3. Estabilidade da articulação durante a função.
4. Suporte adequado para a dentição em posição de máxima intercuspidação.

Os fatores citados como capazes de iniciar mudanças nas estruturas articulares das ATMs estão contidos no Quadro 25.1.

Quadro 25.1 Fatores capazes de iniciar modificações nas ATMs

I. Capacidade de adaptação

Idade
Doenças sistêmicas
    Gerais
    Doenças autoimunes
    Hiperparatireoidismo
Hormônios
    Hormônios sexuais
    Estrogênio
    Prolactina
    Corticoides

II. Estresse mecânico

Terapia oclusal
Desarranjos internos
    Compressão
    Insuficiência vascular
    Parafunção
    Macrotrauma
    Instabilidade oclusal

Arnett et al. dividem as articulações temporomandibulares em duas categorias de remodelação: funcionais e disfuncionais. As funcionais ocorrem quando há uma capacidade adaptativa adequada; nessas circunstâncias, ocorrem mudanças morfológicas, contudo a altura do ramo e a oclusão são estáveis, além de o crescimento ser normal nos jovens. Nos casos de diminuição da capacidade adaptativa, ocorrerá uma remodelação disfuncional caracterizada por mudanças morfológicas, tais como diminuição da altura do ramo, retrusão mandibular progressiva e diminuição da média de crescimento.

Os fatores mecânicos capazes de iniciar mudanças nas estruturas articulares são:

- terapia oclusal;
- desarranjos internos;
- parafunção;
- macrotrauma;
- instabilidade da oclusão.

Por causa da natureza da cirurgia ortognática, mudanças na posição condilar podem ocorrer. Tratamentos ortodônticos ou protéticos também podem produzir mudanças na posição condilar, mas geralmente elas não são tão extensas como as potencialmente promovidas na cirurgia ortognática. Mecânicas ortodônticas utilizadas para corrigir maloclusões esqueletais (elásticos de CL II ou CL III) também podem ser capazes de mudanças na posição condilar associadas com compressão e reabsorção.

Nas reabilitações ortodônticas cirúrgicas, ou melhor, em qualquer reabilitação bucal é fundamental o conheci-

mento da posição condilar, do relacionamento do côndilo com o disco articular e do formato do côndilo, a fim de que ao final do tratamento ocorra uma das três situações:

1. Relação cêntrica ideal com os côndilos na fossa articular com formato adequado e discos interpostos.
2. Postura cêntrica adaptada (PCA) como descrito por Dawson (1995), em que os discos não se encontram interpostos, contudo o côndilo está numa posição estável sobre os tecidos retrodiscais que sofreram metaplasia por aumento do conteúdo de glicosaminoglicano, com a consequente formação de um pseudodisco (Blaustein e Scapino, 1986).
3. Relação cêntrica com o disco reposicionado cirurgicamente. Essa situação difere da relação cêntrica ideal, pois o disco reposicionado permanece aderido ao côndilo.

Com a intenção de ilustrar cada situação abordada anteriormente, serão apresentados três casos clínicos.

Caso clínico 1 (relação cêntrica ideal)

A paciente M.C.C., 33 anos e 4 meses, apresentou-se à clínica tendo como queixa principal dores faciais, estética dentária e facial. Ao exame clínico, verificaram-se: uma relação cêntrica, obtida por manipulação mandibular manual segundo critérios de P. Dawson, não muito discrepante da MIH; contatos em balanceio de ambos os lados em virtude da Cl II de caninos e desvio da linha média dentária superior para a direita. Em face dos dados clínicos foi realizada documentação ortodôntica convencional, isto é, modelos em MIH, telerradiografia em MIH, fotos de frente e perfil e radiografia panorâmica. De posse desse material foi feito um diagnóstico cujo planejamento constou de exodontia do 2.4 e montagem de aparelho fixo ortodôntico com mecânica do arco de canto simplificado.

Após um ano e meio de tratamento, a paciente começou a queixar-se rotineiramente de cefaléias frequentes e dores nas regiões das ATMs. Nessas circunstâncias, propôs-se à paciente a remoção do aparelho, mesmo antes do fechamento do espaço de extração, para instalar uma placa desprogramadora e montar os modelos numa verdadeira relação cêntrica.

Com a utilização da placa, como preconizado por Roth (1981), a sintomatologia desapareceu, dando, contudo, lugar a uma severa CL II com mordida aberta. Foram solicitados exames de ressonância magnética das ATMs, telerradiografia e panorâmica.

O diagnóstico apontou para um preparo ortodôntico visando a uma cirurgia ortognática de avanço mandibular,

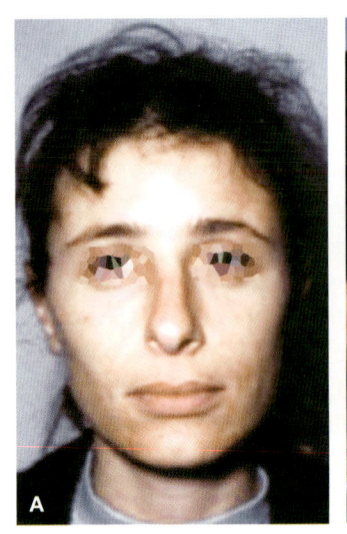
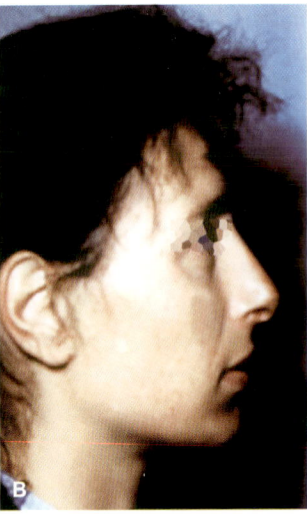

Fig. 25.22A e B

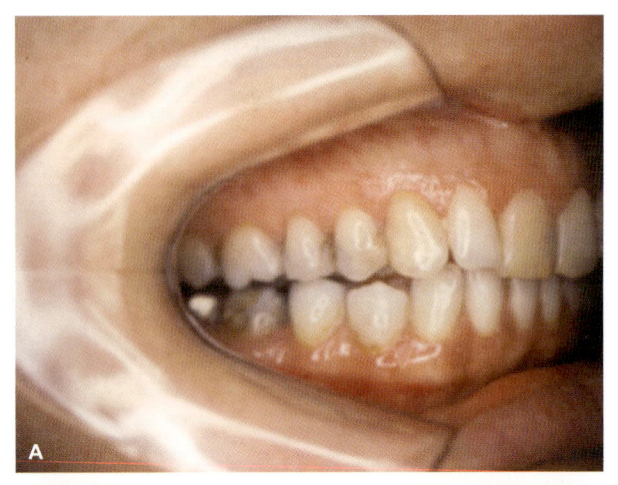

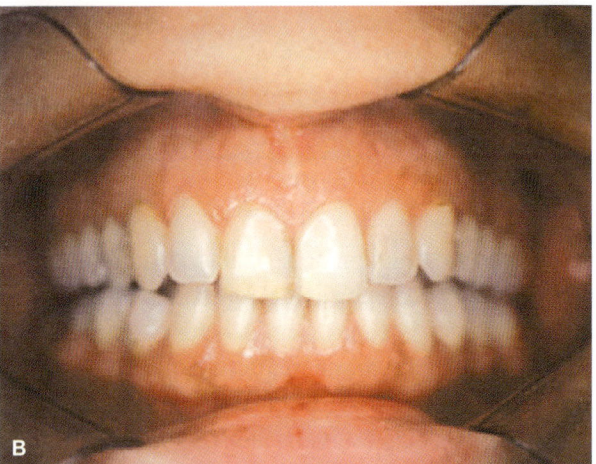

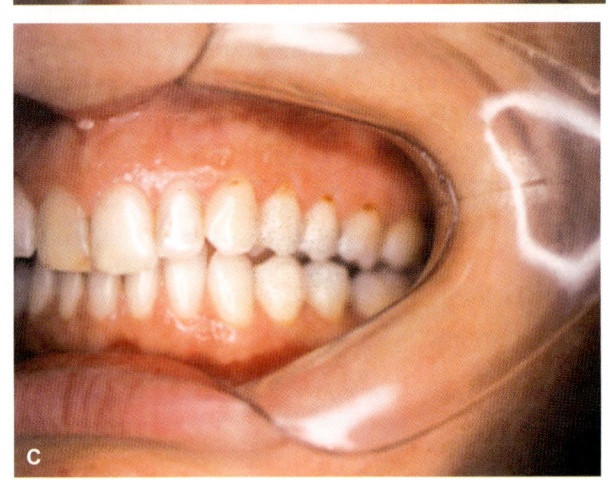

Fig. 25.23A a C

uma vez que os objetivos de estéticas dentária, facial e de oclusão funcional não poderiam ser obtidos somente com o tratamento ortodôntico.

Nas Figs. 25.22A e B e 25.23A a C observam-se o desvio da linha média dentária superior e a relação de Cl II nos caninos.

A radiografia panorâmica (Fig. 25.24A) evidencia a ausência do primeiro molar superior direito responsável pelo desvio da linha média dentária para esse mesmo lado. Na Fig. 25.24B observa-se a telerradiografia em norma lateral antes da desprogramação neuromuscular.

As fotos extrabucais (Fig. 25.25 A e B) mostram a retrusão mandibular, embora o mento seja saliente e o aumento da altura facial, inferior. As fotos intrabucais (Fig. 25.26A a C), apresentam CL II de Angle com mordida aberta anterior.

A ressonância magnética nuclear das articulações temporomandibulares (Fig. 25.27A e B) evidencia côndilos com contornos adequados e bem posicionados na fossa mandibular do osso temporal. Os discos articulares se encontram com sinais de ressonância normais e adequadamente posicionados. A funcionalidade das articulações pode ser evidenciada mediante movimentos mandibulares registrados por meio do exame axiográfico (Fig. 25.28A).

A diferença de OC para RC também pode ser vista pelo deslocamento do eixo cinemático registrado pelos indicadores da posição condilar (sistema Panadent) (Fig. 25.28B).

A diferença sagital é nula, contudo verticalmente é de 6 mm para o côndilo direito e de 7,5 mm para o esquerdo. Transversalmente, a mandíbula se encontrava desviada 1 mm. Deve-se salientar que a discrepância menos tole-

rada é a transversal, visto que medidas entre os côndilos não podem ultrapassar 0,3 mm.

A Fig. 25.29A e B mostram os modelos montados em OC e em RC.

Observe as telerradiografias tomadas em máxima intercuspidação habitual ou OC inicial (Fig. 25.24B) e em RC (Fig. 25.30). Verifique a extrema diferença na posição mandibular após a desprogramação neuromuscular promovida pela placa gnatológica miorrelaxante.

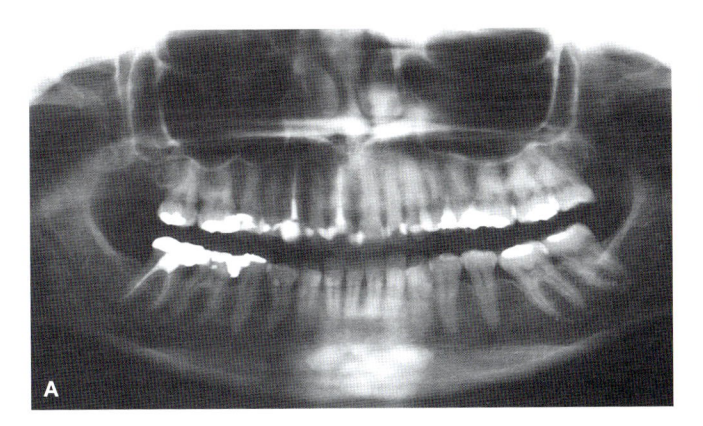

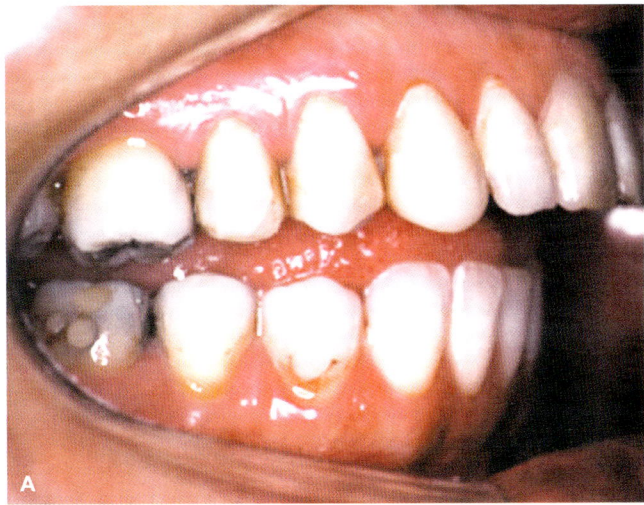

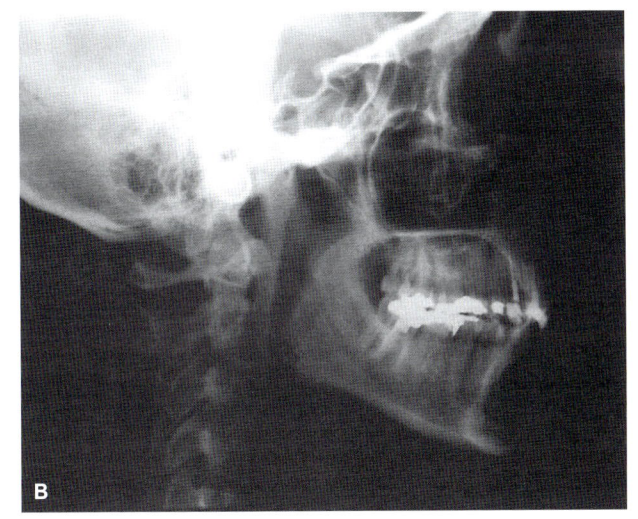

Fig. 25.24A e B Radiografia panorâmica e teleradiografia.

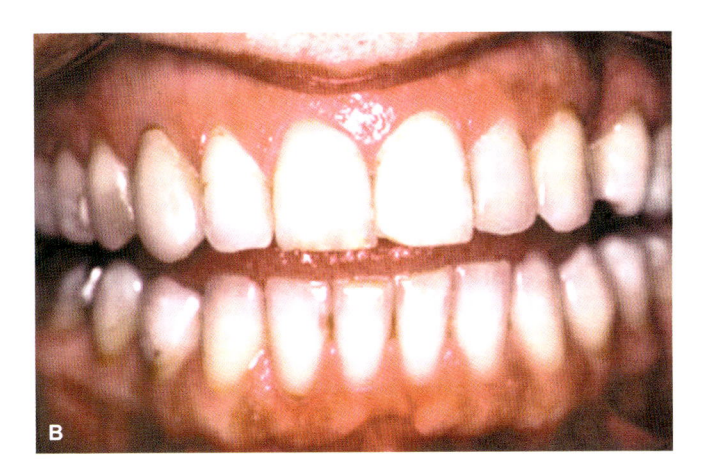

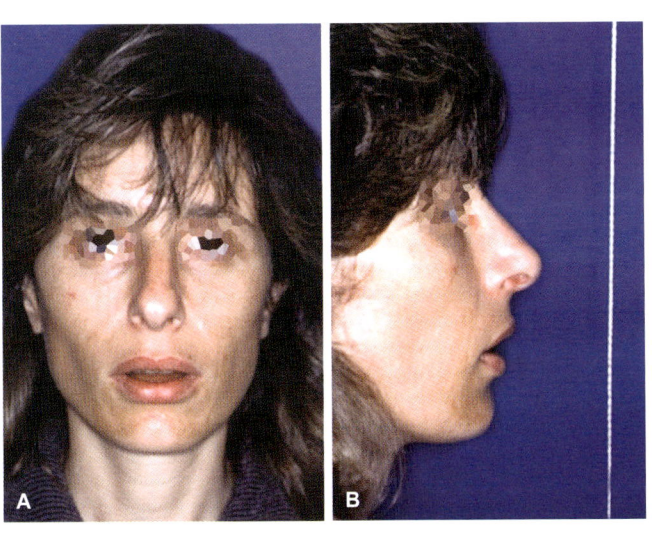

Fig. 25.25A e B Retrusão mandibular.

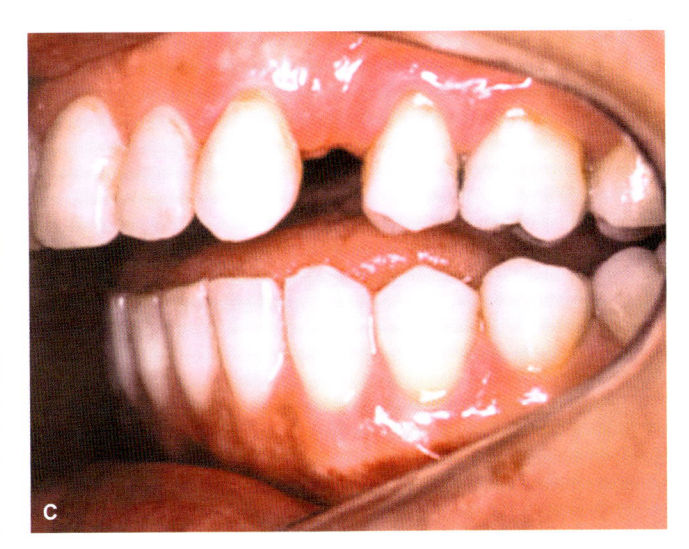

Fig. 25.26A a C Mordida aberta anterior.

A Fig. 25.31A, B e C mostra a oclusão ao final do preparo ortodôntico, onde se pode observar um fio de nivelamento 21,5 × 28 com ganchos estrategicamente soldados no arco para proporcionar um adequado bloqueio no transcirúrgico.

Na Fig. 25.32A e B, podem ser visualizadas a telerradiografia e a panorâmica após a cirurgia, com os parafusos de fixação utilizados.

Observe as fotos extrabucais (Fig. 25.33A a E), dois anos após a remoção dos aparelhos. Mentoplastia com

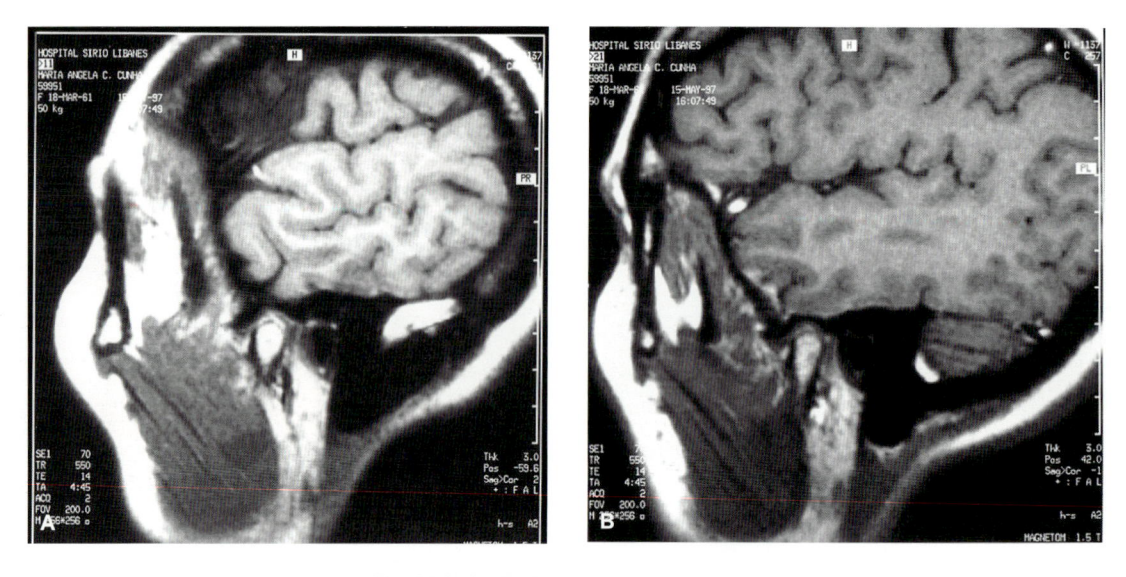

Fig. 25.27A e **B** Ressonância magnética.

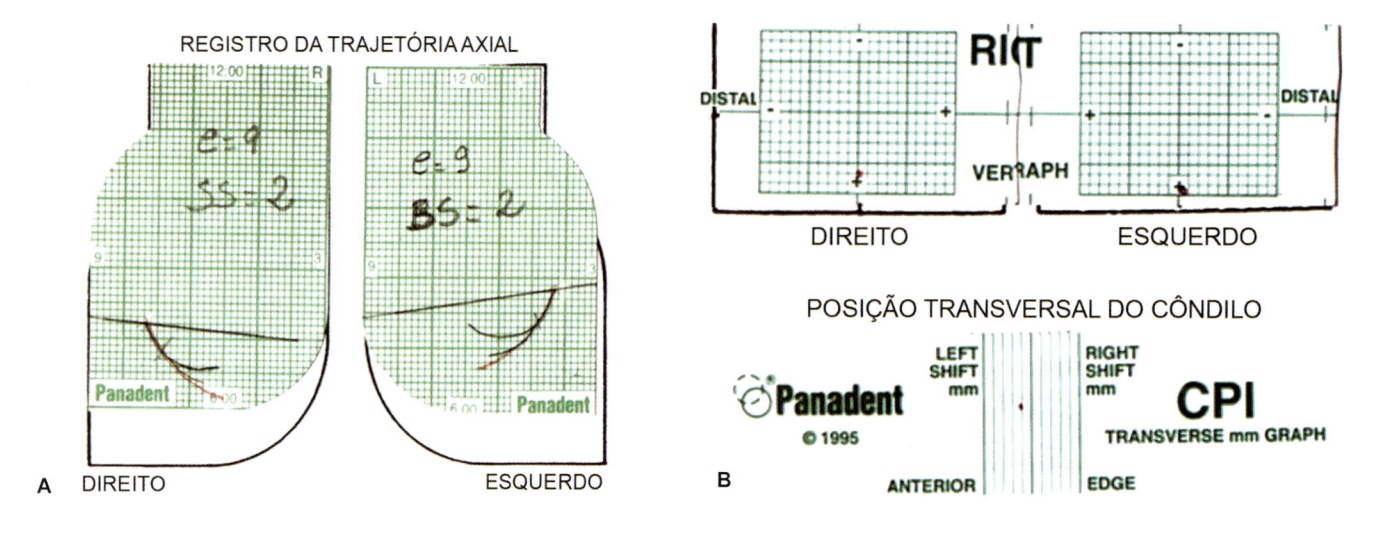

Fig. 25.28A e **B** Exame axiográfico.

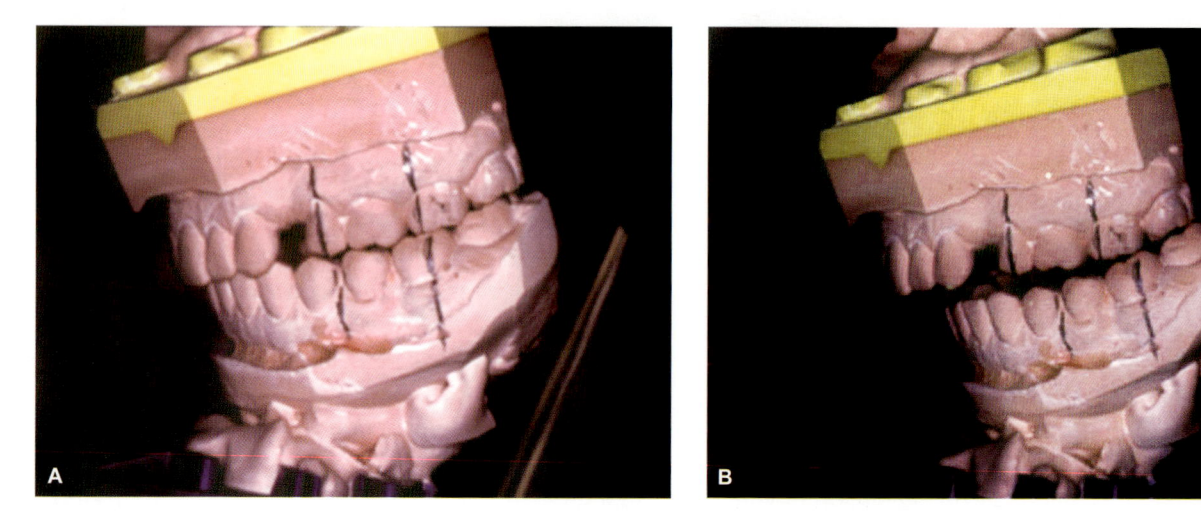

Fig. 25.29A e **B** Modelos em OC e RC.

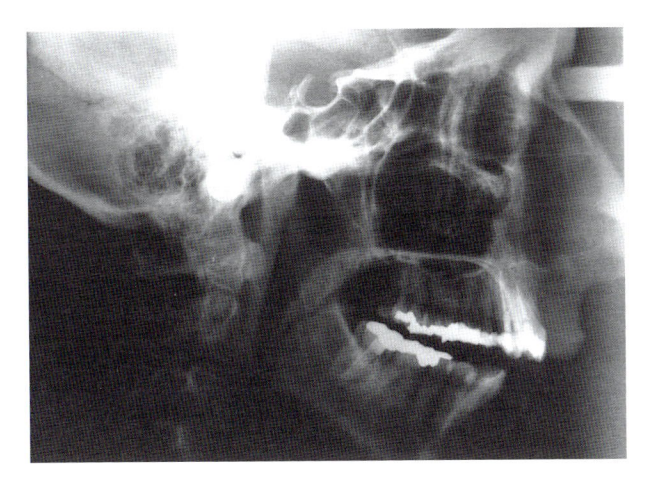

Fig. 25.30

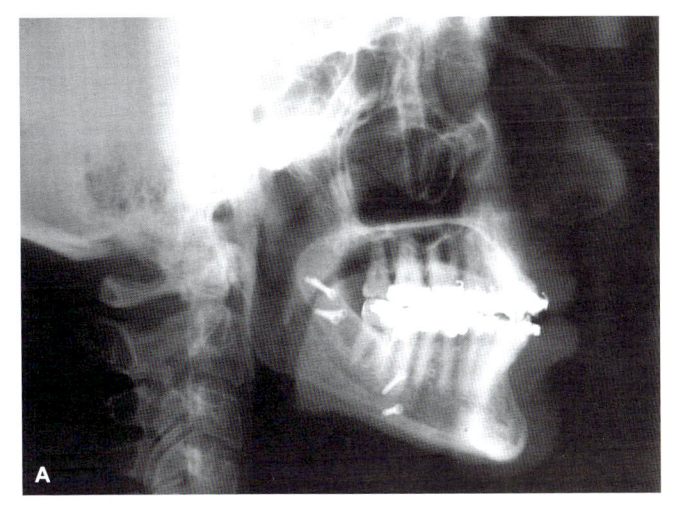

A

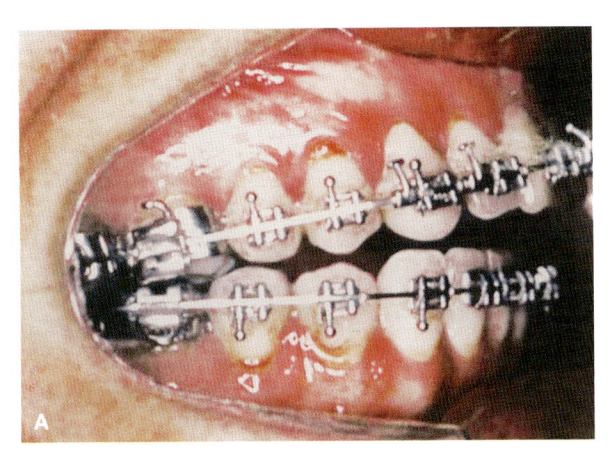

A

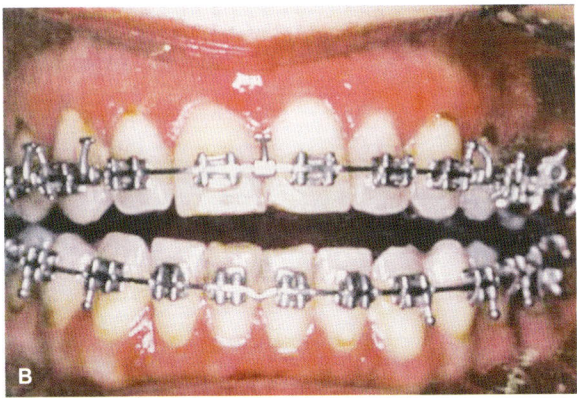

B

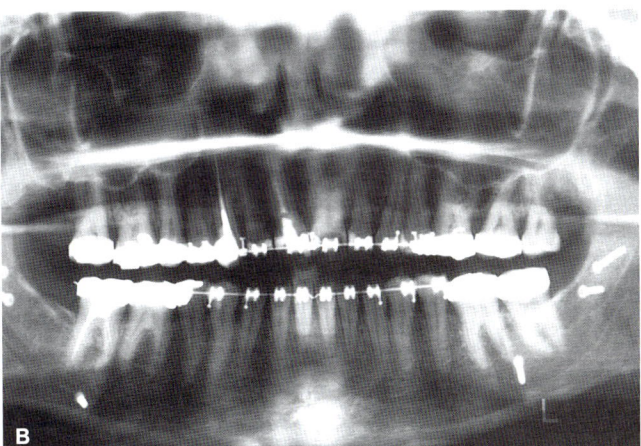

B

Fig. 25.32A e B

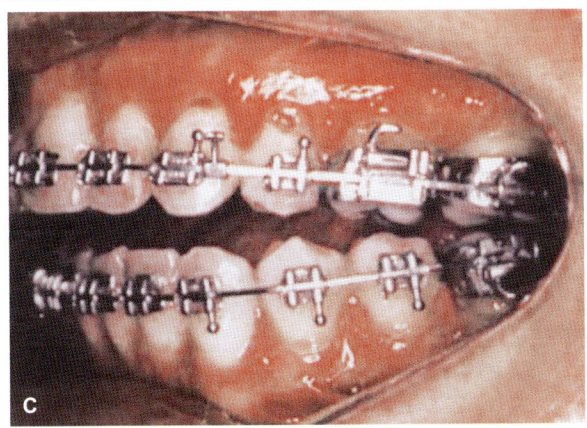

C

Fig. 25.31A, B e C

objetivo de redução do mento sagitalmente havia sido proposta, contudo a paciente se recusou, afirmando estar satisfeita com o resultado estético alcançado.

Veja as fotos intrabucais (Fig. 25.34A a C), dois anos após remoção dos aparelhos e sem a utilização de contenções. Deve-se salientar que, após seis meses, um pequeno espaço abriu-se no local da extração do premolar superior, o que foi facilmente solucionado com restauração do contorno dentário.

Caso clínico 2
(postura cêntrica adaptada)

A paciente L.L.T., 42 anos, apresentou-se à clínica tendo como queixa principal dores na face e na cabeça. Na história médica dela consta que sentia cefaléias e dores na altura dos masseteres e articulações temporomandibulares frequentemente, e desde os 18 anos era portadora de ovário policístico, tratado com hormônios. As dores foram diagnosticadas como resultado do efeito colateral da medicação hormonal e estresse. Em 1975, foi operada

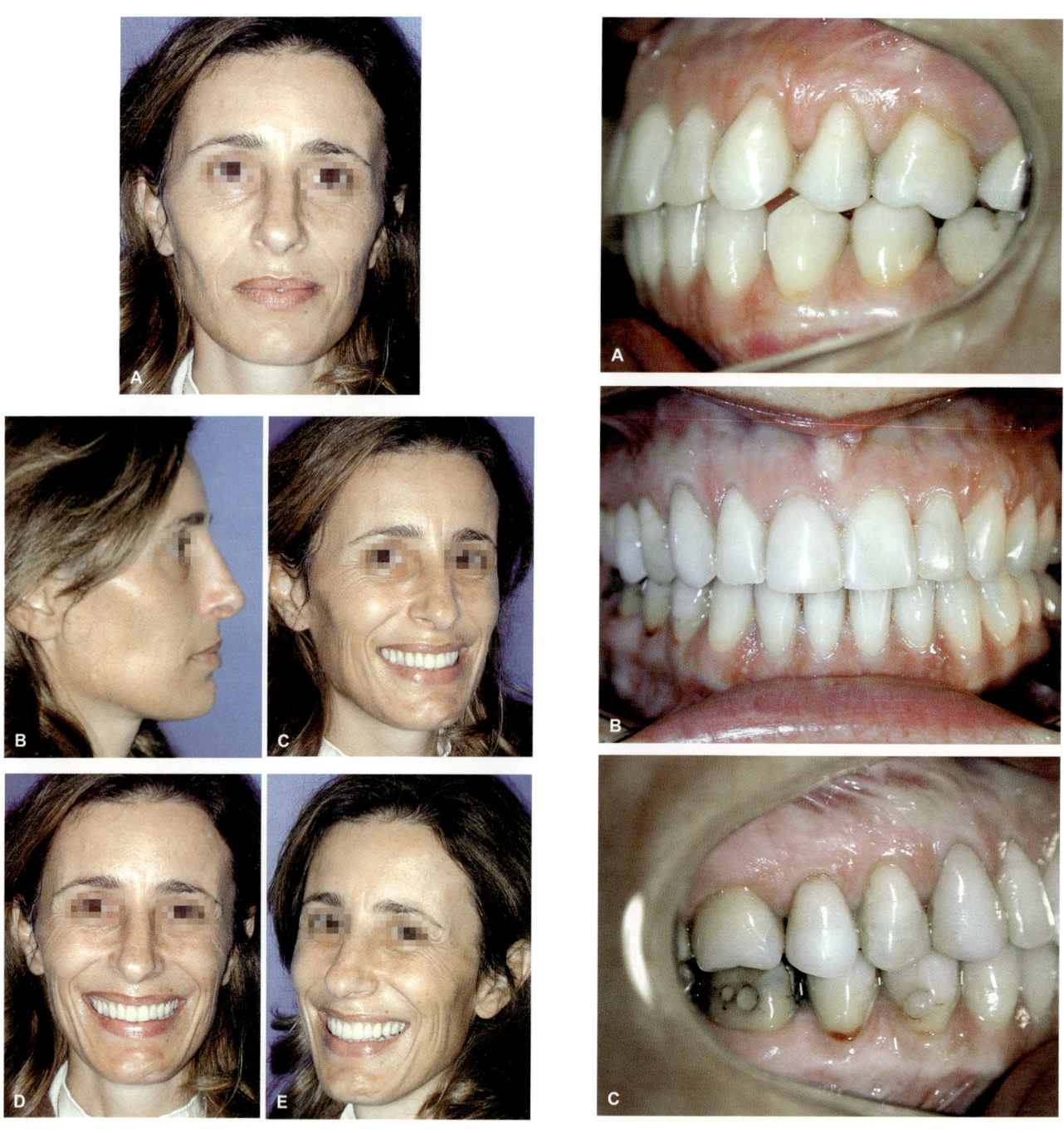

Fig. 25.33A a E   Fig. 25.34A a C

dos cistos, contudo as dores persistiram. Em 1981, suge-riu-se que as cefaléias eram reflexo dos problemas cervi-cais causados pelas mamas aumentadas. Com o agrava-mento dos sintomas, submeteu-se a cirurgia corretiva das mamas atestadas por um psiquiatra, dois ginecologistas e um ortopedista. Após a cirurgia, a paciente fez RPG, fisioterapia, hidroginástica e ginástica rítmica para auxi-liar na reabilitação. Suas cefaléias e a dor na região das articulações melhoraram à custa do tratamento associado com relaxante muscular. Em 1984 teve um diagnóstico de mioma, retornou ao tratamento com hormônios por cinco

meses e, dois meses após suspendida a medicação, o tu-mor aumentou, o que culminou com esterectomia parcial. As cefaléias nunca cessaram. A hipótese diagnóstica era cefaléia tensional, estresse e sistema emocional desequili-brado, o que a levou a um acompanhamento psicológico. Dormia à custa de medicamentos, contudo se adaptou à dor e à medicação. Em 1995, as dores aumentaram após submeter-se à exodontia de um molar inferior. Nesse pe-ríodo passou a ter dores no ouvido sem causas otorrinola-ringológicas. Em 1996 procurou pelos serviços da clínica de ortodontia e ATM.

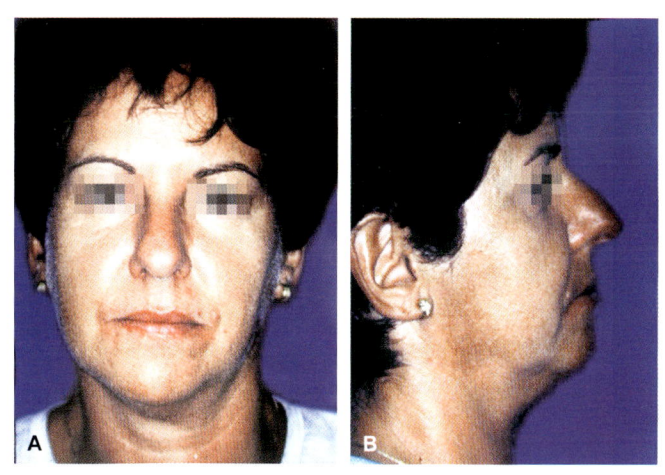

Fig. 25.35A e **B** Vista frontal e lateral iniciais.

A paciente apresentava-se em bom estado geral, lúcida, orientada, corada e hidratada, sem nada no exame físico geral digno de nota. Ao exame locorregional da face, apresentava dor à palpação muscular, limitação dos movimentos mandibulares e maloclusão de classe I de Angle. A análise facial revelou falta de exposição dos incisivos, pouca projeção mandibular e sutil excesso vertical do mento. Na história da doença atual, relatou a presença de estalidos em ambas articulações e eles desapareceram dando lugar à limitação dos movimentos. Após os exames, foi dada à paciente a hipótese de diagnóstico de desarranjo temporomandibular por deslocamentos de ambos discos articulares sem redução, confirmado pelas imagens de ressonância magnética nuclear.

A Fig. 25.35A e B apresenta a vista frontal e lateral direita: sutil assimetria mandibular, ligeiro excesso vertical do mento e linha queixo-pescoço curta.

Veja as fotos intrabucais (Fig. 25.36A a C) que mostram maloclusão de classe I de Angle, com apinhamento e ligeira mordida aberta anterior com cruzamento posterior.

Note na Fig. 25.37, RNM mostrando o disco articular deslocado anteriormente ao côndilo mandibular.

Como havia possibilidade de estar diante de uma mordida aberta escondida pela ação muscular, o que seria a causa das dores faciais, estabeleceu-se como protocolo de confirmação de diagnóstico uma placa desprogramadora miorrelaxante como preconizada por Roth (1981). Como os discos não estavam interpostos, o tempo de uso foi prorrogado para que a PCA fosse adequadamente estabelecida. Desta forma se preconizou o uso por, pelo menos, dez meses. A paciente foi advertida de todos os riscos, até mesmo da possibilidade de cirurgia ortognática para correção da deformidade.

Tomados todos os registros, foi instalada uma placa de desprogramação e a posição mandibular foi monitorada

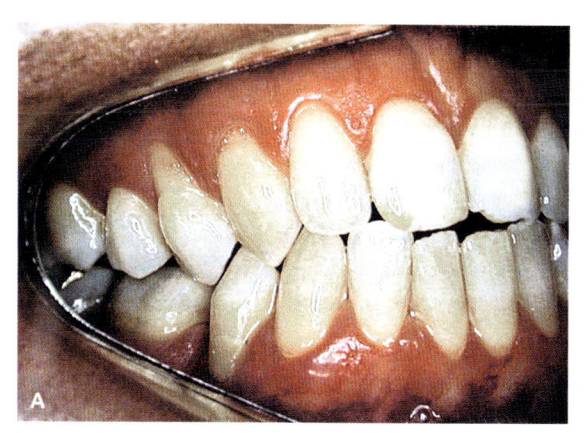
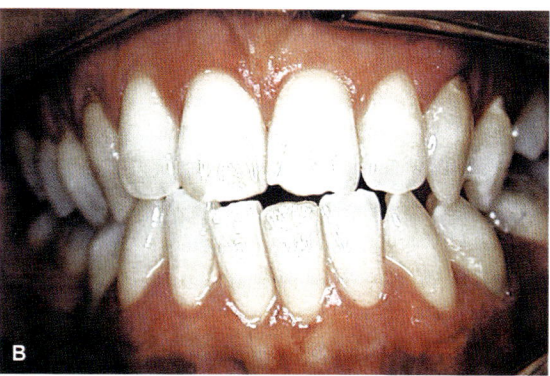
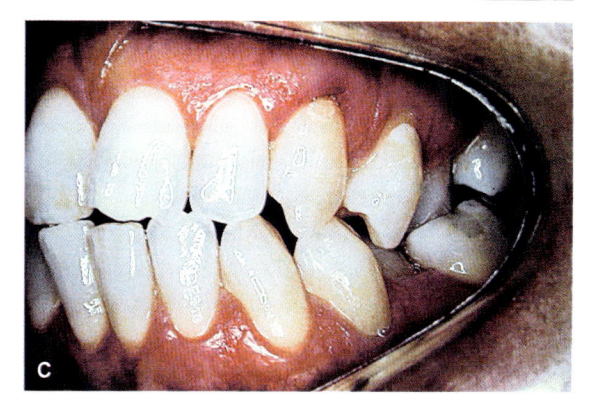

Fig. 25.36A a **C** Oclusão inicial do paciente.

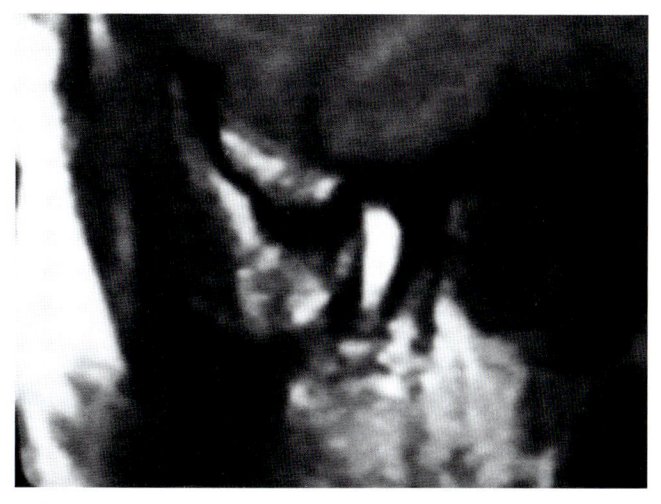

Fig. 25.37 Ressonância magnética mostrando disco deslocado e invariável.

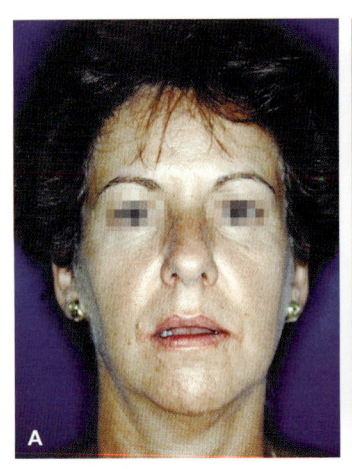
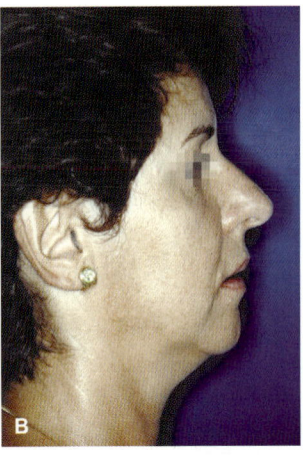

Fig. 25.38A e **B** Vista lateral e frontal do paciente após desprogramação.

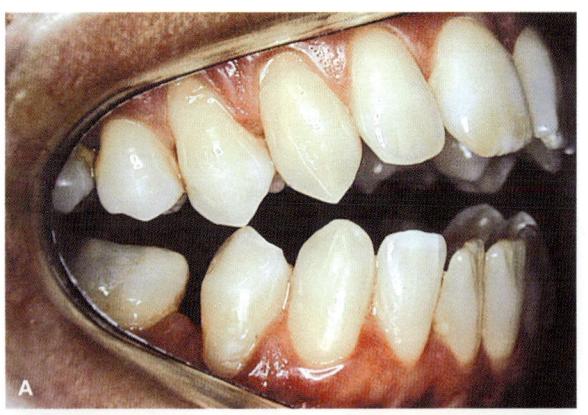

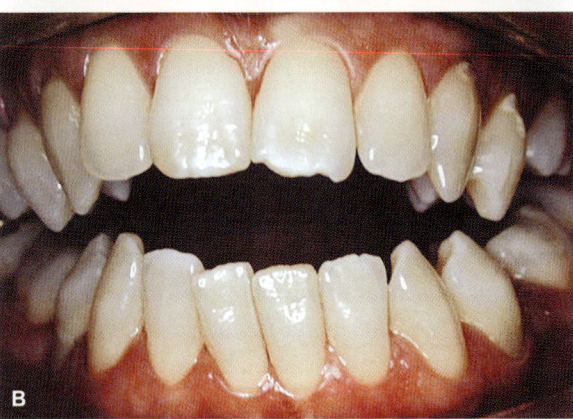

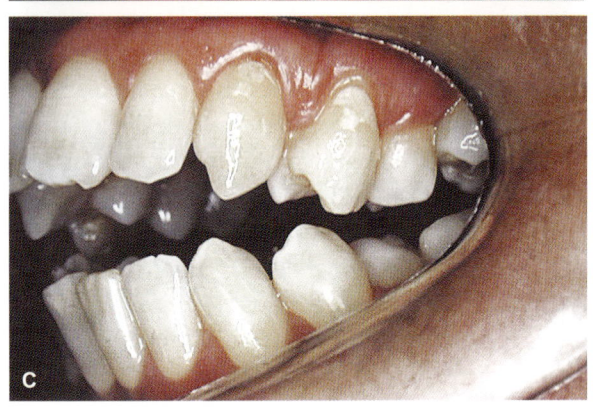

Fig. 25.39A a **C** Note a mordida aberta após desprogramação neuromuscular.

por meio de indicador da posição condilar (CPI) por vários meses. A amplitude dos movimentos foi monitorada mediante traçados axiográficos periódicos.

O diagnóstico e planejamento foram realizados depois de constatada estabilidade da posição condilar e de os sintomas estarem ausentes.

A montagem dos modelos evidenciou uma severa mordida aberta anterior.

Na Fig. 25.38A e B, veem-se fotos extrabucais após desprogramação, denotando uma piora na face, em virtude da incompetência labial criada pela mordida aberta anterior à falta de exposição dos incisivos superiores, aumento da altura facial inferior (AFAI).

Veja as fotos intrabucais após desprogramação (Fig. 25.39A a C) e compare-as com as de pré-desprogramação nas Fig. 25.36A a C.

Essas fotos denotam classe II de Angle com uma severa mordida aberta anterior.

Note a melhora na funcionalidade pela trajetória condilar detectada pelos exames axiográficos (Fig. 25.40A e B).

A monitoração da posição condilar tornou evidente a diferença entre a máxima intercuspidação habitual e a PCA (já que não era possível a RC) (Fig. 25.41A e B).

Na Fig. 25.42 pode-se ver a placa desprogramadora utilizada pela paciente 24 horas por dia, por um período total de 12 meses. Deve-se salientar que o tempo para desprogramação é cerca de três meses, contudo como não havia discos interpostos foi necessário reposicionar os côndilos mais lentamente sobre os tecidos retrodiscais (havia deslocamentos dos discos articulares em ambas articulações).

Nessas condições é importante salientar que a paciente estava completamente livre de todos os sintomas e com estabilidade oclusal na placa.

A Fig. 25.43A e B mostra as telerradiografias antes e depois da desprogramação.

As tomografias pré-cirúrgicas (Fig. 25.44A a C), foram tomadas após desprogramação e com a placa em posição (Fig. 25.44B), evidenciando a ausência de qualquer processo degenerativo nos côndilos e um posicionamento adequado em relação à fossa articular.

A radiografia panorâmica (Fig. 25.45) confirma a impressão clínica e as medidas dos modelos realizadas na plataforma de Erickson, evidenciando a diferença de altura entre os ramos mandibulares.

A análise facial mostrou AAFI aumentada e linha queixo-pescoço deficiente. Considerando-se a situação das

REGISTRO DA TRAJETÓRIA AXIAL

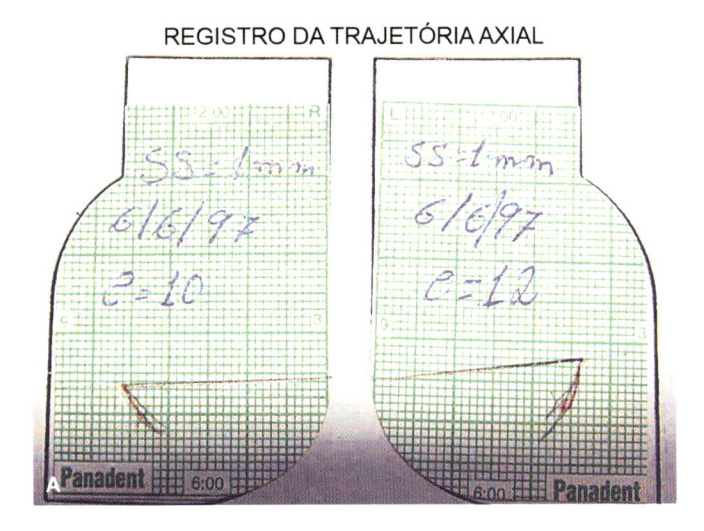

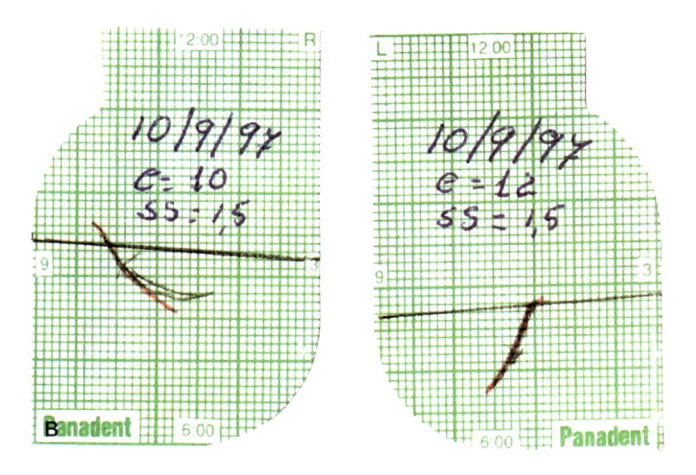

Fig. 25.40A e B Compare no exame axiográfico a melhora da trajetória condilar após a desprogramação.

POSIÇÃO VERTICAL DO CÔNDILO

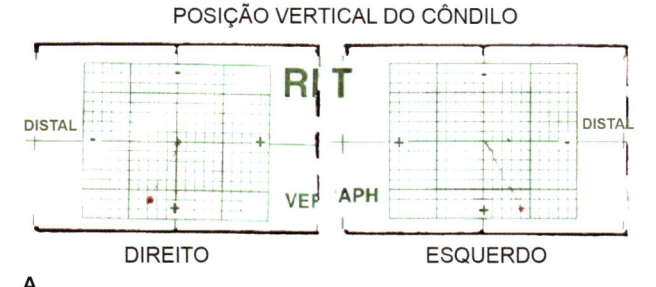

DIREITO   ESQUERDO

A

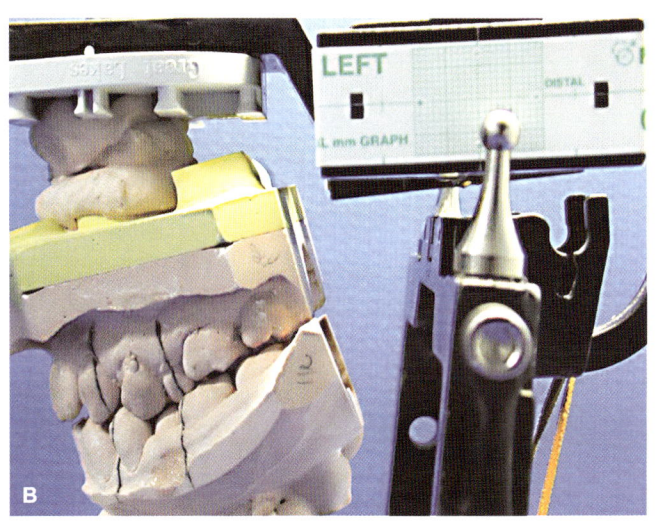

Fig. 25.41A e B Dispositivo do articulador permite o controle da posição vertical e outra posterior do côndilo.

ATMs com côndilos pequenos, discos articulares deslocados, o planejamento apontou para um tratamento ortodôntico-cirúrgico, com segmentação da maxila em três pedaços, aumento transversal, impactação da região posterior com avanço dela e autorrotação mandibular em torno do eixo cinemático. Ainda que a mandíbula fosse assimétrica e a linha queixo-pescoço deficiente, ela minimizaria com mentoplastia de avanço e diminuição da altura. O plano visava a atender às expectativas do paciente (cirurgia menos invasiva possível, priorizando a remissão dos sintomas) e poupando as ATMS mediante a diminuição da pressão intra-articular, mesmo que a maxila fosse reposicionada assumindo a assimetria mandibular com uma consequente inclinação do plano oclusal na vista frontal.

A Fig. 25.46 mostra o traçado preditivo do caso em questão.

Vista transoperatória mostrando o início da osteotomia Le Fort I, com segmentação entre o lateral e canino (Fig. 25.47).

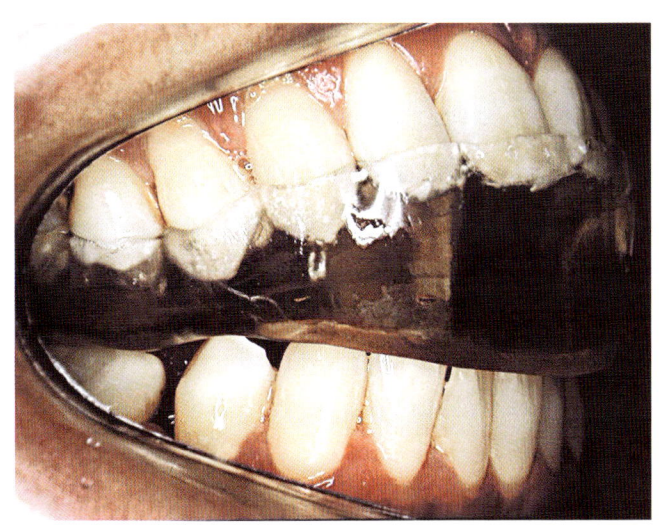

Fig. 25.42 Placa do programador usada 24 horas por dia a fim de se obter uma pseudodixoarticulação.

Nas fotos do pré e imediato pós-operatório (Fig. 25.48A e B), observe o preparo segmentado no pré-operatório e o nivelamento dele por meio do ato cirúrgico.

Note o aumento da exposição dos incisivos que torna a face mais jovial (Fig. 25.49A e B).

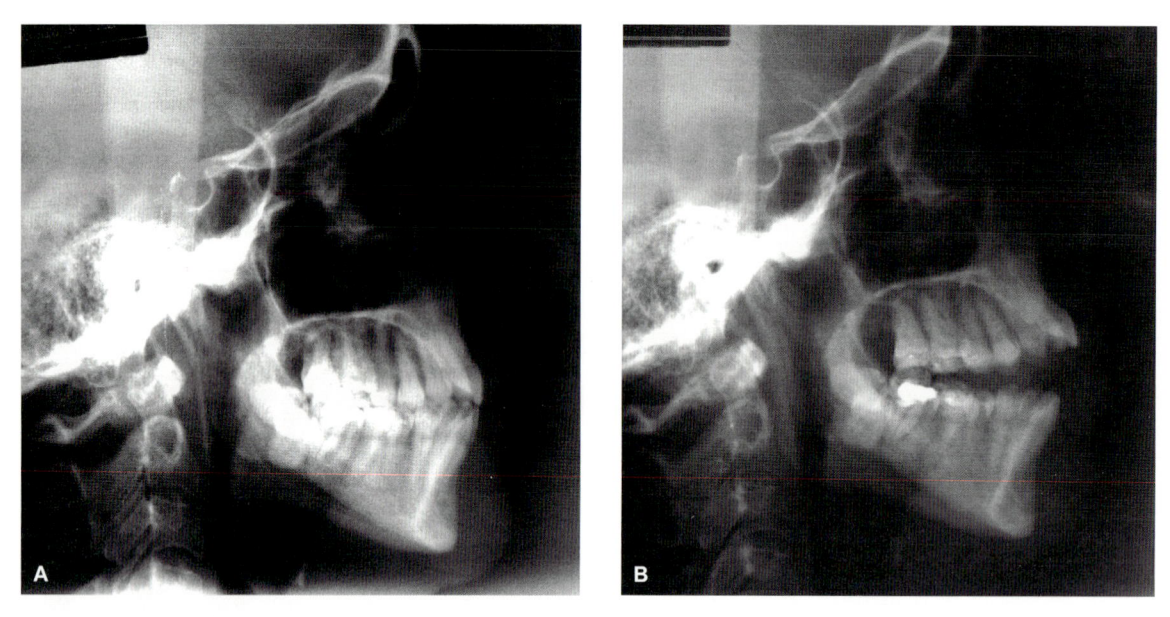

Fig. 25.43A e **B** Diferenças entre relação central adaptada oclusão central na telerradiografia lateral.

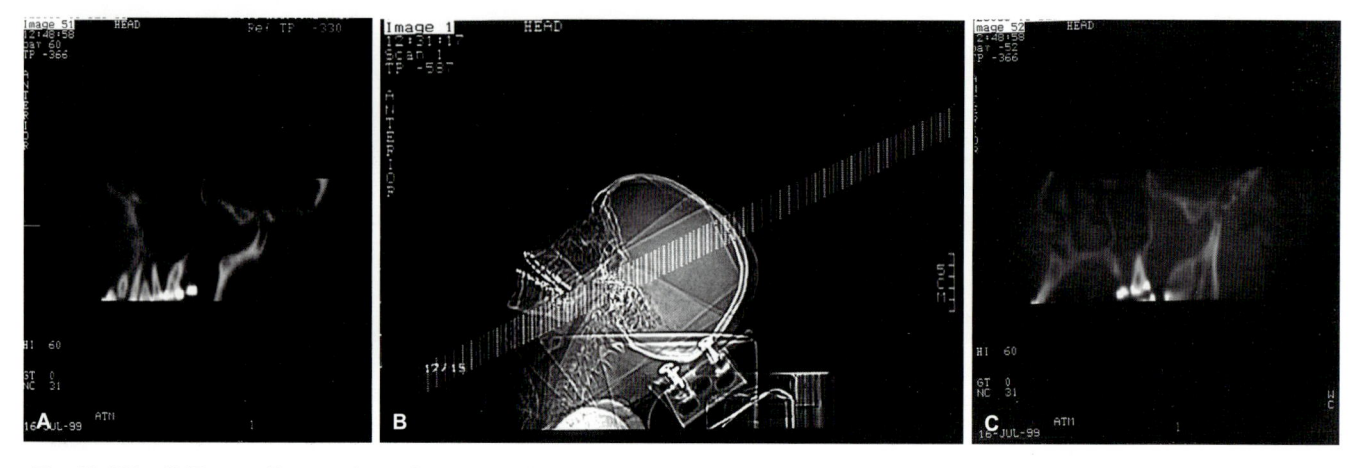

Fig. 25.44A a **C** Tomografias corroborando com a evolução clínica, mostrando ausência de sinais de remodelação condilar, assentamento do côndilo na fossa com o paciente com mordida aberta.

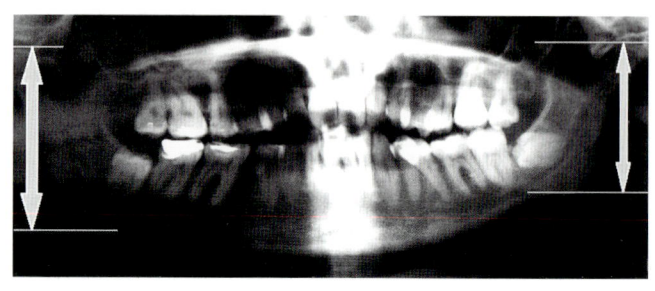

Fig. 25.45 Radiografia panorâmica.

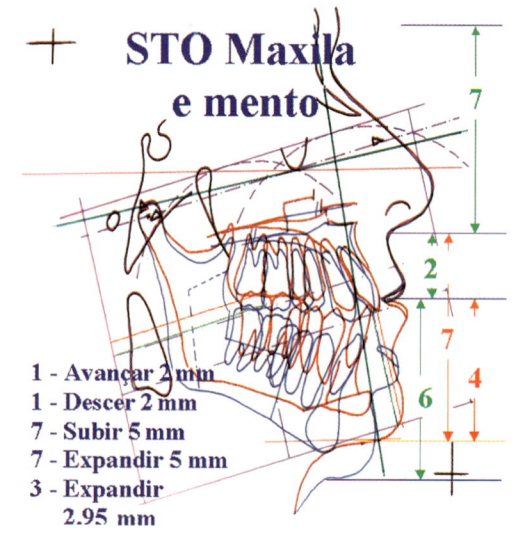

Fig. 25.46 Planejamento inicial.

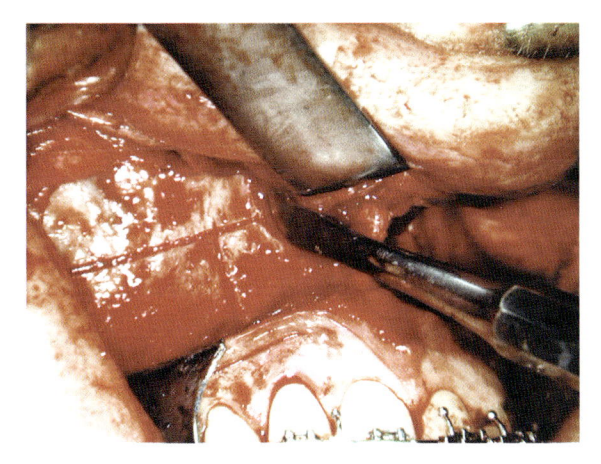

Fig. 25.47 Foto transoperatória.

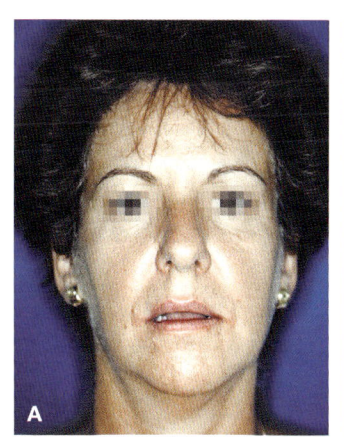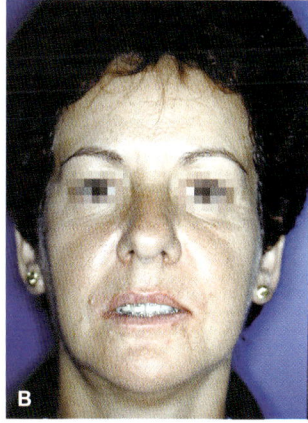

Fig. 25.49A e B

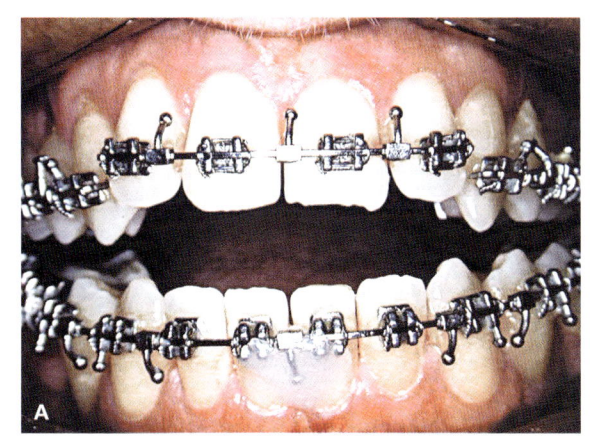

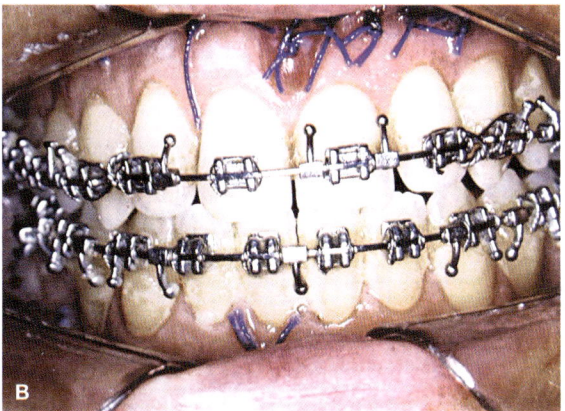

Fig. 25.48A e B

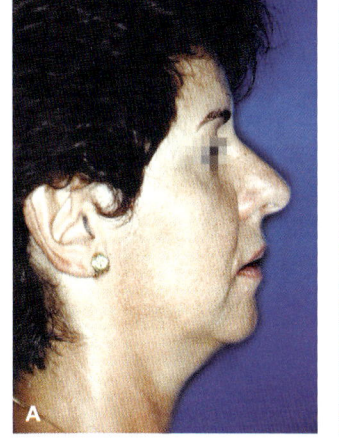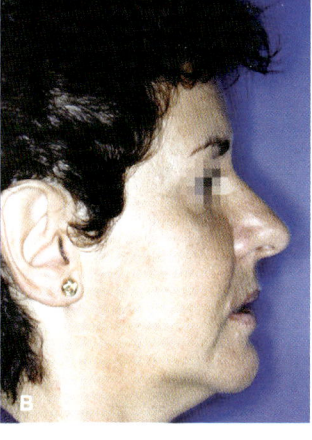

Fig. 25.50A e B

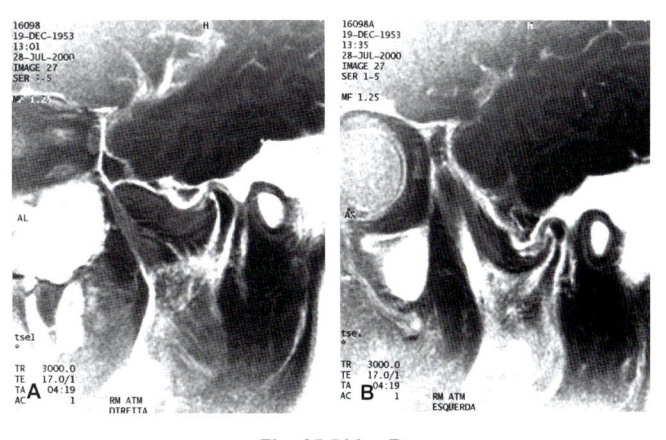

Fig. 25.51A e B

Na vista de perfil, note a melhora da linha mentocervical à custa da mentoplastia de avanço e a autorrotação mandibular em virtude da impacção da região posterior da maxila (Figs. 25.50A e B).

Ressonância magnética de controle (um ano) mostrando os côndilos bem posicionados na fossa articular e com os discos articulares anteriorizados. Deve-se lembrar que a paciente foi reabilitada numa postura cêntrica adaptada (PCA) (Fig. 25.51A e B).

A Fig. 25.52A a E mostra a vista frontal e oclusão dois anos após remoção dos aparelhos; não foram utilizadas contenções ortodônticas. Um ajuste oclusal de refinamento foi realizado tornando a oclusão mais estável.

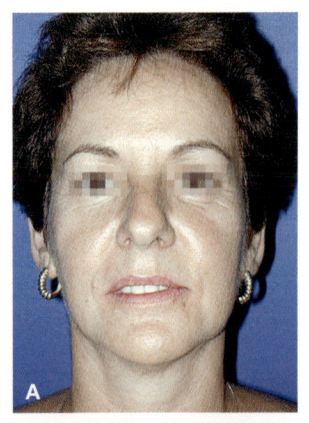

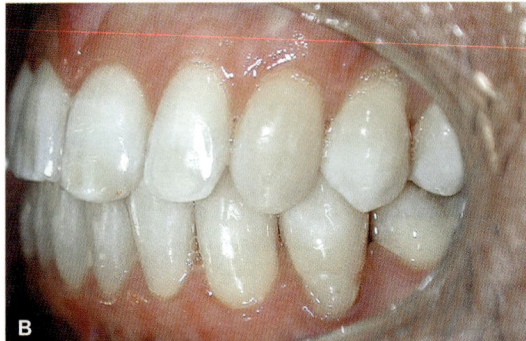

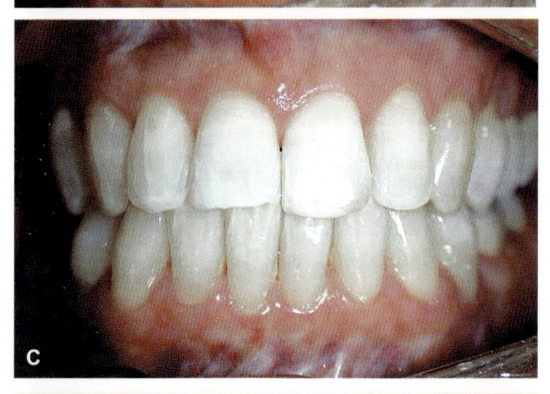

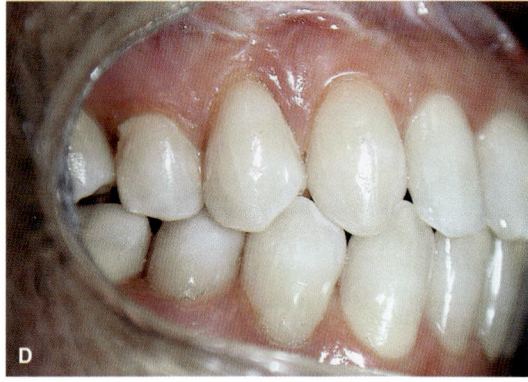

Fig. 25.52A a D

Caso clínico 3 (relação cêntrica com o disco reposicionado cirurgicamente)

A paciente A.C.T., de 18 anos, apresentou-se à clínica tendo como queixa principal dores orofaciais, estalos na ATM e um sorriso gengival que em muito a desagrada-

va. Apesar de ter realizado tratamento ortodôntico nos últimos quatro anos, não estava satisfeita com o resultado funcional e estético. No exame físico geral, a paciente apresentava-se em bom estado geral, lúcida, orientada e corada, sem nenhuma alteração digna de nota. No exame locorregional da face, ela se mostrava com incompetência labial em virtude do excesso vertical da maxila, com consequente sorriso gengival agravado por uma assimetria no eixo Z. Falta de projeção sagital da mandíbula, com relacionamento oclusal classe II de Angle, e estalos bilaterais recíprocos da ATM também foram observados.

A Fig. 25.53A e B mostra incompetência labial acompanhada de sorriso gengival assimétrico.

A Fig. 25.54A e B apresenta a falta de projeção sagital da mandíbula acompanhada de um plano mandibular inclinado.

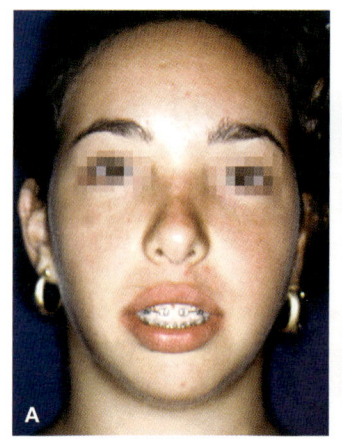
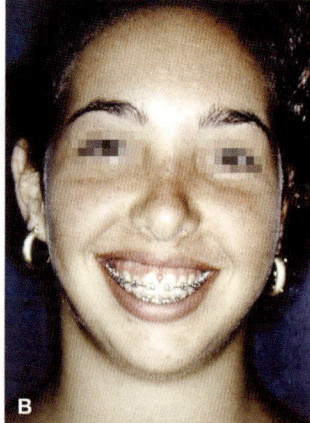

Fig. 25.53A e B Incompetência labial.

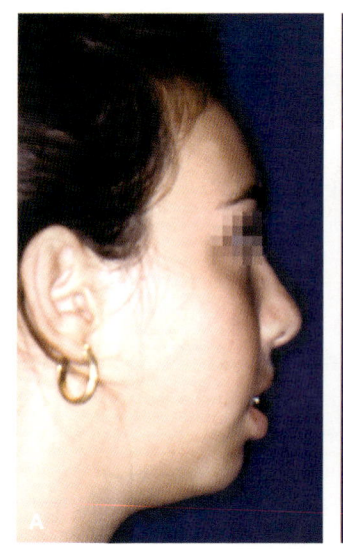
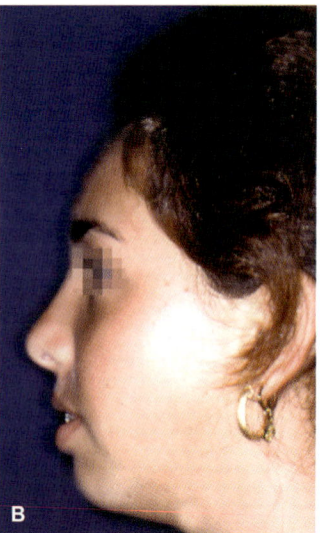

Fig. 25.54A e B

A Fig. 25.55A e B demonstra relação oclusal classe II.

Após solicitar exames complementares de rotina e, entre eles, ressonância magnética, que confirmou o deslocamento anterior do disco articular com redução, foi executado o seguinte planejamento:

1. Nivelamento e alinhamento das arcadas até se chegar a um arco 21×25 travado no *slot*.
2. Reposicionamento dos discos articulares e simultâneo avanço de mandíbula com rotação do plano oclusal no sentido anti-horário, corrigindo o eixo Z, diminuição da altura maxilar na região anterior e aumento na posterior, mantendo a posição ântero-posterior do ponto A através da segmentação da maxila.

Optou-se, nesse caso, pelo reposicionamento cirúrgico dos discos articulares, em virtude da necessidade de avanço e da simultânea rotação no sentido anti-horário da mandíbula, essencial para se alcançarem os objetivos estéticos do procedimento, mas que leva a um aumento da pressão articular.

A Fig. 25.56A e B mostra o desenho esquemático do uso de miniâncoras para estabilização do disco articular.

Traçado preditivo mostrando as mudanças dentoesqueletais pretendidas para a paciente (Fig. 25.57).

A Fig. 25.58A e B apresenta a cirurgia de modelo para confecção do guia cirúrgico, caso se iniciasse a cirurgia pela maxila, e a cirurgia de modelo utilizada para começar a cirurgia pela mandíbula. Note o quanto a rotação no sentido anti-horário aumenta a projeção sagital da mandíbula (Fig. 25.57).

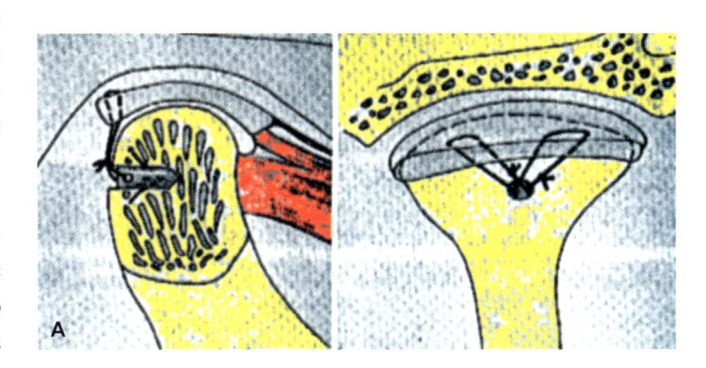

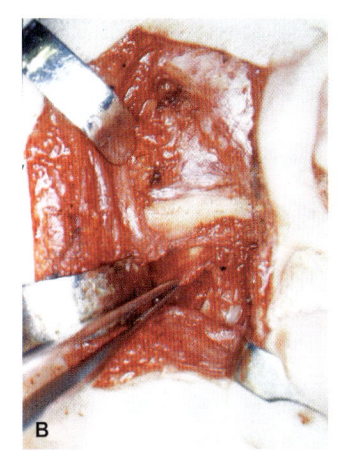

Fig. 25.56A e B

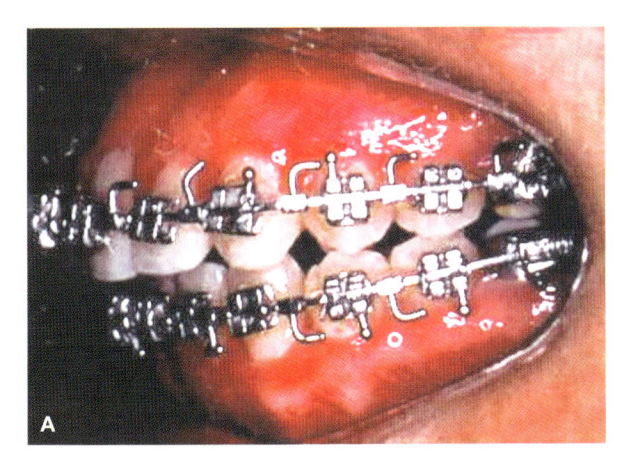

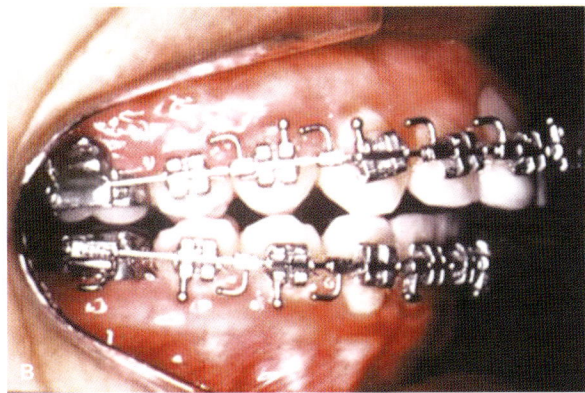

Fig. 25.55A e B

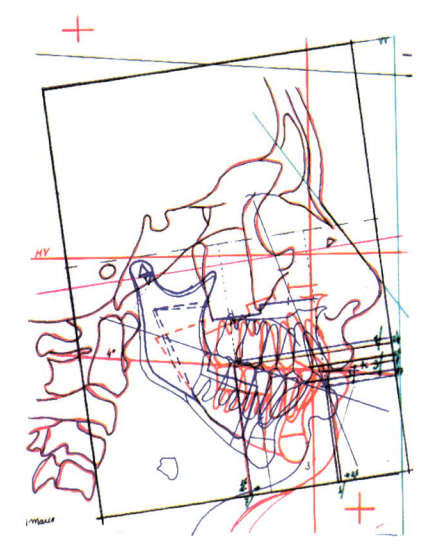

Fig. 25.57

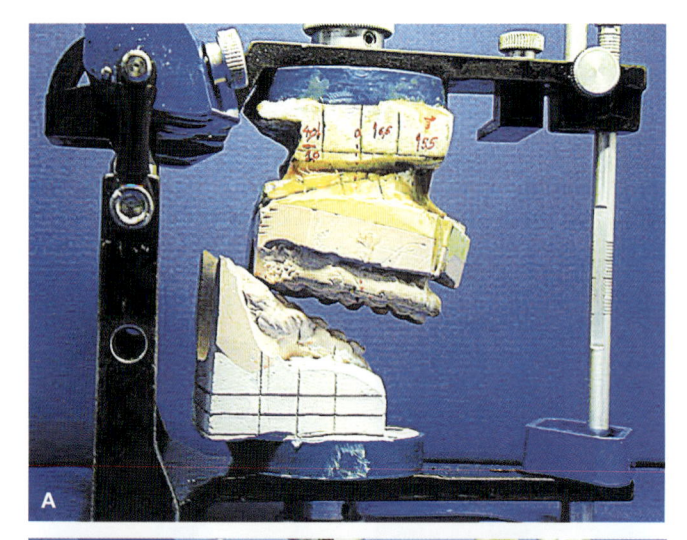

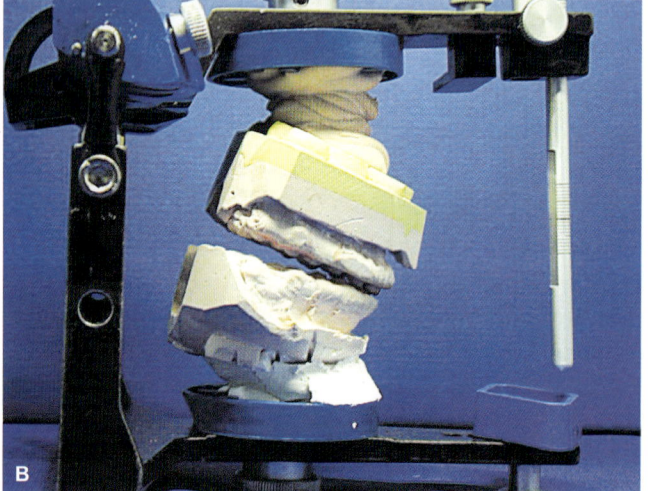

Fig. 25.58A e B

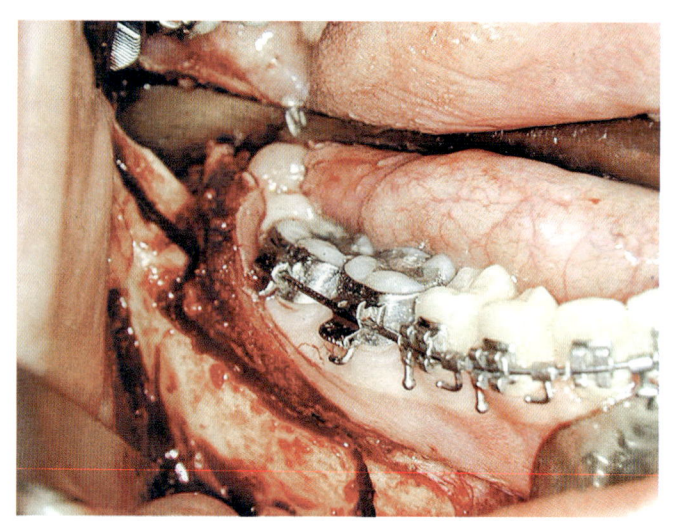

Fig. 25.59

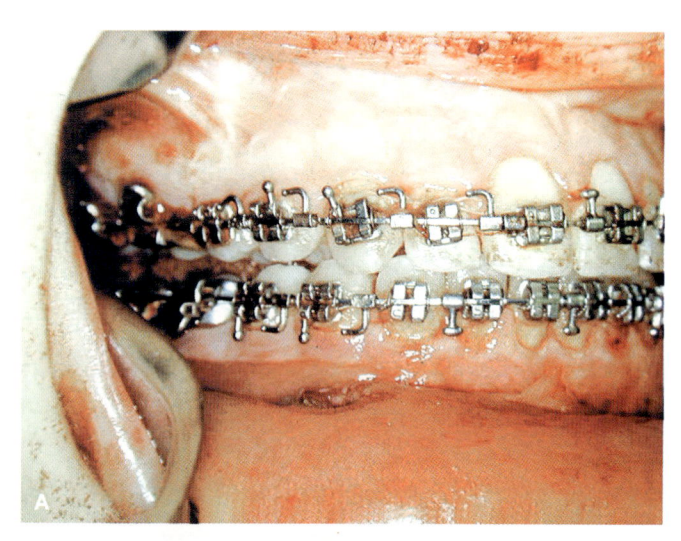

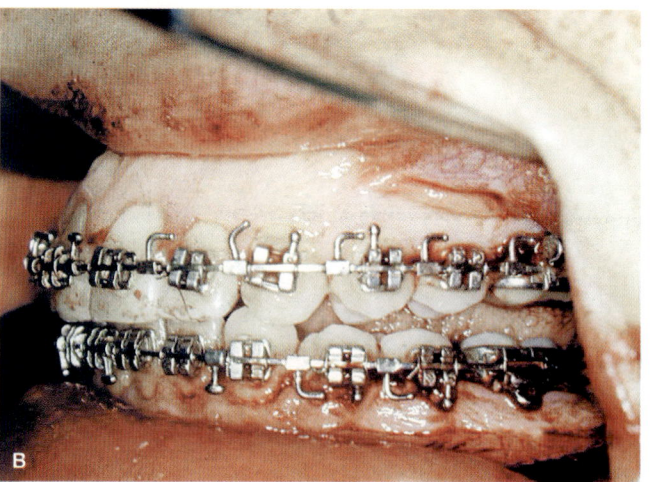

Fig. 25.60A e B

A Fig. 25.59 mostra uma vista transoperatória da osteotomia momentos antes da separação sagital.

A Fig. 25.60A e B apresenta a mordida aberta posterior bilateral, sendo a do lado esquerdo maior, a fim de que quando se soltar a maxila tenha-se a rotação no sentido anti-horário e a correção do eixo Z.

Na Fig. 25.61A e B há um esquema mostrando que para se ter precisão em executarmos aquilo que se planeja há a necessidade de uma referência posterior e um ponto externo fixo como referência anterior. A referência posterior são as articulações temporomandibulares com os côndilos devidamente assentados nas fossas articulares do osso temporal. Como referência externa, utiliza-se um microparafuso posicionado na glabela e mede-se a distância dele até os incisivos antes do início das osteotomias.

A Fig. 25.62A e B apresenta as vistas frontal, pré e pós-operatórias (dois anos) mostrando sorriso gengival assimétrico corrigido.

A Fig. 25.63A e B apresenta as vistas do perfil pré e pós-operatórias (dois anos).

As Figs. 25.64 a 25.65A e B mostram a abertura, a protrusão e as lateralidades direita e esquerda dois anos após tratamento.

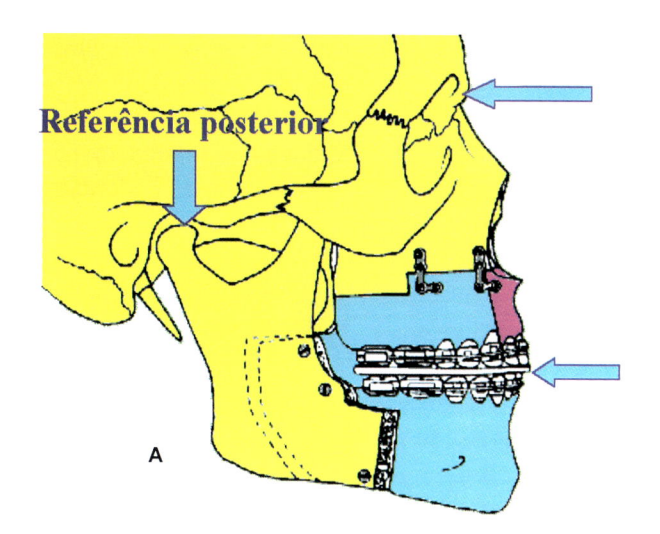

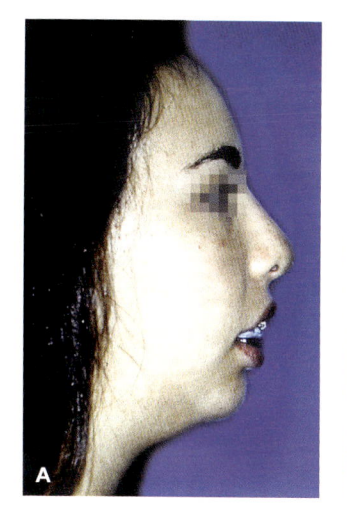
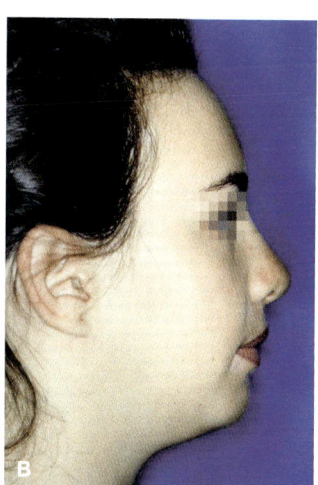

Fig. 25.63A e B

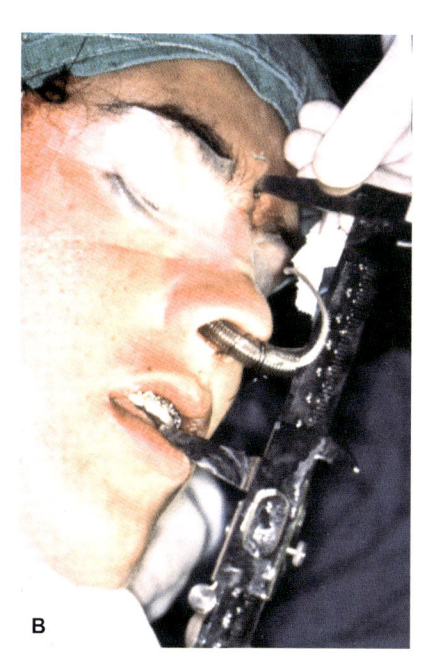

Fig. 25.61A e B

ANÁLISE DOS MODELOS

A análise dos modelos em gesso se constitui em importante elemento de diagnóstico e planejamento. A avaliação da oclusão nos casos ortodôntico-cirúrgicos difere daqueles puramente ortodônticos. Nesses últimos deve-se avaliar nos modelos a oclusão instalada no paciente e, nos casos cirúrgicos, o que se avalia são os modelos descontando-se as discrepâncias esqueletais, que serão corrigidas cirurgicamente.

O objetivo é obter, com os modelos nas mãos, o melhor encaixe possível, procurando observar as discrepâncias transversais, verticais (Spee), de modelos (apinhamentos), de Bolton (tamanho dentário), que impeçam a oclusão adequada dos modelos.

Medir a discrepância de modelos e observar a quantidade de periodonto existente, bem como verificar a quantidade da curva de Spee, constituem-se em elementos importantes para o êxito do preparo e estabilidade do caso após o tratamento. É preciso enfatizar que os dentes devem ocupar o espaço a eles reservado na denominada zona verde, isto é, estar em equilíbrio entre a musculatura perioral e a língua.

As protrusões dentárias, que se traduzem em quantidade de espaço requisitado para a retração, com o fim de posicionar adequadamente os incisivos e os lábios, devem ser observadas.

A obtenção dos modelos com um excelente encaixe nas mãos após o preparo elimina a exigência de uma placa de intercuspidação ao final da cirurgia (*splint final*). Essa é requerida quando o preparo ortodôntico não obtém o suficiente engrenamento dentário; trata-se de

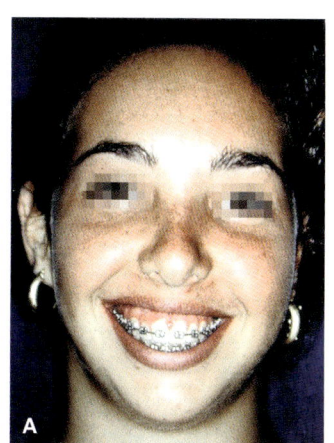
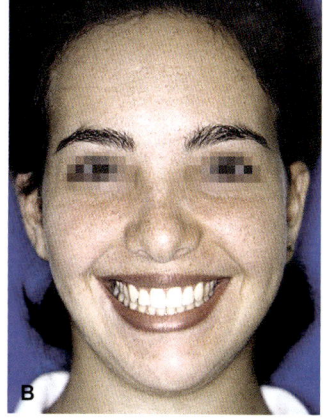

Fig. 25.62A e B

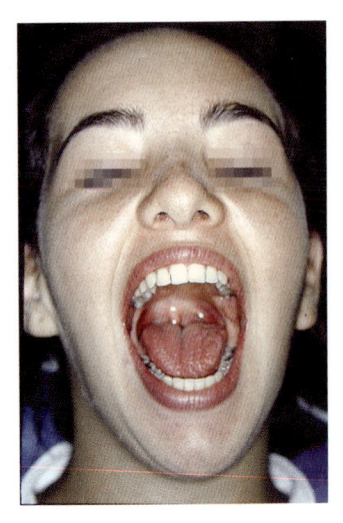

Fig. 25.64

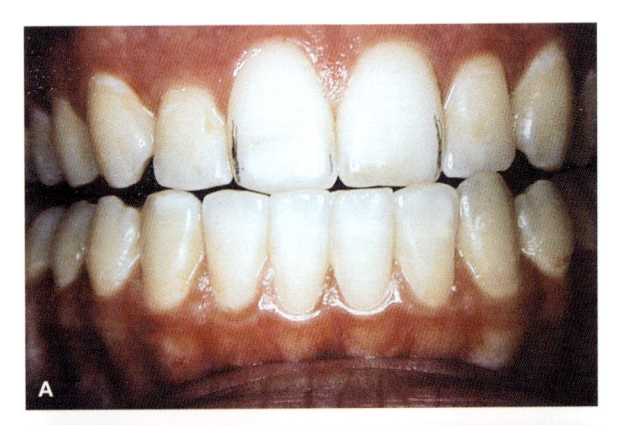

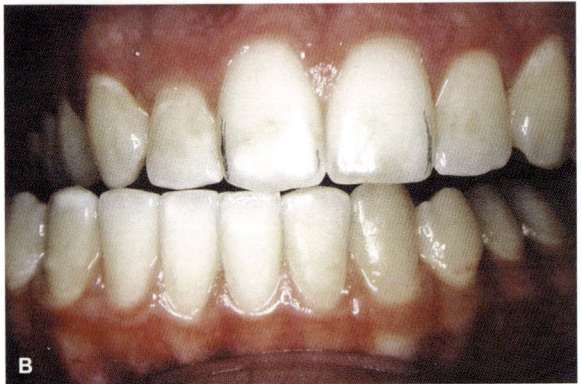

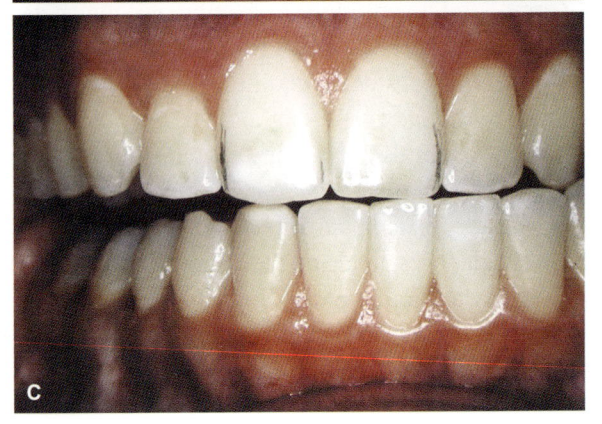

Fig. 25.65A a **C** Protusão em lateralidade pós tratamento.

uma situação usual em casos em que há limitações de movimentação ortodôntica, como ausência de osso alveolar para uma movimentação efetiva em locais onde houver perdas de elementos dentários precocemente ou migrações dentárias que inviabilizam um acoplamento da oclusão por meios ortodônticos. Essas limitações devem ser revistas com cautela no início da abordagem ortodôntica. Um ajuste oclusal pré-cirúrgico pode ser necessário para se obter uma melhor interdigitação dos dentes, visando a acoplar adequadamente os arcos dentários ao final da cirurgia.

A análise dos modelos deve ser acompanhada pela visualização dos objetivos de tratamento ortodôntico, em que poderão ser conferidas as movimentações ortodônticas sagitais dos incisivos, necessárias no preparo pré-cirúrgico.

Para ilustrar os requisitos de preparo ortodônticos para a cirurgia ortognática, abordar-se-á o assunto por planos de visualização a partir dos problemas transversais, verticais e sagitais.

Questões transversais

A abordagem para correção da mordida deve priorizar as questões transversais, uma vez que são as mais instáveis segundo a hierarquia de estabilidade cirúrgica proposta por Proffitt et al. (1996). Além disso, o diagnóstico diferencial deve ser adequadamente efetuado, pois existem problemas transversais dentários, esqueletais e uma combinação de ambos. Os problemas dentoalveolares são facilmente solucionados com expansões dentárias que podem ser realizadas através dos arcos de nivelamento superior e inferior com a correta coordenação interarcos.

Problemas esqueletais e dentoesqueléticos, contudo, exigem um procedimento de expansão rápida da maxila, que pode ser instituído em pacientes jovens, em que não tenha havido a calcificação da rafe palatina.

Problemas de atresia maxilar, em que a mordida cruzada dentoesquelética posterior está presente, são por si só facilmente detectáveis; contudo, em classes II esqueléticas por deficiência mandibular, onde o avanço mandibular leva ao cruzamento da mordida na região posterior em função da atresia maxilar e do problema sagital, esses problemas correm o risco de passarem despercebidos. Em situações em que se confirme atresia esqueletal, indica-se uma expansão rápida maxilar, que poderá ser com ou sem cirurgia, dependendo da idade do paciente. Deve-se salientar a importância de se detectar precocemente essa atresia que está mascarada nos casos de classe II esquelética por deficiência mandibular. Isso ocorre em virtude de o formato dos arcos convergir para anterior, portanto, à medida que ocorre o avanço mandibular e a sobressaliência vai sendo corrigida, a porção posterior do arco vai cruzando. Dessa forma, o ortodontista, quando diante do problema transversal da maxila, deve instituir o tratamento de imediato, pois estará colaborando no sentido de se evitar a expansão rápida cirurgicamente assistida exigida na idade adulta.

Deve-se salientar que, existem duas abordagens cirúrgicas para os problemas transversais da maxila: a primeira diz respeito àqueles casos de atresia severa com necessidade de expansão maior que 10 mm. Nessas circunstâncias se faz necessária a implantação de aparelho do tipo Hirax com uma ancoragem dentária adequada e cirurgia para liberação das suturas para permitir a expansão da maxila. Outra situação enquadra casos de atresia com necessidade de expansão menor que 10 mm, em que em apenas um tempo cirúrgico podem ser a expansão e o concomitante movimento sagital e vertical desejado para o caso em questão.

As osteotomias Le Fort I com expansão simultânea tornaram-se muito mais estáveis e flexíveis no que se refere à quantidade de expansão, quando dividimos a mucosa palativa.

As figuras 25.67C e D ilustram um caso de atresia maxilar transversal severa, com suave retrusão e acompanhada de retrognatismo mandibular grave em paciente adulto do sexo masculino, em que foi realizada cirurgia para permitir a expansão rápida da maxila e, após o preparo ortodôntico, uma outra cirurgia de avanço mandibular com redução do mento.

Deve-se salientar que, se a expansão rápida tivesse sido realizada com o paciente ainda jovem, não ocorreria o problema transversal e ele não necessitaria submeter-se a duas intervenções cirúrgicas. Esse problema também influenciou no planejamento, pois a análise facial apontou para um avanço de maxila que deveria ser realizado concomitantemente com o avanço mandibular e a redução de mento; contudo, para se evitar uma segunda cirurgia na maxila, a equipe, com o consentimento do paciente, optou pelo avanço de mandíbula e redução do mento, deixando a maxila na posição original anterior e posteriormente. Esse caso ilustra bem a importância de se ouvir o paciente. As críticas a esse planejamento devem considerar, além do ideal de estética facial, o desejo do paciente que, sendo cirurgião-dentista, se opunha drasticamente a submeter-se à osteotomia tipo Le Fort I.

O que impede a realização das cirurgias de expansão rápida e de avanço mandibular num único tempo cirúrgico consiste no fato de que a cirurgia de avanço mandibular utiliza a maxila como guia (*template*) para o posicionamento mandibular e a atresia maxilar severa (maior que 5 mm) impede o ajuste da oclusão nessas circunstâncias. Essa análise é facilmente verificada no estudo dos modelos.

Deve-se salientar que hoje por meio do aprimoramento das técnicas cirúrgicas, com a divisão da mucosa palatina, permite-se um aumento na quantidade de expansão a ser realizada num único tempo cirúrgico.

No caso citado, o aparelho de escolha foi o Hirax em virtude de não comprimir a mucosa palatina, fato que pode induzir à necrose na área.

A seguir, o protocolo seguido nesse caso:

1. Instalação do Hirax.
2. Cirurgia Le Fort I subtotal.
3. A expansão do parafuso iniciou-se na semana posterior à cirurgia, com 1 mm de avanço por dia, o que corresponde a 2/4 de volta pela manhã e 2/4 de volta à noite, perfazendo um total de uma volta por dia, até que se verifique uma sobrecorreção posterior, em que se possam visualizar as pontas das cúspides palatinas dos molares superiores em oclusão com as pontas das cúspides vestibulares dos molares inferiores. A abertura da rafe pode ser visualizada pelo diastema entre os incisivos centrais.
4. Contenção por seis meses com o próprio Hirax.
5. Montagem do aparelho inferior.
6. Remoção do Hirax.
7. Montagem do aparelho fixo superior.
8. Nivelamento e alinhamento até um arco retangular com fio 0215 × 0275, com ganchos soldados no arco.
9. Obtenção de modelos para verificação do preparo.
10. Cirurgia de avanço mandibular com redução sagital do mento.
11. Finalização ortodôntica; com recolagem, com arcos ideais, intercuspidação e remoção dos aparelhos.

Como o caso em questão é atípico, pois apresenta ausência de molares não possuindo apinhamentos, o preparo ortodôntico foi planejado sem exodontias e, após a remoção, a oclusão passou por ajustes oclusais de refinamento que incluíram, além dos desgastes, a reconstrução das oclusais de alguns dentes.

A cirurgia de avanço mandibular foi facilmente realizada, sem a necessidade de montagens ou confecção de placas de mordida.

O objetivo do preparo ortodôntico foi obter modelos encaixados com a máxima intercuspidação possível, de modo que sejam estáveis. A importância dessa estabilidade reside no fato de que após a cirurgia sagital mandibular

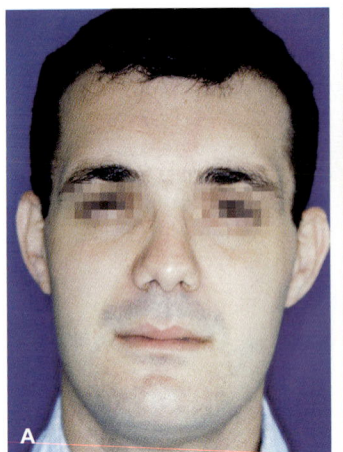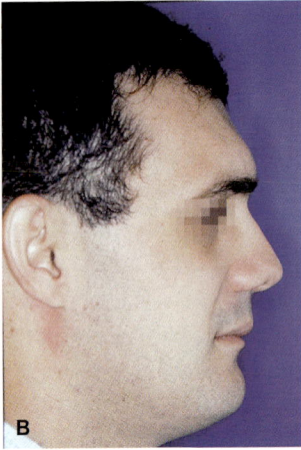

Fig. 25.66A e B

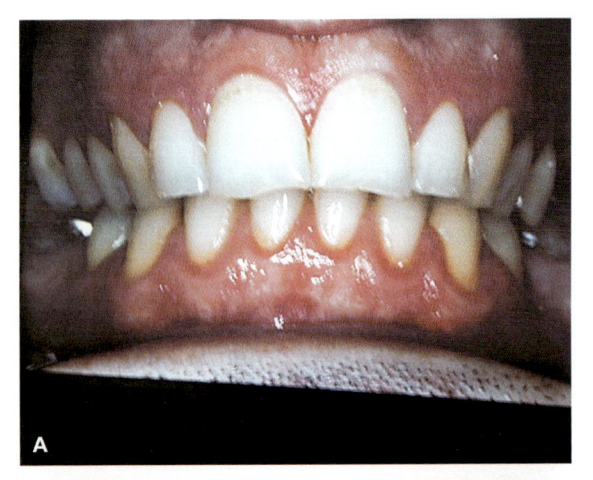

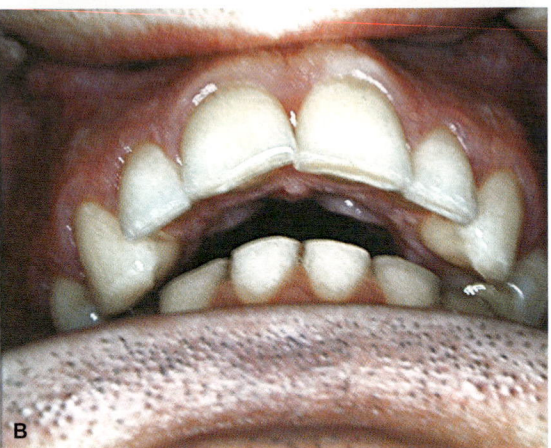

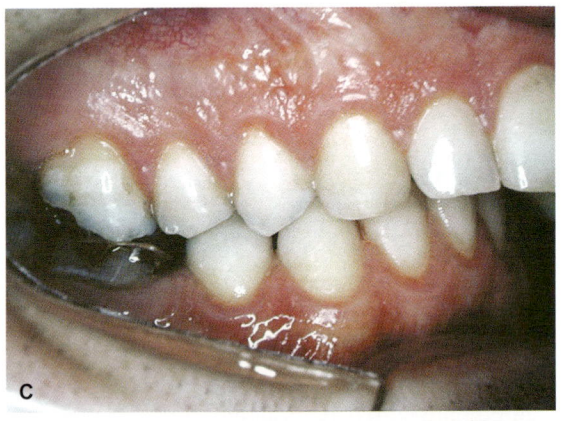

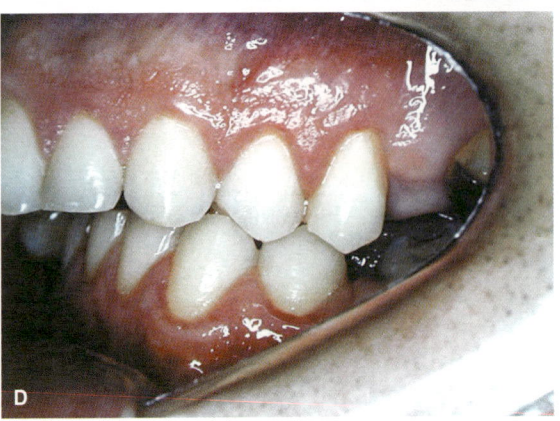

o cirurgião deverá fazer um bloqueio transcirúrgico com o arco dentário inferior intercuspidado com o superior. Após a fixação rígida e a remoção do bloqueio, a mordida deve ser testada.

A retomada do tratamento ortodôntico ocorreu um mês após a cirurgia.

A Fig. 25.66A e B apresenta fotos extrabucais mostrando o bom relacionamento vertical, a suave deficiência de maxila e o retrognatismo mandibular disfarçado pelo excesso do mento.

As fotos intrabucais (Fig. 25.67A e B) mostram uma severa CL II divisão 1 com o respectivo trespasse horizontal. Note que nessas circunstâncias não se verifica o cruzamento posterior da mordida.

Atresia da maxila pode ser notada nas fotos oclusais de maxila e mandíbula (Fig. 25.68A e B).

A Fig. 25.69 mostra o aparelho Hirax instalado antes da cirurgia.

A foto intraoperatória (Fig. 25.70) mostra o desenho da osteotomia realizada em degrau, para alívio das suturas.

A Fig. 25.71 apresenta a vista frontal intrabucal mostrando o diastema obtido após 15 dias do início da expansão. Esse diastema se fecha sem auxílio de aparelho em cerca de 4 a 5 meses.

As fotos frontais (Fig. 25.72A e B), antes e após o tratamento.

A Fig. 25.73A e B mostra as fotos de perfil com o resultado estético obtido após o tratamento.

Note que, por apresentar um plano oclusal baixo e um mento saliente, a extrema Cl II da oclusão não se reflete na estética facial. Graças a uma mentoplastia de recuo, consegue-se a correção da mordida sem prejuízo da estética facial, que poderia ser melhorada consistentemente com uma cirurgia bimaxilar, não aceita pelo paciente.

Fig. 25.67A a D Classe II severa.

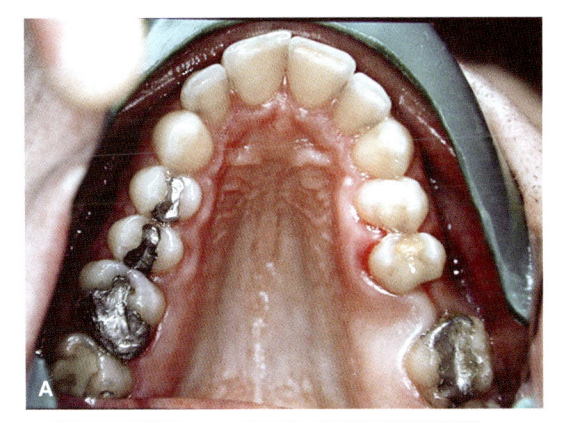

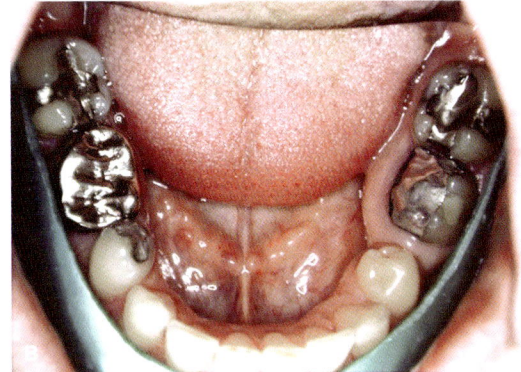

Fig. 25.68A e B

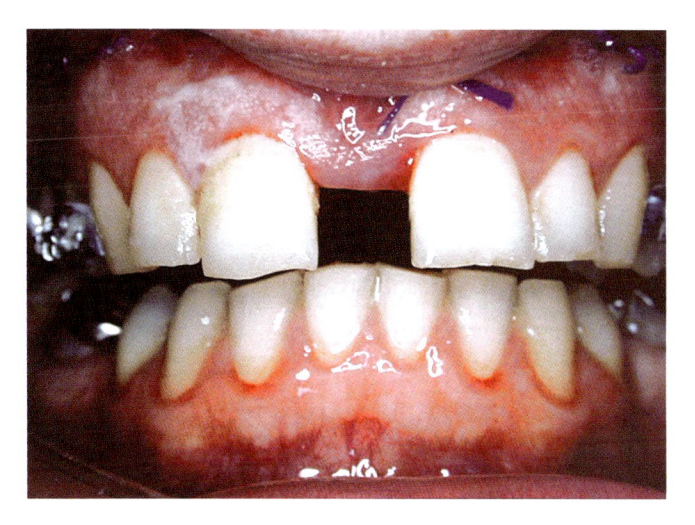

Fig. 25.71 Vista frontal e diastema.

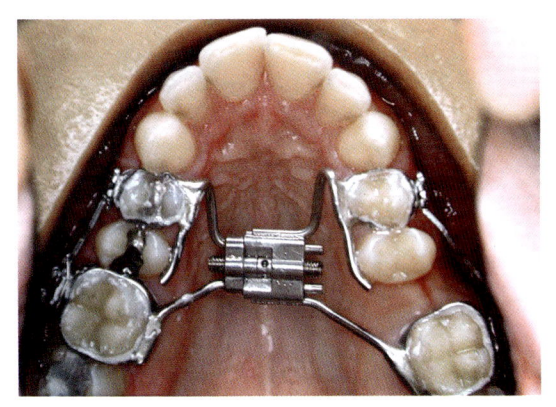

Fig. 25.69

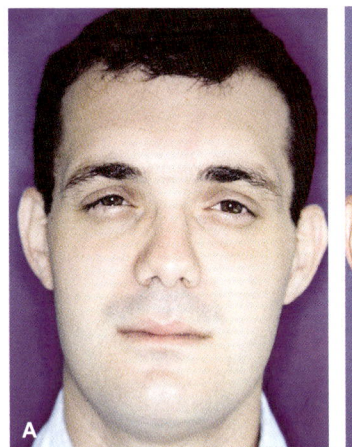 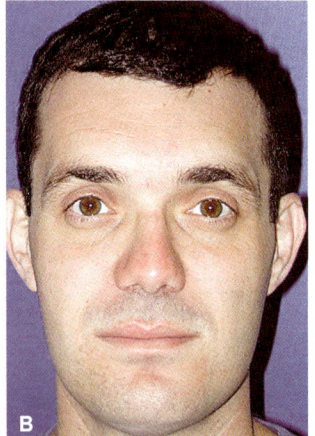

Fig. 25.72A e B

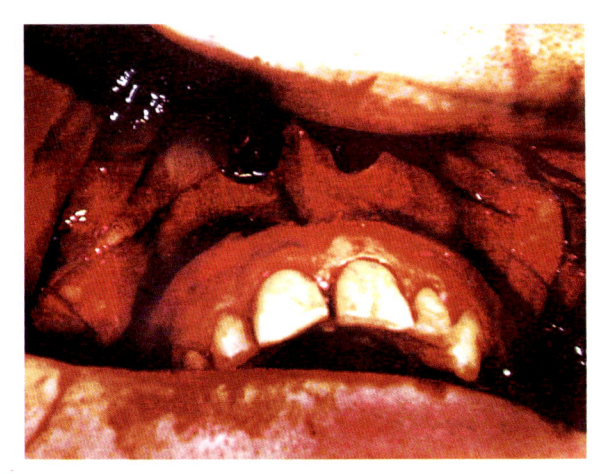

Fig. 25.70

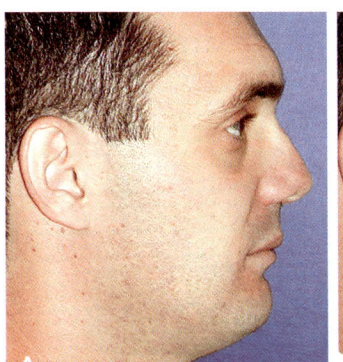 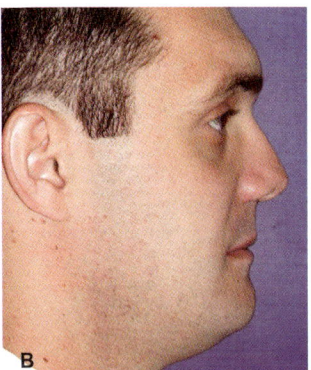

Fig. 25.73A e B

A Fig. 25.74A e B mostra as fotos intrabucais frontais pré e pós-tratamento. Observe a mudança ocorrida no corredor bucal com a expansão da maxila.

A Fig. 25.75A a D mostra a relação maxilomandibular e dentária antes e após o tratamento. Note a classe II completa de caninos antes do tratamento e o trespasse horizontal severo que foi corrigido com a osteotomia sagital.

As fotos intrabucais mostram o resultado final após a remoção do aparelho e antes da reconstrução dentária indicada para correção da anatomia dentária perdida pela severa abrasão.

A Fig. 25.76A e B apresenta o trespasse horizontal antes e após a remoção dos aparelhos. Observe a falta de contato entre os incisivos que deverá ser conquistado com aumento da coroa clínica que foi perdida por abrasão.

As fotos oclusais da maxila antes e após remoção dos aparelhos (Fig. 25.77A e B) evidenciam a mudança transversal e as movimentações ortodônticas realizadas no preparo para a cirurgia.

Problemas verticais

As condições verticais estão em segundo lugar no plano das abordagens de tratamento e devem ser consideradas com cautela. Problemas esqueléticos devem ser resolvidos cirurgicamente e, assim, as mordidas abertas anteriores

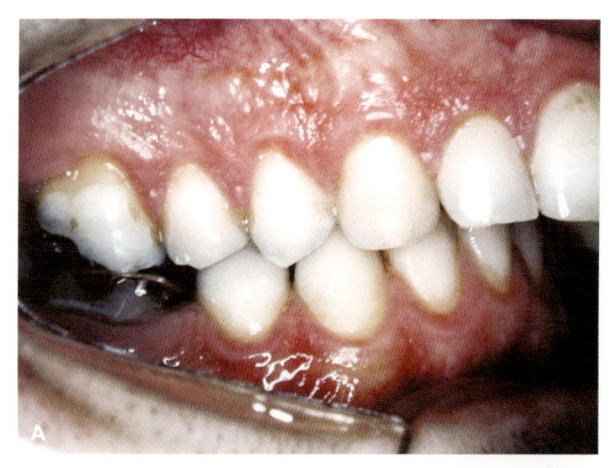

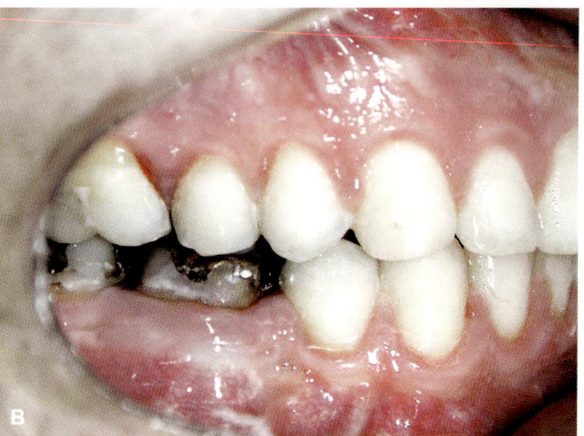

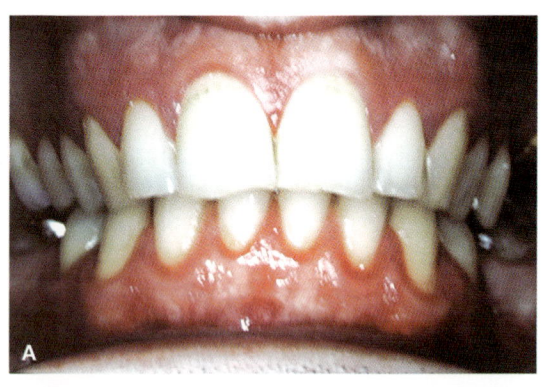

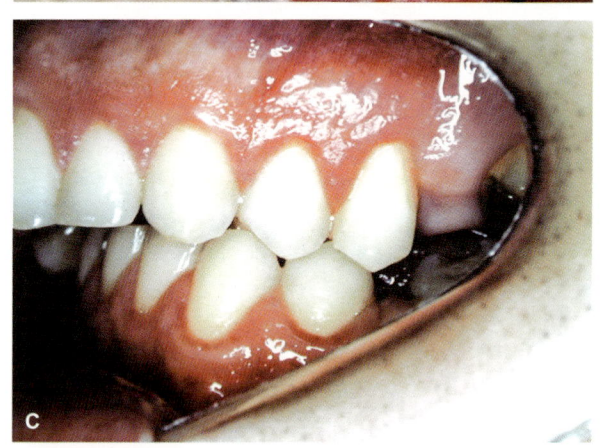

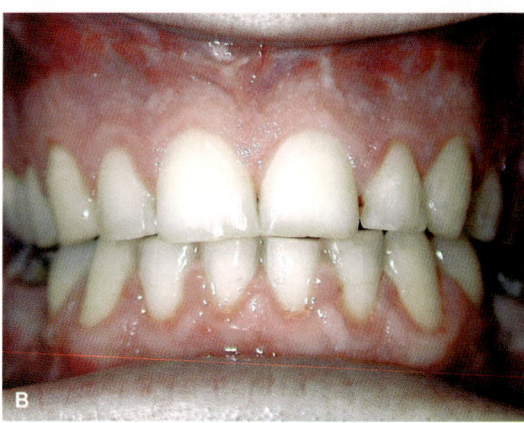

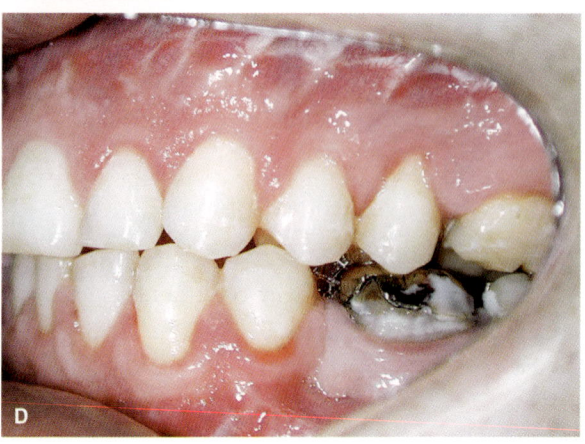

Fig. 25.74A e B Intrabucal pós tratamento.

Fig. 25.75A a D Relação maxilomandibular antes e pós tratamento.

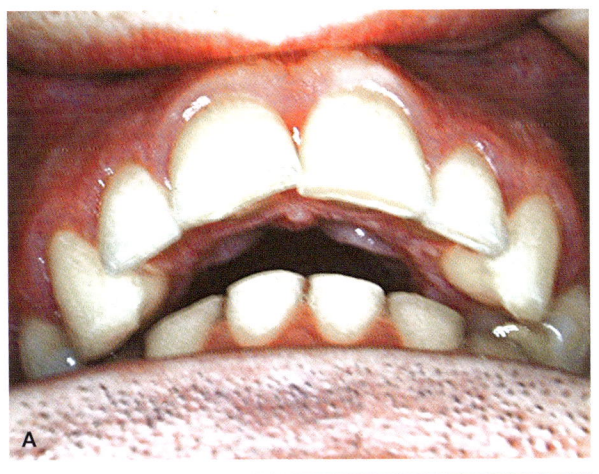

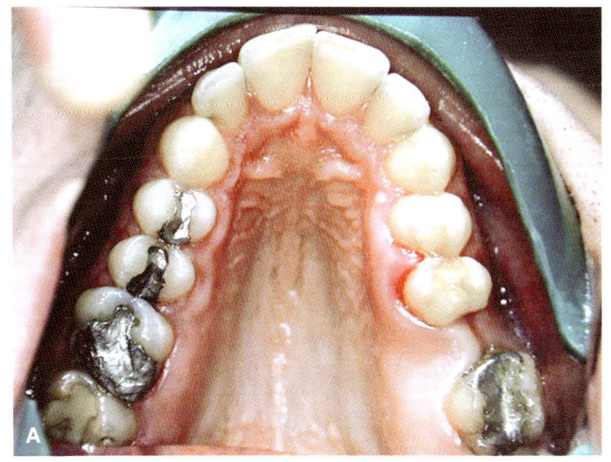

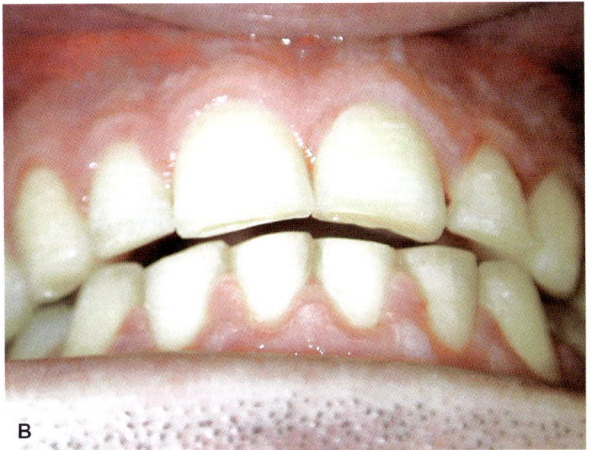

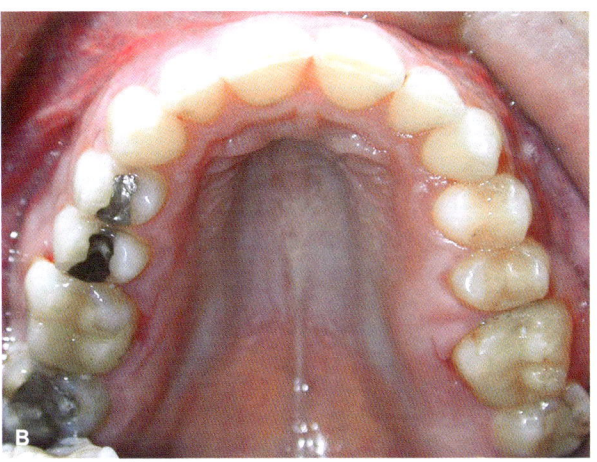

Fig. 25.76A e B

Fig. 25.77A e B

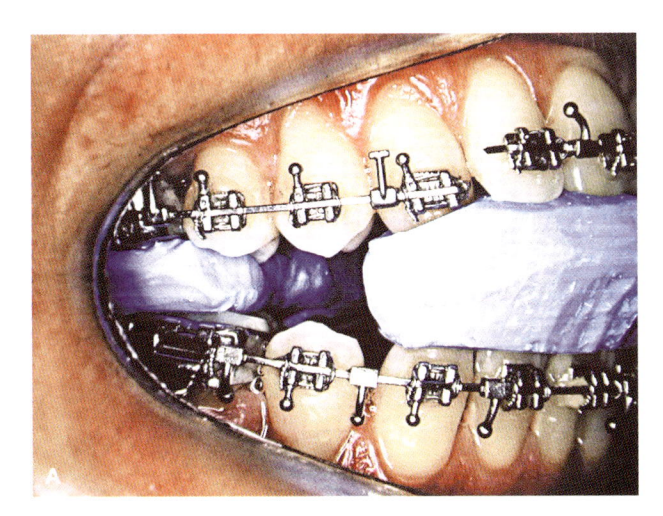

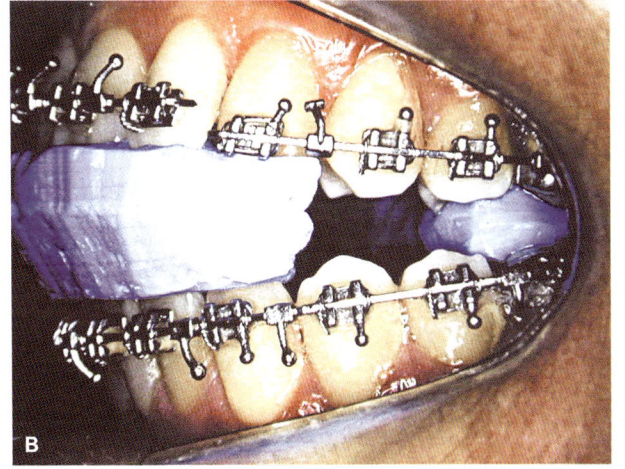

Fig. 25.78A e B

esqueléticas exigem um preparo ortodôntico segmentado, pois estão em um plano oclusal diferente dos posteriores. Um arco segmentado de incisivo lateral a incisivo lateral superiores e outros dois nos setores posteriores estão incumbidos de realizar o nivelamento nesses segmentos. Com esse procedimento, não se corre o risco de compensar verticalmente com extrusão dentária o problema esquelético (Fig. 25.78A e B).

As fotos intrabucais mostram uma tomada de relação cêntrica para montagem em articulador semiajustável para a elaboração da cirurgia de modelos. O caso se encontra pronto para a cirurgia: o arco superior está nivelado com fio 21,5 × 28 segmentado (observe a segmentação entre os laterais e caninos superiores) e o arco inferior, com um fio 21,5 × 28 contínuo.

Parece lícito afirmar que grande parte dos problemas de instabilidade dos tratamentos ortodônticos repousa nas compensações exageradas. Dessa forma é prudente não realizar nenhuma compensação nos casos cirúrgicos, mesmo que pequenas.

Os casos de classe II divisão 1 com uma altura facial reduzida e um plano oclusal baixo em relação ao de Frankfurt normalmente apresentam uma curva de Spee muito pronunciada. Nessas situações convém analisar a possibilidade de uma cirurgia subapical para minimizar o tempo do preparo ortodôntico. Essa conduta se torna, praticamente, uma exigência nos casos em que os incisivos inferiores estejam vestibularizados. Wolford et al. (1989) afirmaram que a curva oclusal pode ser corrigida com ortodontia ou cirurgia e a abordagem ortodôntica correta está em intruir os incisivos e os segundos molares, contudo, a elevação dos pré-molares e primeiros molares é difícil de se realizar com mecânica ortodôntica convencional, a menos que uma placa seja utilizada concomitantemente ao uso de elásticos.

Assim que o nivelamento é obtido (sem a presença de apinhamento ou espaços), os incisivos geralmente protruem 0,6 para cada 1 mm de intrusão. Esse movimento, segundo o autor, aumenta a angulação dos incisivos em, aproximadamente, 2,5 graus para cada 1 mm de avanço. Esse movimento pode ser desejável; entretanto, se os incisivos estiverem com uma angulação normal ou já protruídos, tal mecânica está contraindicada, pois podem ser citadas instabilidade e/ou problemas periodontais. Outra alternativa para nivelar a curva de Spee estaria em realizar um avanço mandibular até que os incisivos e molares entrassem em contato. Isso cria uma mordida aberta no setor de primeiros molares e pré-molares, que poderão ser extruídos no refinamento ortodôntico após a cirurgia de avanço; contudo não é aconselhável esse procedimento para nivelamentos maiores que 2 mm ou 3 mm.

Gordon (*apud* Wolford) avaliou a mordida profunda em casos tratados por R. M. Riketts e verificou uma média de intrusão de 3 mm, sendo a média de recidiva de 1 mm.

O movimento de intrusão é considerado o mais difícil de se conseguir. Apesar da mecânica adequada para cada milímetro de intrusão haverá uma vestibularização dos incisivos.

Com base nos estudos anteriormente citados é lícito afirmar que uma mordida profunda de 2 mm a 3 mm pode ser corrigida com nivelamento ortodôntico, intruindo os incisivos. Contudo, se a profundidade da curva de Spee superar 3 mm, convém considerar a possibilidade de cirurgia subapical anterior ou osteotomia bilateral do corpo mandibular.

Moening (1989) indica a cirurgia subapical nos seguintes casos:

1. Nivelamento da curva de Spee quando ela é muito acentuada.
2. Produzir mudanças ântero-posteriores na região dentoalveolar (para remover ou criar espaços).
3. Corrigir assimetrias dentoalveolares anteriores.
4. Alterar as inclinações dos dentes anteriores.
5. Diminuir o tempo de tratamento.
6. Melhorar a estabilidade do tratamento.

Problemas sagitais

Em casos de CL II divisão 2, caracteristicamente os incisivos superiores estão severamente lingualizados, há uma ausência de espaço para o avanço mandibular e acople das arcadas dentárias. A vestibularização desses dentes se faz necessária. A visualização através de VTO permitirá avaliar a quantidade de trespasse horizontal a se conquistar e a consequente mudança da posição dos lábios em função da nova posição dos incisivos. Com esses procedimentos, o caso passa a ser uma CL II divisão 1, e é nessa situação que serão planejados os movimentos cirúrgicos necessários à obtenção dos objetivos gerais. VTO, portanto, é um procedimento auxiliar à medida que prevê como se comportarão os tecidos após a movimentação ortodôntica proposta e, com isso, evidenciará o tipo de cirurgia mais indicada para o caso antes da movimentação ortodôntica. Assim, no exemplo anterior, se o trespasse não for suficiente para um avanço mandibular que venha valorizar a estética facial, uma cirurgia bimaxilar deve ser considerada. O reposicionamento da maxila para anterior criará espaço para que o avanço mandibular seja mais adequado aos objetivos estéticos.

A confecção de moldes durante o preparo ortodôntico é de fundamental importância para se avaliar a qualidade do preparo que se está realizando.

Da mesma forma que nos casos de CL II, nas CL III onde normalmente os incisivos se encontram compensando a maloclusão esquelética, o ortodontista deve aplicar uma mecânica ortodôntica no sentido de descompensar a maloclusão, isto é, piorar o caso tornando o trespasse negativo mais evidente ao final do preparo.

Casos de CL I com biprotrusão com apinhamento suave e mordida aberta anterior devem ser cuidadosamente avaliados, pois em muitas situações se tornam interessantes a realização de exodontias e a utilização de ancoragem com o objetivo de retração dos incisivos e consequente retrusão dos lábios a uma posição mais satisfatória. Com esses procedimentos, os dentes anteriores passarão a ter as inclinações adequadas em relação às suas bases apicais, permitindo um acople dentário dos modelos em oclusão.

Também não são incomuns situações em que interessa ao cirurgião uma vestibularização dos incisivos superiores; nesses casos, a protrusão dentária será corrigida na cirurgia com uma rotação para palatino dos incisivos ao mesmo tempo em que são posicionados mais para baixo, permitindo um trespasse adequado sobre os antagonistas inferiores. Essa situação ocorre em planejamentos cirúrgicos com segmentação em três pedaços da maxila.

A segmentação da maxila está indicada quando da existência de problemas transversais esqueléticos, desníveis do setor anterior com o posterior ou em planejamentos cirúrgicos com rotação do plano oclusal no sentido anti-horário. Como a rotação do plano palatino no sentido anti-horário irá vestibularizar os incisivos e recuar o ponto "A", torna-se necessário minimizar o efeito colateral negativo para a estética facial e dentária, à custa da segmentação entre os caninos e os incisivos laterais, com o objetivo de se permitir a rotação do segmento anterior no sentido (horário).

Esse procedimento cirúrgico, embora trabalhoso, é importante à medida que evita um resultado estético deficiente com a vestibularização dos incisivos, recuo do ponto "A" e consequente protrusão exagerada do lábio superior.

DESENHO DIDÁTICO

É importante que o ortodontista tenha feito um estudo detalhado do caso, para poder discutir o planejamento de preparo ortodôntico com o cirurgião. Essa atitude contribuirá para minimizar as chances de erro na abordagem ortodôntica inicial. O sucesso do tratamento está diretamente vinculado ao estudo e planejamento inicial.

Durante a realização do preparo ortodôntico, várias moldagens devem ser realizadas com o fim de orientar o ortodontista quanto às movimentações que estão sendo realizadas.

A finalização das movimentações se dá com fios 21,5 × 27,5 ou 21 × 25 de aço, com ganchos estrategicamente posicionados nos arcos superiores e inferiores. Esses arcos devem permanecer por, pelo menos, dois meses para permitir que toda prescrição dos acessórios seja expressa aos dentes.

Após constatação do término do preparo, deve-se evitar mexer nos dentes, e os pacientes são orientados a redobrarem seus cuidados na dieta para evitar-se a quebra de braquetes ou de bandas.

Nessa oportunidade, o ortodontista deve moldar e montar um articulador semiajustável para confecção de uma placa gnatológica, com o fim de posicionar a mandíbula em uma relação cêntrica verdadeira. A importância desse procedimento reside no fato de se antever como se comportará funcionalmente o aparelho estomatognático após os côndilos serem posicionados em RC pelo cirurgião no ato cirúrgico. É importante salientar que na maioria dos pacientes a RC não coincide com OC, o que vale dizer que os côndilos nunca trabalharam em tal posição.

A literatura pertinente afirma que 30% dos pacientes assintomáticos e cerca de 80% dos que apresentam algum sinal ou sintoma possuem deslocamento dos discos articulares. Esse dado é de fundamental importância, pois nesses casos se torna imprevisível o comportamento do sistema após o ato cirúrgico, uma vez que o côndilo será posicionado contra os tecidos retrodiscais. Também se deve considerar que existem nove possibilidades para um deslocamento do disco na fossa articular do osso temporal e isso pode resultar em situações em que o disco, parcialmente deslocado, torna-se um obstáculo anatômico, que resultará num posicionamento mais para cima e para posterior do côndilo, determinando, portanto, um mau posicionamento condilar no ato cirúrgico. As consequências desse fato se traduzem em recidiva no imediato pós-cirúrgico ou a longo prazo, além de ser potencialmente desencadeador de desordem temporomandibular.

A expressão *desprogramação neuromuscular* justifica-se por ser um processo em que se procura apagar da memória muscular a programação oclusal que até então guiava a posição mandibular. O protocolo a ser seguido pelo ortodontista ou pelo cirurgião para esse processo deve basear-se principalmente no posicionamento dos discos articulares; no caso, posicionamento adequado dos discos, com uso em tempo integral, até mesmo para comer, e com um profissional treinado no ajuste da placa. Três meses parece ser um prazo razoável, se os discos estiverem deslocados exige-se um prazo maior que permita um reposicionamento mais lento dos côndilos, respeitando-se a resposta tecidual retrodiscal e esperando uma formação tecidual reparadora composta de tecido fibroso conectivo denominado por alguns autores de pseudodisco.

Realizada a desprogramação neuromuscular e constatando-se a ausência de sinais e sintomas importantes de DTM, passamos à fase de diagnóstico e planejamento cirúrgico.

Inicia-se a tomada dos registros essenciais ao diagnóstico; novo modelo deve ser confeccionado em gesso especial do tipo IV com confecção de modelos divididos (*splint cast*); fotos extrabucais com os lábios relaxados e sem interferência nos casos de Cl III, em que existam AAFI baixo e a consequente interferência no posicionamento labial. A posição natural da cabeça deve ser tomada para uma análise facial acurada. As fotos extrabucais devem ser frontal, sorriso amplo, laterais direita e esquerda e 45°, e as intrabucais em frontal, laterais direita e esquerda, do trespasse horizontal nas classes II, oclusal de maxila e mandíbula.

O registro do arco facial deve ser realizado considerando-se a horizontal verdadeira; um bom artifício para isso é utilizar o násio regulável da Panadent que possui um nível para orientação e posicionamento do arco facial, sem se levar em consideração o posicionamento dos pórios. A justificativa para esse procedimento consiste no fato de que o plano axio-orbitário arbitrário não coincide com a horizontal verdadeira nem com o plano de Frankfort, e os articuladores são construídos partindo dessa premissa, pois os côndilos deles são construídos nivelados pela linha do horizonte.

Uma nova telerradiografia em norma lateral e frontal deve ser tomada para a realização do traçado preditivo.

Princípios Gnatológicos e Montagens em Articuladores

Existem na prática três maneiras de se montarem os modelos em um articulador semi-ajustável para que possa ser efetuada a cirurgia de modelos. A mais comum delas é descrita pela literatura pertinente, em que se toma o registro do arco facial tendo por base os pórios e o násio que se situa a aproximadamente 22 mm acima do orbitário. O arco facial nessas circunstâncias será a referência para a montagem do modelo superior, onde o plano oclusal da maxila será relacionado com o plano axio-orbitário arbitrário.

O modelo inferior será relacionado com a maxila mediante tomada da relação cêntrica pelo método da "cêntrica de poder", como preconizado por Roth (1981), quando se utilizam dois pedaços de cera, um anterior e outro posterior, como ilustrado na Fig. 25.78A.

O método de manipulação mandibular para obtenção pode ser descrito por P. Dawson (método bimanual). Contudo, a precisão desse registro está diretamente vinculada ao uso prévio de uma placa de desprogramação mandibular, como descrito por Roth (1981b).

Essa forma de montagem pode ter alguns problemas, uma vez que o plano axio-orbitário arbitrário não coincide com a horizontal verdadeira ou com o plano de Frankfort.

Esse fato faz com que se insira algum erro na montagem, uma vez que a construção dos articuladores pressupõe que os côndilos estão contidos num mesmo plano paralelo à linha do horizonte.

Para se ter maior precisão nessa tomada é interessante tomar o arco facial desconsiderando um eventual desnível dos pórios e tornando o plano axio-orbitário paralelo à horizontal com ajuda de um nível. Dessa forma, o paciente deve estar na posição natural da cabeça e o arco facial, paralelo à linha do horizonte.

Outra forma de se realizar uma montagem é com o registro do eixo cinemático verdadeiro. Esse procedimento envolve a necessidade de um articulador com um axiógrafo. A tomada inicial do arco facial pode ser realizada como descrito anteriormente, contudo o eixo terminal será localizado e tatuado na pele do paciente e, posteriormente, transferido para o arco facial. Essa montagem está indicada para situações em que se planeja uma cirurgia bimaxilar cujo ato cirúrgico irá se iniciar pela mandíbula, contudo a cirurgia de modelos será primeiramente realizada pela maxila e, depois, pela mandíbula.

A cirurgia de modelos pode ser assim descrita: tendo em mãos dois pares de modelos montados no eixo cinemático verdadeiro, realiza-se a cirurgia da maxila de acordo com as mudanças previstas no traçado preditivo. Um modelo mandibular é então montado com a maxila operada. Em seguida, uma maxila não operada é posicionada no articulador. A relação entre a maxila não operada com a mandíbula operada é registrada com auxílio de uma placa intercuspidada que será o guia cirúrgico intermediário a ser utilizado no ato cirúrgico.

A Fig. 25.58A e B mostra os modelos montados, respectivamente, com a maxila operada e mandíbula não operada e a maxila original com a mandíbula operada; é nessa última montagem que se realiza a construção do guia cirúrgico intermediário.

Após a cirurgia sagital de mandíbula, o guia é posicionado e realizado bloqueio para que se efetue a fixação interna rígida da mandíbula. Após a remoção do guia, a maxila é operada e a mandíbula é utilizada como guia.

Outro método de montagem é descrito por Wolford, em que o modelo superior é montado em relação à horizontal verdadeira considerando-se a PNC. O modelo inferior é relacionado com a maxila na MIH. A cirurgia de modelos nessas condições é iniciada pela mandíbula e, depois disso, confecciona-se o guia cirúrgico intermediário que será utilizado da mesma forma que o descrito anteriormente.

Cada um dos métodos apresenta vantagens e desvantagens técnicas, estando a escolha vinculada à complexidade de cada caso em particular.

Traçado preditivo

Pode-se dizer que o traçado preditivo, embora impreciso, é fundamental para o planejamento da cirurgia ortognática orientar a cirurgia de modelo, em que se aplica todo conhecimento cefalométrico e antropométrico. Toda a nossa análise facial e cefalométrica tem sua aplicação prática durante a realização do traçado. Por meio da sobreposição de imagens, podem ser verificadas as mudanças de posição de cada segmento ósseo, de cada dente. Para quantificar essas medidas, minimizando a imprecisão, é condição fundamental ter os mesmos planos de referência do paciente no cefalograma e na cirurgia de modelo. Para realização do traçado preditivo lateral e frontal sugere-se ao leitor a metodologia a seguir.

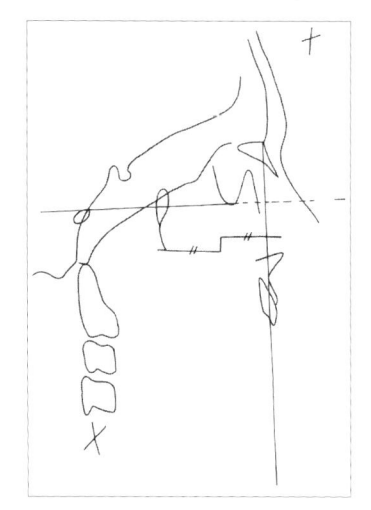

Fig. 25.80 Traçado preditivo.

Traçado preditivo lateral

1. Ter em mãos a análise facial, com listagem de problemas e queixas do paciente.
2. Cefalograma inicial com horizontal verdadeira, com as seguintes referências;
   a) Plano de Frankfurt, corrigido quando necessário (horizontal verdadeira).
   b) N perp, ou seja, linha perpendicular a Frankfurt, passando pelo ponto A.
   c) Plano oclusal funcional.
   d) Eixo facial.
   e) Longo eixo dos incisivos e ângulo interincisal.
   f) Comprimento do lábio superior.
   g) Comprimento sinfisário.

A Fig. 25.79 mostra o cefalograma inicial.

De maneira a repetir o desenho com precisão, desenhar-se-ão todas as estruturas, planos e pontos que não sofrerão alteração e, com base em todas as informações cefalométricas, e principalmente antropométricas, desenhar-se-ão o incisivo superior, o ponto A e a espinha nasal anterior na posição ideal.

A Fig. 25.80 apresenta o início do traçado preditivo.

O segundo passo é determinar a inclinação do plano oclusal funcional em relação a Frankfurt. Para isso, desenha-se o segmento distal da mandíbula com os corretos trespasses horizontal e vertical dos incisivos e, com o transferidor centrado na incisal do incisivo superior, marca-se na região dos molares o ponto que determinará aproximadamente 8° do plano oclusal funcional em relação ao plano de Frankfurt corrigido.

A Fig. 25.81 apresenta a correção do plano oclusal, correção baseada na análise clínica cefalométrica e no estado de saúde das articulações temporomandibulares.

O posicionameto da parte posterior da maxila se faz sem mudar anteriror e posteriormente a posição do canino

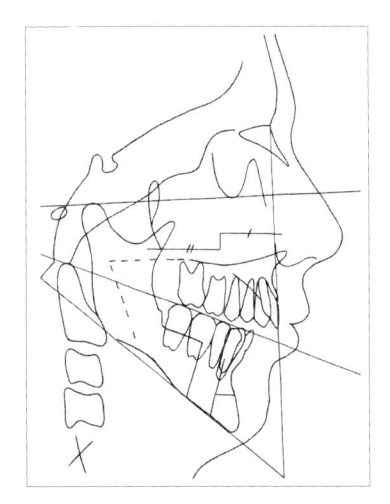

Fig. 25.79 Cefalograma inicial.

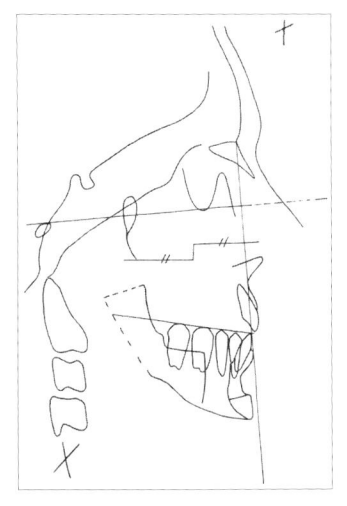

Fig. 25.81 Correção de plano oclusal.

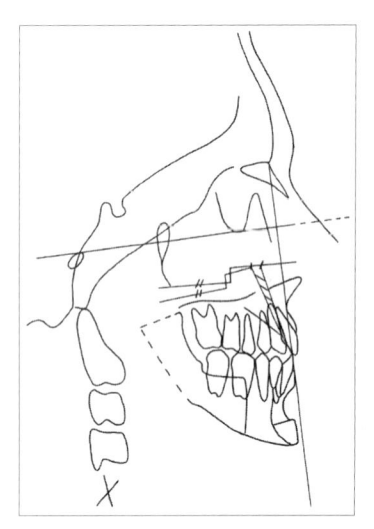

Fig. 25.82 Reposicionamento posterior da maxila.

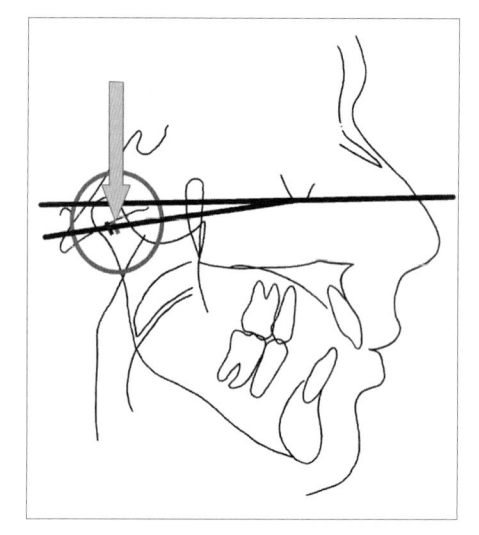

Fig. 25.83

em relação ao incisivo, tendo como fulcro geralmente a borda incisal desse, posicionando os molares em oclusão com os respectivos antagonistas. Procedendo-se dessa forma, determina-se a necessidade ou não da segmentação da maxila entre os incisivos laterais e caninos (segmentação da maxila pode ser determinada por outros problemas verticais ou transversais).

Na Fig. 25.82, observa-se o reposicionamento da parte posterior da maxila em oclusão com a mandíbula, o que indicará ou não a necessidade da segmentação da maxila.

Por último, desenhar-se-á o segmento proximal da mandíbula com esse coto rodando no eixo de rotação terminal da mandíbula, até o primeiro contato entre os cortes horizontais da osteotomia sagital desenhado no segmento proximal e distal da mandíbula (Fig. 25.84A). O eixo terminal de rotação pode ser determinado por processo axiográfico ou por uma média, que o localizará em uma linha traçada 6,5° a partir do ponto orbitário em relação a Frankfurt no primeiro terço da distância entre o contorno das bordas anterior e posterior do côndilo (Fig. 25.83).

Na Fig. 25.84B há o final do traçado preditivo: mediante a sobreposição entre o STO final e o traçado inicial, podem ser medidas as alterações posicionais das estruturas desejadas e transferi-las para a cirurgia de modelos.

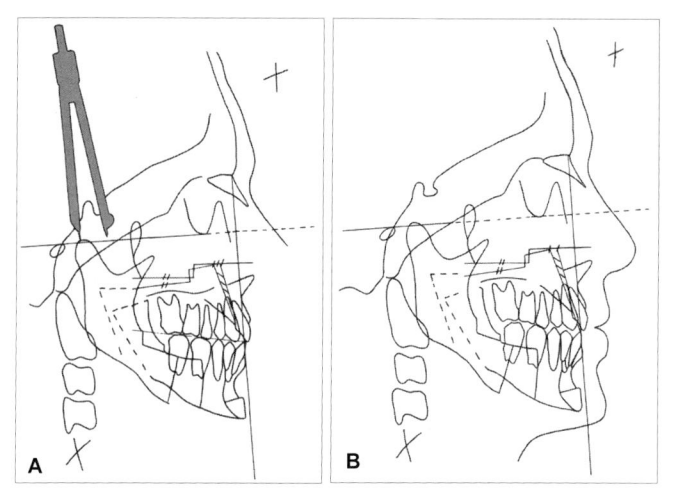

Fig. 25.84A e B Traçado final preditivo.

simultaneamente a alterações transversais e das inclinações de grupos dentários. Por ser um procedimento rotineiro, torna-se fácil e seguro, com amplas opções para as correções das deformidades dentofaciais. Segundo Bell, 75% do total das cirurgias ortognáticas realizadas envolvem a necessidade de osteotomias Le Fort I.

Princípios biológicos

Qualquer profissional da área, após assistir à sua primeira osteotomia do tipo Le Fort I, questiona como ficará a vascularização dessa maxila, a vitalidade da polpa dentária, a do osso alveolar e das demais estruturas.

Para responder as questões, uma série de trabalhos na literatura médica, como os de Bell, que estudou por meio de microangiografia como se processa essa revascularização em diversas situações, usando para isso macacos (1975), há também os relatos de Lanigan (1992) de 32

PRINCIPAIS OSTEOTOMIAS REALIZADAS PARA CORREÇÃO DAS DEFORMIDADES DENTOFACIAIS

OSTEOTOMIA LE FORT I

A osteotomia Le Fort I é tanto versátil como dinâmica, possibilitando reposicionamento tridimensional da maxila casos em que houve algum grau de necrose asséptica de maxila, permitindo, assim, identificar, da maneira mais clara possível, erros que podem levar a essa complicação e estimulando Bell et al. (1995) a tornarem seus estudos microangiográficos mais completos. Ao final de toda essa batalha científica, estabeleceram-se os princípios a seguir, para se respeitaram as condições necessárias para que ocorram a revascularização e cicatrização da maxila osteotomizada.

1. Sempre que possível, preserve as artérias palatinas descendentes íntegras. Há situações em que se necessita ter acesso à região pterigoídea ou do túber da maxila e, para tanto, é necessário ligá-la, e não existe problema nenhum nisso, como atestam o trabalho microangiográfico de Bell et al. (1995) e a experiência clínica de muitos cirurgiões. Paralelo a isso, parece claro que muitos dos casos relatados de necrose asséptica ocorreram pelo somatório de muitos fatores e, caso seja possível eliminar qualquer um deles, sempre será vantajoso.

2. No caso de ocorrerem problemas transversais, evite expansões exageradas da maxila (maiores que 5 mm), pois pode levar à isquemia da mucosa inelástica do palato e toda a vascularização da maxila ficará comprometida, visto que grande parte da nutrição da maxila osteotomizada ocorre pelo palato. Acessos combinados pelos lados bucal e nasal do palato aumentam as possibilidades dessas expansões, evitando a isquemia do palato ou o rompimento inapropriado dela, levando a fístulas buconasais. Uma ou duas incisões (bilateralmente) colocadas lateralmente à artéria palatina e o descolamento dessa mucosa até o local da osteotomia permitem expansões antes impensáveis no mesmo tempo cirúrgico.

3. Evite sempre que possível as segmentações da maxila, mediante planejamento antecipado da cirurgia com o ortodontista, que em alguns casos poderá, sem afetar a estabilidade final do caso, posicionar os dentes de maneira a evitá-las.

4. No caso de as segmentações serem inevitáveis, nunca elas deverão dividir a maxila em mais de quatro pedaços, e a parte interdental da osteotomia poderá ser mais segura se o ortodontista criou divergência entre as raízes do lugar da segmentação.

5. Descole o periósteo somente o mínimo necessário, mantendo-o ao máximo aderido, sem comprometer o seu acesso cirúrgico.

6. Nunca use mecanismos de contenção ou qualquer dispositivo que comprima o palato no pós-operatório recente da osteotomia.

7. Nunca osteotomize a região central do palato, pois aí a mucosa palatina é extremamente fina e inelástica; em casos de expansão, a osteotomia é sempre para mediana, a não ser que use a técnica de divisão da mucosa palatina.

8. Preserve a mucosa palatina íntegra, principalmente se houver segmentações, excetuando-se os casos de incisões planejadas, para aumentar as possibilidades de expansão.

9. Evite manter a maxila por mais tempo que o necessário na posição "abaixada", reposicionando-a o mais rápido possível.

10. Evite o uso abusivo de técnicas anestésicas hipotensivas.

11. Tenha a consciência de abortar a cirurgia se um erro crasso ocorrer e o prosseguimento dela piorar a situação.

12. Todos os cortes devem estar a, pelo menos, 5 mm dos ápices dentários.

13. Esteja atento no pós-operatório a essa situação e, caso observe essa complicação, oriente o paciente quanto ao uso de antibióticos, bochechos com colutórios e o uso de câmara hiperbárica.

Técnica cirúrgica: osteotomia Le Fort I em degrau

Posição do paciente e instalação dos campos cirúrgicos

O paciente ficará em decúbito dorsal elevado aproximadamente 30°, e com o joelho flexionado a fim de evitar lesões do nervo ciático. O posicionamento do paciente está sob a responsabilidade do cirurgião e do anestesista e deve ser feito de maneira a facilitar as manobras cirúrgicas, sem pôr em risco a integridade de outras estruturas. Intubação nasotraqueal é imperativa e realizada preferencialmente com sondas anguladas. Caso a intubação nasotraqueal seja impossível (o que é extremamente raro), indica-se a intubação submento orotraqueal. Os campos cirúrgicos devem ser posicionados de maneira a permitir a visualização da região frontal e toda a face do paciente, incluindo a região cervical lateral, onde serão realizados trocateres percutâneos, no caso de cirurgias bimaxilares. Adequada fixação da sonda, evitando a possível extubação do paciente, e boa fixação dos campos cirúrgicos também são importantes para que o procedimento seja executado com segurança e assepsia. Proteção dos olhos com pomada e oclusão oftálmica previnem possíveis lesões oculares.

Infiltração da região de fundo de sulco superior da cavidade oral da região de túber a túber da maxila, com 30 ml de bupivacaína adrenalina 1:400.000. A finalidade da infiltração é obter melhor hemostasia e em virtude de uma vasoconstrição local promovida pela adrenalina e, simultaneamente, pelo bloqueio anestésico, facilitar o trabalho do anestesista, pois a ausência ou diminuição dos reflexos da dor permitirá ao anestesista um controle melhor da manutenção anestésica.

Instalação de parafuso ou fio de Kirschmer na região frontal e tomada de medidas iniciais vertical e horizontal. A instalação do parafuso é feita percutaneamente na região da glabela, com um perfurador e broca adequados e sobre irrigação abundante, perfurando-se a parede anterior do seio frontal e, posteriormente, rosqueando o parafuso que ficará na parte externa da pele.

Posteriormente, com paquímetro adequado, medem-se as distâncias verticais e horizontais entre esse parafuso e o *bracket* dos incisicos centrais. Essas medidas servirão como mais um parâmetro no reposicionamento tridimensional da maxila (Fig. 25.85 e 25.86).

Cirurgia propriamente dita

Nesse momento, o vasoconstritor local já terá agido, facilitando a incisão no fundo de sulco vestibular de primeiro molar a primeiro molar. Essa incisão, no sentido súpero-inferior, deve estar colocada 0,5 cm acima da junção mucogengival, tendo-se sempre o cuidado de se incisarem mais superiormente as regiões com retrações gengivais ou com uma faixa de gengiva inserida mais fina, a fim de evitar o agravamento ou surgimento dessas (retrações gengivais). Quanto mais superiormente se colocar essa incisão, menos descolamento periosteal existirá na maxila separada do terço médio da face e, portanto, mais bem vascularizada ela permanecerá. Isso é algo a considerar principalmente nas maxilas que vão ser segmentadas, mas, por outro lado, caso se exagere nessa medida, poderá haver problemas com a visualização da cirurgia, ou, ainda, com o coxim adiposo da bochecha, que herneará para dentro do campo operatório, dificultando a realização da etapa seguinte. Essa incisão no fundo de sulco é realizada plano a plano, com o bisturi cortando a mucosa oral até o periósteo. Aprofundar-se-á essa incisão, cortando a musculatura da mímica de maneira inclinada, para manter-se mais periósteo aderido à maxila, e finalmente se chegará ao periósteo onde será feita uma segunda incisão. Não se deve conduzir o bisturi de primeiro a primeiro molar de uma só vez, é fundamental escolher um dos lados e realizar a incisão até a linha média, e isso também será realizado do outro lado, na sequência.

O descolamento periosteal inicia-se logo após a incisão do periósteo, realizado em toda a volta da abertura piriforme, dos forames infraorbitários, cristas zigomáticas alveolares até a sutura pterigomaxilopalatina, em seus 2 cm mais inferiores, bilateralmente.

Descolamento da mucosa nasal deve ser realizado com um descolador angulado de maneira a prevenir a ruptura dela. Esse descolamento abrangerá todo o assoalho nasal e o início do septo nasal à parede lateral do nariz, e a identificação da espinha nasal anterior.

Nesse momento, com o uso de dois afastadores de "Farabeuf pesados" e um descolador delicado protegendo a mucosa nasal, realiza-se a osteotomia Le Fort I. Norteando-se pela anatomia e princípios biológicos previamente discutidos, iniciar-se-á o corte da parede lateral da maxila, tentando mantê-lo paralelo ao plano de Frankfort, a uma distância mínima de 5 mm dos ápices dentários. Uma boa referência é iniciar o corte alguns milímetros acima da parte mais inferior da abertura piriforme. Esse corte inicial deve estender-se até as proximidades do processo zigomático alveolar, onde será continuado por um corte perpendicular a ele no sentido inferior, corte vertical de

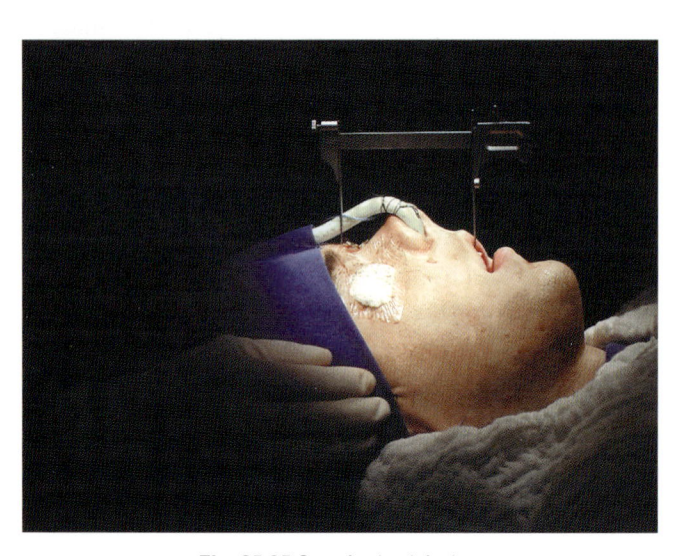

Fig. 25.85 Sequência cirúrgica.

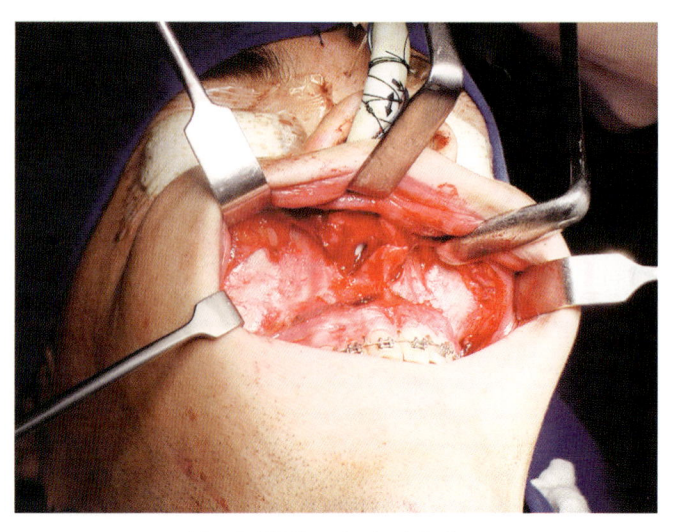

Fig. 25.86 Sequência cirúrgica.

altura variável dependendo do tipo de movimentação planejada para a maxila e das particularidades anatômicas.

Após o desenho da osteotomia Le Fort I utilizam-se serras oscilatórias para o início da segmentação (Fig. 25.87).

Trocando-se o afastador de Farabeuf por um de Obvegesser com a lâmina invertida ou associando-se o afastador de Farabeuf com um descolador pesado com ponta ativa curva, posicionado na parte mais anterior da sutura pterigomaxilopalatina, consegue-se o afastamento necessário para a osteotomia, que vai desde o corte ósseo perpendicular à osteotomia da parede lateral até a sutura pterigomaxilopalatina.

A altura em que se termina esse último corte é muitas vezes determinante da maior ou menor dificuldade da *down fracture* (luxação inferior da maxila) ou do maior ou menor risco de lesão de vasos importantes da região.

Ainda se referindo a essa parte da osteotomia, sua inclinação relativa ao plano de Frankfort é um dos determinantes. Nos casos de avanços de maxila, se a movimentação será apenas no sentido sagital ou se a movimentação incluíra mudanças verticais.

Finalizado esse procedimento, iniciar-se-á a osteotomia do septo nasal. O melhor cinzel para essa intervenção é o septo que tenha guias laterais com pontas rombas. Com o cinzel posicionado na inserção do septo cartilaginoso na maxila, inicia-se o corte dele em sentido ântero-posterior, com uma das mãos segurando-o e os dedos da outra mão posicionados nas coanas posteriores nasais, a fim de assegurar o corte completo do septo nasal durante o uso do martelo pelo primeiro assistente sem lesar estruturas posteriores ao septo ou perfurar a sonda de intubação nasotraqueal.

Para o corte da parede medial do seio maxilar, utilizam-se os cinzéis com guia (lados direito e esquerdo), que foram

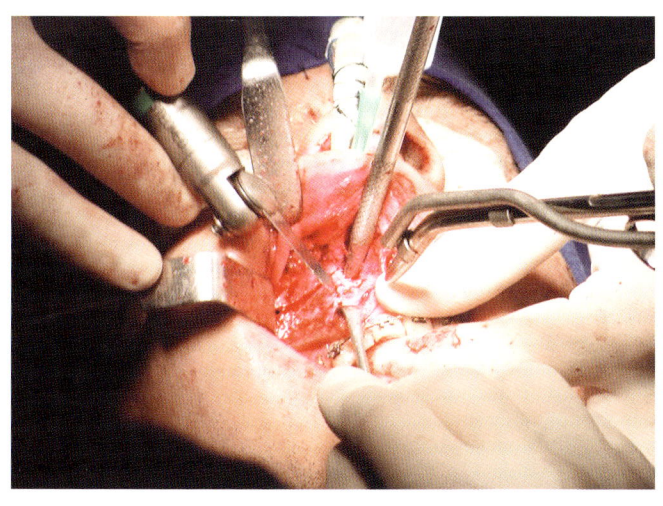

Fig. 25.87 Início segmentação.

especialmente desenvolvidos para esse fim, possuindo uma face cortante e outra romba, que protegem a mucosa nasal. A osteotomia dessa parede inicia-se na região do pilar canino por meio do corte inicial da parede lateral da maxila, com o cinzel aprofundando-se até se sentir um aumento da resistência óssea, o que indica a aproximação da artéria palatina descendente. Para evitar a lesão dessa artéria, para-se nesse ponto a osteotomia. Outro parâmetro é a distância linear percorrida pelo cinzel. Estudos anatômicos realizados por Kasey et al. (1996) determinam que a distância segura a ser percorrida pelo cinzel na parede lateral do seio maxilar é de, no máximo, 30 mm para o sexo feminino e de 35 mm para o sexo masculino, em virtude do posicionamento da artéria palatina descendente.

Finalmente, realiza-se a separação entre o túber da maxila e o processo pterigóideo.

Considerado por alguns como o passo mais estressante do procedimento, torna-se simples e seguro quando se utiliza a correta técnica, baseada nas necessidades da cirurgia e nos parâmetros anatômicos. Quanto mais superiormente se realiza essa separação, maiores as chances de lesão de vasos sanguíneos, e quanto mais se der direção anterior para essa separação, maiores chances de ocorrer lesão da artéria palatina descendente, pois, ainda se referindo às conclusões dos estudos de Kasey et al. (1996), a separação do processo pterigóideo não deve ser realizada acima de 10 mm do nível do assoalho nasal (evitar lesão maxilar interna), e nunca se deve dar inclinação anterior exagerada ao cinzel curvo (lesão da artéria palatina). A artéria maxilar entra na fossa pterigomaxilopalatina em média a 16,6 mm acima do nível do assoalho nasal. Dentro da fossa, um dos seus ramos é a artéria palatina descendente, que, após caminhar uma pequena distância, adentra o canal palatino emergindo no forame palatino maior.

Muitas vezes a necessidade imposta pela complexidade do caso torna imperativa a segmentação da maxila, a fim de se obter a incrementação do resultado estético ou a estabilidade necessária para um pós-operatório sem surpresas. Em situações em que se realiza rotação do plano oclusal no sentido anti-horário, haverá uma vestibularização dos incisivos superiores e recuo do ponto A. Se essa situação não é esteticamente favorável, poder-se-á segmentar a maxila entre o incisivo lateral e o canino e desinclinar os incisivos.

Pacientes com curvas de Spee exageradas, caso sejam niveladas em um único segmento, geralmente tornam a cirurgia instável. Nivelar esses casos com arcos segmentados entre os incisivos laterais e os caninos ou entre os caninos e os pré-molares melhora muito a estabilidade, criando assim a obrigatoriedade da segmentação da maxila que nivelará os diferentes segmentos.

Discrepâncias transversais são outros fatores que podem levar à necessidade de segmentação, sendo avaliadas no pré-preparo ortodôntico, corrigindo previamente as discrepâncias ântero-posteriores. Inclinar os dentes para tentar corrigir esses problemas transversais é algo instável. Essas discrepâncias devem ser corrigidas por meio de segmentações da maxila, pois quando são muito exageradas podem levar à necessidade de expansão rápida cirurgicamente assistida antes da cirurgia.

Sequência de imagens mostrando a realização de osteotomia segmentada da maxila em "Y", em que, em virtude da grande expansão exigida para o caso, se utilizou a técnica de divisão da mucosa palatina e inserção de bloco de hidroxiapatita na osteotomia do palato para aumento da estabilidade (Fig. 25.88A e B).

Observe o bloco de hidroxiapatita em posição (Fig. 25.89).

Clinicamente, as segmentações maxilares devem ser feitas com muito critério. Sempre que no preparo orto-

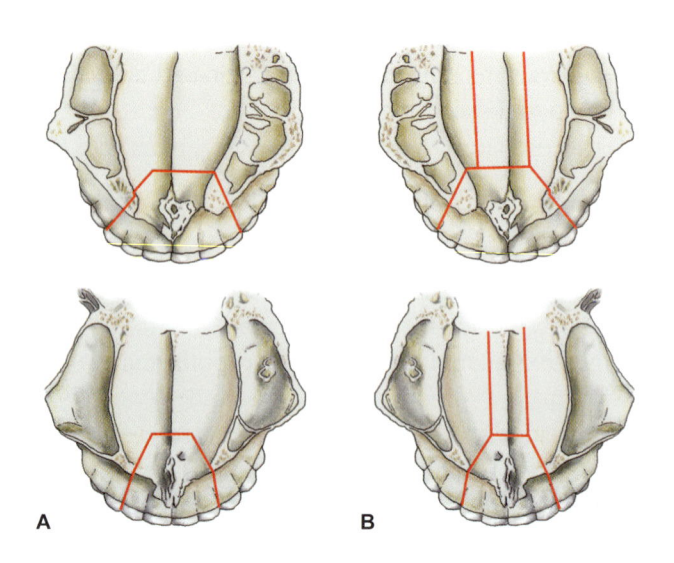

Fig. 25.90A e **B** Esquemas osteotomias Le Fort I.

dôntico for possível utilizar algum recurso que evite as segmentações, sem prejuízo estético, funcional ou da estabilidade, esse deve ser usado.

Classicamente, a preservação da integridade da mucosa palatina é fundamental e, para tanto, o dedo indicador do cirurgião deve estar no palato sentindo o instrumento cortante, a fim de evitar transfixação da mucosa e o consequente risco de necrose asséptica.

Nunca se deve dividir a maxila em mais de quatro pedaços, e as segmentações não podem lesar as raízes dentárias, como já se afirmou ao se discutirem os princípios biológicos.

As necessidades clínicas e os princípios biológicos previamente discutidos levam ao surgimento dos possíveis tipos de segmentação.

A Fig. 25.90A e B apresenta os possíveis tipos de segmentação nas osteotomias Le Fort I.

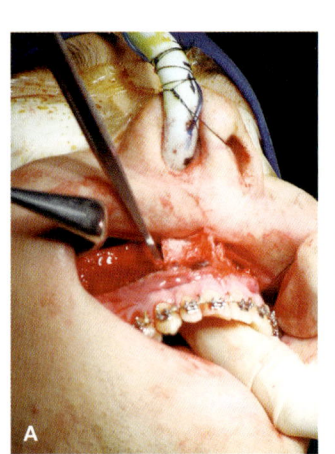 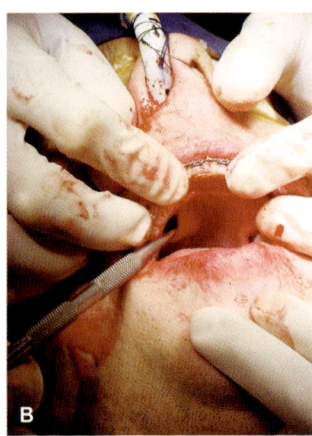

Fig. 25.88A e **B**

Osteotomia Le Fort I reta (*Slow Down*)

Existe apenas uma diferença entre a osteotomia reta e a osteotomia em degrau: o corte da parede lateral da maxila vai da abertura piriforme até o processo pterigoídeo de uma vez só, descendo lentamente de maneira a não terminar muito alto no processo pterigoídeo e, ao mesmo tempo, não lesar raízes de dentes. Essa osteotomia apresenta a vantagem de ser mais rápida, porém só deve ser indicada ao se diminuir a altura facial anterior, ao mesmo tempo em que se avança a maxila, pois haverá bom contato ósseo e facilidade de se descobrirem interferências ósseas. Outra situação a se destacar seria nos casos em que apenas se realiza o giro da maxila no sentido horário ou anti-horário, sem avanços ou recuos significativos. Osteotomia em degrau, sem dúvida, leva a maiores

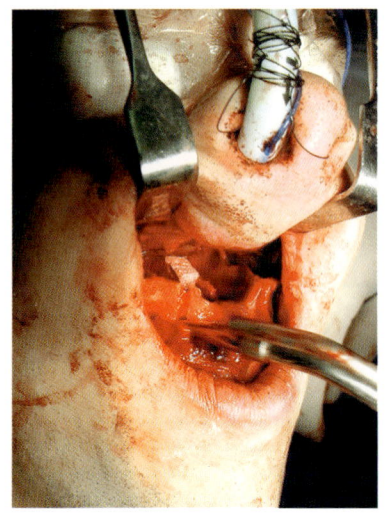

Fig. 25.89 Hidroxiapatita em posição.

mudanças nos tecidos moles e quando essas são interessantes devem ser levadas em consideração antes de se eleger o tipo de osteotomia.

Fixação interna rígida

Após se realizar a osteotomia tipo Le Fort I e utilizar-se das técnicas necessárias para o posicionamento da maxila no local planejado, efetuar-se-á a fixação interna rígida da maxila por meio de quatro miniplacas posicionadas nos pilares, onde haverá osso apto à instalação dos parafusos. O correto dobramento dessas placas com sua perfeita adaptação antes de colocá-las definitivamente em posição e se perfurar para rosquear os parafusos é imperativo de maneira a não gerar tensões que venham a deslocar a maxila após se remover o bloqueio intermaxilar utilizado no transoperatório. Independentemente de se iniciar a cirurgia pela maxila ou pela mandíbula, o dobramento criterioso das placas é fundamental, tanto para se ter precisão cirúrgica naquilo que foi planejado, no caso de se iniciar a cirurgia pela maxila, como para se ter estabilidade no caso de se iniciar a cirurgia pela mandíbula. Sempre que se utiliza a fixação interna rígida em cirurgias que envolvam a oclusão dentária, o bloqueio intermaxilar é obrigatório no transoperatório. A seguir, as etapas para se realizar a fixação interna rígida em osteotomias:

- Instalação do guia intermediário ou, no caso de se iniciar a cirurgia pela mandíbula, o uso da própria arcada mandibular como esplinte final e bloqueio intermaxilar.
- Eliminação cuidadosa das interferências ósseas que porventura interfiram no posicionamento planejado da maxila ou determinação dos espaços a serem preenchidos por enxertos, mediante a manipulação cuidadosa da mandíbula em relação central, levando a movimentos de abertura e fechamento e conferindo com paquímetro especial, novamente, a distância entre o parafuso ou fio de Kirschmer instalado no início da cirurgia, na região frontal do paciente, e o *braquet* dos incisivos, e comparando essa medida com a medida inicial tomada até que essa medida esteja concernente com as medidas verticais finais planejadas para o caso em questão. Quando se deseja recuar a maxila, ostectomias da região do túber são procedimentos complicados e que, muitas vezes, limitam a movimentação. Remoção de pré-molares e do segmento ósseo transpalatino causa incompatibilidade do tamanho dos arcos, entre outros problemas. A fratura do processo pterigóideo é a melhor indicação quando se deseja por algum motivo recuar a maxila, sendo um procedimento simples, seguro e de fácil execução.

Cuidados devem ser tomados para não se lesarem as artérias palatinas descendentes e, em alguns casos, a ligadura delas pode estar indicada.

- Cuidadoso dobramento das placas e a sua instalação, ou uso de placas pré-dobradas, serão os passos que antecedem a instalação dos parafusos.
- Posicionamento de enxertos aloplásticos ou autógenos em regiões de pouco contato ósseo ou nas segmentações.
- No caso de expansões maxilares em que se planejaram enxertos no espaço da segmentação, esses enxertos devem ser colocados antes da realização de FIR, com a maxila abaixada.
- No caso de grandes impacções da região posterior da maxila, a ligadura das artérias palatinas pode ser imperativa.

Osteotomia Le Fort I no momento da *dow fracture* e após a fixação interna rígida com a interposição de hidroxiapatita (Fig. 25.91A e B).

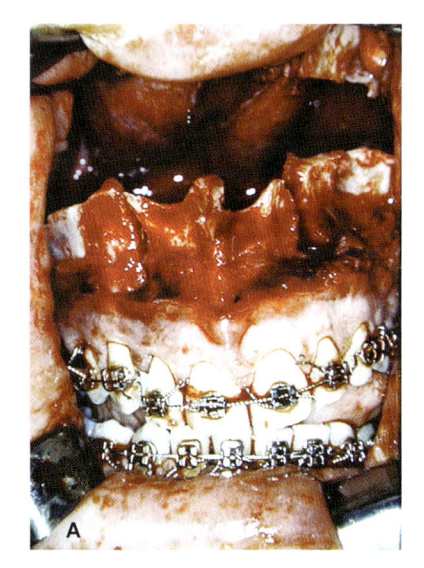

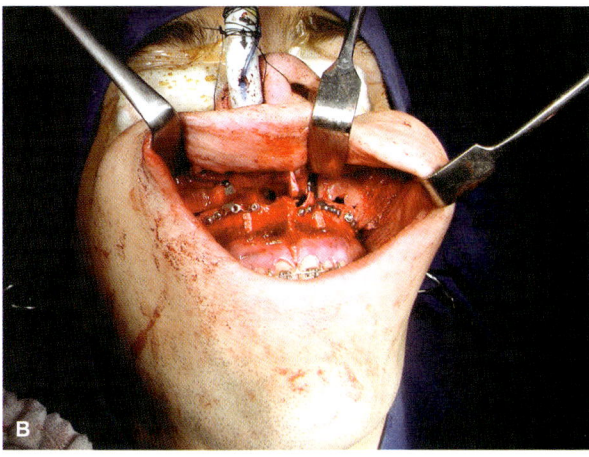

Fig. 25.91A e **B** *Dow fracture* + interposição de hidroxiapatita.

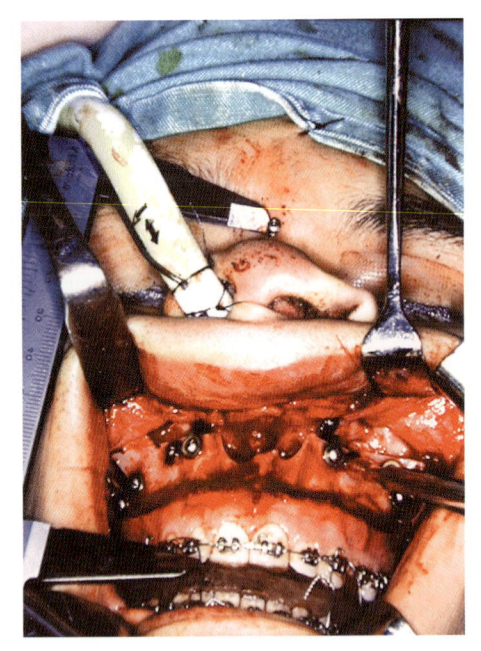

Fig. 25.92 Guia cirúrgico e uso de paquímetro.

Caso de osteotomia Le Fort I, em que se iniciou a cirurgia pela maxila. Verifique a utilização de guia cirúrgico e de paquímetro para o controle do posicionamento da maxila (Fig. 25.92).

Possibilidades de movimentações após a osteotomia Le Fort I

Por meio da osteotomia Le Fort I e segmentações, poder-se-á:

1. Avançar a maxila como um todo.
2. Avançar a maxila, porém mais o ponto A, com verticalização simultânea dos incisivos.
3. Recuar a maxila como um todo.
4. Recuar a maxila mantendo a posição do ponto A ou recuando menos essa região, com simultânea verticalização dos incisivos.
5. Nivelar o arco maxilar. Expandir a maxila, associando ou não outros movimentos. Alterar a inclinação do plano oclusal no sentido horário e anti-horário, associando ou não outros movimentos simultâneos, recuando menos ou mais o ponto A, por meio de segmentações ou avanços e recuos simultâneos.
6. Impactar ou aumentar a altura de um lado da maxila mais que o outro, associando ou não outros movimentos.

Controlando a largura da base alar

Após realizar a osteotomia Le Fort I, principalmente quando efetuar o avanço e/ou impacção da maxila, a largura

da base alar do nariz tende a tornar-se mais larga. Quando a análise facial demonstrar que o alargamento da base alar não é uma mudança favorável, poder-se-á controlar a abertura dela mediante a técnica a seguir.

Como para realizar osteotomia Le Fort I efetua-se uma incisão no fundo do sulco, o descolamento subperiosteal já é suficiente para que se possa ter acesso à cartilagem alar. Esse acesso não é visual, porém tátil, permitindo por meio de uma agulha de 2,5 cm de comprimento montada em um fio mononáilon 3-0 transfixar a cartilagem alar bilateralmente, com o cuidado de não perfurar a mucosa nasal ou a pele. Segue-se com um ponto convencional ou, antes de efetuá-lo, pode-se transfixar a espinha nasal anterior após ela ter sido perfurada.

Controlando o vermelhão do lábio

As osteotomias Le Fort I podem levar à diminuição da quantidade do vermelhão do lábio exposto, e as suturas do tipo v Y invertido ou duplo v y invertido podem ser úteis para aumentar a quantidade do vermelhão do lábio superior quando indicado.

Mudanças faciais pós-osteotomia tipo Le Fort I

Diferentemente dos tecidos ósseos, onde se pode e se deve obter uma previsão do posicionamento final nas cirurgias ortognáticas mediante o traçado preditivo e cirurgia de modelos, nos tecidos moles é impossível obter tal precisão, em virtude de uma série de fatores.

Esses fatores incluem, desde o planejamento e a técnica cirúrgica utilizada, idade do paciente e inter-relação, composição e reparação dos tecidos manipulados durante o ato cirúrgico.

Os fatores relacionados às alterações do perfil mole dos pacientes são: tipos e locais do acesso cirúrgico (incisão); a técnica cirúrgica a ser utilizada a cada caso, com a quantidade de movimentação e direção de movimentação nessa planejada; posicionamento final das bases ósseas do paciente, ou seja, nova disposição espacial do conjunto maxilofacial; tipos de sutura; direção da movimentação ortodôntica pós-operatória; idade do paciente ou fase de crescimento em que ele se encontra; capacidade de reparação individual de cada paciente submetido a tal cirurgia; quantidade de tecidos adiposo e muscular que compõe os tecidos moles; relacionamento, espessura e tonicidade dos lábios; e o edema pós-operatório, em que é necessário esperar 6 a 12 meses para uma correta avaliação da nova disposição dos tecidos moles.

O conjunto desses fatores torna a previsão do posicionamento dos tecidos moles imprecisa, principalmente no plano vertical. No entanto, sabe-se que as alterações moles do perfil no plano horizontal podem ser estipuladas.

O tipo de movimentação esperado nos tecidos moles está relacionado com as diferentes técnicas cirúrgicas, bem como com a direção de movimentação dos cotos ósseos. A seguir, discutir-se-ão as técnicas cirúrgicas da maxila, mandíbula e mento, e a alteração do perfil mole relacionada a elas.

As alterações espaciais a que os ossos gnáticos são submetidos durante mudança de posição em cirurgias para a correção de deformidades dentofaciais raramente ocorrem em uma única direção. É difícil prever a movimentação dos tecidos moles, considerando-se o reposicionamento tridimensional desses ossos, se serão portanto mencionadas as mudanças nas movimentações puras.

A maxila pode submeter-se a movimentos laterais (correção da linha média), ântero-posteriores (avanço ou retrocesso) e/ou súpero-inferiores (impacção ou reposicionamento inferior).

O retrocesso ântero-posterior da maxila promove um aumento de 1,2° para cada milímetro retraído do ângulo nasolabial. Ocasiona retrusão de 65% do total da movimentação óssea do lábio superior, retrusão de 30% do ponto A cutâneo, além de aumento no comprimento e espessura do lábio superior e, com isso, a diminuição do espaço entre os lábios superior e inferior. O suporte da ponta do nariz pode também ser alterado no retrocesso da espinha nasal anterior. Uma sutura em V-Y e da base alar no nariz pode ser necessária para manter uma relação desejada do lábio superior.

Já o avanço puro da maxila está diretamente relacionado ao avanço simultâneo de 50% do lábio superior, com relação ao total do movimento ósseo, e de 30% da ponta do nariz, o ângulo nasolabial diminui em 1,2° para cada milímetro de avanço maxilar. Promove um alargamento da asa do nariz, afinamento e encurtamento do lábio superior. Sutura para segurar a asa do nariz no lugar desejado e sutura em V-Y podem manter a relação do lábio superior e do incisivo superior no lugar desejado.

Quando se impacta a maxila, o lábio superior encurta, acompanhando de 20% a 40% a movimentação total do incisivo superior; a ponta do nariz se eleva cerca de 20%, e ocorre o alargamento da base alar de 2 a 4 mm.

O posicionamento inferior da maxila gera perda no suporte da ponta do nariz e interiorização das bases alares. Pode gerar um alongamento de 15% do total do movimento ósseo no lábio superior, acompanhado de um aumento do ângulo nasolabial.

Apesar de muitas tentativas feitas no sentido de se estabelecerem regras claras a fim de avaliar o cirurgião a predizer as mudanças faciais e a planejar, o que existe é um número enorme de variáveis que influenciam direta ou indiretamente o resultado final. Nesse sentido, existem situações que acabam por facilitar a vida do cirurgião; em um paciente com aspectos antropométricos clássicos que induzem a pensar num avanço de maxila, ou seja, um paciente com lábio superior flácido, ângulo nasolabial obtuso e presença de ângulo labial, quando do avanço da maxila, as mudanças dessas relações serão muito maiores do que as num paciente em que se realize o mesmo avanço de maxila e não tenha lábio flácido, ângulo nasolabial obtuso etc. Tentar visualizar essas alterações em movimentações tridimensionais torna-se muito mais difícil do que num avanço simples da maxila. Quando se impacta a maxila mais na região anterior do que na região posterior, ou se desce mais a região posterior do que a anterior, enfim sempre que se realizam rotações dessa maxila no sentido anti-horário, existirão aumento da inclinação dos incisivos e recuo do ponto A e da espinha nasal, o que tende a deixar o ângulo nasolabial mais agudo. Essa alteração, quando não desejada, pode ser compensada por uma segmentação visando a avançar o ponto A e desinclinar os incisivos e proporcionar um ângulo nasolabial menos agudo. Da mesma forma rotações no sentido horário irão projetar mais o ponto A e a espinha nasal anterior e desinclinar os incisivos. É óbvio que na maioria das vezes essas rotações, tanto no sentido horário como no sentido anti-horário, conduzem a uma cirurgia bimaxilar e, consequentemente, influenciam a projeção do mento. Assim, rotações no sentido anti-horário aumentam a projeção do mento, desinclinam os incisivos inferiores em relação à maxila, diminuem a projeção do ponto A e protruem os incisivos superiores em relação à base do crânio. Já as rotações no sentido horário, quando levam a cirurgias bimaxilares, aumentam a inclinação dos incisivos inferiores, diminuem a projeção do mento e, ao mesmo tempo, projetam o ponto A e diminuem a inclinação dos incisivos superiores em relação à base do crânio, o que origina um ângulo nasolabial mais plano.

Indicações

As osteotomias Le Fort I estão indicadas em várias situações, e somente o conhecimento profundo da técnica e de toda a fisiologia mastigatória poderá levar o profissional a saber indicar com segurança e precisão esse procedimento. Apenas como uma orientação acadêmica, pode-se dizer que as osteotomias Le Fort estão indicadas, isoladamente ou em associação com outros procedimentos, nas seguintes situações:

1. Casos de maloclusão classe III, em que clinicamente se perceba retrusão da maxila.

2. Casos em que, por motivos importantes, vislumbra-se a necessidade de alteração do plano oclusal.

3. Para pacientes com curva de Spee da maxila acentuada, em que o nivelamento ortodôntico em apenas um segmento torna o caso instável.

4. Em casos de biprotrusão, em que a verticalização dos incisivos, com simultâneo recuo da maxila, está planejada.

5. Casos de excesso vertical de maxila (sorriso gengival, incompetência labial).

6. Casos de diminuição da altura da maxila (falta de exposição dos incisivos).

OSTEOTOMIA SAGITAL

Sem dúvida, a osteotomia sagital foi uma das maiores inovações dentro da cirurgia oral e maxilofacial; ao contrário do que possa parecer, essa osteotomia, realizada como a que se conhece hoje, passou por várias modificações, graças a estudos de muitos cirurgiões. As várias modificações já apresentadas para essa osteotomia refletem o seu grau de complexidade. Schuchardt (1942) foi o primeiro a descrever a intenção de separar a mandíbula sagitalmente. Ele preconizou um corte horizontal na cortical medial, imediatamente acima da língula, e uma segunda osteotomia paralela à primeira, distanciando-se dessa aproximadamente 1 cm. Ao final, as duas osteotomias eram unidas por um corte vertical e se efetuava a separação.

Depois veio Obwergeser, que incrementou a técnica de Schurchardt, distanciando os cortes horizontais em 2,5 cm.

Del Pont modificou a osteotomia proposta por Obwergeser transformando o corte horizontal na cortical externa do ramo em um corte vertical colocado entre o primeiro e o segundo molar. Habsuck (1968) verificou que não era necessário fazer um corte através da cortical lingual como Del Pont idealizava, percebendo que a separação lingual ocorria naturalmente, conforme os cinzéis fossem usados. Bell e Schendlem (1977) escreveram sobre os princípios biológicos dessa osteotomia, e ao mesmo tempo que conferiam credibilidade ao procedimento despertaram vários colegas para a necessidade do aprimoramento da técnica. Ainda em 1977, Epker publicou sua modificação respeitando os princípios biológicos estabelecidos por Beel, diminuindo a quantidade de descolamento periosteal, à custa do não-descolamento do músculo masseter, e o descolamento medial restringiu-se à região superior da língua. Na região basal logo onde se termina o corte vertical, Epker sugeriu que o corte envolvesse a cortical vestibular e lingual desta. O corte horizontal do ramo mandibular

não ia até a borda posterior, parando imediatamente após o forame mandibular.

Em 1976, Spiessl et al. publicaram um livro sobre cirurgias dos ossos da face, definindo conceitos sobre fixação interna rígida. A osteotomia sagital, por meio do uso de parafusos de compressão interfragmentários e trocater percutânco, demonstrou que era possível obter-se fixação interna rígida nessa. Rajchel et al., em 1987, realizaram um interessante estudo sobre a localização do canal mandibular e a importância desse conhecimento para se executar a osteotomia sagital com menos chances de lesão dessa estrutura. Rajchel mostrou claramente que na região onde o ramo da mandíbula, representada pela linha oblíqua externa, une-se com o corpo mandibular (região abaixo ou mesial ao primeiro molar) há uma proeminência óssea, o que acaba por aumentar a distância entre as corticais internas e externas e, ao mesmo tempo, a distância entre a cortical externa e o nervo alveolar inferior. Essa região representaria a união entre o ramo da mandíbula e o corpo mandibular. Diferentemente disso, a região distal ao terceiro molar é onde o nervo alveolar inferior mais se aproxima da cortical externa da mandíbula e o local com mais chances de lesão do nervo. Orientado pelo trabalho de Rajchel, Wolford sugeriu, em 1987, mais uma modificação, levando a osteotomia vertical da sagital mais para anterior, onde existe um aumento da distância entre as corticais, e o corte medial horizontal tornou-se perpendicular ao ramo ascendente em vez de paralelo ao plano oclusal. Para se evitar a região imediatamente acima e atrás da língula, onde existe praticamente um fusionamento entre as corticais internas e externas do ramo, nesse trabalho mencionou-se a importância de se usarem parafusos posicionais, em vez de parafusos de compressão interfragmentários, a fim de evitar a lesão do nervo e o mau posicionamento dos condilos mandibulares. Ainda Wolford, em 1990, inovou com o conceito da divisão da borda inferior da mandíbula: ao abrir a mandíbula pela técnica tradicional, a separação ocorre na cortical lingual, o que dificulta a instalação de qualquer parafuso abaixo do canal mandibular. Outra desvantagem da técnica tradicional está no momento de se posicionar o côndilo, principalmente nos casos em que existe rotação do plano oclusal: a saliência óssea, causada pelo tipo tradicional de separação, pode interferir e levar ao mau posicionamento do côndilo. Wolford sugeriu, nesse trabalho, que esse tipo de osteotomia levaria a uma maior facilidade de separação da osteotomia sagital e, portanto, ocasionaria menor risco de fraturas indesejáveis. Essa divisão da basal da mandíbula é feita com uma serra reciprocante especial.

Smith et al., ao falarem sobre a fusão das corticais que ocorre imediatamente acima e atrás do forame mandibular, orientam que o corte horizontal deveria ter, no mínimo, o comprimento de 18 mm. Enfim, após tantos estudos e modificações dessa osteotomia, chegou-se a uma técnica contemporânea que, possivelmente, ainda sofrerá novas modificações e que será descrita a seguir.

Técnica cirúrgica

Posição do paciente e instalação dos campos cirúrgicos:

O paciente ficará em decúbito dorsal elevado em, aproximadamente, 40° e com o joelho flexionado, a fim de evitar lesões do nervo ciático. O posicionamento do paciente está sob a responsabilidade do cirurgião e do anestesista e deve ser feito de maneira a facilitar as manobras cirúrgicas sem pôr em risco a integridade de outras estruturas. Intubação nasotraqueal é imperativa e, de preferência, com sondas anguladas. Caso a intubação nasotraqueal seja impossível (o que é extremamente raro), está indicada a intubação submento orotraqueal. Os campos cirúrgicos devem ser posicionados de maneira a permitir a visualização da região frontal e de toda a face do paciente, incluindo a região cervical lateral, onde se usará o trocater percutâneo. Adequada fixação da sonda, evitando a possível extubação do paciente, e boa fixação dos campos cirúrgicos também são importantes para que o procedimento seja executado com segurança e assepsia. Proteção dos olhos com pomada oftálmica e oclusão deles previnem possíveis lesões oculares.

Pelos motivos já esclarecidos, infiltra-se a região do fundo de sulco vestibular da região de molares inferiores e faz-se um bloqueio pterigomandibular bilateral, com bupivacaína, adrenalina 1:400.000.

Posicionar um abridor de boca, mantendo-a com uma abertura entre 35 e 40 mm, e o uso de um abaixador de língua angulado são os próximos passos antes de se realizar a incisão. Ela endereça a mucosa a meio caminho, entre o fim da gengiva inserida e o fundo de sulco, numa região que vai da face medial do primeiro molar inferior até o terço médio do processo coronoide.

Com o uso de dois descoladores periosteais, descola-se o periósteo da face vestibular da mandíbula, região do trígono retromolar até a região do primeiro molar, o periósteo da face anterior do processo coronoide e, finalmente, a face medial do ramo mandibular, respeitando a região de entrada do nervo alveolar inferior. Terminado o descolamento periostal apenas das regiões imprescindíveis para se ter uma visualização da região a ser osteotomizada, inicia-se a osteotomia propriamente dita, com o primeiro auxiliar mantendo o periósteo afastado com retratores especiais.

Posicionando os afastadores corretos para se ter acesso, inicia-se a osteotomia pela face medial. O corte da parede medial pode ser paralelo ao plano oclusal ou com inclinação de maneira a terminá-la discretamente abaixo da língula. Após a osteotomia estar atrás do forame, esta será aprofundada de maneira que apenas a cortical medial do ramo ascendente seja osteotomizada mantendo a cortical lateral íntegra.

Geralmente, utiliza-se para esse corte uma broca de Lindermanm. No planejamento cirúrgico, quando se realizar rotação do segmento distal osteotomizado no sentido horário, durante a realização desse corte já se pode desgastar a superfície óssea que irá interferir num posicionamento passivo do côndilo, no momento da fixação interna rígida.

Note o corte da parede medial do ramo da mandíbula (Fig. 25.93).

Continuando o corte medial do ramo mandibular, ele se unirá ao corte da face anterior do ramo mandibular. Esse corte descendente é feito com broca 701, desde a parte mais anterior do corte da parede medial até um ponto de 5 a 10 mm posterior ao segundo molar. Nesse momento, para facilitar a técnica, remover-se-á o abridor de boca, fechando-a para prosseguir a osteotomia horizontal na face lateral da mandíbula. O corte que desce pelo ramo ascendente deve ser colocado mais para a face externa da mandíbula, pois isso no momento da separação mandibular diminui a chance de fratura da cortical lingual, assim como de o nervo ficar aprisionado no segmento proximal.

O corte horizontal do corpo da mandíbula pode ser uma continuidade do corte do ramo ascendente ou podem ser realizados degraus com inclinações e proporções semelhantes aos realizados no traçado preditivo, que auxiliam no correto posicionamento do côndilo.

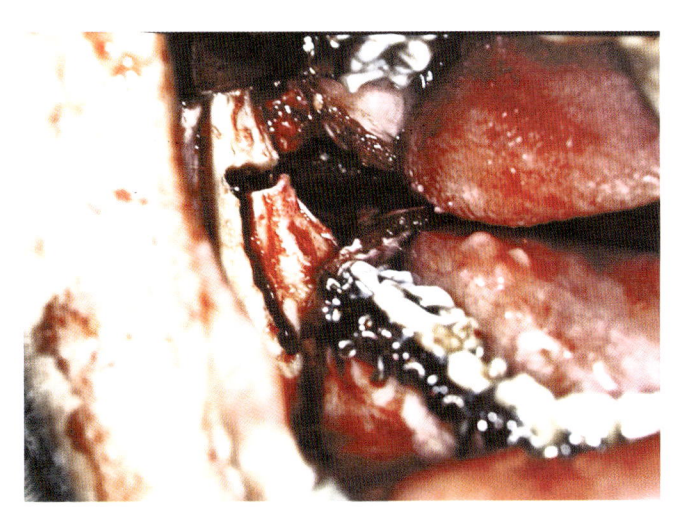

Fig. 25.93 Osteotomia parede medial do ramo da mandíbula.

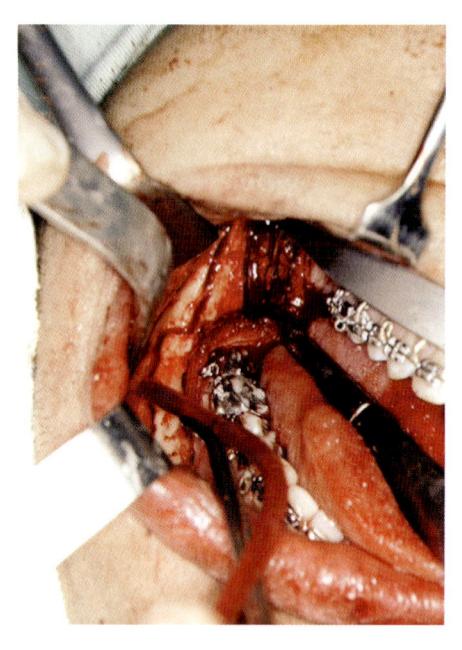

Fig. 25.94 Osteotomia anterior e lateral.

Osteotomia da face anterior e lateral do ramo mandibular (Fig. 25.94).

Esse corte horizontal segue até a face distal do primeiro molar, onde se desce com uma osteotomia paralela ao longo eixo dos molares e que vai até a base da mandíbula.

Descolando todo o periósteo da basal da mandíbula e com afastadores de Obwergeser protegendo o tecido mole em volta da basal, usar-se-á a serra de basal, a fim de dividi-la ao meio, ou cinzel especial.

Agora se iniciará a separação da mandíbula propriamente dita. Depois conferir se toda a cortical foi realmente removida nas linhas do desenho da osteotomia. A separação é feita mediante uma ação conjunta entre o separador de Smith na região anterior do ramo ascendente e separadores de Spot na basal. A maior força sempre deve ser aplicada na basal por meio dos separadores de Spot, com o de Smith sendo usado de maneira mais delicada. A separação da mandíbula deve ser acompanhada de grande cuidado, para que não se lese o nervo, separando-o do segmento proximal quando aderido.

No caso de recuos mandibulares, após a completa separação, realizar-se-á o descolamento do músculo pterigóideo medial, por meio da osteotomia, soltando-o do segmento proximal.

Remover-se-ão ossos das regiões que impedem um correto posicionamento passivo do côndilo ou que podem levar à compressão do nervo alveolar inferior.

Utilização do separador de Smith e, após separação, caso em que foi identificado o nervo alveolar inferior (Fig. 25.95A e B).

Fixação interna rígida na osteotomia sagital

Descrita pela primeira vez por Spiessel, apresenta inúmeras vantagens para o paciente em relação às técnicas de osteossíntese a fio. Permite um pós-operatório mais seguro e confortável para o paciente e melhora muito a estabilidade dos resultados, principalmente nos casos de grandes avanços mandibulares e rotações no sentido anti-horário. Sua facilidade de execução nas osteotomias sagitais e dificuldade nas osteotomias verticais tornam-na a osteotomia de eleição para muitos cirurgiões.

Na fixação interna rígida da osteotomia sagital, o maior problema que se enfrenta é evitar o 'condilar sag'. Esse termo refere-se a uma situação em que, ao posicionar o côndilo, numa posição em que se ultrapassam os limites da fisiologia e capacidade de adaptação da ATM, ocasiona-se a dor e/ou recidiva com instabilidade do caso.

Refere-se a uma situação em que o côndilo no momento da fixação interna rígida é forçado ou para posterior ou para medial ou lateral, ultrapassando o limite da adaptabilidade dessa articulação, levando o paciente a um quadro de dor e degeneração da ATM e, consequentemente, à recidiva do caso em aproximadamente seis meses.

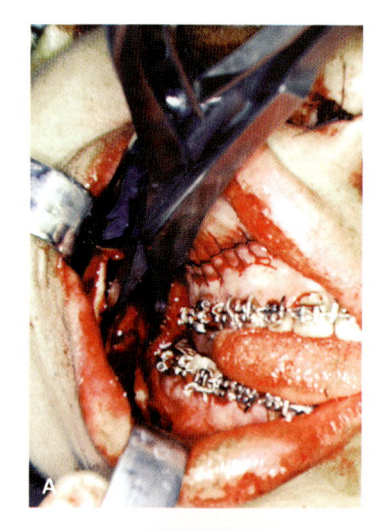

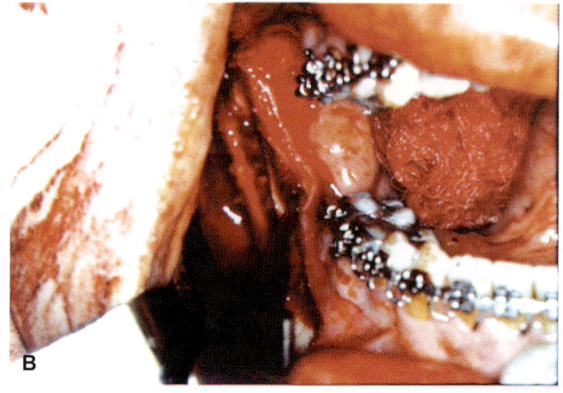

Fig. 25.95A e B Utilização separador de Smith.

Condilar sag sem contato refere-se a uma situação em que o côndilo, no momento da fixação interna rígida, foi tirado para fora da fossa articular. Nessa situação, a recidiva ocorre no pós-operatório imediato, geralmente com mordida aberta anterior, em virtude de os côndilos voltarem para dentro da fossa. O uso de elásticos intermaxilares pode mascarar esse quadro e, com o tempo, levar à movimentação dentária, porém jamais corrigirá essa situação.

Posicionadores de côndilo, a fim de alcançarem o objetivo primordial, que é basicamente manter o côndilo em relação central no momento da fixação dos cotos osteotomizados, mostram-se pouco práticos e nada eficientes. Geralmente para posicionar o côndilo adequadamente, ele é levado no transoperatório, por meio de uma manipulação suave, para a posição mais superior e anterior da fossa articular. Essa manipulação é bivetorial referindo-se obviamente ao coto proximal, pois o distal estará fixo na oclusão final ou em um *splint*. Muitas vezes, quando se posiciona o côndilo em relação central, para a perfeita adaptação entre os cotos proximal e distal, é necessário executar uma rotação do coto proximal sobre esse eixo terminal de fechamento, o que é impossível de ser realizado no caso de se usarem dispositivos para posicionamento do côndilo; dispositivos que fixam o côndilo na posição pré-operatória são de difícil uso e pouca aplicabilidade. Algo que parece ser extremamente útil para auxiliar a posicionar o côndilo é determinar no pré-operatório a relação central do paciente, não só por facilitar o correto posicionamento do côndilo no momento da cirurgia, mas também nos casos de pacientes sintomáticos auxilia no correto diagnóstico pré-operatório.

Visualização da osteotomia após realização da fixação interna rígida. Observar os degraus que indicam um caso em que foram realizados avanço e rotação no sentido horário do coto distal (Fig. 25.96).

Possibilidade de movimentações pós-osteotomias sagitais:

- Rotações no sentido horário e anti-horário.
- Recuos de mandíbula.
- Avanços mandibulares.

OSTEOTOMIA VERTICAL DE RAMO MANDIBULAR

Histórico

A osteotomia vertical do ramo foi descrita pela primeira vez por Caldwell e Leterman (1954), por meio de acesso extra-oral. Em 1968, Caldwell insistiu na importância da eliminação do processo coronóide, em recuos maiores que

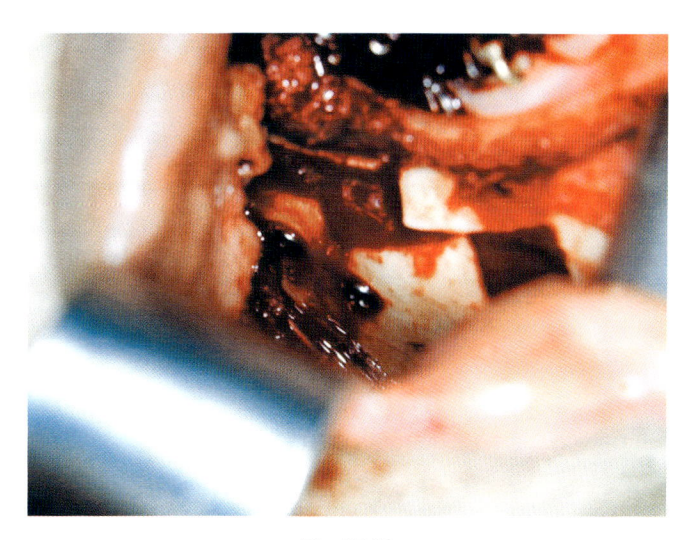

Fig. 25.96

10 mm. Em 1968, Winstanly relatou a primeira osteotomia vertical subcondilar por meio de acesso intraoral, realizada com motor odontológico. Significativas melhoras foram introduzidas por Herber, Kent e Hinds durante o ano de 1970. Eles preconizavam o uso de serras oscilatórias anguladas. Hoje em dia, com o advento das serras oscilatórias, consegue-se realizar essa osteotomia por meio de acesso intraoral, os tecidos orais têm natural resistência à infecção, e a crença de evitá-lo com medo de infecção há muito já foi abandonada.

Princípios biológicos

Bell examinou o fluxo sanguíneo dessas osteotomias em macacos, concluindo que isquemia e necrose asséptica podem ocorrer, quando apenas a cápsula da ATM e o músculo pterigóideo lateral é mantido aderido. Manter o músculo pterigóideo medial como pedículo, principalmente do segmento proximal, muito melhora o fluxo sanguíneo, e o risco de necrose asséptica fica diminuído.

Técnica cirúrgica

O posicionamento do paciente, a instalação dos campos cirúrgicos e manobras de infiltração anestésica são os mesmos que os utilizados para a osteotomia sagital.

A incisão mucoperiosteal é colocada sobre a linha oblíqua externa, estendendo-se, aproximadamente, 3,5 cm, de modo a colocar-se discretamente acima do plano oclusal na sua porção terminal superior e, assim, evitar o aparecimento do coxim adiposo mastigatório e lesões do nervo e artéria bucal.

Após a incisão, o periósteo é refletido da borda anterior do ramo ascendente e em toda a sua face lateral, tendo-se o cuidado de seguir a modificação sugerida por Walker, mantendo-se inserido o músculo pterigóideo medial principalmente no futuro segmento proximal. O descolamento segue da chanfradura sigmóide até a região proxima à basal do ângulo mandibular. Retratores de Bauer são posicionados na chanfradura sigmóide e na basal do ângulo mandibular. O próximo passo é realizar a osteotomia propriamente dita.

Como parâmetro para a correta realização da osteotomia, utilizam-se as seguintes referências anatômicas: parte mais posterior da chanfradura sigmoide, elevação contralateral do forame mandibular e ângulo da mandíbula.

Com os retratores de Bauer corretamente posicionados na chanfradura sigmóide e na basal da mandíbula, próximo ao ângulo mandibular, mantendo-se o paciente de boca fechada, com o uso de uma serra oscilatória angulada (de preferência 140°), inicia-se a osteotomia na parte mais superior e posterior da chanfradura sigmoide, descendo o corte em direção inferior de maneira posterior ao forame mandibular, terminando o corte na basal da mandíbula junto ao ângulo mandibular.

O uso de serra angulada em 140° permite realizar o corte logo posterior ao forame antilíngua, sem risco de lesão do feixe vasculonervoso alveolar inferior e, ao mesmo tempo, proporciona um segmento proximal maior.

É importante ter cuidados nesse procedimento para não lesar estruturas localizadas medialmente, visto que elas não são protegidas em virtude do não-descolamento do músculo pterigóideo medial. A lâmina da serra oscilatória deve endereçar, apenas, o ramo da mandíbula, interrompendo-se o corte logo após essa manobra. Atenção especial também deve ser dada no sentido de se manter o corte posterior ao forame mandibular, para evitar lesão do nervo.

Após a osteotomia, introduz-se um descolador entre o agora segmento proximal e distal, de maneira a manter o segmento proximal lateralmente ao distal, e dependendo da quantidade de recuo, incisar-se-á o periósteo e, até, remover-se-ão interferências do processo coronoide.

Indicações

Pode ser indicada isoladamente, quando um bom relacionamento é possível entre os arcos mandibulares e maxilares, em todos os sentidos, menos o sagital, ou seja, nos recuos puros de mandíbula desde que não sejam muito grandes. Em recuos maiores que 7 ou 8 mm, não parece ser uma boa indicação. Trata-se de uma osteotomia semelhante à osteotomia sagital, que pode ser associada a outras osteotomias como sinfisárias ou subapical, ou, mesmo, osteotomias do tipo Le Fort I, quando necessá-

rio. Não é rara utilizá-la em conjunto com a osteotomia sagital no lado contralateral, nos casos de severa assimetria, optando-se pela osteotomia vertical no lado em que é feito o maior recuo comparado com o lado contralateral, a fim de evitar interferências ósseas, quando tentarmos posicionar o côndilo. Outra situação em que se pode indicar a osteotomia vertical são os casos em que por meio de radiografias submentais verifica-se um ângulo obtuso entre a face lateral do ramo mandibular e o plano sagital. Mandíbulas assim têm o formato de V, o que torna mais fácil a visualização do local em que se realizará a osteotomia vertical e, ao mesmo tempo, mais difícil o correto posicionamento do côndilo mandibular no momento de realizar-se-á a fixação interna rígida, no caso de se optar pela osteotomia sagital; no caso em que há um maior paralelismo entre o ramo mandibular e o plano sagital, mandíbulas em forma de U, haverá menos dificuldades de visualização do sítio a ser osteotomizado e no posicionamento do côndilo no momento da fixação interna rígida, caso se opte pela osteotomia sagital.

Vantagens e desvantagens em relação à osteotomia sagital

São vantagens da osteotomia vertical a sua facilidade de execução e o risco extremamente diminuído de parestesia do nervo alveolar inferior. Em casos de grandes assimetrias, o lado de recuo mandibular, muitas vezes é mais bem tratado com osteotomia vertical, evitando interferências ósseas, que dificultam o posicionamento do côndilo, como dito anteriormente. A maior desvantagem dessa osteotomia consiste na dificuldade da realização da fixação interna rígida, o que leva muitas vezes o paciente a ter que ficar com bloqueio intermaxilar por um período de até 30 dias. Osteotomias verticais estão contraindicadas nos casos de avanço de mandíbula e em algumas rotações ou casos de grandes recuos. Trabalhos recentes mostram que a melhora da sintomatologia da ATM é mais significativa quando se utiliza a osteotomia vertical em vez da osteotomia sagital. Essa melhora deve-se, possivelmente, ao posicionamento mais anterior que o côndilo assume após essas osteotomias, beneficiando a relação entre disco e côndilo nos casos de deslocamento anterior de disco articular, caso se optasse pelo simultâneo reposicionamento do disco articular e pela osteotomia sagital. Com grandes chances ocorreria essa mesma melhora, porém submetendo o paciente a mais uma cirurgia.

Possibilidade de movimentação pós-osteotomia vertical do ramo mandibular:

• Pequenos recuos de mandíbula.

Mudanças faciais pós-osteotomias do ramo mandibular

Nas osteotomias mandibulares, diferentemente da maxila, os tecidos moles acompanham quase sempre a movimentação total do coto ósseo. Somente o lábio inferior é que se movimenta de 20% a 40% a menos que o total da movimentação do incisivo inferior.

No avanço mandibular, por meio da osteotomia sagital, o avanço do sulco labial e o do mento cutâneo serão totais em relação à movimentação anterior do coto ósseo. O lábio superior não sofre alterações, já o lábio inferior sofrerá alongamento e avanço de 75% em relação à movimentação total dos incisivos inferiores.

No recuo mandibular, por meio da osteotomia vertical do ramo da mandíbula, ou sagital, ocorre o recuo do tecido mole adjacente. O lábio superior sofrerá alongamento e abertura do ângulo nasolabial, além de retrusão de, no máximo, 20% com relação à movimentação do coto ósseo mandibular. Já o lábio inferior sofre um encurtamento, ficando mais saliente. Sua retrusão será menor que a do mento cutâneo, cerca de 75% do total da movimentação do incisivo inferior. O sulco mentolabial e o mento cutâneo terão retrusão de 90% do total da movimentação do coto ósseo mandibular.

Na autorrotação mandibular, os tecidos moles acompanham totalmente essa movimentação, menos o lábio inferior, que, com a rotação no sentido horário (diminuição da dimensão vertical), torna-se mais espesso e no sentido anti-horário (aumento da dimensão vertical) sofre linguoversão.

Nas cirurgias subapicais de retrocesso ou avanço, tanto o segmentado da região anterior quanto total, o posicionamento do mento ósseo não muda; portanto, os tecidos moles do mento cutâneo também permanecem estáticos. Já o lábio inferior acompanha os movimentos dos incisivos do coto ósseo osteotomizado. No retrocesso mandibular, o lábio inferior retrocede 75% do movimento total do incisivo central inferior, diminuindo, assim, a profundidade do sulco mentolabial. No avanço mandibular, o lábio inferior avança cerca de 60% do avanço do incisivo central inferior, deixando o sulco mentolabial mais profundo.

Por meio de métodos mais modernos de avaliação das mudanças faciais, realizada de maneira tridimensional com o auxílio de computadores, Kuroda et al. demonstraram que as maiores mudanças no caso de recuo simples da mandíbula ocorrem na região central do mento e do lábio inferior, decrescendo nas regiões mais laterais, enquanto nas regiões mais superiores, como o lábio superior e a região central pelo suporte dado pela espinha nasal anterior e os dentes incisivos, não ocorrem mudanças, porém, nas regiões mais laterais ao lábio superior, elas ocorrem, acompanhando parte da retrusão do osso mandibular.

Mentoplastias

Introdução

Várias técnicas foram descritas com o passar dos anos a fim de se conseguir o reposicionamento tridimensional da região do mento. Técnicas que visavam a esse reposicionamento sem ter problemas com vascularização, estabilidade ou infecções locais, uso de biomateriais, como proplast, são preconizados até os dias de hoje, porém problemas com infecções ou reabsorção óssea na região ao redor do implante não são raros. Além disso é óbvio que esses biomateriais só podem ser usados quando for necessário aumentar o sentido sagital da projeção do mento ou a altura, não servindo essa técnica quando há excesso vertical ou sagital do mento.

O queixo representa importante fator a ser levado em consideração ao se planejar uma cirurgia ortognática. No passado, chegou-se a pensar em estabelecer ligações entre o formato do queixo e o caráter da pessoa, mas, embora sem fundamento científico, geralmente se associa um discreto pró-mentonismo à força, caráter decidido e masculinidade, a microgenia, geralmente a feminilidade, indecisão e fraqueza, mas mesmo ignorando os aspectos subjetivos, é óbvio o importante papel dessa estrutura anatômica na face. Os procedimentos que alteram o queixo geralmente modificam o sulco mentolabial e a posição do lábio inferior. Na verdade, cada componente que compõe esse complexo é influenciado por toda a configuração do complexo maxilofacial e de maneira direta, também pelo mento. Ao se examinar o mento, deve-se verificar se o paciente apresenta ou não hipertonia do músculo mental. Essa condição é facilmente identificável pela presença de pregas na região mental e elevação da margem do lábio inferior acima dos dentes ínfero-anteriores, geralmente associando-se ao excesso vertical do mento ou à exposição exagerada dos incisivos superiores. Por ser um mecanismo compensatório para a incompetência labial, hipotonia do mental é bem menos frequente, e muitas vezes se associa a indivíduos com relacionamento dentário tipo classe II de Angle ou biprotrusão, sendo a grande maioria deles da raça negra.

O plano de tratamento envolve análise tridimensional do queixo no sentido ântero-posterior, vertical e transversal, e da influência que outras estruturas exercem nessa região. Por exemplo, uma face feminina com estruturas faciais finas, nariz pequeno, lábios delicados e terço médio aplainado ficará mais bem balanceada com um queixo relativamente retruído. Por outro lado, um homem com

1,90 m e traços grossos ficará melhor com um queixo discretamente protruído.

Planejando as mentoplastias

A melhor estética facial só é obtida caso se consiga um bom balanço entre os terços da face, principalmente o terço inferior. Uma das prioridades estéticas ao se planejar uma cirurgia ortognática é a de que o terço inferior da face tenha seu comprimento total igual ao do terço médio da face e distribuído em 1/3 para o lábio superior e 2/3 para o lábio inferior. Análise clínica e radiográficas são fundamentais para se efetuar o correto diagnóstico. A norma de comprimento de lábio superior para mulheres é de 20 mm +ou– 2 mm para mulheres e de 22 mm +ou– 2 mm para homens. Obviamente para as pessoas que apresentam um comprimento de lábio normal, a dimensão vertical anterior da mandíbula deve ser o dobro dessa medida, ou seja, 40 mm +ou– 4 mm para mulheres e 42 mm +ou– 4 mm para homens. Além dessas normas de medidas verticais é importante mencionar a espessura do tecido mole sobre o mento, que deve ser de 7 mm +ou– 2 mm. As medidas citadas são particularmente fáceis de ser visualizadas e interpretadas quando existe um correto *overbite* e *overjet*. Assim, na maioria das deformidades dentofaciais, a posição do queixo só deve ser analisada depois de o traçado preditivo ter sido realizado, ou seja, com todas as demais estruturas já posicionadas naquilo que se planeja como resultado final. O comprimento do lábio superior vai da região subnasal até a parte mais inferior do lábio superior, e o comprimento do lábio inferior vai de uma linha paralela a Frankfort, que passa pela ponta dos incisivos inferiores, até uma linha que passa pelo ponto mais inferior do mento. Enfim, a análise clínica e cefalométrica envolve as seguintes medidas:

- Análise do comprimento do lábio superior e do lábio inferior.
- Análise da linha N-B, que é desenhada no STO final e vai do nasion até o ponto B. Após esse desenho no cefalograma são tomadas medidas da superfície mais vestibularizada do incisivo inferior até essa linha e a distância do pogônio até essa mesma linha N-B, tomadas sempre por meio de réguas posicionadas paralelas ao plano de Frankfort. Essas medidas devem ser coincidentes, e a distância ideal entre os incisivos e essa linha deve ser de 4 a 6 mm. Obviamente a espessura de tecido mole deve ser considerada na interpretação dessas medidas.
- Análise da linha subnasal vertical – A distância entre a linha que passa pelo ponto subnasal e segue perpendicular ao plano de Frankfort e a porção mais proeminente do tecido mole deve ser de –3 mm +ou– 3 mm.
- Análise do A-Po (Linha A-Pg) – Esta linha deve passar 2 mm posterior à superfície vestibular dos incisivos inferioes.
- Análise do ângulo da convexidade facial de Burstone: é o ângulo entre a linha glabela e o subnasal (tecido mole) e o subnasal e o pogônio. Essas linhas devem formar um ângulo de 11° +ou– 4°.

No plano transversal, a linha média óssea do mento deve coincidir com a linha média dentária inferior, que, por sua vez, deve coincidir com a linha média da face; verificar a necessidade de se alargar ou estreitar o mento é uma análise subjetiva e que envolve um senso artístico.

Princípios biológicos

Os estudos com animais e a própria experiência clínica mostram que o suprimento sanguíneo do segmento osteotomizado do mento é melhorado quando o pedículo de tecido mole é o maior possível. Manter a inserção da musculatura que chega a essa região pela face lingual é suficiente para manter a vascularização adequada do segmento, porém manter o máximo de inserção da musculatura na basal e até um pouco na porção vestibular do mento possibilita sofisticações como melhor predicabilidade das mudanças do tecido mole, por meio de uma menor chance da formação de hematomas que possam organizar-se e mudar esse tecido. Manter o máximo de periósteo aderido ao segmento osteotomizado, além de melhorar a nutrição, faz com que o tecido mole acompanhe o movimento ósseo.

Técnica cirúrgica

O acesso cirúrgico para o mento é praticamente o mesmo independentemente do tipo de mentoplastia que se irá fazer, variando apenas a quantidade de tecido que irá descolar-se e o tamanho da incisão. O posicionamento do paciente, a anestesia com intubação nasotraqueal, a instalação dos campos cirúrgicos e a infiltração anestésica local seguem os mesmos passos das demais osteotomias anteriormente citadas. A incisão para mentoplastia é realizada na mucosa labial, a meio caminho entre o fundo de sulco e o vermelhão do lábio inferior.

No sentido ântero-posterior, essa incisão é tão posterior quanto necessária para a visualização do osso a ser osteotomizado, sem lesar o nervo mentoniano. Essa incisão atinge inicialmente apenas a mucosa oral e o músculo orbicular do lábio, e desse ponto em toda a extensão da incisão, é levada de maneira oblíqua através do músculo mental até atingir o periósteo de 5 a 10 mm abaixo dos ápices dentários dos dentes ântero-inferiores. Porém, antes de realizá-la, é importante a avaliação da quantidade de gengiva inserida presente, de pouca gengiva inserida ou recessões gengivais, que exigem atenção especial pré-operatória como procedimentos básicos periodontais, enxerto gengival etc.

Após incisar o periósteo dessa região, entre os forames mentonianos, inicia-se o descolamento do periósteo, que se estenderá por uma faixa de, aproximadamente, 10 mm de altura, estendendo-se obliquamente em direção à região inferior dos forames mentonianos, direcionando-se abaixo dos forames até a região basal da mesial dos primeiros molares, bilateralmente.

Ramos do nervo mental saindo do forame correspondente serão visualizados, mas raramente nessa técnica serão necessárias a dissecação e a liberação desses, bastando para a realização da osteotomia a "tuneisação" subforame. Agora, poder-se-ão visualizar a sínfise mentoniana e a parte da face lateral do corpo da mandíbula.

Sempre se deve manipular o nervo mentoniano o mínimo possível, porém, se for necessária melhor visualização da região, a liberação dele é conseguida mediante incisão do periósteo que envolve esse feixe quando ele sai pelo forame.

Agora, finalmente, iniciar-se-á a osteotomia, que terá uma série de particularidade, dependendo da movimentação que será necessária. Uma variedade muito grande de técnicas pode ser empregada para o avanço do mento, particularmente a osteotomia horizontal deslizante.

Três marcas verticais são realizadas, com serras oscilatórias ou brocas 701, devendo ser feitas na sínfise mandibular e na região de caninos, paralelas entre si e perpendiculares à linha de oclusão mandibular, com comprimento e aprofundamento suficientes para que sejam facilmente visualizadas.

A distância entre a osteotomia horizontal e a basal da mandíbula, assim como o quanto para a distal, é planejada no pré-operatório, considerando-se a altura do forame mentoniano. Já a inclinação dessa osteotomia dependerá do efeito adicional que se deseja durante esse avanço. Caso se deseje avançar o mento e, ao mesmo tempo, diminuir a altura facial anterior, o corte que endereça a cortical externa da sínfise deve ser mais alto do que o corte que endereça a cortical interna, de maneira que quando se avançar reduzir-se-á simultaneamente a altura facial. Caso se deseje o oposto, ou seja, avançar e aumentar a altura facial, o corte na cortical externa da sínfise deverá ser mais baixo que o corte na cortical interna. É claro que existem limites para esses movimentos adicionais,

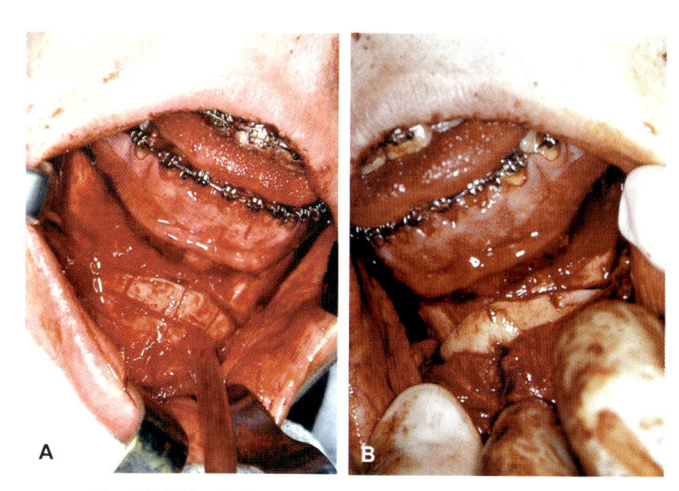

Fig. 25.97A e **B** Osteotomia horizontal dupla deslizante.

de maneira que, no caso de se desejar reduzir a altura do mento em mais de 3 ou 4 mm ao mesmo tempo em que se avança o mento, necessitar-se-á de dupla osteotomia horizontal, pois só a sua inclinação será insuficiente para se obter tal correção, assim como para o aumento da altura facial, que, quando muito generoso for, a necessidade de se interpor um enxerto tornar-se-á imperativa. Essa osteotomia deve ser realizada a, pelo menos, 10 mm da basal da mandíbula e a, pelo menos, 5 mm dos ápices dentários; sendo paralelas entre si, permitirão a remoção de segmento ósseo que diminuirá a altura do mento.

Na Fig. 25.97A, verifica-se osteotomia horizontal dupla deslizante para avanço e diminuição do mento. Na Fig. 25.97B, após ostectomia, percebem-se o avanço do mento e diminuição da altura.

A Fig. 25.98A e B apresenta diferentes técnicas para obtenção da fixação interna rígida do mento.

Caso se deseje aumentar a altura do mento em volume considerável, uma possibilidade é a interposição de biomateriais ou de enxertos autógenos entre o segmento osteotomizado e a mandíbula.

Nos recuos do mento, os princípios da osteotomia são iguais aos que se relacionam aos desenhos da osteotomia, porém se deve atentar que, diferentemente do que acontece no avanço, se o corte na cortical vestibular for mais alto que o corte na cortical lingual, haverá um aumento e não diminuição da altura, como nos casos de avanço. Independentemente do tipo de movimentação que se deseje no mento, o não-descolamento do periósteo aderido na basal da mandíbula garante um acompanhamento maior dos tecidos moles em relação à movimentação óssea.

Mudanças faciais pós-mentoplastias

O aumento inferior e/ou avanço do mento pode ser feito por meio de osteotomia, osteotomia com enxerto ou im-

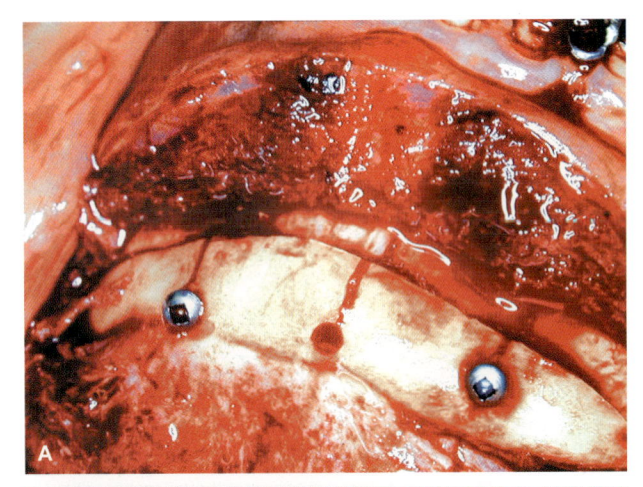

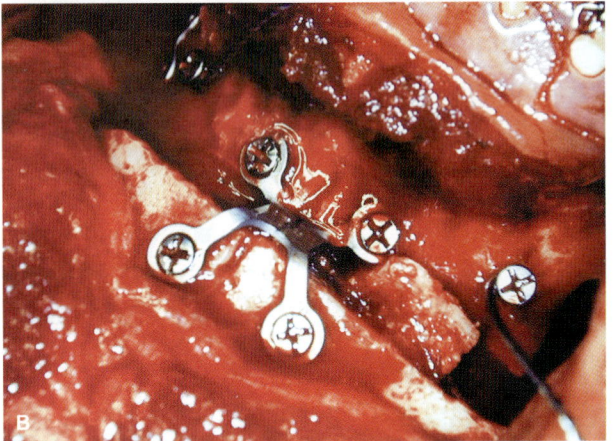

Fig. 25.98A e B Fixação interna rigida do mento.

plantação de material aloplástico. Independentemente da técnica utilizada, ocorrerá diminuição da espessura do tecido mole adjacente, e a mudança do tecido mole será em torno de 80% do movimento do tecido ósseo ou da espessura do material implantado. Refinamento de técnica influencia diretamente esses resultados.

No aumento vertical puro do mento, mediante a interposição de enxerto entre o mento e o coto osteotomizado, os tecidos moles acompanham totalmente a movimentação óssea, e o sulco mentolabial se aplaina.

Na redução ântero-posterior do mento, o tecido mole acompanha 90% do total da movimentação óssea.

Redução da altura do mento feita por meio da osteotomia horizontal dupla, com remoção do segmento ósseo entre as osteotomias, e manutenção do periósteo basal aderido ao mento levam o tecido mole a acompanhar totalmente a movimentação do tecido ósseo. Caso se opte pela remoção do tecido ósseo da basal, o resultado nos tecidos moles será imprevisível.

Movimentações no sentido transversal, desde que se mantenha quantidade suficiente de periósteo aderido ao tecido ósseo a ser movimentado, levam a uma mudança

total do tecido mole em relação à movimentação óssea. Enfim, existe uma série de combinações pensáveis na movimentação do mento, e o importante é perceber que quase sempre os tecidos moles acompanham essas mudanças ósseas.

Casos que ilustram mudanças faciais após a utilização de técnicas cirúrgicas já mencionadas

Caso tratado com osteotomia Le Fort I de dois pedaços com avanço e verticalização dos incisivos; osteotomia sagital com pequeno recuo e planificação do plano oclusal; mentoplastia com redução da altura do queixo e prótese de malar (Figs. 25.99A e B, 25.100A e B e 25.101A e B).

Caso tratado com osteotomia Le Fort I para nivelamento do eixo Z e simultânea planificação do plano oclusal, osteotomia sagital acompanhando a movimentação da maxila, além de avançar, e mentoplastia de avanço (Figs. 25.102A a C, 25.103A e B).

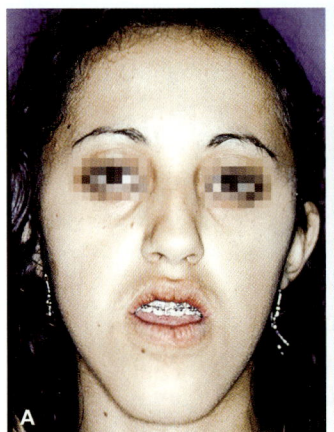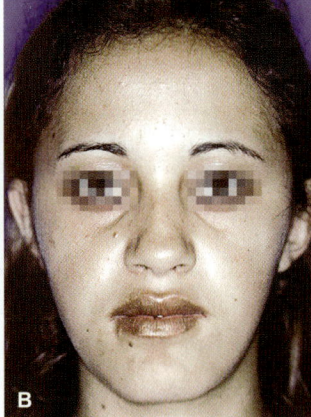

Fig. 25.99A e B Vista frontal.

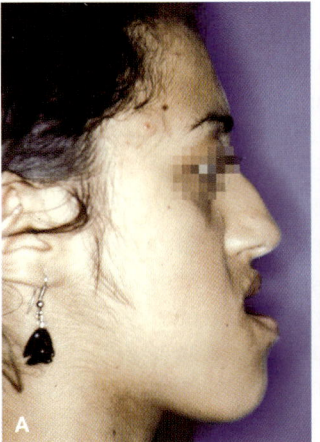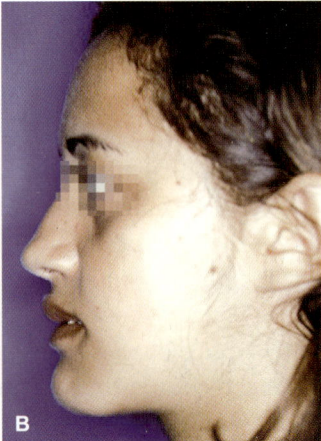

Fig. 25.100A e B Vista lateral esquerda no pré-operatório e direita no pós-operatório.

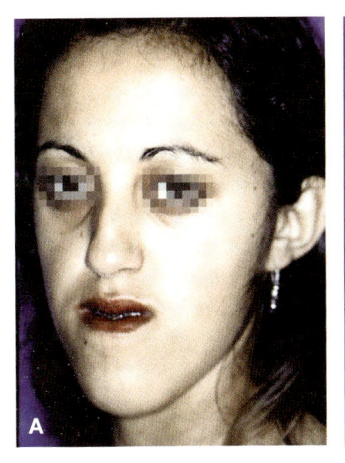
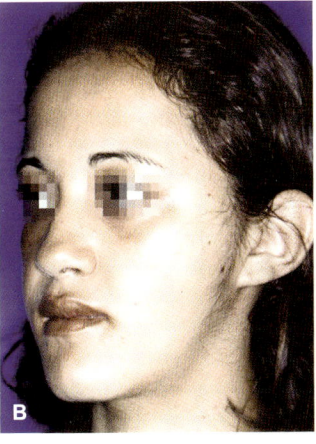

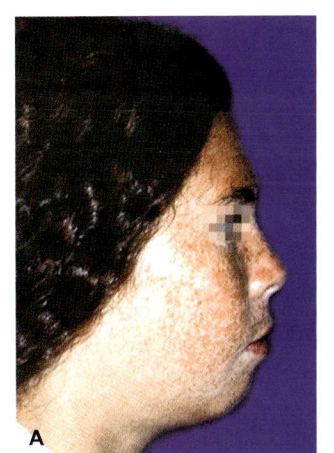
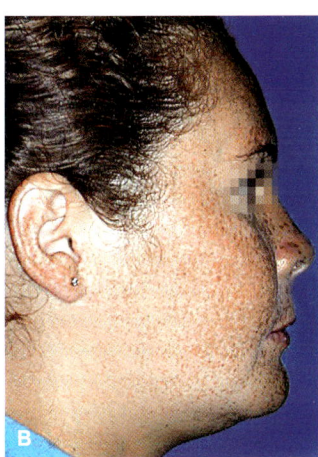

Fig. 25.101A e **B** Fotos 45° mostrando a melhora da projeção zigomática e da inclinação do plano mandibular.

Fig. 25.103A e **B** Vista lateral.

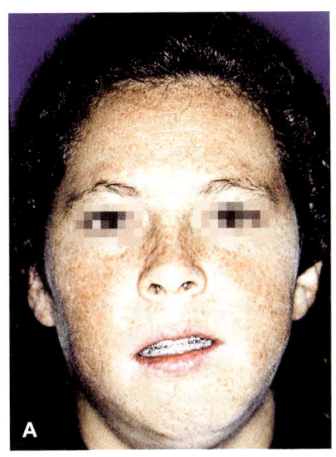
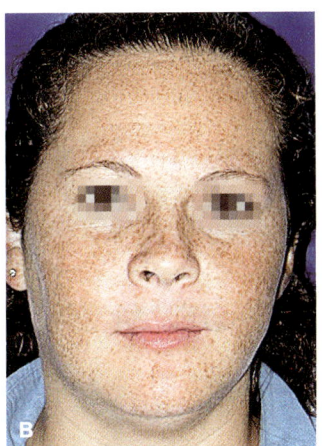

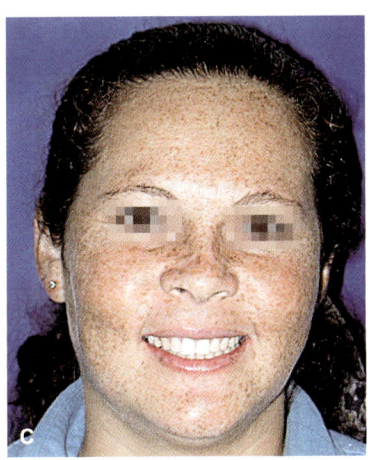

Fig. 25.102A, B e **C** Vista frontal.

OSTEOTOMIA SUBAPICAL ANTERIOR DE MANDÍBULA

A osteotomia subapical anterior de mandíbula é um procedimento geralmente complementar a outras osteotomias. Quanto aos aspectos clínicos, geralmente os pacientes que requerem esse tipo de procedimento são pacientes do tipo classe II com mordida profunda; entretanto, pacientes classes I e III também podem precisar dele, assim como pacientes com biprotrusão. É necessário avaliar se existe adequada quantidade de gengiva inserida; caso não exista, suficiente enxerto prévio estará indicado. Quanto à análise radiográfica, são fundamentais telerradiografias, radiografias periapicais e panorâmicas. Os relacionamentos considerados serão mencionados a seguir.

Análise do cefalograma

Profundidade maxilar, profundidade mandibular, relação N-B com os incisivos e o pogônio, angulação dos incisivos inferiores (longo eixo dos incisivos em relação à linha N-B = 20+ ou -2°), comprimento do lábio superior (medido do subnasal até o stomion = 22+ ou -4), altura mandibular anterior (medido da ponta do incisivo inferior até a extremidade inferior do mento = 44+ ou -4), altura do tecido mole do queixo (7+ ou -2).

Análise de modelo

Alterações da curva oclusal, espaço presente e espaço requerido, inclinação dos incisivos e simetria do arco podem ser observados nos modelos.

Para cada milímetro que se nivela ao arco inferior por meio de técnicas ortodônticas, o incisivo inferior avançará de 0,6 até 1 mm. Esses dados podem ser correlacionados com a análise cefalométrica em alguns casos específicos; como, por exemplo, quando o incisivo se encontra protruído, o nivelamento pode ser obtido por técnicas não ortodônticas, como a osteotomia subapical. O mesmo raciocínio é válido quando se necessita de espaço por apinhamento ou há sobra de espaço e não se deseja alterar a inclinação dos incisivos. Muitas vezes, o arco mandibular é assimétrico, necessitando o paciente da extração de um pré-molar de um dos lados para se conseguir uma boa simetria. Nesses casos, mais uma vez a osteotomia subapical pode ser indicada. Sobre considerações ortodônticas específicas é importante mencionar que nos casos de pacientes classe II com mordida profunda deve-se avançar a mandíbula antes da correção do relacionamento ântero-posterior dos incisivos. Com o surgimento de mordida aberta posterior, que poderá ser corrigida com o uso de elásticos no pós-operatório, que acabaram por extruir os molares e pré-molares, esse tratamento é efetivo, mas pode tornar-se perigoso quando se necessita extruir mais de 2 ou 3 mm, pois recidivas têm sido mostradas. Casos tratados em que o ângulo interincisal estava entre 125° e 135° são mais estáveis do que casos com valores abaixo ou acima desses parâmetros. Com base na tese de Gordon, que estudou casos tratados por Rickets, pode-se afirmar que mordidas profundas de 2 mm podem ser corrigidas com predileção por tratamento ortodôntico. Quando se busca a pura intrusão dos incisivos, se é necessária intrusão pura dos incisivos inferiores maior do que 2 mm, a osteotomia subapical mandibular estará indicada.

Técnica cirúrgica

1. Incisão circunvestibular que se inicia 2 a 3 mm da gengiva inserida na região do primeiro pré-molar, perpendicular ao osso alveolar. A incisão, então, caminha para região anterior, estando na linha média a uma distância de 9 mm da gengiva inserida.
2. Nessa região mediana, a incisão é feita a 45° em relação ao osso de maneira a manter o músculo mentalis aderido ao osso. Esse músculo e a gengiva irão ajudar com a mucosa lingual a manter o suprimento vascular após a mobilização. Além disso, a abertura dessa forma facilita o fechamento da ferida cirúrgica em dois planos com o reposicionamento do músculo mentalis. Esse passo é fundamental para evitar um pós-operatório com lábio "ptosis".
3. Atenção especial deve ser dada ao nervo mentoniano e quando este se encontrar envolvido no segmento osteotomizado deverá ser previamente deslocado para posterior e/ou inferior.
4. A partir desse ponto três técnicas distintas podem ser utilizadas:
   - *Técnica I:* indicada quando se deseja intruir o segmento anterior e movê-lo posteriormente. Cortes verticais interdentais são realizados entre o primeiro pré-molar e os caninos, mantendo-se a integridade do tecido mole lingual. O corte horizontal é realizado através das corticais vestibulares e linguais, respei-

tando-se uma distância de, pelo menos, 5 mm dos ápices dentários. O segmento, então, é mobilizado e adequada quantidade de tecido ósseo é removida do segmento não mobilizado para se conseguir o posicionamento planejado. O osso removido é sempre da cortical lingual e da medula, o osso vestibular não é removido de nenhum segmento, visto que dessa forma parafusos interfragmentários podem ser usados para estabilização dos segmentos.
   - *Técnica II:* indicada para o reposicionamento inferior e/ou posterior do segmento anterior, mas também pode ser usada para o reposicionamento superior desse segmento. O corte interdental é feito da maneira convencional, porém o corte horizontal segue da maneira usual, parando de 5 a 8 mm aquém da sínfise. Nesse ponto, um corte vertical é feito, com 4 a 8 mm de comprimento, dependendo do caso, seguindo novamente um corte horizontal de 8 a 15 mm de comprimento e, finalmente, novo corte vertical com o mesmo comprimento selecionado para depois se seguir com um corte horizontal até a osteotomia vertical interdental do lado oposto. Ostectomias são realizadas produzindo três caixas distintas retangulares abaixo dos cortes horizontais. Osso lingual é totalmente removido dos retângulos laterais, mantendo-se o segmento preso apenas pela região central, que é, então, separada da cortical lingual que será desgastada o quanto for necessário no caso de reposicionamento posterior. A manutenção dessa parte da cortical lingual proporciona lugar adequado para a instalação dos parafusos interfragmentários.
   - *Técnica III:* técnica que segue os mesmos princípios que a técnica II, porém o desenho tem uma variação que acaba por manter o encaixe central numa posição superior à dos cortes horizontais tradicionais. É utilizada quando se deseja intruir, extruir, anteriorizar, ou a combinação pertinente dos movimentos. Se o avanço é indicado, enxertia estará indicada, e parafusos de compressão interfragmentária serão usados da mesma forma.
5. Fechamento da ferida em dois planos será realizado com fios apropriados.

OSTEOTOMIA LE FORT I SUBTOTAL E OSTEOTOMIAS SINFISÁRIAS DISCUTINDO PROBLEMAS TRANSVERSAIS

Histórico

Excelente trabalho foi realizado por Beets et al. (1995) no sentido do estabelecimento de normas e procedimentos para tratamento dos problemas transversais maxilares. Comentaram os autores que a busca da correção das deformidades dentofaciais por adultos tem sido cada vez maior. Esse tratamento pode ser simplesmente ortodôntico ou ortodôntico-cirúrgico. Os procedimentos cirúrgicos classicamente tratam de problemas verticais e sagitais da oclusão, mas a estabilidade a longo prazo pode estar mais correlacionada a problemas transversais do que a qualquer outro fator. Quando grandes problemas transversais existem, pacientes adultos deveriam ser tratados por procedimentos ortodôntico-cirúrgicos e não simplesmente ortodônticos. A etiologia dos problemas transversais é multifatorial e inclui fatores congênitos, de desenvolvimento, traumáticos e iatrogênicos. Um diagnóstico preciso de problemas transversais é a garantia de estabilidade a longo prazo. O diagnóstico envolve evolução clínica e radiográfica. Existe uma série de fatores clínicos que induzem a pensar em problemas transversais, entre eles podem ser citados: mordida cruzada unilateral ou bilateral, apinhamentos dentais, palatinização ou vestibularização de elementos dentais e palato alto. É muito importante definir se a mordida cruzada ocorre em função de maxila atrésica ou de mandíbula larga. Mordidas cruzadas esqueletais podem ser o resultado de três diferentes motivos: maxila estreita com mandíbula normal, maxila normal com mandíbula larga, maxila estreita e mandíbula larga. Em muitos casos, as deformidades transversais estão associadas a outras deformidades esqueletais como prognatismo mandibular, deficiências sagitais, apertognatia e fissuras palatinas. Da evolução radiográfica recomendaram a utilização de telerradiografias ântero-posteriores, com cefalometria de Rickets (1961). Esse cefalograma utiliza duas medidas cefalométricas distintas para definir problemas transversais. Depois de um diagnóstico definido, as deficiências transversais maxilares podem ser tratadas por expansão maxilar rápida, expansão maxilar rápida associada com osteotomia Le Fort I subtotal, ou, em casos selecionados, a osteotomia Le Fort I com segmentações pode ser utilizada.

- Expansão maxilar ortopédica: obtida pela aplicação de forças ortopédicas transversais. Angell (1860) foi o primeiro a descrever a abertura da sutura palatina com o uso de forças ortopédicas em crianças e adultos jovens. Esse conceito foi reintroduzido por Hass em 1961. Dissertaram os autores que o aparelho de Hass tem sido usado com êxito em pacientes jovens, geralmente a expansão obtida é de três para dois, respectivamente, na região caninos e molares, e essa ocorre à custa da abertura da sutura, inclinação ou movimentação dental e remodelação alveolar. Maior expansão na região

de caninos que na região de molares demonstra que a resistência à expansão é maior na região posterior. Em crianças, a expansão ocorre 50% das vezes à custa da sutura e 50% às custa de expansão dental e alveolar, enquanto em adolescentes a expansão obtida ocorre 35% à custa da sutura e 65% à custa de dentes e alvéolos. Correção de até 50% é recomendada nas expansões ortopédicas, sendo importante lembrar que correções são totalmente contra-indicadas nas expansões cirurgicamente assistidas. Depois que a sutura palatina está fechada, no caso de paciente adulto, a expansão ortopédica está totalmente contraindicada, pois ela ocorre à custa somente dos dentes e é altamente instável, com muitas complicações já relatadas na literatura.

- Expansão maxilar cirurgicamente assistida: esse procedimento é indicado a deficiências maxilares maiores que 5 mm, falhas na expansão ortopédica, casos em que grande quantidade de expansão (> 11 mm) é requerida, casos em que exista pouca quantidade de gengiva inserida e em pacientes com problemas transversais e com mais de 15 anos de idade. As áreas de resistência à expansão maxilar são a nasomaxilar, a zigomático-maxilar e a pterigóidea.

Técnica cirúrgica Le Fort I subtotal

1. Osteotomia da abertura piriforme até a fissura ptérigo-palatina: essa osteotomia é paralela ao plano oclusal e com degrau na altura do processo zigomático alveolar de onde o osso é removido para se permitir a expansão.
2. Desencaixe do septo nasal.
3. Osteotomia palatina mediana.
4. Desencaixe do processo pterigóideo bilateralmente.
5. Ativação do aparelho cxpansor, expandindo de 1 a 1,5 mm e observando se há uma expansão livre e independente das maxilas.
6. Fechamento da ferida por meio de sutura V – Y invertida e controle da abertura da asa nasal.
7. Depois da cirurgia, a maxila permanece sem expansão por cinco dias.
8. Após cinco dias, inicia-se a ativação do expansor, em cinco décimos de milímetro por dia, metade pela manhã e metade à noite. Essa quantidade de expansão por dia é baseada nos trabalhos de Ilizarov, que demonstrou ser essa uma taxa diária de movimento ideal para a osteogênese nos espaços criados.

É normal no pós-operatório imediato o paciente referir pequeno desconforto. A expansão palatina deve ocorrer em quatro semanas. Expansões cirurgicamente assistidas são menos estáveis do que as ortopédicas e

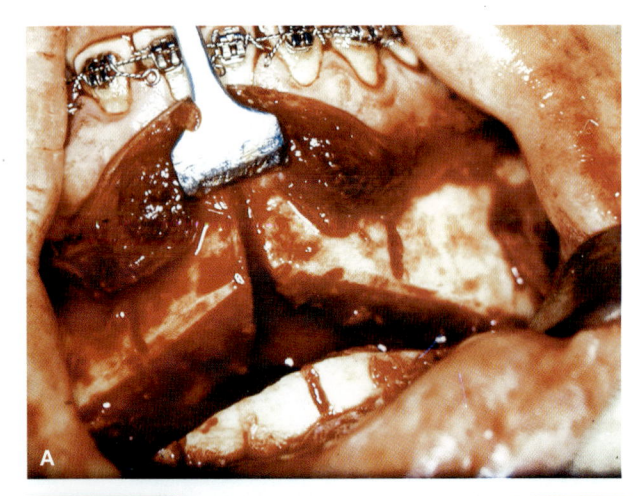

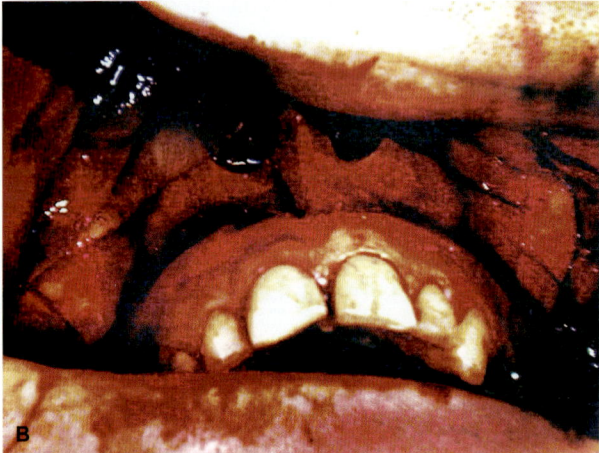

Fig. 25.104A e B Osteotomia sinfisária e Le Fort I subtotal.

necessitam de um período de contenção de 6 a 12 meses.

Osteotomias sinfisárias podem ser utilizadas nos casos em que as análises indicam que a discrepância transversal ocorre não só por atresia maxilar, mas também por excesso transversal da mandíbula.

As figuras apresentam duas diferentes técnicas para resolução de problemas transversais. Fig. 25.104A, osteotomia sinfisária, e Fig. 25.104B, osteotomia Le Fort I subtotal.

BIBLIOGRAFIA

Albernaz VS, Tomsick TNA. Embolizarion of arteriovenous fistulae of the maxillary artery after Le Fort I osteotomy: report of two cases. *J Oral Maxillofac Surg,* 1995; *53*:208-10.

Alexander Jacobson DMD. Radiographic cephalometry. *Basics to videoimaging*. Quintessence, 1995, 322 p.

Andrews LF. *Straight wire*: o conceito e o aparelho. San Diego: Wells, 1989, 407.

Angell EH. Treatment of irregularities of the permanent or adult teeth. *Dent Cosmos,* 1860; *35*; 540-4; 599-601.

Arnett GW. A redefinition of bilateral sagittal osteotomy advanced relapse. *Am J Orthod Dentofac Orthop* 1993; *104*:506-15.

Arnett GW *et al*. Progressive mandibular retrusion- idiopatic condylar resorption. Part II. *Am J of Orthod Dent Orthop* 1999; 110(2):117-27.

Ayala JP *et al*. Tratamento ortodôntico-cirúrgico. Um novo método de planejamento. *Revista Chilena Ortodoncia,* 2000; 17:5.

Barnes SJ, Coleman SG, Gilpin D. Repair of avulsed insertion of biceps. A new technique in four cases. *J Bone Joint Surg Br,* 1993; *75*;938-40.

Barnett JW. The centric relation tooth positioner. Its use as a finishing appliance for modern orthodontics. *J C O,* 1978; 12(1):24-37.

Blaustein DI, Scapino RP. Remodelation the posterior part *plastic and reconstructive surgery,* 1986; *78*(6):756-64.

Broadbent BH. A new x-ray technique and its application to orthodontia. *Angle Orthodont,* 1931; *1*(2):45-66.

Bell WH. Revascularization and bone healing after anterior maxilary osteotomy. *J Oral Surg* 1969; *27*:249.

Betts NJ *et al*. Diagnosis and treatment of transverse maxillary deficiency. *Int J Adult Orthod Orthognath Surg,* 1995; *10*(2):75-96.

Blair VP. Report of a case of double ressection for the correction of protrusion of the mandible. *Dent Cosmos,* 1906; *48*:817.

Bruhn CH. Zum Ausgleich der Macorognathie des Unterkiefers. *Dtsch. Mschr.Zahnheilk,* 1921; *39*:385.

Caldwell JB, Letterman GS. Vertical osteotomy in the mandibular rami for the correction of prognathism. *J Oral Surg,* 1954; *12*:185.

Carrol CJ *et al*. The effects of Le Fort I osteotomy on the periodontium. *J Oral Maxillofac Surg,* 1992; *50*:128-32.

Celenza FV. The theory and clinical management of centric positions: centric oclusion. *Int J Periodontics Restorative Dent,* 1984; *4*(1):8-26.

Cordray FE. A crisis in orthodontists? It's time to look within. *Am J Orthod Dent Orthop* 1992; *101*(5):472-6.

Chow J, Hagg U, Tideman H. The stability of segmentatalized Le Fort I osteotomies with miniplate fixation in patientes with maxillary hypoplasia. *J Oral Maxillofac Surg,* 1995; *53*:1407-12.

Cottrell DA, Wolford LM. Factores influencing combined orthognathic and rhinoplastic surgery. *Int J Adult Orthod Orthognath Surg,* 1993; *8*(4):265-76.

Cottrell DA *et al*. Condylar change after upward and forward rotation of the maxillomandibular complex. *Am J Orthod Dentofac Orthop,* 1997; *111*:156-62.

Dawson PE. New definition for relating occlusion to varying conditions of the temporomandibular joint. *J Prosthetic Dentistry,* 1995; *74*(6):619-27.

Dingman RO. Surgical correction of mandibular prognatism, an improved method. *Am J Orthodont (Oral Surg Section),* 1944; *30*:683.

Dorfman HS, Turvey TA. Alterationin osseous crestal height following inter dental osteotomies. *Oral Surg, Oral Med, Oral Pathol,* 1979; *48*:120-5.

Downs WB. Variations in facial relationships: their significance in treatment and prognosis. *Am J Orthod,* 1948; *34*:812-40.

Egbert M *et al*. Stability of the Le Fort I osteotomy with maxillary advancement: a comparison of combinaded wire fixation and rigid fixation. *J Oral Maxillofac Surg,* 1995; *53*:243-8.

Ellis III, E, Tharanon W, Gambrel K. Accuracy of face-bow transfer: effect on surgical prediction and possurgical results. *J Oral Maxillofac Surg,* 1992; *50*:562-7.

Epker NB. Modifications in the sagittal osteotomy of the mandible. *J Oral Surgery,* 1977; *35*:157-9.

Fantini SM. *Deslocamentos condilares entre RC e MIH, com e sem desprogramação, em indivíduos assintomáticos, com maloclusão de CL II*. São Paulo, 1999. 150 p. Tese (doutorado em ortodontia). Faculdade de Odontologia da Universsidade de São Paulo.

Ferraz CL *et al*. Hiperplasia unilateral de côndilo. *Revista do Instituto Paulista de Ciências da Saúde*, 1992; *10*:21-4.

Fields RT, Cardenas LE, Wolford LM. The pullout force for Mitek Mini and Micro suture anchor systems in human mandibular condyles. *J Oral Maxillofac Surg*, 1997; *55*:483-7.

Freitas L. Radiologia bucal: técnicas e interpretação.

Fridrich K *et al*. Neurosensory recovery following the mandibular bilateral sagittal split osteotomy. *J Oral Maxillofac Surg*, 1995; *53*:1300-6.

Gersema L, Baker K. Use of corticosteroides in oral surgery. *J Oral Maxillofac Surg*, 1992; *50*:270-7.

Ghali GE, Jones DL, Wolford LM. Somatosensory evoked potential assessment of the inferior alveolar nerve following third molar extraction. *Int J Oral Maxillofac Surg*, 1990; *19*:18-21.

Hambleton RS. The soft tissue covering of the skeletal face as relatedto ortrhodontic problems. *Am J Ortho*, 1964; *50*:405-20.

Hass HJ. Rapid expansionof maxillary dental arch and nasal cavity by open the midpalatal suture. *Angle Orthod*, 1961; *31*:73-90.

Hench PS, Kendal EC, Slocumb CH. The effect of a hormone of the adrenal cortex and of pituitare adrenocoprticotropic hormone on rheumatoid arthritis. *Proc Staff Meet Mayo Clin*, 1949; *24*:181.

Hinds EC. Correction of prognathism by subcondylar osteotomy. *J Oral Surg* 1958; *16*:209.

Hofer O. Operation der prognathie und mikrogenie. *Deutsche Zahn Mund Kieferh*, 1942; *27*:11.

Hullihen SP. Case of elongation of the underjaw and distortion of the face and neck,caused by a burn, successfully treated. *Am J Dent Sci*, 1849; *9*:157.

Hunsuck EE. Modifiedintra orral sagittal splitting technic for correction of mandibular prognatism. *J Oral Surg*, 1968; *26*:250.

Interlandi S. *Gráfico vetorial ortodôntico*. São Paulo: Editora Artes Médicas, 2001; 1.

Janson WA *et al*. *Introdução à oclusão – Ajuste oclusal* – 1 ed. Faculdade de Odontologia de Bauru – USP, 1989.

Kazangjian VH. Surgical correction of mandibular prognatism. *Int J Orthodont*, 1932; 1224.

Know HG, Philstrow B, Waite DE. Effects on the periodontium of vertical bone cutting for segmental osteotomy. *J Oral Maxillofac Surg*, 1985; *40*:952.

Köle H. Surgical operations on the alveolar ridges to correct occlusal abnormalities. *Oral Surg Oral Med Oral Path*, 1959; *12*:277.

Kostecka F. Die chirurgische Therapie der progenie. Zahnärztl. *Raundschau*, 1931; *40*:669.

Lanigan, D., Hey, J.; West, R. Aseptic necrosis following maxillary osteotomies: report of 36 cases. *J Oral Maxillofac Surg*, 1990; *48*:142-56.

Legan HL, Burstone CJ. Soft tissue cephalometric analysis for orthgnathic surgery. *J Oral Surg*, 1980; *38*:744-51.

Li KK, Meara JG, Alexander A. Location of the descending palatine artery in relation to the Le Fort I osteotomy. *J Oral Maxillofac Surg*, 1996; *54*:822-5.

Lund PJ *et al*. *Dor orofacial – Da ciência básica à conduta clínica*. Trad. De Francisco José Pereira Jr. 1 ed. São Paulo: Quintessence, 2002; 5-14.

Martins L *et al*. SPO 19... o *Rev. SPO* 1995; *28*(1):4-17.

McCollum BB. Consideration and treatment of the mouth as an organ of digestion. *JADA* 1929; *16*:1426-36.

Michelet FX *et al*. L'utizatios de la symphyse mentionniere. *Ann Chir Plast*, 1974; *19*:69.

Moorrees CFA, Kean MR. Natural head position, a basic consideration in the interpretation of cephalometric radiographs. *Am J Phys Anthropol*, 1958; *16*:213-34.

Moenning J *et al*. Average blood loss and risck of requiring perioperative blood transfusion in 506 orthognatic surgical procedures. *J Oral Maxillofac Surg*, 1995; *53*:880-3.

Nimkarn Y, Miles P, Waite P. Maxillomandibular advancement surgery in obstructive sleep apnea syndrome patients: Long term stability. *J Oral Maxillofac Surg*, 1995; *53*:1414-8.

Obwegeser H. Die einzeitige Vorbewegung des Oberkiefers und ruckbewegung des Unterkiterkiefers zur korrektur der extremen progenie. *Schweiz Mschr Zahnheilk*, 1970; *80*:305.

Onizawa K, Schmelzeisen R, Stephan V. Alteration of temporomandibular joint symptons after orthognathic surgery: comparison with healthy volunteers. *J Oral Maxillofac Surg*, 1995; *53*:117-21.

Parker WS. Centric relation and centric oclusion – An orthodontic responsibility. *Am J Orthod*, 1978; *74*(5):481-500.

Perthes G. Operative Korrektur der Progenie. *Zentralbl. Chir*, 1922; *49*:1540.

Pichler H. Uber Progenieoperationen. *Wien. Klin. wschr.*, 1928; *41*:1333.

Piper MA. Microscopic disk preservation surgeryof the temporo mandibular joint. *Oral Maxillofac Clin North Am*, 1989; *1*:279-301.

Polido WD, Ellis III, E, Sinn D. Anassessment of the predictability of maxilary surgery. *J Oral Maxillofac Surg*, 1990; *48*:697-701.

Polsset U. Studies in the mobility of the human mandible. *Acta Odont Scand*, 1952; 10.

Precious D *et al*. The incidence of total hip replacement in orthognatic surgery patients receiving short term steroid therapy. *J Oral Maxillofac Surg*, 1992; *50*:956-7.

Proffitt *et al*. Surgical-orthodontic treatment. A hierarch of stability. *Int. J Orthognath Surg*, 1996; *11*:3.

Quejada JG, Kawamura H, Finn R. Wound healing associated with segmental total maxilary osteotomy. *J Oral Maxillofac Surg*, 1986; *44*:366.

Ribeiro FR *et al*. The prevalence of disc displacement in symptomatic and asyntomatic volunteers aged 6 to 25 yeas. *J Orofacial Pain*, 1997; *11*:37-47.

Ricketts RM. Cephalometrc analysis and synthesis. *Angle Orthod*, 1961; *31*:141-56.

Ricketts RM, Ricketts RM. Esthetics, enviroment and the law of lips retation. *Am J Orthod*, 1968; *54*:272-89.

Roth RH. Temporomandibular pain dysfunction and occlusion. *Angle Ortho*, 1973; *43*(2):136-53.

_____. Fuctional oclusion for the orthodontist. Part I. *J Clin Orthod*, 1981; *15*(1):32-51.

_____. Functional oclusion for the orthodontist. Part III. *J Clin Orthod*, 1981; *1*(3):174-98.

_____. Functional oclusion for the orthodontist. Part IV. *J Clin Orthod*, 1981; *15*(4):246-65.

Roth RH, ROLFS DA. Functional oclusion for the orthodontist. Part II. *J Clin Orthod*, 1981; *1*(2):100-23.

Robinson M. Prognatism corrected by open vertical condylotomy. *JSCD Assoc*, 1956; *24*:22.

Samman N *et al*. Blood loss and transfusion requirements in orthognatic surgery. *J Oral Maxillofac Surg*, 1996; *54*:21-4.

Schaberg SJ, Stuller CB, Edwards SM. Effect of methylprednisolone on swelling after orthognatic surgery. *J Oral Maxillofac Surg*, 1984; *42*:356.

Schellhas KP *et al*. *Am J Orthod Dent Orthop*, 1993; *104*(1):51-9.

Sher MR. A survey of complications in segmental orthognathic procedures. *Oral Surg, Oral Med, Oral Pathol*, 1984; *58*:537.

Slavicek R. Clinical and instrumental functional analysis for diagnosis and treatment planning – Part 9 – *Removable Splint Therapy*. JCO, 1989; *23*(2):90-7.

Stallard H. Gnathology – Its history. Aims dan accomplishments. *Dental Items of Interest*, 1945; *67*:338-44.

Steiner CC. Cephalometrics for you and me. *Am J Orthod* 1953; *39*(10):729-55.

Steinhäuser EW. Historical development of ortognathic surgery. *Journal of Cranio MaxilloFacial Surgery,* 1996; *24*:195-204.

Steinhardt. Dental occlusion and the temporomandibular joint. Chicago: *Quintessence,* 1990; 11-20.

Takasi MT *et al.* Classification and prevalence of temporomandibular joint disk displacementin patients and symptom free volunteers. *Am J Orthod Dentfac Orthop,* 1996; *109*:249-62.

Thoma KH. Oblique osteotomy of the mandibular ramus. *Oral Surg. Oral Med. Oral Path,* 1961; *14*(1).

Throckmorton GS, Elli III, E, Sinn DP. Functional characteristics of retrognathic patients before and after mandibular advancement surgery. *J Oral Maxillifac Surg,* 1995; *53*:898-908.

Tweed CH. Frankfort mandibular incisor angles in diagnosis treatment planningand prognosis. *Angle Ortho,* 1954; *24*:121-69.

Wasmund. *Lehrbuch der praktischen Chirurgie des Mundes und der Kiefer.* Bd. I. Leipzig: Meusser, 1935.

Williamson LW, Lorson EL, Osbon BD. Hipothalamic-pituitary-adrenal supression after short term dexamethasone therapy for oral surgical procedures. *J Oral Surg,* 1980; *38*:20.

_____. Surgical modification for the correction of chin deformities. *Oral Surg, Oral Med, Oral Pathol,* 1988; *66*:279-86.

Wolford LM. Temporomandibular joint devices: Treatment factors and outcomes. *Oral Surg, Oral Med, Oral Pathol, Oral Radiol Endod,* 1997; *83*:143-9.

_____. Cottrell DA. Diagnosis of macroglossia and indications for reduction glossectomy. *Am J Orthod Dentofac Orthop,* 1996; *110*:170-7.

_____. Moening JE. Diagnosis and treatment planning for mandibular subapical osteotomies with new surgical modifications. *Oral Surg, Oral Med, Oral Pathol,* 1989; *68*:541-50.

_____. Rafferty CG. Modification of the mandibular ramus sagittal split osteotomy. *Oral Surg, Oral Med, Oral Pathol,* 1987; *64*:146-55.

_____. Chemelo PT, Hilard F. Oclusal plane alteration in orthognathic surgery-part I: effects on function and esthetics. *American Journal of Orthodontics and DentoFacial Ortophedics,* 1994; *106*:304-16.

_____. Chemelo PT, Hilard F. Oclusal plane alteration in orthognatic surgery-part II; long-term stability of results. *American Journal Orthod dentofac Orthop,* 1994; *106*:434-40.

_____. Wardrop RW, Hartog JM. Coralline porous hydroxylapatite as a bone graft substitute in orthognatic surgery. *J Oral Maxillofac Surg,* 1989; *45*:1034-42.

You ZH, Zhang ZK, Xia JL. A study of maxillary and mandibular vasculature in relation to ortognatic surgery. *China J Stomatology,* 1991; *26*:263.

Zarrinkelk HZ *et al.* Functional and morphologic alterations secondary to superior repositioning of the maxilla. *J Oral Maxillofac Surg,* 1995; *53*:1258-67.

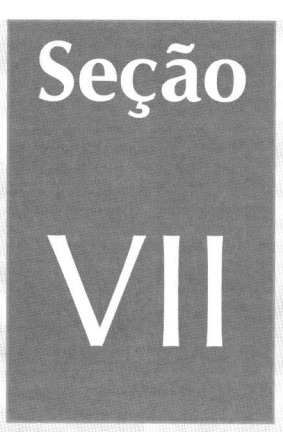

Seção VII

Ética no Exercício
Profissional Odontológico

Aspectos Éticos e Legais do Exercício da Cirurgia Bucomaxilofacial

Moacyr da Silva

INTRODUÇÃO

Um dos fatores que mais chamam a atenção dos estudiosos é o órgão formador do cirurgião-dentista no território brasileiro.

Até mais de um século após a descoberta do Brasil, o exercício da profissão era totalmente livre, e aos "barbeiros" era facultada, entre outras atividades, a prática da exodontia.

Porém, em 1631, em consequência da Carta Régia nº 1.629, tendo por base os inconvenientes das curas realizadas por esses indivíduos, foi reformado o Regimento Interno do ofício de cirurgião-mor. A partir daí, o indivíduo que quisesse exercer a profissão de "barbeiro" deveria prestar exame perante uma banca constituída por um cirurgião-mor e dois barbeiros – aquele receberia a quantia de "seiscentos réis" e, esses, a quantia de "trezentos réis" cada um – e, caso o candidato fosse aprovado, a licença custaria "três cruzados".

Essa situação perdurou no Brasil durante 112 anos, ou seja, até 1743, quando, por mudança na taxa do Regimento, o exame passou a custar para o candidato "oito oitavas de ouro"; a constituição da banca examinadora também foi alterada e compreendia um cirurgião-mor, um substituto do cirurgião-mor e dois barbeiros. Segundo Lerman

(1942), foi na vigência desse Regimento que se licenciou Joaquim José da Silva Xavier, o Tiradentes.

Tal normatização legal perdurou 113 anos, pois somente em 1856 o longo Decreto nº 1.764, que fazia referência às faculdades de medicina, dedicou o capítulo VIII aos sangradores e dentistas. Decorridos 23 anos, ou seja, em 1879, o Decreto nº 7.247, em seu art. 24, estabelecia:

- "Art. 24 – A cada uma das Faculdades de Medicina ficam anexos uma escola de farmácia, um curso de ginecologia e obstetrícia e outro de cirurgia dentária."

Ou seja, a partir daí, o indivíduo que pretendesse exercer a odontologia deveria frequentar o curso anexo à Faculdade de Medicina. Mas essa situação durou pouco tempo, pois, em 1884, o Decreto nº 9.311 estabeleceu novos estatutos para as faculdades de medicina, das quais foram separados os cursos de Farmácia e Odontologia. Essa é a razão pela qual ainda há, no Brasil, faculdades ou escolas de farmácia e odontologia funcionando sob o mesmo teto. De qualquer forma, aquele decreto pode ser considerado o marco inicial do ensino odontológico no Brasil.

Daí em diante, a legislação referente ao exercício da odontologia no Brasil foi se tornando cada vez mais restritiva, como consequência da própria evolução social, muito embora os diplomas legais abrangessem, ainda, todas as profissões da área de saúde.

Somente com o advento da Lei nº 1.314, de 7 de janeiro de 1951, é que os profissionais cirurgiões-dentistas passaram a ter lei própria. Essa lei foi revogada pela Lei nº 5.081, de 24 de agosto de 1966, que rege, desde essa época, o exercício da odontologia no Brasil, o que significa que, para exercer legalmente a odontologia em território brasileiro, o indivíduo deve atender às condições previstas nesse instrumento. Caso contrário, incidirá no chamado exercício ilegal da odontologia, infração caracterizada no art. 282 do Código Penal Brasileiro, *in verbis*:

• Exercer, ainda que a título gratuito, a profissão de médico, dentista ou farmacêutico, sem autorização legal ou excedendo-lhe os limites.
Pena: detenção de 6 meses a 2 anos.

Como consequência da separação entre as faculdades de medicina e os cursos anexos – que fugia da orientação européia, em que a formação do cirurgião-dentista era realizada dentro dessas faculdades –, acabou-se imitando os Estados Unidos, que no ano de 1840 fundaram uma escola de dentes na cidade de Baltimore.

A adoção dessa conduta fez com que o cirurgião-dentista – indiscutivelmente um profissional da área de saúde – começasse a ser visto pela sociedade com um profissional técnico, cuja atividade precípua era a solução da estética bucal.

De vez que o presente texto constitui-se em capítulo de um livro de cirurgia bucomaxilofacial, alguns comentários sobre a inserção do cirurgião-dentista na área da saúde no Brasil tornam-se necessários:

1. Embora a Lei nº 5.081 seja clara e precisa no que concerne ao direito que os CD têm de receitar medicamentos de usos interno e externo indicados em odontologia, ainda hoje alguns "balconistas" de farmácia rejeitam receitas assinadas por esses profissionais para determinados medicamentos.
2. No que concerne aos atestados odontológicos, cuja fé pública é garantida tanto pela Lei Federal nº 5.081 como pela Lei nº 6.215 – que mudou a redação da primeira –, muitas vezes esses documentos não são aceitos.
3. Alguns laboratórios de convênios recusam-se a realizar exames requisitados por cirurgiões-dentistas, exigindo a assinatura de um médico. Ora, há que se considerar que o currículo dos cursos de odontologia contempla as matérias básicas, tanto quanto aquele dos cursos de medicina, o que confere aos cirurgiões-dentistas o conhecimento necessário para solicitar esse tipo de exame.
4. Há hospitais que não permitem que o cirurgião-dentista interne um paciente para um procedimento cirúrgico.
5. Considerando que há doenças sistêmicas que apresentam manifestações bucais, e doenças bucais que promovem manifestações sistêmicas, o currículo dos cursos de odontologia poderia ser objeto de algumas adequações, como a introdução de uma disciplina de propedêutica clínica cirúrgica e atividades de visitas a enfermarias de hospitais durante um semestre, no mínimo.

Outras intercorrências permeiam o dia-a-dia da atividade odontológica, tornando evidente que o exercício da profissão sofre até hoje as consequências da opção – feita no passado – de adotar o padrão de ensino norte-americano em detrimento do modelo europeu. Exemplo disso é o edital de concurso da Prefeitura Municipal de Mauá, publicado no *Diário Oficial do Grande ABC,* no dia 13 de março de 2002:

• **MÉDICO BUCOMAXILO**
Conteúdo Programático: Código de Ética Médica. Bases morfológicas craniofaciais. Fisiopatologia do sistema estomatognático. Promoção da Saúde. Semiotécnica, metodologia do exame clínico, exames complementares. Propedêutica clínica: semiologia das lesões da mucosa bucal, semiologia das lesões do complexo maxilomandibular, semiologia das glândulas salivares, repercussão bucal de doenças sistêmicas, doenças infecciosas de interesse estomatológico, diagnóstico por imagem, terapêuticas medicamentosas, bases farmacológicas e clínicas das anestesias, ergonomia e instrumentação cirúrgica, princípios da cirurgia pré, trans e pós-operatório, técnica cirúrgica, infecções bucais e da região da cabeça e pescoço, exodontias, apicetomias, retenção dental, cirurgia pré-protética, reimplante dental, transplante dental, traumatologia bucomaxilofacial, suporte avançado de via no trauma. Ênfase em saúde coletiva. Doenças de notificação compulsória.

Embora a vaga destine-se a médico, o conteúdo programático – à exceção do Código de Ética Médica – é da área de odontologia. Observa-se, então, o desconhecimento do Poder Público quanto à regulamentação do exercício da odontologia, que também possui um Código de Ética Odontológica (CEO) que é transmitido aos alunos dos cursos de graduação em odontologia em todas as instituições do país.

Além disso, a população brasileira carece de mais informações sobre saúde bucal. Caso se pergunte, mesmo aos integrantes das classes sociais que têm maior acesso à informação, "o que existe dentro de um dente", a resposta preponderante será, com certeza: "dentro do dente há um nervo"; pouquíssimos indivíduos responderão que dentro do elemento dentário circula sangue, sangue este que circula por todo o organismo e que, se contaminado por alguma infecção presente na cavidade bucal, poderá ocasionar problemas a outros órgãos do indivíduo.

O autor, na época em que fazia parte da presidência do Conselho Regional de Odontologia de São Paulo, lançou uma campanha para esclarecimento da população que se intitulava O Dente Pode Matar. Esse alerta tinha como base pesquisas realizadas no Instituto do Coração de São Paulo, que, segundo Max Grimberg, indicavam que 40% das endocardites bacterianas têm origem bucal. Além das endocardites infecciosas, as afecções odontológicas podem provocar também problemas renais, articulares, oftalmológicos, gástricos etc.

A exposição até aqui realizada ressalta que a odontologia precisa ocupar o lugar que lhe cabe dentro da sociedade, ou seja, as autoridades municipais, estaduais e federais devem dedicar maior atenção às necessidades odontológicas da população, para evitar constatações como aquelas do IBGE (Instituto Brasileiro de Geografia e Estatística) que, em levantamento realizado em 2001, registrou que 19% da população brasileira nunca foi examinada por um cirurgião-dentista, percentual esse que, quando limitado à Zona Rural, atinge 32%.

Portanto, é necessário que os cirurgiões-dentistas, que conhecem o problema, envidem esforços para mudar esse quadro em benefício da saúde da população brasileira.

DOCUMENTAÇÃO ODONTOLÓGICA

O trabalho do cirurgião-dentista é de grande responsabilidade social, pois ele cuida da saúde de seus semelhantes. E exatamente por causa dessa responsabilidade é que existem normas éticas e legais que norteiam o profissional em sua atividade laborativa. O cuidado com a documentação – elaboração de receitas e atestados, preenchimento da ficha clínica, entre outras – contempla três aspectos: clínico, administrativo e legal, como chamam a atenção Ramos e Calvielli (1991). No aspecto clínico, a formação profissional e a vasta literatura odontológica oferecem os subsídios necessários para a elaboração dessa documentação; já quanto aos aspectos administrativos e legais, a documentação de todas as fases da atuação profissional é de suma importância e está intimamente relacionada ao aspecto clínico, pois faltas ou falhas na elaboração e no

arquivamento desse material podem comprometer a sua validade em um eventual conflito paciente-profissional.

É por essa razão que se sugere que essa documentação passe a revestir-se das características de um prontuário, apto a desempenhar as funções anteriormente referidas. O primeiro passo para a construção desse prontuário é o registro da anamnese.

REGISTRO DA ANAMNESE

Tendo em vista que a prestação de serviços do cirurgião-dentista se inscreve na área da saúde, não se pode compreender que essa atuação se faça sem o conhecimento do estado geral de saúde do paciente, que tem uma estreita relação com o sucesso ou insucesso do tratamento odontológico.

Mesmo em um consultório em que o movimento de pacientes seja considerável, esse problema pode ser contornado com a adoção de questionário respondido e preenchido diretamente pelo paciente; em um segundo momento, o profissional, em contato direto com o paciente, aprofundará as questões relacionadas à sua saúde geral.

A conveniência da adoção do inventário de saúde do paciente foi analisada por Ramos e Calvielli em 1991, e a clareza e a atualidade de sua exposição merecem destaque:

- Nos tratamentos odontológicos, em função de sua própria razão de ser, o estado anterior do paciente (como ele se apresentava antes do tratamento) não tem como ser provado, a não ser pelo perfeito registro de suas condições e da documentação circunstanciada de sua evolução. É a documentação odontológica, portanto, uma prova "pré-constituída": ou é realizada no devido tempo, ou não haverá mais oportunidade para fazê-lo. Um desses momentos é que se refere à coleta de dados sobre a saúde geral do paciente, consubstanciado na anamnese.

  É ponto pacífico que, com frequência, a anamnese é reduzida ao mínimo, ou nem é realizada, porque o cirurgião-dentista não quer "perder tempo", ou mesmo confia na sua memória, e só diante de provocações específicas, como o surto de determinadas doenças (como hepatite ou, mais recentemente, a Aids), toma o profissional alguns cuidados, normalmente os específicos para essas questões e, no mais das vezes, de forma inadequada. Por outro lado, é comum o paciente não declinar eventuais tratamentos a que se esteja submetendo, medicamentos que esteja tomando e até outras queixas relacionadas com a sua saúde geral, porque desconhece as implicações odontológicas consequentes a certos estados mórbidos. Não é infrequente, também, que o paciente esconda certos fatos de sua saúde, por vergonha ou medo de revelá-los.

Tendo em vista que o cirurgião-dentista não possui o dom da clarividência, é evidente que não poderá responsabilizar-se pelas consequências de fatos que não lhe foram revelados.

É por essa razão que o inventário de saúde do paciente é documento importante no resguardo da responsabilidade profissional, uma vez que, respondido pelo próprio paciente e por ele assinado, as consequências danosas decorrentes da omissão de informações não poderão ser creditadas à culpa profissional.

A Fig. 1.1 é uma sugestão de composição de inventário de saúde, que pode ser adaptado por meio de modificações no elenco das perguntas, diminuído ou aumentado, de acordo com as necessidades específicas de cada área de atuação profissional.

É evidente que o questionário proposto não substitui a anamnese, mas tem o caráter de introdução ao conhecimento do estado geral do paciente, propiciando a oportunidade do aprofundamento adequado se houver indício de alteração patológica, que se confirmará ou não quando da complementação do exame clínico, justificando, até mesmo, a solicitação de exames complementares.

FICHA CLÍNICA

Não se pode mais admitir que uma ficha clínica contenha apenas as condições bucais representativas do "orçamento" apresentado ao paciente. Ela é parte do prontuário e deve representar não apenas o planejamento do tratamento contratado, como também fundamentar eventuais alegações relativas às intercorrências da execução do tratamento.

Assim, o estado geral bucal apresentado pelo paciente antes de iniciado o tratamento, mesmo quando se trate da intervenção de especialista que o recebeu por encaminhamento de colega, deve constar da ficha clínica, até para resguardar o profissional de eventual responsabilidade por atos operacionais não realizados.

Por outro lado, pelo fato de a população brasileira continuar a submeter-se à identificação para expedição da cédula de identidade geralmente após completar a maioridade, torna-se a ficha clínica importante subsídio para o reconhecimento de menores em casos de catástrofes em que não se possa contar com outros meios de reconhecimento. Isso também é válido na eventualidade de o cirurgião-dentista ser chamado a colaborar com a Justiça,

apresentando tal documento para ser confrontado com as condições bucais encontradas em corpos ou restos mortais submetidos a processo de identificação.

Para que essa contribuição da classe odontológica seja efetiva, há necessidade de se padronizarem os registros comumente utilizados pelos cirurgiões-dentistas, de tal forma que a transmissão dos caracteres observados seja eficiente e facilitada.

Por essa razão, propôs-se uma nova maneira de representar os serviços odontológicos executados e as condições dentárias encontradas, utilizando a notação preconizada pela Federação Dentária Internacional, aprovada pelo Congresso de Bruxelas em 1970, cujo modelo é apresentado na Fig. 1.2.

A apresentação dos elementos dentários é feita por meio de retângulos divididos em três partes: na parte inferior são apresentadas as faces do elemento dentário ou dos serviços odontológicos nele realizados; na parte intermediária é indicado o material utilizado ou a existência de cárie, por meio de símbolos literais simples; por fim, na parte superior são indicados outros serviços referentes ao elemento dentário, tais como tratamentos radiculares, radiografias, entre outros.

A simbologia empregada foi estudada e testada em trabalho piloto que verificou a sua exequibilidade, e vem sendo empregada na disciplina de Odontologia Legal do Departamento de Odontologia Social da Universidade de São Paulo, em alguns Institutos Médico-Legais e na Polícia Militar do Estado de São Paulo.

As anotações da primeira parte da ficha compreendem a qualificação do paciente (nome, endereço, sexo, estado civil etc.) e as da segunda destinam-se ao exame das condições bucais anteriores (*condições pré-tratamento*) e posteriores (*condições pós-tratamento*) ao tratamento. No que se refere à anotação de cada trabalho executado no elemento dentário, eles são discriminados nos retângulos, de acordo com anotação adotada pela FDI, recebendo um número formado por dois dígitos. Os dentes permanentes recebem números de 11 a 48 e os decíduos, de 51 a 85 (Fig. 1.3).

Nos retângulos que representam cada elemento dentário, em três divisões, são anotadas as situações do trabalho odontológico, de acordo com o código elaborado pelo autor (Fig. 1.4), que deve fazer parte da ficha ou ser anexado a ela.

O código é constituído por uma simbologia literal simples e foi testado pelos autores, que verificaram a possibilidade de sua utilização por qualquer cirurgião-dentista. Abrange a maioria dos trabalhos cotidianamente executados na clínica geral, embora não seja possível, evidentemente, abranger todos os serviços executados em todas as especialidades. Em caso de utilização de material não codificado, isso poderá ser anotado no espaço reservado às observações. Por outro lado, se houver dois materiais restauradores diferentes em um mesmo elemento dentário, eles poderão ser representados por meio do código, ou referidos como observação.

I – Identificação do paciente

Nome: _____

Data de nascimento: _____/_____/_____ Sexo: _____ Estado civil: _____

Res.: _____ CEP: _____ Tel.: _____

Em caso de emergência, nome e telefone de familiar que pode ser contatado

Nome: _____ Tel.: _____

Nome e telefone de seu médico

Nome: _____ Tel.: _____

II – Questionário de anamnese

Responda apenas SIM ou NÃO às perguntas abaixo, marcando a resposta com um X:

1. Está em tratamento médico?.. SIM .... NÃO ....
2. Está tomando alguma medicação? .... SIM .... NÃO ....
3. Tem ou teve alguma doença como hepatite, sífilis ou outra?........... SIM .... NÃO ....
4. Você é hemofílico? .... SIM .... NÃO ....
5. Às vezes sente o coração bater muito rapidamente?...................... SIM .... NÃO ....
6. Sofre de alguma doença do coração?.. SIM .... NÃO ....
7. Sente falta de ar com frequência?.. SIM .... NÃO ....
8. Costuma ter os pés ou pernas inchados? .... SIM .... NÃO ....
9. Tem tosse persistente com frequência? .... SIM .... NÃO ....
10. Alguma vez escarrou sangue? .... SIM .... NÃO ....
11. Você é diabético? .... SIM .... NÃO ....
12. Costuma sentir muita sede? .... SIM .... NÃO ....
13. Quando se fere, as feridas demoram a cicatrizar?....................... SIM .... NÃO ....
14. Sangra muito quando se fere ou extrai dente?............................ SIM .... NÃO ....
15. Tem algum tipo de alergia?... SIM .... NÃO ....
16. Alguma vez precisou tomar transfusão de sangue?...................... SIM .... NÃO ....
17. Alguma vez tomou penicilina (Benzetacil, por exemplo)? .... SIM .... NÃO ....
18. Você está grávida? .... SIM .... NÃO ....

Outras informações que julgar importante referir:

DECLARO que o respondido acima é verdadeiro.

São Paulo, _____ de _____ de _____

_____

Assinatura do paciente ou responsável

Fig. 1.1 Modelo de inventário de saúde do paciente.
O presente questionário tem a finalidade de ajudar o seu dentista a conhecer os aspectos de sua saúde geral que podem influir no seu tratamento ou na medicação a ser receitada. É CONFIDENCIAL e deve ser entregue PESSOALMENTE AO DENTISTA.

UNIVERSIDADE DE SÃO PAULO

Faculdade de Odontologia

Departamento de Odontologia Social   FICHA   Nº

FICHA ODONTOLEGAL

NOME: _____   TURMA   Nº

Arco dentário superior

Impressões rugopalatinas   Forma de arco

Condições dentárias

Condições pré-tratamento   Data _____/_____/_____

	Ag			C	C				EXO	EXO	C						
	MOD			MOD	MD	EXO	EXO										
18	17	16	15	14	13	12	11		21	22	32	24	25	26	27	28
			55	54	53	52	51		61	62	63	64	65			
			85	84	83	82	81		71	72	73	74	75			
48	47	46	45	44	43	42	41		31	32	33	34	35	36	37	38
INCL																
	C				Si						Si			C		
	O	EXO	EXO	EXO	M						D	EXO	EXO	O		

Observações: _____

_____

_____

Condições pós-tratamento   Data _____/_____/_____

			2CRX	1CRX											
	Ag			Au	Mp	Mp	Mp	Mp	Mp	Mp			MC		
	MOD			MOD	PFP	PF	PF	PF	PF	PFP			CO		
18	17	16	15	14	13	12	11	21	22	32	24	25	26	27	28
			55	54	53	52	51	61	62	63	64	65			
			85	84	83	82	81	71	72	73	74	75			
48	47	46	45	44	43	42	41	31	32	33	34	35	36	37	38
	Ag				Si					Si			Ag		
EXO	PRG-O	PR	PR	PR	PRG-M					PRG-D	PR	PR	PRG-O		

Observações: O dente 14 faz parte da prótese fixa

Prótese permanente em liga de cromo-cobalto

Fig. 1.2 Notação de serviços odontológicos.

Faces restauradas; trabalhos envolvendo o elemento dentário ou exodontias

Material utilizado ou cárie

Canais tratados, radiografias, outras observações

PERMANENTES	
QUADRANTE 1	*QUADRANTE 2*
18 17 16 15 14 13 12 11	21 22 23 24 25 26 27 28
48 47 46 45 44 43 42 41	32 32 33 34 35 36 37 38

DECÍDUOS	
QUADRANTE 5	*QUADRANTE 6*
55 54 53 52 51	61 62 63 64 65
85 84 83 82 81	71 72 73 74 75

Fig. 1.3 Modelo de anotações dos trabalhos executados nos elementos dentários.

c Canais tratados – radiografias – outras observações

b Material utilizado ou cárie

Faces restauradas ou trabalhos envolvendo o elemento dentário ou exodontias

Espaço (a)	*Faces:*	"O: oclusal"	"M: mesial"	"D: distal"
		"L: lingual"	"V: vestibular"	"I: incisal"
	Trabalhos envolvendo os elementos:	"CO: coroa"	"PFP: ponte fixa pilar"	"PF: ponte fixa elemento suspenso"
		"CP: coroa pivô"	"PRG: ponte removível indicando elemento como grampo"	"PR: ponte removível elementos colocados"

Espaço (b)	*Material utilizado:*	"Ag: amálgama"	"Si: cimento de silicato"	"Au: ouro"
		"LNA: liga não áurica"	"RA: resina acrílica"	"RC: resina composta"
		"MP: metaloplástica Venner"	"MC: metalocerâmica"	"P: porcelana"
		"N: núcleo" etc.		

Caso tenha sido utilizado algum material, escrever por extenso no espaço ou fazer a citação no espaço de observações.

Espaço (c)   "Tratamento de 1 conduto   1C"
"Tratamento de 2 condutos 2C"
"Tratamento de 3 condutos 3C"
"RX: se houver radiografia daquele elemento"
"INCL: dente incluso"

Observar que, sendo esta uma ficha odontolegal, os trabalhos não codificados devem ser descritos minuciosamente na parte referente a observações (próteses totais, aparelhos ortodônticos, forma de arco, anodontias, dentes extranumerários etc.).

Fig. 1.4 Código a ser utilizado no preenchimento da ficha odontolegal.

Nº do dente	Exame das condições bucais antes do tratamento	Exame das condições bucais após o tratamento
18	íntegro	íntegro
17	restauração MOD-amálgama	restauração MOD-amálgama
16	íntegro	íntegro
15	íntegro	íntegro
14	cárie MOD	incrustação MOD-ouro c/ 2 trat. radic. + R-X
13	cárie MD	prótese fixa – MP c/ 1 trat. radic. – R-X
12	exondontia	prótese fixa metaloplástica
11	exondontia	prótese fixa metaloplástica
21	exondontia	prótese fixa metaloplástica
22	exondontia	prótese fixa metaloplástica
23	cárie M	prótese fixa pilar-metaloplástica
24	íntegro	íntegro
25	íntegro	íntegro
26	coroa metalocerâmica	coroa metalocerâmica
27	íntegro	íntegro
28	íntegro	íntegro
38	íntegro	íntegro
37	íntegro	íntegro
36	cárie D	rest. O-amálgama + prótese remov. c/ apoio grampo
35	exodontia	prótese removível
34	exodontia	prótese removível
33	restauração D-silicato	rest. D-silicato + prótese remov. c/ apoio grampo
32	íntegro	íntegro
31	íntegro	íntegro
41	íntegro	íntegro
42	íntegro	íntegro
43	restauração M-silicato	rest. M-silicato + prótese remov. c/ apoio grampo
44	exodontia	prótese removível
45	exodontia	prótese removível
46	exodontia	prótese removível
47	cárie O	rest. O-amálgama + prótese remov. c/ apoio grampo
48	incluso	exodontia

Fig. 1.5 Apresentação de exemplo hipotético.

Se o dente estiver íntegro, nenhuma anotação será feita no retângulo a ele correspondente, ou seja, retângulo em branco significa dente íntegro.

Anteriormente, nas Figs. 1.4 e 1.5, temos exemplos hipótéticos que facilitam a compreensão.

PLANO DE TRATAMENTO

Na medida em que se trabalha na área de saúde, é inadmissível a utilização do termo "orçamento" para definir as consequências das fases de diagnóstico, terapêutica e prognóstico, no mais das vezes imprevisíveis em face da resposta biológica do paciente. É por essa razão que se prefere a expressão *plano de tratamento*, mais condizente com a realidade da atuação odontológica e que permite, quando necessário, modificações no plano inicial impostas pelas mais diversas razões.

Por outro lado, a situação econômica da maioria da população brasileira muitas vezes impede a realização do tratamento técnica e cientificamente mais adequado, que contemple as conquistas da odontologia nas últimas décadas. Assim, ao mesmo tempo em que se sugere a adoção da expressão *plano de tratamento*, a possibilidade de alternativas para alguns procedimentos pode e deve ser objeto de anotações que permitam ao profissional resgatar as condições em que o tratamento foi realizado. É evidente que as restrições e os limites relativos a cada hipótese devem ser minuciosamente debatidos entre profissional e paciente.

Assim, diante da necessidade de reabilitação protética e da impossibilidade de arcar com o ônus de uma prótese fixa em metalocerâmica, o paciente pode optar por uma prótese fixa metaloplástica, por uma prótese parcial removível com fresagem ou até mesmo por uma prótese parcial removível simples. As indicações apresentadas pelo profissional para o caso devem ser declaradas no plano de tratamento, bem como a opção do paciente e as suas razões, expressamente, com a assinatura do paciente para que, em eventual imputação de inadequação do tratamento, o profissional possa comprovar que ela não se deveu a imperícia, negligência ou imprudência.

Acredita-se que não seja necessário lembrar que, embora presentes as alternativas anteriormente referidas, há um limite biológico para o tratamento, e o profissional é o único apto a decidir se a alternativa é condizente com esse limite.

Finalmente, além das anotações relativas ao estado anterior do paciente, a ficha clínica deve refletir não apenas os atos clínicos realizados e os materiais utilizados, mas também detalhar ocorrências como ausências, falta de colaboração, condições de higienização, entre outras que, de alguma forma, possam interferir nos resultados esperados pelo paciente ou mesmo pelo profissional, principalmente porque poderão corroborar as alegações desse último quanto à responsabilidade do paciente pela não obtenção de determinado resultado.

RECEITAS

As receitas serão analisadas como pertinentes ao prontuário odontológico e, como tal, analisadas como um documento odontolegal, cuja cópia deve ser anexada ao prontuário do paciente.

O Código de Ética Odontológica, complementado no Estado de São Paulo pela Decisão do CRO-SP 29/83, indica as informações – obrigatórias e não obrigatórias – que devem constar do receituário. De acordo com os arts. 29 e 30 do CEO e 1º da referida decisão, tais informações restringem-se a:

a) Nome completo do cirurgião-dentista.
b) Profissão.
c) Número de inscrição no CRO sob cuja jurisdição esteja exercendo sua atividade.
d) Especialidades odontológicas nas quais o cirurgião-dentista esteja inscrito.
e) Títulos de formação acadêmica mais significativos na profissão.
f) Endereço, telefone, horário de trabalho, convênios e credenciamentos.

Os itens *a*, *b* e *c* são obrigatórios e os demais, facultativos.

Porém, acredita-se que o profissional, além dos dados anteriores, deve incluir no receituário dados relativos a outras inscrições, como:

a) CPF – Cadastro de Pessoas Físicas da Receita Federal.
b) CCM – Inscrição de Contribuinte do Cadastro Mobiliário (Prefeitura).
c) INSS – Inscrição no Instituto Nacional de Seguridade Social.

Em relação à atividade docente, têm-se abordado aspectos atinentes aos cuidados que devem ser tomados pelo cirurgião-dentista quando ele se depara com a necessidade de prescrever medicamentos para o seu paciente. O ponto de vista sobre a matéria foi muito bem apreendido por Cardozo e Calvielli (1988), docentes do Departamento de Odontologia Social da USP, em artigo publicado na revista *Odontólogo Moderno*, transcrito a seguir:

• "Não obstante a atuação do cirurgião-dentista se faça, de maneira preponderante, diretamente nos elementos dentários e tecidos de sustentação, muitas vezes ele necessitará prescrever ou aplicar especialidades farmacêuticas como meio de tratamento.

A prescrição, diretamente dos demais atos profissionais, resultará em um documento que exige o preenchimento de determinados requisitos, objetos da Lei nº 5.991, de 17.12.1973, que 'dispõe sobre o controle sanitário, do comércio de drogas, medicamentos, insumos farmacêuticos e correlatos e dá outras providências'.

Assim, no art. 35 do Capítulo VI – 'Do receituário' – a referida lei estabelece:

a) Que estiver escrita a tinta, em vernáculo, por extenso e de modo legível, observados a nomenclatura e o sistema de pesos e medidas oficiais;

b) Que contiver o nome e o endereço residencial do paciente e, expressamente, o modo de usar a medicação;

c) Que contiver a data e a assinatura do profissional, endereço do consultório ou residência e o número de inscrição no respectivo Conselho Profissional.

Parágrafo Único – O receituário de medicamentos entorpecentes ou a estes equiparados e os demais sob regime de controle, de acordo com a sua classificação, obedecerão às disposições da Legislação Federal Específica."

A Resolução nº 151, de 16.07.83, do Conselho Federal de Odontologia, que aprovou o Código de Ética Odontológica vigente, acompanha, nos seus arts. 31 e 32, a Lei Maior.

Além dos aspectos formais e legais anteriormente referidos (e obviamente dos científicos, que não serão objeto do presente trabalho), o cirurgião-dentista deverá levar em consideração três aspectos que não podem ser negligenciados na prescrição ao paciente: o cultural, o econômico e o científico.

No que tange ao aspecto cultural, o cirurgião-dentista deve atentar para o fato de que o paciente pode ser alguém não afeito à terminologia odontológica.

Disso decorre que as explicações pormenorizadas, acerca do uso da droga, não devem ser encaradas como perda de tempo ou subestimação da capacidade de entendimento do paciente. Quantas vezes o gesto de assentimento esconde apenas o desejo de não parecer ignorante aos olhos do profissional. Outras, pode traduzir o receio que a situação de consultório lhe traz. O cirurgião-dentista deve certificar-se de que suas explicações foram entendidas, e para isso deve utilizar-se de termos acessíveis para aquele determinado paciente.

Por outro lado, o intervalo de tempo durante o qual a droga deverá ser utilizada encerra a averiguação dos hábitos do paciente, para que possa ter os efeitos objetivados. A costumeira prescrição de "uso após as refeições" deve ser precedida do conhecimento dos hábitos do paciente nesse campo. Pode tratar-se de paciente que faça, por qualquer razão, apenas uma refeição por dia e, nessa eventualidade, como ele irá resolver quando ingerir o medicamento?

Os exemplos poderiam multiplicar-se nesse aspecto, mas até o anedotário que corre nesse campo demonstra que o assunto deve merecer maior atenção do profissional.

Quanto ao aspecto econômico, pode-se afirmar que atualmente ele possui grande importância, dado o custo dos remédios.

O cirurgião-dentista, ao decidir por determinada posologia, tem a obrigação de prescrevê-la congruentemente em relação à quantidade que deverá ser ingerida pelo paciente. Hoje já se encontram embalagens condizentes com o uso por tempo razoavelmente curto. Dessa forma, como no exemplo prático mais adiante, o profissional deve atentar para o cálculo entre a quantidade do medicamento que o paciente irá consumir e aquela declinada na receita. Ao prescrever um anti-inflamatório para ser ingerido de 6 em 6 horas, sabendo que o paciente irá necessitar dele por 48 horas, aproximadamente, a quantidade necessária será quatro (drágeas, comprimidos etc.) por dia ($4 \times 2 = 8$ unidades).

Imagine que existam à venda embalagens do anti-inflamatório com 10 e 20 unidades. É óbvio que a preferência do profissional deve recair na indicação de uma caixa de 10 unidades, e isso por uma razão muito simples: se a quantidade da embalagem indicada for insuficiente, o paciente não irá ingerir a droga pelo tempo considerado necessário pelo profissional para conduzir o efeito desejado; se a quantidade indicada for muito superior, o restante, muito provavelmente, servirá para automedicação em outra oportunidade, com evidentes riscos para o automedicado.

Finalmente, o aspecto científico diz respeito ao domínio que o profissional deve ter sobre o conhecimento científico das drogas por ele receitadas. É esse aspecto que se evidencia na disciplina de Metodologia Científica no currículo mínimo odontológico.

O cirurgião-dentista tem o dever (até legal) de conhecer os aspectos farmacológicos daquilo que prescreve, mas deve também saber interpretar a bibliografia apresentada pelos laboratórios, bem como saber analisar os resultados apresentados. Não se pode conceber um profissional que seja simplesmente 'repetidor de bulas'".

ATESTADOS ODONTOLÓGICOS

Assim como as receitas, os atestados constituem documentos legais e, para evitar problemas legais, o cirurgião-dentista deve tomar alguns cuidados com a sua redação e avaliar a oportunidade de oferecê-los.

Conhecido o papel receituário, no qual costumeiramente cirurgiões-dentistas e médicos fazem a redação dos seus atestados, examinar-se-á agora o *modus faciendi* desses últimos.

O atestado é constituído por várias partes, sendo a primeira delas aquela relativa às qualificações do profissional – que, como vistas anteriormente, fazem parte do impresso (papel receituário) no qual será redigido o atestado –, em seguida devem ser arroladas a qualificação do paciente, a sua identificação e a finalidade a que se destina o atestado, isto é, se para fins trabalhistas, escolares, esportivos ou militares (e nunca "para os devidos fins"), podendo ser incluída a informação de que foi formulado a pedido do interessado; finalmente, na terceira parte, o cirurgião-dentista declara que o paciente esteve sob seus cuidados profissionais, sem especificar a natureza do atendimento – quando exigida essa especificação, o profissional deve valer-se do Código Internacional de Doenças, cujo capítulo 21 elenca a codificação de interesse para a odontologia –, seguida por uma breve conclusão relativa às consequências do tratamento – impossibilidade de comparecer ao trabalho; que o paciente esteve em seu consultório de tal hora a tal hora; que deve o mesmo guardar repouso durante determinado período etc. Cada caso é singular. Assim, o profissional deve estar atento ao tipo de informação a utilizar, considerando que uma afirmação que não corresponda à verdade pode lhe acarretar a imputação de falsidade ideológica, crime previsto no art. 299 do Código Penal.

A seguir, apresentar-se-ão exemplos hipotéticos de atestados, que podem ser adaptados a cada caso:

- **Atestado para justificação de falta ao trabalho**

Atestado

Atesto, para fins trabalhistas e a pedido do interessado, que o senhor Fulano de Tal, portador da cédula de identidade ...., esteve, nesta data, sob meus cuidados profissionais, das...... às...... horas.

Local, data

Assinatura do profissional
CRO Nº _____

- **Atestado para justificação de falta de aluno menor à escola**

Atestado

Atesto, para fins escolares e a pedido do seu genitor, que o menor Beltrano de Tal esteve sob meus cuidados profissionais nesta data, sendo-lhe recomendado repouso por 24 (vinte e quatro) horas.

Local, data

Assinatura do profissional
CRO Nº _____

- **Atestado de condições bucais para ingresso em firmas, escolas e clubes (o exemplo dado será para fins esportivos)**

Atestado

Atesto, para fins esportivos e a pedido do interessado, que o senhor Sicrano de Tal, portador da cédula de identidade ...., esteve, nesta data, em meu consultório, tendo sido submetido a exame odontológico completo, tanto das estruturas mineralizadas, como também dos tecidos moles, permitindo atestar que ele apresenta condições bucais satisfatórias.

Local, data

Assinatura do profissional
CRO Nº _____

MODELOS

Além de sua função odontológica, os modelos podem constituir elementos de prova judicial. Diante da dificuldade de serem arquivados todos os modelos de prótese ou outros serviços odontológicos, recomenda-se a guarda dos modelos de casos mais complicados; nos demais casos devem ser providenciadas fotocópias dos modelos, que serão anexadas ao prontuário do paciente.

RADIOGRAFIAS

Entre os exames complementares mais realizados pelo cirurgião-dentista estão as radiografias. As radiografias estão presentes como matéria de prova na maioria dos processos. Frequentemente, porém, quando tais documentos são solicitados pelos peritos ou assistentes técnicos, ou mesmo quando necessária a sua juntada para corroborar as alegações do cirurgião-dentista, este não os encontra no seu arquivo porque "estão soltos dentro da gaveta do arquivo" – e ele não pode precisar a quem pertencem –, ou não foram revelados e fixados adequadamente, tornando-se inúteis para esse fim.

Dada a sua importância como matéria de prova, destaca-se a necessidade de se duplicarem as radiografias originais, preventivamente, ou na eventualidade de serem requisitadas pela Justiça ou quando pedidas pelo paciente, fazendo a entrega da cópia, uma vez que representam o embasamento dos atos operacionais realizados pelo profissional.

ORIENTAÇÃO PARA O PÓS-OPERATÓRIO OU SOBRE HIGIENIZAÇÃO

Também esses documentos constituem-se provas sobre o dever de cuidado. Podem as orientações ser elaboradas em impressos próprios ou não, mas é importante que sejam entregues mediante assinatura de recebimento pelo paciente, na cópia ou no livro de protocolo.

ABANDONO DE TRATAMENTO PELO PACIENTE

Fato que não é incomum, o abandono do tratamento pelo paciente necessita ser comprovado para resguardar a responsabilidade profissional. Na concorrência de faltas, ou quando o paciente deixa de agendar consultas programadas para a continuidade do tratamento, o cirurgião-dentista deve acautelar-se, expedindo correspondência registrada (com aviso de recebimento) em que solicita o seu pronunciamento sobre as razões do impedimento. Na falta de resposta, a correspondência deve ser reiterada no prazo de 15 ou 30 dias, para que o abandono fique caracterizado.

Essa convocação, nos mesmos termos e prazos, pode ser realizada também por telegrama fonado com cópia (que servirá como prova).

CONSIDERAÇÕES FINAIS

O prontuário preconizado é passível de ser utilizado por todo e qualquer profissional, e pode ser modificado ou adaptado à administração do consultório, desde que atenda às exigências legais que lhe garantam reconhecimento judicial.

No caso de profissionais cuja clínica é diferenciada economicamente, podem ser acrescentados, ao prontuário básico, radiografias panorâmicas, fotografias, vídeos, enfim, tudo o que constituir documentação odontolegal.

BIBLIOGRAFIA

Arbenz GO. *Medicina legal e antropologia forense*. Rio de Janeiro/São Paulo: Atheneu, 1988.

Brasil. *Leis etc*. Decreto nº 793/1993.

_____. *Leis etc*. Lei nº 5.081, de 24 de agosto de 1996: regulamenta o exercício da odontologia.

_____. *Leis etc*. Lei nº 5.991, de 17 de dezembro de 1973: dispõe sobre o controle sanitário do comércio de drogas, medicamentos, insumos farmacêuticos e correlatos, e dá outras providências.

Cardozo HF, Calvielli ITP. Considerações sobre as receitas odontológicas. *Odont Moderno*, 1988; *15*(8):20-3.

Conselho Federal de Odontologia. *Código de ética odontológica* (Resolução CFO 179/91, de 19/12/1991).

_____. Resolução CFO 185, de 26/04/1993.

Daruge E, Massini N. *Direitos profissionais na odontologia*. São Paulo: Saraiva, 1978.

Fávero F. *Medicina legal*. 9 ed. São Paulo: Martins, 1973.

Lerman S. *Historia de la odontologgia y su ejercicio legal*. Buenos Aires: El Ateneo, 1942.

Neder AC. *Farmacoterapia para cirurgiões-dentistas*. 5 ed. Piracicaba: Franciscana, 1976.

Ramos DLP, Calvielli ITP. Sugestão de composição de inventários de saúde do paciente. *Rev Odonto*, 1991; *1*(11):42-5.

Silva M, Calvielli ITP. Aspectos legais do exercício da odontologia. *In*: Paiva JG, Antoniazzi JH. *Endodontia*: Bases para prática clínica. São Paulo: Artes Médicas, 1984; 229-37.

Silva M *et al*. Um novo conceito em ficha odonto-legal. *Rev Ass Paul Cirurg Dent*, 1977; *31*(5).

O Cirurgião-Dentista Diante da Morte

Waldyr Antônio Jorge

Um dos assuntos mais constrangedores na odontologia é tratar profissionalmente da morte.

Convivendo com cadáveres desde os bancos universitários, o médico aprende a tratar a vida combatendo a morte, de forma que ela não lhe é estranha, diferentemente do cirurgião-dentista, que não tem a perspectiva e a formação voltadas ao tratamento global em seu currículo escolar, em que desenvolve a propedêutica clínico-cirúrgica direcionada fundamentalmente ao tratamento estético funcional, não convivendo, consequentemente, com a morte na sua formação acadêmica.

Não sendo e não ocorrendo a morte por motivo odontogênico, o currículo escolar odontológico não capacita o cirurgião-dentista a atestar o óbito. O que para alguns poderia ser problemático é, na realidade, uma solução, uma vez que não sendo preparado para tal mister, quando ocorrer a morte, ela deve ser atestada pelo Serviço de Verificação de Óbito (SVO) ou pelo Instituto Médico-Legal (IML).

Na sua formação profissional, o clínico geral cirurgião-dentista não tem a oportunidade de usufruir a convivência hospitalar, o que só ocorre com os estagiários, residentes e alunos dos cursos de especializações em Cirurgia e Traumatologia Bucomaxilofacial, de frequentar como rotina os corredores de pronto-socorro, onde é comum presenciar a morte. Dessa maneira, até de forma dramática e sem preparo prévio, o cirurgião-dentista começa a conviver com a morte e as sequelas psicológicas que dela podem advir.

A experiência mostra o quanto é difícil essa convivência, até mesmo para os mais experientes, em que não só a aptidão e a vocação do socorrista devem ser consideradas, mas também o aprimoramento de sua sensibilidade e respeito aos pacientes e seus familiares.

A intenção deste capítulo é relatar e alertar os mais inexperientes sobre a dificuldade desse convívio que, sempre que ocorre, incomoda e promove transtornos afetivos na conduta humana do profissional, que deve ser, senão evitada, pelo menos atenuada nas suas consequências.

Diferentemente das situações em que o paciente é vítima de traumas, quer balísticos, automobilísticos ou de qualquer outra natureza, sendo indivíduos normorreativos que serão submetidos à terapêutica cirúrgica e que, para tal, devem estar em condições de bionormalidade que garantam o mínimo de segurança à realização da proposta cirúrgica, o profissional depara-se, às vezes, com situações em que o paciente, não sendo vítima de trauma, será submetido à cirurgia programada com risco de morte.

O êxito letal traz em seu bojo a tristeza e a incompreensão, quer dos familiares, quer do próprio profissional diante da magnitude do fato, e os questionamentos assomam à sua mente como um turbilhão de perguntas sem respostas. Logo surge a dúvida em relação ao que poderia ter sido feito para evitar a morte.

Como conviver com essa situação. Não há regras nem fórmulas. O que é necessário haver é a consciência tranquila de que tudo que tenha sido feito foi realizado com competência.

Em algumas ocasiões, infelizmente, perde-se o paciente por idiossincrasias medicamentosas, por uso de anestésicos, por aparelhos mal calibrados, acarretando, nos casos em que o paciente sobrevive, sequelas extremamente graves e, às vezes, irreversíveis, de difícil evolução. Casos de paralisias, parestesias, amaurose, pé equino, hemiplegias são quadros clínicos de difícil administração.

Não havendo regras, pois cada caso é singular e, como tal, deve ser tratado pelo cirurgião-dentista, recomendam-se calma e serenidade diante dessas situações. Fatalmente nesses casos de óbito há necessidade da emissão do atestado, que será feito pelo SVO ou pelo IML, o que é favorável ao cirurgião-dentista, pois poderá isentá-lo tecnicamente de responsabilidade de imperícia, negligência, imprudência ou mesmo omissão de socorro, provando-se que a etiologia da *causa mortis* não é odontogênica e que o profissional não incorreu em algum procedimento inadequado.

Situações também de difícil gerenciamento são os casos que promovam sequelas de mau prognóstico, em que o paciente normorreativo é preparado para intervenção de relativa complexidade e que, por motivos alheios aos procedimentos técnicos intervencionistas, fica sequelado, rompendo toda a aura profissional da busca de sua cura ou da melhora estético-funcional.

Em qualquer das situações apresentadas, a componente pessoal, humana e profissional deve ser norteante para que se atenuem suas consequências.

É primordial a realização do exame clínico do paciente, em que as informações colhidas, somadas à experiência profissional, agregada aos exames subsidiários, são de vital importância no êxito da proposta terapêutica, que deverá ser realizada com segurança, competência e dedicação, procurando dar ao nosso semelhante aquilo que de melhor temos na consecução dos nossos propósitos.

Recomenda-se complementar as informações nos Capítulos 1 e 4, Seção VII.

DO EXERCÍCIO PROFISSIONAL POR MEIO DAS PORTARIAS CFO × CFM

Em sequência, é importante esclarecer os profissionais cirurgiões-dentistas e médicos que atuam em hospital sobre seus direitos e deveres.

Para tanto é necessário resgatar parte da história e inserir no contexto atual as mais recentes portarias que regulamentam a atuação odontológica em hospitais.

Em entrevista ao *Jornal do CRM-SP* nº 162, p. 12, fevereiro de 2001, já havíamos colocado que entendíamos a atuação hospitalar do cirurgião-dentista bucomaxilofacial como a participação de um atleta em uma corrida de revezamento, em que cada corredor da equipe deve estar preparado e correndo na mesma velocidade do antecessor e/ou sucessor, de forma que o bastão fosse mantido sem cair e finalizada a corrida com vitória. Os corredores são os especialistas das áreas afins e o bastão é o paciente que deve ser mantido vivo, para cumprir a corrida com sucesso, com vida.

A área anatômica que se aborda, em que atuamos, é uma região proporcionalmente pequena, que cabe na palma da mão, onde atuam vários especialistas e na qual não deve haver choque ou confronto, uma vez que o objetivo primeiro, último e único deve estar voltado exclusivamente para a cura do paciente.

Assim, existem áreas cinza e marrons entre a limitação anatômica de atuação desses especialistas, que entendemos como áreas de superposições, *overlap*, nunca de confronto ou conflito, uma vez que deve haver, sim, conhecimento das demais áreas contínuas e contíguas sem, contudo, a necessidade de se atuar em outra especialidade, devendo haver, portanto, competência e busca de excelência, que facilitarão o entendimento entre os profissionais na realização do diagnóstico e na instituição da terapêutica adequada.

Tudo isso posto, é claro, nada está resolvido, mesmo porque tratamos com profissionais, seres humanos factíveis de erro de compreensão e até com situações de conflito de interesses pessoais que devem ser colocados de lado, para o bem do convívio das profissões e do crescimento da especialidade.

Assim, as especialidades médicas mais intimamente relacionadas com a CTBMF têm áreas comuns de atuação e procedimentos com acessos cirúrgicos iguais, cujas finalidades terapêuticas são diferentes, apresentando uma interface comum, conceitos na instituição do tratamento que podem, assim, confundir-se.

CIRURGIA PLÁSTICA × BUCOMAXILOFACIAL

Ambas tratam da face:

- A plástica modifica e melhora a face.
- A bucomaxilofacial a mantém nos traumas e a corrige nos casos das deformidades de origem dentofacial.

Otorrinolaringologia × Bucomaxilofacial

Acessos cirúrgicos iguais:

- Otorrinolaringologia: para tratamento de sinusites.
- BMF: para acesso aos traumas tipo Le Fort e para remoção de raiz residual nas exodontias.

Cabeça e Pescoço × Bucomaxilofacial

Prevenção de câncer bucal. Ambas tratam de patologias bucais:

- Cabeça e pescoço: tratam as lesões benignas e malignas, com ênfase no câncer bucal.
- BMF: exclusivamente lesões benignas, com ênfase no diagnóstico precoce do câncer bucal.

Atualmente os espaços são ocupados de formas diferentes, cabendo ao setor público dar mais oportunidade ao cirurgião-dentista bucomaxilofacial, os quais se aprimoram com os estágios e residência em cirurgia e traumatologia bucomaxilofacial, enquanto em instituições privadas essa cobertura de atendimento se dá de forma mista ou exclusivamente médica.

Sem dúvida, a excelência que a especialidade deve buscar no exercício profissional é, na realidade, o maior ou único *hand cap* na busca da consolidação da profissão.

Bons estágios, boas residências, bons cursos de especialização devem estar voltados à busca constante da perfeição que os colegas formadores devem conquistar, pois se entende que só assim a odontologia terá e manterá o respeito na área da saúde.

A seguir, os leitores terão oportunidade de conhecer a evolução da especialidade por meio das portarias comuns CFM e CFO e da Portaria 1.493, de 15 de maio de 1998, que causou grande transtorno à especialidade, pois impedia que os cirurgiões-dentistas internassem seus pacientes, em seguida revogada pela Portaria 1.536/98, de 11/11/98.

ATA DA 4ª REUNIÃO DA COMISSÃO MISTA DOS CONSELHOS FEDERAIS DE MEDICINA E ODONTOLOGIA

Às 14h30min do dia 16 de outubro de 1977, na sede do Conselho Federal de Odontologia, situada nesta cidade, na Avenida Nilo Peçanha, 50, conjunto 2.316, reuniu-se a Comissão Mista dos Conselhos Federais de Medicina e Odontologia para estudo e normatização da atuação de médicos e cirurgiões-dentistas na área da Cirurgia Bucomaxilofacial. Estiveram presentes os doutores Murillo Bastos Belchior e Aristides Pereira Maltez Filho, pelo Conselho Federal de Medicina, e Fernando de Souza Lapa e Clemente Galvão Neto, pelo Conselho Federal de Odontologia. Durante a reunião foram amplamente debatidos pelos participantes todos os itens do documento elaborado pelo Conselho Federal de Medicina, com as alterações incluídas pelo Conselho Federal de Odontologia. Após as discussões, por unanimidade, foi aprovada na íntegra a redação do documento que constitui o Anexo desta ata, o qual passa a fazer parte dela. Às 17h30min, nada mais havendo a tratar, eu, Clemente Galvão Neto, secretário *ad hoc*, lavrei esta presente ata, que depois de lida, se achada conforme, será por mim assinada e pelos demais membros da comissão.

Clemente Galvão Neto
Murillo Bastos Belchior
Fernando de Souza Lapa
Aristides Pereira Maltez Filho

Anexo nº 1 da Ata da 4ª reunião Mista dos Conselhos Federais de Medicina e Odontologia

A Comissão Mista dos Conselhos Federais de Medicina e Odontologia, no final nomeada, após discussões em quatro reuniões realizadas no Rio de Janeiro e em São Paulo, chegou às seguintes conclusões a respeito do exercício da especialidade de Cirurgia Bucomaxilofacial:

1. Diante dos progressos que alcançou a odontologia, não há como deixar de concluir que a profissão constitui uma verdadeira especialidade médica e que, consequentemente, o ideal e justo seria que, não somente fosse isso levado em conta após a diplomação do profissional, a partir do instante em que comece a exercer a profissão, e que tal preocupação existisse durante todo o currículo de formação do profissional. Assim, o currículo escolar do cirurgião-dentista passaria a integrar-se cada vez mais com o currículo do médico, visando a que os diplomados em odontologia tivessem não somente vantagens do exercício de uma especialidade médica, bem como os riscos e as responsabilidades inerentes à prática, como seus resultados.

Tal comportamento, sem dúvida, resultaria em providência, que acreditamos deva ser uma das conclusões deste Grupo de Trabalho a ser oferecida como subsídio ao Conselho Federal de Educação, no intuito de estudar sua implantação a médio ou longo prazo.

2. É inquestionável que, em face da legislação atual e do curso de formação do cirurgião-dentista, não se acha este habilitado e, consequentemente, autorizado à prática de anestesia geral, nem da assinatura do atestado de óbito, devendo nas cirurgias que requeiram anestesia geral serem tais anestesias praticadas por médicos da especialidade, os quais ficam responsáveis por todos os atos delas decorrentes, até mesmo em casos letais, pelo competente atestado de óbito, quando forem resultados da anestesia aplicada. Por outro lado, quando o êxito letal for atingido como resultante da prática direta do ato cirúrgico-odontológico, deverá ser o atestado de óbito concedido pelo médico que tenha participado do ato cirúrgico ou pelo Instituto Médico-Legal.

3. A cirurgia bucomaxilofacial poder ser exercida por médicos das diversas especialidades aos quais é impossível se estabelecerem restrições de qualquer natureza, a não ser nos casos de estrita competência do cirurgião-dentista. Por outro lado, é também a cirurgia bucomaxilofacial, respeitados os limites da lei e do currículo, do domínio do cirurgião-dentista, necessitando, contudo, que sejam precisamente definidas as cirurgias que o cirurgião-dentista se encontra habilitado a realizar sem participação de médico, pelo Conselho Federal de Odontologia.

4. Nos casos de tratamento cirúrgico das doenças que compõem o item h da Portaria nº 54/75, do Conselho Federal de Odontologia, deverão ser elaboradas Resoluções pelos Conselhos Federais componentes deste Grupo de Trabalho, definindo que na equipe cirúrgica, a cargo da qual estiver a realização do ato, deverá estar sempre presente o médico da especialidade correspondente, sendo vedada ao cirurgião-dentista a prática de cirurgia estética, ressalvadas as estético-funcionais do aparelho mastigatório.

5. As solicitações para realização de anestesia geral em pacientes a serem submetidos à cirurgia por cirurgião-dentista somente poderão ser atendidas pelos médicos anestesistas quando forem realizadas em ambiente hospitalar cujo diretor-técnico seja médico, e que disponha das indispensáveis condições de segurança comuns a ambientes cirúrgicos, sendo prática(s) atentatória(s) à ética a solicitação e/ou a realização de anestesia geral em consultório de dentista, de médico ou ambulatório.

6. Somente poderão ser realizadas em consultórios ou ambulatórios cirurgias passíveis de serem atendidas com anestesia local ou troncular, ficando, todavia, o respectivo Conselho Federal responsável pela definição precisa da prática de tais atos.

7. Em lesões de interesse comum à odontologia e à medicina, deve a equipe cirúrgica ser, obrigatoriamente, constituída de cirurgião-dentista e médico, para adequada segurança do êxito pretendido, ficando sempre a equipe sob chefia do médico.

8. Ao Conselho Federal de Odontologia cumprirá se dirigir aos Cursos de Odontologia do País procurando obter a uniformização do programa mínimo para as disciplinas de cirurgia bucomaxilofacial.

9. O Conselho Federal de Medicina estudará a inclusão entre especialidades a serem inscritas no seu Registro de Qualificação aquela que possa incluir os conhecimentos de cirurgia bucomaxilofacial, a exemplo do que é exigido em odontologia, com relação à oclusão e à articulação temporomandibular.

10. Ao cirurgião-dentista é vedado o uso da via cervical infra-hioídea, por fugir ao domínio de sua área de atuação.

11. Em virtude da existência de áreas de difícil limitação para o campo de atuação do cirurgião-dentista, no sentido do conhecimento do todo, e do médico no particular, é imprescindível que, em situações em que previamente se admitem procedimentos cirúrgicos em tais áreas, sejam utilizadas equipes cirúrgicas com participação de médico e cirurgião-dentista.

12. As cirurgias definidas como de competência dos cirurgiões-dentistas, devidamente habilitados, em ambiente hospitalar e observadas as condições ditadas pelo Conselho Federal de Odontologia, deverão merecer a máxima colaboração dos médicos, quer como dirigentes das instituições hospitalares, quer como colaboradores diretos no ato cirúrgico, constituindo a recusa falta de ética.

13. Ao anestesista, antes da realização da anestesia geral solicitada, é indispensável conhecer, em todos os pormenores, as condições gerais do paciente a ser submetido ao tratamento, cabendo-lhe decidir da conveniência ou não da prática da anestesia no paciente, de modo soberano e intransferível.

Fernando Souza Lapa
Clemente Galvão Neto
Murillo Bastos Belchior
Aristides Pereira Maltez Filho

EXPOSIÇÃO DE MOTIVOS

Tendo em vista que foi estabelecida uma polêmica entre a medicina e a odontologia, cujo resultado está se orientando no sentido de um desfecho final, menos prejudicial a qualquer uma das profissões do que à saúde dos pacientes que necessitam de atendimento especificamente no campo na cirurgia e da traumatologia bucomaxilofacial. Mais prejudicial ainda àqueles pacientes será se as dúvidas aqui surgidas não forem dirimidas.

Parece-nos que a dúvida que desencadeou a polêmica é se a cirurgia e a traumatologia bucomaxilofacial podem ser exercidas pelo médico e pelo cirurgião-dentista ou se apenas por um desses profissionais.

Claro está que a especialidade pode ser exercida por qualquer um dos profissionais desde que, além de seu diploma de médico ou de cirurgião-dentista, tenha se capacitado para tal.

Com o devido respeito, não obstante as delongadas argumentações já existentes, permitimo-nos fazer uma exposição da situação de fato sobre tão magno problema.

Talvez algumas opiniões e argumentações, incorretamente emitidas, não tenham sido com o propósito de a medicina querer restringir a atividade profissional do cirurgião-dentista, nem do cirurgião-dentista querer restringir a atividade do médico. O ponto de vista comum das duas profissões, que se resume no maior benefício aos pacientes, se confunde.

Com relação aos argumentos contrários ao cirurgião-dentista, devem ter ocorrido mais por conta de que o título *cirurgião-dentista* possa significar para alguns uma atividade restrita exclusivamente aos dentes isolados do todo, o que é impossível.

Atualmente, a odontologia não deseja, e nunca desejará, imiscuir-se além de suas limitações, principalmente porque o seu órgão máximo de controle profissional, o Conselho Federal de Odontologia, em hipótese alguma deixará tal fato ocorrer.

A medicina não poderá deixar de compreender que, hoje, a odontologia se constitui numa especialidade médica. Apresenta-se como uma profissão diferente pelas características especiais que a envolve.

Não se pode conceber que uma afecção na região da boca, quer no dente, na gengiva, nos maxilares, quer em parte do chamado aparelho mastigatório, campo específico da atividade do profissional da odontologia, possa ser diferente de qualquer outra parte do corpo. Hoje o profissional não deve fazer uma restauração, por menor que seja, sem os conhecimentos de seu reflexo na articulação temporomandibular. Mas não é por isso que o cirurgião-

dentista quer ter seu campo de atividade ilimitado com relação ao paciente como ocorre com o médico.

É por isso que a Lei nº 5.081, de 24 de agosto de 1966, que regulamenta o exercício profissional do cirurgião-dentista muito sabiamente, o vincula diretamente às especialidades ministradas nos currículos e nos conhecimentos adquiridos nos cursos de pós-graduação.

Diz a referida Lei: Art. 6º. Compete ao cirurgião-dentista:

I. Praticar todos os atos pertinentes à odontologia, decorrentes de conhecimentos adquiridos em curso regular ou em cursos de pós-graduação.

(Se acatada opinião contrária, que acontecerá com todos os cirurgiões-dentistas que têm cursos de aperfeiçoamento, especialização, mestrado, doutoramento e títulos de livre-docente, conquistados em área de concentração de cirurgia e traumatologia bucomaxilofacial? Estariam impedidos de exercer a profissão?)

Permitimo-nos, portanto, acrescentar os seguintes esclarecimentos, os quais acreditamos sejam capazes de elucidar as dúvidas, porventura, ainda existentes:

I. Na opinião do ilustre professor Souza Cunha, médico-cirurgião e professor catedrático da USP – São Paulo, a cirurgia bucomaxilofacial, complementada hoje em dia com as disciplinas de Traumatologia Maxilofacial e Prótese Bucomaxilofacial, destacou-se a partir da I Guerra Mundial (1914-1918), em que a frequência dos ferimentos no setor bucomaxilofacial e as consequentes deformações impuseram a criação da especialidade nos corpos de saúde dos exércitos combatentes, sob a denominação de Serviço Médico-Odontológico.

II. A experiência prática, advinda dessa simbiose, gerou uma especialidade cirúrgica, que foi carinhosamente cultivada pelos que a ela se dedicaram, vindo a construir as disciplinas nas instituições de ensino odontológico em todos os países. O setor de atuação está bem definido pela nomenclatura adotada – bucomaxilofacial –, abrangendo as lesões e as afecções que se instalam nesse setor do corpo humano.

III. A área de atividade do profissional formado em odontologia é a face, e não, apenas, os dentes com as afecções dentárias.

Assim compete ao cirurgião-dentista fazer:

a) radiografias bucomaxilofaciais.
b) prótese bucomaxilofacial.
c) cirurgia bucomaxilofacial.
d) traumatologia bucomaxilofacial.

O profissional formado em odontologia é responsável pelo chamado aparelho mastigatório (bucomaxilofacial), que compreende os dentes, os tecidos que os sustentam, os ossos, os músculos, a articulação temporomandibular e a inervação sensitivo-motora com um complexo sistema de reflexos proprioceptivos.

Aliados a isso, existem os órgãos anexos à região intimamente ligados a esse conjunto.

Em todas as oportunidades, em que qualquer um desses órgãos possa alterar a harmonia do conjunto, o cirurgião-dentista tem autoridade para solucionar o problema, desde que esteja qualificado para essa atividade.

IV. A ciência é uma só, ampla e ilimitada. Quem faz suas restrições setoriais é o próprio homem, que tem suas limitações. Ocorre que os limites sempre deixam áreas comuns, que são chamadas "zonas cinza", isto é, pertencentes a dois setores.

A engenharia tem área comum com a arquitetura, a química, com a farmácia etc. Como não poderia deixar de ser, na medicina há de existirem áreas comuns com a odontologia.

Especificamente, a especialidade de cirurgia e traumatologia bucomaxilofacial pertence à odontologia, assim como a cirurgia facial pertence à medicina.

Entretanto, haverão de existir zonas limítrofes entre essas especialidades comuns às duas profissões.

A denominação cirurgia e traumatologia bucomaxilofacial significa que a atividade do cirurgião-dentista, quando se relaciona com a face, abrange a área intimamente ligada à parte bucomaxilar, e não a cirurgia propriamente facial, que pertence à medicina.

Considerando a medicina como um "todo" e a odontologia o "particular", haverá sempre uma interligação em suas áreas, uma vez que não há possibilidade de limitação anatômica do aparelho mastigatório, visto tratar-se de um conjunto funcional inseparável.

V. Não há nenhum inconveniente em o cirurgião-dentista, quando tiver necessidade, chamar o médico, em certas ocasiões, para colaborar no seu trabalho, e vice-versa. Haverá de existir, portanto, ocorrência de casos que se situem, mais especificamente, na odontologia, e outros, mais especificamente, na medicina. Essas limitações, para ambas as partes, somente a consciência do profissional poderá estabelecer. E se houver abuso, falta de consciência do profissional para estabelecer essas limitações? Para isso, existem os CROs e CRMs e, além destes, os dispositi-

vos no Código Penal contra os crimes culposos por imperícia, imprudência ou negligência para ambos os profissionais, médico ou cirurgião-dentista.

VI. A especialidade cirurgia e traumatologia bucomaxilofacial é especificamente da odontologia, razão por que existem, nos cursos de odontologia, o Departamento ou a disciplina de Cirurgia e Traumatologia Bucomaxilofacial, curso de aperfeiçoamento, de especialização, de mestrado, de doutorado, bem como concursos de livre-docência em Cirurgia Bucomaxilofacial, o mesmo não existindo em relação às faculdades de medicina.

VII. Como se vê, embora a cirurgia bucomaxilofacial seja uma especialidade puramente odontológica, nada impede o médico de exercê-la, desde que esteja preparado para tal. O médico não a faz como especialista em cirurgia bucomaxilofacial, mas lhe é perfeitamente assegurado fazê-lo, como ortopedista, cirurgião-plástico, otorrinolaringologista etc.

Para evitar os abusos do cirurgião-dentista, no campo dessa especialidade odontológica, o Conselho Federal de Odontologia regulamentou o assunto por meio da Portaria CFO-54/75.

VIII. Analisemos essa Portaria: Quando diz: "A cirurgia e traumatologia bucomaxilofacial é a especialidade que tem como objetivo o diagnóstico e os tratamentos cirúrgicos e coadjuvantes das doenças, traumatismos, lesões e anomalias congênitas ou adquiridas do aparelho mastigatório e anexos e estruturas craniofaciais associadas".

Isto não quer dizer que o cirurgião dentista vá atuar em cirurgias de crânio, interferindo nas atividades do neurocirurgião; tampouco na parótida em casos pertinentes à especialidade médica de cirurgia de cabeça e pescoço ou do otorrinolaringologista. A articulação temporomandibular pertence à área de atividade do cirurgião-dentista, a despeito de sua porção superior se localizar na base do crânio. O assunto é pacífico, em função de constar do currículo mínimo do Curso de Odontologia, determinado pelo CFE, do MEC (Parecer nº 1/70–CEF).

Áreas definidas de competência da atuação do cirurgião-dentista:

a) Anestesiologia, em que o especialista deverá possuir conhecimentos para prescrever anestesia e operar o paciente sob anestesia geral (o cirurgião-dentista recorre à colaboração do médico, que é o especialista em anestesia geral).

b) Biópsia de lesões.

c) Tratamento de infecções.

d) Erupção cirúrgica, reimplantação e transplante de dente.

e) Cirurgia pré-protética.

f) Cirurgia pré e pós-ortodôntica.

g) Cirurgia ortognática.

h) Tratamento cirúrgico de cistos; de doenças das glândulas salivares (não significa que o cirurgião-dentista tratará todo e qualquer problema de glândulas salivares, mas lhe compete tratar aquelas alterações que possam acarretar prejuízo funcional do aparelho mastigatório ou por este acarretadas); das doenças da articulação temporomandibular; de lesões de origem traumática na área bucomaxilofacial; de malformações congênitas ou adquiridas, dos maxilares e da mandíbula; dos tumores benignos da cavidade bucal, dos tumores malignos da cavidade bucal, atuando integrado em grupo de cancerologista, de distúrbios neurológicos, com manifestação maxilofacial, em colaboração com neurologista ou neurocirurgião; e das afecções radiculares e perirradiculares.

i) Remoção cirúrgica de corpos estranhos.

Parágrafo único – O cirurgião-dentista deverá ter necessariamente o conhecimento de todas as áreas de competência anteriormente definidas, podendo, porém, haver preponderância de conhecimento e de atuação em uma ou mais áreas.

Art. 4º. Nos casos de acidentes cirúrgicos que acarretem perigo de morte ao paciente, o cirurgião-dentista poderá lançar mão de todos os meios possíveis para salvá-lo.

IX. As especificações de classe, aprovadas pela Portaria DASP nº 146, de 17 de agosto de 1973, publicadas em suplemento ao *Diário Oficial* de 31 subsequente, referem-se às categorias funcionais integrantes do grupo – outras atividades de nível superior, estruturado pelo Decreto nº 12.493, de 19.07.73, prevêem na Classe "A" da categoria funcional de odontologia a execução, entre outros trabalhos típicos, "de lesões de origem traumática na área bucomaxilofacial"

Assim, conclui-se que a cirurgia e a traumatologia bucomaxilofacial podem ser exercidas por qualquer um dos dois profissionais desde que, além de seu diploma de médico ou de cirurgião-dentista, tenha se capacitado para tal.

RESOLUÇÃO CFM Nº 851/78

O Conselho Federal de Medicina no uso das atribuições que lhe confere a Lei nº 3.268, de 30 de setembro de 1957, regulamentada pelo Decreto nº 44.045, de 19 de julho de 1958:

- Considerando dever do médico guardar absoluto respeito pela vida humana, não podendo, seja qual for a circunstância, praticar atos que afetem ou concorram para prejudicar a saúde.

- Considerando que o alvo de toda a atenção do médico é o doente, em benefício do qual deve agir com o máximo zelo e o melhor de sua capacidade profissional.

- Considerando que não é permitido ao médico abandonar o tratamento ou assistência do doente, salvo nas condições ditadas pelo Código de Ética Médica.

- Considerando, finalmente, o que ficou decidido na sessão plenária do Conselho Federal de Medicina.

RESOLVE

Determinar aos médicos que praticam anestesias:

1. Antes da realização de qualquer anestesia é indispensável conhecer os pormenores das condições gerais do paciente a ser submetido a esta, cabendo-lhe decidir da conveniência ou não da prática de tal ato no paciente, de modo soberano e intransferível.

2. Durante a realização da anestesia tem o médico anestesiologista o dever fundamental, como integrante da equipe cirúrgica, de permanecer todo o tempo com o doente até a total recuperação dos efeitos da anestesia.

3. É ato atentatório à ética médica a realização simultânea de anestesia em pacientes distintos pelo mesmo profissional, ainda que seja o mesmo ambiente cirúrgico.

4. Todas as consequências decorrentes do ato anestésico são de responsabilidade direta e pessoal do médico anestesiologista, até mesmo o fornecimento de atestado de óbito em caso de êxito letal decorrente da anestesia.

5. Para a prática de anestesia, deve o médico anestesiologista avaliar previamente as situações de segurança do ambiente hospitalar, somente praticando o ato anestésico se estiverem asseguradas as condições mínimas para a sua realização.

Rio de Janeiro, 4 de setembro de 1978
Murillo Bastos Belchior
Presidente
José Luiz Guimarães Santos
Secretário-Geral

RESOLUÇÃO CFM Nº 852/78

O Conselho Federal de Medicina, no uso das atribuições que lhe confere a Lei nº 3.268, de 30 de setembro de 1957, regulamentada pelo Decreto nº 44.045 de 19 de julho de 1958:

• Considerando as controvérsias existentes na área de atuação de médicos e cirurgiões-dentistas.
• Considerando que é inquestionável, em face da legislação vigente e do curso de formação de cirurgião-dentista, não se achar este habilitado nem autorizado à prática de anestesia geral, nem à assinatura de atestado de óbito.
• Considerando que a cirurgia bucomaxilofacial pode ser exercida por médicos especializados aos quais é impossível estabelecer restrições de qualquer natureza, salvo as de estrita competência do cirurgião-dentista.
• Considerando em face dos progressos da odontologia que a profissão de cirurgião-dentista vem se constituindo em verdadeira especialidade médica e que, para bem se constituir, o currículo escolar do cirurgião-dentista deverá integrar-se, cada vez mais, ao currículo médico, a fim de que os diplomados em odontologia não somente participem das vantagens decorrentes do exercício de uma especialidade médica, como participem de seus riscos e das responsabilidades inerentes à sua prática e resultado.
• Considerando, ainda, os resultados dos estudos realizados pela Comissão Paritária dos Conselhos Federais de Medicina e Odontologia a respeito da prática da cirurgia bucomaxilofacial.
• Considerando, finalmente, o que ficou decidido em sessão plenária do Conselho Federal de Medicina.

RESOLVE

1. As solicitações para realização de anestesia geral em pacientes a serem submetidos à cirurgia por cirurgião-dentista somente poderão ser atendidas pelos médicos anestesiologistas quando forem realizadas em ambiente hospitalar cujo diretor técnico seja médico e que disponha das indispensáveis condições de segurança comuns a ambientes cirúrgicos, sendo práticas atentatórias à ética a solicitação e/ou a realização de anestesia geral em consultórios ou ambulatórios.
2. Somente poderão ser realizadas em consultórios ou ambulatórios cirurgias passíveis de serem atendidas com anestesia local ou troncular.
3. Quando o êxito letal for atingido como resultante de prática direta de ato cirúrgico odontológico, poderá ser

o atestado de óbito fornecido pelo médico que tenha participado do ato cirúrgico ou pelo Instituo Médico Legal.
4. Em lesões de interesse comum à medicina e à odontologia, tem a equipe cirúrgica de ser obrigatoriamente constituída de médico e cirurgião-dentista, para adequada segurança do resultado pretendido, ficando sempre a equipe sob chefia do médico.
5. É da competência exclusiva do médico o uso de via cervical infra-hióidea, bem como a prática de cirurgia estética, ressalvadas as estéticas funcionais do aparelho mastigatório.
6. Em virtude de existência de áreas de difícil limitação para o campo de atuação do cirurgião-dentista e no sentido do conhecimento do médico no particular, é imprescindível que, em situações em que previamente se admita procedimento cirúrgico, tais áreas sejam obrigatoriamente utilizadas por equipes cirúrgicas de médicos e de cirurgiões-dentistas.

Rio de Janeiro, 4 de outubro de 1978
Murillo Bastos Belchior
Presidente
José Luiz Guimarães Santos
Secretário-Geral

RESOLUÇÃO Nº CFO – 124

Institui as normas para a prática da cirurgia bucomaxilofacial por cirurgião-dentista.

O Plenário do Conselho Federal DE Odontologia, no uso das atribuições estabelecidas no Regimento Interno, aprovado pela Resolução CFO-78, de 30 de junho de 1973:

• Considerando que a cirurgia bucomaxilofacial, respeitados os limites da lei e do currículo, é do domínio do cirurgião-dentista.
• Considerando que a cirurgia bucomaxilofacial pode ser exercida por médicos das diversas especialidades, aos quais é impossível se estabelecerem restrições de qualquer natureza, a não ser em casos de estrita competência do cirurgião-dentista.
• Considerando que é inquestionável, em face da legislação atual e do curso de formação do cirurgião-dentista, não se achar este habilitado nem autorizado para a prática de anestesia geral.
• Considerando que diante dos progressos da odontologia, a profissão de cirurgião-dentista vem se constituindo em verdadeira especialidade médica.

- Considerando implícita a responsabilidade ética e legal que o cirurgião-dentista assume ao exercer a especialidade.
- Considerando, finalmente, os resultados dos estudos realizados pela Comissão Paritária dos Conselhos Federais de Odontologia e de Medicina, a respeito da prática da cirurgia bucomaxilofacial.

RESOLVE

Art. 1º – O cirurgião-dentista, especialista em cirurgia e traumatologia bucomaxilofacial, se encontra habilitado a realizar, sem a participação do médico, as seguintes cirurgias:

a) biópsias.
b) erupção cirúrgica, reimplantes e transplantes de dentes.
c) cirurgia pré-protética.
d) cirurgia pré e pós-ortodôntica.
e) cirurgia ortognática.
f) tratamento cirúrgico dos cistos; de afecções radiculares e perirradiculares; de afecções das glândulas salivares; de afecções da articulação temporomandibular; de lesões de origem traumática na área bucomaxilofacial; de malformações congênitas ou adquiridas dos maxilares e da mandíbula e de tumores benignos da cavidade bucal.

Art. 2º – É vedado ao cirurgião-dentista o uso da via cervical infra-hioídea, por fugir ao domínio de sua área de atuação, bem como a prática de cirurgia estética, ressalvadas as estético-funcionais do aparelho mastigatório.

Art. 3º – Os cirurgiões-dentistas somente poderão realizar cirurgias sob anestesia geral em ambiente hospitalar cujo diretor técnico seja médico e que disponha das indispensáveis condições de segurança comuns a ambientes cirúrgicos, considerando-se prática(s) atentatória(s) à ética a solicitação e/ou realização de anestesia geral em consultório de cirurgião-dentista, de médico ou em ambulatório.

Art. 4º – Somente poderão ser realizadas, em consultórios ou ambulatórios, cirurgias passíveis de serem atendidas com anestesia local ou troncular.

Art. 5º – Quando o êxito letal for atingido como resultante do ato cirúrgico odontológico, poderá ser o atestado de óbito fornecido pelo médico que tenha participado do ato cirúrgico ou pelo Instituto Médico-Legal.

Art. 6º – Nos casos de enxertos autógenos, cuja região doadora se encontre fora da área bucomaxilofacial, estes deverão ser retirados por médicos.

Parágrafo único – As traqueostomias eletivas também deverão ser realizadas por médico

Art. 7º – Nos casos das afecções de glândulas salivares, com expansão ou comprometimento que atinjam regiões fora da área bucomaxilofacial, de tumores malignos da cavidade bucal e de distúrbios neurológicos com manifestação maxilofacial, é imprescindível que o cirurgião-dentista atue integrado com o médico.

Art. 8º – Em lesões de interesse comum à odontologia e à medicina, referidas no artigo anterior, a equipe cirúrgica deverá ser obrigatoriamente constituída de médico e cirurgião-dentista para adequada segurança do resultado pretendido, ficando sempre a equipe sob chefia do médico.

Art. 9º – Esta Resolução entra em vigor na data de sua publicação na imprensa oficial, revogadas as disposições em contrário.

Salvador, 29 de outubro de 1978
Harley Fayal de Lyra
Secretário-Geral
Fernando de Souza Lapa
Presidente

RESOLUÇÃO CFM Nº 1.493/98

Determina ao diretor-clínico do estabelecimento de saúde que tome providências cabíveis para que todo paciente hospitalizado tenha seu médico assistente responsável, desde a internação até a alta, e que assegure previamente as condições para a realização do ato médico nas cirurgias eletivas (DOU; Poder Executivo, Brasília, DF, nº 94, 20 de maio de 1998. Seção 1, p. 106).

O Conselho Federal de Medicina, no uso das atribuições conferidas pela Lei 3.268, de 30 de setembro de 1957, regulamentada pelo Decreto nº 44.045, de 19 de julho de 1958:

- Considerando a necessidade presente de situar e definir nos exatos e devidos termos a responsabilidade do médico com relação às internações hospitalares;
- Considerando que os pacientes internados em instituições hospitalares não podem ser assistidos apenas pelos médicos plantonistas cujas atribuições devem ficar voltadas para situações não rotineiras.
- Considerando que a responsabilidade médica permanece individual para com o doente, em quaisquer tipos de organização de assistência médica.
- Considerando que é direito do paciente ter um médico como responsável direto pela sua internação, assistência e acompanhamento até a alta.

- Considerando que o art. 28 do Decreto nº 20.931, de 11 de janeiro de 1932, dispõe que o diretor técnico é o principal responsável pelos atos médicos praticados no âmbito das organizações hospitalares ou de assistência médica.
- Considerando que o art. 12 do Decreto nº 44.045/58 e a Lei nº 6.839/80 estabeleceram que as pessoas jurídicas de prestação de assistência médica estão sob ação disciplinar e de fiscalização dos Conselhos de Medicina.
- Considerando que o art. 11 da Resolução CFM nº 997/80 estabelece que o diretor técnico, principal responsável pelo funcionamento dos estabelecimentos de saúde, terá obrigatoriamente sob sua responsabilidade a supervisão e coordenação de todos os serviços técnicos do estabelecimento que a ele ficaram subordinados hierarquicamente.
- Considerando, finalmente, o que ficou decidido na Sessão Plenária de 15 de maio de 1998.

RESOLVE

1. Determinar ao diretor-clínico do estabelecimento de saúde que tome as providências cabíveis para que todo paciente hospitalizado tenha seu médico assistente responsável, desde a internação até a alta.
2. Determinar que nas cirurgias eletivas o médico se assegure previamente das condições indispensáveis à execução do ato, inclusive quanto à necessidade de ter como auxiliar outro médico que possa substituí-lo em seu impedimento.
3. Revogam-se as disposições em contrário.
4. Esta Resolução entrará em vigor na data de sua publicação.

Brasília, 15 de maio de 1998
Waldir Paiva Mesquita
Presidente
Edson de Oliveira Andrade
Segundo-Secretário
Publicada no DOU, de 20.05.98, p. 106

RESOLUÇÃO CFM Nº 1.536/98

Normatiza áreas de competência em cirurgia do médico e do cirurgião-dentista. Revoga-se a Resolução CFM nº 852/78 (DOU, Seção I, nº 232, de 3.12.98, p. 52).

O Conselho Federal de Medicina, no uso das atribuições conferidas pela Lei nº 3.268, de 30 de setembro de 1957, regulamentada pelo Decreto nº 44.045, de 19 de julho de 1958, e regida pela Lei nº 9.649, de 27 de maio de 1998, e:

- Considerando que o alvo da atenção do médico é a saúde do ser humano, em benefício da qual deverá agir com o máximo de zelo e o melhor de sua capacidade profissional.
- Considerando que as relações do médico com os demais profissionais em exercício na área de saúde devem, buscando sempre o interesse e o bem-estar do paciente, basear-se no respeito mútuo, na liberdade e independência profissional de cada um.
- Considerando controvérsias ainda existentes na área de atuação de médicos e cirurgiões-dentistas no que diz respeito ao tratamento de doenças que acometem a região craniocervical.
- Considerando ser inquestionável, em face da vigente legislação de sua formação acadêmica, que o cirurgião-dentista não é habilitado nem autorizado à prática da anestesia geral, nem à emissão de atestado de óbito.
- Considerando que as cirurgias craniocervicais são realizadas por médicos especializados, aos quais é impossível estabelecer restrições de qualquer natureza, salvo as de estrita competência do cirurgião-dentista.
- Considerando a necessidade de se estabelecerem normas que visem a proporcionar aos profissionais e pacientes um maior grau de segurança e eficácia no tratamento dessas doenças.
- Considerando os resultados dos estudos a respeito da prática da cirurgia bucomaxilofacial, realizados pela Câmara Técnica composta de representantes dos Conselhos Federais de Medicina e de Odontologia e das Sociedades Brasileiras de Anestesiologia, Cirurgia Plástica Estética e Reparadora, Cirurgia de Cabeça e Pescoço, Ortopedia e Traumatologia, Otorrinolaringologia, do Conselho Brasileiro de Oftalmologia e do Colégio Brasileiro de Cirurgia e Traumatologia Bucomaxilofacial.
- Considerando o que dispõem as Resoluções CFM nºs 1.363/93 e 1.409/94.
- Considerando, finalmente, o que ficou decidido em sessão plenária do Conselho Federal de Medicina, em 11 de novembro de 1998.

RESOLVE

Art. 1º – Em lesões de interesse comum à medicina e à odontologia, visando à adequada segurança do resultado, a equipe cirúrgica deve ser obrigatoriamente constituída por médico e cirurgião-dentista, sempre sob a chefia do médico.

Art. 2º – É da competência exclusiva do médico o tratamento de neoplasias malignas, neoplasias das glândulas salivares maiores (parótida, submandibular e sublingual), o acesso pela via cervical infra-hioídea, bem como a prática de cirurgia estética, ressalvadas as estéticas funcionais do aparelho mastigatório.

Art. 3º – Os médicos anestesiologistas só poderão atender às solicitações para realização de anestesia geral em pacientes a serem submetidos à cirurgia por cirurgião-dentista quando esta for realizada em hospital que disponha das indispensáveis condições de segurança comuns a ambientes cirúrgicos, conforme disposto na Resolução CFM nº 1.363/93.

Parágrafo único – A realização de ato anestésico cirúrgico-ambulatorial deve obedecer aos critérios contidos na Resolução CFM nº 1.409/94.

Art. 4º – Nas situações que envolvam procedimentos em pacientes politraumatizados, é dever do médico plantonista do pronto-socorro, após prestado o atendimento inicial, definir qual área especializada terá prioridade na sequência do tratamento.

Art. 5º – Ocorrendo o óbito do paciente submetido à cirurgia bucomaxilofacial, realizada exclusivamente por cirurgião-dentista, o atestado de óbito será fornecido pelo Serviço de Patologia, de Verificação de Óbito ou pelo Instituto Médico-Legal, de acordo com a organização institucional local e em atendimento aos dispositivos legais.

Art. 6º – Quando da internação de paciente sob os cuidados do cirurgião-dentista, não se aplica o dispositivo da Resolução CFM nº 1.493/98.

Art. 7º – Revoga-se a Resolução CFM nº 852/78.

Art. 8º – Esta Resolução entra em vigor na data de sua publicação.

Brasília, 11 de novembro de 1998
Waldir Paiva Mesquita
Presidente
Antônio Henrique Pedrosa Neto
Secretário-Geral

posta, além dessas entidades, das Sociedades de Especialidades de Cirurgia de Cabeça e Pescoço, Colégio Brasileiro de Cirurgia e Traumatologia, Conselho Brasileiro de Oftalmologia e Sociedade Brasileira de Anestesiologia, para reavaliar a Resolução CFM nº 852 de 1978.

Nesse período foram discutidas todas as questões relativas às interfaces entre médicos e os cirurgiões-dentistas e também entre as especialidades anteriormente citadas. A resolução normatizou quem deve fornecer o atestado de óbito, área de domínio técnico dos profissionais e a necessidade da integralidade de execução do ato cirúrgico com o objetivo de garantir maior segurança ao paciente durante a realização do procedimento e o reconhecimento da área de atuação do cirurgião-dentista em cirurgia e traumatologia bucomaxilofacial.

Outro objetivo foi harmonizar o trabalho em equipe entre os diversos profissionais respeitando sua individualidade, suas diferentes competências e graus de responsabilidade, de forma que essa área de afecções da face mantenha seu ritmo de acentuado progresso científico e de treinamento da técnica e de suas habilitações. Os objetivos foram alcançados e expressos nas Resoluções CFM nº 1.536/98 e CFO.

O médico e o cirurgião-dentista legalmente podem e assistirão, quando julgarem necessário, seu paciente (na sua área de competência), com liberdade para tratá-lo com anestesia local ou geral, efetuando a sua internação hospitalar, quando necessário, prescrevendo e acompanhando-o durante todo o período, bem como procedendo à sua alta, visto que são os responsáveis pela cirurgia e seu resultado ou consequência.

Os Conselhos Federais de Medicina e Odontologia, entendendo a necessidade de permanente reavaliação, readequação de suas normas em virtude do progresso científico das ciências médicas e odontológicas, estabelecem em caráter odontológico esta Câmara Técnica.

Brasília, 03 de março de 1999.
Waldir Paiva Mesquita
Presidente do Conselho Federal de Medicina
Jacques Narcisse Henri Duval
Presidente do Conselho Federal de Odontologia

DOCUMENTO ENTRE O CONSELHO FEDERAL DE MEDICINA E O CONSELHO FEDERAL DE ODONTOLOGIA REFERENTE ÀS INTERFACES ENTRE MÉDICOS E CIRURGIÕES-DENTISTAS

Os Conselhos Federais de Medicina e Odontologia, em agosto de 1997, constituíram uma Câmara Técnica com-

RESOLUÇÃO CFO-03/1999 ESTABELECE NORMAS PARA A PRÁTICA DA CIRURGIA E TRAUMATOLOGIA BUCOMAXILOFACIAIS POR CIRURGIÃO-DENTISTA

O Presidente do Conselho Federal de Odontologia, cumprindo deliberação do Plenário, em reunião realizada no dia 26 de fevereiro de 1999, no uso de suas atribuições regimentais:

- Considerando o que dispõe a Consolidação das Normas para Procedimentos nos Conselhos de Odontologia, particularmente os arts. 41 a 49 que versam sobre a especialidade de cirurgia e traumatologia bucomaxilofaciais.
- Considerando que o alvo da atenção do cirurgião-dentista é a saúde do ser humano.
- Considerando que as relações do cirurgião-dentista com os demais profissionais em exercício na área de saúde devem, buscando sempre o interesse e o bem-estar do paciente, basear-se no respeito mútuo, na liberdade e independência profissional de cada um.
- Considerando controvérsias ainda existentes na área de atuação de médicos e cirurgiões-dentistas, no que diz respeito ao tratamento de doenças que acometem a região craniocervical.
- Considerando que as cirurgias craniocervicais são realizadas por médicos especializados.
- Considerando que nas cirurgias craniocervicais existem áreas de estrita competência do cirurgião-dentista.
- Considerando a necessidade de se estabelecerem normas que visem a proporcionar aos profissionais e pacientes um maior grau de segurança e eficácia no tratamento dessas doenças.
- Considerando os resultados dos estudos a respeito da prática da cirurgia bucomaxilofacial, realizados pela Câmara Técnica composta de representantes dos Conselhos Federais de Medicina e de Odontologia e das Sociedades Brasileiras de Anestesiologia, Cirurgia Plástica Estética e Reparadora, Cirurgia de Cabeça e Pescoço, Ortopedia e Traumatologia, Otorrinolaringologia, do Conselho Brasileiro de Oftalmologia e do Colégio Brasileiro de Cirurgia e Traumatologia Bucomaxilofacial.
- Considerando o que dispõe a Resolução do CFM nº 1.536/98.

RESOLVE

Art. 1º – Em lesões de interesse comum à medicina e à odontologia, visando à adequada segurança do resultado, a equipe cirúrgica deve ser obrigatoriamente constituída por médico e cirurgião-dentista, sempre sob a chefia do médico.

Art. 2º – É da competência exclusiva do médico o tratamento de neoplasias malignas, neoplasias das glândulas salivares maiores (parótida, submandibular e sublingual), o acesso pela via cervical infra-hioídea,

bem como a prática de cirurgia estética, ressalvadas as estéticas funcionais do aparelho mastigatório, que é de competência do cirurgião-dentista.

Art. 3º – O cirurgião-dentista, quando da solicitação para realização de anestesia geral em regime hospitalar, deve seguir a orientação da Resolução CFM nº 1.363/93 que dispõe sobre condições de segurança em ambiente cirúrgico, bem como de acordo com o art. 44 da Consolidação das Normas para Procedimentos nos Conselhos de Odontologia, aprovada pela Resolução CFO-185/93.

Art. 4º – Nos procedimentos em pacientes politraumatizados, o cirurgião-dentista membro das equipes de atendimento de urgência deve obedecer a um protocolo de prioridade de atendimento do paciente, devendo sua atuação ser definida pela prioridade das lesões do paciente.

Art. 5º – Ocorrendo o óbito do paciente submetido à cirurgia bucomaxilofacial, realizada exclusivamente por cirurgião-dentista, o atestado de óbito será fornecido pelo Serviço de Patologia, de Verificação de Óbito ou pelo Instituto Médico-Legal, de acordo com a organização institucional local e em atendimento aos dispositivos legais.

Art. 6º – O cirurgião-dentista é responsável direto pelo seu paciente quando de internação hospitalar.

Art. 7º – Esta Resolução entrará em vigor na data de sua publicação na imprensa oficial, revogadas as disposições em contrário.

Rio de Janeiro, 26 de fevereiro de 1999
Eros Petrelli, CD
Secretário-Geral
Jacques Narcisse Henri Duval, CD
Presidente

RESOLUÇÃO CFO-04 /1999

Dispõe sobre a instrumentação cirúrgica pelo estudante de odontologia.

O presidente do Conselho Federal de Odontologia, no uso de suas atribuições regimentais, considerando deliberação do Plenário, em reunião realizada no dia 26 de fevereiro de 1999:

- Considerando que a responsabilidade do ato odontológico é do cirurgião-dentista e que não pode ser delegada a outros profissionais.
- Considerando que a prática cirúrgica requer presença de uma equipe.

- Considerando o objetivo que é a saúde do ser humano.
- Considerando as leis da odontologia, o disposto no Código de Ética Odontológica e nas Resoluções emanadas do CFO, principalmente aquelas que dispõem sobre especialidades odontológicas.

RESOLVE

Art. 1º – A formação da equipe cirúrgica é da responsabilidade direta do cirurgião titular.

Art. 2º – A equipe cirúrgica deverá ser composta de profissionais de saúde qualificados.

Art. 3º – Nas cirurgias odontológicas, deverá ser observado o dispositivo no Código de Ética Odontológica, que exige condições satisfatórias de segurança para o paciente e para que a equipe possa realizar o ato operatório de forma satisfatória.

Art. 4º – O primeiro auxiliar deve ter qualificação suficiente para substituir o cirurgião titular no seu eventual impedimento durante o transoperatório.

Parágrafo único – O impedimento temporário do cirurgião titular não o exime da responsabilidade pela equipe cirúrgica.

Art. 5º – É lícita a presença de estudantes de odontologia na qualidade de auxiliar e de instrumentador cirúrgico, respeitado o disposto no Capítulo VII do Título I da Consolidação das Normas para Procedimentos nos Conselhos de Odontologia, aprovada pela Resolução CFO-185/93, como também de profissionais de enfermagem qualificados pelo seu Conselho ou de estudante de enfermagem na qualidade de instrumentador.

Art. 6º – Esta Resolução entrará em vigor na data de sua publicação na imprensa oficial, revogadas as disposições em contrário.

Rio de Janeiro, 26 de fevereiro de 1999
Eros Petrelli, CD
Secretário-Geral
Jacques Narcisse Henri Duval, CD
Presidente

RESOLUÇÃO CFM Nº 1.659/2003

Altera o nome da área de atuação cirurgia bucomaxilofacial para "cirurgia craniomaxilofacial" e impõe aos médicos que nela atuam a obediência ao disposto na Resolução CFM nº 1.536/98.

O Conselho Federal de Medicina, no uso das atribuições conferidas pela Lei nº 3.268, de 30 de setembro de 1957, regulamentada pelo Decreto nº 44.045, de 19 de julho de 1958:

- Considerando que a terminologia cirurgia bucomaxilofacial está consagrada como atividade de odontólogos especialistas na área.
- Considerando que os médicos que atuam nesta área específica devem ter outra terminologia para definir a respectiva área de atuação.
- Considerando a Resolução CFM nº 1.536/98 e todos os seus considerandos resultado de acordo entre o Conselho Federal de Odontologia e o Conselho Federal de Medicina.
- Considerando a nomenclatura já adotada nas especialidades médicas que atuam nesta área.
- Considerando o decidido na Sessão Plenária do Conselho Federal de Medicina, de 14 de fevereiro de 2003.

RESOLVE

Art. 1º – Modificar a denominação de área de atuação cirurgia bucomaxilofacial, pertencente às especialidades de cirurgia de cabeça e pescoço, cirurgia plástica e otorrinolaringologia, para cirurgia craniomaxilofacial.

Art. 2º – Alterar os itens 8, 12 e 41 do Anexo II da Resolução CFM 1.634/02, de 11 de abril de 2002, adotando a nomenclatura prevista no art. 1º.

Art. 3º – Os médicos que atuam na área de cirurgia craniomaxilofacial obedecerão às normas contidas na Resolução CFM nº 1.536/98.

Art. 4º – Esta resolução entra em vigor na data de sua publicação.

Brasília, 14 de fevereiro de 2003
Edson de Oliveira
Presidente
Andrade Rubens dos Santos Silva
Secretário-Geral

Breves Considerações sobre a Responsabilidade Civil do Especialista em Cirurgia e Traumatologia Bucomaxilofacial

Ida T. P. Calvielli

Nos últimos anos, as abordagens sobre a responsabilidade profissional do cirurgião-dentista têm sido recorrentes (Calvielli, 1997; Oliveira, 1999; Prux, 1998; Tanaka, 2002). No entanto, esses trabalhos têm privilegiado a atuação do profissional no consultório odontológico privado e enquanto profissional autônomo.

Da mesma forma, tem aumentado o número de publicações sobre a responsabilidade dos hospitais, frequentemente com vistas à atividade dos médicos nesses ambientes. Raros são os artigos que se dispõem a analisar, especificamente, a atuação de cirurgiões-dentistas em âmbito hospitalar.

O foco principal do presente capítulo não diz respeito às considerações didáticas sobre os elementos da responsabilidade civil do cirurgião-dentista, nem aos aspectos dela em relação à atuação do cirurgião-dentista não especializado em cirurgia e traumatologia bucomaxilofacial.

Interessa aqui examinar a responsabilidade civil do especialista em cirurgia e traumatologia bucomaxilofacial, seja quando o exercício se desenvolve na clínica privada, seja quando em ambiente hospitalar e, por via dessa, a responsabilidade do hospital, público ou privado, decorrente dessa atuação.

Enquanto especialista atuando na clínica privada, a atividade do bucomaxilo desdobra-se sob o manto da relação contratual. Com a edição do Código de Defesa do Consumidor (CDC), em 1990, e do novo Código Civil, que passou a vigorar em 2002, não obstante a responsabilidade civil dos profissionais liberais continuar a ser aferida, ainda, pela teoria da responsabilidade subjetiva, devendo ser apurada a culpa do profissional pelo evento lesivo, um novo olhar sobre as obrigações contratuais enseja, no nosso modo de ver, uma análise mais adequada sobre a inadimplência contratual, isto é, pelo não cumprimento das obrigações decorrentes do contrato de prestação de serviços.

Sem entrar em discussões acadêmicas sobre a nova teoria contratual, pode-se dizer que as obrigações contratuais da prestação de serviços odontológicos desdobram-se em dever de prestar a obrigação principal; deveres de prestação secundários ou acessórios e deveres laterais de conduta.

A obrigação principal é a realização do tratamento odontológico. Os deveres de prestação secundários ou acessórios são aqueles que se destinam a preparar a prestação do dever principal. Fica logo evidente que, no caso da realização do tratamento odontológico, serão deveres secundários ou acessórios todos aqueles representados pelo conhecimento técnico-científico da odontologia. Assim, para que se cumpra a obrigação principal, ou seja, para que se possa proporcionar ao paciente o melhor tratamento com o menor risco, impõe-se o dever de prestação secundário de realizar um perfeito diagnóstico, de realização de um planejamento adequado, da utilização correta de todos os exames complementares necessários ao diagnóstico, além da execução dos procedimentos de acordo com as normas técnico-científicas da odontologia.

Os deveres laterais de conduta, ainda que na área do direito sejam entendidos como aqueles que servem para tutelar outros interesses do credor, da contraparte ou de terceiros envolvidos na relação contratual, quando examinadas as particularidades da relação paciente/profissional, assumem importantíssimo papel na verificação do adimplemento (cumprimento) contratual.

Importante, ainda, lembrar com Kliemann (2005) *que os deveres laterais de conduta estão intimamente relacionados com o princípio geral da boa fé, pedra basilar das relações contratuais, que podem variar de caso para caso e, importante relevar, recaem indistintamente sobre os dois sujeitos da relação.*

Exemplificando quais deveres seriam considerados deveres laterais de conduta nos contratos de prestação de serviços odontológicos, a autora citada refere, por sua relevância na prática clínica diária, os deveres de informar, de continuidade e de vigilância, de sigilo e de proteção.

Entre todos os demais, o de proteção pode ser entendido como o dever de cuidado que deve permear toda e qualquer atuação de profissional da saúde, englobando todos os demais analisados até aqui, lembrando que a omissão de cuidado (técnico-científico ou mesmo de execução) em cada um deles poderá ser responsável pelo insucesso do tratamento e, por conseguinte, pelo cumprimento defeituoso ou descumprimento do contrato, com as devidas consequências legais (Kliemann, Calvielli, 2007).

Sendo o dever de cuidado eminentemente subjetivo, a maior dificuldade sentida pelos cirurgiões-dentistas é a de comprovar que não faltarão a esse dever em eventual reclamação sobre o insucesso do tratamento ou de dano sofrido em sua decorrência, e essa comprovação dependerá, fundamentalmente, do prontuário do paciente, infelizmente negligenciado pelos profissionais (Calvielli, 1996)

Por outro lado, ao se falar em cumprimento ou descumprimento do contrato, de imediato o que vem à mente é levantar a velha discussão sobre a natureza da obrigação profissional: se de meio ou de resultado. Na realidade, já não cabem na atualidade, no campo da responsabilidade profissional civil do cirurgião-dentista, a priorização de seu enfoque, na discussão sobre se a natureza da obrigação contratual gerada pela relação profissional/paciente é de meio ou de resultado.

Ao versar sobre resultados e meios como elementos de toda obrigação, Kliemann (2005) corrobora o ensinamento de Wayar (1990), segundo o qual, a partir da distinção entre objeto e prestação, tem-se que o objeto do direito do credor equivale a um resultado que ele espera da conduta de seu devedor, e a prestação ou conduta do devedor é o meio produtor daquele resultado, de modo que resultado e meio são dois elementos que estão ligados intimamente dentro da estrutura de toda relação de obrigação, constituindo parte de sua essência. Entende Wayar (*op. cit.*) que é equivocada a afirmação de que há obrigações de meio nas quais não se prometem nem se devem resultados, considerando-se que, mesmo nas obrigações em que o meio adquire singular importância, não significa que se pode prescindir do resultado.

Assim, a distinção entre obrigação de meio e de resultado é só aparente, pois entre uma e outra não há diferença de essência ou de natureza. Naquelas que a doutrina denomina meios é sempre possível buscar um resultado, o que se compreende quando se aceita que em toda obrigação há meios e se perseguem resultados. Sendo assim, aquele autor afirma que há um único regime jurídico em matéria de prova, cabendo ao credor provar que seu interesse não foi satisfeito e ao devedor provar que cumpriu a prestação e que a frustração do credor se deve a causas alheias à prestação ou ainda que inadimpliu, mas por causas não imputáveis a ele. Ainda de acordo com Wayar (*op. cit.*), em muitos casos a frustração do interesse do credor equivale ao descumprimento; outras vezes, a frustração pode ocorrer mesmo que o devedor cumpra, circunstância em que cabe ao devedor provar que a frustração não lhe é imputável (Wayar, *id. ib.*).

Para Kliemann (2005), o que ficou consignado acima desvenda a face incompreendida da problemática da responsabilidade profissional dos cirurgiões-dentistas: se o paciente, inconformado, reclama que "o tratamento não ficou bom", ao profissional caberá provar tão somente que não descumpriu a sua obrigação, ou, se ela não foi cumprida, que esse fato não é lhe é imputável, muitas vezes porque a culpa do inadimplemento coube ao paciente.

No que tange à atuação do especialista em âmbito hospitalar, precisamos ter em mente que são diversas as situações de atendimento pelo cirurgião-dentista: como plantonista do hospital; em cirurgias eletivas, realizadas por profissional não pertencente ao quadro de pessoal do hospital, caso em que a internação do paciente é providenciada pelo próprio assistente, depois de preenchidas as formalidades administrativas do estabelecimento hospitalar; como membro (com relação empregatícia) do corpo clínico do hospital; ou a eles (hospitais) ligados por convênios.

A questão da responsabilização médica e hospitalar pela reparação de danos decorrentes da atuação de médicos (e, por extensão, de cirurgiões-dentistas) não é ainda pacífica na doutrina e na jurisprudência, principalmente quando invocado o CDC. Não sendo possível nos limites deste capítulo registrar as várias correntes e suas fundamentações, trazemos à colação trecho de manifestação jurisprudencial contida em processo de indenização por erro médico, que didaticamente ilustra o que acabamos de afirmar.

Sendo indiscutível que os médicos são prestadores de serviços e também o são os hospitais, estes de serviços médicos e de hospedagem (sujeita, sua atividade, aos princípios e normas do CDC, Lei 8.078/90), aos últimos aplica-se a regra do § 4º do artigo 14 desse diploma, que, excepcionando o princípio exposto no caput *("O fornecedor de serviços responde, independentemente da existência de culpa, pela reparação dos danos causados aos consumidores por defeitos relativos à prestação dos serviços, bem como por informações insuficientes ou inadequadas sobre sua fruição e riscos"), dispõe que "a responsabilidade pessoal dos profissionais liberais será apurada mediante a verificação de culpa".*

Caso se considerasse que o sistema alicerçado na culpa (imprudência, negligência ou imperícia) só seria aplicável para "responsabilidade pessoal" do profissional liberal (no caso, o médico), a aplicação do caput *do artigo 14 do CDC ("O fornecedor de serviços responde, independentemente da existência de culpa, pela reparação dos danos causados aos consumidores, por defeitos relativos à prestação dos serviços, bem como por informações insuficientes ou inadequadas sobre sua fruição e riscos") levaria à seguinte consequência: verificado o dano, sem que por ele pudesse ser responsabilizado, pela aplicação do sistema da culpa subjetiva, o preposto do hospital, de qualquer forma este último poderia ser responsabilizado diretamente o hospital (sic.) não como responsável solidário, mas sim exclusivo, independentemente de perquirição de culpa, porque sua responsabilidade seria objetiva. Isso representaria, contudo, evidente absurdo.*

Interpretação lógica e sistemática das duas disposições permite solução adequada, afastando a possibilidade de irrestrita responsabilização objetiva do hospital. A uma, porque a responsabilidade do hospital é contratual e a obrigação assumida pelo hospital, nesse contrato, é obrigação de meio e não de resultado. Do hospital, o que se pode exigir é que a atuação de seus prepostos seja normal e que os procedimentos médicos sejam feitos de acordo com as técnicas adequadas e com utilização do instrumental devido. A duas, porque a responsabilidade do hospital por atos e fatos imputáveis a seus prepostos

assenta na presunção de culpa, existindo diferença fundamental entre responsabilidade objetiva (que prescinde de culpa) e responsabilidade por culpa presumida (como é o caso da culpa do preponente pelos atos culposos de seus prepostos). Finalmente, porque no serviço prestado pelo hospital, quando contratado para ministrar tratamento, cirurgia, acompanhamento médico ou ambulatorial, essas práticas são subministradas por médicos, de modo que o que se põe em exame é o próprio trabalho médico.

(TJ-SP – 1ª Câm. Dir. Priv. – Ap. Cível nº 153.324-04/0-00. Rel. Des. Elliot Akel)

Como já referido, ocorrendo dano, haverá que se provar que não coube *culpa (o juízo de reprovabilidade que o julgador faz acerca da conduta causadora do dano e que decorre da constatação de inobservância do dever objetivo de cuidado, causando um resultado danoso previsível.")* do profissional pelo ocorrido (Andrade, 2002) e cuja prova dependerá, e muito, das anotações contidas no prontuário.

De forma geral, os autores que se dedicam a examinar o prontuário odontológico fazem-no sob os seus aspectos formais, poucas vezes assinalando a importância do registro das intercorrências na defesa do profissional (Calvielli, 1996)

A presente obra trata, toda ela, das interrelações entre as condições que se apresentam no cotidiano da rotina de atendimento hospitalar e suas consequências; portanto, definindo aquilo que poderá ser considerado previsível, ou seja, que pode, a partir do conhecimento científico, ser previsto e consequentemente evitado. Em suas páginas o cirurgião bucomaxilofacial, em particular, e os das demais áreas em geral encontrarão uma análise precisa e primorosa a respeito da sua relevância, totalmente aplicável ao tema da responsabilidade civil aqui abordado.

À guisa de contribuição, lembraríamos questão nem sempre apreendida pelos cirurgiões-dentistas que realizam o atendimento hospitalar e que inscrevemos dentre o que consideramos como responsabilidade social do cirurgião-dentista, da importância da anotação minuciosa das condições, intra e extrabucais em que, vítima de acidente ou agressão, o paciente se encontrava ao ser encaminhado para o atendimento hospitalar, com vistas a possibilitar posteriormente que a vítima possa pleitear judicialmente reparação dos danos sofridos e até de tratamentos a que tenha de se submeter para a necessária reabilitação.

Pesquisadora da área de traumatologia, Cardozo (1990,1993) vem produzindo trabalhos em que demonstra os prejuízos, nem sempre corretamente dimensionados, sofridos por vítimas de acidentes de trânsito. Ainda que em âmbito penal admita-se a absorção das lesões menores pelas mais graves (na quantificação do dano), em âmbito civil, a vítima poderá obter ressarcimento pelos danos odontológicos sofridos, às vezes de grande monta e de difícil recuperação, se o prontuário hospitalar trouxer informações adequadas sobre as lesões apresentadas e, principalmente, acerca de seu prognóstico.

Lembra a autora que, *no que respeita às lesões que atingem a face, as consequências desse tipo de acidente vão desde a morte a sequelas funcionais e estéticas permanentes.* Quando não tratadas, as sequelas podem dificultar ou até mesmo impedir a reinserção do indivíduo na sociedade, principalmente na vida produtiva.

Continuando suas considerações acerca do tema, Cardozo (*op. cit.*) pondera que as lesões do complexo maxilomandibular podem acarretar sequelas funcionais e estéticas graves, e a sua reabilitação pode demandar tratamentos especializados, dispendiosos e, às vezes, de grande duração, impedindo a reinserção da vítima na sociedade, na medida em que pode estar apta fisicamente, mas não psicologicamente, para o exercício de suas atividades normais.

É evidente que o atendimento em âmbito hospitalar deve privilegiar os cuidados atinentes às lesões que implicam risco à vida do paciente.

Quando se trata de lesões múltiplas, atingindo também a face, os cirurgiões bucomaxilofaciais integrantes da equipe devem submeter-se aos interesses gerais do atendimento. O que pode ocorrer é que, na sequência dos atendimentos, afastadas as intercorrências hospitalares, os traumas que interessam apenas à odontologia se inscrevam dentro dos aspectos rotineiros, não havendo a preocupação de serem descritas e anotadas mais minuciosamente as lesões sofridas nesse âmbito e o seu prognóstico. Com isso, deixa o paciente de ter uma comprovação sobre o nexo de causalidade entre o acidente e o tratamento odontológico que se seguiu ao internamento, possíveis sequelas decorrentes, seja da própria gravidade das lesões sofridas, seja até da falta de esclarecimento sobre as medidas que deve tomar posteriormente em relação a elas.

A nossa experiência tem demonstrado que a falta de informações adequadas sobre esse prognóstico nos prontuários hospitalares, que normalmente é um dos instrumentos pelo qual a perícia avalia os danos sofridos pela vítima com vistas à instrução penal e posteriormente em âmbito civil, faz com que essas lesões não sejam avaliadas corretamente em toda a sua extensão e consequentemente dificultem a possibilidade de obtenção da reparação civil.

BIBLIOGRAFIA

Andrade CO. *Emergências jurídicas.* In: Andrade ED. Ranali J. *Emergências médicas em Odontologia.* São Paulo: Artes Médicas, 2002; *16*, p. 159-63.

Calvielli ITP. *Natureza da obrigação assumida pelo C.D. no contrato de prestação de serviços odontológicos.* Rev Assoc Paul Cir Dent, 1996; *50*(4):315-8.

Calvielli ITP. *Responsabilidade profissional do cirurgião-dentista.* In: Silva M. *Compêndio de odontologia legal.* São Paulo: Medsi, 1997; 23, p. 399-411.

Calvielli ITP. *Reflexões sobre a responsabilidade profissional do cirurgião-dentista.* In: Brunetti MC. (org.). *Periodontia médica: uma abordagem integrada.* São Paulo: Ed. SENAC, 2004, p. 611-26.

Cardozo HF. *Avaliação do dano nas sequelas faciais traumáticas em vítimas de acidentes de trânsito.* São Paulo, 1993, 270p. [Tese de Doutorado] – Faculdade de Odontologia da Universidade de São Paulo.

Cardozo HF. *Verificação da ocorrência de traumatismos faciais e de elementos dentários, em ocupantes de veículo, decorrentes de acidente de trânsito.* São Paulo, 1990. 129 p. [Tese de Mestrado] – Faculdade de Odontologia da USP.

Kliemann A. *Os contratos de prestação de serviços odontológicos* [Dissertação de Mestrado]. São Paulo: Faculdade de Odontologia da USP, 2005, 166p.

Kliemann A, Calvielli ITP. *Os contratos de prestação de serviços odontológicos à luz da atual teoria dos contratos.* Rev Assoc Paul Cir Dent, 2007; 6(2):111-4.

Oliveira MLL. *Responsabilidade civil odontológica.* Belo Horizonte: Del Rey, 1999.

Prux OI. *Responsabilidade civil do profissional liberal no Código de Defesa do Consumidor.* Belo Horizonte: Del Rey; 1998; *10*, p. 183-223.

Wayar EC. *El objeto de la prestación.* Buenos Aires: Depalma, 1990; *3.D*, p. 119-145.

Ética em Pesquisa

Nelson Massanobu Sakaguti • Eliza Sophia Delbon Atiê Jorge
Márcia Delbon Atiê Jorge • Dalton Luis de Paula Ramos • Thiago Barros de Siqueira

INTRODUÇÃO

As primeiras pesquisas com seres humanos de que se tem notícia datam da Pré-História, quando o homem primitivo ainda habitava as cavernas. Naquele período realizava pequenas experimentações utilizando água, lama, folhas e outros materiais. Primeiramente o homem primitivo experimentou em si mesmo o que aprendera e, aos poucos, começou a transmitir aos demais e, assim, esse conhecimento foi se propagando até chegar às metodologias de pesquisas modernas que conhecemos hoje.

A questão da ética em pesquisa, por sua vez, é bem mais recente. Somente no século XX, mais precisamente em 1947, foi elaborada a primeira diretriz versando sobre a ética em pesquisa, o Código de Nuremberg. Esse documento foi uma resposta à indignação mundial após a revelação de inúmeras cruéis experimentações com seres humanos prisioneiros dos campos de concentração nazista.

O mundo da pesquisa com seres humanos então conhecia novos questionamentos, acompanhados por numerosas inquietações. Os escândalos revelados contribuíram fortemente para a reflexão bioética e para a necessidade de criação de organismos de controle social, e outras normativas internacionais versando sobre ética em pesquisa surgiram.

No Brasil a primeira normativa sobre pesquisas envolvendo seres humanos foi criada em 1988 por iniciativa do Conselho Nacional de Saúde (CNS); a Resolução 1/88. Em 1996 sofreu uma atualização e se transformou na atual 196/96. A normativa brasileira Resolução 196/96, por sua importância e complexidade, é referência em muitos países.

ALGUNS DOCUMENTOS INTERNACIONAIS

O CÓDIGO DE NUREMBERG

Pesquisas que pouco levam em consideração os efeitos danosos para as pessoas usadas na experimentação têm uma longa história. Podemos citar vários exemplos ocorridos nos séculos XVIII e XIX como pessoas sadias infectadas propositalmente com microrganismos de diversas doenças como sífilis e tifo; escravos que foram colocados em fornos para estudar o efeito de temperaturas elevadas sobre o corpo humano; outros escravos que foram mutilados para testar a eficácia da anestesia. Pesquisas bárbaras foram conduzidas pelo exército japonês na guerra contra a China no período de 1930 a 1945, em que o interesse dos pesquisadores era principalmente desenvolver armas biológicas, usando doenças como antraz, cólera e tifo.

Somente em 1947 foi elaborado o primeiro documento internacional a versar sobre a pesquisa em seres humanos, o Código de Nuremberg. Esta declaração foi uma resposta decorrente da indignação mundial às atrocidades cometidas "em nome da ciência", com seres humanos nos campos de concentração nazistas durante a Segunda Guerra Mundial.

Vários prisioneiros nos campos de concentração foram submetidos a cruéis experimentações de remédios, gás, venenos, sendo que muitas dessas experimentações levaram à morte em meio a dores atrozes. Tudo isso motivado por uma suposta supremacia da ciência, atrás da qual se escondia apenas a razão de Estado.

A fim de julgar e punir de modo apropriado e sem demora os grandes criminosos de guerra dos países europeus do eixo (os mais de 20 médicos e cientistas acusados) e de enfrentar as questões sobre a experimentação e o uso de seres humanos na pesquisa, o Tribunal Militar elaborou dez regras que definiam as condições que deviam ser seguidas para permitir experiências com seres humanos.

O texto do Código de Nuremberg não é extenso, mas procura destacar várias considerações éticas em relação à pesquisa em seres humanos, os alicerces de uma regulamentação que viria depois.

É no Código de Nuremberg que o consentimento ou a liberdade de participação por parte dos voluntários é introduzido nos projetos de pesquisas. Foram introduzidos também outros conceitos em benefício dos voluntários, entre os quais a garantia de liberdade, cuja inspiração para tal preocupação residia nos relatos da utilização dos prisioneiros em pesquisas efetivadas pelos nazistas, em que não se dava a eles opção de escolha e a justificativa da pesquisa, ou que a realização de pesquisas envolvendo humanos só se justifica quando já se esgotaram as possíveis análises prévias às intervenções clínicas, de forma a avaliar grau de segurança e eficácia do que se está propondo pesquisar.

Outros pontos importantes no Código de Nuremberg dizem respeito à reversibilidade dos danos ou, em momento algum, o sujeito pode correr risco de morte ou invalidez e o princípio do caráter científico, que significa que a experiência deve ser realizada por cientistas competentes, segundo as regras da metodologia científica.

Após a Segunda Guerra Mundial, os orçamentos em pesquisa aumentaram consideravelmente. Os setores de ponta como a pesquisa agroalimentar, a informática e a biomédica conheceram desenvolvimentos fulgurantes. As descobertas científicas provenientes sobretudo do domínio biomédico são rapidamente aplicadas às intervenções

sobre os humanos, permitindo salvar, melhorar, prolongar e manter a vida de um modo que jamais havia sido possível anteriormente. No entanto, ao mesmo tempo em que as descobertas provocavam fascinação e paixão, também levantavam várias questões e controvérsias entre o público e algumas vezes na própria comunidade científica (Fagot-Largeaut, 1993).

O Código de Nuremberg foi estruturado por médicos norte-americanos, e a maioria dos países é signatária do documento, o que não impediu a ocorrência de abusos nas pesquisas médicas, na vida civil pós-guerra. O motivo seria porque muitos pesquisadores e centros de pesquisa, durante anos, consideraram o Código de Nuremberg um instrumento para crimes do nazismo e, por isso, não se aplicaria a eles.

Como o número de estudos biomédicos continuou crescendo enormemente, as notícias de sucesso e alegações de abusos também se multiplicaram. Essas pesquisas deram origem a vários escândalos públicos que indignaram a comunidade científica e a opinião pública no mundo inteiro.

DECLARAÇÃO DE HELSINQUE E O RELATÓRIO BELMONT

A série de escândalos envolvendo pesquisas com seres humanos divulgadas publicamente indignou a Associação Médica Mundial (AMM, 1995), levando-a a rever o Código de Nuremberg. Em uma reunião, a XVIII Assembléia Mundial de Médicos em Helsinque, na Finlândia, depois de longos debates, aprovou o documento intitulado Declaração de Helsinque em 1964.

Na Declaração de Helsinque, o órgão emissor é a AMM, e a força normativa é de cunho deontológico*. A partir desse documento foram adotados princípios científicos com o objetivo de se formular um protocolo de pesquisa a ser conduzida por pesquisadores qualificados ou pessoas preparadas cientificamente e sob a vigilância de outra(s) pessoa(s) competente(s) na medicina.

Esses protocolos avaliam os riscos previsíveis e possíveis benefícios, sempre respeitando os direitos dos indivíduos submetidos à pesquisa, que devem dar seu consentimento e estar devidamente esclarecidos.

Esse documento reconhece o referencial da autonomia e avança um pouco mais ao assinalar que a recusa do ser

---

*Deontológico. Relativo à deontologia. É uma ética especial adaptada às condições de exercício de uma profissão, no caso a medicina. É uma ética profissional que se aplica aos indivíduos apenas na medida em que se exerce uma determinada profissão e que tem nesse quadro obrigações, responsabilidades e direitos. (Dicionário da Bioética, 1993.)

humano não deve interferir no relacionamento médico-paciente e que os interesses do indivíduo devem sempre prevalecer sobre os interesses da ciência e da sociedade.

A Declaração de Helsinque sofreu sucessivas revisões realizadas em vários países (Tóquio, Japão: 1975; Veneza, Itália: 1983; Hong Kong, China: 1989; Somerset West, África do Sul: 1996; Edimburgo, Escócia: 2000; Washington, EUA: 2002 e novamente Tóquio, Japão: 2004). Na emenda de 1975 foi incorporada a obrigatoriedade de aprovação prévia de um Comitê de Ética, independentemente de qualquer projeto de pesquisa em seres humanos.

Na Declaração de Helsinque, de 1983, em Veneza, mantiveram-se as propostas anteriores e acrescentou-se uma nova e importante possibilidade: reconhecer o direito moral de crianças e adolescentes em participarem de uma pesquisa clínica se tiverem desenvolvimento moral para dar seu consentimento, que deve ser obtido em acréscimo àquele fornecido pelo seu guardião legal.

A atualização da Declaração de Helsinque em Edimburgo no ano de 2000 procurou nortear uma possível utilização do placebo. A Declaração garante aos pacientes que não ficarão em desvantagens ou serão explorados quando fizerem parte de uma investigação clínica, ou seja, após o término do experimento, deve-se assegurar o direito do sujeito da pesquisa à medicação testada se ela se mostrar eficaz no tratamento da patologia em estudo.

Nas duas últimas atualizações da Declaração de Helsinque foram introduzidas duas notas de esclarecimento nas quais a AMM mostra sua preocupação com as pesquisas com placebo, para os quais não existem terapias comprovadas, e com o acesso dos participantes de pesquisa aos benefícios conquistados com ela.

Em outra reação contra abusos cometidos em pesquisas biomédicas, o governo norte-americano, por intermédio do Congresso, constitui, em 1974, a Comissão Nacional para a Proteção dos Seres Humanos em Pesquisa Biomédica e de Comportamento (National Commission for the Protection of Human Subjects of Biomedical and Behavioral Research). Essa comissão tinha a função de aconselhar o governo sobre os problemas gerais encontrados em pesquisa, suscitados pela pesquisa com crianças, prisioneiros ou outras populações vulneráveis. Após quatro anos de trabalho, foi elaborado no Centro de Convenções Belmont em Elkridge, Estado de Mariland, o que passou a ser conhecido como o Relatório Belmont (Belmont Report).

Os membros da comissão dispunham de outros documentos como o Código de Nuremberg (1947), a Declaração de Helsinque (1964), entre outros, mas consideraram o caminho apontado pelos códigos e pelas declarações de difícil operacionalização. A comissão, então, propôs um método complementar, fundamentado na aceitação de que "*três princípios éticos mais globais deveriam prover as bases sobre os quais formular, criticar e interpretar algumas regras específicas*". Os três princípios identificados pelo Relatório Belmont foram: respeito pelas pessoas (autonomia), beneficência e justiça.

O respeito pelas pessoas significa que as pessoas deveriam ser tratadas com autonomia. Além disso, aquelas cuja autonomia está reduzida devem ser protegidas.

O princípio da beneficência consiste na obrigação de não causar dano, maximizar os benefícios e, ao mesmo tempo, minimizar os riscos.

Por fim, os membros da comissão consideraram que o princípio da justiça diz respeito à "imparcialidade na distribuição dos riscos e benefícios", ou "os iguais devem ser tratados igualmente". O problema, como salientam os Professores Leo Pessini e Christian Barchifontaine da Universidade São Camilo – São Paulo (2002), é saber quem são os iguais, pois entre os homens existem diferenças de todo o tipo e muitas delas devem ser respeitadas em virtude do princípio de justiça.

O Relatório Belmont oficialmente promulgado em 1978 causou um grande impacto e inaugurou um novo estilo ético de abordagem metodológica dos problemas envolvidos na pesquisa com seres humanos. A partir de então, não se analisa mais a partir de letras de códigos e juramentos, mas a partir destes três princípios com procedimentos práticos deles subsequentes.

O Relatório Belmont tornou-se a declaração principalista clássica não somente para a ética ligada à pesquisa com seres humanos, mas também para a reflexão bioética em geral.

A maioria dos códigos, diretrizes, resoluções e até mesmo leis que estabelecem condutas éticas para pesquisas com seres humanos utilizam as diretrizes contidas no Relatório Belmont como referencial para suas condutas éticas.

DIRETRIZES INTERNACIONAIS PARA PESQUISAS BIOMÉDICAS QUE ENVOLVEM SERES HUMANOS

O grande avanço científico e tecnológico ocorrido a partir da década de 1970 trouxe consigo novos desafios para experimentação de seres humanos não só no sentido individual, como no sentido de comunidade.

A OMS verificou uma tendência dos países desenvolvidos para transferir a investigação clínica para regiões de países em desenvolvimento, nos quais se poderiam realizar essas pesquisas com despesas e restrições menores.

Em vista das circunstâncias especiais de países em desenvolvimento com relação à aplicabilidade do Código de Nuremberg e da Declaração de Helsinque propiciaram um exame mais aprofundado desses assuntos.

Esses fatos levaram, em 1982, a Organização Mundial de Saúde (OMS) em conjunto com o Conselho de Organizações Internacionais de Ciências Médicas (Council for International Organizations of Medical Science – CIOMS), a elaborar a Proposta de Diretrizes Internacionais para Pesquisas Biomédicas Envolvendo Seres Humanos (Proposed International Guidelines for Biomedical Research Involving Human Subjects).

O propósito dessas diretrizes era iniciar como os princípios éticos fundamentais, que orientam a condução de pesquisas biomédicas envolvendo seres humanos, poderiam ser aplicados de modo efetivo, particularmente em países em desenvolvimento, levando em consideração a cultura, circunstâncias socioeconômicas, legislação nacional e disposições executivas e administrativas.

O documento enfatiza o controle das pesquisas nesses países, com patrocínio externo, assinalando a possibilidade de implicações éticas, como favorecimento de interesses externos em detrimento dos locais, intromissão em costumes, hábitos e sistemas jurídicos do país, ausência de compromissos a curto e médio prazos com os sujeitos de pesquisa e inexistência de responsabilidade legal.

Essas diretrizes foram distribuídas a ministérios de saúde, conselhos de pesquisa médica, faculdades de medicina, organizações não governamentais, companhias farmacêuticas voltadas para a pesquisa, outros organismos interessados e revistas médicas. Comentários sobre as diretrizes e sugestões para emendas foram recebidos de várias fontes, tendo em vista que vários países em desenvolvimento consideravam as diretrizes de grande utilidade para estabelecer suas próprias disposições para a revisão ética, sendo necessárias, no entanto, certas mudanças de ênfase (CIOMS, 1995).

Uma indicação particular para a revisão das Propostas de Diretrizes foi a perspectiva de testes de campo de vacinas e drogas para controlar a AIDS. Além disso, nos últimos anos, tanto em países em desenvolvimento quanto nos desenvolvidos, muitas pessoas começaram a perceber os aspectos benéficos e não apenas os ameaçadores das pesquisas envolvendo seres humanos, tendo em vista que, para essas pessoas, a participação nas pesquisas seria o único modo de se ter acesso a tratamentos novos e valiosos ou mesmo a cuidados médicos.

Como resultado da cooperação entre a OMS e o CIOMS foi a publicação de outro importante documento denominado Diretrizes Éticas Internacionais para Pesquisas Biomédicas Envolvendo Seres Humanos (International Ethical Guidelines for Biomedical Research Involving Hu-

man Subjects) em Genebra, em 1993, que fornece orientações éticas para pesquisas envolvendo seres humanos.

Em 2002, as Diretrizes Éticas Internacionais sofreram nova atualização, cujo texto substituiu o de 1993, estabelecendo princípios éticos gerais, trazendo um preâmbulo e 21 diretrizes e destina-se tal qual as diretrizes anteriores, a orientar especialmente os países de recursos escassos, na definição de diretrizes nacionais de ética para pesquisa biomédica, estabelecendo ou redefinindo mecanismos adequados para a avaliação ética da pesquisa em seres humanos (CIOMS, 2004).

ÉTICA EM PESQUISA NO BRASIL: A RESOLUÇÃO 196/96

No Brasil, as primeiras normas nacionais sobre ética em pesquisa com seres humanos foram estabelecidas no ano de 1988, mediante iniciativa do Conselho Nacional de Saúde (CNS) e pela ação de médicos e pesquisadores de todo o país, que elaboraram a Resolução 1/88 sobre as normas éticas para pesquisas em saúde. Em 1996 essa normativa sofreu uma atualização para a atual Resolução 196/96.

A Resolução 196/96 foi baseada a partir de documentos internacionais como as Propostas Internacionais e as Diretrizes Internacionais do CIOMS (1993) e as Diretrizes Internacionais para Revisão Ética de Estudos Epidemiológicos (CIOMS, 1991) e aborda questões como o consentimento livre e esclarecido, riscos e benefícios, entre outros.

A Resolução 196/96 tem suporte de disposições legais já existentes no país que lhe dá força legal, permitindo ao Ministério da Saúde a análise ética com sanções que a lei lhe permite, julgamento pelos órgãos profissionais de classe e julgamento pela justiça comum.

A Resolução 196/96 é estruturada em dez capítulos assim relacionados: I – Preâmbulo; II – Termos e Definições; III – Aspectos Éticos na Pesquisa Envolvendo Seres Humanos; IV – Consentimento Livre e Esclarecido; V – Riscos e Benefícios; VI – Protocolo de Pesquisa; VII – Comitê de Ética em Pesquisa (CEP); VIII – Comissão Nacional de Ética em Pesquisa (CONEP/MS); IX – Operacionalização; X – Disposições Transitórias (Brasil, 1996).

Em seu primeiro capítulo, intitulado Preâmbulo, a Resolução 196/96 invoca e se compromete com diversos documentos legais que envolvem o controle social. O preâmbulo trata do embasamento jurídico da Resolução 196/96. Elaborado pela Ordem dos Advogados do Brasil (OAB), esse capítulo especifica diversos documentos legais nacionais e internacionais que contribuíram para a sua elaboração.

Dentre esses documentos estão: o Código de Nuremberg (1947), a Declaração dos Direitos Humanos do Homem (1948), a Declaração de Helsinque (1964 e as suas versões posteriores), o Acordo Internacional sobre Direitos Civis e Políticos (ONU, 1966, aprovado pelo Congresso Nacional Brasileiro em 1992), as Propostas de Diretrizes Éticas Internacionais para Pesquisas Biomédicas Envolvendo Seres Humanos (CIOMS/OMS, 1982 e 1993) e as Diretrizes Internacionais para Revisão Ética de Estudos Epidemiológicos (CIOMS, 1991). Além disso, baseou-se na Constituição da República Federativa do Brasil de 1988 e na legislação brasileira correlata: Código de Defesa do Consumidor, Código Civil e Código Penal, Estatuto da Criança e do Adolescente, Lei Orgânica da Saúde (Lei 8.080/90) (que dispõe sobre as condições de atenção à saúde, a organização e o funcionamento dos serviços correspondentes), Lei 8.142/90 (participação da comunidade na gestão do Sistema Único de Saúde – SUS) e outros.

Além desses documentos, a Resolução 196/96 foi inspirada nos referenciais bioéticos, como destacamos:

Esta Resolução incorpora, sob a ótica do indivíduo e das coletividades, os quatro referenciais básicos da Bioética: autonomia, não maleficência, beneficência e justiça, entre outros, e visa assegurar os direitos e deveres que dizem respeito à comunidade científica, aos sujeitos da pesquisa e ao Estado (Brasil, 1996).

A pesquisa envolvendo seres humanos pode empregar ainda observação ou intervenções físicas, químicas ou psicológicas; pode também gerar registros ou utilizar registros existentes contendo informações, biomédicas ou outras, sobre indivíduos que podem ou não ser identificáveis a partir dos registros ou informações. Também inclui pesquisas nas quais fatores ambientais são manipulados de forma que possam afetar indivíduos expostos acidentalmente.

Ocorre que, para essas pesquisas, muitos pesquisadores contam com a colaboração de voluntários. O voluntário, participante da pesquisa, de acordo com a Resolução 196/96, é definido como "sujeito da pesquisa".

A pessoa responsável pela coordenação, realização da pesquisa e pela integridade e bem-estar dos sujeitos da pesquisa, é, de acordo com a Resolução 196/96, o "pesquisador responsável". De acordo com a mesma Resolução, a organização, pública ou privada, legitimamente constituída e habilitada, na qual são realizadas investigações científicas, é denominada "instituição de pesquisa".

Em outro capítulo, a Resolução 196/96 se dedica aos Comitês de Ética em Pesquisa, os CEPs, que são colegiados interdisciplinares e independentes, de caráter consultivo, deliberativo e educativo, com objetivo de contribuir com o desenvolvimento da pesquisa dentro de padrões éticos. Os CEPs são instâncias de múnus público, ou que obriga o indivíduo a certos encargos em benefício da coletividade, de caráter multi e interprofissional, com representação de usuários, para funcionarem como instâncias independentes do pesquisador ou instituição.

Toda pesquisa envolvendo seres humanos deverá ser submetida à apreciação de um CEP. Esses comitês têm a função de resguardar os direitos e interesses dos sujeitos da pesquisa com relação à sua integridade e dignidade.

Um dos objetivos primários dos comitês de ética em pesquisa é zelar pelos direitos das pessoas envolvidas como sujeitos de experimentos biomédicos, e este objetivo torna-se mais evidente quando se sabe que a grande maioria dos voluntários é constituída por pessoas ou grupos sociais biológica e/ou socialmente vulneráveis.

O CEP deverá contar em sua composição com pessoas dos dois sexos, com o objetivo de aumentar a participação e fornecer uma fundamentação mais segura para as deliberações. Dentre os seus membros, poderão constar consultores *ad hoc*, que são pessoas que podem ou não pertencer à instituição, convidadas a participar e fornecer subsídios técnicos.

Ao aprovar um projeto de pesquisa, enquanto representante do controle social, o CEP passa a ser co-responsável pelos aspectos éticos do projeto aprovado, o que torna o trabalho do CEP fundamental à condução ética e modo algum meramente formal ou burocrático.

O CEP tem o poder para receber denúncias dos sujeitos da pesquisa e outros, solicitar ao agente administrativo e legal, como o dirigente da instituição, a instalação de sindicância, encaminhando as informações à Agência Nacional de Vigilância Sanitária (ANVISA) e à CONEP. Caso se confirme a denúncia, o CEP decidirá pela continuidade, pela modificação ou pela suspensão da pesquisa, devendo, se necessário, adequar o termo de consentimento. A Resolução considera antiética a pesquisa descontinuada, sem justificativa aceita pelo CEP que a aprovou.

Aspectos éticos da pesquisa envolvendo seres humanos

O terceiro capítulo da Resolução 196/96 trata dos Aspectos Éticos da Pesquisa Envolvendo Seres Humanos, em que são destacados os referenciais da autonomia, não maleficência, beneficência, justiça e a equidade. Segundo esse autor, considera-se uma exigência ética fundamental a relevância social da pesquisa.

As pesquisas envolvendo seres humanos devem atender às exigências éticas e científicas fundamentais, tais como:

a) *consentimento livre e esclarecido dos indivíduos-alvo e a proteção a grupos vulneráveis e aos legalmente incapazes (autonomia). Nesse sentido, a pesquisa envolvendo seres humanos deverá sempre tratá-los em sua dignidade, respeitá-los em sua autonomia e defendê-los em sua vulnerabilidade;*

b) *ponderação entre riscos e benefícios, tanto atuais como potenciais, individuais ou coletivos (beneficência), comprometendo-se com o máximo de benefícios e o mínimo de danos e riscos;*

c) *garantia de que danos previsíveis serão evitados (não maleficência);*

d) *relevância social da pesquisa com vantagens significativas para os sujeitos da pesquisa e minimização do ônus para os sujeitos vulneráveis, o que garante a igual consideração dos interesses envolvidos, não perdendo o sentido de sua destinação sócio-humanitária (justiça e equidade) (Brasil, 1996).*

Para a Profª Sonia Vieira, da UNICAMP, e o Prof. Willian Hossne, da UNESP (2001), do ponto de vista ético, o interesse do ser humano deve estar acima dos interesses da ciência; portanto, as pesquisas embora absolutamente necessárias têm limitações ou devem ser feitas com padrões desejáveis de ética e qualidade e, também, estar de acordo com as crenças e valores da sociedade.

O profissional de saúde, segundo Prof. Daniel Serrão da Universidade do Porto – Portugal (1999), deve atuar sempre, quando intervém sobre os doentes, como uma pessoa moral e não apenas como um técnico, pois está atuando sobre pessoas e não coisas. Ainda segundo o autor, a relação profissional-paciente deve manter-se como uma relação ética antes de ser científica e técnico-profissional.

Na experimentação com seres humanos ainda é preciso que o pesquisador tenha competência para dispensar cuidados médicos ao paciente submetido à experimentação, sensibilidade para entender as motivações dos pacientes e respeito aos valores da sociedade.

No campo da pesquisa e da experimentação sobre o humano, a justiça exige que sejam repartidos equitativamente o fardo e os riscos da pesquisa, com uma atenção especial aos grupos vulneráveis, às populações cativas: crianças, estudantes, prisioneiros, população étnica, entre outros.

A Profª Jussara Loch da PUCRS (2003) comenta que a socialização da assistência à saúde, a desigualdade de acesso aos serviços, a impossibilidade econômica de atender às necessidades de saúde das populações originaram o desafio de pensar o que seria moralmente justo para contemplar essas demandas. Do ponto de vista coletivo, o princípio de justiça preocupa-se com o acesso igualitário de todas as pessoas aos serviços sanitários c com a distribuição equitativa de recursos econômicos limitados e escassos na área dos cuidados de saúde e quais os critérios que se devem utilizar para solucionar de maneira justa essas questões.

O enfoque do uso do placebo na pesquisa é a busca científica pela eficiência medicinal de uma nova droga, e a utilização da magia do placebo tem a finalidade de se evitar falso resultado. O uso de placebo na pesquisa deve limitar-se aos casos de inexistência de tratamento conhecido, tendo satisfatória justificativa em termos de não-maleficência e de necessidade metodológica. O participante do experimento porém precisa ser informado de que pode receber uma substância inerte em lugar de medicamento.

A pesquisa deve prever procedimentos que assegurem a "confidencialidade e a privacidade, a proteção da imagem e a não estigmatização", de acordo com a Resolução 196/96, e deverá ainda garantir a "não utilização das informações em prejuízo das pessoas e/ou das comunidades, inclusive em termos de auto-estima, de prestígio e/ou econômico-financeiro".

Quando a autonomia dos sujeitos não é plena, ou seja, quando a capacidade de entender as situações que se apresentam e, em consequência, de autodeterminar-se, ou, ainda, quando este entendimento está, de alguma forma, limitado, dizemos que essas pessoas estão em situação de vulnerabilidade. Pessoas vulneráveis são as que não têm condições para proteger seus próprios interesses, como as pessoas que não compreendem, as que estão em situação de dependência, as que estão doentes e as que estão à morte.

As pesquisas, segundo a Resolução 196/96, devem ser desenvolvidas preferencialmente em indivíduos com autonomia plena. Os indivíduos ou grupos vulneráveis não devem ser sujeitos da pesquisa quando a informação desejada possa ser obtida por sujeitos com plena autonomia, a menos que a investigação possa trazer benefícios diretos aos vulneráveis.

Na categoria dos que não compreendem os deficientes mentais incluem-se os senis, os de baixa escolaridade e as crianças. Estão em situação de dependência todos os institucionalizados, como prisioneiros, idosos asilados, menores recolhidos em orfanatos e outros tipos de instituição. Também se encontram em situação de dependência os pacientes de enfermaria, os empregados, os alunos, as pessoas com doenças crônicas refratárias à terapia conhecida e as pessoas com doenças que têm tratamento conhecido, mas necessitam de intervenção especializada para se recuperar (Hossne; Vieira, 2002).

Para o Ministério da Saúde (2003), ainda ao grupo das pessoas vulneráveis somam-se as mulheres, os índios e os negros.

As pesquisas com mulheres, incluindo as realizadas em mulheres em idade fértil ou em mulheres grávidas, devem levar em conta a avaliação de riscos e benefícios e as eventuais interferências sobre a fertilidade, a gravidez, o embrião ou o feto, o trabalho de parto, o puerpério, a lactação e o recém-nascido. Ainda de acordo com esta Resolução, as pesquisas em mulheres grávidas devem ser precedidas de pesquisas em mulheres fora do período gestacional, exceto quando a gravidez for o objetivo fundamental da pesquisa.

A pesquisa nessa população, de acordo com o CIOMS (2004), só deverá ser realizada se for relevante para as necessidades da mulher gestante ou seu feto em particular ou à saúde das mulheres gestantes em geral. O CIOMS (2004) recomenda ainda que, nesses protocolos de pesquisa, deva ser incluído um plano de supervisão do desenlace da gravidez, tanto com relação à saúde da mulher como com à da criança a curto e longo prazos.

Com relação à pesquisa com povos indígenas, existe uma Resolução Complementar do CNS, a de número 304/2000, com grande preocupação com o controle social, onde qualquer pesquisa nessa área "deve respeitar a visão do mundo, os costumes, atitudes estéticas, crenças religiosas, organização social, filosofias peculiares, diferenças linguísticas e estrutura política". Nesses casos, a Resolução 196/96 exige a participação de um consultor familiarizado com os costumes e tradições da comunidade.

Quando a pesquisa utilizar pessoas de grupos vulneráveis, comunidades e coletividades, a Resolução 196/96 estabelece que deve ser convidado um representante, como membro *ad hoc* do CEP, para participar da análise do projeto específico.

A Profª Eliane Azevedo, da Universidade Estadual de Feira de Santana – BA (2003), acrescenta mais um grupo às pessoas vulneráveis: *os pobres*. Segundo a autora, as estimativas mundiais de pobreza revelam que, em países em desenvolvimento, cerca de um quarto da população vive com menos de um dólar por dia e que, no Brasil, 20% da população vive em extrema pobreza. "A pobreza é uma camisa-de-força que lhes impede decisões alternativas e anula qualquer possibilidade do exercício da autonomia e que quanto maior a desigualdade de poderes entre pesquisador e o participante da pesquisa, maior a probabilidade de violência à dignidade do mais fraco".

De acordo com a legislação brasileira vigente, sendo o sujeito da pesquisa incapaz, este deverá ser assistido por um representante ou responsável, como instrumento de controle social.

O sujeito da pesquisa deverá ter seus direitos respeitados em receber os benefícios da pesquisa, sejam eles mediante tratamentos, informações, participações em programas, publicações e disseminação de informações adquiridas com o resultado da pesquisa ao disponibilizar seu tempo voluntariamente e concordar em participar do estudo.

Nas pesquisas com cooperação estrangeira ou conduzidas no exterior devem ser comprovados os compromissos e as vantagens para os sujeitos da pesquisa e para o Brasil, decorrentes da investigação no País.

Embora os patrocinadores não estejam obrigados a proporcionar serviços de cuidados de saúde que vão além dos necessários para a realização da pesquisa, é moralmente digno de elogio se o fizerem, como, por exemplo, o tratamento de enfermidades adquiridas no transcurso do estudo (CIOMS, 2004).

A Resolução 196/96 exige que os resultados da pesquisa sejam tornados públicos, sejam eles favoráveis ou não ou, ainda, caso o projeto seja interrompido, que se justifique a interrupção perante o CEP. A Resolução determina também que os periódicos científicos, ao aceitarem os resultados da pesquisa para a publicação, tenham o comprovante da aprovação do CEP e, ainda, as agências de fomento ou de apoio à pesquisa só liberem os fundos quando se comprovar a aprovação do projeto pelo CEP.

Consentimento livre e esclarecido

A expressão *consentimento livre e esclarecido*, segundo o Prof. Joaquim Clotet, da PUC-RS (2003), deriva da palavra inglesa *informed consent*, não havendo uniformidade na tradução dessa palavra entre os autores de língua portuguesa. Por esse motivo, são frequentemente utilizadas as expressões *consentimento informado*, *consentimento consciente*, *consentimento esclarecido* ou ainda *consentimento pós-informação*.

Ao final dos anos de 1950, vários casos foram levados aos tribunais americanos por pacientes que se sentiram prejudicados, não em pesquisas, mas por falta de informações no atendimento. A partir desses casos, emergiram-se leis nos Estados Unidos que conferiram forte conotação legalista ao consentimento informado que logo passou a ser chamado também de pós-informação.

Desde os julgamentos de Nuremberg, a questão do consentimento tem estado em primeiro plano nas discussões da ética biomédica, mas, a partir da década de 1970, começou a receber análise mais detalhada. Hoje, praticamente todos os códigos proeminentes da medicina e da pesquisa e as regras de éticas institucionais exigem que os médicos e os pesquisadores obtenham o consentimento informado dos pacientes e dos sujeitos da pesquisa antes de qualquer intervenção importante.

O objetivo do processo de consentimento informado, de acordo com Serrão (1999), é criar uma relação que não seja paternalista, mas respeitadora da autonomia da pessoa que consente como peça fundamental da dignidade de que é titular e portadora.

O exercício do consentimento informado envolve, em primeiro lugar, uma relação humana dialogante, o que elimina uma atitude arbitrária ou prepotente por parte do profissional. Esse posicionamento do profissional manifesta o reconhecimento do paciente ou sujeito da pesquisa como um ser autônomo, livre e merecedor de respeito. É de responsabilidade do profissional em garantir a voluntariedade ou a qualidade de ser voluntário, espontâneo, sem coação (Clotet, Goldim e Francisconi, 2000)*.

Nas pesquisas que envolvem entrevista com os pesquisadores há necessidade também de cuidados, pois os sujeitos da pesquisa têm a tendência de concordar com o entrevistador, principalmente quando essas pessoas estão doentes, sentindo-se, de alguma forma, dependentes ou inferiorizadas em relação à autoridade do entrevistador.

As diferenças de educação e conhecimento entre os profissionais da área de saúde e os sujeitos da pesquisa exigem a adaptação da informação a ser dada, de modo que todas as possíveis complicações sejam informadas prontamente ao participante.

Vários autores que discutem o consentimento levantam o problema da real obtenção do consentimento livre e esclarecido, principalmente nos países em desenvolvimento, em face da pouca instrução da maioria da população desses países.

Riscos e benefícios

Hossne e Vieira (2002) explicam que as palavras *risco* e *benefício* não têm sentidos opostos. Por benefício se entende vantagem, ganho, proveito. Já a palavra *risco* envolve conceitos de estatística, pois significa *probabilidade* e está associada á idéia de ocorrer dano.

A Profª Marisa Palácios da UFRJ (2001) afirma que não há pesquisa sem riscos e, em todo projeto de pesquisa, lidamos com incertezas, pois são elas que nos movem

em direção à pesquisa. Assim como as incertezas, nem todos os riscos podem ser previstos, mas há que se fazer um esforço para que sejam identificados todos os riscos previsíveis e sejam expostas medidas de proteção de cada risco. A autora salienta ainda que não se refere apenas ao dano físico, mas a todos os aspectos da saúde humana e do ambiente no decorrer e como consequência da pesquisa, para os sujeitos envolvidos diretamente, para as populações-alvo e gerações futuras.

Pelo menos potencialmente, todo experimento pode causar danos de natureza física, de natureza psicológica (p. ex., experimentos com alucinógenos), social (p. ex., publicação de dados confidenciais) e econômica (p. ex., custos de exames, transporte, perda de horas de trabalho).

As pesquisas, através de entrevistas, também podem oferecer diferentes graus de risco, dependendo do tipo de pergunta e abordagem do pesquisador. Um exemplo seria quando uma palavra ou um fato traz uma lembrança desagradável aos sujeitos.

O Prof. Elio Sgreccia, da Universidade Católica de Roma – Itália (2003), afirma que o risco a que se expõe o voluntário não pode e não deve, de qualquer modo, superar a barreira da vida e da integridade substancial. Esse é o limite de disponibilidade que o indivíduo tem, até em relação a si mesmo.

De acordo com a Resolução 196/96, o pesquisador responsável é obrigado a suspender a pesquisa imediatamente ao perceber algum risco ou dano à saúde do sujeito participante da pesquisa, consequente à mesma, não previsto no termo de consentimento. A Resolução estabelece também que, da mesma maneira, tão logo constatada a superioridade de um método em estudo sobre outro, o projeto deverá ser suspenso, oferecendo-se a todos os sujeitos os benefícios do melhor regime.

Os sujeitos da pesquisa, de acordo com a Resolução 196/96, que vierem a sofrer qualquer tipo de dano previsto ou não no termo de consentimento e resultante de sua participação, além do direito à assistência integral, têm direito à indenização. Ainda segundo a Resolução, jamais poderá ser exigida do sujeito da pesquisa, sob qualquer argumento, renúncia ao direito à indenização em consequência desses danos.

Protocolo de pesquisa

O protocolo, plano ou projeto de pesquisa é o documento que contempla a descrição da pesquisa em seus aspectos fundamentais, informações relativas ao sujeito da pesquisa, à qualificação dos pesquisadores e a todas as instâncias responsáveis.

---

*Joaquim Clotet, José Roberto Goldim e Carlos Fernando Francisconi, professores da Pontifícia Universidade Católica do Rio Grande do Sul (PUC-RS).

A Resolução 196/96 exige que o protocolo a ser submetido à revisão ética somente poderá ser apreciado se estiver instruído com os seguintes documentos, em português:

Folha de rosto: título do projeto, nome, número da carteira de identidade, CPF, telefone e endereço para correspondência do pesquisador responsável e do patrocinador. Nome e assinaturas dos dirigentes da instituição e/ou organização;

Descrição da pesquisa, compreendendo os seguintes itens:

a) descrição dos propósitos e das hipóteses a serem testadas (Brasil, 1996).

Na descrição da pesquisa, o pesquisador delimita sua área de trabalho, estabelecendo os objetivos e a importância do que pretende estudar sob diferentes pontos de vista prático, econômico, social, teórico ou metodológico.

Em antecedentes científicos, o pesquisador descreve o que encontrou na literatura, sobre o assunto que pretende pesquisar, tais como metodologia, dificuldades enfrentadas e questões não esclarecidas convenientemente.

No item material e métodos, o pesquisador deve descrever o tipo de pessoa que poderá participar ou os critérios de inclusão e exclusão da pesquisa. Quando se estiver testando um novo medicamento, devem ser descritos todo o protocolo de pesquisa, a programação dos testes, procedimentos, dosagens e o tempo de estudo. O participante deverá ser examinado regularmente, para que sua saúde seja monitorada, enquanto participa da pesquisa, visando à segurança e à eficiência do tratamento em teste. O pesquisador deve ainda fornecer o tamanho da amostra, os critérios utilizados e descrever os possíveis resultados esperados.

No protocolo deve ser especificado não apenas o local, mas descrita também toda a infraestrutura como, quando for o caso, disponibilidade de leitos, laboratórios, salas de cirurgia etc.

Todo o orçamento, com as devidas fontes, deve ser apresentado ao CEP. O pesquisador deve mostrar que tem condições orçamentárias para a realização do trabalho e informar qualquer restrição à publicação dos resultados. O pesquisador deverá declarar ainda que os resultados da pesquisa serão tornados públicos (sejam eles favoráveis ou não) e também informar sobre o uso e destinação do material e/ou dados coletados.

A Resolução 196/96 estabelece que o protocolo de pesquisa deve conter todas as informações relativas ao sujeito da pesquisa, tais como faixa etária, sexo, cor (de acordo com a classificação do IBGE), tamanho da amostra, estado geral de saúde, grupos sociais etc.

Termo de consentimento livre e esclarecido

Todo projeto de pesquisa que envolver seres humanos deve incluir um documento: o Termo de Consentimento Informado ou Consentimento Pós-Informação ou, ainda, Termo de Consentimento Livre e Esclarecido (TCLE). Adotaremos neste trabalho esta última terminologia por estar em acordo com Resolução 196/96.

O TCLE é um documento legal, assinado pelo participante de pesquisa ou pelo seu representante legal, cuja finalidade principal é proteger o participante, o pesquisador e a instituição. O TCLE expressa basicamente o componente de informação, documenta o componente de consentimento e também possibilita que o voluntário recupere essas informações ao longo, ou até mesmo, ao término do projeto.

O TCLE representa a anuência ou a concordância do sujeito da pesquisa e/ou de seu representante legal, após a explicação completa e pormenorizada sobre a pesquisa, para participar voluntariamente dela. Esse documento cuja elaboração compete ao pesquisador é avaliado por um CEP que referencia a investigação.

Deve ser assegurado ao voluntário o direito de não participar ou de se retirar do estudo, a qualquer momento, sem que isso represente qualquer tipo de prejuízo para o seu atendimento dentro da instituição onde o projeto está sendo realizado. Não pode haver qualquer tipo de coerção no processo de recrutamento de voluntários.

O TCLE deve ser redigido em uma linguagem clara, evitando-se o uso de terminologia demasiadamente técnica e de difícil compreensão para a pessoa que deverá assiná-lo. A finalidade primordial desse processo é obter a manifestação livre e adequadamente informada do indivíduo que está sendo convidado a participar da pesquisa, não devendo ser visto como uma mera formalidade legal ou burocrática a ser cumprida.

Apesar de a exigência do TCLE ser elaborada pelo próprio pesquisador, em pesquisas com participação estrangeira, muitos TCLE apresentados são uma mera tradução de um "consentimento informado", elaborado para ser aplicado apenas a sujeitos da pesquisa em países com costumes, hábitos e níveis socioculturais e econômicos diversos, que nem sempre são voltados para a proteção dos sujeitos da pesquisa do Brasil.

O TCLE não é um instrumento de isenção de responsabilidades, mas uma peça básica de proteção à dignidade do ser humano, seja ele sujeito da pesquisa, pesquisador ou patrocinador.

As justificativas, os objetivos e os procedimentos que serão utilizados na pesquisa devem ser claramente apresentados. Caso haja, por questões metodológicas, a necessidade de omitir informações, essa situação deverá ser formalmente apresentada ao CEP. Antes de decidir se participa ou não da pesquisa, a pessoa convidada precisa conhecer os fatos básicos a respeito de todo o processo em que poderá se envolver e em que deverão estar descritos no TCLE.

Sgreccia (2003) lembra que é de uma moralidade duvidosa a experimentação realizada com pessoas que tenham dependência de trabalho ou de funções em relação ao pesquisador, por se supor que haja constrangimento moral; portanto, deve-se evitar na medida do possível recrutar voluntários que possam se sentir coagidos em virtude de sua atividade acadêmica ou profissional (alunos, funcionários da instituição, militares) e de alguma forma de dependência moral ou constrangimento físico (crianças, detentos, dependentes ou condenados à morte).

O princípio do consentimento exige que, como condição de respeito mútuo, os indivíduos sejam protegidos contra o engano e a coerção, uma vez que grupos vulneráveis como crianças e adolescentes, participantes com redução da capacidade (analfabetos e participantes com dificuldades de compreensão devido ao idioma ou deficiência sensorial), estudantes, prisioneiros e outros grupos especiais da população podem ser aberta ou veladamente coagidos a participar de pesquisas humanas.

Os pobres formam um outro grupo de pessoas com capacidade reduzida em que a aplicação do TCLE em pessoas em circunstâncias de pobreza e, reconhecidamente sem o menor poder de escolha, tem um profundo impacto na eticidade da pesquisa.

O processo de obtenção do consentimento livre e esclarecido de pesquisas com envolvimento desses grupos especiais deverá ser acompanhado por pessoas próximas idôneas como pais, responsáveis legais, tutores e outras, que farão a representação do potencial sujeito, permitindo que ele possa consentir na participação ou não na pesquisa.

Devem ser descritos os riscos e os desconfortos prováveis que fazem parte do projeto, assim como os outros riscos e desconfortos que fazem parte da rotina de atendimento dos sujeitos da pesquisa, caso sejam portadores de determinadas características de certas doenças que está sendo avaliada. O tempo de duração previsto para o envolvimento dos sujeitos da pesquisa também deverá ser explicitado.

Os benefícios que podem ser esperados com a realização do projeto, tanto individuais, como coletivos devem ser apresentados. Nos projetos de pesquisa não clínica, isto é, naqueles em que não há benefício direto para o participante, o voluntário deverá ser adequadamente informado dessa característica da investigação.

Nas pesquisas com placebo, deve-se garantir ao sujeito da pesquisa contemplado com este, que, ao final da pesquisa, ele terá o direito ao tratamento, em caso satisfatório, com a substância medicamentosa objeto da pesquisa.

Todas as alternativas que existam para a situação clínica que está sendo pesquisada devem ser explicitadas, tanto do ponto de vista do uso de drogas quanto de procedimentos de investigação diagnóstica ou terapêutica.

De acordo com Vieira e Hossne (1998) há situações em que existem dois ou mais tratamentos alternativos cujos efeitos se pretende estudar. Alguns pacientes ou grupos de pacientes eleitos para os diferentes tratamentos, poderão ser definidos por um simples sorteio ou um processo casual ou aleatório chamado de casualização. Segundo esses autores, é preciso que os pacientes participantes da pesquisa tomem conhecimento da situação experimental, do tratamento por processo aleatório, para se obter o consentimento esclarecido desses pacientes.

O pesquisador deve se comprometer formalmente, quando da divulgação dos resultados do projeto, com a preservação do anonimato dos participantes do estudo. Isso inclui a não utilização de iniciais, números de registros em instituições, outras formas de cadastros. Devem ser dadas garantias de confidencialidade e privacidade às informações coletadas. No caso de pesquisas que deverão ser auditadas por um patrocinador externo ou outra agência de acompanhamento e fiscalização, esta informação deve constar claramente no TCLE. A garantia de confidencialidade não é sinônimo de anonimato. O pleno anonimato só ocorre quando nem a equipe de pesquisadores tem acesso à identificação dos participantes.

Os pesquisadores cujos projetos de pesquisa que envolvam levantamentos de prontuários de pacientes ou bases de dados como fonte de informações devem assumir a responsabilidade pela manutenção da privacidade e confidencialidade das informações dos pacientes pesquisados, após a aprovação do CEP.

As demonstrações de imagens, radiografias e outros exames para fins pedagógicos, por meio de dispositivos e recursos audiovisuais são práticas muito comuns utilizadas nos dias de hoje. Recomenda-se, nesses casos, que sejam tomadas algumas precauções a fim de se evitar um possível reconhecimento ou exposição do nome de pacientes e ou sujeitos da pesquisa. Caso seja fundamental essa exposição, ao se obter o consentimento livre e esclarecido, explicar ao sujeito da pesquisa a importância do uso da imagem à demonstração. O pesquisador, por sua vez, deverá anexar a autorização onde específica a forma de utilização prevista para as imagens.

As formas de ressarcimento das despesas decorrentes da participação na pesquisa, caso existam, devem ser explicitadas. Este ressarcimento cobre as despesas de transporte e alimentação, podendo ainda, ser reembolsados o valor equivalente ao tempo que se despendeu com a pesquisa.

Os sujeitos da pesquisa podem receber serviços gratuitos; o pesquisador, porém, deve evitar situações que induzam o sujeito da pesquisa à participação.

De acordo com o CIOMS (2004), os participantes que sofrerem lesões físicas significativas, resultantes de procedimentos realizados apenas para atingir resultados da pesquisa, têm direito a uma compensação.

As formas de indenização diante de eventuais danos decorrentes da pesquisa devem ser esclarecidas. Caso haja uma apólice de seguro, essa informação também deverá ser dada ao participante.

O pesquisador responsável e, quando necessário, os pesquisadores associados devem estar devidamente identificados no TCLE, que deverá conter também um telefone de contato para permitir que o participante possa dirimir eventuais dúvidas e esclarecer as informações que ainda não tenham sido compreendidas. Além disso, devem ser esclarecidas as formas de acompanhamento dos voluntários, do ponto de vista assistencial, bem como o nome do pesquisador responsável pelo seu atendimento durante o período da pesquisa. Esse pesquisador deverá ser contatado na eventualidade de um dano ou efeito adverso associado à pesquisa. Quando a pesquisa envolve riscos, deve ser claramente indicado o local que o participante deve procurar para ser atendido, em caso de urgência. O pesquisador deve informar imediatamente o CEP quando ocorrer um efeito adverso associado à pesquisa.

Quando o CEP aprova um projeto de pesquisa, está assumindo a responsabilidade, juntamente com o pesquisador, de que o projeto está sendo eticamente conduzido. Nesse sentido, o TCLE deverá conter o nome e o telefone do CEP responsável para que o sujeito participante da pesquisa possa entrar imediatamente em contato para dirimir dúvidas ou que julgue ter sido prejudicado de alguma forma.

O TCLE deverá ser preenchido em duas vias, ambas identificadas com nome do participante e do representante legal (se houver), data e assinaturas, sendo que uma via fica em poder do sujeito da pesquisa, ou do seu representante legal, e a outra é arquivada pelo pesquisador. O membro da equipe que obteve o consentimento deverá ser identificado pelo nome e pela assinatura.

O ideal seria que, após uma conversa inicial, o sujeito pudesse levar o TCLE para casa, a fim de lê-lo atentamente, discuti-lo com as pessoas significativas para ele, e só então devolvê-lo assinado, de preferência a uma pessoa da equipe de pesquisa, que então agendaria a visita inicial.

Caso o pesquisador responsável julgue que o uso do TCLE não se aplica à sua investigação, essa posição deverá estar justificada nas considerações éticas contidas no item Material e Métodos do seu projeto de pesquisa. Essa possibilidade só é aceita em situações extremamente especiais. Uma delas envolve as pesquisas que utilizam unicamente os prontuários de pacientes ou bases de dados como fonte de informações. Outra situação inclui as pesquisas que envolvam urgências médicas, que, pelas circunstâncias, sua obtenção seria inviável. A decisão final, porém, cabe ao CEP.

Sempre que uma nova informação torna-se disponível ao pesquisador, com repercussão no conteúdo do TCLE, este deve ser alterado e encaminhado ao CEP para revisão.

CONSIDERAÇÕES FINAIS

As exigências da Resolução 196/96 para se realizarem pesquisas com envolvimento de seres humanos no Brasil tornaram pesquisadores, instituições que realizam pesquisa e os CEPs muito mais conscientes da necessidade de um controle ético, principalmente em relação à proteção do sujeito da pesquisa.

Muitos profissionais da área de saúde desconhecem que, ao submeterem seus pacientes a um experimento clínico casualizado, realizam pesquisas com seres humanos e, portanto, é imprescindível a obtenção do consentimento livre e esclarecido e também do TCLE desses pacientes.

O sujeito da pesquisa é merecedor de consideração por parte do pesquisador. Esse fato fica mais evidente no momento de se obter o consentimento livre e esclarecido, onde se observa a aparente situação de vulnerabilidade. O pesquisador precisa estar preparado para perceber qualquer tipo de carência, seja ela educativa, psíquica, financeira ou de outra natureza, que possa interferir no consentimento do pretenso sujeito da pesquisa.

O esquecimento é da natureza do ser humano, porém as expressões *pesquisas envolvendo seres humanos*, *experimentação humana*, *experiências biomédicas* ainda não fazem parte do cotidiano das pessoas que atuam como sujeitos de pesquisa.

Uma maior difusão do assunto experimentação com seres humanos mediante ações educativas se faz necessária. Os potenciais sujeitos das pesquisa precisam ser informados de seus direitos e principalmente de que a recusa à participação não lhes trará prejuízos sociais ou assistenciais. O TCLE deve ser muito mais que uma formalidade de um comitê de ética, deve ser um exercício ético e moral do pesquisador, uma proteção à dignidade do sujeito da pesquisa.

BIBLIOGRAFIA

Assembléia Geral das Nações Unidas. Declaração Universal dos Direitos Humanos. *In:* Pessini L, Barchifontaine CP. *Problemas atuais de bioética.* 6 ed. São Paulo: Loyola, 2002; 395-7.

Associação Médica Mundial – AMM. Declaração de Helsinque. Rev Bio 1995, 1989; *3*(2):127-31.

Azevedo ES. Ética na pesquisa em genética humana em países em desenvolvimento. *In:* Garrafa V, Pessini L. *Bioética: poder e injustiça.* São Paulo: Loyola, 2003; 323-30.

Beauchamp TL, Childress JF. *Princípios de ética biomédica.* 4 ed. (Trad. De Luciana Pudenzi.) São Paulo: Loyola; 2002; (1):574.

Beecher HK. Ethics and clinical research. *N Engl J Méd,* 1966; *274*: 1354-60.

Brasil. Ministério da Saúde. Conselho Nacional de Saúde (CNS). Resolução nº 1/88, de 13 de junho de 1988. Normas para pesquisas em saúde. Brasília: Diário Oficial da União, 1988.

Brasil. Ministério da Saúde. Conselho Nacional de Saúde (CNS). Resolução nº 196/96. Diretrizes e normas regulamentadoras de pesquisas em seres humanos. Disponível em: URL: http://conselho. saude.gov.br [2994 Maio 30].

Brasil. Ministério da Saúde. Conselho Nacional de Saúde (CNS). Resolução nº 170/95. Disponível em: URL: http://conselho.saúde. gov.br [2004 Maio 30].

Brasil. Ministério da Saúde. Conselho Nacional de Saúde (CNS). Resolução nº 251/97. Disponível em: URL: http://conselho.saúde. gov.br [2004 Maio 30].

Brasil. Ministério da Saúde. Conselho Nacional de Saúde (CNS). Resolução nº 292/99. Disponível em: URL: http://conselho.saude. gov.br [2004 Maio 30].

Brasil. Ministério da Saúde. Conselho Nacional de Saúde (CNS). Resolução nº 304/2000. Disponível em URL: http://conselho.saude. gov.br [2004 Maio 30].

Clotet J. *Bioética. Uma aproximação.* Porto Alegre: EDIPUCRS; 2003. 246 p.

Clotet J, Goldim Jr, Francisconi CF. *Consentimento informado e a sua prática na assistência e pesquisa no Brasil.* Porto Alegre: EDIPUCRS; 2000. 130 p.

Código de Nuremberg – 1947. *In:* Sgreccia E. *Manual de bioética: fundamentos e ética biomédica.* 2 ed. São Paulo: Loyola, 2002: 686.

Conselho de Organizações Internacionais de Ciências Médicas – CIOMS, organizador. Diretrizes éticas internacionais para pesquisas biomédicas envolvendo Seres Humanos. Organização Mundial da Saúde – OMS, colaborador. Rev Bio, 1995; *3*(2):127-31.

Conselho de Organizações Internacionais de Ciências Médicas – CIOMS, organizador. Diretrizes éticas internacionais para pesquisas biomédicas envolvendo Seres Humanos. Organização Mundial da Saúde – OMS, colaborador. Trad. de Maria Stela Gonçalves e Adail Ubirajara Sobral. São Paulo: Loyola, 2004; 151.

Durand G. *Introdução geral à bioética.* (Trad. De Nicolas Nyimi Campanário.) São Paulo: Loyola, 2003. 431 p.

Engelhardt Jr. HT. *Fundamentos da bioética.* 2 ed. (Trad. De José A. Ceschin.) São Paulo: Loyola, 1998. 518 p.

Fagot-Largeault A. Experimentação no homem. *In:* Hottois G, Parizeau MH. *Dicionário da bioética.* (Trad. De Maria de Carvalho.) Lisboa: Instituto Piaget, 1993. p. 247-55.

Hossne WS, Vieira S. Experimentação com seres humanos: aspectos éticos. *In:* Segre M, Cohen C. *Bioética.* 3 ed. São Paulo: editora Universidade de São Paulo, 2002; 159-79.

Hottois G. declarações internacionais. *In:* Hottois G, Parizeau MH. *Dicionário da bioética.* (Trad. de Maria de Carvalho.) Lisboa: Instituto Piaget; 1993; 119-25.

Loch JA. Uma breve introdução aos temas da ética e bioética na área dos cuidados da saúde. *In:* Kipper D, Marques CC, Feijó A, orgs. *Ética em pesquisa: reflexões.* Porto Alegre: EDIPUCSR; 2003. p. 11-22.

Martin LM. *Os direitos humanos nos códigos brasileiros de ética médica.* São Paulo: Loyola; 2002. 151 p.

Ministério da Saúde – MS, Conselho Nacional de Saúde – CNS. 11ª Conferência Nacional de Saúde: relatório final. Brasília: Editora MS; 2003. 198 p.

Oselka G. Responsabilidade dos pesquisadores, dos orientadores, da instituição e do comitê de ética pelas pesquisas com seres humanos. XII Reunião de Pesquisa e IX Seminário de Iniciação Científica – FOUSP; 26-27 out 2004. São Paulo. 2004.

Palácios M. Ética em pesquisa em seres humanos. *In:* Palácios M, Martins A, Pegoraro A, orgs. *Ética, ciência e saúde: desafios da bioética.* Petrópolis: Vozes, 2001; 164-75.

Pessini L, Barchifontaine CP. *Problemas atuais de bioética.* 6 ed. São Paulo: Loyola; 2002. 549 p.

Ramos DLP, Trindade OM. Ética na pesquisa odontológica com seres humanos. *In:* Silva M. *Compêndio de odontologia legal.* Rio de Janeiro: MEDSI, 1997; 73-90.

Ramos DLP. A bioética e a obtenção do consentimento para intervenções odontopediátricas. *In:* Klatchoian DA. *Psicologia odontopediátrica.* São Paulo: Editora Santos; 2002; 29-35.

Sakaguti NM. O conhecimento de usuários de sistema público de saúde envolvidos em pesquisas clínicas sobre seus direitos [Dissertação de Mestrado]. São Paulo: Faculdade de Odontologia da USP; 2005.

Segre M. Ética em saúde. *In:* Palácios M, Martins A, Pegoraro A, orgs. *Ética, ciência e saúde: desafios da bioética.* Petrópolis: Vozes; 2001; 19-27.

Serrão D. *Consentimento informado: novo paradigma do exercício profissional?* Brotéria 1999; *148*(4):473-7.

Sgreccia E. *Manuale di bioetica: fondamenti ed ética biomédica.* 3 ed. Milano: Vita e Pensiero, 2003; (1):817.

Souza ACM. Ética e informação para o usuário. *In:* palácios M, Martins A, pegoraro A, orgs. *Ética, ciência e saúde: desafios da bioética.* Petrópolis: Vozes, 2001; 98-107.

Varga AC. *Problemas de bioética.* 2 ed. (Trad. de Pe. Guido Edgar Wenzel.) São Leopoldo: Editora Unisinos, 1998. 298 p.

Vieira S, Hossne WS. *Pesquisa médica: a ética e a metodologia.* São Paulo: Pioneira; 1998. 161 p.

Vieira S, Hossne WS. *Metodologia científica para a área de saúde.* Rio de Janeiro: Elsevier, 2001. 192 p.

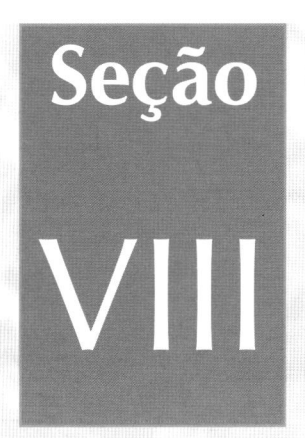

Seção VIII

Modelos de Programas de Ensino e Protocolos de Atendimento

Modelo de Filosofia de Trabalho a ser Adotado no Curso de Graduação em Odontologia (Disciplina de Cirurgia e Traumatologia Bucomaxilofacial)

Waldyr Antônio Jorge

PALAVRAS INICIAIS DO CURSO DE GRADUAÇÃO

As disciplinas de cirurgia odontológica e traumatologia bucomaxilofacial, em seu programa didático, visam dar ao aluno um embasamento teórico que permite planejar corretamente o ato operatório, desde o diagnóstico da doença até a alta do paciente com a sua cura. Acompanhado pelo conhecimento cognoscitivo e de técnica operatória, o curso visa a desenvolver as habilidades intelectuais e manuais que permitam ao aluno atingir o êxito cirúrgico.

A odontologia como profissão ainda não possui dois séculos de vida, contudo como especialidade médica acompanha a medicina desde seus primórdios, com seus relatos históricos de procedimentos de atos médicos de cura.

"Ato médico pode ser definido como diagnóstico de doença e tratamento de doentes, atos exclusivos de médicos regularmente registrados e que não podem ser delegados a outros profissionais, mesmo que da área de saúde, com exceção para os de odontologia."

Segundo a OMS, profissional médico é aquele profissional da área de saúde que, lançando mãos dos meios auxiliares de diagnóstico de qualquer natureza – exames laboratoriais, iconográficos etc. –, chega mediante hipóteses diagnósticas a um diagnóstico final, propõe uma terapêutica, faz a proservação, *follow-up* do paciente até sua alta.

Levando-se em consideração tal definição, conclui-se que a odontologia exerce uma atividade de especialidade médica em uma área do corpo humano muito importante, embora não seja o profissional cirurgião-dentista, de formação, um profissional médico.

O conceito de profissões paramédicas não se enquadra devidamente à odontologia, pois o termo *paramédico* define atividades complementares às atividades centrais do médico, no auxílio do diagnóstico e mesmo na complementação terapêutica, não atuando na tríade que define a responsabilidade médica na procura da cura do paciente.

DIAGNÓSTICO – TERAPÊUTICA (PROSERVAÇÃO) – ALTA DO PACIENTE

Nota-se que atuando integralmente nessa tríade, além do profissional médico, o cirurgião-dentista é o único profissional da saúde que se enquadra perfeitamente na busca da cura, na instituição de terapêuticas invasivas (medicamentosa, clínica e cirúrgica), na procura do diagnóstico e na devolução do paciente à sociedade em sua bionormalidade.

"A odontologia entendida como uma profissão autônoma, interdependente na área da saúde – que atua como uma especialidade médica, sem ser de formação médica – com características e capacitação próprias de eliminar a dor, diagnosticar, propor terapêutica, proservar até a alta do paciente, é entre as atividades da área da saúde uma profissão que se distingue das demais pelas suas características próprias, contribuindo em muito para o equilíbrio biopsicossocial do indivíduo quanto à sua biofisiologia, função e estética." (Jorge WA. *Urgências sistêmicas em consultório odontológico.* 19º Congresso Internacional de Odontologia, 2000, p. 536-73.)

Com certeza, a amplitude de conhecimentos adquirida pelo aluno no curso de odontologia hospitalar passará a ser de uma visão mais ampla e completa de entender "que não tratamos de dente num indivíduo, mas sim de um indivíduo com dente". O que pareceria em um primeiro momento ser algo sem diferenciação, na realidade, muda conceitualmente todo o enfoque da odontologia.

É esse conceito de resgate da importância de o cirurgião-dentista ser mais bem preparado, não em relação ao diagnóstico de doenças sistêmicas, mas sim quanto ao conhecimento e à obrigatoriedade da "suspeita" da doença e seu devido encaminhamento ao profissional médico, que deixará o paciente em condições de bionormalidade para ser submetido a um tratamento odontológico a que o cirurgião-dentista deve estar voltado.

As disciplinas de cirurgia e traumatologia bucomaxilofacial propõem-se a ser esse divisor, um novo marco que poderá tornar o futuro cirurgião-dentista mais capacitado e respeitado no exercício da profissão. Nesse contexto o aluno procurará, orientado mediante ensinamentos pertinentes, propor uma resolução para a doença apresentada de uma forma invasiva e radical, sem sacrifício do resultado e de seu prognóstico.

Portanto, para realizar tal objetivo, o ato cirúrgico, o cirurgião-dentista deve conhecer todas as disciplinas que antecedem a cirurgia e as que as complementaram.

A profissão odontológica tem nome e sobrenome: cirurgião-dentista; e a que lhe empresta o nome é a cirurgia. Daí a importância que cabe a nós, professores da disciplina de cirurgia, em bem formar o profissional de odontologia.

Recomendamos ao corpo docente e discente seguir esses princípios e conceitos, emblemáticos para a odontologia, pois só assim estaremos à altura de bem servir aos nossos pacientes, à profissão odontológica e à sociedade, cumprindo com dedicação, competência e dignidade o papel a todos nós reservado por Deus.

Sejam bem-vindos!

OBJETIVOS

O aprendizado na área de cirurgia e traumatologia bucomaxilofacial é lento e sacrificante. Exige do aluno dedicação, empenho, abnegação e, acima de tudo, responsabilidade, por se tratar de atividade invasiva em uma das áreas mais nobres do corpo humano: a face. Não se admite, portanto, o cirurgião aventureiro, que incisa a face do paciente sem o completo domínio do procedimento a ser executado, bem como de suas possíveis complicações. Diante do exposto, entendemos que o aprendizado na área de cirurgia deva passar obrigatoriamente pelas seguintes etapas:

- Assimilação do conhecimento teórico, que depende principalmente do esforço individual do aluno em buscar na literatura científica tais conhecimentos, cabendo ao professor a função de orientação e estímulo.
- Observação do colega mais experiente atuando.
- Participação no procedimento como auxiliar.
- Execução do procedimento supervisionado pelo assistente.
- E, por fim, a atuação como executor pelo procedimento.

A programação teórica do curso tem o objetivo de abordar todo o vasto conhecimento da área de cirurgia e traumatologia bucomaxilofacial, que terá o enfoque cirúrgico ministrado em aulas teóricas pelos próprios assistentes do curso.

O objetivo primordial é que, ao final do curso, o aluno esteja plenamente capacitado a executar os procedimentos cirúrgicos ambulatoriais presentes na rotina de um consultório odontológico com segurança.

PROGRAMAÇÃO TEÓRICA
AULAS EXPOSITIVAS

As aulas serão ministradas por professores do curso. Recomendamos que o aluno estude o tema da aula com antecedência, para que ela se torne mais proveitosa e suas dúvidas sejam esclarecidas.

DISCIPLINA DE CIRURGIA ODONTOLÓGICA BUCODENTOALVEOLAR
Tema/Aula

- Início do curso; apresentação da equipe.
- Revisão da anatomia de interesse à cirurgia + prática de laboratório.

- Anestésicos locais: farmacologia + acidentes e complicações.
- Técnicas anestésicas na mandíbula e maxila + laboratório de anatomia.
- Assepsia e antissepsia + montagem de mesa + paramentação + distribuição de duplas + manobras cirúrgicas – 1ª parte.
- Manobras cirúrgicas fundamentais – 2ª parte + prática laboratorial (língua de boi).
- Prova bimestral + conferência de instrumental.
- Exame físico + anamnese + preenchimento de ficha + montagem de mesa cirúrgica (clínica).
- Exames complementares.
- Exodontias dos dentes erupcionados – 1ª parte + demonstração cirúrgica do preceptor.
- Exodontias dos dentes erupcionados – 2ª parte + demonstração cirúrgica do preceptor.
- Exodontias de raízes residuais + demonstração cirúrgica com preceptor.
- Prova bimestral AD + clínica.
- Acidentes e complicações das exodontias – 1ª parte + início da clínica (aluno).
- Acidentes e complicações das exodontias – 2ª parte + clínica.
- Prova semestral AC.
- Cirurgia do periápice + clínica.
- Discussão da prova AC.
- Cirurgia pré-protética + clínica.
- Profilaxia das infecções odontogênicas.
- Processos sépticos odontogênicos – 1ª parte + clínica.
- Processos sépticos odontogênicos – 2ª parte + clínica.
- Prova bimestral + clínica.
- Urgências odontolológicas + clínica.
- Técnica cirúrgica dos dentes retidos na mandíbula + clínica.
- Técnica cirúrgica dos dentes retidos na maxila + clínica.
- Reimplantes e transplantes dentais.
- Clínica.
- Fístulas e comunicações bucossinusal + clínica.
- Prova bimestral + clínica.
- Cirurgia com vistas ao tratamento ortodôntico + clínica.
- Propedêutica clínica de interesse à prática odontocirúrgica + clínica.
- Seminário + clínica.
- Seminário + clínica.

- Prova regimental + PO.
- Seminário + clínica.
- Seminário + clínica.

DISCIPLINA DE TRAUMATOLOGIA BUCOMAXILOFACIAL

Tema/Aula

- Apresentação do curso.
- Clínica – Triagem com os assistentes.
- Avaliação pré-operatória.
- Clínica.
- Urgências sistêmicas – Primeiros socorros.
- Clínica.
- Revisão de exodontia.
- Clínica – Início com os alunos.
- Introdução à traumatologia BMF – Urgências.
- Clínica.
- Condutas em centro cirúrgico – Anestesia geral.
- Clínica.
- Prova bimestral.
- Clínica.
- Ferimentos faciais – Mordedura de cão – Tétano.
- Clínica.
- Revisão para o provão das 7:30 às 10:50 – Semana Santa.
- Diagnóstico por imagem em traumatologia BMF.
- Clínica.
- Trauma dental e fraturas dentoalveolares.
- Clínica.
- Estudo clínico de fraturas mandibulares.
- Clínica.
- Tratamento incruento de fraturas mandibulares.
- Clínica.
- Prova bimestral – Avaliação docente.
- Clínica.
- Aula prática de amarrias.
- Clínica.
- Tratamento cruento de fraturas mandibulares.
- Clínica.
- Fraturas mandibulares complexas e sequelas.
- Clínica.
- Prova regimental AC + PO.
- Discussão da avaliação AC.
- Estudo clínico das fraturas nasais.
- Clínica.
- Tratamento das fraturas de malar.
- Clínica.

- Tratamento das fraturas de Le Fort.
- Clínica.
- Fraturas complexas do terço médio e sequelas.
- Clínica.
- Prova bimestral + clínica.
- Cirurgias da ATM – Luxação – Deslocamento – Anquilose.
- Clínica.
- Cirurgia ortognática – Diagnóstico e planejamento.
- Clínica.
- Enxertos ósseos e cirurgias avançadas para implantes.
- Clínica.
- Seminário.
- Clínica.
- Biópsia e citologia esfoliativa.
- Clínica.
- Prova bimestral.
- Clínica.
- Cirurgia dos tumores odontogênicos benignos.
- Clínica.
- Princípios de tratamento das neoplasias malignas.
- Clínica.
- Tratamento dos cistos do complexo maxilomandibular.
- Clínica.
- Prova regimental + PO.
- Discussão da avaliação regimental.
- Clínica.
- Doenças das glândulas salivares.
- Clínica – PO.
- Seminário.

PROGRAMAÇÃO PRÁTICA

CLÍNICA ODONTOLÓGICA

1. As atividades práticas serão semanais na clínica odontológica, às quintas-feiras.
2. As atividades da clínica obedecerão aos horários previstos para as atividades da disciplina.
3. O aluno deverá utilizar uniforme branco completo. Não será permitidos o uso de anéis, brincos, pulseiras e relógios de pulso.
4. A permanência na clínica dos alunos está condicionada ao uso dos equipamentos de proteção individual (EPIs): gorro, máscara, luvas e óculos.
5. Os conceitos de biossegurança da clínica odontológica devem ser respeitados e recomenda-se o "silêncio

cirúrgico" durante todas as atividades clínico-cirúrgicas.

6. A organização da bancada é o início de um atendimento; portanto, é necessário observar corretamente a disposição dos materiais, repousando sobre a sua superfície somente o material necessário para o atendimento clínico. As malas, os cadernos, as bolsas e demais pertences pessoais devem ser colocados nas prateleiras abaixo.
7. Na apostila existe uma lista de instrumental (ver a seguir) que cada aluno deverá providenciar antes da primeira clínica.
8. Os alunos deverão obrigatoriamente trabalhar em duplas, alternando-se semanalmente na atividade clínica, atuando como cirurgião e como auxiliar.
9. A sequência do atendimento clínico dos pacientes deverá ser:
   a) o pós-operatório;
   b) o pré-operatório;
   c) apresentação dos casos a serem operados no dia e discussão das técnicas cirúrgicas com um dos assistentes;
   d) cirurgia propriamente dita.
10. O exame de pré-operatório será realizado pelo aluno seguindo o preenchimento da ficha clínica (ver Anexo), que deverá ser apresentada aos assistentes antes de o paciente ser dispensado.
11. As fichas deverão ser bem preenchidas, pois se trata de um documento com valor legal. Os alunos deverão fazer a descrição cirúrgica completa (ver Anexo), e a ficha deverá ser assinada por um assistente.
12. Após a finalização de todas as cirurgias, haverá uma reunião com os assistentes e todos os alunos para a discussão final dos casos operados durante a atividade clínica.
13. Os alunos poderão trazer seus pacientes particulares para o curso, se desejarem, devendo encaminhá-los à triagem do curso.
14. Os alunos deverão executar a anamnese e o exame clínico, e realizar as radiografias periapicais para qualquer procedimento que envolva exodontia.
15. Caso haja alguma alteração sistêmica no paciente, o aluno deverá solicitar uma avaliação e conduta médica por escrito.
16. Em casos de indicação por outra especialidade odontológica, o paciente deverá trazer o encaminhamento por escrito que deve ser anexado ao prontuário do paciente.
17. Existe um protocolo medicamentoso que deverá ser seguido, quando necessário, no exame pré-operatório.

18. Os alunos deverão fornecer um número telefônico de contato para que o paciente possa desmarcar a cirurgia (caso seja necessário); recomenda-se antecedência de 12 horas.

19. Os alunos deverão ter o nome completo e telefone do paciente, para avisá-lo, em caso de algum imprevisto, se for preciso cancelar a cirurgia.

20. Quando os alunos necessitarem ausentar-se, deverão avisar a sua dupla, um assistente do curso e não se esquecerem de cancelar ou transferir os pacientes agendados para outra data ou encaminhá-los a um colega.

21. Caso aconteça de o aluno ficar sem atividade cirúrgica, ele deve assistir às cirurgias de seus colegas ou acompanhá-las.

22. O paciente possui um cartão em que o aluno deverá anotar:
    a) Cirurgia (quarto ano);
    b) Traumatologia (quinto ano);
    c) Os nomes da dupla responsável;
    d) Data e horário de retorno.

23. Os alunos deverão marcar no cartão de agendamento, à frente da data, um dos três itens a seguir, referentes ao procedimento a ser realizado na data em questão:
    a) PRÉ (pré-operatório);
    b) PÓS (pós-operatório);
    c) CIR (cirúrgico).

24. Após a cirurgia, os alunos deverão orientar seu paciente (segue recomendações pós-operatórias anexa), assim como deixar um telefone de contato para emergências.

25. O aluno deverá marcar o PO para 7 dias.

LISTA DE INSTRUMENTAIS CIRÚRGICOS

- 1 abaixador de língua
- 1 afastador Farabeuf (PAR)
- 1 afastador de mead
- 1 afastador de Minesota
- 1 alveolótomo curvo
- 1 alveolótomo reto
- 1 cabo de bisturi Bard-Parker nº 3
- 1 cabo e espelho clínicos
- 2 caixas inox para autoclave
- 1 cinzel goivo (meia cana) 17 cm
- 1 cinzel reto bibiselado 17 cm
- 1 cinzel reto monobiselado 17 cm
- 1 cortador de fio de aço

- 1 cuba redonda com 10 cm de diâmetro
- 1 cureta de Lucas nº 85
- 1 cureta de Lucas nº 86
- 1 descolador de freer
- 1 descolador de molt
- 2 jogos calços de borracha (1 adulto e 1 infantil)
- 1 jogo de elevadores apicais
- 1 jogo de elevadores do tipo seldin
- 1 jogo de fórceps: 18L, 18R, 151, 101, 16, 17, 32A, 69, 65, 203, 99
- 1 lima para osso Miller nº 12
- 1 martelo cirúrgico
- 1 pinça de dissecção dente de rato de 14 cm
- 1 pinça de forrester para antissepsia
- 1 pinça de Addison de 12,5 cm com dente
- 1 pinça de Addison de 12,5 cm sem dente
- 1 pinça anatômica de 14 cm
- 2 pinças allis de 16 cm
- 5 pinças Backaus de 13,5 cm
- 2 pinças Halstead mosquito curva
- 2 pinças Halstead mosquito reta
- 2 pontas de aspirador metálico
- 1 porta-agulha para fio de aço
- 1 porta-agulha Mayo-Hegar delicado em vídia de 17 cm
- 2 seringas carpule com aspiração
- 1 sindesmótomo
- 1 tesoura curva serrilhada de 17 cm
- 1 tesoura curva de Metzembaun de 12 cm
- 1 tesoura curva de Metzembaun de 14 cm
- 1 tesoura íris curva
- 1 tesoura íris reta
- 1 tesoura reta de Metzembaun de 14 cm
- 1 micromotor
- 1 contra-ângulo de baixa rotação
- 1 ponta reta de baixa rotação
- 1 ponta de alta rotação

MATERIAIS DE CONSUMO

- 10 agulhas gengivais (para carpule)
- 10 agulhas hipodérmicas descartáveis 30 × 7
- 2 brocas FG 25 mm carbide nº 702
- 2 brocas fg esféricas nº 6 e nº 8 de carbide
- 2 brocas fg zekria
- 2 brocas para peça de mão esférica nº 6 e nº 8
- 2 brocas para peça de mão tronco cônica nº 703 e nº 704

- 1 fio de aço (aciflex) n° 0
- 1 fio de aço (aciflex) n° 1
- 2 fios de sutura mononáilon 5-0
- 2 fios de sutura mononáilon 6-0
- 10 fios de sutura seda 4-0
- 2 fios de sutura Vycril 4-0
- 10 lâminas para bisturi n° 12
- 10 lâminas para bisturi n° 15
- 10 luvas cirúrgicas no número apropriado
- 1 rolo de barra de erich (em grupo de cinco alunos)
- 10 seringas hipodérmicas descartáveis de 20 ml
- 1 *kit* cirúrgico de aventais e campos descartáveis

Todos os alunos deverão providenciar um *kit* cirúrgico azul-marinho, que deve conter:

1. Um campo fenestrado grande;
2. Dois protetores para as mangueiras de alta rotação e aspirador;
3. Dois protetores para o refletor;
4. Três campos (bancada, cuspideira e *kart*);
5. Dois aventais cirúrgicos;
6. Um gorro;
7. Uma máscara.

MONTAGEM DE MESA CIRÚRGICA AMBULATORIAL

A montagem da mesa cirúrgica deverá seguir o protocolo do curso e a sequência de uso do material deve ser seguida da esquerda para a direita e de baixo para cima.

A montagem deve permanecer inalterada durante todo o transcorrer da cirurgia, sendo o auxiliar responsável pela sua organização, respeitando o padrão determinado na Fig. 1.1.

CUIDADOS PÓS-OPERATÓRIOS

24 horas

- Morder gaze por 30 minutos.
- Aplicar gelo no exterior do rosto, por períodos de 15 minutos intercalados por descanso de 20 minutos, nas primeiras 24 horas (proteger o rosto com creme ou vaselina).
- Lubrificar a comissura labial com vaselina líquida (canto da boca).
- Não fazer esforço físico/Evitar atividades físicas nos primeiros dias.

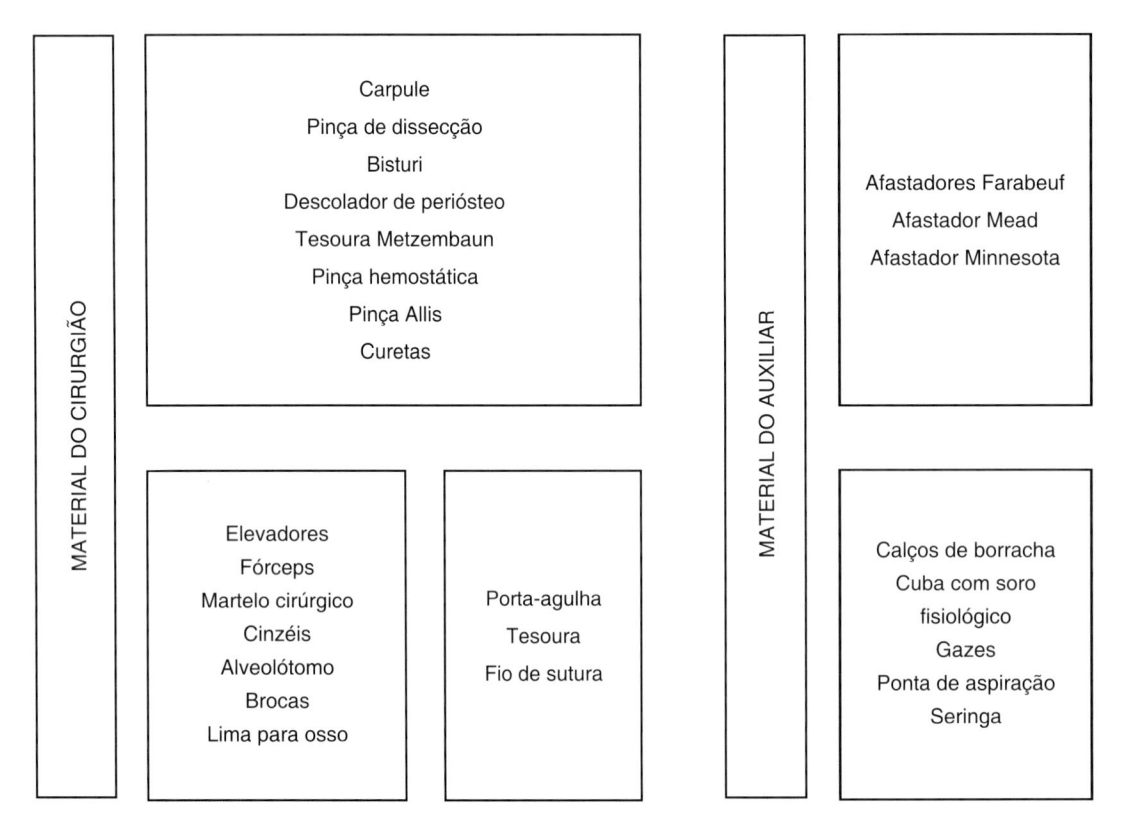

Fig. 1.1 Montagem padrão para cirurgia bucodentoalveolar.

- Evitar locais quentes, abafados, e sol, sereno ou chuva e não fazer compressa quentes.
- Não fumar (5 dias) e não ingerir bebida alcoólica.
- Deitar com a cabeça semielevada (usar apoio para cabeça nas primeiras noites).
- Não fazer bochechos nem pressão negativa (sucção).
- Alimentação líquido-pastosa e fria (danone, sorvete, suco, sopa, purê etc.).
- Higienizar outros dentes cuidadosamente lavando a boca sem bochechar.
- Medicação: seguir cuidadosamente as instruções e horários para medicações prescritas.

48 horas

- Alimentação pastosa a temperatura ambiente (mastigar do outro lado).
- Não deixar acumular alimento sobre os pontos, passar a escova levemente sobre os pontos ou utilizar cotonetes e fazer bochechos com antisséptico (o paciente deve evitar acúmulo de placas na região, que poderá desencadear inflamação e/ou infecção no local – alveolite).
- Os pontos serão removidos em 7 dias.

Em caso de sangramento tardio

- Lavar a boca com água fria e morder gaze por 40 minutos seguidos.
- Se houver sangramento nasal, não assoar o nariz vigorosamente.

Dor

- A anestesia começa a passar após 2 horas; tomar a medicação analgésica como prescrita.

Edema (inchaço)

- O edema poderá ser progressivo até 72 horas, recomendando compressas frias. Depois começará a regredir.

- O paciente poderá fazer compressas quentes após 72 horas se estiver muito inchado.

SISTEMA DE AVALIAÇÃO

O aluno será avaliado constantemente em suas atividades teóricas (prova bimestral) e práticas (nota da prática clínica), recebendo uma nota bimestral.

A avaliação das atividades teóricas envolve a participação do aluno durante as aulas expositivas, que somada à nota das provas bimestrais obtidas nas provas teóricas bimestrais irá compor a nota da PB.

A avaliação prática será feita diariamente pelo preceptor do aluno, resultando em um conceito. Nessa nota prática (NP) serão avaliados instrumentais, técnica cirúrgica e cuidado com o paciente, postura perante o paciente, planejamento prévio dos casos, agendamento dos pacientes e preenchimento correto do prontuário. A avaliação docente será composta por um conjunto de critérios que envolvem: a pontualidade, a apresentação, a postura com os colegas, com os estagiários, com os preceptores e a devida observação das normas apresentadas para as atividades clínicas.

A média final do semestre será composta da seguinte maneira:

Prova bimestral	=	PB
Avaliação prática	=	NP
Avaliação docente	=	AD
Avaliação curricular	=	AC

$$\text{Avaliação docente} = \frac{PB1 + NP1 + PB2 + NP2}{4}$$

Média semestral = Nota AC × 0,7 + Nota AD × 0,3

Após essas considerações e orientações iniciais, certamente dúvidas posteriores serão sanadas durante o convívio, nas aulas e durante as atividades clínicas.

Anexo

Ficha Clínica

Disciplina de Cirurgia e Traumatologia Bucomaxilofacial

Prof. Dr. Waldyr Antônio Jorge

Aluno: _____ Nº _____ Turma: _____

Aluno: _____ Nº _____ Turma: _____

Paciente: _____ R.G.:_____

Idade: _____ Sexo: _____ Cor: _____ Estado civil: _____

Naturalidade: _____ Procedência: _____

Endereço: _____ Telefone: _____

Data de entrada: _____ Data de alta: _____

Encaminhamento: _____

ANAMNESE

Queixa principal: _____

_____

História da moléstia atual: _____

_____

_____

_____

Antecedentes pessoais: _____

_____

Hábitos: tabagismo ( )   etilismo ( )   drogas ( )   outros ( ) _____

HISTÓRIA MÉDICA

1. Auto-hemostasia

Teve hemorragia em cirurgia anterior?	S	N	Não sabe
Ao cortar-se, perdura por muito tempo o sangramento?	S	N	Não sabe
Em contusões tem hematomas facilmente?	S	N	Não sabe

2. Distúrbios cardiovasculares

Sofre de cardiopatia?	S	N	Não sabe
É portador de prótese cardíaca?	S	N	Não sabe
Cansa-se muito ao subir escadas?	S	N	Não sabe
Tem edema maleolar?	S	N	Não sabe
Tem dores precordiais?	S	N	Não sabe
Tem cefaleias frequentes?	S	N	Não sabe

Em que região se manifesta cefaleia? _____

Sua pressão arterial normalmente qual é? _____ PA no momento _____

Conclusões sobre o item: _____

3. Distúrbios do metabolismo glicídico

É portador de diabetes?	S	N	Não sabe

Tem controles periódicos? _____

Já fez exames de glicemia?   S   N   Não sabe
Sua micção é acentuada?   S   N   Não sabe
Toma muito líquido?   S   N   Não sabe
Conclusões sobre o item: _____

4. Processos alérgicos
    É alérgico a alguma substância?   S   N   Não sabe
    Qual? _____
    Já tomou penicilina?   S   N   Não sabe
    Já foi anestesiado?   S   N   Não sabe
    Conclusões sobre o item: _____

5. Distúrbios motores
    Já teve alguma convulsão?   S   N   Não sabe
    Tem algum parente epiléptico?   S   N   Não sabe
    Conclusões sobre o item: _____

6. Quando foi ao médico pela última vez?_____
    Por quê? _____

7. Quais doenças teve na infância?
    Caxumba (   )   Catapora (   )   Sarampo (   )   Rubéola (   )   Outras (   )
    _____

8. Tem ou teve alguma doença?
    Úlcera (   )   Hepatite (   )
    Anemia (   )   Asma brônquica (   )
    Doenças venéreas (   )   HIV+ (   )
    Outras (   )
    _____
    Há quanto tempo? _____
    Com quem faz tratamento? _____

9. Está tomando algum medicamento?   S   N
    Qual? _____

10. Já foi hospitalizado?   S   N   Não sabe
    Por quê? _____
    Já foi submetido a alguma cirurgia?   S   N   Não sabe
    Qual? _____
    Já recebeu transfusão sanguínea?   S   N   Não sabe
    Por quê?_____

11. Está grávida?   S   N   Não sabe
    Quantos meses? _____

_____
Assinatura do paciente/responsável

EXAME FÍSICO

Extrabucal: inspeção/palpação – _____
_____

Intrabucal: inspeção/palpação – _____
_____

Diagnóstico provável: _____

Exames complementares: _____
_____

Diagnóstico definitivo: _____

Conduta proposta: _____
_____

Prescrição pré-operatória: _____
_____

SOLICITAÇÃO DE EXAMES

1. ☐ Hemograma completo
2. ☐ Coagulograma
3. ☐ Curva glicêmica
4. ☐ Glicemia
5. ☐ Sorológico _____

6. ☐ Periapicais
7. ☐ Panorâmica
8. ☐ Tomografia computadorizada
9. ☐ Tomografia linear
10. ☐ Outros _____

AVALIAÇÃO DE EXAMES SOLICITADOS

• Hemograma: alterações _____
  • Série vermelha _____
  • Série branca _____
• Coagulograma _____
  • TS: _____
  • TC: _____
  • Alt. protrombina: _____
  • Tempo: _____
  • Outros: _____
• Glicemia _____ Curva glicêmica   ☐ Normal   ☐ Atletas
• Sorológicos
  • HIV   ☐ Negativo   ☐ Positivo_____
  • Hepatite   ☐ Negativo   ☐ Positivo _____
  • Outros _____
Classificação ASA: (   ) 1   (   ) 2   (   ) 3
Encaminhamento: _____

TERAPÊUTICA CIRÚRGICA

Cirurgia proposta principal: _____
_____

Cirurgia subsidiária: _____

Técnica cirúrgica selecionada (planejamento) e descrição do ato cirúrgico: _____
_____
_____

Tipo de fio usado: _____
Anestésico usado:
    Nome: _____
    Quantidade: _____
    Manifestação idiossincrásica: _____

Data: _____/_____/_____

_____
Assinatura do cirurgião

_____
Assinatura do auxiliar

_____
Assinatura do docente

CONTROLE PÓS-OPERATÓRIO

Data   Evolução   Assinatura do docente

_____
_____
_____
_____
_____
_____
_____
_____

DADOS ESTATÍSTICOS CIRÚRGICO-ODONTOLÓGICOS EM AMBULATÓRIO

Exodontia:
Simples ( ) + ————————————
Semi-incluso ( ) + ————————————
Incluso ( ) + ————————————
Região _____

Hiperplasia ( ) + ————————————
Região _____

Frenectomia:
Lingual (   )
Labial superior (   )
Labial inferior (   )

Cirurgia apical:
Curetagem (   ) + —————————————
Apicectomia sem retrógrada (   ) + —————————————
Apicectomia com retrógrada (   ) + —————————————
Região: _____

Regularização de rebordo (   ) + —————————————
Região _____

Torus (   ) + —————————————
Excisional (   ) + —————————————
Região _____

Cisto:
Enucleação (   ) + —————————————
Marsupialização (   ) + ————————————— Tipo _____
Região _____

Outros:
(   ) —————————————
Região _____

ANEXO FICHA CLÍNICA
Termo de consentimento

Autorizo o Dr. ————————————————————————— e a equipe do curso de graduação em odontologia da disciplina de cirurgia e traumatologia bucomaxilofacial da ————— a realizar a seguinte cirurgia —————————————————————————, que objetiva
————————————————————————————————————.

Estou ciente de que em qualquer procedimento cirúrgico, mesmo quando realizados com indicação precisa e técnica adequada, sempre há riscos de complicações, entre as quais: função oral limitada, dor pós-operatória, edema, sangramento, infecção ou abscesso, sujeitos a drenagem, aparecimento de manchas roxas temporárias na face, reações alérgicas, alteração na sensação ou adormecimento do lábio, queixo ou gengiva e/ou língua (permanente ou transitório), abertura entre a boca e seio maxilar que pode resultar em infecção, abertura persistente que requer outros procedimentos cirúrgicos, lesão para os dentes vizinhos ou restaurações, problemas articulares (ATM), cicatrização deficiente, fratura maxilomandibular, trauma provocado pelos afastadores nos lábios, causando feridas, limitação de abertura bucal e reação à anestesia.

Autorizo a realização de fotos e exames complementares que me identifiquem com a finalidade única de pesquisa científica e a divulgação destes em congressos.

São Paulo, _____de _____de _____.

_____
Assinatura
Nome:
RG:

Curso de Especialização em Cirurgia e Traumatologia Bucomaxilofacial

2

Waldyr Antônio Jorge • Henrique Camargo Bauer • Basilio de Almeida Milani
Fernando Simões Morando • Renata Matalon Negreiros

O presente modelo de trabalho é adotado no curso de especialização em Cirurgia e Traumatologia Bucomaxilofacial, carga horária 4.200h/aluno, FUNDECTO-FFO, em convênio com a Faculdade de Odontologia da USP, e foi adotado na Residência em Cirurgia e Traumatologia Bucomaxilofacial do Hospital Universitário da USP coordenado pelo autor, até o ano de 2005.

PALAVRAS INICIAIS

CURSO DE PÓS-GRADUAÇÃO

A odontologia, entendida como uma profissão autônoma, interdependente na área da saúde, que atua como uma especialidade médica, sem ser de formação médica, com características e capacitação próprias de eliminar a dor, diagnosticar, propor terapêutica, proservar até a alta do paciente, é dentre as atividades da área da saúde uma profissão que se distingue das demais por suas características próprias, contribuindo muito para o equilíbrio biopsicossocial do indivíduo quanto à sua biofisiologia, função e estética (JORGE WA, *Urgências Sistêmicas em Consultório Odontológico*. Livro do 19º Congresso Internacional de Odontologia, 2000. Capítulo 18, pág. 536-73).

A odontologia como profissão ainda não tem dois séculos de vida, contudo como especialidade médica acompanha a medicina desde os seus primórdios, com relatos históricos de procedimentos de atos médicos de cura.

"Ato médico – Diagnóstico de doença e tratamento de doentes são atos exclusivos de médicos regularmente registrados e não podem ser delegados a outros profissionais, mesmo que da área de saúde, com exceção para os de odontologia" (Medicina – Conselho Federal de Medicina, *Jornal CFM,* ano XVI, nº 130, set 2001).

Segundo a OMS, "... profissional médico é aquele profissional da área de saúde que, em lançando mãos dos meios auxiliares de diagnóstico de qualquer natureza – exames laboratoriais, iconográficos, etc. –, chega através de hipóteses diagnósticas a um diagnóstico final, propõe uma terapêutica e faz a proservação do paciente até sua alta".

Levando em consideração tal definição, a odontologia exerce uma atividade de especialidade médica em uma área do corpo humano muito importante, embora não seja o cirurgião-dentista, de formação, um profissional médico.

O conceito de profissões paramédicas não se enquadra devidamente à odontologia, pois o termo *paramédico* define atividades complementares às atividades centrais do médico, no auxílio do diagnóstico e mesmo na complementação terapêutica, não atuando na tríade que define a responsabilidade médica na busca da cura do paciente.

DIAGNÓSTICO – TERAPÊUTICA (PROSERVAÇÃO) – ALTA DO PACIENTE

Nota-se que atuando integralmente nesta tríade, além do profissional médico, o cirurgião-dentista é o único profissional da saúde que se enquadra perfeitamente na busca da cura, até mesmo na instituição de terapêuticas invasivas (medicamentosa, clínica e cirúrgica), na procura do diagnóstico e na devolução do paciente à sociedade em sua bionormalidade.

Com certeza, a amplitude de conhecimentos do aluno no curso de Especialização em Cirurgia e Traumatologia Bucomaxilofacial o levará a ter uma visão mais ampla e completa de entender "que não tratamos de dente num indivíduo, mas sim de um indivíduo com dente". O que pareceria em um primeiro momento algo semelhante, em realidade, muda conceitualmente todo o enfoque da odontologia.

Na especialidade de cirurgia e traumatologia bucomaxilofacial, propomo-nos a ser esse divisor, esse novo marco que poderá fazer o futuro cirurgião-dentista se tornar mais capaz e respeitado no exercício da profissão odontológica. Nesse contexto o aluno procurará, orientado por meio dos ensinamentos pertinentes, propor uma resolução para a doença apresentada de uma forma invasiva e radical sem sacrifício do resultado e seu prognóstico.

Portanto, para realizar tal objetivo , o ato cirúrgico , o cirurgião-dentista deve ter o conhecimento de todas as disciplinas que antecedem a cirurgia e as que a complementam.

A profissão odontológica tem nome e sobrenome: cirurgião/dentista; e a que lhe dá o nome é a cirurgia. Daí a importância que cabe a nós professores da disciplina de cirurgia em bem formar o profissional de odontologia.

Recomendamos, pois, ao corpo docente e ao discente seguirem esses princípios e conceitos emblemáticos para a especialidade de cirurgia e traumatologia bucomaxilofacial e para a odontologia, pois, só assim, estaremos à altura de bem servirmos aos nossos pacientes, à profissão odontológica e à sociedade, cumprindo com dedicação, competência e dignidade o papel a todos nós reservado por Deus.

Sejam bem-vindos!

OBJETIVOS

O aprendizado na área de cirurgia e traumatologia bucomaxilofacial é lento e sacrificante. Exige do aluno dedicação, empenho, abnegação e, acima de tudo, responsabilidade, por se tratar de atividade invasiva em uma das áreas mais nobres do corpo humano: a face. Não se admite, portanto, o cirurgião aventureiro, que incisa a face do paciente sem o completo domínio do procedimento a ser executado, bem como de suas possíveis complicações. Diante do exposto, entende-se que o aprendizado na área de cirurgia deva passar obrigatoriamente pelas seguintes fases: assimilação do conhecimento teórico, que depende principalmente do esforço individual do aluno em buscar na literatura científica tais conhecimentos, cabendo ao professor a função de orientação e estímulo; observação do colega mais experiente atuando; participação no procedimento como auxiliar; execução do procedimento supervisionado pelo assistente; e, por fim, a atuação como responsável pelo procedimento.

A programação teórica do curso tem a pretensão de abordar todo o vasto conhecimento da área de cirurgia e traumatologia bucomaxilofacial por meio de módulos que são divididos em – *cirurgia oral* menor ou bucodentoalveolar; *cirurgia bucomaxilo-patológica,* que terá o enfoque cirúrgico ministrado em aulas teóricas pelos próprios assistentes do curso e o enfoque clínico-histopatológico desenvolvido na disciplina de patologia da FOUSP; *traumatologia*; *cirurgia para correção das deformidades dentofaciais (ortognáticas)*; e *implantodontia*. Também serão abordados temas correlatos à área, como anestesiologia, neoplasias malignas, discrasias sanguíneas, urgências sistêmicas etc., normalmente ministrados por professores convidados especialistas na área.

A formação prático-clínica do aluno, entretanto, não será completa como a formação teórica. Para que fosse possível o adestramento cirúrgico em todos os módulos anteriormente descritos, seria necessária dedicação integral do aluno durante os 24 meses de curso, semelhante ao que ocorre em uma residência hospitalar impraticável em um curso de especialização.

Diante dessa realidade, pretende-se que, ao final do curso, o especialista esteja plenamente capacitado a executar qualquer procedimento cirúrgico ambulatorial, com segurança e vasta experiência, até mesmo no manejo de complicações. Que tenha confiança em assumir um plantão hospitalar, lidando com desenvoltura, adquirida nos plantões semanais durante o curso, situações de urgências maxilofaciais de natureza traumática, hemorrágica ou infecciosa. Que tenha, além do conhecimento teórico, assistido a procedimentos cirúrgicos maiores de trauma, patologia e correção de deformidades dentofaciais, e participado deles. Que tenha bom conhecimento teórico e contato clínico com a implantodontia mediante a execução de um ou dois casos durante o curso. Que saiba conduzir até o diagnóstico definitivo qualquer caso de patologia, indicando com segurança a melhor conduta terapêutica.

Tão importante quanto todo o conhecimento teórico-prático adquirido, será a mudança imposta pelo curso, transformando um aprendizado passivo, a herança do curso de graduação, em uma nova atitude autodidata. Por meio de um curso paralelo de metodologia científica, seminários desenvolvidos durante o curso, sistema de aula por estudo dirigido e defesa pública do trabalho de dissertação de conclusão do curso TCC, o especialista desenvolverá a habilidade de transitar com desenvoltura na biblioteca, realizando levantamentos bibliográficas que tornam acessível em qualquer tempo todo o conhecimento científico produzido até aquele momento. Em outras palavras, poderá adquirir novos conhecimentos, bem como atualizar-se durante toda a vida profissional. Mais do que isso, terá aprimorada sua capacidade de comunicação, podendo passar a desenvolver, pela titulação recebida, atividades didáticas. Por fim, o contato constante com publicações científicas, aliado à obrigatoriedade de apresentação de trabalhos em congressos, capacitará e estimulará o especialista a desenvolver sua atividade clínica voltada para a produção científica, concluindo o ciclo que o levará a um crescimento profissional automático e contínuo ao longo de sua vida profissional.

CARGA HORÁRIA

O curso consta de 4.200 horas descritas conforme inscrição no CFO.

(Obs.: este item deve constar no relatório individual do aluno, nesta formatação)

Universidade de São Paulo
Faculdade de Odontologia em convênio com a Fundação para o Desenvolvimento Científico e Técnológico da Odontologia – Fundecto

Quadro 2.1 Carga horária

Carga horária total	4.200	Horas
Área de concentração	3.280	Horas
Parte prática	3.304/2.784	Horas
Parte teórica	496	Horas
Área conexa	400	Horas

CURSO DE ESPECIALIZAÇÃO DE CIRURGIA E TRAUMATOLOGIA BUCOMAXILOFACIAIS

- **Período de realização:** 24 meses
- Portaria CFO – SE 1.360d 09 de abril de 2001
- Processo CFO 1.5261/2000 (CROSP 3.226/2000)

- **Coordenador:**
  Waldyr Antônio Jorge – CRO – SP 11.945.

- **Qualificação:**
  Professor associado. Livre docente em Estomatologia. Mestre e Doutor em Traumatologia Bucomaxilofacial.

PROGRAMAÇÃO TEÓRICA

- Aulas expositivas
- Estudo dirigido
- Seminários
- Reuniões de patologia bucal

AULAS EXPOSITIVAS

As aulas serão ministradas por professores do curso ou por professores convidados, devendo o aluno se inteirar sobre o tema da aula com antecedência, para que ela se torne mais proveitosa e suas dúvidas sejam esclarecidas.

ESTUDO DIRIGIDO

O aluno deverá responder às questões que constam na apostila, referente a cada aula, utilizando a bibliografia recomendada. Cada aluno deverá levantar individualmente mais uma referência que não conste na relação fornecida. O tema será discutido pelo ministrador em função da participação dos alunos e, em seguida, apresentará e discutirá alguns casos clínicos. As aulas que serão de estudo dirigido estão destacadas na programação (ED).

Nos Quadros 2.3 e 2.4 a programação anual para aulas teóricas.

Quadro 2.2 Resumo da carga horária

	Área de concentração		Área conexa		
	Teórico	Prático	Teórico	Prático	Total
Módulo I	98h	736h	46h	60h	810h
Módulo II	156h	1078h	63h	30h	1.197h
Módulo III	142h	860h	75h	71h	1.018h
Módulo IV	100h	630h	55h	–	655h
Total	496h	3.304h	239h	161h	4.200h

Quadro 2.3 Planilha de aulas dos cursos da FFO Fundecto – 1º semestre

Data	Especialização I	Especialização II	Aperfeiçoamento
16/01		Trauma dentoalveolar *(ED)*	
23/01		Entrega de trabalhos encadernados *Definição temas/orientadores*	
30/01		Métodos de fixação I *(ED)*	
06/02		Métodos de fixação II *(ED)*	
13/02	Prova de seleção	Fratura nasal *(ED)*	
20/02	Divulgação de resultado	Fraturas de mandíbula I *(ED)*	Apresentação do curso *W. A. J. e equipe*
27/02	Apresentação do curso	Fraturas de mandíbula II *(ED)*	Avaliação pré-operatória *Exo alveolar e não alveolar*
06/03	Assepsia/Manobras Fund. (ED) Defesas	Fraturas de mandíbula III (ED) Defesas	Acid. e complicações I
13/03	Biópsia – (ED) *Defesas*	Defesas	Assepsia/manobras fund. *Honda*
20/03	*Defesas*	*Defesas*	*Prescrição méd. – Prática língua de boi + algodão + laranja*
27/03	Avaliação pré-operatória *(inic. clínica) (ED)*	Fratura de côndilo *(ED)*	Inclusos I *(inic. clínica)*
03/04	Anestesias locais *(ED)*	Anquilose da ATM *(ED)*	Inclusos II
10/04	Exo alveolar/não alveolar (ED) *P1*	Disfunção da ATM	Infecções odontogênicas
17/04	Semana santa	Semana Santa	Semana Santa
24/04	Anatomia aplicada *(ED)*	Cirurgias da ATM *(ED)I*	Noções de implantodontia
01/05	Dia do trabalho	Dia do trabalho	Dia do trabalho
08/05	Inclusos I *(ED)*	Fratura 1/3 médio I *(ED)*	Acid. complicações II
15/05	Inclusos II *(ED)*	Fratura 1/3 médio II *(ED)*	Cirurgia do periápice
22/05	Acid. e complicações I *(ED)*	Fratura de complexo malar-zigomático *(ED)*	Biópsia
29/05	Acid. e complicações II *(ED)*	Controle da dor	Cirurgia ortodôntica
05/06	Diab./hipert./cardiopatias	Alt. metabólicas do trauma	Urg. Sist. 1os SOCORROS
12/06	Cirurgia ortodôntica *(ED)*	Trat. tec. moles da face	Cirurgia ortognática
19/06	*Corpus Christis*	*Corpus Christis*	*Corpus Christis*
26/06	Cirurgia periápice *(ED)*	Seminário	Trat. fraturas faciais
03/07	Reparação tecidual *P2*	Seminário	Cistos maxilomandibulares
10/07	Membranas/biomateriais	Seminário *Andamento das monografias TCC*	Tumores odontogênicos

Quadro 2.4 Planilha de aulas dos cursos da FFO FUNDECTO FOUSP – 2º semestre

Data	Especialização I	Especialização II	Aperfeiçoamento
31/07	Analg. antiinf. ansiolít.	Prev. raiva e tétano	Apresentação do curso
07/08	Infec. odontogênicas I (ED)	Laser em CTBMF	assepsia /manobras fund.
14/08	Infec. odontogênicas II	Aval neurol politrauma	Prática língua de boi + algodão + laranja
21/08	Anestesia geral	Anestesia geral	Avaliação pré-op.
28/08	Alt. bucais na 3ª idade	Nutrição enteral/parent.	Exo alveolar/não alveolar (inic. clínica)
04/09	Semana da Pátria	Semana da Pátria	Semana da Pátria
11/09	Discrasias sanguíneas	Discrasias sanguíneas	Inclusos I
18/09	Urg. sist. 1ºˢ socorros	Reconstruções – enxertos (ED)	Inclusos II
25/09	Seminário	Cirurgia ortognática I (ED)	Acid. e complicações I
02/10	Seminário/P3	Cirurgia ortognática II	Acid. e complicações II
09/10	Seminário	Cirurgia ortognática III	Infecções odontogênicas
16/10	Módulo de implante	Módulo de implante	Cirurgias do periápice
23/10	Módulo de implante	Módulo de implante	Biópsia
30/10	Módulo de implante	Módulo de implante	Cirurgia ortodôntica
06/11	Cistos maxilomandibular (ED)	Tratamento de fissurados (ED)	Urg. sist. 1ºˢ socorros
13/11	Trat.neoplasias malignas	Trat. neoplasias malignas	Cirurgia ortognática
20/11	Glandulas salivares (ED)	Seminário	Trat. fraturas faciais
27/11	Tumores odontogênicos (ED)	Seminário	Cistos maxilomandibulares
04/12	Tumores dos tecidos moles (ED)	Glândulas salivares	Tumores odontogênicos
11/12	Definição temas orient. W. A. J./P4	Entrega das monografias – TCC W. A. J.	Noções de implantodontia
18/12	Confraternização	Confraternização	Confraternização

A seguir, a programação para estudo dirigido referente a cada aula.

Aula de trauma dental

1. Qual o conceito de trauma dentoalveolar, as suas principais etiologias e a sua incidência/prevalência?
2. Quais são os principais sinais e sintomas que devem ser observados na anamnese, no exame clínico e no exame radiográfico?
3. Como podemos classificar os principais tipos de trauma dentoalveolar?
4. Os testes térmicos aplicados para verificar a vitalidade pulpar são confiáveis? Por quê?
5. Quais os tratamentos indicados para os diferentes tipos de fraturas de coroa?
6. Quais os tratamentos indicados para os diferentes tipos de fratura radicular?
7. Qual o tratamento indicado para a luxação intrusiva?
8. Qual o tratamento indicado para a luxação lateral?
9. Qual o tratamento indicado para a luxação extrusiva?
10. Qual o tratamento indicado para a exarticulação?

Quais as principais complicações esperadas nesses casos? Quais medidas devem ser tomadas para tentarmos aumentar o índice de casos bem-sucedidos?

Bibliografia

Andreasen JO, Andreasen FM. *Essentials of traumatic injuries to the teeth*. Munksgaard: Mosby, 1991.
_____. Textbook and color atlas of traumatic injuries to the teeth. 3 ed. St. Louis: Mosby, 1994.
Barros JJ, SOUZA, L. C. M. *Traumatismo buco-maxilo-facial*. 2ª ed., São Paulo: Roca, 2000.
Roberts, G.; Longhurst, P. *Oral and dental trauma in children and adolescents*. New York: Oxford University Press, 1996.

Métodos de Fixação

1. O que são métodos de contenção e quais são suas funções?
2. Quais são as bandagens mais utilizadas, quando estão indicadas e como são feitas?
3. O que são amarrias e quais são suas finalidades?
4. Cite os diferentes métodos de bloqueio maxilomandibular e suas indicações?
5. Quais são os materiais necessários para realização de amarrias e bloqueio maxilomandibular?
6. Qual é a sequência anestésica para realização de bloqueio maxilomandibular e quais os nervos envolvidos?
7. Qual é a diferença entre BMM rígido e elástico e quando estão indicados?
8. Descreva a sequência de instalação de barras de Erich?
9. Quais são os princípios da osteossíntese a fio de aço?
10. O que é Fixação Interna Rígida?
11. Quais os princípios básicos da FIR?

Bibliografia

Williams JL, Rowe NL. *Rowe and williams maxillofacial injuries*. 2 ed. Churchill Livingstone, 1994.
Kwon PH, Laskin DM. *Clinicians manual of oral and maxillofacial surgery*. 2 ed. Quintessence Books, 1997.
Peterson LJ. Contemporary oral and maxillofacial surgery. 2 ed. Mosby, 1997.

Material para aula prática de métodos de fixação:

- Manequim odontológico
- Porta-agulha pesado
- Cortador de fio de aço
- 1 rolo de barra de Erich
- 2 fios de aço número 1
- Descolador de periósteo Freer.

Fraturas Nasais

1. Quais os aspectos clínicos de uma fratura nasal?
2. Quais as tomadas radiográficas para diagnóstico das fraturas nasais?
3. Quais os tipos de tratamento?
4. Qual a rotina de anestesia local para tratamento de fraturas nasais?
5. Qual o instrumental necessário para redução de fratura nasal?
6. Quais as estruturas comumente envolvidas nos traumas de maior intensidade?
7. Quais as principais complicações nas FNOE?
8. Quais os acessos cirúrgicos para o tratamento cruento das fraturas nasais e quando estão indicados?

Bibliografia

Barros JJ, Souza LCM. Traumatismo bucomaxilofacial. 2 ed. São Paulo: Roca, 2000.
Dingman RO, Natvig P. *Cirurgia das fraturas faciais*. 1 ed. Tradução Y. Levanon. São Paulo: Santos, 1995. 376 p.

Fraturas da Mandíbula I

1. Conceitue fratura, redução, contenção e imobilização.
2. Qual a incidência das fraturas mandibulares em relação à região do osso em que ocorrem?
3. Quais as causas mais frequentes das fraturas mandibulares?
4. Como podem ser classificadas as fraturas mandibulares?
5. Quais as causas de desvio das fraturas mandibulares?
6. Quais os exames imagenológicos utilizados do diagnóstico das fraturas mandibulares, de acordo com a região em que ocorrem?
7. Quais os tipos de tratamento das fraturas mandibulares?
8. Quais as indicações de tratamento incruento e cruento?
9. Quais os aparelhos utilizados no tratamento incruento?
10. Como esses aparelhos são ancorados nos dentes ou rebordos?
11. Quais as complicações possíveis do tratamento conservador?

Bibliografia

Dingman RO, Natvig P. *Cirurgia das fraturas faciais*. 1 ed. Tradução Y. Levanon. São Paulo: Santos, 1995. 376 p.
Fonseca RJ. *et al*. Oral and maxillofacial trauma. 2 ed. USA: W. B. Saunders Company, 1997; 1-2: 1328 p.
Williams JLl. *Rowe and Williams maxillofacial injuries*. 2 ed. Hong Kong: Churchill Livingstone, 1994; I-II: 1067 p.

Fraturas da Mandíbula II

1. Quais as indicações do tratamento cruento?
2. Conceitue osteossíntese.
3. Quais os tipos de osteossíntese para as fraturas mandibulares?
4. Quais os tipos de osteossíntese com fio de aço?
5. Quais os tipos de osteossíntese com placas?
6. Quais os sistemas de placas utilizados para o tratamento das fraturas mandibulares?
7. Quais as vantagens e desvantagens das placas em relação aos fios de aço?

Fraturas da Mandíbula III

1. Qual a diferença entre fraturas complexas e cominutivas da mandíbula?
2. Qual o tratamento indicado nas fraturas complexas?
3. Qual o tratamento indicado nas fraturas cominutivas?
4. Quais as lesões craniocervicais que podem ocorrer em pacientes vítimas de ferimentos por arma de fogo (FAF) e que são prioritárias à fratura mandibular?
5. Quais as condutas terapêuticas de urgência em um paciente com fratura mandibular cominutiva, considerando a gravidade da fratura e as lesões de tecidos moles?
6. Qual o tratamento definitivo de uma fratura mandibular cominutiva? Quando indicar tratamento conservador e quando operar?
7. Quando deve ser realizada a reconstrução de uma mandíbula com perda de substância?

Aula de Manobras Cirúrgicas Fundamentais

1. Defina manobras cirúrgicas fundamentais
2. Quais são e quais os objetivos das manobras de diérese?
3. Quais as qualidades das incisões?
4. Ilustrar os tipos de incisões em rebordo alveolar, mostrando suas funções, qualidades e limitações.
5. Quais são as qualidades das osteotomias e os materiais utilizados?
6. Defina manobras de síntese, qualidades e finalidades das suturas.
7. Classificar os fios de sutura existentes quanto ao número de filamentos, sua absorção pelo organismo e sua origem, mostrando suas principais vantagens e desvantagens.
8. Classificar os tipos de sutura, dizendo suas principais características.

9. Quais os principais tipos de hemostasia? Defina suas funções levando em consideração os tipos de hemorragia que podemos encontrar.
10. Em uma exodontia do elemento 38 incluso e impactado, classificar as etapas cirúrgicas de acordo com as manobras cirúrgicas fundamentais.

Roteiro para aula prática:

1. Material:
- 1 tesoura Metzembaum curva 12 cm
- 1 tesoura reta de ponta romba
- Cabo de bisturi nº 3
- Lâmina de bisturi nº 15
- 2 afastadores de Farabeuf
- 1 porta-agulha do tipo Mayo-Heagar
- 2 pinças anatômicas sem dente 1 com dente
- 1 pinça Adson
- 2 pinças hemostáticas (tipo Kelly) curvas
- 2 pinças hemostáticas (tipo Mosquito) retas
- 1 língua de boi (inteira)
- Fios mononáilon 5-0 e 6-0
- Fios Vicryl 4-0
- Fios de algodão sem agulha.

2. Exercícios:
- Treinamento de incisões
- Treinamento de divulsão por planos
- Treinamento dos diversos tipos de sutura (descontínuas e contínuas)
- Dissecção de nervos e vasos
- Ligadura de vasos.

Bibliografia

Colombini N. *Cirurgia maxilofacial*. São Paulo: Editora Pancast, 1995.

Graziani M. *Cirurgia bucomaxilofacial*. 80 ed. Rio de Janeiro: Guanabara Koogan, 1995.

Howe NL. *Cirurgia oral menor*. 2 ed. Editora Santos, 1990.

Kruger GO. *Text book of orl and maxillofacial surgery*. 3 ed . St Louis: Mosly, 1979.

Peterson EJ *et al. Cirurgia oral e maxilofacial contemporânea*. 3ª ed. Rio de Janeiro: Guanabara Koogan, 2000.

Sailer HF. *Atlas de cirurgia bucal*. Porto Alegre: Artes Médicas, 1999.

Avaliação Pré-Operatória

1. Quais as principais etapas de uma avaliação pré-operatória?
2. Quais as principais doenças a serem investigadas no paciente cirúrgico?

3. Definição, principais sinais e sintomas, cuidados específicos nos pacientes cirúrgicos portadores de:
   a. H. A. S f. Risco de endocardite l. Insuficiência renal
   b. Diabetes g. Asma m. Epilepsia
   c. ICC h. Febre reumática n. Paciente irradiado
   d. Angina i. Arritmias o. Doenças infectocontagiosas
   e. DPOC j. Coagulopatias (hepatite, aids, sífilis)

Bibliografia

Sonis – *Medicina oral*. Metodologia do Exame Clínico em Odontologia. Genovese, M. 2 ed. São Paulo: Pancast, 1992.

Anestésicos Locais

1. Quais os tipos de AL e como são apresentados farmacologicamente?
2. Descreva o mecanismo de ação dos AL.
3. Qual a interferência da inflamação nos AL?
4. Que outros fatores interferem na efetividade dos AL?
5. Quais as ações farmacológicas dos AL sobre o SNC e SCV?
6. Quais os benefícios na associação de vasoconstritor dos AL?
7. Quais os tipos de vasoconstritores?
8. Quais as principais ações farmacológicas de cada vasoconstritor?
9. Como calcular as doses máximas (nº de tubetes) levando-se em conta o sal anestésico e o vasoconstritor?
10. Quais os cuidados com paciente hipertenso, cardiopata e gestante?
11. Descreva as ramificações dos ramos maxilar e mandibular do m. trigêmeo e as respectivas regiões inervadas.
12. Descreva as técnicas anestésicas de Gow-Gates e Varzani-Akimosi e as regiões afetadas por essas técnicas.

Bibliografia

Malamed SF. *Local anesthesia*. 4 ed. Mosby, 1997.

Exodontias

1. Conceitue exodontia simples e exodontia complicada.
2. Quais os passos de uma exodontia a fórceps?
3. Quais os tipos de elevadores e suas ações?
4. Quais os objetivos da osteotomia e da odontossecção?
5. Quais as indicações de osteotomia e odontossecção?
6. Quais os princípios para planejamento das osteotomias e odontossecção?
7. Quais os cuidados pré-operatórios nas exodontias?
8. Quais os cuidados pós-operatórios nas exodontias?

Bibliografia

Centeno GAR. *Cirurgia bucal*. 9 ed. El Ateneo, 1987.
Peterson-Ellis-Hupp-Tucker. *Cirurgia oral e maxilofacial contemporânea*. 3 ed. Mosby, 1998.

Aula de Anatomia

1. Indicar a trajetória do nervo facial na porção extracraniana, explicando suas ramificações e regiões inervadas.
2. Defina topograficamente a posição do seio maxilar, indique os ossos que o compõem e fale das suas relações com as raízes dos dentes superiores.
3. Defina ramificações e trajetória do ramo mandibular do trigêmeo.
4. Defina ramificações e trajetória do ramo maxilar do trigêmeo.
5. Relacione com a anatomia da região as principais intercorrências e acidentes que podem ocorrer durante a exodontia de terceiros molares (superiores e inferiores).
6. Descreva as ramificações da artéria carótida externa.
7. Paciente com diagnóstico clínico e radiográfico de fratura em região de corpo mandibular e, próximo ao dente 46, tendo sido escolhida a via de acesso extraoral para redução e fixação. Descreva os planos e estruturas anatômicas encontradas desde a incisão até a fratura.
8. Paciente com abscesso odontogênico com origem em raiz mesiolingual do elemento 36. Sob o ponto de vista da anatomia, quais as possíveis vias de disseminação desse abscesso?
9. Não é raro o aparecimento de hematomas importantes em assoalho bucal após a colocação de implantes na região anterior da mandíbula quando o implante atravessa a cortical lingual. Qual(is) vaso(s) pode(m) dar origem a esse problema e qual(is) sua(s) trajetória(s)?
10. Quais as veias que levam o sangue até a jugular?

Bibliografia

Madeira. *Anatomia da face*. 3 ed. São Paulo: Sarvier, 2001.

Moore. *Atlas de anatomia*. Rio de Janeiro: Guanabara Koogan, 1998.

Netter FH. *Atlas de anatomia humana*. 2 ed. Porto Alegre: Artes Médicas, 2000.

Rohen JW, Yokochi JW. *Anatomia humana*. 3 ed. São Paulo: Manole, 1993.

Sobotta, Johannes. *Atlas de anatomia humana*. 20 ed. Rio de Janeiro, Guanabara Koogan, 1995.

Fraturas do Côndilo Mandibular

1. Qual a etiologia das fraturas do côndilo mandibular?
2. Como essas fraturas podem ser classificadas?
3. Quais as características clínicas das fraturas condilares?
4. Quais os exames imagenológicos utilizados no diagnóstico dessas fraturas?
5. Quais as indicações precisas de tratamento conservador?
6. Quais os tipos de tratamento conservador?
7. Quais as indicações precisas de tratamento cirúrgico?
8. Quais as complicações das fraturas condilianas?

Cirurgia da ATM

1. Quais as características anatômicas da ATM normal?
2. Quais as características fisiológicas da ATM normal?
3. Como podem ser classificadas as doenças da ATM?
4. Conceitue desarranjo interno da ATM.
5. Quais os tipos de desarranjo interno da ATM?
6. Qual o tratamento do deslocamento anterior de disco da ATM com redução?
7. Qual o tratamento do deslocamento anterior de disco da ATM sem redução?
8. O que significa luxação e luxação recidivante da ATM?
9. Qual o tratamento dessas entidades?
10. Quais os tipos de tratamento da luxação recidivante, suas vantagens e desvantagens?

Anquilose da ATM

1. Conceitue anquilose da ATM.
2. Como pode ser classificada a anquilose da ATM?
3. Quais os exames complementares para o diagnóstico da anquilose da ATM?

4. Quais os tipos de tratamento para a anquilose da ATM?
5. Quais os aparelhos que podem ser utilizados como auxiliares no tratamento da anquilose da ATM?

Bibliografia

Al-Kayat A, Bramley P. A modified pre-auricular approach to the temporomandibular joint and malar arch. *Br J Oral Surg* 1979-80; *17*:91-103.

Barros JJ, Rode SM. *Tratamento das disfunções craniomandibulares ATM*. 1 ed. São Paulo: Santos, 1995. 371p.

Colombini NEP. *Cirurgia maxilofacial: Cirurgia do terço inferior da face*. 1 ed. São Paulo: Pancast, 1991. 803p.

Fraturas de Terço Médio da Face

1. Descreva detalhadamente a anatomia do 1/3 médio da face considerando a abordagem cirúrgica das fraturas dessa região.
2. Como devemos proceder na avaliação de paciente politraumatizado onde haja sinais de trauma no 1/3 médio? Descreva a priorização do atendimento.
3. O que é Escala de Glasgow e como deve ser aplicada?
4. Cite duas classificações das fraturas de 1/3 médio da face?
5. Classifique as fraturas nasais.
6. Descreva os sinais clínicos das fraturas de 1/3 médio.
7. Quais exames radiográficos devemos utilizar para avaliar o 1/3 médio da face?
8. Quando devemos solicitar tomografia computadorizada para avaliar o 1/3 médio e quais cortes?
9. Como devemos avaliar as radiografias e quais são os sinais radiográficos de fraturas?
10. Descreva a sequência do exame clínico.
11. Qual é o atendimento de urgência de paciente com fratura de 1/3 médio?
12. Descreva detalhadamente a sequência de anestesia e os nervos afetados para redução de fratura nasal sob anestesia local.
13. Quais são os instrumentais específicos para redução de fraturas nasais e maxilares?
14. Quais os métodos de tratamento de fraturas maxilares?
15. Quais são os acessos cirúrgicos para tratamento de fraturas maxilares?
16. Quais são os acidentes e complicações que podem ocorrer durante o tratamento cirúrgico de fraturas do 1/3 médio?
17. Quais são os princípios de tratamento de fraturas naso-órbito-etmoidais?

Bibliografia

Kwon PH, Laskin DM. *Clinicians manual of oral and maxillofacial surgery*. 2 ed. Quintessence Books, 1997.

Peterson LJ. *Contemporary oral and maxillofacial surgery*. 2 ed. Mosby, 1997.

Williams JL, Rowe NL. *Rowe and williams maxillofacial injuries*. 2 ed., Churchill Livingstone, 1994.

Dentes Retidos

1. O que é um dente retido?
2. Quais as indicações das exodontias dos dentes retidos?
3. Quais as contraindicações das exodontias dos dentes retidos?
4. Como são classificados os dentes retidos inferiores?
5. Como são classificados os dentes retidos superiores?
6. Quais são os tipos de retenção?
7. Quais são os fatores que dificultam as cirurgias dos terceiros molares retidos?
8. Quais são os fatores que facilitam as cirurgias dos terceiros molares retidos?
9. Quais os tipos de odontossecção que podem ser utilizados nas cirurgias dos dentes retidos?
10. Qual o detalhe anatômico que deve ser considerado durante a diérese nas cirurgias dos terceiros molares retidos?
11. Qual o detalhe anatômico que deve ser considerado durante as osteotomias mandibulares posteriores?
12. Qual a artéria que irriga a maior porção da face? Cite os ramos facias mais importantes que devem ser considerados durante as cirurgias de dentes retidos, tanto na mandíbula como na maxila.
13. Quais os principais nervos que devem ser anestesiados durante as exodontias dos terceiros molares?

Bibliografia

Moore KL. Anatomia. 3 ed. 1994. p. 578-604.

Peterson LJ *et al*. Cirurgia oral e maxilofacial contemporânea. 3 ed. 2000. p. 215-47.

Sailer HF, Pajarola GF. *Cirurgia bucal*. 2000; 71-124.

Acidentes e Complicações

1. Definição, profilaxia e conduta
   a. Fratura dental/radicular
   b. Fratura tuber/mandíbula/tábuas ósseas
   c. Comunicação bucossinusal
   d. Fístula bucossinusal
   e. Alveolorragia
   f. Hematoma
   g. Luxação da ATM
   h. Alveolite
   i. Penetração do dente nos espaços anatômicos – seio maxilar:
      • Fossa pterigomandibular
      • Assoalho bucal
      • Cavidades patológicas

Bibliografia

Centeno GAR. *Cirurgia bucal*. 9 ed. El Ateneo, 1987.

Graziani M. *Cirurgia bucomaxilofacial*. 8 ed. Rio de Janeiro: Guanabara Koogan, 1995.

Peterson-Ellis-Hupp-Tucker. *Cirurgia oral e maxilo facial contemporânea*. 3 ed. Mosby, 1998.

Fraturas do Complexo Zigomático-Orbitário

1. Quais as classificações para as fraturas do zigomático?
2. Quais as classificações para as fraturas orbitárias?
3. Quais os sinais e sintomas das fraturas zigomático-orbitárias?
4. Quais os exames imagenológicos para o diagnóstico das fraturas zigomático-orbitárias?
5. Quais as modalidades de tratamento das fraturas do arco zigomático?
6. Quais as modalidades de tratamento para as fraturas do zigomático?
7. Quais as modalidades de tratamento para as fraturas orbitárias?
8. Quais os enxertos utilizados nas fraturas do assoalho orbitário?
9. Quais os implantes utilizados nas fraturas do assoalho orbitário?
10. Quais as vantagens e desvantagens dos enxertos e implantes?
11. Quais as complicações das fraturas zigomático-orbitárias?
12. Qual o tratamento dessas complicações?

Bibliografia

Dingman RO, Natvig P. *Cirurgia das fraturas faciais*. 1 ed. Tradução Y. Levanon. São Paulo: Santos, 1995; 376 p.

Fonseca RJ *et al*. *Oral and maxillofacial trauma*. 2 ed. USA: W. B. Saunders Company, 1997; 1-2: 1328 p.

Williams JLl. *Rowe and Williams' maxillofacial injuries*. 2nd ed. Hong Kong: Churchill Livingstone, 1994; I-II: 1067 p.

Caninos Retidos: Cirurgia com Finalidade Ortodôntica

1. Quais são os métodos de diagnosticar um canino retido?
2. Cite as consequências da retenção de um canino.
3. Cite as opções de tratamento de um canino retido.
4. Qual é o prognóstico de um tracionamento ortodôntico e suas complicações?
5. Citar as indicações e contraindicações de cada técnica cirúrgica?
6. Descrever os passos da técnica cirúrgica mais usada, suas vantagens e desvantagens e dificuldades.
7. Quais são os cuidados que devemos tomar no transoperatório para prevenir defeitos estéticos e periodontais?
8. Quando devemos indicar a técnica de reposicionamento apical do retalho?
9. Quando está indicada a técnica de tracionamento a campo aberto?
10. Em que idade devemos instituir o tratamento conservador para caninos retidos. Cite quais são as opções.

Bibliografia

Bishara SE. Impacted maxillary canines: A review. *Am J Orthod Dentof Orthop*, 1992; *101*:159-71.

Caminiti MF *et al*. Outcomes of surgical exposure, bonding and eruption of 82 impacted maxillary canines. *J Can Dent Assoc*, 1998; *64*(8):572-4/576-9.

Ferguson JW. Management of unerupted maxillary canine. *Br Dent J*, 1990; *169*(1):11-7.

Kuftinec MN, Stom D, Shapira Y. The impacted maxillary canine: I reviem of conceps, II clinical approaches and solutions. *J Dent Child*, 1995; *62*(5):317-34.

Mermigos J, Full CA. Surgical exposure and orthodontic positioning of na unerupted maxillary canine: case report. *Pediatric Dent*, 1989; *11*(1):72-5.

Cirurgia Periapical

1. Qual o conceito de cirurgia periapical?
2. Quais as suas indicações e contraindicações?
3. Descreva a técnica empregada para realizar uma cirurgia periapical?
4. Quais são os tipos de incisão mais utilizados na cirurgia periapical? Cite as suas vantagens e desvantagens?
5. Quais os requisitos de um material para a realização de uma obturação retrógrada?
6. Quais os materiais utilizados na obturação retrógrada? Cite as suas vantagens e suas desvantagens?
7. Quais os critérios clínicos e radiográficos para a proservação de uma cirurgia periapical?

Bibliografia

Adamo HL *et al*. A comparison of MTA, Super-EBA, composite and amalgam as root-end filing materials using bacterial microleakage model. *Int End J*, 1999; *32*(3):197-203.

Andreasen JO, Pittford TR. A radiographic study of the effect of various retrograde fillings on periapical healing after replantation. *Endod Dent Traumatol*, 1994; *10*(6):276-81.

Cheung LK, Lam J. Apicectomy of posterior teeth—a clinical study. *Aust Dent J*, 1993; *38*(1):17-21.

Danin J *et al*. Quantitative radioactive analysis of microleakage of four different retrograde fillings. *Int Endod J*, 1992; *25*(4):183-88.

Gerhards F, Wagner W. Sealing ability of five different retrograde filling materials. *J Endod*, 1996; *22*(9):463-66.

Jesslen P, Zetterqvist L, Heimdahl A. Long-term results of amalgam versus glass ionomer cement as apical sealant after apicectomy. *Oral Surg Oral Med Oral Pathol Oral Radiol Endod*, 1995; *79*(1):101-03.

Osorio R *et al*. Cytotoxicity of Endoddontic Materials. *J Endod*, 1998; *24*(2):91-6.

Zetterqvist L, Hall G, Holmlund A. Apicectomy: A comparative clinical study of amalgam and glass ionomer cement as apical sealants. *Oral Surg Oral Med Oral Pathol*, 1991; *71*(4):489-91.

Aula de Biópsia

1. Qual o conceito de biópsia?
2. Quais as indicações e contraindicações de uma biópsia?
3. Quais os tipos de biópsia?
4. Quais os cuidados técnicos para a realização de uma biópsia?
5. Deve-se realizar antissepsia para a realização de uma biópsia? Por quê?
6. Quais os fixadores utilizados para conservar o material coletado?
7. Quais áreas das lesões devemos eleger para realizar a biópsia?
8. Quais informações devemos incluir no formulário para envio da peça para o exame anatomopatológico?
9. Quais as principais doenças com manifestação sistêmica que podemos diagnosticar por uma biópsia na cavidade bucal?

Bibliografia

Colombini NEP. *Cirurgia maxilofacial*. São Paulo: Pancast, 1991.

Genovese WJ. *Metodologia do exame clínico em odontologia*. 2 Ed. São Paulo: Pancast, 1992.

Neville BW *et al*. *Patologia oral & maxilofacial*. Rio de Janeiro: Guanabara Koogan, 1998.

Regezi JA, Sciubba JJ. *Patologia bucal:correlações clinicopatológicas*. 3 ed. Rio de Janeiro: Guanabara Koogan, 2000.

Tommasi AF. *Diagnóstico em patologia bucal*. São Paulo: Artes Médicas, 1982.

Prevenção da Raiva e Tétano

1. Qual a etiopatogenia da raiva?
2. Qual a etiopatogenia do tétano?

3. Quais as formas de transmissão da raiva?
4. Quais as formas de transmissão do tétano?
5. Quais as normas para prevenção da raiva nos ferimentos faciais?
6. Quais as normas para prevenção do tétano nos ferimentos faciais?
7. Como são feitos rotineiramente a profilaxia e o tratamento da raiva?
8. Como são feitos rotineiramente a profilaxia e o tratamento do tétano?

Bibliografia

Elias FM, Schulz AF, Jorge WA. Tratamento dos ferimentos faciais causados por mordedura de cão. *Rev. Méd. HU-USP*, São Paulo, 1999; 9(1):5-14.

Gilbert DN, Moellering RC, Sande MA. *The Sanford Guide to Antimicrobial Therapy*. 29 ed. United States of America: Antimicrobial Therapy, Inc., 1999. 141p.

Gomes AP, Gouvêa EF, Siqueira-Batista R. Tétano. *Rev. Bras. Méd.* São Paulo, 1999; 56(9):902-10.

Manual de suporte avançado de vida no trauma – ATLS. 5 ed. Brasil: Ministério da Saúde, 1996. Documentos de referência. 414p.

Infecções Odontogênicas

1. Qual a etiopatogenia das infecções odontogênicas agudas?
2. Quais os princípios de tratamento?
3. Quais os antimicrobianos mais utilizados. Por quê?
4. Do que depende a disseminação para os espaços faciais?
5. Qual a abordagem cirúrgica das infecções dos espaços supra-hioídeos?
6. Quais as complicações das infecções odontogênicas?
7. Conceitue trombose do seio cavernoso e explique sua etiopatogenia.
8. Qual o tratamento da trombose do seio cavernoso?
9. Conceitue angina de Ludwig e explique sua etiopatogenia.
10. Qual o tratamento da angina de Ludwig?
11. Qual o tratamento cirúrgico das infecções cervicais profundas?

Bibliografia

Elias FM. *Angina de Ludwig*: Etiopatogenia, prevenção, diagnóstico e tratamento. 1999. 183f. Tese de mestrado em Cirurgia Bucomaxilofacial, Faculdade de Odontologia, Universidade Paulista (UNIP), São Paulo.

Peterson LJ. Complex odontogenic infections. In: Peterson, L.J. *et al. Comtemporary oral and maxillofacial surgery*. St. Louis: C.V. Mosby, 1988; 436-51.

_____. Contemporary management of deep infections of the neck. *J Oral Maxillofac Surg*, 1993; 51:226-31.

_____. Infecções odontogênicas complexas. *In*: Peterson LJ. *et al. Cirurgia oral e maxilofacial contemporânea*. 2 ed. Rio de Janeiro: Guanabara Koogan, 1996: 388-400.

Topazian RG, Goldberg MH. *Infecções bucomaxilofaciais*. 3 ed. Tradução Ana Júlia Perrotti Garcia e Sérgio Jesus Garcia. São Paulo: Santos, 1997. 650p.

Cirurgia Pré-Protética I

1. Conceitue cirurgia pré-protética.
2. Quais os objetivos da cirurgia pré-protética?
3. Classificação das cirurgias pré-protéticas.
4. Conceitue alveoloplastias corretora e estabilizadora, mostrando suas indicações.
5. Quais as etapas cirúrgicas da exérese de tons palatino e mandibular?
6. Citar e descrever sucintamente as principais técnicas de frenectomia labial e língual.
7. Quais são as indicações e contraindicações, vantagens e desvantagens dos aprofundamentos de sulco?
8. O que são hiperplasias traumáticas? Quais suas principais localizações e tratamentos?
9. Paciente do sexo feminino, 78 anos, fazendo uso de prótese total há aproximadamente 40 anos. Refere dor intensa em região de corpo mandibular, que exacerba à palpação. Ao exame radiográfico notamos atrofia em região de corpo mandibular bilateral. Quais são os possíveis diagnóstico e tratamento?
10. Quais as indicações e técnicas cirúrgicas de redução de tuberosidade maxilar?

Bibliografia

Colombini N. *Cirurgia maxilofacial*. São Paulo: Pancast, 1995.

Graziani M. *Cirurgia bucomaxilofacial*. 80 ed. Rio de Janeiro: Guanabara Koogan, 1995.

Howe NL. *Cirurgia oral menor*. 2 ed. São Paulo: Santos, 1990.

Kruger GO. *Text book of oral and maxillofacial surgery*. 3 ed. St Louis: Mosly, 1979.

Peterson EJ *et al. Cirurgia oral e maxilofacial contemporânea*. 3 ed. Rio de Janeiro: Guanabara Koogan, 2000.

Sailer HF. *Atlas de cirurgia bucal*. Porto Alegre: Artes Médicas, 1999.

Cirurgia Pré-Protética II

1. Conceitue transplante tecidual e enxerto.
2. Conceitue implante.
3. Quais os tipos de transplante?
4. Quais os tipos de enxerto?
5. Quais os tipos de implante utilizados com finalidade pré-protética?

6. Quais as cirurgias indicadas para correção da maxila atrófica?

7. Quais as cirurgias indicadas para a correção da mandíbula atrófica?

8. Quando indicar cada cirurgia das questões 6 e 7?

Bibliografia

Breine V, Branemark P. Reconstruction of alveolar bone. *Scand. J Plast Reconstr Surg* 1980; *14*:23-48.

Joos U, Kleinheinz J. Reconstruction of the severely resorbed (Class VI) jaws: Routine or exception? *J Cranio Maxillofac Surg* 2000; *28*:1-4.

Fonseca RJ, Davis WH. *Reconstructive preprosthetic oral and maxillofacial surgery.* 2 ed. USA: W. B. Saunders Company, 1995. 1155p.

Mish CE. *Contemporary implant dentistry.* 1 ed. St. Louis, Missouri: Mosby, 1993. 779p.

_____. *Implantes dentários contemporâneos.* Tradução Maria de Lourdes Giannini. 2 ed. São Paulo: Santos, 2000. 685p.

_____. Maxillary sinus augmentation for endosteal implants: Organized alternative treatment plans. *Int J Oral Implant,* 1987; *4*:49-58.

Mish CE, Dietsh F. Autogenous bone grafts for endosteal implants, indications and failures. *Int J Oral Implant,* 1991; *8*:13-20.

Cirurgia Ortognática

1. Conceitue deformidade dentofacial.

2. Qual a classificação?

3. Qual o objetivo da cirurgia ortognática?

4. Como se prepara um paciente para a cirurgia ortognática?

5. Qual o objetivo do tratamento ortodôntico pré e pós-cirúrgico?

6. Como se faz um traçado preditivo?

7. Como se faz uma cirurgia de modelos?

8. Como se transportam para a cirurgia no paciente as medidas utilizadas na cirurgia de modelos?

9. Quais as técnicas mais utilizadas em cirurgia ortognática?

10. Quando se indica expansão cirúrgica de maxila?

11. Quando se indica a cirurgia de Obwegeser (sagital)?

12. Quando se indica a cirurgia de Caldwell-Letterman (vertical)?

13. Quando se indica a mentoplastia em suas diferentes modalidades?

14. Quando se indica a cirurgia Le Fort I?

Bibliografia

Araújo A. *Cirurgia ortognática.* 1 ed. São Paulo: Santos, 1999. 374p.

Bell WH, Proffit WR, White Jr. RP. *Surgical correction of dentofacial deformities.* 2 ed. USA: W. B. Saunders Company, 1980; I-II: 1.786p.

Bell WH. *Modern practice in orthognathic and reconstruction surgery.* 1 ed. USA: W. B. Saunders Company, 1990; 1, 2 e 3: 2.514p.

Cistos

1. O que são cistos?

2. Como são classificados os cistos odontogênicos (OMS, 1992)?

3. Como se originam os cistos dentígeros? Quais suas características clínicas, radiográficas e o tratamento de eleição?

4. Como são divididos os ceratocistos odontogênicos, qual deles é o mais agressivo, quais suas características clínicas, radiográficas e o tratamento de eleição?

5. Quais os tipos de tratamento da superfície óssea coadjuvante após a exérese simples dos ceratocistos?

6. Quais as características clínicas, radiográficas e tratamento de eleição dos cistos de Gorlin?

7. Sobre os carcinomas que se originam de cistos odontogênicos, pergunta-se: qual a idade mais acometida, craterísticas clínicas radiográficas e tratamento dessa lesão?

8. Como se originam os cistos de desenvolvimento?

9. Qual é o cisto de desenvolvimento mais comum, suas características clínicas, radiográficas e o tratamento de eleição?

10. Qual o mecanismo de formação do cisto globulomaxilar, suas caracteríticas clínicas, radiográficas e tratamento?

11. Como deve ser realizado o diagnóstico dos cistos da região maxilofacial?

12. Quais os tipos de tratamento cirúrgicos que podem ser utilizados na terapia dos cistos maxilofaciais? Explique.

13. Quais as indicações e a finalidade do preenchimento de cavidades patológicas com tecido ósseo ou biomateriais?

14. Quais os tipos de biomateriais que podem ser empregados na mesma situação?

15. Que tipo de enxerto autógeno (formato) pode ser utilizado para a mesma finalidade?

Bibliografia

Neville BW *et al. Patologia oral e maxilofacial.* 1 ed. 1998, p. 22-33, 481-99.

Peterson LJ *et al. Cirurgia oral e maxilofacial contemporânea.* 3 ed, 2000. p. 521-34.

Tumores Odontogênicos

1. Descreva e explique a classificação dos tumores odontogênicos.

2. Cite as características clínicas e iconológicas de cada TO.

3. Descreva as principais características clínicas de cada TO com relação ao diagnóstico.

4. Descreva a fisiopatologia do crescimento dos TO.

5. Quais os métodos de tratamento dos TO.

6. Quais são os TO com maior índice de recidiva e por quê?

7. Descreva as possíveis sequências de tratamento de um ameloblastoma?

8. Descreva os métodos de reconstrução para grandes lesões maxilares e mandibulares.

9. Em que lesões podemos optar por enxertos imediatos. Por quê?

10. Como abordar lesões com potencial ou sugestividade de malignidade?

11. Quais parâmetros devemos utilizar para definir os casos de tumores odontogênicos que devem ser operados sob anestesia geral e qual o preparo do paciente?

Bibliografia

Neville BW. *Oral and maxillofacial pathology.* 3 ed.

Sapp JP. *Contemporary oral and maxillofacial pathology.* 1 ed. Mosby, 1997.

Tumores do Tecidos Moles

1. Quais as lesões dos tecidos moles que têm como origem provável traumatismos constantes associados à má higiene? Qual o tratamento dessas lesões?

2. Quais os principais tipos de hemangioma, suas características e tratamentos?

3. Quais as características clínicas dos hemangiomas, a classificação e os tipos de tratamento?

4. Quais os principais tumores benignos que têm como origem a célula nervosa? Dê as principais características e tratamento.

5. Quais as características histológicas dos granulomas periféricos de células gigantes?

6. Quais as características clínicas do granuloma progênio, qual sua provável origem e fatores predisponentes?

7. Cite localização, características clínicas, microscópicas e tratamento do fibroma ossificante periférico.

8. Quais os principais cistos de tecido mole? Cite suas origens.

9. Quais as localizações mais comuns dos tumores benignos de célula adiposa? Cite suas características clínicas e tratamento.

10. Faça uma tabela com as principais características que diferenciam os tumores benignos dos malignos em tecido mole.

Bibliografia

Araújo NS, Araújo VC. *Patologia bucal.* Porto Alegre: Artes Médicas, 1984.

Neville B *et al. Patologia oral e maxilofacial.* Rio de Janeiro: Guanabara Koogan, 1998.

Shafer. *Tratado de patologia bucal.* 4 ed. Rio de Janeiro: Guanabara Koogan, 1987.

Tomasi AF. *Diagnóstico de patologia bucal.* 2 ed. São Paulo: Pancast, 2000.

Topazian RG, Golberg MH. *Infecções maxilofaciais e orais.* 3 ed. São Paulo: Santos, 1997. 650p.

Tratamentos Fissurados

Bibliografia

Carreirão S, Lessa S, Zanini SA. *Tratamento das fissuras labiopalatinas.* 2 ed. Rio de Janeiro: Revinter,1995. 344p.

McCarthy JG, May JW, Littler JW. *Plastic surgery.* 1 ed. USA: W. B. Saunders Company, 1990; 4:243-3174.

Glândulas Salivares

1. Quais são as menores e maiores glândulas salivares?

2. Que tipo de saliva é produzido em cada um desses grupos?

3. Qual a anatomia das glândulas maiores?

4. Quais as doenças mais comuns das glândulas menores e maiores?

5. Quais os exames para diagnóstico das doenças das glândulas salivares?

6. Qual o tratamento das doenças inflamatórias?

7. Qual o tratamento dos cistos e pseudocistos?

8. Qual o tratamento das neoplasias?

9. Quais os limites de atuação do cirurgião-dentista nas doenças das glândulas salivares?

Bibliografia

Kruger GO. *Cirurgia bucal e maxilo-facial.* Tradução José Basile Netto, Esther Goldenberg e Guilherme Saraceni Jr. 5 ed. Rio de Janeiro: Guanabara Koogan, 1984. 546p.

Neville BW *et al. Patologia oral & maxilofacial.* Tradução Luiz Carlos Moreira *et al.* 1 ed. Rio de Janeiro: Guanabara Koogan, 1998. 705p.

SEMINÁRIOS

O aluno deverá preparar uma aula expositiva de duração a ser estabelecida, de acordo com o tema apresentado e a bibliografia pesquisada. A aula deverá ser montada em PowerPoint e o aluno deverá entregar uma cópia do disquete para a equipe. O *slide* inicial deverá ser o brasão do curso. As datas constam na apostila e os temas serão definidos oportunamente.

PATOLOGIA

Os seminários de patologia têm o objetivo de aprofundar os conhecimentos de patologia geral e bucal estritamente com ênfase cirúrgica e especificamente na atuação de um cirurgião bucomaxilofacial.

Têm início todas as quintas-feiras, às 18 horas, logo após a reunião de discussão dos casos cirúrgicos do dia, e duram uma hora.

Os seminários são coordenados por professores da Disciplina de Patologia Bucal da FOUSP e por assistentes de curso e são realizados no laboratório de patologia na FOUSP.

São ministrados por meio de seminários em que o aluno discute com a classe um tema predeterminado. Os temas são divididos por módulos dependendo dos tipos de patologia (por exemplo, patologia óssea, dermatoestomatologia etc.). No início dos módulos são apresentados os temas e estes, distribuídos entre os alunos. Cada aluno, por sua vez, tem que desenvolver o tema, usando os recursos que considerar necessário, tais como *slides*, multimídia, transparências etc. Após a apresentação ocorre a discussão do tema com os alunos intermediada pelos assistentes. Para um maior dinamismo e para o aspecto sempre atual, é necessário que o aluno responsável pelo seminário do dia sempre traga um artigo de revista científica atual e um roteiro de seu seminário para distribuição entre os alunos e cópia para a equipe.

Esses seminários, além do aspecto informativo, têm também o objetivo de aprimorar no aluno a apresentação oral, necessária em sua defesa de monografia no final do curso.

PROGRAMAÇÃO PRÁTICA

- Clínica FUNDECTO – FFO-FOUSP
- Plantões hospitalares.

CLÍNICA FUNDECTO – FFO-FOUSP

As atividades práticas serão semanais, na clínica 2 da FUNDECTO, às quintas-feiras.

O aluno deverá utilizar uniforme branco, podendo usar o avental do curso por cima deste.

Os alunos deverão iniciar a montagem do *box* às 13h 30 e as atividades da clínica deverão terminar as 18 horas. Durante toda permanência na clínica, os alunos deverão estar usando gorro, e durante os atendimentos de pacientes, máscara e luvas.

Os alunos trabalharão em duplas (um do primeiro ano com um do segundo ano), e em todas as clínicas deverão realizar uma cirurgia e auxiliar outra com sua dupla.

O agendamento cirúrgico será em dois horários diferentes: às 14 e 15 horas. A cirurgia agendada no primeiro horário deverá ser do aluno de primeiro ano (E1), ficando o aluno do segundo ano para o segundo (E2). Esse critério pode ser alterado conforme a previsão da duração do procedimento.

O aluno iniciará suas atividades realizando o pós-operatório (13h 30) e, em seguida, os pré-operatórios (13h 45); posteriormente haverá apresentação dos casos a serem operados no dia e discussão de técnicas com um dos assistentes, realizada às 14 horas. Após a finalização de todas as cirurgias, haverá uma nova reunião com os assistentes e todos os alunos para discussão dos casos. Na apostila existe uma lista de instrumental (ver a seguir), e cada aluno deverá providenciá-la antes da primeira clínica. Todos os alunos deverão providenciar um *kit* cirúrgico azul-marinho, no qual deverão constar um campo fenestrado grande, dois protetores compridos para alta rotação e aspirador, dois protetores para o refletor e três campos (bancada, cuspideira e cart), além de dois aventais, gorro e máscara.

Lista de Instrumentais Cirúrgicos para o Curso de Especialização e Aperfeiçoamento de Cirurgia e Traumatologia Bucomaxilofacial da Fundação para o Desenvolvimento e Tecnologia da Odontologia

- 2 pares de afastadores Farabeuf
- 2 afastadores de mead
- 2 afastadores de Minesota
- 1 jogo de elevadores do tipo seldin
- 1 jogo de elevadores apicais
- 1 alveolótomo curvo
- 1 alveolótomo reto
- 2 cabos de bisturi Bard-Parker nº 3
- 1 cinzel reto mono-biselado 17 cm
- 1 cinzel reto bibiselado 17 cm
- 1 cinzel goivo – ou meia cana 17 cm
- 2 curetas de Lucas nº 85
- 2 curetas de Lucas nº 86

- 1 jogo de fórceps: 18L, 18R, 151,101, 16, 17, 32A, 69, 65, 203
- 1 martelo cirúrgico
- 1 lima para osso Miller nº 12
- 2 pinças tipo Addison de 12,5 cm (1 – anatômica do e 1 – dente de rato)
- 1 pinça de dissecção dente de rato de 14 cm
- 2 pinças anatômicas de 14 cm
- 5 pinças Backaus de 13,5 cm
- 2 descoladores de Molt
- 2 espátulas de freer
- 1 tesoura curva serrilhada de 17 cm
- 2 porta-agulhas Mayo-Hegar delicado em vídia de 17 cm
- 2 tesouras curvas de Metzembaun (1 de 14 cm e 1 de 12 cm)
- 1 tesoura reta de Metzembaun de 14 cm
- 1 pinça allis de 16 cm
- 5 pinças Halstead mosquito curva
- 5 pinças Halstead mosquito reta
- 2 seringas carpule com aspiração
- 2 cabos e espelhos clínicos
- 2 jogos calços de borracha (1 adulto e 1 infantil)
- 1 pinça de forrester para antissepsia
- 2 cubas redondas com 10 cm de diâmetro
- 1 tesoura íris reta
- 1 tesoura íris curva
- 2 pontas de aspirador metálico
- 2 abaixadores de língua
- 1 ponta de alta rotação
- 1 micromotor
- 1 ponta reta de baixa rotação
- 1 contra-ângulo de baixa rotação
- 1 porta-agulha para fio de aço
- 1 cortador de fio de aço
- 2 espátulas de inserção de teflon para resina composta
- 1 sindesmótomo
- 2 caixas inox para autoclave
- 1 espéculo nasal

Materiais de Consumo

- 10 brocas fg 25 mm carbide nº 702
- 10 brocas fg zekria
- 10 brocas fg esféricas nº 6 e nº 8 de carbide
- 5 brocas para peça de mão esférica nº 6 e nº 8
- 5 brocas para peça de mão tronco cônica nº 703 e nº 704
- 2 drenos de penrose nº 2 estéreis
- 1 sonda de Folley nº 14
- 1 caixa de brackets para incisivios de caninos
- 1 caixa de fio de aço (aciflex) nº 0
- 1 caixa de fio de aço (aciflex) nº 1

- 1 rolo de fio ortodôntico (1 de 0,25 e 1 de 0,30)
- 1 sonda nasogástrica nº 14 e nº 16
- 1 rolo de barra de Erich
- 1 caixa de seringa hipodérmica descartável de 20 ml
- 1 caixa de agulhas hipodérmicas descartáveis 30 x 7
- 1 caixa de agulhas de insulina
- 1 caixa de seringas hipodérmicas de 5 ml
- 1 caixa de luvas cirúrgicas nº 7,5
- 1 caixa de luvas cirúrgicas nº 8,0
- 1 caixa de fio de sutura seda 4-0
- 1 caixa de fio de sutura mononáilon 5-0
- 1 caixa de fio de sutura mononáilon 6-0
- 1 caixa de fio de sutura vyvril 4-0
- 1 caixa de agulha para carpule
- 2 caixas de lâmina para bisturi (1 nº 15 e 1 nº 12)
- 1 *kit* cirúrgico de aventais e campos descartáveis

Material em Consignação

- 1 *kit* para fixação de enxerto ósseo

Montagem de Mesa Cirúrgica Ambulatorial

- Material para osteotomia: martelo, cinzéis, alveolótomo, brocas.
- Síntese: porta-agulha, fio, tesoura, pinça.
- Material auxiliar: soro, afastadores, gaze.
- Pinças hemostáticas (Fig. 2-1).

Sequência de Uso

Carpule, bisturi, material de divulsão, descolador, elevadores e fórceps (Fig. 2.1).

Os alunos poderão trazerem pacientes particulares para o curso, se desejar devendo encaminhá-los à triagem do curso (ao curso do prof. Waldyr Jorge/ Triagem). O curso possui uma triagem realizada todas as quintas-feiras às 13 horas, em que os pacientes são avaliados e cadastrados em um livro, solicitando exames radiográficos (quando necessário), e à medida que os alunos necessitem de pacientes, a triagem solicita que sejam chamados os pacientes cadastrados para fazer pré-operatório (controle feito por meio de agenda coletiva).

Os pacientes para pré-operatório de cada clínica estarão em uma lista em que os alunos deverão chamá-los e atendê-los, marcando na lista seu visto ao lado de seu paciente, ou se o paciente faltar nos horários em que foi chamado e não respondeu entrará para um livro de reserva.

O exame pré-operatório será realizado pelo aluno seguindo o preenchimento da ficha clínica, os assistentes

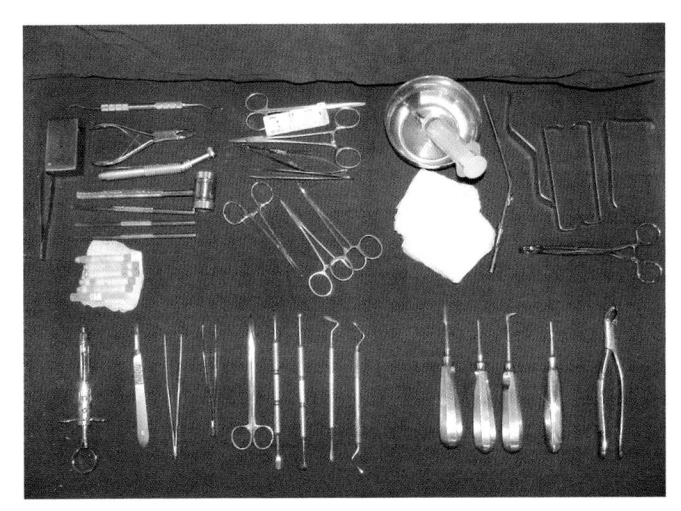

Fig. 2.1 Montagem de mesa cirúrgica ambulatorial.

deverão assinar essa ficha toda quinta-feira. Os alunos deverão executar anamnese e exame clínico, e realizar radiografias periapicais sempre que se tratar de exodontias.

Caso haja alguma alteração sistêmica, o aluno deverá solicitar uma liberação médica por escrito e solicitar exames laboratoriais quando necessário, e, em casos de indicação ortodôntica, o paciente deverá trazer o encaminhamento por escrito e ele deve ser anexado à ficha do paciente. Seguem as fichas.

Existe um protocolo medicamentoso que deverá ser instituído, quando necessário, no exame pré-operatório. Os alunos deverão fornecer um número telefônico de contato, para que o paciente possa desmarcar a cirurgia (caso necessário), com antecedência de 12 horas, para que o aluno possa agendar outro paciente. Caso o paciente falte sem avisar, o aluno deverá avisar a triagem para que, se possível, seja deslocado algum paciente. Os alunos deverão ter o nome completo e telefone do paciente, para avisá-lo se precisarem cancelar a cirurgia. Quando os alunos necessitarem ausentar-se, deverão avisar a sua dupla, um assistente do curso e não se esquecerem de cancelar ou transferir os pacientes agendados para outra data ou para um colega. Caso aconteça de o aluno ficar sem atividade cirúrgica, ele deve assistir ou acompanhá-las nas cirurgias de seus colegas.

O paciente possui um cartão em que o aluno deverá anotar Espec. Cirurgia Seu nome (Dr.), data e horário de retorno. Os alunos deverão marcar, na frente da data, uma ou mais letras referentes ao procedimento a ser realizado nessa data: PRE (pré-operatório), POS (pós-operatório), C (cirúrgico), para que o paciente possa ser encaminhado corretamente na recepção.

Após a cirurgia, os alunos deverão orientar seu paciente (segue recomendações pós-operatórias anexa), assim como deixar um telefone de contato para emergências, e orientá-lo para que, caso não consiga contato, procurar o PSHU. O aluno deverá marcar o PO para 7 dias após. As fichas deverão ser bem preenchidas, pois se trata de um documento com valor legal. Os alunos deverão fazer a descrição cirúrgica completa, e a ficha deverá ser assinada por um assistente.

Cuidados Pós-Operatórios

24 horas

- Morder gaze por 30 minutos.
- Aplicar gelo por fora do rosto por períodos de 15 minutos intercalados por descanso de 20 minutos, nas primeiras 24 horas (proteger o rosto com creme ou vaselina).
- Lubrificar a comissura labial com vaselina líquida (canto da boca).
- Não fazer esforço físico. Evitar atividades físicas nos primeiros dias.
- Evitar locais quentes, abafados ou sol, sereno ou chuva e não fazer compressas quentes.
- Não fumar (5 dias) e não ingerir bebida alcoólica.
- Deitar com a cabeça semielevada (usar apoio para cabeça nas primeiras noites).
- Não fazer bochechos, nem pressão negativa (sucção).
- Alimentação líquido-pastosa e fria (danones, sorvete, sucos, sopas, purê etc.).
- Higienizar dentes lavando a boca sem bochechar.
- Medicação: seguir cuidadosamente as instruções e horários para medicações prescritas.

48 HORAS

- Alimentação pastosa à temperatura ambiente (mastigar do outro lado).
- Não deixar acumular alimento sobre os pontos, passar a escova levemente sobre os pontos ou utilizar cotonetes e fazer bochechos com antisséptico (o paciente deve evitar acúmulo de placas na região, que poderá desencadear inflamação e/ou infecção no local – alveolite).
- Os pontos serão removidos em 7 dias

Sangramento

- Lavar a boca com água fria e morder gaze por 40 minutos seguidos.
- Se hover sangramento nasal, não assoar o nariz vigorosamente.

Dor

• A anestesia começa a passar após 2 horas; tomar a medicação analgésica como prescrita.

Edema (Inchaço)

• O edema poderá ser progressivo até 72 horas, depois começará a regredir.

O paciente poderá fazer compressas quentes após 72 horas se estiver muito inchado.

Nos casos de patologias, todos os casos serão discutidos imediatamente após triados, designada pelo assistente a conduta e, então, está entregue a um aluno escolhido,

O aluno deverá preencher as fichas de anatomopatológico conforme o modelo e cadastrá-las no livro de patologia (ver Anexo).

Anatomia Patológica

A análise da anatomia patológica é um importante exame auxiliar no diagnóstico de lesões; portanto, deve-se ser extremamente criterioso e metódico no processo que culmina no diagnóstico final.

O processo de diagnóstico por anatomia patológica pode ser dividido em cinco fases, após o exame clínico do paciente, que se tentará padronizar para que não haja perda de dados nem diminuição na qualidade do atendimento prestado por este curso.

1. *Coleta do material:* Constitui-se das biópsias e remoções de peças cirúrgicas, as quais serão temas de aulas no decorrer do curso. Vale salientar que todo material retirado do organismo do paciente deve ser enviado para exame em microscópio.
2. *Identificação do material:* O material biopsiado deve ser adequadamente acondicionado, o mais rápido possível, em pote com solução fixadora (em geral, formol a 10%), o qual deve ser identificado com o nome do paciente, a data da biópsia e o nome do operador. Deve-se então preencher o formulário de requisição do exame de acordo com o modelo anexo, colocando o máximo de dados possível. Atenção especial deve ser dada aos campos **"No. RG"**, no qual deve ser colocado o número com o qual o exame será registrado no livro de resultados anatomopatológicos, "nome do operador" que deve ser preenchido com o seu nome e o nome do professor responsável e "disciplina", que deve ser preenchido "fundação esp. cirurgia – WAJ". Caso esses campos não estejam preenchidos corretamente, há grandes chances de o laudo ser extraviado.

Anote também na sua agenda para não se esquecer de pegar o resultado.
3. *Processamento do material:* Após ser entregue ao serviço de patologia cirúrgica, o material passa pela única parte do processo que não é de responsabilidade do cirurgião. Entretanto, o aluno responsável pela biópsia deverá ficar atento à rotina administrativa. O processamento do material depende do tipo enviado (calcificado ou não) e das técnicas laboratoriais utilizadas para se chegar ao resultado, levando, em geral, e 2 a 4 semanas para a confecção do laudo.
4. *Recebimento do laudo:* Se o formulário foi corretamente preenchido, o laudo com o diagnóstico deve estar disponível para retirada em, no máximo, 4 semanas. Caso não esteja, procure um professor. O resultado só será liberado para o aluno depois ser registrado no livro de resultados anatomopatológicos por um dos professores. Este registro é importantíssimo; portanto, não pegue um laudo de exame anatomopatológico sem antes ter certeza de que ele já foi registrado no livro.
5. *Comunicação ao paciente:* O laudo é um documento que pertence ao paciente. É obrigação do aluno comunicar o paciente do resultado e entregar-lhe o laudo. Caso o aluno queira manter um registro próprio, poderá realizar fotocópia do documento.

Concluído o processo de diagnóstico, deve-se sempre fazer o acompanhamento do caso, instituindo terapêutica se necessário.

Siga sempre essa rotina e peça ajuda aos professores nas primeiras biópsias que realizar e sempre que tiver qualquer dúvida.

PLANTÕES HOSPITALARES

Os alunos deverão fazer plantões semanais fixos nos serviços hospitalares conveniados.

Esses plantões serão divididos no início do ano, tendo cada aluno um dia fixo da semana e havendo rodízio aos domingos entre os alunos dos dois anos.

No primeiro ano do curso, os plantões serão de 24 horas e no segundo ano, de 12 horas. Os alunos deverão priorizar as quintas-feiras aos colegas que residirem fora de São Paulo; os plantões de quinta-feira serão de 24 horas durante os dois anos, em virtude do horário da FUNDECTO FFO-FOUSP Os plantões aos domingos serão de 24 horas durante os dois anos.

O horário de entrada do plantão será às 7 horas.

No hospital existe uma hierarquia a ser seguida, devendo o aluno estar subordinado ao plantonista e aos residentes.

Durante o plantão, o aluno poderá executar alguns procedimentos que lhe forem designados, entrar em cirurgias ou auxiliar, ou ainda apenas observar os procedimentos.

No hospital, o aluno deverá trajar uniforme branco e seguir as normas específicas de cada serviço.

DESENVOLVIMENTO CIENTÍFICO

- Trabalho dissertativo – TCC
- Publicações.

TRABALHO DE DISSERTAÇÃO – TCC
TRABALHO DE CONCLUSÃO DE CURSO

O aluno deverá, ao final do curso, defender perante banca composta de três examinadores um trabalho de dissertação sobre tema designado. Os temas serão escolhidos no início do curso, assim como os coorientadores. O aluno será orientado pelo coordenador do curso e o co-orientador, que será um assistente do curso. A nota mínima do trabalho dissertativo para aprovação no curso é 7,0 e a data máxima para conclusão do trabalho é 26/09, e em 12/12 o aluno deverá entregar dez exemplares encadernados.

PUBLICAÇÕES

O aluno deverá entregar com o trabalho de dissertação o trabalho formatado para publicação, de acordo com as normas da RPG (revista da pós-graduação FOUSP), anexo, e/ou normas de periódicos definidos pela equipe.

O aluno deverá também apresentar trabalhos/painéis nos congressos de interesse da especialidade, sempre que designado pelo coordenador do curso (no mínimo um por semestre). A liberação do curso para viagens a congresso só ocorrerá caso o aluno apresente algum trabalho. A seguir, exemplo de eventos no ano 2002, relação de datas e congresso (o aluno deverá se informar sobre datas para inscrições de trabalhos antecipadamente)

- Jornada Hospital Universitário – abril.
- 1º Simpósio Internacional de Ortopedia e Cirurgia, 18 a 20 de abril, no Hotel Ouro Minas Palace, em Belo Horizonte (MG). Informações: (31) 3284-1966
- Futura 2002 – 2º Congresso Internacional de Laser e Novos Recursos em Odontologia – 27 a 29 de junho de 2002 na APCD Central.
- 6º Copac, agosto de 2002, em São Paulo (SP). Informações: (11) 5561-1120.

- SBPQO – 18ª Reunião Anual da Sociedade Brasileira de Pesquisas Odontológicas de 1 a 5 de setembro no Hotel Vacance – Águas de Lindóia. Informações no site: www.sbpqo.org.br.
- Jornada Tatuapé – outubro.
- X Reunião de Pesquisa da FOUSP, sem data definida até o momento, mas normalmente é realizada no final de outubro ou começo de novembro. Informações no site: www.usp.br/fo1.
- III ENEC (Encontro Norte-Nordeste de CIr) e Traumat BMF, de 14 a 16 de novembro de 2002, no Hotel Atlane Plaza em Boa Viagem, Recife (PE). Informações: www.mhitraining.com.br.
- 21º Ciosp – Congresso Internacional de Odontologia de São Paulo, de 27 a 30 de janeiro de 2003 no Anhembi. Informações: no site www.apcd.org.br

NORMAS

- Agendas
- VI.2 – Relatório individual do aluno.

AGENDAS

Cada aluno deverá postar uma agenda individual no primeiro dia de curso. O representante de turma do E2 comprará 12 agendas iguais. O aluno deverá estar com a agenda em todos os eventos relacionados ao curso, todas as quintas-feiras e nos plantões, obrigatoriamente. Na agenda, o aluno deve anotar o nome dos pacientes com telefone, as cirurgias programadas e realizadas, além das auxiliadas, os seminários de patologia, as aulas a que assistiu e o nome dos ministradores, os congressos e cursos, os procedimentos realizados nos plantões, o nome do plantonista e as horas, ou seja, todos os acontecimentos relacionados ao curso.

Essa agenda deverá ser assinada diariamente pelos ministradores das aulas, logo após sua finalização, e pelos plantonistas, ao final de cada plantão. A agenda será conferida.

Existe uma agenda coletiva, referente apenas aos procedimentos práticos da clínica, que se encontrará na clínica da FUNDECTO e deverá ser preenchida semanalmente, sem falta, pois por meio dela serão solicitados pacientes novos para pré-operatório.

Caso o aluno não preencha as cirurgias agendadas, ficará subtedido que ele não possui paciente agendado e, automaticamante, serão solicitados novos pacientes para esse aluno, podendo ficar sobrecarregado, o que deve ser evitado.

Relatório Anual Individual

O aluno deverá entregar um relatório descrevendo toda a sua produção durante o ano letivo; os dados para sua elaboração devem ser retirados de sua agenda individual, seguindo o modelo.

O relatório deverá ser iniciado com o brasão do curso, na página seguinte deverão constar esse resumo com os totais somados, além da carga horária com as portarias

Relatório Individual do Aluno

- Curso de especialização em cirurgia e traumatologia bucomaxilofacial.
- Coordenador: Prof. DR. Waldyr Antonio Jorge.
- Nome do Aluno.
- Endereço: rua, São Paulo, CEP.
- Fones.
- Graduada em data na Universidade (nome)
- Aulas assistidas .... Total
- Participação em seminários .... Total
- Cirurgias realizadas .... Total
- Cirurgias a que assistiu com participação .... Total
- Participação em congressos .... Total
- Patologia (aulas) .... Total
- Plantões hospitalares (horas) .... Total

O relatório deverá apresentar os seguintes itens numerados:

1. Aulas a que assistiu na FUNDECTO.
   Data – título – ministrador.
   Exemplo: 6/07/00 – fratura nasal.
   Dr. Henrique Bauer.
2. Aulas a que assistiu nos hospitais como reuniões clínicas.
   Data – título – ministrador.
3. Aulas/seminários de patologia na FOUSP.
   Data – assunto – apresentado por.
4. Aulas de metodologia científica e ética.
   Data – título – ministrador.
5. Aulas e serviços hospitalares.
   Data – título – ministrador.
6. Plantões hospitalares.
   Data – procedimentos mais importantes e cirurgias a que assistiu.
   Exemplo: 08/06/99 – Assisti à cirurgia de fratura bilateral de mandíbula e atendimento emergencial: drenagem de tórax, FCC transfixante em lábio, redução de fratura nasal em posição, drenagem de ADA, tamponamento nasal para epistaxe.
7. Cirurgias realizadas na Fundecto.
   Data – função – diagnóstico.
   Exemplo: 13/04/00 – cirurgia exo 18 semi-incluso e 48 incluso auxiliei exo 48 semi-incluso.
8. Congressos e cursos
   Data – congresso – aula – ministrador – trabalhos apresentados – título.

SISTEMA DE AVALIAÇÃO

O aluno será avaliado constantemente em suas atividades teóricas (nota x) e práticas (nota y), recebendo uma nota trimestral. A avaliação das atividades teóricas englobará a participação do aluno nos estudos dirigidos, a qualidade da apresentação dos seminários e a participação em aulas teóricas, que somadas à nota obtida na prova teórica trimestral serão divididas por dois, o que resultará em uma nota teórica trimestral (ex.: X e P1)

Será realizada uma prova teórica trimestral (P1, P2, P3 e P4), com datas definidas na programação

A avaliação prática será feita diariamente pelo preceptor do aluno, resultando em um conceito que poderá aumentar ou diminuir sua nota da prova prática, que será surpresa, sem data definida. Na prova prática serão avaliados instrumentais, técnica e cuidado com o paciente. O aluno será informado de que receberá nota naquele dia, no momento da discussão de casos.

A média final do ano corresponderá à média entre nota teórica final e a nota prática final.

Ao final de dois anos: média do primeiro ano, média do segundo ano, trabalho e defesa. A média deverá ser, no mínimo, 7 para aprovação.

O aluno não aprovado deverá refazer parte do curso novamente, sendo dispensado dos plantões hospitalares, sem nenhum custo financeiro adicional.

A presente metodologia de ensino de pós-graduação *sensu-lato* é utilizada nos cursos de especializações em cirurgia e traumatologia bucomaxilofacial do FUNDECTO FFO-FOUSP e da Associação Brasileira de Cirurgiões Dentistas – ABCD-SP.

São também seguidas as mesmas orientações na Residência em Cirurgia e Traumatologia Bucomaxilofacial do Hospital Municipal de Campo Limpo, cuja carga horária é de 8.000 h/a com duração de 3 anos.

Anexo

Ficha Clínica

Disciplina de Cirurgia e Traumatologia Bucomaxilofacial

Prof. Dr. Waldyr Antônio Jorge

Aluno: _____ N.º _____ Turma: _____

Aluno: _____ N.º _____ Turma: _____

Paciente: _____ R.G.:_____

Idade: _____ Sexo: _____ Cor: _____ Estado civil: _____

Naturalidade: _____ Procedência: _____

Endereço: _____ Telefone: _____

Data de entrada: _____ Data de alta: _____

Encaminhamento: _____

ANAMNESE

Queixa principal: _____

_____

História da moléstia atual: _____

_____

_____

_____

Antecedentes pessoais: _____

_____

Hábitos: tabagismo (　) etilismo (　) drogas (　) outros (　) _____

HISTÓRIA MÉDICA

1. Auto-hemostasia

Teve hemorragia em cirurgia anterior?	S	N	Não sabe
Ao cortar-se, perdura por muito tempo o sangramento?	S	N	Não sabe
Em contusões tem hematomas facilmente?	S	N	Não sabe

2. Distúrbios cardiovasculares

Sofre de cardiopatia?	S	N	Não sabe
É portador de prótese cardíaca?	S	N	Não sabe
Cansa-se muito ao subir escadas?	S	N	Não sabe
Tem edema maleolar?	S	N	Não sabe
Tem dores precordiais?	S	N	Não sabe
Tem cefaleias frequentes?	S	N	Não sabe

Em que região se manifesta cefaleia? _____

Sua pressão arterial normalmente qual é? _____ PA no momento _____

Conclusões sobre o item: _____

3. Distúrbios do metabolismo glicídico

É portador de diabetes?	S	N	Não sabe

Tem controles periódicos? _____

Já fez exames de glicemia?	S	N	Não sabe
Sua micção é acentuada?	S	N	Não sabe
Toma muito líquido?	S	N	Não sabe

Conclusões sobre o item: _____

4. Processos alérgicos

É alérgico a alguma substância?	S	N	Não sabe

Qual? _____

Já tomou penicilina?	S	N	Não sabe
Já foi anestesiado?	S	N	Não sabe

Conclusões sobre o item: _____

5. Distúrbios motores

Já teve alguma convulsão?	S	N	Não sabe
Tem algum parente epiléptico?	S	N	Não sabe

Conclusões sobre o item: _____

6. Quando foi ao médico pela última vez?_____

    Por quê? _____

7. Quais doenças teve na infância?

    Caxumba ( )   Catapora ( )   Sarampo ( )   Rubéola ( )   Outras ( )

    _____

8. Tem ou teve alguma doença?

    Úlcera ( )   Hepatite ( )
    Anemia ( )   Asma brônquica ( )
    Doenças venéreas ( )   HIV+ ( )
    Outras ( )

    _____
    Há quanto tempo? _____
    Com quem faz tratamento? _____

9. Está tomando algum medicamento?   S   N

    Qual? _____

10. Já foi hospitalizado?   S   N   Não sabe

    Por quê? _____

    Já foi submetido a alguma cirurgia?   S   N   Não sabe

    Qual? _____

    Já recebeu transfusão sanguínea?   S   N   Não sabe

    Por quê?_____

11. Está grávida?   S   N   Não sabe

    Quantos meses? _____

_____
Assinatura do paciente/responsável

EXAME FÍSICO

Extrabucal: inspeção/palpação – _____

_____

Intrabucal: inspeção/palpação – _____

_____

Diagnóstico provável: _____

Exames complementares: _____

_____

Diagnóstico definitivo: _____

Conduta proposta: _____

_____

Prescrição pré-operatória: _____

_____

SOLICITAÇÃO DE EXAMES

1. □ Hemograma completo
2. □ Coagulograma
3. □ Curva glicêmica
4. □ Glicemia
5. □ Sorológico _____

6. □ Periapicais
7. □ Panorâmica
8. □ Tomografia computadorizada
9. □ Tomografia linear
10. □ Outros _____

AVALIAÇÃO DE EXAMES SOLICITADOS

- Hemograma: alterações _____
  - Série vermelha _____
  - Série branca _____
- Coagulograma _____
  - TS: _____
  - TC: _____
  - Alt. protrombina: _____
  - Tempo: _____
  - Outros: _____
- Glicemia _____ Curva glicêmica   □ Normal   □ Atletas
- Sorológicos
  - HIV   □ Negativo   □ Positivo_____
  - Hepatite   □ Negativo   □ Positivo _____
  - Outros _____

Classificação ASA: (   ) 1   (   ) 2   (   ) 3

Encaminhamento: _____

TERAPÊUTICA CIRÚRGICA

Cirurgia proposta principal: _____

_____

Cirurgia subsidiária: _____

Técnica cirúrgica selecionada (planejamento) e descrição do ato cirúrgico: _____

_____

_____

Tipo de fio usado: _____

Anestésico usado:

    Nome: _____

    Quantidade: _____

    Manifestação idiossincrásica: _____

Data: _____/_____/_____

_____
Assinatura do cirurgião

_____
Assinatura do auxiliar

_____
Assinatura do docente

CONTROLE PÓS-OPERATÓRIO

Data   Evolução   Assinatura do docente

_____

_____

_____

_____

_____

_____

_____

DADOS ESTATÍSTICOS CIRÚRGICO-ODONTOLÓGICOS EM AMBULATÓRIO

Exodontia:

Simples ( ) + _____

Semi-incluso ( ) + _____

Incluso ( ) + _____

Região _____

Hiperplasia ( ) + _____

Região _____

Frenectomia:
Lingual (   )
Labial superior (   )
Labial inferior (   )

Cirurgia apical:
Curetagem (   ) + ——————————
Apicectomia sem retrógrada (   ) + ——————————
Apicectomia com retrógrada (   ) + ——————————
Região: _____

Regularização de rebordo (   ) + ——————————
Região _____

Torus (   ) + ——————————
Excisional (   ) + ——————————
Região _____

Cisto:
Enucleação (   ) + ——————————
Marsupialização (   ) + —————————— Tipo _____
Região _____

Outros:
(   ) ——————————————
Região _____

ANEXO FICHA CLÍNICA
Termo de consentimento

Autorizo o Dr. ——————————————————————— e a equipe do curso de graduação em odontologia da disciplina de cirurgia e traumatologia bucomaxilofacial da ——————— a realizar a seguinte cirurgia ———————————————————————, que objetiva _____.

Estou ciente de que em qualquer procedimento cirúrgico, mesmo quando realizados com indicação precisa e técnica adequada, sempre há riscos de complicações, entre as quais: função oral limitada, dor pós-operatória, edema, sangramento, infecção ou abscesso, sujeitos a drenagem, aparecimento de manchas roxas temporárias na face, reações alérgicas, alteração na sensação ou adormecimento do lábio, queixo ou gengiva e/ou língua (permanente ou transitório), abertura entre a boca e seio maxilar que pode resultar em infecção, abertura persistente que requer outros procedimentos cirúrgicos lesão para os dentes vizinhos ou restaurações, problemas articulares (ATM), cicatrização deficiente, fratura maxilomandibular, trauma provocado pelos afastadores nos lábios, causando feridas, limitação de abertura bucal e reação à anestesia.

Autorizo a realização de fotos e exames complementares que me identifiquem com a finalidade única de pesquisa científica e a divulgação destes em congressos.

São Paulo, _____de _____de _____.

_____
Assinatura
Nome:
RG:

Protocolos de Atendimento no Serviço de Urgências Odontológicas e Bucomaxilofaciais

Waldyr Antônio Jorge

Este capítulo não visa a estabelecer uma regra imutável de atendimento ao paciente odontológico, mas, sim, permitir ao cirurgião-dentista que atua no hospital ter parâmetros e opções que o auxiliem na terapêutica a ser instituída diante do diagnóstico, considerando cada caso individualmente.

Assim sendo, subdividiu-se o protocolo de atendimento por áreas de atuação:

- Pronto-socorro
- Ambulatório
- Centro cirúrgico (cirurgia)
- Enfermaria
- Hospital Dia

Visando a uma melhor visualização e manipulação dos protocolos pelo corpo clínico, estabeleceu-se uma formatação em que constam sucintamente os tópicos:

- hipótese diagnóstica
- exames complementares
- procedimentos clínico-cirúrgicos
- terapêutica medicamentosa
- observação/internação

No protocolo, a terapêutica medicamentosa (uso de analgésicos, anti-inflamatórios, antibióticos, anestésicos locais) deve ser particularizada a cada caso, com avaliação de sua gravidade pelo profissional. Portanto, quando se indica o uso dos medicamentos, devem-se buscar a complementação da sua indicação, efeitos colaterais e mecanismos de ação etc.

SERVIÇO DE URGÊNCIAS BUCOMAXILOFACIAIS DIVISÃO DE ODONTOLOGIA

Protocolos PS

- **Hipótese/diagnóstico: pulpite**
- Exames complementares: RX periapical
- Procedimentos clínico-cirúrgicos: pulpectomia + anódino + OT
- Terapêutica medicamentosa: Ag + Ai.

- **Hipótese/diagnóstico: ADA**
- Exames complementares: RX periapical/US

- Procedimentos clínico-cirúrgicos: fisioterapia + drenagem + OT
- Terapêutica medicamentosa: Ab + Ag + Ai
- Observação e internação: S/N

- **Hipótese/diagnóstico: celulite na face**
- Exames complementares: US/RX
- Procedimentos clínico-cirúrgicos:
- Terapêutica medicamentosa: Ab + Ag + Ai. Corticoide (S/N)
- Observação e internação: observação máxima 24 h + internação

- **Hipótese/diagnóstico: angina de Ludwig**
- Exames complementares: RX/US/TC hemograma/ fibro-nasolaringoscópica
- Procedimentos clínico-cirúrgicos: drenagem + dreno + intubação endoscópica S/N
- Terapêutica medicamentosa: Ab + Ag + Ai. Corticoide (S/N)
- Observação internação: Internação – Solicitar cultura e antibiograma

- **Hipótese/diagnóstico: gengivite ulceronecrosante aguda**
- Exames complementares: hemograma (SN)
- Procedimentos clínico-cirúrgicos: debridamento e irrigação H_2O_2
- Terapêutica medicamentosa: Ab + Ag + Ai

- **Hipótese/diagnóstico: pericoronarite**
- Exames complementares:
- Procedimentos clínico-cirúrgicos: debridamento e irrigação H_2O_2
- Terapêutica medicamentosa: Ab + Ag
- Observação e internação: (S/N)

- **Hipótese de diagnóstico: pericementite infecciosa**
- Exames complementares: RX. Periapical
- Procedimentos clínico-cirúrgicos: abertura e desinfecção do conduto radicular
- Terapêutica medicamentosa: Ab + Ag + Ai
- Observação e internação: (S/N)

- **Hipótese/diagnóstico: pericementite traumática**
- Exames complementares: RX periapical
- Procedimentos clínico-cirúrgicos: ajuste oclusal
- Terapêutica medicamentosa: Ai

- **Hipótese/diagnóstico: hemorragia alveolar**
- Exames complementares:

- Procedimentos clínico-cirúrgicos: debridamento + sutura
- Terapêutica medicamentosa: Ab + Ag. Hemostático S/N
- Observação e internação:

- **Hipótese/diagnóstico: alveolite**
- Exames complementares: RX periapical
- Procedimentos clínico-cirúrgicos: debridamento ferida cirúrgica + anódino oze
- Terapêutica medicamentosa: Ab + Ag + Ai

- **Hipótese/diagnóstico: osteomielite da face**
- Exames complementares: RX + hemograma
- Procedimentos clínico-cirúrgicos: sequestrectomia
- Terapêutica medicamentosa: Ab + Ag + Ai. S/N
- Observação e internação: Obs.: 24 h + internação (S/N)

- **Hipótese/diagnóstico: estomatite herpética**
- Exames complementares: hemograma + sorologia + HIV
- Procedimentos clínico-cirúrgicos:
- Terapêutica medicamentosa: Ab + Ag. Colutórios Avaliação clínica médica
- Observação e internação: Obs.: 24 h (SN) + internação (SN) pela clínica médica

- **Hipótese/diagnóstico: dor e disfunção miofascial (ATM)**
- Exames complementares: RX panorâmico
- Procedimentos clínico-cirúrgicos:
- Terapêutica medicamentosa: miorrelaxante + Ag + Ai. Fisioterapia

- **Hipótese/diagnóstico: luxação (ATM)**
- Exames complementares:
- Procedimentos clínico-cirúrgicos: redução + imobilização + bandagem pericraniana
- Terapêutica medicamentosa: Ag + Ai + miorrelaxante

- **Hipótese/diagnóstico: trauma dentário (fratura do rebordo alveolar)**
- Exames complementares: RX periapical, PA de face e mandíbula
- Procedimentos clínico-cirúrgicos: redução (S/N) + fixação por amarras ou por resina + OT + recomendações da dieta
- Terapêutica medicamentosa: Ag + Ab + Ai
- Observação e internação: (S/N)

- **Hipótese/diagnóstico: fratura de mandíbula**
- Exames complementares: RX/TC, PA de mandíbula
- Procedimentos clínico-cirúrgicos: redução e contenção, imobilização por amarrias ou intervenção cirúrgica FIR + OT e dieta – ASA
- Terapêutica medicamentosa: Ag + Ab + Ai
- Observação e internação: observação + internação (S/N)

- **Hipótese/diagnóstico: fratura nasal**
- Exames complementares: RX/TC, Perfil para OPN, PA para seios maxilares
- Procedimentos clínico-cirúrgicos: redução + contenção, tamponamento nasal ASA
- Terapêutica medicamentosa: Ag + Ab + Ai
- Observação e internação: (S/N)

- **Hipótese/diagnóstico: fratura do complexo malar-zigomático**
- Exames complementares: RX/TC
  PA de face
  PA para seios maxilares + HIRTZ
- Procedimentos clínico-cirúrgicos: redução + contenção por levantamento ou intervenção cirúrgica FIR + OT + dieta – ASA
- Terapêutica medicamentosa: Ag + Ab + Ai
- Observação e internação: (S/N)

- **Hipótese/diagnóstico: fratura do côndilo sem desvio**
- Exames complementares: RX, Towne + PA de face
- Procedimentos clínico-cirúrgicos: BIM + OT, bandagem pericraniana, ASA
- Terapêutica medicamentosa: Ag + Ab + Ai
- Observação e internação: (S/N)

- **Hipótese/diagnóstico: avulsão dental**
- Exames complementares: RX periapical + PA de face – panorâmica
- Procedimentos clínico-cirúrgicos: reimplante + contenção com amarrias e resina foto
- Terapêutica medicamentosa: Ag + Ab + Ai
- Observação e internação: (S/N)

- **Hipótese/diagnóstico: FCC face**
  FPC face, FLC face
- Exames complementares: RX, PA de face, PA de mandíbula
- Procedimentos clínico-cirúrgicos: antissepsia com Povidine aquoso, sutura com fios de náilon 4.0, 5.0 internos polivycril – ASA
- Terapêutica medicamentosa: Ag + Ab + Ai

- Observação e internação: (S/N)
  Controle: antitetânica e raiva

- **Hipótese/diagnóstico: FCC intraoral**
- Exames complementares: RX periapical ou PA de face
- Procedimentos clínico-cirúrgicos: antissepsia com Povidine aquoso, sutura com fios 3.0 a 5.0 polivycril, centro cirúrgico – ASA
- Terapêutica medicamentosa: Ag + Ab + Ai
  Controle: antitetânica e raiva
- Observação e internação: (S/N)

- **Hipótese/diagnóstico: remoção de corpo estranho da face**
- Exames complementares: RX, PA de face
- Procedimentos clínico-cirúrgicos: remoção + sutura/ centro cirúrgico – ASA
- Terapêutica medicamentosa: Ag + Ab + Ai
- Observação e internação:

- **Hipótese/diagnóstico: remoção de corpo estranho intraoral**
- Exames complementares: RX, PA de face
- Procedimentos clínico-cirúrgicos: remoção + sutura/ centro cirúrgico – ASA
- Terapêutica medicamentosa: Ab + Ag + Ai
- Observação e internação:

- **Hipótese/diagnóstico: FLC por animal na face**
- Exames complementares: avaliação epidemiológica para raiva e tétano
- Procedimentos clínico-cirúrgicos: irrigação abundante, anti-sepsia e Povidine, sutura – ASA
- Terapêutica medicamentosa: Ab + Ag + Ai
  Controle: antitetânica e raiva
- Observação e internação: notificação compulsória (S/N)

- **Hipótese/diagnóstico: FAF**
- Exames complementares: RX, TC
- Procedimentos clínico-cirúrgicos: antissepsia + hemostasia + sutura(s)/redução de fratura – ASA
- Terapêutica medicamentosa: Ab + Ag + Ai
- Observação e internação:

- **Hipótese/diagnóstico: aspiração de corpo estranho**
- Exames complementares: RX de tórax
- Procedimentos/clínico-cirúrgicos:
  Consciente: manobra Heinrilich
  Inconsciente: traqueostomia

Avaliação/endoscopia/cirurgia geral/ASA
- Terapêutica medicamentosa: _____
- Observação e internação: _____

- **Hipótese/diagnóstico: deglutição de corpo estranho**
- Exames complementares: RX abdominal
- Procedimentos clínico-cirúrgicos: encaminhamento à cirurgia geral – ASA
- Terapêutica medicamentosa: _____
- Observação e internação: _____

- **Hipótese/diagnóstico: avulsão dental**
- Exames complementares: RX periapical + tórax + abdominal
- Procedimentos clínico-cirúrgicos: irrigação SF dental e alvéolo, reimplante, contenção (RC, fio de aço, barra de Erich, bráquete ortodôntico), encaminhamento: endodontia (S/N)
- Terapêutica medicamentosa: protocolo tétano (S/N), Ab + Ag + Ai
- Observação de internação: OT (higienização, dieta)

- **Hipótese/diagnóstico: avulsão dental tardia (tempo superior a 5 horas)**
- Exames complementares: RX periapical/tórax/abdominal
- Procedimentos clínico-cirúrgicos: preparo do dente (endo* + raspagem radicular + imersão em solução**), preparo do álveolo (curetagem + irrigação copiosa), reimplante, contenção (RC, fio de aço, arco Erich, bráquete ortodôntico)
- Terapêutica medicamentosa: protocolo tétano (S/N) Ab + Ag + Ai
- Observação e internação: OT (higienização, dieta)

SERVIÇO DE URGÊNCIAS BUCOMAXILOFACIAIS DIVISÃO DE ODONTOLOGIA

PROTOCOLO AMBULATÓRIO

- **Hipótese/diagnóstico: ortognática, pré-operatório, primeira consulta**
- Exames complementares: telerradiografia + panorâmica + modelos de estudos
- Procedimentos clínico-cirúrgicos: avaliação do paciente + solicitação de preparo ortodôntico pré-cirúrgico
- Terapêutica medicamentosa: _____
- Observação e internação: _____

- **Hipótese/diagnóstico: pré-operatório de fratura mandibular**
- Exames complementares: RX + hemograma, coagulograma + bioquímica de sangue (RX de tórax + eletrocardiograma S/N)
- Procedimentos clínico-cirúrgicos: fixação de amarrias, solicitação de exames, agendamento
- Terapêutica medicamentosa: Ab + Ag + Ai, pré-operatório
- Observação e internação: (S/N)

- **Hipótese/diagnóstico: pré-operatório de fratura do côndilo**
- Exames complementares: RX + hemograma, coagulograma + bioquímica de sangue, RX de tórax + eletrocardiograma S/N
- Procedimentos clínico-cirúrgicos: avaliação ASA
- Terapêutica medicamentosa: Ab + Ag + Ai
- Observação e internação: (S/N)

- **Hipótese/diagnóstico: pré-operatório de fratura nasal**
- Exames complementares: RX + hemograma, coagulograma + bioquímica de sangue (RX Tórax + eletrocardiograma S/N)
- Procedimentos clínico-cirúrgicos: avaliação ASA
- Terapêutica medicamentosa: Ab + Ag + Ai
- Observação e internação: (S/N)

- **Hipótese/diagnóstico: pré-operatório de fratura do complexo malar-zigomático**
- Exames complementares: RX + hemograma, coagulograma + bioquímica do sangue, RX de tórax + eletrocardiograma S/N
- Procedimentos clínico-cirúrgicos: avaliação ASA
- Terapêutica medicamentosa: Ab + Ag + Ai
- Observação e internação: (S/N)

- **Hipótese/diagnóstico: pré-operatório Le Fort I, II, III**
- Exames complementares: RX + hemograma, coagulograma + bioquímica do sangue, RX de tórax + eletrocardiograma S/N
- Procedimentos clínico-cirúrgicos: fixação de amarrias, Avaliação ASA
- Terapêutica medicamentosa: Ab + Ag + Ai
- Observação de internação: S/N

- **Hipótese/diagnóstico: pós-operatório Le Fort I, II, III**
- Exames complementares: RX de controle

---

* Curativo de demora – calcitonina (Miacalcic 100 UI/ml) + CaOH p.a. + polietilenoglicol 400
** Fluoreto de sódio (NaF) a 2,4% (pH 5,5) por 20' ou calcitonina (Miacalcic 10 UI/ml) por 10'

- Procedimentos clínico-cirúrgicos: remoção BIM, controles PO
- Terapêutica medicamentosa: Ab + Ag + Ai
- Observação e internação: (S/N)

- **Hipótese/diagnóstico: pré-operatório de fístula bucossinusal**
- Exames complementares: RX + hemograma, coagulograma + bioquímica do sangue, RX de tórax + eletrocardiograma S/N/cultura + antibiograma
- Procedimentos clínico-cirúrgicos: moldagem + goteira S/N
- Terapêutica medicamentosa: Ab + Ag + Ai
- Observação e internação: (S/N)

- **Hipótese/diagnóstico: pós-operatório de fístula bucossinusal**
- Exames complementares: RX
- Procedimentos clínico-cirúrgicos: remoção de sutura
- Terapêutica medicamentosa: Ab + Ag + Ai
- Observação e internação: (S/N)

- **Hipótese/diagnóstico: pré-operatório colocação de implantes**
- Exames complementares: RX + hemograma/TC coagulograma + bioquímica do sangue, RX de tórax + eletrocardiograma S/N/RX panorâmico
- Procedimentos clínico-cirúrgicos: moldagem + estudo + avaliação da posição do número de implantes + necessidade de enxertos
- Terapêutica medicamentosa: Ab. profilática

- **Hipótese/diagnóstico: pós-operatório na colocação de implantes**
- Exames complementares: RX
- Procedimentos clínico-cirúrgicos: remoção da sutura intra-oral + controle da higienização oral
- Terapêutica medicamentosa: Ab + Ag + Ai
- Observação e internação: (S/N)

- **Hipótese/diagnóstico: pré-operatório de enxerto ósseo da maxila/mandíbula**
- Exames complementares: RX + hemograma/TC coagulograma + bioquímica do sangue, RX de tórax + eletrocardiograma S/N/RX panorâmico
- Procedimentos clínico-cirúrgicos: avaliação ASA, avaliação do leito receptor e doador
- Terapêutica medicamentosa: Ab + Ag + Ai

- **Hipótese/diagnóstico: pós-operatório de enxerto ósseo da maxila/mandíbula**
- Exames complementares: RX panorâmico/TC

- Procedimentos clínico-cirúrgicos: remoção da sutura/ controle PO
- Terapêutica medicamentosa: Ab + Ag + Ai
- Observação e internação: (S/N)

- **Hipótese/diagnóstico: osteoartroses ATM/pré-operatório**
- Exames complementares: TC, RN + Hb, Ht, RX de tórax
- Procedimentos clínico-cirúrgicos: artroplastia/reconstrução ATM
- Terapêutica medicamentosa: Ab + Ag + Ai

- **Hipótese/diagnóstico: osteoartroses ATM/pós- operatório**
- Exames complementares: TC, RN
- Procedimentos clínico-cirúrgicos: placa miorrelaxante
- Terapêutica medicamentosa: Ai + Ag
- Observação e internação: (S/N)

- **Hipótese/diagnóstico: ortognática pré-operatório (sequência)**
- Exames complementares: RX (telerradiografia panorâmica), modelos pré-operatórios, hemograma + bioquímica do sangue
- Procedimentos clínico-cirúrgicos: avaliação do paciente local e sistêmico nível ASA/moldagem + montagem articulador/confecção de guia/goteiras
- Terapêutica medicamentosa: _____
- Observação e internação: (S/N)

- **Hipótese/diagnóstico: ortognática pós-operatório**
- Exames complementares: RX (telerradiografia panorâmica)
- Procedimentos clínico-cirúrgicos: evolução do paciente + remoção de sutura
- Terapêutica medicamentosa: Ab + Ag + Ai
- Observação e internação: (S/N)

- **Hipótese/diagnóstico: pós-operatório em ferimentos da face**
- Exames complementares:
- Procedimentos clínico-cirúrgicos: remoção de sutura/ troca de curativos
- Terapêutica medicamentosa: Ab + Ag + Ai
- Observação e internação: (S/N)

- **Hipótese/diagnóstico: pós-operatório de fratura de rebordo alveolar**
- Exames complementares: RX de controle
- Procedimentos clínico-cirúrgicos: remoção BIM/ amarrias/higiene bucal

- Terapêutica medicamentosa: Ab + Ag + Ai
- Observação e internação: (S/N)

- **Hipótese/diagnóstico: patologia oral (diagnóstico)**
- Exames complementares: hemograma + bioquímica do sangue + anatomopatológico
  Citologia esfoliativa/RX + TC + RN/Ultrassom
- Procedimentos clínico-cirúrgicos: biópsias incisional e/ou excisional
- Terapêutica medicamentosa: Ab + Ag + Ai
- Observação e internação: (S/N)

- **Hipótese/diagnóstico: PO de drenagem de abcesso**
- Exames complementares: RX de controle
- Procedimentos clínico-cirúrgicos: manipulação/ remoção de dreno
- Terapêutica medicamentosa: Ab + Ag + Ai

- **Hipótese/diagnóstico: PO de fratura mandibular**
- Exames complementares: RX de controle ou TC
- Procedimentos clínico-cirúrgicos: remoção BIM/ amarria
- Terapêutica medicamentosa: Ab + Ag + Ai
- Observação e internação: (S/N)

- **Hipótese/diagnóstico: PO de fratura condiliana**
- Exames complementares: RX de controle/Towne ou TC
- Procedimentos clínico-cirúrgicos: remoção BIM/ fisioterapia
- Terapêutica medicamentosa: Ag + Ai
- Observação e internação: (S/N)

- **Hipótese/diagnóstico: PO de fratura nasal**
- Exames complementares: RX de controle, OPN
- Procedimentos clínico-cirúrgicos: remoção TNA/ TNP
- Terapêutica medicamentosa: Ab + Ag + Ai, S/N
- Observação e internação: (S/N)

- **Hipótese/diagnóstico: PO de fratura malar**
- Exames complementares: RX de controle, Hirtz + PA de face ou TC
- Procedimentos clínico-cirúrgicos: remoção de sutura, curativos + OT
- Terapêutica medicamentosa: Ag + Ab
- Observação e internação: (S/N)

- **Hipótese/diagnóstico: pós-operatório de ferimentos da face**
- Exames complementares:

- Procedimentos clínico-cirúrgicos: remoção de suturas/ troca de suturas
- Terapêutica medicamentosa: Ab + Ag + Ai, S/N
- Observação e internação: (S/N)

SERVIÇO DE URGÊNCIAS BUCOMAXILOFACIAIS DIVISÃO DE ODONTOLOGIA

PROTOCOLO (CIRURGIA)*

- **Hipótese/diagnóstico: cirurgia ortognática**
- Exames complementares: RX panorâmico, telerradiografia, cefalometria, avaliação ASA + clínica médica + exames laboratoriais/bioquímica
- Procedimentos clínico-cirúrgicos: osteotomia/ ostectomia + FIR + BIM/sutura + porte M/G
- Terapêutica medicamentosa: Ab + Ag + Ai + cortic.
- Observação e internação: 1 a 3 dias

- **Hipótese/diagnóstico: fraturas Le Fort I, II, III**
- Exames complementares: hemograma + coagulograma, bioquímica do sangue + avaliação clínica médica + ASA (RX de tórax + eletrocardiograma S/N)
- Procedimentos clínico-cirúrgicos: redução + FIR + bloqueio maxilar/mandibular + sutura + SNGE S/N/ porte M/G
- Terapêutica medicamentosa: Ab + Ag + Ai + cortic.
- Observação e internação: 1 a 3 dias

- **Hipótese/diagnóstico: fratura do complexo malar-zigomático**
- Exames complementares: hemograma + coagulograma
  Bioquímica do sangue + avaliação ASA (RX de tórax + eletrocardiograma S/N)
- Procedimentos clínico-cirúrgicos: redução + FIR + sutura porte P/M
- Terapêutica medicamentosa: Ab + Ag + Ai
- Observação e internação: 1 a 3 dias

- **Hipótese/diagnóstico: fratura nasal**
- Exames complementares: hemograma + coagulograma, bioquímica do sangue + avaliação ASA (RX de tórax + eletrocardiograma S/N)
- Procedimentos clínico-cirúrgicos: redução + TNA/ TNP, hospital/dia
- Terapêutica medicamentosa: Ag + Ai + Ab
- Observação e internação: 1 a 2 dias

- **Hipótese diagnóstico: fratura da mandíbula**
- Exames complementares: hemograma + coagulograma, bioquímica do sangue + avaliação ASA (RX de tórax + eletrocardiograma S/N)
- Procedimentos clínico-cirúrgicos: redução + FIR + BIM (S/N)/porte P/M
- Terapêutica medicamentosa: Ag + Ai + Ab
- Observação e internação: 1 a 5 dias

- **Hipótese/diagnóstico: fratura condiliana**
- Exames complementares: hemograma + coagulograma, bioquímica do sangue + avaliação ASA (RX de tórax + eletrocardiograma S/N)
- Procedimentos clínico-cirúrgicos: redução + FIR/porte P/M
- Terapêutica medicamentosa: Ag + Ai + Ab
- Observação e internação: 1 a 3 dias

- **Hipótese/diagnóstico: colocação de implantes**
- Exames complementares: hemograma + coagulograma, bioquímica do sangue + avaliação ASA (RX de tórax + eletrocardiograma S/N)
- Procedimentos clínico-cirúrgicos: colocação de implantes + enxertos + sutura, porte P/M
- Terapêutica medicamentosa: Ab. + Ag. + Ai
- Observação e internação: 1 a 2 dias

- **Hipótese/diagnóstico: remoção de implantes**
- Exames complementares: hemograma + coagulograma, bioquímica do sangue + avaliação ASA (RX tórax + eletrocardiograma S/N)
- Procedimentos clínico-cirúrgicos: remoção de implantes + enxertos + sutura, porte P/M
- Terapêutica medicamentosa: Ab + Ag + Ai
- Observação e internação: 1 a 2 dias

- **Hipótese/diagnóstico: drenagem de abscessos intra/ extraoral**
- Exames complementares: hemograma + coagulograma, bioquímica do sangue + (RX de tórax + eletrocardiograma)
- Procedimentos clínico-cirúrgicos: intubação de fibra óptica + traqueostomia + drenagem + dreno + sutura/ porte P
- Terapêutica medicamentosa: Ab + Ag + Ai + cortic.
- Observação e internação: 1 dia

- **Hipótese/diagnóstico: drenagem de abscessos (angina de Ludwig)**
- Exames complementares: hemograma + coagulograma,

bioquímica do sangue + avaliação clínica médica e cirúrgica (RX de tórax + eletrocardiograma S/N)/cultura e antibiograma, TC
- Procedimentos clínico-cirúrgicos: intubação de fibra óptica + traqueostomia + drenagem + dreno + sutura/porte P
- Terapêutica medicamentosa: Ag + Ai + Ab + cortic.
- Observação e internação: 1 a 10 dias

- **Hipótese/diagnóstico: enxertia óssea**
- Exames complementares: hemograma + coagulograma, bioquímica do sangue + avaliação ASA (RX de tórax + eletrocardiograma)
- Procedimentos clínico-cirúrgicos: preparo do leito receptor, remoção de enxerto, FIR + sutura, porte m/g
- Terapêutica medicamentosa: Ag + Ai + Ab + cortic.
- Observação e internação: 1 a 3 dias

SERVIÇO DE URGÊNCIAS BUCOMAXILOFACIAIS DIVISÃO DE ODONTOLOGIA

PROTOCOLO (ENFERMARIA)

- **Internados: trauma/fraturas**
- Evolução: verificar estado geral, controle locais e gerais, controles vitais, controle do nível de consciência, nutrição por SNGE S/N; exame físico: palpação, inspeção, avaliar oclusão, presença de hematomas e edemas, sutura e curativos
- Prescrição: Ag + Ai + Ab
- Cuidados/recomendações: dieta líquida hiper-hiperhiper; decúbito horizontal 45° semielevado, troca de curativos, umedecer lábios com vaselina, fisioterapia por gelo, quente/úmido, manipulação de drenos
- Interconsulta: (S/N)

- **Internados: processos infecciosos**
- Evolução: verificar estado geral, troca de curativos, verificar drenos
- Prescrição: Ab + Ag + Ai
- Cuidados/recomendações: dieta líquida hiper-hiperhiper, decúbito horizontal 45° semielevado, troca de curativos, umedecer lábios com vaselina, fisioterapia por gelo, quente/úmido, manipulação de drenos
- Interconsulta: clínica médica, clínica cirúrgica, S/N

- **Internados: deformidades**
- Evolução: verificar estado geral
  Exame físico/avaliar oclusão/respiração

Porte do procedimento: pequeno, médio e grande.

- Prescrição: Ab + Ag + Ai
- Cuidados/recomendações: dieta líquida hiper-hiper-hiper, decúbito horizontal 45° semielevado, troca de curativos, umedecer lábios com vaselina, fisioterapia por gelo, quente/úmido
Manipulação de drenos
- Interconsulta: (S/N)

- **Internados: processos patológicos**
- Evolução: verificar estado geral, exame físico: edemas, hematomas; avaliar quadro evolutivo e envolvimento dos demais sistemas
- Prescrição: Ab + Ag + Ai
- Cuidados/recomendações: dieta líquida hiper-hiper-hiper, decúbito horizontal 45° semielevado, troca de curativos, umedecer lábios com vaselina, fisioterapia por gelo, quente/úmido, manipulação de drenos
- Interconsulta: (S/N)

SERVIÇO DE URGÊNCIAS BUCOMAXILOFACIAIS DIVISÃO DE ODONTOLOGIA

PROTOCOLO (TERAPÊUTICA MEDICAMENTOSA)

Antibióticos

Nome: posologia

- Penicilina cristalina: 4 milhões, EV, 4/4, em 100 ml, SF a 0,9%
- Benzetacil: 300.000; 600.000; 1.200.000, IM
- Wycillin: 400.000, IM, 1 amp., 12/12h
- Keflex: 500 mg, 6/6 h, cáps., VO
- Keflin: 500 mg/1 g, 6/6 h, EV
- Ampicilina: 500 mg, 6/6 h, cáps., VO
- Clindamicina: 300/600 mg, EV, 500 mg, VO – 8/8 h
- Frademicina: 600 mg, IM/500 mg, VO
- Eritromicina: 500 mg/250, cáp./sol., VO
- Azitromicina: 500 mg cáps., 24/24 h, VO
- Tetraciclina: 500 mg, 8/8 h, cáps., VO
- Cloranfenicol: 250 mg, 8/8 h, cáps., VO
- Vancomicina: 500 mg, 12/12 h, EV
- Cipro: 500 mg, 250 mg/12/12 h, VO, ou 200 mg amp., EV
- Flagyl: 400 mg, VO/500 mg., EV, 8/8 h
- Amicacina: 500 mg, EV, 12/12 h
- Cimetidina: 200 mg, VO, 8/8 h
- Micostatin: drágeas 500.000 VI: 6/6 h/antifúngico

Hemostático
- Kanakion: 1 amp., 1 ml, IM
- Premarin: 1 amp., 5 ml, IM

Antiemético
- Plasil: 1 amp., 2 ml, IM
- Dramim b 6: 1 amp. 1 ml, IM

SERVIÇO DE URGÊNCIAS BUCOMAXILOFACIAIS DIVISÃO DE ODONTOLOGIA

PROTOCOLO (TERAPÊUTICA MEDICAMENTOSA)

Analgésicos

Nome: posologia

- Dipirona Sódica: IM/EV 2cc, 6/8/12 h
- Tylenol: 500 mg VO 4/4 h, VO, comp.
- Tylex: 7,5/30 mg 4/4 ou 6/6 VO, comp.
- Katadolon: 2 mg VO 12/12 h, comp.
- Mioflex: 8/8 h, comp., VO
- Sirdalud: 8/8 h, comp., VO
- Lisador: 6/6 h, VO
- Dolantina: 2,0 ml a 4,0 ml, IM
- Sedalene: 2,0 ml, 1 amp., IM
- Spidufen: 400 mg. 6/6 h, VO

SERVIÇO DE URGÊNCIAS BUCOMAXILOFACIAIS DIVISÃO DE ODONTOLOGIA

PROTOCOLO (TERAPÊUTICA MEDICAMENTOSA)

Anti-inflamatórios

Nome: posologia

- Voltaren: 50 mg, VO, 8/8 h; 75 mg, IM
- Cataflan: 50 mg, VO, 8/8 h
- Tilatil: 40 mg, EV/VO, 12/12 h
- Profenid: 100 mg, IM/EV, 12/12 h
- Nimesulida (Scaflan): 100 mg, VO, 12/12 h
- Celebra: 200 mg, VO

SERVIÇO DE URGÊNCIAS BUCOMAXILOFACIAIS DIVISÃO DE ODONTOLOGIA

PROTOCOLO (TERAPÊUTICA MEDICAMENTOSA)

Corticoides

Nome: posologia

- Celestone/Soluspan: 1 amp., IM
- Diprospan: 1 amp., IM
- Solumedrol: 125 mg, EV, 4/4 h

- Decadron (dexametasona) corticóide: 4 mg, EV – IM, 6/6 h
- Solucortef: 200 mg, EV, 8/8 h

SERVIÇO DE URGÊNCIAS BUCOMAXILOFACIAIS DIVISÃO DE ODONTOLOGIA

PROTOCOLO (TERAPÊUTICA MEDICAMENTOSA)

Anestésicos locais

Nome: posologia

- Prilocaína + octapressim: 1,8 ml c/s vaso c. – até 6 tubetes
- Lidocaína + adrenalina: 1,8 ml c/s vaso c. – até 6 tubetes
- Marcaína: 1,8 ml – até 6 tubetes
- Mepivacaína + adrenalina: 1,8 ml – até 6 tubetes
- Bupivacaína + adrenalina: 1,8 ml – até 6 tubetes

SERVIÇO DE URGÊNCIAS BUCOMAXILOFACIAIS DIVISÃO DE ODONTOLOGIA

PROTOCOLO (HOSPITAL-DIA)

- **Hipótese/diagnóstico: enucleação de cistos**
- Procedimentos clínico-cirúrgicos: biópsia/exérese
- Exames complementares: RX, TC, Hb, Ht Coagulograma, RX de tórax/eletro/S/N
- Tipo de anestesia: sedação ou geral
- **Hipótese/diagnóstico: cálculos salivares**
- Procedimentos clínico-cirúrgicos: exérese de cálculo ou glândula
- Exames complementares: Ultrassom, RX, Hb, Ht, coagulograma, RX de tórax/eletro/S/N
- Tipo de anestesia: sedação ou geral

- **Hipótese/diagnóstico: apicectomias**
- Procedimentos clínico-cirúrgicos: exérese da lesão
- Exames complementares: RX periapical, Hb, Ht, coagulograma
- Tipo de anestesia: sedação

- **Hipótese/diagnóstico: exodontias**
- Procedimentos clínico-cirúrgicos: extração de dentes
- Exames complementares: RX periapical, Hb, Ht, coagulograma
- Tipo de anestesia: local + sedação

- **Hipótese/diagnóstico: retirada FIR**
- Procedimentos clínico-cirúrgicos: remoção de placas ou parafusos
- Exames complementares: RX panorâmico, Hb, Ht, coagulograma, eletro S/N
- Tipo de anestesia: sedação ou geral

- **Hipótese/diagnóstico: fraturas Md**
- Procedimentos clínico-cirúrgicos: BIM, instalação de barras de Erich
- Exames complementares: RX, Hb, Ht, coagulograma, eletro S/N
- Tipo de anestesia: local + sedação ou geral

- **Hipótese/diagnóstico: fraturas CMZ, fraturas OPN, traumas pequenos**
- Procedimentos clínico-cirúrgicos: redução cruenta cirúrgica
- Exames complementares: RX, TC, Hb, Ht, coagulograma, eletro/S/N
- Tipo de anestesia: sedação ou geral

- **Hipótese/diagnóstico: expansão maxilar**
- Procedimentos clínico-cirúrgicos: osteotomia da maxila
- Exames complementares: RX, TC, Hb, Ht, coagulograma, eletro/S/N
- Tipo de anestesia: geral

Odontologia Hospitalar (Disciplina Curricular)

Waldyr Antônio Jorge

DISCIPLINA CURRICULAR

A disciplina de Odontologia Hospitalar, após ser aprovada pelo Conselho do Departamento de Estomatologia da Faculdade de Odontologia da Universidade do Estado de São Paulo (USP), pela Comissão de Graduação e pela Congregação da Faculdade de Odontologia da USP, em 5 de dezembro de 2002, passou a ser ministrada regularmente como disciplina optativa aos alunos do curso de graduação.

É ministrada por docentes do Departamento de Estomatologia e por membros do corpo clínico do Serviço de Urgências Bucomaxilofaciais da Divisão de Odontologia e das Divisões de Clínica Médica e Cirúrgica do Hospital Universitário da USP.

O curso iniciou-se em caráter voluntário em 4 de outubro de 1993, sendo ministrado mensalmente até 1998, quando, após aprovação da CTA da Faculdade de Odontologia, passou a ser ministrado semestralmente, com carga horária de 90 horas/aluno, sob supervisão da Divisão de Odontologia – Serviço de Urgências Bucomaxilofaciais e do Departamento de Estomatologia – Disciplina de Clínica Integrada, como atividade extramuro, tornando-se disciplina optativa após decisão da Congregação em

5 de dezembro de 2002, recebendo o código USP-FO ODE 0333.

PALAVRAS INICIAIS

A disciplina de Odontologia Hospitalar do Departamento de Estomatologia da Faculdade de Odontologia e da Divisão de Odontologia do Hospital Universitário da Universidade de São Paulo dá as boas-vindas aos alunos do curso de graduação em odontologia.

A disciplina, em seu programa didático, procura dar ao aluno um embasamento teórico que lhe permite planejar corretamente o ato operatório, desde o diagnóstico da doença até a alta do paciente com a sua cura. Acompanhado pelo conhecimento cognoscitivo e de técnica operatória, o curso visa a desenvolver as habilidades intelectuais e manuais que permitam ao aluno obter a cura bem-sucedida do paciente.

A odontologia, como profissão, ainda não possui dois séculos de vida, contudo, como especialidade médica, acompanha a medicina nos seus primórdios com seus relatos históricos de procedimentos de atos médicos de cura.

Ato médico – Diagnóstico de doença e tratamento de doentes são atos exclusivos de médicos regularmente registrados e não podem ser delegados a outros profissionais, mesmo que da área de saúde, com exceção para os de odontologia – Conselho Federal de Medicina.

Segundo a OMS, profissional médico é aquele profissional da área de saúde que, em lançando mãos dos meios auxiliares de diagnóstico de qualquer natureza – exames laboratoriais, iconográficos etc. – chega por meio de hipóteses diagnósticas a um diagnóstico final, propõe uma terapêutica, faz a proservação, *follow-up* do paciente até sua alta.

Considerando-se tal definição, conclui-se que a odontologia exerce uma atividade de especialidade médica numa área do corpo humano muito importante, embora não seja o profissional cirurgião-dentista, de formação, um profissional médico.

O conceito de profissões paramédicas não se enquadra devidamente à odontologia, pois o termo paramédico define atividades complementares às atividades centrais do médico, no auxílio do diagnóstico e, mesmo, na complementação terapêutica, não atuando na tríade que define a responsabilidade médica na procura da cura do paciente.

Diagnóstico – Terapêutica (Proservação) – Alta do Paciente

Nota-se que atuando integralmente nessa tríade, além do profissional médico, o cirurgião-dentista é o único profissional da saúde que se enquadra perfeitamente na busca da cura, na instituição de terapêuticas invasivas (medicamentosa, clínica e cirúrgica), na procura do diagnóstico e na devolução do paciente à sociedade em sua bionormalidade.

"A odontologia, entendida como uma profissão autônoma, interdependente na área da saúde – que atua como uma especialidade médica, sem ser de formação médica, com características e capacitação próprias de eliminar a dor, diagnosticar, propor terapêutica, proservar até a alta do paciente –, é, entre as atividades da área da saúde, uma profissão que se distingue das demais pelas suas características próprias, contribuindo em muito para o equilíbrio biopsicossocial do indivíduo quanto à sua biofisiologia, função e estética" (Jorge WA. *Urgências sistêmicas em consultório odontológico*. Livro do 19º Congresso Internacional de Odontologia. 2000, Capítulo 18, pág. 536-73).

Com certeza a amplitude de conhecimentos do aluno no curso de graduação, com base no curso de Odontologia Hospitalar, passará a ser de uma visão mais ampla e completa de entender que não tratamos de dente num indivíduo, mas sim de um indivíduo com dente.

É a esse conceito de resgate de importância do cirurgião-dentista ser mais bem preparado, não no diagnóstico de doenças sistêmicas, mas sim no conhecimento e obrigatoriedade da "suspeita" da doença e seu devido encaminhamento ao profissional médico, que deixará o paciente em condições de bionormalidade para ser submetido a um tratamento odontológico, para o qual o cirurgião-dentista deve-se voltar.

Introdução

O sistema de estágio da disciplina de Odontologia Hospitalar tem como objetivo proporcionar o adestramento e aperfeiçoamento técnico e científico do aluno de odontologia, oriundos da FOUSP, no campo específico de propedêutica médica, bem como favorecer um melhor preparo para a interpretação e tratamento das afecções, não só no âmbito da estomatologia, mas também no seu relacionamento com as afecções no âmbito da cirurgia e clínica geral, com repercussão na cavidade oral, promovendo, consequentemente, melhora do atendimento a população, tendo em vista a experiência e a vivência clínica que irá adquirir progressivamente mediante um planejamento educacional dirigido.

A permanência dos alunos como observadores em pronto-socorro promoverá aptidões para a urgência e a convivência com médicos e estudantes de medicina, permitindo o desenvolvimento de condições para o trabalho em equipe, o que qualificará o cirurgião-dentista a integrar-se a outros setores de profissões de saúde a fim de praticar a odontologia realmente como uma profissão de saúde.

Participação dos Alunos na Disciplina

A evolução do aprendizado dos alunos durante o curso ocorre progressiva e paulatinamente, de tal forma que iniciem suas atividades em aula teórica e, após essa participação, passem a observar os procedimentos clínicos cirúrgicos e a visitar a enfermaria, concluindo-se essa atuação na execução de tais procedimentos.

O programa teórico é feito de forma evolutiva, visando ao conhecimento da totalidade do ser humano, devendo-se lembrar que o cirurgião-dentista deve possuir conhecimento sistêmico (propedêutica clínica) para capacitar-se ao tratamento específico odontológico e, também, que jamais pode se aventurar ao diagnóstico sistêmico, mas sim buscar a suspeição desse diagnóstico impeditivo ao tratamento odontológico.

Quanto às atividades clínicas hospitalares, os alunos participam de plantões de 12 horas, diurno ou noturno, em escalas preestabelecidas de livre escolha, com direito ao repouso médico e ao refeitório no Hospital Universitário. Assim vivenciam o dia-a-dia no pronto-socorro, ambulatório e enfermaria, onde diariamente acompanham os plantonistas e residentes nas visitas aos leitos, acompanhando a evolução dos pacientes internados e prescrevendo-lhes receitas. Nas atividades cirúrgicas realizadas em centro cirúrgico, semanalmente às quarta-feiras, dia da reunião clínica, apresenta-se uma escala da semana seguinte em relação às cirurgias programadas, sendo permitida a participação dos alunos em livre escolha.

Todas as quartas-feiras são realizadas reuniões clínicas das 11:00 às 13:00 horas, em que são apresentados os casos pré e pós-operatórios e temas teóricos para seminário, discorridos por preceptores, residentes, estagiários e alunos.

PÚBLICO-ALVO

A condição mínima para alunos de graduação em odontologia da FOUSP participarem será estar cursando o 4º semestre diurno e o 6º semestre noturno do curso de graduação, no curso do primeiro semestre, e estar cursando o 8º semestre diurno e 10º semestre noturno, no curso do segundo semestre.

INSCRIÇÕES

As inscrições são feitas na seção de alunos da graduação da Faculdade de Odontologia – USP, na época da matrícula. Informações podem ser obtidas na disciplina de clínica integrada do Departamento de Estomatologia da FOUSP.

ATIVIDADES DIDÁTICAS

As atividades didáticas são compostas de aulas teóricas e estudos dirigidos. As aulas teóricas são ministradas pelo corpo docente do Departamento de Estomatologia e professores convidados de outros departamentos da Faculdade de Odontologia e de outras instituições e faculdades afins, pelo corpo clínico dos hospitais conveniados e pelos residentes. Serão ministradas aos sábados, no período a ser decidido no primeiro dia de aula, e terão duração de três horas.

Os estudos dirigidos serão realizados na forma de seminários e os alunos receberão previamente (duas semanas antes) um questionário com perguntas pertinentes aos temas abordados. No dia, essas perguntas serão discutidas pelo grupo de alunos com os professores.

CRONOGRAMA SEMESTRAL

- Conceito e Introdução ao Curso de Odontologia Hospitalar – Terapêutica multiprofissional.
- Fluxo de pacientes externos no PS e ambulatório do dos hospitais.
- Fluxo de pacientes internos na enfermaria e centro cirúrgico.
- Exames complementares laboratoriais. Indicação, solicitação e interpretação.
- Iconologia aplicada à odontologia hospitalar. Radiografias extrabucais, tomografias, 3D, ultrassom, ressonância magnética.
- Condutas em centro cirúrgico: paramentação e instrumentação. Anestesia geral para a odontologia.
- Prescrição medicamentosa e evolução do paciente internado.
- Noções das condutas preventivas da CCIH. Infecções do complexo maxilomandibular.
- Noções básicas de distúrbios pneumológicos e cardiovasculares com repercussão no tratamento odontológico.
- Noções básicas de distúrbios hematológicos e renais com repercussão no tratamento odontológico.
- Noções básicas de distúrbios endócrinos e hepatopatias com repercussão no tratamento odontológico.
- Noções básicas de distúrbios neoplásicos oncológicos e debilitantes com repercussão no tratamento odontológico.
- Estudo dirigido – Seminário sobre o módulo.
- Noções básicas de distúrbios neuropsiquiátricos e ansiedade com repercussão no tratamento odontológico.
- Noções do atendimento aos traumatizados de face.
- Noções do diagnóstico e tratamento das deformidades dentofaciais e afecções de ATM.
- Noções do tratamento das reconstruções maxilomandibulares com enxertos e implante.
- Noções do diagnóstico e tratamento dos cistos e tumores do complexo maxilomandibular.
- Noções terapêuticas não invasivas nas urgências sistêmicas durante o tratamento odontológico.

ATIVIDADES PRÁTICAS

As atividades práticas incluem os plantões em pronto-socorro, atividades de ambulatório, visitas à enfermaria e participação em centro cirúrgico.

Pronto-socorro

Os plantões são obrigatórios para todos os alunos, sendo de 12 horas. Durante a semana são noturnos e no fim de semana, diurnos. Durante o período de plantão, os alunos devem se reportar diretamente ao plantonista da bucomaxilofacial. A escala dos plantões inicia-se após as aulas introdutórias do curso. As trocas de plantão entre os alunos são permitidas, mas, nesse caso, será necessário que as partes interessadas comuniquem a troca aos responsáveis pelo curso, por meio de um documento simples.

Ambulatório

O ambulatório da bucomaxilofacial funciona de segunda a sexta-feira, das 7 às 13 horas e das 13 às 19 horas. Nele se realizam consultas, pré-operatórios e acompanhamentos de pós-operatórios de cirurgias realizadas no hospital.

Enfermaria

A visita ao leito dos pacientes internados na clínica da BMF ocorre todos os dias, das 7:30 às 8:30 horas, onde são realizados os acompanhamentos clínicos pré e pós-operatórios, a prescrição e sua evolução. As visitas às clínicas médica e cirúrgica são realizadas a partir das 7 horas pelo R-1 e estagiário, onde são examinados individualmente todos os pacientes internados em suas respectivas clínicas, com o objetivo de detectar e diagnosticar lesões da cavidade oral que possam estar interferindo na evolução clínica do paciente.

Centro cirúrgico

Em toda aula teórica, os alunos terão acesso à escala das cirurgias programadas para a semana. Em caso de interesse, os alunos devem comunicar coordenador da disciplina lembrando que só podem ser escalados dois alunos por cirurgia.

PROGRAMA DE ATENDIMENTO DOMICILIAR (PAD)

A visita ao paciente em seu domicílio visa a lhe proporcionar as mínimas condições de saúde bucal, por meio da orientação de higienização e adequação ao hábito alimentar, removendo focos e realizando correções de próteses na busca ativa de lesões bucais e na prevenção do câncer bucal. Em síntese, procurando dar melhor qualidade de vida por meio de uma boa alimentação via bucal.

FREQUÊNCIA

A frequência será controlada por listas de presença nas aulas teóricas e plantões. O aluno que faltar a duas aulas ou a um plantão sem justificativa estará automaticamente desligado das atividades do curso.

RECOMENDAÇÕES NORMATIVAS

- Andar uniformizado (branco ou com avental) e identificado com crachá fornecido pelo hospital (lembre-se de que está representando a FOUSP).
- Após o término do curso (última aula teórica ou último plantão), devolver o crachá na Secretaria Núcleo de Ensino e Pesquisa.
- Estar presente nas aulas teóricas e participar dos estudos dirigidos.
- Participar do atendimento de urgência no pronto-socorro orientado pelos residentes e preceptores.
- Participar no seguimento dos casos de pacientes internados no hospital e das visitas médicas diárias.
- Acompanhar os casos cirúrgicos, bem como o pré e pós-operatório com seguimento no ambulatório.

Índice Remissivo